August Medicina

INTERNA DE FELINOS
7ª EDIÇÃO

Sobre a Capa

O belo felino da capa é Tuxedo Stan já falecido. Stanley, um dos quatro machos nascidos de uma mãe sem lar, elevou-se de suas origens humildes ao estrelato internacional quando concorreu à prefeitura de Halifax, Nova Escócia, Canadá, em outubro de 2012. Sua campanha ajudou a promover a conscientização sobre o problema dos gatos abandonados e sem lar, em Halifax e em todo o mundo. O *slogan* da eleição de Tuxedo Stan, "Porque a negligência não está funcionando", foi adotado por muitos grupos de resgate de felinos. O governo municipal recém-eleito de Halifax doou U$40.000,00 ao SPCA local para ajudar a construir uma clínica de castração e esterilização a baixo custo como um resultado direto da campanha de *Tuxedo Stan para Prefeito*. Infelizmente, Tuxedo Stan sucumbiu a um agressivo linfossarcoma renal 8 meses após a eleição, com apenas três anos e meio de idade. O irmão de Stan, Earl Grey, continua seu trabalho como o líder do Partido Tuxedo do Canadá. Você poderá seguir Earl Grey e o Partido Tuxedo em www.earlgreycat.com ou www.facebook.com

Dr. Hugh Chisholm, gerente do Tuxedo Stan

August medicina
INTERNA DE FELINOS
7ª EDIÇÃO

Editado por

Susan E. Little
DVM, DABVP (Feline)
Owner, Bytown Cat Hospital
Ottawa, Ontario, Canada

ELSEVIER

ISBN: 978-85-352-8615-1
ISBN versão eletrônica: 978-85-352-8616-8

AUGUST'S CONSULTATIONS IN FELINE INTERNAL MEDICINE
VOLUME 7
Copyright © 2016 by Elsevier, Inc. All rights reserved.
Previous volumes copyrighted 2010, 2006, 2001, 1997, 1994, 1991

This adapted translation of August's Consultations in Feline Internal Medicine Volume 7, by Susan E. Little was undertaken by Elsevier Editora Ltda and is published by arrangement with Elsevier Inc.

Esta tradução adaptada de August's Consultations in Feline Internal Medicine Volume 7, de Susan E. Little foi produzida por Elsevier Editora Ltda e publicada em conjunto com Elsevier Inc.

ISBN: **978-0-323-22652-3**
Capa
Studio Creamcrakers

Editoração Eletrônica
Thomson Digital

Elsevier Editora Ltda.
Conhecimento sem Fronteiras

Edifício City Tower
Rua da Assembleia, nº 100 – 6º andar – Sala 601
20011-904 – Centro – Rio de Janeiro – RJ

Rua Quintana, nº 753 – 8º andar
04569-011 – Brooklin – São Paulo – SP

Serviço de Atendimento ao Cliente
0800 026 53 40
atendimento1@elsevier.com

Consulte nosso catálogo completo, os últimos lançamentos e os serviços exclusivos no site www.elsevier.com.br

---

Nota

Esta tradução adaptada foi produzida por Elsevier Brasil Ltda. sob sua exclusiva responsabilidade. Médicos e pesquisadores devem sempre fundamentar-se em sua experiência e no próprio conhecimento para avaliar e empregar quaisquer informações, métodos, substâncias ou experimentos descritos nesta publicação. Devido ao rápido avanço nas ciências médicas, particularmente, os diagnósticos e a posologia de medicamentos precisam ser verificados de maneira independente. Para todos os efeitos legais, a Editora, os autores, os editores ou colaboradores relacionados a esta adaptação não assumem responsabilidade por qualquer dano/ou prejuízo causado a pessoas ou propriedades envolvendo responsabilidade pelo produto, negligência ou outros, ou advindos de qualquer uso ou aplicação de quaisquer métodos, produtos, instruções ou ideias contidos no conteúdo aqui publicado.

O Editor

CIP-BRASIL. CATALOGAÇÃO NA PUBLICAÇÃO
SINDICATO NACIONAL DOS EDITORES DE LIVROS, RJ

L756a
7. ed.

    Little, Susan E.
      August medicina interna de felinos / Susan E. Little ; [tradução Adriana de Siqueira ...[et al.]]. - 7. ed. - Rio de Janeiro : Elsevier, 2017.
      : il. ; 28 cm.

      Tradução de: August's consultations in feline internal medicine volume 7
      Inclui bibliografia e índice
      ISBN: 978-85-352-8615-1

      1. Medicina interna veterinária. 2. Gato - Doenças. I. Título.

17-41783   CDD: 636.089
                            CDU: 636.09

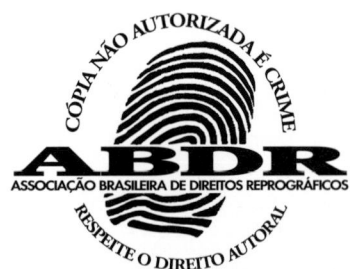

Revisão Científica e Tradução

REVISÃO CIENTÍFICA

Aline Santana da Hora (Caps. 1 ao 8, 26 ao 33, 47 ao 53 e 76 ao 88)

Doutoranda em Epidemiologia Experimental Aplicada às Zoonoses pela Faculdade de Medicina Veterinária e Zootecnia da Universidade de São Paulo (FMVZ-USP)
Mestre em Clínica Veterinária pela FMVZ-USP
Médica Veterinária pela Universidade do Estado de Santa Catarina (CAV-UDESC)

Mitika Kuribayashi Hagiwara (Caps. 9 ao 25, 34 ao 46, 54 ao 60, 95 ao 103 e Índice)

Professora Titular de Clínica Médica de Pequenos Animais (Aposentada)
Professora Colaboradora do Programa de Pós-graduação em Clínica Veterinária, Departamento de Clínica Médica, da FMVZ-USP
Doutora e Mestre em Saúde Pública Veterinária pela USP
Professora Visitante da Universidade da Califórnia, Davis, EUA, e da Universidade de Tóquio, Japão

TRADUÇÃO

Adriana de Siqueira (Caps. 95 e 96)

Médica Veterinária pela Universidade Federal do Paraná
Mestra em Ciências - Programa de Patologia Experimental e Comparada - FMVZ-USP
Doutora em Ciências - Programa de Patologia Experimental e Comparada - FMVZ-USP
Professora - Centro Universitário - Faculdades Metropolitanas Unidas (FMU)

Alex Akira Nakamura (Cap. 6)

Médico Veterinário pela Faculdade de Medicina Veterinária de Araçatuba-FMVA- UNESP Araçatuba, Mestre em Medicina Veterinária pelo Departamento de Medicina Veterinária Preventiva da Faculdade de Medicina Veterinária e Zootecnia da Universidade de São Paulo, Doutor em Ciências pelo Departamento de Medicina Veterinária Preventiva da Faculdade de Medicina Veterinária e Zootecnia da Universidade de São Paulo, Pós-doutorando pela Faculdade de Medicina Veterinária de Araçatuba-FMVA- UNESP Araçatuba.

Breno Souza Salgado (Caps. 11 ao 16, 54 ao 60 e Índice)

Professor do Departamento de Patologia - Centro de Ciências da Saúde - Universidade Federal do Espírito Santo (UFES)
Diplomado pela Associação Brasileira de Patologia Veterinária (ABPV)
Especialista em Patologia Veterinária - Conselho Federal de Medicina Veterinária (CFMV)

Bruno Torres (Caps. 98)

Graduado em Medicina Veterinária e Residência em Clínica Cirúrgica de Pequenos Animais pela Universidade Federal de Lavras (UFLA)
Mestre e Doutor em Ciência Animal, com ênfase em Neurologia e Neurocirurgia, pela Universidade Federal de Minas Gerais (UFMG)
Sócio-fundador e Diretor Científico da Associação Brasileira de Neurologia Veterinária (ABNV)
Professor Adjunto de Cirurgia e Neurologia de Pequenos Animais na Universidade Federal Rural de Pernambuco / Unidade Acadêmica de Garanhuns

Cíntia Raquel Bombardieri (Caps. 8, 9 e 10)

Farmacêutica pela Universidade Regional do Noroeste do Estado do Rio Grande do Sul - UNIJUI
Doutora em Imunologia pela Universidade de São Paulo
Pós-doutora em Genética pelo Erasmus Medical Center - Roterdão/Holanda

Fabíola Soares Zahn (Caps. 47, 49, 97, 102 e 103)

PhD em Reprodução Animal pela FMVZ - Unesp, Campus de Botucatu

Felipe Gazza Romão (Caps. 17 ao 25 e 37 ao 44)

Professor das Faculdades Integradas de Ourinhos (FIO)
Doutorando pelo departamento de Clínica Veterinária da FMVZ - UNESP Botucatu Mestre pelo departamento de Clínica Veterinária da FMVZ - UNESP Botucatu
Residência em Clínica Médica de Pequenos Animais na FMVZ - UNESP Botucatu

Luiz Henrique de Araújo Machado (Caps. 34, 35, 36, 45 e 46)

Prof. Ass. Dr. da FMVZ-Unesp Campus Botucatu

Nadia Rossi de Almeida (Caps. 4 e 7)

Professora adjunta da Universidade Severino Sombra/Vassouras

Renata Scavone (Caps. 3, 33, 79 ao 88, 96 e 101)

Médica Veterinária formada pela Faculdade de Medicina Veterinária e Zootecnia da Universidade de São Paulo
Doutora em Imunologia pelo Instituto de Ciências Biomédicas da Universidade de São Paulo

Silvia Mariângela Spada (Caps. 1, 2, 5, 48, 50 ao 53 e 100)

Graduada em Letras pela Faculdade de Filosofia, Letras e Ciências Humanas (FFLCH) da USP
Certificação em Tradução pelo Curso Extracurricular de Tradução da FFLCH-USP

Verônica Barreto Novais (Caps. 26 ao 32 e 76 ao 78)

Bacharel em tradução pela PUC-RIO em 1994
Médica Veterinária autônoma desde 2003

É uma tarefa hercúlea assumir as funções editoriais deste volume de Medicina Interna de Felinos do estimado Dr. John R. August. O primeiro livro desta série foi publicado em 1991, e aqui estamos nós, quase 25 anos depois, com a publicação do volume 7. Minha carreira, como especialista em felinos foi moldada e enriquecida por esses volumes e eu nem sonhava que um dia teria a honra de me tornar um editor. Espero que este continue a tradição de excelência em medicina felina moderna que engloba os seis anteriores. Nada mais justo que este volume seja dedicado àquela pessoa cuja visão é responsável pelo conjunto desta obra. Aqui está, para você,

Dr. August!

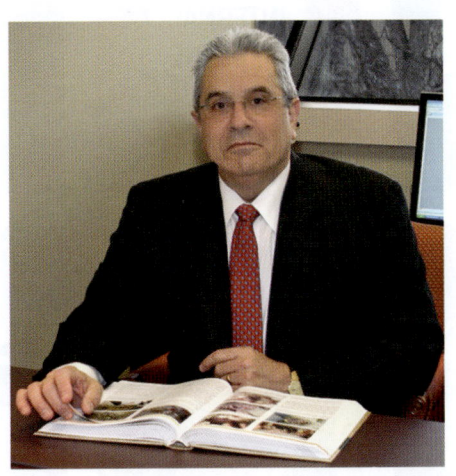

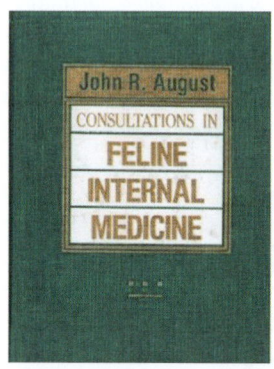
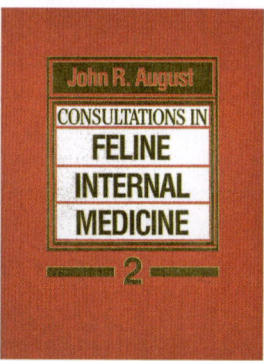
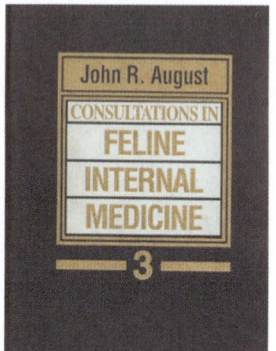
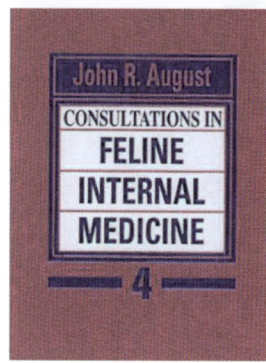
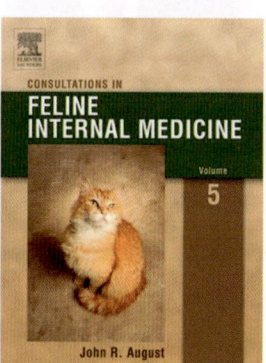
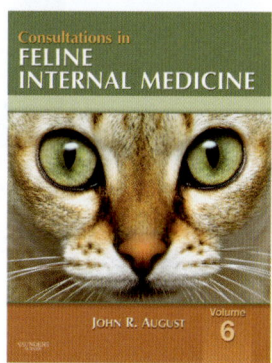

Prefácio

"Bisonho dizia para si mesmo, 'Sabe, este negócio de escrever. Lápis etc. Não é tudo o que dizem, não. Tolices. Nada de especial.'"— A. A. Milne, *Ursinho Puff*

No prefácio do primeiro volume desta série, em 1991, o Dr. John August escreveu, "Eu queria criar um livro abordando os principais problemas em medicina felina que fosse atual, prático e controverso". Ele notou que a tarefa dos editores de seção do primeiro e de todos os volumes subsequentes era identificar temas relevantes e reunir os melhores autores. Levei a sério essas palavras e, neste volume, tentei continuar a tradição de publicar os melhores temas atuais em medicina felina. Uma tarefa de tal importância não seria possível sem a assistência especializada dos editores das 17 seções para identificar e reunir uma excelente equipe de mais de 100 autores internacionais especialistas em suas áreas.

O primeiro volume desta série continha nove seções: Problemas Especiais, Dermatologia, Cardiologia e Distúrbios Respiratórios, Distúrbios Endócrinos e Metabólicos, Trato Urinário, Sistema Hematopoiético, Sistema Gastrointestinal, Neurologia e Doenças Infecciosas. Ao longo dos anos, em consonância com a evolução constante da medicina felina, ocasionalmente houve mudanças nas seções. Este volume de *Medicina Interna de Felinos* contém 12 seções, cobrindo Doenças Infecciosas (8 capítulos), Doenças Gastrointestinais (8 capítulos), Doenças Endócrinas e Metabólicas (9 capítulos), Dermatologia (8 capítulos), Medicina Cardiológica e Respiratória (13 capítulos), Doenças do Trato Urinário Superior e Inferior (7 capítulos), Oncologia (7 capítulos), Nutrição (6 capítulos), Medicina da População (9 capítulos), assim como três novas seções.

A seção de Medicina de Emergência e Cuidados Críticos aparece pela primeira vez neste volume. Esta nova seção, desenhada pelos editores Dr. Tony Johnson e Dra. Gretchen Statz, contém 13 capítulos sobre diversos temas, como as novas diretrizes baseadas em evidências para a reanimação cardiopulmonar de gatos, tratamento de crises hipertensivas e procedimentos endourológicos de ponta (técnicas de desvio urinário). Além disso, neste volume, há uma nova seção sobre Medicina Comportamental com 6 capítulos, editados pela Dra. Debra Horwitz. A inclusão dessa seção reflete o crescimento do conjunto de pesquisa que nos ajuda a entender tanto o comportamento normal como os problemas comportamentais em gatos. Os problemas comportamentais são algumas das preocupações mais comuns que os proprietários de gatos trazem aos veterinários; por isso, é um prazer ver o excelente conteúdo desenhado pelo Dr. Horwitz e seus autores cobrindo temas como distúrbios de ansiedade, agressão entre gatos e sujidades na casa. Finalmente, 10 capítulos sobre Medicina Pediátrica e Geriátrica foram separados da Medicina de População e organizados em sua própria seção pela Dra. Margie Scherk. Um conjunto crescente de estudos vem iluminando a fisiologia especial e as necessidades dos gatos em ambos os extremos do ciclo de vida. Os capítulos sobre anestesia e sarcopenia em gatos idosos serão de especial interesse aos clínicos, e o capítulo sobre reanimação neonatal cobre informações difíceis de serem encontradas em outras fontes.

Além das novas seções, há alguns temas novos e estimulantes nas seções tradicionais. Estas incluem capítulos sobre o microbioma intestinal, terapias complementares e alternativas para doença intestinal inflamatória, monitoramento contínuo da glicose em pacientes diabéticos, terapia com células-tronco para doença renal crônica, dermatoses emergentes, doença cardiorrespiratória em ambientes de abrigos e gatis, eletroquimioterapia, tratamento dos casos de crueldade em larga escala e as controvérsias em nutrição felina. Como sempre, os capítulos deste livro apresentam um misto de informações práticas e novas ideias, até mesmo temas controversos. Eles contêm procedimentos gerais que você porá em prática no uso diário e um material que será considerado instigante.

Escrever é essencialmente um empreendimento solitário, conforme lhe será dito pelos muitos autores incluídos neste livro, mas tenho que discordar do Ursinho Puff, porque evidentemente escrever não é uma "tolice". Os frutos do trabalho de muitos especialistas são agora compartilhados com você e com a comunidade de medicina felina. Os gatos não abrem mão de seus segredos facilmente, mas este livro contém muitas peças importantes desse quebra-cabeça.

AGRADECIMENTOS

Reunir um livro-texto desta magnitude não é possível sem uma excelente equipe editorial e os meus agradecimentos vão para os colegas da Elsevier, incluindo Brandi Graham, Penny Rudolph e outros pelo apoio e aconselhamento. Os livros-texto dependem da disposição dos especialistas em compartilhar e ensinar; assim, gostaria de expressar minha gratidão aos editores de seção e aos autores que ofereceram livremente seu tempo e experiência que, ao que sabemos, são horários profissionais já bastante ocupados. A verdadeira razão de eu gostar de trabalhar em livros-texto é o muito que aprendo com colegas admiráveis durante o processo! Finalmente, quero agradecer aos excelentes veterinários e membros da equipe com os quais trabalho diariamente no Bytown Cat Hospital em Ottawa, Ontário, por seu apoio e compreensão sobre o trabalho aparentemente interminável de editar um livro-texto.

Editores de Seção

P. Jane Armstrong, DVM, MS, MBA
Professor of Small Animal Internal Medicine
Department of Veterinary Clinical Sciences
University of Minnesota St. Paul
Minnesota
Nutrição

Joseph W. Bartges, DVM, PhD
Staff Internist and Academic Director
Cornell University Veterinary Specialists
Stamford, Connecticut
Adjunct Clinical Professor
Small Animal Clinical Sciences
Cornell University
Ithaca, Nova York
Doenças do Trato Urinário Superior e Inferior

Christine L. Cain, DVM, DACVD
Assistant Professor of Dermatology
Department of Clinical Studies
University of Pennsylvania
School of Veterinary Medicine
Filadélfia, Pensilvânia
Dermatologia

Craig A. Datz, DVM, MS, DABVP, DACVN
Adjunct Associate Professor
College of Veterinary Medicine
University of Missouri
Columbia, Missouri
Senior Scientific Affairs Manager
Royal Canin USA
St. Charles, Missouri
Doenças Infecciosas

Brian A. DiGangi, DVM, MS, DABVP
Clinical Assistant Professor
Department of Small Animal Clinical Sciences
University of Florida
Gainesville, Flórida
Medicina da População

Brenda Griffin, DVM, MS, DACVIM
Adjunct Associate Professor of Shelter Medicine
Department of Small Animal Clinical Sciences
College of Veterinary Medicine
University of Florida
Gainesville, Flórida
Medicina da População

Debra F. Horwitz, DVM, DACVB
Veterinary Behaviorist
Veterinary Behavior Consultations
St. Louis, Missouri
Medicina Comportamental

Albert E. Jergens, DVM, PhD, DACVIM
Professor and Associate Chair for Research and Graduate
    Studies
Department of Veterinary Clinical Sciences
College of Veterinary Medicine
Iowa State University
Ames, Iowa
Sistema Gastrointestinal

Tony Johnson, DVM, DACVECC
Medical Director
Veterinary Information Network
Davis, Califórnia
Medicina de Emergência e Cuidados Críticos

Antony S. Moore, BVSc, MVSc
Veterinary Oncology Consults
Wauchope, New South Wales, Austrália
Oncologia

Mark E. Peterson, DVM, DACVIM
Department of Endocrinology and Nuclear Medicine
Animal Endocrine Clinic
New York, New York
Adjunct Professor of Medicine
Department of Clinical Sciences
New York State College of Veterinary Medicine
Cornell University
Ithaca, Nova York
Doenças Endócrinas e Metabólicas

Elizabeth Rozanski, DVM
Associate Professor
Department of Clinical Sciences
Tufts Cummings School of Veterinary Medicine
North Grafton, Massachusetts
Medicina Cardiológica e Respiratória

John Rush, DVM, MS, DACVIM (Cardiology), DACVECC
Professor
Department of Clinical Sciences
Tufts Cummings School of Veterinary Medicine
North Grafton, Massachusetts
Medicina Cardiológica e Respiratória

Margie Scherk, DVM, Dip ABVP (Feline Practice)
catsINK
Vancouver, British Columbia, Canadá
Medicina Pediátrica e Geriátrica

Gretchen Statz, DVM, DACVECC
Staff Criticalist
Department of Internal Medicine and Critical Care
Veterinary Specialty and Emergency Care
Indianápolis, Indiana
Internal Medicine Consultant
Antech Diagnostics
Irvine, Califórnia
Medicina de Emergência e Cuidados Críticos

Séverine Tasker, BSc, BVSc (Hons), PhD, DSAM, DipECVIM-CA, FHEA, MRCVS
Reader in Feline Medicine
The Feline Centre
Langford Veterinary Services & School of Veterinary Sciences
University of Bristol
Langford
Bristol, Reino Unido
Doenças Infecciosas

Angela Witzel, DVM, PhD
Assistant Clinical Professor of Nutrition
Small Animal Clinical Sciences University of Tennessee
Knoxville, Tennessee
Nutrição

Colaboradores

Jill L. Abraham, VMD, DACVD
Dermatologist
Department of Dermatology
BluePearl Veterinary Partners
New York, New York
Alergia Alimentar Felina

Karin Allenspach, DMV, ECVIM-CA, FVH, PhD, FHEA
Professor in Small Animal Internal Medicine
Department of Veterinary Clinical Sciences
Royal Veterinary College
London, Hertfordshire, Grã-Bretanha
Doença Gastrointestinal Inflamatória Felina

Jennifer Baez, VMD, DACVIM (Internal Medicine, Oncology)
Veterinary Medical Oncologist
Department of Oncology
Center for Animal Referral and Emergency Services (CARES)
Langhorne, Pensilvânia
Carcinoma Mamário Felino

Melissa Bain, DVM, DACVB, MS, DACAW
Associate Professor of Clinical Animal Behavior
Veterinary Medicine and Epidemiology
UC Davis School of Veterinary Medicine
Davis, Califórnia
Atualização de Marcação Territorial Urinária e Fecal

Joseph W. Bartges, DVM, PhD
Staff Internist and Academic Director
Cornell University Veterinary Specialists
Stamford, Connecticut
Adjunct Clinical Professor
Small Animal Clinical Sciences
Cornell University
Ithaca, Nova York
Atualização de Urolitíase Felina
Infecção do Trato Urinário

Marie C. Bélanger, DVM, MSc, ACVIM
Professor of Small Animal Internal Medicine and Cardiology
Department of Clinical Sciences
University of Montreal
St-Hyacinthe, Quebec, Canadá
Síndrome Cardiorrenal

David Bennett, BSc, BVetMed, PhD, DVM, DSAO, FHEA, MRCVS
Professor
School of Veterinary Medicine
University of Glasgow
Glasgow, Grã-Bretanha
Osteoartrite no Gato Idoso

Allyson Berent, DVM, DACVIM
Staff Veterinarian, Director of Interventional Endoscopy Services
Department of Interventional Radiology / Endoscopy
The Animal Medical Center
New Yorker, New Yorker
Endourologia no Paciente Felino: Técnicas de Desvio Urinário

Darren Berger, DVM, DACVD
Assistant Professor of Dermatology
Department of Veterinary Clinical Sciences
College of Veterinary Medicine
Iowa State University
Ames, Iowa
Malassezia spp. na Dermatologia Felina

Jeannine M. Berger, DVM, DACVB, DACAW, CAWA
Director of Behavior Resources
Department of Behavior
San Francisco SPCA
São Francisco, Califórnia
Agressão dos Felinos às Pessoas

April E. Blong, DVM, DACVECC
Post-Doctoral Associate
Cornell Clinical Fellow
Small Animal Nutrition Resident
Cornell University
College of Veterinary Medicine
Ithaca, Nova York
Reanimação Cardiopulmonar de Felinos: Diretrizes Atuais Baseadas em Evidências

Manuel Boller, Dr. Med. Vet., MTR, DACVECC
Senior Lecturer Emergency and Critical Care
Faculty of Veterinary and Agricultural Sciences
University of Melbourne
Werribee, Vitória, Austrália
Reanimação Cardiopulmonar de Felinos: Diretrizes Atuais Baseadas em Evidências

Dawn Merton Boothe, DVM, MS, PhD, DACVIM, DACVCP
Professor, Director Clinical Pharmacology
Anatomy Physiology and Pharmacology; Clinical Sciences
Auburn University
Auburn, Alabama
Medicação para Gatos Muito Jovens e Muito Velhos

Allison Bradley, BA, DVM, DACVIM
VCA Veterinary Specialists of Northern Colorado
Loveland, Colorado
Obstrução do Ducto Biliar Extra-hepático de Felinos: Tratamento Médico versus Cirúrgico

Benjamin Brainard, VMD, DACVAA, DACVECC
Associate Professor, Critical Care
Department of Small Animal Medicine and Surgery
College of Veterinary Medicine, University of Georgia
Athens, Georgia
Diagnósticos e Terapêutica Atuais da Hipercoagulabilidade em Felinos

Jennifer Broadhurst, DVM
Division Director
Clay County Animal Care & Control
Clay County, Flórida
Viveiros de Gatinhos: Um Guia Prático

Michael R. Broome, DVM, MS, DABVP
Advanced Veterinary Medical Imaging
Tustin, California
Tratamento de Hipertireoidismo Grave, Não Responsivo ou Recorrente
Tratamento de Hipertireoidismo Concomitante com Doença Renal

Scott A. Brown, VMD, PhD
Josiah Meigs Distinguished Teaching Professor
Department of Physiology & Pharmacology
University of Georgia
Edward Gunst Professor of Small Animal Medicine
Department of Small Animal Medicine & Surgery
UGA College of Veterinary Medicine
Athens, Geórgia
Doença Renal Crônica: Atualização

C.A. Tony Buffington, DVM, PhD
Professor
Veterinary Clinical Sciences
The Ohio State University
Columbus, Ohio
Cistite Idiopática Felina
Estratégias Ambientais para Promover Saúde e Bem-estar

Christopher G. Byers, DVM, DACVECC, DACVIM (SAIM), CVJ
Medical Doctor
VCA Midwest Veterinary Specialists of Omaha
Omaha, Nebraska
Adjunct Associate Professor of Emergency & Critical Care
Kansas State University College of Veterinary Medicine
Manhattan, Kansas
Distúrbios Hemolíticos Agudos em Gatos

Alane Kosanovich Cahalane, DVM, MA, DACVS-SA
CEO and Co-Founder
VSH Hong Kong
Hong Kong, SAR China
Portais de Acesso Vascular em Gatos

Christine L. Cain, DVM, DACVD
Assistant Professor of Dermatology
Department of Clinical Studies
University of Pennsylvania
School of Veterinary Medicine
Filadélfia, Pensilvânia
Dermatoses Diagnosticamente Desafiadoras de Gatos

Amanda Callens, BS, LVMT
Veterinary Technician
Atualização de Urolitíase Felina

Daniel L. Chan, DVM, DACVECC, DACVN, DECVECC, FHEA, MRCVS
Professor of Emergency and Critical Care Medicine and Clinical Nutrition
Section of Emergency and Critical Care
Department of Clinical Science and Services
The Royal Veterinary College
Nutrição em Cuidados Críticos

Dennis J. Chew, DVM, DACVIM (Internal Medicine)
Professor Emeritus
Department of Veterinary Clinical Sciences
The Ohio State University College of Veterinary Medicine
Columbus, Ohio
Tratamento de Hipercalcemia Idiopática

Martha G. Cline, DVM, DACVN
Clinical Veterinary Nutritionist
Department of Clinical Nutrition
Red Bank Veterinary Hospital
Tinton Falls, New Jersey
Práticas Atuais de Alimentação dos Proprietários de Gatos

Rachel Dean, BVMS, PhD, DSAM (fel), MRCVS
Director of the Centre for Evidence-Based Veterinary Medicine
Clinical Associate Professor in Feline Medicine
School of Veterinary Medicine and Science
University of Nottingham, Sutton Bonington Campus
Medicina de Felinos Baseada em Evidências: Princípios e Aspectos Práticos

João Felipe de Brito Galvao, MV, MS, DACVIM (SAIM)
Internal Medicine Specialist and Medical Director
Department of Internal Medicine
VCA Arboretum View Animal Hospital
Downers Grove, Illinois
Tratamento de Hipercalcemia Idiopática

Amy DeClue, DVM, MS, DACVIM
Associate Professor of Small Animal Internal Medicine
Department of Veterinary Medicine and Surgery
University of Missouri
Colúmbia, Missouri
Monitoramento Contínuo de Glicose em Gatos com Diabetes

Alison Diesel, DVM, DACVD
Clinical Assistant Professor
Department of Small Animal Clinical Sciences
College of Veterinary Medicine and Biomedical Sciences
Texas A&M University
College Station, Texas
Reconhecimento e Abordagem aos Padrões de Reação Cutânea em Felinos

Brian A. DiGangi, DVM, MS, DABVP (Canine & Feline Practice)
Clinical Assistant Professor
Department of Small Animal Clinical Sciences
University of Florida
Gainesville, Flórida
Estratégias para o Tratamento de Doença Infecciosa em Abrigos para Gatos

Ray Dillon, DVM, MS, MBA, DACVIM (IM)
Jack Rash Professor of Medicine
Department of Clinical Sciences
College of Veterinary Medicine
Auburn University
Auburn, Alabama
Doença do Verme do Coração em Felinos

Adam Eatroff, DVM, DACVIM (SAIM)
Department of Internal Medicine / Hemodialysis Unit
BluePearl Veterinary Partners
New York, New York
Lesão Renal Aguda

Amy K. Farcas, DVM, MS, DACVN
Owner
Clinical Nutritionist
Veterinary Nutrition Care
Belmont, Califórnia
Alimentação para os Gatos Mais Velhos e Geriátricos

Daniel J. Fletcher, PhD, DVM
Associate Professor, Section of Emergency and Critical Care
Associate Chair, Department of Clinical Sciences
Cornell University
College of Veterinary Medicine
Ithaca, Nova York
Reanimação Cardiopulmonar de Felinos: Diretrizes Atuais Baseadas em Evidências

J.D. Foster, VMD, DACVIM
Staff Veterinarian
Department of Small Animal Internal Medicine
University of Pennsylvania, School of Veterinary Medicine
Philadelphia, Pennsylvania
Manifestações Cutâneas de Doença Interna

Susan Foster, BVSc, MVetClinStud, FANZCVS
Small Animal Medicine Consultant
Vetnostics
North Ryde, New South Wales, Australia
Adjunct Senior Lecturer in Small Animal Medicine
School of Veterinary and Life Sciences
Murdoch University
Murdoch, Western Australia
Lidando com a Toxoplasmose: Apresentação Clínica, Diagnóstico, Tratamento e Prevenção

Diane Frank, DVM, DACVB
Professor
Department of Clinical Sciences
Université de Montréal
St-Hyacinthe, Quebec, Canadá
Agressão entre Gatos

Lisa M. Freeman, DVM, PhD, DACVN
Professor
Department of Clinical Sciences
Cummings School of Veterinary Medicine at Tufts University
North Grafton, Massachusetts
Tratamento Nutricional de Doença Cardíaca

Frédéric Gaschen, Dr. Med. Vet., Dr. Habil.
Professor and Chief
Companion Animal Medicine Service
Louisiana State University School of Veterinary Medicine
Baton Rouge, Louisiana
Distúrbios de Motilidade Esofágica, Gástrica e Intestinal em Gatos

Lorrie Gaschen, DVM, PhD, Dr. Med. Vet., Dipl. DECVDI
Associate Dean for Diversity and Faculty Affairs
Blanche Donaldson Professor
Professor of Diagnostic Imaging
Department of Veterinary Clinical Sciences
Louisiana State University
Baton Rouge, Louisiana
Imagens Diagnósticas do Trato Gastrointestinal e Amostragem Tecidual

Sonya G. Gordon, DVM, DVSc, DACVIM-CA
Associate Professor
Department of Small Animal Clinical Science
Texas A&M University
College Station, Texas
Atualização do Tratamento da Cardiomiopatia Felina

Brenda Griffin, DVM, MS, DACVIM
Adjunct Associate Professor of Shelter Medicine
Department of Small Animal Clinical Sciences
College of Veterinary Medicine
University of Florida
Gainesville, Flórida
Gatos Perdidos: Epidemiologia e Melhores Práticas para Identificação e Recuperação

Tamara Grubb, DVM, PhD, DACVAA
Assistant Professor of Anesthesia & Analgesia
Department of Veterinary Clinical Sciences
College of Veterinary Medicine, Washington State University
Pullman, Washington
Anestesia para o Gato Idoso

Danielle Gunn-Moore, BSc (Hon), BVM&S, PhD, FHEA, MANZCVS, MRCVS
Professor of Feline Medicine, RCVS Specialist in Feline Medicine, Division of Veterinary Clinical Sciences
Royal (Dick) School of Veterinary Studies and the Roslin Institute
University of Edinburgh
Edinburgh, Scotland
Disfunção Cognitiva no Gato

Beth Hamper, DVM, PhD, DACVN
Small Animal Nutritionist
Hamper Veterinary Nutritional Consulting
Indianápolis, Indiana
Adaptações Metabólicas Únicas e Necessidades de Nutrientes do Gato

Katrin Hartmann, Dr. Med. Vet., Dr. Habil., ECVIM-CA (Internal Medicine)
Professor and Department Head
Center of Clinical Veterinary Sciences
Clinic of Small Animal Medicine
Munique, Alemanha
Atualização de Terapias Antivirais

Andrea Harvey, BVSc, DSAM (Feline), DipECVIM-CA, MRCVS, MANZCVS (Associate)
RCVS Recognised & Registered (NSW) Specialist in Feline Medicine
Small Animal Specialist Hospital
Sidney, Austrália
Doença Laríngea em Felinos

Daniel F. Hogan, DVM
Professor and Chief
Comparative Cardiovascular Medicine and Interventional Cardiology
College of Veterinary Medicine
Veterinary Clinical Sciences
Purdue University
West Lafayette, Indiana
Tratamento e Prevenção do Tromboembolismo Arterial Felino

Katherine Irwin, DVM, DACVD
Dermatologist
Dermatology for Animals
Omaha e Lincoln, Nebrasca
Ciclosporina em Dermatologia Felina

Stephanie Janeczko, DVM, MS, DABVP (Canine & Feline Practice), CAWA
Senior Director
Shelter Medicine Programs
Department of Research & Development
American Society for the Prevention of Cruelty to Animals
New York, New York
Programas de Adoção em Abrigos de Animal

Rosanne E. Jepson, BVSc, MVetMed, PhD, DipACVIM, DipECVIM
Lecturer in Small Animal Internal Medicine
Department of Clinical Sciences and Services
Royal Veterinary College
Londres, Grã-Bretanha
Fosfato e o Rim

Albert E. Jergens, DVM, PhD, DACVIM
Professor and Associate Chair for Research and Graduate Studies
Department of Veterinary Clinical Sciences
College of Veterinary Medicine
Iowa State University
Ames, Iowa
Doença Gastrointestinal Inflamatória em Felinos

Tony Johnson, DVM, DACVECC
Medical Director
Veterinary Information Network
Davis, California
Pleurite Fibrosante

SeungWoo Jung, DVM, MS, PhD, DACVIM (Cardiology)
Assistant Professor of Cardiology
Department of Clinical Sciences
Auburn University
Auburn, Alabama
Doença do Verme do Coração em Felinos

Rebecca Kirby, DVM, DACVIM, DACVECC
Gainesville, Flórida
Choque Circulatório em Felinos

Claudia A. Kirk, DVM, PhD, DACVN, DACVIM
Professor and Associate Dean
Office of the Associate Dean for Academic Affairs and
　Student Services
College of Veterinary Medicine
University of Tennessee
Knoxville, Tennessee
Gatos e Carboidratos: Quanto Devemos Alimentar?

Erika L. Krick, VMD
Assistant Professor of Oncology
Department of Clinical Studies
University of Pennsylvania School of Veterinary Medicine
Filadélfia, Pensilvânia
Revisão e Atualização de Linfoma Gastrointestinal em Gatos

Darcie Kunder, VMD
Resident
Department of Dermatology and Allergy
Matthew J Ryan Veterinary Hospital, University of
　Pennsylvania
Filadélfia, Pensilvânia
Manifestações Cutâneas de Doença Interna

Michelle Kutzler, DVM, PhD, DACT
Associate Professor of Companion Animal Industries
Department of Animal and Rangeland Sciences
Oregon State University
Corvallis, Óregon
Reanimação Neonatal e Cuidados de Suporte em Gatos

D.P. Laflamme, DVM, PhD, Dipl. ACVN
Veterinary Nutritionist
Department of Basic Research
Nestle Purina PetCare Research
St. Louis, Missouri
Sarcopenia e Perda de Peso no Gato Geriátrico

Selena Lane, DVM
Critical Care Resident
Department of Small Animal Medicine and Surgery
University of Georgia
Athens, Geórgia
Diagnóstico e Terapêutica em Hipercoagulabilidade Felina

Cathy Langston, DVM, DACVIM
Associate Professor
Department of Small Animal Internal Medicine
The Ohio State University
Columbus, Ohio
Lesão Renal Aguda

**Jacqui Ley, BVSc(hons), PhD (Psychology),
FANZCVS (Veterinary Behaviouro), DECAWBM**
Registered Specialist in Veterinary Behaviour
Animal Behaviour Consultations
Melbourne Veterinary Specialist Centre
Melbourne, Vitória, Austrália
Comportamento Social e Personalidade em Felinos

Susan E. Little, DVM, DABVP (Feline)
Owner, Bytown Cat Hospital
Ottawa, Ontário, Canadá
Aspectos Emergentes das Infecções Estreptocócicas em Gatos

Andrew Lowe, DVM, MSc, DACVD
Dermatologist
Department of Dermatology
Alta Vista Animal Hospital
Ottawa, Ontário, Canadá
Glicocorticoides em Dermatologia Felina

**Virginia Luis Fuentes, MA, VetMB, PhD, DACVIM,
DECVIM-CA (Cardiology)**
Professor of Veterinary Cardiology
Department of Clinical Science and Services
Royal Veterinary College
Hatfield, Hertfordshire, Grã-Bretanha
*Imagens de Ultrassom para Diagnóstico e Estadiamento
　de Cardiomiopatia Felina*

Leslie A. Lyons, BS, MS, PhD
Gilbreath McLorn Professor of Comparative Medicine
Department of Veterinary Medicine & Surgery
College of Veterinary Medicine
University of Missouri
Columbia, Missouri
Estrutura da População e Testes Genéticos em Gatos

**Caroline Mansfield, BSc, BVMS, MVM, PhD,
DECVIM-CA**
Associate Professor in Small Animal Medicine
Faculty of Veterinary and Agricultural Science
University of Melbourne
Werribee, Vitória, Austrália
Os Desafios da Pancreatite em Gatos: Diagnóstico e Enigma Terapêutico

**Stanley L. Marks, BVSc, PhD, DACVIM (Internal
Medicine, Oncology), DACVN**
Professor
Department of Medicine and Epidemiology
University of California, Davis, School of Veterinary
　Medicine
Davis, Califórnia
*Abordagem Racional ao Diagnóstico e Tratamento das Causas
　Infecciosas de Diarreia em Gatinhos*

Elizabeth A. Mauldin, DVM, DACVP, DACVD
Associate Professor
Department of Pathobiology
School of Veterinary Medicine
University of Pennsylvania
Filadélfia, Pensilvânia
Dermatoses Diagnosticamente Desafiadoras em Gatos

Elisa Mazzaferro, MS, DVM, PhD, DACVECC
Staff Criticalist
Cornell University Veterinary Specialists
Stamford, Connecticut
Abordagem de Emergência ao Desconforto Respiratório: Coração versus Pulmão

Paul Mellor, BSc, BVM&S, CSAM, DECVIM
Pinnacle Specialists
Maidstone, Kent, Grã-Bretanha
Distúrbios de Plasmócitos

Melinda D. Merck, DVM
Owner
Veterinary Forensics Consulting, LLC
Austin, Texas
Tratamento Clínico de Casos de Crueldade em Larga Escala

Kathryn M. Meurs, DVM, PhD
Professor
Department of Clinical Sciences
North Carolina State University College of Veterinary
    Medicine
Raleigh, Carolina do Norte
Genética da Doença Cardíaca Felina

Kathryn E. Michel, DVM, MS, MSED, DACVN
Professor of Nutrition
Department of Clinical Studies
School of Veterinary Medicine, University of Pennsylvania
Philadelphia, Pennsylvania
Alimentação para os Gatos Mais Velhos e Geriátricos

Kristina Miles, DVM, MS
Assistant Professor & Section Head, Radiology
Department of Veterinary Clinical Sciences
College of Veterinary Medicine
Iowa State University
Ames, Iowa
Imagens Diagnósticas do Trato Gastrointestinal e Amostragem Tecidual

Carmel T. Mooney, MVB, MPhil, PhD, DECVIM-CA
Associate Professor
Small Animal Clinical Studies
School of Veterinary Medicine
University College Dublin
Belfield, Dublin, Irlanda
Testes Diagnósticos para Hipertireoidismo em Gatos

Karen A. Moriello, DVM, Diplomate American College of Veterinary Dermatology
Clinical Professor of Dermatology
Department of Medical Sciences
School of Veterinary Medicine
University of Wisconsin-Madison
Madison, Wisconsin
Dermatofitose: Recomendações para Descontaminação

Suzanne Murphy, BVM&S, MSc (Clin. Onc.), DECVIM-CA (Onc.), MRCVS
RCVS Specialist in Veterinary Oncology
Head of Clinics
Centre for Small Animal Studies
Animal Health Trust
Newmarket, Suffolk, Grã-Bretanha
Carcinoma de Células Escamosas em Gatos

Stijn Niessen, DVM, PhD, DECVIM, FHEA, MRCVS
Senior Lecturer and Co-Head of Internal Medicine
Department of Clinical Science and Services
Royal Veterinary College
London, Great Britain
Research Associate
Diabetes Research Group
Newcastle Medical School
Newcastle-upon-Tyne, Tyne and Wear, Grã-Bretanha
O Gato Diabético: Resistência à Insulina e Diabetes Descompensado

Shila Nordone, MS, PhD
Research Assistant Professor
Department of Molecular Biomedical Sciences
North Carolina State University College of Veterinary
    Medicine
Raleigh, Carolina do Norte
Manutenção Proativa do Sistema Imunológico Felino

Carolyn O'Brien, BVSc, MVetClinStud, FANZCVS
PhD Candidate
Faculty of Veterinary and Agricultural Sciences
University of Melbourne
Parkville, Victoria, Australia
Specialist in Feline Medicine
Melbourne Cat Vets
Fitzroy, Vitória, Austrália
Atualização de Infecções Micobacterianas: Diagnóstico, Tratamento e Considerações Zoonóticas

Robert T. O' Brien, DVM, MS
Specialist in Veterinary Radiology
Director of Imaging
Epica Medical Innovations
Staff Radiologist
Oncura Partners Diagnostics, LLC
Nobleboro, Maine
Imagens Radiografias e de Tomografia Computadorizada do Tórax Felino

Adesola Odunayo, DVM, MS, DACVECC
Clinical Assistant Professor
Department of Small Animal Clinical Sciences
University of Tennessee
Knoxville, Tennessee
Lesão Cerebral Traumática
Piotórax

Shelly Olin, DVM, DACVIM (SAIM)
Clinical Assistant Professor
Department of Small Animal Clinical Sciences
University of Tennessee
Knoxville, Tennessee
Infecção do Trato Urinário

Beth Overley-Adamson, VMD, DACVIM (Oncology)
Veterinary Medical Oncologist
Department of Oncology
Center for Animal Referral and Emergency Services
  (CARES)
Langhorne, Pensilvânia
Carcinoma Mamário Felino

Mark A. Oyama, DVM, DACVIM-Cardiology
Professor
Department of Clinical Studies – Philadelphia
University of Pennsylvania
Filadélfia, Pensilvânia
Exames de Sangue Cardíaco

Valerie J. Parker, DVM, DACVIM, DACVN
Assistant Professor
Department of Veterinary Clinical Sciences
The Ohio State University
Columbus, Ohio
Tratamento de Hipercalcemia Idiopática

Adam P. Patterson, DVM, DACVD
Clinical Assistant Professor
Department of Small Animal Clinical Sciences
Texas A&M University
College Station, Texas
*Reconhecimento e Abordagem aos Padrões de Reações Cutâneas
  em Felinos*

Mark E. Peterson, DVM, DACVIM
Department of Endocrinology and Nuclear Medicine
Animal Endocrine Clinic
New York, New York
Adjunct Professor of Medicine
Department of Clinical Sciences
New York State College of Veterinary Medicine
Cornell University
Ithaca, Nova York
*Tratamento de Hipertireoidismo Grave, Não Responsivo ou Recorrente
Diagnóstico e Tratamento de Hipotireoidismo Iatrogênico*

Jessica M. Quimby, DVM, PhD, DACVIM
Assistant Professor
Department of Clinical Sciences
Colorado State University
Fort Collins, Colorado
Doença Renal Crônica: Terapia com Células-tronco

**Nicki Reed, BVM&S, Cert VR, DSAM (Feline)
DECVIM-CA, MRCVS**
European Veterinary Specialist in Internal Medicine
RCVS Specialist in Feline Medicine
Lumbry Park Veterinary Specialists
Alton, Hampshire, Grã-Bretanha
*Infecções Respiratórias e Oculares por Mycoplasma: Significado,
  Diagnóstico e Tratamento*

**Alexander M. Reiter, Dipl. Tzt., Dr. Med. Vet., Dipl.
AVDC, Dipl. EVDC**
Associate Professor of Dentistry and Oral Surgery
Department of Clinical Studies
University of Pennsylvania School of Veterinary Medicine
Filadélfia, Pensilvânia
Atualização de Inflamação Oral no Gato

**Sheilah A. Robertson, BVMS (Hons), PhD, DACVAA,
DECVAA, DACAW, DECAWBM (WSEL), MRCVS**
Associate Professor
Department of Small Animal Clinical Sciences
College of Veterinary Medicine
Michigan State University
East Lansing, Michigan
Morbidade e Mortalidade Relacionada ao Anestésico em Gatos

Judy Rochette, DVM, FAVD, DAVDC
Referral Specialist
West Coast Veterinary Dental Services
Vancouver
British Columbia, Canada
Consultant
VIN
*Distúrbios e Variações Normais da Cavidade Oral de Gatinhos
  e Gatos Mais Velhos*

Elizabeth Rozanski, DVM
Associate Professor
Department of Clinical Sciences
Tufts Cummings School of Veterinary Medicine
North Grafton, Massachusetts
Doença das Vias Aéreas Inferiores em Felinos

Elke Rudloff, DVM, DACVECC
Residency Training Supervisor
Lakeshore Veterinary Specialists
Glendale, Wisconsin
Choque Circulatório em Felinos

Nancy A. Sanders, DVM, DACVIM (SAIM), DACVECC
Internal Medicine Consultant
IDEXX Laboratories, Inc.
Westbrook, Maine
Reconhecimento e Tratamento de Crises Hipertensivas

Brian A. Scansen, DVM, MS, DACVIM (Cardiology)
Associate Professor of Cardiology
Department of Veterinary Clinical Sciences
Colorado State University
Fort Collins, Colorado
Hipertensão em Felinos

Kenneth W. Simpson, BVM&S, PhD, DACVIM, DECVIM-CA
Professor of Small Animal Medicine
Department of Clinical Sciences
Cornell University
Ithaca, Nova York
O Papel da Microbiota na Doença Intestinal Inflamatória em Felinos

Carlo Siracusa, DVM, MS, PhD, DACVB, DECAWBM
Clinical Assistant Professor of Animal Behavior
Department of Clinical Studies
School of Veterinary Medicine
University of Pennsylvania
Filadélfia, Pensilvânia
Criando Harmonia em Residências com Múltiplos Gatos

Katherine A. Skorupski, DVM, DACVIM (Oncology)
Associate Professor of Clinical Medical Oncology
Department of Veterinary Surgical and Radiological Sciences
University of California, Davis
Davis, Califórnia
Sarcomas de Tecido Mole em Felinos

Dan D. Smeak, BS, DVM, DACVS
Professor, Chief of Surgery
Department of Veterinary Clinical Sciences
Colorado State University
Fort Collins, Colorado
Obstrução do Ducto Biliar Extra-hepático de Felinos: Tratamento Médico versus Cirúrgico

Martha Smith-Blackmore, DVM
Clinical Assistant Professor and Fellow
Center for Animals and Public Policy
Tufts Cummings School of Veterinary Medicine
North Grafton, Massachusetts
Executive Board Member
American Heartworm Society
Wilmington, Delaware
Abordagem da Doença Cardiorrespiratória Felina na Medicina de Abrigo

Maria Soltero-Rivera, DVM, DAVDC
VCA San Francisco Veterinary Specialists
São Francisco, Califórnia
Atualização de Inflamação Oral no Gato

Karin U. Sorenmo, DVM, Dipl ACVIM (Oncology), ECVIM-CA
Professor of Oncology
Department of Clinical Studies
School of Veterinary Medicine
University of Pennsylvania
Filadélfia, Pensilvânia
Uma Revisão e Atualização de Linfoma Gastrintestinal em Gatos

Enrico P. Spugnini, DVM, PhD, DACVIM (Oncology), DECVIM-CA (Oncology)
Biopulse S.r.l.
Naples, Italy
Eletroquimioterapia em Oncologia Felina

Gretchen Statz, DVM, DACVECC
Staff Criticalist
Department of Internal Medicine and Critical Care
Veterinary Specialty and Emergency Care
Indianapolis, Indiana
Internal Medicine Consultant
Antech Diagnostics
Irvine, Califórnia
Cetoacidose Diabética em Felinos

Judith L. Stella, PhD
USDA-APHIS Science Fellow
Department of Comparative Pathobiology
Purdue University
West Lafayette, Indiana
Estratégias Ambientais para Promover Saúde e Bem-estar

Meredith E. Stepita, DVM, DACVB
Owner
Veterinary Behavior Specialists
Dublin, Califórnia
Ansiedade Felina e Distúrbios Relacionados ao Medo

Harriet M. Syme, BSc, BVetMed, PhD, FHEA, Dipl. ACVIM, Dipl. ECVIM-CA
Professor of Small Animal Internal Medicine
Department of Clinical Science and Services
Royal Veterinary College
North Mymms, Hatfield, Hertfordshire, Grã-Bretanha
Os Ensaios com Metimazol São Realmente Necessários?

Viktor Szatmari, DVM, PhD, Dipl. ECVIM-CA (Cardiology)
Assistant Professor
Department of Clinical Sciences of Companion Animals
Faculty of Veterinary Medicine
Utrecht University
Utrecht, Holanda
Infecção por Vermes Pulmonares em Felinos

Samantha Taylor, BVetMed (Hons), CertSAM, DipECVIM-CA, MRCVS
European Veterinary Specialist in Internal Medicine
RCVS Specialist in Feline Medicine
Distance Education Coordinator
International Cat Care
Wiltshire, Grã-Bretanha
Doença Laríngea em Felinos

Elizabeth Thomovsky, DVM, MS, DACVECC
Clinical Assistant Professor
Department of Small Animal Emergency and Critical Care
Purdue University
West Lafayette, Indiana
Seleção e Uso de Produtos Sanguíneos no Paciente Felino

Katrina R. Viviano, DVM, PhD, DACVIM, DACVCP
Clinical Associate Professor
Department of Medical Sciences
University of Wisconsin
Madison, Wisconsin
Terapia Antimicrobiana Prática

Craig B. Webb, PhD, DVM, DACVIM
Professor
Department of Clinical Sciences
Colorado State University
Fort Collins, Colorado
Terapias Complementares e Medicina Alternativa para Doença Intestinal Inflamatória

Tracy L. Webb, DVM, PhD
Research Scientist
Department of Clinical Sciences
Colorado State University
Fort Collins, Colorado
Terapias Complementares e Medicina Alternativa para Doença Intestinal Inflamatória

J. Scott Weese, DVM, DVSc, DACVIM
Professor of Pathobiology
Professor
Centre for Public Health and Zoonoses
University of Guelph
Guelph, Ontário, Canadá
O Microbioma Intestinal

Jodi L. Westropp, DVM, PhD, DACVIM
Associate Professor
Department of Veterinary Medicine and Epidemiology
University of California Davis
Davis, Califórnia
Cistite Idiopática Felina

Charles E. Wiedmeyer, DVM, PhD, DACVP
Associate Professor
Veterinary Medical Diagnostic Laboratory
College of Veterinary Medicine
University of Missouri
Columbia, Missouri
Monitoramento Contínuo de Glicose em Gatos com Diabetes

Rebecca P. Wilkes, DVM, PhD, DACVM
Assistant Professor
Department of Infectious Diseases
College of Veterinary Medicine
University of Georgia
Tifton, Geórgia
Atualização de Terapias Antivirais

Tina Wismer, DVM, DABVT, DABT
Medical Director
ASPCA Animal Poison Control Center
Urbana, Illinois
Toxinas Felinas: Reconhecimento, Diagnóstico, Tratamento

Angela Witzel, ACVN, DVM, PhD
Assistant Clinical Professor of Nutrition
Department of Small Animal Clinical Sciences
University of Tennessee
Knoxville, Tennessee
Conceitos Atuais na Prevenção e Tratamento da Obesidade

Eric Zini, PD, PhD, Dipl. ECVIM-CA (Internal Medicine)
Clinic for Small Animal Internal Medicine
University of Zurich
Zurich, Switzerland
Department of Animal Medicine, Production and Health
University of Padova
Legnaro, Padova, Italy
Department of Small Animal Internal Medicine
Istituto Veterinario di Novara
Granozzo con Monticello
Novara, Itália
Remissão Clínica e Sobrevida em Gatos Diabéticos: O Que Mudou na Última Década

Sumário

SECTION 11 WEB
Behavioral Medicine

SEÇÃO 12
Medicina Pediátrica E Geriátrica

Craig A. Datz, DVM e Séverine Tasker, PhD

Abordagem Racional ao Diagnóstico e Tratamento das Causas Infecciosas de Diarreia em Filhotes

Stanley L. Marks

A diarreia em filhotes é um distúrbio frequentemente enfrentado por veterinários e gerentes de gatis e abrigos de felinos;[1] no entanto, literatura com informação específica sobre as causas e o tratamento desse problema é escassa. Um número incontável de filhotes é abandonado ou descartado logo após o nascimento e esses filhotes são adotados pelos 4.000 a 6.000 abrigos de animais nos Estados Unidos (segundo relatório da Humane Society of the United States, www.humanesociety.org). Em uma pesquisa recente da Association of Shelter Veterinarians, a diarreia em filhotes foi identificada como uma das duas principais preocupações dos veterinários que tratam gatos de abrigos, perdendo apenas para as infecções do trato respiratório superior (K. Hurley, comunicação pessoal). A doença infecciosa foi relatada por Cave et al. como a causa mais comum (55%) de mortalidade em filhotes, identificada por meio de necrópsia realizada em 274 filhotes provenientes de particulares e de centros de resgate do Reino Unido, sendo 25% da mortalidade atribuída especificamente ao parvovírus felino (FPV).[2]

O conhecimento das causas mais comuns de diarreia em filhotes é parte integrante de uma adequada formulação de planos diagnósticos e terapêuticos, além de ser um guia para o veterinário, quando as recomendações terapêuticas padrões falham (Tabela 1-1). *A diarreia em filhotes geralmente está associada aos efeitos de estresse,[3] intolerância alimentar, doença intestinal primária (cólon curto congênito, intussuscepção[4] ou doença intestinal inflamatória [DII]) e infecções por bactérias enteropatogênicas, vírus,[5] parasitas e protozoários.[6]* Embora os enteropatógenos bacterianos tenham sido associados à diarreia em filhotes, a identificação dessa relação causal é difícil, porque organismos patogênicos potencialmente entéricos podem geralmente ser isolados em filhotes clinicamente saudáveis. Em um estudo, por exame bacteriano de rotina realizado em 57 filhotes clinicamente saudáveis apresentados para vacinação inicial, observaram-se enteropatógenos bacterianos e parasitas intestinais em 45% dos filhotes.[7] Esses dados foram fundamentados em um estudo que documentou uma incidência significativamente maior de *Campylobacter* spp. em 28% dos 54 gatos não diarreicos comparados a 10% dos 219 gatos diarreicos.[8] Além disso, nesse

estudo demonstrou-se que não houve diferença significativa na prevalência de parasitas intestinais entre gatos diarreicos e não diarreicos.[8] Pela determinação da frequência dos enteropatógenos em 100 gatos que foram admitidos em abrigos de animais, na Flórida, confirmou-se que os gatos com diarreia não eram mais prováveis à infecção por um ou mais enteropatógenos (84%) do que os gatos com fezes normais (84%).[9] Somente o coronavírus felino (FCoV) foi significativamente mais prevalente em gatos com diarreia (58%), comparados aos gatos com fezes normais (36%).[9]

A alta prevalência de enteropatógenos em populações de felinos saudáveis ressalta os desafios enfrentados pelos veterinários quando tentam atribuir a causalidade em filhotes diarreicos infectados pelos mesmos enteropatógenos. Por meio desses estudos destacam-se a importância do estabelecimento de diretrizes práticas para o tratamento dos enteropatógenos mais comuns e importantes, uma vez que é desafiador e de alto custo testar todos os gatos de abrigos para todas as possíveis infecções.

CAUSAS PARASITÁRIAS DA DIARREIA

Tricomoníase

Nos últimos 15 anos, o protozoário *Tritrichomonas blagburni* (anteriormente conhecido como *Tritrichomonas foetus*) emergiu como uma causa importante de diarreia felina em todo o mundo (Fig. 1-1).[10,11] Em estudos experimentais de infecção cruzada entre gatos e bovinos usando isolados do parasita obtidos de felinos e de bovinos, as diferenças na patogenicidade entre *T. foetus* e *T. blagburni* em gatos domésticos, e as diferenças de sequenciamento genético molecular entre os parasitas obtidos de gatos domésticos e os obtidos de bovinos resultaram na caracterização e diferenciação dessa nova espécie de *Tritrichomonas* que infecta gatos.[12] Os gatos infectados geralmente são jovens, mas gatos de diversas faixas etárias dos 3 meses aos 13 anos (média de 9 meses).

Texto continua na página 6

Tabela 1-1 Causas Parasitárias, Bacterianas e Virais de Diarreia em Filhotes

Causas Parasitárias de Diarreia em Filhotes

Doença	Sinais Clínicos	Teste(s) Diagnóstico(s)	Agente Infeccioso	Comentários	Tratamento
Tricomoníase	Diarreia de intestino grosso Infecção assintomática é comum	1. Esfregaço fecal direto 2. Cultura fecal (InPouch®) 3. PCR fecal	Trofozoítos de *Tritrichomonas biagburni* identificados no esfregaço e cultura fecal DNA detectado via PCR	PCR fecal é o método mais sensível Cultura fecal (InPouch®) pode levar até 10 dias para produzir um resultado positivo	Ronidazol 30 mg/kg VO a cada 24 h por 14 dias. Isolar os gatos infectados. Testar novamente
Criptosporidiose	A infecção assintomática é comum Diarreia de intestino delgado ou diarreia mista	1. Coloração acidorresistente na citologia fecal 2. Ensaio de anticorpo fluorescente direto duplo em amostras de fezes 3. PCR fecal	Oocistos de *Cryptosporidium felis*	Mais comum em filhotes e em gatos imunocomprometidos Infecção pode ser autolimitante	O tratamento pode ser desafiador. Não há um fármaco aprovado pela FDA. Azitromicina (7-10 mg/kg VO a cada 12 h por 10 dias) é recomendada
Giardíase	Diarreia do intestino delgado A infecção assintomática é comum	1. Esfregaço fecal direto 2. Flotação fecal (centrifugação) 3. ELISA fecal 4. Ensaio de anticorpo fluorescente direto duplo em amostras de fezes 5. PCR fecal (recomendada [para genotipagem de *Giardia*, se indicado)	*Giardia intestinalis* (há 8 genótipos [A-H] que determinam seu potencial zoonótico) Flotação e ensaio de anticorpo fluorescente direto duplo em amostras de fezes detectam cistos via microscopia e ELISA detecta antígeno solúvel	Flotação fecal combinada com ELISA fecal tem uma sensibilidade combinada de > 97% PCR tem menos sensibilidade que o ELISA e a flotação fecal ELISA só se deve ser usado para triagem	Nenhum dos tratamentos é aprovado pela FDA Metronidazol 25 mg/kg VO a cada 12 h por 7 dias ou Fenbedazol 50 mg/kg VO a cada 24 h por 5 dias O controle ambiental é importante
Coccidiose	A infecção assintomática é comum Diarreia de intestino grosso ou diarreia mista	Flotação fecal (centrifugação)	Oocistos de *Cystoisospora felis* Oocistos de *Cystoisospora rivolta*	Coccidiose é tipicamente uma doença de filhotes, e a diarreia pode ser autolimitante	Sulfadimetoxina é aprovada, mas é coccidiostática, dose de bula é 55 mg/kg comdose inicial VO seguida de 27,5 mg/kg a cada 24 h por até 14 dias. Ponazuril 50 mg/kg VO a cada 24 h por 4 dias O controle ambiental é importante
Tricuríase	Diarreia de intestino grosso	Flotação fecal (centrifugação)	*Trichuris serrata*	Raros em gatos domésticos	Fenbedazol 50 mg/kg VO a cada 24 h por 5 dias (não aprovado pela FDA)
Toxocaríase	Diarreia de intestino delgado, dificuldade do filhote em se desenvolver, filhote com aparência "barriguda"	Flotação fecal (centrifugação)	*Toxocara cati* *Tocascaris leonina*	Comum em filhotes < 6 meses de idade	Pamoato de pirantel 20 mg/kg VO iniciando com 2 semanas de idade, ou Fenbedazol 50 mg/kg VO a cada 24 h por 5 dias

	Sinais clínicos	Diagnóstico	Agente/Toxina	Comentários	Tratamento
Ancilostomíase	Diarreia de intestino delgado, melena, anemia ferropriva, filhote com dificuldade em se desenvolver	Flotação fecal (centrifugação)	*Ancylostoma tubaeforme, Ancylostoma braziliense, Uncinaria stenocephala Ancylostoma caninum*	Relativamente raros em gatos	Selamectina, moxidectina, milbemicina oxima, emodepsida. Fenbedazol e pamoato de pirantel não são aprovados FDA, mas são usados *off-label*

Causas Bacterianas de Diarreia em Filhotes

	Sinais clínicos	Diagnóstico	Agente/Toxina	Comentários	Tratamento
Clostridium perfringens	A infecção assintomática é observada ocasionalmente. A diarreia pode ser de intestino delgado, intestino grosso ou de natureza mista	1. Teste ELISA para enterotoxina de *C. perfringens* 2. PCR fecal para gene da enterotoxina (não deve ser usada isoladamente para o diagnóstico)	Enterotoxina de *C. perfringens*	A patogenicidade de *C. perfringens* não é clara em gatos e a detecção da enterotoxina via ELISA em filhotes de gatos diarreicos é bem menos comum em comparação com os cães. Um esfregaço fecal corado para detectar endósporos não é recomendado. A cultura fecal isoladamente não tem utilidade diagnóstica	O tratamento de suporte na maioria dos casos é suficiente. Em gatos com doença sistêmica, metronidazol (10 mg/kg VO a cada 12 h por 5-7 dias), amoxicilina (22 mg/kg VO a cada 12 h por 5-7 dias), ou tilosina (10 mg/kg VO a cada 24 h por 5-7 dias) é recomendada
Clostridium difficile	A infecção assintomática é observada ocasionalmente. A diarreia pode ser de intestino delgado, intestino grosso ou de natureza mista	1. Cultura fecal e (cultura negativa descarta infecção) 2. Teste ELISA para toxinas A&B de *C. difficile*	Toxinas A&B de *C. difficile*	A detecção de toxinas A&B de *C. difficile* em filhotes assintomáticos não é rara	O tratamento de suporte é suficiente na maioria dos casos. Em gatos com doença sistêmica, metronidazol (10 mg/kg VO a cada 12 h por 5-7 dias) é o fármaco de escolha
Campilobacteriose	A infecção assintomática é geralmente observada com as espécies não patogênicas. *C. jejuni* pode causar diarreia de intestino grosso	1. Cultura fecal 2. PCR fecal 3. Esfregaço fecal corado é extremamente insensível e não confiável	Mais de 14 espécies descritas em cães e gatos. *C. jejuni* é patogênica e zoonótica	A maioria das espécies de *Campylobacter* é não patogênica. A prevalência de *Campylobacter* spp é mais alta em gatos não diarreicos *versus* diarreicos. PCR é útil para diferenciar espécies de *Campylobacter*	Evitar a terapia antimicrobiana precipitada. O tratamento de suporte e o controle ambiental apropriado é o ideal. Azitromicina (5-10 mg/kg VO a cada 24 h por 5-21 dias) é indicada em gatos imunocomprometidos ou com doença sistêmica

(Continua)

Tabela 1-1 Causas Parasitárias, Bacterianas e Virais de Diarreia em Filhotes *(Cont.)*

Doença	Sinais Clínicos	Teste(s) Diagnóstico(s)	Agente Infeccioso	Comentários	Tratamento
Salmonelose	A infecção assintomática é observada raramente A diarreia é tipicamente de intestino delgado Outros sinais clínicos incluem febre, letargia, anorexia, vômito	1. Cultura fecal 2. PCR fecal	Duas espécies principais *Salmonella enterica* e *Salmonella bongori*, cada qual contém múltiplos sorotipos	A infecção por *Salmonella* em gatos tem sido associada à alimentação com carnes cruas. Surtos de infecção de *S. enterica* serovar *Typhimurium* em gatos tem sido associada a migrações de pássaros *Passeri* ("febre do Passeri")	Evitar o uso precipitado de terapia antimicrobiana. O tratamento de suporte e um controle ambiental apropriado é o ideal. Amoxicilina (22 mg/kg VO a cada 12 h por 7 dias com enrofloxacino 5 mg/kg VO, a cada 24 h por 7 dias é indicada em gatos imunocomprometidos ou com doença sistêmica
Infecção por *Anaerobiospirillum*	Diarreia de intestino grosso	1. Histopatologia de cólon com colorações especiais	*A. succuniciproducens*	A infecção foi descrita relativamente em raras ocasiões em gatos	Amoxicilina-ácido clavulânico 15 mg/kg VO a cada 12 h por 14 dias
Infecções gástricas e intestinais por *Helicobacter*	A infecção assintomática é muito comum Os sinais clínicos podem variar de vômito a anorexia e até diarreia e letargia, dependendo de quais espécie e órgão estão envolvidos	1. PCR de biópsias gástricas (útil para a determinação da espécie) 2. Sorologia (só determina a exposição) 3. Citologia de esfregaços de impressão ou biópsias 4. Teste rápido de urease das biópsias gástricas 5. Cultura de baixa sensibilidade	Mais de 15 espécies de *Helicobacter* descritas em cães e gatos	A maioria dos gatos não apresenta sinais clínicos	O tratamento não é administrado rotineiramente em gatos infectados. Um curso de 2-3 semanas de omeprazol com metronidazol e claritromicina VO foi utilizado com sucesso variável na erradicação da infecção
Doença de Tyzzer	Diarreia de intestinos delgado e grosso, doença hepática	1. PCR de biópsias de órgãos acometidos (intestino ou de fígado) 2. Histopatologia e colorações especiais de intestino e fígado	*Clostridium piliforme*	A infecção pode ser rapidamente fatal	Amoxicilina 22 mg/kg VO a cada 12 h por 10 dias

Causas Virais de Diarreia em Filhotes

Vírus da Panleucopenia Felina	Febre, letargia, inapetência, vômito, morte súbita Os sinais cerebelares também podem ocorrer	1. Antígeno fecal do parvovírus canino (ELISA) 2. Histopatologia (geralmente após necrópsia) 3. PCR de fezes, amostras teciduais 4. Microscopia eletrônica fecal 5. Isolamento do vírus (fezes, tecidos)	FPV, ocasionalmente a infecção ocorre pelo vírus da enterite do Vison, CPV-2a, CPV-2b ou CPV-2c	A patogênese de FPV é similar à da infecção por CPV A infecção assintomática é provavelmente disseminada Acentuada variação na sensibilidade e especificidade dos testes ELISA em amostras fecais. A desinfecção do ambiente com água sanitária ou peroximonossulfato de potássio é importante	Tratamento de suporte, cristaloides IV e antimicrobianos parenterais (ampicilina e fluoroquinolona), antieméticos, dextrose, coloides, antiácidos (bloqueadores H_2 ou inibidores da bomba de prótons)

Agente	Sinais clínicos	Diagnóstico	Tipo/Agente	Prevenção/Notas	Tratamento
Coronavírus Felino	A infecção assintomática por FCoV entérico é comum ou pode resultar em diarreia. Se PIF se desenvolver, pode-se observar febre, letargia, inapetência, vômito, diarreia, icterícia, uveíte, sinais neurológicos, distensão abdominal (efusão)	1. RT-PCR para detecção de FCoV nas fezes (FCoV entérico) 2. Sorologia para detecção de anticorpos para FCoV indica exposição somente 3. Para PIF, a coloração imuno-histoquímica para o antígeno do coronavírus dentro de lesões caracterizadas por vasculite granulomatosa ou piogranulomatosa 4. O diagnóstico com o suporte também da análise de efusão abdominal (exsudato de alto teor proteico contendo baixos números de células nucleadas [<5.000 células/μL]) 5. RT-PCR para detecção de FCoV em amostras teciduais e de efusão	FCoV	FCoV é detectado geralmente em gatos saudáveis e diarreicos com uma prevalência que varia entre 36 e 75%. A interpretação de sorologia positiva ou de PCR para FCoV deve ser realizada com cautela	Não existe cura para PIF. A terapia com prednisolona com ou sem clorambucil tem sido associada ao prolongamento da sobrevida e a melhor qualidade de vida. Vários fármacos imunomoduladores e antivirais têm sido tentados, mas nenhum mostrou um benefício convincente *in vivo*
Vírus da Leucemia Felina	Extremamente variável e depende da cepa envolvida, dose de desafio, função imune do hospedeiro, idade e coinfecções. Raramente, FeLV causa enterite que se assemelhe clínica e histologicamente àquela causada por FPV, exceto que a depleção linfoide está ausente	1. Triagem via ELISA ou ensaios imunocromatográficos *in-house* para antígeno livre do FeLV (direcionados ao antígeno p27 do FeLV no sangue ou no soro) 2. IFA no soro ou medula óssea direcionada ao antígeno do FeLV nas células sanguíneas 3. PCR no sangue, medula óssea ou tecido direcionada ao RNA do FeLV ou DNA proviral	FeLV-A (presente em todos os gatos com FeLV) FeLV-B FeLV-C	O uso de lágrimas ou saliva é abaixo do ideal comparado ao soro para o teste ELISA. Os gatos infectados devem ser abrigados em ambientes internos para prevenir a disseminação da infecção para outros gatos. Evitar alimentar gatos infectados com alimentos cárneos crus	Os cuidados são de suporte com o tratamento das infecções oportunistas quando indicado. Os agentes antivirais e imunorreguladores são de limitado benefício nas infecções por FeLV

CPV, parvovírus canino; ELISA, ensaio imunoabsorvente ligado à enzima; FCoV, coronavírus felino; FDA, Food e Drug Administration; FeLV, vírus da leucemia felina; FPV, vírus da panleucopenia felina; IFA, ensaio de anticorpo por imunofluorescência indireta, IV, intravenoso; PCR, reação em cadeia pela polimerase; PIF, peritonite infecciosa felina; RT-PCR, reação em cadeia pela polimerase precedida pela reação de transcrição reversa.

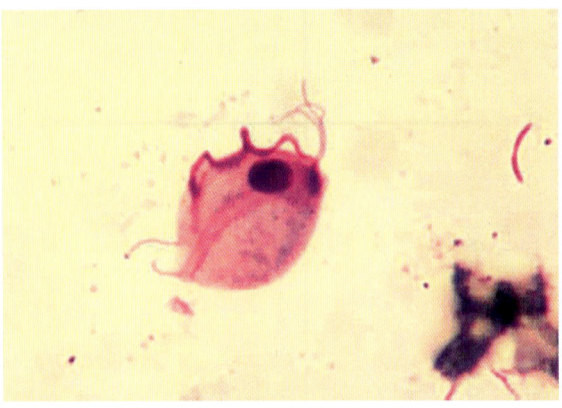

Figura 1-1: Esfregaço fecal corado com Giemsa; observa-se a aparência característica de *Tritrichomonas foetus* com seus três flagelos anteriores e longa membrana ondulatória (aumento de 1.000 ×).

foram descritos A patogenicidade de *T. blagburni* para gatos foi demonstrada quando oito gatos foram experimentalmente infectados por uma cepa de *T. blagburni* isolada de filhotes diarreicos.[13] Trofozoítos foram cultivados nas fezes dos oito gatos em 1 semana após a inoculação oral, com persistência da infecção ao longo dos 203 dias do estudo, mesmo quando as fezes se tornaram normais.

Prevalência de *Tritrichomonas blagburni*

A doença intestinal associada ao *T. blagburni*, naturalmente adquirida, é descrita principalmente em gatos jovens (<2 anos de idade) de ambientes com múltiplos gatos, como os gatis, abrigos ou exposições de gatos.[14-16] Foi constatada uma prevalência de 31% (36 dentre 117 gatos) da infecção por *T. blagburni* em uma exposição internacional de gatos, sendo afetados 28 de 89 gatis.[11] A coinfecção por *T. blagburni* e *Giardia* spp. foi comum e documentada em 12% dos gatos.[11] Xenoulis et al. descreveram coinfecções por *T. blagburni* e *Giardia* em 22% de 104 gatos, ressaltando a importância de diferenciar esses enteropatógenos.[16] O tratamento inadequado da infecção por *T. blagburni* com metronidazol é comum em gatos porque os trofozoítos podem ser confundidos com os de *Giardia* spp. Os fatores de risco para disseminação desse protozoário e a exacerbação da diarreia incluíram infecção concomitante por *Cryptosporidium* spp. e gatos que vivem em estreita proximidade com outros.[11] A predominância da infecção em gatos jovens que vivem nas condições de elevada densidade populacional de um abrigo pode refletir uma oportunidade elevada de exposição, ou maior suscetibilidade à infecção decorrente do estresse ambiental ou imaturidade imunológica.

Sinais Clínicos

A infecção por *T. blagburni* em gatos pode ser associada à diarreia crônica ou recorrente de intestino grosso caracterizada por aumento de muco, tenesmo, hematoquezia ocasional e maior frequência.[16] A duração média da diarreia foi de 135 dias, com uma variação de idade de 1 dia a 7,9 anos.[16] O ânus frequentemente está eritematoso, edemaciado e doloroso, e a incontinência fecal não é rara. A maioria dos gatos geralmente apresenta-se alerta e responsiva, em boas condições corporais, com apetite normal. *T. blagburni* pode ser isolado das fezes de gatos assintomáticos, muitos dos quais não desenvolvem diarreia.

Diagnóstico

Múltiplos Esfregaços Diretos das Amostras Fecais Diarreicas.

Esfregaços fecais diretos são indicados para a recuperação de trofozoítos móveis de *Giardia* spp. e dos tricomonas como *T. blagburni*. O procedimento deve ser realizado com solução salina (0,9%) em fezes frescas, as quais devem estar em temperatura corporal e ter <2 horas de idade. Trofozoítos em amostras mais velhas perdem a motilidade, degeneram e se tornam irreconhecíveis. A sobrevivência dos tricomonas pode ser prolongada pela adição de 3 mL de solução salina a 0,9% em 2 g de fezes. Uma pequena quantidade de fezes (do tamanho de uma cabeça de fósforo) é colocada em uma lâmina aquecida e misturada a uma gota de solução salina a 0,9%. Alternativamente, uma minúscula quantidade de fezes frescas pode ser coletada inserindo-se no reto um *swab* com ponta de algodão. O esfregaço não deve ser muito espesso porque dificulta a observação dos trofozoítos. Para tanto, uma regra geral simples é que o observador deverá ser capaz de ler o texto impresso de uma folha de jornal através do esfregaço.

Após a aplicação de uma lamínula de vidro, o esfregaço é avaliado para detecção de organismos móveis examinando-se um aumento de 100× , com confirmação a um aumento de 400×. Após a preparação úmida ter sido completamente checada para trofozoítos móveis, uma gota de iodo de D'Antoni pode ser colocada na borda da lamínula, ou então se prepara uma nova montagem úmida com iodo somente para identificação morfológica do organismo. Recomenda-se uma fraca solução de iodo semelhante a um "chá forte".

A principal limitação dos esfregaços fecais diretos é a quantidade de amostra, não sendo raros os resultados falso-negativos de esfregaços em casos de baixas cargas de parasitas. A sensibilidade do exame do esfregaço fecal direto para o diagnóstico de *T. blagburni* é relativamente baixa em gatos com doença espontânea (14%).[17] Além disso, pode ser muito difícil distinguir os trofozoítos de *T. blagburni* dos tricomonas intestinais não patogênicos, como *Pentatrichomonas hominis*, na ausência de fixação e coloração. *T. blagburni* também deve ser distinguido de *Giardia* spp. Os trofozoítos de *Giardia* têm um disco ventral côncavo e motilidade que mimetiza uma folha caindo. Em contrapartida, os tricomonas são fusiformes, têm uma membrana ondulatória que se estende por toda a extensão do corpo, e se movem de maneira irregular e espasmódica. Em contraste com *Giardia* spp., os tricomonas não possuem um estágio de cisto, o que ressalta as limitações da técnica de flotação fecal para diagnóstico de tricomoníase. Os tricomonas não sobrevivem à refrigeração e raramente são encontrados em amostras fecais formadas.

Culturas Fecais Realizadas com o Teste InPouch® TF Feline Kit. O *kit* comercialmente disponível para diagnóstico de infecção por *T. blagburni* em gatos (InPouch® TF Feline, Biomed Diagnostics, White City, Oregon) deve ser considerado caso múltiplos esfregaços fecais diretos sejam negativos para trofozoítos.[17] Aproximadamente 0,05 g (do tamanho de uma cabeça de fósforo) de fezes frescas podem ser colocadas no dispositivo para a cultura fecal, ou alternativamente, um *swab* umedecido com solução salina pode ser colocado no reto e em seguida delicadamente agitado no dispositivo para cultura. O dispositivo deve ser incubado à temperatura ambiente em posição vertical, em câmara escura e examinado a cada 48 horas por até 10 dias para detecção de

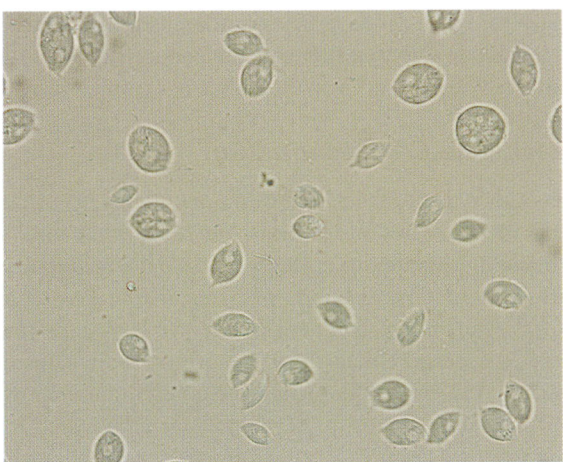

Figura 1-2: Trofozoítos de *Tritrichomonas* no meio de cultura (InPouch® Feline TF) isolados de gatos diarreicos (aumento de 400×).

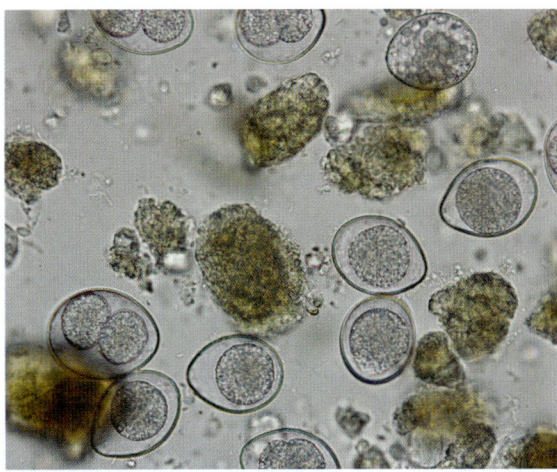

Figura 1-3: Flotação fecal com sulfato de zinco; observam-se oocistos de *Cystoisospora* spp. recuperados de um filhote diarreico (aumento de 400×).

trofozoítos móveis com o uso de uma objetiva de 20× ou 40× (Fig. 1-2). A incubação do dispositivo a 37°C, por 24 horas, antes da incubação em temperatura ambiente pode facilitar um diagnóstico precoce porque a temperatura mais quente é mais condutiva para a replicação de trofozoítos. Antes da avaliação microscópica, é mais fácil colocar o dispositivo em um clipe de plástico fornecido pelo fabricante, o que facilita a montagem do dispositivo sobre o microscópio de luz. As possíveis razões para resultados negativos de cultura fecal incluem o uso de fezes velhas, dessecadas, não diarreicas ou refrigeradas nas quais não é provável a sobrevivência dos trofozoítos; uso de lubrificante bacteriostático para coletar as fezes; ou colocação de fezes em excesso no InPouch® resultando em supercrescimento de bactérias ou leveduras no meio de cultura.

Reação em Cadeia pela Polimerase (PCR). A PCR é o teste mais sensível para detectar *T. blagburni* em gatos, mas também a mais cara das três opções diagnósticas.[18] A PCR é mais sensível do que a cultura fecal e resultou em testes positivos em 55% das culturas que foram negativas para *T. blagburni*, mesmo quando as fezes eram normais. Amostras fecais frescas viáveis devem ser usadas para testes de PCR, sempre que possível.

Tratamento

Um fármaco nitroimidazólico, o ronidazol, é a medicação de escolha para o tratamento de *T. blagburni* em gatos.[19] A dosagem é 30 mg/kg por via oral (VO) uma vez ao dia, por 14 dias consecutivos. Em um estudo retrospectivo com 104 gatos infectados por *T. blagburni*, 64% dos gatos tratados com ronidazol mostraram boa resposta ao tratamento, enquanto cerca de 36% dos gatos tiveram uma resposta inadequada ou recidiva logo após o tratamento.[16] É importante que a quantidade de ronidazol seja calculada acuradamente para cada gato com base em seu peso corporal. Não há evidência de que doses mais altas de ronidazol sejam mais eficazes, e podem aumentar o risco de neurotoxicidade.[20] Os sinais clínicos de neurotoxicidade incluem letargia, inapetência, ataxia e convulsões. Esses sinais geralmente se resolvem com a interrupção da farmacoterapia, mas podem durar por 1 a 2 semanas. O fármaco deve ser imediatamente descontinuado se forem observados sinais de neurotoxicidade.

Gatos com diarreia persistente apesar da administração de ronidazol devem ser avaliados também para outros enteropatógenos ou para uma infecção persistente por *T. blagburni*. Outras considerações para uma resposta abaixo do ideal à terapia com ronidazol incluem problemas de controle de qualidade na farmácia de manipulação ou dosagem inadequada de ronidazol. A repetição do regime de tratamento deve ser considerada com uma dose e formulação apropriadas de ronidazol somente se o gato não exibir quaisquer sinais de neurotoxicidade.

Ronidazol não é aprovado pela Food and Drug Administration (FDA) dos Estados Unidos para uso em animais de estimação, e os veterinários são aconselhados a obter o consentimento informado antes de usar esse fármaco. O medicamento é obtido em farmácias de manipulação e sua formulação é melhor em cápsulas, em razão de seu gosto amargo. Devido à baixa especificidade do hospedeiro de *T. blagburni* e à íntima associação entre gatos infectados e seus companheiros humanos, deve ser considerado o potencial para transmissão zoonótica. Um único caso de infecção humana por *T. blagburni* foi documentado na literatura até o momento. Nesse caso, a infecção apresentou-se como epididimite e meningoencefalite após imunossupressão e transplante de célula-tronco de sangue periférico.[21]

Controle Ambiental de *Tritrichomonas blagburni*

T. blagburni é extremamente frágil em razão de sua incapacidade de formar um cisto. Dessecação, refrigeração, exposição a temperaturas acima de 40,6°C, bem como a exposição prolongada ao oxigênio matam o organismo. A areia deve ser substituída e as caixas desinfetadas para evitar que os gatos sejam reinfectados por *T. blagburni* durante o período de tratamento.

Espécies de Coccídios

Os coccídios são protozoários intracelulares obrigatórios, geralmente encontrados no trato gastrointestinal de cães e gatos. Incluem as espécies de *Cryptosporidium* descritas adiante. As infecções coccidianas diagnosticadas com mais frequência em gatos são *Cystoisospora felis* e *Cystoisospora rivolta* (Fig. 1-3).[22] A coccidiose é tipicamente uma doença de filhotes de cães e gatos com menos de 6 meses de idade; a recorrência do parasita é rara em animais com mais de 1 ano de idade. Na maioria dos casos, a diarreia, se presente, é autolimitante ou rapidamente responsiva ao tratamento da coccidiose. A presença de protozoários entéricos nas fezes diarreicas não denota uma associação causal, e a reinfecção por *Cystoisospora* spp. é comum. A imunidade de filhotes à *C. rivolta* não é completa, e alguns oocistos são eliminados após o desafio.[23] Filhotes de quatro semanas de idade são mais suscetíveis à infecção por *C. felis*. Enterite, emaciação e morte podem ocorrer após a inoculação de 10^5 oocistos,[24] porém filhotes mais velhos podem exibir diarreia de intestino grosso ou mista e desconforto abdominal.

Diagnóstico

A flotação fecal com sulfato de zinco é o método recomendado para o diagnóstico. O exame de fezes para detecção de outros agentes infecciosos causadores de doença nesses animais é importante, porque a coccidiose geralmente é assintomática. Os gatos podem ter oocistos em suas amostras fecais provenientes da ingestão de presas. Esses oocistos devem ser reconhecidos como pseudoparasitas. Os mais comuns desses são as espécies de *Eimeria* de ruminantes, coelhos ou roedores. Esses oocistos não estarão no estágio de duas células como é comum nas espécies de *Cystoisospora*. Geralmente, apresentarão ornamentações como as cápsulas micrópilas, ou paredes espessas escuras que não são encontradas nos oocistos de *Cystoisospora*.

Tratamento

Sulfadimetoxina é o único fármaco aprovado para o tratamento de coccidiose em cães e gatos, mas como as sulfonamidas são coccidiostáticos, é possível um nível baixo de infecção persistente após o tratamento. A administração de sulfadimetoxina a 50 mg/kg VO a cada 24 horas, por 10 a 14 dias, elimina a excreção de oocistos na maioria dos animais,[26] porém as doses e a duração do tratamento variam; a dose de rótulo da sulfadimetoxina é especificada como uma dose inicial 55 mg/kg VO seguida por 27,5 mg/kg VO, por até 14 dias. Trimetoprim e sulfonamida, furazolidona e amprólio também são fármacos usados comumente. Os gatos não gostam do sabor da sulfatrimetoprim e salivam profusamente. Fornecer o fármaco em cápsula ou em alguma outra formulação pode facilitar a administração.

Ponazuril é atualmente o tratamento de escolha de muitos clínicos e veterinários de abrigos para erradicação de infecções por *Cystoisospora* spp. em cães e gatos. Nos Estados Unidos, o fármaco é disponibilizado na forma de pasta (Marquis® paste, Bayer Animal Health; ponazuril 150 mg/g) para o tratamento de infecção por *Sarcocystis neurona* em cavalos. O fármaco parece ser bem tolerado mesmo em filhotes muito jovens de cães e gatos; na dosagem de 30 a 50 mg/kg VO, a cada 24 horas, por 3 dias consecutivos. Em um estudo realizado em gatos e cães de abrigos observou-se que uma dose de 50 mg/kg a cada 24 horas, por 3 dias consecutivos nem sempre foi eficaz para reduzir as contagens de oocistos fecais para níveis abaixo do limite de detecção, em 3 a 4 dias do início do tratamento.[27] Doses únicas de menos de 50 mg/kg parecem não ser eficazes. Estudos futuros devem avaliar o aumento da dose ou a continuação do tratamento por um período mais longo. Toltrazuril (Baycox®, Bayer Animal Health) foi usado com sucesso para o tratamento de filhotes infectados por *Cystoisospora* spp. no Canadá, Austrália e Reino Unido. O fármaco não é disponibilizado nos Estados Unidos. Além disso, a contaminação ambiental por oocistos deve ser reduzida pela limpeza completa das superfícies contaminadas, de preferência com solução de amônia a 10%, com um período de contato de 10 minutos, e também por meio de banhos nos animais infectados.

Espécies de *Cryptosporidium*

Os coccídios do gênero *Cryptosporidium* são pequenos protozoários intracelulares obrigatórios, que se replicam nas bordas das microvilosidades dos epitélios intestinal e respiratório de muitos vertebrados, incluindo pássaros, mamíferos, répteis e peixes.[28] Atualmente, o gênero *Cryptosporidium* contém pelo menos 20 espécies e mais de 40 genótipos, muitos dos quais são adaptados aos seus hospedeiros e apresentam um estreito espectro de hospedeiros (p. ex., *Cystoisospora canis* em cães, *C. felis* em gatos e *Cystoisospora hominis* em seres humanos).[29] O risco zoonótico da criptosporidiose felina é relativamente baixo, uma vez que a maioria dos casos humanos de criptosporidiose está associada ao *C. hominis* e ao *Cystoisospora parvum*.[30]

Sinais Clínicos

A infecção por *Cryptosporidium* spp. em filhotes e gatos imunossuprimidos causa um espectro de doenças que compreende desde o estado de portador assintomático a uma leve diarreia transitória semelhante à cólera, ou à síndrome da má absorção prolongada, grave e potencialmente fatal.[31] O organismo também foi associado à diarreia em gatos adultos sem uma clara evidência de imunossupressão. Além disso, a infecção por *Cryptosporidium* spp. foi diagnosticada em associação com infiltrados celulares intestinais indistinguíveis daqueles vistos na DII em gatos.[32] Deve-se ter cuidado para não superestimar a presença do organismo com esses infiltrados, porque outros cofatores, incluindo a alimentação, podem estar associados a esses infiltrados celulares. Espécies de *Cryptosporidium* foram identificadas em 10 de 50 gatos não diarreicos que deram entrada em um abrigo de animais (20%) e em 5 de 50 gatos diarreicos (10%), ilustrando o fato de que muitos gatos podem estar infectados por *Cryptosporidium* spp. e sem manifestações clínicas pela infecção.[9]

Diagnóstico

Apesar das taxas relativamente altas de soroprevalência de imunoglobulina G (IgG) específica de *C. parvum* em gatos (8,3% a 87%),[33-35] é difícil a detecção laboratorial desse protozoário onipresente em gatos diarreicos infectados de forma espontânea, predominantemente porque o organismo é muito pequeno (em média 4,6 × 4,0 μm), sendo difícil de ser encontrado em amostras fecais via microscopia óptica,[36] e porque a eliminação nas fezes pode ser intermitente. Os atuais protocolos laboratoriais para detecção de oocistos de *Cryptosporidium* em amostras fecais incluem o exame microscópico de esfregaços corados com Giemsa, com a técnica de Ziehl-Neelson (ZN) modificada (Fig. 1-4), com a técnica de Kinyoun acidorresistente modificada ou com um procedimento de detecção imunofluorescente (Fig. 1-5).[37,38] As técnicas de detecção por imunofluorescência são mais sensíveis e específicas do que as colorações acidorresistentes e geralmente são o método de escolha para o diagnóstico morfológico em seres humanos.[39] As técnicas microscópicas funcionam bem quando os sinais clínicos estão presentes e os números de oocistos são relativamente altos; no entanto, depois que os sinais clínicos cedem e os números

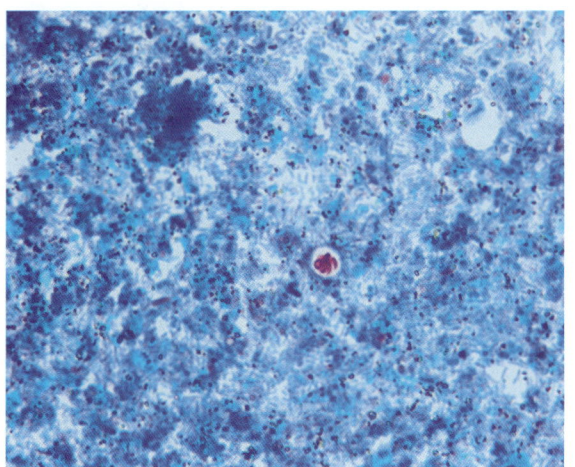

Figura 1-4: Esfregaço fecal no qual se observa um único oocisto de *Cryptosporidium* por coloração acidorresistente (modificada de Ziehl-Neelson), amostra obtida de um gato diarreico (aumento de 1.000×).

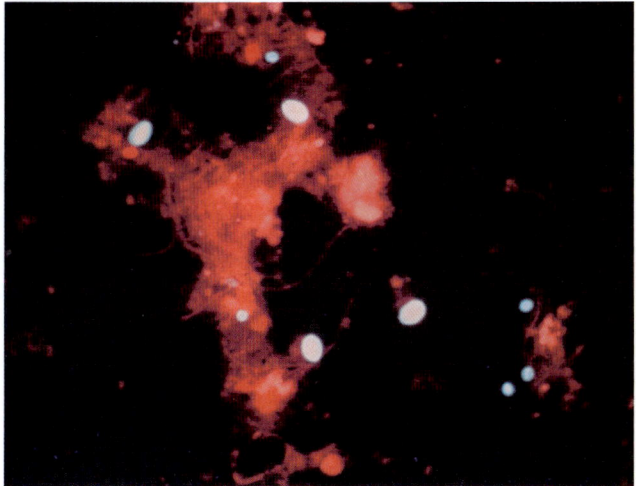

Figura 1-5: Ensaio imunofluorescente direto (Merifluor® *Cryptosporidium/Giardia* Direct Immunofluorescent Kit, Meridian Diagnostics Inc, Cincinnati, Ohio); observam-se cistos fluorescentes de *Giardia* (maior, oval) e oocistos de *Cryptosporidium* (menor, redondo) (aumento de 400×).

de oocistos já diminuíram muito, a sensibilidade dos testes que dependem da identificação morfológica se reduz e o diagnóstico geralmente requer o exame de múltiplas amostras fecais. Nesses casos, os novos ensaios imunoenzimáticos destinados a detectar os antígenos de *Cryptosporidium* nas fezes são mais sensíveis.[40] As dificuldades na detecção e enumeração dos oocistos nas amostras fecais ocorrem em função da variação na consistência entre as amostras fecais individuais, da quantidade de amostra usada e das perdas de oocistos incorridas durante os processos de recuperação. A PCR em tempo real para o diagnóstico de infecção por *Cryptosporidium* spp. é disponibilizada prontamente em grandes laboratórios de referência, e em estudos nos quais se utilizou essa modalidade diagnóstica foi observada uma prevalência significativamente maior de *Cryptosporidium* spp. em gatos infectados, comparados aos métodos de imunoensaios e avaliação microscópica.[6]

Em um estudo foram comparadas as características de desempenho da coloração ZN, da técnica de anticorpo fluorescente direto e de três testes imunoabsorventes ligados à enzima (ELISA) (Tabela 1-2).[21] Nesse estudo, observou-se que Remel ProSpecT® Microplate ELISA (Thermo Fisher Scientific, Lenexa, Kansas) foi o teste diagnóstico mais sensível para *Cryptosporidium* spp. em um único dia, enquanto o ProSpecT® Rapid ELISA foi altamente insensível, não devendo ser utilizado por laboratórios de diagnóstico veterinário.

Tratamento

A erradicação desse parasita provou ser difícil, e muitos fármacos supostamente eficazes são tóxicos ou ineficazes em gatos. A paromomicina, um aminoglicosídeo, é potencialmente nefrotóxica[41] e ototóxica em gatos, e, de preferência, não deve ser usada. Embora o antimicrobiano benzamida nitazoxanida foi descrita com capacidade de erradicar *Cryptosporidium* spp. em humanos e gatos, seu uso em gatos está associado a efeitos adversos inaceitáveis (i.e., vômito e anorexia). Em um relato foi afirmado que a tilosina foi eficaz na erradicação da infecção por *Cryptosporidium* em um gato;[32] no entanto, esse fármaco falhou em erradicar a infecção, em um estudo prospectivo duplo-cego conduzido pelo autor, em gatos naturalmente infectados. A azitromicina é usada em humanos para o tratamento de criptosporidiose, e o autor usou esse fármaco com sucesso em gatos, administrando uma dosagem de 7 a 10 mg/kg VO, a cada 12 horas, por 7 dias. Os veterinários devem realizar

Tabela 1-2	**Sensibilidades Cumulativas de Cinco Métodos de Detecção de Espécies de *Cryptosporidium* em Amostras Fecais Coletadas Uma Vez ao Dia por 4 Dias Consecutivos de 104 Filhotes Naturalmente Expostos**		
Método de Detecção	**Dia 1 (%)**	**Dia 3 (%)**	**Dia 4 (%)**
Técnica de Ziehl-Neelson	72	91	94
Detecção por imunofluorescência direta	50	83	84
Premier® ELISA* (Meridian Bioscience, Inc., Cincinnati, Ohio)	80	93	93
Remel ProSpecT® ™ Microplate ELISA (Thermo Fisher Scientific, Lenexa, Kansas)	89	94	95
Remel ProSpecT® Rapid ELISA (Thermo Fisher Scientific, Lenexa, Kansas)	15	43	49

*Ensaio imunoabsorvente ligado à enzima.

todos os esforços para identificar e tratar as causas subjacentes de imunossupressão e/ou distúrbios concomitantes em filhotes infectados, porque a infecção pelo parasita geralmente é autolimitante.

Espécies de *Giardia*

As espécies de *Giardia* são uma causa importante de surtos de infecção causada pela água resultante de contaminação de fontes naturais e dos encanamentos municipais e de lagos por efluente humano ou por fezes de animais infectados.[42] Uma prevalência geral de *Giardia* em gatos na América do Norte de cerca de 4% foi descrita, com níveis muitos mais altos em filhotes e em gatos de abrigos.[43] Quatorze por cento dos gatos que deram entrada em um abrigo de animais, na Flórida, apresentaram testes positivos para *Giardia* spp.[9] É interessante notar que os gatos adultos com diarreia tinham probabilidade significativamente maior (*odds ratio* [OR] 5,00) de serem infectados por *Giardia* spp. (10/15 [67%]) do que os juvenis com diarreia (10/35 [29%]).[9]

Estudos epidemiológicos tiveram por foco a via de transmissão de *Giardia* spp. e procuraram determinar seu potencial zoonótico. Até o momento, os genótiopos de A a H de *Giardia intestinalis* são definidos por meio de análise das sequências de DNA, das quais os genótipos A e B são principalmente virulentos para humanos e referidos geralmente como "genótipos zoonóticos".[44] Um estudo comparativo de genótipos de *G. intestinalis* em mamíferos avaliou 13 isolados de felinos, dos quais sete eram do genótipo F, dois eram do genótipo D, três eram do genótipo A e um continha dois genótipos, C e D.[45] Esses resultados respaldam a noção de que *Giardia* spp. isoladas dos gatos infectados podem ser zoonóticas, embora a transmissão de gatos para humanos pareça ser rara.

Sinais Clínicos

As infecções por *Giardia* em gatos adultos geralmente são subclínicas ou associadas ao amolecimento fecal transitório no início da infecção; porém, a diarreia aguda tende a ocorrer em filhotes logo após a infecção. As fezes geralmente são fétidas e pálidas, e podem conter muco.

Diagnóstico

A giardíase geralmente é diagnosticada erroneamente ou sub-diagnosticada por causa da excreção intermitente e dificuldade de identificação dos cistos e trofozoítos. O Companion Animal Parasite Council (CAPC; http://www.capcvet.org/) recomenda a realização de testes em gatos sintomáticos com uma combinação de esfregaço direto, flotação fecal via centrifugação e um ELISA sensível, específico e otimizado para uso em animais de estimação. Um ensaio de anticorpo fluorescente direto é disponibilizado comercialmente para a detecção concomitante de *Cryptosporidium* spp. e *Giardia* spp.(teste duplo) e é mais sensível do que a flotação fecal para a detecção de *Giardia* spp.; porém, o procedimento requer um microscópio fluorescente para avaliar a amostra fecal. A PCR fecal geralmente é realizada em laboratórios de referência, embora o autor recomende o uso de testes convencionais (i.e., flotação fecal via centrifugação, teste ELISA e teste de anticorpo fluorescente direto), sempre que viável. O autor combina o uso do teste anticorpo fluorescente

direto duplo com flotação fecal e preparação a fresco em cães e gatos com diarreia.

A PCR fecal para *Giardia* não deve ser usada em lugar de flotação fecal ou outros testes porque a sensibilidade aos ensaios de PCR atualmente disponíveis é baixa. A PCR para *Giardia* falha em amplificar o DNA em aproximadamente 20% das amostras que, em outros ensaios, são positivas para cistos ou antígenos de *Giardia*.[46] Esse achado provavelmente resulta da presença de inibidores da PCR nas fezes. A PCR só deve ser usada para *Giardia* se for desejada a genotipagem. Esse último ensaio pode ser realizado no Veterinary Diagnostic Laboratory na Colorado State University (http://dLab.colostate.edu/).

O diagnóstico de infecção por *Giardia* spp. depende tradicionalmente da identificação microscópica dos trofozoítos (Fig. 1-6) ou cistos (Fig. 1-7) nas fezes dos animais afetados. No entanto, o diagnóstico microscópico de giardíase pode ser difícil, porque cistos podem ser eliminados intermitentemente e são muito delicados. Muitos artefatos (p. ex., pólen de grama, levedura) mimetizam a morfologia dos cistos de *Giardia* em graus variáveis, e deve-se ter cuidado na diferenciação entre esses

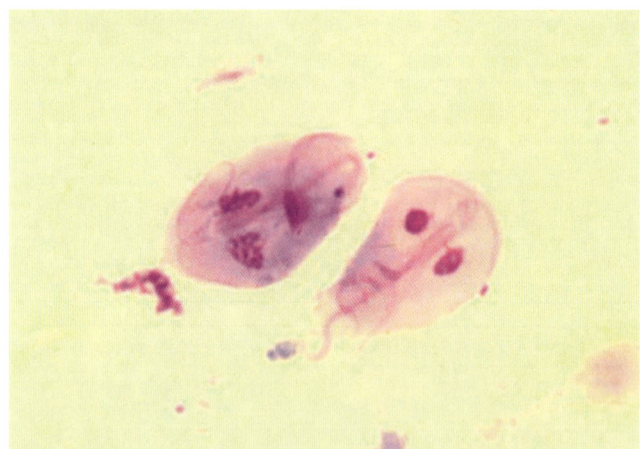

Figura 1-6: Esfregaço fecal corado com Giemsa; observam-se dois trofozoítos de *Giardia* exibindo o formato característico de pera ou lágrima, com simetria bilateral quando vistos de cima, dois núcleos e fibrilas que correm pela extensão do parasita (aumento de 400×).

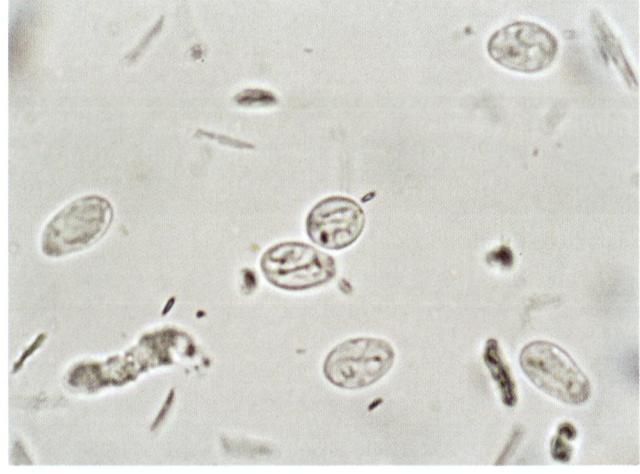

Figura 1-7: Flotação fecal com sulfato de zinco; observam-se cistos de *Giardia* com fibrilas características (axonemas) cursando pela extensão do cisto (aumento de 400×).

artefatos e as espécies de *Giardia*. Em uma pesquisa foi avaliada a sensibilidade da flotação fecal para detecção de *Giardia* spp. em cães e foi confirmado o mau desempenho dos atuais testes de microscopia *in-house* para *Giardia* spp. comparados com o teste ELISA em microplacas. Nesse estudo, a microscopia após a flotação fecal identificou apenas metade dos cães infectados e diagnosticou falsamente até 25% dos animais não infectados.[47]

Muitos veterinários e laboratórios de referência têm recorrido ao uso dos testes ELISA que contam com a detecção da proteína 1 (GCWP 1) da parede do cisto de *Giardia*.[48] Os testes ELISA são vantajosos porque, geralmente, são de fácil realização e a interpretação dos resultados é simples. Além disso, o teste não depende da identificação morfológica dos cistos via microscopia, o que poupa o tempo do técnico e evita potencialmente as falsas interpretações negativas. Os testes ELISA também podem detectar GCWP 1 na ausência de cistos detectáveis.[48] Porém, o teste SNAP® *Giardia* Test (IDEXX Laboratories, Westbrook, Maine) é o único ensaio ELISA para *Giardia* comercialmente disponível aprovado para detectar a infecção por *Giardia* ao lado do paciente em cães e gatos. O SNAP® *Giardia* Test é um ensaio imunoenzimático rápido *in-house* que pode ser realizado em fezes frescas, previamente congeladas ou em fezes armazenadas a 2° a 7°C por até 7 dias. O teste tem as vantagens adicionais de simplicidade e rapidez na disponibilidade dos resultados (8 minutos após a mistura da solução conjugada com as fezes) e baixo custo. Porém, tais ensaios de antígeno de *Giardia* devem ser usados como testes suplementares porque detectam apenas *Giardia* spp. e não devem substituir a flotação fecal e o exame de preparação a fresco para detectar uma ampla variedade de parasitas intestinais, incluindo *Giardia* spp. Além disso, o teste de antígeno de *Giardia* é mais bem usado como teste suplementar basal para diagnosticar novas infecções em animais e não deve ser utilizado para avaliar a eficácia da terapia visto que o antígeno pode persistir por até 4 semanas ou mais na ausência de cistos de *Giardia*.

As características de desempenho do SNAP® *Giardia* Test foram avaliadas em 304 gatos diarreicos e não diarreicos de abrigos, os quais também foram submetidos a testes fecais via imunofluorescência direta, flotação fecal via centrifugação e quatro outros imunoensaios utilizados para humanos.[49] Tanto a sensibilidade quanto a especificidade do SNAP® *Giardia* Test foram de 85,3%. Quando o SNAP® *Giardia* Test foi usado em paralelo com a flotação fecal, a sensibilidade dos testes combinados aumentou para 97,8% na detecção de *Giardia* spp.[49]

Tratamento

Nos Estados Unidos, não existe fármaco aprovado pela FDA para o tratamento da giardíase em cães e gatos, e o uso de diferentes fármacos tem sido extrapolado do uso em humanos. A opinião da maioria no conselho CAPC é que os gatos *assintomáticos* podem não necessitar de tratamento. Descobriu-se que um gato sem sinais clínicos, infectado por *Giardia*, pode ser tratado com um único ciclo de terapia antigiárdia. Se outros gatos ou cães conviverem com um filhote de gato infectado, todos da mesma espécie também podem ser tratados com um único ciclo de terapia antigiárdia. *Ciclos repetidos de tratamento não são indicados para cães e gatos sem sinais clínicos.*

O metronidazol é altamente eficaz e seguro quando administrado para gatos com infecções experimentais, na dosagem de

25 mg/kg VO, a cada 12 horas, por 7 dias.[50] O albendazol também é relativamente eficaz quando na dose de 25 mg/kg VO, a cada 12 horas, por 5 dias; no entanto, o fármaco foi associado à pancitopenia e é teratogênico. Em um estudo de avaliação da eficácia do fenbendazol (50 mg/kg VO, a cada 24 horas, por 5 dias), em gatos coinfectados por *C. parvum*, observou-se que o fármaco foi seguro; porém, relativamente ineficaz (50%).[51] Fenbendazol pode ser administrado na combinação com metronidazol nos casos refratários, e a combinação pode resultar em melhor resolução da doença clínica e da disseminação do cisto. A combinação de febantel, pirantel e praziquantel (Drontal® Plus, Bayer HealthCare LLC, Animal Health Division, Shawnee Mission, Kansas) demonstrou ser relativamente segura e efetiva em filhotes experimentalmente infectados, quando administrada a dose recomendada para cães. A dose de febantel usada foi de 56,5 mg/kg VO, a cada 24 horas, por 5 dias.[52] Se o tratamento combinado com banho (Controle da Infecção por *Giardia*) não eliminar a infecção em um filhote diarreico, o que é evidenciado por exame de fezes para persistência de cistos, o tratamento com fenbendazol isoladamente ou em combinação com metronidazol pode ser estendido por mais 10 dias.

Controle da Infecção por *Giardia*

A seguir, os quatro passos fundamentais que devem ser adotados para o controle da infecção por *Giardia* e para minimizar a reinfecção dos animais tratados:

1. O ambiente deve ser descontaminado. O tratamento simultâneo dos animais com medicação e descontaminação do ambiente com desinfetante à base de amônia quaternário como Roccal-D® Plus (Zoetis, Florham Park, New Jersey), Quatsyl® 256 (Lehn & Fink Products, Montvale, New Jersey), ou Aqua Quat® 400 (Arysta LifeScience, South Africa) deve melhorar a eficácia terapêutica e maximizar a possibilidade de eliminar *Giardia* spp. do gatil ou de abrigos. Especificamente, a contaminação fecal macroscópica deve ser removida o máximo possível, diariamente. Os locais onde os gatos ficam confinados devem ser enxaguados com água; depois, uma camada de espuma do desinfetante (p. ex., Roccal-D® Plus) deve ser aplicada. Após 10 a 20 minutos, a espuma deve ser enxaguada com água limpa. A limpeza diária das gaiolas deve ser realizada com esponja limpa com um desinfetante diluído ou uma mistura de água sanitária (p. ex., Clorox®, The Clorox Company, Oakland, California) diluída a 1:32 e Quatsyl® 256 a 1:256.
2. O animal deve ser tratado com fármacos eficazes.
3. O animal deve ser banhado para remover os cistos do pelame.
4. A reintrodução da infecção deve ser prevenida.

Infelizmente, as três últimas recomendações têm limitações e desafios inerentes em um ambiente de gatil ou de abrigo. Não existem fármacos antigiárdia com eficácia consistente, e é difícil banhar gatos. A reinfecção é comum, assim a descontaminação do ambiente em abrigos é fundamental.

Trichuris

Os gatos domésticos raramente adquirem infecções por nematoides, na América do Norte, embora esta sejam uma possibilidade em animais com sinais clínicos de colite. Os

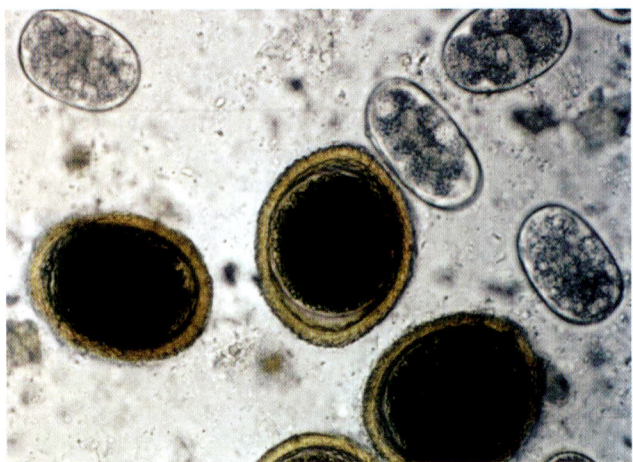

Figura 1-8: Flotação fecal; observam-se ovos grandes, de parede espessa de *Toxocara cati* e *Ancylostoma caninum* (aumento de 400×).

nematoides adultos escavam as mucosas colônica e cecal e podem causar inflamação, hematoquezia e perda de proteína.

Diagnóstico. *Trichuris serrata* deve ser considerado em gatos com evidência de doença colônica. A flotação fecal por meio de teste de centrifugação deve permitir o reconhecimento dos ovos bioperculados. No entanto, a eliminação intermitente pelas fezes de *Trichuris vulpis* e *Trichuris campanula* foi bem documentada em cães; portanto, os gatos com flotação fecal negativa devem ser vermifugados de forma empírica.

Tratamento. O fenbedazol é um anti-helmíntico seguro de amplo espectro. O fármaco deve ser administrado a 50 mg/kg VO, a cada 24 horas, por 5 dias consecutivos, e o regime deve ser repetido 3 semanas e 3 meses após o início da terapia. Apesar dos relatos de se tratar de um fármaco seguro para gatos, mesmo quando administrado em doses de 5 vezes, a dosagem recomendada e uma duração de 3 vezes é a aprovada para uso em cães, o fenbedazol não é aprovado para uso em gatos nos Estados Unidos (embora o seja em outros países), assim o fármaco é tipicamente prescrito *off-label* para o tratamento de gatos.

Toxocara e Toxascaris

Os vermes redondos (*Toxocara cati* e *Toxascaris leonina*) são particularmente comuns em filhotes < 6 meses de idade e podem causar diarreia, dificuldade em se desenvolver, má qualidade da pelagem e abdome protuberante. O vômito é observado ocasionalmente quando os vermes redondos ganham acesso ao estômago.

Diagnóstico. Os ovos grandes (aproximadamente 80 μm) com uma parede espessa grossa característica são fáceis de reconhecer na flotação fecal (Fig. 1-8).

Tratamento. O pamoato de pirantel na dose de 20 mg/kg VO é seguro em filhotes com mais de 2 semanas de idade. O tratamento deve ser repetido em aproximadamente 2 semanas. O fenbedazol também é um anti-helmíntico eficaz e pode ser administrado aos filhotes a partir de 4 semanas de idade, na dose de 50 mg/kg VO, por 5 dias, para matar mais de 90% das larvas pré-natais. Como o período pré-patente de *T. cati* é de 8 semanas, os filhotes não precisam ser tratados para *Toxacara* e *Toxascaris* até as 6 semanas de idade. No entanto, devido à preocupação com a infecção por ancilostomídeos, todos os filhotes devem ser vermifugados rotineiramente com pamoato de pirantel, iniciando com 2 semanas de idade e em seguida postos sob medicação preventiva mensal para verme do coração com eficácia contra *Toxocara* spp.

Ancilostomídeos

Os gatos podem ser infectados por *Ancylostoma tubaeforme*, *Ancylostoma braziliense*, *Uncinaria stenocephala*, e com menos frequência, pelo ancilostomídeo canino *Ancylostoma caninum*. Os vermes são vorazes sugadores de sangue e se fixam à mucosa do intestino delgado. As infecções por ancilostomídeo em gatos são relativamente incomuns, com prevalências descritas de 0,9% e 1,1%.[53] Os filhotes são infectados pela ingestão de larvas em um ambiente contaminado, penetração da larva na pele, ou ingestão de larvas nos tecidos de hospedeiros vertebrados (geralmente roedores). Os filhotes infectados ocasionalmente podem ter perda de sangue com risco de vida ou anemia ferropriva, melena, hematoquezia e dificuldade em se desenvolver.

Diagnóstico. A flotação fecal deve ser positiva porque os vermes produzem grande quantidade de ovos.

Tratamento. Os fármacos eficazes aprovados pela FDA nos Estados Unidos incluem selamectina (Revolution®, Zoetis, Florham Park, New Jersey), moxidectina (Advantage® Multi, Bayer Animal Health Division, Germany), milbemicina oxima (Milbemax®, Novartis Animal Health, New York, New York) e emodepsida (Profender® Bayer Animal Health Division, Alemanha). Fenbedazol e pirantel não são aprovados pela FDA, mas são frequentemente prescritos *off-label* para gatos nas mesmas doses usadas para o tratamento contra *Toxocara*.

CAUSAS BACTERIANAS DE DIARREIA

O diagnóstico de diarreia associada a bactérias em filhotes é um desafio por duas razões: (1) as taxas de isolamento dos supostos enteropatógenos bacterianos geralmente são similares em animais diarreicos e não diarreicos e (2) a incidência de diarreia associada a bactérias é extremamente variável. Deve-se ter grande cuidado na interpretação dos resultados do ELISA fecal para enterotoxina de *Clostridium perfringens* (CPE) e toxina A e/ou B de *Clostridium difficile* em neonatos por causa da alta incidência de positividade nos testes ELISA (até 40%), observada pelo autor em filhotes aparentemente saudáveis. Embora os testes em bebês humanos não sejam recomendados, foi observado que 26% das crianças hospitalizadas com infecções por *C. difficile* (CDIs) tinham menos de 1 ano de idade, e 5% eram neonatos.[54] O que não pode ser determinado por esses dados é se as taxas de hospitalização por CDIs representam a doença real ou um estado de portador assintomático. As taxas de portador de *C. difficile* são em média de 37% em bebês de 0 a 1 mês de idade e de 30% naqueles entre 1 e 6 meses de idade.[55] A taxa de portador é similar à dos adultos não hospitalizados (0% a 3%) aos 3 anos de idade. É plausível que os neonatos e bebês não tenham um mecanismo celular para ligar e processar as toxinas das espécies de *Clostridium*. Esse fenômeno é ressaltado em neonatos de cães, nos quais se observou uma alta incidência de estado de portador de *C. difficile* toxigênico (até

58% dos filhotes) sem a demonstração de patogenicidade.[56] Esses achados destacam as preocupações potenciais com a exagerada interpretação dos painéis de PCR fecal que detectam os genes para CPE ou as toxinas A e B de *C. difficile*.

As indicações para o desempenho dos painéis entéricos fecais nos filhotes diarreicos são mal definidas, o que resulta na realização indiscriminada dos testes e na interpretação errônea dos resultados. A PCR fecal e a análise de toxina para bactérias específicas devem ser reservadas para (1) filhotes que desenvolvem diarreia após estada em gatil ou a participação em exposições, porém após serem descartadas causas parasitárias e virais (vírus da panleucopenia felina [FPV]) de diarreia; (2) filhotes com início agudo de diarreia sanguinolenta em associação a evidência de sepse; (3) surtos de diarreia que ocorrem em mais de um animal de estimação na casa; e (4) triagem para enteropatógenos (*Campylobacter jejuni* ou *Salmonella* spp.) quando estão presentes preocupações zoonóticas. Foi estudada a prevalência de cinco grupos de infecções entéricas potencialmente zoonóticas (*Salmonella* spp., *Campylobacter* spp., *Cryptosporidium* spp., *Giardia* spp. e *T. cati*) em amostras fecais de gatos com menos de 1 ano de idade que se hospedaram em abrigos humanos ou apresentados a veterinários de cuidados primários na região central do estado de Nova York.[57] As possíveis associações desses organismos com o gato como fonte de infecção ou com a presença de diarreia foram avaliadas. A presença de diarreia não foi significativamente associada ao número de organismos identificados. Dos 74 gatos com diarreia, 35% (26/74) apresentavam um ou mais tipos de organismos identificados, mas dentre os 189 sem diarreia, 43% (81/189) possuíam um ou mais tipos de organismos identificados. A proporção de amostras fecais com um ou mais organismos zoonóticos foi de 35,1% entre gatos de propriedade de um cliente e de 44,2% em gatos de abrigos. A prevalência de *Salmonella* spp. foi de 0,8%, similar à prevalência de *Salmonella* spp. descrita em gatos no Colorado[58] e em filhotes de abrigos no Japão (1,1%).[59]

Espécies de *Campylobacter* foram isoladas de um número significativamente menor de gatos diarreicos (21 de 219 ou 9,6%) *versus* não diarreicos (15 de 54 ou 27,8%) em um estudo que avaliou a prevalência de agentes parasitários e bacterianos nas fezes de gatos diarreicos e saudáveis do norte da Califórnia.[8] Deve-se ter muito cuidado para não exagerar na interpretação quando *Campylobacter* spp. é detectado em filhotes diarreicos, porque muitas espécies não são patogênicas. Além disso, as culturas fecais são relativamente insensíveis para o isolamento de *Campylobacter* spp. comparadas com PCR. Em um estudo realizado por Queen et al.[8], somente 13,2% dos gatos foram positivos para *Campylobacter* spp. via cultura fecal *versus* 56,5% via PCR. Foi bem documentado que a caracterização bioquímica e fenotípica de *Campylobacter* spp. em fezes de gatos é insuficiente para caracterizar a infecção. Testes moleculares permitem a diferenciação entre espécies entéricas de *Campylobacter*. e de *Helicobacter*, além de permitir a identificação de múltiplas espécies de *Campylobacter* em animais.[60] Testes moleculares permitem que o clínico detecte enteropatógenos zoonóticos, como *Campylobacter jejuni*, e evite a terapia antimicrobiana não criteriosa para filhotes infectados por *Campylobacter helveticus*, que é um organismo de patogenicidade questionável devido à sua alta prevalência em gatos saudáveis.

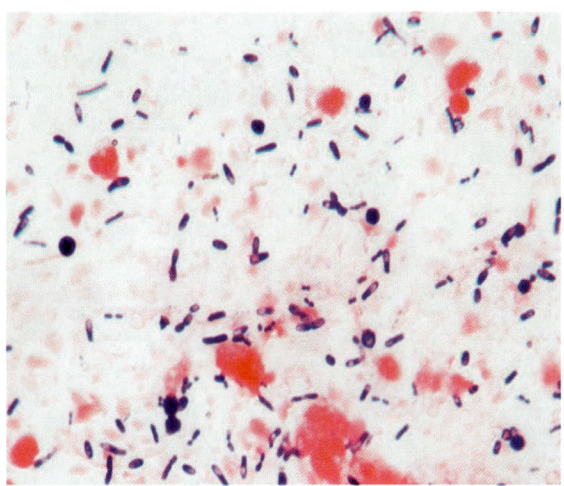

Figura 1-9: Esfregaço fecal corado (coloração de Wright modificada) de um gato saudável não diarreico; observam-se numerosos endosporos de *Clostridium perfringens* (aumento de 1.000×).

Esfregaços fecais corados com Wright ou Gram foram sugeridos como uma ferramenta para o diagnóstico de doença associada a *C. perfringens* enterotoxigênica assim como de infecção por *Campylobacter* spp. (Fig. 1-9). Em vários estudos realizados em cães, a associação entre contagens de endosporos fecais e a presença de diarreia, ou entre as contagens de esporos e a detecção da CPE em amostras fecais não foi descrita.[61,62] Além disso, a identificação de bactérias espiraladas em esfregações fecais está abaixo do ideal para o diagnóstico de infecção por *Campylobacter* spp. por duas razões: (1) a maioria das infecções por *Campylobacter* spp. em gatos são não patogênicas e a observação de esfregaços fecais corados não permite a diferenciação de espécies patogênicas *versus* não patogênicas; e (2) *Campylobacter* spp. não podem ser diferenciadas de outras bactérias espiraladas como *Arcobacter* spp., *Anaerobiospirillum* spp. e *Helicobacter* spp. Por meio do teste de PCR, em amostras de *swabs* orais coletados de 85 gatos no sul da Itália, documentou-se o estado de portador de *Arcobacter* spp. em 78,8% dos gatos,[63] destacando as limitações dos esfregaços fecais corados para identificação de bactérias espiraladas.

Em um estudo recente foi demonstrado a associação entre a mortalidade em filhotes e uma alteração nos enterococos incorporados à mucosa do íleo que mudaram de *Enterococcus hirae* para *Enterococcus faecalis* e *Escherichia coli* aderente.[64] Além disso, os isolados de *E. faecalis* obtidos desses filhotes foram caracterizados como portadores de múltiplos atributos de virulência genotípicos e fenotípicos. Porém, se desconhece, no entanto, se a colonização da microbiota associada à mucosa do íleo por *E. faecalis* foi uma causa contribuinte ou uma consequência de doença gastrointestinal e doença terminal em filhotes.

Causas Diversas de Diarreia Bacteriana

Espécies de *Anaerobiospirillum*

Anaerobiospirillum spp. são bastonetes móveis, espiralados, anaeróbicos Gram-negativos, que foram identificados primeiramente por Malnick et al., em 1983, em dois pacientes humanos com diarreia.[64] Desde então, *Anaerobiospirillum succiniciproducens* e *Anaerobiospirillum thomasii* têm sido reconhecidos como causas

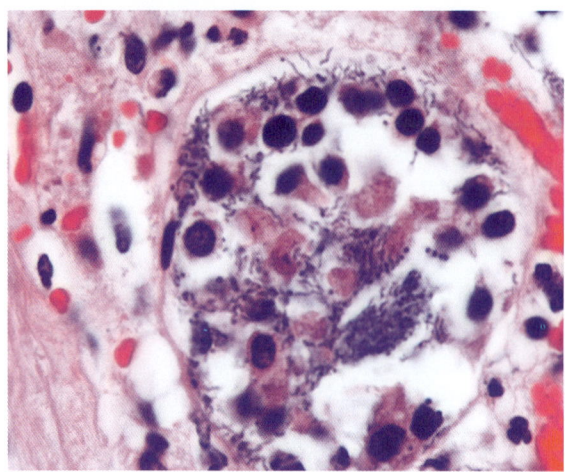

Figura 1-10: Fotomicrografia de luz obtida do cólon de um gato; observam-se bactérias espiraladas de *Anaerobiospirillum* dentro do lúmen de uma cripta dilatada (coloração de Steiner) (aumento de 1.200×).

de septicemia, particularmente em humanos imunocomprometidos, e foram isolados da garganta e das fezes de cães e gatos saudáveis.[65,66] O autor identificou três gatos (um dos quais era um filhote de 6 meses) com sinais clínicos de início agudo de vômito, diarreia e dor abdominal que progrediu rapidamente para doença sistêmica caracterizada por letargia e colapso. Na necrópsia, foi encontrada ileocolite aguda a subaguda em associação a abundantes organismos espiralados confirmados como *Anaerobiospirillum* spp.[67] (Fig. 1-10). *Anaerobiospirillum* spp. e *Campylobacter* spp. são morfologicamente similares e podem ser confundidos. *Anaerobiospirillum* spp. são oxidase e catalase-negativas, enquanto *Campylobacter* spp. geralmente são oxidase e catalase-positivas. *Anaerobiospirillum* possui uma motilidade em saca-rolhas, enquanto *Campylobacter* apresenta movimentos rápidos. *Anaerobiospirillum* possui tufos bipolares de flagelos, enquanto *Campylobacter* possui um único flagelo em um ou ambos os polos. Embora os organismos tenham sido isolados de *swabs* retais de cães e gatos assintomáticos, não foram isolados das fezes de seres humanos assintomáticos. A maioria dos pacientes humanos infectados por *Anaerobiospirillum* spp. é imunocomprometida, e o organismo é uma causa rara de bacteremia em pessoas. De acordo com os pontos determinantes dos National Committee for Clinical Laboratory Standards para anaeróbios, os isolados são suscetíveis a amoxicilina com ácido clavulânico, cefoxitina, imipenem e penicilina, e de maneira intermediária são suscetíveis ao metronidazol e resistentes à clindamicina.

Espécies de *Helicobacter*

Helicobacter spp. são bactérias Gram-negativas, microaerófilas, espiraladas, móveis, que colonizam o trato gastrointestinal de vários mamíferos e aves. Embora as espécies de *Helicobacter* sejam mais conhecidas como patógenos gástricos, muitos estudos descrevem espécies entéricas patogênicas de *Helicobacter* em cães, humanos e pássaros. *Helicobacter canis* foi isolada de dois gatos Bengal adultos e de dois filhotes Bengal de 8 meses de idade com e sem diarreia crônica.[68] Como os gatos foram coinfectados por outros patógenos potenciais, incluindo *C. helveticus*, e como *H. canis* foi isolado de gatos não diarreicos, o papel causal de *H. canis* na produção da diarreia não pôde

ser provado.[69] Histologicamente, os cólons dos quatro gatos afetados caracterizaram-se por infiltrados neutrofílicos, plasmacíticos e histiocíticos leves a moderados na lâmina própria, com abscessos na cripta.

Um gato macho British Blue de 4 meses de idade, com enterite de catarral a hemorrágica apresentou massiva colonização no estômago, intestino delgado e ceco por bacilos espiralados que se assemelhavam fortemente a *Flexispira rappini*, uma espécie de *Helicobacter* espiralada conhecida como colonizadora normal do intestino de cães e camundongos.[70] A infiltração inflamatória era moderada, predominando as células T. No intestino, foram encontrados bacilos no lúmen, entre as vilosidades, nos lumens da cripta e dentro das células epiteliais. Foi observada degeneração das células epiteliais da cripta, além de dilatação da cripta e infiltração moderada a massiva com predomínio de macrófagos na mucosa e submucosa.

Um organismo *Helicobacter* morfológica, ecológica e geneticamente único foi recuperado de um filhote de gato Pelo Curto doméstico, de rua, de 8 semanas de idade, com intensa diarreia.[69] Por meio da coloração de Gram do esfregaço fecal observaram-mu-se grandes números de bastonetes curvos, Gram-negativos, semelhantes a *Helicobacter*. O filhote foi submetido à eutanásia e foi realizada a necrópsia. Na avaliação histopatológica do intestino foi detectada uma espessa camada de bactérias densamente agregadas cobrindo a superfície da mucosa do ceco e cólon. As bactérias foram fortemente coradas com a coloração de Warthin-Starry. A aparência do duodeno, jejuno e íleo estava dentro dos limites normais. Não foi possível fazer a cultura do organismo, porém foi realizada sua descrição com base na análise de sequência genética do ácido ribonucleico 16S ribossomal e morfologia, e parecia ser uma nova espécie, sendo *H. canis* a espécie mais similar geneticamente. O novo organismo *Helicobacter* foi proposto como uma espécie candidata, com a designação específica de *Helicobacter colefelis*.[69] Não está clara a extensão da patogenicidade de *H. colefelis*, e nas tentativas de infecção experimental de outros gatos não se induziu diarreia após inoculação, apesar de os gatos se tornarem positivos na PCR.

Existem inúmeros protocolos que têm sido utilizados na tentativa de erradicar *Helicobacter* spp. dos gatos infectados, e a maioria dos protocolos incorpora um agente protetor gástrico em combinação com um ou dois antimicrobianos. Somente alguns estudos terapêuticos cegos controlados, randomizados, foram publicados utilizando gatos. Vinte e três gatos naturalmente infectados por *Helicobacter heilmannii* foram randomizados para quatro grupos de tratamento para receber um placebo (grupo 1); azitromicina, tinidazol, ranitidina e bismuto uma vez ao dia por 4 dias (grupo 2); claritromicina, metronidazol, ranitidina, e bismuto duas vezes ao dia por 4 dias (grupo 3); ou claritromicina, metronidazol, ranitidina e bismuto duas vezes ao dia por 7 dias (grupo 4).[71] Dez dias após o tratamento, todos os gatos do grupo placebo estavam infectados por *H. heilmannii* após serem testados com o uso de um teste baseado na detecção de ureia na respiração. Esse é o teste não invasivo mais confiável para a detecção da infecção por *Helicobacter pylori* em humanos e foi usado em infecções por *Helicobacter* em animais natural e experimentalmente infectados.[72] Quatro de 6 gatos do grupo 2 e todos os gatos dos grupos 3 e 4 tiveram um resultado negativo no teste de ureia na respiração. Quarenta e dois dias após tratamento, 0 de 4, 3 de 6,

7 de 11 e 4 de 8 gatos dos grupos 1 a 4, respectivamente ainda tinham um resultado negativo, ressaltando-se os desafios de manter uma cura definitiva a longo prazo em gatos naturalmente infectados por *Helicobacter* spp. Em um estudo recente realizado em 13 gatos assintomáticos com infecção por *Helicobacter* spp. naturalmente adquirida, foi avaliada a eficácia de um protocolo quádruplo de terapia utilizando omeprazol, amoxicilina, metronidazol e claritromicina por 14 dias.[73] A análise molecular de biópsias gástricas revelou persistência de DNA de *Helicobacter* spp. em quatro gatos que foram negativos no teste quantitativo de urease em citologia e histopatologia. Esses resultados sugerem que regimes antibióticos que são eficazes contra *H. pylori* em humanos são menos eficazes para erradicar *Helicobacter* spp. em gatos com infecção naturalmente adquirida.

Clostridium piliforme

A doença de Tyzzer causada pela infecção por *C. piliforme* foi descrita em filhotes imunocomprometidos com peritonite felina infecciosa (PIF),[74] infecção pelo vírus da leucemia felina (FeLV)[75] ou infecção por FPV.[76] Lesões histopatológicas causadas por *C. piliforme* são caracterizadas por enterite necrotizante ou necrose hepática multifocal. Com as colorações especiais, como os métodos com azul de toluidina, Giemsa, ácido periódico de Schiff e Warthin-Starry, observam-se grandes bacilos filamentosos em feixes ou padrões entrelaçados no citoplasma das células epiteliais. Pode-se usar PCR nas biópsias do intestino afetado para detectar bandas de 196 pares de bases específicas do gene 16S DNAr de *C. piliforme*.

Embora o fígado seja o órgão envolvido com mais frequência, a enterocolite necrotizante foi bem documentada em filhotes infectados. *C. piliforme* foi suscetível à penicilina, tetraciclina e eritromicina em estudos que utilizaram ovos embrionados infectados; porém, o autor desconhece quaisquer estudos que avaliem a eficácia da terapia antimicrobiana em gatos infectados. Evitar o contato com ambientes contaminados por roedores é importante para minimizar a transmissão do organismo.

Tratamento contra Bactérias Enteropatogênicas em Filhotes

A ausência de diretrizes terapêuticas submetidas à rigorosa investigação para veterinários, as quais forneçam recomendações objetivas para a implementação de testes para bactérias fecais, combinadas com a documentação clínica de bactérias enteropatogênicas em filhotes diarreicos e saudáveis, resultaram na realização indiscriminada de testes e interpretação errônea dos resultados. Além disso, a terapia antimicrobiana é administrada geralmente de forma não criteriosa a filhotes diarreicos, e a cessação de diarreia é erroneamente equiparada à erradicação do suposto enteropatógeno. Os veterinários devem ser conhecedores do fato de que a maioria dos enteropatógenos bacterianos está associada à diarreia autolimitante, e que a administração não criteriosa de antimicrobianos pode ser mais prejudicial do que benéfica. A terapia de suporte e o controle apropriado da higiene devem ser considerados em todos os filhotes com diarreia associada a bactérias suspeitadas ou confirmadas, e os antimicrobianos só devem ser administrados aos animais imunocomprometidos ou que manifestem sinais de doença sistêmica.

Tratamento da Diarreia Associada à Infecção por *Clostridium perfringens*

Filhotes com doença sistêmica (p. ex., febre, gastroenterite hemorrágica, leucograma inflamatório ou tóxico) merecem receber terapia antimicrobiana apropriada. Não existe evidência documentada dos benefícios da terapia antimicrobiana em cães ou gatos com diarreia não complicada associada à *C. perfringens*. Os antibióticos recomendados para o tratamento de diarreia associada à *C. perfringens* canina incluem ampicilina (22 mg/kg VO a cada 12 horas por 5 a 7 dias), eritromicina (10 a 15 mg/kg VO a cada 8 horas por 5 a 7 dias), metronidazol (10 a 15 mg/kg VO a cada 12 horas por 5 a 7 dias) e tilosina (10 mg/kg VO a cada 24 horas por 5 a 7 dias). A tilosina é um pó de sabor extremamente amargo composto em cápsulas vazias de gelatina ou em suspensão palatável antes da administração a gatos.

Tratamento da Diarreia Associada à Infecção por *Clostridium difficile*

Em geral, a diarreia associada à *Clostridium difficile* (CDI) é tratada como qualquer outra doença diarreica. A terapia de suporte deve ser administrada. Se houver suspeita de que a CDI está associada a um antimicrobiano, a terapia antimicrobiana deverá ser descontinuada, se possível. Metronidazol (10 a 15 mg/kg VO a cada 12 horas por 5 a 7 dias) é usado geralmente, embora não esteja claro se é necessário em todos os casos. Outras opções de tratamento que foram usadas sem um escrutínio objetivo em filhotes incluem adsorventes intestinais como esmectita di-tri-octa-hedral (Bio-Sponge®, Platinum Performance, Buellton, California), probióticos e modificação alimentar com aumento de fibras solúveis.

Tratamento da Diarreia Associada à Infecção por *Salmonella*

É amplamente aceito (embora faltem evidências científicas) que a administração dos antimicrobianos não é indicada para episódios não complicados de infecção por *Salmonella*, e se recomenda apenas a terapia de suporte. No caso de doença sistêmica ou de um paciente imunocomprometido, podem ser necessários antimicrobianos, e é defendida a combinação de ampicilina e fluoroquinolona por 5 a 7 dias como terapia empírica. Se os resultados da cultura estiverem disponíveis, deve-se realizar o teste de suscetibilidade ao antimicrobiano para otimizar a terapia antimicrobiana.

Tratamento de Diarreia Associada à Infecção por *Campylobacter*

A maioria dos casos não é complicada, é autolimitante e se resolve com terapia de suporte apenas. Como o isolamento de *Campylobacter* não implica necessariamente a causalidade dos sinais clínicos, o tratamento pode não ser indicado além de prejudicar a microbiota intestinal. Porém, em filhotes imunocomprometidos ou febris, ou naqueles com evidência de diarreia hemorrágica, o tratamento antimicrobiano pode ser indicado. Macrolídeos e fluoroquinolonas são usados com mais frequência para tratar infecções por *Campylobacter*, embora os macrolídeos sejam os fármacos de escolha devido à crescente resistência às fluoroquinolonas observada em pessoas e cães. Eritromicina administrada a 10 a 15 mg/kg VO a cada 8 horas, ou azitromicina a 5 a 10 mg/kg VO a cada 24 horas podem ser administradas por 5 a 21 dias para o tratamento. Azitromicina é mais bem tolerada, mas segundo o conhecimento do autor, não há estudos publicados disponíveis referentes à sua eficácia para o tratamento de campilobacteriose em gatos, ou à sua comparação com outros macrolídeos ou fluoroquinolonas.

Considerações Zoonóticas sobre as Bactérias Enteropatogênicas

Todos os filhotes com diarreia idiopática ou diagnóstico de infecção por qualquer uma das bactérias aqui descritas devem ser considerados potencialmente contagiosos. Salmonelose e campilobacteriose são doenças de grande importância zoonótica, e o contato com animais diarreicos foi identificado como um fator de risco para diarreia em humanos. A transmissão hospitalar de *C. difficile* e *Salmonella* foi identificada em clínicas de pequenos animais e foram documentados surtos de salmonelose humana em funcionários dessas clínicas. O risco de transmissão hospitalar e zoonótica de *C. perfringens* provavelmente é mínimo, mas não pode ser descartado.

Práticas básicas como isolamento, uso de um equipamento de proteção individual adequado, bem como práticas de limpeza e desinfecção apropriadas são as principais medidas de controle. A lavagem das mãos é preferida aos desinfetantes à base de álcool, porque os esporos de *C. difficile* e *C. perfringens* são resistentes ao álcool. Deve-se limpar e desinfetar regularmente as caixas de areia. Deve-se usar luvas ao manuseá-las e as mãos devem ser lavadas após a remoção das luvas. Os esporos de *C. difficile* e *C. perfringens* são altamente resistentes à maioria dos desinfetantes, mas suscetíveis à água sanitária (diluição 1:10 a 1:20 da água sanitária doméstica) e a alguns agentes oxidantes como o peróxido de hidrogênio acelerado.

CAUSAS VIRAIS DE DIARREIA

A enterite viral felina é diagnosticada geralmente em animais jovens não vacinados. A sinalização do animal, o histórico, os sinais clínicos e os achados hematológicos são importantes na classificação da etiologia viral como uma causa provável de diarreia. Os dois enteropatógenos virais mais comuns em gatos são FPV e FCoV.

Vírus da Panleucopenia Felina

A panleucopenia felina é o protótipo do parvovírus dos carnívoros e é estável no ambiente. O vírus é altamente contagioso e se dissemina por contato direto com fezes, urina e sangue de gatos infectados. Sem a completa desinfecção com um desinfetante adequado para vírus não envelopados, como água sanitária, peroximonossulfato de potássio (Trifectant®, Tomlyn Products, Division of Vetoquinol, USA, Buena, New Jersey) ou Virkon-S® (DuPont Animal Health Solutions), a contaminação ambiental pode permanecer infecciosa por muitos meses. Deve-se aplicar água sanitária a uma superfície limpa para obter eficácia. A água sanitária doméstica a 5% deve ser diluída em água 1:32. A correta diluição é muito importante para maximizar a eficácia. Historicamente, a panleucopenia felina foi causada

exclusivamente por FPV; porém atualmente, sabe-se que a panleucopenia felina pode ser causada pelo parvovírus canino (CPV) 2a, 2b, e 2c.[77] Por causa do uso disseminado de vacinas altamente efetivas contra FPV, a doença se tornou muito menos prevalente nos últimos 20 anos, sobretudo na prática particular.[78] A doença parece mais prevalente em animais de abrigos que recebem um contínuo influxo de gatos cujo estado de vacinação é desconhecido, particularmente durante o verão e o outono quando grandes números de filhotes com diminuição da imunidade materna são admitidos.[79] Sendo o período de incubação de 2 a 14 dias, gatos expostos que são clinicamente saudáveis, mas cuja infecção está incubada, podem não mostrar sinais clínicos até dias depois de sua chegada ao abrigo ou lar de adoção.

Sinais Clínicos

A característica de FPV é a diarreia causada por acentuado encurtamento das vilosidades intestinais com regeneração prejudicada dos enterócitos. Na forma superaguda, os filhotes podem morrer dentro de 12 horas devido a choque séptico, desidratação e hipotermia, e os sinais clínicos podem ser mínimos ou ausentes. A forma aguda mais comum caracteriza-se por febre de 3 a 4 dias, letargia, anorexia, vômito e diarreia. A doença tem um curso agudo autolimitante e os gatos que sobrevivem à infecção por mais de 5 dias geralmente se recuperam no decorrer de várias semanas.[78] Já a infecção intrauterina ou perinatal pode afetar o sistema nervoso central do feto, levando a ataxia cerebelar e tremor de intenção em filhotes afetados.

Diagnóstico

O diagnóstico é sustentado com base no histórico do gato, exame físico e resultados de hemograma (neutropenia e linfopenia). Na prática clínica, o isolamento do vírus do sangue e das fezes não é realizado, e a maioria dos veterinários depende da detecção de FPV nas fezes com o uso de ELISA ou tecnologia imunocromatográfica. Os testes ELISA comercializados para detecção do antígeno CPV-2 podem ser usados para detecção do antígeno FPV devido à reatividade cruzada entre os dois vírus. *A infecção por FPV nunca deve ser descartada com base em um ELISA fecal negativo.* Os laboratórios de referência oferecem testes de PCR de amostras de sangue total ou de fezes, facilitando o diagnóstico de FPV nos gatos que são ELISA-negativos. Os testes *in-house* para antígeno de parvovírus podem ser positivos até 2 semanas após a administração de vacinas vivas modificadas; portanto, em gatos vacinados recentemente, os resultados positivos não necessariamente se equiparam à infecção.[80]

Tratamento

Um gato diagnosticado com FPV deve ser mantido em isolamento. O tratamento é de suporte e praticamente idêntico ao descrito para cães com parvovírus. A restauração do equilíbrio hídrico, eletrolítico e ácido-base com terapia hídrica e eletrolítica intravenosa (IV) são indicados, com particular atenção ao excesso de potássio. A via intraóssea pode ser utilizada em filhotes, porque provavelmente a via subcutânea será inadequada. A administração enteral de solução de dextrose (2,5% a 5%) é recomendada se o filhote estiver hipoglicêmico. A administração parenteral de dextrose deverá ser reservada aos filhotes com vômito intratável. Plasma ou coloides (*hetastarch*) são indicados se a concentração sérica de albumina cair abaixo de 2,0 g/dL (20 g/L), podendo ser usadas transfusões de sangue total se o gato estiver anêmico com hipoalbuminemia grave concomitante.

A barreira mucosa intestinal comprometida facilita a translocação de bactérias, e a presença de bacteremia em combinação com neutropenia pode levar à sepse nesses pacientes imunocomprometidos. A prevenção da sepse é importante e se recomenda a administração de um antibiótico de amplo espectro por via parenteral com eficácia contra bactérias anaeróbicas Gram-negativas. Os exemplos incluem ampicilina (20 mg/kg IV a cada 8 horas) ou piperacilina em combinação com aminoglicosídeos, fluoroquinolonas (apesar de não serem aprovadas pela FDA para administração parenteral em gatos nos Estados Unidos) ou cefalosporinas. O fator estimulante de colônia de granulócitos humano na dose de 5 µg/kg a cada 24 horas via subcutânea (SC) aumentará os números de neutrófilos, mas pode não influenciar no curso da doença. Antieméticos como proclorperazina, metoclopramida, ondansetrona, dolasetrona ou maropitant são indicados se o filhote apresentar êmese. Maropitant é aprovado pela FDA para administração parenteral (SC) em filhotes com mais de 16 semanas de idade a uma dose de 1 mg/kg, administrada uma vez ao dia por até 5 dias consecutivos. O uso do produto refrigerado pode reduzir a resposta à dor associada à injeção. Metoclopramida é um antiemético de ação central menos eficaz em gatos quando em comparação aos cães porque os receptores D_2-dopamina na zona de gatilho dos quimiorreceptores podem não ser tão importantes na mediação da êmese humoral no gato. Além disso, o fármaco tem uma meia-vida extremamente curta (90 minutos em cães), sendo necessária a administração via infusão a uma taxa constante na dose de 1 mg/kg a cada 24 horas para maximizar sua eficácia.

Os protetores gástricos que incluem os antagonistas do H_2-receptor, como a famotidina a 0,5 a 1 mg/kg VO a cada 12 a 24 horas (Pepcid®, Alchemy Importers, Inc.); ranitidina a 1 a 2mg/kg VO, IV, SC a cada 12 horas (Zantac®, SmithKline Beecham); sucralfato a 0,25 a 0,3 g VO a cada 6 a 8 horas (Carafate®, Nostrum Laboratórios, Inc.); e inibidores da bomba de prótons como o omeprazol a 0,7 a 1 mg/kg VO a cada 12 a 24 horas (Prilosec®, AstraZeneca), são indicados se houver evidência de esofagite secundária ou sangramento gastrointestinal. Anti-helmínticos de amplo espectro para tratar parasitas intestinais concomitantes devem ser administrados quando o gato não apresentar mais vômito. A ingestão oral de água e alimento só deve ser restrita se o vômito persistir, e a alimentação enteral deve ser reiniciada o mais cedo possível. Efeitos benéficos da nutrição enteral precoce foram documentados em cães com CPV.[81] Gatos com vômito persistente, diarreia ou anorexia necessitarão de nutrição parenteral, de preferência via cateter venoso central na veia jugular ou safena, dependendo do tamanho do animal.

Interferon-ômega recombinante felino (Virbagen® Omega, Virbac) é eficaz no tratamento de CPV e também inibe a replicação de FPV na cultura celular.[82] Interferon-ômega foi administrado a gatos, em um gatil, no início de um surto de infecção por FPV.[83] Uma dose de 1 MU/kg SC uma vez ao dia por 3 dias foi administrada a alguns gatos, enquanto os gatos-controle remanescentes não foram tratados. Embora os sinais clínicos e a sobrevida foram similares em ambos os grupos de gatos, os animais tratados tiveram níveis mais baixos de α-1

globulinas e níveis médios mais altos de γ-globulinas. Após a recuperação e subsequente vacinação com vírus vivo modificado, os gatos tratados tiveram níveis mais altos de γ-globulina e de IgG específica de anti-FPV, comparados aos gatos do grupo controle (não tratados).

Em um surto da doença, a imunização passiva pode ser usada para proteger filhotes jovens suscetíveis com um histórico de vacinação incompleta, ou gatos adultos não vacinados. Antissoro homólogo dos gatos com alto título para infecção pode ser usado para produzir imunidade. A dose recomendada é 2 mL por filhote, administrada por via SC ou intraperitoneal. Como as imunoglobulinas administradas persistem por até 2 a 4 semanas, a série de vacinação neonatal deve ser retardada. A administração passiva de antissoro é recomendada apenas para os gatos suscetíveis expostos (não vacinados) que necessitam de proteção imediata ou para os filhotes privados do colostro.

Coronavírus Entérico Felino

O coronavírus felino é um vírus envelopado de RNA de fita simples que ocorre como dois patótipos: coronavírus entérico felino (FECV), definido como o "biótipo entérico onipresente", e vírus da peritonite infecciosa felina (FIPV), o "biótipo virulento" que causa PIF em gatos.[84] O coronavírus felino é transmitido via fecal-oral e infecta principalmente os enterócitos. Os gatos podem se tornar persistentemente infectados e excretar o vírus de forma contínua ou intermitente pelas fezes. Geralmente os animais permanecem saudáveis apesar da infecção sistêmica, indicando que portadores saudáveis de FECV têm um papel-chave na epidemiologia da PIF. O coronavírus entérico felino é geralmente considerado um patótipo não virulento de FCoV e, em gatos mais velhos, a infecção oral por FECV leva somente a sinais clínicos leves, não específicos, como a anorexia transitória. No entanto, em filhotes jovens após a diminuição dos anticorpos maternos, a infecção oral por FECV pode induzir à enterite grave. Há também relatos de enterite fatal por coronavírus em gatos juvenis e adultos naturalmente infectados. Os gatos afetados apresentaram enterite catarral a hemorrágica, e na imuno-histopatologia confirmou-se que o vírus infectou as células epiteliais vilosas totalmente diferenciadas.[85] Pode ocorrer soroconversão em gatos infectados, resultando em testes sorológicos positivos para FCoV. O coronavírus felino é detectado geralmente em gatos saudáveis e diarreicos com uma prevalência variando entre 36% a 75%.[6,7] A interpretação de resultados positivos no teste sorológico ou na PCR para FCoV deve ser realizada cuidadosamente porque a maioria dos gatos infectados por FECV tem leves sinais clínicos, a não ser que o animal esteja coinfectado por outros enteropatógenos. Não existe um tratamento específico para enterite por coronavírus em gatos; o tratamento é sintomático e de suporte. Na Tabela 1-1 é apresentado um resumo de infecções parasitárias, bacterianas e virais em filhotes.

ABORDAGEM DIAGNÓSTICA AO FILHOTE COM SUSPEITA DE DIARREIA INFECCIOSA

A ampla série de enteropatógenos identificados em filhotes e a crescente demanda de contenção de custos diante da necessidade de resultados rápidos aumentam a necessidade de uma implementação criteriosa de testes fecais. Uma completa avaliação clínica e epidemiológica deve definir a gravidade e o tipo de doença (p. ex., diarreia febril, hemorrágica, infecção hospitalar, leucograma inflamatório), exposição (histórico de viagem, ingestão de produtos cárneos crus ou malcozidos, contatos com outros animais doentes, uso recente de antibiótico) e determinar se o animal ou o tutor é imunocomprometido para facilitar o teste fecal e a otimização da terapia antimicrobiana.

A compreensão racional das indicações e limitações das diferentes técnicas de exame fecal é de extrema importância para otimizar o diagnóstico de diarreia infecciosa em filhotes. As técnicas específicas de exame fecal para o diagnóstico de parasitas intestinais que devem ser consideradas em todos os filhotes diarreicos incluem a preparação fecal a fresco ou o esfregaço direto para trofozoítos protozoários móveis de *Giardia* spp. e *T. blagburni*; flotação fecal via centrifugação para oocistos, cistos e ovos de parasitas; coloração acidorresistente de esfregaço fecal para avaliar quanto à presença de oocistos de *Cryptosporidium* spp.; ELISA fecal para *Giardia* spp.; e ensaio de anticorpo fluorescente direto duplo fecal para *Giardia* spp. e *Cryptosporidium* spp. Esfregaços fecais com o uso de Wright-Giemsa ou Diff-Quik para avaliação de fezes para detecção de endosporos, de organismos do tipo *Campylobacter* e leucócitos são de limitada utilidade diagnóstica. Um raspado retal para avaliar a mucosa colorretal para detecção de células inflamatórias, células neoplásicas ou agentes infecciosos pode ser realizado em gatos com sinais clínicos de colite ou disquezia. A realização de cultura fecal para *T. blagburni* é um tanto demorada e é menos sensível do que a PCR fecal comercialmente disponível. Uma visão geral detalhada de flotação fecal via centrifugação, cultura fecal para bactérias enteropatogênicas, imunoensaios fecais e PCR fecal é apresentada adiante. O autor não defende a avaliação de gordura fecal com coloração Sudan IV porque o teste é altamente insensível e inespecífico.

Flotação Fecal via Centrifugação

As flotações fecais são indicadas para encontrar cistos, oocistos e ovos nas fezes. Diferentes procedimentos de flotação foram descritos, mas nem todos proporcionam condições ideais para identificação parasitária. Por exemplo, a duração e velocidade da centrifugação juntamente com o período de tempo em que a lamínula de vidro é montada sobre o tubo após a centrifugação são importantes.

As fezes frescas devem ser examinadas sempre que possível, ou uma amostra fresca pode ser refrigerada por até 72 horas para detecção de cistos, oocistos ou ovos via uma técnica de concentração. As fezes frescas também podem ser postas em formalina tamponada a 10% se a avaliação for retardada por mais de 72 horas. As amostras fixadas em formalina são adequadas para técnicas de concentração, concentrações acidorresistentes e imunoensaios. Embora os métodos de flotação *standing* (gravitacional) sejam mais fáceis e de realização mais rápida que a flotação via centrifugação (Fig. 1-11), a última tem claramente uma sensibilidade superior (até oito vezes).[86] Os animais com baixas cargas parasitárias nas fezes podem ter um resultado falso-negativo se for utilizado o método gravitacional. As flotações fecais têm limitações e não devem ser usadas para

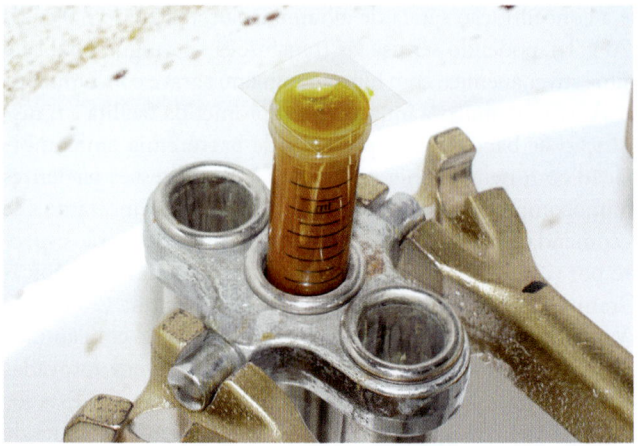

Figura 1-11: Centrífuga com porta tubo de giro livre mostrando uma lamínula de vidro posicionada antes da centrifugação.

detectar ovos pesados que não flutuam (*Paragonimus* spp.) ou larvas (*Aelurostrongylus* spp.).

O tipo de solução de flotação usado e sua densidade específica são importantes considerações. O autor recomenda sulfato de zinco com uma densidade específica de 1,18 ou 1,20 para flotações. Essa solução e a densidade específica são ótimas para flotação de ovos e cistos de *Giardia*, mantendo-se ao mesmo tempo o detalhe estrutural do cisto de *Giardia*.

Procedimento por Flotação via Centrifugação

1. Uma emulsão fecal é preparada com o uso de 2 a 5 g de fezes e 5 a 10 mL de solução de flotação.
2. A emulsão é filtrada em um coador de chá ou gaze com solução de flotação de 10 a 15 mL dentro de um tubo cônico de centrífuga de 15 a 20 mL.
3. O tubo é cheio com meio de flotação para criar um menisco positivo.
4. Uma lamínula de vidro é colocada no topo de tubo.
5. O tubo é equilibrado na centrífuga.
6. Os tubos são centrifugados por 5 minutos a 1.200 rpm (280 × g).
7. O tubo deve ser removido da centrífuga e deve permanecer com a lamínula de vidro por 10 minutos.
8. As lamínulas devem ser removidas cuidadosamente dos tubos, levantando-as para cima; e então, colocando-as sobre uma lâmina limpa.
9. A área inteira sob a lamínula de vidro de 100 diâmetros (*i.e.*, magnificação de 10×) deve ser sistematicamente examinada. A lente objetiva de 40× pode ser usada para confirmar o diagnóstico e fazer mensurações.

Modificação

Com uma centrífuga que tenha um ângulo fixo e não possua suporte livre de balanço, o procedimento acima deve ser seguido, mas o tubo da centrífuga deve ser preenchido com menos de 2,5 cm para a borda do tubo ou até o topo, e a lamínula de vidro não é adicionada para a centrifugação final. Quando a etapa de centrifugação final estiver completa, o tubo é colocado cuidadosamente na vertical em um *rack* para tubo de ensaio. Uma pipeta deve ser usada para correr delicadamente a solução de flotação adicional para o lado do tubo, com um mínimo possível de perturbação dos conteúdos. Um menisco positivo deve ser criado e uma lamínula de vidro precisa ser colocada no topo. É recomendado deixar que essa preparação permaneça por 10 minutos somente. A lamínula de vidro deve ser removida, colocada em uma lâmina e examinada conforme descrito na etapa 8, do item anterior.

Cultura Fecal para Bactérias Enteropatogênicas

As indicações para realização dos painéis entéricos fecais em cães e gatos diarreicos não foram bem definidas, resultando em testes indiscriminados e em interpretação errônea dos resultados. As culturas fecais para *C. difficile*, C. *perfringens*, *Campylobacter* spp. e *Salmonella* spp. podem ser demoradas e insensíveis. Além disso, o isolamento de suposto enteropatógeno bacteriano não denota causalidade. O autor desencoraja o uso de cultura bacteriana para isolamento de *C. perfringens* e *C. difficile* em gatos no ambiente clínico, uma vez que raramente ambos os enteropatógenos estão associados a uma doença com base na detecção de enterotoxinas e toxinas, respectivamente, os organismos são de patogenicidade duvidosas, e o isolamento pode levar até 72 horas. A maioria dos clínicos prefere PCR em tempo real para detecção de *Salmonella* spp. e *Campylobacter* spp. e para a diferenciação entre *Campylobacter* spp. patogênica e não patogênica. A maioria dos laboratórios veterinários regionais de referência está apto a usar métodos moleculares para diferenciar *Campylobacter* spp.

Imunoensaios Fecais para Enteropatógenos Parasitários, Virais e Bacterianos

O ensaio de anticorpo fluorescente direto duplo foi validado para detecção concomitante de cistos de *Giardia* spp. e oocistos de *Cryptosporidiu*m spp. em fezes de cães e gatos. Esse ensaio requer um microscópio fluorescente e é disponibilizado em laboratórios comerciais de referência ou universidades. Vários testes para a detecção de antígeno de CPV altamente sensíveis e específicos são disponibilizados comercialmente para a detecção de FPV; porém, a eliminação do antígeno pode ser intermitente, limitando assim a sensibilidade do teste como ferramenta de triagem. Veterinários de abrigos devem selecionar testes fecais para detecção de FPV com alta sensibilidade para FPV e com baixa frequência de interferência relacionada à vacina. O teste SNAP® Parvo (IDEXX Laboratórios, Westbook, Maine) apresentou a incidência mais baixa de resultados positivos em 64 filhotes, de 8 a 10 semanas de idade, livres de patógeno específico e inoculados com uma vacina para FPV viva modificada (VVM) ou inativada. O AGEN® CPV (AGEN Biomedical Ltd, Brisbane, Queensland, Australia) e em particular o WITNESS® CPV (Synbiotics Corp, San Diego, California) apresentaram uma frequência muito maior de interferência relacionada à vacina.[74] A detecção do antígeno do FeLV é indicada em filhotes que não respondem à terapia convencional, embora a detecção do antígeno denote a exposição do filhote ao vírus, mas não prova que a doença clínica se deva ao vírus. O teste ELISA para *Giardia* foi validado tanto em cães como em gatos, e é um excelente immunoensaio *in-house* que deve ser usado em conjunto com a flotação fecal e esfregaços fecais diretos para aumentar a probabilidade de diagnóstico para *Giardia* spp. Os testes ELISA para enterotoxina e toxina estão disponíveis comercialmente para o diagnóstico de infecções por *C. perfringens* e *C. difficile*; porém, nenhum dos imunoensaios foi validado em gatos ou cães até o momento, e deve-se ter muito cuidado ao interpretar esses resultados uma vez que esses organismos são de patogenicidade duvidosa.

Reação em Cadeia pela Polimerase para Enteropatógenos Parasitários, Virais e Bacterianos

O diagnóstico de infecção por *Giardia* spp. é realizado geralmente com a combinação de técnica de flotação fecal, esfregaço fecal direto e testes de de detecção de antígeno fecal (ELISA ou ensaio de anticorpo fluorescente direto duplo). Os ensaios de PCR fecal para *Giardia* podem ter resultados falso-negativos por causa dos inibidores de PCR nas fezes, e a PCR não deve ser usada como um teste de triagem para esse organismo. Grandes laboratórios comerciais de referência que realizam rotineiramente a PCR incorporaram uma série de controles para assegurar a qualidade em cada etapa no processo: controles de DNA/RNA quantitativos para avaliar a qualidade de cada amostra clínica; controles de extração para cada ciclo de extração de DNA/RNA para assegurar a ausência de contaminação; e controles internos positivos e negativos para verificar cada teste de PCR em tempo real para um desempenho ótimo e ausência de contaminação. A indicação primária para a PCR para a detecção de *Giardia* spp. é para determinar se as espécies infecciosas das amostras são de genótipos zoonóticos. A PCR para genotipagem pode ser realizada no Veterinary Diagnostic Laboratory, Colorado State University (http://dLab.colostate.edu/). Este teste de PCR é diferente do RealPCR Feline Diarrhea Panel® (IDEXX Laboratórios, Westbrook, Maine) ou do FastPanel PCR Feline GI Profile Panel® (Antech Diagnostics, Irvine, California) realizados em laboratórios comerciais de referência. A PCR pode ser usada para diagnosticar *Cryptosporidium* spp. em filhotes; porém, o autor prefere usar o ensaio de anticorpo fluorescente direto duplo que permite a visualização direta dos oocistos sob um microscópio fluorescente. A detecção de *C. felis* e de *C. canis* nem sempre prova que o agente é a causa da doença clínica. O teste de PCR fecal é recomendado para o diagnóstico de infecção por *T. blagburni* em gatos; porém, o DNA de *T. blagburni* pode ser detectado em gatos portadores saudáveis e, então, os resultados positivos devem ser interpretados baseando-se no contexto do histórico, achados do exame físico e ambiente do animal. A reação em cadeia pela polimerase é um método sensível para detectar o DNA de *Salmonella* spp. e de *Campylobacter* spp., mas os resultados positivos não necessitam inerentemente de terapia antimicrobiana, conforme discutido anteriormente. Em gatos, o valor preditivo positivo de ensaios de PCR para *Clostridium* spp. nas fezes é baixo, e devem ser mais bem combinados com imunoensaios para toxinas para aumentar o rendimento diagnóstico. A PCR precedida da reação de transcriptase reversa (RT-PCR) é usada para detectar RNA de coronavírus nas fezes; no entanto, os resultados positivos não diferenciam as cepas indutoras de PIF do FECV, e a prevalência de coronavírus em gatos saudáveis, não diarreicos, é alta.

Cabe ao clínico estar ciente das limitações e benefícios de cada um dos testes diagnósticos utilizados em amostras fecais e reconhecer que a simples detecção de DNA de um suposto enteropatógeno ou a detecção de cistos de *Giardia* spp. ou oocistos de *Cryptosporidium* spp. em uma amostra fecal não denota um fenômeno de causa e efeito. É preciso reconhecer que um filhote que mostra sinais de colite (tenesmo, hematoquezia, aumento de muco fecal, escasso volume fecal com acentuado aumento na frequência) com evidência de *Giardia* spp. em flotação fecal ou ELISA tem outra causa para os sinais de colite, porque a *Giardia* é um patógeno de intestino delgado. Devem-se realizar mais investigações para encontrar as causas de colite em filhotes (p. ex., *T. blagburni*, *Cystoisospora* spp., *Campylobacter* spp., *C. perfringens*, *C. difficile*, intolerância alimentar).

TERAPIA EMPÍRICA PARA FILHOTES COM DIARREIA DE CAUSA DESCONHECIDA

As causas mais comuns de diarreia em filhotes neonatais e juvenis são a rápida introdução do substituto do leite ou a rápida transição da fórmula para as dietas comerciais (período de desmame) e as causas infecciosas de diarreia, especificamente parasitárias (p. ex., *Cystoisospora* spp., *Giardia* spp.) e enteropatógenos virais (p. ex., FCoV). O estresse do filhote por mudança de ambiente pode exacerbar a diarreia. O autor vermifuga rotineiramente os filhotes com diarreia simples usando um anti-helmíntico de amplo espectro (p. ex., fenbedazol), mesmo diante de uma flotação fecal negativa ou ELISA negativo para *Giardia*. A administração de metronidazol a 10 a 15 mg/kg VO, a cada 12 horas, por 5 a 7 dias, geralmente está associada a uma melhora parcial a completa da diarreia, possivelmente devido à alteração da microbiota intestinal, que diminui a imunidade mediada por células, ou por atividade do fármaco contra um patógeno específico como *C. difficile* ou *C. perfringens*. A modificação da dieta deve ser considerada em filhotes que não respondem à terapia antiparasitária empírica e à administração de metronidazol. Pode-se diluir temporariamente o substituto do leite com uma solução eletrolítica oral como Pedialyte® (Abbott Laboratórios, Abbott Park, Illinois) para facilitar a aclimatação à fórmula. Pode-se também oferecer uma dieta intestinal terapêutica altamente digerível para filhotes que foram desmamados, e existem evidências convincentes documentando os benefícios das dietas terapêuticas enlatadas para o tratamento de gatos adultos com diarreia crônica de ocorrência natural.[87]

A restrição de gordura na dieta parece não trazer benefícios em gatos adultos com diarreia crônica, de acordo com os resultados de um estudo que comparou os efeitos de uma dieta rica em gordura (45,1% das calorias da gordura) *versus* pobre em gordura (23,8% das calorias da gordura), altamente digerível.[88] Deve-se ter muito cuidado ao extrapolar os resultados desses estudos de gatos adultos para filhotes, uma vez que até o momento não foram realizados estudos similares. Filhotes que não melhoram com uma dieta comercial podem ser alimentados com uma dieta de peru ou frango cozido (sem carboidratos) por 5 a 10 dias para lhes proporcionar um refeição altamente digerível contendo quantidades moderadas de gordura. As dietas caseiras cozidas não são completas e balanceadas, e não devem ser oferecidas aos filho-

tes por mais de 10 dias. Probióticos contendo *Enterococcus faecium*, *Lactobacillus* spp., ou *Bifidobacterium bifidum* podem ser usados em filhotes com diarreia simples e vários estudos demonstraram benefício com o uso desses nutracêuticos.[89] Para os filhotes que não responderam adequadamente à administração de fenbedazol, metronidazol e terapia dietética, administra-se durante 3 dias, ponazuril a 50 mg/kg VO. O autor observou muitos filhotes neonatais diarreicos diagnosticados com *Cystoisospora* spp. na flotação fecal com 6 semanas de idade, cujas flotações fecal foram negativas com 2 a 3 semanas de idade, devido ao longo período de incubação, e a excreção intermitente do parasita, que também foi bem documentada. Ronidazol é administrado somente para o tratamento da infecção por *T. blagburni*.

Filhotes com diarreia complicada, caracterizada pela piora dos sinais clínicos diante de hematoquezia ou melena, devem ser submetidos ao exame fecal (PCR ou ELISA) para FPV e à PCR para bactérias enteropatogênicas, em especial *C. jejuni* e *Salmonella* spp. Um hemograma completo deve ser efetuado, e o filhote deve ser submetido a uma triagem sorológica para FeLV e para o vírus da imunodeficiência felina (FIV), caso isto não tenha sido feito anteriormente. O metronidazol administrado por 5 a 7 dias deve tratar com eficácia *C. perfringens* e *C. difficile*, e os filhotes infectados por *C. jejuni* e que mostram evidências de sinais clínicos sistêmicos devem ser tratados com um antibiótico macrolídeo, como azitromicina 7 a 10 mg/kg VO a cada 12 horas por 10 dias. A PCR fecal também pode detectar o DNA de *C. felis*, e os filhotes infectados por esse protozoário podem ser tratados com azitromicina na mesma dose.

A doença intestinal inflamatória é primariamente uma doença de gatos de meia-idade e idosos, sendo mais provável que a diarreia em filhotes seja resultante de uma causa infecciosa. O autor desencoraja a administração de prednisolona a filhotes diarreicos, a não ser que um exame abrangente, incluindo biópsias intestinais, justifique essa terapia. Os filhotes com ileíte crônica podem ter deficiências secundárias de vitamina B_{12} (cobalamina), um importante micronutriente para a replicação do DNA nas criptas intestinais. A vitamina B_{12} pode ser administrada empiricamente, a 100 µg por filhote, por via SC uma vez por semana durante 6 semanas. A repetição das injeções deve ser baseada na determinação das concentrações séricas de cobalamina. A cobalamina é segura, de fácil administração e barata.

CONCLUSÃO

Exames fecais abrangentes são importantes na avaliação diagnóstica de filhotes com diarreia. O rendimento do diagnóstico aumentará acentuadamente com o exame de amostras fecais frescas, uso de uma técnica de centrifugação com solução de sulfato de zinco e oportuna incorporação de imunoensaios para diagnosticar *Giardia* e *Cryptosporidium* spp. O diagnóstico de *T. blagburni* torna-se melhor com a utilização de PCR, embora os *kits* de cultura InPouch® facilitem o crescimento e a visualização direta de trofozoítos móveis. O autor recomenda o uso da PCR em vez de culturas InPouch® em razão da maior sensibilidade dos testes de PCR, além de sua rápida resposta.

A documentação clínica das bactérias enteropatogênicas causadoras de diarreia em filhotes é obscurecida pela presença de muitos desses organismos que existem como constituintes normais da microbiota intestinal natural. Só se deve atribuir uma doença a supostos enteropatógeno(s) bacterianos, em filhotes, após a consideração da sinalização dos animais, bem como dos fatores predisponentes, sinais clínicos, ensaios fecais para toxinas, cultura fecal e/ou PCR. Depender somente dos resultados da cultura fecal é desencorajador, porque *C. perfringens*, *C. difficile*, *Campylobacter* spp. e *E. coli* patogênica e não patogênica são geralmente isoladas de filhotes aparentemente saudáveis.

Para o diagnóstico acurado de infecções pode ser necessário que os laboratórios de diagnóstico incorporem a PCR usando *primers* específicos de gênero e espécie para facilitar a detecção dos genes de toxinas e realizar a diferenciação das espécies que pareçam fenotípica e bioquimicamente similares. Na avaliação de um filhote diarreico que não responde à terapia e para o qual um diagnóstico não foi obtido, geralmente a repetição dos testes diagnósticos anteriormente negativos é mais útil do que a realização de endoscopia e biópsia.

Referências

1. Swihart EV: Chronic diarrhea in kittens: ending the never ending story. *Vet Forum*:52-61, 1997, June.
2. Cave TA, Thompson H, Reid SWJ, et al: Kitten mortality in the United Kingdom: a retrospective analysis of 274 histopathological examinations (1986-2000). *Vet Rec* 151:497-501, 2002.
3. Buffington CA: External and internal influences on disease risk in cats. *J Am Vet Med Assoc* 220:994-1002, 2002.
4. Burkitt JM, Drobatz KJ, Saunders HM, et al: Signalment, history, and outcome of cats with gastrointestinal tract intussusception: 20 cases (1986-2000). *J Am Vet Med Assoc* 234:771-776, 2009.
5. Litster A, Benjanirut C: Case series of feline panleukopenia virus in an animal shelter. *J Feline Med Surg* 16:346-353, 2014.
6. Paris JK, Wills S, Balzer HJ, et al: Enteropathogen co-infection in UK cats with diarrhea. *BMC Vet Res* 10:13, 2014.
7. Gow AG, Gow DJ, Hall EJ, et al: Prevalence of potentially pathogenic enteric organisms in clinically healthy kittens in the UK. *J Feline Med Surg* 11:655-662, 2009.
8. Queen EV, Marks SL, Farver TB: Prevalence of selected bacterial and parasitic agents in feces from diarrheic and healthy control cats from northern California. *J Vet Int Med* 26:54-60, 2012.
9. Sabshin SJ, Levy JK, Tupler T, et al: Enteropathogens identified in cats entering a Florida animal shelter with normal feces or diarrhea. *J Am Vet Med Assoc* 241:331-337, 2012.
10. Gookin JL, Breitschwerdt EB, Levy MG, et al: Diarrhea associated with trichomonosis in cats. *J Am Vet Med Assoc* 215(10):1450-1454, 1999.
11. Gookin JL, Stebbins ME, Hunt E, et al: Prevalence of and risk factors for feline *Tritrichomonas foetus* and *Giardia* infection. *J Clin Microbiol* 42(6):2707-2710, 2004.
12. Walden HS, Dykstra C, Dillon A, et al: A new species of *Tritrichomonas* (Sarcomastigophora: Trichomonida) from the domestic cat (*Felis catus*). *Parasitol Res* 112:2227-2235, 2013.
13. Gookin JL, Levy MG, Law JM, et al: Experimental infection of cats with *Tritrichomonas foetus*. *Am J Vet Res* 62:1690-1697, 2001.
14. Kuehner KA, Marks SL, Kass PH, et al: *Tritrichomonas foetus* infection in purebred cats in Germany: prevalence of clinical signs and the role of co-infection with other enteroparasites. *J Feline Med Surg* 13:251-258, 2011.

15. Kingsbury DD, Marks SL, Cave NJ, et al: Identification of *Tritrichomonas foetus* and *Giardia* spp. infection in pedigree show cats in New Zealand. *N Z Vet J* 58:6-10, 2010.
16. Xenoulis PG, Lopinski DJ, Read SA, et al: Intestinal *Tritrichomonas foetus* infection in cats: a retrospective study of 104 cases. *J Feline Med Surg* 15:1098-1103, 2013.
17. Gookin JL, Foster DM, Poore MF, et al: Use of a commercially available culture system for diagnosis of *Tritrichomonas foetus* infection in cats. *J Am Vet Med Assoc* 222:1376-1379, 2003.
18. Gookin JL, Birkenheuer AJ, Breitschwerdt EB, et al: Single-tube nested PCR for detection of *Tritrichomonas foetus* in feline feces. *J Clin Microbiol* 40(11):4126-4130, 2002.
19. Gookin JL, Copple CN, Papich MG, et al: Efficacy of ronidazole for treatment of feline *Tritrichomonas foetus* infection. *J Vet Int Med* 20:536-543, 2006.
20. Rosado TW, Specht A, Marks SL: Neurotoxicosis in 4 cats receiving ronidazole. *J Vet Int Med* 21:328-331, 2007.
21. Okamoto S, Wakui M, Kobayashi H, et al: *Trichomonas foetus* meningoencephalitis after allogeneic peripheral blood stem cell transplantation. *Bone Marrow Transplant* 21(1):89-91, 1998.
22. Gates MC, Nolan TJ: Endoparasite prevalence and recurrence across different age groups of dogs and cats. *Vet Parasitol* 166:153-158, 2009.
23. Dubey JP: Life cycle of *Isospora rivolta* in cats and mice. *J Protozool* 26:433-443, 1979.
24. Andrews JM: Coccidiosis in mammals. *Am J Hyg* 6:784-794, 1926.
25. Lindsay DS, Blagburn BL: Practical treatment and control of infections caused by canine gastrointestinal parasites. *Vet Med* 89:441-455, 1995.
26. Litster AL, Nichols J, Hall K, et al: Use of ponazuril to treat coccidiosis in shelter-housed cats and dogs. *Vet Parasitol*, 2014 [ahead of print].
27. Fayer R, Speer CA, Dubey JR: General biology of Cryptosporidium. In Dubey JR, Speer CA, Fayer R, editors: *Cryptosporidiosis of man and animals*, Boca Raton, 1990, CRC Press, pp 1-29.
28. Xiao L, Fayer R: Molecular characterization of species and genotypes of *Cryptosporidium* and *Giardia* and assessment of zoonotic transmission. *Int J Parasitol* 38:1239-1255, 2008.
29. Xiao L, Feng Y: Zoonotic cryptosporidiosis. *FEMS Immunol Med Microbiol* 52:309-323, 2008.

30. Current WL: Cryptosporidiosis. *J Am Vet Med Assoc* 187:1334-1338, 1985.
31. Lappin MR, Dowers K, Taton-Allen G, et al: Cryptosporidiosis and inflammatory bowel disease in a cat. *Feline Pract* 25:10-13, 1997.
32. McReynolds CA, Lappin MR, Ungar B, et al: Regional seroprevalence of *Cryptosporidium parvum* specific IgG of cats in the United States. *Vet Parasitol* 80:187-195, 1999.
33. Mtambo MMA, Nash AS, Wright SE, et al: Prevalence of specific anti-*Cryptosporidium* IgG, IgM, and IgA in cat sera using an indirect immunofluorescence antibody test. *Vet Rec* 60:37-43, 1995.
34. Tzipori S, Campbell I: Prevalence of *Cryptosporidium* antibodies in 10 animal species. *J Clin Microbiol* 14:455-456, 1981.
35. Sargent KD, Morgan UM, Elliot A, et al: Morphological and genetic characterization of *Cryptosporidium* oocysts from domestic cats. *Vet Parasitol* 77:221-227, 1998.
36. Garcia LS, Brewer TC, Bruckner DA: Fluorescence detection of *Cryptosporidium* oocysts in human fecal specimens by using monoclonal antibodies. *J Clin Microbiol* 25:119-121, 1987.
37. Marks SL, Hanson TE, Melli AC: Comparison of direct immunofluorescence, modified acid-fast staining, and enzyme immunoassay techniques for detection of *Cryptosporidium* spp. in naturally exposed kittens. *J Am Vet Med Assoc* 225:1549-1553, 2004.
38. Arrowood MJ, Sterling CR: Comparison of conventional staining methods and monoclonal antibody-based methods for *Cryptosporidium* oocyst detection. *J Clin Microbiol* 27:1490-1495, 1989.
39. Garcia LS, Shimizu RY: Evaluation of nine immunoassay kits (enzyme immunoassay and direct fluorescence) for detection of *Giardia lamblia* and *Cryptosporidium parvum* in human fecal specimens. *J Clin Microbiol* 35(6):1526-1529, 1997.
40. Gookin JL, Riviere JE, Gilger BC, et al: Acute renal failure in four cats treated with paromomycin. *J Am Vet Med Assoc* 215(12):1821-1823, 1999.
41. Marshall MM, Naumovitz D, Ortega Y, et al: Waterborne protozoan pathogens. *Clin Microbiol Rev* 10:67-85, 1997.
42. Kirkpatrick CE: Enteric protozoal infections. In Greene CE, editor: *Infectious diseases of the dog and cat*, Philadelphia, 1990, Saunders, pp 804-814.

43. Plutzer J, Ongerth J, Karanis P: Giardia taxonomy, phylogeny and epidemiology: Facts and open questions. *Int J Hyg Environ Health* 213:321-333, 2010.

44. Scorza AV, Ballweber LR, Tangtrongsup S, et al: Comparison of mammalian Giardia assemblages based on β-giardin, glutamate dehydrogenase, and triose phosphate isomerase genes. *Vet Parasitol* 189(2–4):182-188, 2012.

45. Tangtrongsup S, Scorza V: Update on the diagnosis and management of *Giardia* spp. infections in dogs and cats. *Topics Comp Anim Med* 25:155-162, 2010.

46. Groat R, Monn M, Flynn L, et al Survey of clinic practices and testing for diagnosis of Giardia infections in dogs and cats. Abstract, IDEXX Laboratories, Information brochure, 2004.

47. Boone JH, Wilkins TD, Nash TE: Techlab and Alexon *Giardia* enzyme-linked immunosorbent assay kits detect cyst wall protein 1. *J Clin Microbiol* 37:611-614, 1999.

48. Mekaru SR, Marks SL, Felley AJ, et al: Comparison of direct immunofluorescence, immunoassays, and fecal flotation for detection of *Cryptosporidium* spp. and *Giardia* spp. in naturally exposed cats in 4 Northern California animal shelters. *J Vet Intern Med* 21:959-965, 2007.

49. Kirkpatrick CE: Epizootiology of endoparasitic infections in pet dogs and cats presented to a veterinary teaching hospital. *Vet Parasitol* 30(2):113-124, 1988.

50. Scorza AV, Lappin MR: Metronidazole for the treatment of feline giardiasis. *J Feline Med Surg* 6(3):157-160, 2004.

51. Scorza AV, Radecki SV, Lappin MR: Efficacy of febantel/pyrantel/praziquantel for the treatment of *Giardia* infection in cats. *J Vet Int Med* 18(3):388, 2004 (Abstract).

52. Zimmer JF, Miller JJ, Lindmark DG: Evaluation of the efficacy of selected commercial disinfectants in inactivating *Giardia muris* cysts. *J Am Anim Hosp Assoc* 24:379-385, 1988.

53. Kim J, Smathers SA, Prasad P, et al: Epidemiological features of Clostridium difficile-associated disease among inpatients at children's hospitals in the United States, 2001-2006. *Pediatrics* 122:1266-1270, 2008.

54. Jangi S, Lamont JT: Asymptomatic colonization by Clostridium difficile in infants: implications for disease in later life. *J Pediatr Gastroenterol Nutr* 51:2-7, 2010.

55. Perrin J, Buogo C, Gallusser A, et al: Intestinal carriage of *Clostridium difficile* in neonate dogs. *Zentralbl Veterinarmed B* 40:222-226, 1993.

56. Spain CV, Scarlett JM, Wade SE, et al: Prevalence of enteric zoonotic agents in cats less than 1 year old in central New York State. *J Vet Intern Med* 15(1):33-38, 2001.

57. Hill SL, Cheney JM, Taton-Allen GF, et al: Prevalence of enteric zoonotic organisms in cats. *J Am Vet Med Assoc* 216:687-692, 2000.

58. Kaneuchi C, Shishido K, Shibuya M, et al: Prevalences of Campylobacter, Yersinia, and Salmonella in cats housed in an animal protection center. *Jpn J Vet Sci* 49:499-506, 1987.

59. Koene MGJ, Houwers DJ, Dijkstra JR, et al: Strain variation within *Camylobacter* species in fecal samples from dogs and cats. *Vet Micro* 133:199-205, 2009.

60. Weese JS, Staempfli H, Prescott JF, et al: The roles of *Clostridium difficile* and enterotoxigenic *Clostridium perfringens* in diarrhea in dogs. *J Vet Intern Med* 15:374-378, 2001.

61. Marks SL, Kather EJ, Kass PH, et al: Genotypic and phenotypic characterization of *Clostridium perfringens* and *Clostridium difficile* in diarrheic and healthy dogs. *J Vet Intern Med* 16:533-540, 2002.

62. Fera MT, La Camera E, Carbone M, et al: Pet cats as carriers of *Arcobacter* spp. in Southern Italy. *J Appl Microbiol* 106:1661-1666, 2009.

63. Ghosh A, Borst L, Stauffer SH, et al: Mortality in kittens is associated with a shift in ileum mucosa-associated enterococci from *Enterococcus hirae* to biofilm-forming *Enterococcus faecalis* and adherent *Escherichia coli*. *J Clin Micro* 51:3567-3578, 2013.

64. Malnick H, Thomas M, Lotay H, et al: *Anaerobiospirillum* species isolated from humans with diarrhoea. *J Clin Path* 36:1097-1101, 1983.

65. Malnick H: *Anaerobiospirillum thomasii* sp. nov., an anaerobic spiral bacterium isolated from the feces of cats and dogs and from diarrheal feces of humans, and emendation of the genus *Anaerobiospirillum*. *Int J Syst Bacteriol* 47:381-384, 1997.

66. Malnick H, Williams K, Phil-Ebosie J, et al: Description of a medium for isolating *Anaerobiospirillum* spp., a possible cause of zoonotic disease, from diarrheal feces and blood of humans and use of the medium in a survey of human, canine, and feline feces. *J Clin Microbiol* 28:1380-1384, 1990.

67. DeCock HE, Marks SL, Stacy BA, et al: Ileocolitis associated with Anaerobiospirillum in cats. *J Clin Microbiol* 42(6):2752-2758, 2004.

68. Foley JE, Solnick JV, Lapointe J, et al: Identification of a novel enteric *Helicobacter* species in a kitten with severe diarrhea. *J Clin Micro* 36:908-912, 1998.

69. Kipar A, Weber M, Menger S, et al: Fatal gastrointestinal infection with '*Flexispira rappini*'-like organisms in a cat. *J Vet Med B Infect Dis Vet Public Health* 48(5):357-365, 2001.

70. Neiger R, Seiler G, Schmassmann A: Use of a urea breath test to evaluate short-term treatments for cats naturally infected with *Helicobacter heilmannii*. *Am J Vet Res* 60:880-883, 1999.

71. Glauser M, Michetti P, Blum AL, et al: Carbon-14-urea breath test as a noninvasive method to monitor *Helicobacter felis* colonization in mice. *Digestion* 57:30-34, 1996.

72. Khoshnegah J, Jamshidi S, Mohammadi M, et al: The efficacy and safety of long-term Helicobacter species quadruple therapy in asymptomatic cats with naturally acquired infection. *J Feline Med Surg* 13(2):88-93, 2011.

73. Kubokawa K, Kubo M, Takasaki Y, et al: Two cases of feline Tyzzer's disease. *Jpn J Exp Med* 43:413-421, 1973.

74. Bennett AM, Huxtable CR, Love DN: Tyzzer's disease in cats experimentally infected with feline leukemia virus. *Vet Microbiol* 2:49-56, 1977.

75. Ikegami T, Shirota K, Goto K, et al: Enterocolitis associated with dual infection by *Clostridium piliforme* and feline panleukopenia virus in three kittens. *Vet Pathol* 36:613-615, 1999.

76. Nakamura K, Sakamoto M, Ikeda Y, et al: Pathogenic potential of canine parvovirus types 2a and 2c in domestic cats. *Clin Diag Lab Immunol* 8:663-668, 2001.

77. Greene CE: Feline parvovirus infection. In Greene CE, editor: *Infectious diseases of the dog and cat*, ed 4, St Louis, 2012, Elsevier/Saunders, pp 80-88.

78. Patterson EV, Reese MJ, Tucker SJ, et al: Effect of vaccination on parvovirus antigen testing in kittens. *J Am Vet Med Assoc* 230:359-363, 2007.

79. Neuerer FF, Horlacher K, Truyen U, et al: Comparison of different in-house test systems to detect parvovirus in faeces of cats. *J Fel Med Surg* 10:247-251, 2008.

80. Mohr AJ, Leisewitz AL, Jacobson LS, et al: Effect of early enteral nutrition on intestinal permeability, intestinal protein loss and outcome in dogs with severe parvoviral enteritis. *J Vet Intern Med* 17:791-798, 2003.

81. Martin V, Najbar W, Gueguen S, et al: Treatment of canine parvoviral enteritis with interferon-omega in a placebo-controlled challenge trial. *Vet Microbiol* 89:115-127, 2002.

82. Paltrinieri S, Crippa A, Comerio T, et al: Evaluation of inflammation and immunity in cats with spontaneous parvoviral infection: consequences of recombinant feline interferon-omega administration. *Vet Immnol Immunopathol* 118(1–2):68-74, 2007.

83. Pedersen NC: A review of feline infectious peritonitis virus infection: 1963-2008. *J Feline Med Surg* 11:225-258, 2009.

84. Kipar A, Kremendahl J, Addie DD, et al: Fatal enteritis associated with coronavirus infection in cats. *J Comp Pathol* 119:1-14, 1998.

85. Alcaino HA, Baker NF: Comparison of two flotation methods for detection of parasite eggs in feces. *J Am Vet Med Assoc* 164(6):620-622, 1974.

86. Laflamme DP, Xu H, Cupp CJ, et al: Evaluation of canned therapeutic diets for the management of cats with naturally occurring chronic diarrhea. *J Fel Med Surg* 14:669-677, 2012.

87. Laflamme DP, Xu H, Long GM: Effect of diets differing in fat content on chronic diarrhea in cats. *J Vet Int Med* 25:230-235, 2011.

88. Bybee SN, Scorza AV, Lappin MR: Effect of the probiotic *Enterococcus faecium* SF68 on the presence of diarrhea in cats and dogs housed in an animal shelter. *J Vet Intern Med* 25:856-860, 2011.

89. Hart ML, Suchodolski JS, Steiner JM, et al: Open-label trial of a multi-strain synbiotic in cats with chronic diarrhea. *J Fel Med Surg* 14:240-245, 2012.

Infecções Respiratórias e Oculares por *Mycoplasma*: Significado, Diagnóstico e Tratamento

Nicki Reed

ETIOLOGIA

Mycoplasma spp. são micro-organismos acelulares, procariotas, da classe Mollicutes.[1] A ausência de uma parede celular, o genoma pequeno e a capacidade metabólica restrita comprometem sua capacidade de sobreviver fora do ambiente do hospedeiro.[1] Existem numerosas publicações sobre micoplasmas hemotrópicos em felinos, os quais sobrevivem fixados às hemácias; porém, o foco deste capítulo são as cepas não hemotrópicas, que preferem a fixação nas membranas mucosas, como as que revestem a conjuntiva, o trato respiratório, as articulações sinoviais e as glândulas mamárias.

EPIDEMIOLOGIA

Mycoplasma spp. são geralmente consideradas espécie-específicas, embora algumas espécies possam ser encontradas em diferentes hospedeiros; por exemplo, a espécie *Mycoplasma gateae* é encontrada tanto em gatos como em cães. Várias espécies diferentes de *Mycoplasma* foram isoladas de felinos domésticos saudáveis, incluindo *M. gateae*, *Mycoplasma felis*, *Mycoplasma feliminutum*, *Mycoplasma arginini*, *Mycoplasma pulmonis*, *Mycoplasma arthritidis* e *Mycoplasma gallisepticum*. Em estudos[2-5] iniciais foi sugerido que as espécies de *Mycoplasma* constituíam a microbiota comensal normal do trato respiratório superior, mas não do trato respiratório inferior em gatos. Dentre essas espécies, *M. gateae* é isolado com mais frequência, sendo identificado em até 93% dos *swabs*[2] de faringe, seguido por *M. felis* em até 15% dos *swabs* de faringe.[3] Considerava-se que a transmissão desses micro-organismos comensais ocorresse de um gato a outro por contato íntimo.[5] As tentativas de estabelecer infecções por micoplasma por inoculação experimental direta de filhotes com *M. felis*, *M. gateae* e *M. arginini*, em estudos iniciais, foi sugerido que, embora ocorresse a colonização, não ocorreu o desenvolvimento de sinais clínicos ou lesões patológicas.[6,7] Também se provou difícil estabelecer a colonização com espécies que não se originavam de gatos domésticos;[6] isto respalda a especificidade ao hospedeiro.

Assim, o papel de *Mycoplasma* spp. em infecções respiratórias foi considerado de mínimo significado por vários anos, consistindo principalmente em relatos de casos isolados de gatos com pneumonia ou piotórax.[8-11] A presença desses micro-organismos em lavados traqueobrônquicos de gatos com doença respiratória, mas não em gatos saudáveis,[12,13] novamente evidenciou a questão de que as espécies de *Mycoplasma* são patógenos primários ou simplesmente invasores oportunistas.

O confinamento de múltiplos gatos juntos proporciona um ambiente ideal para a disseminação de patógenos respiratórios. O papel de *Mycoplasma* spp. na doença do trato respiratório superior em abrigos também foi avaliado, sendo documentadas taxas de prevalência de até 65% em gatos com doença do trato respiratório superior.[14-17] A presença de *Mycoplasma* spp. foi associada, significativamente, aos sinais de infecção do trato respiratório superior em um estudo.[17] Em outro estudo, *M. felis* foi isolado com mais frequência em gatos assintomáticos do que nos sintomáticos.[16]

Embora aparentemente exista uma associação entre a infecção por *Mycoplasma* spp. e os sinais de doença do trato respiratório, essas espécies não foram identificadas definitivamente como patógenos primários na doença respiratória.[14] As espécies de *Mycoplasma* são consideradas atualmente os principais patógenos "suspeitos" na doença do trato respiratório. Porém, *M. felis* é considerado, atualmente, o patógeno primário na conjuntivite porque foi demonstrada, em um estudo, sua capacidade de induzir doença em filhotes inoculados experimentalmente.[18]

As razões em potencial para que o papel de *Mycoplasma* spp. na doença respiratória não esteja bem determinado podem incluir a variação da patogenicidade entre as espécies de *Mycoplasma* e o papel das defesas do hospedeiro no estabelecimento da doença. Em um estudo foi demonstrado que *M. felis* foi identificado somente em animais provenientes de ambientes com múltiplos gatos, nos quais a doença do trato respiratório superior estava presente, ao passo que nas residências-controle do estudo, os gatos estavam livres da doença e da infecção por *M. felis*.[19] Nesse estudo, *M. felis* estava presente em gatos com e sem sinais clínicos oriundos de ambientes com casos de doença do trato respiratório superior, sugerindo que alguns gatos apresentavam imunidade contra a infecção enquanto outros não.[19]

PATOGÊNESE

Embora não possam ser feitas comparações diretas com outras espécies, os estudos sobre a patogenicidade de *M. pneumoniae* em humanos, *M. bovis* em bovinos, *M. hyopneumoniae* em suínos e *M. pulmonis* em camundongos oferecem algumas interessantes descobertas sobre como *Mycoplasma* spp. podem ter um papel na doença respiratória felina.

A virulência envolve tipicamente a adesão da bactéria à célula do hospedeiro por meio de uma organela de fixação e outras adesinas proteicas e lipoproteicas.[20,21] A citotoxicidade pode então ocorrer pela liberação de citocinas inflamatórias e geração de peróxido de hidrogênio, assim como de radicais de superóxido, que levam à perda dos cílios respiratórios e a dificuldade respiratória com sibilos induzidos por interleucina (IL)-5.[20-22] A imunidade humoral ineficaz pode levar ao desenvolvimento de estados de doença crônica com o estabelecimento de infecções intracelulares que escapam da resposta imune[21] (Fig. 2-1).

A natureza da resposta imune montada pelo hospedeiro também pode ter um papel na patogênese da doença. Por meio de um modelo de infecção por *Mycoplasma* em camundongo observou-se que as respostas de células T *helper* tipo 1 (Th1) induzidas por interferon-gama (IFN-γ) parecem estar associadas a uma melhor resistência à infecção, enquanto as respostas de tipo 2 (Th2) induzidas por IL-4 estão associadas à doença pulmonar.[23] A associação entre infecção por micoplasma e asma foi identificada em humanos, *M. pneumoniae* foi mais frequente em pacientes asmáticos em comparação aos não asmáticos[24] e também foi associado à exacerbação aguda de asma.[25] O efeito que a infecção por micoplasma tem sobre o desenvolvimento de asma pode depender do momento da infecção. Em um estudo com camundongos, demonstrou-se que a responsividade da via aérea foi reduzida pela infecção prévia por *M. pneumoniae*, acompanhada por aumento na produção de IFN-γ (resposta de Th1).[26] No entanto, se a infecção ocorresse após a sensibilização por alérgeno, a hiper-responsividade da via aérea estaria aumentada, acompanhada de maior produção de IL-4 (resposta Th2) (Fig. 2-2).

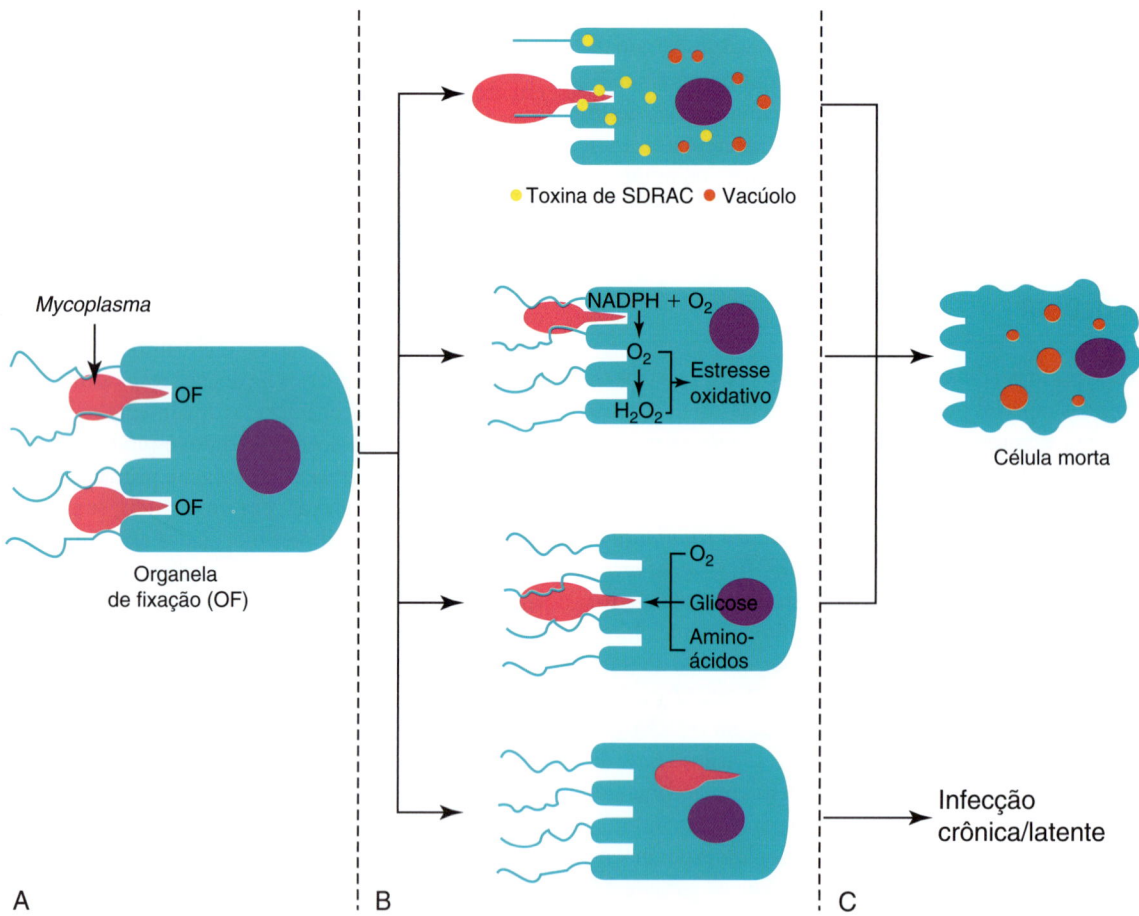

Figura 2-1: **Potenciais Mecanismos Patogênicos de** *Mycoplasma* **spp. A,** A fixação de micoplasmas às células epiteliais respiratórias é facilitada pela organela de fixação (OF), que contém proteínas citoadesinas, como P_1. As variações em P_1 podem estar envolvidas na imunidade aos subtipos. **B,** Micoplasmas podem então (de cima para baixo): (1) produzir a toxina da síndrome do desconforto respiratório adquirida na comunidade (SDRAC), que causa ciliostase e vacuolização; (2) produzir superóxido e peróxido de hidrogênio, que causam estresse oxidativo; (3) utilizar nutrientes, como oxigênio, glicose e aminoácidos, normalmente necessários pela célula epitelial; e (4) mover-se intracelularmente. **C,** *Parte superior*: Perda da função ciliar, estresse oxidativo e falta de nutrientes causam morte celular e esfoliação, que podem contribuir para a inflamação observada na infecção por micoplasma. *Parte inferior:* Micoplasmas residindo intracelularmente evitam a vigilância imune e contribuem para as infecções crônicas ou latentes.

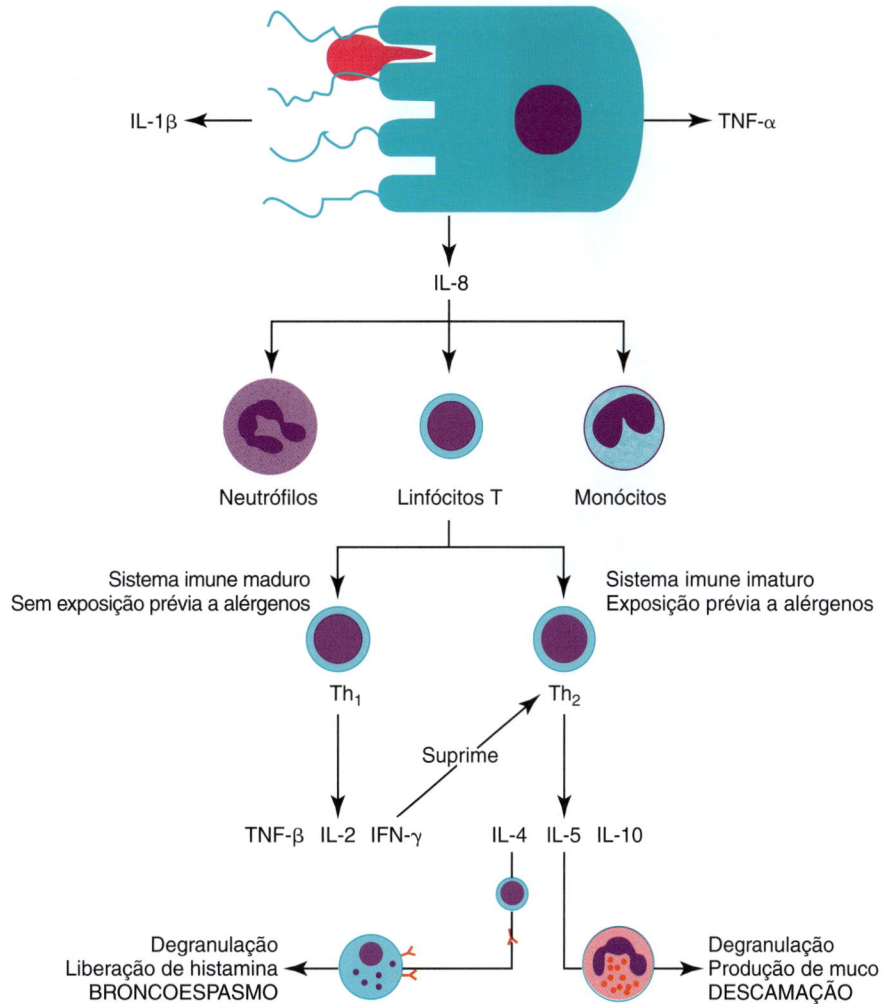

Figura 2-2: Efeito proposto de resposta imune à infecção por micoplasmas e o desenvolvimento ou exacerbação da asma. A fixação de micoplasmas ao epitélio respiratório estimula a liberação de citocinas inflamatórias (interleucina [IL]-1β, IL-8 e fator de necrose tumoral α [TNF-α]). A IL-8 atrai as células inflamatórias, incluindo os linfócitos. Os pacientes com um sistema imune maduro, funcional e sem história prévia de exposição a alérgenos desenvolvem uma resposta mediada por Th1 e produzem interferon-γ (IFN-γ), que suprime a resposta Th2. O desenvolvimento de uma resposta mediada por Th2 à infecção por micoplasma ocorre em pacientes com um sistema imune imaturo e/ou exposição prévia a alérgenos. Resultando em maior produção de IL-4 e IL-5. A IL-4 estimula as células B a produzir imunoglobulina E (IgE), resultando em degranulação e liberação de histamina dos mastócitos e em broncoespasmo. A IL-5 estimula a migração de eosinófilos. A degranulação de eosinófilos aumenta a produção de muco e descamação. A infecção por micoplasma pode, portanto, potencialmente resultar em desenvolvimento de asma, uma doença mediada por Th2, em pacientes imaturos e causar exacerbação de sinais clínicos naqueles já diagnosticados (exposição prévia a alérgenos).

DOENÇA CLÍNICA E DIAGNÓSTICOS DIFERENCIAIS

Doença Ocular

Os sinais de conjuntivite em gatos incluem secreções oculares serosas, mucoides ou purulentas, hiperemia conjuntival, blefaroespasmo e quemose (Fig. 2-3). Os agentes infecciosos associados mais frequentemente à conjuntivite felina são o herpesvírus felino tipo 1 (FHV-1), *Chlamydophila felis* e calicivírus felino (FCV).[7] No entanto, há relatos de que *Mycoplasma* spp. estão presentes em 16% a 25% dos casos de conjuntivite felina.[28,29] Em um estudo,[30] uma prevalência de até 49% foi observada em gatos com conjuntivite e doença do trato respiratório superior, embora isto inclua a condição de portadores concomitantes a outros agentes infecciosos. Em outro estudo,[31] *Mycoplasma* spp. foi identificado com maior frequência do que FHV-1 ou *C. felis*, sendo a ocorrência significativamente maior em gatos com conjuntivite do que em saudáveis. A conjuntivite em gatos com sinais concomitantes do trato respiratório superior, em que a presença de *Mycoplasma* spp. é identificada, pode estar associada a sinais clínicos mais graves.[17,32]

Também há relatos de que *M. felis* e *M. gateae* estão associados à ceratite ulcerativa,[33] embora o papel dos micoplasmas no início desse processo patológico seja incerto, uma vez que todos os casos reportados receberam tratamento prévio para FHV-1 ou corticosteroides.

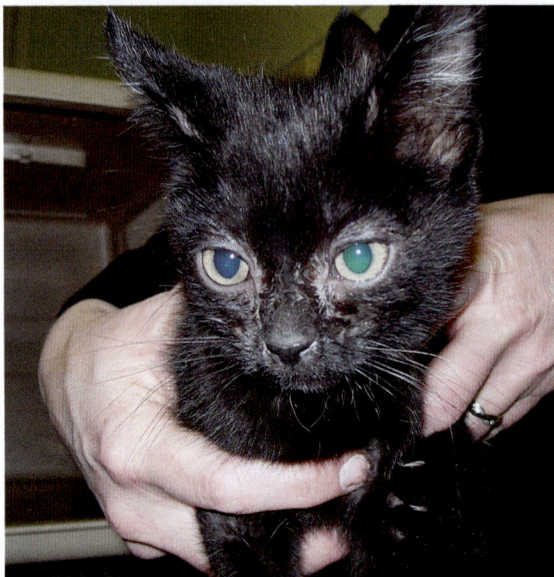

Figura 2-3: Secreções serosas oculares e nasais bilaterais em um filhote com infecção respiratória por micoplasma.

Doença do Trato Respiratório Superior

A secreção nasal e os espirros são condições comuns que afetam gatos, e *Mycoplasma* spp. foram associadas às infecções agudas do trato respiratório superior.[17,19,32,34] Outros agentes infecciosos que podem provocar sinais condizentes com a "gripe" do gato incluem FHV-1, FCV, *C. felis* e *Bordetella bronchiseptica*; portanto, são necessários testes diagnósticos para diferenciar o agente causal e assim identificar o tratamento mais apropriado.

Mycoplasma spp. também foram identificadas em gatos com rinossinusite crônica, mas não em gatos-controle saudáveis.[35] No entanto, o número de animais infectados foi muito pequeno para ser estatisticamente significativo e para confirmar uma associação entre *Mycoplasma* spp. e rinossinusite crônica. As alterações observadas por radiografia, tomografia computadorizada (TC) e endoscopia não são específicas para as infecções por micoplasmas, embora possam ajudar a excluir neoplasias, corpos estranhos, pólipos nasofaríngeos ou estenose nasofaríngea como causas de rinite crônica (Fig. 2-4).

Em um estudo, tecidos fixados com formalina foram avaliados por meio da reação em cadeia pela polimerase (PCR) para a presença de material genético de FHV-1, *Bartonella* e *Mycoplasma* spp., e foi observada uma associação entre a infecção por micoplasma e a formação de pólipos nasofaríngeos.[36] No entanto, isto não foi sustentado quando foram analisadas amostras frescas de tecido e comparadas com as dos gatos-controle saudáveis.[37]

Doença do Trato Respiratório Inferior

A doença do trato respiratório inferior pode se manifestar como tosse, taquipneia ou desconforto respiratório. Em vários estudos, a infecção por *Mycoplasma* spp. em associação à doença do trato respiratório inferior em gatos foi documentada,[13,38,39] e até 22% dos casos apresentaram resultados positivos de cultura. É digno de nota que alguns casos desses estudos apresentaram sinais concomitantes de via aérea superior ou conjuntivite, e também foi identificada pneumonia associada ao *Mycoplasma*

em um menor número de casos e de relatos de casos.[10,11,40–42] A frequência dessa associação evidencia que a doença do trato respiratório inferior pode resultar da aspiração de micro-organismos faríngeos associada à doença do trato respiratório superior.

Os sinais clínicos descritos em gatos acometidos por pneumonia causada por *Mycoplasma* incluíram secreção nasal, espirros, secreção ocular, tosse, sibilos, taquipneia, dispneia, pirexia, hipotermia, cianose e desconforto respiratório agudo.[11,41,43,44] Além de pneumonia, a infecção do trato respiratório inferior por *Mycoplasma* spp. foi associada à abscedação pulmonar e ao piotórax.[9,10,45] Em um estudo sugeriu-se que se deve suspeitar de infecções por micoplasma como uma causa de piotórax quando a efusão pleural for inodora e bactérias não puderem ser detectadas em esfregaços do líquido corados por Gram; porém, essa teoria não foi validada.[10]

Em estudos de imagens foram identificados padrões pulmonares broncointersticiais e alveolares, consolidação do lobo pulmonar e efusões pleurais (Fig. 2-5). O pneumomediastino espontâneo e o enfisema subcutâneo foram descritos em um caso grave de pneumonia por *Mycoplasma*.[43] Dois casos[43,44] abrangeram consolidação multifocal, e áreas irregulares de atenuação em vidro fosco além de marcas nodulares e reticulares foram observadas por meio de tomografia computadorizada. Pode ocorrer fibrose residual, mas esta não foi documentada histopatologicamente.[44]

DIAGNÓSTICO

Coleta de Amostras

Podem ser obtidas amostras para o diagnóstico de várias áreas, dependendo dos sinais clínicos. Procede-se à coleta de amostras rolando-se um *swab* estéril para cultura ao longo da mucosa conjuntival da pálpebra inferior. As amostras para citologia ocular também podem ser obtidas usando-se uma técnica de esfoliação com escova.[46] A obtenção de amostras com *swabs* nasais é mais bem feita com o uso de *swabs* estéreis de bacteriologia, de ponta fina, após a remoção de quaisquer secreções espessas. Amostras orofaríngeas podem ser obtidas rolando-se um *swab* bacteriano estéril contra a superfície da mucosa faríngea. Os *swabs* orofaríngeos podem produzir um nível mais alto de recuperação de material do que os *swabs* nasais e sua obtenção é mais fácil; no entanto, pode haver apenas uma moderada concordância entre as amostras coletadas desses dois locais.[14]

As amostras que podem ser obtidas sob anestesia geral são o fluido de lavado nasal, as biópsias nasais e o fluido de lavado broncoalveolar. Existem relatos com resultados discordantes entre as amostras de fluido de lavado nasal e as biópsias nasais submetidas à cultura, e devido ao potencial de fixação de *Mycoplasma* spp. nas células epiteliais, algumas amostras de lavado podem não refletir o estado real da infecção por micoplasma.[47]

Citologia

Detecção dos Micro-organismos

A detecção citológica dos micro-organismos *Mycoplasma* (estruturas pequenas levemente basofílicas, de 0,2 a 0,8 μm de diâmetro, em agregados aderidos à superfície celular) em esfregaços

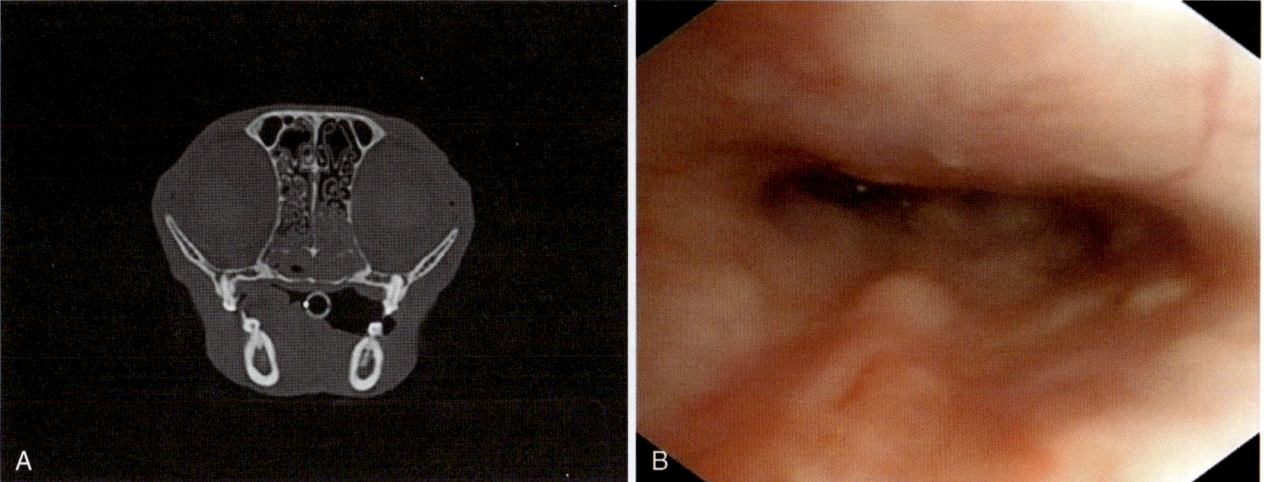

Figura 2-4: **Exames Realizados em um Gato com Rinite Crônica.** Um gato macho, castrado, de 9,5 anos foi avaliado por apresentar espirros e secreção nasal com 4 meses de duração. O gato foi adquirido de um abrigo com 8 semanas de idade, estava totalmente vacinado, e levava um estilo de vida em ambientes interno/externo. Foi relatado que o gato espirrava até 20 vezes ao dia e havia demonstrado alguma melhora com injeções de cefovecina de ação prolongada, embora os espirros não tenham cessado completamente. Relatou-se ainda que a secreção nasal inicialmente localizava-se no lado direito e era de natureza purulenta, mas no momento da apresentação era bilateral e serosa. Também foi relatado que o gato tinha uma secreção ocular crônica do lado esquerdo, a qual estava presente desde a sua aquisição, e aumento do ruído respiratório durante o seu sono. Não foi relatada dispneia ou taquipneia, e sob outros aspectos o gato estava bem. O exame físico foi comum exceto pela presença de uma secreção serosa na narina esquerda. Não houve evidência de assimetria facial ou dor e estava presente um fluxo normal de ar bilateralmente. Nenhuma secreção ocular foi detectada nessa ocasião. Todos os exames de sangue, compreendendo hematologia, bioquímica e avaliação de coagulação foram corriqueiros. Um exame oral sob anestesia geral não identificou quaisquer anormalidades. **A,** A imagem da tomografia computadorizada mostra evidência de acúmulo de fluido nas passagens nasais, sem deformidade nasal ou destruição do turbinado. (*A passagem direita encontra-se no lado esquerdo da imagem.*) **B,** Vista em retroflexão da nasofaringe do caso mostrado na Figura 2-4 A. Há hiperplasia linfoide com acúmulo de muco na passagem nasal direita, causando oclusão parcial da coana. (*A passagem nasal direita encontra-se no lado direito da imagem.*) Os achados são inespecíficos e podem ser atribuídos à infecção herpesvírus felino tipo 1 (FHV-1) (com ou sem infecções bacterianas), rinite linfocítica-plasmocítica, rinite fúngica ou rinite alérgica. Biópsias por pinçamento foram obtidas das passagens nasais e foram submetidas à cultura bacteriana e histopatologia. A histopatologia identificou um infiltrado neutrofílico. Um *swab* orofaríngeo foi obtido e testado para *Mycoplasma felis*, FHV-1, calicivírus felino, *Bordetella bronchiseptica* e *Chlamydophila felis* por reação em cadeia pela polimerase (PCR). *M. felis*, em níveis altos, foi diagnosticado por PCR. Na ausência de quaisquer outros patógenos respiratórios, o tratamento foi iniciado com doxiciclina oral (10 mg/kg por via oral a cada 24 horas), e foi relatado que o gato mostrou melhora após 1 semana de terapia. O gato foi tratado por 6 semanas, mas mostrou recidiva quando foram retirados os antibióticos.

corados com coloração de Romanowsky foi descrita com o uso de amostras conjuntivais,[46] mas sabe-se que a detecção citológica desses micro-organismos é insensível e inespecífica. A identificação não melhora com a coloração de Gram devido à ausência de uma parede celular nesses micro-organismos.

Células Inflamatórias Detectadas em Citologia

A inflamação associada à infecção por *Mycoplasma* spp. foi predominantemente neutrofílica em um estudo de casos de conjuntivite.[46] A citologia das amostras de lavado broncoalveolar também demonstra tipicamente a predominância de uma população neutrofílica.

Cultura Bacteriana

Devido à ausência de parede celular, *Mycoplasma* spp. são micro-organismos delicados com necessidades especiais de cultivo. Meios de transporte, por exemplo, o meio Amies com carvão, podem ser recomendados.[14] Contudo, em um estudo[39]

não foram observados benefícios com o uso de um meio de transporte específico para micoplasma quando um cultivo rápido estava disponível. Antes da obtenção das amostras, deve-se procurar junto ao laboratório, esclarecimento sobre o seu método de transporte preferido de acordo com o tipo de amostra a ser enviada. A cultura bifásica é comumente realizada, e consiste na inoculação sobre um meio de ágar sólido recoberto com um caldo líquido, por exemplo, o caldo modificado de Hayflick ou Friis. Em seguida, é realizada a incubação aeróbica em um ambiente enriquecido com dióxido de carbono (5% a 10%). As colônias apresentam a clássica aparência de "ovo frito", o que permite sua identificação (Fig. 2-6). *Mycoplasma* spp. são micro-organismos de crescimento lento; portanto, geralmente é necessária uma cultura por 10 a 14 dias, antes que se possa considerar um resultado negativo definitivo.

Mycoplasma spp. cultivadas podem ser presumivelmente identificadas com base em sua capacidade de fermentar diferentes açúcares, utilizar arginina, reduzir azul de metileno, além de sua capacidade hemolítica.[2,48] Além disso, os métodos

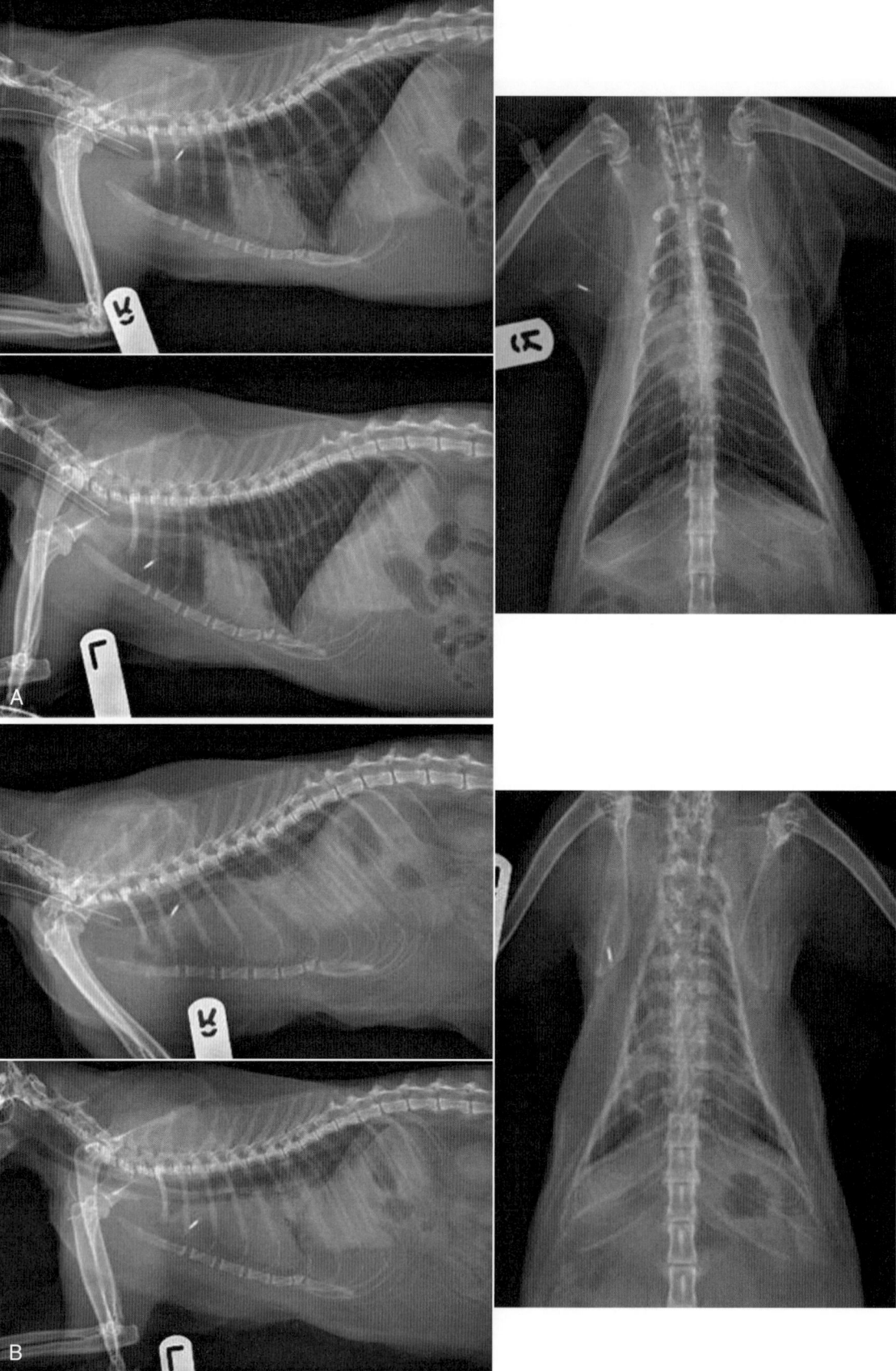

Figura 2-5: Radiografias torácicas antes e depois do lavado broncoalveolar em um gato com pneumonia por *Mycoplasma felis*. **A,** Projeção lateral direita, lateral esquerda e dorsoventral do tórax de um gato antes do lavado broncoalveolar. O gato está intubado, as imagem foram obtidas com os pulmões inflados. Há um padrão broncointersticial difuso. **B,** Projeções lateral direita, lateral esquerda e dorsoventral do mesmo gato após o lavado broncoalveolar com duas alíquotas de 3 mL de solução salina aquecida. Há evidências de pneumotórax, pneumomediastino e atelectasia do lobo pulmonar. O gato se recuperou com suplementação de oxigênio, salbutamol (albuterol) inalado e dexametasona intravenosa. *M. felis* foi identificado no fluido obtido com o lavado broncoalveolar. O pneumotórax é um risco reconhecido resultante do lavado broncoalveolar, mas também foi descrita sua ocorrência espontânea em um gato com pneumonia por micoplasma.[43]

sorológicos, como inibição metabólica, inibição de crescimento, imunofluorescência e imunoligação, também são usados para identificar de maneira mais definitiva as espécies de *Mycoplasma* cultivadas.[49] No entanto, esses métodos geralmente não são disponibilizados comercialmente, e a maioria dos laboratórios indica simplesmente o cultivo para *Mycoplasma* spp.

Reação em Cadeia da Polimerase

Devido às dificuldades associadas ao cultivo de *Mycoplasma* spp., os ensaios de PCR estão sendo usados de forma mais rotineira para identificar *Mycoplasma* spp. Meios de transporte especiais não são necessários porque o DNA dos micro-organismos é estável. Adicionalmente, os resultados podem ser obtidos mais rapidamente, espécies não cultiváveis podem ser identificadas e a determinação da espécie é mais acurada.[50] Foram desenvolvidos tanto testes convencionais como testes em tempo real (quantitativos) de PCR específicos para *M. felis*[51,52] e atualmente estão sendo disponibilizados comercialmente de forma mais ampla. Embora isto possibilite a detecção mais frequente de infecção por *M. felis* na doença respiratória, outras espécies de *Mycoplasma* podem ser omitidas nos casos clínicos, quando a PCR for espécie-específica. Em contraposição, o uso de uma PCR específica do gênero *Mycoplasma*, seguida do sequenciamento de DNA de qualquer produto resultante da PCR pode permitir a identificação das espécies de *Mycoplasma* envolvidas.[53] Alternativamente, a PCR mais genérica do gene 16S DNAr bacteriano e a eletroforese em gel de gradiente desnaturante permitem a identificação das espécies, mas essas técnicas não estão disponíveis de forma tão ampla.[54] Embora a PCR possa ser mais sensível do que o cultivo bacteriano, um resultado positivo teoricamente reflete apenas a presença do DNA do *Mycoplasma* e não de micro-organismos viáveis.[14,39] Porém, como é comum se considerar que os micro-organismos mortos sejam eliminados rapidamente, em geral se dá crédito aos resultados positivos da PCR.

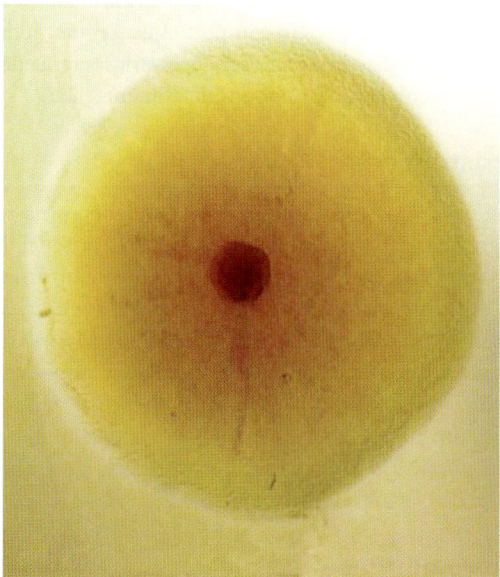

Figura 2-6: A clássica aparência de "ovo frito" de colônias de *Mycoplasma*. (Cortesia de V. Bermudez, Ontario Veterinary College, Guelph, Ontario, Canada. In Greene CE: Infectious diseases of the dog and cat, 4th edition, St Louis, 2012, Saunders.)

Sorologia

Embora a sorologia possa ser usada para diagnosticar as infecções por micoplasmas, particularmente no que se refere à demonstração de títulos crescentes, esta não é usada na medicina de felinos. Em medicina humana, a detecção de infecções respiratórias por micoplasma por meio de sorologia foi substituída por ensaios de PCR, devido à baixa sensibilidade da sorologia na fase aguda da doença.[55]

TRATAMENTO

Conjuntivite

Quando *M. felis* é o único agente infeccioso isolado e não existem sinais associados à doença do trato respiratório superior, o tratamento tópico com pomada oftálmica, contendo oxitetraciclina, cloranfenicol ou uma fluoroquinolona pode ser apropriado. Se for observada conjuntivite em associação com sinais sistêmicos, pode então ser mais apropriado o uso de terapia antibacteriana sistêmica combinada com um lubrificante ocular.

Terapia Antibacteriana Sistêmica

Devido aos difíceis requisitos para a cultura de *Mycoplasma* spp., a determinação da sensibilidade antibacteriana raramente é realizada, embora tenham sido publicadas orientações para testes de antibiograma para *Mycoplasma* spp.[56] Essas espécies geralmente são referidas como sensíveis a tetraciclinas, fluoroquinolonas, macrolídeos, azalídeos, lincosamidas e cloranfenicol, porém na prática clínica são usados, com mais frequência, os três primeiros desses grupos antibacterianos (Tabela 2-1).

Tetraciclinas

Doxiciclina é a tetraciclina preferida devido à sua maior concentração intracelular e ao regime de administração de uma vez ao dia,

Tabela 2-1	Antibacterianos Orais para Infecções Respiratórias por *Mycoplasma* em Gatos*	
Antibacteriano	**Dosagem**
Doxiciclina[†]	10 mg/kg a cada 24 h[59] 5 mg/kg a cada 12 h[58]
Marbofloxacina	2 mg/kg a cada 24 h
Pradofloxacina[‡]	5 mg/kg a cada 24 h[34,58] 10 mg/kg a cada 24 h[34]
Azitromicina	5-10 mg/kg a cada 24 h por 5 dias, depois a cada 48 h[§]

*No texto há uma discussão sobre a duração do tratamento.
†O fracionamento das doses em duas vezes ao dia pode ser associado a menor frequência de vômito.
‡Ambas as doses parecem ser bem toleradas. Em um estudo sobre rinite felina multietiológica, 10 mg/kg resolveram 92% dos casos e 5 mg/kg resolveram 85% dos casos (*i.e.*, não houve significativa diferença no resultado). A dose no rótulo (Veraflox®, Bayer) é de 7,5 mg/kg a cada 24 horas.
§Plumb DC: Plumbs veterinary drug handbook, ed 8, Malden, MA, 2015, Wiley-Blackwell.

em comparação com outras tetraciclinas. Além disso, especula-se que ela possa ter efeitos anti-inflamatórios em razão de sua capacidade de inibir as metaloproteinases de matriz, embora isto ainda tenha que ser demonstrado em doenças de felinos.[57] Deve-se ter cuidado com o potencial para ulceração esofágica e formação de estenoses, especialmente decorrentes de comprimidos e cápsulas contendo em suas formulações hiclato e hidrocloridrato. O uso de doxiciclina foi pesquisado em uma série de estudos sobre as infecções do trato respiratório superior, em gatos de abrigos, nas quais *Mycoplasma* spp. estavam implicadas; a eficácia clínica foi demonstrada dentro de 14 dias de tratamento.[15,58,59]

Fluoroquinolonas

A resposta às fluoroquinolonas parece ser variável. Em um relato, não se observou qualquer melhora quando a enrofloxacina foi administrada a um filhote com pneumonia por *Mycoplasma*.[44] Um caso de doença da via aérea inferior foi excluído de um estudo por seu autor[39] ter recebido marbofloxacina antes da investigação, apresentando cultura positiva para *Mycoplasma* spp. No entanto, descreve-se que a pradofloxacina tem um espectro aumentado contra *Mycoplasma* spp., comparada a outras fluoroquinolonas, além de menor resistência.[34] Porém, *Mycoplasma* spp. ainda podem ser recuperadas em gatos após cursos de 7 dias de pradofloxacina oral a 5 mg/kg/dia e até a 10 mg/kg/dia[34]; no entanto, quando administrada a 5 mg/kg/dia por 42 dias, *Mycoplasma* spp. não foram mais identificadas por PCR.[58] A pradofloxacina é secretada em lágrimas e saliva, o que pode propiciar uma vantagem teórica desse medicamento sobre a doxiciclina no tratamento da infecção do trato respiratório superior.[60] No entanto, no momento, não está esclarecido se a pradofloxacina é captada dentro das células.[58]

Macrolídeos

A azitromicina tem sido recomendada por haver relatos de que é muito eficaz contra micoplasmas.[11] Outras características da azitromicina que podem ser benéficas incluem um regime de doses que permite a administração a cada 72 horas e sua capacidade de se acumular dentro dos fagócitos.[61] Um estudo sobre infecções do trato respiratório superior em abrigos não demonstrou que a azitromicina tenha eficácia maior do que a amoxicilina (que não é eficaz contra *Mycoplasma* spp., que não possuem parede celular). No entanto, nesses gatos, estavam presentes múltiplos agentes infecciosos, que podem ter afetado as respostas à terapia.[62] Os macrolídeos podem ter um efeito imunomodulador, além do efeito antibacteriano. Um estudo examinando o efeito da claritromicina na infecção por *M. pneumoniae* em camundongos revelou que a melhora decorreu aparentemente de seu efeito antibacteriano.[63] A resistência aos macrolídeos foi documentada nas espécies de *Mycoplasma* que acometem os humanos,[21] embora outras fontes sugiram que sejam o agente antibacteriano de escolha para *M. pneumoniae*.[64]

Duração do Tratamento

A duração necessária do tratamento não é clara. Os sinais clínicos geralmente podem se resolver em 7 dias;[59] porém, as infecções intracelulares crônicas podem impedir a eliminação completa. Em um estudo foi demonstrado um período médio de eliminação de *Mycoplasma* spp. de 20 dias, com o tratamento com pradofloxacina,

e de 19 dias com o tratamento com doxiciclina, avaliado por PCR.[58] Mas foi recomendado um período mínimo de tratamento de 42 dias, porque alguns gatos eram PCR-positivos em 28 dias. Atualmente, o autor deste capítulo também recomenda um tratamento pelo período de 6 semanas. Um caso foi tratado com doxiciclina por um total de 65 dias, não tendo melhorado anteriormente com a terapia inicial de ticarcilina-clavulanato e enrofloxacina.[44]

As fluoroquinolonas são bactericidas, enquanto as tetraciclinas e os macrolídeos são bacteriostáticos. Isto pode ser significativo no tratamento de pacientes imunocomprometidos. Devido ao fato da ocorrência de *M. felis* em gatos assintomáticos em residências, nas quais foi identificada doença do trato respiratório superior, foi sugerido o tratamento dos gatos contactantes,[19] embora não existam evidências que sustentem o uso indiscriminado de antibacterianos.

Embora a azitromicina possa facilitar a adesão ao tratamento, o autor deste capítulo utiliza, em geral, doxiciclina por 6 semanas como terapia de primeira escolha, com preferência pelo uso de fluoroquinolonas para os gatos que não responderem à doxiciclina ou recidivam. A falha na resposta parece mais comum com a azitromicina do que com a doxiciclina, na experiência do autor. Apesar de se recomendar cursos prolongados de tratamento, a recrudescência da doença não é rara, depois de cessar a terapia antibacteriana. Isto pode refletir *deficit* subjacente no sistema imune respiratório, tornando os gatos propensos às infecções por micoplasma; portanto, também é importante tentar abordar a doença de base, como a asma felina, e melhorar a higiene das vias aéreas.

Tratamentos de Suporte

Os tratamentos de suporte incluem a remoção de secreções oculares e nasais, assim como o uso de terapia de nebulização com solução salina para gatos acometidos com sinais do trato respiratório superior. Os broncodilatadores, como teofilina oral, ou salbutamol (albuterol) ou salmeterol inalados, podem ser benéficos em gatos com tosse ou que mostram sinais de doença da via aérea inferior. Também é importante assegurar hidratação e nutrição adequadas, podendo ser necessárias terapia de fluido intravenosa e colocação de sondas de alimentação.

Corticosteroides

Embora os corticosteroides possam ser benéficos na redução da inflamação associada à resposta de Th2 potencialmente induzida por *Mycoplasma* spp., esses medicamentos também podem permitir a proliferação bacteriana e a recrudescência de uma infecção crônica. Caso a infecção por *Mycoplasma* spp. seja diagnosticada em um gato com sinais compatíveis com asma felina, o autor retardará o uso de corticosteroides até ser fornecido um curso de 4 a 6 semanas de terapia antibacteriana (quando possível), ou fará uso concomitante de ambos, se a gravidade dos sinais justificar a medida.

Monitoramento da Terapia

A resposta à terapia geralmente é usada para respaldar o papel de *Mycoplasma* spp. na doença respiratória, mas idealmente deve-se repetir a amostragem após um curso de tratamento para demonstrar o *clearance* da infecção. Isto pode ser obtido de maneira relativamente fácil com *swabs* oculares ou orofaríngeos para conjuntivite ou doença do trato respiratório superior. No entanto, os tutores podem não estar dispostos a proceder à repetição do lavado broncoalveolar realizada para avaliação da doença do trato respiratório inferior. Embora a radiografia possa ser menos invasiva, é uma técnica insensível para avaliar a resposta à terapia para infecção por micoplasma. Além disso, seria extremamente útil a realização de estudos documentando a resposta à terapia para que os fármacos antibacterianos mais apropriados possam ser identificados, para que possa ser determinada a duração ideal da terapia e detectadas as diferenças na suscetibilidade antibacteriana entre as diferentes cepas ou espécies de *Mycoplasma*.

PREVENÇÃO

Vacinação

Nenhuma vacina felina se encontra disponível atualmente para prevenir a infecção por *Mycoplasma*. A ausência de uma vacina pode refletir a dificuldade em saber qual é o significado de *Mycoplasma* spp. como patógenos primários *versus* microbiota comensal do trato respiratório. É digno de nota, porém, que em algumas espécies de hospedeiros, nas quais *Mycoplasma* spp. são identificadas como um patógeno respiratório primário, o desenvolvimento da vacina tem sido dificultado por falta de eficácia ou por efeitos colaterais inaceitáveis, e no futuro as vacinas recombinantes ou a estimulação da imunidade da mucosa podem ser alvos vacinais.[65]

POTENCIAL ZOONÓTICO

A maioria das espécies de *Mycoplasma* spp. é considerada específicas do hospedeiro, embora foi documentado que algumas espécies desse micro-organismo se movimentem entre as diferentes espécies de hospedeiros.[66] Embora *M. felis* possa causar doença do trato respiratório em cavalos,[66] não há relatos de que esta ou qualquer das outras espécies geralmente isoladas da orofaringe felina (*M. gateae*, *M. feliminutum* e *M.*

arginini) causem doença respiratória em humanos. Existem dois relatos de casos de infecção zoonótica em potencial de gatos para os humanos.[67,68] Um caso de artrite séptica por *M. felis* foi relatado em um paciente com hipogamaglobulinemia e terapia com prednisolona — ambos fatores predisponentes para infecções por *Mycoplasma* em humanos.[67] O paciente era tutor de um gato e foi mordido na mão, 6 meses antes, por um gato diferente; portanto a fonte definitiva não foi confirmada, porque não foi coletada amostra de nenhum dos gatos. Um segundo caso de infecção por *Mycoplasma* com suspeita de origem felina foi identificado em um veterinário que sofreu uma lesão na mão por arranhão de gato e desenvolveu celulite subsequente.[68] A sorologia realizada no veterinário demonstrou anticorpos inibitórios similares aos de um segundo gato que o veterinário havia tratado por causa de uma ferida purulenta em seu membro pélvico, a qual foi infligida por outro gato, mas os anticorpos do gato que infligiu o arranhão não foram avaliados. A espécie real de *Mycoplasma* não foi confirmada. A alta prevalência de *Mycoplasma* spp. na cavidade orofaríngea dos gatos torna um tanto surpreendente que esses micro-organismos não sejam identificados com mais frequência em lesões por mordida de gatos. Isto pode refletir as dificuldades para o isolamento de *Mycoplasma* spp., ou uma maior percepção de infecção de *Bartonella* spp. pelos médicos, resultando em prescrições mais frequente de antibióticos, aos quais *Mycoplasma* spp. também são suscetíveis. Alternativamente, a especificidade do hospedeiro pode tornar realmente difícil o estabelecimento de infecções por micoplasmas felinos em humanos.

RESUMO

Para um micro-organismo simples, há muito ainda a aprender sobre a patogenicidade de *Mycoplasma* spp., e o papel que essas espécies têm na doença respiratória parece ser realmente muito complexo. Com a melhora da detecção com o uso de PCR e o reconhecimento do papel potencial do sistema imune no estabelecimento da doença, a expectativa é que isto leve a uma melhor compreensão não apenas do processo de doença, mas também de seu tratamento.

Referências

1. Greene CE, Chalker VJ: Nonhemotropic mycoplasmal, ureaplasmal, and L-form infections. In Greene CE, editor: *Infectious diseases of the dog and cat*, ed 4, St Louis, 2012, Elsevier/Saunders, pp 319-325.
2. Heyward J, Sabry M, Dowdle W: Characterization of *Mycoplasma* species of feline origin. *Am J Vet Res* 30:615-622, 1967.
3. Tan R, Wang Lim E, Ishak B: Ecology of Mycoplasmas in clinically healthy cats. *Aust Vet J* 53:515-518, 1977.
4. Spradbrow PB, Marley J, Portas B, et al: The isolation of Mycoplasmas from cats with respiratory disease. *Aust Vet J* 46:109-110, 1970.
5. Blackmore D, Hill A, Jackson O: The incidence of *Mycoplasma* in pet and colony maintained cats. *J Small Anim Pract* 12:207-216, 1971.
6. Blackmore D, Hill A: The experimental transmission of various *Mycoplasmas* of feline origin to domestic cats (*Felis catus*). *J Small Anim Pract* 14:7-13, 1973.
7. Tan RJ, Wang Lim E, Ishak B: Significance and pathogenic role of *Mycoplasma arginini* in cat diseases. *Can J Comp Med* 41:349-354, 1977.
8. Wong W, Noor F: Pyothorax in the cat—a report of two cases. *Kajian Veterinar Malaysia* 16:15-17, 1984.
9. Crisp M, Birchard S, Lawrence AE, et al: Pulmonary abscess caused by a *Mycoplasma* species in a cat. *J Am Vet Med Assoc* 191:340-342, 1987.
10. Malik R, Love D, Hunt G, et al: Pyothorax associated with a *Mycoplasma* species in a kitten. *J Small Anim Pract* 32:31-34, 1991.
11. Foster S, Barrs V, Martin P, et al: Pneumonia associated with Mycoplasma spp in three cats. *Aust Vet J* 76:460-464, 1998.
12. Moise N, Wiedenkeller D, Yeager A, et al: Clinical, radiographic and bronchial cytologic features of cats with bronchial disease: 65 cases (1980-1986). *J Am Vet Med Assoc* 194:1467-1473, 1989.
13. Randolph J, Moise N, Scarlett J, et al: Prevalence of mycoplasmal and ureaplasmal recovery from tracheobronchial lavages and of mycoplasmal recovery from pharyngeal swab specimens in cats with or without pulmonary disease. *Am J Vet Res* 54:897-900, 1993.
14. Veir J, Ruch-Gallie R, Spindel M, et al: Prevalence of selected infectious organisms and comparison of two anatomic sampling sites in

shelter cats with upper respiratory tract disease. *J Feline Med Surg* 10:551-557, 2008.

15. Litster AW: Comparison of the efficacy of amoxicillin-clavulanic acid, cefovecin and doxycycline in the treatment of upper respiratory tract disease in cats housed in animal shelters. *J Am Vet Med Assoc* 241:218-226, 2012.

16. Gourkow N, Lawson J, Hamon S, et al: Descriptive epidemiology of upper respiratory disease and associated risk factors in cats in an animal shelter in coastal western Canada. *Can Vet J* 54:132-138, 2013.

17. Bannasch M, Foley J: Epidemiologic evaluation of multiple respiratory pathogens in cats in animal shelters. *J Feline Med Surg* 7:109-119, 2005.

18. Tan R: Susceptibility of kittens to *Mycoplasma felis* infection. *Jpn J Exp Med* 44:235-240, 1974.

19. Holst B, Hanas S, Berndtsson L, et al: Infectious causes for feline upper respiratory tract disease—a case-control study. *J Feline Med Surg* 12:783-789, 2010.

20. Caswell J, Archambault M: *Mycoplasma bovis* pneumonia in cattle. *Anim Health Res Rev* 8:161-186, 2008.

21. Waites K, Balish M, Atkinson T: New insights into the pathogenesis and detection of *Mycoplasma pneumoniae* infections. *Future Microbiol* 3:635-648, 2008.

22. Waites K, Talkington D: *Mycoplasma pneumonia* and its role as a human pathogen. *Clin Microbiol Rev* 17:697-728, 2004.

23. Bodhanker S, Sun X, Woolard M, et al: Interferon gamma and interleukin 4 have contrasting effects on immunopathology and the development of protective adaptive immunity against *Mycoplasma* respiratory disease. *J Infect Dis* 202:39-51, 2010.

24. Kraft M, Cassell G, Henson J, et al: Detection of *Mycoplasma pneumoniae* in the airways of adults with chronic asthma. *Am J Resp Crit Care Med* 158:998-1001, 1998.

25. Lieberman D, Lieberman D, Printz S, et al: Atypical pathogen infection in adults with acute exacerbation of bronchial asthma. *Am J Resp Crit Care Med* 167:406-410, 2003.

26. Chu H, Honour J, Rawlinson C, et al: Effects of respiratory *Mycoplasma pneumoniae* infection on allergen-induced bronchial hyperresponsiveness and lung inflammation in mice. *Infect Immun* 71:1520-1526, 2003.

27. Gerriets W, Joy N, Huebner-Guthardt J, et al: Feline calicivirus: a neglected cause of feline ocular surface infections. *Vet Ophthalmol* 15:172-179, 2012.

28. Shewen P, Povey R, Wilson M: A survey of the conjunctival flora of clinically normal cats and cats with conjunctivitis. *Can Vet J* 21:231-233, 1980.

29. Haesebrouck F, Devriese L, van Rijssen B, et al: Incidence and significance of isolation of *Mycoplasma felis* from conjunctival swabs of cats. *Vet Microbiol* 26:95-101, 1991.

30. Hartmann A, Hawley J, Werkenthin C, et al: Detection of bacterial and viral organisms from the conjunctiva of cats with conjunctivitis and upper respiratory tract disease. *J Feline Med Surg* 12:775-782, 2010.

31. Low HC, Powell CC, Veir JK, et al: Prevalence of feline herpesvirus 1, *Chlamydophila felis*, and *Mycoplasma* spp DNA in conjunctival cells collected from cats with and without conjunctivitis. *Am J Vet Res* 68:643-648, 2007.

32. Burns R, Wagner DC, Leutenegger CM, et al: Histologic and molecular correlation in shelter cats with acute upper respiratory infection. *J Clin Microbiol* 49:2454-2460, 2011.

33. Gray L, Ketring KT: Clinical use of 16S rRNA gene sequencing to identify *Mycoplasma felis* and *Mycoplasma gateae* associated with feline ulcerative keratitis. *J Clin Microbiol* 43:3431-3434, 2005.

34. Spindel MV: Evaluation of pradofloxacin for the treatment of feline rhinitis. *J Feline Med Surg* 10:472-479, 2008.

35. Johnson L, Foley JE, de Cock HE, et al: Assessment of infectious organisms associated with chronic rhinosinusitis in cats. *J Am Vet Med Assoc* 227:579-585, 2005.

36. Klose T, Rosychuk R, MacPhail C, et al: Association between upper respiratory tract infections and inflammatory aural and nasopharyngeal polyps in cats. *J Vet Int Med* 21:628, 2007.

37. Klose T, MacPhail C, Schultheiss P, et al: Prevalence of select infectious agents in inflammatory aural and nasopharyngeal polyps from client-owned cats. *J Feline Med Surg* 12:769-774, 2010.

38. Foster S, Martin P, Braddock J, et al: A retrospective analysis of feline bronchoalveolar lavage cytology and microbiology (1995-2000). *J Feline Med Surg* 6:189-198, 2004.

39. Reed N, Simpson KE, Ayling R, et al: *Mycoplasma* species in cats with lower airway disease: improved detection and species identification using a polymerase chain reaction assay. *J Feline Med Surg* 14:833-840, 2012.

40. Chandler J, Lappin M: Mycoplasmal respiratory infections in small animals: 17 cases (1988-1999). *J Am Anim Hosp Assoc* 38:111-119, 2002.

41. Foster S, Martin P, Allan G, et al: Lower respiratory tract infections in cats: 21 cases (1995-2000). *J Feline Med Surg* 6:167-180, 2004.

42. Barrs V, Allan G, Beatty J, et al: Feline pyothorax: a retrospective study of 27 cases in Australia. *J Feline Med Surg* 7:211-222, 2005.

43. Trow A, Rozanski E, Tidwell A: Primary *Mycoplasma* pneumonia associated with reversible respiratory failure in a cat. *J Feline Med Surg* 10:398-402, 2008.

44. Bongrand Y, Blais M, Alexander K: Atypical pneumonia associated with a Mycoplasma isolate in a kitten. *Can Vet J* 53:1109-1113, 2012.

45. Gulbahar M, Gurturk K: Pyothorax associated with a Mycoplasma sp and Arcanobacterium pyogenes in a kitten. *Aust Vet J* 80:344-345, 2002.

46. Hillstrom A, Tvedten H, Kallberg M, et al: Evaluation of cytologic findings in feline conjunctivitis. *Vet Clin Pathol* 41:283-290, 2012.

47. Johnson L, Kass P: Effect of sample collection methodology on nasal culture results in cats. *J Feline Med Surg* 11:645-649, 2009.

48. Cole BC, Golightly L, Ward JR: Characterization of *Mycoplasma* strains from cats. *J Bacteriol* 94:1451-1458, 1967.

49. Brown M, Gionet P, Senior D: Identification of *Mycoplasma felis* and *Mycoplasma gateae* by an immunobinding assay. *J Clin Microbiol* 28:1870-1873, 1990.

50. Brown DR, McLaughlan GS, Brown MB: Taxonomy of the feline Mycoplasmas Mycoplasma felifaucium, Mycoplasma feliminutum, Mycoplasma felis, Mycoplasma gateae, Mycoplasma leocaptivus, Mycoplasma leopharyngis, and Mycoplasma simbae by 16S rRNA gene sequence comparisons. *Int J Syst Bacteriol* 45:560-564, 1995.

51. Chalker VJ, Owen WMA, Paterson CJI, et al: Development of a polymerase chain reaction for the detection of *Mycoplasma felis* in domestic cats. *Vet Microbiol* 100:77-82, 2004.

52. Söderlund R, Bölske G, Ström Holst B, et al: Development and evaluation of a real-time polymerase chain reaction method for the detection of *Mycoplasma felis*. *J Vet Diagn Invest* 23:890-893, 2011.

53. Johnson L, Drazenovich N, Foley J: A comparison of routine culture with polymerase chain reaction technology for the detection of *Mycoplasma* species in feline nasal samples. *J Vet Diagn Invest* 16:347-351, 2004.

54. McAuliffe L, Ellis R, Lawes J, et al: 16S rDNA PCR and denaturing gradient gel electrophoresis; a single generic test for detecting and differentiating *Mycoplasma* species. *J Med Microbiol* 54:731-739, 2005.

55. Templeton K, Scheltinga S, Graffelmann A, et al: Comparison and evaluation of real-time PCR, real-time nucleic acid sequence-based amplification, conventional PCR and serology for diagnosis of *Mycoplasma pneumoniae*. *J Clin Microbiol* 41:4366-4371, 2003.

56. Hannan P: Guidelines and recommendations for antimicrobial minimum inhibitory concentration (MIC) testing against veterinary *Mycoplasma* species. *Vet Res* 31:373-395, 2000.

57. Leemans J, Kirschvink N, Bernaerts F, et al: Salmeterol or doxycycline do not inhibit acute bronchospasm and airway inflammation in cats with experimentally-induced asthma. *Vet J* 192:49-56, 2012.

58. Hartmann AH: Efficacy of pradofloxacin in cats with feline upper respiratory tract disease due to *Chlamydophila felis* or *Mycoplasma* infections. *J Vet Int Med* 22:44-52, 2008.

59. Kompare B, Litster AL, Leutenegger CM, et al: Randomised, masked controlled clinical trial to compare 7-day and 14-day course length of doxycycline in the treatment of *Mycoplasma felis* infection in shelter cats. *Comp Immunol Microbiol Inf Dis* 36:129-135, 2013.

60. Hartmann AK: Pharmacokinetics of pradofloxacin and doxycycline in serum, saliva and tear fluid of cats after oral administration. *J Vet Pharmacol Ther* 31:87-94, 2008.

61. Hunter RP, Lynch MJ, Ericson JF, et al: Pharmacokinetics, oral bioavailability and tissue distribution of azithromycin in cats. *J Vet Pharmacol Ther* 18:38-46, 1995.

62. Ruch-Gallie R, Veir J, Spindel M, et al: Efficacy of amoxycillin and azithromycin for the empirical treatment of shelter cats in suspected bacterial upper respiratory tract infections. *J Feline Med Surg* 10:542-550, 2008.

63. Hardy R, Rios A, Chavez-Bueno S, et al: Antimicrobial and immunologic activities of clarithromycin in a murine model of *Mycoplasma pneumoniae*-induced pneumonia. *Antimicrob Agents Chemother* 47:1614-1620, 2003.

64. Blasi F: Atypical pathogens and respiratory tract infection. *Eur Respir J* 24:171-181, 2004.

65. Nicholas R, Ayling R, McAuliffe L: Vaccines for *Mycoplasma* diseases in animals and man. *J Comp Pathol* 140:85-96, 2009.

66. Pitcher D, Nicholas R: Mycoplasma host specificity: fact or fiction. *Vet J* 170:300-306, 2005.

67. Bonillo H, Chenoweth C, Tully J, et al: *Mycoplasma felis* septic arthritis in a patient with hypogammaglobulinemia. *Clin Infect Dis* 24:222-225, 1997.

68. McCabe S, Murray J, Ruhnke H, et al: Mycoplasma infection of the hand acquired from a cat. *J Hand Surg* 12A:1085-1088, 1987.

Atualização em Infecções Micobacterianas: Diagnóstico, Tratamento e Considerações Zoonóticas

Carolyn O'Brien

As micobactérias são agentes etiológicos que causam diversas síndromes clínicas em gatos, da doença cutânea localizada às infecções disseminadas e com risco de morte. A doença cutânea é a manifestação mais comum; no entanto, o sistema respiratório, esquelético e nervoso, os órgãos abdominais, os linfonodos periféricos e internos e os olhos podem ser acometidos.

As micobactérias são bactérias aeróbicas em formato de bastonete, Gram-positivas, não formadoras de esporos e sem motilidade. A identificação do agente etiológico, por cultura ou teste genético, é importante para o tratamento, o prognóstico, por motivos epidemiológicos e, principalmente, para avaliação da possibilidade de transmissão zoonótica. Conceitualmente, as micobactérias podem ser divididas em três grupos principais (Quadro 3-1):

1. Patógenos obrigatórios que precisam de um hospedeiro mamífero, como as micobactérias causadoras de tuberculose, também conhecidas como membros do complexo *Mycobacterium tuberculosis* (MTB). Dentre as espécies dessa categoria que provocam doença em gatos, estão *M. tuberculosis sensu stricto*, *Mycobacterium bovis* e *Mycobacterium microti*.
2. Espécies que têm potencial patogênico, mas geralmente são consideradas saprófitos oportunistas, com distribuição variável no ambiente. Esse grupo pode ser subdividido em (1) micobactérias de crescimento lento (p. ex., complexo *Mycobacterium avium* [MAC]); e (2) micobactérias de crescimento rápido, anteriormente conhecidas como grupo Runyon IV ou micobactérias "atípicas".
3. Espécies que causam granulomas leproides/tuberculosos cutâneos, com ou sem acometimento sistêmico, que não podem ser cultivadas por meio de métodos laboratoriais de rotina e têm nicho ecológico enigmático. Essas espécies são conhecidas como micobactérias "lepromatosas".

ETIOLOGIA E EPIDEMIOLOGIA

As infecções micobacterianas felinas são documentadas desde o final dos anos 1880; no entanto, ainda há muito a ser aprendido acerca da ecologia e da transmissão desses micro-organismos. Um número relativamente pequeno de estudos examinou grande coortes de gatos com micobacteriose.[1-5] Esses estudos são geralmente restritos a animais em um determinado país ou região e, portanto, podem não ser representativos da doença em gatos em outras partes do mundo, em especial no que se refere à espécie causadora. Em alguns estudos, a identificação definitiva das espécies de micobactérias, por cultura e/ou análise genética, ocorreu apenas em um pequeno número de casos.

A maioria dos gatos com infecções micobacterianas não parece ter condições imunossupressoras subjacentes, à exceção de alguns gatos com lepra "tuberculoide".[6] Além disso, nenhuma associação particular foi feita entre a micobacteriose e a positividade para retrovírus, diferentemente do observado em pessoas portadoras do vírus da imunodeficiência humana (HIV)/síndrome de imunodeficiência adquirida (AIDS) e as infecções por MAC. Independentemente da espécie causadora, a maioria dos casos de micobacteriose ocorre em gatos adultos com acesso a áreas externas, embora infecções também foram relatadas em gatos que vivem apenas em ambientes internos.

Micobactérias Tuberculosas

A grande maioria da tuberculose (TB) humana em todo o mundo é causada por *M. tuberculosis*. Os gatos são naturalmente resistentes a esse micro-organismo, mas infecções ocasionais foram documentadas[7] (Quadro 3-2).

M. bovis e *M. microti* são as principais espécies do complexo MTB associadas à doença em gatos, principalmente no Reino Unido e em algumas partes da Europa Continental Ocidental.[2,10] *M. microti* foi reconhecido pela primeira vez em ratos do campo (gêneros *Holochilus*, *Orizomys* ou *Mastomys*, entre outros), na década de 1930, e foi denominado "*microti*-símile" ou "variante de *M. tuberculosis*-*M. bovis*" em algumas publicações. Em um estudo de relatos de casos de micobacteriose felina na Grã-Bretanha, das 159 amostras com resultado positivo à cultura, 40% eram *M. microti* e 33% eram *M. bovis*.[2] No estudo, ao comparar essas duas coortes, descobriu-se que os gatos com *M. bovis* tendiam a ser mais jovens, com idade média de 3 anos, enquanto aqueles infectados com *M. microti* tinham idade média de 8 anos.[2]

M. bovis apresenta endemicidade mundial, embora algumas áreas sejam praticamente livres da doença, como grande parte da Europa Continental e regiões do Caribe e da Austrália. Nos países desenvolvidos, a incidência de TB bovina foi muito reduzida por meio da maior vigilância, abate do gado com resultado positivo ao exame e pasteurização do leite. *M. microti* é encontrado na Europa Ocidental, no Reino Unido, na África do Sul e na América do Sul. Seus principais reservatórios parecem ser os ratos do campo, musaranhos e outros pequenos roedores encontrados em matas.[11]

Os gatos são geralmente considerados hospedeiros acidentais das micobactérias tuberculosas, mas não se sabe se participam da transmissão da infecção a outras espécies. A transmissão direta entre gatos foi documentada em um surto de infecção por *M. bovis* em um grupo de animais de laboratório,[12] mas a probabilidade de tal ocorrência a campo é desconhecida.

A infecção de gatos por *M. tuberculosis* é rara, mas os animais podem ser expostos ao micro-organismo por seres humanos infectados, provavelmente por inalação de gotículas infecciosas. No entanto, há relativamente poucos casos bem documentados de infecção antropozoonótica na literatura. Os gatos são mais comumente infectados por *M. bovis*, apesar da grande redução da taxa de infecção em boa parte do mundo desenvolvido, decorrente dos intensos programas de erradicação e controle da TB bovina. A exposição direta a seres humanos infectados por *M. bovis* pode também ser a fonte da doença em gatos, embora a infecção provavelmente ocorra pela ingestão de leite não pasteurizado, carne crua ou vísceras do gado doente. Isto pode ser um problema importante em países onde *M. bovis* é endêmico, como a Argentina, onde é costume alimentar gatos de estimação ou de rua com pulmão bovino cru.[13] Não se sabe qual a extensão da contribuição dessas práticas na infecção de gatos domiciliados no restante da América Latina, Europa Oriental, Ásia, África e subcontinente indiano. Foi observado que gatos selvagens se alimentam das carcaças de duas espécies da Nova Zelândia que são reservatórios de *M. bovis*, o cusu-de-orelhas-grandes australiano (*Trichosurus vulpecula*) e o furão doméstico.[14] É possível que os gatos domésticos também possam realizar tal prática. O texugo-europeu (*Meles meles*) também é uma possível fonte de infecção por *M. bovis* em gatos no Reino Unido e na Irlanda. A via exata de transmissão nessas espécies não é conhecida, mas pode envolver fômites, agressão direta interespecífica e/ou consumo de carne putrefata infectada por gatos, embora esses dois últimos casos

pareçam improváveis.[2,15] Em um recente levantamento de necrópsia de mamíferos selvagens coletados em áreas com grande incidência de TB bovina no sudoeste da Inglaterra, diversas possíveis presas felinas, incluindo camundongos, esquilos, um rato do campo e um musaranho, foram descritas como infectadas por *M. bovis*.[16] Também foi proposto que as feridas cutâneas podem sofrer contaminação secundária por *M. bovis* do ambiente. No entanto, talvez seja mais possível que o micro-organismo seja diretamente inoculado, através de mordeduras ou arranhaduras decorrentes de brigas com as presas infectadas ou ainda da ingestão de tais animais. Pesquisadores dos Estados Unidos postularam que carcaças de cervídeos selvagens infectadas por *M. bovis* são uma possível fonte de infecção de gatos naquele país.[17] A suspeita de contaminação nosocomial de feridas cirúrgicas foi relatada.[18]

As infecções felinas por *M. microti* são provavelmente adquiridas por ingestão de presas infectadas ou quando estas mordem os gatos. Essas infecções tendem a ocorrer no sudeste e no norte da Inglaterra e no sul da Escócia, onde é observada nas populações selvagens residentes de ratos do campo.[19] Essas "áreas de *M. microti*" no Reino Unido podem ser um tanto geograficamente distintas daquelas onde a infecção por *M. bovis* é comum.[2] Assim, os casos de *M. bovis* podem, e realmente ocorrem, em algumas dessas áreas e vice-versa para *M. microti*, embora uma exceção possa ser o sul da Escócia, onde a infecção de gatos por *M. bovis* localmente adquirido não parece provável.[2] Como ocorre com *M. bovis*, a genotipagem de isolados de *M. microti* divide essa espécies em diversos genótipos que tendem a ser agrupados em regiões geográficas distintas.[19,20] Os níveis séricos de hidroxivitamina D de gatos com TB ativa são mais baixos do que em controles saudáveis (assim como em seres humanos);[21] no entanto, a importância deste achado não é conhecida.

Complexo *Mycobacterium avium* e Outros Saprófitos de Crescimento Lento

Diversas espécies saprofíticas de micobactérias de crescimento lento causam doença em gatos. Dentre elas, as mais comuns são os membros do MAC; no entanto, infecções provocadas por diversas outras espécies de micobactérias são documentadas (Tabela 3-1). Sabe-se muito pouco sobre a prevalência de gatos com micobacteriose saprofítica de crescimento lento. Na Grã-Bretanha, aproximadamente 16% dos gatos com micobacteriose positiva à cultura apresentaram um micro-organismo do MAC e muitos eram domiciliados em uma área geográfica nos condados da região leste da Inglaterra.[2]

Esses saprófitos de crescimento lento são encontrados em todo o mundo, em fontes naturais e municipais de água e no solo rico em matéria orgânica. Além disso, são associados a determinadas espécies de plantas, principalmente ao musgo esfagno. Muitos desses micro-organismos são ubíquos; no entanto, alguns têm maior presença ambiental em determinadas áreas geográficas ou nichos ambientais; por exemplo, *M. malmoense* ou biofilmes com *M. intracellulare* no Reino Unido e na Suécia. Algumas micobactérias ambientais têm áreas focais altamente restritas de endemicidade, como ocorre com a infecção por *M. ulcerans*, onde somente casos não humanos

Tabela 3-1	Características das Espécies de Micobactérias Conhecidas como Causas de Infecções em Gatos			
Espécies de Micobactérias	**Suspeita de Transmissão***	**Características Clínicas**	**Riscos à Saúde Pública**	**Tratamento Recomendado[†,‡,§]**
Micobactérias Tuberculosas				
Mycobacterium bovis	Ingestão de leite bovino não pasteurizado, vísceras ou de presas selvagens infectadas. Inoculação cutânea direta por animais selvagens infectados ou material ambiental contaminado.	Nódulos ou fístulas cutâneas são mais comuns. Linfoadenopatia periférica regional. Acometimento de órgãos internos, principalmente abdominais, incluindo linfoadenopatia regional (principalmente mesentérica). Qualquer sítio anatômico pode ser acometido.	Provavelmente baixo em países desenvolvidos e desconhecido em países em desenvolvimento. Emprego de medidas preventivas, como uso de EPI, durante a manipulação de animais, principalmente com feridas purulentas, ou durante cirurgias ou exames necroscópicos devido à conhecida patogenicidade deste micro-organismo em seres humanos.	O tratamento medicamentoso é instituído com dois ou três dos seguintes fármacos: claritromicina (ou azitromicina), rifampicina, pradofloxacina (ou moxifloxacina) ou clofazimina, dependendo da disponibilidade e/ou da condição financeira do tutor. O esquema terapêutico é, então, modificado conforme os resultados do antibiograma, a resposta à terapia ou ao desenvolvimento de efeitos colaterais com necessidade de interrupção do medicamento (p. ex., hepatotoxicidade). Em caso de desenvolvimento de resistência ao fármaco, o tratamento pode incluir etambutol, diidroestreptomicina, isoniazida ou pirazinamida.[‖] A excisão cirúrgica dos nódulos cutâneos, se possível, é aconselhada.
Mycobacterium microti	Ingestão de presas selvagens infectadas. Inoculação cutânea direta por animais selvagens infectados ou material ambiental contaminado.		Desconhecido, mas é provável que seja muito baixo, já que a patogenicidade de *M. microti* é aparentemente baixa em seres humanos imunocompetentes.	
Mycobacterium tuberculosis	Inalação de secreções respiratórias infecciosas de seres humanos.	Acometimento de órgãos internos, incluindo linfoadenopatia. Qualquer sítio anatômico pode ser acometido. (Poucos casos são relatados na literatura.)	Baixo em países desenvolvidos e desconhecido em países em desenvolvimento. Emprego de medidas preventivas, como uso de EPI, durante a manipulação de animais, principalmente com feridas purulentas, ou durante cirurgias ou exames necroscópicos devido à conhecida patogenicidade deste micro-organismo em seres humanos.	O tratamento de *M. tuberculosis* em animais de companhia geralmente não é aconselhado.

Tabela 3-1	Características das Espécies de Micobactérias Conhecidas como Causas de Infecções em Gatos *(Cont.)*			
Espécies de Micobactérias	**Suspeita de Transmissão***	**Características Clínicas**	**Riscos à Saúde Pública**	**Tratamento Recomendado[†,‡,§]**
Saprófitos de Crescimento Lento				
Mais comumente: complexo *Mycobacterium avium*: *M. avium* subsp. *avium*, *M. avium* subsp. *hominissuis* e *M. intracellulare* Raramente: *M. genavense*, *M. malmoense*, *M. celatum*, complexo *M. terrae*, *M. simiae*, *M. xenopi*, *M. ulcerans* e *M. heckeshornense*	Inoculação cutânea de material ambiental contaminado através de brigas entre gatos ou outras perdas de continuidade do tegumento. Ingestão de água de fontes municipais ou ambientais contaminadas ou presas selvagens infectadas.	Acometimento de órgãos internos, principalmente abdominais, incluindo linfoadenopatia regional (principalmente mesentérica). O acometimento pulmonar (com ou sem sinais clínicos) é comum nas infecções por *M. avium*. Qualquer sítio anatômico pode ser acometido. Nódulos ou fístulas cutâneas (incomuns). Linfoadenopatia periférica regional (incomum).	Desconhecido, mas provavelmente baixo, devido à baixa patogenicidade das micobactérias saprofíticas em humanos imunocompetentes.	O tratamento medicamentoso é instituído com claritromicina (ou azitromicina) e um ou dois dos seguintes fármacos: rifampicina, pradofloxacina (ou moxifloxacina)[¶] ou clofazimina, dependendo da disponibilidade e/ou das condições financeiras do tutor. O esquema terapêutico é, então, modificado conforme a identificação da espécie, os resultados do antibiograma, a resposta à terapia ou o desenvolvimento de efeitos colaterais com necessidade de interrupção do medicamento (p. ex., hepatotoxicidade). A excisão cirúrgica dos nódulos cutâneos, se possível, é aconselhada.
Saprófitos de Crescimento Rápido				
Grupo de *Mycobacterium fortuitum*: *M. fortuitum sensu stricto*, *M. porcinum* e *M. alvei* Grupo de *M. smegmatis*: *M. smegmatis sensu stricto*, *M. goodii* e *M. wolinskyi* Grupo de *M. chelonae-abscessus*: *M. chelonae sensu stricto* e *M. abscessus* subsp. *bolletti* (formerly *M. massiliense*) Raramente: grupo de *M. mageritense*, grupo de *M. mucogenicum*, *M. falvenscens*, *M. phlei* e *M. thermoresistible*	Inoculação cutânea de material ambiental contaminado através de brigas entre gatos ou outras perdas de continuidade do tegumento. Inalação, no caso de pneumonia (rara).	Dermatite/paniculite da pele e subcútis da região abdominal caudoventral (mais comum), torácica lateral ou flancos, principalmente em gatos com sobrepeso. Pneumonia (rara).	Desconhecido, mas provavelmente baixo, devido à baixa patogenicidade das micobactérias saprofíticas em humanos imunocompetentes.	O tratamento medicamentoso é instituído com dois dos seguintes fármacos: idealmente, pradofloxacina (ou moxifloxacina) dependendo da disponibilidade e/ou condições financeiras do tutor, mais doxiciclina (se em um país com alta proporção de infecções pelo grupo de *M. smegmatis*, p. ex., Austrália) ou claritromicina (se nos Estados Unidos). O esquema terapêutico é, então, modificado conforme os resultados do antibiograma e/ou a resposta ao tratamento. A excisão cirúrgica ampla do tecido granulomatoso é recomendada em caso de ausência de melhora das lesões com a terapia medicamentosa.

(Continua)

Tabela 3-1	Características das Espécies de Micobactérias Conhecidas como Causas de Infecções em Gatos *(Cont.)*

Espécies de Micobactérias	Suspeita de Transmissão*	Características Clínicas	Riscos à Saúde Pública	Tratamento Recomendado[†,‡,§]
Micobactérias Lepromatosas				
Mycobacterium lepraemurium	Inoculação cutânea em brigas com roedores infectados.	Nódulos cutâneos únicos ou múltiplos que podem apresentar ulceração. Linfoadenopatia periférica regional (comum).	Desconhecido, mas provavelmente negligenciável.	O tratamento medicamentoso é instituído com dois dos seguintes fármacos: rifampicina, clofazimina, claritromicina ou pradofloxacina-moxifloxacina, (ou uma fluoroquinolona de segunda geração em caso de identificação da nova espécie da Austrália-Nova Zelândia). A excisão cirúrgica dos nódulos, se possível, é recomendada como um adjunto à terapia medicamentosa.
Mycobacterium sp. "Tarwin"	Inoculação cutânea de material ambiental contaminado através de brigas entre gatos ou outras perdas de continuidade do tegumento.	Nódulos cutâneos únicos ou múltiplos que podem apresentar ulceração, geralmente na cabeça ou membros anteriores. O acometimento ocular (córnea, conjuntiva e margens das pálpebras) é comum. Linfoadenopatia periférica regional (incomum).	Desconhecido, mas provavelmente baixo.	
Nova espécie da Austrália-Nova Zelândia	Inoculação cutânea de material ambiental contaminado através de brigas entre gatos ou outras perdas de continuidade do tegumento.	Nódulos cutâneos únicos ou múltiplos que podem apresentar ulceração. Linfoadenopatia periférica regional (comum). Alguns casos apresentam progressão clínica agressiva com edema subcutâneo regional e acometimento de órgãos internos.	Desconhecido, mas provavelmente baixo.	
Mycobacterium visibile	Desconhecido.	Progressão clínica agressiva com acometimento dérmico disseminado e de órgãos internos.	Desconhecido.	Nenhuma tentativa de tratamento foi documentada para este micro-organismo, mas a terapia medicamentosa similar à empregada nas infecções por outros micro-organismos lepromatosos seria apropriada.

EPI, Equipamento de proteção individual (p. ex., luvas, avental, máscara facial e óculos ou óculos de proteção).

*As vias de transmissão de *M. microti,* micobactérias saprofíticas de crescimento lento ou rápido e micobactérias lepromatosas não foram comprovadas em definitivo.

†As infecções por *M. bovis* e *M. tuberculosis* são passíveis de notificação em muitos países. A legislação local relativa à eutanásia compulsória em casos com confirmação microbiológica em algumas regiões deve ser verificada.

‡Para todas as espécies de micobactérias, o tratamento deve ser continuado por 2 meses após a resolução clínica ou por técnicas de diagnóstico por imagem de todas as lesões. Em caso de recidiva, alguns gatos podem precisar de tratamento pelo resto da vida com pelo menos um fármaco (p. ex., claritromicina), principalmente na presença de comorbidades imunossupressoras.

§Na Tabela 3-2 há informações sobre doses de fármaco, possíveis efeitos colaterais e monitoramento recomendado da terapia dessas infecções.

||Não *M. bovis.*

¶Com algumas micobactérias de crescimento lento, a pradofloxacina-moxifloxacina pode ser substituída por uma fluoroquinolona de segunda geração, como orbifloxacina ou marbofloxacina, de acordo com a suscetibilidade empírica publicada do fármaco após a identificação da espécie (p. ex., *M. ulcerans*).

foram relatados em uma pequena região na extensão da costa sul e sudeste de Vitória, na Austrália.

M. avium subsp. *avium* é o agente etiológico da TB aviária clássica. Essa subespécie provoca doença em seres humanos apenas ocasionalmente. A maioria das infecções humanas por *M. avium*, principalmente a linfoadenite cervical em crianças, a infecção disseminada em pacientes com AIDS e a doença pulmonar em pessoas com fibrose cística ou bronquiectasias, é ocasionada por *M. avium* subsp. *hominissuis,* que também causa doença em suínos. Essas duas subespécies de *M. avium* causam doença clínica em gatos (há também um relato de uma variante MAC "X"); no entanto, em muitos dos casos de infecção felina por MAC discutidos na literatura, a subespécie não foi identificada. A infecção por *M. intracellulare* em gatos parece ser menos comum do que a doença por *M. avium*.

Assim como ocorre com as micobactérias tuberculosas, a via de infecção determina o quadro clínico. Assume-se que os gatos adquiram a infecção através da ingestão de presas contaminadas ou infectadas (possivelmente por aves no caso de infecção por *M. avium* subsp. *avium* ou *Mycobacterium genavense*) ou por inoculação oral ou transcutânea de material ambiental contaminado. A inalação de micro-organismos é outra possível via; no entanto, parece menos provável, já que a maioria dos casos de doença pulmonar é composta por infecções disseminadas aparentemente decorrentes de infecções gastrointestinais ou cutâneas primárias. A maioria dos gatos com infecções micobacterianas de crescimento lento tem acesso a áreas externas. Casos ocasionais foram relatados em animais sem acesso algum a áreas externas ou apenas limitado e supervisionado.

Em seres humanos, a infecção disseminada com micobactérias saprofíticas de crescimento lento é mais frequentemente observada em indivíduos com distúrbios da imunidade celular; por exemplo, pacientes com HIV/AIDS com contagens de linfócitos T CD4+ abaixo de 50/µL. Na verdade, há diversos relatos de gatos com micobacteriose disseminada causada por saprófitos de crescimento lento com defeitos adquiridos da imunidade, como tratamento com ciclosporina nos casos em que se realizou transplante renal, infecção retroviral (mais linfoma em um caso), linfopenia CD4+ idiopática, administração sistêmica de glicocorticoide ou comorbidades, como doença renal crônica avançada e criptococose. A suspeita de predisposição de gatos jovens das raças Abissínios, Somalis e, talvez, Siameses à infecção por *M. avium* originou especulação de que essas raças podem apresentar um defeito congênito de imunidade celular. A maioria dos casos relatados de doença disseminada não tinha condições predisponentes aparentes e era negativa para retrovírus, embora quase nenhum caso tenha sido submetido a avaliações laboratoriais da imunidade humoral e celular. Assim, a raridade da doença em comparação à incidência provavelmente alta de exposição a esses micro-organismos sugere que muitos gatos apresentam resistência inata à infecção.

Os micro-organismos saprofíticos de crescimento lento podem também causar doença cutânea localizada com ou sem acometimento de linfonodos locais. Acredita-se que tais infecções surjam devido à introdução de micro-organismos através de perdas de continuidade do tegumento. Em quase todos esses casos localizados, o gato não apresentava condições predisponentes francas, embora um caso tenha sido concomitantemente

tratado com um protocolo quimioterápico múltiplo devido a um linfoma.

Saprófitos de Crescimento Rápido

Os agentes etiológicos de crescimento rápido das infecções micobacterianas são saprófitos ubíquos capazes de crescer em meio de cultura sintético em 7 dias a 24° a 45° C. Há relatos de casos em regiões tropicais (Brasil), subtropicais (sudeste e sudoeste dos Estados Unidos) e temperadas (Austrália, Nova Zelândia, Canadá, Finlândia, Alemanha, Holanda e Reino Unido) do mundo. As espécies que provocam doença em gatos podem ser observadas na Tabela 3-1. A incidência de determinados micro-organismos causadores apresenta diferenças geográficas. O grupo *M. smegmatis*, seguido por *Mycobacterium fortuitum*, provoca muitas infecções em gatos domiciliados no leste da Austrália. No sudoeste dos Estados Unidos, as infecções do grupo *M. fortuitum*, seguidas por aquelas causadas por *M. chelonae*, parecem ser mais comuns.

Acredita-se que as lesões adquiridas por meio da contaminação ambiental de feridas decorrentes de brigas entre gatos sejam responsáveis pelo acometimento inicial dos sítios anatômicos da região inguinal e, menos comumente, das axilas, dos flancos ou do dorso. Da mesma maneira, outras perdas de continuidade do tegumento, como feridas por mordeduras, corpos estranhos penetrantes, injeções ou cirurgia, também podem permitir que as micobactérias de crescimento rápido superem as defesas normais do hospedeiro. Parece que os gatos com tendência à adiposidade, principalmente fêmeas castradas com a gordura abdominal ventral proeminente, apresentam predisposição a essas infecções, provavelmente devido à preferência das micobactérias de crescimento rápido por tecidos ricos em lipídios. Acredita-se que o tecido adiposo pode fornecer triglicérides para o crescimento de micro-organismos e/ou conferir proteção contra as respostas imunes do hospedeiro. Na verdade, as infecções experimentais não podem ser induzidas em gatos que não apresentam quantidade significativa de gordura subcutânea.

A pneumonia causada pela infecção por *M. fortuitum* foi relatada em dois gatos e o *M. thermoresistibile* foi confirmado como agente etiológico em um caso. Acredita-se que uma das infecções por *M. fortuitum* poderia estar associada à pneumonia lipoide secundária à aspiração de lactulose administrada por via oral; o gato com pneumonia por *M. thermoresistibile* adquiriu a infecção após um banho, presumivelmente em decorrência da aspiração de água contaminada.

Micobactérias Lepromatosas

A lepra felina foi descrita pela primeira vez em 1962. Observada em um gato de área urbana em Auckland, Nova Zelândia, que apresentou nódulos subcutâneos contendo muitos bacilos ácido-álcool resistentes (BAAR). Assumindo que o paciente zero havia sido infectado por uma micobactéria tuberculosa, o gato foi submetido à eutanásia e seu corpo, enviado à necrópsia. Uma vez que nenhuma evidência de doença sistêmica foi encontrada, a inoculação do micro-organismo não provocou a doença em uma cobaia e não houve crescimento em meio de cultivo para micobactérias — nem no material clínico de dois outros casos — os autores concluíram que provavelmente se tratava de uma nova enfermidade. Os autores compararam o quadro microbiológico, clínico e histopatológico da doença ao observado na lepra em humanos e ratos. Nas décadas seguintes, a doença foi relatada no leste da Austrália, no oeste do Canadá, no Reino Unido, no sudoeste dos Estados Unidos e na Holanda. Mais tarde, foram identificados casos na França, na Nova Caledônia, na Itália, nas ilhas gregas e no Japão. Historicamente, a maior incidência de casos no mundo foi descrita na Nova Zelândia e na Austrália, o que a autora subjetivamente acredita ser o caso a partir de 2014.

Com base em estudos com inoculação em roedores e na concordância das reações cutâneas de hipersensibilidade do tipo tardio entre células homogeneizadas feitas com o agente etiológico de lepra felina (lepromina) em cobaias sensibilizadas com *Mycobacterium lepraemurium*, os primeiros pesquisadores concluíram que o *M. lepraemurium* provavelmente era o causador da doença em gatos. Na ausência de evidências contrárias, assumiu-se, por décadas, que esse micro-organismo era o único agente etiológico da doença. No entanto, com a publicação do trabalho de Hughes et al.,[22] no final da década de 1990, evidenciou-se que, apesar dos padrões clínicos e histológicos similares, a etiologia da lepra felina foi heterogênea de acordo com a análise genética e não pode ser atribuída somente ao *M. lepraemurium*. Por meio de tal análise, assim como pelos estudos subsequentes, a participação de pelo menos duas outras espécies "não cultiváveis" de micobactérias foi identificada. Uma é relacionada ao grupo *M. simiae*, provisoriamente conhecida como *Mycobacterium* sp. "Tarwin"[23], com casos geograficamente restritos a cerca de 9.000 km² a leste de Melbourne, Austrália (C. O'Brien, dados não publicados). A outra é uma nova espécie geneticamente heterogênea de micobactérias relacionadas ao *M. leprae* e encontrada na costa leste da Austrália e nas duas ilhas da Nova Zelândia.[6]

Por meio das análises epidemiológicas, sugere-se que muitos gatos com lepra felina são machos jovens, embora as fêmeas e os indivíduos de qualquer idade possam ser acometidos. A doença ocorre principalmente em animais com acesso a áreas externas. Supõe-se que os gatos machos jovens são mais propensos a brigas e à caça e, assim, têm maior tendência à exposição aos micro-organismos através da inoculação por dentes ou garras contaminadas de outros gatos ou de espécies de presas.

A doença micobacteriana caracterizada por infecção cutânea difusa e ampla disseminação sistêmica foi documentada em gatos da região oeste do Canadá e nos estados de Idaho e Oregon nos Estados Unidos, sendo causada pelo *Mycobacterium visibile*, aparentemente não cultivável.[24] Esse micro-organismo é filogeneticamente similar à nova espécie da costa leste da Austrália e da Nova Zelândia.

CARACTERÍSTICAS CLÍNICAS

De modo geral, é difícil, se não impossível, diferenciar as espécies de micobactérias causadoras com base apenas na apresentação clínica; no entanto, os principais achados encontram-se resumidos na Tabela 3-1. A maioria dos gatos com micobacteriose apresenta lesões cutâneas, localizadas principalmente em áreas anatômicas associadas a feridas adquiridas em brigas com presas ou outros gatos;[25] em muitos indivíduos, há acometimento de múltiplos sítios cutâneos. A linfoadenopatia periférica, principalmente da cabeça e/ou do pescoço, pode acompanhar as lesões cutâneas ou ser o sinal primário à apresentação. Em caso de detecção de acometimento interno, os agentes etiológicos mais comuns são as micobactérias tuberculosas (principalmente no Reino Unido e na Nova Zelândia) ou os membros do MAC. Raramente, as infecções sistêmicas causadas por outras espécies de micobactérias, incluindo outros saprófitos de crescimento lento, as micobactérias de crescimento rápido e o novo micro-organismo lepromatoso da Austrália e Nova Zelândia, são documentadas.

Micobactérias Tuberculosas

É possível que, como ocorre com os seres humanos, muitos gatos expostos às micobactérias tuberculosas sejam assintomáticos. Na verdade, um estudo necroscópico de gatos selvagens de uma área endêmica de *M. bovis* da Nova Zelândia observou que, dos seis gatos nos quais *M. bovis* foi isolado, apenas dois apresentavam lesões macroscópicas.

Independentemente da espécie causadora, os sinais de doença tendem a ser clinicamente similares e, de modo geral, podem ser atribuíveis à via de infecção. A ingestão tende a provocar infecção alimentar, que geralmente se manifesta como linfoadenopatia submandibular ou mesentérica. A inalação pode causar pneumonia, embora o acometimento respiratório provavelmente seja decorrente da disseminação hematógena a partir da pele ou do abdome. Acredita-se que as lesões cutâneas sejam devidas às inoculações locais, mas, em alguns casos, podem também ser a manifestação da doença disseminada. Assim, qualquer sítio anatômico pode, teoricamente, ser acometido por meio da disseminação hematógena e/ou linfática dos micro-organismos. A maioria dos gatos com lesões cutâneas localizadas ou linfoadenopatia regional superficial apresenta bom estado geral, mas indivíduos com infecções sistêmicas geralmente apresentam sinais de perda de peso, letargia e inapetência, principalmente em caso de acometimento do trato intestinal.

Os gatos com infecção por *M. microti* ou *M. bovis* tendem a apresentar nódulos cutâneos solitários ou múltiplos, geralmente localizados na face ou na gengiva, nos membros, no tórax lateral, na base da cauda ou no períneo; esses indivíduos podem apresentar linfoadenopatia cervical mandibular ou, menos comumente, superficial.[2,10] As lesões cutâneas e a pele sobrejacente aos linfonodos acometidos podem ulcerar ou fistular e, às vezes, a infecção atinge músculos e ossos contíguos, em especial onde nódulos são aderentes às estruturas subjacentes.

Os gatos podem também apresentar evidência de doença interna, como acometimento de pulmões, fígado, baço e/ou linfonodos mesentéricos, com ou sem envolvimento concomitante da pele ou de linfonodos superficiais. Em alguns casos, o acometimento ocular (p. ex., coriorretinite e conjuntivite) e artrite ou osteomielite tuberculosa foram relatados.

Complexo *Mycobacterium avium* e Outros Saprófitos de Crescimento Lento

A maioria dos casos relatados na literatura envolveu animais com doença sistêmica e as manifestações clínicas de perda de peso, inapetência e letargia foram comumente descritas. Muitos

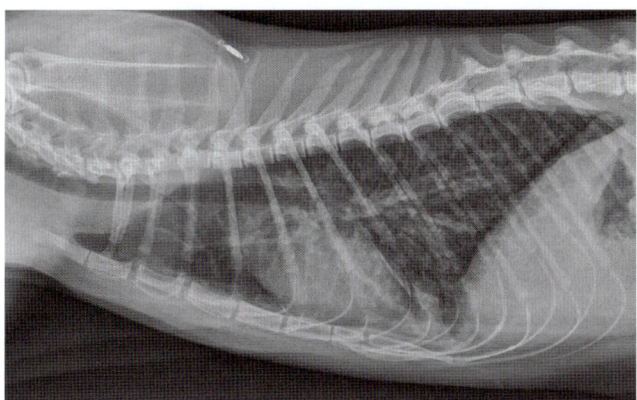

Figura 3-1: Radiografia torácica lateral de um gato com infecção disseminada por *Mycobacterium avium* mostra um padrão broncointersticial difuso. O gato apresentava vômito e inapetência. A principal alteração clínica foi a linfoadenopatia mesentérica palpável. Não havia sinais respiratórios. (Cortesia de Amanda Nott.)

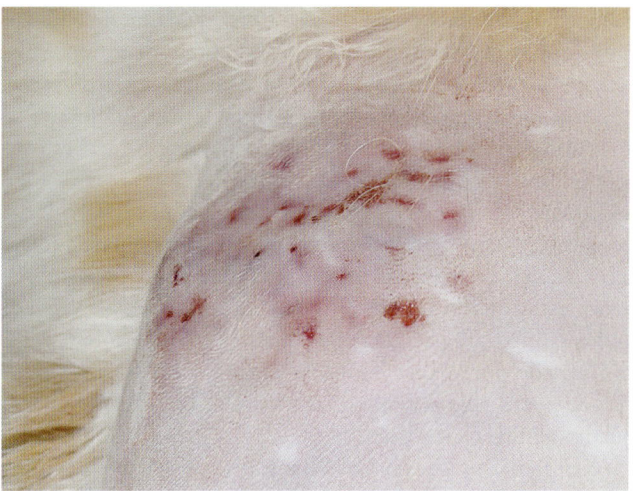

Figura 3-2: A aparência típica em pimenteiro da infecção cutânea causada por espécies de micobactérias de crescimento rápido na região ventrolateral do tórax de um gato. (Cortesia de Gregory Raspbury e Janet Newell.)

gatos com acometimento sistêmico apresentam febre branda a moderada e linfoadenopatia localizada ou periférica ou abdominal generalizada, principalmente mesentérica. Esta última alteração pode ser acompanhada por desconforto abdominal brando a moderado. A organomegalia cranial relacionada ao acometimento hepático e/ou esplênico e o espessamento dos intestinos podem ser observados à palpação e/ou imagens abdominais. Alguns animais com acometimento de órgãos abdominais podem também apresentar efusão peritoneal, embora geralmente não acentuada. Muitos gatos têm histórico de lesões cutâneas localizadas na face ou nos membros, com ou sem linfoadenopatia, antes que a doença passe a ser generalizada. A disseminação sistêmica é ocasionalmente documentada na literatura após o tratamento empírico com antibióticos inadequados ou glicocorticoides. O acometimento pulmonar que se manifesta como desconforto respiratório e/ou tosse pode também ser aparente e geralmente é acompanhado por evidência de doença em outras partes do corpo, principalmente no abdome e/ou em sítios cutâneos. Mesmo na ausência de sinais clínicos atribuíveis ao sistema respiratório inferior, muitos gatos com infecção sistêmica por MAC apresentam evidências radiográficas de acometimento respiratório (Fig. 3-1). Como com as micobactérias tuberculosas, parece que qualquer sítio anatômico pode ser acometido. As manifestações menos comuns de acometimento sistêmico que são discutidas na literatura incluem coriorretinite em um gato com *M. simiae,* pielonefrite e pancreatite em um gato com *M. xenopi* e vulvite, pielonefrite e acometimento do sistema nervoso central em gatos com *M. avium.*

A doença predominantemente cutânea e localizada, sem evidências de acometimento sistêmico, foi descrita por *M. avium, M. malmoense,* complexo *M. terrae* e *M. ulcerans.* A infecção por MAC foi observada em um caso de otite granulomatosa que resultou em disfunção vestibular, paralisia do nervo facial e invasão da cavidade oral, e *M. intracellulare* foi descrito como a causa de infecção da córnea.

Saprófitos de Crescimento Rápido

As micobactérias de crescimento rápido geralmente provocam uma paniculite micobacteriana distinta[5,26,27] e, raramente,

pneumonia piogranulomatosa em gatos. Os animais com paniculite micobacteriana geralmente apresentam uma placa ou nódulo localizado, na pele e na subcútis do sítio de lesão confirmada ou presumida no abdome ventral, principalmente na área inguinal, no tórax lateral ou nos flancos. As indicações diagnósticas da possibilidade de uma etiologia infecciosa incomum nesses casos, diferentemente dos micróbios usuais associados ao abscesso decorrente de brigas entre gatos, são a ausência de pus (geralmente com odor desagradável), o aumento de volume e a dor menos localizada, a ausência de sinais sistêmicos de doença e a ausência de resposta à drenagem cirúrgica e aos antibióticos geralmente utilizados nessa doença (p. ex., amoxicilina/clavulanato).

Com a progressão da doença, o tecido subcutâneo desenvolve a chamada aparência em pimenteiro (Fig. 3-2), áreas alopécicas delgadas de epiderme sobrejacente e aderente ao tecido subcutâneo espessado. As coleções de pus na subcútis levam às características depressões focais arroxeadas na pele, que acabam por se romper, formando fístulas com liberação de secreção aquosa. A doença tende a ser cronicamente progressiva em profundidade e largura e pode acabar por envolver todo o abdome ventral, os flancos, o períneo e, ocasionalmente, os membros. Felizmente, a disseminação aos órgãos internos ou linfonodos é muito incomum, embora estruturas adjacentes, como a parede abdominal, possam ser afetadas. Os gatos acometidos apresentam poucos sinais de doença sistêmica, mesmo em casos onde o envolvimento da pele é extenso. Às vezes, os gatos podem desenvolver sinais constitutivos de mal-estar, febre, inapetência, perda de peso e relutância à movimentação, principalmente em caso de infecção secundária das lesões cutâneas por *Staphylococcus* e *Streptococcus* spp. A maioria das infecções do trato respiratório inferior causadas por micobactérias de crescimento rápido geralmente provoca tosse, desconforto respiratório, febre, mal-estar e perda de peso.

Micobactérias Lepromatosas

A lepra felina é caracterizada pelo presença de um ou vários nódulos cutâneos e/ou subcutâneos geralmente localizados na cabeça, nos membros ou no tronco.[6] Os nódulos geralmente são indolores, bem circunscritos e não aderentes aos tecidos subjacentes. A pele sobrejacente tende a estar intacta; no entanto, pode se apresentar alopécica ou ulcerada, principalmente se a lesão for grande; os linfonodos locais podem também ser acometidos.

Há diversos relatos de lepra felina na literatura veterinária; no entanto, antes do uso de métodos moleculares para a identificação das espécies, não se sabia exatamente quais micobactérias estavam envolvidas. Algumas publicações descrevem dados clínicos de pacientes nos quais o agente etiológico foi confirmado por análise de reação em cadeia pela polimerase (PCR) e, em alguns relatos, há poucas informações sobre o quadro clínico da doença.

As lesões causadas por *M. lepraemurium* e pela nova espécie da Austrália-Nova Zelândia tendem a ser encontradas na cabeça, nos membros e no tronco (embora, teoricamente, qualquer área do tegumento possa ser acometida) ou podem ser disseminadas, envolvendo muitos sítios cutâneos (Fig. 3-3). É interessante notar que as lesões causadas por *Mycobacterium* sp. "Tarwin" são encontradas principalmente na cabeça, em especial nos olhos (Figs. 3-4A e B), no focinho e nos lábios (Fig. 3-4C), na boca (Fig. 3-4D) e nos membros torácicos. O autor não acredita que exista documentação dessa espécie como agente etiológico da doença cutânea disseminada ou sistêmica.

A progressão clínica da lepra felina pode variar de indolente à agressiva. Os casos geralmente tendem à disseminação local, ulceração e desenvolvimento de lesões disseminadas em semanas a meses. A natureza da doença pode ser influenciada por fatores do hospedeiro (p. ex., idade, doença concomitante e condição imunológica), pelos agentes etiológicos ou pela via de inoculação e tamanho do inóculo. Alguns desses fatores são assunto de pesquisas em andamento da autora e seus colegas. Casos de infecção por *M. visibile* (e pelo menos um caso da nova espécie da Austrália-Nova Zelândia [C. O'Brien, observações não

publicadas]) foram documentados e associados a lesões cutâneas disseminadas e acometimento sistêmico confirmado à necrópsia.

DIAGNÓSTICO

Os diagnósticos diferenciais das lesões nodulares da pele e da subcútis incluem as infecções causadas por outras bactérias saprofíticas (principalmente *Nocardia* e *Rhodococcus*, que também podem ser ácido-álcool resistentes), fungos e algas ou neoplasia primária ou metastática. Nenhum achado clínico, clinicopatológico, radiográfico ou ultrassonográfico patognomônico diferencia as infecções micobacterianas sistêmicas das etiologias mencionadas previamente. Os animais com acometimento cutâneo ou sistêmico extenso podem apresentar hipercalcemia decorrente da doença granulomatosa. As micobactérias saprofíticas de crescimento lento (e, em raras ocasiões, as espécies de crescimento rápido) podem causar doença clinicamente indistinguível da lepra felina e da TB felina provocada pelo complexo MTB.

A coleta de amostras representativas de tecido e/ou fluido para citologia ou histopatologia e microbiologia é necessária para o diagnóstico da doença micobacteriana felina. Às vezes, os micro-organismos podem ser visualizados microscopicamente em leucócitos circulantes, aspirados de medula óssea ou sedimento urinário.

É importante notar que, nas áreas endêmicas de complexo MTB, o diagnóstico de TB não é baseado apenas no achado citológico ou histopatológico de BAAR e/ou inflamação piogranulomatosa em amostras clínicas, principalmente onde a notificação obrigatória de tais casos possa resultar em eutanásia compulsória. Todo o possível deve ser feito para identificar o agente etiológico, por meio de cultura micobacteriana e/ou metodologias moleculares, e recomenda-se que os clínicos e/ou patologistas envolvidos nesses casos entrem em contato com um laboratório de referência em micobactérias, ou equivalente, para um maior processamento dessas amostras, se necessário.

Amostras Citológicas e Histopatológicas

O diagnóstico das infecções cutâneas causadas por micro-organismos tuberculosos (complexo MTB), saprófitos de crescimento lento e agentes etiológicos da lepra felina é, de modo geral, relativamente simples, desde que o clínico tenha alto índice de suspeita. A coleta de amostras adequadas para citologia, histopatologia e microbiologia é essencial ao diagnóstico. Em áreas onde os membros do complexo MTB são endêmicos, precauções, como o uso de equipamento de proteção individual (EPI) apropriados, como luvas, aventais, máscaras cirúrgicas e protetores oculares, devem ser tomadas durante qualquer procedimento com manipulação de lesões úmidas ou ulceradas e/ou tecidos cirúrgicos ou de necrópsia. As técnicas para obtenção do aspirado com agulha fina e do material de biópsia pode ser observadas no Quadro 3-3.

Citologia

Nos esfregaços citológicos corados pela técnica de Romanowsky e obtidos por meio de aspiração com agulha fina observa-se inflamação granulomatosa a piogranulomatosa com bastonetes

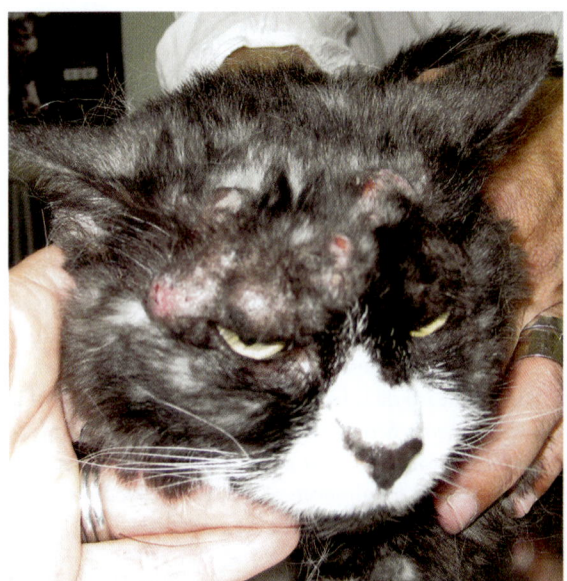

Figura 3-3: Um gato com lepra felina causada pela nova *Mycobacterium* observada na Austrália-Nova Zelândia. Esse gato apresentava lesões cutâneas disseminadas, e evidências de doença sistêmica foram observadas à necrópsia. (Cortesia de Anna Day.)

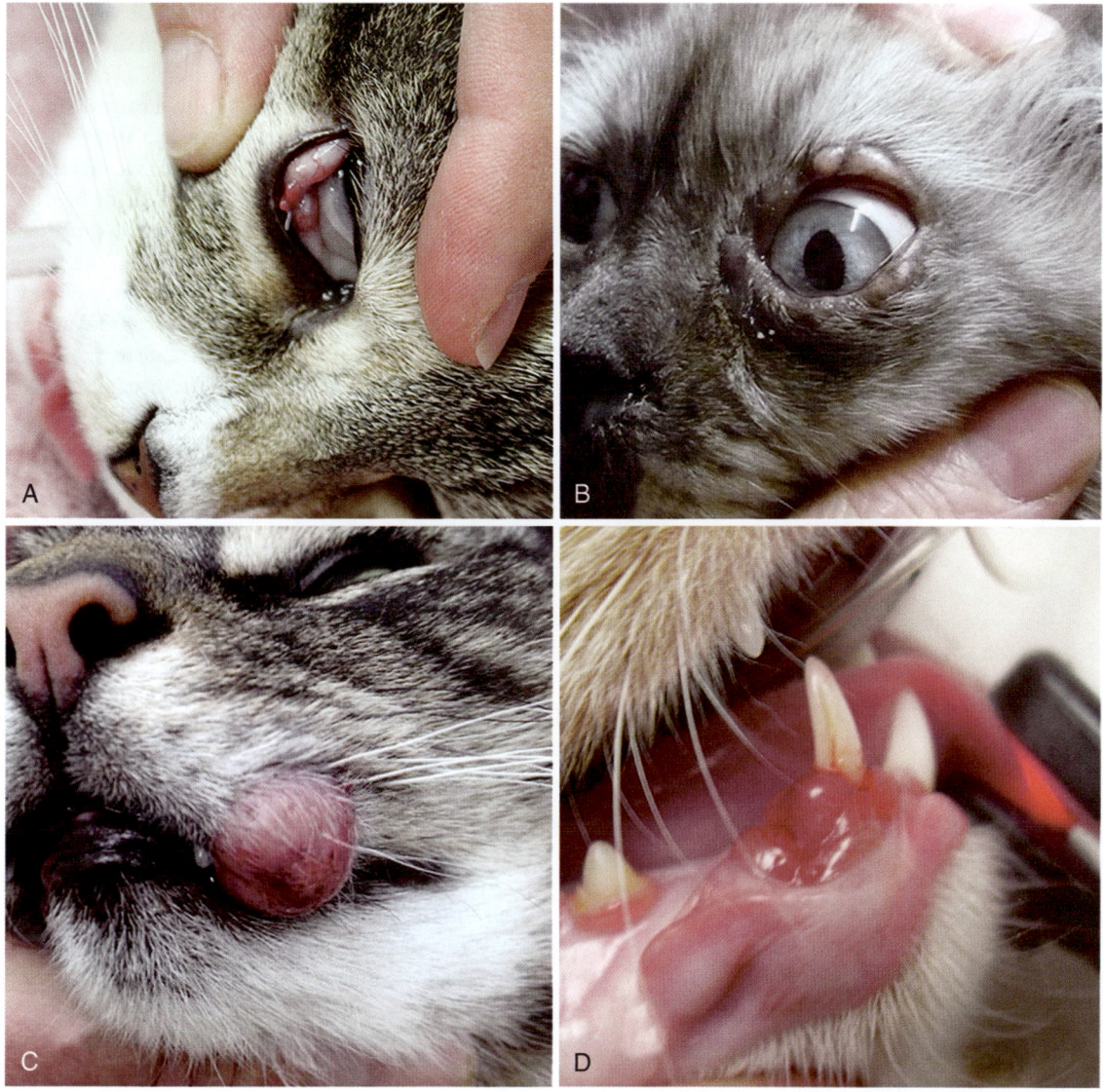

Figura 3-4: Lesões de lepra felina causada pela espécie "Tarwin" de *Mycobacterium*, com acometimento da conjuntiva **(A)**, das pálpebras **(B)**, do focinho **(C)** e da gengiva **(D)**. (**A,** Cortesia de Andrew Tresize. **C,** Cortesia de Stacie Lethlean. **D,** Cortesia de Juliet Mills.)

QUADRO 3-3 Coleta de Aspirado com Agulha Fina e de Material de Biópsia

Nódulos Cutâneos e Linfonodos Periféricos

A aspiração do nódulo deve sempre ser realizada antes da excisão cirúrgica na tentativa de estabelecer um diagnóstico presuntivo e para auxiliar o planejamento cirúrgico. Nódulos cutâneos intactos devem ser excisados em padrão elíptico, com margens de pelo menos 5 mm (de preferência, em todas as dimensões, embora a inclusão de estruturas musculoesqueléticas não seja necessária se a margem profunda de 5 mm não puder ser obtida). A aspiração e/ou a biópsia excisional ou em cunha dos linfonodos periféricos por meio de técnicas padronizadas podem também ser necessárias à diferenciação da doença de outras causas de linfoadenopatia em gatos (p. ex., linfoma ou infecções fúngicas profundas).

Paniculite Subcutânea

A aspiração com agulha fina e a citologia podem estabelecer a presença de inflamação piogranulomatosa, mas talvez não permita a visualização de bactérias ácido-álcool resistentes. Esta técnica permite a obtenção de uma quantidade suficiente de pus subcutâneo para a cultura do micro-organismo, o que estabelece o diagnóstico (seção Cultura Micobacteriana). As biópsias por *punch* também geralmente são inadequadas à obtenção de amostras representativas de tecido para o diagnóstico da infecção micobacteriana de crescimento rápido. Para obtenção de amostras histopatológicas ideais, a biópsia profunda em cunha do tecido subcutâneo deve ser realizada na margem da lesão.

Órgãos Internos e Linfonodos

As técnicas padrões de aspiração com agulha fina com orientação ultrassonográfica e realização de biópsias cirúrgicas de tecido devem ser seguidas para obtenção de material clínico adequado para pesquisas citológicas, histopatológicas e microbiológicas.

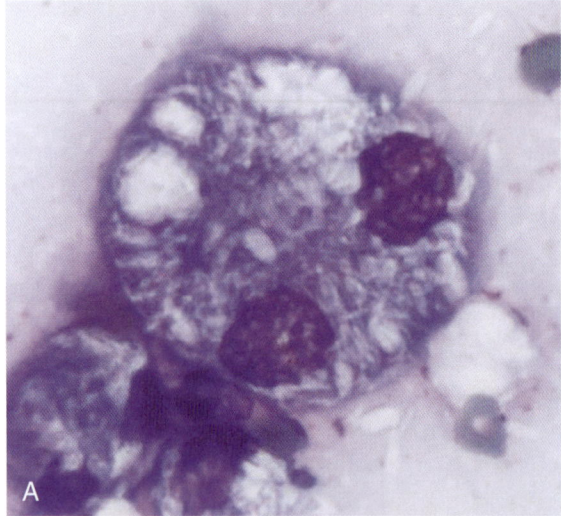

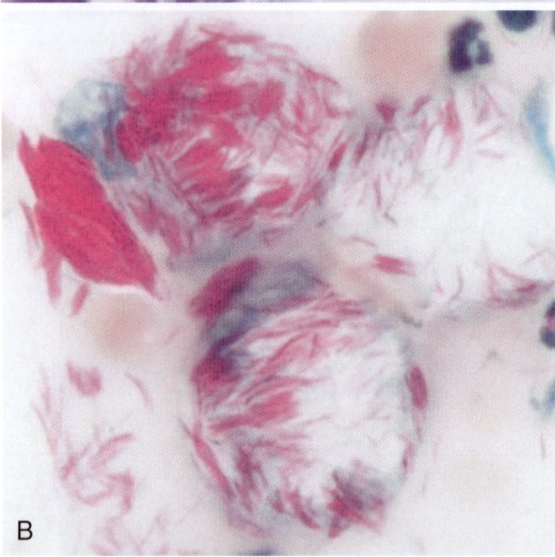

Figura 3-5: A, Fotomicrografia de um aspirado com agulha fina, corado com Diff-Quik, de uma lesão cutânea nodular de um gato com lepra causada pela nova espécie observada na Austrália-Nova Zelândia (1.000×). Observa-se o grande número de bactérias com coloração "negativa" no interior do macrófago multinucleado. **B,** Uma lâmina corada com Ziehl-Neelson do mesmo gato mostra grandes números de micobactérias que se coram como bastonetes rosados (1.000×). (Cortesia de George Reppas.)

micobacterianos reconhecidos por sua aparência característica, negativa à coloração e geralmente localizados no interior dos macrófagos (Fig. 3-5A). De modo geral, as micobactérias não são visíveis em cortes histopatológicos corados com hematoxilina e eosina (H&E) de amostras de biópsia, à exceção de *M. visibile* e da nova espécie de micobactéria que provoca lepra felina na Austrália e na Nova Zelândia. Em vez disso, devem ser visualizadas por meio de técnicas de coloração ácido-álcool resistente, como Ziehl-Neelson (ZN) (Fig. 3-5B) ou similar (p. ex., coloração de Fite), embora os números de micro-organismos possam ser variáveis, dependendo da espécie da micobactéria e da resposta imunológica do hospedeiro. Um procedimento modificado de coloração de ZN pode ser necessário à visualização das micobactérias de crescimento rápido, já que não são tão ácido-álcool resistentes quanto as demais espécies. Diferentemente das infecções por MAC e da lepra felina, algumas micobactérias tuberculosas (principalmente *M. microti*) e de crescimento rápido podem estar

em número muito menor e são difíceis de visualizar no material diagnóstico. Uma busca meticulosa, em diversos esfregaços, às vezes, é necessária à identificação dos micro-organismos e o diagnóstico não deve ser descartado caso a bactéria não seja encontrada. A tendência de acúmulo extracelular nos vacúolos de gordura em tecidos apresentada pelas micobactérias de crescimento rápido pode contribuir para a dificuldade de observação desses micro-organismos, devido à perda durante o processamento normal de amostras citológicas e histopatológicas, que geralmente utiliza solventes lipídicos. Nestes casos, para melhor visualização das micobactérias, a coloração fluorescente Auramina O ou o processamento de tecido congelado pode ter maior sensibilidade. Às vezes, as amostras que são BAAR-negativas serão positivas à cultura micobacteriana ou em métodos moleculares, como a PCR (embora a cultura geralmente seja mais sensível em tais casos).

Histopatologia

Micobactérias Tuberculosas. Todos os membros do complexo MTB produzem lesões histopatologicamente similares, com granulomas (tubérculos) característicos solitários a coalescentes. O tecido de granulação cerca uma camada mista de células inflamatórias, composta por macrófagos, neutrófilos, linfócitos e plasmócitos. No centro do granuloma reside uma coleção de macrófagos epitelioides e alguns neutrófilos. Essa área central contém números variáveis, mas geralmente baixos, de BAAR e podem ou não conter tecido necrótico. Em algumas espécies, esse material necrótico pode se tornar mineralizado, mas isto parece ser raro em gatos.

Complexo Mycobacterium avium e Outras Micobactérias Saprofíticas de Crescimento Lento. As infecções cutâneas por MAC são, de modo geral, caracterizadas histopatologicamente pelo achado de inflamação piogranulomatosa ou granulomatosa misturada a uma resposta fibroblástica variável. Em raros casos, a reação fibroblástica pode ser tão pronunciada que o patologista tem dificuldade para diferenciar a lesão de um fibrossarcoma inflamado (pseudotumor micobacteriano). Nestes casos, diversos BAAR são geralmente encontrados em macrófagos e células fusiformes. As lesões sem resposta fibroblástica proeminente podem mimetizar a lepra lepromatosas à histopatologia.

Saprófitos de Crescimento Rápido. As características histopatológicas da dermatite e da paniculite causadas por micobactérias de crescimento rápido incluem ulceração ou acantose da derme e inflamação piogranulomatosa sobrejacente multifocal a difusa, geralmente com extensão à porção profunda da subcútis. Em piogranulomas discretos, uma fina camada de neutrófilos geralmente cerca uma zona interna clara, causada por adipócitos degenerados, que podem apresentar pequenas quantidades de micobactérias discretamente coradas por H&E ou ácido-álcool resistentes, com uma coleção externa de macrófagos epitelioides. Às vezes, as áreas piogranulomatosa não apresentam essas zonas claras. Entre cada piogranuloma, há uma resposta inflamatória mista, predominantemente composta por neutrófilos e macrófagos, mas também por linfócitos e plasmócitos. Os BAAR podem também ser ocasionalmente visualizados no interior dos macrófagos, mas, de modo geral, o achado de micobactérias nos cortes de tecido pode ser muito difícil e frustrante.

Micobactérias Lepromatosas. O quadro patológico da lepra felina é subdividido em (1) lepromatoso e (2) tuberculoide.

Acredita-se que os tipos correspondam à resposta imunológica do hospedeiro. A forma lepromatosa ou multibacilar corresponderia às más respostas imunes mediadas por células, caracterizada por infiltração do tecido por muitos macrófagos esponjosos ou multinucleados contendo elevados números de micobactérias, ausência de necrose e praticamente nenhum linfócito e plasmócito. Acredita-se que a lepra felina tuberculoide ou paucibacilar ocorra quando o paciente apresenta respostas imunes mediadas por células mais eficazes e é caracterizada por inflamação piogranulomatosa com predomínio de histiócitos epitelioides, com números moderados de linfócitos e plasmócitos e quantidade moderada a pequena de BAAR observáveis, geralmente em áreas de necrose multifocal a coalescente. Foi postulado que, em gatos, o quadro histopatológico predominante pode ser influenciado pelo agente etiológico,[6] embora a validade dessa hipótese tenha sido questionada por outros pesquisadores.[28] A invasão de nervos periféricos, que é uma característica da lepra humana, geralmente não é observada em gatos. Ainda assim, a neurite ciática micobacteriana foi descrita em um gato; no entanto, infelizmente, a espécie causadora não pôde ser determinada neste caso, apesar do uso de métodos moleculares.[29]

Coleta de Amostras para Cultura

Idealmente, todas as amostras de tecido coletadas por biópsia — não apenas em casos de suspeita de doença micobacteriana — devem ser divididas em alíquotas, sendo uma parte fixada com formalina e outra parte armazenada fresca em caso de necessidade de processamento microbiológico. As amostras de tecido fresco devem ser envoltas em gazes estéreis umedecidas com solução fisiológica e, então, colocadas em um recipiente estéril para envio ao laboratório de patologia. Quanto à cultura das espécies de micobactérias de crescimento rápido de lesões de paniculite, o material coletado por *swab* da fístula cutânea geralmente é inadequado, devido aos altos números de bactérias secundárias contaminantes; assim, as amostras obtidas com agulha fina da pele intacta descontaminada com álcool 70% ou as biópsias de tecido coletadas durante a cirurgia são preferidas.

Como a cultura e a identificação das micobactérias, principalmente das espécies tuberculosas e saprófitas de crescimento lento, necessitam de conhecimento especializado, deve-se entrar em contato com o laboratório de patologia antes do envio do material em caso de suspeita de infecção micobacteriana. As amostras frescas coletadas para cultura não precisam de manipulação ou armazenamento especializado.

Cultura de Micobactérias

A cultura de micro-organismos micobacterianos viáveis de amostras clínicas é considerada o padrão-ouro para o diagnóstico da infecção causada pelas espécies tuberculosas e saprofíticas. Os sistemas de meios líquidos têm a vantagem de crescimento mais rápido e capacidade de automação em comparação ao meio sólido; no entanto, não excluem a necessidade desse último. Na verdade, há ocasiões nas quais os isolados crescem preferencialmente em meio sólido em vez de líquido; além disso, observou-se que tubos com meio líquido com crescimento positivo não apresentaram positividade em um sistema automatizado, como BACTEC MGIT® (Mycobacterial Growth Indicator Tube, Becton Dickinson Microbiology Systems, Sparks, Maryland, Estados Unidos) (Quadro 3-4). Embora muito lento em termos do tempo de resposta, o uso do meio sólido

---

QUADRO 3-4 Procedimentos Normais para Cultura Micobacteriana Realizados nos Laboratórios de Referências em Micobacterioses Conhecidos pela Autora deste Capítulo

Se as amostras forem retiradas de sítios normalmente considerados estéreis (p. ex., biópsias de tecido, líquor ou efusão), a descontaminação não é realizada antes da inoculação. Para outras amostras (p. ex., lavados brônquicos, biópsias frescas de pele ou intestino, *swabs*, pus ou amostras *postmortem*), de modo geral, metade da amostra é inoculada diretamente no meio e a outra metade é submetida à descontaminação, com uso, por exemplo, de hidróxido de sódio a 2% a 4% (método modificado de Petroff). As amostras são, então, neutralizadas antes da inoculação em diversos meios adequados, geralmente uma combinação de meio líquido (p. ex., Middlebrook 7H12 ou Tubo Indicador de Crescimento Micobacteriano [MGIT®], Becton Dickinson Microbiology Systems, Sparks, Maryland, Estados Unidos) e meio sólido à base de ovo (p. ex., Lowenstein Jensen [LJ]) ou não (p. ex., Middlebrook 7H10 ou 7H11). O meio livre de glicerol (p. ex., LJ com piruvato ou Stonebrink) deve ser usado em caso de cultura de *M. bovis*. As culturas primárias são, então, incubadas a 28° a 31° C e 35° a 37° C por até 12 semanas. Embora muitas micobactérias de crescimento lento sejam detectadas em menos de 6 a 8 semanas (e, de modo geral, muito antes com a cultura em meio líquido), algumas cepas de *M. microti*, *M. ulcerans* e *M. genavense* podem levar até 12 semanas para que o crescimento seja detectável. De modo geral, *M. genavense* é fastidioso e cresce apenas em meio líquido.

O sistema BACTEC MGIT® talvez seja o meio líquido mais utilizado na recuperação de micobactérias viáveis de amostras clínicas, à exceção das culturas de urina e sangue ou medula óssea, que tendem a ser feitas no sistema BacT/Alert® (Biomeriux, Craponne, França) ou no meio BACTEC Myco/F Lytic® em equipamento BACTEC 9050®, que substituiu, em grande parte, os sistemas radiométricos de cultura. O MGIT® contém meio Middlebrook 7H9 suplementado com antibióticos e fatores de enriquecimento. O tubo inoculado é, então, incubado a 97° F (36° C) e continuamente monitorado pelo equipamento BACTEC 960® por 42 dias. O sistema MGIT® permite a detecção rápida e automatizada do crescimento micobacteriano usando um indicador fluorescente embebido em silicone no fundo do tubo, que não reage enquanto houver oxigênio dissolvido no meio. Após a utilização do oxigênio do tubo pelos micro-organismos em crescimento, a fluorescência é detectada pelo sistema, gerando um sinal positivo. Em laboratórios que não possuem o equipamento BACTEC 960® ou para tubos incubados a 31° C (p. ex., para *M. ulcerans)*, é possível fazer o monitoramento manual com lâmpada de Wood ou outro leitor de fluorescência. Os tubos positivos que apresentam BAAR (detectados por exame de um esfregaço corado com ZN e preparado a partir da cultura) são, então, subcultivados em meio sólido e incubados a 31° C e/ou 36° C por até 12 semanas.

permite o exame da morfologia da colônia, o que pode auxiliar na identificação da espécie e na detecção do crescimento misto.

Deve-se notar que as tentativas de cultura dos micro-organismos lepromatosos geralmente são infrutíferas. No entanto, o clínico ainda deve considerar a coleta de amostras de tecido fresco de cada suposto caso, pois o agente etiológico pode vir a ser cultivável.

Métodos para Diferenciação das Espécies de Micobactérias

Em caso de identificação de um suposto micro-organismo do complexo MTB em uma cultura primária (com base na morfologia da colônia e do micro-organismo), os isolados geralmente devem ser submetidos a outros exames para confirmação, como teste de antígeno (p. ex., SD BIOLINE MPT64 Ag Rapid ITC® kit, Alere, Waltham, Massachusetts, Estados Unidos) ou teste de hibridização de ácido nucleico (sonda de DNA) (p. ex., AccuProbe MTB Complex Culture Identification Test®, Hologic Gen-Probe, San Diego, Califórnia, Estados Unidos).

MPT64 é uma proteína secretada por algumas células do complexo MTB, incluindo *M. tuberculosis, M. bovis* e *M. microti*, que pode ser identificada por meio de um *kit* laboratorial de imunocromatografia. O teste de hibridização de ácido nucleico avalia a capacidade de alinhamento e ligação específica do RNAr derivado de um isolado micobacteriano a uma sonda complementar de DNA com marcador quimioluminescente. O híbrido de RNA/DNA resultante pode ser detectado com um luminômetro específico fornecido pelo fabricante. Outros testes bioquímicos e/ou *fingerprinting* genético baseado em PCR são necessários à identificação da espécie e/ou cepa.

Se os resultados das primeiras análises demonstrarem a presença de um suposto MAC, um teste de hibridização de ácido nucleico (AccuProbe Mycobacterium Avium Complex Culture Identification Test®, Hologic Gen-Probe, San Diego, Califórnia, Estados Unidos) ou similar pode ser usado para confirmação. Outros testes bioquímicos e/ou *fingerprinting* genético baseado em PCR permitem a identificação da espécie e/ou cepa.

Para as micobactérias que não as do complexo MTB ou MAC, um conjunto de outros testes, como as análises bioquímicas e a avaliação das condições de crescimento (p. ex., período até a detecção do crescimento positivo à cultura primária [crescimento rápido ou lento]), temperatura preferida, produção de pigmentos pela colônia (não cromogênica, fotocromogênica ou escotocromogênica) e crescimento em meio diferente (p. ex., placas de ágar sangue e/ou MacConkey a 30° C para os micro-organismos de crescimento rápido), são tradicionalmente realizados, embora tenham sido bastante substituídos pelos métodos moleculares de identificação.

O ensaio Inno-LiPA Mycobacteria v2 line probe® (Fujirebio Diagnostics, Malvern, Pensilvânia, Estados Unidos) detecta a presença de qualquer micobactéria e é capaz de identificar até 16 espécies diferentes de micobactérias simultaneamente, incluindo o complexo MTB, MAC e diversos micro-organismos de crescimento lento e rápido, com base nas diferenças genéticas na região do espaçador transcrito interno (ITS) dos genes 16S-23S do RNAr. Um ensaio similar, o GenoType Mycobacterium® (Hain Lifescience, Nehren, Alemanha), detecta o complexo MTB e 40 outras espécies de micobactérias. Deve-se notar, no entanto,

que com os ensaios AccuProbe®, InnoLiPa® e GenoType®, erros de identificação, principalmente com MAC e outras micobactérias de crescimento lento, podem ocorrer.[30] A nova metodologia de espectrometria de massa com ionização por dessorção a *laser* assistida por matriz com detecção, em um analisador do tipo tempo de voo (MALDI-tof), foi validada para a identificação de diversas espécies de micobactérias.[31] Essa técnica pode gerar resultados rápidos, em 2 horas. O método MALDI-tof, no entanto, não pode diferenciar algumas espécies de micobactérias clinicamente significativas; portanto, a precisão superior significa que o padrão-ouro para a identificação das espécies de micobactérias continua a ser o sequenciamento do DNA.[30]

A PCR tem a vantagem de dar um diagnóstico rápido e altamente preciso, à exceção dos casos em que a amostra foi contaminada por micobactérias ambientais. Tecido fresco ou congelado, lâminas de citologia coradas por Romanowsky e cortes de tecido fixados com formalina e embebidos em parafina podem ser usados para a amplificação e identificação do material genético micobacteriano em laboratórios diagnósticos com experiência nesse micro-organismo e instalações adequadas de PCR. O uso de lâminas de citologia na PCR é muito atraente na prática felina, já que não há necessidade de realização de procedimentos invasivos para obtenção das amostras de biópsia.[32] Deve-se lembrar que, nas amostras BAAR-negativas, as infecções micobacterianas não podem ser descartadas com base em um resultado negativo de PCR.

A PCR em tempo real é um método cada vez mais usado na detecção de DNA micobacteriano em amostras de humanos e animais. Ensaios que têm como alvo o elemento IS*6110* do complexo MTB, IS*2404* de *M. ulcerans,* multiplex para IS*901* e IS*1245* para diferenciação de *M. avium* subsp. *avium* e *M. avium* subsp. *hominissuis,* foram desenvolvidos e são úteis no diagnóstico das infecções felinas.[33,34] Em 2014, os ensaios de PCR em tempo real específicos para os agentes etiológicos da lepra felina estavam em desenvolvimento (C. O'Brien e J. Fyfe, dados não publicados).

A diferenciação dos membros do complexo MTB por meio de exames moleculares de rotina pode ser difícil, já que todos esses micro-organismos apresentam sequências idênticas no gene 16S do RNAr e na região ITS dos genes 16S-23S do RNAr. Além disso, todas as micobactérias tuberculosas contêm IS*6110,* o alvo genético mais comumente usado no diagnóstico por PCR em tempo real das infecções humanas por TB. Outros métodos moleculares para diferenciação e análise filogenética dos membros do complexo MTB incluem análise de deleção genômica, espoligotipagem e análise do número variável de unidades micobacterianas repetitivas em *tandem* (*mycobacterium interspersed repetitive unit and variable number of tandem repeats,* MIRU-VNTR).

A análise de fragmentos de PCR obtidos por enzimas de restrição por meio da amplificação de determinados genes, subsequente digestão por enzimas de restrição e, então, eletroforese em gel, é uma técnica comumente usada de determinação do perfil de DNA para identificação de micobactérias não tuberculosas (Fig. 3-6), embora a popularidade dessa metodologia esteja diminuindo devido à crescente disponibilidade do sequenciamento genético com custo similar.

A amplificação e o sequenciamento dos genes 16S RNAr, *hsp*65 ou *rpoB* e/ou da região ITS dos genes 16S-23S do RNAr

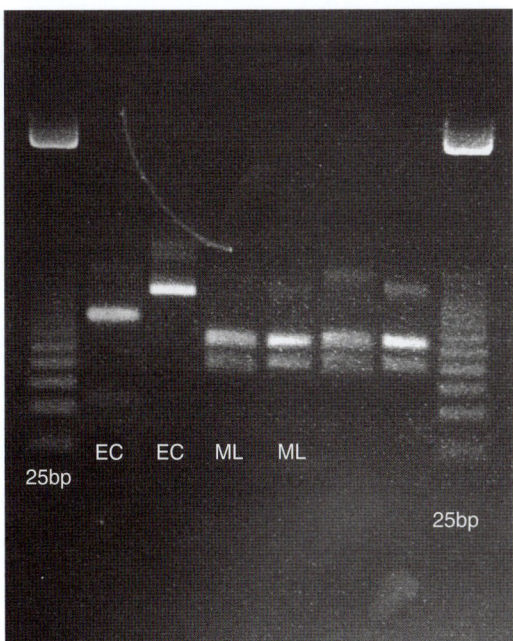

Figura 3-6: Análise de polimorfismo de comprimento de fragmentos obtidos por enzimas de restrição da região espaçadora transcrita interna 16S-23S do ácido nucleico ribossomal de um micro-organismo causador de lepra em um gato da Nova Zelândia. Os fragmentos de DNA do caso *(colunas 6 e 7, colunas sem marcação)* são comparados àqueles de casos conhecidos de *Mycobacterium lepraemurium (ML)* e da nova espécie da Austrália-Nova Zelândia *(EC)*. Há marcadores de peso molecular em cada lado do gel *(25 pares de bases)*, permitindo a determinação do tamanho das bandas encontradas.

ou, em alguns casos, a análise multigênica, são agora considerados formas muito precisas e práticas de identificação de diversas espécies de micobactérias, embora tais métodos não possam diferenciar os membros do complexo MTB. O sequenciamento parcial e do genoma completo das micobactérias de importância médica e veterinária vem se tornando cada vez mais comum, embora principalmente no ambiente científico. Espera-se que tais dados esclareçam a ecologia e, talvez, a transmissão de muitas dessas espécies enigmáticas, em especial aquelas com nicho ecológico não definido, como as micobactérias lepromatosas.

Exames Imunológicos

O teste intradérmico com derivado proteico purificado (PPD), ou teste de Mantoux, desenvolvido no início do século XX, ainda é bastante usado em todo o mundo, principalmente em seres humanos e bovinos, para detecção da presença de uma resposta de hipersensibilidade do tipo tardia a extratos de "tuberculina" de *M. tuberculosis* ou *M. bovis,* como indicação da exposição a qualquer membro do complexo MTB. Foi demonstrado que o teste intradérmico não tem sensibilidade, em gatos. Snider *et al.* observaram que nenhum dos 49 gatos domiciliados em fazendas com endemia de *M. bovis* reagiu ao teste intradérmico com tuberculina, apesar das alterações histopatológicas sugestivas de TB à necrópsia em 21 desses animais. Além disso, a infecção por *M. bovis* foi confirmada à cultura em 12 gatos.[35]

O teste *in vitro* de seres humanos e bovinos para detecção da exposição a *M. tuberculosis-M. bovis* e *M. bovis,* respectivamente, por meio do ensaio de liberação de interferon gama (IFN-γ;

p. ex., QuantiFERON-TB®, Cellestis, Valencia, Califórnia, Estados Unidos ou T-SPOT.*TB®,* Oxford Immunotech, Abingdon, Reino Unido) é utilizado há vários anos. Esses ensaios verificam se os linfócitos T de um indivíduo liberam IFN-γ em resposta a determinados antígenos (especificamente, ESAT-6 e CFP-10) encontrados em *M. tuberculosis* e *M. bovis,* mas não na vacina do bacilo de Calmette-Guérin (BCG) de *M. bovis,* em *M. microti* e outras micobactérias ambientais. Esses exames foram primariamente desenvolvidos para tentar evitar a reatividade cruzada observada com o teste de PPD em humanos vacinados com BCG. As análises de liberação de interferon-γ são realizadas com ensaio de imunoadsorção enzimática (ELISA) ou tecnologia de *immunospot* ligado à enzima (ELISPOT). Células mononucleares do sangue periférico são separadas das amostras de sangue total e misturadas a um antígeno micobacteriano apropriado. O IFN-γ liberado por linfócitos T estimulados é capturado por anticorpos anti-IFN-γ ligados às placas de ELISPOT. As áreas contendo IFN-γ são, então, identificadas por um segundo anticorpo, que foi conjugado a um fluorocromo. Um teste de ELISPOT para detecção de IFN-γ felino, com o uso de tuberculina bovina e ESTAT6/CFP10 para a identificação de gatos infectados com *M. bovis* ou *M. microti,* com capacidade de diferenciação desses dois patógenos, foi desenvolvido no Reino Unido[36] e hoje é comercializado por Biobest Laboratories. O teste apresenta sensibilidade de 90% e 83,3% para detecção das infecções felinas por *M. bovis* e *M. microti,* respectivamente, e especificidade de 100% para ambos os patógenos.[37] A resposta de IFN-γ de um gato submetido ao tratamento para suspeita de infecção por *M. bovis* mostrou uma diminuição significativa — quase aos níveis basais — à interrupção da terapia e aos 6 meses de acompanhamento em comparação aos valores pré-tratamento.[37]

A detecção de anticorpos séricos foi também avaliada no diagnóstico da TB felina clínica. Os resultados de imunoensaio com tiras impressas de multiantígenos, o teste TB STAT-PAK® e o *kit* Rapid DPP VetTB® foram avaliados em gatos com infecções por *M. bovis* e *M. microti* confirmadas por cultura e comparados a indivíduos-controles negativos e portadores de infecções micobacterianas não causadas pelo complexo MTB.[37] A sensibilidade geral foi de 90% para a detecção da infecção por *M. bovis* e superior a 40% para *M. microti,* com especificidade de 100%.

Um ponto importante a enfatizar é que, como ocorre em seres humanos, esses exames não diferenciam especificamente a infecção ativa da latente ou da exposição prévia ao patógeno; o padrão-ouro para o diagnóstico de TB ativa continua a ser a cultura de micro-organismos viáveis de amostras clínicas obtidas de gatos com sinais e achados citológicos e/ou histopatológicos consistentes com a infecção micobacteriana.

TRATAMENTO

Uma vez que muitas micobactérias não tuberculosas são ubíquas no ambiente, o clínico deve trabalhar com um microbiologista e, se necessário, um especialista em doenças infecciosas em animais de companhia para avaliar a importância clínica de quaisquer isolados incomuns detectados à cultura ou a técnicas moleculares antes de decidir pelo tratamento do animal, principalmente se o quadro clínico não for consistente com o diagnóstico. A natureza da apresentação da doença, as alterações citológicas ou histopatológicas, o sítio anatômico de onde a amostra foi coletada e a condição imunológica estabelecida ou presumida do paciente são considerados.

Não há estudos controlados prospectivos publicados acerca do tratamento de qualquer uma das micobacterioses felinas; a literatura existente é composta por relatos de caso e poucas análises retrospectivas e observacionais. As recomendações terapêuticas em gatos geralmente são baseadas na extrapolação de dados humanos ou na experiência do respectivo autor. As recomendações são resumidas na Tabela 3-1. Os fármacos e suas doses recomendadas geralmente escolhidas, para o tratamento das infecções micobacterianas, felinas são listadas na Tabela 3-2. Os efeitos colaterais dos fármacos, seus nomes comerciais nos Estados Unidos e as formulações e outras informações pertinentes são também apresentados na Tabela 3-2.

Terapia Empírica

Uma vez que a identificação do micro-organismo causador pode levar semanas a meses ou pode não estar disponível, o clínico precisa instituir o tratamento empírico em quase todos os casos de micobacteriose felina (Quadro 3-5). A escolha e o número dos primeiros fármacos usados em um determinado caso dependem de diversos fatores, incluindo:

- A grande probabilidade ou suspeita de um agente etiológico com base no quadro clínico e na localização geográfica
- A raça do gato
- As condições financeiras do tutor e/ou a capacidade de medicar o gato por um período prolongado (meses a anos) com múltiplos fármacos (até duas vezes ao dia)
- A existência de quaisquer comorbidades (p. ex., doença hepática que pode limitar a tolerância a determinados fármacos)

Como regra geral, a terapia empírica inicial — principalmente onde as micobactérias tuberculosas são endêmicas — deve incluir pelo menos dois e, de preferência, três, dos seguintes fármacos: rifampicina, claritromicina (ou azitromicina) e pradofloxacina (ou moxifloxacina). Em áreas onde a lepra felina é mais comum, a clofazimina também é uma escolha razoável como substituta de um dos fármacos no tratamento da micobacteriose nodular cutânea, dependendo da sua disponibilidade. Em áreas não endêmicas de TB, a micobacteriose sistêmica é provavelmente causada por um micro-organismo MAC e a claritromicina ou a azitromicina deve sempre ser incluída no primeiro esquema terapêutico. A paniculite cutânea geralmente é causada por espécies de micobactérias de crescimento rápido e, como primeiras escolhas terapêuticas, a doxiciclina (na Austrália) ou a claritromicina (nos Estados Unidos) e a pradofloxacina ou moxifloxacina — ou, com menor preferência, uma fluoroquinolona de segunda geração (Tabela 3-2) — são apropriadas para a terapia empírica. Após a identificação do micro-organismo, o tratamento pode ser modificado conforme as orientações que constam na Tabela 3-1, a resposta ao tratamento e/ou os resultados do antibiograma, caso existentes. Em todos os casos, o tratamento deve continuar por pelo menos 2 meses após a resolução dos sinais, que são avaliados ao exame clínico e/ou técnicas de diagnóstico por imagem. A colocação de um tubo de esofagostomia foi sugerida em alguns

casos para facilitar a administração da terapia com múltiplos fármacos pelos longos períodos necessários ao tratamento da maioria das infecções micobacterianas.[38] Em muitos casos, a quarentena do animal não é necessária, a não ser no diagnóstico de infecção micobacteriana tuberculosa. Como alguns antimicobacterianos induzem fotossensibilidade, recomenda-se que os tutores mantenham o gato em ambientes internos durante a terapia, principalmente nos meses de verão.

QUADRO 3-5 Exemplos de Fatores que Influenciam a Decisão Clínica em Relação à Terapia Empírica em Gatos com Micobacteriose

Apresentação Clínica
- As doenças micobacterianas disseminadas são, muito provavelmente, causadas por micro-organismos tuberculosos ou MAC
- A paniculite é muito provavelmente causada por micro-organismos saprofíticos de crescimento rápido

Localização Geográfica
- A infecção por micro-organismos tuberculosos é muito improvável em países não endêmicos
- A infecção por micro-organismos lepromatosos é bastante comum na Austrália e na Nova Zelândia
- Determinados fármacos podem não ser encontrados em alguns países (p. ex., em 2014, a pradofloxacina não era comercializada na Austrália e na Nova Zelândia)

Suscetibilidade Racial
- Gatos Abissínios e Somalis talvez sejam mais predispostos às infecções por MAC

Condições Financeiras do Tutor
- Os fármacos genéricos mais antigos apresentam a melhor relação custo-benefício, enquanto os novos medicamentos humanos, principalmente aqueles que precisam ser manipulados para uso veterinário, geralmente são muito mais caros

Exemplos de Casos
Caso 1: Um gato Abissínio jovem com micobacteriose sistêmica, domiciliado na Austrália, muito provavelmente apresenta infecção por MAC. Portanto, a terapia inicial deve incluir claritromicina (e pelo menos outro fármaco, mas este não deve ser uma fluoroquinolona de segunda geração).

Caso 2: Um gato com paniculite inguinal domiciliado nos Estados Unidos muito provavelmente apresenta infecção causada por um micro-organismo de crescimento rápido (*M. fortuitum* ou *M. chelonae)* e, embora as escolhas empíricas ideais de fármaco neste caso sejam a nova 8-ciano-fluoroquinolona, a pradofloxacina e a claritromicina duas vezes ao dia, se as condições financeiras do tutor forem limitadas e o gato for difícil de medicar, uma fluoroquinolona de segunda geração (p. ex., marbofloxacina ou orbifloxacina) associada à administração uma vez ao dia de azitromicina pode ser a melhor escolha inicial.

MAC, complexo *Mycobacterium avium.*

Tabela 3-2	Fármacos Geralmente Escolhidos para o Tratamento das Infecções Micobacterianas Felinas		
Fármaco	**Dose**	**Efeitos Colaterais/Comentários**	**Nome(s) Comercial(is) nos Estados Unidos/Comentários**
Clofazimina	Dose total de 25 mg por via oral (VO) a cada 24 h ou dose total de 50 mg a cada 48 h	Lesões córneas puntiformes. Descoloração da pele e dos fluidos corpóreos (cor rosa-amarronzada), fotossensibilização. Náusea, vômito e dor abdominal causada por depósitos cristalinos de fármaco em vísceras abdominais. Possível hepatotoxicidade. A administração com alimentos aumenta a absorção. Acesso restrito em algumas partes do mundo (apenas em farmácias de manipulação). Monitorar a concentração sérica das enzimas hepáticas. A dose deve ser reduzida ou interrompida em caso de aparecimento de sinais clínicos.	Lamprene®, Novartis (Humano); cápsulas de 50 mg e 100 mg. Não registrado para uso em gatos. Devido à disponibilidade limitada, pode ser restrito pela FDA ao tratamento apenas da doença humana.
Claritromicina	62,5 mg/gato VO a cada 12 h	Eritema e edema cutâneo, hepatotoxicidade, diarreia e/ou vômito, neutropenia, trombocitopenia. Pode ser administrada com alimentos. A dose deve ser reduzida em gatos com insuficiência renal ou insuficiência hepática grave. Monitorar a concentração sérica das enzimas hepáticas* durante o tratamento. A elevação da concentração sérica das enzimas ou o desenvolvimento de sinais GI pode exigir a redução da dose. A administração do fármaco deve ser interrompida em caso de desenvolvimento de citopenias ou reações alérgicas cutâneas. Interage com o metabolismo de fármacos pelo sistema do citocromo P450.	Biaxin®, Abbott (Humano); comprimidos de 250 mg e 500 mg; suspensão com 125 mg/5 mL e 250 mg/5 mL. Agitar a suspensão antes do uso. Desenvolve sabor amargo caso armazenada em geladeira.
Azitromicina	5-15 mg/kg VO a cada 24 h	Vômito, diarreia, dor abdominal e hepatotoxicidade. Monitorar a concentração sérica das enzimas hepáticas* durante o tratamento. A doença hepática preexistente ou a elevação da concentração sérica das enzimas ou o desenvolvimento de sinais GI durante o tratamento podem exigir a redução da dose. Não misturar a alimentos.	Diversas marcas genéricas; comprimidos de 250 mg, 500 mg e 600 mg; suspensão oral com 100 mg/5 mL e 200 mg/5 mL.
Rifampicina	10 mg/kg VO a cada 24 h	Não registrado para uso em gatos. Hepatotoxicidade e/ou inapetência com necessidade de redução da dose ou interrupção da administração do fármaco. Eritema e prurido cutâneo podem ocorrer, com necessidade de pré-tratamento com anti-histamínico e redução da dose. Se o animal apresentar sinais de anafilaxia, a administração do fármaco deve ser interrompida imediatamente e adrenalina e glicocorticoides devem ser administrados. A manipulação em doses de concentração adequada pode ser necessária. Monitorar a concentração sérica das enzimas hepáticas* durante o tratamento; a princípio, a cada 2 semanas e, então, uma vez ao mês.	Rifadin®, Sanofi-Aventis; cápsulas de administração oral de 150 mg e 300 mg. As doses podem ser divididas e colocadas em cápsulas de gelatina (usar luvas). Existem formulações genéricas.

(Continua)

Tabela 3-2	Fármacos Geralmente Escolhidos para o Tratamento das Infecções Micobacterianas Felinas *(Cont.)*

Fármaco	Dose	Efeitos Colaterais/Comentários	Nome(s) Comercial(is) nos Estados Unidos/Comentários
Doxiciclina	5-10 mg/kg VO a cada 12 h	As formulações de cloridrato e hiclato, em comprimidos ou cápsulas, podem causar irritação e, talvez, estenose esofágica. A administração deve ser feita com alimentos ou fluidos orais para assegurar que o comprimido/cápsula não irrite o esôfago. Alternativamente, os comprimidos podem ser triturados e misturados ao alimento.	Vibra-Tabs®, Vibramycin®, Pfizer (Humano); comprimidos de 50 mg e 100 mg; xarope de 50 mg/5 mL; suspensão oral de 25 mg ou 50 mg/5 mL.
Enrofloxacina Marbofloxacina Orbifloxacina Todas as fluoroquinolonas de segunda geração	5 mg/kg VO a cada 24 h 2,75-5,5 mg/kg VO a cada 24 h 7,5 mg/kg VO a cada 24 h	A enrofloxacina pode provocar toxicidade retiniana em gatos. A marbofloxacina ou a orbifloxacina são preferidas para uso em gatos. A maioria dos micro-organismos do complexo *M. avium* é resistente às fluoroquinolonas de segunda geração.	Enrofloxacina: Baytril®, Bayer (Veterinário); comprimidos de 22,7 mg, 68 mg e 136 mg; injeção parenteral (IM) de 22,7 mg/mL. Marbofloxacina: Marbocyl®, Vetoquinol® (Veterinário); comprimidos de 5 mg, 20 mg e 80 mg. Zeniquin®, Zoetis Animal Health (Veterinário); comprimidos de 25 mg, 50 mg, 100 mg e 200 mg. Orbifloxacina: Orbax®, Merck Animal Health (Veterinário); comprimidos de 5,7 mg, 22,7 mg e 68 mg, suspensão oral de 30 mg/mL.
Pradofloxacina Fluoroquinolona de terceira geração	7,5 mg/kg VO a cada 24 h	Administrar sem alimento a não ser que ocorram efeitos colaterais GI.	Veraflox®, Bayer (Veterinário); comprimidos de 15 mg, 60 mg e 120 mg; suspensão de 25 mg/mL. Apenas aprovado para uso em gatos por 7 dias; *off-label* para períodos maiores de tratamento, embora pareça ser seguro.
Moxifloxacina Fluoroquinolona de quarta geração	10 mg/kg VO a cada 24 h	Vômito e anorexia. Possível inflamação e ruptura tendínea (não relatadas em gatos). Não registrado para uso em gatos. A manipulação em doses de concentração adequada pode ser necessária. A dose pode ser dividida em administrações a cada 12 horas e/ou dada com alimentos em caso de observação de efeitos colaterais GI.	Avelox®, Bayer (Humano); comprimidos revestidos de 400 mg.
Gentamicina	2 mg/kg SC, IM, IV a cada 24 h	Pode ser nefrotóxica e ototóxica. Monitorar a função renal e assegurar a hidratação adequada.	Gentamicina: Gentocin®, Garasol®, Merck Animal Health (Veterinário); solução injetável de 50 mg/mL.
Amicacina	10 mg/kg SC, IM, IV a cada 24 h	Geralmente usada no período perioperatório, por menos de 7 a 10 dias antes e após a ressecção cirúrgica de lesões causadas por micobactérias de crescimento rápido.	Amicacina: Amiglyde-V®, Zoetis Animal Health (Veterinário); solução injetável de 50 mg/mL e 250 mg/mL

FDA, Food and Drug Administration dos Estados Unidos; *GI,* gastrointestinal; *IM,* intramuscular; *IV,* intravenosa; *SC,* subcutânea; *VO,* via oral.
*As enzimas hepáticas que devem ser monitoradas são a alanina aminotransferase (ALT) e a fosfatase alcalina (FA).

Antibiograma

O antibiograma deve ser realizado caso o isolado possa ser cultivado. Isto é muito importante em casos de infecção por micro-organismos que podem ter suscetibilidade variável a fármacos, como as espécies de *Mycobacterium fortuitum* de crescimento rápido ou nas infecções micobacterianas recorrentes, onde o animal já foi submetido ao tratamento antibiótico e pode haver desenvolvimento de resistência ao fármaco. Uma vez que o período de incubação de *M. genavense* e *M. ulcerans* é longo, o antibiograma não é realizado de maneira rotineira para essas espécies. O antibiograma não é realizado nas espécies de micobactérias lepromatosas, já que não podem ser cultivadas em laboratórios utilizando os métodos padrão.

As recomendações do Clinical and Laboratory Standards Institute (CLSI) para o antibiograma de micobactérias são de que a microdiluição em meio líquido seja realizada como padrão-ouro para o diagnóstico e sua realização, de preferência, deve ser em um laboratório de referência em micobactérias ou instituição de mesmo nível de especialização.[39] A maioria dos dados publicados de antibiogramas se aplica a membros do complexo TB, MAC e algumas espécies de micobactérias de crescimento lento e rápido isoladas de infecções humanas, embora existam algumas informações acerca de espécies isoladas de gatos, principalmente micobactérias de crescimento rápido.[40,41]

Muitos laboratórios de referência em micobactérias trabalham quase que exclusivamente com micro-organismos isolados de casos humanos, e, em muitos países, não há laboratórios com conhecimento especializado em micobacteriologia veterinária. Placas de meio líquido para testes padronizados de concentração inibitória mínima (CIM) (Quadro 3-6) ou sistemas automatizados, como o BACTEC MGIT 960®, nos antibiogramas são utilizados por muitos laboratórios de referência em micobactérias. Com esse último sistema, a ênfase geralmente é na detecção rápida de cepas *M. tuberculosis* que são resistentes à isoniazida e à rifampicina, além de fluoroquinolonas e aminoglicosídeos, conhecidos como TB resistente a múltiplos medicamentos e TB extensivamente resistente, respectivamente. Essas cepas são de grande importância em saúde pública, mas geralmente não têm relevância veterinária. Conforme as orientações do CLSI, muitos laboratórios de referência em micobactérias testam os micro-organismos MAC apenas quanto à suscetibilidade à claritromicina, já que a suscetibilidade *in vitro* a outros agentes antituberculosos nem sempre prevê a resposta clínica em pacientes humanos.[39] O teste com diluição manual em meio líquido pode ser realizado com fármacos que não são incluídos nas placas padronizadas, como clofazimina e outros medicamentos à base de trimetoprima e sulfonamida, mas a oportunidade de ter os isolados testados contra alguns fármacos usados em pacientes felinos, principalmente aqueles aprovados apenas para uso animal (p. ex., pradofloxacina) pode ser limitada. Preferencialmente, o espectro de fármacos que podem ser incorporados no antibiograma de um isolado deve ser discutido com o laboratório envolvido em cada caso.

Micobactérias Tuberculosas

Gatos infectados por *M. microti* foram tratados com sucesso com combinações de rifampicina, enrofloxacina ou marbofloxacina e claritromicina ou azitromicina. Recomenda-se que os gatos infectados com micro-organismos do complexo MTB recebam uma combinação de rifampicina, uma fluoroquinolona (pradofloxacina ou moxifloxacina ou um agente de segunda geração) e um macrolídeo (claritromicina ou azitromicina) pelos 2 primeiros meses, seguida pela terapia de consolidação com um macrolídeo e uma fluoroquinolona por pelo menos 4 meses.[42] Ocasionalmente, outros agentes, como etambutol e isoniazida, foram usados no tratamento da TB felina, embora a toxicidade desses fármacos tenda a limitar seu uso em gatos; esses medicamentos geralmente são apenas utilizados em caso de resistência a um dos fármacos mais comumente administrados.[43]

Complexo *Mycobacterium avium* e Outros Saprófitos de Crescimento Lento

A British Thoracic Society e a American Thoracic Society publicaram orientações que recomendam o tratamento de seres humanos com infecções micobacterianas de crescimento lento com esquemas de múltiplos fármacos à base de claritromicina.[44,45] Não há orientações publicadas acerca da duração do tratamento das infecções felinas causadas por saprófitos de crescimento lento. No entanto, os esquemas com múltiplos agentes de durações similares àqueles usados contra micobactérias tuberculosas, de pelo menos 2 meses após a resolução dos sinais da doença — provavelmente por pelo menos 6 a 7 meses no caso de infecção sistêmica — seriam apropriados.

Tratamento das Infecções por *Mycobacterium avium*

Embora existam alguns relatos de resistência à claritromicina em cepas selvagens de *M. avium* e *M. intracellulare*, a grande maioria dos isolados é altamente suscetível a este fármaco, com CIMs de 4 a 8 mg/L.[46]

As infecções felinas sistêmicas por *M. avium* foram tratadas com sucesso com claritromicina e clofazimina[47] ou, em um

---

QUADRO 3-6 Exemplos de Microplacas Padronizadas para a Determinação da Concentração Inibitória Mínima de Antibiótico

Alguns exemplos de microplacas padronizadas para determinar a concentração inibitória mínima usadas em alguns laboratórios para realização do antibiograma de micobactérias são:

- Sensititre MYCOTB® (Thermo Scientific) testa os isolados contra etambutol, isoniazida, rifampicina, amicacina, cicloserina, etionamida, canamicina, moxifloxacina, ofloxacina, ácido *p*-aminosalicílico, rifabutina e estreptomicina.
- Sensititre SLOMYCO® (Thermo Scientific) testa os isolados contra claritromicina, rifampicina, etambutol, isoniazida, moxifloxacina, ciprofloxacina, rifabutina, trimetoprim-sulfametoxazol (SXT), amicacina, linezolida, estreptomicina, doxiciclina e etionamida.
- Sensititre RAPMYCO® (Thermo Scientific) testa os isolados contra SXT, ciprofloxacina, moxifloxacina, cefoxitina, amicacina, doxiciclina, tigeciclina, claritromicina, linezolida, imipenem, cefepima, amoxicilina/ácido clavulânico, ceftriaxona, minociclina e tobramicina.

caso, com uma combinação variável de claritromicina mais etambutol, rifampicina e enrofloxacina.[48] A combinação de claritromicina e rifampicina pode ser eficaz; no entanto, o sucesso da terapia é menos claro, com relatos de recidivas.[47] O autor também sabe de um gato Abissínio com infecção sistêmica por *M. avium* que respondeu imediata e completamente a um esquema de tratamento com claritromicina, rifampicina e moxifloxacina. Os micro-organismos MAC tendem a ser resistentes às fluoroquinolonas de segunda geração, como a ciprofloxacina. No entanto, a suscetibilidade é maior com fármacos de quarta geração, como a moxifloxacina[46] e, provavelmente, com o fármaco veterinário de terceira geração, a pradofloxacina, embora esse último não tenha sido validado em antibiogramas com essas bactérias. O uso de doxiciclina nas infecções felinas por MAC também foi descrito, mas é difícil interpretar a contribuição desse medicamento no tratamento aparentemente eficaz de gatos com infecção local e disseminada por MAC, já que, de modo geral, esses animais também foram tratados com fármacos considerados efetivos contra essas espécies (claritromicina e/ou clofazimina). Embora a doxiciclina seja eficaz contra algumas espécies de micobactérias de crescimento rápido, a suscetibilidade *in vivo* de *M. avium* a esse medicamento geralmente é baixa.[49,50] Se possível, a excisão cirúrgica do tecido granulomatoso pode ser benéfica quando associada à terapia medicamentosa, principalmente se a infecção for restrita a um sítio cutâneo. Subjetivamente, a deiscência da ferida nestes casos parece ser menos provável do que com as infecções causadas por micobactérias de crescimento rápido, em especial se margens cirúrgicas de 0,5 a 1,0 cm puderem ser obtidas; no entanto, os tutores ainda devem ser avisados sobre esta possibilidade. As lesões cutâneas tratadas apenas com a excisão cirúrgica tendem a recidivar localmente e, em muitos casos, a infecção pode já ter se disseminado aos linfonodos locais ou outras estruturas; assim, a terapia medicamentosa adjunta é sempre aconselhada por pelo menos 2 meses após a ressecção cirúrgica.

Tratamento de Outros Saprófitos de Crescimento Lento

Os tratamentos das infecções por outros agentes que provocam doença esporádica em gatos (p. ex., complexo *M. terrae*) não foram estudados com profundidade, mesmo nos casos de doença humana. Por meio dos resultados do antibiograma de isolados que causam tenosinovite e doença pulmonar em humanos sugeriu-se que a maioria desses micro-organismos seja suscetível à claritromicina ou azitromicina, mas apresentam sensibilidade variável à amicacina, rifampicina, clofazimina e ciprofloxacina.[51] Um gato jovem e, à exceção da micobacteriose, saudável, com infecção localizada no membro posterior por complexo *M. terrae* foi tratado com sucesso com um esquema empírico composto por enrofloxacina, rifampicina e claritromicina.[52]

Os isolados de *M. ulcerans* não são submetidos ao antibiograma de forma rotineira devido ao seu crescimento extremamente lento, mas, por sorte, os resultados são relativamente previsíveis. A combinação de debridamento cirúrgico e rifampicina mais uma fluoroquinolona ou claritromicina é o tratamento recomendado para seres humanos. Cães com doença cutânea ulcerativa responderam bem ao tratamento com rifampicina mais uma fluoroquinolona por 8 a 10 semanas (com ou sem intervenção cirúrgica mínima)[53] e um gato com um nódulo pré-ulcerativo na ponte nasal foi tratado com sucesso com ressecção cirúrgica e claritromicina.[34] A piora paradoxal das lesões clínicas pode ser observada durante o tratamento eficaz da infecção por *M. ulcerans* em seres humanos, talvez devido à resolução de efeitos imunossupressores locais da toxina micolactona, secretada pelo micro-organismo; esta piora é tratada com doses anti-inflamatórias de glicocorticoides sistêmicos. Este fenômeno ainda não foi documentado em animais.

Os protocolos à base de claritromicina parecem produzir os resultados mais favoráveis nas infecções humanas por *M. simiae*; o micro-organismo pode ser suscetível à moxifloxacina, mesmo em caso de demonstração *in vitro* de resistência a fluoroquinolonas de segunda geração. A infecção disseminada por *M. simiae* foi tratada com sucesso em um gato de 8 anos de idade e sem outros problemas de saúde com a administração empírica de enrofloxacina, rifampicina e claritromicina.[54]

A infecção disseminada por *M. xenopi,* com acometimento de rins, pâncreas, linfonodos abdominais e medula óssea, foi diagnosticada em um gato jovem com linfocitopenia de linfócitos CD4+ idiopática.[55] O tratamento com rifampicina e ciprofloxacina foi mantido até a morte do gato, por um melanoma maligno, 7 anos mais tarde. Foi observada, durante a necrópsia, a persistência da micobacteriose disseminada resistente à rifampicina e à ciprofloxacina, apesar da demonstração de sensibilidade a esses dois fármacos no antibiograma realizado no período inicial de tratamento.

Saprófitos de Crescimento Rápido

O tratamento medicamentoso e cirúrgico da paniculite micobacteriana em gatos é bem descrito.[56,57] Embora o tratamento de alguns casos (principalmente aqueles causados por cepas de *M. fortuitum* encontradas nos Estados Unidos) possa ser difícil, muitos gatos podem ser tratados com sucesso pelo uso de agentes antimicrobianos lipofílicos determinados pelo antibiograma e, se apropriadas, pela ressecção cirúrgica radical e técnicas reconstrutivas.

Os membros do complexo *M. smegmatis* geralmente são suscetíveis à doxiciclina e às fluoroquinolonas, mas são frequentemente resistentes à claritromicina. O *M. fortuitum* tende a apresentar maiores níveis de resistência aos antimicrobianos em geral, embora tenda a ser suscetível às fluoroquinolonas e à claritromicina, enquanto *M. chelonae* tende a ser resistente a todos os fármacos comumente usados, à exceção da claritromicina e da linezolida. As CIMs de ciprofloxacina, enrofloxacina, moxifloxacina e pradofloxacina obtidas com o método de microdiluição em meio líquido de isolados felinos de *M. fortuitum, Mycobacterium goodii* e *M. smegmatis sensu stricto* foram relatadas.[40,58]

Nas áreas geográficas de predominância de infecções pelos complexos *M. smegmatis* e *M. fortuitum* (p. ex., Austrália), o tratamento deve começar empiricamente com doxiciclina e pradofloxacina ou moxifloxacina. No entanto, nos Estados Unidos, onde números significativos de infecções por *M. chelonae* são registrados, os fármacos de escolha são a claritromicina com a pradofloxacina. A terapia com múltiplos fármacos reduz a indução de clones resistentes e, de preferência, o tratamento deve ser ajustado conforme os resultados do antibiograma. Casos refratários podem ser tratados com clofazimina, cefoxitina, linezolida ou amicacina, conforme os resultados do antibiograma.

Uma vez que a penetração do fármaco no tecido subcutâneo granulomatoso pode ser complicada, os fármacos devem ser administrados no limite superior das doses. Os casos devem ser monitorados por meio de exame clínico com intervalos de poucas semanas para detecção de evidências de respostas clínicas. Em alguns casos, a cura pode ser conseguida apenas com a terapia medicamentosa. No entanto, parece que algumas infecções acabam por se tornar refratárias ao tratamento (*i.e.*, a redução do tamanho das lesões não é mais aparente), com necessidade de ressecção cirúrgica ampla *em bloco* dos focos residuais de infecção, associada à administração perioperatória de um aminoglicosídeo por alguns dias, se indicada pelos resultados do antibiograma e, então, continuação dos antibióticos apropriados por vários meses. Diversas técnicas de reconstrução de *déficit* cutâneos extensos em gatos, como os retalhos cutâneos de avanço, foram publicadas. Se a área a ser ressectada for muito grande ou estiver em uma localização anatômica desfavorável, a consulta com um cirurgião com experiência em tecidos moles é bastante encorajada. Há relatos de bons resultados com o fechamento assistido por vácuo das feridas cirúrgicas resultantes.

A duração total do tratamento da paniculite micobacteriana causada por micobactérias de crescimento rápido geralmente é de 3 a 12 meses. O tratamento deve, de preferência, ser continuado por 2 meses após a resolução clínica dos sinais, o que deve ser averiguado por meio da palpação meticulosa da área anteriormente afetada e não apenas pela inspeção visual.

Em relação à pneumonia causada por micobactérias de crescimento rápido, o tratamento empírico com pradofloxacina ou moxifloxacina e claritromicina deve ser iniciado imediatamente e, então, se necessário, ajustado com base nos resultados do antibiograma. O tratamento deve sempre ser composto por dois a três fármacos adequados e mantidos por 2 meses após a resolução dos sinais clínicos e/ou radiográficos. Lesões pulmonares discretas, que não respondam completamente à terapia medicamentosa apropriada, podem precisar ser submetidas à ressecção cirúrgica, com manutenção da antibioticoterapia por pelo menos 2 meses.

Micobactérias Lepromatosas

Apesar dos raros casos de resolução espontânea da lepra felina,[59] a cura da grande maioria dos pacientes depende do tratamento. Ainda não há orientações terapêuticas definitivas para cada um dos agentes etiológicos, já que a suscetibilidade desses micro-organismos a antibióticos é em grande parte desconhecida devido à escassez de dados de quaisquer estudos em grande escala. Em ensaios de viabilidade, o crescimento de *M. lepraemurium* em culturas de células sugere que o micro-organismo é altamente suscetível à rifampicina e à clofazimina.[60] Embora esse micro-organismo pareça ser relativamente suscetível à dapsona, um fármaco usado no tratamento da lepra em seres humanos, seus possíveis efeitos colaterais (p. ex., hepatotoxicidade, neurotoxicidade e discrasias sanguíneas) limitam seu uso em gatos.

A combinação de dois ou três dos seguintes fármacos — rifampicina, clofazimina, claritromicina ou pradofloxacina ou moxifloxacina — de preferência com ressecção cirúrgica das lesões, parece ser o esquema terapêutico mais eficaz[6,61] (C. O'Brien, observações pessoais). Subjetivamente, alguns casos de lepra felina causados pelo novo micro-organismo da

Austrália-Nova Zelândia parecem responder bem a uma fluoroquinolona de segunda geração, permitindo a substituição de uma droga por pradofloxacina ou moxifloxacina.

Como em outras infecções micobacterianas, recomenda-se que a terapia medicamentosa seja mantida por 2 meses após a resolução dos sinais clínicos e, em muitos casos, 4 a 6 meses ou mais de tratamento são necessários. Mesmo após a remoção cirúrgica de todas as lesões cutâneas visíveis, recomenda-se a manutenção da terapia medicamentosa por 2 meses, uma vez que a recidiva no mesmo local ou em sítios anatômicos distantes é relativamente comum.

PREVENÇÃO DA INFECÇÃO

Uma vez que se assume que a maioria dos casos de micobacteriose felina é adquirida por inoculação ou ingestão de micro-organismos do ambiente ou presas infectadas, a intervenção mais prudente a ser instituída pelos tutores para redução da chance de infecção é a manutenção dos gatos em ambientes internos. Recomenda-se também evitar o oferecimento de leite não pasteurizado ou vísceras bovinas (nas áreas com endemicidade de *M. bovis*).

PROGNÓSTICO

O prognóstico depende de diversos fatores, incluindo o agente etiológico e a extensão da infecção; o prognóstico da doença sistêmica é reservado. O comprometimento do tutor na instituição de um tratamento com múltiplos fármacos, que pode ser caro e demorado, com muitos meses de duração, também influencia o resultado; muitos insucessos terapêuticos são decorrentes da não adesão ao tratamento. De modo geral, as infecções localizadas causadas por todas as espécies têm prognóstico relativamente favorável se tratadas com uma combinação apropriada de fármacos e cirurgia, se necessária.

RISCOS À SAÚDE PÚBLICA

Embora *M. bovis* continue a ser uma importante causa de TB em seres humanos em países em desenvolvimento, esse micro-organismo provoca uma proporção muito pequena da doença em seres humanos de países industrializados. É interessante notar que, embora a incidência de TB bovina, no Reino Unido, esteja aumentando desde o início da década de 1990, nenhum aumento coincidente na incidência da infecção localmente adquirida por *M. bovis* em seres humanos foi observado. O risco de transmissão de *M. bovis* de gatos a humanos parece ser baixo;[62] no entanto, um recente relato do Reino Unido detalha a infecção em quatro pessoas (duas com acometimento clínico e duas com infecção assintomática) associada a um gato de estimação infectado.[63] Há um caso na literatura de infecção humana por *M. bovis* supostamente adquirida por uma mordedura de gato.[64] Um funcionário do laboratório apresentou soroconversão após a exposição a uma colônia de gatos de pesquisa acidentalmente infectada.[12] Os seres humanos parecem ser relativamente resistentes à infecção por *M. microti* — na verdade, nas décadas de 1940 e 1950, foi considerado um agente alternativo ao *M. bovis* utilizado na BCG como vacina anti-TB — embora as infecções sejam documentadas em indivíduos imunodeficientes e imunocompetentes. Atualmente, não há casos confirmados de transmissão de gato a humano da infecção por *M. microti*.

As infecções micobacterianas por saprófitos de crescimento lento, principalmente as causadas por micro-organismos MAC, podem provocar morbidade e mortalidade considerável em seres humanos com defeitos imunológicos congênitos ou adquiridos. Seres humanos saudáveis podem adquirir essas infecções, embora estas tendam a ser localizadas. É provável que quase todas essas infecções sejam derivadas de fontes ambientais; no entanto, o potencial de transmissão zoonótica de animais de estimação infectados não pode ser completamente desconsiderado. Assim, não há casos confirmados de transmissão de micobactérias de crescimento lento de gatos a humanos, à exceção de um relato de uma pessoa que contraiu *Mycobacterium marinum* secundária a uma arranhadura de gato.[65] Esse caso provavelmente representou a inoculação mecânica de um contaminante adquirido no ambiente, e não uma verdadeira transmissão zoonótica.

Como observado com os saprófitos de crescimento lento, a transmissão zoonótica de micobactérias de crescimento rápido de animais infectados a seres humanos é improvável, mas há um relato de infecção por *M. fortuitum* secundária à mordedura de um gato no antebraço de uma mulher saudável de meia-idade.[66]

O risco de aquisição de *M. lepraemurium* de gatos por seres humanos parece ser pequeno ou nulo. A ecologia e a transmissão de outros agentes etiológicos da síndrome de lepra felina ainda são mal caracterizadas e, apesar da dificuldade de determinação de seu potencial de transmissão zoonótica, o risco parece ser baixo.

O potencial zoonótico de qualquer infecção micobacteriana deve ser cuidadosamente considerado antes da tentativa de tratamento dos animais infectados. Na verdade, alguns autores são contra o tratamento de casos confirmados de infecção por *M. bovis* e *M. tuberculosis*.[67] As orientações publicadas por grupos de especialistas em medicina felina, como o European Advisory Board on Cat Diseases, recomendam que todos os contactantes de gatos infectados, independentemente da condição imunológica, mas principalmente em caso de imunocomprometimento de qualquer membro da casa, sejam avisados do risco

baixo, mas existente, de transmissão zoonótica das doenças micobacterianas felinas, em especial aquelas provocadas por *M. bovis*, *M. microti* e por agentes do complexo MAC[42] (talvez, em particular, mas não de forma exclusiva, *M. avium* subsp. *hominissuis*). Recomenda-se o uso de luvas durante o tratamento desses animais. Os veterinários de áreas endêmicas em *M. bovis* ou com altas taxas de TB humana (*M. tuberculosis*, que pode ser transmitida a animais de estimação) devem reconhecer qualquer possível risco zoonótico e usar EPI, como luvas, máscaras e roupas protetoras, principalmente ao manipular gatos com lesões cutâneas, coletar amostras de biópsias ou realizar necrópsias. Uma vez que muitos seres humanos adquirem TB por inalação, o maior risco de transmissão zoonótica provavelmente ocorre durante os procedimentos que podem gerar aerossóis infecciosos, principalmente a broncoscopia e a cirurgia ou necrópsia de pacientes com altos números de BAAR. Se a broncoscopia ou cirurgia for considerada benéfica ao tratamento de gatos com *M. bovis*, o procedimento deve ser, de preferência, adiado até após a instituição da terapia medicamentosa (aproximadamente 1 a 2 semanas) (embora a broncoscopia possa ser realizada de forma diagnóstica, para coleta de amostras antes da confirmação do diagnóstico). As recomendações de saúde ocupacional e segurança para o tratamento de pacientes humanos com TB, e possivelmente contagiosos, submetidos à broncoscopia, cirurgia ou necrópsia incluem o uso de centros cirúrgicos ou salas de necrópsia mantidos com pressão atmosférica negativa em relação às áreas adjacentes, com exaustão por filtros de ar particulado de alta eficiência (HEPA) diretamente para fora ou, de forma menos ideal, a utilização de uma unidade portátil HEPA na sala de procedimento. Além disso, a proteção respiratória, de preferência com uma máscara respiratória N95 de ajuste individual, é recomendada a todos os profissionais que possam ser expostos a aerossóis infecciosos. Essas medidas foram estabelecidas para proteção dos profissionais ao risco muito maior de transmissão da doença por pacientes humanos infectados por *M. tuberculosis*. Além disso, é provável que, comparativamente, o risco de transmissão de *M. bovis* por gatos infectados seja bastante baixo; no entanto, as medidas anteriormente mencionadas poderiam ser empregadas na redução maior do risco. Também seria prudente assegurar que o corpo de qualquer gato morto com infecção micobacteriana seja cremado, em vez de enterrado, para redução do risco de contaminação ambiental.

Referências

1. De Lisle G, Collins D, Loveday A, et al: A report of tuberculosis in cats in New Zealand, and the examination of strains of *Mycobacterium bovis* by DNA restriction endonuclease analysis. *N Z Vet J* 38(1):10-13, 1990.
2. Gunn-Moore DA, McFarland SE, Brewer JI, et al: Mycobacterial disease in cats in Great Britain: I. Culture results, geographical distribution and clinical presentation of 339 cases. *J Feline Med Surg* 13:934-944, 2011.
3. Gunn-Moore DA, McFarland SE, Schock A, et al: Mycobacterial disease in a population of 339 cats in Great Britain: II. Histopathology of

225 cases, and treatment and outcome of 184 cases. *J Feline Med Surg* 13:945-952, 2011.
4. Thompson EJ, Little PB, Cordes DO: Observations of cat leprosy. *N Z Vet J* 27:233-235, 1979.
5. Malik R, Wigney DI, Dawson D, et al: Infection of the subcutis and skin of cats with rapidly growing mycobacteria: a review of microbiological and clinical findings. *J Feline Med Surg* 2:35-48, 2000.
6. Malik R, Hughes MS, James G, et al: Feline leprosy: two different clinical syndromes. *J Feline Med Surg* 4:43-59, 2002.

7. Haligur M, Vural SA, Sahal M, et al: Generalised tuberculosis in a cat. *Bull Vet Inst Pulawy* 51:531-534, 2007.
8. Comas I, Coscolla M, Luo T, et al: Out-of-Africa migration and Neolithic coexpansion of *Mycobacterium tuberculosis* with modern humans. *Nat Genet* 45:1176-1182, 2013.
9. Mostowy S, Cousins D, Brinkman J, et al: Genomic deletions suggest a phylogeny for the *Mycobacterium tuberculosis* complex. *J Infect Dis* 186:74-80, 2002.
10. Rufenacht S, Bogli-Stuber K, Bodmer T, et al: *Mycobacterium microti* infection in the cat: a

case report, literature review and recent clinical experience. *J Feline Med Surg* 13:195-204, 2011.

11. Cavanagh R, Begon M, Bennett M, et al: *Mycobacterium microti* infection (vole tuberculosis) in wild rodent populations. *J Clin Microbiol* 40:3281-3285, 2002.

12. Isaac J, Whitehead J, Adams JW, et al: An outbreak of Mycobacterium bovis infection in cats in an animal house. *Aust Vet J* 60:243-245, 1983.

13. Zumarraga MJ, Martinez Vivot M, Marticorena D, et al: *Mycobacterium bovis* in Argentina: isolates from cats typified by spoligotyping. *Rev Argent Microbiol* 41:215-217, 2009.

14. Ragg JR, Mackintosh CG, Moller H: The scavenging behaviour of ferrets (*Mustela furo*), feral cats (*Felis domesticus*), possums (*Trichosurus vulpecula*), hedgehogs (*Erinaceus europaeus*) and harrier hawks (*Circus approximans*) on pastoral farmland in New Zealand: implications for bovine tuberculosis transmission. *NZ Vet J* 48:166-175, 2000.

15. Monies RJ, Cranwell MP, Palmer N, et al: Bovine tuberculosis in domestic cats. *Vet Rec* 146:407-408, 2000.

16. Delahay RJ, Smith GC, Barlow AM, et al: Bovine tuberculosis infection in wild mammals in the South-West region of England: a survey of prevalence and a semi-quantitative assessment of the relative risks to cattle. *Vet J* 173:287-301, 2007.

17. Kaneene JB, Bruning-Fann CS, Dunn J, et al: Epidemiologic investigation of *Mycobacterium bovis* in a population of cats. *Am J Vet Res* 63:1507-1511, 2002.

18. Murray A, Dineen A, Kelly P, et al: Nosocomial spread of *Mycobacterium bovis* in domestic cats. *J Feline Med Surg* 17:173-180, 2015.

19. Smith NH, Crawshaw T, Parry J, et al: *Mycobacterium microti*: more diverse than previously thought. *J Clin Microbiol* 47:2551-2559, 2009.

20. Emmanuel FX, Seagar AL, Doig C, et al: Human and animal infections with *Mycobacterium microti*, Scotland. *Emerg Infect Dis* 13:1924-1927, 2007.

21. Lalor SM, Mellanby RJ, Friend EJ, et al: Domesticated cats with active mycobacteria infections have low serum vitamin D (25(OH) D) concentrations. *Transbound Emerg Dis* 59:279-281, 2012.

22. Hughes MS, Ball NW, Beck LA, et al: Determination of the etiology of presumptive feline leprosy by 16S rRNA gene analysis. *J Clin Microbiol* 35:2464-2471, 1997.

23. Fyfe JA, McCowan C, O'Brien CR, et al: Molecular characterization of a novel fastidious mycobacterium causing lepromatous lesions of the skin, subcutis, cornea, and conjunctiva of cats living in Victoria, Australia. *J Clin Microbiol* 46:618-626, 2008.

24. Appleyard GD, Clark EG: Histologic and genotypic characterization of a novel *Mycobacterium* species found in three cats. *J Clin Microbiol* 40:2425-2430, 2002.

25. Malik R, Norris J, White J, et al: Wound cat. *J Feline Med Surg* 8:135-140, 2006.

26. Horne KS, Kunkle GA: Clinical outcome of cutaneous rapidly growing mycobacterial

infections in cats in the Southeastern United States: a review of 10 cases (1996-2006). *J Feline Med Surg* 11:627-632, 2009.

27. Jassies-van der Lee A, Houwers DJ, Meertens N, et al: Localised pyogranulomatous dermatitis due to Mycobacterium abscessus in a cat: a case report. *Vet J* 179:304-306, 2009.

28. Davies JL, Sibley JA, Myers S, et al: Histological and genotypical characterization of feline cutaneous mycobacteriosis: a retrospective study of formalin-fixed paraffin-embedded tissues. *Vet Dermatol* 17:155-162, 2006.

29. Paulsen DB, Kern MR, Weigand CM: Mycobacterial neuritis in a cat. *J Am Vet Med Assoc* 216:1589-1591, 2000.

30. Brown-Elliott BA, Wallace RJ: Enhancement of conventional phenotypic methods with molecular-based methods for the more definitive identification of nontuberculous mycobacteria. *Clin Microbiol Newslett* 34:109-115, 2012.

31. Saleeb PG, Drake SK, Murray PR, et al: Identification of mycobacteria in solid-culture media by matrix-assisted laser desorption ionization-time of flight mass spectrometry. *J Clin Microbiol* 49:1790-1794, 2011.

32. Reppas G, Fyfe J, Foster S, et al: Detection and identification of mycobacteria in fixed stained smears and formalin-fixed paraffin-embedded tissues using PCR. *J Small Anim Pract* 54:638-646, 2013.

33. Kriz P, Novakova B, Nagl I, et al: *Mycobacterium avium* subsp. *hominissuis*: generalized infection of cats. *Veterinarstvi* 62:680-684, 2012.

34. Elsner L, Wayne J, O'Brien CR, et al: Localised *Mycobacterium ulcerans* infection in a cat in Australia. *J Feline Med Surg* 10:407-412, 2008.

35. Snider WR, Cohen D, Reif JS, et al: Tuberculosis in canine and feline populations. Study of high-risk populations in Pennsylvania, 1966-1968. *Am Rev Respir Dis* 104:866-876, 1971.

36. Rhodes SG, Gruffydd-Jones T, Gunn-Moore D, et al: Adaptation of IFN-gamma ELISA and ELISPOT tests for feline tuberculosis. *Vet Immunol Immunopathol* 124:379-384, 2008.

37. Rhodes SG, Gunn-Mooore D, Boschiroli ML, et al: Comparative study of IFN-gamma and antibody tests for feline tuberculosis. *Vet Immunol Immunopathol* 144:129-134, 2011.

38. Sykes JE, Gunn-Mooore DA: Mycobacterial infections. In Sykes JE, editor: *Canine and feline infectious diseases*, St Louis, 2013, Elsevier.

39. CLSI: *Susceptibility testing of mycobacteria, nocardiae, and other aerobic actinomycetes: approved standard.* Wayne, 2011, Clinical and Laboratory Standards Institute.

40. Govendir M, Hansen T, Kimble B, et al: Susceptibility of rapidly growing mycobacteria isolated from cats and dogs, to ciprofloxacin, enrofloxacin and moxifloxacin. *Vet Microbiol* 147(1/2):113-118, 2011.

41. Govendir M, Hansen T, Kimble B, et al: Clinical efficacy of moxfloxacin for treating rapidly growing mycobacteria (RGM) infections in cats. *J Vet Pharmacol Ther* 32(S1):71, 2009.

42. Lloret A, Hartmann K, Pennisi MG, et al: Mycobacterioses in cats: ABCD guidelines on prevention and management. *J Feline Med Surg* 15:591-597, 2013.

43. Gunn-Moore D, Dean R, Shaw S: Mycobacterial infections in cats and dogs. *In Pract* 32:444-452, 2010.

44. Griffith DE, Aksamit T, Brown-Elliott BA, et al: American Thoracic Society Documents. *Am J Respir Crit Care Med* 175:367-416, 2007.

45. Campbell I, Drobniewski F, Novelli V, et al: Management of opportunist mycobacterial infections: Joint Tuberculosis Committee guidelines 1999. *Thorax* 55:210-218, 2000.

46. Hombach M, Somoskovi A, Homke R, et al: Drug susceptibility distributions in slowly growing non-tuberculous mycobacteria using MGIT 960 TB eXiST. *Int J Med Microbiol* 303:270-276, 2013.

47. Baral RM, Metcalfe SS, Krockenberger MB, et al: Disseminated *Mycobacterium avium* infection in young cats: overrepresentation of Abyssinian cats. *J Feline Med Surg* 8:23-44, 2006.

48. de Groot PHS, van Ingen J, de Zwaan R, et al: Disseminated *Mycobacterium avium* subsp *avium* infection in a cat, the Netherlands. *Vet Microbiol* 144:527-529, 2010.

49. Collins L, Franzblau SG: Microplate alamar blue assay versus BACTEC 460 system for high-throughput screening of compounds against *Mycobacterium tuberculosis* and *Mycobacterium avium*. *Antimicrob Agents Chemother* 41:1004-1009, 1997.

50. Maugein J, Fourche J, Mormede M, et al: *In vitro* sensitivity of *Mycobacterium avium* and *Mycobacterium xenopi* to erythromycin, roxithromycin and doxycycline. *Pathol Biol* 37:565, 1989.

51. Smith DS, Lindholm-Levy P, Huitt GA, et al: *Mycobacterium terrae*: case reports, literature review, and *in vitro* antibiotic susceptibility testing. *Clin Infect Dis* 30:444-453, 2000.

52. Henderson SM, Baker J, Williams R, et al: Opportunistic mycobacterial granuloma in a cat associated with a member of the *Mycobacterium terrae* complex. *J Feline Med Surg* 5:37-41, 2003.

53. O'Brien CR, McMillan E, Harris O, et al: Localised Mycobacterium ulcerans infection in four dogs. *Aust Vet J* 89:506-510, 2011.

54. Dietrich U, Arnold P, Guscetti F, et al: Ocular manifestation of disseminated *Mycobacterium simiae* infection in a cat. *J Small Anim Pract* 44:121-123, 2003.

55. Meeks C, Levy J, Crawford P, et al: Chronic disseminated *Mycobacterium xenopi* infection in a cat with idiopathic CD4+ T lymphocytopenia. *J Vet Int Med* 22:1043-1047, 2008.

56. Malik R, Hunt GB, Goldsmid SE, et al: Diagnosis and treatment of pyogranulomatous panniculitis due to *Mycobacterium smegmatis* in cats. *J Small Anim Pract* 35:524-530, 1994.

57. O'Brien CR, Fyfe J, Malik R: Infections caused by rapidly growing mycobacteria. In Greene CE, editor: *Infectious diseases of the dog and cat*, ed 4, St Louis, 2012, Elsevier, pp 515-521.

58. Govendir M, Norris JM, Hansen T, et al: Susceptibility of rapidly growing mycobacteria and *Nocardia* isolates from cats and dogs to pradofloxacin. *Vet Microbiol* 153:240-245, 2011.

59. Roccabianca P, Caniatti M, Scanziani E, et al: Feline leprosy: spontaneous remission in a cat. *J Am Anim Hosp Assoc* 32:189-193, 1996.

60. Mendoza-Aguilar M, Almaguer-Villagrán L, Jiménez-Arellanes A, et al: The use of the microplate alamar blue assay (MABA) to assess the susceptibility of *Mycobacterium lepraemurium* to anti-leprosy and other drugs. *J Infect Chemother* 18:652-661, 2012.

61. Malik R, Smits B, Reppas G, et al: Ulcerated and nonulcerated nontuberculous cutaneous mycobacterial granulomas in cats and dogs. Vet Dermatol 24146-153, e32-e33, 2013.

62. Human Animal Infections and Risk Surveillance;1; (HAIRS): qualitative assessment of the risk that cats infected with *Mycobacterium bovis* present to human health, www.hpa.org.uk/webc/HPAwebFile/HPAweb_C/1317140243205. Accessed April 28, 2014.

63. PubMed Health Web site. http://www.ncbi.nlm.nih.gov/pubmedhealth/behindtheheadlines/news/2014-03-28-first-cat-to-human-tb-infections-reported/. Accessed March 28, 2015.

64. Lewis-Jonsson J: The transmission of tuberculosis from cats to human beings. *Acta Tuberc Pneum Sc* 20:102-105, 1946.

65. Phan TA, Relic J: Sporotrichoid *Mycobacterium marinum* infection of the face following a cat scratch. *Aust J Dermatol* 51:45-48, 2010.

66. Ngan N, Morris A, de Chalain T: Mycobacterium fortuitum infection caused by a cat bite. *N Z Med J* 118:U1354, 2005.

67. Greene CE, Gunn-Mooore D: Infections caused by slow-growing mycobacteria. In Greene CE, editor: *Infectious diseases of the dog and cat*, ed 4, St Louis, 2012, Elsevier, pp 495-510.

Terapia Antimicrobiana Prática

Katrina R. Viviano

Apesar de representar uma das maiores descobertas médicas do século XX, os agentes antimicrobianos também contribuem para a contínua evolução bacteriana e para o surgimento de cepas de bactérias providas de resistência antimicrobiana.[1,2] Em medicina humana, foi estimado em estudos que 25% a 50% do uso de agentes antimicrobianos são desnecessários ou inapropriados,[3–5] com relatos semelhantes em medicina veterinária.[6–10] Esses dados evidenciam a importância de se abordar cada prescrição de antimicrobianos utilizando uma estratégia clínica racional de modo a otimizar o sucesso, minimizar os resultados adversos e evitar as prescrições desnecessárias. Este capítulo faz uma revisão de alguns dos desafios mais comumente associados à terapia antimicrobiana com foco nos agentes antimicrobianos mais recentemente aprovados e seus efeitos adversos específicos em felinos, assim como traz diretrizes para a otimização do uso de antimicrobianos em uma era de crescente resistência antimicrobiana.

CEFALOSPORINAS

Uma cefalosporina de terceira geração, a cefovecina, foi recentemente aprovada para uso em gatos com aplicação subcutânea em dose única para o tratamento de infecções cutâneas, incluindo feridas e abcessos.[11,12] Outras indicações descritas incluem o tratamento de bacteriúria associada a infecções do trato urinário felino.[13] Em comparação a outras cefalosporinas de terceira geração, o espectro de ação da cefovecina *(Escherichia coli, Staphylococcus pseudintermedius* e *Pasteurella multocida)* e sua utilização clínica mais se assemelham a uma cefalosporina de primeira geração. A cefovecina não possui atividade contra *Pasteurella aeruginosa* ou *Enterococcus* spp.[14] As reações adversas mais frequentemente descritas incluem vômito, diarreia, anorexia e letargia.

Em gatos, a cefovecina apresenta elevada ligação a proteínas (≈99%) com uma meia vida de eliminação prolongada de 6,9 dias e concentrações terapêuticas séricas contra *P. multocida* por 7 dias.[15] O tempo de exposição prolongado à cefovecina, uma vez que é administrada via subcutânea, em dose única, impede a eliminação do fármaco após sua administração levando a riscos potencialmente maiores de efeitos adversos, incluindo o desenvolvimento de resistência bacteriana a antimicrobianos.[16]

A julgar por relatórios publicados em revistas de medicina de animais de companhia, o uso da cefovecina em gatos é relativamente comum; é relatado como um dos três antimicrobianos sistêmicos mais utilizados em pacientes felinos.[17,18] Em uma revisão sobre a utilização de agentes antimicrobianos em uma clínica de animais de companhia em Ontário, o uso da cefovecina foi descrito em 38 dos 219 casos de felinos avaliados.[18] Seis dessas 38 prescrições de cefovecina foram para o tratamento de condições de baixo risco bacteriano (p. ex., doença de trato urinário inferior ou doença aguda do trato respiratório superior dos felinos), sugerindo que a cefovecina possa ser prescrita demasiadamente para gatos. Em um ensaio clínico prospectivo aleatório, relatou-se que a amoxicilina com ácido clavulânico ou a doxiciclina foram mais eficazes do que a cefovecina em gatos de abrigo com sinais clínicos consistentes de doença de trato respiratório superior.[19] Estes resultados são reflexos de isolados bacterianos comuns (i.e., *Mycoplasma* spp., *Chlamydophila felis* ou *Bordetella bronchiseptica*) correlacionados a infecções do trato respiratório superior complicadas em gatos adultos e filhotes, para os quais a doxiciclina possui o espectro mais apropriado.

Em gatos, a duração prolongada da cobertura antimicrobiana oferecida pela cefovecina é atraente, já que a terapia oral diária pode ser um desafio para alguns gatos. No entanto, a cefovecina deve ser considerada um antimicrobiano de segunda escolha que é prescrito quando não há a opção de um antimicrobiano de primeira escolha ou quando a suscetibilidade do micro-organismo justifica seu uso baseados em testes *in vitro*. A utilização de cefalosporinas de terceira geração em medicina humana é reservada para o tratamento de infecções bacterianas graves com alternativas antimicrobianas limitadas. A cefovecina possui um papel no tratamento de infecções bacterianas em gatos, porém seu uso precisa ser criterioso e limitado a situações clínicas, as quais os antimicrobianos alternativos são inapropriados devido ao espectro de ação, dados de suscetibilidade ou adesão do paciente.

FLUOROQUINOLONAS

As fluoroquinolonas evoluíram ao longo do tempo com o objetivo de melhorar a biodisponibilidade oral e ampliar o espectro de ação. As fluoroquinolonas autorizadas para o uso veterinário em gatos incluem as fluoroquinolonas de segunda geração (p. ex., enrofloxacina, marbofloxacina e orbifloxacina) e a fluoroquinolona de terceira geração, a pradofloxacina. Em gatos, a toxicidade de retina pelo uso de enrofloxacina e orbifloxacina foi descrita (Tabela 4-1), porém todas as fluoroquinolonas possuem o potencial de causar toxicidade de retina e cegueira em gatos e devem ser utilizadas com cautela.

A degeneração de retina em gatos associada às fluoroquinolonas é dose-dependente e espécie-específica. Gatos são deficientes na proteína do cassete ligante de ATP membro 2 da subfamília G (ABCG2) codificada pelo gene ABCG2. A proteína ABCG2

Tabela 4-1	Resumo dos Estudos Pós-aprovação Que Avaliaram a Posologia das Fluoroquinolonas Aprovadas para Uso Veterinário Associadas à Degeneração de Retina em Gatos Jovens Saudáveis				
Fluoroquinolona	Dose de Bula (mg/Kg/dia)	Ausência de Lesões de Retina (mg/Kg/dia)	Múltiplos da Dose Mínima de Bula	Degeneração de Retina (mg/Kg/dia)	Múltiplos da Dose de Bula
Enrofloxacina[21,43]	5	5	1×	≥20	4×
Orbifloxacina[21]	2,5-7,5	15	6×	≥45	18×
Marbofloxacina[21]	2,75-5,5	55	20×	N/R	N/A
Pradofloxacina[44]	7,5	50	6×	N/R	N/A

N/A, Não aplicável; *N/R*, nenhum relato.

funciona como parte da barreira hematorretiniana, prevenindo a entrada de xenobióticos na retina, incluindo as fluoroquinolonas fotossensíveis.[20] Gatos tratados com altas doses ou sobredoses moderadas de fluoroquinolona estão sob o risco de sofrerem degeneração de retina e cegueira. Para minimizar a toxicidade retiniana em gatos, os clínicos devem utilizar, preferencialmente, a marbofloxacina ou pradofloxacina em vez de enrofloxacina. Além disso, ao prescrever qualquer fluoroquinolona para gatos, a dose recomendada pelo fabricante não deve ser excedida e devem ser evitados o uso intravenoso extrabula ou tratamento com duração prolongada; devem-se considerar ajustes de posologias empíricas em gatos com doença renal concomitante.[21] Por exemplo, as fluoroquinolonas são principalmente excretadas via urina e são consideradas antibióticos concentração-dependentes; portanto, estender o intervalo de administração para dias alternados, em vez de uma vez ao dia, pode ser um ajuste empírico da dose em um gato com doença renal e concentração sérica de creatinina de 2 mg/dL (177 mmol/L).

A pradofloxacina é uma fluoroquinolona de terceira geração disponível na Europa para o tratamento de infecções bacterianas em gatos e aprovada nos Estados Unidos na forma de suspensão oral para infecções cutâneas em felinos.[22] O espectro antimicrobiano da pradofloxacina oferece um espectro Gram-positivo mais amplo em relação a outras fluoroquinolonas e é eficaz contra alguns micro-organismos anaeróbios, enquanto mantém o espectro em Gram-negativos, *Mycoplasma, Bartonella* e espécies de bactérias intracelulares (p. ex., *Rickettsia, Mycobacterium*).[23-26] Comparada a outras fluoroquinolonas, a pradofloxacina possuiu uma concentração mínima inibitória (CIM) relativamente baixa contra patógenos bacterianos suscetíveis (p. ex., *S. pseudintermedius, E. coli*, espécies beta-hemolíticas de *Streptococcus, P. multocida*, e *B. bronchiseptica*), que auxilia na inibição do crescimento de micro-organismos em diluições mais baixas do antibiótico.[27]

As indicações descritas para o uso da pradofloxacina em gatos incluem infecções cutâneas e abcessos, infecções por hemoplasmas, infecções bacterianas do trato urinário, infecções do trato respiratório superior e infecções associadas à micobactéria.[28-30] As concentrações salivar e lacrimal da pradofloxacina excedem a concentração sérica em gatos saudáveis.[31] No entanto, um estudo em gatos com infecções de trato respiratório superior por *Mycoplasma* spp. e *C. felis*, o DNA de *C. felis* persistiu em alguns gatos tratados com pradofloxacina, ao passo que todos os gatos tratados com doxiciclina obtiveram resultados negativos quando testados por um ensaio de reação em cadeia pela polimerase (PCR).[32] Em gatos, a utilização da pradofloxacina no tratamento de infecções do trato respiratório superior e infecções do trato urinário inferior deve se basear no isolamento do micro-organismo e nos resultados do antibiograma, de modo a evitar o uso excessivo desse antibiótico, uma vez que ambas as doenças não são frequentemente de origem bacteriana. O uso racional da pradofloxacina deve focar o tratamento de infecções bacterianas graves (p. ex., infecções bacterianas mistas incluindo piotórax, colangite ou peritonite) ou quando justificado por cultivo bacteriano e teste de suscetibilidade antimicrobiana.

TETRACICLINAS

A minociclina é uma tetraciclina lipofílica semissintética com um espectro de ação semelhante ao da doxiciclina. Micro-organismos suscetíveis envolvem algumas espécies Gram-positivas (p. ex., *Staphylococcus* e *Streptococcus*), espécies Gram-negativas (p. ex., *Bordetella, Brucella, Bartonella*, e *Pasteurella* spp.) assim como outras espécies incluindo *Rickettsiae, Leptospira, Chlamydophila, Borrelia, Mycoplasma* e *Wolbachia* spp. Geralmente, espécies resistentes incluem *E. coli, Klebsiella, Bacteroides, Enterobacter, Proteus* e *Pseudomonas* spp.

Testes de suscetibilidade antimicrobiana de rotina utilizam as tetraciclinas como representantes dessa classe de antimicrobianos; no entanto, alguns isolados bacterianos que foram relatados como resistentes à tetraciclina podem ainda apresentarem-se sensíveis à doxiciclina ou minociclina. Por exemplo, muitos isolados de *Staphylococcus pseudintermedius* resistentes à meticilina [MRSP(I)] permanecem sensíveis à minociclina apesar da relatada resistência à tetraciclina e à doxiciclina.[33] Testes de suscetibilidade antimicrobiana de isolados MRSP(I) para a doxiciclina e para a minociclina exigem um teste de suscetibilidade especial de indução para identificar a presença de gene(s) de resistência induzível. Nem todos os laboratórios de microbiologia dispõem de um teste de indução de suscetibilidade validado para a minociclina.

A minociclina não tem sido amplamente utilizada em medicina veterinária quando comparada à doxiciclina, em parte devido à disponibilidade limitada dos testes de suscetibilidade de rotina da minociclina comparado à doxiciclina e pelo fato de a doxiciclina ser bem tolerada. Com a recente diminuição da disponibilidade e aumento do custo da doxiciclina em algumas regiões geográficas, a utilização da minociclina como uma tetraciclina alternativa poderá ser mais expressiva na medicina veterinária. Por exemplo, a oferta da doxiciclina nos Estados Unidos tem se tornado baixa nos últimos anos e o seu custo aumentou significativamente. A limitada experiência clínica e a ausência de estudos publicados sobre o uso da minociclina em gatos fazem com que as recomendações baseadas em evidências sejam dificultadas. Além disso, não foram publicados dados de farmacocinética da minociclina em gatos. No entanto, um estudo farmacocinético foi recentemente apresentado sob a forma de resumo sugerindo uma dosagem de minociclina em felinos de 8,8 mg/Kg (ou 50 mg/gato) VO, a cada 24 horas[34] para espécies de bactérias suscetíveis *versus* a posologia anteriormente extrapolada para 5 a 10 mg/Kg VO, a cada 12 horas.[35]

Foi descrito o desenvolvimento de estenose esofágica focal em gatos, aos quais foram administradas cápsulas ou comprimidos orais de sais de doxiciclina (formas hiclato ou cloridrato, mais do que formas mono-hidratadas).[36,37] O provável mecanismo de formação de estenose é a retenção da cápsula ou comprimido no esôfago e conforme este se dissolve, leva a queimadura cáustica associada à acidez da doxiciclina e, subsequentemente, fibrose e desenvolvimento de estenose. O tratamento exige dilatação esofágica guiada por endoscópio. Provavelmente o risco de desenvolvimento de estenose esofágica em gatos poderia ser evitado pela administração da doxiciclina como suspensão oral, em vez de cápsulas ou comprimidos, ou pela oferta de água e alimento após a administração dos mesmos. O risco de estenoses esofágicas em gatos que receberam minociclina oral é desconhecido. A administração de cápsula de minociclina seguida pela administração de água ou comida ou o seu uso como uma suspensão oral provavelmente diminuiria o risco de formação de estenose.

PRINCÍPIOS PARA OTIMIZAR A UTILIZAÇÃO CLÍNICA DE ANTIMICROBIANOS

Para minimizar a administração desnecessária de antimicrobianos e otimizar a utilização dos antimicrobianos atualmente disponíveis, cada prescrição de antimicrobianos necessita ser precedida de uma cuidadosa avaliação e investigação clínica do paciente com o intuito de:

- Identificar o sítio de uma infecção suspeita ou documentada
- Proporcionar uma abordagem racional para a seleção de terapia antimicrobiana empírica
- Coletar amostra(s) biológica(s) apropriada(s) para o cultivo bacteriano e teste de suscetibilidade antimicrobiana de modo a otimizar a terapia antimicrobiana definitiva.

Avaliação do Paciente

O histórico do gato, os sinais clínicos, as alterações observadas no exame físico e os exames diagnósticos deveriam ser utilizados para definir ou localizar o sítio de uma infecção bacteriana suspeita ou confirmada, de modo a auxiliar na determinação de uma amostra apropriada para o cultivo bacteriano, e para criar um plano terapêutico antimicrobiano empírico racional. A decisão de prescrever antimicrobianos deve ser limitada às indicações clínicas conhecidas por estarem associadas a uma infecção bacteriana em gatos. Erros comuns que podem levar a uma inapropriada prescrição antimicrobiana em gatos incluem a presença de febre, que isoladamente não deve ser considerada uma indicação para o uso de antimicrobianos.

Por exemplo, infecções do trato respiratório superior dos felinos são frequentemente desencadeadas por estresse associado à febre, porém mais comumente possuem origem viral (90% dos casos são devido às infecções ocasionadas por herpesvírus e/ou calicivírus em vez de uma etiologia bacteriana primária. Além disso, a doença do trato urinário inferior felino e a pancreatite possuem uma etiologia inflamatória, apesar de o aparecimento de sinais clínicos agudos incluírem febre; a presença de patógeno bacteriano secundário é incomum. Na maioria dos pacientes felinos esta condição é autolimitante, responsíveis à terapia de suporte e não exige terapia antimicrobiana.

Cultivo Bacteriano e Suscetibilidade Antimicrobiana

Amostra(s) biológica(s) apropriada(s) para cultivo bacteriano e o teste de suscetibilidade antimicrobiana deveria(m) ser adquirida(s) antes do início de uma terapia antimicrobiana. Idealmente, a amostra deve ser coletada do sítio de infecção, porém em alguns casos pode ser necessária a amostragem indireta. Por exemplo, na maioria dos gatos diagnosticados com pielonefrite, a urina coletada da bexiga em relação ao rim é a amostra utilizada para o cultivo. Em poucas situações clínicas, as quais os patógenos bacterianos comuns são previsíveis e improváveis de carrear resistência antimicrobiana, pode não ser exigido um cultivo bacteriano inicial (p. ex., o tratamento de uma ferida cortante, abcesso não complicado causado por mordedura de gato).

Para algumas doenças bacterianas, o estabelecimento de um diagnóstico é mais bem alcançado quando se utilizam ferramentas diagnósticas alternativas em vez do cultivo bacteriano; por exemplo, utilizando a PCR para diagnosticar *Mycoplasma haemofelis* (anteriormente *Haemobartonella felis*) em um gato sendo investigado para anemia. Quando utilizados testes sorológicos com anticorpos (p. ex., para *Toxoplasma gondii*), podem ser exigidos títulos convalescentes para o estabelecimento de um diagnóstico; na ausência da doença clínica, títulos positivos podem apenas representar exposição, não infecção ativa.

Terapia Antimicrobiana Empírica

O objetivo da terapia antimicrobiana empírica é tanto iniciar um tratamento efetivo contra o(s) patógeno(s) bacteriano(s) mais provável quanto minimizar efeitos adversos incluindo o desenvolvimento de resistência antimicrobiana. Em infecções menos severas e autolimitantes, a administração de antimicrobianos pode ser adiada até que o patógeno bacteriano seja isolado e que os dados de suscetibilidade estejam disponíveis. Em alguns casos, a administração isolada de antimicrobiano pode ser malsucedida sem intervenções adicionais, como na retirada de cistólitos em um paciente com cistite bacteriana, drenagem de abcesso para superar a baixa relação entre área de superfície e volume, ou inserção de dreno torácico e/ou toracotomia em casos de piotórax.

A seleção racional da terapia antimicrobiana empírica exige conhecimento sobre o agente antimicrobiano, incluindo o espectro de ação antimicrobiano, habilidade de penetrar no sítio de infecção e efeitos adversos comuns ou interação medicamentosa. Os padrões de suscetibilidade antimicrobiana de isolados bacterianos podem variar entre regiões geográficas e ao longo do tempo

Tabela 4-2	Condições Clínicas em Gatos Associadas às Infecções Bacterianas e os Isolados Bacterianos Mais Comuns para Guiar a Terapia Antimicrobiana Empírica
Condição Clínica	**Isolados Bacterianos**
Abscesso (mordedura de gato)	*Pasteurella* spp.
Colangite/Hepatite	*Escherichia coli, Enterococcus* spp., anaeróbios
Neutropenia	*E.coli, Enterococcus* spp., anaeróbios
Pneumonia	*Mycoplasma* spp.
Pielonefrite	*E.coli, Enterococcus* spp.
Piotórax	*Pasteurella* spp., anaeróbios
Síndrome da Resposta Inflamatória Sistêmica	*E.coli*

Maddison J, Page S, Church D: *Small animal clinical pharmacology,* Edinburgh, 2008, Saunders.

em uma determinada região geográfica. Assim como o uso prévio de antimicrobiano em um gato pode levar ao desenvolvimento de uma infecção bacteriana mais resistente, os padrões de uso de antimicrobianos em comunidades locais e hospitais influenciam a resistência bacteriana. Portanto, o conhecimento dos padrões locais de resistência e patógenos bacterianos comuns encontrados em medicina felina pode ser inestimável para auxiliar a seleção da terapia antimicrobiana empírica. Infelizmente, apenas dados limitados publicados estão disponíveis para gatos.[38]

De igual importância é o conhecimento dos fatores específicos do paciente incluindo o sítio de infecção e/ou fonte de infecção, os patógenos bacterianos infectantes mais comuns (Tabela 4-2), a severidade da condição clínica dos pacientes, o histórico médico prévio incluindo resposta a terapias antimicrobianas prévias e outros problemas concomitantes (p. ex., doença do rim ou fígado; imunossupressão).

Uma consideração final, porém importante ao elaborar um plano terapêutico eficaz para a prescrição de antibióticos, é a habilidade do proprietário em medicar o gato e de ser complacente ao administrar os antibióticos prescritos no intervalo de dosagem ideal e com a duração pretendida. Administrar comprimidos para gatos pode ser difícil; esconder o antibiótico no alimento geralmente não é uma opção e levará somente à aversão alimentar. Muitas vezes, cápsulas ou comprimidos pequenos e formulações líquidas estáveis são mais facilmente administrados em gatos. No entanto, nem todas as medicações são estáveis ou biodisponíveis em uma formulação líquida combinada e, então, é importante consultar um farmacêutico autorizado sobre a estabilidade e eficácia. A contribuição do proprietário é essencial no desenvolvimento de um plano terapêutico bem-sucedido. Educar o proprietário sobre o propósito ou a razão da terapia antibiótica e sobre os possíveis ou esperados efeitos colaterais, assim como discutir sobre a importância do cumprimento do estipulado, provavelmente percorrerá um longo caminho para a melhora dos resultados clínicos. Além disso, sempre se deve ter em mente que gatos doentes podem estar usando diversas medicações, complicando ainda mais o cumprimento da prescrição pelo proprietário e resultando em interações medicamentosas ou efeitos adversos.

Os parâmetros mais difíceis de se aplicar às situações clínicas na elaboração de um plano de terapia antibiótica são: a estimativa da habilidade antimicrobiana de penetrar o sítio de infecção; a necessidade de um agente bacteriostático *versus* um antibiótico bactericida; e a dose ótima e seu intervalo, que pode em parte ser morte tempo-dependente *versus* morte concentração-dependente.

Penetração Tecidual Antimicrobiana

A terapia antimicrobiana eficaz exige que o antibiótico alcance o sítio de infecção e que seja atingida a concentração terapêutica do antibiótico. A penetração tecidual antimicrobiana é uma parte importante da eficácia e é influenciada por muitos fatores incluindo a lipossolubilidade do antibiótico (uma de muitas propriedades físico-químicas de um fármaco que permite a difusão passiva pela bicamada lipídica de membranas celulares) e o suprimento sanguíneo do tecido-alvo e a presença ou ausência de inflamação. A penetração intracelular e tecidual é crítica para patógenos intracelulares obrigatórios e sítios protegidos de infecção (p. ex., sistema nervoso central, próstata ou secreções bronquiais; Tabela 4-3).

Antimicrobianos Bacteriostáticos *versus* Antimicrobianos Bactericidas

A distinção entre a atividade bacteriostática e bactericida *in vitro* é menos importante clinicamente em casos não complicados e de imunocompetência. No entanto, as situações clínicas em que os antibióticos bactericidas são historicamente preferidos em medicina humana incluem indivíduos imunocomprometidos e pacientes diagnosticados com endocardite bacteriana, meningite bacteriana, osteomielite bacteriana ou febres neutropênicas.[39] Em gatos, as situações clínicas em que os antibióticos bactericidas são frequentemente utilizados ou recomendados incluem gatos imunocomprometidos ou infectados por retrovírus. Informações gerais sobre os bacteriostáticos *versus* os bactericidas *in vitro* para as classes mais comuns de antimicrobianos prescritos para gatos podem ser observadas na Tabela 4-3.

Antimicrobianos Tempo-Dependentes *versus* Concentração-Dependentes

Uma consideração final sobre a otimização da terapia antimicrobiana empírica assim como a definitiva é assegurar que o antimicrobiano seja prescrito em dose e intervalos adequados. A eliminação bacteriana bem-sucedida exige que a concentração antimicrobiana no sítio de infecção esteja acima da CIM do micro-organismo por pelo menos uma porção do intervalo de dosagem. A duração de tempo exigida acima da CIM depende do antimicrobiano e é estimada utilizando princípios farmacocinéticos-farmacodinâmicos.

Para alguns antimicrobianos, a morte bacteriana é otimizada ao se manter a concentração sérica do fármaco acima da CIM durante a maior parte do intervalo de dosagem (i.e., morte dependente do tempo) ou alcançando uma concentração sérica alvo máxima (C_{max}) ou área abaixo da curva (AAC), com a

| Tabela 4-3 | As Propriedades Físico-químicas, Atividade *In Vitro* (Bactericida *vs* Bacteriostática), Cinéticas de Morte Bacteriana (Morte Bacteriana Tempo *vs* Concentração-Dependente) e Locais de Distribuição (Fluido Extracelular, Tecido ou Penetração Intracelular) dos Antimicrobianos Mais Comuns Utilizados em Gatos |

Antimicrobiano	Lipossolubilidade*	Distribuição	Atividade *In Vitro*	Cinética
Beta-lactâmicos Penicilinas Cefalosporinas	Baixa	Fluido Extracelular	Bactericida[†]	Tempo-dependente
Aminoglicosídeos Amicacina Gentamicina	Baixa	Fluido Extracelular	Bactericida	Concentração-dependente
Lincosamidas Clindamicina	Moderada	Tecidos: Osso Intracelular: leucócitos	Bacteriostático[‡]	Tempo-dependente
Macrolídeos Azitromicina Tilosina	Moderada	Intracelular: leucócitos	Bacteriostático[§]	Tempo-dependente[‖]
Sulfonamidas Potencializadas TMS/sulfa	Moderada	Tecidos: SNC/LCR, ocular, próstata	Bactericida	Tempo-dependente
Tetraciclinas Doxiciclina Minociclina	Alta	Tecidos: Secreções bronquiais Intracelular: leucócitos	Bacteriostático	Tempo-dependente
Cloranfenicol	Alta	Tecidos: SNC/LCR, ocular, secreções bronquiais	Bacteriostático[§]	Tempo-dependente
Fluoroquinolonas Enrofloxacina Marbofloxacina Pradofloxacina	Alta	Tecidos: Próstata, fígado, pulmão, osso, rim, secreções bronquiais Intracelular: leucócitos	Bactericida	Concentração-dependente
Metronidazol	Alta	Tecidos: SNC, secreções bronquiais, osso	Bactericida	Concentração-dependente

Maddison J, Page S, Church D: *Small animal clinical pharmacology,* Edinburgh, 2008, Saunders; Bonagura J, Twedt D: *Kirk's current veterinary therapy XV,* St Louis, 2014, Elsevier, pp 1219-1223. *SNC,* Sistema Nervoso Central; *LCR,* Líquido Cefalorraquidiano *TMS/sulfa,* trimetroprim/sulfonamidas.
*Uma das muitas propriedades físico-químicas de um fármaco que propicia a difusão passiva pela bicamada lipídica de membranas celulares.
[†]Exceto *Enterococcus* spp.
[‡]Bactericida em altas concentrações contra micro-organismos muito suscetíveis.
[§]Bactericida contra algumas bactérias muito sensíveis.
[‖]A exceção é a azitromicina que parece ter atividade concentração-dependente.

concentração sérica do fármaco decrescendo abaixo da CIM para uma porção do intervalo de dosagem (i.e., morte dependente de concentração). Os antimicrobianos beta-lactâmicos (p. ex., penicilinas e cefalosporinas) são exemplos de antimicrobianos de ação de morte dependente do tempo (Tabela 4-3). Para os antimicrobianos beta-lactâmicos, a concentração sérica do fármaco deve estar acima da CIM por pelo menos 50% do intervalo de dosagem, o que exige dosagens frequentes. Os intervalos de dosagem dos beta-lactâmicos variam desde dosagens intermitentes, a cada 8 a 12 horas para alguns dos beta-lactâmicos (p. ex., amoxicilina, amoxicilina com ácido clavulânico), até o uso de infusões em taxas constantes (p. ex., ticarcilina, ceftazidima). Alguns antimicrobianos tempo-dependentes (p. ex., macrolídios, lincosamidas) exigem concentrações sérias do fármaco acima da CIM durante todo o intervalo de dosagem.

Os aminoglicosídeos ou fluoroquinolonas são considerados antimicrobianos concentração-dependentes (Tabela 4-3) e são os mais eficazes em causar morte bacteriana (p. ex., atingindo uma Cmax ou AAC alvo). Para a maioria das bactérias, a morte dependente da concentração está associada ao efeito pós-antibiótico que não exige concentrações sérias do fármaco acima da CIM durante todo o intervalo de dosagem. Um múltiplo da relação entre a concentração sérica do fármaco/ CIM é utilizado como a concentração sérica alvo para alcançar concentrações teciduais efetivas (p. ex., para aminoglicosídeos, relação Cmax/CIM de 8 a 10; para fluoroquinolonas, relação AAC$^{0-24}$/CIM de 100 a 125). Para estes antimicrobianos concentração-dependentes, a dosagem uma vez ao dia é clinicamente utilizada para maximizar a eficácia e minimizar os efeitos colaterais. Por exemplo, em modelos animais têm-se demonstrado ação bactericida mais efetiva e menor nefrotoxicidade quando aminoglicosídeos são administrados uma vez ao dia.[40,41]

Terapia Antimicrobiana Definitiva

Dados de cultivo bacteriano e suscetibilidade antimicrobiana fornecem a caracterização do tipo de bactéria presente e a suscetibilidade antimicrobiana *in vitro*, permitindo assim que os clínicos prescreventes adaptem a terapia antimicrobiana de acordo com os dados específicos do paciente. A interpretação do significado clínico destes dados exige uma avaliação do paciente, um trabalho de conhecimento do espectro de ação e penetração tecidual dos antimicrobianos testados, o número de unidades formadoras de colônia (UFCs) da bactéria isolada, assim como o tipo de amostra submetida e método de coleta utilizado. Por exemplo, isolar mais de 100.000 UFC/mL de *E.coli* em amostra de urina coletada por cistocentese oriunda de um gato recentemente diagnosticado com azotemia renal poderia ser clinicamente significativo e consistente com um diagnóstico de pielonefrite. No entanto, 1.000 UFC/mL de três diferentes isolados bacterianos em uma amostra de urina coletada da mesa de exame de um gato saudável seria mais sugestivo de contaminação da amostra. As seguintes considerações importantes ao avaliar a suscetibilidade dos micro-organismos incluem: se a terapia antimicrobiana precisa ser reduzida, ampliada, ou interrompida com base na suscetibilidade *in vitro*; a resposta clínica do paciente à terapia empírica; o plano em longo prazo para o paciente (p. ex., duração da terapia, necessidade de cultivo de acompanhamento etc.).

A próxima consideração importante na determinação da terapia definitiva é a duração e monitoramento da mesma. A duração da terapia para a maioria das infecções bacterianas em gatos continua empírica, já que são limitados os estudos publicados avaliando as durações mais efetivas. Extrapolação a partir de estudos humanos e alguns estudos veterinários indicam que uma duração mais curta da terapia possa ser eficaz em alguns casos.[42,43] Por exemplo, nas diretrizes do uso de antimicrobianos recentemente publicadas para o tratamento de doença do trato urinário foi sugerido que o tratamento de infecções do trato urinário não complicadas por até 7 dias possa ser tão eficaz quanto os ensaios terapêuticos de 14 dias.[42]

Infecções Complicadas e Recorrentes

Um plano de acompanhamento monitorado para a erradicação bacteriana deve ser considerado em todos os casos em que se suspeita de falha clínica ou em casos de infecções recorrentes. Cultivos de acompanhamento precisam ser considerados e para alguns casos podem ser durante a terapia antimicrobiana e/ou após a terapia, para determinar a eficácia a partir da documentação de resolução ou recorrência bacteriana. Como as bactérias continuam a evoluir e se adaptam à exposição antimicrobiana, o papel dos cultivos bacterianos e da suscetibilidade antimicrobiana está se tornando cada vez mais importante.

Referências

1. Dellit TH, Owens RC, McGowan JE Jr, et al: Infectious Diseases Society of America and the Society for Healthcare Epidemiology of America guidelines for developing an institutional program to enhance antimicrobial stewardship. *Clin Infect Dis* 44:159-177, 2007.
2. Fishman N: Antimicrobial stewardship. *Am J Med* 119:S53-S61, 2006, discussion S62-S70.
3. Gonzales R, Malone DC, Maselli JH, et al: Excessive antibiotic use for acute respiratory infections in the United States. *Clin Infect Dis* 33:757-762, 2001.
4. Marr JJ, Moffet HL, Kunin CM: Guidelines for improving the use of antimicrobial agents in hospitals: a statement by the Infectious Diseases Society of America. *J Infect Dis* 157:869-876, 1988.
5. Pestotnik SL: Expert clinical decision support systems to enhance antimicrobial stewardship programs: insights from the society of infectious diseases pharmacists. *Pharmacotherapy* 25:1116-1125, 2005.
6. Black DM, Rankin SC, King LG: Antimicrobial therapy and aerobic bacteriologic culture patterns in canine intensive care unit patients: 74 dogs (January-June 2006). *J Vet Emerg Crit Care (San Antonio)* 19:489-495, 2009.
7. Escher M, Vanni M, Intorre L, et al: Use of antimicrobials in companion animal practice: a retrospective study in a veterinary teaching hospital in Italy. *J Antimicrob Chemother* 66:920-927, 2011.
8. Holso K, Rantala M, Lillas A, et al: Prescribing antimicrobial agents for dogs and cats via university pharmacies in Finland—patterns and quality of information. *Acta Vet Scand* 46:87-93, 2005.
9. Rantala M, Holso K, Lillas A, et al: Survey of condition-based prescribing of antimicrobial drugs for dogs at a veterinary teaching hospital. *Vet Rec* 155:259-262, 2004.
10. Wayne A, McCarthy R, Lindenmayer J: Therapeutic antibiotic use patterns in dogs: observations from a veterinary teaching hospital. *J Small Anim Pract* 52:310-318, 2011.
11. Six R, Cleaver DM, Lindeman CJ, et al: Effectiveness and safety of cefovecin sodium, an extended-spectrum injectable cephalosporin, in the treatment of cats with abscesses and infected wounds. *J Am Vet Med Assoc* 234:81-87, 2009.
12. Stegemann MR, Sherington J, Passmore C: The efficacy and safety of cefovecin in the treatment of feline abscesses and infected wounds. *J Small Anim Pract* 48:683-689, 2007.
13. Passmore CA, Sherington J, Stegemann MR: Efficacy and safety of cefovecin for the treatment of urinary tract infections in cats. *J Small Anim Pract* 49:295-301, 2008.
14. Stegemann MR, Passmore CA, Sherington J, et al: Antimicrobial activity and spectrum of cefovecin, a new extended-spectrum cephalosporin, against pathogens collected from dogs and cats in Europe and North America. *Antimicrob Agents Chemother* 50:2286-2292, 2006.
15. Stegemann MR, Sherington J, Coati N, et al: Pharmacokinetics of cefovecin in cats. *J Vet Pharmacol Ther* 29:513-524, 2006.
16. Lawrence M, Kukanich K, Kukanich B, et al: Effect of cefovecin on the fecal flora of healthy dogs. *Vet J* 198:259-266, 2013.
17. Mateus A, Brodbelt DC, Barber N, et al: Antimicrobial usage in dogs and cats in first opinion veterinary practices in the UK. *J Small Anim Pract* 52:515-521, 2011.

18. Murphy CP, Reid-Smith RJ, Boerlin P, et al: Out-patient antimicrobial drug use in dogs and cats for new disease events from community companion animal practices in Ontario. *Can Vet J* 53:291-298, 2012.

19. Litster AL, Wu CC, Constable PD: Comparison of the efficacy of amoxicillin-clavulanic acid, cefovecin, and doxycycline in the treatment of upper respiratory tract disease in cats housed in an animal shelter. *J Am Vet Med Assoc* 241:218-226, 2012.

20. Ramirez CJ, Minch JD, Gay JM, et al: Molecular genetic basis for fluoroquinolone-induced retinal degeneration in cats. *Pharmacogenet Genomics* 21:66-75, 2011.

21. Wiebe V, Hamilton P: Fluoroquinolone-induced retinal degeneration in cats. *J Am Vet Med Assoc* 221:1568-1571, 2002.

22. Bayer HealthCare LLC AHD: Veraflox Oral Suspension for cats. In Freedom of information summary, original new animal drug application, Washington, 2012, FDA.

23. Biswas S, Maggi RG, Papich MG, et al: Comparative activity of pradofloxacin, enrofloxacin, and azithromycin against Bartonella henselae isolates collected from cats and a human. *J Clin Microbiol* 48:617-618, 2010.

24. Dowers KL, Tasker S, Radecki SV, et al: Use of pradofloxacin to treat experimentally induced *Mycoplasma hemofelis* infection in cats. *Am J Vet Res* 70:105-111, 2009.

25. Silley P, Stephan B, Greife HA, et al: Comparative activity of pradofloxacin against anaerobic bacteria isolated from dogs and cats. *J Antimicrob Chemother* 60:999-1003, 2007.

26. Silley P, Stephan B, Greife HA, et al: Bactericidal properties of pradofloxacin against veterinary pathogens. *Vet Microbiol* 157:106-111, 2012.

27. Schink AK, Kadlec K, Hauschild T, et al: Susceptibility of canine and feline bacterial pathogens to pradofloxacin and comparison with other fluoroquinolones approved for companion animals. *Vet Microbiol* 162:119-126, 2013.

28. Litster A, Moss S, Honnery M, et al: Clinical efficacy and palatability of pradofloxacin 2.5% oral suspension for the treatment of bacterial lower urinary tract infections in cats. *J Vet Intern Med* 21:990-995, 2007.

29. Malik R, Smits B, Reppas G, et al: Ulcerated and nonulcerated nontuberculous cutaneous mycobacterial granulomas in cats and dogs. *Vet Dermatol* 24:146-153, 2013, e32-e33.

30. Spindel ME, Veir JK, Radecki SV, et al: Evaluation of pradofloxacin for the treatment of feline rhinitis. *J Feline Med Surg* 10:472-479, 2008.

31. Hartmann A, Krebber R, Daube G, et al: Pharmacokinetics of pradofloxacin and doxycycline in serum, saliva, and tear fluid of cats after oral administration. *J Vet Pharmacol Ther* 31:87-94, 2008.

32. Hartmann AD, Helps CR, Lappin MR, et al: Efficacy of pradofloxacin in cats with feline upper respiratory tract disease due to *Chlamydophila felis* or *Mycoplasma* infections. *J Vet Intern Med* 22:44-52, 2008.

33. Weese JS, Sweetman K, Edson H, et al: Evaluation of minocycline susceptibility of methicillin-resistant *Staphylococcus pseudintermedius*. *Vet Microbiol* 162:968-971, 2013.

34. Tynan BE, Cohn LA, Kerl ME, et al: Pharmacokinetics of minocycline in domestic cats [abstract]. *J Vet Intern Med* 28:1097, 2014.

35. Papich MG: Antibiotic treatment of resistant infections in small animals. *Vet Clin North Am Small Anim Pract* 43:1091-1107, 2013.

36. German AJ, Cannon MJ, Dye C, et al: Oesophageal strictures in cats associated with doxycycline therapy. *J Feline Med Surg* 7:33-41, 2005.

37. Trumble C: Oesophageal stricture in cats associated with use of the hyclate (hydrochloride) salt of doxycycline. *J Feline Med Surg* 7:241-242, 2005.

38. Authier S, Paquette D, Labrecque O, et al: Comparison of susceptibility to antimicrobials of bacterial isolates from companion animals in a veterinary diagnostic laboratory in Canada between 2 time points 10 years apart. *Can Vet J* 47:774-778, 2006.

39. Pankey GA, Sabath LD: Clinical relevance of bacteriostatic versus bactericidal mechanisms of action in the treatment of gram-positive bacterial infections. *Clin Infect Dis* 38:864-870, 2004.

40. Drusano GL, Ambrose PG, Bhavnani SM, et al: Back to the future: using aminoglycosides again and how to dose them optimally. *Clin Infect Dis* 45:753-760, 2007.

41. Nordstrom L, Lerner SA: Single daily dose therapy with aminoglycosides. *J Hosp Infect* 18(Suppl A):117-129, 1991.

42. Weese JS, Blondeau JM, Boothe D, et al: Antimicrobial use guidelines for treatment of urinary tract disease in dogs and cats: antimicrobial guidelines working group of the international society for companion animal infectious diseases. *Vet Med Int* 2011:263768, 2011.

43. Westropp JL, Sykes JE, Irom S, et al: Evaluation of the efficacy and safety of high dose short duration enrofloxacin treatment regimen for uncomplicated urinary tract infections in dogs. *J Vet Intern Med* 26:506-512, 2012.

44. Gelatt KN, van der Woerdt A, Ketring KL, et al: Enrofloxacin-associated retinal degeneration in cats. *Vet Ophthalmol* 4:99-106, 2001.

45. Messias A, Gekeler F, Wegener A, et al: Retinal safety of a new fluoroquinolone, pradofloxacin, in cats: assessment with electroretinography. *Doc Ophthalmol* 116:177-191, 2008.

Aspectos Emergentes das Infecções Estreptocócicas em Gatos

Susan E. Little

Estreptococos são cocos anaeróbios, facultativos, Gram-positivos, conhecidos por causar tanto infecções piogênicas locais como generalizadas, em humanos e animais. Muitas espécies estreptocócicas são patogênicas, mas outras constituem o microbiota comensal da cavidade oral, nasofaringe, pele, tratos urogenital e gastrintestinal. As infecções oportunistas ocorrem quando as defesas do hospedeiro estão enfraquecidas, levando a uma variedade de manifestações clínicas. Raramente, ocorrem infecções invasivas e potencialmente fatais, incluindo fasciite necrosante (FN) e síndrome do choque tóxico estreptocócico (SCTE). O sistema de classificação de Lancefield baseado nos antígenos de parede celular (grupos A a W) e na atividade hemolítica (não hemolítica, alfa-hemolítica e beta-hemolítica) é usado geralmente para agrupar espécies de estreptococos. São raros os relatos de que espécies estreptocócicas do grupo A,[1,2] grupo B[3] e grupo D[4,5] causam doença clínica em gatos; a maioria das infecções é causada pelos grupos C e G (Tabela 5-1). Este capítulo tem como foco as síndromes clínicas tradicionais e emergentes associadas à *Streptococcus canis* e *Streptococcus equi* subspecies *zooepidemicus* (SEZ) em gatos.

STREPTOCOCCUS CANIS

Patogenicidade e Epidemiologia

O patógeno estreptocócico relatado com mais frequência em gatos é *S. canis* (beta-hemolítico, grupo G de Lancefield). *S. canis* é um comensal da pele, da orofaringe e do trato urogenital de gatos. As taxas de isolamento de *S. canis* variam, dependendo da população estudada e da localização anatômica cultivada. Quando as culturas de vários locais anatômicos em 71 gatos foram avaliadas, 12,7% dos gatos foram positivos para *S. canis*, sendo a orofaringe e o reto os locais colonizados com mais frequência.[6] Em estudo anterior, 66 gatos foram avaliados, dos quais 19% eram portadores orofaríngeos e 30% eram portadores retais de *S. canis*.[7] Em dois estudos retrospectivos, os agentes infecciosos em um total de 85 gatos com rinite/rinossinusite crônica e 10 gatos-controles saudáveis foram investigados, sem se encontrar evidência de *S. canis*.[8,9] As populações bacterianas da vagina em 66 gatas e do prepúcio de 29 gatos submetidos à esterilização cirúrgica foram avaliadas em um estudo, *S. canis* foi cultivado em 15% das fêmeas e em 17% dos gatos machos.[10] *Swabs* vaginais e uterinos de 53 gatas saudáveis (13 reprodutoras, 10 filhotes e 30 gatas submetidas à ovário-histerectomia) foram avaliados em um estudo e *S. canis* foi isolado em 43% das gatas.[11]

Manifestações Clínicas

Relatos de vários tipos de doença clínica por *S. canis* em gatos aparecem na literatura (Tabela 5-1). Os relatos e as séries de casos incluem infecções urogenitais,[12-14] feridas e abscessos na pele,[15] endocardite vegetativa,[16] miocardite,[17] linfadenite,[18,19] otite média e leptomeningite[20] bem como discoespondilite.[21] Surtos da doença em colônias fechadas de pesquisa foram descritos, incluindo abscessos;[22] febre, depressão, linfoadenopatia, faringite e edema submandibular;[23] piotórax;[24] e artrite.[25]

Sepse devido a *S. canis* é uma causa comum de morbidade e mortalidade em filhotes neonatos. A infecção é adquirida da vagina e orofaringe da fêmea, e as bactérias ganham acesso pela veia umbilical depois que o cordão umbilical é cortado, causando onfaloflebite, peritonite e sepse. Filhotes nascidos de fêmeas com menos de 2 anos de idade estão principalmente em risco, uma vez que jovens fêmeas mantêm uma alta população vaginal de *S. canis*. Mais de um filhote na ninhada pode ser acometido, e as taxas de mortalidade nas primeiras 2 semanas de vida podem ser altas, especialmente quando o organismo é introduzido pela primeira vez em uma população sem essa experiência, como em um gatil de animais de raça. Os filhotes acometidos têm dificuldade em se desenvolver e podem ter onfaloflebite. Também podem ser encontrados mortos com mínimos sinais clínicos *ante mortem* (Fig. 5-1). O diagnóstico é obtido por cultura de exsudatos umbilicais ou na necrópsia, quando *S. canis* pode ser cultivado de vários locais, incluindo fígado, pulmão, umbigo, cavidade pericárdica (Fig. 5-2) e cavidade peritoneal. Filhotes com onfaloflebite ou linfadenite devem ser tratados com antibióticos apropriados (tipicamente betalactâmicos nesse grupo etário) e por drenagem de abscessos.

Síndrome do Choque Tóxico Estreptocócico e Fasciite Necrosante

Síndrome do Choque Tóxico Estreptocócico e Fasciite Necrosante em Humanos. SCTE é uma síndrome multissistêmica caracterizada pelo súbito início de choque e falência de órgãos que foi reconhecida pela primeira vez em humanos em 1978. Em humanos, a SCTE é tipicamente causada por estreptococos do grupo A (especialmente *Streptococcus pyogenes*); cerca da metade dos pacientes têm FN concomitante. A porta

Tabela 5-1	Espécies Estreptocócicas Associadas à Doença Clínica em Gatos		
Espécies	**Grupo de Lancefield**	**Síndromes de Doença**	**Referências**
S. pneumoniae	A	Poliartrite, bacteremia, fasciite necrosante	1, 2
S. agalactiae	B	Peritonite, septicemia, placentite	3
S. equi ssp. *zooepidemicus*	C	Doença do trato respiratório superior, meningoencefalite	54, 62-65
S. suis	D	Dermatite, pleuropneumonia fibrinonecrótica, meningoencefalite	4, 5
S. canis	G	Abscessos, sepse neonatal, infecções umbilicais, pielonefrite, rinite, sinusite, faringite, otite média, linfoadenopatia, piotórax, meningite, discoespondilite, fasciite necrosante, choque tóxico, ulceração na pele, endocardite, miocardite	11-16, 22-25, 39, 42

S, *Streptococcus*; ssp, subespécies.

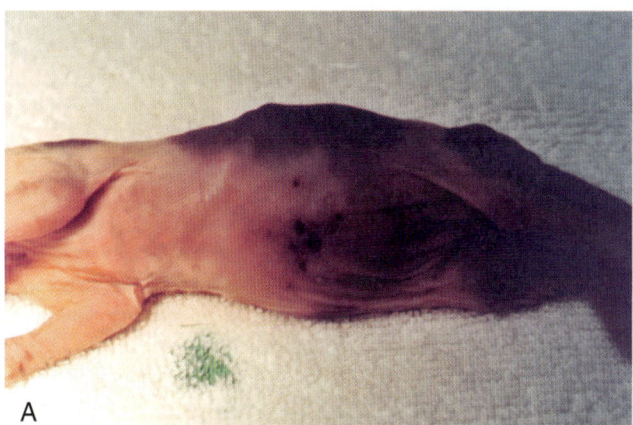

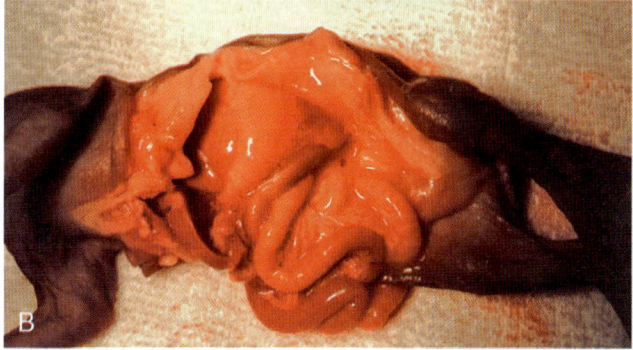

Figura 5-1: A, Este filhote da raça Sphynx foi encontrado subitamente morto. A única evidência de onfaloflebite foi a descoloração ao redor do umbigo. **B,** Ao exame *post mortem* foi observada peritonite séptica, e *S. canis* foi cultivado da efusão abdominal.

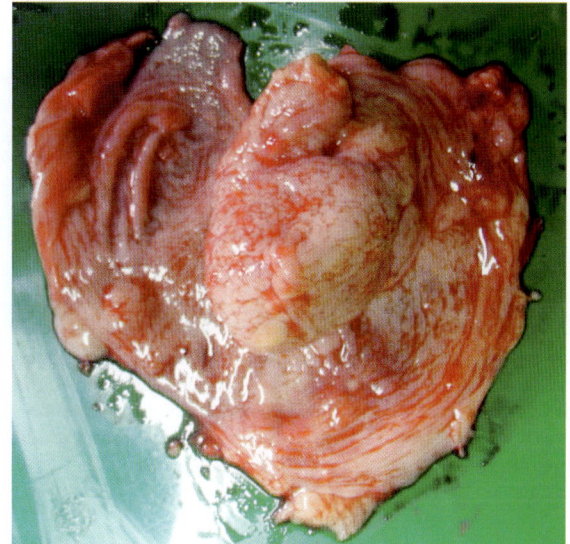

Figura 5-2: Piopericárdio em um filhote da raça Persa que morreu de broncopneumonia. *S. canis* foi cultivado dos pulmões e do líquido pericárdico.

de entrada geralmente é o local de um trauma menor, mas em pelo menos 50% dos casos, a via de aquisição é desconhecida. Acredita-se que os superantígenos estreptocócicos sejam fatores-chave de virulência que resultam em liberação massiva súbita de citocinas levando à febre, ao vômito, à hipotensão, ao dano tecidual, à insuficiência respiratória, ao extravasamento vascular, à coagulação intravascular disseminada e ao choque.[26] A morte pode ocorrer dentro de 48 horas do início dos sinais clínicos. As taxas de mortalidade de SCTE em humanos permanecem em torno de 50% apesar dos avanços no conhecimento da imunopatogênese da doença.[27] A FN é uma infecção bacteriana invasiva ("bactéria carnívora") de tecidos subcutâneos profundos e fáscia com necrose e gangrena possivelmente causada por patógenos como *S. pyogenes*, *Staphylococcus aureus* e *Clostridium* spp. A FN pode começar como uma ferida insignificante e, como a SCTE, pode progredir rapidamente. Os fatores de risco para a FN em humanos incluem diabetes melito, uso de droga intravenosa, hipertensão, desnutrição e obesidade.[28]

Síndrome do Choque Tóxico Estreptocócico e Fasciite Necrosante em Gatos. Os casos felinos e caninos de SCTE e FN (Fig. 5-3) têm uma impressionante similaridade com os casos humanos, embora não tenham sido estudados casos suficientes para se determinar os fatores predisponentes. Os critérios diagnósticos sugeridos para SCTE em cães e gatos foram adaptados dos critérios usados em humanos (Quadro 5-1).[29] A classificação do Laboratory Risk Indicator for Necrotizing Fasciitis (Tabela 5-2) foi desenvolvida para ajudar os médicos a distinguir as primeiras lesões de FN de outras infecções de tecido mole, como celulite e abscessos, e é baseada nas alterações associadas à síndrome da resposta inflamatória sistêmica e

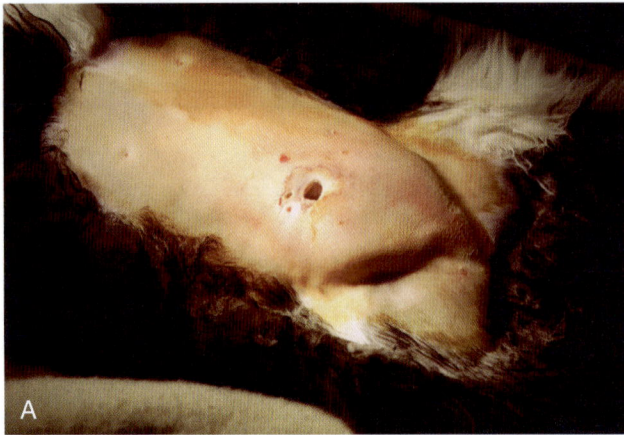
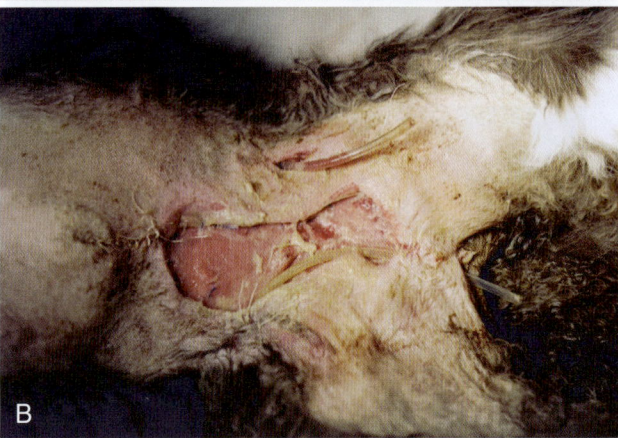

Figura 5-3: Fasciite necrosante geralmente começa com uma pequena ferida na pele. **A,** A pequena ferida neste gato foi explorada cirurgicamente e se descobriu que era mais extensa do que se esperava originalmente. **B,** *S. canis* foi cultivado do material purulento na ferida, que progrediu rapidamente para envolver grandes áreas da pele, gordura subcutânea e fáscia.

sepse.[30] Nenhum sistema similar de classificação foi proposto para pacientes veterinários. Portanto, a FN em pacientes veterinários é inicialmente suspeitada com base nas alterações físicas (p. ex., eritema local, edema e dor intensa, algumas vezes com sinais de choque) e alterações observadas durante procedimentos cirúrgicos (p. ex., a fácil separação da fáscia de outros tecidos e um copioso exsudato fino com odor fétido).[31] O tecido para cultura e histopatologia deve ser obtido da margem principal da lesão.

A maioria dos casos de SCTE/FN documentados na literatura veterinária envolvem pacientes caninos. Os casos de SCTE canina causados por *S. canis* foram identificados pela primeira vez em Ontário, Canadá, em 1995.[32,34] O diagnóstico de SCTE foi estabelecido quando o animal apresentou evidência de choque hipotensivo e envolvimento de pelo menos um órgão ou sistema, em associação com isolamento de *S. canis* de um local normalmente estéril. Em muitos casos havia tanto a SCTE, quanto a FN, o que parece aumentar a mortalidade como ocorre em humanos. As lesões de FN geralmente envolvem os membros e são caracterizadas por dor intensa com edema localizado, necessitando de drenagem extensa e debridamento. Também similar aos casos humanos, o início

dos sinais clínicos é súbito, a progressão da doença é rápida e a taxa de mortalidade é alta.

Uma síndrome tipo choque tóxico associada à septicemia causada por *Streptococcus* spp. do grupo G foi descrita em três filhotes que apresentaram depressão, pirexia, sinais respiratórios e edema de membro (embora os achados não fossem compatíveis com FN).[35] Dois dos três filhotes morreram. Relatos de casos esporádicos de FN em gatos aparecem na literatura, associados a vários patógenos, incluindo *Prevotella bivia*,[36] *Acinetobacter baumannii*[37] e gangrena de Fournier.[38,39] Alguns casos descritos envolveram *S. canis*, incluindo um caso fatal de FN e miosite necrosante com pneumonia[40] e, outro caso, em que o animal sobreviveu após extenso debridamento e tratamento de feridas por pressão negativa.[41]

Em contraste com os relatos de casos individuais, relatos de doença estreptocócica invasiva semelhante à SCTE/FN

Tabela 5-2	Critérios Laboratoriais para o Diagnóstico de Fasciite Necrosante em Humanos
Teste	**Pontuação***
Proteína C-reativa (mg/L)	
<150	0
≥150	4
Leucograma total (mm³)	
<15	0
15-25	1
>25	2
Hemoglobina (g/dL)	
>13,5	0
11-13,5	1
<11	2
Sódio (mmol/L)	
≥135	0
<135	2
Creatinina (μmol/L)	
≤141	0
>141	2
Glicose (mmol/L)	
≤10	0
>10	1

Adaptada de Wong CH, Khin LW, Heng KS, et al: The LRINEC (Laboratory Risk Indicator for Necrotizing Fasciitis) score: a tool for distinguishing necrotizing fasciitis from other soft tissue infections. *Crit Care Med* 32(7):1535-1541, 2004.
*Uma pontuação ≥6 é suspeita de fasciite necrosante; uma pontuação ≥8 é fortemente preditiva.

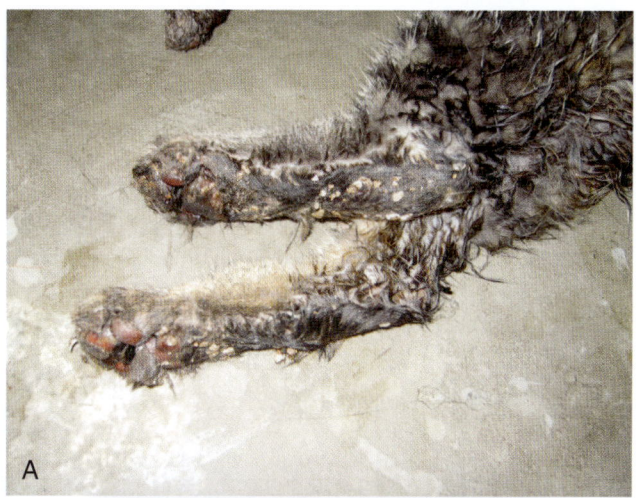

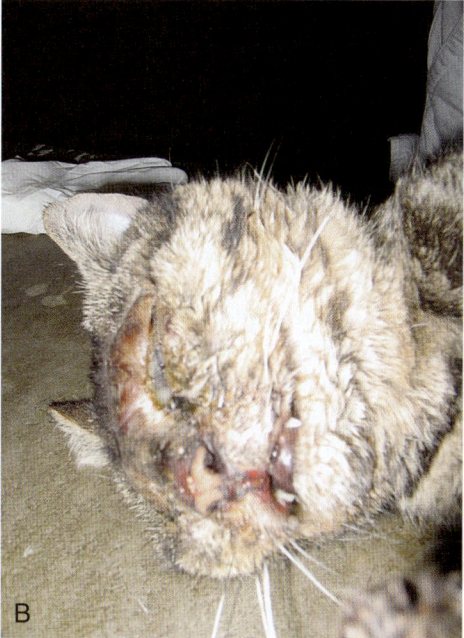

Figura 5-4: Coxins plantares ulcerados (**A**) e rinite/sinusite necrosante (**B**) devido a *S. canis* em gatos acometidos em um surto com alta mortalidade em um abrigo de animais. (Copyright de Dra. Kate Hurley.)

acometendo grandes números de gatos alojados em abrigos com densidade populacional elevada foram realizados nos Estados Unidos com taxas de mortalidade de até 30%.[42] Duas apresentações clínicas distintas foram observadas.[42] Em dois surtos, em abrigos de animais, foram observadas ulceração da pele e infecção respiratória crônica que progrediram para rinite/sinusite necrosante e meningite supurativa (Fig. 5-4). A ulceração da pele foi encontrada com mais frequência nos membros distais, e dois ou mais membros podiam estar acometidos. Necrose e perfuração do osso nasal subjacente ao seio frontal foram observadas com subsequente celulite e edema dos tecidos subcutâneos provocando edema na área da ponte nasal. Em outro abrigo de animais, ocorreu a rápida progressão da FN com ulceração cutânea (Fig. 5-5) para síndrome semelhante ao choque tóxico, ocorrendo sepse e morte.

Esses surtos em abrigos de animais compartilham algumas características comuns e alarmantes. Embora a doença do trato respiratório superior (DTRS) fosse endêmica em ambos os abrigos, *S. canis* foi tipicamente o único patógeno relatado nesses casos. Apesar de o *S. canis* cultivado ser sensível a múltiplos antibióticos *in vitro*, o tratamento dos pacientes nem sempre resultou em sucesso. Além disso, a limpeza ambiental extensa muitas vezes não conseguiu evitar a persistência das bactérias no local. Em um antigo relato de um surto em uma

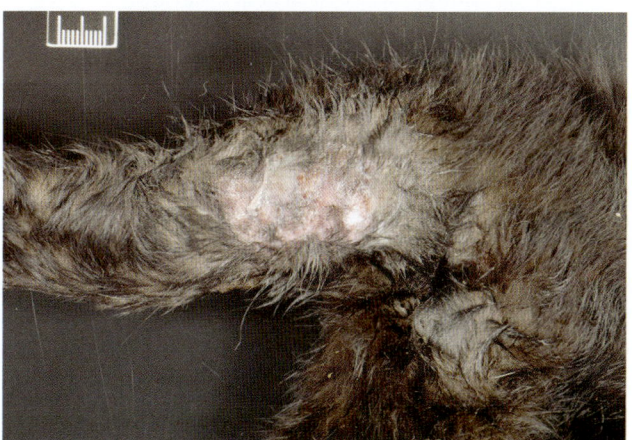

Figura 5-5: Fasciite necrosante com ulceração da pele em um gato proveniente de um surto de doença estreptocócica em um abrigo de animais. (De Pesavento PA, Bannasch J, Bachmann R, et al: Fatal *Streptococcus* canine infections in intensively housed shelter cats, *Vet Path* 44: 218-221, 2007.)

Tabela 5-3	Farmacoterapia para Infecções Estreptocócicas em Gatos
Fármaco	**Dosagem***
Amoxicilina/clavulanato	62,5 mg/gato, VO, a cada 12 h
Cefalexina	22-30 mg/kg, VO, a cada 12 h
Cloranfenicol	10-20 mg/kg, VO/IV/SC, a cada 12 h
Clindamicina	10 mg/kg, VO/IV, a cada 12 h
Eritromicina	20 mg/kg, VO, a cada 8 h
Penicilina G (procaína)	10.000-20.000 UI/kg, IM ou SC, a cada 12-24 h
Pradofloxacina	7,5 mg/kg, VO, a cada 24 h
Trimetoprim/sulfonamida	15-30 mg/kg, VO, a cada 12 h

IM, Via intramuscular; *UI*, unidade internacional; IV, via intravenosa; VO, *per os* (via oral); SC, via subcutânea.
*A duração do tratamento é ditada pela apresentação clínica; um mínimo de 2 semanas é sugerido.

colônia fechada específica livre de patógenos, somente o despovoamento do ambiente acometido interrompeu um surto.[23] Os fatores que permitem que um organismo tipicamente comensal cause doença invasiva potencialmente fatal não são bem conhecidos. Pouco se sabe sobre os fatores de virulência de *S. canis* na doença grave. Todos os gatos acometidos em um estudo eram portadores de isolados quase idênticos baseados na tipagem molecular, o que sugere uma origem clonal e a disseminação de uma cepa virulenta.[43] Outros fatores poderiam incluir práticas de manejo do abrigo, controle do estresse e a antibioticoterapia para outras condições. Medidas de controle para surtos em abrigos serão discutidas adiante.

Tratamento

Isolados do grupo G são geralmente suscetíveis a eritromicina, clindamicina e antibióticos betalactâmicos (Tabela 5-3). Ao se avaliar as culturas dos 71 gatos mencionados anteriormente, todos os isolados estreptocócicos eram suscetíveis à penicilina G e à ampicilina; o antimicrobiano menos eficaz foi a tetraciclina.[6] Uma suscetibilidade variável aos aminoglicosídeos foi descrita. Em um estudo com 500 isolados de *Streptococcus* de porcos, cavalos, gatos e cães, as resistências detectadas com mais frequência foram contra sulfametoxazol (20% a 78%), tetraciclina (17% a 93%) e gentamicina (14% a 79%), independentemente da espécie de origem.[44] A resistência às penicilinas ou às cefalosporinas raramente foi detectada. As escolhas para as infecções do sistema nervoso central incluem penicilina intravenosa em alta dose, sulfonamida trimetoprima, clindamicina ou cefalosporinas intravenosas de terceira geração.[45] A prevenção da infecção neonatal em ambientes endêmicos foi descrita, sendo o tratamento da fêmea íntegra realizado com injeção por via subcutânea (SC) 1,0 mL/gato da combinação de penicilina benzatina/procaína (300.000 Unidades Internacionais/mL) no momento do parto.[46] Os filhotes recém-nascidos foram tratados com o mesmo produto (diluído 1:6 com solução salina estéril a 0,9%, 0,25 mL/filhote, SC).

O tratamento bem-sucedido de FN e/ou SCTE em pacientes veterinários é paralelo às recomendações feitas para humanos. A vida do paciente depende do início imediato de uma terapia agressiva baseada em um diagnóstico presuntivo antes de serem disponibilizados os resultados de testes. O tratamento inclui o completo debridamento cirúrgico do tecido necrótico (muitas vezes sendo necessários múltiplos procedimentos ou a amputação do membro), suporte hemodinâmico, suporte nutricional e analgesia. A antibioticoterapia baseia-se nos resultados da cultura, mas o tratamento de amplo espectro deve ser iniciado no ínterim. Os regimes medicamentosos recomendados baseiam-se na experiência com casos humanos e incluem uma combinação de penicilina, um aminoglicosídeo e clindamicina.[31] As fluoroquinolonas não são recomendadas apesar da sensibilidade bacteriana *in vitro*. De fato, suspeita-se que o uso de enrofloxacina em cães com infecções por *S. canis* tenha contribuído para o surgimento de SCTE/FN canina porque as fluoroquinolonas podem induzir bacteriófagos que codificam genes de superantígeno e aumentam a virulência.[33,34,47] Técnicas de tratamento de ferida, como a drenagem ativa por sucção fechada[48] e terapia de ferida por pressão negativa,[41,49] foram associadas com sucesso em pacientes veterinários.

Potencial Zoonótico

Raramente, foram descritas infecções por *S. canis* em humanos, e não há evidência de que gatos ou cães representem uma fonte significativa de infecção. Independentemente desse fato, seria prudente que os veterinários tomassem precauções ao tratarem animais com SCTE/FN contra a inadvertida infecção através de rachaduras ou cortes cutâneos, por meio do uso de luvas de látex e roupas de proteção. Embora a maioria dos casos de SCTE/FN em humanos seja causada por organismos do grupo A, existe pelo menos um relato de caso de miosite e SCTE ocasionados por *Streptococcus* do grupo G resultando em morte do paciente.[50]

STREPTOCOCCUS EQUI SUBESPÉCIE *ZOOEPIDEMICUS*

S. equi ssp. *equi* (beta-hemolítico, grupo C de Lancefield), geralmente conhecido como *S. equi*, é bem conhecido como a causa de garrotilho em cavalos e burros. O SEZ é um organismo comensal oportunista em equinos, mas é um patógeno zoonótico para humanos, que causa septicemia, pneumonia, artrite e meningite.[51] SEZ não é conhecido historicamente como comensal de cães ou gatos, e nem todos os animais infectados têm um histórico de exposição a animais de fazenda ou cavalos.

Streptococcus Equi Subespécie *Zooepidemicus* em Cães

Relatos de pneumonia necro-hemorrágica aguda fatal e septicemia devido a SEZ apareceram primeiramente em canis de animais de corrida no Reino Unido e em colônia de cães de pesquisa há mais de 30 anos.[52,53] Mais recentemente, o patógeno se tornou conhecido como uma causa de doença respiratória infecciosa canina contagiosa complexa. Relatos têm descrito surtos em larga escala em cães de abrigos com elevada densidade populacional e em canis de diferentes países, com alta morbidade (até 90%) e mortalidade (até 50%).[54-58] A doença é altamente contagiosa e se caracteriza pelo súbito início de pirexia, tosse, dispneia, letargia e secreção nasal hemorrágica. Pode parecer inicialmente que os animais acometidos estão com a típica "tosse dos canis", mas a doença progride rapidamente; em geral, a morte ocorre em 24 a 48 horas após os primeiros sinais clínicos.[57] À histopatologia, a maioria dos casos apresenta pneumonia fibrinossupurativa, necrosante e hemorrágica.[57] É possível que seja necessária a coinfecção por outro micro-organismo como *Bordetella bronchiseptica*, *Mycoplasma* spp., vírus da *influenza* canina ou herpesvírus canino para ocorrer virulência máxima.[57,59] Porém, os surtos também podem ocorrer pela introdução de uma alta carga de patógeno ou de um clone de SEZ altamente virulento, em um ambiente com elevada densidade populacional e com cães suscetíveis.[56]

O diagnóstico da infecção por SEZ em cães é realizado por meio de cultura de amostras pulmonares, *swabs* nasais, líquido de lavado transtraqueal ou *swabs* de faringe. A reação em cadeia pela polimerase (PCR) para o diagnóstico também é disponibilizada comercialmente. Os animais que morrem ou são submetidos à eutanásia devem passar por necrópsia com cultura bacteriana para confirmar o diagnóstico. Há relatos de que os isolados de SEZ de cães são suscetíveis a penicilina, ampicilina, amoxicilina e enrofloxacina.[54] Alguns isolados são referidos como resistentes à tetraciclina e doxiciclina.[54,56,60] Apesar de uma adequada antibioticoterapia, as taxas de mortalidade de animais de abrigos com elevada densidade populacional são altas, e pelo menos em parte se devem à rápida progressão da doença. Os fatores de virulência (como superantígenos ou toxinas bacterianas) bem como os fatores de manejo (p. ex., confinamento, estresse de transporte, estresse social etc.) que podem contribuir para a gravidade da doença não foram bem explorados até o momento.

Casos esporádicos de rinite crônica não fatal e pneumonia devido a SEZ foram descritos em cães de estimação que habitavam haras.[61-63] Um cão em contato com equinos foi positivo em cultura orofaríngea, mas não apresentou sinais clínicos apesar de estar infectado pela conhecida cepa virulenta ST173 de SEZ,[63] sugerindo que a infecção pode surgir da exposição a equinos, mas outros fatores além da cepa bacteriana também têm um papel na gravidade da doença.

Streptococcus Equi Subespécie *Zooepidemicus* em Gatos

Streptococcus equi subespécie *zooepidemicus* não era conhecido anteriormente como um patógeno causador de doença do trato respiratório inferior em gatos, com base em estudos retrospectivos e em séries de casos publicados, embora *S. canis* tenha sido isolado algumas vezes.[64-66] Recentemente, porém, SEZ foi identificado como um importante patógeno felino emergente em abrigos e situações de superpovoamento. A infecção por SEZ em gatos é clinicamente diferente daquela em cães, porque está ausente o componente hemorrágico. A doença em gatos está associada a secreção nasal purulenta (Fig. 5-6), tosse, rinite/sinusite,

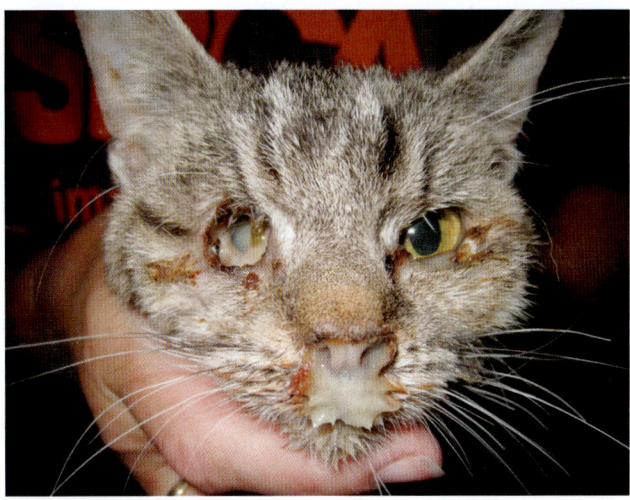

Figura 5-6: Doença nasal e ocular purulenta com rinite/sinusite grave em um gato com *S. equi* ssp. *zooepidemicus*. (Copyright de Dra. Julie Levy.)

desconforto respiratório, pneumonia, meningoencefalite e morte.[67-69] O primeiro relato de um surto de doença devido a SEZ em gatos foi publicado em 2010, quando morreram 78 gatos em um grande abrigo em Israel.[67] No exame *post mortem* de 39 gatos, a maioria apresentou broncopneumonia difusa aguda grave e em alguns foi observada pleurite, peritonite ou meningoencefalite piogranulomatosa. O diagnóstico foi realizado por meio de cultura de *swabs* nasais e faríngeos, líquido de lavado broncoalveolar e várias amostras teciduais (principalmente pulmão). Embora outros patógenos também tenham sido isolados (p. ex., *Pasteurella multocida* e *Chlamydophila* spp.), SEZ foi o organismo predominante. Esse organismo também foi isolado em gatos com leves sinais de DTRS, sugerindo que o patógeno pode ter se tornado persistente no abrigo através dos gatos que excretavam o organismo antes de sua detecção e tratamento.

Em um relato de quatro grandes apreensões fracassadas, de gatos de abrigos, nos Estados Unidos (2009 a 2012), 55% de 81 gatos com DTRS testaram positivos para SEZ.[59] A infecção foi detectada por PCR em tempo real realizada em *swabs* conjuntivais e orofaríngeas, sendo comum a coinfecção por outros patógenos (p. ex., calicivírus felino, herpesvírus felino, *B. bronchiseptica*, *Mycoplasma felis* e *Chlamydophila felis*). Os autores especularam que a coinfecção por SEZ pode ser responsável pela gravidade da DTRS em grandes populações de gatos em contraste com a forma autolimitante, mais leve, de DTRS observada geralmente em abrigos tradicionais onde SEZ é raro. Como os gatos com DTRS que dão entrada em abrigos podem representar o ponto de introdução de SEZ, é importante que todos os animais passem por um exame físico completo até a admissão e que a DTRS seja tratada imediatamente e de maneira apropriada.

SEZ é capaz de causar a rápida progressão da doença em gatos assim como em cães. Em dois gatos de abrigos distintos na Colúmbia Britânica, Canadá, a DTRS de início agudo progrediu para a morte em menos de 24 horas.[68] No exame *post mortem*, foram encontradas rinite e meningite (Fig. 5-7), e SEZ foi isolado da cavidade nasal e do cérebro do animal.

Foi publicado um relato de caso de SEZ que provocou meningoencefalite via extensão de otite média/interna em gato

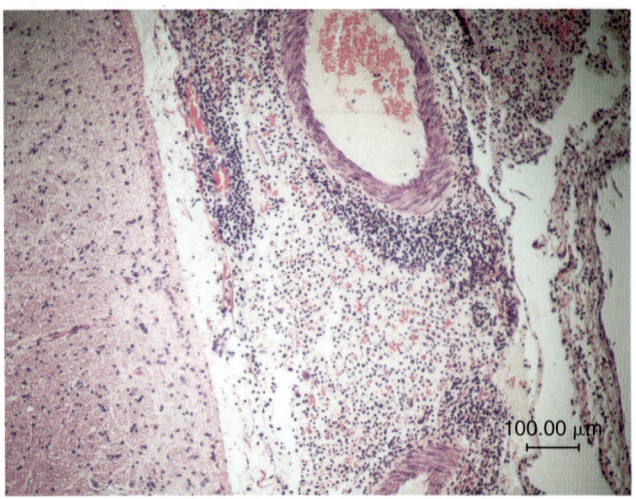

Figura 5-7: Cérebro e leptomeninges de um gato que morreu de infecção por *S. equi* ssp. *zooepidemicus*. Infiltrados perivasculares linfoplasmocitários com expansão das leptomeninges por neutrófilos, macrófagos e hemácias. Coloração de hematoxilina e eosina (H&E). (Copyright de Dra. Ann Britton.)

macho castrado de 5 anos, vivendo exclusivamente em ambientes sem nenhuma via de exposição conhecida.[69] O gato foi encaminhado para avaliação dos sinais neurológicos (atividade mental embotada, *head tilt* e ataxia vestibular). SEZ foi isolado em altos números do líquido cérebro-espinhal. O gato foi tratado inicialmente com ampicilina/sulbactam e enrofloxacina. Depois de recebidos os resultados da cultura, o tratamento foi alterado para trimetoprim/sulfametoxazol e amoxicilina/ácido clavulânico. O tratamento foi continuado por 8 semanas, e o gato teve uma recuperação completa gradualmente.

O primeiro relato de infecção de SEZ em um felídeo exótico foi publicado em 2012. Um leopardo-das-neves (*Panthera uncia*) macho, de 16 anos de idade, morreu de meningoventriculite devido a SEZ, após 1 mês do início dos sinais neurológicos.[70] Esse animal foi alimentado com carne de cavalo, o que pode ter sido a fonte da infecção. Os porquinhos-da-índia são outra possível fonte de exposição ao SEZ para gatos e humanos. Em 2013, um pequeno grupo de casos de SEZ em humanos foi ligado epidemiológica e geneticamente a porquinhos-da-índia infectados.[71]

Como nos surtos caninos da doença devido a SEZ, os fatores contribuintes para os surtos felinos não são bem compreendidos até o momento. Embora haja evidências moleculares de que alguns surtos caninos possam ser decorrentes de cepas de SEZ altamente virulentas, a análise molecular de isolados felinos ainda não foi descrita. Os fatores ambientais e de manejo, assim como as coinfecções, também podem ter um papel nos surtos de doença felina tendo em vista que a maioria dos casos é relatada em abrigos de animais com elevada densidade populacional. Infelizmente, há falta de conhecimento sobre o período de incubação e facilidade de transmissão fora do ambiente do abrigo, assim como sobre a frequência e maneira de disseminação após a recuperação de infecções por SEZ e por *S. canis* altamente patogênicos em cães e gatos.

O controle de surtos de SEZ e *S. canis* em abrigos de animais envolve o isolamento de gatos infectados, uma vez que as bactérias são disseminadas pelas secreções respiratórias.[56] Indivíduos clinicamente acometidos, assim como os expostos, devem ser tratados com um antibiótico apropriado o mais cedo possível; sugerindo-se uma duração de 2 semanas de tratamento.[72] Se não for possível providenciar cuidados humanos e um abrigo adequado (p. ex., para gatos ferais), recomenda-se a eutanásia. Os gatos recuperados devem ficar em quarentena por 2 semanas após a resolução completa dos sinais clínicos.[72] É muito importante a adoção de medidas preventivas contra transmissão por fômites; e a realização de limpeza e desinfecção ambientais. Espécies estreptocócicas são inativadas por compostos quaternários de amônio e agentes oxidantes comumente usados. Além disso, também são suscetíveis aos compostos fenólicos, mas estes não devem ser usados, pois são conhecidos por serem tóxicos aos gatos. Embora as escolhas de antibiótico para o tratamento de *S. canis* sejam previsíveis, pouco foi publicado sobre a sensibilidade antimicrobiana de SEZ em gatos. Em geral, espera-se que isolados do grupo C sejam suscetíveis a penicilina, eritromicina, cloranfenicol e cefalosporinas.[46]

Potencial Zoonótico de *Streptococcus Equi*

A infecção humana por *S. equi* é rara, mas pode ser fatal. Septicemia, meningite, pneumonia, artrite, nefrite e casos de choque tóxico foram descritos na literatura. O primeiro relato de transmissão zoonótica de SEZ em um cão ocorreu em 2010.[63] O cão desse relato apresentou doença crônica do trato respiratório (em vez de aguda). A análise genética do isolado de SEZ confirmou micro-organismo idêntico observado no cão e no humano. Até o momento, não há relatos documentando a transmissão de um gato infectado para um humano. No entanto, é prudente a adoção de medidas para proteger a equipe veterinária e os proprietários quando lidarem com gatos ou cães nos quais seja possível a infecção por SEZ.

É provável que SEZ seja uma causa subidentificada de doença respiratória grave em gatos, uma vez que o teste diagnóstico para esse agente não é uma parte rotineira dos painéis de triagem de DTRS e a doença apresenta-se diferentemente da forma hemorrágica observada em cães. Os clínicos devem estar alerta à possibilidade de infecção por SEZ nos gatos com sinais clínicos compatíveis e provenientes de locais com alta densidade populacional.

RESUMO

Embora a doença estreptocócica seja comum em animais, nos últimos anos foram relatadas síndromes clínicas emergentes associadas a *S. canis* e SEZ em gatos. A doença clínica associada a *S. canis* é altamente variável e com maior frequência envolve gatos individuais — embora sejam relatados surtos de doença invasiva incomumente grave em abrigos de animais. Os clínicos devem estar cientes dos sinais clínicos de SCTE/FN; portanto, para animais com um alto índice de suspeita, o tratamento agressivo imediato é necessário. A doença associada ao SEZ não foi historicamente documentada em gatos. Relatos sobre esse patógeno emergente envolveram principalmente ambientes de alta densidade populacional, mas raramente gatos de estimação mantidos individualmente foram relatados. Ainda há trabalho a ser feito para promover a compreensão dos fatores de risco, transmissão da doença, tratamento ideal e prevenção da doença para os dois patógenos.

Referências

1. Stallings B, Ling GV, Lagenaur LA, et al: Septicemia and septic arthritis caused by Streptococcus pneumoniae in a cat: possible transmission from a child. *J Am Vet Med Assoc* 191(6):703-704, 1987.

2. Zhang S, Wilson F, Pace L: Streptococcus pneumoniae-associated cellulitis in a two-month-old domestic shorthair kitten. *J Vet Diagn Invest* 18(2):221-224, 2006.

3. Dow SW, Jones RL, Thomas TN, et al: Group B streptococcal infection in two cats. *J Am Vet Med Assoc* 190(1):71-72, 1987.

4. Roels S, Devroye O, Buys H, et al: Isolation of Streptococcus suis from a cat with meningoencephalitis. *Vet Microbiol* 136(1–2):206-207, 2009.

5. Devriese LA, Haesebrouck F: Streptococcus suis infections in horses and cats. *Vet Rec* 130(17):380, 1992.

6. Lysková P, Vydržalová M, Královcová D, et al: Prevalence and characteristics of Streptococcus canis strains isolated from dogs and cats. *Acta Vet Brno* 76(4):619-625, 2007.

7. Devriese LA, Cruz Colque JI, De Herdt P, et al: Identification and composition of the tonsillar and anal enterococcal and streptococcal flora of dogs and cats. *J Appl Bacteriol* 73(5):421-425, 1992.

8. Demko JL, Cohn LA: Chronic nasal discharge in cats: 75 cases (1993-2004). *J Am Vet Med Assoc* 230(7):1032-1037, 2007.

9. Johnson LR, Foley JE, De Cock HE, et al: Assessment of infectious organisms associated with chronic rhinosinusitis in cats. *J Am Vet Med Assoc* 227(4):579-585, 2005.

10. Strom Holst B, Bergstrom A, Lagerstedt AS, et al: Characterization of the bacterial population of the genital tract of adult cats. *Am J Vet Res* 64(8):963-968, 2003.

11. Clemetson LL, Ward ACS: Bacterial flora of the vagina and uterus of healthy cats. *J Am Vet Med Assoc* 196(6):902-905, 1990.

12. Lawler DF, Evans RH, Reimers TJ, et al: Histopathologic features, environmental factors, and serum estrogen, progesterone, and prolactin values associated with ovarian phase and inflammatory uterine disease in cats. *Am J Vet Res* 52(10):1747-1753, 1991.

13. Kenney KJ, Matthiesen DT, Brown NO, et al: Pyometra in cats: 183 cases (1979-1984). *J Am Vet Med Assoc* 191(9):1130-1132, 1987.

14. Axnér E, Ågren E, Båverud V, et al: Infertility in the cycling queen: seven cases. *J Feline Med Surg* 10(6):566-576, 2008.

15. Roy J, Messier S, Labrecque O, et al: Clinical and in vitro efficacy of amoxicillin against bacteria associated with feline skin wounds and abscesses. *Can Vet J* 48(6):607-611, 2007.

16. Malik R, Barrs VR, Church DB, et al: Vegetative endocarditis in six cats. *J Feline Med Surg* 1(3):171, 1999.

17. Matsuu A, Kanda T, Sugiyama A, et al: Mitral stenosis with bacterial myocarditis in a cat. *J Vet Med Sci* 69(11):1171-1174, 2007.

18. Bedford SW: Streptococcal suppurative lymphadenitis in a cat. *Vet Rec* 144(1):28, 1999.

19. Swindle MM, Narayan O, Luzarraga M, et al: Contagious streptococcal lymphadenitis in cats. *J Am Vet Med Assoc* 177(9):829-830, 1980.

20. Van der Heyden S, Butaye P, Roels S: Cholesterol granuloma associated with otitis media and leptomeningitis in a cat due to Streptococcus canis infection. *Can Vet J* 154(1):72-73, 2013.

21. Malik R, Latter M, Love DN: Bacterial discospondylitis in a cat. *J Small Anim Pract* 31(8):404-406, 1990.

22. Goldman PM, Moore TD: Spontaneous Lancefield group G streptococcal infection in a random source cat colony. *Lab Anim Sci* 23(4):565-566, 1973.

23. Tillman PC, Dodson ND, Indiveri M: Group G: streptococcal epizootic in a closed cat colony. *J Clin Microbiol* 16(6):1057-1060, 1982.

24. Wu CC, Kiupel M, Raymond JT, et al: Group G streptococcal infection in a cat colony. *J Vet Diagn Invest* 11(2):174-177, 1999.

25. Iglauer F, Kunstýr I, Mörstedt R, et al: Streptococcus canis arthritis in a cat breeding colony. *J Exp Anim Sci* 34(2):59-65, 1991.

26. Commons RJ, Smeesters PR, Proft T, et al: Streptococcal superantigens: categorization and clinical associations. *Trends Mol Med* 20(1):48-62, 2014.

27. Low DE: Toxic shock syndrome: major advances in pathogenesis, but not treatment. *Crit Care Clin* 29(3):651-675, 2013.

28. Francis KR, Lamaute HR, Davis JM, et al: Implications of risk factors in necrotizing fasciitis. *Am Surg* 59(5):304-308, 1993.

29. Sykes JE: Streptococcal and enterococcal infections. *Canine and feline infectious diseases*, St Louis, 2013, Elsevier/Saunders, pp 334–346.

30. Wong CH, Khin LW, Heng KS, et al: The LRINEC (Laboratory Risk Indicator for Necrotizing Fasciitis) score: a tool for distinguishing necrotizing fasciitis from other soft tissue infections. *Crit Care Med* 32(7):1535-1541, 2004.

31. Naidoo SL, Campbell DL, Miller LM, et al: Necrotizing fasciitis: a review. *J Am Anim Hosp Assoc* 41:104-109, 2005.

32. Prescott JF, Miller CW, Mathews KA, et al: Update on canine streptococcal toxic shock syndrome and necrotizing fasciitis. *Can Vet J* 38(4):241-242, 1997.

33. Prescott JF, Mathews K, Gyles CL, et al: Canine streptococcal toxic shock syndrome in Ontario: an emerging disease? *Can Vet J* 36(8):486-487, 1995.

34. Miller CW, Prescott JF, Mathews KA, et al: Streptococcal toxic shock syndrome in dogs. *J Am Vet Med Assoc* 209(8):1421-1426, 1996.

35. Taillefer M, Dunn M: Group G streptococcal toxic shock-like syndrome in three cats. *J Am Anim Hosp Assoc* 40:418-422, 2004.

36. Hess MO: Necrotizing fasciitis due to Prevotella bivia in a cat. *J Small Anim Pract* 50(10):558-560, 2009.

37. Brachelente C, Wiener D, Malik Y, et al: A case of necrotizing fasciitis with septic shock in a cat caused by Acinetobacter baumannii. *Vet Dermatol* 18(6):432-438, 2007.

38. Berube DE, Whelan MF, Tater KC, et al: Fournier's gangrene in a cat. *J Vet Emerg Crit Care (San Antonio)* 20(1):148-154, 2010.

39. Vaske H, Ragan I, Harkin K, et al: Successful conservative management of suspected Fournier's gangrene in cats: 3 cases. *J Feline Med Surg Open Reports* 1(1), 2015, 2055116915589837.

40. Sura R, Hinckley LS, Risatti GR, et al: Fatal necrotising fasciitis and myositis in a cat associated with Streptococcus canis. *Vet Rec* 162(14):450-453, 2008.

41. Nolff MC, Meyer-Lindenberg A: Necrotising fasciitis in a domestic shorthair cat—negative pressure wound therapy assisted débridement and reconstruction. *J Small Anim Pract* 56(4):218-284, 2015.

42. Pesavento PA, Bannasch MJ, Bachmann R, et al: Fatal *Streptococcus canis* infections in intensively housed shelter cats. *Vet Pathol* 44(2):218-221, 2007.

43. Kruger EF, Byrne BA, Pesavento P, et al: Relationship between clinical manifestations and pulsed-field gel profiles of *Streptococcus canis* isolates from dogs and cats. *Vet Microbiol* 146(1–2):167-171, 2010.

44. Schwarz S, Alesík E, Grobbel M, et al: Antimicrobial susceptibility of streptococci from various indications of swine, horses, dogs and cats as determined in the BfT-GermVet monitoring program 2004-2006. *Berl Munch Tierarztl Wochenschr* 120(9–10):380-390, 2007.

45. Greene CE, Prescott JF: Streptococcal infections. In Greene CE, editor: *Infectious diseases of the dog and cat*, ed 4, St Louis, 2012, Elsevier/Saunders, pp 325-332.

46. Blanchard P, Wilson D: Group G streptococcal infections in kittens. In Kirk RW, editor: *Current veterinary therapy X: Small animal practice*, Philadelphia, 1989, Saunders, pp 1091-1093.

47. Ingrey KT, Ren J, Prescott JF: A fluoroquinolone induces a novel mitogen-encoding bacteriophage in Streptococcus canis. *Infect Immun* 71(6):3028-3033, 2003.

48. Csiszer AB, Towle HA, Daly CM: Successful treatment of necrotizing fasciitis in the hind limb of a great dane. *J Am Anim Hosp Assoc* 46(6):433-438, 2010.

49. Maguire P, Azagrar J, Carb A: The successful use of negative-pressure wound therapy in two cases of canine necrotizing fasciitis. *J Am Anim Hosp Assoc* 51(1):43-48, 2015.

50. Wagner JG, Schlievert PM, Assimacopoulos AP, et al: Acute group G streptococcal myositis associated with streptococcal toxic shock syndrome: case report and review. *Clin Infect Dis* 23(5):1159-1161, 1996.

51. Pelkonen S, Lindahl SB, Suomala P, et al: Transmission of Streptococcus equi subspecies zooepidemicus infection from horses to humans. *Emerg Infect Dis* 19(7):1041-1048, 2014.

52. Sundberg JP, Hill D, Wyand DS, et al: Streptococcus zooepidemicus as the cause of septicemia in racing greyhounds. *Vet Med Small Anim Clin* 76(6):839-842, 1981.

53. Garnett NL, Eydelloth RS, Swindle MM, et al: Hemorrhagic streptococcal pneumonia in newly procured research dogs. *J Am Vet Med Assoc* 181(11):1371-1374, 1982.

54. Byun JW, Yoon SS, Woo GH, et al: An outbreak of fatal hemorrhagic pneumonia caused by Streptococcus equi subsp. zooepidemicus in shelter dogs. *J Vet Sci* 10(3):269-271, 2009.

55. Kim MK, Jee H, Shin SW, et al: Outbreak and control of haemorrhagic pneumonia due to Streptococcus equi subspecies zooepidemicus in dogs. *Vet Rec* 161(15):528-530, 2007.

56. Pesavento PA, Hurley KF, Bannasch MJ, et al: A clonal outbreak of acute fatal hemorrhagic pneumonia in intensively housed (shelter) dogs caused by Streptococcus equi subsp. zooepidemicus. *Vet Pathol* 45(1):51-53, 2008.

57. Priestnall S, Erles K: Streptococcus zooepidemicus: an emerging canine pathogen. *Vet J* 188(2):142-148, 2011.

58. Chalker VJ, Brooks HW, Brownlie J: The association of Streptococcus equi subsp. zooepidemicus with canine infectious respiratory disease. *Vet Microbiol* 95(1–2):149-156, 2003.

59. Polak KC, Levy JK, Crawford PC, et al: Infectious diseases in large-scale cat hoarding investigations. *Vet J* 201(2):189-195, 2014.

60. Chalker VJ, Waller A, Webb K, et al: Genetic diversity of Streptococcus equi subsp. zooepidemicus and doxycycline resistance in kennelled dogs. *J Clin Microbiol* 50(6):2134-2136, 2012.

61. Acke E, Abbott Y, Pinilla M, et al: Isolation of Streptococcus zooepidemicus from three dogs in close contact with horses. *Vet Rec* 167(3):102-103, 2010.

62. Piva S, Zanoni RG, Specchi S, et al: Chronic rhinitis due to Streptococcus equi subspecies zooepidemicus in a dog. *Vet Rec* 167(5):177-178, 2010.

63. Abbott Y, Acke E, Khan S, et al: Zoonotic transmission of Streptococcus equi subsp. zooepidemicus from a dog to a handler. *J Med Microbiol* 59(1):120-123, 2010.

64. Macdonald ES, Norris CR, Berghaus RB, et al: Clinicopathologic and radiographic features and etiologic agents in cats with histologically confirmed infectious pneumonia: 39 cases (1991-2000). *J Am Vet Med Assoc* 223(8):1142-1150, 2003.

65. Foster SF, Martin P, Allan GS, et al: Lower respiratory tract infections in cats: 21 cases (1995-2000). *J Feline Med Surg* 6(3):167-180, 2004.

66. Bart M, Guscetti F, Zurbriggen A, et al: Feline infectious pneumonia: a short literature review and a retrospective immunohistological study on the involvement of Chlamydia spp. and distemper virus. *Vet J* 159(3):220-230, 2000.

67. Blum S, Elad D, Zukin N, et al: Outbreak of Streptococcus equi subsp. zooepidemicus infections in cats. *Vet Microbiol* 144(1-2):236-239, 2010.

68. Britton AP, Davies JL: Rhinitis and meningitis in two shelter cats caused by Streptococcus equi subspecies zooepidemicus. *J Comp Pathol* 143(1):70-74, 2010.

69. Martin-Vaquero P, da Costa RC, Daniels JB: Presumptive meningoencephalitis secondary to extension of otitis media/interna caused by Streptococcus equi subspecies zooepidemicus in a cat. *J Feline Med Surg* 13(8):606-609, 2011.

70. Yamaguchi R, Nakamura S, Hori H, et al: *Purulent meningoventriculitis caused by Streptococcus equi subspecies zooepidemicus in a snow leopard (Panthera uncia). J Comp Pathol* 147(2-3):397-400, 2012.

71. Gruszynski K, Young A, Levine SJ, et al: Streptococcus equi subsp. zooepidemicus infections associated with guinea pigs. *Emerg Infect Dis* 21(1), 2015.

72. Hurley KF, Pesavento PA: Emerging streptococcal diseases of dogs and cats. ACVIM Forum/Canadian VMA Convention. Montreal, QC, 2009, pp 512-514.

Lidando com a Toxoplasmose: Apresentação Clínica, Diagnóstico, Tratamento e Prevenção

Susan Foster

Toxoplasma gondii é um parasita intracelular obrigatório pertencente ao filo Apicomplexa, que é um grupo grande e diverso de eucariontes, a maioria dos quais possui uma única organela denominada apicoplasto (um plastídeo vestigial que é o sítio de produção e armazenamento de uma variedade de compostos químicos importantes) e uma estrutura denominada complexo apical (envolvido na penetração da célula hospedeira).

O *T. gondii* infecta praticamente todas as espécies de mamíferos. Gatos domésticos e outros felídeos são os hospedeiros definitivos que disseminam os oocistos. Ambos, felídeos e não felídeos, podem atuar como hospedeiros intermediários e abrigar cistos teciduais. Existem três estágios infecciosos do parasita: os esporozoítos presentes nos oocistos, os taquizoítos (estágio de multiplicação ativa) e os bradizoítos contidos no interior de cistos teciduais (estágio de multiplicação lenta). A transmissão ocorre pela ingestão de tecidos infectados ou alimentos ou água contaminados com oocistos, mas a infecção congênita também pode ocorrer.

O *T. gondii* foi inicialmente descrito como sendo altamente clonal e exibindo uma baixa diversidade genética, porque na América do Norte e na Europa os isolados eram predominantemente de três linhagens clonais de *T. gondii* designados como tipos I, II e III.[1-3] Estudos de polimorfismo genético revelaram que em cada lócus do gene havia apenas dois alelos, indicando que essas três linhagens surgiram a partir de uma fonte comum, e que desde então têm sido submetidas a uma troca genética limitada.[4,5] No entanto, em outras regiões do mundo que não sejam a América do Norte e a Europa e em nichos selecionados dentro da Europa e da América do Norte, os tipos I, II e III não são predominantes.[1] Alguns isolados possuem misturas dos dois padrões de alelos observado no tipo de cepa, indicando que eles são naturalmente recombinantes. Menos comuns são as cepas exóticas, as quais possuem muitos polimorfismos únicos, indicando que possuem uma origem mais antiga.[5] A América do Sul possui a maior diversidade de cepas que qualquer outra região até agora examinada,[1,2] sugerindo que a América do Sul pode ter sido o local de nascimento do *Toxoplasma*.[1]

Os tipos clonais de *T. gondii* apresentam diferentes virulências em camundongos: o tipo I sempre provoca uma infecção letal, ao passo que os tipos II e III são muito menos virulentos. Pouco se conhece sobre o genótipo e a virulência na toxoplasmose felina. Em uma infecção experimental em gatos imunocompetentes, a infecção parenteral com *T. gondii* tipo I (estirpe RH) resultou em doença grave a fatal.[6] A infecção parenteral com o tipo II (estirpe ME49) tem geralmente levado a sinais transitórios suaves, das quais a coriorretinite tem sido a mais específica,[7] embora a estirpe ME49 tenha ocasionado morte (ou resultou em eutanásia) em gatos experimentalmente infectados.[8-11] Um tipo II (Apico I) de *T. gondii* também levou a uma toxoplasmose sistêmica fatal em um gato naturalmente infectado, aparentemente imunocompetente.[3] Infecção natural com *T. gondii* da linhagem do tipo 12 (a quarta linhagem clonal reconhecida em animais selvagens norte-americanos) ocasionou a doença em um gato doméstico norte-americano.[12] Outras informações sobre o genótipo de *T. gondii* em casos clínicos são necessárias para avaliar a importância clínica da linhagem clonal.

APRESENTAÇÃO CLÍNICA

Os sinais clínicos podem ter um início súbito e a doença pode ser rapidamente fatal em alguns gatos. Em outros gatos pode haver um início mais lento e progressivo. Deve ser determinado ainda se o tipo e a gravidade da doença clínica dependem da cepa de *T. gondii*, do genótipo do hospedeiro, ou ambos. Entretanto, para fins práticos, o tipo e a gravidade podem estar relacionados ao grau de lesão tecidual e localização. Os taquizoítos são as formas assexuadas invasivas do parasita que exigem uma existência intracelular para replicação e sobrevivência. A necrose celular é causada pelo crescimento intracelular de *T. gondii*.

Gatos que ingerem oocistos esporulados ou bradizoítos de tecidos possuem uma necrose no intestino e órgãos linfoides associados e podem desenvolver diarreia de intestino grosso autolimitante, com duração de até 10 dias. No entanto, é mais usual que essa fase da doença seja assintomática.[13] Os sinais clínicos em gatos podem ocorrer após a exposição aguda ou a reativação de cistos teciduais, com a liberação de bradizoítos, seguido de imunossupressão. A toxoplasmose clínica de disseminação sistêmica é mais grave em filhotes infectados por via transplacentária ou por via lactacional, pois a replicação do taquizoíto pode ser devastadora.[13,14]

Em 100 gatos com diagnóstico histológico confirmado de toxoplasmose sistêmica, as lesões nos tecidos disponíveis foram mais comumente encontradas nos pulmões (97,7%), sistema nervoso central (SNC) (96,4%), fígado (93,3%), pâncreas (84,4%), coração (86,4%) e olhos (81,8%).[15] O pulmão parece ser um órgão-alvo comum em ambas, toxoplasmose primária e reativada em gatos.[16]

Filhotes com toxoplasmose podem nascer mortos ou morrer antes do desmame. Os sinais clínicos referem-se ao envolvimento do fígado, pulmões e SNC. Letargia, depressão, hipotermia e morte súbita podem ocorrer, com alguns filhotes mamando até a morte.[13] Filhotes podem ter distensão abdominal devido ao aumento do fígado e ascite. Filhotes com encefalite podem dormir a maior parte do tempo ou chorar continuamente.[13] Não se sabe com que frequência filhotes desenvolvem toxoplasmose; assim como muitas doenças, as mortes de neonatos não são investigadas ou descritas. Também não se sabe se o genótipo de *T. gondii* é importante. Filhotes nascidos de gatas experimentalmente infectadas com as cepas Mozart, Maggie ou ME49 de *T. gondii* desenvolveram coriorretinite (alguns com uveíte anterior transitória simultânea), às vezes na ausência de outra enfermidade.[8] Diferenças de lesão foram encontradas em filhotes de gatas infectadas com a cepa Mozart de *T. gondii* em comparação com filhotes de gatas infectadas com as cepas ME49 ou Maggie; no entanto, outros fatores experimentais podem ter sido responsáveis.[8]

Em gatos mais velhos, a anorexia, a letargia e a dispneia são características frequentemente identificadas na toxoplasmose clínica;[13] a tosse, embora menos comum, também tem sido relatada.[17] Febre persistente ou intermitente é uma alteração frequente[13,15] com alguns gatos paradoxalmente se alimentando bem, apesar da febre alta.[15] A perda de peso e a caquexia são frequentemente descritas em relatos de casos e séries de casos.[18-27] A icterícia causada pelo envolvimento do fígado ou pâncreas foi registrada em 24% de 100 casos fatais felinos.[15] A dor ou o desconforto abdominal, provavelmente atribuídos à hepatite, à pancreatite ou ao desconforto da interferência na respiração em gatos com pneumonia, é uma alteração frequente,[15] e a efusão abdominal pode estar presente.[13,15] A gastrite fibrosante eosinofílica foi relatada em um gato com toxoplasmose confirmada.[28]

A uveíte anterior ou posterior, em um ou ambos os olhos, é um sinal clínico comum. Irite, iridociclite ou coriorretinite podem ocorrer isolada ou concomitantemente.[13] A toxoplasmose ocular ocorre em alguns gatos sem sinais clínicos sistêmicos da doença.[13] Ambas as manifestações, ocular e neurológica, na ausência de outros sinais sistêmicos são relatadas mais comumente com a infecção reativada do que a infecção aguda.[13]

Sinais atribuíveis ao envolvimento do SNC são variáveis e incluem hipotermia, cegueira, aumento do comportamento afetuoso, letargia, incapacidade de ficar em estação, rigidez extensora, paralisia dos membros pélvicos e incapacidade de urinar, incoordenação, vocalização atípica, contração da orelha, andar em círculos, torcicolo, sacudir a cabeça, anisocoria e convulsões.[15,18,20,24,27,29]

Outras alterações descritas incluem vômitos, diarreia, arritmias cardíacas, esplenomegalia, linfoadenomegalia, hiperestesia muscular, atrofia muscular, deficit reduzidos do neurônio motor, rigidez da marcha, claudicação, dor nas articulações, nódulos cutâneos e morte súbita.[13,15,19,20,30] Massas abdominais foram descritas em casos de toxoplasmose ocorridos naturalmente.[25,26]

O risco de toxoplasmose clínica é aumentado com a imunossupressão causada por infecção (p. ex., vírus da imunodeficiência felina [FIV], vírus da leucemia felina, peritonite infecciosa felina, hemoplasmose) ou terapia medicamentosa.* Há um número crescente de relatos de toxoplasmose em gatos que foram tratados com ciclosporina.[16,32-34,36,37] Casos clínicos de toxoplasmose em gatos imunossuprimidos frequentemente apresentam sinais respiratórios e acometimento pulmonar.[16]

DIAGNÓSTICO

Hematologia

Os achados hematológicos são inespecíficos. Pode ocorrer anemia, leucocitose ou leucopenia. Em gatos gravemente afetados, a leucopenia pode persistir até a morte. Experimentalmente, a leucocitose foi associada à fase de recuperação da enfermidade,[13] embora a leucocitose neutrofílica também ocorra em casos clínicos fatais.[23,26,38] Um desvio à esquerda,[22,23,26,32,39] às vezes degenerativo,[3,17] foi relatado em um certo número de casos. A linfopenia,[17,23,32,35,38-40] provavelmente relacionada ao estresse, está muitas vezes presente. A eosinofilia é listada como um achado comum.[13] No entanto, embora dois casos em um estudo de série de casos tenham sido descritos com eosinofilia,[20] essa alteração é raramente relatada em casos clínicos publicados* e não estava presente em um gato com lesões eosinofílicas.[28]

Bioquímica Sérica e Urinálise

A anormalidade bioquímica sérica mais comum é o aumento da bilirrubina, da alanina aminotransferase (ALT) e da aspartato aminotransferase (AST).† Aumentos na atividade da AST ou da ALT podem refletir a necrose do fígado ou músculo.[13] A creatina quinase pode estar aumentada se houver necrose do músculo.[13] A hiperproteinemia devido à hiperalbuminemia[20] ou a hiperglobulinemia[19,20,41] pode estar presente, embora a hipoproteinemia e a hipoalbuminemia possam ocorrer durante a doença aguda.[13,26,32,33] Apesar de a amilase sérica não estar normalmente aumentada em gatos com pancreatite, quando ocorre pancreatite devido à toxoplasmose, o aumento da amilase sérica pode estar presente.[15,23] Não se sabe se o teste de imunorreatividade da lipase pancreática felina (fPLI) é um marcador mais sensível da pancreatite em gatos com toxoplasmose, porque a maioria da literatura clínica sobre toxoplasmose precedeu o desenvolvimento deste ensaio. Bilirrubinúria e proteinúria também podem estar presentes na urinálise.[15]

Citologia e Histopatologia

Os taquizoítos podem ser detectados pela citologia em diferentes tecidos e fluidos corporais durante a doença aguda, mas raramente são encontrados no sangue ou líquido cefalorraquidiano (LCR). Eles são detectados mais comumente em efusões peritoneal ou torácica.[13] Embora seja relatado que os taquizoítos são raramente encontrados em amostras de aspirado transtraqueal (ATT) ou lavado broncoalveolar (LBA),[13,42] LBA/ATT permitiu um diagnóstico definitivo da toxoplasmose em um número de gatos.[16] Em um estudo experimental também foi

---

*Referências 7,18,22,24,26,31-37.
*Referências 3,17,22,23,26,35,38-40.
†Referências 3,10,15,17,20,22,23,26,28,33.

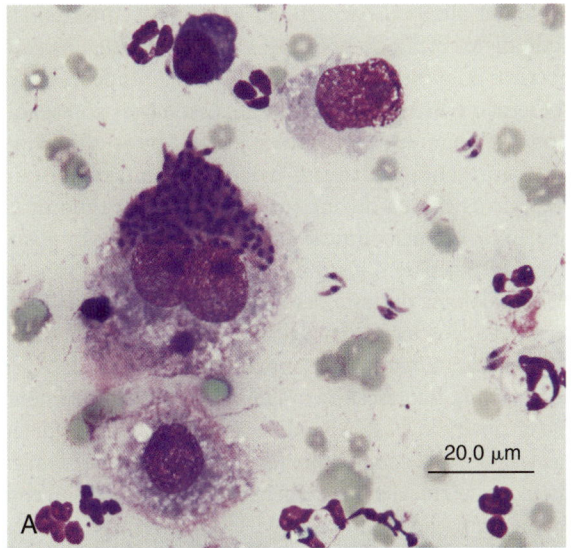

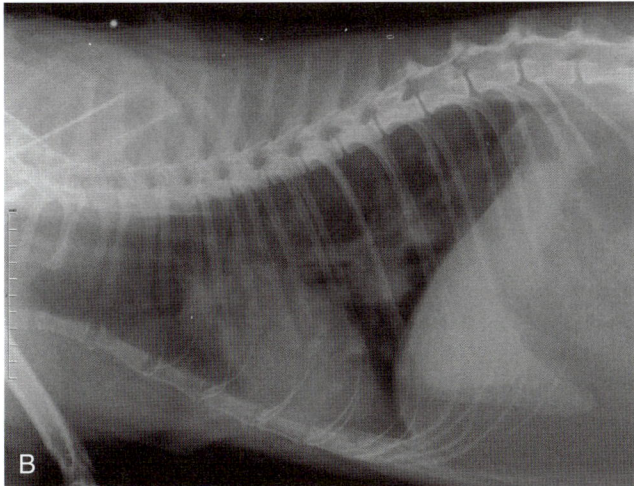

Figura 6-1: **A,** Esfregaço de amostra de punção pulmonar aspirativa por agulha fina corado com Diff Quick, obtido sob a orientação de ultrassonografia de um dos nódulos pulmonares de um gato apresentado na parte B. Observam-se os taquizoítos individuais e um agregado de taquizoítos dentro de um macrófago. O gato foi tratado com sucesso com clindamicina e pirimetamina.[16] **B,** Radiografia lateral esquerda de um Devon Rex macho, castrado de 7 anos de idade que foi tratado com ciclosporina e desenvolveu toxoplasmose. Ao longo de todos os lobos pulmonares estão presentes nódulos múltiplos, arredondados e de tamanho variável. Embora exista uma série de diagnósticos diferenciais (incluindo abscessos, granulomas e hematomas), esse padrão nodular poderia ter resultado em um diagnóstico errôneo de neoplasia pulmonar. (**A,** Detalhes do caso gentilmente cedidos pela Dr. Katherine Briscoe. Em Foster SF, Martin P: Lower respiratory tract infections in cats. Reaching beyond empirical therapy. *J Feline Med Surg* 13:313-332, 2011.)

demonstrado que a citologia de LBA é útil no diagnóstico de toxoplasmose em gatos e mais sensível que o exame histológico de tecidos para identificação de taquizoítos.[11]

Por meio de citologia pulmonar de punção aspirativa por agulha fina (PAAF) foi possível o diagnóstico da infecção de *T. gondii* [16,37] (Fig. 6-1A); no entanto, a citologia por PAAF e a avaliação da biópsia pulmonar às vezes falham na identificação de *T. gondii*.[16,18,19] Além disso, com os micro-organismos nem sempre evidentes e com características celulares, por vezes, consistentes com neoplasia, a citologia por PAAF pode ser enganosa.[18,19] A detecção de *T. gondii* pela reação em cadeia pela

polimerase (PCR) é considerada mais sensível e específica do que a detecção citológica ou histopatológica do micro-organismo, sendo assim a PCR deve ser considerada se há suspeita de toxoplasmose, que não demonstrada citologicamente.[14]

Análise do Líquido Cefalorraquidiano

Anormalidades do LCR publicadas variam. A proteína foi descrita como aumentada[41,43] ou normal para aumentada.[13] Gunn-Moore e Reed[43] descreveram um leve aumento do número de linfócitos (e ocasionalmente neutrófilos) que estariam de acordo com Lappin.[14] No entanto, uma inflamação supurativa leve foi relatada em um caso[41] com presença de neutrófilos compreendendo mais do que 50% das células nucleadas.

Radiologia

Achados radiológicos torácicos, especialmente em gatos com doença aguda, geralmente consistem em um padrão difuso intersticial a alveolar com uma distribuição desigual;[13,17,22,33,39] efusão pleural leve a acentuada pode estar presente.[3,13,32]

No entanto, os sinais radiográficos são variáveis, e a coalescência alveolar simétrica foi observada em alguns animais gravemente afetados[13] e a consolidação assimétrica do lobo pulmonar em outros.[22] De interesse particular estão as radiografias que demonstram uma massa discreta[19] ou um padrão nodular.[18] Nódulos podem ser mal definidos[33] e parecem aderidos aos brônquios[18,44] ou bem definidos (Fig. 6-1B). A combinação de um padrão nodular de alteração radiográfica e uma citologia sugestiva de neoplasia tem resultado em erros de diagnóstico de carcinoma pulmonar em gatos com toxoplasmose.[16,18,19] É prudente assumir que qualquer gato tratado com ciclosporina apresentando um padrão nodular pulmonar tem toxoplasmose clínica até que se prove o contrário. Além disso, vale a pena considerar a possibilidade de outras infecções oportunistas, tais como a micobacteriose.[45]

Alterações radiológicas abdominais podem consistir em massas presentes em intestinos ou em linfonodos mesentéricos ou um aumento homogêneo na densidade devido à efusão. Perda de contraste no quadrante abdominal direito pode indicar pancreatite. Alterações em órgãos também podem estar presentes no exame ultrassonográfico.

Oocistos nas Fezes

Há uma alta prevalência de exposição felina para *T. gondii* em todo o mundo com, por exemplo, soroprevalência variando de 9% a 87% nas Américas do Norte, Central e do Sul e no Caribe.[46] No entanto, a prevalência de oocistos nas fezes é baixa (<1%) na maioria das populações felinas,[46] porque a excreção geralmente ocorre apenas 1 a 2 semanas após a exposição.[13] Alguns gatos experimentalmente reinfectados com uma cepa diferente de *T. gondii* da utilizada 6 anos antes no desafio inicial (ou desafios) têm demonstrado capacidade para reexcretar oocistos.[10]

Oocistos são raramente encontrados em gatos doentes com toxoplasmose sistêmica. Em um estudo com 100 gatos apresentando toxoplasmose clínica realizado em 1993 por Dubey e Carpenter,[15] apenas dois gatos apresentaram oocistos semelhantes aos de *T. gondii*.[15] Presumivelmente, eram dois gatos jovens, pois foi determinado, em 1995, por Dubey[10] que havia apenas um relato, sem relação com o estudo de 1993,[15] de excreção de oocistos ocorrendo em um gato adulto com toxoplasmose clínica que foi naturalmente infectado.[10] Imunossupressão experimental com doses de corticosteroides que excedem as utilizadas clinicamente resultou em uma reexcreção de oocistos, mas as doses comumente utilizadas de anti-inflamatórios ou doses imunossupressoras de glicocorticoides não parecem predispor a uma toxoplasmose reativada.[13,14] Deve-se notar que não é possível distinguir oocistos de *T. gondii* de oocistos das espécies *Hammondia* ou *Besnoitia* em microscopia de rotina; assim o bioensaio em camundongos é o método usual de diferenciação em estudos experimentais.[46] Em um gato, é mais prático realizar a sorologia para *T. gondii* e documentar a soroconversão dentro de 3 semanas após a detecção de oocistos.

Testes de Anticorpos Séricos

Testes sorológicos para detecção de anticorpos específicos para *T. gondii* não fornecem um diagnóstico definitivo. Após a exposição inicial, a imunoglobulina M (IgM) aumenta primeiro, seguida por um aumento da imunoglobulina G (IgG). Uma vez infectados, os animais possuem cistos teciduais de *Toxoplasma* para a vida toda, e isso estimula uma resposta imune humoral a longo prazo em gatos infectados. A prevalência de soropositividade aumenta com a idade devido ao aumento da chance de exposição com o tempo, em vez de aumentar a suscetibilidade.[13]

Teoricamente um título elevado de IgM com um título negativo de IgG indica uma exposição recente. A documentação de um aumento do título de IgG (quatro vezes ou mais) também pode comprovar uma infecção recente, mas não necessariamente a excreção de oocistos ou a doença clínica.[13] Um título alto de IgG com um título negativo de IgM indica uma infecção crônica.

No entanto, existem inúmeras possibilidades de confusão com o teste sorológico. Após uma inoculação experimental, a maioria dos gatos é positiva para IgM específicos contra *T. gondii* dentro de 2 semanas.[47] Alguns gatos, contudo, não possuem um aumento de títulos de IgM até 4 a 10 semanas após a infecção, apesar de apresentarem títulos detectáveis de IgG após 3 a 6 semanas, dependendo do ensaio utilizado.[47] Além disso, aproximadamente 20% dos gatos não desenvolvem títulos de IgM, e a mudança de classe de anticorpos de IgM para IgG pode não ocorrer em gatos infectados por FIV ou gatos tratados com glicocorticoides.[13] A IgM também é ocasionalmente detectada no soro de gatos com infecção crônica ou reativada, e dessa forma, a IgM pode persistir em alguns gatos por meses a anos após a infecção.[13,47]

O teste de IgG também é problemático. Na maioria dos gatos, há uma janela estreita para a documentação de um título crescente de IgG, com títulos máximos sendo atingidos em 2 a 3 semanas, apesar de alguns gatos não poderem desenvolver títulos de IgG durante 4 a 6 semanas[13,48] e alguns morrerem antes de os títulos de IgG estarem aumentados.[15] A IgG em gatas cronicamente afetadas é transferida no colostro para os filhotes, e esses anticorpos maternos persistem por 8 a 12 semanas após o nascimento.[49] Títulos altos de IgG não comprovam uma infecção recente ou ativa. A persistência crônica de altos títulos de IgG apenas reflete a presença contínua do antígeno de *Toxoplasma* após a infecção[13] e não impede a possibilidade de reexcreção de oocistos.[10]

Assim, a classe do anticorpo não prevê com precisão o período de excreção de oocistos, a probabilidade de excreção de oocistos ou o estágio da infecção. A magnitude da titulação também não é útil, com alguns gatos saudáveis apresentando títulos extremamente elevados e alguns gatos clinicamente doentes apresentando títulos baixos.[14] Não há valor clínico em repetir os títulos de anticorpos séricos para monitorar a resolução da doença clínica, porque os animais são positivos para anticorpos para o resto da vida.[14]

A metodologia do teste deve ser conhecida quando se avalia os resultados dos testes de anticorpos. Há uma série de testes disponíveis para a detecção de anticorpos específicos de *T. gondii*. Testes de imunofluorescência indireta (IFI) e ensaio de imunoabsorção enzimática (ELISA) podem ser utilizados para a detecção de IgM, IgG ou imunoglobulina A (IgA). O teste de hemaglutinação indireta (IHA) avalia principalmente a IgG, assim como o teste de aglutinação modificada (MAT).[13] O teste de aglutinação em látex (LAT) não pode ser utilizado para distinguir a classe de imunoglobulina. Ao comparar as sensibilidades, os métodos de ELISA são tão sensíveis quanto a IFI e mais sensíveis do que o LAT ou IHA.[13] O MAT é extremamente sensível em comparação com os outros métodos para a detecção de IgG. Com o MAT, os anticorpos contra taquizoítos fixados em acetona (FA) estão aumentados apenas durante a infecção aguda (menos do que 3 meses), ao passo que os anticorpos contra taquizoítos fixados em formalina (FF) podem permanecer elevados durante anos.[13] Este fenômeno foi atribuído à variação nos perfis de IgG em resposta a mudança dos antígenos de superfície de *Toxoplasma* com o progresso da infecção a partir de uma fase aguda para uma fase mais crônica. A preparação de acetona contém antígenos específicos do estágio, que são reconhecidos pelos anticorpos IgG formados contra os taquizoítos de *Toxoplasma* no início da infecção. Esses anticorpos possuem diferentes especificidades, quando comparados com aqueles formados tardiamente na infecção.[50] O teste de aglutinação diferencial, que compara títulos de FA com títulos de FF, tem sido usado na medicina humana para ajudar a diferenciar infecções agudas e crônicas em indivíduos imunocomprometidos e mulheres grávidas. No entanto, a ausência de conhecimento sobre o tempo exato da infecção em humanos tem tornado difícil fornecer um tempo exato da conversão de um padrão agudo para um não agudo no teste de aglutinação diferencial.[50] O teste de aglutinação diferencial foi testado mais experimentalmente em camundongos, em combinação com testes de ELISA para detecção de IgG e IgM para diferenciação entre toxoplasmose experimental aguda e tardia nessa espécie.[50] A utilidade potencial desses testes em gatos é desconhecida.

Reação em Cadeia pela Polimerase

O DNA de *T. gondii* pode ser detectado no sangue de gatos saudáveis, de modo que os resultados positivos na PCR não indiquem necessariamente uma doença clínica.[14,51] A fonte do micro-organismo nesses gatos poderia ser bradizoítos presentes em cistos teciduais ou taquizoítos em gatos assintomáticos infectados.[14,51] O papel principal da PCR em medicina veterinária é a confirmação da toxoplasmose quando micro-organismos semelhantes a *T. gondii* são visualizados citologicamente ou histologicamente, ou a demonstração da presença de *T. gondii* quando há uma alta probabilidade de ser toxoplasmose pela clínica ou histologia, mas sem micro-organismos encontrados na amostra ou quando utilizada no diagnóstico da toxoplasmose ocular ou do SNC, em conjunto com o teste de anticorpos no humor aquoso ou no LCR (a seguir). Os ensaios de PCR também podem ser utilizados no futuro para determinar quais cepas de *T. gondii* são responsáveis pela infecção em casos clínicos.[1]

Para análises de rotina de PCR, amostras frescas podem ser utilizadas para realização da reação. Tecidos, fluidos ou aspirados para realizar o teste de PCR para *T. gondii* também podem ser armazenados congelados até o ensaio ser realizado, porque o DNA é muito estável.[14] Ensaios de PCR são supostamente menos sensíveis em amostras de FF; no entanto, a imuno-histoquímica pode ser realizada nessas amostras.[14]

Teste para Detecção de Anticorpo e de Antígeno no Humor Aquoso e Líquido Cefalorraquidiano

Testes para detecção de anticorpos e antígeno no humor aquoso e LCR podem ser mais úteis do que os testes sorológicos. Anticorpos IgA e IgG específicos para *T. gondii* e seu DNA podem ser detectados no humor aquoso e no LCR em ambos, gatos normais e clinicamente doentes. Ao avaliar os anticorpos específicos no humor aquoso ou LCR, aqueles produzidos localmente devem ser diferenciados daqueles passivamente difundidos através de uma barreira vascular danificada. Isso pode ser realizado por meio do cálculo do coeficiente de Goldmann-Witmer (CGW). Para *T. gondii* o coeficiente é definido como CGW = X/Y, onde X é o anticorpo específico de *T. gondii* na amostra de humor aquoso ou LCR dividido pelo total de IgG na amostra, e Y é o anticorpo específico de *T. gondii* no soro dividido pelo total de IgG no soro. Alternativamente, um coeficiente de anticorpo pode ser calculado mensurando um anticorpo específico para um agente infeccioso não ocular, tal como o calicivírus felino, para comparação, em vez de IgG total.[13] Os coeficientes de 1 a 8 são sugestivos de produção local de anticorpos, e coeficientes maiores do que 8 fornecem evidências definitivas para produção local de anticorpos.[13,52] No entanto, sugere-se que a IgM específica para *T. gondii* só foi detectada no humor aquoso ou no LCR de gatos clinicamente doentes; sendo assim, esse resultado pode ser o melhor indicador de doença clínica (dados não publicados).[14]

A presença de *T. gondii* no humor aquoso, como detectado pela PCR, pode correlacionar com a doença clínica em alguns, mas não em todos os gatos.[53] Alguns gatos oftalmoscopicamente normais possuem *T. gondii*, detectado pela PCR no humor aquoso. Por outro lado, os gatos com doenças do segmento posterior do olho podem ter o micro-organismo localizado no humor vítreo, em vez da localização no humor aquoso, resultando em testes falso-negativos.[53] Em humanos, a toxoplasmose ocular é diagnosticada por exame oftalmológico, mas em gatos as alterações oftalmológicas não são patognomônicas; assim não é possível o cálculo da sensibilidade, da especificidade e dos valores preditivos para o teste de PCR em amostras de humor aquoso em gatos.[53]

A combinação da detecção de anticorpos IgM específicos para *T. gondii* no humor aquoso ou LCR com a amplificação de DNA do micro-organismo por PCR é descrita como a maneira mais precisa de se diagnosticar a toxoplasmose ocular ou no

SNC em gatos,[14] mas dados completos sobre a sensibilidade e especificidade são escassos. Além disso, a avaliação dos ensaios de PCR comercialmente disponíveis muitas vezes é difícil, pois em muitos casos nenhum ou poucos detalhes técnicos são rotineiramente fornecidos.

Resumo

O diagnóstico definitivo de toxoplasmose clínica exige a demonstração da presença de taquizoítos de *T. gondii* em tecidos ou fluidos por citologia, histopatologia ou imuno-histoquímica. A toxoplasmose ocular ou do SNC pode ser diagnosticada com uma combinação de PCR e detecção de IgM no humor aquoso ou LCR, respectivamente. Pelo fato de um diagnóstico definitivo nem sempre ser possível *ante mortem*, um diagnóstico provisório pode ser realizado quando há uma combinação de evidências sorológicas de infecção recente ou ativa (altos títulos de IgM ou aumento quatro vezes ou mais nos títulos de IgG), somando-se à exclusão de outras causas pelos sinais clínicos e resposta clínica benéfica para terapia apropriada.

TRATAMENTO

A terapia medicamentosa para toxoplasmose em humanos é, há muito tempo, centrada em inibidores do metabolismo de nucleotídeos do parasita, especificamente a pirimetamina (inibição da diidrofolato redutase) e compostos à base de sulfa (inibição da diidropteroato sintase). A clindamicina, um antibiótico que inibe o mecanismo de tradução do procarioto, provou ser eficaz como um fármaco de segunda linha.[1]

Em gatos, a clindamicina é rotineiramente recomendada como um fármaco de primeira linha para o tratamento da toxoplasmose, com concomitante uso de corticosteroides tópico, oral, ou injetável se houver uveíte anterior.[13] A associação de sulfonamida com trimetoprim também foi recomendada.[14] No entanto, é importante notar que não houve nenhum trabalho publicado, no qual se comparou a eficácia clínica relativa dos fármacos utilizados para tratar a toxoplasmose felina. Além disso, como existe pouca genotipagem em casos clínicos de toxoplasmose felina para determinar a virulência e a susceptibilidade dos fármacos em diferentes cepas, é difícil a avaliação da eficácia dos fármacos nos casos relatados.

Clindamicina

A clindamicina é o fármaco de primeira linha mais comumente utilizado para tratamento da toxoplasmose felina. A clindamicina tem como alvo os ribossomos presentes no plastídio (apicoplasto),[54,55] mas o efeito do fármaco é retardado pois é necessária a perda completa do DNA do plastídeo. Dado o número relativamente elevado de cópias de DNA em cada plastídio, isso pode levar a várias divisões do parasita para ocorrer.[54] Assim, o efeito antimicrobiano de clindamicina é retardado *in vitro* para 1 a 3 dias.[56]

A dose recomendada de clindamicina é de 10 a 12,5 mg/kg, a cada 12 horas, por via oral (VO), durante 4 semanas[14,42] com cada dose oral seguida da administração de um alimento ou de água para deglutição, evitando assim uma possível esofagite.[57]

Se a administração oral não for possível, a clindamicina pode ser administrada por via subcutânea na mesma dose. Relata-se que os sinais clínicos de doença sistêmica, incluindo inapetência, febre e hiperestesia, geralmente começam a desaparecer dentro de 24 a 48 horas do início da terapia com clindamicina, e a corioretinite ativa geralmente desaparece dentro de uma semana.[13] *Deficit* de neurônio motor inferior e atrofia muscular podem demorar mais tempo (p. ex., semanas) para desaparecer em animais com polimiosite, e *deficit* neurológicos podem não desaparecer totalmente pelos danos permanentes causados.[13] Recomenda-se que os gatos com uveíte anterior devem ser tratados com clindamicina e, concomitantemente, com corticosteroides tópicos, orais, ou injetáveis para evitar potenciais sequelas adversas, como a luxação do cristalino e glaucoma. Embora não seja provável que as doses anti-inflamatórias de glicocorticoides agravem a doença sistêmica, ainda é preferível a terapia tópica com glicocorticoide.[13]

Apesar de ser amplamente aceita, essas recomendações merecem uma análise mais aprofundada. Em um estudo sobre a eficácia do tratamento com clindamicina em um modelo experimental de toxoplasmose aguda felina com a estirpe ME49 foi demonstrado que houve um aumento da morbidade e mortalidade por hepatite e pneumonia intersticial em ambos os grupos de tratamento com clindamicina (12,5 mg/kg, a cada 12 horas VO ou 11 mg/kg, a cada 24 horas, VO), em comparação com ambos os grupos controle (placebo uma ou duas vezes por dia, VO).[9] Possíveis causas para isso foram discutidas, incluindo o potencial da clindamicina para inibir a ação de fagócitos.[9] Além disso, foi observado nesse estudo que a clindamicina é mais supressiva do que curativa para *T. gondii*, as concentrações encontradas como sendo inibidoras *in vitro* não pode ser alcançadas *in vivo* e o efeito antimicrobiano da clindamicina é atrasado.[9] Também foi descrito que a clindamicina é não efetiva contra taquizoítos extracelulares.[58]

Embora tenha sido afirmado que os efeitos de melhora da doença com clindamicina não foram fundamentados em gatos naturalmente infectados,[13] um número de gatos descritos na literatura morreu (ou foram eutanasiados devido à deterioração clínica), apesar do tratamento com clindamicina.[16,28,36,40] A avaliação da eficácia da clindamicina em casos clínicos é, desse modo, difícil, especialmente sem os dados do tipo e da virulência da cepa. A clindamicina foi descrita como sendo eficaz em um estudo de caso norte-americano;[20] no entanto, os critérios de seleção para aquele estudo incluíram a resposta ao tratamento adequado ou confirmação histopatológica, e o único caso com confirmação histológica definitiva morreu sem tratamento; outro gato com possíveis taquizoítos presentes na histopatologia respondeu mal ao tratamento com clindamicina. Davidson et al.[9] observaram especificamente que qualquer melhoria clínica na corioretinite em gatos de estimação tratados com clindamicina deveria ser interpretada com cautela e não utilizada como evidência *de facto* da toxoplasmose. No entanto, foi demonstrado que os gatos com uveíte e anticorpos específicos para *T. gondii* (IgG, IgM ou ambos) no humor aquoso (CGW maior do que 1) ou no soro foram estatisticamente mais propensos a ter uma resposta terapêutica positiva quando tratados com clindamicina e glicocorticoides do que se tratados somente com glicocorticoides.[52,53]

Após uma revisão de 10 casos de toxoplasmose pulmonar, observou-se que apenas um gato sobreviveu a longo prazo após

receber uma terapia com clindamicina, e nenhum gato sobreviveu com tratamento à base de clindamicina e sulfonamida com ou sem trimetoprim.[16] A única terapia de associação à clindamicina bem-sucedida foi a de clindamicina com a pirimetamina.[16] Os dois gatos que receberam essa combinação tinham recebido ciclosporina. Um dos gatos foi tratado com clindamicina e pirimetamina durante 16 dias, seguido por sulfonamida e trimetoprim e pirimetamina durante 26 dias[32] e o outro com clindamicina durante 10 semanas (2 semanas após a resolução radiográfica) e pirimetamina durante 4 semanas (K. Briscoe, comunicação pessoal); o último gato descrito ainda estava vivo no momento da escrita do relato, 3,5 anos após o sucesso do tratamento (Fig. 6-1). Não se pode tirar conclusões reais a partir de um número tão limitado de casos. Pode ser que os gatos com toxoplasmose pulmonar e apresentação crítica tenham um prognóstico muito ruim, independentemente de qual agente antimicrobiano foi utilizado, ou que os gatos que sobreviveram possuíam uma cepa menos virulenta do agente ou um curso mais crônico da doença. No entanto, também pode ser que a clindamicina isoladamente seja pouco eficaz e possivelmente até mesmo prejudicial nessas situações, como foi demonstrado no estudo experimental.[9] Como tal, com base nos casos clínicos relatados e nos dados experimentais e teóricos sobre a clindamicina, é difícil recomendar um tratamento somente com clindamicina em casos críticos de toxoplasmose pulmonar ou toxoplasmose disseminada aguda. A associação de clindamicina e pirimetamina pode ser a melhor opção, especialmente em gatos imunossuprimidos com ciclosporina.

Pirimetamina, Trimetoprim e Sulfonamidas

Foi descrito o tratamento da toxoplasmose sistêmica com sulfonamidas a uma dosagem de 60 mg/kg a cada 12 horas, VO, durante 4 semanas, se usado como terapia única ou 30 mg/kg a cada 12 horas, VO, durante 4 semanas, se utilizado em combinação com trimetoprim (15 mg/kg, VO a cada 12 horas) ou pirimetamina (0,25 a 0,5 mg/kg a cada 12 horas, VO).[13] A administração parenteral de sulfonamida e trimetoprim também pode ser considerada se a medicação oral não for apropriada. No entanto, sulfonamidas, como a clindamicina, também foram ineficazes em casos clínicos. Dubey e Carpenter[15] descreveram que o tratamento de 17 gatos com sulfonamidas falhou em prevenir a morte: 12 animais morreram ou foram eutanasiados no prazo de 30 horas, e os outros cinco viveram por 2 a 13 dias. Oito desses gatos foram tratados concomitantemente com pirimetamina.

O uso da pirimetamina isoladamente evidenciou atividade *in vitro* contra *T. gondii* enquanto da sulfadiazina (uma sulfonamida) não evidenciou, mas a pirimetamina e a sulfadiazina possuem atividade sinérgica.[59] A pirimetamina tem uma maior eficácia do que o trimetoprim quando utilizada em combinação com uma sulfonamida, mas pode ocasionar supressão da medula óssea em gatos.[13] Independentemente disso, provavelmente vale a pena considerar a pirimetamina (dosagem de 0,25 a 0,5 mg/kg a cada 12 horas, VO) nas fases iniciais aguda da doença. Nos casos em que ocorre a supressão da medula óssea, muitas vezes pode ser corrigida com a adição de ácido folínico (5 mg por gato, a cada 24 horas, VO) ou levedura de cerveja (100 mg/kg a cada 24 horas, VO) na dieta do gato.[13] Não é aconselhável realizar a suplementação de forma profilática, pois pode haver alguma diminuição da eficácia do medicamento contra o parasita; somente deve ser utilizado o tratamento se ocorreu, comprovadamente, a supressão da medula óssea.

Triazinas

É possível também considerar o uso das triazinas, tais como o diclazuril e o toltrazuril, pois esses medicamentos possuem eficácia clínica razoável (60% a 70%) para mieloencefalite equina por protozoários.[60] O diclazuril, especialmente quando combinado com a pirimetamina, foi eficaz também em camundongos com toxoplasmose aguda induzida experimentalmente,[61] e o toltrazuril é um medicamento eficaz contra os estágios de desenvolvimento intestinal de *T. gondii* e, razoavelmente, eficaz contra estágios extraintestinais de *T. gondii* em gatos.[62] A dose de toltrazuril descrita em gatos para o tratamento do ciclo enteroepitelial é de 5 a 10 mg/kg a cada 24 horas, VO, durante 2 semanas;[13] a dose para a toxoplasmose sistêmica é desconhecida.

Fluconazol e Protocolos de Associação com Fluconazol

Um dos tratamentos mais recentes que está sendo investigado é o fluconazol, com ou sem pirimetamina e sulfonamidas. Um tratamento de 10 dias com fluconazol teve um efeito significativo na sobrevivência de camundongos experimentalmente infectados com a cepa ME49 de *T. gondii*.[63] A combinação de fluconazol, sulfadiazina e pirimetamina também foi muito eficaz, resultando em 93% de sobrevivência de camundongos infectados com a cepa de alta virulência RH de *T. gondii* em comparação com 36% de sobrevivência quando tratados somente com sulfadiazina e pirimetamina.[64] A combinação de fluconazol mais pirimetamina sem sulfadiazina também foi eficiente na redução da mortalidade comparada com o tratamento sem fluconazol.[64] Esses resultados podem ser por causa de um efeito aditivo, um efeito sinérgico *in vivo* ou alterações farmacocinéticas. O fluconazol é um inibidor competitivo forte da isoforma 2C9 do citocromo P450, que metaboliza a sulfadiazina, mas o seu efeito sobre o metabolismo da pirimetamina é desconhecido.[64] O método de ação dos azóis ainda deve ser elucidado, mas é provável que exista um alvo molecular específico em *T. gondii*.[64] Curiosamente, o itraconazol não melhorou a sobrevivência em camundongos experimentalmente infectados, apesar de reduzir a carga de cisto cerebral.[63]

Outras Drogas

A doxiciclina, a minociclina, a claritromicina e várias combinações com a pirimetamina e as sulfonamidas também são descritas como possíveis protocolos de tratamento.[13,14] A azitromicina, apesar de ter um atraso no início da ação semelhante à clindamicina,[58] foi utilizada com sucesso na dose de 7,5 mg/kg a cada 12 horas, VO.[14] Esse fármaco, pode ainda não ser uniformemente eficiente e esse modo é demonstrado por um relato de caso de toxoplasmose pulmonar em um cão resistente a azitromicina e responsiva a clindamicina.[14]

PREVENÇÃO

Gatos

A única maneira de evitar a toxoplasmose em gatos é mantendo os gatos dentro de casa, garantindo que não haja acesso a roedores ou vetores mecânicos de oocistos, e alimentá-los adequadamente com alimentos cozidos ou comercialmente processados. Se carne crua e ossos são oferecidos como alimentos para gatos, deve-se congelar tais produtos a -12° C ou a uma temperatura inferior durante pelo menos 3 dias antes da alimentação, e dessa maneira esse procedimento deve matar os cistos teciduais.[2] Cuidados seriam ainda necessários pois os cistos podem permanecer viáveis por mais de 11 dias a -7° C [2]; se a temperatura de congelamento for insuficiente, os cistos podem permanecer viáveis.

Gatos Tratados com Ciclosporina

Com o aumento do uso da ciclosporina em medicina felina e relatos de toxoplasmose tanto empíricos quanto publicados[16,32-34,36,37] em gatos tratados com ciclosporina, essa população de gatos exige uma análise separada. Embora se possa argumentar que existem muitas terapias imunossupressoras que poderiam predispor a uma toxoplasmose clínica aguda ou reativada, muitas dessas terapias são utilizadas em doenças potencialmente fatais, como a quimioterapia para neoplasia ou imunossupressão para a anemia hemolítica imunomediada. A ciclosporina, no entanto, embora possa ser utilizada como um adjuvante em terapia imunossupressora geral para doenças críticas e transplantes renais, está cada vez mais sendo utilizada para tratar doenças relativamente benignas, tais como a dermatite atópica e outras condições dermatológicas. A possibilidade da indução de uma infecção com risco de morte em uma situação desse tipo exige séria consideração.

Houve um relato de um caso publicado de um felino que foi tratado apenas com ciclosporina para atopia e que morreu tendo como causa a toxoplasmose sistêmica aguda;[34] dessa forma, foi sugerido informalmente que a maioria dos casos de toxoplasmose em gatos tratados com ciclosporina para atopia é devido à infecção aguda em vez de reativação de cistos. No entanto, há evidências a partir de casos publicados[32,33] que, a toxoplasmose em gatos tratados com a ciclosporina, como terapia única ou em combinação com a prednisolona, pode também ser devido à infecção reativada.

Não há estudos publicados que indicam se a concentração de ciclosporina desempenha um papel em gatos. As concentrações mínimas de ciclosporina são variáveis em gatos tratados com doses similares de ciclosporina, e foram relatadas concentrações sanguíneas extremamente elevadas do fármaco em gatos com toxoplasmose reativada depois do tratamento com ciclosporina.[42] Foi sugerido que os gatos com concentrações >1.000 ng/mL podem estar em um risco maior.[65] Também foi sugerido que a prednisolona utilizada concomitantemente pode aumentar o risco (V. Barrs, comunicação pessoal), embora a ciclosporina tenha resultado em toxoplasmose sistêmica quando utilizada como terapia única.[32,34]

Até o momento, em que um grande número de séries de caso esteja disponível, os fatores de risco continuarão a ser subjetivos e as informações precisas difíceis de formular. Não se sabe se o teste para detecção de anticorpos de *T. gondii* em pacientes antes da terapia com ciclosporina e, em seguida, o tratamento de animais positivos com um medicamento com atividade contra *T. gondii* seriam benéficos.[42] Seria prudente para reduzir a chance de infecção aguda em gatos tratados com ciclosporina, mantê-los dentro de casa e alimentá-los com alimento comercial. É provável que as concentrações de ciclosporina possam ser mensuradas em aproximadamente 2 semanas após o início da terapia[42] com a finalidade de mantê-las ≤1.000 ng/mL, mas deve-se lembrar que haverá diferenças nas concentrações entre os diferentes ensaios. Pode valer a pena evitar o uso concomitante da prednisolona, se possível.

Tanto a prevenção quanto a detecção da infecção recrudescente são um desafio. Os títulos de anticorpos em gatos previamente infectados são improváveis de ser uma ajuda, além de identificar um fator de risco potencial para a toxoplasmose recrudescente. A melhor recomendação para um gato com evidência de exposição ao *T. gondii* antes da terapia com ciclosporina pode ser a observação cuidadosa para detectar quaisquer sinais de doença e procurar ajuda veterinária imediatamente.

No que diz respeito à excreção de oocistos em gatos tratados com ciclosporina, foi demonstrado experimentalmente que a ciclosporina administrada na dose de 7,5 mg/kg, a cada 24 horas, VO antes da infecção por *T. gondii* realmente diminuiu a excreção de oocistos e que a ciclosporina não induziu a repetição de excreção. Assim, é improvável que esse protocolo aumente o risco de excreção de oocistos de *T. gondii* em gatos de proprietários.[66]

Saúde Pública

O *T. gondii* é um agente zoonótico importante. A infecção adquirida em humanos imunocompetentes é relativamente inofensiva e resulta em uma febre autolimitante, mal-estar e linfoadenopatia. No entanto, o *T. gondii* pode ocasionar sérios efeitos adversos em fetos humanos (p. ex., morte fetal, doença do SNC e doença ocular) e em pacientes imunocomprometidos.[14] Uma questão muito importante tem sido a toxoplasmose reativada resultando em encefalite em pacientes com síndrome da imunodeficiência adquirida (AIDS), e que praticamente desapareceu em pacientes tratados com terapia antirretroviral altamente ativa.[1]

A possibilidade de que a infecção com o *T. gondii* altere o comportamento do seu hospedeiro para aumentar a transmissão foi reconhecida há muito tempo.[67,68] Mais recentemente, ensaios laboratoriais mostraram que ratos cronicamente infectados com *T. gondii* perdem seu medo inato de gatos, tornando-os mais propensos a se tornarem presas.[69,70] Nos humanos, os relatos de correlações entre soropositividade para *T. gondii* e esquizofrenia datam desde antes de 1966.[1] Foram relatadas também associações entre o *T. gondii* e alterações de comportamento (p. ex., risco de estar em um acidente de carro), cognição e suicídio.[71,72] Em um ampla revisão de *T. gondii* e esquizofrenia[71] foram avaliadas evidências a favor e contra uma associação causal. Curiosamente, embora a soroprevalência de toxoplasmose tenha diminuído nos Estados Unidos e na Europa, não houve nenhuma diminuição concomitante na prevalência de esquizofrenia.[71] Além disso, países e regiões (rurais), com uma alta prevalência de anticorpos contra *T. gondii* não demonstraram uma prevalência incomumente alta de esquizofrenia.[71] Assim, uma relação de causalidade definitiva não foi comprovada, e ainda há muito trabalho para esclarecer a associação entre a toxoplasmose e a esquizofrenia. Da mesma forma, a toxoplasmose não necessariamente causa um aumento do risco de suicídio, apesar de uma associação epidemiológica em alguns estudos ser observada.[72] Indivíduos com um aumento do risco de suicídio podem apenas levar um estilo de vida que os predispõem à infecção pelo *T. gondii*.[72]

A maioria dos casos de transmissão horizontal para humanos é causada pela ingestão de cistos teciduais presentes em carne infectada ou pela ingestão de solo, água ou alimentos contaminados com oocistos esporulados derivados do meio ambiente.[2] Até recentemente, apenas estudos de fatores de risco deram uma indicação da via predominante de transmissão em uma dada população. A importância relativa da transmissão por meio de cistos teciduais contra oocistos em qualquer população dada é muitas vezes desconhecida, exceto em caso de surtos com uma fonte bem definida. No entanto, a descoberta de uma proteína específica do esporozoíto, a qual provocou a produção de anticorpos e a diferenciação de oocistos de porcos e camundongos infectados de cistos teciduais de animais infectados, pode ajudar a esclarecer o método de transmissão em estudos futuros.[73]

A infecção a partir de cistos teciduais ocorre com a ingestão ou pelo preparo de carne mal cozida ou crua, como carne de porco, cabra e ovelha.[13,46] A ingestão desse tipo de carne, a falha em lavar bem as mãos depois de manusear a carne crua e a contaminação de outros alimentos crus, como saladas, por utensílios usados para preparar carne crua são todos possíveis mecanismos de infecção. A ingestão de leite de cabra cru pode ser uma fonte adicional de toxoplasmose humana.[13] Outro fator de risco é o consumo de ostras, mariscos ou mexilhões crus, os quais presumivelmente filtram o *T. gondii* da água do mar.[74]

A prevalência da infecção pelo *T. gondii* em populações humanas que não consomem carne ou comem carne bem cozida sugere que a infecção do ambiente por meio de oocistos no solo, na água, ou em vegetais crus também é importante.[46] Quando os gatos se tornam infectados com o *T. gondii*, passam a excretar oocistos não esporulados (não infecciosos) nas fezes por 1 a 2 semanas. Após a exposição à humidade e ao ar, esses oocistos amadurecem em 1 a 5 dias para assim se tornarem infecciosos (oocistos esporulados), e os oocistos esporulados sobrevivem durante meses a anos. Assim, frequentemente a jardinagem e ocupações que envolvam contato regular com o solo, tais como a agricultura, são fatores de risco.[46]

O aumento do risco de toxoplasmose adquirida não foi associada aos donos de gato em estudos de prestadores de cuidados de saúde veterinário ou humanos com AIDS,[14] e o risco de adquirir *T. gondii* de fezes de gato coletadas do conteúdo de caixas sanitárias é insignificante quando medidas apropriadas são utilizadas,[46] pois os oocistos exigem pelo menos 24 horas para a esporulação e oocistos não esporulados são mais suscetíveis à desinfecção e à destruição ambiental.[13] O ato de manipular os gatos provavelmente não é uma forma comum de adquirir toxoplasmose por causa do curto período de excreção de oocistos, da raridade da excreção repetitiva e dos hábitos de higiene exigentes dos gatos, que resultam em remoção de fezes e, dessa forma, dos oocistos.[14]

É possível que, com os seus hábitos tanto de comer como de rolar nas fezes, os cães estejam propensos a desempenhar um papel de vetores mecânicos para oocistos. Oocistos esporulados viáveis podem estar presentes em fezes de cães por até dois dias após se alimentarem com oocistos esporulados.[75] Oocistos não esporulados não possuem a capacidade de esporular na pele do cão,[75] mas ainda existe uma possibilidade de que os cães possam atuar como vetores para oocistos esporulados. Alguns estudos têm identificado que proprietários de cães podem ser um fator de risco para a exposição humana a *T. gondii*;[76,77] assim, foram sugeridas como precauções contra a infecção, a lavagem das mãos após o contato com os cães[77] e o ato de evitar o contato direto com o cão.[78] É interessante notar que as minhocas, moscas domésticas, baratas e caracóis também podem atuar como vetores mecânicos.[13]

A prevenção da toxoplasmose em humanos envolve evitar a exposição de hospedeiros suscetíveis. O risco de exposição por meio da ingestão de cistos teciduais em carne pode ser evitado pelo cozimento de toda a carne a uma temperatura interna maior do que 67° C. O congelamento da carne em congeladores domésticos (-12° C) por no mínimo 24 horas é também um método efetivo para matar os micro-organismos, se a carne é para ser consumida malpassada.[2] As mãos devem ser bem lavadas depois de manusear a carne crua e o cuidados devem ser tomados com as tábuas de cortar e os utensílios; o ideal seria ter uma tábua dedicada para a preparação de carne. Luvas devem ser usadas quando se realiza jardinagem, e as mãos devem ser lavadas cuidadosamente quando terminar. As mãos também devem ser lavadas depois de manusear os cães. Cuidados devem ser tomados ao limpar o conteúdo das caixas sanitárias. Oocistos esporulados resistem à maioria dos desinfetantes, e imergir as caixas sanitárias em água em ebulição ou fervente é geralmente o meio mais fácil de desinfecção. No entanto, há pouca probabilidade de esporulação se o conteúdo das caixas sanitárias é trocado diariamente.

A recomendação dada a mulheres grávidas geralmente inclui uma sugestão errada de que os gatos soropositivos devem ser removidos do domicílio familiar. Um gato soropositivo para IgG provavelmente não está excretando oocistos e é menos provável de excretar oocistos se ocorrer uma reexposição ou imunossupressão.[13] Gatos soronegativos são de fato o maior risco para a saúde pública, pois embora eles não estejam suscetíveis de estar excretando, irão excretar oocistos se forem expostos. Assim, a recomendação deve realmente estar concentrada na redução do risco de infecção a partir do solo (usando luvas quando realizar jardinagem), água (filtrando ou fervendo), carne (higiene alimentar adequada e cozimento), e das caixas sanitárias (como exposto anteriormente). Embora muitas vezes seja recomendado apenas alimentar os gatos com alimentos cozidos ou processados comercialmente,[14] isso pode ser válido durante a gravidez humana, essa recomendação parece desnecessária para a rotina de profilaxia humana, se as precauções com relação ao conteúdo das caixas sanitárias forem tomadas.

Contaminação Ambiental

A questão de como eliminar as fezes de gatos é um desafio. A infecção humana é um fator importante, mas a toxoplasmose clínica nos animais selvagens também é uma preocupação. Por exemplo, a toxoplasmose resultando em morte foi demonstrada em lontras marinhas na Califórnia.[79] A evidência experimental mostra que oocistos de *T. gondii* sobrevivem a tratamentos de inativação química e física em níveis quatro a seis vezes mais elevados do que aqueles usados para tratar o esgoto bruto.[46] Assim, na Califórnia, foi promulgada uma lei que requer que os fabricantes de caixas sanitárias rotulem suas embalagens com um alerta consultivo contra a eliminação do conteúdo das caixas sanitárias de gatos em sanitários.[46] A recomendação é que as fezes devem ser ensacadas em sacos plásticos[42] e eliminadas no lixo destinado ao aterro sanitário projetado especificamente para evitar o vazamento de resíduos para as águas subterrâneas.[46] Isto pode ser válido em situações nas quais populações particulares de animais selvagens mostram estar em risco. No entanto, a maioria dos gatos provavelmente excreta oocistos por não mais que 21 dias em sua vida,[46] se forem infectados, enfim, com toxoplasmose. Independentemente de o conteúdo das caixas sanitárias de gatos, de tutores (especialmente gatos de baixo risco, tais como gatos de interior de residências recebendo dietas comerciais) ser desviado de esgotos para aterros, os gatos com acesso ao exterior e os selvagens ainda estarão defecando ao ar livre. Além disso, os cães podem estar agindo como vetores mecânicos, potencialmente contaminando fontes de água com suas fezes ou natação. Assim, levando-se em conta o tempo de vida de um gato (potencialmente até 17 anos ou mais), parece, na visão da autora deste capítulo, ser uma medida ambientalmente inadequada à utilização de um saco plástico diário para o recolhimento de fezes, já que o período de possível excreção de oocistos varia de 7 a 21 dias.

CONCLUSÃO

O *T. gondii* tem sido objeto de um grande volume de dados clínicos e de pesquisa em múltiplas espécies, mas ainda há muito a ser aprendido sobre esse parasita, sua detecção, o modo mais provável de transmissão para as diferentes espécies e locais, suas cepas e as variações de virulência, o tratamento mais efetivo e a diminuição de fatores que predispõem à doença clínica.

Referências

1. Boothroyd JC: *Toxoplasma gondii*: 25 years and 25 major advances for the field. *Int J Parasitol* 39:935-946, 2009.
2. Robert-Gangneux F, Dardé M-L: Epidemiology of and diagnostic strategies for toxoplasmosis. *Clin Microbial Rev* 25:264-296, 2012.
3. Spycher A, Geiby C, Howard J, et al: Isolation and genotyping of *Toxoplasma gondii* causing fatal systemic toxoplasmosis in an immunocompetent 10-year-old cat. *J Vet Diagn Invest* 23:104-108, 2011.
4. Grigg ME, Bonnefoy S, Hehl AB, et al: Success and virulence in *Toxoplasma* as the result of sexual recombination between two distinct ancestries. *Science* 294:161-165, 2001.
5. Khan A, Su C, German M, et al: Genotyping of *Toxoplasma gondii* strains from immunocompromised patients reveals high prevalence of type I strains. *J Clin Microbiol* 43:5881-5887, 2005.
6. Parker GA, Langloss JM, Dubey JP, et al: Pathogenesis of acute toxoplasmosis in specific-pathogen-free cats. *Vet Pathol* 18:786-803, 1981.
7. Davidson MG, Rottman JB, English RV, et al: Feline immunodeficiency virus predisposes cats to acute generalized toxoplasmosis. *Am J Pathol* 143:1486-1497, 1993.
8. Powell CC, Lappin MR: Clinical ocular toxoplasmosis in neonatal kittens. *Vet Ophthalmol* 4:87-92, 2001.
9. Davidson MG, Lappin MR, Rottman JR, et al: Paradoxical effect of clindamycin in experimental, acute toxoplasmosis in cats. *Antimicrob Agents Chemother* 40:1352-1359, 1996.

10. Dubey JP: Duration of immunity to shedding of *Toxoplasma gondii* oocysts by cats. *J Parasitol* 81:410-415, 1995.

11. Hawkins EC, Davidson MG, Meuten DJ, et al: Cytologic identification of *Toxolasma gondii* in bronchoalveolar lavage fluid of experimentally infected cats. *J Am Vet Med Assoc* 210:648-650, 1997.

12. Dubey JP, Prowell M: Ante-mortem diagnosis, diarrhea, oocyst shedding, treatment, isolation, and genetic typing of *Toxoplasma gondii* associated with clinical toxoplasmosis in a naturally infected cat. *J Parasitol* 99:158-160, 2013.

13. Dubey JP, Lappin MR: Toxoplasmosis and neosporosis. In Greene CE, editor: *Infectious diseases of the dog and cat*, 3rd ed, St Louis, 2006, Elsevier/Saunders, pp 754-775.

14. Lappin MR: Toxoplasmosis. In Bonagura JD, Twedt DC, editors: *Kirk's current veterinary therapy XIV*, ed 14, St Louis, 2009, Saunders/Elsevier, pp 1254-1258.

15. Dubey JP, Carpenter JL: Histologically confirmed clinical toxoplasmosis in cats: 100 cases (1952-1990). *J Am Vet Med Assoc* 203:1556-1566, 1993.

16. Foster SF, Martin P: Lower respiratory tract infections in cats. Reaching beyond empirical therapy. *J Feline Med Surg* 13:313-332, 2011.

17. Feeney DA, Sautter JH, Lees GE: An unusual case of acute disseminated toxoplasmosis in a cat. *J Am Anim Hosp Assoc* 17:311-314, 1981.

18. Foster SF, Charles JA, Canfield PJ, et al: Reactivated toxoplasmosis in a FIV-positive cat. *Aust Vet Practit* 28:159-163, 1998.

19. Litster AL, Mitchell G, Menrath V: Pulmonary toxoplasmosis in a FIV-negative cat. *Aust Vet Pract* 29:154-158, 1999.

20. Lappin MR, Greene CE, Winston S, et al: Clinical feline toxoplasmosis. Serologic diagnosis and therapeutic management of 15 cases. *J Vet Intern Med* 3:139-143, 1989.

21. Sardinas JC, Chastain CB, Collins BK, et al: Toxoplasma pneumonia in a cat with incongruous serological test results. *J Small Anim Pract* 35:104-107, 1994.

22. Eddlestone SM, Hoskins JD, Hosgood G, et al: Take the Compendium challenge [Concurrent *Haemobartonella felis* and *Toxoplasma gondii* infection in a cat]. *Compendium* 18:774-779, 1996.

23. Poitout F, Weiss DJ, Dubey JP: Lung aspirate from a cat with respiratory distress. *Vet Clin Path* 27:21-22, 1998, 10.

24. Heidel JR, Dubey JP, Blythe LL, et al: Myelitis in a cat infected with *Toxoplasma gondii* and feline immunodeficiency virus. *J Am Vet Med Assoc* 196:316-318, 1990.

25. Reppas GP, Dockett AG, Burrell DH: Anorexia and an abdominal mass in a cat. *Aust Vet J* 77:789-790, 1999, 784.

26. Duncan RB, Lindsay D, Chickering WR, et al: Acute primary toxoplasmic pancreatitis in a cat. *Feline Pract* 28:6-8, 2000.

27. Holzworth J: Encephalitic toxoplasmosis in a cat. *J Am Vet Med Assoc:*313-316, 1954.

28. McConnell JF, Sparkes AH, Blunden AS, et al: Eosinophilic fibrosing gastritis and toxoplasmosis in a cat. *J Feline Med Surg* 9:82-88, 2007.

29. Henriksen P, Dietz HH, Henriksen SA: Fatal toxoplasmosis in five cats. *Vet Parasitol* 55:15-20, 1994.

30. Anfray P, Bonetti C, Fabbrini F, et al: Feline cutaneous toxoplasmosis: a case report. *Vet Dermatol* 16:131-136, 2005.

31. Peterson JL, Willard MD, Lees GE, et al: Toxoplasmosis in two cats with inflammatory intestinal disease. *J Am Vet Med Assoc* 199:473-476, 1991.

32. Barrs VR, Martin P: Beatty JA: Antemortem diagnosis and treatment of toxoplasmosis in two cats on cyclosporin therapy. *Aust Vet J* 84:30-35, 2006.

33. Bernsteen L, Gregory CR, Aronson LR, et al: Acute toxoplasmosis following renal transplantation in three cats and a dog. *J Am Vet Med Assoc* 215:1123-1126, 1999.

34. Last RD, Suzuki Y, Manning T, et al: A case of fatal systemic toxoplasmosis in a cat being treated with cyclosporin A for feline atopy. *Vet Dermatol* 15:194-198, 2004.

35. Toomey JM, Carlisle-Nowak MM, Barr SC, et al: Concurrent toxoplasmosis and feline infectious peritonitis in a cat. *J Am Anim Hosp Assoc* 31:425-428, 1995.

36. Nordquist BC, Aronson LR: Pyogranulomatous cystitis associated with *Toxoplasma gondii* infection in a cat after renal transplantation. *J Am Vet Med Assoc* 232:1010-1012, 2008.

37. Ploeg R: Pulmonary toxoplasmosis in a cat. *Aust Vet Practit* 37:118, 2007.

38. Spada E, Proverbio D, Giudice C, et al: Pituitary-dependent hyperadrenocorticism and generalised toxoplasmosis in a cat with neurological signs. *J Feline Med Surg* 12:654-658, 2010.

39. Brownlee L, Sellon RK: Diagnosis of naturally occurring toxoplasmosis by bronchoalveolar lavage in a cat. *J Am Anim Hosp Assoc* 37:251-255, 2001.

40. Lindsay SA, Barrs VR, Child G, et al: Myelitis due to reactivated spinal toxoplasmosis in a cat. *J Feline Med Surg* 12:818-821, 2010.

41. Singh M, Foster DJ, Child G, et al: Inflammatory cerebrospinal fluid analysis in cats: clinical diagnosis and outcome. *J Feline Med Surg* 7:77-93, 2005.

42. Dubey JP, Lindsay DS, Lappin MR: Toxoplasmosis and other intestinal coccidial infections in cats and dogs. *Vet Clin North Am Small Anim Pract* 39:1009-1034, 2009.

43. Gunn-Moore DA, Reed N: CNS disease in the cat. Current knowledge of infectious causes. *J Feline Med Surg* 13:824-836, 2011.

44. Bartels JE: Toxoplasma pneumonia in the cat. *Feline Pract* 2:11-13, 1972.

45. Griffin A, Newton AL, Aronson LR, et al: Disseminated *Mycobacterium avium* complex infection following renal transplantation in a cat. *J Am Vet Med Assoc* 222:1097-1101, 2003.

46. Dabritz HA, Conrad PA: Cats and *Toxoplasma*: implications for public health. *Zoonoses Public Health* 57:34-52, 2010.

47. Lappin MR, Greene CE, Prestwood AK, et al: Diagnosis of recent *Toxoplasma gondii* infection in cats by use of an enzyme-linked immunosorbent assay for immunoglobulin M. *Am J Vet Res* 50:1580-1585, 1989.

48. Lappin MR, Greene CE, Prestwood AK, et al: Enzyme-linked immunosorbent assay for the detection of circulating antigens of *Toxoplasma gondii* in the serum of cats. *Am J Vet Res* 50:1586-1590, 1989.

49. Omata Y, Oikawa H, Kanda M, et al: Transfer of antibodies to kittens from mother cats chronically infected with *Toxoplasma gondii*. *Vet Parasitol* 52:211-218, 1994.

50. Ali NM, Habib KSM: Kinetics and time dependence of the differential agglutination of acetone [AC]- and formalin [HS]-fixed *Toxoplasma* tachyzoites by serum of mice with experimental toxoplasmosis. *J Parasit Dis* 36:112-119, 2012.

51. Burney DP, Lappin MR, Spilker M, et al: Detection of *Toxoplasma gondii* parasitemia in experimentally inoculated cats. *J Parasitol* 85:947-951, 1999.

52. Lappin MR, Roberts SM, Davidson MG, et al: Enzyme-linked immunosorbent assays for the detection of *Toxoplasma gondii*-specific antibodies and antigens in the aqueous humor of cats. *J Am Vet Med Assoc* 201:1010-1016, 1992.

53. Lappin MR, Burney DP, Dow SW, et al: Polymerase chain reaction for the detection of *Toxoplasma gondii* in aqueous humor of cats. *Am J Vet Res* 57:1589-1593, 1996.

54. Fichera ME, Roos DS: A plastid organelle as a drug target in apicomplexan parasites. *Nature* 390:407-409, 1997.

55. Camps M, Arrizabalaga G, Boothroyd J: An rRNA mutation identifies the apicoplast as the target for clindamycin in *Toxoplasma gondii*. *Mol Microbiol* 43:1309-1318, 2002.

56. Pfefferkorn ER, Nothnagel RF, Borotz SE: Parasiticidal effect of clindamycin on *Toxoplasma gondii* grown in cultured cells and selection of a drug-resistant mutant. *Antimicrob Agents Chemother* 36:1091-1096, 1992.

57. Beatty JA, Swift N, Foster DJ, et al: Suspected clindamycin-associated oesophageal injury in cats: five cases. *J Feline Med Surg* 8:412-419, 2006.

58. Fichera ME, Bhopale MK, Roos DS: In vitro assays elucidate peculiar kinetics of clindamycin action against *Toxoplasma gondii*. *Antimicrob Agents Chemother* 39:1530-1537, 1995.

59. Harris C, Salgo MP, Tanowitz HB, et al: In vitro assessment of antimicrobial agents against *Toxoplasma gondii*. *J Infect Dis* 157:14-22, 1988.

60. Dirikolu L, Foreman JH, Tobin T: Current therapeutic approaches to equine protozoal myeloencephalitis. *J Am Vet Med Assoc* 242:482-491, 2013.

61. Lindsay DS, Rippey NS, Blagburn BL: Treatment of acute *Toxoplasma gondii* infections in mice with diclazuril or a combination of diclazuril and pyrimethamine. *J Parasitol* 81:315-318, 1995.

62. Haberkorn A: Chemotherapy of human and animal coccidioses: state and perspectives. *Parasitol Res* 82:193-199, 1996.

63. Martins-Duarte ÉS, Lemgruber L, de Souza W, et al: *Toxoplasma gondii*: fluconazole and itraconazole activity against toxoplasmosis in a murine model. *Exp Parasitol* 124:466-469, 2010.

64. Martins-Duarte ÉS, de Souza W, Vommaro RC: *Toxoplasma gondii*: the effect of fluconazole combined with sulfadiazine and pyrimethamine against acute toxoplasmosis in murine model. *Exp Parasitol* 133:294-299, 2013.

65. Jeromin AM: Cyclosporine in veterinary dermatology. In *Proceedings*, 84th Annual Western Veterinary Conference, Nevada, 2012.

66. Lappin MR, Scorza V: *Toxoplasma gondii* oocyst shedding in normal cats and cats treated with cyclosporine. *J Vet Intern Med* 25:709, 2011 (Abstract).

67. Hay J, Aitken PP, Hair DM, et al: The effect of congenital *Toxoplasma* infection on mouse activity and relative preference for exposed areas over a series of trials. *Ann Trop Med Parasitol* 78:611-618, 1984.

68. Webster JP, Brunton CF, MacDonald DW: Effect of *Toxoplasma gondii* upon neophobic behaviour in wild brown rats, *Rattus norvegicus*. *Parasitology* 109:37-43, 1994.

69. Berdoy M, Webster JP, MacDonald DW: Fatal attraction in rats infected with *Toxoplasma gondii*. *Proc Biol Sci* 267:1591-1594, 2000.

70. Vyas A, Kim SK, Giacomini N, et al: Behavioral changes induced by Toxoplasma infection of rodents are highly specific to aversion of cat odors. *Proc Natl Acad Sci USA* 104:6442-6447, 2007.

71. Yolken RH, Dickerson FB, Fuller Torrey E: Toxoplasma and schizophrenia. *Parasite Immunol* 31:706-715, 2009.

72. Sparkes A: Elevated suicide risks, cats and toxoplasmosis. *Vet Rec* 171:303, 2012.

73. Hill D, Coss C, Dubey JP, et al: Identification of a sporozoite-specific antigen from *Toxoplasma gondii*. *J Parasitol* 97:328-337, 2011.

74. Jones JL, Dargelas V, Roberts J, et al: Risk factors for *Toxoplasma gondii* infection in the United States. *Clin Infect Dis* 49:878-884, 2009.

75. Lindsay DS, Dubey JP, Butler JM, et al: Mechanical transmission of *Toxoplasma gondii* oocysts by dogs. *Vet Parasitol* 73:27-33, 1997.

76. Sroka S, Bartelheimer N, Winter A, et al: Prevalence and risk factors of toxoplasmosis among pregnant women in Fortaleza, Northeastern Brazil. *Am J Trop Med Hyg* 83:528-533, 2010.

77. Frenkel JK, Parker BB: An apparent role of dogs in the transmission of *Toxoplasma gondii*. The probable importance of xenosmophilia. *Ann N Y Acad Sci* 791:402-407, 1996.

78. Frenkel JK, Lindsay DS, Parker BB, et al: Dogs as possible mechanical carriers of *Toxoplasma*, and their fur as a source of infection of young children. *Int J Infect Dis* 7:292-293, 2003.

79. Shapiro K, Miller M, Mazet J: Temporal association between land-based runoff events and California sea otter (*Enhydra lutris nereis*) protozoal mortalities. *J Wildl Dis* 48:394-404, 2012.

Atualização em Terapias Antivirais

Rebecca P. Wilkes e Katrin Hartmann

O emprego de quimioterapia antiviral ainda é relativamente raro em medicina veterinária. Ensaios controlados avaliando a eficácia de fármacos antivirais em gatos são escassos, ou em diversos casos quando estudos são realizados, os dados são insuficientes para determinar a dosagem efetiva desses fármacos. Com exceção do interferon felino recombinante (rFeIFN)-omega, até o momento nenhum outro fármaco antiviral foi registrado especificamente para uso médico-veterinário, o que deixa a comunidade veterinária com opção de uso *off-label* de antivirais desenvolvidos para humanos no combate a doenças virais em pacientes felinos.

O objetivo das pesquisas em quimioterapia antiviral é descobrir agentes antivirais que sejam específicos para a inibição da replicação viral sem afetar o processo normal de divisão das células do hospedeiro; no entanto, como os vírus são dependentes do maquinário celular para a replicação, os alvos dos fármacos são geralmente inespecíficos. Isso faz com que os antivirais sejam inerentemente mais tóxicos do que os agentes antimicrobianos, pois os fármacos antivirais danificam não somente os vírus mas também as células hospedeiras. Além disso, agentes considerados seguros para o uso humano nem sempre são seguros quando administrados em gatos.[1] Os antivirais desenvolvidos para uso sistêmico geralmente exigem que o metabolismo viral e/ou do hospedeiro estejam ativos. Portanto, agentes desenvolvidos para o uso em humanos não são confiáveis tampouco previsivelmente metabolizados por gatos ou seus vírus. Desta forma, agentes antivirais devem ser sempre testados primeiramente *in vitro* quanto à eficácia e segurança, e posteriormente seguidos de estudos farmacocinéticos em gatos.[1] Frequentemente, os antivirais sistêmicos possuem uma margem de segurança relativamente estreita, e uma atenção especial deve sempre ser prestada aos pacientes com função renal ou hepática reduzida. Ensaios cegos bem conduzidos com controle de placebo, em animais mantidos por tutores devem ser seguidos de estudos realizados em gatos mantidos em laboratório, experimentalmente infectados, para confirmar os resultados obtidos em gatos geneticamente diversificados.[1]

A maioria dos antivirais humanos é especificamente destinada ao tratamento contra o vírus da imunodeficiência humana (HIV) ou infecções por herpesvírus humano. Consequentemente, as infecções pelo vírus da imunodeficiência felina (FIV) e herpesvírus felino tipo 1 (FHV-1) têm sido as mais importantes indicações para a quimioterapia antiviral em medicina veterinária. A terapia antiviral tópica tem sido utilizada principalmente para o tratamento de herpes ocular, porém estudos avaliaram um composto antiviral sistêmico (famciclovir) para o tratamento de múltiplas síndromes clínicas associadas às infecções pelo FHV-1. Apesar de a terapia antiviral combinada ser bem-sucedida por retardar a progressão da doença em pessoas com HIV, terapias semelhantes em gatos não foram minuciosamente avaliadas.[2] Estudos recentes têm focado em terapia combinada e avaliação de fármacos anti-HIV adicionais que não foram anteriormente avaliados em células felinas. Espera-se que, ampliando o número de fármacos que mostram ser efetivos contra o FIV, seja alcançada uma terapia combinada efetiva para pacientes felinos.

Outras infecções felinas que têm sido o foco atual de estudos antivirais são as infecções pelo vírus da leucemia felina (FeLV) e da peritonite infecciosa felina (PIF). Alguns dos antivirais contra o HIV como o raltegravir são inespecíficos e apresentam atividade contra outros retrovírus em estudos *in vitro*, incluindo o FeLV. A identificação do coronavírus humano, causador da síndrome respiratória severa aguda (SARS), levou à avaliação de antivirais para o tratamento de vários coronavírus, incluindo os coronavírus felinos (FCoVs) que causam a PIF, apesar de os testes abrangerem principalmente estágios *in vitro*. Diversos estudos também avaliaram o uso do rFeIFN-omega para o tratamento de múltiplas viroses felinas. Uma revisão de literatura para tratamento antiviral em gatos, incluindo recomendações atuais para as posologias de fármacos e utilização pode ser observada na Tabela 7-1.

VÍRUS DA IMUNODEFICIÊNCIA FELINA

O vírus da imunodeficiência felina infecta linfócitos, células da linhagem monocítica-macrofágica e células do sistema nervoso central causando uma variedade de sinais clínicos (Fig. 7-1). O ciclo de replicação viral do FIV é altamente semelhante ao do HIV. O vírus da imunodeficiência felina liga-se às células hospedeiras por uma interação inicial da glicoproteína de envelope do FIV (Env) com a molécula CD134 na célula hospedeira, resultando em subsequente interação com o correceptor CXCR4 na célula hospedeira, seguida de fusão do envelope viral com a membrana celular. Isso permite a entrada do nucleocapsídeo viral no citoplasma. O RNA viral é liberado no citoplasma e transcrito em DNA complementar (cDNA) pela enzima transcriptase reversa (RT), que é específica dos retrovírus. O cDNA é subsequentemente sintetizado em DNA de fita dupla, transportado para o núcleo, e integrado ao genoma do hospedeiro por outra enzima vírus-específica, a integrase. O ácido ribonucleico viral mensageiro (RNAm) e o RNA genômico são transcritos e transportados ao citoplasma. Proteínas virais são traduzidas e processadas por uma terceira enzima vírus-específica, a protease. O vírion imaturo move-se para a membrana plasmática celular e adquire o envelope viral e as glicoproteínas para ser então finalmente liberado das células.[2]

Tabela 7-1	Algumas Recomendações Atuais para Administração de Antivirais em Gatos	
Fármaco	**Dose**	**Indicação**
Zidovudina (AZT)	5-10 mg/kg, a cada 12 h, VO ou SC (a maior dose pode causar anemia não regenerativa)	FIV ou FeLV
rHIFN-α*	10^4 a 10^6 UI por kg, SC, a cada 24 h (associado ao desenvolvimento de anticorpos neutralizantes dentro de 3 semanas quando utilizada a dose mais alta) Administração oral em baixa dose (1 a 50 UI por kg, a cada 24 h) — não há desenvolvimento de anticorpos	FIV, FeLV, FCV (dose oral), ou ± FHV-1
rFeIFN-omega†	Protocolo autorizado: três ciclos de injeções no dia 0, dia 14, e dia 60; cada ciclo de tratamento consiste em 10^6 UI/kg/dia, SC, por 5 dias consecutivos Protocolo oral recentemente utilizado: 10^5 UI/gato, VO, a cada 24 h por 90 dias consecutivos	FIV, FeLV, panleucopenia (parvovírus), ± FCV (protocolo oral), ± FCoV ou ± FHV-1
L-lisina	500 mg, a cada 12 h, VO (duas vezes ao dia; importante para manter a eficácia); deve ser administrado em bólus e não juntamente ao alimento; somente como terapia adjuvante	Tratamento a longo prazo do FHV-1 (provavelmente ao longo da vida) em gatos com sinais clínicos recorrentes para prevenir a reativação da infecção latente
Famciclovir	40 mg/kg, VO, três vezes ao dia (a recomendação mais recente; doses definitivas e frequência ainda não foram estabelecidas)[19]	Doença clínica associada ao FHV-1

*Interferon alfa humano recombinante.
†Interferon omega felino recombinante.
FCoV, coronavírus felino; *FCV*, calicivírus felino; *FeLV*, vírus da leucemia felina; *FHV-1*, herpesvírus felino tipo 1; *FIV*, vírus da imunodeficiência felina; *UI*, unidade internacional; *VO*, via oral; *SC*, via subcutânea.

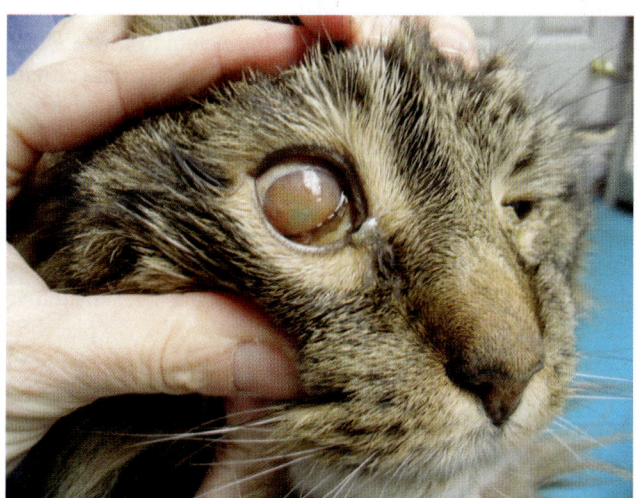

Figura 7-1: Uveíte anterior severa em um gato diagnosticado com infecção por vírus da imunodeficiência felina. Cortesia de Dr. Susan Little.

Os fármacos antirretrovirais extensivamente estudados em infecções pelo HIV possuem como alvo três enzimas vírus-específicas (protease, RT e integrase), assim como alguns alvos adicionais, interferindo em diferentes etapas do ciclo de replicação viral.[3] A partir de 2014, aproximadamente 30 compostos foram aprovados pelo U.S. Food and Drug Administration (FDA) para o tratamento de diferentes estágios da infecção pelo HIV.[2] Alguns desses fármacos também podem ser utilizados para o FIV, e as etapas que podem ser inibidas incluem: (1) entrada viral em células suscetíveis ao bloquear a adesão ao correceptor CXCR4 da célula hospedeira; (2) transcrição reversa do RNA genômico viral; (3) integração do DNA viral ao genoma do hospedeiro; e (4) processamento proteolítico de precursores de proteínas virais em proteínas virais maduras (Fig. 7-2).[2,3]

Inibidores de Transcriptase Reversa

Existem estreitas semelhanças entre a RT do HIV e do FIV, e foram demonstrados que diversos compostos antivirais ativos que possuem como alvo a RT do HIV também são efetivos em inibir a replicação do FIV *in vitro*.[4] A RT do HIV é na verdade alvo para três classes de inibidores: inibidores nucleosídeos da RT (NRTI), inibidores nucleotídeos da RT (NtRTI) e inibidores não nucleosídeos da RT (NNRTI). Os inibidores nucleosídeos da RT e os NtRTI interagem com sítios catalíticos (o sítio ligante de substrato) da enzima RT, enquanto o NNRTI interage com um sítio alostérico localizado a uma curta distância do sítio catalítico. O NRTI e o NtRTI precisam ser fosforilados para interagirem com o sítio ligante de substrato.[3]

Todos os NRTI (zidovudina [AZT], didanosina [ddI], zalcitabina [ddC], estavudina [d4T], lamivudina [3TC], abacavir [ABC] e emtricitabina) podem ser considerados como análogos de nucleosídeo e atuam de maneira semelhante. Após serem absorvidos pelas células, são fosforilados três vezes até a forma ativa trifosfato, e atuam como inibidores competitivos dos substratos normais do desoxinucleosídeo trifosfato (dNTP), que são utilizados pela célula para produzir DNA. Diferentemente dos substratos de dNTP, o NRTI não possui um grupo 3′-hidroxil na fração desoxirribose. Uma vez incorporado à cadeia de DNA, a ausência de um grupo 3′-hidroxil, que normalmente forma a ligação éster fosfato 5′- 3′ com o próximo ácido nucleico, bloqueia a extensão do DNA pela RT, resultando em terminação da cadeia de DNA. Os análogos não podem ser clivados do sítio ativo e dessa forma bloqueiam a enzima RT.[3] Os análogos de nucleosídeos não são somente aceitos como falsos substratos pelas enzimas virais, como também pelas enzimas celulares, e essa é a principal causa da toxicidade desses compostos. A zidovudina é o NRTI mais estudado em

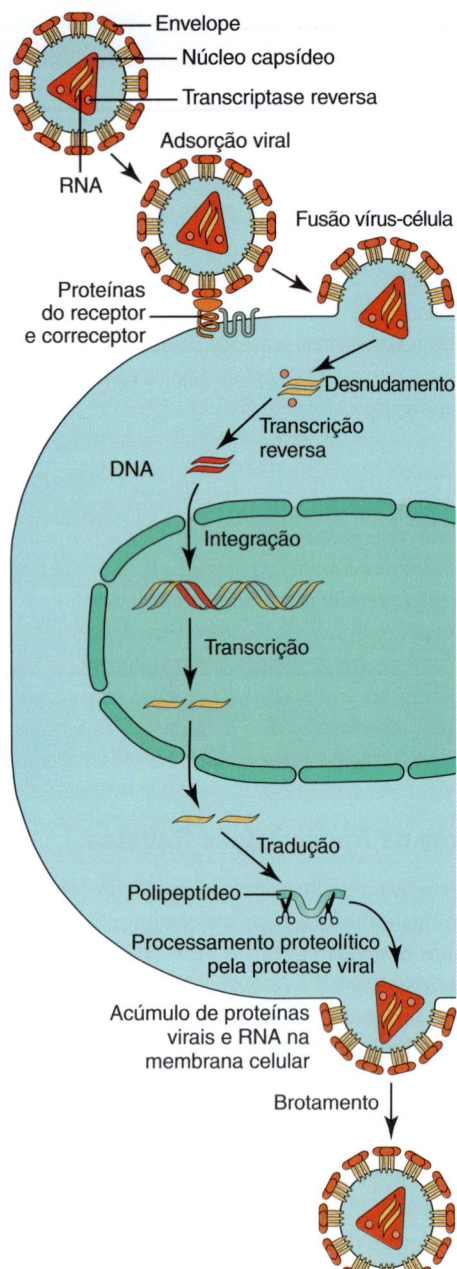

Figura 7-2: Ciclo replicativo do vírus da imunodeficiência felina e da imunodeficiência humana, demonstrando alvos para intervenção terapêutica, incluindo interação de correceptor, transcrição reversa (pela transcriptase reversa), integração e processamento proteolítico (pela protease viral).

gatos, incluindo estudos *in vivo* que avaliaram a resposta clínica de gatos experimental e naturalmente infectados por FIV e tratados com o fármaco. A zidovudina pode aumentar a relação CD4+ /CD8+ e melhorar os escores da condição clínica dos gatos infectados pelo FIV; no entanto, isso pode resultar em efeitos adversos, como anemia não regenerativa e neutropenia dose-dependentes.[4,5] Além disso, podem se desenvolver mutações que produzem resistência contra o fármaco.[4,5] Portanto, um estudo avaliou nove NRTIs quanto à inibição da replicação do FIV em células mononucleadas do sangue periférico felino.[4] Seis desses fármacos (ABC, ddI, emtricitabina, 3TC, d4T e AZT) foram anteriormente avaliados em células felinas, e três

(amdoxovir, racivir, e dexelvucitabina) não foram. Diferenças significativas não foram encontradas entre esses fármacos, mas baseado nos dados obtidos, amdoxovir, dexelvucitabina e racivir mostraram ser opções para futuros estudos que investiguem o uso potencial desses fármacos em gatos infectados pelo FIV. Apesar de não haver dados farmacológicos em gatos para esses fármacos, as propriedades citotóxicas desses compostos sugerem que poderiam ser provavelmente utilizados *in vivo* em dosagens comparáveis às usadas para AZT.[4]

Inibidores de nucleotídeos da RT são distinguidos dos NRTI por serem análogos de nucleotídeos (não análogos de nucleosídeos), o que significa que precisam de apenas duas (não três) etapas de fosforilação para serem convertidos em suas formas ativas. E o mais importante, possuem um grupo fosfato que não pode ser clivado por hidrolases (esterases), que faria com que a clivagem desses compostos fosse mais difícil, uma vez incorporado na porção 3'-terminal, comparado com seus homólogos de nucleotídeos regulares. O uso desses compostos também resulta em terminação da cadeia de DNA. Um desses fármacos, o cidofovir, é virtualmente ativo contra todos os vírus de DNA, incluindo polioma-, papiloma-, adeno-, herpes-, e poxvírus. O cidofovir tem sido utilizado no tratamento do FHV-1 (seção Herpesvírus Felino Tipo 1). O adefovir (9-(2-fosfonilmetoxietil) adenina [PMEA]) possui um espectro de ação que parcialmente sobrepõe-se ao do cidofovir, no aspecto em que ambos são ativos contra os herpesvírus, porém adefovir também é ativo contra o hepadnavírus (hepatite B) e retrovírus, incluindo FIV e FeLV. O espectro de ação antiviral do tenofovir (PMPA) é mais estreito que o do PMEA, na medida em que não se estende para os herpesvírus, porém é restrito aos hepadna- e ao retrovírus.[6] Esse fármaco foi testado *in vitro* contra o FeLV (seção Vírus da Leucemia Felina).

O adefovir foi testado em gatos infectados pelo FIV em um ensaio clínico duplo-cego de 6 semanas, com controle de placebo; 10 gatos receberam adefovir (10mg/kg, subcutâneo [SC], duas vezes por semana) e 10 gatos receberam placebo.[7] Não houve diminuição das cargas pró-virais ou virais nos gatos tratados, e os gatos desenvolveram uma anemia progressiva potencialmente fatal. Esse é um efeito adverso comum de alguns análogos de nucleotídeos.[7] O adefovir também foi testado em combinação ao inibidor de correceptor plerixafor (seção Inibidores de Correceptor) no mesmo estudo, produzindo os mesmos resultados observados com o uso do adefovir isoladamente.[7]

Um fármaco semelhante, o (*R*)-9-(2-fosfonilmetoxipropil)-2,6-diaminopurina (PMPDAP), mostrou-se anteriormente como um potente inibidor de replicação do FIV em culturas de células e reduziu a carga viral em três dos quatro gatos experimentalmente infectados com FIV quando tratados com 20 mg/kg, SC, três vezes por semana, durante 6 semanas. Não houve mudanças na contagem de glóbulos vermelhos sanguíneos ou nos valores de hemoglobina com o tratamento.[8] Um estudo recente avaliou a eficácia desse fármaco utilizando delineamento experimental duplo-cego com controle de placebo em uma população de 20 gatos naturalmente infectados pelo FIV.[8] Não foram encontradas diferenças significativas entre os gatos tratados com o PMPDAP (25 mg/kg, SC, duas vezes por semana, durante 6 semanas) e os gatos tratados com placebo, apesar de os gatos tratados com PMPDAP mostrarem uma tendência para melhoria de sinais clínicos e nas proporções de CD4+ /CD8+. Efeitos adversos hematológicos brandos (leve diminuição do hematócrito e valores de hemoglobina) foram observados no grupo tratado. Quando comparado a outro NtRTI, o PMPDAP parece ser ligeiramente menos tóxico. [8]

Diferentemente do NRTI e do NtRTI, os NNRTI são uma forma ativa, sem dependência de vias metabólicas intracelulares. Os NNRTIs inibem a RT ao se ligarem à enzima por uma porção hidrofóbica que está localizada distante de seu sítio catalítico. A interação dos compostos com a RT induz mudanças conformacionais que afetam as atividades catalíticas da enzima. [9] Os inibidores não nucleosídeos da RT são considerados inibidores altamente específicos do HIV-1 e, consequentemente, não são ativos contra outros retrovírus, incluindo o FIV. [9] Isso devido às diferenças estruturais e/ou flexibilidade da RT do FIV que previne a interação dos NNRTIs com a RT do FIV. [10]

Inibidores de Protease

Os inibidores de protease são baseados no princípio "peptideomimético", ou seja, contêm um grupo hidroxietileno que mimetiza a ligação peptídica normal (clivada pela protease do HIV), porém não pode ser clivado por si só. Desta forma, evitam que a protease do HIV exerça a sua função normal, que é o processamento proteolítico de precursores de proteínas virais em proteínas virais maduras. [3] Apesar de semelhanças entre as proteases do HIV e do FIV, todos, com exceção de um dos atuais inibidores de protease de HIV disponíveis, falharam ao inibir a protease do FIV. O único composto de interesse, o tipranavir, até o momento, foi apenas testado *in vitro* contra o FIV. [4] No entanto, estudos têm demonstrado que esses compostos podem ser utilizados para inibir a replicação do FCoV (seção Coronavírus Felino).

Inibidores de Correceptor

Inibidores de correceptor bloqueiam a adsorção viral ao se ligarem aos receptores das células hospedeiras tornando indisponível o sítio de interação do Env com o receptor. [2] A maioria dos homólogos ou antagonistas de receptor são altamente seletivos para o HIV e não são úteis para a medicina veterinária. Uma exceção que pode ser usada em gatos com infeção pelo FIV é a classe de biciclamos (p. ex., plerixafor). O plerixafor (1,1′-[1,4-fenilenobismetileno]-bis(1,4,8,11-tetraazaciclotetradecano)-octaclorado diidratado, [AMD3100], [JM3100]), é o composto protótipo entre os biciclamos. Os biciclamos são compostos diméricos não peptídicos de baixo peso molecular que se ligam seletivamente ao receptor de quimiocina CXCR4. Esse é o correceptor de superfície celular utilizado tanto pelo HIV quanto pelo FIV para a adsorção e infecção de linfócitos CD4+ suscetíveis. Além disso, as sequências de aminoácidos do CXCR4 humano e felino são altamente semelhantes. A ligação do fármaco inibe a adesão do envelope viral à célula hospedeira. A eficácia do plerixafor contra o FIV foi recentemente investigada em gatos naturalmente infectados pelo FIV que foram tratados em um teste clínico duplo-cego com controle com placebo. [7] O plerixafor foi administrado na dose de 0,5 mg/kg, SC, a cada 12 horas. O tratamento com o plerixafor em gatos infectados pelo FIV gerou uma redução significativa da carga do provírus, porém não promoveu

melhora das variáveis clínicas ou imunológicas. Uma diminuição estatística dos níveis sorológicos de magnésio foi observada no grupo tratado, sem consequências clínicas. Não foi encontrado desenvolvimento de resistência dos isolados de FIV ao plerixafor durante o período de tratamento, fazendo deste um potencial tratamento para gatos infectados pelo FIV. [7] A biodisponibilidade oral limitada e meia-vida curta impedem o uso do plerixafor em infecção pelo HIV, [2,7] mas antagonistas adicionais do CXCR4 estão sob desenvolvimento e devem ser testados para avaliar sua eficácia contra o FIV quando estiverem disponíveis.

Inibidores da Integrase

A integrase catalisa a transferência de cadeia (terminação 3′), que insere ambas as terminações de DNA viral no cromossomo da célula hospedeira. [3] Os inibidores de integrase são utilizados para tratar infecção pelo HIV. Um dos inibidores de integrase (raltegravir) tem se mostrado efetivo na inibição do FeLV (seção Vírus da Leucemia Felina).

Terapia Antirretroviral Altamente Eficaz

A administração de uma combinação de fármacos de diferentes classes, denominada terapia antirretroviral altamente eficaz (TARV) em pacientes infectados pelo HIV tornou essa doença invariavelmente fatal em uma condição crônica, porém tratável. [2,3] Os objetivos associados ao uso de combinação de três (ou mais) compostos anti-HIV são: (1) obter sinergismo entre os diferentes componentes agindo em diferentes alvos moleculares; (2) reduzir as posologias individuais de cada fármaco para consequentemente reduzir seus efeitos adversos; e (3) diminuir a probabilidade do desenvolvimento de resistência ao fármaco. [3] A terapia combinada não foi ainda cuidadosamente investigada para o tratamento da infecção pelo FIV em gatos, [2] e o uso de múltiplas classes de fármacos é mais difícil em gatos, pois algumas das classes desses medicamentos que são efetivos contra o HIV não funcionam contra o FIV. [2,4] No entanto, a necessidade de terapia combinada antirretroviral em pacientes felinos tem sido o foco de estudos recentes.

O objetivo de uma terapia antiviral precisa ser a melhora do estado clínico do gato. Isso não está sempre correlacionado à replicação viral, como mensurado pela carga viral plasmática. [9] Foi sugerido que a terapia antirretroviral deve ser administrada em gatos infectados pelo FIV durante os estágios tardios da fase assintomática da infecção, em que os gatos não apresentam sinais clínicos e o sistema imune estaria relativamente normal e mais propenso a responder ao tratamento. [5] Após a infecção experimental, quando as proporções entre CD4+ /CD8+ diminuem, a carga viral aumenta acentuadamente, e os sinais clínicos de imunossupressão começam a aparecer. No entanto, a situação em gatos naturalmente infectados é diferente e a qualidade de vida não está associada à carga viral. [11] Portanto, debate-se em qual momento a terapia antiviral deve ser iniciada e se deve ser administrada em gatos assintomáticos. Em um estudo recente em gatos naturalmente infectados, a terapia antirretroviral foi iniciada durante os estágios tardios da fase assintomática da infecção. Os gatos foram designados a estarem nos estágios tardios da fase assintomática da infecção quando a relação entre CD4+ /CD8+

atingiu 0,9, pois durante este estágio da infecção a carga viral aumentou acentuadamente e os sinais clínicos de imunossupressão começaram a aparecer. As proporções foram calculadas a cada 4 meses por 2 a 5 anos antes que se iniciasse a terapia antiviral, e as cargas virais de todos os gatos foram quantificadas uma vez ao ano. Os gatos foram aleatoriamente designados aos grupos de tratamento com oito gatos cada. O tratamento incluiu a terapia combinada, porém não foi utilizado grupo-controle com placebo, e o estudo não foi cego.[5] O acompanhamento foi realizado durante um ano mediante avaliações clínicas e pela determinação das cargas virais e relações entre CD4+ /CD8+. Comparações entre valores pré-tratamento e pós-tratamento dos gatos foram realizadas, assim como comparações entre os valores dos grupos tratados. Uma combinação de dois NRTIs (AZT + 3TC, 25 mg/kg, a cada 12 horas, VO) foi comparada em relação ao AZT isoladamente (5 mg/kg, a cada 12 horas, VO). A associação de AZT e 3CT muitas vezes é utilizada em pacientes infectados pelo HIV, uma vez que ambos os fármacos apresentam efeito sinérgico. O tratamento isolado com AZT ou em combinação com 3TC induziu um aumento significativo na proporção de CD4+ /CD8+ e diminuição significativa da carga viral no grupo tratado e entre os grupos, com uma redução ainda maior quando utilizada a terapia combinada em vez de apenas AZT. Somente efeitos adversos brandos, incluindo vômito em um dos oito gatos, anorexia em dois dos oito gatos e anemia em um dos oito gatos foram observados no grupo de animais que recebeu o tratamento associado, porém intervenções terapêuticas resolveram os efeitos adversos e o tratamento não precisou ser interrompido.[5] No entanto, a ausência de um grupo-controle e de um estudo cego fez com que os resultados desse estudo ficassem muito difíceis de ser interpretados. Portanto, o tratamento com antivirais em gatos assintomáticos infectados pelo FIV não pode ser geralmente recomendado, baseando-se apenas nos dados disponíveis atualmente. Um estudo prévio *in vivo* foi realizado em gatos experimentalmente infectados pelo FIV que foram tratados com alta dose da combinação de AZT e 3CT (100 ou 150 mg/kg/dia, VO, de cada fármaco). A combinação não obteve atividade contra o FIV nesses gatos cronicamente infectados. Diversos efeitos adversos, incluindo febre, anorexia, e mudanças hematológicas acentuadas, foram observados em alguns dos gatos devido às altas doses do tratamento com os dois fármacos, porém os efeitos tóxicos foram revertidos quando as doses foram diminuídas para 20 mg/kg, a cada 24 horas.[12]

Idealmente, a terapia combinada em pacientes felinos conteria pelo menos dois a três fármacos de pelo menos duas diferentes classes, como é recomendado em pacientes humanos.[9] Como anteriormente mencionado, o PMEA (um NtRTI) foi testado em combinação com o inibidor de correceptor, o plerixafor; no entanto, devido à toxicidade associada ao PMEA, essa combinação não pôde ser recomendada.[7] Portanto, o uso do plerixafor em combinação a outro NtRTI que seja menos tóxico do que o PMEA ou compostos de outras classes de fármacos devem ser mais bem investigados no futuro.

Imunomodulador

O imunomodulator de linfócitos T (LTCI), uma proteína produzida por uma linhagem de células epiteliais derivadas do estroma do timo bovino, possui autorização condicional do United States Department of Agriculture (USDA) como auxílio no tratamento de gatos infectados pelo FIV ou FeLV. O primeiro efeito terapêutico é a ativação de células progenitoras T CD4 em células maduras, que então produzem citocinas, incluindo a interleucina (IL)-2 e o interferon (IFN). Alguns poucos estudos realizados pelo fabricante foram destacados em um artigo de revisão.[13] Os estudos sugerem redução da carga viral e melhora de sinais clínicos e dos parâmetros hematológicos a partir do tratamento. No entanto, os dados de estudos com grupo-controle com placebo não foram apresentados, e em um estudo de campo com gatos naturalmente infectados não houve grupo-controle. São necessários estudos independentes duplo-cego com grupo-controle com placebo. Informações adicionais sobre imunomoduladores e imunoestimulantes são fornecidas nas seções sobre herpesvírus felino tipo 1 e coronavírus felino.

VÍRUS DA LEUCEMIA FELINA

O vírus da leucemia felina, assim como o FIV, é um membro da família *Retroviridae*, porém diferentemente do FIV, o FeLV é um gammaretrovírus, e não um lentivírus. O vírus da leucemia felina causa uma ampla variedade de sinais clínicos em gatos infectados (Fig. 7-3). Diferenças estruturais afetam a suscetibilidade dos gammaretrovírus a fármacos anti-HIV, porém semelhanças nos mecanismos de replicação sugerem que alguns desses fármacos também poderiam inibir o FeLV. Isso se aplica à maioria dos NRTIs.[14] A zidovudina inibe efetivamente a replicação *in vitro* e *in vivo* do FeLV em infecções experimentais. No entanto, em gatos naturalmente infectados pelo FeLV, esta não reduziu as cargas plasmáticas do vírus, não melhorou a condição clínica e imunológica, a qualidade de vida e tampouco prolongou a expectativa de vida.[15] Sua toxicidade sobre a medula óssea também pode causar efeitos adversos (p. ex., anemia não regenerativa) que são mais pronunciadas em gatos infectados pelo FeLV do que em gatos infectados pelo FIV. Portanto, essa não é uma terapia de primeira linha recomendada para infecção por FeLV.[16]

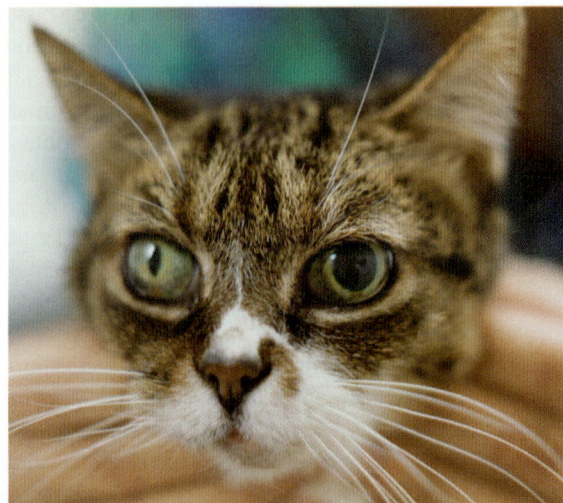

Figura 7-3: **Anisocoria em um gato infectado pelo FeLV.** (Cortesia Dra. Susan Little).

O tenofovir, um NtRTI utilizado para o tratamento do HIV, tem mostrado ser efetivo *in vitro* contra o FeLV.[14] O mecanismo anti-FeLV do tenofovir é provavelmente semelhante ao que foi descrito para o HIV-1. O tenofovir é administrado na forma de um pró-fármaco, que é convertido em um fosfato nucleosídeo acíclico. Uma vez convertido em sua forma difosfato ativa, o tenofovir é incorporado pela RT ao DNA viral, onde este age como um terminador de cadeia para inibir a continuação da extensão do DNA viral.[14] No entanto, faltam estudos *in vivo* em gatos infectados pelo FeLV.

Raltegravir

O raltegravir é outro composto utilizado atualmente na terapia do HIV humano e pode ser considerado para o tratamento de gatos infectados pelo FeLV.[14] O alto grau de conservação dos sítios ativos da integrase entre os lentivírus, betaretrovírus, gammaretrovírus e alpharetrovírus sugerem que o FeLV possa ser altamente sensível aos inibidores da integrase.[16] O mecanismo de ação contra o FeLV é o mesmo para o FIV: inibição da integração do dsDNA viral que é produzido por transcrição reversa do RNA genômico viral.[14]

Em um estudo *in vitro*, foi avaliada a eficácia da concentração inibitória de 50% (EC_{50}) para a inibição do FeLV pelo raltegravir em diversas linhagens de células felinas, e foi descoberto que esses valores encontravam-se na faixa dos valores observados para o tratamento do HIV e de um relacionado gammaretrovírus xenotrópico, o vírus da leucemia murina, e que se encontram bem abaixo da concentração plasmática mínima estabelecida para humanos.[16] A concentração efetiva do raltegravir não obteve efeito considerável sobre a viabilidade celular e não induziu apoptose, sugerindo que este poderia ser um fármaco seguro e efetivo também *in vivo*.[16] No entanto, o raltegravir é parcialmente eliminado como glucuronídeo, uma via metabólica que não é muito eficiente em gatos, e isso poderia aumentar o risco de toxicidade resultando em acúmulo do fármaco.[16] A partir de 2014, não houve publicação de estudos *in vivo*.

HERPESVÍRUS FELINO TIPO 1

O herpesvírus felino tipo 1 é um membro da subfamília *Alphaherpesvirinae*, ordem *Herpesvirales*. O vírus da herpes simples 1 e 2 e o vírus da varicela-zóster também são membros dessa subfamília, e antivirais desenvolvidos para o tratamento dessas viroses humanas têm sido utilizados para o tratamento do FHV-1 em gatos. O herpesvírus felino tipo 1 infecta tipicamente superfícies de mucosa e epitélio e faz um percurso retrógrado ao longo de axônios dos neurônios sensoriais até estabelecer latência no gânglio trigêmeo. Vírus reativados fazem o mesmo percurso de retorno pelos mesmos axônios para infectar tecidos semelhantes àqueles originalmente infectados, resultando potencialmente em sequelas crônicas ou recorrentes, incluindo a ceratite, conjuntivite, rinossinusite, dermatites (Fig. 7-4), e potencialmente cegueira.[17] Enquanto combinações de fármacos têm se tornado procedimento padrão para o tratamento de infecções pelo HIV em humanos, o tratamento de outras infecções virais, incluindo herpesvírus, baseia-se rotineiramente no uso de um único fármaco antiviral.[18]

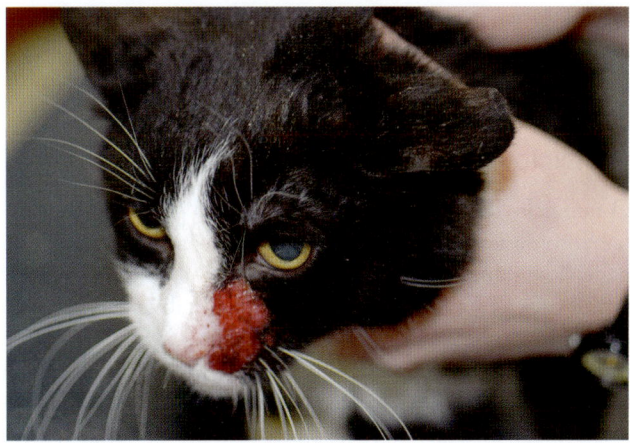

Figura 7-4: Dermatite herpética (Cortesia da Dra. Elizabeth May, University of Tenesse College of Veterinary.)

Um grupo de fármacos antivirais conhecido como análogos de nucleosídeo acíclico são utilizados para o tratamento sistêmico de alphaherpesvírus humano, como o vírus da herpes simples 1 (HSV-1). Esses fármacos foram investigados no tratamento do FHV-1. Membros desse grupo de agentes antivirais incluem o aciclovir (e seu pró-fármaco, o valaciclovir), ganciclovir e penciclovir (e seu pró-fármaco famciclovir). Todos exigem três etapas de fosforilação para ativação. A primeira dessas etapas precisa ser catalisada pela enzima viral timidina quinase do FHV-1. Isso faz com que esses fármacos sejam menos tóxicos *in vivo* quando comparados a muitos outros fármacos antivirais. No entanto, a atividade da timidina quinase sobre o FHV-1 não é equivalente à atividade dessa enzima nos herpesvírus humanos. A segunda e a terceira etapa de fosforilação devem ser realizadas pelas enzimas do hospedeiro, as quais não são efetivas em gatos como são em humanos. Esse conhecimento ajuda a explicar o motivo pelo qual os agentes antivirais de nucleosídeos acíclicos desenvolvidos para humanos infectados pelo HSV-1 não são previsivelmente efetivos quando administrados em gatos infectados pelo FHV-1 e porque estudos de eficácia e farmacocinética são sempre necessários para estabelecer a dosagem apropriada para gatos.[1]

O aciclovir foi testado em gatos para o tratamento do FHV-1, porém possui uma atividade antiviral relativamente baixa e deficiente biodisponibilidade. Uma dose muito alta é exigida para um tratamento eficaz, que está associado a uma toxicidade inaceitável, com sinais clínicos relacionados à supressão da medula óssea e nefrotoxidade.[1] O valaciclovir, o qual é um pró-fármaco do aciclovir, foi desenvolvido para aumentar a biodisponibilidade em humanos, porém o uso no tratamento do FHV-1 em gatos experimentalmente infectados induziu a necrose hepática e renal fatais, além de supressão de medula óssea, e não reduziu a excreção viral ou severidade dos sinais clínicos da doença. Portanto, apesar de sua melhor farmacocinética, o valaciclovir não deve ser utilizado em gatos.[1]

Ganciclovir

O ganciclovir aparenta, *in vitro*, ser 10 vezes mais efetivo contra o FHV-1 do que o aciclovir. O ganciclovir está disponível para humanos tanto para o uso sistêmico quanto para o uso tópico em uma formulação oftálmica em gel a 0,15%. O ganciclovir é promissor para o tratamento de infecções felinas pelo FHV-1 e as formulações atualmente disponíveis necessitam de estudos para avaliar sua eficácia e segurança no tratamento de gatos.[1]

Famciclovir

O famciclovir é o fármaco sistêmico mais promissor no tratamento do FHV-1; é um pró-fármaco do composto ativo do penciclovir, que tem mostrado ser altamente eficaz em inibir a replicação *in vitro* do FHV-1. O penciclovir é absorvido deficientemente quando administrado oralmente, e por isso o famciclovir na forma oral foi desenvolvido para aumentar a biodisponibilidade e a absorção pelo trato intestinal.[1] O famciclovir exige di-deacetilação, principalmente no sangue, além de oxidação por uma aldeído-oxidase hepática para conversão ao composto ativo penciclovir. Infelizmente, a atividade da aldeído-oxidase hepática é basicamente ausente em gatos, o que torna a farmacocinética desse fármaco complexa e resulta em concentrações plasmáticas do penciclovir menores do que o esperado, apesar da administração de doses relativamente altas do famciclovir.[20,21] Apesar disso, estudos avaliando famciclovir *in vivo* vêm demonstrando que este é seguro e eficaz para a utilização em pacientes felinos.[20,22] Gatos experimentalmente infectados pelo FHV-1, recebendo famciclovir a 90 mg/kg, VO, três vezes ao dia, durante 21 dias, obtiveram resultados significativamente melhores para variáveis sistêmicas, oftálmicas, clínicopatológicas, virológicas, sorológicas e histológicas quando comparados aos gatos tratados com placebo. O tratamento foi iniciado no dia zero, no mesmo dia em que os gatos foram infectados.[20] Apesar de esse estudo não ter reproduzido como os gatos com infecção natural seriam tratados, resultados de um estudo de caso clínico sugerem que esse fármaco seja provavelmente eficaz no tratamento de casos clínicos, apesar de não ter sido um estudo cego, com controle com placebo.[22] Casos clínicos com doença ocular primária, rinossinusite e dermatite atribuídas ao FHV-1 (apesar de não diagnosticado definitivamente), foram tratados com famciclovir em doses de 62,5 mg, VO, uma ou duas vezes por dia para herpes ocular e rinossinusite ou até 125 mg, VO, três vezes ao dia para dermatite. O famciclovir foi bem tolerado para cada dose e obteve efeito positivo para cada uma das condições clínicas.[22]

Uma relação de doses definitivas não foi estabelecida para o famciclovir. Todavia, o penciclovir não possui efeito apreciável *in vivo* caso esteja presente nas 24 horas anteriores à infecção, o que sugere que o famciclovir deve ser administrado com frequência maior do que a cada 24 horas para assegurar uma exposição maior ao penciclovir já que células epiteliais adicionais tornam-se expostas à infecção viral. Por meio de análise farmacocinética atual, foi sugerido que é necessário um regime de administração de três vezes ao dia.[21] A dosagem de 40 mg/kg VO, três vezes ao dia, para o tratamento de gatos infectados pelo FHV-1, foi determinada baseada em concentrações efetivas obtidas em estudos *in vivo*[20,22] e em estudos de determinação de novas concentrações inibitórias a 50% *in vitro*.[21] Os efeitos adversos mais comumente relatados no tratamento com famciclovir em humanos incluem urticária, alucinações, enxaquecas e confusão mental (especialmente em idosos), o que seria provavelmente mais difícil de se detectar em animais. Por essas razões, é recomendado o uso criterioso desse fármaco em gatos de estimação, principalmente aqueles com insuficiência renal ou hepática preexistentes.[21]

Estudos farmacocinéticos também avaliaram a concentração do penciclovir em lágrimas, e o tratamento com uma dose oral de 40mg de famciclovir/kg, três vezes ao dia, alcançou uma concentração de penciclovir na superfície ocular que se acredita ser efetiva contra o FHV-1.[23] Essa seria potencialmente uma terapia alternativa para o uso de fármacos tópicos, dos quais a maioria exige múltiplas aplicações diárias.[23] No entanto, tem sido desenvolvido um aparato de polímero de silicone implantável impregnado com penciclovir que promete uma distribuição subconjuntival constante, a longo prazo e estável do fármaco para o tratamento da doença ocular herpética.[17]

Cidofovir

Apesar de a doença ocular herpética ser geralmente tratada com soluções tópicas oftalmológicas ou pomadas (incluindo idoxuridina, vidarabina ou trifluridina),[1] esses antivirais não exigem uma etapa de fosforilação vírus-específica para ativação. Desta forma, causam dano às células hospedeiras, resultando especialmente em supressão da medula óssea. Portanto, não devem ser utilizados de forma sistêmica.[1] Boas revisões sobre esses fármacos tópicos, foram descritas por Maggs[1] e Gould.[24] O cidofovir, um membro da classe de fármacos NtRTI, foi testado para o tratamento tópico de doença ocular pelo FHV-1, porém não para uso sistêmico. Parece ser eficaz na forma tópica e é um fármaco mais recente (portanto, incluído nesta seção). O cidofovir exige as duas típicas etapas de fosforilação mediadas pelo hospedeiro sem fosforilação mediada por vírus.[1] Sua segurança quando aplicado topicamente decorre da sua relativamente elevada afinidade para a DNA polimerase do HSV comparada à DNA polimerase humana. Este encontra-se comercialmente disponível nos Estados Unidos para o tratamento da betaherpesvirose humana apenas na forma injetável. Quando aplicado topicamente como solução a 0,5%, duas vezes ao dia, em gatos experimentalmente infectados pelo FHV-1, levou à redução da disseminação viral e melhora no estado clínico quando comparado ao grupo placebo.[25] Sua eficácia com administração apenas duas vezes ao dia (apesar de ser virostático) acredita-se ser devida à meia-vida prolongada dos metabólitos nos tecidos. Há relatos experimentais do seu uso tópico em humanos e coelhos associados à estenose do duto nasolacrimal, porém não foi demonstrado em gatos. O fato de que o tratamento tópico duas vezes ao dia seja suficiente, considerando que todos os outros tratamentos antivirais tópicos exigem aplicação a cada 3 a 4 horas faz do cidofovir uma alternativa útil para o tratamento tópico ocular.[1,24,25]

Pequeno RNA de Interferência

Pequenos RNAs de interferência (siRNAs) desenvolvidos como alvo para a DNA polimerase do FHV-1[26] e a glicoproteína D[27] foram utilizados *in vitro* para induzir interferência no RNA de uma linhagem de células imortalizadas e em células primárias de epitélio corneal felino com o intuito de inibir a replicação do FHV-1. A interferência por RNA é um mecanismo pós-transcricional de silenciamento gênico guiado por RNA presente em eucariontes.[28] A interferência dos genes essenciais do FHV-1 resultou em redução da replicação viral em até 98 ± 1%. Esse tipo de terapia destina-se ao tratamento tópico de doença herpética crônica. No entanto, em um estudo preliminar *in vivo* que avaliou a distribuição tópica de siRNAs em córnea felina não foi observado nenhum sucesso.[29] A ausência de distribuição deve-se provavelmente à diluição dos siRNAs e à remoção rápida pelo filme lacrimal e piscar de olhos. Estudos estão em curso para identificar meios de aumentar o tempo de contato entre as células da córnea e os siRNAs e assim possibilitar a sua distribuição.

Lisina

A administração oral em bólus de L-lisina, duas vezes ao dia, iniciada anteriormente à infecção experimental, reduziu o grau de severidade da conjuntivite em gatos submetidos à infecção primária. A administração em bólus de L-lisina também reduziu a disseminação viral em gatos experimentalmente infectados pelo FHV-1 com infecção latente, seguidos de mudanças no manejo e alojamento, porém sem a administração consecutiva de corticosteroides. *In vitro*, a suplementação com lisina provocou redução da replicação do FHV-1.[1] A arginina exerce um substancial efeito promotor de crescimento para o FHV-1 e é um aminoácido essencial para a síntese de proteínas virais, e a lisina antagoniza esse efeito. Lisina e arginina inibem competitivamente o transporte uma da outra utilizando um sistema de transporte comum entre si, e a lisina induz a arginase, uma enzima que causa degradação da arginina. A deficiência de arginina inibe a síntese de partículas virais infecciosas e regula negativamente a síntese de proteínas virais. No entanto, diferentemente do protocolo para humanos infectados pelo HSV-1, tutores de gatos que receberem lisina para FHV-1 não foram aconselhados a restringir a ingestão de arginina por seus gatos,[1] uma vez que a oferta de uma dieta com deficiência em L-arginina está associada a severos riscos de desenvolvimento de hiperamonemia e encefalopatia.[30]

A proporção entre L-lisina e L-arginina, em vez da concentração de cada aminoácido, foi sugerida como crítica para alcançar um efeito inibitório sobre a replicação viral. A suplementação dietética aumenta as concentrações plasmáticas médias de L-lisina, sem reduzir as concentrações de L-arginina e tem se mostrado segura para o uso em gatos em até 86g/kg da dieta. A suplementação em doses mais elevadas tem resultado na redução da ingestão do alimento.[30,31]

Apesar dos dados iniciais promissores *in vitro* e dos resultados dos estudos experimentais *in vivo*, foi questionado em estudos atuais se a inibição viral a partir do aumento das concentrações de lisina na ausência de redução de concentração de arginina poderia ser biologicamente importante. Em um novo estudo *in vitro* foi avaliado o efeito de várias proporções de L-lisina e L-arginina sobre a replicação do DNA do FHV-1 e foi demonstrada apenas uma modesta redução do DNA viral (menor que 1 log) em proporções consideradas difíceis de serem alcançadas *in vivo* em gatos saudáveis.[31]

Uma ausência de eficácia da suplementação de L-lisina também foi demonstrada *in vivo* em ambientes de abrigos.[1,32] A suplementação dietética não foi bem-sucedida provavelmente porque os gatos estavam anoréxicos durante o pico da doença e não ingeriram a lisina quando mais necessitavam. A administração em bólus também não

foi bem-sucedida, provavelmente por causa do estresse associado à administração da lisina.[1,32] O estresse da administração em bólus em ambientes de abrigos poderia ter negativado seus efeitos e até mesmo causado transferência de patógenos entre os gatos pelos funcionários de abrigos quando estes administravam a lisina aos gatos. No entanto, os dados não apoiam a suplementação dietética.[1,32]

Infelizmente, até o momento não foram conduzidos estudos em gatos de estimação; no entanto, evidências empíricas sugerem que haja benefício na administração de lisina aos indivíduos. A dosagem é de 500 mg, VO, duas vezes ao dia, que deve ser oferecida em bólus e não adicionada ao alimento. Qualquer benefício da terapia de lisina em gatos com infecção herpética crônica é provavelmente possível somente como tratamento diário ao longo da vida, em vez do uso da lisina como tratamento durante episódios agudos e recorrentes. Potencialmente, a terapia diária reduziria os episódios de recrudescência viral. No entanto, estudos clínicos em gatos de companhia são escassos. O custo dessa terapia deve ser ponderado em relação aos seus potenciais benefícios. Os proprietários devem ser esclarecidos que esta é somente uma terapia adjuvante e que a administração de fármacos antivirais pode ser necessária para alcançar melhor controle dos sinais clínicos.

Poliprenil Imunoestimulante

O poliprenil imunoestimulante (PI) é um imunomodulador que possui licença condicional nos Estados Unidos para o tratamento de infecções pelo FHV-1. Em estudos experimentais cegos, grupo-controle com placebo, a utilização de PI foi iniciada no mesmo dia da exposição ao vírus e reduziu significativamente a severidade e duração da rinite e conjuntivite associada à doença aguda causada pelo FHV-1 (manuscrito de Legendre e Kuritz em elaboração). De acordo com o fabricante, o PI regula a resposta imune inata e modela a resposta imune através de uma resposta celular. Essa atividade foi atribuída aos efeitos positivos associados ao tratamento do FHV-1, que requer uma resposta imune mediada por células para seu controle. Nos estudos, os títulos virais não foram comparados entre os grupos de tratamento e controle, porém são necessários estudos clínicos baseados nos sinais reduzidos associados ao tratamento.

CORONAVÍRUS FELINO E PERITONITE INFECCIOSA FELINA

A peritonite infecciosa felina está associada a sinais clínicos que podem afetar quase qualquer sistema do organismo (Fig. 7-5). Atualmente, não há tratamento efetivo contra a PIF apesar de sua importância como a principal causa infecciosa de morte em gatos jovens.[33] Em sequência à descoberta que a SARS é causada por um coronavírus (SARS-CoV), intensificaram-se os esforços para encontrar um fármaco antiviral contra os coronavírus. Poucos agentes antivirais que possem como alvo diferentes etapas no ciclo de replicação foram testados contra o FCoV. As proteínas da espícula presentes no envelope viral ligam-se inicialmente aos receptores de membrana da célula hospedeira.[33] A proteína da espícula serve como mediadora entre a fusão do envelope viral e a membrana da célula hospedeira. Durante esse processo, repetições heptadas 1 e 2 (HR1 e HR2) da proteína de espícula se

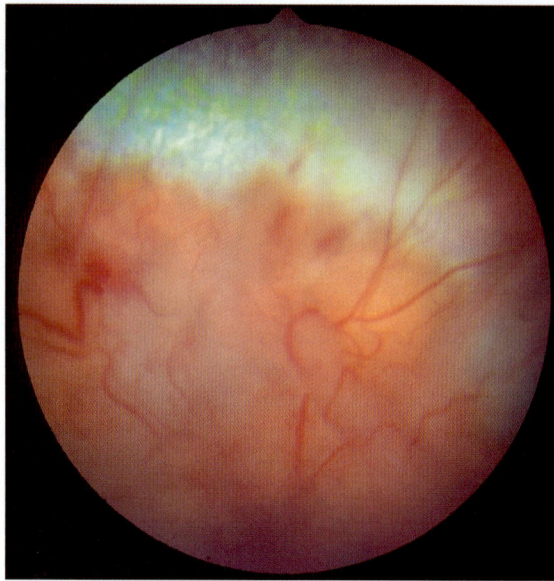

Figura 7-5: Corioretinite em um gato diagnosticado com peritonite infecciosa felina. (Cortesia dos Drs. Dan Ward e Diane Hendrix, University of Tenesse College of Veterinary.)

unem para formar um complexo, resultando em uma mudança conformacional que é necessária para que ocorra a fusão.[34] Peptídeos foram utilizados como agentes antivirais por inibirem a interação HR1-HR2, assim prevenindo a fusão de membrana.[34] A proteína de espícula precisa ser clivada para a entrada do vírus no citoplasma. A infecção pelo coronavírus felino é dependente de catepsinas B, uma protease de cisteína encontrada no interior da célula do hospedeiro, que provavelmente faz com que a protease seja responsável pela clivagem da proteína de espícula. Portanto, a catepsina B pode servir como um alvo potencial para o desenvolvimento de fármacos terapêuticos contra o FCoV. Após a entrada na célula, o FCoV produz poliproteínas virais que são processadas em proteínas maduras por proteases virais específicas, a protease principal (protease 3C-like [3CL]) e protease papaína-*like*. Devido à clivagem das poliproteínas virais ser um passo essencial para a replicação viral, o bloqueio da protease viral é também um alvo atraente para a intervenção terapêutica.[33]

Inibidores de Protease e Catepsina

Em um experimento *in vitro* em células renais felinas de Crandell-Rees, inibidores de protease 3CL e inibidores de catepsina foram testados para avaliação de suas capacidades em inibir a replicação do FCoV.[33] Ambos os tipos de fármacos produziram inibição eficaz com valores de EC_{50} na faixa nanomolar e cada fármaco testado foi considerado atóxico para as células em suas concentrações efetivas. Os inibidores de protease 3CL foram mais eficazes do que os inibidores de catepsina e quando utilizados em combinação, esses fármacos obtiveram potente efeito sinérgico. Até a presente data não foi realizado qualquer estudo *in vivo* com esses fármacos em gatos. Em um estudo *in vitro*, 16 compostos antivirais, incluindo análogos de nucleosídeos utilizados para tratar herpesvírus, NRTI utilizado para o HIV e também inibidores de protease para tratar o HIV foram testados quanto à capacidade de inibir o FCoV em culturas celulares.[35] Dentre os 16 fármacos testados, dois exerceram inibição significativa

do FCoV quando comparados às células não tratadas. Esses fármacos foram nelfinavir e aglutinina *Galanthus nivalis* (GNA). Nelfinavir é um inibidor de protease do HIV que foi descrito por marcar a protease 3CL do SARS-CoV interagindo com 18 resíduos de protease. O fármaco foi ligeiramente menos eficaz contra o FCoV, do que contra o SARS-CoV, provavelmente porque apenas sete dos resíduos correspondentes à protease 3CL do FCoV são idênticos à protease do SARS-CoV.[35] GNA, um agente ligante de carboidrato, exibe seu efeito antiviral ligando-se a glicoproteínas glicosiladas do envelope do coronavírus, desta forma inibindo a adsorção viral à membrana plasmática da célula hospedeira. Os efeitos antivirais foram concentração-dependentes e o nelfinavir apresentou toxicidade celular em altas doses. O GNA foi um melhor inibidor de FCoV, e quando os dois agentes foram adicionados concomitantemente foi produzido um efeito antiviral sinérgico. Sugeriu-se que o uso combinado de GNA e nelfinavir pode ter potencial terapêutico no tratamento de gatos com PIF.[35]

Inibidores de Fusão

A fusão viral também tem sido efetivamente alvejada por um peptídio sintético em uma sequência suposta de HR2 de FCoV. A replicação viral foi significativamente inibida *in vitro* quando comparada aos controles, e o peptídeo foi considerado atóxico.[34] Esse peptídeo também foi utilizado em combinação com o interferon humano IFN-alfa. Os dois apresentaram efeito sinérgico, porém as células foram pré-tratadas com IFN previamente à infecção pelo vírus.[34] Mais informações sobre o tratamento da PIF com interferon são apresentadas na seção sobre o interferon.

Poliprenil Imunoestimulante

Os imunomoduladores são considerados para a PIF, por esta ser uma doença imunomediada.[35]

Um fármaco que demonstrou ser promissor para a imunomodulação é o PI. Esse fármaco possui licença condicional nos Estados Unidos para o tratamento das manifestações clínicas resultantes da infecção pelo FHV-1. Em um estudo de série de casos com três gatos, o PI foi associado à sobrevivência prolongada de gatos com PIF não efusiva.[36] Não foi incluído grupo placebo para a comparação nesse estudo; portanto, conclusões definitivas sobre a efetividade desse fármaco no tratamento da PIF não podem ser esboçadas.

Imunoestimulantes adicionais como a ImunoRegulina (*Propionibacterium acnes*), uma bactéria inativada, e um receptor peptídeo de célula T (produzido por Imulan Biotherapeutics), foram indicados para o tratamento da PIF. Esses produtos não são fármacos antivirais; em vez disso, cada um desses foram descritos por estimular respostas imunes via resposta mediada por células ou por reduzir a superativação da resposta da célula T auxiliar tipo 2 (Th2). Um desequilíbrio entre as respostas imunes de células T *versus* células B foi sugerido por contribuir no desenvolvimento da PIF. Uma resposta imune celular intensa foi proposta como protetora contra o desenvolvimento da PIF em gatos, enquanto a produção de anticorpos é contraproducente, aumentando a entrada e replicação de vírus da peritonite infecciosa felina (FIPV) em macrófagos e contribuindo com a doença produzindo vasculite de hipersensibilidade tipo III. No entanto, essa hipótese foi questionada.[37] Portanto, mesmo que o uso desses tipos de fármacos para a estimulação de uma resposta imune celular possa parecer uma abordagem lógica para o tratamento da PIF, atualmente não há dados para justificar o uso das mesmas.

Um fármaco não antiviral que adicionalmente foi avaliado para o tratamento da PIF é a propentofilina. Esse fármaco parece exercer efeito negativo na regulação de citocinas pró-inflamatórias, que por sua vez podem reduzir a vasculite. A vasculite, como mencionado anteriormente, é responsável pelas manifestações clínicas associadas à PIF. No entanto, em um estudo duplo-cego com grupo-controle com placebo com gatos em estado de PIF avançada, não houve diferença estatisticamente significativa do tempo de sobrevivência, qualidade de vida ou qualquer dos parâmetros clínicos ou laboratoriais em gatos tratados com o fármaco em relação aos gatos que receberam placebo.[38] Dos gatos pertencentes ao estudo, 21 de 23 apresentaram efusão durante o início do estudo. O fármaco poderia ter maior utilidade em gatos sem efusão, pois este poderia ter a chance de prevenir a vasculite e, consequentemente, as efusões, porém esses estudos são ausentes.

INTERFERON

Interferons são moléculas produzidas por células de vertebrados em resposta às infecções virais ou certas substâncias inertes, como RNA de fita dupla e outros agentes microbianos. Há três tipos de IFNs. Os IFNs de tipo I compreendem a maior subfamília e incluem IFN-α, IFN-β e IFN-omega. Os IFNs de tipo I são produzidos por vários tipos celulares, como leucócitos e fibroblastos, em resposta direta a infecções virais.[39] Há somente um membro da subfamília de IFN do tipo II, o IFN-γ, que é uma citocina imunomoduladora, produzida em resposta ao reconhecimento de células infectadas por linfócitos T e células natural killer do sistema imune do hospedeiro.[39] Os IFNs do tipo III, que contêm três ILs (IL-28A, IL-28B, e IL-29) são identificados. Essa subfamília também possui a habilidade de interferir na replicação viral e foi suposta como sistema antiviral ancestral dos vertebrados.[39] Interferons não são virucidas; em vez disso deflagram a expressão de várias proteínas antivirais e assim induzem a um estado antiviral no interior da célula hospedeira para limitar a replicação e a disseminação viral. Ademais, foi demonstrado que IFNs do Tipo I aumentam, potencialmente, *in vivo* a resposta imune inata e adaptativa através de vários efeitos imunomoduladores, como a ativação de células dendríticas (DCs), amplificação de resposta de anticorpos, e potencialização da citotoxicidade de células T e natural killer.[40] Os vírus que causam lise de suas células-alvo são mais efetivamente inibidos pelo IFN pela sua ação antiviral sobre células não infectadas. Portanto, IFNs possuem sua maior utilidade na profilaxia ou na conduta pós-exposição inicial de infecções virais. Dado que os IFNs não são específicos para um vírus em particular, foram testados para o tratamento de múltiplas viroses felinas, incluindo FHV-1, FIV, FeLV, calicivírus felino (FCV) e FCoV.[40]

Duas moléculas de IFNs do tipo I são atualmente utilizadas na terapia em gatos: interferon alfa humano recombinante (rHuIFN-α), e rFeIFN-omega, que é autorizado para uso em gatos e cães na Europa, Austrália e em alguns países asiáticos. Os IFNs não são estritamente espécie-específicos em seus efeitos; no entanto, suas atividades biológicas e tolerância são maiores em células de espécies geneticamente relacionadas. De acordo com resultados de estudos *in vitro* sugeriu-se que o rFeIFN-omega seria provavelmente mais eficaz do que o rHuIFN-α *in vivo*, apesar de ambos os IFNs terem mostrado valores terapêuticos em gatos.[40]

Há dois regimes de tratamento comuns para o uso de rHuIFN-α em gatos: injeção em alta dose (10^4 a 10^6 Unidades Internacionais por kg, SC, a cada 24 horas) ou administração oral de baixa dose (1 a 50 Unidades Internacionais [UI] por kg, a cada 24 h). Quando administrados em gatos por via parenteral, o rHuIFN-α se torna ineficaz dentro de poucas semanas devido ao desenvolvimento de anticorpos neutralizantes, os quais limitam a sua atividade.[40,41] O rHuIFN-α pode ser fornecido por via oral por um período mais longo porque não há desenvolvimento de anticorpos durante o tratamento oral. Diferentemente do rHUIFN, o rFeIFN-omega, utilizado como um produto recombinante felino, não induz anticorpos neutralizantes quando administrado por via SC. Isto significa que o protocolo parenteral em alta dose pode ser utilizado com segurança e eficácia mesmo se forem necessárias repetições de administração. Este é um fator importante a ser considerado quando a conduta precisa ser realizada ao longo da vida.[42]

Quando administrados VO, os IFNs são inativados pelo ácido gástrico e destruídos pela tripsina e outras enzimas proteolíticas no duodeno, portanto não são absorvidos e não podem ser detectados no sangue após a administração oral. Efeitos antivirais diretos são improváveis após administração oral; no entanto, o IFN ainda parece possuir atividade imunomoduladora. Os IFNs do tipo I provavelmente se ligam aos receptores de mucosa na cavidade oral, estimulando os tecidos linfoides locais, levando à liberação de citocinas por células linfáticas dos tecidos linfoides da cavidade orofaríngea, desencadeando uma cascata de respostas imunológicas que agem de forma sistêmica.[43]

Retrovírus Felinos

Os interferons têm sido utilizados para o tratamento de infecções por retrovírus em felinos. O tratamento com IFN promoveu avanços nos escores clínicos de gatos infectados com FeLV e FIV, porém não devido a uma redução de carga viral. Isso sugere que o progresso da condição clínica observado durante o tratamento não ocorre devido a um efeito específico antiviral, pelo menos não para os casos de FIV e FeLV; em vez disto, é resultado de uma imunomodulação potencialmente associada a uma resposta imune inata.[40,42,44]

Alguns sinais clínicos em gatos infectados pelo FIV são causados por reações imunopatológicas, assim como gengivite-estomatite e uveíte. A imunomodulação pode ser a causa do progresso de alguns sinais clínicos associados ao tratamento pelo IFN, provavelmente o resultado de um efetivo controle sobre citocinas inflamatórias em órgãos afetados.[44] Uma estimulação não específica do sistema imune pela terapia com IFN foi sugerida por poder ser contraindicada em casos de gatos infectados pelo FIV, porque esta poderia provocar um aumento da replicação viral produzida pela ativação de linfócitos e macrófagos portadores de infecções latentes, desta forma acelerando a progressão da doença nesses gatos; além disso o uso de IFN em humanos infectados pelo HIV é controverso.[5] Entretanto, a utilização oral de HuIFN (natural, não recombinante neste estudo) em baixas doses em gatos doentes infectados pelo FIV (50 UI por kg sobre a mucosa oral, diariamente, durante 7 dias em semanas alternadas por 6 meses, seguido por uma pausa de 2 meses, e repetição do tratamento de 6 meses) resultou em melhora dos sinais clínicos em um estudo duplo-cego com grupo-controle com placebo.[44] A utilização parenteral de rFeIFN-omega de acordo com o protocolo autorizado (Tabela 7-1) resultou em decréscimo das taxas de mortalidade em gatos infectados pelo FeLV, comparados com o grupo-controle em outro estudo com controle placebo.[40,45] Em outro estudo avaliando gatos infectados pelo FIV e/ou FeLV alojados em um abrigo, os valores hematológicos permaneceram dentro dos intervalos de referência e não houve alterações bioquímicas associadas ao tratamento com rFeIFN-omega utilizado de acordo com o protocolo autorizado.[41] Por meio desses resultados, sugere-se que o tratamento com IFN é seguro em gatos infectados pelo FIV e FeLV,[40,41,44,45] porém são necessários estudos adicionais para demonstrar claramente sua eficácia *in vivo* contra o FIV e FeLV.

Em um estudo recente, foi avaliada a utilização da administração oral de rFeIFN-omega no tratamento de gatos sintomáticos naturalmente infectados pelo FIV, que eram mantidos por tutores.[42] O protocolo de tratamento foi de 10^5 UI/gato, VO, a cada 24 horas por 90 dias consecutivos, administrados pelos tutores dos gatos. Um grupo controle histórico que foi tratado por via SC, de acordo com o protocolo licenciado,[41] foi utilizado como controle para comparação, porém não foi incluído um grupo placebo. O tratamento resultou em melhorias significativas nos escores clínicos entre os valores pré-tratamento e pós-tratamento e não houve diferença significativa entre o grupo-controle histórico (administração SC) e o grupo VO, sugerindo que a administração VO de rFeIFN-omega poderia ser utilizada efetivamente como uma alternativa ao protocolo licenciado, a um custo significativamente reduzido.[42]

Um benefício adicional da utilização de terapia com o IFN para o tratamento do FIV e FeLV poderia ser o efeito do IFN sobre as infecções oportunistas por outros vírus, incluindo o FHV-1 e o FCV.[41] Na verdade, o efeito do IFN sobre essas infecções virais adicionais poderia ser a causa do avanço dos escores clínicos associados ao tratamento com IFN.[40,41] Tanto o FIV quanto o FeLV se replicam em subpopulações de células linfoides e monocitoides e causam imunossupressão. A maioria dos sinais clínicos em gatos infectados pelo FIV não é ocasionada diretamente pelo FIV em si, mas é resultado de infecções secundárias, assim como de neoplasias.[40,46] Apesar de o FeLV causar síndromes clínicas mais severas do que aquelas resultantes da infecção por FIV, doenças secundárias causadas por imunossupressão também colaboram com uma grande porção de síndromes observadas em gatos infectados pelo FeLV.[11] Considerando que a terapia com o IFN parece não exercer efeito sobre a carga viral de FIV e FeLV, mas sim, com uma atividade imunomodulatória, seria aconselhável tratar os gatos portadores de retroviroses com o IFN quando estes possuírem sinais clínicos, já que seriam beneficiados por seu efeitos de melhoria da condição clínica.[40]

Herpesvírus Tipo I Felino e Calicivírus Felino

Um estudo recente procurou avaliar a hipótese de que a melhora do escore clínico a partir do tratamento com IFN em gatos infectados pelo FIV e FeLV pode ser reflexo da redução da disseminação viral em casos de viroses secundárias nesses gatos.[41] Dezesseis gatos naturalmente infectados pelo FIV e/ou FeLV (sete FIV, seis FeLV e três coinfectados) foram acompanhados durante a terapia com rFeIFN-omega (utilizada de acordo com o protocolo autorizado) para monitorar os sinais clínicos e correlacioná-los à excreção de vírus concomitantes (FCV, FHV-1, FCoV, e parvovírus felino [FPV]). A excreção desses vírus foi avaliada por reação em cadeia pela polimerase (PCR) em tempo real (FHV-1 e FCoV) ou PCR convencional (FCV e FPV). Amostras pré e pós-tratamento foram comparadas. A excreção do calicivírus felino foi detectada em 13 dos 16 gatos no dia zero e não foi detectada no dia 65. A quantidade de partículas virais do FHV-1 excretadas pelos gatos mostrou ser significativamente reduzida durante o final do estudo (dia 65) quando comparada à fase inicial do estudo. A excreção do coronavírus felino foi reduzida, porém não significativamente, e não houve FPV suficientemente detectável na população para se tecer conclusões significativas.[41] Entretanto, não foi utilizado grupo placebo para esse estudo, e sem um grupo placebo é difícil determinar definitivamente se os resultados referem-se aos efeitos antivirais do IFN ou se apenas são consistentes com uma resolução natural da eliminação viral.

Em um estudo isolado, 36 gatos portadores de doenças do trato respiratório superior naturalmente adquiridas e abrigados em instalações de uma sociedade humanitária foram divididos em três grupos com 12 animais em cada. Os gatos foram tratados com uma gota da solução de rFeIFN-omega (10^6 unidades/mL), ou solução de rHuIFN-α (10^6 UI/mL), ou solução salina (0,9% NaCl) em cada um dos olhos, duas vezes ao dia, durante 14 dias para o tratamento de ceratoconjuntivite.[46] Não houve diferença estatística entre os grupos tratados e o grupo placebo considerando o estado clínico ou a excreção viral (FHV-1 e FCV) determinada pela PCR quantitativa em tempo real a partir de *swabs* de orofaringe e conjuntiva. A excreção do herpesvírus felino tipo 1 no dia 14 foi menor, porém não estatisticamente significativa quando comparadas ao dia zero em todos os grupos (incluindo o grupo placebo), e o escores clínicos foram significativamente reduzidos no dia 14 quando comparados ao dia zero, novamente para todos os grupos, incluindo o grupo placebo.[14] Portanto, ao comparar os resultados obtidos entre o dia zero e 14 de gatos tratados sem a inclusão do grupo placebo teria resultado em uma diferente conclusão para este estudo. Esses gatos não foram infectados pelo FeLV, e apesar do *status* desconhecido para FIV em todos os gatos, os que foram testados obtiveram resultados negativos. Contudo, esse estudo destaca a necessidade da existência de um grupo placebo para uma avaliação precisa do efeito da terapia do IFN sobre a excreção de FHV-1 e FCV e doenças associadas.

A terapia oral e SC com o IFN têm sido associadas a melhorias em úlceras orais, gengivite e gengivoestomatite de gatos infectados pelo FIV,[40,41] uma condição que é comum em gatos portadores de infecção pelo FCV.[41] O calicivírus felino também é associado à gengivoestomatite crônica em gatos não infectados por FIV ou FeLV,[43] e em um estudo foi avaliada a eficácia do rFeIFN-omega (10^5 UI/dia, durante 90 dias, administração tópica via mucosa oral) no tratamento da gengivoestomatite crônica felina (GECF) associada ao FCV e estomatite caudal em gatos FIV/FeLV negativos.[43] Gatos foram incluídos no estudo caso continuassem a mostrar persistência dos sinais clínicos da GECF por pelo menos 2 meses após o tratamento periodontal (remoção das placas, debridamento subgengival e polimento), extração dentária e 3 semanas de tratamento anti-microbiano, analgésico e anti-inflamatório conforme a necessidade. Vinte e quatro gatos foram tratados com IFN e o seu respectivo efeito foi comparado a um grupo-controle positivo que recebeu terapia corticosteroide padrão. Observou-se que a terapia com o IFN foi tão eficaz quanto o tratamento com corticosteroide para essa afecção e melhora dos sinais clínicos.[43] As cargas virais do calicivírus felino não foram avaliadas nesse estudo, e não houve grupo placebo para comparação. Entretanto, admitindo que a terapia com IFN tenha sido a causa da recuperação desses gatos, os resultados corroboram com a hipótese de que a melhoria das lesões orais em gatos infectados pelo FIV e/ou FeLV estaria associada aos efeitos do IFN sobre infeções virais oportunistas. Diferenças entre os resultados de diferentes estudos podem ser devido aos diferentes métodos de administração em diferentes doenças infecciosas (p. ex., ocular *versus* oral); entretanto, conclusões definitivas não podem ser estabelecidas sem estudos adicionais com duplo-cego e controle com placebo que também avaliem a carga viral em gatos naturalmente infectados escolhidos aleatoriamente.

Coronavírus Felino e Peritonite Infecciosa Felina

O uso do IFN também foi avaliado para o tratamento da PIF. Em um estudo duplo-cego randômico com controle com placebo, 37 gatos com PIF foram tratados com rFeIFN-omega ou placebo.[47] Em todos os gatos, a PIF foi confirmada por histologia e/ou imuno-histoquímica ou imunofluorescência para o antígeno do FCoV em efusão ou macrófagos teciduais. Todos os gatos receberam glicocorticoides, como a dexametasona em caso de efusão (injeção intratorácica ou intraperitoneal, 1mg/kg, a cada 24 horas) ou prednisolona (2mg/kg, VO, a cada 24 horas). Os gatos também receberam placebo ou rFeIFN-omega a 10^6 UI/kg SC, a cada 24 horas, durante 8 dias e subsequentemente uma vez por semana. Não houve diferença estatisticamente significativa no tempo médio de sobrevivência dos gatos tratados com rFeIFN-omega *versus* placebo. Os gatos sobreviveram por um período de 3 a 200 dias antes da eutanásia com um tempo médio de sobrevivência de 18 dias. Houve somente um sobrevivente a longo prazo (> 3 meses) no grupo tratado com rFeIFN-omega. O tratamento com interferon poderia ser mais eficaz se iniciado com antecedência, porém isso não teria relevância para o tratamento a campo em gatos com PIF.[47] No entanto, a terapia com o IFN pode ser útil no tratamento de gatos que excretam FCoV cronicamente, porém são necessários estudos adicionais. Como citado anteriormente, o tratamento com rFeIFN-omega (protocolo SC autorizado) foi associado ao decréscimo da eliminação do FCoV em gatos infectados pelo FIV ou FeLV; entretanto, os resultados não foram comparados com um grupo placebo.[41]

RESUMO

Em conclusão, os antivirais ainda estão em seus primórdios quanto ao tratamento de doenças de felinos. No entanto, novos fármacos que são produzidos para o tratamento de doenças virais em humanos podem ser utilizados em pacientes felinos, e a análise de fármacos atualmente disponíveis continua em vigor; espera-se que a determinação de protocolos efetivos para o tratamento de doenças virais felinas seja possível futuramente.

Referências

1. Maggs DJ: Antiviral therapy for feline herpesvirus infections. *Vet Clin Small Anim* 40:1055-1062, 2010.
2. Mohammadi H, Bienzle D: Pharmacological inhibition of feline immunodeficiency virus (FIV). *Viruses* 4:708-724, 2012.
3. De Clercq E: Anti-HIV drugs: 25 compounds approved within 25 years after the discovery of HIV. *Int J Antimicrob Agents* 33:307-320, 2009.
4. Schwartz AM, McCrackin MA, Schinazi RF, et al: Antiviral efficacy of nine nucleoside reverse transcriptase inhibitors against feline immunodeficiency virus in feline peripheral blood mononuclear cells. *Am J Vet Res* 75:273-281, 2014.
5. Gómez NV, Fontanals A, Castillo V, et al: Evaluation of different antiretroviral drug protocols on naturally infected feline immunodeficiency virus (FIV) cats in the late phase of the asymptomatic stage of infection. *Viruses* 4:924-939, 2012.
6. De Clercq E: Acyclic nucleoside phosphonates: past, present and future bridging chemistry to HIV, HBV, HCV, HPV, adeno-, herpes-, and poxvirus infections: the phosphonate bridge. *Biochem Pharmacol* 73:911-922, 2007.
7. Hartmann K, Stengel C, Klein D, et al: Efficacy and adverse effects of the antiviral compound plerixafor in feline immunodeficiency virus-infected cats. *J Vet Intern Med* 26:483-490, 2012.
8. Hartmann AD, Wilhelm N, Balzarini J, et al: Clinical efficacy of the acyclic nucleoside phosphonate 9-(2-phosphonylmethoxypropyl)-2,6-diaminopurine (PMPDAP) in the treatment of feline immunodeficiency virus-infected cats. *J Feline Med Surg* 14:107-112, 2011.
9. De Bethune MP: Non-nucleoside reverse transcriptase inhibitors (NNRTIs), their discovery, development, and use in the treatment of HIV-1 infection: A review of the last 20 years (1989-2009). *Antiviral Res* 85:75-90, 2010.
10. Auwerx J, Esnouf R, De Clercq E, et al: Susceptibility of feline immunodeficiency virus/human immunodeficiency virus type 1 reverse transcriptase chimeras to non-nucleoside RT inhibitors. *Molec Pharmacol* 65:244-251, 2004.
11. Hartmann K: Clinical aspects of feline immunodeficiency and feline leukemia virus infection. *Vet Immunol Immunopathol* 143:190-201, 2011.
12. Arai M, Earl DD, Yamamoto JK: Is AZT/3TC therapy effective against FIV infection or immunopathogenesis? *Vet Immunol Immunopathol* 85:189-204, 2002.
13. Gingerich DA: Lymphocyte-cell immunomodulator (LTCI): review of the immunopharmacology of a new veterinary biologic. *Intern J Appl Res Vet Med* 6:61-68, 2008.
14. Greggs WM III, Clouser CL, Patterson SE, et al: Discovery of drugs that possess activity against feline leukemia virus. *J Gen Virol* 93:900-905, 2012.

15. Stuetzer B, Brunner K, Lutz H, et al: A trial with 3'-azido-2',3'-dideoxythymidine and human interferon-a in cats naturally infected with feline leukaemia virus. *J Feline Med Surg* 5:667-671, 2013.

16. Cattori V, Weibel B, Lutz H: Inhibition of feline leukemia virus replication by the integrase inhibitor Raltegravir. *Vet Microbiol* 152:165-168, 2011.

17. Semenkow SL, Johnson NM, Maggs DJ, et al: Controlled release delivery of penciclovir via a silicone (MED-4750) polymer: kinetics of drug delivery and efficacy in preventing primary feline herpesvirus infection in culture. *Virol J* 11:34, 2014.

18. De Clercq E: A 40-year journey in search of selective antiviral chemotherapy. *Annu Rev Pharmacol and Toxicol* 51:1-24, 2011.

19. Nasisse MP, Dorman DC, Jamison KC, et al: Effects of valacyclovir in cats infected with feline herpesvirus 1. *Am J Vet Res* 58:1141-1144, 1997.

20. Thomasy SM, Lim CC, Reilly CM, et al: Evaluation of orally administered famciclovir in cats experimentally infected with feline herpesvirus type-1. *Am J Vet Res* 72:85-95, 2011.

21. Groth AD, Contreras MT, Kado HK, et al: In vitro cytotoxicity and antiviral efficacy against feline herpesvirus type 1 of famciclovir and its metabolites. *Vet Ophthalmol*:1-7, 2013.

22. Malik R, Lessels NS, Webb S, et al: Treatment of feline herpesvirus-1 associated disease in cats with famciclovir and related drugs. *J Feline Med Surg* 11:40-48, 2009.

23. Thomasy SM, Covert JC, Stanley SD, et al: Pharmacokinetics of famciclovir and penciclovir in tears following oral administration of famciclovir to cats: a pilot study. *Vet Ophthalmol* 15:299-306, 2012.

24. Gould D: Feline herpesvirus-1: ocular manifestations, diagnosis and treatment options. *J Feline Med Surg* 13:333-346, 2011.

25. Fontenelle JP, Powell CC, Veir JK, et al: Effect of topical ophthalmic application of cidofovir on experimentally induced primary ocular feline herpesvirus-1 infection in cats. *Am J Vet Res* 69:289-293, 2008.

26. Wilkes RP, Kania SA: Evaluation of the effects of small interfering RNAs on in vitro replication of feline herpesvirus-1. *Am J Vet Res* 71:655-663, 2010.

27. Wilkes RP, Kania SA: Use of interfering RNAs targeted against feline herpesvirus 1 glycoprotein D for inhibition of feline herpesvirus 1 infection of feline kidney cells. *Am J Vet Res* 70:1018-1025, 2009.

28. Gavrilov K, Saltzman WM: Therapeutic siRNA: principles, challenges, and strategies. *Yale J Biol Med* 85:187-200, 2012.

29. Wilkes RP, Ward D, Newkirk KM, et al: Evaluation of delivery agents used for introduction of small interfering RNAs into feline corneal cells. *Am J Vet Res* 74:243-247, 2013.

30. Fascetti AJ, Maggs DJ, Kanchuk ML, et al: Excess dietary lysine does not cause lysine-arginine antagonism in adult cats. *J Nutrition* 134(8 Suppl):2042S-2045S, 2004.

31. Cave NJ, Dennis K, Gopakumar G, et al: Effects of physiologic concentrations of L-lysine on in vitro replication of feline herpesvirus 1. *Am J Vet Res* 75:572-580, 2014.

32. Rees TM, Lubinski JL: Oral supplementation with L-lysine did not prevent upper respiratory infection in a shelter population of cats. *J Feline Med Surg* 10:510-513, 2008.

33. Kim Y, Mandadapu SR, Groutas WC, et al: Potent inhibition of feline coronaviruses with peptidyl compounds targeting coronavirus 3C-like protease. *Antiviral Res* 97:161-168, 2013.

34. Liu I, Tsai W, Hsieh L, et al: Peptides corresponding to the predicted heptad repeat 2 domain of the feline coronavirus spike protein are potent inhibitors of viral infection. *PLoS ONE* 8:e82081, 2013.

35. Hsieh L, Lin C, Su B, et al: Synergistic antiviral effect of *Galanthus nivalis* agglutinin and nelfinavir against feline coronavirus. *Antiviral Res* 88:25-30, 2010.

36. Legendre AM, Bartges JW: Effect of Polyprenyl Immunostimulant on the survival times of three cats with the dry form of feline infectious peritonitis. *J Feline Med Surg* 11:624-626, 2009.

37. Pedersen NC: An update on feline infectious peritonitis: virology and immunopathogenesis. *Vet J*, 2014doi: 10.1016/j.tvjl.2014.04.017.

38. Fischer R, Ritz K, Webber C, et al: Randomized, placebo controlled study of the effect of propentofylline on survival time and quality of life of cats with feline infectious peritonitis. *J Vet Intern Med* 25:1270-1276, 2011.

39. Bonjardim CA, Ferreira PCP, Kroon EG: Interferons: signaling, antiviral and viral evasion. *Immunol Lett* 122:1-11, 2009.

40. Domenech A, Miro G, Collado VM, et al: Use of recombinant interferon omega in feline retrovirosis: from theory to practice. *Vet Immunol Immunopathol* 143:301-306, 2011.

41. Gil S, Leal RO, Duarte A, et al: Relevance of feline interferon omega for clinical improvement and reduction of concurrent viral excretion in retrovirus infected cats from a rescue shelter. *Res Vet Sci* 94:753-763, 2013.

42. Gil S, Leal RO, McGahie N, et al: Oral recombinant feline interferon-omega as an alternative immune modulation therapy in FIV positive cats: clinical and laboratory evaluation. *Res Vet Sci* 96:79-85, 2014.

43. Hennet PR, Camy GAL, McGahie DM, et al: Comparative efficacy of a recombinant feline interferon omega in refractory cases of calicivirus-positive cats with caudal stomatitis: a randomised, multi-centre, controlled, double-blind study in 39 cats. *J Feline Med Surg* 13:577-587, 2011.

44. Pedretti E, Paseri B, Amadori M, et al: Low-dose interferon-treatment for feline immunodeficiency virus infection. *Vet Immunol Immunopathol* 109:245-254, 2006.

45. de Mari K, Maynard L, Sanquer A, et al: Therapeutic effects of recombinant feline interferon-omega on feline leukemia virus (FeLV)-infected and FeLV/feline immunodeficiency virus (FIV)-coinfected symptomatic cats. *J Vet Intern Med* 18:477-482, 2004.

46. Slack JM, Stiles J, Leutenegger CM, et al: Effects of topical ocular administration of high doses of human recombinant interferon alpha-2b and feline recombinant interferon omega on naturally occurring viral keratoconjunctivitis in cats. *Am J Vet Res* 74:281-289, 2013.

47. Ritz S, Egberink H, Hartmann K: Effect of feline interferon-omega on the survival time and quality of life of cats with feline infectious peritonitis. *J Vet Intern Med* 21:1193-1197, 2007.

O Microbioma Intestinal

J. Scott Weese

O trato intestinal abriga uma das populações microbianas mais abundantes do planeta. É estimado que a população microbiana de um indivíduo (microbiota) contenha 10 vezes mais células do que o hospedeiro. Quando a soma da composição genética da microbiota (o microbioma) é considerada, a dominância microbiana aumenta para aproximadamente 100 a 1.000 vezes mais que a do hospedeiro. Provavelmente, a maior parte da microbiota evoluiu com a espécie do hospedeiro em particular, e não deveria ser uma surpresa que há uma relação íntima entre o animal hospedeiro e os seus residentes microbianos.

Por muitos anos foi reconhecido (ou apreciado) o papel da microbiota intestinal na saúde do intestino e na digestão. Está claro que a microbiota intestinal realiza muitas funções importantes para manter a saúde e prevenir a doença, e que alterações da microbiota podem ser associadas a diversas doenças. A microbiota gastrointestinal auxilia na digestão, ajuda a eliminar patógenos ingeridos, interage com o sistema imune local e sistêmico e realiza uma ampla gama de outras atividades, a maioria das quais é pobremente entendida. Provavelmente, muitos dos impactos potenciais da microbiota na doença, particularmente na doença extraintestinal, não são nem ao menos percebidos.

Conforme a pesquisa avança, torna-se claro que a microbiota interage estreitamente com o corpo de maneiras diversas e complexas e muito além do trato intestinal. O corpo encontra constantemente metabólitos bacterianos, dentro e fora do intestino; estima-se que até um terço das pequenas moléculas que circulam na corrente sanguínea origina-se da microbiota intestinal.[1] Isto pode ter efeitos complexos e abrangentes, e cada vez mais informações são levantadas no que diz respeito aos potenciais efeitos da microbiota em uma ampla gama de condições, incluindo doenças infecciosas, alérgicas, metabólicas e neoplásicas, bem como na obesidade. Nos humanos, por meio de estudos, foi evidenciada que a microbiota intestinal pode até mesmo estar envolvida em doenças que tradicionalmente não possuem qualquer conexão clara com o trato gastrointestinal, tais como os distúrbios neurocognitivos e o autismo.

AVALIAÇÃO DA MICROBIOTA INTESTINAL

Os primeiros estudos da microbiota intestinal felina envolveram o uso de culturas de bactérias e resultaram no que atualmente se conhece como uma tremenda subestimação da composição e estrutura da microbiota. As limitações da cultura foram reconhecidas e novas tecnologias foram desenvolvidas, propiciando um amplo conhecimento por meio de métodos independentes de cultura. O desenvolvimento do sequenciamento de nova geração,

o qual permite a análise de milhares a milhões de sequências de DNA, revolucionou o estudo de populações bacterianas complexas. Combinado em paralelo com os avanços da bioinformática, agora é possível identificar milhares de bactérias em uma amostra e obter o melhor entendimento da microbiota. Essa abordagem tem sido amplamente utilizada em humanos e em algumas outras espécies de animais, nos quais estudos geraram informações sem precedentes a respeito da microbiota intestinal na saúde em diversos estados de doença. Enquanto poderosas, ainda existem limitações, tais como a impossibilidade de promover a quantificação absoluta (em vez da relativa) e a incapacidade para avaliar a distribuição espacial. Esses são os pontos fortes de outra metodologia utilizada atualmente, a hibridização fluorescente *in situ* (FISH), uma metodologia que permite a quantificação objetiva de grupos bacterianos, bem como a distribuição espacial nos tecidos ou amostras. Contudo, a FISH é uma metodologia bastante trabalhosa, não passível da geração massiva de dados, e focada no conhecimento específico de grupos bacterianos; é mais bem usada para a avaliação da presença e distribuição de grupos bacterianos selecionados em amostras de biópsia. Uma abordagem ideal (mas ainda raramente aplicada) é o uso de uma combinação de métodos (Tabela 8-1).

Microbiota Felina Fecal Normal

A comparação dos resultados provenientes dos primeiros estudos dependentes de cultura com as metodologias mais recentes (FISH e sequenciamento de DNA) demonstram uma revolução surpreendente no entendimento da microbiota felina. Em um estudo conduzido, em 1971, foi demonstrado o isolamento de apenas um pequeno número de gêneros diferentes (no máximo seis por gato) e uma dominância de enterococcos, sterptococcos, coliformes e lactobacilos.[2] Em uma minoria dos gatos, clostrídios foram observados. Em retrospectiva, esses achados fornecem claramente uma verificação superficial, se não potencialmente enganosa, da microbiota intestinal. Contudo, isto era inevitável devido às limitações da tecnologia disponível combinadas com a microbiota altamente complexa e a presença de um grande número de micro-organismos que não são passíveis de serem cultivados usando as metodologias padrão. É provável que dezenas de milhares de espécies bacterianas diferentes possam ser encontradas no trato intestinal de um animal, com uma abundância bacteriana estimada de 10^{10} a 10^{11} (10 a 100 bilhões) de bactérias por grama de fezes.[3] Além disso, o gênero bacteriano que dominou os primeiros estudos agora é conhecido por compreender uma minoria da microbiota, enquanto os anaeróbios, tais como clostrídios, foram subestimados.

Tabela 8-1	Sumário dos Diferentes Métodos para a Avaliação da Microbiota Intestinal		
Método	**Descrição**	**Vantagens**	**Desvantagens**
Cultura	Inoculação em meio de cultura seletivo ou não seletivo com subsequente identificação bioquímica ou molecular da bactéria	• Pode obter isolados para identificação definitiva, teste de susceptibilidade e tipagem • Barato • Necessidade limitada para equipamentos especializados • Quantitativo	• Não pode crescer uma grande porcentagem da microbiota • Grande viés devido ao cultivo, pois algumas bactérias crescem muito melhor que outras • Não avalia o ambiente de maneira adequada com milhares de diferentes espécies
Hibridização fluorescente *in situ* (FISH)	Usa sondas fluorescentes que se ligam a genes/bactérias específicas, com visualização pelo microscópio de fluorescência	• Semiquantitativo • Pode avaliar a distribuição de bactérias no tecido • Pode ser altamente específico, identificando espécies selecionadas (ou genes) • Não apresenta viés proveniente de diferenças na eficiência da amplificação (viés da PCR)	• Limitada geração de dados • Dependente de sequências gênicas conhecidas; incapaz de reconhecer micro-organismos desconhecidos • Incapaz de caracterizar um vasto número de micro-organismos diferentes em uma amostra
Clonagem do gene rRNA 16S	PCR capaz de amplificar uma ampla variedade de micro-organismos (eubacteriano) seguido pela clonagem dos produtos da PCR em plasmídios, então o sequenciamento dos plasmídios	• Independente de cultura: Pode identificar micro-organismos desconhecidos e não passíveis de cultura	• Limitada geração de dados • Trabalho laboratorial intensivo e caro • Viés da PCR e da clonagem • Pode haver resolução limitada de espécies (i.e., bom para a identificação de bactérias quanto ao gênero, mas não necessariamente identifica a espécie)
Sequenciamento de nova geração de produtos de PCR	PCR capaz de amplificar uma ampla variedade de micro-organismos (eubacteriano) e subsequente sequenciamento direto dos produtos de PCR	• Independente de cultura: Pode identificar micro-organismos desconhecidos e não passíveis de crescer em cultura • Agora passível de abordagens de alta capacidade • Pode identificar milhares de bactérias diferentes em uma única amostra • Permite a verificação da composição e estrutura da comunidade bacteriana	• Viés da PCR • Não quantifica o número total de bactérias • Indica a composição microbiana, mas não a função • Pode haver resolução limitada das espécies
Sequenciamento de nova geração do tipo *shotgun*	Sequenciamento direto do DNA das amostras	• Pode identificar micro-organismos desconhecidos e não cultiváveis • Não possui viés da PCR • Também fornece informações a respeito dos componentes microbianos (p. ex., Archaea, fungos, vírus) • Quantidade massiva de dados • Pode avaliar as características funcionais da microbiota, não apenas a filogenia	• Caro • Limitações dos bancos de dados dificultam a classificação de uma grande porcentagem das sequências gênicas de RNAr não-16S • Pode haver limitada resolução das espécies • Necessita de recursos computacionais avançados

PCR, reação em cadeia pela polimerase; *RNAr*, ácido ribonucleico ribossomal.

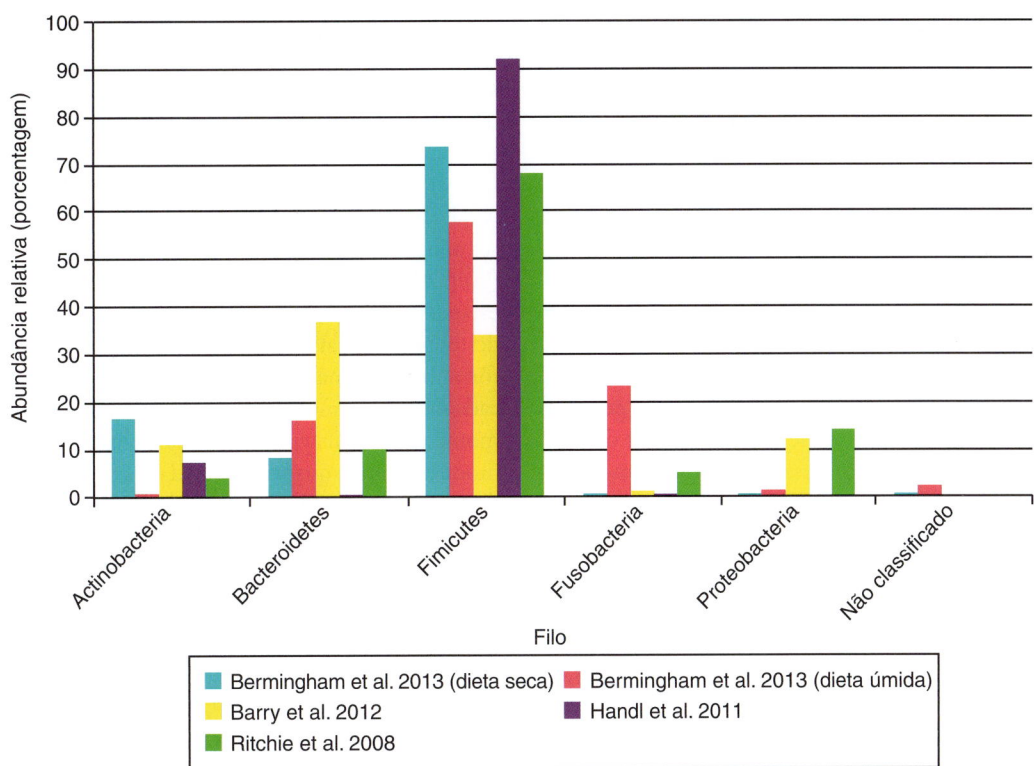

Figura 8-1: Abundâncias relativas de diferentes filos bacterianos a partir de estudos de sequências gênicas de ácido ribonucleico ribossomal 16S avaliando o microbioma fecal de felinos.

Enquanto deve ser tomado cuidado na comparação direta dos resultados de estudos diferentes, uma representação superficial da distribuição em nível filogenético do microbioma fecal em felinos compilado dos resultados de alguns estudos recentes independentes de cultura pode ser observada na Figura 8-1. Outros estudos demostraram resultados variáveis, mesmo em nível filogenético. Para contextualização, a diferença entre um gato e uma tênia está no nível de filo, portanto pode ser razoável presumir que as mudanças de nível de filo na microbiota intestinal podem resultar em alterações funcionais marcantes. O que se desconhece é que se isso é por causa do tamanho pequeno do estudo, das diferenças na metodologia, das diferenças nas populações de gatos (p. ex., colônias de estudo *versus* animais de estimação, gatos sem acesso a ambientes externos *versus* gatos com acesso), variações geográficas, abordagens de bioinformática ou resultados espúrios.

Atualmente não se sabe a composição de um microbioma intestinal normal ou ótimo em gatos saudáveis, e se um realmente existe. Provavelmente varia com a idade, dieta e o manejo (p. ex., acesso a ambientes externos) entre outros fatores, desempenhando um papel no seu desenvolvimento e manutenção.[3–5] Realmente pode haver uma variação marcante entre gatos saudáveis; assim, o que é ótimo para um gato pode ser subótimo para outro. Além disso, em humanos, o conceito de *enterotipos* foi levado adiante. Embora não seja universalmente aceito, foi postulado que há poucos tipos de microbiotas distribuídas (enterotipos) entre indivíduos saudáveis em uma população, cada qual parece ser inteiramente apropriada para dado hospedeiro. Não se sabe se isto significa que alguns indivíduos são mais apropriados para diferentes enterotipos ou se qualquer desses tipos é igualmente aceitável para todos os indivíduos. Não foi investigado este tópico em felinos.

Apesar da ampla variação descrita nos estudos limitados em felinos, cinco filos principais predominam: Firmicutes, Bacteroidetes, Proteobacteria, Actinobacteria e Fusobacteria. Dentro do filo Firmicutes normalmente dominante, membros da classe Clostridia e ordem Clostridiales geralmente representam o maior percentual de sequências em amostras fecais de felinos.[6] A alta prevalência de *Clostridium* spp. em animais saudáveis é notável devido à ampla noção de que clostrídios são bactérias ruins. Isto levanta dúvidas sobre o uso frequente da terapia antimicrobiana empírica contra clostrídios (p. ex., metronidazol, tilosina) para o tratamento de diarreia idiopática, devido a ampla eficácia desses fármacos contra clostrídios. Ao contrário de ser um grupo de bactérias ruins, muitas (se não a maioria) das espécies de *Clostridium*, e em particular outros gêneros da ordem Clostridiales, tais como *Roseburia, Lachnospira, Ruminococcus, Faecalibacterium* e *Eubacterium*, podem ser componentes críticos da saúde intestinal, e tratamentos que também matariam esses clostrídios benéficos podem não ser ótimos. Outra classe bacteriana principal no filo Firmicutes é a classe Bacilli, a qual inclui os gêneros *Lactobacillus, Streptococcus, Enterococcus* e *Staphylococcus*. Tipicamente, muitas destas são consideradas bactérias "boas" e podem ter um papel importante na saúde intestinal, embora não haja dados claros.

O filo Bacteroidetes é descrito frequentemente como o segundo filo mais abundante após o Firmicutes e consiste em várias espécies Gram-negativas. Esse filo tende a receber menos atenção, pois seus membros são menos frequentemente implicados como patógenos ou considerados membros de alto perfil da microbiota. Contudo, a super-representação desse filo foi realizada em alguns trabalhos que o descreveram em algumas doenças em certas espécies (p. ex., doença de Crohn's, em humanos). Além disso, como esse é um componente relativamente comum da microbiota em felinos saudáveis, é razoável assumir que Bacteroidetes possuem um papel importante na microbiota normal. Recentemente, foi evidenciado o papel potencial de Bacteroidetes na prevenção da obesidade ou na perda de peso em humanos e em espécies de laboratório.[7,8] Faltam estudos em felinos, mas o papel de Bacteroidetes no controle da obesidade em felinos requer avaliação.

O filo Proteobacteria inclui vários gêneros clinicamente relevantes, tais como *Salmonella, Escherichia, Shigella, Campylobacter* e *Pasteurella*. Esse filo tende a ser menos comum em felinos saudáveis, com altos níveis encontrados em algumas doenças, tais como a doença inflamatória intestinal (DII).[9,10] É possível que um aumento de Proteobacteria seja um indicador de disbiose, em vez de uma implicação dessas bactérias como uma causa de DII, já que o aumento profundo em proteobactérias pode ser encontrado em algumas doenças que claramente não são iniciadas por esse grupo de bactérias, tais como diarreia por *Clostridium difficile* (ou enterite) em humanos.[11]

Quantidades relativas variáveis do filo Actinobacteria foram descritas, o que pode ser em parte um resultado da menor eficiência em detectar membros desse filo de alguns *primers* universais utilizados nas reações moleculares, que têm como alvo bactérias no geral.[12] Em um estudo, no qual o alvo bacteriano utilizado para as técnicas moleculares foi o gene *cpn*60 ao contrário do alvo comumente utilizado, o ácido ribonucleico ribossomal (RNAr) do gene 16S, uma prevalência relativamente alta desse filo em cães foi descrita.[13] Da mesma maneira, por meio de ensaios da reação em cadeia pela polimerase (PCR) específica para *Bifidobacterium* (um membro desse grupo está disponível em alguns probióticos comerciais) pode-se encontrar esse gênero muito mais comumente do que os estudos que utilizam o RNAr do gene 16S. Foi demonstrado que o filo Actinobacteria era mais prevalente em cães obesos.[14] Isto não deve ser tido como implicativo de que a suplementação com bifidobactérias deve ser evitada, mas que a investigação desse filo (entre outros) em obesidade em felinos é necessária antes de se chegar a quaisquer conclusões.

Como em qualquer estudo da composição microbiana, também deve-se ter atenção especial ao lembrar que filogenia e função não são necessariamente a mesma coisa. Embora seja razoável assumir que bactérias de diferentes níveis taxonômicos, particularmente níveis altos tais como filo ou ordem, possuem funções diferentes, pode haver um grau notável de redundância funcional (pelo menos em humanos), em que diversos micro-organismos podem realizar as mesmas funções centrais, e a filogenia é apenas uma peça de um quebra-cabeças que é a microbiota intestinal felina.

Mensurando a Microbiota: De Indivíduos a Populações

Tradicionalmente, o foco para mensurar a microbiota tem sido os micro-organismos individuais, principalmente o número presente (abundância) ou sua porcentagem na população total (abundância relativa). A abundância relativa ainda é amplamente utilizada para a verificação da microbiota, mas está claro que a microbiota é uma população funcional que não é simplesmente a soma de todas as suas partes microbianas. Proporcionalmente,

é a comunidade que interage consigo mesma e com o corpo, e assim mensurações tipicamente aplicadas em estudos ecológicos são agora utilizadas para avaliar a microbiota intestinal. Entre os mais comuns estão diversidade, regularidade e abundância, presumivelmente descritores importantes da microbiota, mas também daqueles onde um estado ótimo é desconhecido (e talvez variável entre felinos). Os métodos matemáticos também podem ser utilizados para comparar membros da comunidade bacteriana (grupos bacterianos que estão presentes) e estrutura (grupos que estão presentes juntamente à sua abundância relativa). Cada um destes pode ser calculado de maneiras diferentes, geralmente com fórmulas matemáticas complexas, mas os princípios gerais de cada são relativamente diretos e aplicáveis a vários estudos. Neste momento, com o avanço das metodologias, tem se tornado fácil produzir grande quantidade de dados descrevendo a microbiota fecal de um animal. Contudo, determinar a relevância clínica para um animal é difícil devido às deficiências em compreender a microbiota "normal" e suas variações, bem como a relevância biológica de qualquer uma das alterações observadas. Enquanto a verificação da microbiota provavelmente será usada no futuro como um método diagnóstico para a doença em indivíduos, são necessários muitos estudos para chegar a este ponto.

O que a Análise Fecal Indica?

A doença não ocorre nas fezes. Em vez disso, ocorre nos tecidos do trato intestinal. É importante lembrar que o intestino é composto de muitos nichos ecológicos distintos. O ambiente do estômago, intestino delgado e intestino grosso são distintos, e desta forma são *habitat* microbianos bastante diferentes. Não devia ser surpreendente que pode haver diferenças marcantes na composição microbiana desses locais em outras espécies animais.[15] Os dados em felinos são limitados, mas um estudo baseado em cultura identificou diferenças significativas entre locais intestinais.[2] Mesmo com o reconhecimento da variabilidade do trato gastrointestinal, a maioria dos trabalhos envolve a verificação das fezes devido à natureza fácil e minimamente invasiva da amostragem. É razoável assumir que exista variabilidade significativa, nas quais as fezes representam de maneira mais acurada os locais intestinais mais caudais. Isto não significa que a análise fecal não seja útil. Proporcionalmente, deve servir como uma lembrança que as fezes fornecem apenas uma reflexão parcial do estado da microbiota de qualquer outro lugar do trato gastrointestinal. São necessários mais estudos acerca da composição nos diferentes locais do trato gastrointestinal e a sua correlação entre alterações fecais e outras amostras intestinais.

Causa *versus* Efeito

Um dos maiores desafios de se estudar a microbiota intestinal é a possibilidade de diferenciar a causa e o efeito. Estudos transversais são um pilar da investigação veterinária e fornecem informações importantes, mas raramente têm qualquer habilidade em demonstrar causalidade. Desta forma, encontrar uma diferença na composição da microbiota intestinal entre dois grupos simplesmente significa que havia uma diferença. Essa diferença pode ter ocorrido devido à alteração da microbiota como um resultado do desenvolvimento da doença, mas a alteração da microbiota como um resultado da doença é igualmente provável em muitas situações, ou pode ter ocorrido algum evento não relacionado e irrelevante. Por exemplo, a microbiota intestinal e sua relação com a obesidade é uma área ativa de pesquisa em humanos, e algo que pode ser relevante em felinos. Está claro que a obesidade pode estar associada a uma microbiota intestinal diferente, como foi demonstrado em humanos em um estudo comparando a microbiota fecal de gêmeos magros e obesos.[7] Mas isto pode significar que a microbiota intestinal diferente resultou no desenvolvimento da obesidade naqueles indivíduos, ou que as diferenças da microbiota são simplesmente um resultado da ingestão alimentar diferente por indivíduos magros e obesos? Em estudos posteriores, conduzidos em animais de laboratório, foi demonstrado a hipótese de que a obesidade pode realmente ter um componente infeccioso, na qual a transferência de componentes microbianos selecionados ou de toda a microbiota de um camundongo obeso foi capaz de causar o ganho de peso em um camundongo magro.[8] Uma resposta definitiva ainda não foi obtida, e o exemplo demonstra a necessidade de estudos posteriores para se resolver a questão.

MANIPULAÇÃO TERAPÊUTICA DO MICROBIOMA

Conforme se torna claro que alterações na microbiota podem estar associadas a doenças, medidas para estabilizar ou restaurar o microbioma tornam-se cada vez mais atraentes. Contudo, esta é uma área complicada devido ao entendimento limitado de como (e o porquê) o microbioma se altera em diferentes estados de doença, às dificuldades diferenciando causa e efeito, às variações interindividuais que podem resultar em uma abordagem onde um tamanho é adequado para todos, e a evidências limitadas de efeitos terapêuticos dessa população microbiana complexa. Existem poucos estudos em felinos, e aqueles que estão disponíveis, frequentemente, são pequenos, com poder estatístico limitado ou com delineamento experimental preocupante.

A terapia antimicrobiana é amplamente utilizada para tratar alguns distúrbios gastrointestinais, com sucesso empírico. Contudo, dados claros acerca da eficácia não existem; resposta empírica à terapia pode indicar a eficácia clínica, mas também pode ser um resultado de doença autolimitante ou de efeitos não antimicrobianos (p. ex., anti-inflamatório) dos fármacos administrados. É provável que os antimicrobianos possuam um efeito profundo no microbioma intestinal, e que este pode resultar na cura clínica em muitos animais. Contudo, é uma abordagem não específica e muitas vezes grosseira que leva algum risco para o posterior desequilíbrio do microbioma, efeitos adversos e pressão seletiva na resistência antimicrobiana.

A dieta pode ter um papel no desenvolvimento microbiano em outras espécies, e de maneira não surpreendente, há dados indicando que as alterações dietéticas podem modificar o microbioma fecal felino. Gatos alimentados com uma dieta seca tiveram diferenças nas abundâncias de vários filos, com mais Actinobacteria e menos Fusobacteria e Proteobacteria.[16] Presumivelmente, essas mudanças foram reflexo das composições dietéticas diferentes, tais como diferenças na proporção dietética de proteínas para carboidratos,[17] não apenas se a dieta era em forma de ração seca ou úmida. No entanto, está indicado que alterações

relativamente grandes na microbiota fecal podem ocorrer em animais clinicamente normais através de alterações na dieta. A suplementação dietética com fruto-oligossacarídeos (FOS), celulose ou pectina também podem modificar o microbioma fecal,[18] algo que não é surpreendente pois estes são substratos nutricionais para alguns componentes da microbiota intestinal. Extrapolar esses dados para o uso clínico é algo desafiador, de modo que a relevância clínica dessas alterações são amplamente desconhecidas. Diversas dietas terapêuticas comerciais estão disponíveis, com sucesso empírico, mas informações objetivas limitadas. É lógico que modificando a origem nutricional do microbioma intestinal pode-se alterar a sua composição, mas faltam dietas que almejem especificamente uma desejada modificação da microbiota (ou efeitos específicos dela).

A terapia probiótica também é comumente utilizada por vários distúrbios gastrointestinais. Nos humanos, a terapia probiótica tem recebido muita atenção, com resultados altamente mistos. De maneira interessante, muito dos dados mais consistentes de estudos com probióticos em humanos e outras espécies envolvem a eficácia em doenças extraintestinais (p. ex., alergias, vaginites), doenças não entéricas, talvez indicando tanto a dificuldade na manipulação da microbiota em doenças entéricas como o papel da microbiota em doenças extraintestinais. Atualmente faltam dados convincentes em felinos para a eficácia de probióticos. Não foram observadas alterações na microbiota em um estudo com gatos saudáveis,[19] embora alterações súbitas (ainda que potencialmente relevantes) possam ser de difícil identificação. O impacto do *Enterococcus faecium* (SF68) na morbidade associada ao herpesvírus felino do tipo 1 (FHV-1) foi evidenciado em um estudo,[20] embora os dados não tenham sido particularmente convincentes. Há evidências em humanos que a composição da microbiota é fortemente influenciada no início da vida, com estabilidade relativa posteriormente. Isto pode sugerir que é difícil modificar a microbiota em indivíduos saudáveis uma vez que se encontram na fase adulta.

Recentemente, há elevado interesse no transplante fecal em humanos, particularmente como um tratamento para a infecção refratária e recorrente pelo *Clostridium difficile* (CDI). Também referida como transplante de fezes, transfaunação ou bioterapia humana, esse tratamento não refinado, mas potencialmente efetivo, baseia-se no conceito que os componentes ideais de um coquetel microbiótico não são inteiramente conhecidos, devendo ser administrada a totalidade da população fecal de um indivíduo saudável. Altas taxas de cura em humanos com CDI foram demonstradas, com uma restauração paralela da microbiota do receptor para um estado normal, muito mais similar ao doador do que à da microbiota do paciente antes do tratamento.[11] Por meio dos dados preliminares obtidos de gatos de um estudo pequeno não controlado sugeriu-se que esta pode ser uma abordagem eficaz para a diarreia crônica,[21] embora sejam necessários estudos posteriores.

ALÉM DAS BACTÉRIAS

Enquanto as bactérias formam os componentes mais abundantes e, provavelmente, mais importantes da microbiota intestinal, também existem populações de Archaea,[22] fungos,[22,23] vírus[22] e parasitas que provavelmente possuem um papel na saúde e, certamente, na doença. Isto tem recebido atenção limitada, em parte por causa da importância percebida das bactérias e por causa da maior dificuldade em avaliar esses grupos. Em um estudo conduzido com gatos saudáveis, foi demonstrado que as bactérias corresponderam a 97,8% do DNA microbiano, enquanto Archaea a 0,9%, vírus a 0,09% e Eucariotos (p. ex., fungos, protozoários) corresponderam a 1,2%.[22] Embora esses grupos constituam componentes menores da comunidade microbiana intestinal, eles não devem ser ignorados, e um estudo mais aprofundado de seus papéis na saúde e na doença, tanto de forma independente, quanto no contexto de interações com outros micro-organismos, são necessários.

Um ponto final deve ser considerado. As diferenças acentuadas entre os resultados obtidos com estudos dependentes de cultura com metodologias baseadas no sequenciamento de DNA devem talvez servir como uma lembrança que presumivelmente ainda não se atingiu o auge da avaliação da microbiota. É possível (se não provável) que, em anos futuros, avaliações semelhantes a esta apontarão as deficiências profundas nos métodos do início do século XXI. Independentemente, as tecnologias disponíveis atualmente revolucionaram a pesquisa, informações remarcáveis e importantes estão sendo obtidas e o papel da microbiota na saúde e doença dos felinos é vasto.

Referências

1. Wikoff WR, Anfora AT, Liu J, et al: Metabolomics analysis reveals large effects of gut microflora on mammalian blood metabolites. *Proc Natl Acad Sci U S A* 106:3698-3703, 2009.

2. Osbaldiston GW, Stowe EC: Microflora of alimentary tract of cats. *Am J Vet Res* 32:1399-1405, 1971.

3. Jia J, Frantz N, Khoo C, et al: Investigation of the faecal microbiota of kittens: monitoring bacterial succession and effect of diet. *FEMS Microbiol Ecol* 78:395-404, 2011.

4. Jia J, Frantz N, Khoo C, et al: Investigation of the faecal microbiota of geriatric cats. *Lett Appl Microbiol* 53:288-293, 2011.

5. Desai A, Musil K, Carr A, et al: Characterization and quantification of feline fecal microbiota using *cpn*60 sequence-based methods and investigation of animal-to-animal variation in microbial population structure. *Vet Microbiol* 137:120-128, 2009.

6. Ritchie L, Steiner JM, Suchodolski JS: Assessment of microbial diversity along the feline intestinal tract using 16S rRNA gene analysis. *FEMS Microbiol Ecol* 66:590-598, 2008.

7. Turnbaugh PJ, Hamady M, Yatsunenko T, et al: A core gut microbiome in obese and lean twins. *Nature* 457:480-484, 2009.

8. Turnbaugh PJ, Ley RE, Mahowald MA, et al: An obesity-associated gut microbiome with increased capacity for energy harvest. *Nature* 444:1027-1031, 2006.

9. Inness VL, McCartney AL, Khoo C, et al: Molecular characterisation of the gut microflora of healthy and inflammatory bowel disease cats using fluorescence in situ hybridisation with special reference to *Desulfovibrio* spp. *J Anim Physiol Anim Nutr* 91:48-53, 2007.

10. Janeczko S, Atwater D, Bogel E, et al: The relationship of mucosal bacteria to duodenal histopathology, cytokine mRNA, and clinical disease activity in cats with inflammatory bowel disease. *Vet Microbiol* 128:178-193, 2008.

11. Shahinas D, Silverman M, Sittler T, et al: Toward an understanding of changes in diversity associated with fecal microbiome transplantation based on 16S rRNA gene deep sequencing. *MBio* 3:e338-e412, 2012.

12. Krogius-Kurikka L, Kassinen A, Paulin L, et al: Sequence analysis of percent G + C fraction libraries of human faecal bacterial DNA reveals a high number of Actinobacteria. *BMC Microbiol* 9:68, 2009.

13. Chaban B, Links MG, Hill JE: A molecular enrichment strategy based on *cpn*60 for detection of epsilon-proteobacteria in the dog fecal microbiome. *Microbiol Ecol* 63:348-357, 2012.

14. Handl S, German A, Holden S, et al: Fecal microbiota in lean and obese dogs. *FEMS Microbiol Ecol* 84:332-343, 2013.

15. Suchodolski JS, Camacho J, Steiner JM: Analysis of bacterial diversity in the canine duodenum, jejunum, ileum, and colon by comparative 16S rRNA gene analysis. *FEMS Microbiol Ecol* 66:567-578, 2008.

16. Bermingham EN, Young W, Kittelmann S, et al: Dietary format alters fecal bacterial populations in the domestic cat *(Felis catus)*. *MicrobiologyOpen* 2:173-181, 2013.

17. Hooda S, Vester Boler BM, Kerr KR, et al: The gut microbiome of kittens is affected by dietary protein:carbohydrate ratio and associated with blood metabolite and hormone concentrations. *Br J Nutr* 109:1637-1646, 2013.

18. Barry KA, Middelbos IS, Vester Boler BM, et al: Effects of dietary fiber on the feline gastrointestinal metagenome. *J Proteome Res* 11:5924-5933, 2012.

19. Garcia-Mazcorro JF, Lanerie DJ, Dowd SE, et al: Effect of a multi-species synbiotic formulation on fecal bacterial microbiota of healthy cats and dogs as evaluated by pyrosequencing. *FEMS Microbiol Ecol* 78:542-554, 2011.

20. Veir JK, Knorr R, Cavadini C, et al: Effect of supplementation with *Enterococcus faecium* (SF68) on immune functions in cats. *Vet Ther* 8:229-238, 2008.

21. Weese JS, Webb JA, Abrams-Ogg A, et al: Preliminary clinical and microbiome assessment of fecal transplantation in dogs and cats. *J Vet Intern Med* 27:651, 2013 (Abstract).

22. Tun HM, Brar MS, Khin N, et al: Gene-centric metagenomics analysis of feline intestinal microbiome using 454 junior pyrosequencing. *J Microbiol Methods* 88:369-376, 2012.

23. Handl S, Dowd SE, Garcia-Mazcorro JF, et al: Massive parallel 16S rRNA gene pyrosequencing reveals highly diverse fecal bacterial and fungal communities in healthy dogs and cats. *FEMS Microbiol Ecol* 76:301-310, 2011.

Albert E. Jergens, DVM

Terapias de Medicina Alternativa e Complementar para Doença Inflamatória Intestinal

Craig B. Webb e Tracy L. Webb

ESTRATÉGIA TERAPÊUTICA ATUAL

Os pilares principais para o tratamento de gatos diagnosticados com doença inflamatória intestinal (DII) são dieta, corticoides e antibióticos.[1,2] Os objetivos da terapia são os de reduzir ou eliminar os sintomas dos pacientes (p. ex., diminuição do apetite, náusea, vômito, diarreia e perda de peso) e para reverter, reparar e normalizar a fisiopatologia gastrointestinal (GI) responsável pela inflamação intestinal. A estratégia terapêutica atual para felinos com DII é, em geral, concebida para limitar a estimulação antigênica e eliminar a resposta inflamatória do sistema imunológico do trato GI. Os tratamentos também são direcionados para tratar sinais GI específicos: um antiemético para vômito, um estimulante de apetite para anorexia, e suplementação de cobalamina conforme a necessidade.

A intervenção dietética para o tratamento da DII felina envolve geralmente o uso de uma dieta hipoalergênica constituída por uma fonte única de proteína, único carboidrato ou uma dieta de proteína hidrolisada.[3] Guilford et al.[4] demonstraram que 50% dos gatos com sinais clínicos consistentes com uma enteropatia idiopática crônica melhoraram significativamente após várias semanas de terapia com dieta hipoalergênica. Embora a intervenção dietética seja essencial e frequentemente o primeiro componente do plano de tratamento sequencial para qualquer gato com enteropatia crônica, os dados de Ghilford significam que pelo menos 50% desses casos não são responsivos a dieta; a denominação de DII idiopática inclui falha em responder adequadamente a modificação da dieta adotada isoladamente.

Os corticoides constituem-se no fundamento da terapia na maioria dos casos de DII felina. Comumente inicia-se com prednisolona na dose de 5mg/gato administrada uma ou duas vezes ao dia de modo que o paciente esteja recebendo inicialmente uma dose imunossupressiva (1 a 2 mg/kg diários). Outros fármacos imunossupressivos são adicionalmente usados no lugar da prednisolona se a resposta clínica não for satisfatória ou os efeitos adversos da prednisolona forem inaceitáveis (Tabela 9-1). Estes incluem injeções de dexametasona ou acetato de metilprednisolona na dosagem equivalente à de prednisolona, budesonida ou ciclosporina.[2] O clorambucil, considerado um fármaco quimioterápico, foi usado originalmente em conjunto com a prednisolona para o tratamento de gatos com linfoma GI,[5] mas de forma empírica, está se tornando aparentemente mais popular como um fármaco imunossupressivo secundário em felinos com DII refratária ao tratamento com prednisolona. Os efeitos adversos associados a esses fármacos podem incluir poliúria e polidipsia, e diabetes melito; contudo, muitos gatos parecem tolerar bem corticoides especialmente quando usados de maneira conservadora pelo menor tempo possível.[6]

Frequentemente, antibióticos são adicionados à alteração da dieta bem como ao tratamento imunossupressivo para gatos com DII. Embora a tilosina seja o antibiótico destacado nos estudos recentes sobre a diarreia canina responsiva a antibióticos, é provável que o metronidazol continue a ser o antibiótico mais frequentemente prescrito para gatos com DII. A motivação para a adição de antibióticos ao protocolo de tratamento provavelmente inclui a crença de que isto irá resultar em uma alteração benéfica na microbiota intestinal, podendo reduzir a dosagem de glicocorticoides quando ambos os fármacos forem usados concomitantemente, ou no caso do metronidazol, poderá adicionar um agente imunomodulatório adicional.

A resolução dos sinais cínicos em gatos com DII tratados com dieta, antibióticos e/ou fármacos imunossupressores é variável em relação ao grau e duração da melhora clínica. As razões para a procura de terapias adicionais, alternativas ou complementares para os felinos com DII variam de resposta clínica inadequada para a terapia tradicional, recidivas frequentes, gravidade dos efeitos colaterais provenientes da medicação e/ou o desejo de usar um tratamento mais específico, direcionadas ou "naturais" para a doença.

Tabela 9-1	Fármacos Comumente Usados para o Tratamento da Doença Inflamatória Intestinal de Felinos
Fármaco	**Dose**
Prednisolona	Dose inicial de 5 mg/gato VO, uma ou duas vezes ao dia
Budesonida	0,5-1,0 mg/gato/dia VO
Ciclosporina	5 mg/kg VO, uma ou duas vezes ao dia
Clorambucil	2 mg/gato VO, cada 48-72 horas
Cobalamina	250 µg/gato SC; 1 injeção semanal por 6 semanas, então 1 injeção após 30 dias, então novo teste 30 dias após a última dose

VO, pela via oral (oralmente); *SC*, via subcutânea.

COBALAMINA

Cobalamina se refere à vitamina B_{12}, para a qual há inúmeras formulações químicas. A cianocobalamina é a forma manufaturada mais comum da vitamina B_{12} para suplementação. Em 1967 Gazet e McColl[7] compararam a absorção da cobalamina através do intestino delgado do gato com a dos cachorros, macacos e humanos. Cerca de 10 anos depois, Okuda et al. pesquisaram novamente esse processo de absorção em felinos.[8] No ano de 1992 Vaden et al. apresentaram um estudo de caso de um gato sofrendo de acidemia metilmalônica secundária a um suposto defeito na absorção de cobalamina pelo trato GI. Em 1999 o Laboratório Texas A&M GI registrou a deficiência de cobalamina em felinos com insuficiência pancreática exócrina, encontrando níveis séricos extremamente diminuídos, recomendando-se a suplementação parenteral de cobalamina.[10] No ano de 2001, Simpson et al.[11] confirmaram que um significativo número de gatos com doença pancreática, hepática e/ou GI apresentava concentrações séricas subnormais de cobalamina. Em 2005, Ruaux et al.[12] demonstraram que a suplementação de cobalamina em gatos com sinais de doença GI (p. ex., DII) melhorou as anormalidades bioquímicas, e mais importante, levou a diminuição do vômito e diarreia na maioria dos casos quando combinado com outras medidas terapêuticas. Assim, a suplementação com cobalamina como uma terapia nova rapidamente tornou-se em uma prática aceitável em muitos casos de doença GI em felinos. De fato, Reed et al.[13] sugeriram que deveríamos considerar a suplementação de cobalamina em maior e mais número de casos de doença felina.

Atualmente a cobalamina é um tratamento complementar bem estabelecido para gatos com DII[14] (Tabela 9-1). De fato, muitos gatos com sinais GI crônicos recebem suplementação de cobalamina independentemente do seu nível endógeno e de forma que a concentração sérica geralmente deixe de ser mensurada. Mas as pesquisas sugerem que os níveis mais baixos de cobalamina podem ser encontrados em gatos com linfoma GI, e gastroenterologistas estão sempre lutando com a importante distinção entre DII e linfomas GI. É claro que gatos com DII também podem apresentar níveis muito baixos de cobalamina, mas a concentração inicial de cobalamina poderia ser uma peça importante no cenário geral do diagnóstico quando se está tentando diferenciar essas duas doenças em gatos.[15] Hipocobalaminemia indica fortemente a necessidade obtenção de de biópsias ileais que auxilie no diagnóstico de linfomas alimentares felinos.[16]

PROBIÓTICOS

É claro que há residentes microbianos normais do trato GI felino, tais como *Firmicutes*, *Bacteroidetes* e *Fusobacteria*. A microbiota intestinal auxilia a regular a imunidade inata e adaptativa.[17] Outras bactérias são consideradas patogênicas no trato GI felino, tais como algumas *Clostridium* spp., *Campylobacter*, *Salmonella* específicos e certas *Escherichia* spp. A disbiose é um achado comum associado à DII em cães.[18] Assim, existe um interesse na microbiota como um potencial alvo terapêutico em gatos com enteropatias crônicas e um interesse em probióticos como uma dessas terapias específicas. Embora esse interesse tenha resultado em centenas de estudos e publicações dos efeitos dos probióticos em humanos com doença GI, o número de artigos na literatura veterinária felina não chega próximo dessa vastidão. Conforme demonstrado na Tabela 9-2, nosso conhecimento da microbiota GI felina e do impacto dos probióticos nas enteropatias crônicas e agudas felinas é bastante limitado.

Os probióticos são "organismos vivos, os quais se ingeridos em certa e adequada quantidade, possuem benefícios à saúde além da inerente nutrição básica."[19] Os componentes individuais dessa definição constituem-se em aspectos importantes para os veterinários que consideram a possibilidade de uso de probióticos no tratamento das doenças GI felinas. Os organismos no produto pretendido devem ser vivos e encontrados em abundantes concentrações. Além disso, os organismos devem ser resistentes às condições ácidas do estômago e da bile encontradas no duodeno proximal bem como metabolicamente ativo no lúmen do trato GI, onde eles irão idealmente aderir à mucosa e persistir durante o seu período de administração. Encontrar um produto comercial que possua esses requerimentos pode ser muito desafiador. Weese e Martin[20] avaliaram 25 probióticos pela descrição do rótulo e conteúdo bacteriano, encontrando deficiências e imprecisões significativas na maioria dos produtos. Em apenas quatro dos 15 produtos os conteúdos atenderam ou excederam o que se preconizava no rótulo, e apenas dois deles eram fornecidos com uma descrição apropriada do conteúdo do produto. Consumer-Lab.com é uma fonte de informação de baixo custo e de fácil utilização a respeito de queixas de produtos e da qualidade que pode auxiliar na avaliação da miríade de probióticos utilizados pelos clientes veterinários. Mas mesmo partindo do pressuposto de que um clínico é capaz de obter um organismo(s) probiótico(s) como o anunciado, quais deles devem ser prescritos?

Não há até o momento, nenhuma evidência que possibilite apoiar a alegação de que os probióticos devem ser espécie-específicos, já que efeitos benéficos foram comprovados com os organismos interespécies. Há, contudo, uma clara variabilidade na resposta, ou falta de resposta, quando administrados probióticos para pacientes humanos com diferentes doenças GI. É claro que diferentes linhagens de probióticos de bactérias possuem efeitos diferentes em diferentes hospedeiros. Dois estudos em gatos encontraram benefícios na administração de um produto com único organismo em gatos de abrigos com diarreia aguda ou uso

Tabela 9-2	Literatura Probiótica Felina: Citações do Uso de Probióticos em Felinos com Enteropatias		
Citação	**População (Número)**	**Chave***	**Efeito Descrito**
Marshall-Jones, et al.[33]	Gatos saudáveis adultos (12)	1	Aumento de *Lactobacillus* e diminuição de *Clostridium* e *Enterococcus*
Veir, et al.[34]	Filhotes (9)	2	Linfócitos CD4+ aumentados
Lappin, et al. 35	Gatos com herpesvírus felino do tipo 1 crônico (12)	2	Morbidade diminuída
Rishniw e Wynn[36]	Gatos com doença renal crônica (10)	3	Não conseguiu reduzir azotemia quando misturado com os alimentos
Garcia-Mazcorro, et al.[37]	Gatos saudáveis (12) e cães (12)	4	Aumentou a abundância de bactérias probióticas nas fezes
Bybbe, et al.[21]	Catos de abrigo (217)	2	Frequência significativamente menor de episódios de doença do trato respiratório superior com duração de 2 dias ou mais
Hart, et al.[22]	Diarreia felina crônica (53)	4	70% dos donos perceberam melhora na diarreia
Lalor e Gunn-Moore[23]	*Tritrichomonas foetus* (26)	2	Diminuição do risco de recidiva

*1, *Lactobacillus acidophilus* (origem não comercial); 2, *Enterococcus faecium* SF68® (FortiFlora, Purina); 3, Azodyl® (Vetoquinol); 4, Proviable-DC® (Nutramax).

QUADRO 9-1 Condições Felinas Que Podem Ser Consideradas para Suplementação Probiótica

- Início agudo de diarreia idiopática
- Diarreia associada a superpopulação, ambiente do abrigo, gatos jovens
- Diarreia crônica na qual a resposta a terapia tradicional é menos satisfatória
- Em antecipação ao estresse, alteração na dieta, medicação, viagem
- Diarreia associada a antibióticos (considere o uso simultâneo, uma vez que parece que os probióticos utilizados em produtos veterinários são resistentes aos antibióticos utilizados em pacientes veterinários, permitindo a administração concomitante)
- Diarreia associada a parasitas gastrointestinais (considere como terapia adjuvante)

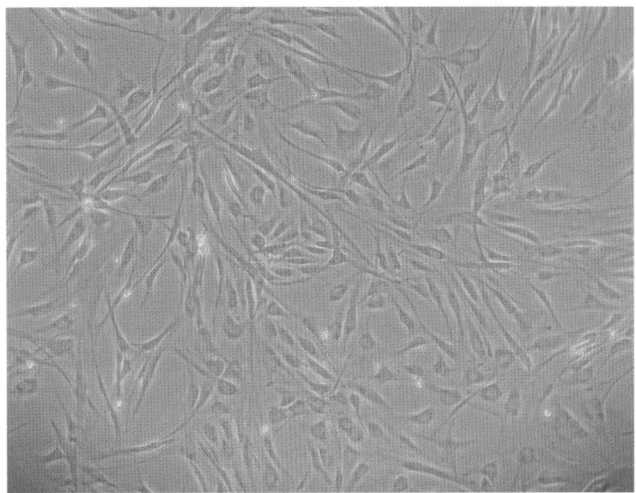

Figura 9-1: Células-tronco mesenquimais felinas derivadas de adipócitos em cultura.

de um produto com múltiplos organismos em felinos de clientes com enteropatia crônica, respectivamente.[21,22] Ao que parece o efeito que um probiótico exerce sobre a composição qualitativa da microbiota do recipiente é dependente do uso contínuo do produto durante o período de tratamento. O Quadro 9-1 lista as condições GI felinas em que a suplementação pode potencialmente ter um papel benéfico. O clínico deve estar ciente de que as entradas nessa tabela são genericamente baseadas na teoria, extrapolação do modelo humano e relatórios empíricos ou experiência prévia. Contudo, um dos achados recentes mais excitantes é o efeito positivo sobre a recidiva da diarreia causada pelo *Tritrichomonas foetus* em felinos suplementados com um produto probiótico.[23]

CÉLULAS-TRONCO

As células-tronco foram descobertas há aproximadamente 50 anos, e esse campo da ciência expandiu-se rapidamente na última década. Em geral, as células-tronco são definidas pelas três características que se seguem: a capacidade de se dividir e renovar-se através da divisão celular por longos períodos, a ausência de especialização e a capacidade de dar origem a tipos celulares especializados. As células-tronco são divididas em duas categorias principais: embrionárias (ou células pluripotentes que incluem as células-tronco pluripotentes induzidas) e adultas (ou células somáticas, os quais possuem capacidade mais limitada na autorrenovação *in vitro*). As células-tronco adultas podem ser divididas em hematopoiéticas e mesenquimais. As células-tronco mesenquimais (CTM), também denominadas *células estromais multipotentes*, são identificadas principalmente pela sua propriedade de se diferenciar em tecidos mesenquimais múltiplos: condrócitos, osteoblastos e adipócitos. De fato, a diferenciação das três linhagens é uma das três características definidoras das CTM em adição a aderência ao plástico e autorrenovação.[24] As células-tronco mesenquimais podem ser derivadas de uma multiplicidade de tecidos adultos. Dois dos tecidos mais comuns usados para a geração de CTM são a medula óssea e o tecido adiposo (Fig. 9-1). As células-tronco mesenquimais têm sido geradas a partir de muitas espécies, incluindo recentemente os gatos domésticos. As células-tronco mesenquimais parecem evitar o reconhecimento alogênico e ter como alvo áreas de inflamação, e desta forma representar uma terapia potencial interessante para diversos processos acometendo ambos os pacientes, humanos e veterinários.

Atualmente há pouquíssimas publicações em CTM felinas (fCTM).[25,26] Contudo, os estudos disponíveis mostram que fCTM são similares às CTM de outras espécies. As CTM felinas cultivadas de uma variedade de tecidos apresentam morfologia de célula-tronco apropriada e aderência ao plástico bem como a competência de se propagar por diversas passagens *in vitro*. Todos os tipos de tecidos testados também apresentam potencial de diferenciação multilinhagem quando cultivado em meio de indução apropriado. As comparações diretas dos tecidos potenciais de origem das fCTM são limitadas. Demonstrou-se em um estudo que, consistente com os estudos em outras espécies, o tecido adiposo felino gera significativamente mais CTM em um período de tempo mais curto do que a medula óssea.[27] Quantidades clinicamente úteis de fCTM derivadas do tecido adiposo por passagem precoce e expandidas em cultura podem ser geradas entre 7 a 10 dias. O tecido adiposo é digerido pela colagenase, a fração do estroma vascular (SVF) é isolada e as células são então cultivadas em um frasco que permite o isolamento e o crescimento das CTM.

A maioria da literatura disponível de fCTM tem sido descritiva, e faltam dados funcionais para fCTM. As células-tronco mesenquimais de outras espécies são conhecidas por suprimir a função dos linfócitos T *in vitro*. As fCTM derivadas de tecido adiposo expandidas em cultura são similarmente capazes de suprimir a proliferação de linfócitos T induzidos por mitógenos (T. Webb, dados não publicados). De importância adicional, as fCTM derivadas de adipócitos podem ser administradas seguramente para os excipientes alogênicos sem gerar uma resposta imune clinicamente aparente.[28,29] Atualmente as fCTM derivadas de adipócitos têm sido utilizadas em ensaios clínicos para avaliar o seu efeito terapêutico em diversas doenças felinas incluindo doença renal crônica, asma e DII.[28,29,30] Os dados destes vários estudos pilotos sugerem que quando cultivadas, preparadas e manuseadas apropriadamente, as fCTMs podem ser administradas seguramente para gatos com uma variedade de doenças crônicas. A presença e prevalência dos efeitos colaterais de longo prazo ocorrendo mais de 2 anos após o tratamento ainda não foi determinado e são aspectos importantes de futuras pesquisas.

De relevância clínica, faltam os parâmetros ideais de tratamento em relação a fCTM. Permanecem desconhecidos o doador ideal (p. ex., autólogo *versus* alogênico, idade do doador, sexo), tecido de origem, número de células, método de preparação celular, local ou via de injeção, número de tratamentos, entre outras variantes. Esses parâmetros podem ser dependentes de múltiplos fatores incluindo o processo específico da doença sendo tratada. Estudos adicionais significativos são necessários para investigar mais a respeito do potencial terapêutico de fCTM para gatos.

Há uma desregulação imune significativa na DII felina, e embora o perfil de citocinas seja complexo e não se encontre completamente entendido, dados limitados sugerem que a expressão de citocinas é uma resposta mista com o tipo selecionado de linfócitos T auxiliares 1 (Th1) sendo citocinas diferencialmente expressas, similar à doença de Crohn em humanos.[31] As propriedades tróficas juntamente com os efeitos anti-inflamatórios e imunomodulatórios da administração de CTM tornam essa modalidade de tratamento teoricamente benéfica para felinos com DII. O sucesso inicial descrito em modelos animais e ensaios clínicos em humanos com doença de Crohn ainda indicam que a terapia de CTM em DII justifica uma análise mais profunda para sua utilização em gatos. Mas a que ponto o clínico felino deveria considerar a transposição de considerações para recomendações?

As fCTM derivadas de adipócitos não são células-tronco embrionárias, e assim foi removida uma barreira significativa para o seu uso (p. ex., aqueles baseados em crenças filosóficas, religiosas e éticas). Qualquer cliente com um teclado pode rapidamente imergir por si só no entusiasmo da internet para a potencial "bala de prata" da terapia com células-tronco — e então marcar uma consulta com o veterinário. Como resumido pelo Dr. Dori Borjesson, muitos veterinários oferecem terapias com células-tronco para satisfazer clientes exigentes; assim, "Os médicos são sugados para fornecer a terapia", mesmo na ausência de pesquisa para dar suporte a tal tratamento.[32]

Atualmente não há produtos de célula-tronco aprovados pela U.S Food and Drug Administration (FDA). Diversas companhias veterinárias estão fornecendo produtos de células-tronco que estão disponíveis comercialmente, dois dos quais fazem propaganda de produtos felinos: Vet-Stem (www.vet-stem.com), a qual oferece Vet-Stem Regenerative Cell Therapy, e MediVet America, LLC (www.medivet-america.com), a qual oferece um *kit* caseiro. Em ambos os casos, a maioria desses tratamentos comerciais envolve pacientes com problemas ortopédicos e musculoesqueléticos (p. ex., osteoartrite crônica, lesões dos tecidos moles das articulações, tendões e ligamentos e fraturas). Contudo, gengivite felina, doença renal, DII e fibrose pulmonar são também alvos descritos. Nenhum *site* fornece quaisquer referências ou cita qualquer pesquisa ao uso dos seus produtos em gatos com enteropatias crônicas, incluindo DII.

Para ambas as companhias, o protocolo do tratamento de células-tronco para felinos com DII inicia-se com a coleta de tecido adiposo do paciente a ser tratado (i.e., tratamento autólogo). No caso da Vet-Stem, o tecido adiposo é enviado para as suas instalações para o processamento, e a empresa devolve o produto pronto para injeção dentro de 24 horas por um valor aproximado de US$2.000 a US$3.500. Os veterinários devem completar um curso de acreditação da companhia. A MediVet America fornece um *kit* para o processamento local de tecido adiposo, produzindo um produto pronto para injeção em aproximadamente 4 horas, com um custo de aproximadamente US$1.800. Ambas as companhias informam ter servido a milhares de animais de estimação, embora nenhum forneça concretamente o número de gatos que receberam o tratamento.

A MediVet America afirma que:

• "Células-tronco adultas são altamente concentradas no tecido adiposo... nessas concentrações, não é necessário cultivar essas células-tronco para adquirir a quantidade de células necessárias para gerar um impacto regenerativo."

- "As células-tronco estão contidas em um grupo de células na gordura chamada de Fração Vascular do Estroma (FVE). A FVE pode conferir efeitos anti-inflamatórios e peptídeos bioativos, e contribuem para a reformulação e organização da arquitetura. Estes são benefícios perdidos uma vez que as células-tronco são cultivadas."

A companhia fornece um sistema enzimático para quebrar o tecido adiposo e um filtro e uma lavagem de antibiótico para o FVE resultante. Um passo essencial parece ser a ativação da proliferação, diferenciação e indução por diodo emissor de luz (LED), antes de ser reintroduzido no paciente. A MediVet alega que "temos observado melhora clínica em 95% dos casos artríticos em todo o âmbito nacional".

O *site* da Vet-Stem informa que "As células regenerativas 'comunicam-se' com as células do seu ambiente local através da modalidade parácrina e autócrina, criando um ambiente ótimo para a recuperação natural" (http://www.vet-stem.com/ science. php). Bob Harman, CEO da Vet-Stem, Inc., é citado informando que há "uma taxa de sucesso de 80% na melhoria da qualidade de vida" (http://www.vet-stem.com/pdfs/6110-0007002%20 Quality%20of%20Life20Handout.pdf%). Novamente, não há referências ou pesquisas citadas no uso dessa terapia em gatos com enteropatias crônicas incluindo DII. O *site* cita que atualmente a Vet-Stem está avaliando o uso de células-tronco para o tratamento de DII, doença renal crônica felina, doença hepática, doenças imunomediadas e doenças cardíacas. Cita-se no *site* que câncer, infecções sistêmicas, doenças neurológicas (incluindo lesões da medula espinhal), diabetes melito descontrolada e qualquer outra doença em órgão desqualifica o animal de estimação para a terapia Vet-Stem.

O Quadro 9-2 resume os parâmetros importantes a serem considerados a qualquer recomendação para o uso da terapia de células-tronco em gatos, incluindo aqueles com DII. Talvez a primeira entrada naquela lista deva ser na verdade um lembrete: "Primeiramente, não faça mal." Mantendo esse lembrete em mente, na Colorado State University (CSU), um ensaio clínico cego com controle placebo usando fCTMs coletadas, processadas e expandidas em cultura e administradas na CSU obteve

resultados promissores em gatos com enteropatias crônicas nos quais outras terapias falharam.[30]

A pesquisa com CTMs felinas tem progredido por pouco mais de uma década, atualmente está se expandindo significativamente em estudos em humanos e roedores e tem sugerido diversas aplicações clínicas em potencial das CTMs em processos mórbidos. Embora fCTMs até o momento pareça ser similar às CTMs de outras espécies, poucos dados publicados estão disponíveis na atualidade. Neste momento, há uma falta de informação significativa dos detalhes ótimos para uso e funcionamento de fCTM. Segurança e viabilidade da administração de fCTMs autólogas e alogênicas derivadas do tecido adiposo foram demonstradas em ensaios clínicos atuais, e em um futuro próximo, resultados posteriores dos estudos *in vitro* e *in vivo* atualmente em curso devem fornecer informações adicionais.

QUADRO 9-2 Considerações a Respeito da Terapia de Células-tronco em Gatos

1. A terapia com células-tronco ainda não está regulada pela FDA.
2. Geralmente a terapia com células-tronco constitui-se na injeção de uma população heterogênea de células, incluindo CTM, células progenitoras endoteliais, fibroblastos, células hematopoiéticas e imunes, e outras.
3. Uma busca no Pubmed por estudos com terapias com CTM em casos clínicos de doenças felinas resulta na aquisição de três estudos piloto de um único investigador observando o seu uso em gatos com CKD.[29,30,39]
4. Células-tronco tornaram-se a mais recente em uma longa lista de terapias utilizadas em medicina veterinária, em que o uso é rápido e supera em muito o nosso entendimento.
5. Proceda com otimismo e esperança, mas tenha significativa conscientização e cuidado.

CDK, doença renal crônica; *FDA,* U.S. Food and Drug Administration; *CTM,* células-tronco mesenquimais.

Referências

1. de Rezende CE, Al-Ghazlat S: Feline small cell lymphosarcoma versus inflammatory bowel disease: treatment and prognosis. *Compend Contin Educ Vet* 35:E1-E6, 2013.
2. Trepanier L: Idiopathic inflammatory bowel disease in cats—rational treatment selection. *J Feline Med Surg* 11:32-38, 2009.
3. Mandigers PJ, Biourge V, German AJ: Efficacy of a commercial hydrolysate diet in eight cats suffering from inflammatory bowel disease or adverse reaction to food. *Tijdschr Diergeneeskd* 135:668-672, 2010.
4. Guilford WG, Jones BR, Markwell PJ, et al: Food sensitivity in cats with chronic idiopathic gastrointestinal problems. *J Vet Intern Med* 15:7-13, 2001.
5. Lingard AE, Briscoe K, Beatty JA, et al: Low-grade alimentary lymphoma: clinicopathological findings and response to treatment in 17 cases. *J Feline Med Surg* 11:692-700, 2009.
6. Plumb DC. Veterinary drug handbook, ed 7, Ames, 2011, Wiley-Blackwell.
7. Gazet JC, McColl I: Absorption of vitamin B-12 from the small intestine. Study in man, monkey, cat and dog. *Br J Surg* 54:128-131, 1967.
8. Okuda K, Kitazaki T, Morokuma M: Intestinal vitamin B12 absorption and gastric juice in the cat. *Digestion* 8:417-428, 1973.
9. Vaden SL, Wood PA, Ledley FD, et al: Cobalamin deficiency associated with methylmalonic academia in a cat. *J Am Vet Med Assoc* 200:1101-1103, 1992.
10. Steiner JM, Williams DA: Feline exocrine pancreatic disorders. *Vet Clin North Am Small Anim Pract* 29:551-575, 1999.
11. Simpson KW, Fyfe J, Cornetta A, et al: Subnormal concentrations of serum cobalamin (vitamin B12) in cats with gastrointestinal disease. *J Vet Intern Med* 15:26-32, 2001.
12. Ruaux CG, Steiner JM, Williams DA: Relationships between low serum cobalamin concentrations and methylmalonic academia in cats. *J Vet Intern Med* 23:472-475, 2009.
13. Reed N, Gunn-Moore D, Simpson K: Cobalamin, folate and inorganic phosphate abnormalities in ill cats. *J Feline Med Surg* 9:278-288, 2007.
14. Ruaux CG, Steiner JM, Williams DA: Early biochemical and clinical responses to cobalamin supplementation in cats with signs of gastrointestinal disease and severe hypocobalaminemia. *J Vet Intern Med* 19:155-160, 2005.
15. Scott KD, Zoran DL, Mansell J, et al: Utility of endoscopic biopsies of the duodenum and ileum for diagnosis of inflammatory bowel disease and small cell lymphoma in cats. *J Vet Intern Med* 25:1253-1257, 2011.
16. Kiselow MA, Rassnick KM, McDonough SP, et al: Outcome of cats with low-grade lympo-

cytic lymphoma: 41 cases (1995-2005). *J Am Vet Med Assoc* 232:405-410, 2008.

17. Purchiaroni F, Tortora A, Gabrielli M, et al: The role of intestinal microbiota and the immune system. *Eur Rev Med Pharmoacol Sci* 17:323-333, 2013.

18. Hooda S, Minamoto Y, Suchodolski JS, et al: Current state of knowledge: the canine gastrointestinal microbiome. *Anim Health Res Rev* 13:78-88, 2012.

19. FAO/WHO Expert Consultation: Health and nutritional properties of probiotics in food including powder milk with live lactic acid bacteria. American Córdoba Park Hotel, Córdoba, Argentina; Oct 2001.

20. Weese JS, Martin H: Assessment of commercial probiotic bacterial contents and label accuracy. *Can Vet J* 52:43-46, 2011.

21. Bybee SN, Scorza AV, Lappin MR: Effect of probiotic Enterococcus faecium SF68 on presence of diarrhea in cats and dogs housed in an animal shelter. *J Vet Intern Med* 25:856-860, 2011.

22. Hart ML, Suchodolski JS, Steiner JM, et al: Open-label trial of a multi-strain symbiotic in cats with chronic diarrhea. *J Feline Med Surg* 14:240-245, 2012.

23. Lalor SM, Gunn-Moore DA: Effects of concurrent ronidazole and probiotic therapy in cats with *Tritrichomonas foetus*-associated diarrhea. *J Feline Med Surg* 14:650-658, 2012.

24. Dominici M, LeBlanc K, Mueller I, et al: Minimal criteria for defining multipotent mesenchymal stromal cells. The International Society for Cellular Therapy position statement. *Cytotherapy* 8:315-317, 2006.

25. Fortier LA, Travis AJ: Stem cells in veterinary medicine. *Stem Cell Res Ther* 2:9, 2011.

26. Gattegno-Ho D, Argyle SA, Argyle DJ: Stem cells and veterinary medicine: tools to understand diseases and enable tissue regeneration and drug discovery. *Vet J* 191:19-27, 2012.

27. Webb TL, Quimby JM, Dow SW: In vitro comparison of feline bone marrow-derived and adipose tissue-derived mesenchymal stem cells. *J Feline Med Surg* 14:165-168, 2012.

28. Quimby JM, Webb TL, Gibbons DS, et al: Evaluation of intrarenal mesenchymal stem cell injection for treatment of chronic kidney disease in cats: a pilot study. *J Feline Med Surg* 13:418-426, 2011.

29. Trzil JE, Chang CH, Webb T, et al: Short term use of mesenchymal stem cells fails to modulate BGA-specific airflow limitation in experimental feline asthma. *Veterinary Comparative Respiratory Society Annual Symposium, Columbia, MO,* 2012.

30. Webb and Webb, Webb TL, Webb CB: Stem cell therapy in cats with chronic enteropathy: a proof-of-concept study. J Feline Med Surg. [Epub ahead of print].

31. Waly NE, Peters IR, Day MJ, et al: Measurement of IL-12 (40, 35), IL-23p19, and IFN-γ mRNA in duodenal biopsies of cats with inflammatory enteropathy. *J Vet Intern Med* 28:42-47, 2014.

32. Cyranoski D: Stem cells boom in vet clinics. *Nature* 11:96, 2013.

33. Marshall-Jones ZV, Baillon ML, Croft JM, et al: Effects of *Lactobacillus acidophilus* DSM13241 as a probiotic in healthy adult cats. *Am J Vet Res* 67:1005-1012, 2006.

34. Veir JK, Knorr R, Cavadini C, et al: Effect of supplementation with *Enterococcus faecium* (SF68) on immune functions in cats. *Vet Ther* 8:229-238, 2007.

35. Lappin MR, Veir JK, Satyaraj E, et al: Pilot study to evaluate the effect of oral supplementation of *Enterococcus faecium* SF68 on cats with latent feline herpesvirus 1. *J Feline Med Surg* 11:650-654, 2009.

36. Rishniw M, Wynn SG: Azodyl, a synbiotic, fails to alter azotemia in cats with chronic kidney disease when sprinkled onto food. *J Feline Med Surg* 13:405-409, 2011.

37. Garcia-Mazcorro JF, Lanerie DJ, Dowd SE, et al: Effect of a multi-species synbiotic formulation on fecal bacterial microbiota of healthy cats and dogs as evaluated by pyrosequencing. *FEMS Microbiol Ecol* 78:542-554, 2011.

38. Quimby JM, Webb TL, Habenicht LM, et al: Safety and efficacy of intravenous infusion of allogeneic cryopreserved mesenchymal stem cells for treatment of chronic kidney disease in cats: results of three sequential pilot studies. *Stem Cell Res Ther* 4:48, 2013.

O Papel da Microbiota na Doença Intestinal Inflamatória Felina

Kenneth W. Simpson

Doença inflamatória intestinal (DII) é o termo coletivo aplicado a um grupo de enteropatias crônicas caracterizadas pelos sinais gastrointestinais (GI) persistentes e recorrentes e inflamação do trato GI. É amplamente aceito que a DII envolve uma inter-relação complexa entre a genética do hospedeiro, o microambiente intestinal (principalmente bactérias e constituintes dietéticos), o sistema imunológico e os "ativadores" ambientais da inflamação intestinal.[1] Contudo, os passos específicos que levam à DII e a base para a variação fenotípica e as respostas imprevisíveis não são conhecidas. Avanços recentes em microbiologia propiciaram a aquisição de conhecimentos até então desconhecidos em relação a composição e distribuição espacial de bactérias intestinais, fungos, vírus e protozoários (coletivamente à microbiota) nas diferentes espécies, na saúde e na doença.[2-4] Este capítulo resume o conhecimento atual do papel da microbiota na DII felina com foco nas bactérias.

QUAIS BACTÉRIAS COLONIZAM O TRATO GASTROINTESTINAL DOS FELINOS SAUDÁVEIS?

Análises Baseadas em Cultura

Até recentemente, nosso conhecimento da composição bacteriana do trato GI felino estava baseado na cultura do suco ou mucosa duodenal/jejunal, conteúdo do cólon e fezes.[5-8] Estudos revelaram que *Bacteroides* spp., *Clostridium* spp. *Enterococcus* spp., *Streptococcus* spp., *Fusobacteria* spp., e *Eubacteria* spp. são as bactérias mais comumente cultivadas a partir do trato GI felino. Em geral, o número e tipo de bactérias variam de acordo com a região intestinal, com o número e a porção de bactérias anaeróbias aumentando do duodeno ao cólon, atingindo 10^{11} unidades formadoras de colônia (CFU)/g de fezes. Embora o intestino delgado contenha menos bactérias do que o cólon ou as fezes, o número de bactérias do intestino delgado de gatos saudáveis varia amplamente, de menos de 10^2 a quantidades maiores do que 10^8 CFU/mL e frequentemente excede o valor de 10^5 UFC/mL descrito como limite superior normal de pessoas saudáveis.[7] Isto tem implicações importantes para o esforço clínico em fechar o diagnóstico de excessivo crescimento bacteriano do intestino delgado (SIBO).[7]

Análises Independentes de Cultura

O advento da microbiologia molecular tem possibilitado a identificação de bactérias pelas suas assinaturas genéticas sem a necessidade de cultivá-las. As análises independentes de cultura têm demonstrado que os métodos baseados em cultura subestimaram dramaticamente a diversidade da flora entérica, identificando tipicamente somente 20% das bactérias reconhecidas pelas suas assinaturas de 16S RNA[9]. Em outras palavras, métodos baseados em cultura identificam somente bactérias quando se sabe como cultivá-las. O principal método independente de cultura usado para identificar bactérias é a reação da polimerase em cadeia (PCR), sequenciamento do ácido ribonucleico ribossomal 16S (rRNA) e hibridização *in situ* fluorescente (FISH; Quadro 10-1). O sequenciamento do 16S frequentemente é empregado como um primeiro passo para criar um inventário das bactérias que estão presentes e suas proporções relativas.[10-12] As bactérias de interesse podem então ser alvo para a quantificação precisa através de PCR (*primers* com ou sem sondas contra o alvo bacteriano) ou FISH com sondas de oligonucleotídeos direcionados contra o 16 ou 23S rRNA.[13] FISH também pode ser usado para se obter uma noção da distribuição espacial das bactérias das biópsias fixadas em formalina. Por exemplo, elas são luminais, aderentes, associadas a criptas ou invasivas?[13]

Estudos baseados em 16S em gatos indicam que Firmicutes (a maioria compreende bactérias Gram-positivas) é o filo dominante em todo o trato GI, com Clostridiales (predominantemente *Clostridium* do grupo XIVA) e Lactobacillales (inclui as famílias Enterococcaceae, Lactobacillaceae e Streptococcaceae) sendo as ordens predominantes.[12,14,15] Esses resultados são amplamente paralelos com os resultados de estudos baseados em cultura nos quais *Clostridium* spp. foram identificadas em aspirados duodenais de mais de 90% dos gatos.[6-8] As espécies dominantes no jejuno foram *Enterococcus* spp., *Streptococcus* spp. e *Lactobacillus* spp., e nas fezes e no cólon a espécie dominante é o *Lactobacillus*.[5] Até o momento, as análises baseadas em 16S têm indicado que a microbiota tende a ser mais similar dentro de um mesmo indivíduo do que quando comparada à mesma região intestinal entre gatos diferentes.[15] Os estudos baseados em FISH das bactérias da mucosa duodenal nos felinos saudáveis demonstraram que as bactérias, em sua maioria, estão

QUADRO 10-1 Abordagens sem Cultivo Bacteriano para Detecção de Bactérias

As bactérias estão presentes?
  PCR/qPCR de 16S rRNA eubacteriais
  FISH eubacterial
Quais bactérias estão presentes?
  Global: sequenciamento de 16S rRNA
  Subpopulação restrita: PCR, fenotipagem, FISH
Onde as bactérias estão localizadas?
  FISH eubacteriano ou restrito
Quantas bactérias estão presentes?
  qPCR, FISH

FISH, Hibridização por fluorescencia *in situ*; *PCR*, reação da polimerase em cadeia; *qPCR*, reação da polimerase em cadeia quantitativa em tempo real; *rRNA*, ácido ribonucleico ribossomal.

presentes livres e aderentes à mucosa, com uma média de 48 (0-399) bactéria/mm^2 de mucosa.[13] Nos gatos saudáveis, o número total de bactérias que hibridizam as probes contra *Clostridium* spp., *Bacteroides* spp., *Streptococcus* spp. e *Enterobacteriaceae* representou apenas 6% das bactérias que hibridizaram a probe EUB-338.[13]

BACTÉRIAS E DOENÇA INFLAMATÓRIA INTESTINAL/ENTEROPATIAS CRÔNICAS

Quando se considera o papel das bactérias na DII, é importante entender que DII é um termo aplicado para um grupo diverso de enteropatias crônicas que são caracterizadas pelos sinais GI persistentes ou recorrentes e inflamação do trato GI.[16] Frequentemente a DII é caracterizada por sinais clínicos (p. ex., vômito, diarreia, e/ou perda de peso), anormalidades clinicopatológicas (p. ex., baixa cobalamina e/ou baixa albumina), achados ultrassonográficos (p. ex., hipertrofia muscular e/ou linfoadenopatia regionais), histopatologia (infiltrados celulares e arquitetura da mucosa), as regiões anatômicas envolvidas (p. ex., intestino delgado proximal, íleo e/ou cólon) e resposta à terapia (p. ex., responsivo a dieta, responsivo a antibióticos, esteroide responsivo ou não responsivo).[13,16-20] A DII felina também é considerada no contexto de inflamações concomitantes de outros órgãos, tais como o fígado e o pâncreas ("triadite") e rins.[21]

A forma diagnosticada mais comumente da DII felina é a inflamação linfocítica-plasmocítica do intestino delgado proximal.[21] Infelizmente, essa nomenclatura é de alguma forma incorreta já que o número de linfócitos e plasmócitos na mucosa do intestino delgado de gatos com e sem sinais GI são amplamente similares.[22] Assim, o termo *enterite linfoplasmocítica* é muitas vezes mais útil para distinguir este grupo de pacientes daqueles com infiltrados neutrofílicos, granulomatosos ou eosinofílicos, do que identificando os gatos com o aumento do número de linfócitos e plasmócitos. A emergência de linfoma alimentar de células T de baixo grau em gatos significa que uma cuidadosa consideração deve ser feita quanto ao número e à distribuição regional dos linfócitos associados

a mucosas (p. ex., aglomerados de linfócitos intraepiteliais) para permitir a distinção entre enterite linfoplasmocítica e linfoma.[23,24] É uma prática comum para patologistas enfatizarem a celularidade da mucosa como característica histopatológica dominante, com escassa informação fornecida sobre a arquitetura da mucosa. Contudo, a observação de que anormalidades na arquitetura da mucosa, tais como a atrofia e fusão de vilos, correlacionam-se com o aumento das citocinas pró-inflamatórias e a gravidade dos sinais clínicos em felinos com DII[13] indicam a importância da descrição da arquitetura e da celularidade descrita.

Há uma escassez de estudos que avaliaram a microbiota em felinos com doença GI. Estudos realizados até o momento incluíram gatos de clientes com enterite linfocítica plasmocítica, menos comumente ileíte granulomatosa ou neutrofílica, ou colite; filhotes adotados com restrições devido à doença; e gatos em abrigos com sinais de doenças GI.

Bactérias Intestinais no Duodeno de Gatos com Enterite Plasmocítica Linfocítica

O único estudo realizado em felinos até hoje sobre bactérias da mucosa duodenal independentemente da cultura bacteriana empregou a análise por FISH para avaliar os números e tipos de bactérias associadas à mucosa duodenal e sua relação com sinais clínicos, histopatologia e citocinas da mucosa.[13] Felinos com sinais de doença GI apresentaram mais Enterobacteriaceae na mucosa do que gatos saudáveis (Fig. 10-1). O número total de bactérias de mucosa está fortemente associada às alterações na arquitetura da mucosa e à densidade de infiltrados celulares, particularmente macrófagos e linfócitos T. Uma subpopulação de bactérias compreendendo Enterobacteriaceae, *Escherichia coli* e *Clostridium* spp. correlaciona-se com anormalidades na arquitetura da mucosa (principalmente atrofia e fusão), o aumento da produção de citocinas pró-inflamatórias (interleucina [IL]-1, -8, e -12) e o número de sinais clínicos apresentados pelos gatos acometidos (Fig. 10-2). Esse estudo demonstrou que alterações no número e tipo de bactérias associadas à mucosa são relacionadas com a presença e gravidade da DII em felinos e traz à luz a possibilidade de que a flora da mucosa esteja envolvida na etiopatogênese da DII felina. Essas alterações na microbiota correlacionam-se paralelamente com a modificação da flora, denominada *disbiose*, observada em pessoas, cães e modelos murinos de DII.[10-12,25] A partir do ponto de vista comparativo, as alterações histopatológicas e microbianas, e o perfil de citocinas em gatos com DII linfoplasmocítica moderada a grave assemelham-se àqueles associados à doença celíaca ativa em pessoas.[26-28] O potencial para a disbiose associada à DII promover alterações fora do intestino está sendo cada vez mais reconhecido. Estudos em felinos com doença hepática inflamatória[29] e pancreatite grave (K.W. Simpson e D.C. Twedt, observações não publicadas) têm revelado a presença de bactérias intra-hepáticas e intrapancreáticas, notavelmente *E. coli* e *Enterococcus* spp., e surge a possibilidade de que o intestino disbiótico inflamado possa ser a origem para essas bactérias (Fig. 10-3).[21-29]

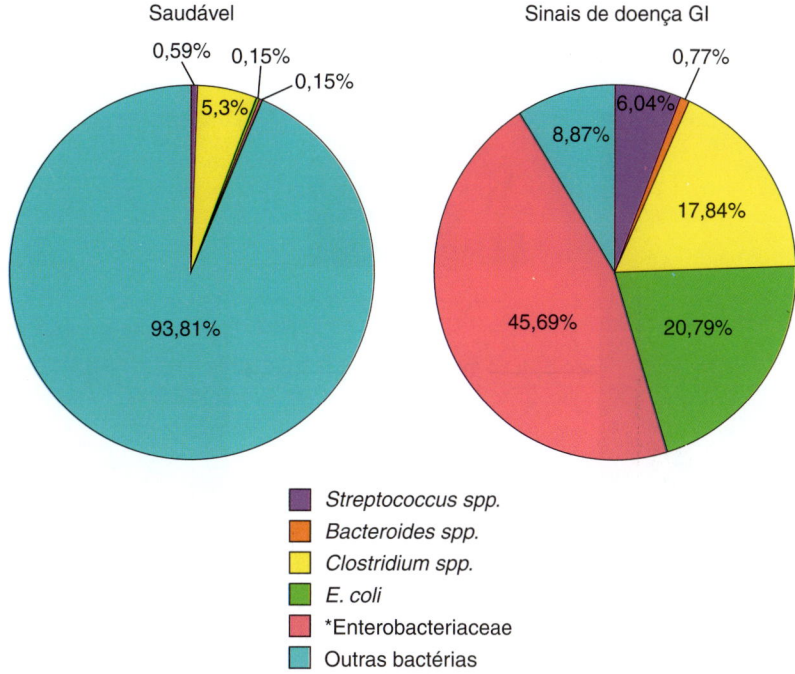

Figura 10-1: Frequência relativa de *Streptococcus* spp, *Bacteroides* spp, *Clostridium* spp, *E. coli* e Enterobacteriaceae mucosais em gatos saudáveis e gatos com sinais de doença gastrointestinal (GI). Os números indicam a proporção (%) de bactérias reconhecidas pela sonda EUB-338. *Enterobacteriaceae reconhecido por 1531, menos *E. coli*. (De Janeczko S, D Atwater, Bogel E, et al. A relação de bactérias da mucosa com a histopatologia duodenal, mRNA de citocinas e a atividade da doença clínica em gatos com doença inflamatória intestinal. *Vet Microbiol* 128: 178-193, 2008.)

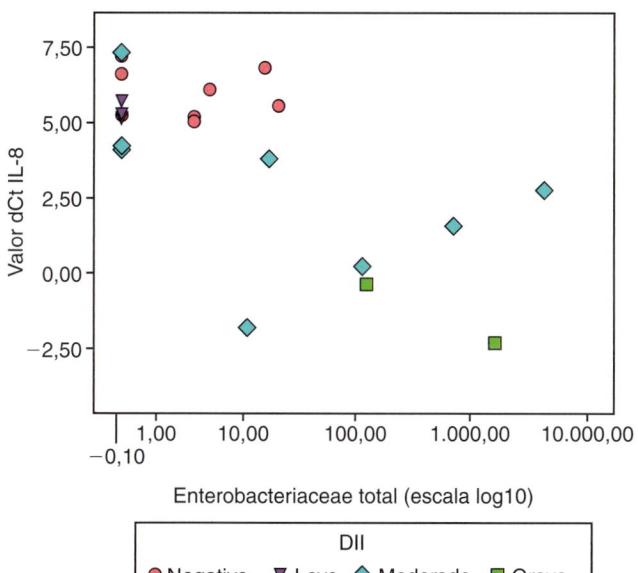

Figura 10-2: Inter-relação entre interleucina (IL)-8 regulada positivamente (valores inferiores de limiar de ciclo delta (DCT) no eixo Y indicam regulação positiva), Enterobacteriaceae mucosal e severidade histopatológica da doença inflamatória do intestino (DII). (De Janeczko S, D Atwater, Bogel E, et al. A relação de bactérias da mucosa duodenal com histopatologia, o mRNA de citocinas, e atividade da doença clínica em gatos com doença inflamatória intestinal. Vet Microbiol 128: 178-193, 2008.)

Envolvimento Bacteriano em Ileíte Neutrofílica e Granulomatosa ou Ileíte

Há evidências crescentes para implicar bactérias e outros agentes infecciosos no desenvolvimento de inflamação intestinal granulomatosa e neutrofílica entre as espécies. Infecções não bacterianas associadas a este tipo de inflamação intestinal em gatos incluem peritonite infecciosa felina, fungos e *Tritrichomonas fetus*.[30,31] Os patógenos bacterianos tais como *Salmonella*, *Campylobacter* e *Yersinia* têm sido associados à enterite neutrofílica, enquanto micobactérias têm sido associadas à inflamação granulomatosa e linfoadenopatia regional.[32] A descoberta de *E. coli* invasiva em cães com colite granulomatosa tem alterado nossa percepção dessa doença de uma condição imunomediada idiopática para uma doença causada por bactérias em um hospedeiro suscetível.[10] Até agora, existe apenas um único trabalho de colite granulomatosa/histiocítica ulcerativa em gatos com bactérias invasivas que responderam aos antibióticos.[33] A ileocolite associada a bactérias espiraladas identificadas como *Anaerobiospirillum* spp. foi descrita em seis gatos.[34] Quatro gatos apresentaram sinais clínicos relacionadas ao trato GI, enquanto dois não apresentaram. A alteração histopatológica mais significativa e consistente estava presente no cólon e consistia em dilatações marcantes multifocais a difusas da cripta luminal que estava preenchida com grande número de bactérias espiraladas, frequentemente acompanhadas por células epiteliais necróticas e leucócitos

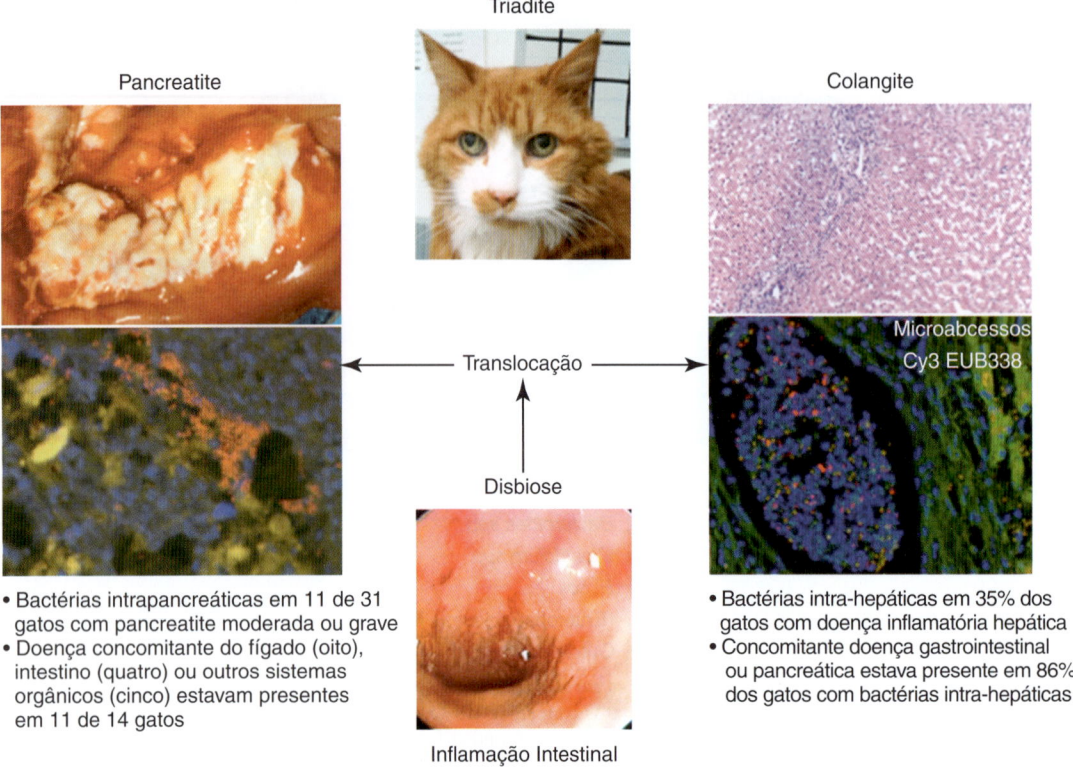

Figura 10-3: A disbiose intestinal poderia promover a translocação bacteriana para o fígado e pâncreas? "A inflamação intestinal", mais frequentemente "linfocítica plasmocítica" ou linfoma de células pequenas, poderia promover disbiose e a translocação de bactérias entéricas para o pâncreas e fígado através dos intestinos inflamados ou papila pancreaticobiliar. Este cenário poderia levar ao desenvolvimento da triadite.[21]

degenerados ou associados a abcessos da cripta consistindo em necrose do epitélio da cripta e acúmulo de neutrófilos polimorfonucleares. Alterações na superfície epitelial variam de descamações a erosões multifocais, particularmente sobre agregados linfoides na submucosa, para necrose epitelial difusa relativamente esparsa e consistindo principalmente em linfócitos, com poucos histiócitos e neutrófilos polimorfonucleares. A presença de *Anaerobiospirillum* spp. foi demonstrada pela PCR gene específico para 16S e microscopia eletrônica. O sequenciamento de nucleotídeos de três gatos acometidos demonstrou uma relação próxima ao *Anaerobiospirillum succiniciproducens*. O cólon de três gatos clinicamente saudáveis sem lesões e um gato com colite leve não associada à bactéria espiralada foram negativos para *Anaerobiospirillum* spp. no mesmo ensaio. Outro estudo também correlacionou a presença de bactéria com morfologia espiralada com enterocolite em felinos, mas a identidade dessas bactérias não foi determinada.[35]

Está se tornando aparente que a rotina histopatológica é um meiopouco sensível para detectar agentes infecciosos em amostras de tecidos com evidência de inflamação neutrofílica e granulomatosa. Embora as colorações histoquímicas para fungos argirofílicos e bactérias acidorresistentes, coronavírus e cultura possam melhorar a detecção (Fig. 10-4), são estes casos que provavelmente mais se beneficiariam da avaliação independente de cultura usando PCR, sequenciamento do

16S ou análise por FISH.[10,31,34] A análise de eubactérias por FISH de tecidos fixados em formalina pode ser realizada no mesmo bloco de tecido usado para a histopatologia. É aparentemente o primeiro passo razoável para a verificação da presença de bactérias e sua distribuição regional no intestino (i.e., luminal, aderente ou invasiva).[13] Por exemplo, a análise por FISH possibilitou a identificação de bactérias espiraladas invasivas no íleo, cólon e linfonodos regionais de um gato com ileocolite piogranulomatosa associada a episódios recorrentes de febre e leucocitose, cujo processo inflamatório foi considerado estéril com base na histopatologia (Fig. 10-4C). A análise por FISH da mucosa do cólon de um gato com criptas dilatadas e infiltrados neutrofílicos possibilitou a detecção de bactéria no interior e em torno de glândulas em degeneração (Fig. 10-4D) que responderam à tilosina, mas não ao metronidazol ou enrofloxacina.

Bactérias Formadoras de Biofilme Ileal em Gatinhos Órfãos

Aproximadamente 15% dos filhotes de gatos órfãos morrem antes de 8 semanas de idade, com a maioria desses filhotes apresentando sinais clínicos ou evidência pós-morte de enterite.[36,37] As lesões observadas através da microscopia de luz no trato GI dos filhotes foram amplamente não específicas em relação a etiologia e caracterizadas em muitos casos como

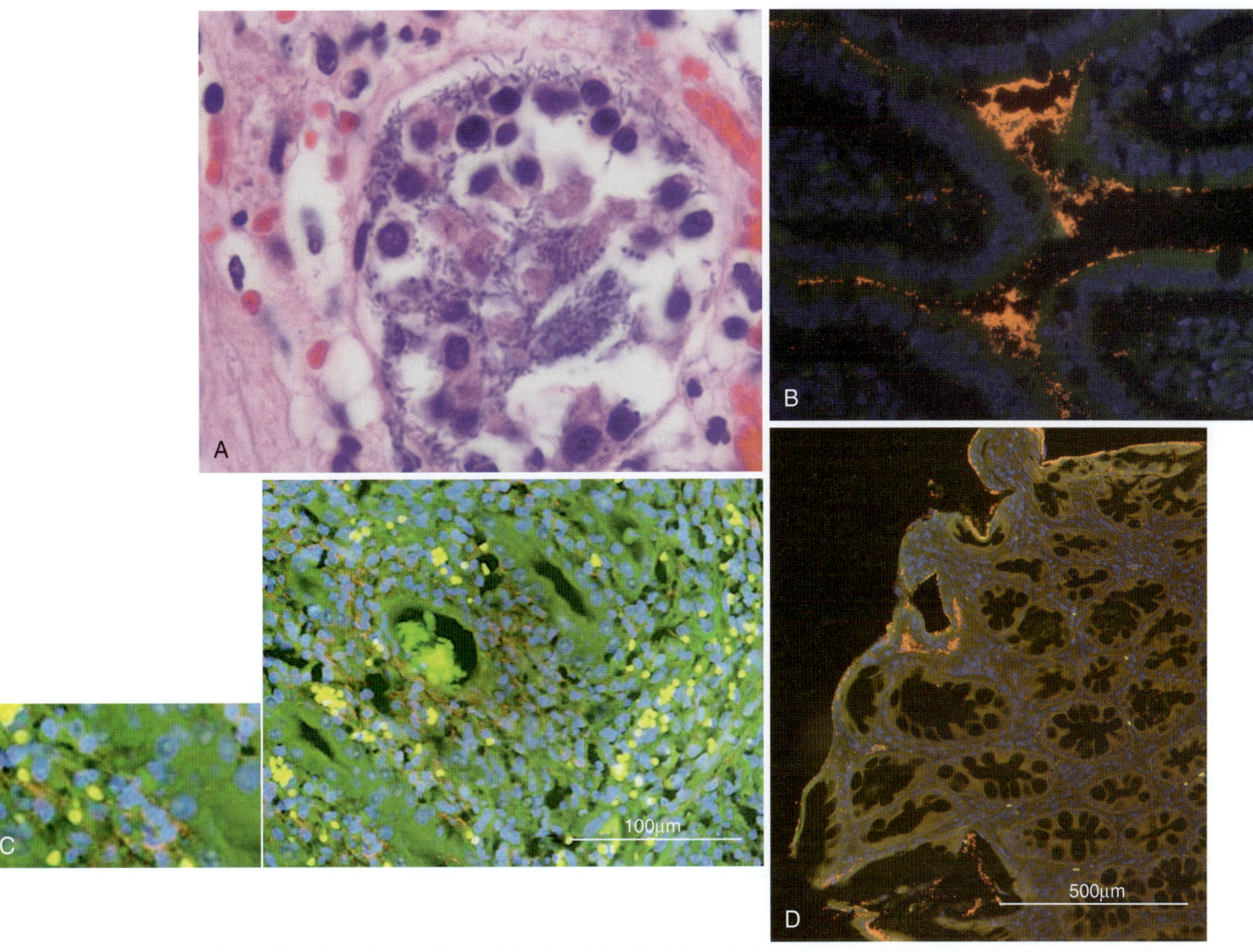

Figura 10-4: Distribuição Espacial das Bactérias Entéricas. A, Bactérias espiraladas no interior do lúmen de uma cripta dilatada (H&E, aumento x120). A histopatologia revelou uma enterite necrosante linfoplamocitoide difusa grave com necrose da cripta e bactéria espiralada intraluminal confirmada como *Anaerobiospirillum* spp. **B.** Enterococos enteroaderentes no íleo de filhotes saudáveis. Aderência bacteriana difusa moderada (**C**) a grave (**D**) da mucosa intestinal delgada hígida visualizada com hibridização de fluorescência *in situ* (FISH) com o uso de uma sonda de oligonucleotídeos específica para eubactérias (Eub-338-FAM) ou *Enterococcus* spp. (Enc-221-Cy3). Os espécimes nucleares foram contrastados com 4',6-diamidino-2-fenilindole (DAPI). **C,** Bactérias espiraladas invasivas na mucosa de um gato com ileíte piogranulomatosa visualizadas com FISH usando-se uma sonda oligonucleotídica específica para eubactérias (bactérias são vermelhas: EUB-338-Cy3). Os espécimes nucleares foram contrastados com DAPI. Os sinais clínicos foram resolvidos em resposta a doxiciclina e enrofloxacina. **D,** Bactérias no interior e em torno das criptas degeneradas em gatos com colite neutrofílica visualizada com FISH utilizando-se uma sonda de oligonucleotídeos específica para eubactéria (bactérias são vermelhas: EUB-338-Cy3). Os espécimes nucleares foram contrastados com DAPI. Os sinais clínicos se resolveram em resposta a tilosina. (**A,** Imagem é uma cortesia do Dr. Stan Marks. **B,** de Copyright 2015 Jody Gookin; usado com permissão.)

consistindo em infiltrados inflamatórios leves e abcessos nas criptas. Ghosh et al.[37] usaram a análise por cultura e FISH para caracterizar a comunidade enterocóccica associada à mucosa do íleo de 50 filhotes aparentemente saudáveis e outros 50 terminantemente doentes. Nos filhotes saudáveis, *Enterococcus hirae* foi a espécie mais comum de enterococos associada à mucosa do íleo e foi em geral observada aderida extensivamente ao epitélio do intestino delgado (Fig. 10-4B). *E. faecalis*, com numerosas características de virulência e resistência antimicrobiana múltipla, foi mais comumente isolado da mucosa do íleo de filhotes com doença terminal. Adicionalmente, a ligação de *E. coli* ao epitélio intestinal foi significativamente associado à doença terminal e não foi observado em nenhum filhote com *E. hirae* aderente.

Bactéria Fecal em Abrigos de Gatos com Sinais de Doença Gastrointestinal

A análise por FISH foi realizada para investigar a microbiota de gatos de um abrigo que desenvolveram doença GI grave enquanto passavam por um ensaio clínico.[38] Houve nesse abrigo de gatos, que passou por investigações clínicas iniciais na Universidade de Cornell, um episódio de enteropatia mal definida semelhante a viroses intestinais, que estava associada à doença multissistêmica e fatal em alguns casos e que levaram ao fechamento do abrigo e sua realocação em um centro de pesquisa. Esses gatos foram descritos por Inness et al.[38] como tendo DII, mas eles claramente tinham uma enteropatia grave inexplicável, muito diferente da que é considerada DII em gatos de famílias. A análise por FISH revelou que as contagens de bactérias totais, *Bifidobacterium* spp. e *Bacteroides* spp. foram mais altas em gatos saudáveis quando comparadas aos gatos acometidos, enquanto o número de *Desulfovibrio* spp. (produtores de produtos sulfídicos tóxicos) foi significativamente mais alto nos gatos acometidos.

A microbiota fecal de 15 gatos do abrigo com diarreia crônica foi avaliada valendo-se do sequenciamento massivo pareado do 16S antes e após a modificação da dieta para determinar o impacto da alteração da dieta e a melhora da diarreia.[39] Alterações na microbiota intestinal foram associadas a melhora na diarreia, mas a sua relação com a doença não foi claramente estabelecida.

IMPLICAÇÕES TERAPÊUTICAS

A partir dos estudos limitados realizados até o momento, está claro que as alterações na microbiota (i.e., disbiose) podem acompanhar uma variedade de distúrbios GI em felinos. Permanece ainda a ser determinada se a disbiose é uma causa ou uma consequência da doença GI em gatos. As pesquisas recentes indicam que a inflamação intestinal aguda não específica pode induzir a um desvio no microbioma, de Firmicutes para Proteobacteria, acompanhado por uma redução na diversidade e proliferação microbiana de *E. coli* que mimetiza a disbiose da DII.[25] Parece haver uma interdependência de inflamação e disbiose, com a inflamação promovendo a disbiose, e a disbiose promovendo a inflamação. A suscetibilidade genética pode alterar o limiar para a disbiose em resposta a um estímulo externo e também pode influenciar a habilidade de um indivíduo em resolver o ciclo de perpetuação próprio da disbiose e inflamação gerada por um insulto agudo.[25]

Do ponto de vista terapêutico, é tentador equacionar a disbiose com a necessidade de terapia antimicrobiana. No entanto, esta pode não ser necessária em pacientes que não possuem evidência de bactérias invasivas (p. ex., inflamação granulomatosa ou neutrofílica, bactérias intramucosais) ou translocação entérica (p. ex., febre, neutrofilia, linfadenopatia regional). Devido ao fato de a disbiose intestinal ser o ponto final de muitos estímulos adversos, simplesmente a remoção do estímulo inflamatório inicial, sem recorrer à intervenção antimicrobiana, pode resultar na resolução clínica. A partir de um ponto de vista mecanístico, bactérias e dieta frequentemente estão separadas, mas é importante considerar que não são mutuamente excludentes e a propriedade da dieta em alterar a população microbiana em gatos saudáveis está bem estabelecida.[40-43] Alterações no microbioma estão presentes nas enteropatias responsivas às dietas tais como a doença celíaca,[26,28] e respostas à dieta, sem o recurso de fármacos imunomodulatórios, também têm sido observadas em pessoas com doença de Crohn. Sinais clínicos em cães com enterite linfoplasmocítica e disbiose concomitante também podem ser resolvidas em resposta a uma dieta controlada sem recorrer à terapia antimicrobiana.[16] Com isto em mente, é importante ressaltar que 49% dos 55 gatos com doença gastrointestinal crônica, que normalmente seriam definidos como portadores de enterite linfoplasmacítica de baixo grau, responderam a uma dieta com restrição de antígeno sem recorrer a antimicrobianos ou terapia imunossupressiva.[17] Respostas similares também foram descritas em gatos alimentados com dieta hidrolisada.[44] Assim é prudente que gatos com sinais de doença GI crônica (que tenham sido submetidos a um exame completo para excluir agentes infecciosos ou parasitas, doenças não GI, insuficiência pancreática exócrina e anormalidades estruturais intestinais que requerem cirurgia) com os resultados de biópsia considerados normais, alterações mínimas ou "enterite linfoplasmacítica" sejam tratados de forma sequencial, passo a passo, com a progressão para tratamento mais agressivo ditada pela falta de resposta.

Por exemplo, a modificação da dieta (p. ex., dieta antigenicamente restrita ou hidrolisada) e suplementação de cobalamina[45] por 2 semanas poderiam ser seguidas pela adição de um antimicrobiano (p. ex., tilosina), então seguidas pela adição de um agente imunossupressivo (p. ex., prednisolona). Essa abordagem por etapas, a qual tem sido muito eficaz em cães com enteropatias crônicas,[16] irá identificar subpopulações de gatos que são responsivos à dieta, responsivos a antibióticos, responsivos à prednisolona ou não responsivos e revelam um fenótipo que é importante nos esforços em curso para melhorar a compreensão da patogênese, diagnóstico e tratamento de DII. Em gatos com enterite linfoplasmocítica mais grave, a terapia simultânea com dieta, vitaminas, antibióticos e agentes imunossupressivos pode ser prescrita, com a retirada dos medicamentos, se a remissão for observada. Nos gatos com inflamação granulomatosa ou neutrofílica, deve ser fortemente suspeitado o envolvimento de agentes infecciosos. Uma busca agressiva por organismos na mucosa intestinal e linfonodos regionais (cultura, histopatologia e colorações especiais, PCR, e análises por FISH) e a potencial disseminação sistêmica é de extrema importância para possibilitar terapia específica. Para infecções bacterianas comprovadas e suspeitas, os agentes antimicrobianos são o esteio da terapia, e a escolha do tratamento deve levar em consideração a distribuição espacial das bactérias (i.e., sensibilidade antimicrobiana determinada *in vitro* deve ser conciliada com a capacidade de um antimicrobiano em penetrar tecidos e células abrigando as bactérias). A imunossupressão desses pacientes deve ser o último recurso. Apesar das grandes expectativas que as bactérias probióticas administradas isoladamente ou em combinação com prebióticos possam aliviar ou prevenir a disbiose associada à DII ou enteropatias crônicas, faltam estudos que demonstrem um efeito positivo real. Algumas formulações têm sido avaliadas em gatos saudáveis e gatos com diarreia crônica,[46,47] mas até agora não foram relatados ensaios clínicos em gatos com DII.

RESUMO

Avanços recentes em microbiologia propiciaram novos conhecimentos na composição e distribuição espacial das bactérias intestinais, fungos, vírus e protozoários nos estados de higidez e morbidade. Há um cenário despontando que correlaciona alterações na composição relativa das populações bacterianas entéricas residentes —"disbiose" — com sinais clínicos e inflamação da mucosa. O papel da disbiose na doença ainda está para ser elucidado. Se é a causa ou a consequência, ou causa e consequência, da doença intestinal? A partir da perspectiva clínica, na maioria dos casos parece prudente adotar uma abordagem sequencial para o tratamento de gatos com enterite linfocítica plasmocítica com dieta, antimicrobianos e imunossupressão em ordem sequencial como uma abordagem padrão. Nos gatos com evidência de inflamação intestinal granulomatosa ou neutrofílica, o ônus recai sobre os veterinários no sentido de buscarem agressivamente por agentes infecciosos antes de administrar imunossupressivos para uma doença idiopática. Ainda há muito a ser aprendido sobre a inter-relação complexa entre a genética do hospedeiro, o microambiente intestinal (principalmente bactéria e constituintes da dieta), o sistema imune e os estímulos ambientais da inflamação intestinal que levam ao desenvolvimento de DII em gatos.

Referências

1. Jergens AE, Simpson KW: Inflammatory bowel disease in veterinary medicine. *Front Biosci (Elite Ed)* 4:1404-1419, 2012.

2. Barry KA, Wojcicki BJ, Middelbos IS, et al: Dietary cellulose, fructooligosaccharides, and pectin modify fecal protein catabolites and microbial populations in adult cats. *J Anim Sci* 88:2978-2987, 2010.

3. Handl S, Dowd SE, Garcia-Mazcorro JF, et al: Massive parallel 16S rRNA gene pyrosequencing reveals highly diverse fecal bacterial and fungal communities in healthy dogs and cats. *FEMS Microbiol Ecol* 76(2):301-310, 2011.

4. Tun HM, Brar MS, Khin N, et al: Gene-centric metagenomics analysis of feline intestinal microbiome using 454 junior pyrosequencing. *J Microb Meth* 88:369-376, 2012.

5. Osbaldiston GW, Stowe EC: Microflora of alimentary tract of cats. *Am J Vet Res* 32:1399-1405, 1971.

6. Papasouliotis K, Sparkes AH, Werrett G, et al: Assessment of the bacterial flora of the proximal part of the small intestine in healthy cats, and the effect of sample collection method. *Am J Vet Res* 59(1):48-51, 1998.

7. Johnston KL: Small intestinal bacterial overgrowth. *Vet Clin North Am Small Anim Pract* 29(2):523-550, 1999, vii.

8. Johnston KL, Swift NC, Forster-van Hijfte M, et al: Comparison of the bacterial flora of the duodenum in healthy cats and cats with signs of gastrointestinal tract disease. *J Am Vet Med Assoc* 218:48-51, 2001.

9. Eckburg PB, Bik EM, Bernstein CN, et al: Diversity of the human intestinal microbial flora. *Science* 308:1635-1638, 2005.

10. Simpson KW, Dogan B, Rishniw M, et al: Adherent and invasive *Escherichia coli* is associated with granulomatous colitis in boxer dogs. *Infect Immun* 74(8):4778-4792, 2006.

11. Suchodolski JS: Intestinal microbiota of dogs and cats: a bigger world than we thought. *Vet Clin North Am Small Anim Pract* 41(2):261-272, 2011.

12. Minamoto Y, Hooda S, Swanson KS, et al: Feline gastrointestinal microbiota. *Anim Health Res Rev* 13(1):64-77, 2012.

13. Janeczko S, Atwater D, Bogel E, et al: The relationship of mucosal bacteria to duodenal histopathology, cytokine mRNA, and clinical disease activity in cats with inflammatory bowel disease. *Vet Microbiol* 128:178-193, 2008.

14. Ritchie LE, Burke KF, Garcia-Mazcorro JF, et al: Characterization of fecal microbiota in cats using universal 16S rRNA gene and group-specific primers for Lactobacillus and Bifidobacterium spp. *Vet Microbiol* 144:140-146, 2010.

15. Ritchie LE, Steiner JM, Suchodolski JS: Assessment of microbial diversity along the feline intestinal tract using 16S rRNA gene analysis. *FEMS Microbiol Ecol* 66(3):590-598, 2008.

16. Simpson KW, Jergens AE: Pitfalls and progress in the diagnosis and management of canine inflammatory bowel disease. *Vet Clin North Am Small Anim Pract* 41(2):381-398, 2011.

17. Guilford WG, Jones BR, Markwell PJ, et al: Food sensitivity in cats with chronic idiopathic gastrointestinal problems. *J Vet Intern Med* 15(1):7-13, 2001.

18. Simpson KW, Fyfe J, Cornetta A, et al: Subnormal concentrations of serum cobalamin (vitamin B12) in cats with gastrointestinal disease. *J Vet Intern Med* 15(1):26-32, 2001.

19. Jergens AE: Feline idiopathic inflammatory bowel disease: what we know and what remains to be unraveled. *J Feline Med Surg* 14(7):445-458, 2012.

20. Daniaux LA, Laurenson MP, Marks SL, et al: Ultrasonographic thickening of the muscularis propria in feline small intestinal small cell T-cell lymphoma and inflammatory bowel disease. *J Feline Med Surg* 16(2):89-98, 2014.

21. Simpson KW: Pancreatitis and triaditis in cats: causes and treatment. *J Small Anim Pract* 56(1):40-49, 2015.

22. Waly N, Gruffydd-Jones TJ, Stokes CR, et al: The distribution of leucocyte subsets in the small intestine of healthy cats. *J Comp Pathol* 124(2-3):172-182, 2001.

23. Kiselow MA, Rassnick KM, McDonough SP, et al: Outcome of cats with low-grade lymphocytic lymphoma: 41 cases (1995-2005). *J Am Vet Med Assoc* 232(3):405-410, 2008.

24. Moore PF, Rodriguez-Bertos A, Kass PH: Feline gastrointestinal lymphoma: mucosal architecture, immunophenotype, and molecular clonality. *Vet Pathol* 49(4):658-668, 2012.

25. Craven MD, Egan CE, Dowd SE, et al: Inflammation drives dysbiosis and bacterial invasion in murine models of ileal Crohn's disease. *PLoS ONE* 7(7):e41594, 2012.

26. Sanz Y, De Pama G, Laparra M: Unraveling the ties between celiac disease and intestinal microbiota. *Int Rev Immunol* 30(4):207-218, 2011.

27. Sjöberg V, Sandström O, Hedberg M, et al: Intestinal T-cell responses in celiac disease— impact of celiac disease associated bacteria. *PLoS ONE* 8(1):e53414, 2013.

28. Olivares M, Neef A, Castillejo G, et al: The HLA-DQ2 genotype selects for early intestinal microbiota composition in infants at high risk of developing coeliac disease. *Gut* 64(3):406-417, 2015.

29. Twedt DC, Cullen J, McCord K, et al: Evaluation of fluorescence *in situ* hybridization for the detection of bacteria in feline inflammatory liver disease. *J Feline Med Surg* 16(2):109-117, 2014.

30. Van Kruiningen HJ, Ryan MJ, Shindel NM: The classification of feline colitis. *J Comp Pathol* 93(2):275-294, 1983.

31. Gookin JL, Stone MR, Yaeger MJ, et al: Fluorescence in situ hybridization for identification of Tritrichomonas foetus in formalin-fixed and paraffin-embedded histological specimens of intestinal trichomoniasis. *Vet Parasitol* 172(1-2):139-143, 2010.

32. Elze J, Grammel L, Richter E, et al: First description of Mycobacterium heckeshornense infection in a feline immunodeficiency virus-positive cat. *J Feline Med Surg* 15(12):1141-1144, 2013.

33. Van Kruiningen HJ, Dobbins WO: Feline histiocytic colitis: a case report with electron microscopy. *Vet Pathol* 16(2):215-222, 1979.

34. De Cock HE, Marks SL, Stacy BA, et al: Ileocolitis associated with Anaerobiospirillum in cats. *J Clin Microbiol* 42(6):2752-2758, 2004.

35. Feinstein RE, Olsson E: Chronic gastroenterocolitis in nine cats. *J Vet Diagn Invest* 4(3):293-298, 1992.

36. Nicklas JL, Moisan P, Stone MR, et al: *In situ* molecular diagnosis and histopathological characterization of enteroadherent Enterococcus hirae infection in pre-weaning-age kittens. *J Clin Microbiol* 48(8):2814-2820, 2010.

37. Ghosh A, Borst L, Stauffer SH, et al: Mortality in kittens is associated with a shift in ileum mucosa-associated enterococci from Enterococcus hirae to biofilm-forming Enterococcus faecalis and adherent Escherichia coli. *J Clin Microbiol* 51(11):3567-3578, 2013.

38. Inness VL, McCartney AL, Khoo C, et al: Molecular characterisation of the gut microflora of healthy and inflammatory bowel disease cats using fluorescence in situ hybridisation with special reference to Desulfovibrio spp. *J Anim Physiol Anim Nutr (Berl)* 91(1-2):48-53, 2007.

39. Ramadan Z, Xu H, Laflamme D, et al: Fecal microbiota of cats with naturally occurring chronic diarrhea assessed using 16S rRNA gene 454-pyrosequencing before and after dietary treatment. *J Vet Intern Med* 28(1):59-65, 2014.

40. Sparkes AH, Papasouliotis K, Sunvold G, et al: Bacterial flora in the duodenum of healthy cats, and effect of dietary supplementation with fructo-oligosaccharides. *Am J Vet Res* 59:431-435, 1998.

41. Lubbs DC, Vester BM, Fastinger ND, et al: Dietary protein concentration affects intestinal microbiota of adult cats: a study using DGGE and qPCR to evaluate differences in microbial populations in the feline gastrointestinal tract. *J Anim Physiol Anim Nutr (Berl)* 93(1):113-121, 2009.

42. Barry KA, Middelbos IS, Vester Boler BM, et al: Effects of dietary fiber on the feline gastrointestinal metagenome. *J Proteome Res* 11(12):5924-5933, 2012.

43. Hooda S, Vester Boler BM, Kerr KR, et al: The gut microbiome of kittens is affected by dietary protein:carbohydrate ratio and associated with blood metabolite and hormone concentrations. *Br J Nutr* 109(9):1637-1646, 2013.

44. Mandigers PJ, Biourge V, German AJ: Efficacy of a commercial hydrolysate diet in eight cats suffering from inflammatory bowel disease or adverse reaction to food. *Tijdschr Diergeneeskd* 135(18):668-672, 2010.

45. Worhunsky P, Toulza O, Rishniw M, et al: The relationship of serum cobalamin to methylmalonic acid concentrations and clinical variables in cats. *J Vet Intern Med* 27(5):1056-1063, 2013.

46. Hart ML, Suchodolski JS, Steiner JM, et al: Open-label trial of a multi-strain synbiotic in cats with chronic diarrhea. *J Feline Med Surg* 14(4):240-245, 2012.

47. Biagi G, Cipollini I, Bonaldo A, et al: Effect of feeding a selected combination of galacto-oligosaccharides and a strain of Bifidobacterium pseudocatenulatum on the intestinal microbiota of cats. *Am J Vet Res* 74(1):90-95, 2013.

Distúrbios da Motilidade Esofágica, Gástrica e Intestinal em Gatos

Frédéric Gaschen

Distúrbios da motilidade digestiva incluem dismotilidade esofágica, gástrica, do intestino delgado e do cólon. Sua prevalência é difícil de estabelecer devido à ausência de estudos epidemiológicos apropriados. Distúrbios de motilidade que resultam de obstrução do trânsito esofágico, gástrico, do intestino delgado ou do cólon por corpos estranhos ou por lesões que ocupam o espaço intraluminal desses locais representam uma ocorrência comum na prática clínica felina. Entretanto, existem poucas informações acerca de distúrbios de motilidade digestiva não obstrutiva, acreditando-se que eles geralmente são subdiagnosticados na prática felina. Além disso, as ferramentas diagnósticas e métodos de tratamento disponíveis são limitados.

Distúrbios de motilidade digestiva não obstrutivos podem ocorrer sem serem notados pelo(a)(s) tutor(a)(es) do(s) gato(s) devido ao fato de cursarem com sinais clínicos discretos, difíceis de serem reconhecidos até que o quadro se torne grave. Eles podem resultar de uma inflamação ou infiltração neoplásica primária focal ou difusa da parede esofágica ou gastrintestinal (GI). A motilidade gastrintestinal também pode ser influenciada por diversas doenças que acometem outros órgãos, tais como inflamações abdominais e endocrinopatias, distúrbios hidroeletrolíticos e síndrome urêmica. Além disso, doenças que acometem o sistema nervoso autônomo, apesar de raras, também podem apresentar consequências devastadoras.

O diagnóstico e o tratamento dos gatos com obstruções esofágicas e GI em geral são relativamente fáceis de serem bem-sucedidos. Consequentemente, estas doenças não serão discutidas posteriormente neste capítulo.

ESÔFAGO

Anatomia e Fisiologia

O esfíncter esofágico superior (EES) é composto por fibras musculares estriadas tanto de origem esofágica quanto cricofaríngea. As duas camadas musculares do esôfago são arranjadas de maneira espiral e são ativadas em direções opostas. Elas são compostas por fibras musculares estriadas no terço proximal do esôfago (porção cervical), ao passo que contêm somente fibras musculares lisas nos dois terços distais do esôfago (porção torácica).[1] Um espessamento na musculatura esofágica é perceptível na junção gastroesofágica, funcionando como esfíncter esofágico inferior (EEI).[1] Um espessamento significativo muscular

da mucosa é observado ao nível do EEI e a camada muscular circular contém fibras elásticas anuloespirais.[2]

A função do esôfago é fortemente regulada. Após a fase orofaríngea da deglutição, o EES relaxa e uma primeira onda de motilidade esofágica é desencadeada, propelindo o bolo alimentar em direção ao EEI. A presença do bolo no esôfago distal causa um relaxamento do EEI de modo a permitir a passagem para o estômago. A presença de um bolo remanescente no esôfago após a peristalse primária desencadeia uma peristalse secundária.[3]

A motilidade esofágica é controlada por neurônios originados no núcleo ambíguo localizado no tronco cerebral (motor) e no núcleo do trato solitário na medula oblonga (sensorial), pelos gânglios cervicais e por uma rede complexa de interneurônios.[1] O nervo vago e seus vários ramos, tais como os nervos laríngeos recorrentes e os nervos laríngeos craniais, conectam as camadas musculares do esôfago aos centros superiores.[4]

Avaliação da Motilidade Esofágica

A função esofágica é avaliada utilizando-se radiografias na busca por alterações ao longo do comprimento do órgão, tais como megaesôfago, corpos estranhos radiopacos e tumores esofágicos. Avaliações contrastadas estáticas ou dinâmicas (esofagograma) são recomendadas na presença de sinais clínicos de doença esofágica, caso não sejam identificadas alterações nas radiografias. Esses estudos permitem a identificação de corpos estranhos radiolucentes e estenoses esofágicas. A fluoroscopia é necessária para a avaliação da motilidade esofágica.[3] A avaliação endoscópica do esôfago pode permitir a visualização de obstruções (p. ex., corpos estranhos, estenoses) ou de esofagite. A manometria de alta resolução é uma técnica comumente utilizada nos pacientes humanos para a avaliação completa da função esofágica. Ela foi utilizada com sucesso em gatos sem sedação (P. Kook, comunicação pessoal, 2014) e pode representar uma ferramenta valiosa para aumentar o conhecimento acerca da função esofágica felina nos pacientes saudáveis ou doentes (Fig. 11-1).

Distúrbios de Motilidade

As doenças esofágicas são incomuns nos gatos. Estudos realizados em instituições de referência relataram uma prevalência que variou de 0,05% a 1,0% de todos os pacientes felinos.[5,7] A idade média dos gatos acometidos variou de 3 a 6 anos.[5,7] Os

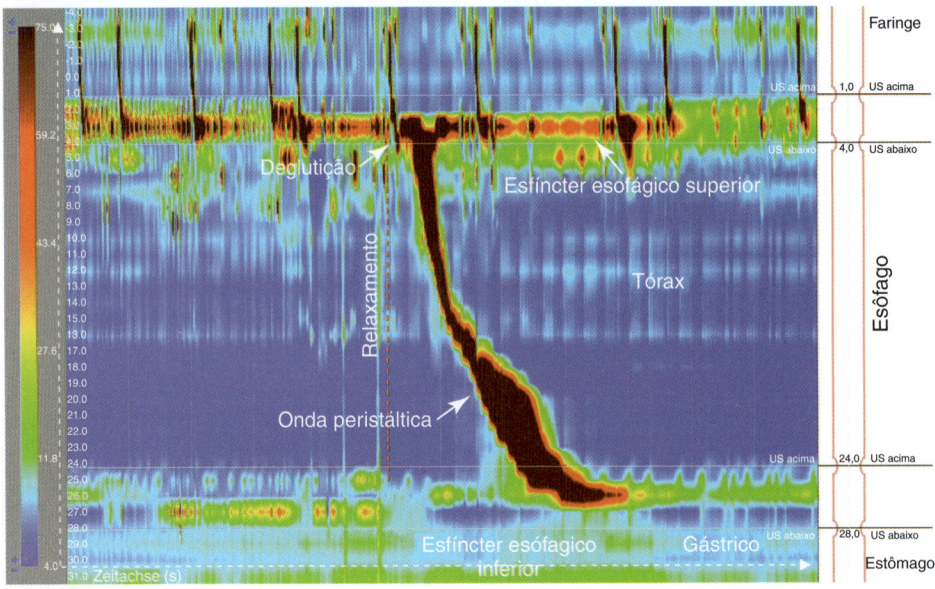

Figura 11-1: Análise topográfica da peristalse esofágica utilizando um sistema de manometria de alta resolução com 36 canais em um gato saudável da raça Maine Coon não sedado. O eixo vertical representa a distância em centímetros a partir da ponta do cateter, o qual está localizado no estômago (veja a ilustração esquemática do esôfago à direita da imagem), e o eixo horizontal representa o tempo. A magnitude da pressão está codificada em cores que correspondem à escala localizada à esquerda da imagem. Regiões de alta pressão são denotadas pela extremidade vermelha do espectro e as regiões de baixa pressão são identificadas na extremidade azulada. (Cedido pelo Dr. P. Kook, Faculdade Suíça de Veterinária, Universidade de Zurique.)

sinais clínicos associados incluem regurgitação e/ou vômito, disfagia, odinofagia, hipersalivação, anorexia e perda de peso. Em um estudo retrospectivo com 44 gatos com dismotilidade esofágica foi relatado uma elevada prevalência de sinais de comprometimento respiratório, tais como tosse, ruídos à respiração, descargas nasais, dispneia ou combinações desses sinais.[6] Tais sinais podem ter resultado de efeitos derivados de refluxo gastroesofágico (RGE) e da acidificação nas vias aéreas e pulmões.[6,8] Interessantemente, uma associação entre o RGE e condições asmáticas foi documentada em pacientes humanos.[8] O RGE foi documentado em 12% a 22% dos gatos jovens e adultos submetidos à anestesia geral utilizando-se diferentes protocolos. Os episódios de refluxo geralmente ocorreram no intervalo de alguns minutos e persistiram por 20 minutos ou mais.[9,10] Nos casos severos com dano significativo na mucosa esofágica podem ocorrer estenoses esofágicas pós-anestésicas.

Além das obstruções esofágicas (p. ex., corpos estranhos, estenoses, anomalias de anéis vasculares, tumores intraluminais), RGE, megaesôfago e hérnia de hiato do tipo I (por deslizamento) foram causas comuns identificadas nos casos relatados.[6,7] A motilidade esofágica anormal nos gatos com RGE e/ou hérnia de hiato provavelmente ocorre devido a uma esofagite secundária. Um subgrupo de gatos apresentou dismotilidade esofágica idiopática.[6,7] O megaesôfago é uma ocorrência rara nos gatos, com formas congênitas sendo relatadas. O megaesôfago adquirido é uma característica da disautonomia felina (mais informações em Distúrbios de Motilidade Generalizados). Adicionalmente, a disfagia e/ou o megaesôfago foram

identificados em 15% dos gatos com miastenia grave, uma doença rara comumente associada a doenças tímicas.[11]

A administração de comprimidos ou cápsulas aos pacientes felinos frequentemente desafiam a motilidade esofágica com retenção médio-cervical significativa após uma deglutição a seco.[12,13] Foi demonstrado que os comprimidos e cápsulas que contêm substâncias com propriedades irritativas, tais como a doxiciclina e a clindamicina, causam esofagite e estenoses esofágicas.[14,15]

Prevenção e Tratamento

A prevenção eficaz da retenção esofágica é facilmente obtida e consiste na administração de seis mililitros de água por via oral (PO) com o uso de uma seringa imediatamente após o fornecimento do(s) comprimido(s)/cápsula(s), uso de uma pistola para administração de comprimidos em uma única etapa com líquido saborizado (Flavo Rx Pill Glide®) ou um petisco para administração de pílulas (Greenies Pill Pockets®).[16]

Uma vez descartada a obstrução esofágica (por meio de esofagograma ou esofagoscopia), não há tratamento fácil para os gatos com motilidade esofágica diminuída. O(s) tutor(es) necessita(m) de orientação acerca da seleção da consistência apropriada do alimento (frequentemente um processo de tentativa e erro) e devem ser aconselhados a fazer o melhor uso possível da força gravitacional pela manutenção do gato em posição vertical após cada refeição. O RGE pode ser prevenido pela administração de procinéticos que aumentem o tônus muscular do EES, tais como a cisaprida e a eritromicina (seção Estômago e Tabela 11-2).

ESTÔMAGO

Anatomia e Fisiologia

O sistema nervoso entérico é uma rede complexa que possui um papel essencial nas múltiplas funções do trato GI. O plexo mioentérico (plexo de Auerbach) localizado entre as camadas musculares longitudinal e circular é o maior responsável pela coordenação das informações intrínsecas (enteroentéricas) e extrínsecas (sob influência do sistema nervoso central [SNC]) e regulação subsequente da motilidade GI. As células intersticiais de Cajal formam uma rede de células localizadas nas camadas musculares das paredes gástrica e intestinal. Elas possuem uma função de marca-passo e geram um padrão de ondas lentas. Entretanto, as contrações da musculatura lisa somente ocorrem quando os potenciais de pico são gerados no topo das ondas lentas, desencadeando a liberação de acetilcolina na fenda sináptica.

Quando se avalia a motilidade nos gatos, o estômago pode ser dividido em duas partes: o reservatório gástrico, consistindo no fundo e em uma grande parte da área do corpo, e a bomba gástrica, que compreende uma porção do corpo gástrico e o antro pilórico.

O papel do reservatório gástrico é o de armazenar e eventualmente evacuar a ingesta em direção à bomba. A função da bomba gástrica é misturar e triturar o conteúdo gástrico antes de seu esvaziamento em direção ao duodeno proximal. As ondas peristálticas se originam no estômago proximal e se propagam em direção ao piloro. Quando uma onda peristáltica se propaga em direção ao antro distal, uma pequena porção da ingesta passará através do piloro em direção ao interior do duodeno, no qual a maior parte será impulsionada em direção ao antro proximal de modo a se conseguir uma moagem adicional (retropulsão).

Uma peculiaridade dos felinos é a ausência de padrões típicos de aceleração da motilidade GI observados em outros pequenos carnívoros e nos seres humanos. Em particular, os complexos motores migratórios (CMMs) do tipo III possuem uma função de limpeza, a qual permite o esvaziamento de partículas grandes e indigeríveis a partir do estômago quando ele está quase vazio e também as impulsionam por todo o intestino delgado. Em vez disso, os gatos apresentam uma atividade com um pico de explosão seguida de picos de complexos migratórios que provavelmente são responsáveis pela importante função de limpeza.[17]

Nos animais saudáveis, a taxa de esvaziamento gástrico é modulada pelo tamanho do alimento e pela composição da dieta (p. ex., umidade e conteúdo de gordura, proteína e carboidrato) e está sob a influência de fatores neurais e endócrinos. Alimentos líquidos são esvaziados mais rapidamente do que alimentos sólidos.[18] O tempo de esvaziamento gástrico (TEG) é menor para alimentos enlatados do que para grânulos de ração secos,[19] com rações triangulares sendo esvaziadas mais lentamente do que grânulos arredondados.[20] A ingestão de água aparentemente diminui o TEG nos gatos alimentados com alimentos secos.[19] A idade não diminui a velocidade da motilidade gástrica significativamente, já que não foram observadas diferenças entre o TEG nos gatos jovens e mais velhos em um estudo.[21]

A sedação pode influenciar a motilidade gástrica. Demonstrou-se que gatos que receberam diazepam (0,18 mg/kg por via intravenosa [IV]) ingerem alimentos maiores do que gatos controle, apresentando aumento no TEG provavelmente associado

ao alimento de maior tamanho. Em outro estudo, a administração IV de cetamina ou acepromazina tendeu a diminuir o tempo de trânsito orocecal (TTOC) do bário líquido em gatos saudáveis, ao passo que misturas de cetamina e Valium® não apresentaram qualquer efeito.

Abordagem Diagnóstica

O histórico e a avaliação física detalhados podem revelar sinais sugestivos de dismotilidade GI (Quadro 11-1). A abordagem inicial do gato com suspeita de distúrbios na motilidade intestinal consiste primeiramente em descartar uma doença obstrutiva GI e necessita de radiografias abdominais, possivelmente seguidas por uma avaliação ultrassonográfica. A presença de alimento no interior do estômago após um jejum prolongado (ou seja, mais do que 12 horas) sugere lentidão no esvaziamento gástrico. Além disso, a ultrassonografia abdominal pode revelar uma diminuição acentuada ou a ausência de motilidade gástrica e duodenal. Uma vez descartada a obstrução GI, é necessário realizar o hemograma, painel de bioquímica sérica e urinálise para buscar por distúrbios subjacentes que podem influenciar secundariamente a motilidade.

Avaliação da Motilidade Gástrica

Diversas técnicas foram utilizadas para avaliar o TEG nos gatos. A Tabela 11-1 fornece exemplos de informações publicadas sobre o TEG obtidas por meio de diversas técnicas de mensuração.

Cintigrafia Gástrica com Radionuclídeos. A cintigrafia gástrica com radionuclídeos é a técnica padrão-ouro. O gato é alimentado com uma dieta sólida misturada com tecnécio-99 meta-estável (Tc_{99m}) e submetido a avaliações pós-prandiais realizadas em intervalos de tempo regulares com o auxílio de uma câmera gama, a qual permite a identificação da radioatividade presente no estômago. Uma curva de tempo é então desenhada, de modo que $T_{1/2}$ (o tempo no qual a metade da radioatividade inicial permanece no estômago) e $T_{50\%}$ (tempo no qual 50% está abaixo da curva) possam ser calculados.[18,19] Infelizmente, o método somente está disponível em instituições acadêmicas e poucos centros de referência, sendo mais comumente utilizado com propósitos de pesquisa. As informações da literatura não

---

QUADRO 11-1 Sinais Clínicos Associados a Esvaziamento Gástrico Lento

- Náusea com sinais associados, tais como hipersalivação e lamber os lábios
- Vômito
  - Pode ocorrer muito tempo após a ingestão de alimento, quando o estômago deveria estar esvaziado (mais do que 8 a 10 horas pós-prandiais)
  - Ocasionalmente, vômito em jato (na ausência de sinais prodrômicos, tais como náusea e salivação)
- Distensão abdominal, abdome dilatado
- Desconforto abdominal cranial, cólica
- Disorexia e anorexia
- Perda de peso
- Ingestão de materiais não comestíveis (pica) e/ou polidipsia
- Aumento na ocorrência de arrotos

| Tabela 11-1 | Exemplos de Tempos de Esvaziamento Gástrico Obtidos em Gatos Saudáveis após a Utilização de Diferentes Técnicas |||||

Técnica	Parâmetro Mensurado	Tipo e Tamanho do Alimento	Tempo (horas)	Fonte
Cintigrafia com radionuclídeo: Ingestão de alimento misturado com tecnécio-99m (Tc_{99m})	T_{50} e T_{80} (tempos nos quais 50% e 80% do alimento deixaram o estômago)	25 kcal/kg ou aproximadamente metade das necessidades calóricas diárias (alimento enlatado)	$T_{50} = 2,7 \pm 0,2$ $T_{80} = 4,9 \pm 0,8$	19
	T_{50} e T_{80}	40 kcal/kg ou aproximadamente 80% das necessidades calóricas diárias (alimento seco)	$T_{50} = 3,9 \pm 0,2$ $T_{80} = 10,2 \pm 0,8$	
BIPS: Ingestão de alimento misturado com esferas com 1,5 a 5,0 mm de diâmetro	$GE_{50\%}$ (tempo em que 50% de todas as esferas deixaram o estômago) GET (tempo em que 100% das esferas deixaram o estômago)	Whiskas® Supermeat, Pedigree® Pet Foods (enlatados), aproximadamente um quarto das necessidades calóricas diárias	7,7 (intervalo: 3,5-10,9) 12 (intervalo: 6-14)	23
Teste respiratório do acetato de sódio: Ingestão de alimento misturado com acetato de sódio	$T_{1/2}$ (tempo em que 50% da refeição deixou o estômago	a/d, Hills® Pet Nutrition (enlatado), quantidade não especificada	4,5	25
Ultrassonografia abdominal: Ingestão de alimento seguida de mensurações seriadas do diâmetro pilórico antral	Tempo para o esvaziamento total	Necessidade calórica diária total Metade das necessidades calóricas	24 (intervalo: 16-26) 14 (intervalo: 12-14)	26

Dados extraídos de publicações selecionadas.
BIPS, Barium-impregnated polyethylene spheres; *GET,* Gastric emptying time.

fornecem valores de referência consistentes, dada a variedade de composições e tamanhos dos alimentos.

Gastrograia com Sulfato de Bário Líquido. A gastrografia com sulfato de bário líquido tem sido utilizad amplamente para avaliar os tempos de trânsito gastrintestinal. A dose de 36% do peso por volume de suspensão de bário nos gatos é de 12 mL/kg e deve ser administrada quando o estômago está vazio.[22] O bário líquido deve estar presente no duodeno após 30 minutos e deve ter sido removido do estômago 3 horas após sua administração. Entretanto, a avaliação do esvaziamento gástrico de líquidos é uma técnica insensível, com exceção dos casos de obstrução mecânica. Apesar de a mistura de bário com o alimento permitir uma melhor avaliação da fase sólida do esvaziamento gástrico, o bário pode se dissociar facilmente do alimento teste e ser esvaziado para o duodeno mesmo que o alimento sólido ainda esteja no estômago, fazendo com que o estudo não seja preciso.

Esferas de polietileno impregnadas com bário (BIPS®, Med ID, Grand Rapids, Michigan, Estados Unidos) foram utilizadas para avaliar os tempos de trânsito GI nos gatos. As cápsulas contêm esferas variadas em dois tamanhos (1,5 e 5 mm de diâmetro) e podem facilmente ser utilizadas na prática clínica.[23] Entretanto, a correlação entre o esvaziamento gástrico das BIPS e a cintigrafia foi desapontadora nos gatos,[24] sendo questionada a utilidade clínica dessas esferas.

Testes Respiratórios. Os testes respiratórios que utilizam marcadores como o ácido octanoico ou o acetato de sódio radiomarcado com o isótopo estável Carbono 13 (^{13}C) foram estabelecidos em gatos. O marcador é absorvido no duodeno e processado no fígado com liberação de ^{13}C, o qual é exalado no final. Gráficos com as razões de $^{13}C/^{12}C$ exalados de acordo com o tempo pós-prandial são utilizados para se obter os valores de $T_{1/2}$. Uma correlação razoável foi observada entre o teste respiratório do acetato de sódio e a cintigrafia com ^{99m}Tc.[25] Apesar de essa técnica ser mais prática do que a cintigrafia, sua disponibilidade atual ainda é limitada às instituições de pesquisa.

Avaliação Ultrassonográfica. A avaliação ultrassonográfica do TEG se baseia na mensuração pós-prandial da região transversal ou no volume estimado do relaxamento do antro pilórico ao longo do tempo. À medida que o estômago é esvaziado, o tamanho do antro diminui e, por fim, retorna aos valores observados em jejum. O TEG pode ser derivado de um gráfico de tempo produzido com os valores obtidos. Apesar de a técnica somente ter sido validada nos cães, ela foi utilizada também nos pacientes felinos (Fig. 11-2).[26] A ultrassonografia também permite a avaliação da amplitude e da frequência de contrações antrais, dois potenciais parâmetros úteis para a avaliação da motilidade gástrica baseando-se em estudos realizados em cães.[27] Caso se comprove a precisão da técnica também nos pacientes felinos, a ampla disponibilidade de equipamentos ultrassonográficos fará com que ela se torne bastante aplicável nas clínicas e hospitais veterinários.

Distúrbios de Motilidade

De modo geral, existem pouquíssimas informações publicadas acerca dos distúrbios de esvaziamento gástrico nos gatos. Muitas das informações posteriormente fornecidas neste capítulo são frutos dessas observações.

Distúrbios Primários da Motilidade Gástrica

Distúrbios funcionais primários aparentemente são raros em gatos. A disautonomia é discutida posteriormente com detalhes neste capítulo. Uma revisão sobre bolas de pelo sugeriu que peculiaridades da motilidade gástrica felina podem estar

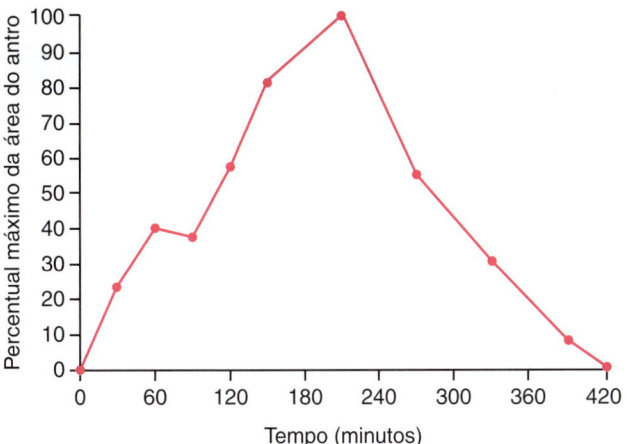

Figura 11-2: Avaliação do esvaziamento gástrico por meio de ultrassonografia abdominal em um gato saudável após alimentação com ração seca granular em quantidade correspondente a um quarto das necessidades diárias. O eixo *Y* representa o percentual da área antral máxima e o eixo *X* representa o tempo. O $TEG_{50\%}$ é de 276 minutos e o estômago está 98% vazio após 420 minutos. Há uma latência de 210 minutos até que o antro atinja seu diâmetro máximo, a qual foi documentada em outro estudo e atribuída à reidratação dos grânulos secos e pela dilatação lenta do antro com um aumento mínimo na pressão luminal.[24]

envolvidas em sua etiopatogênese, em particular uma aparente falta de motilidade interdigestiva organizada.[28] Nos seres humanos e cães o CMM do tipo III elimina eficientemente conteúdos indigeríveis maiores do que 1 a 2 milímetros em diâmetro. Sua ausência nos felinos pode prevenir a passagem de material piloso através do piloro e promove retenção gástrica e, por fim, a formação da bola de pelo. Nos gatos Pelo Curto, em particular, a eliminação frequente de bolas de pelo também pode ser um sinal precoce de enteropatias crônicas, devendo levar os clínicos a iniciar exames diagnósticos adicionais.[28]

Distúrbios Secundários da Motilidade Gástrica

Inflamações gástricas, intestinais e abdominais são causas comuns de dismotilidade gástrica nos gatos. Exemplos incluem parasitoses intestinais, gastroenterite aguda, enteropatias crônicas (tal como a doença inflamatória intestinal), linfoma alimentar e úlceras gástricas. Adicionalmente, doenças inflamatórias nos órgãos abdominais possuem potencial para causar íleo paralítico (informações adicionais na seção Distúrbios de Motilidade Generalizados) que podem resultar em anorexia prolongada e hospitalização. Interessantemente, o TEG não está prolongado após a colocação endoscópica de um tubo de gastrotomia percutâneo.[29]

As doenças que acometem múltiplos sistemas orgânicos também podem impactar a motilidade GI. Gatos com hipertireoidismo possuem um TTOC mais curto após o fornecimento de alimentos líquidos com lactulose do que gatos saudáveis.[30] O tratamento que utiliza iodo radioativo (^{131}I) normalizou ao menos parcialmente o TTOC com sucesso.[31] O diabetes melito é a causa mais comum do esvaziamento gástrico mais lento nos seres humanos. Entretanto, apesar da ocorrência frequente de diabetes melito nos felinos, até o presente momento não existem informações disponíveis que descrevam o TEG mais lento nos gatos com diabetes melito de ocorrência natural. Cães com redução experimental significativa (66%) de tumores

renais apresentaram uma diminuição na motilidade intestinal e colônica, porém com preservação da motilidade gástrica. Não existem informações semelhantes disponíveis nos gatos. É imaginável que a perda de 75% ou mais do parênquima renal, um fato comum nos gatos com doença renal crônica, possa gerar repercussões na motilidade gástrica também. Por fim, distúrbios hidroeletrolíticos tais como a hipocalemia, hipocalcemia, hipercalcemia e hipomagnesemia podem impactar negativamente a função da musculatura lisa e diminuir a motilidade GI.

Alguns medicamentos também podem induzir um esvaziamento gástrico mais lento: opioides e anticolinérgicos podem causar alteração na função muscular lisa. Tempos de trânsito GI mais lentos foram documentados em cães submetidos à anestesia geral, sendo provável que isto também ocorra em gatos.

O estresse e a liberação de neurotransmissores simpáticos podem ocorrer em associação a trauma, outros eventos dolorosos ou com mudança de ambiente, apresentando potencial para inibir a motilidade gástrica.

Tratamento dos Distúrbios de Motilidade Gástrica

Caso a motilidade gástrica diminuída aparente for um evento secundário, o tratamento focado na avaliação de distúrbios subjacentes deve se constituir em premissa essencial para a resolução da dismotilidade. Distúrbios na motilidade GI contribuem para a perpetuação da anorexia.

Dieta. Uma abordagem nutricional para o tratamento da diminuição na motilidade gástrica se baseia na fisiologia aplicada. Pequenas refeições compostas por um líquido que pode ser digerido facilmente ou por alimentos enlatados com baixa densidade calórica e de gordura são provavelmente esvaziados a partir do estômago de maneira rápida. Infelizmente, tais dietas podem não ser apetitosas para gatos mimados, sendo necessário encontrar nestes casos um meio termo entre a palatabilidade e a ótima composição do alimento.

Procinéticos. A Tabela 11-2 resume os locais e mecanismos de ação, doses recomendadas e efeitos colaterais dos procinéticos GI de uso clínico nos gatos. Uma discussão acerca dos fármacos pode ser encontrada no final deste capítulo.

INTESTINO DELGADO

Anatomia e Fisiologia

Surpreendentemente, pouco se sabe sobre os padrões de motilidade do intestino delgado felino. Tal como descrito previamente, a motilidade interdigestiva é diferente da que se observa em outras espécies. Nos gatos, os picos de atividade elétrica são seguidos por picos de complexos migratórios que geram contrações gigantes aborais. Essas contrações provavelmente são responsáveis por mover partículas grandes indigeríveis em direção ao intestino grosso.[17,32] Presume-se que os padrões de motilidade associados à alimentação, descritos em outras espécies carnívoras, também estejam presentes nos gatos. Eles consistem em ondas peristálticas (contrações circulares que se propagam em direção aboral) e contrações estáticas (também denominadas de fase ou segmentares) que ocorrem em locais isolados e são responsáveis por misturar o conteúdo alimentar.

Tabela 11-2	Fármacos Procinéticos Mais Comumente Utilizados nos Gatos com Diminuição na Motilidade Esofágica e Gastrintestinal (em Ordem Alfabética)[*][†]		
Nome	**Mecanismo e Local de Ação**	**Posologia**	**Efeitos Colaterais**
Betanecol	Agente parassimpatomimético Esôfago, EEI, antro gástrico, intestino delgado, cólon	1,25-5,0 mg/gato VO a cada 8 horas Iniciar no limite inferior do intervalo da dose	Vômito, diarreia, salivação, anorexia Efeitos cardiovasculares e respiratórios geralmente apenas quando utilizada em dose excessiva
Cisaprida	Agonista da serotonina (receptores $5HT_4$) EEI, antro gástrico, duodeno, cólon	1,0 mg/kg PO a cada 8 horas ou 1,5 mg/kg PO a cada 12 horas Iniciar com dose na extremidade inferior do intervalo da dose e titular até o efeito	Inibidor da enzima citocromo P-450, por aumentar a meia-vida de outros fármacos eliminados por essa via
Eritromicina	Agonista da motilina Esôfago, EEI Desconhecido nos gatos: antro gástrico ou intestino delgado	0,5-1,0 mg/kg IV, PO a cada 8 horas	Nenhum descrito para essa dose
Metoclopramida	Antagonista da dopamina (receptores D2), antagonista $5HT_3$, agonista $5HT_4$ Antro gástrico	0,2-0,4 mg/kg SC a cada 8 horas 1,0-2,0 mg/kg/dia TIC	Excitação, inquietação, tremores musculares após superdosagem

[*]Mais detalhes e fármacos adicionais para os quais a experiência clínica atualmente é mais limitada podem ser encontrados no texto do capítulo.
[†]Fármacos procinéticos não devem ser utilizados antes de ter sido definitivamente descartada a existência de uma doença obstrutiva. Eles também são contraindicados em presença de hemorragia ou perfuração gastrintestinal. Esses fármacos não têm sua utilização aprovada para gatos nos Estados Unidos.
TIC, Taxa de infusão constante; *IV*, intravenoso; *EEI*, esfíncter esofágico inferior; *PO, per os*; *SC*, subcutâneo.

Abordagem Diagnóstica

Quando se suspeita de um trânsito anormal no intestino delgado, o primeiro passo a se considerar consiste em descartar rigorosamente doenças obstrutivas tais como corpos estranhos e tumores intramurais ou extramurais, visto que frequentemente necessitam de abordagem cirúrgica. Uma vez que a obstrução tenha sido descartada, a avaliação do tempo de trânsito no intestino delgado (TTID) pode ser útil. O tempo de trânsito do intestino delgado pode ser estimado por meio da utilização do TTOC determinado utilizando o teste respiratório do hidrogênio. Esse teste mensura a produção de hidrogênio após a administração de lactulose, a qual somente é metabolizada pela microbiota do intestino grosso.[33] O TTOC é composto tanto pelo TEG quanto pelo TTID e foi relatado como sendo de 30 a 45 minutos nos gatos saudáveis após a administração de lactulose em ausência de alimento sólido.[33] O TTID também pode ser determinado por meio da utilização de esferas radiopacas administradas misturadas com um alimento sólido.[33] Os tempos publicados de TTID para gatos saudáveis variaram de 2,25 a 3,05 horas em um estudo.[34] Entretanto, na maioria das situações clínicas, a avaliação qualitativa da motilidade do intestino delgado é mais prática. Radiografias abdominais podem revelar segmentos intestinais dilatados e preenchidos por gás (Fig. 11-3), ao passo que a ultrassonografia abdominal pode revelar alças intestinais amplas e pouco móveis (Fig. 11-4).

Distúrbios de Motilidade

A enterite está associada a padrões alterados de motilidade intestinal que geralmente resultam em uma diminuição no TTID pela combinação da diminuição das contrações estáticas e aumento nas contrações gigantes aborais. Essas alterações são resolvidas pelo tratamento eficaz da enterite. O íleo mecânico (ou obstrução mecânica) é observado comumente e pode ser causado por um corpo estranho intestinal, granulomas ou tumores neoplásicos (p. ex., linfoma alimentar). A pseudo-obstrução intestinal crônica é uma síndrome que geralmente ocorre como consequência de uma alteração crônica na motilidade intestinal em um segmento do intestino delgado. Ela foi relatada como resultado de uma miopatia visceral em um gato jovem com histórico de anorexia, vômito intermitente e diarreia de 1 semana de duração, além de apresentar evidências de dilatação e hipomotilidade de alças do intestino delgado ao diagnóstico por imagem. O gato se apresentou bem após a ressecção cirúrgica de uma porção de 20 cm de comprimento de jejuno dilatado.[35] Muitas doenças originadas fora do trato GI podem gerar repercussão na motilidade do intestino delgado e íleo paralítico (mais informações na seção Distúrbios de Motilidade Generalizados). Tal como foi mencionado previamente, o hipertireoidismo diminui o TTOC.[30,31]

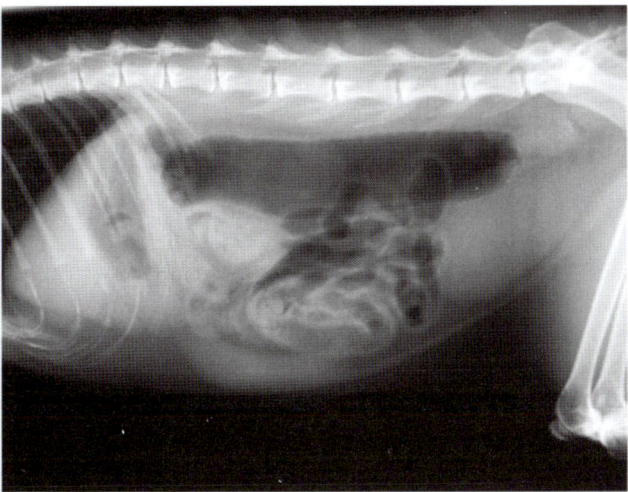

Figura 11-3: Radiografia lateral do abdome de um gato com disautonomia que revela distensão por gás no intestino delgado e no cólon. Há distensão por gás generalizada no intestino delgado, com algumas alças medindo mais de 1,2 cm. Uma quantidade moderada de opacidade mineral granular pode ser observada em algumas alças do intestino delgado. (Retirado de Novellas R, Simpson KE, Gunn-Moore DA, et al: Imaging findings in 11 cats with feline dysautonomia. *J Feline Med Surg* 12:584-591, 2010.)

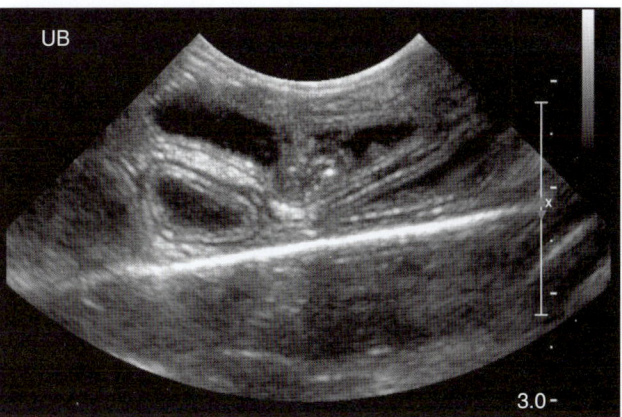

Figura 11-4: Imagem ultrassonográfica de um gato macho castrado de 12 anos de idade com sepse e diarreia aguda que revela múltiplos segmentos jejunais dilatados e preenchidos com líquido. As paredes possuem espessura normal, porém possuem uma indistinta estratificação em camadas, mucosas delgadas e submucosas proeminentes. Por causa da distribuição generalizada e da distensão discreta por líquido, esses achados são característicos de um íleo funcional. (Cedido pela Dra. Lorrie Gaschen, Universidade do Estado da Louisiana.)

Tratamento

Os princípios listados para a abordagem dos distúrbios de motilidade gástrica também se aplicam à dismotilidade do intestino delgado. Qualquer distúrbio subjacente deve ser avaliado. Procinéticos gastrintestinais são discutidos com detalhes posteriormente neste capítulo e também na Tabela 11-2. A pseudo-obstrução intestinal crônica pode necessitar de uma abordagem cirúrgica.

CÓLON

Anatomia e Fisiologia

O cólon possui duas funções principais no gato: absorção de água, a qual ocorre no cólon proximal, e armazenamento de fezes, a qual se dá até a defecação. Apesar de a fisiologia da motilidade do cólon não ter sido extensivamente estudada em gatos, provavelmente os princípios observados em outras espécies podem ser aplicados. Contrações estáticas misturam o conteúdo alimentar e, indiretamente, promovem absorção de água. Contrações peristálticas movem as fezes em direção aboral ao longo de pequenas distâncias. Por fim, contrações gigantes precedem a defecação e movem as fezes ao longo de segmentos mais longos. O reflexo gastrocólico é mediado pelos nervos entéricos e potencializa a motilidade do cólon após uma refeição, levando à defecação.

Abordagem Diagnóstica

Tal como no caso dos outros segmentos do trato GI, doenças obstrutivas devem primeiramente ser diferenciadas de distúrbios não obstrutivos pelo fato de a abordagem ser significativamente diferente para cada categoria. A obstrução resulta em uma forma hipertrófica de megacólon. Caso o motivo da obstrução possa ser avaliado ao longo do tempo, a função do cólon pode ser preservada. Entretanto, obstruções prolongadas estão associadas à perda da contratilidade do cólon. A motilidade do cólon pode ser avaliada quantitativamente com radiografias e ultrassonografia (sendo o aumento de volume do cólon indicativo de disfunção). O trânsito de esferas radiopacas pode ser utilizado para mensurar o tempo de trânsito no intestino grosso (TTIG). O tempo de trânsito no intestino grosso mensurado no momento da evacuação completa das esferas radiopacas foi de 40 horas em gatos saudáveis.[36]

Distúrbios de Motilidade

A inflamação do cólon está associada a uma motilidade não propulsora diminuída e com excesso de motilidade propulsora, as quais resultam da diarreia com defecação frequente de fezes com consistência diminuída e se resolvem com um tratamento para colite. TTIG prolongados causam constipação.

Constipação, Obstipação e Megacólon

Definições. A constipação é caracterizada pela dificuldade ou pouca frequência de evacuação de fezes. A obstipação é o resultado de constipação recorrente e intratável. A constipação e a obstipação podem culminar na síndrome do megacólon.[37] A constipação se constitui em um problema relativamente frequente em gatos, ao passo que a obstipação e o megacólon são menos prevalentes.

Etiologia. Os diagnósticos diferenciais para a constipação no gato são resumidos no Quadro 11-2.

Apresentação Clínica. A obstipação e o megacólon são observados em gatos de meia-idade (idade média: 5,8 anos).[38] Os sinais clínicos típicos incluem defecação reduzida, ausente ou dolorosa, os quais podem ser progressivos, estando frequentemente presentes por semanas ou meses antes do atendimento por um médico veterinário. Fezes ressecadas podem ser observadas dentro e fora da caixa de areia, com a disquezia podendo ser

QUADRO 11-2 Diagnóstico Diferencial de Constipação no Gato com Prevalência das Causas Mais Comuns de Obstipação (entre Parênteses)

Obstrução Mecânica
- Intraluminal – corpos estranhos, neoplasias, estenoses, hérnias perineais, divertículo retal
- Intramural – neoplasias, granulomas
- Extraluminal – fraturas pélvicas (23%), neoplasias, doença prostática

Alteração Comportamental
- Caixa de areia, mudança no ambiente, problemas de comportamento, inatividade, hospitalização

Inflamação
- Feridas por mordidas na região perianal, saculite e abcesso anal, proctite, corpos estranhos anorretais, fístula perianal, artrite

Alteração Metabólica, Endócrina
- Metabólica – obesidade, desidratação, hipocalemia, hipercalcemia, doença renal crônica
- Endócrina – hipotireoidismo, hiperparatireoidismo

Disfunção Neuromuscular
- Doença na medula espinhal – doença lombossacral, deformidade na medula espinhal sacral, tal como nos gatos da raça Manesa (5%)
- Nervo hipogástrico ou pélvico – lesão (6%), doença maligna, disautonomia
- Neuropatia no plexo mioentérico ou submucoso – disautonomia, envelhecimento
- Musculatura lisa do cólon – megacólon idiopático (62%), envelhecimento

Medicamentos
- Opiáceos, anticolinérgicos, diuréticos, fenotiazina, sulfato de bário

Washabau RJ, Hasler AH: Constipation, obstipation, and megacolon. *In* August JR, editor: *Consultations in feline internal medicine*, Filadélfia, Estados Unidos, 1997, pp 104-112.

observada. Constipação e obstipação crônicas podem gerar repercussões sistêmicas, tais como anorexia, letargia, perda de peso e vômito. É necessário um exame clínico criterioso nos gatos com constipação e obstipação que podem revelar graus variados de desidratação, perda de peso e dor abdominal. Palpação retal digital deve ser realizada sob sedação ou anestesia e pode revelar alterações no canal pélvico ou, mais raramente, um corpo estranho retal, estenose ou presença de uma hérnia perineal.

Abordagem Diagnóstica. Recomenda-se uma triagem criteriosa dos gatos que apresentam constipação recorrente para excluir doenças subjacentes e avaliar repercussões sistêmicas do distúrbio. Condições degenerativas crônicas, tais como a doença renal crônica ou artrite, estão comumente associadas a episódios de constipação. Radiografias abdominais realizadas com projeções ortogonais são recomendáveis. Elas são úteis para avaliar o canal pélvico e podem ser úteis para graduar a severidade da

impactação fecal. Em um estudo foi estabelecido a razão do diâmetro máximo do cólon em relação ao comprimento da quinta vértebra lombar (L5).[39] Uma razão menor do que 1,28 foi indicativa de cólon normal, ao passo que uma razão maior do que 1,48 foi um bom indicador de megacólon.[39] Adicionalmente, a ultrassonografia abdominal pode revelar linfonodos aumentados de volume atribuíveis à ocorrência de inflamação crônica.

Tratamento. Doenças subjacentes identificadas devem ser tratadas. Os diferentes métodos de tratamento para a constipação incluem as seguintes opções:

- *Laxantes orais* são administrados até se obter efeito, iniciando com a dose mínima recomendada. Laxantes expansores de volume fecal, tais como o *psyllium* (1 a 4 colheres misturadas no alimento a cada 12 a 24 horas) ou abóbora enlatada (1 a 4 colheres por dia misturadas ao alimento), têm sido utilizados com bastante sucesso. Uma dieta enriquecida com *psyllium* especialmente formulada está comercialmente disponível (Royal Canin Intestinal Fiber Response®). Em um ensaio aberto a dieta foi demonstrada ser palatável, melhorar a consistência fecal e diminuir a necessidade de outros tratamentos, tais como com lactulose ou cisaprida.[40] O dioctil sulfossuccinato de sódio (DSS), também denominado docusato, é um agente emoliente (50 mg VO a cada 24 horas) o qual é comumente utilizado nos gatos com constipação. Por sua vez, o óleo mineral (10 a 25 mL VO uma vez ao dia) e o petrolato (diversos produtos com fórmulas particulares) funcionam como laxantes lubrificantes. Laxantes hiperosmóticos incluem a lactulose (0,5 mL/kg VO a cada 8 a 12 horas) e o polietilenoglicol 3350 (Miralax®, GoLytely), o qual foi demonstrado como sendo seguro e palatável para pacientes felinos.[41] O polietilenoglicol 3350 também pode ser administrado através de uma sonda nasoesofágica sob taxas de 6 a 10 mL/kg/hora em gatos constipados e obstipados. A dose média total necessária foi de 80 mL/kg (intervalo: 40 a 156), com a defecção ocorrendo em média 8 horas após o início do tratamento (intervalo: 5 a 24).[42] A utilização dessa técnica diminuiu consideravelmente a necessidade de enemas na prática felina (S. Little, comunicação pessoal, 2014).
- *Enemas* devem ser injetados lentamente. A administração rápida pode causar vômito reflexo e efluxo rápido e excessivo do líquido, podendo aumentar o risco de perfuração do cólon. Água de torneira morna e solução salina fisiológica morna são administradas na dose de cinco a 10 mL/kg. O docusato, o óleo mineral e a lactulose também podem ser administrados por via retal (5 a 10 mL/gato). Evite combinar DSS e óleo mineral. Supositórios de DSS estão disponíveis para utilização domiciliar caso o gato os tolere.
- Agentes procinéticos serão discutidos posteriormente neste capítulo. Atualmente, o procinético mais utilizado em gatos com constipação e obstipação é a cisaprida.
- Uma abordagem passo a passo se provou ser útil em gatos com constipação e obstipação. Os gatos com constipação discreta (p. ex., primeira ocorrência ou recorrência após um longo intervalo com defecação normal) podem ser tratados com laxantes orais e podem requerer, inicialmente, um enema. Manter esses gatos sob dieta enriquecida com *psyllium* ou sob suplementação contínua com laxantes pode ser benéfico. As constipações moderadas ou recorrentes geralmente são

beneficiadas pela administração nasoesofágica de polietilenoglicol 3350 (informações disponíveis neste capítulo). Casos refratários podem requerer a administração de diversos enemas e/ou extração manual das fezes. A extração manual é útil quando todas as outras opções falharam, sendo realizada de melhor maneira em gatos anestesiados com massagem transabdominal do cólon e administração retal concomitante de uma combinação de água morna ou solução fisiológica salina morna e lubrificantes solúveis em água na tentativa de fragmentar fezes impactadas. Instrumentos, tais como pinças de suporte para esponjas, podem ser úteis caso sejam utilizados cuidadosamente. Nos casos refratários, pode ser necessária mais de uma sessão para evacuar o cólon sem riscos excessivos. Alguns autores recomendam a administração de uma pequena dose de metronidazol (7,5 a 15 mg/kg VO a cada 12 horas) de modo a prevenir o risco de translocação bacteriana durante e após o procedimento. O tratamento a longo prazo deve consistir em suplementação da alimentação com fibras e com lactulose e cisaprida adicionais. A administração regular de enemas pelo tutor no domicílio provavelmente não será fácil de ser realizada na maioria dos casos, com baixa receptividade pelos animais e pelos tutores. Uma abordagem cirúrgica deve ser considerada nos casos graves de obstipação e megacólon que não respondem ao tratamento mencionado previamente, com diferentes técnicas de colectomia sendo utilizadas com sucesso em gatos.[37] Uma descrição desses procedimentos está disponível de uma maneira mais completa em livros de cirurgia.

DISTÚRBIOS DE MOTILIDADE GENERALIZADOS

Diversas condições podem causar o comprometimento generalizado da motilidade digestiva. O íleo paralítico é uma ocorrência comum, ao passo que a disautonomia felina é uma doença rara que pode acometer todas as porções do sistema digestivo, assim como outros sistemas orgânicos.

Íleo Paralítico

Etiopatogênese

Em estudos experimentais iniciais realizados em gatos anestesiados demonstrou-se que a estimulação mecânica do intestino delgado e grosso, cirurgias intestinais e inflamação peritoneal induzem a inibição gástrica. As prováveis vias para tal incluem os nervos simpáticos, o nervo vago e as vias ascendentes espinobulbares, assim como reflexos vagovagais locais.[43] Existem evidências de que cães apresentam diminuição no esvaziamento gástrico após laparotomia.[44,45] Quatro principais vias podem ser identificadas no íleo pós-obstrução (IPO) em modelos animais e nos seres humanos: (1) *neurogênica*, com estímulo das vias neurais inibitórias associado ao estresse mediado pelo procedimento cirúrgico; (2) *inflamatória*, com estímulo de macrófagos e neutrófilos devido à manipulação e à liberação de mediadores pró-inflamatórios que reduzem a motilidade GI; e (3) *hormonal*, com liberação de fatores liberadores de corticotrofina e estimulação de citocinas pró-inflamatórias no intestino. Por fim, a IPO pode ser gerada por (4) intervenções *farmacológicas*, em particular pela utilização de opioides exógenos como analgésicos e de seus efeitos inibidores gerais sobre a motilidade GI. Entre os analgésicos opioides, agonistas de receptores Mu aumentam as contrações antrais, mas diminuem a propulsão antral. De maneira similar, eles aumentam o tônus e a segmentação intestinal, porém diminuem a propulsão intestinal. Por fim, também aumentam a atividade dos esfíncteres ileocólico e anal. Os agonistas dos receptores Mu, tal como a loperamida, ou aqueles combinados com anticolinérgicos, tais como o difenoxilato e a atropina, são utilizados no tratamento dos episódios agudos de diarreia. Eles aparentam levar à dismotilidade caso sejam administrados por mais do que poucos dias.

Anticolinérgicos administrados isoladamente também apresentam potencial para gerar um íleo adinâmico. O Quadro 11-3 lista as doenças associadas à geração de íleo adinâmico. Existem informações preliminares que sugerem que tempos de trânsito GI mais lentos podem ocorrer em cães e gatos com doenças pilóricas, pancreatite e síndrome urêmica.[44] Nos gatos, a pancreatite aguda, colangite, peritonite e síndrome urêmica constituem processos extraintestinais que apresentam potencial para diminuir a motilidade GI.

Sinais Clínicos e Diagnóstico

Os sinais clínicos incluem aqueles listados no Quadro 11-1 em associação com os sinais da doença primária subjacente. Os sons intestinais geralmente não são audíveis à auscultação abdominal. Tipicamente, radiografias abdominais revelam alças intestinais moderadamente distendidas preenchidas com gás e conteúdo líquido (Fig. 11-3), enquanto a ultrassonografia abdominal revela estômago e intestino distendidos e pouco móveis (Fig. 11-4).

Tratamento

A abordagem apropriada é importante porque a ausência de motilidade GI impede o uso do trato GI para alimentação. Qualquer causa identificável deve ser tratada, sendo os agentes procinéticos úteis para tal finalidade. Acreditava-se que uma taxa de infusão constante (TIC) de lidocaína (inicialmente 0,025 mg/kg/minuto IV após um bolo de carga de 0,5 mg/kg IV) durante qualquer intervenção cirúrgica diminuiria a severidade da IPO devido às propriedades antinociceptivas, anti-hiperalgésicas e anti-inflamatórias do fármaco. Entretanto, o consenso atual é de que a TIC de lidocaína não possui qualquer efeito direto sobre a motilidade GI.

QUADRO 11-3 Causas de Íleo Adinâmico

- Cirurgia abdominal
- Peritonite
- Isquemia intestinal
- Sepse
- Desequilíbrio hidroeletrolítico (hipocalemia)
- Síndrome urêmica
- Disautonomia
- Lesões na medula espinhal
- Intoxicação por chumbo
- Fármacos anticolinérgicos

Adaptado de Guilford WG: Motility disorders of the bowel. *In* Guilford WG, Center SA, Strombeck DR, et al., (ed): *Strombecks's small animal gastroenterology*, 3ª ed., Filadélfia, 1996, Saunders, pp 532-539.

Disautonomia Felina

A disautonomia é uma doença de origem ainda desconhecida. Ela foi primeiramente descrita em gatos no início da década de 1980, sendo caracterizada por uma disfunção generalizada e progressiva no sistema nervoso autônomo. Existem evidências circunstanciais de um surto em uma colônia de gatos fechada que indicam uma associação à toxina tipo C de *Clostridium botulinum*.[46] Foram relatadas várias centenas de casos de gatos com disautonomia por todo o planeta, muitos ocorrendo no Reino Unido e, em uma menor extensão, no continente europeu. O pico de prevalência ocorreu no início até a metade da década de 1980, com a doença aparentando ser menos prevalente no momento.[47] Nos Estados Unidos, casos autóctones também foram relatados nos Estados do Missouri e Kansas.[48]

Sinais Clínicos e Diagnóstico

Gatos com disautonomia apresentam sinais de disfunção generalizada do sistema nervoso autônomo, tais como midríase bilateral irresponsiva à luz, prolapso da terceira pálpebra, membranas mucosas secas, secreções nasais crostosas e secas, bradicardia (taxa de batimentos cardíacos menor do que 150 ou menos do que 120 batimentos por minuto) apesar do aparente nervosismo e/ou desidratação. Uma vesícula urinária grande e facilmente exprimível pode ser palpada, estando associada à incontinência urinária. Os sinais GI incluem anorexia, constipação, regurgitação ou vômito e ânus arreflexo em presença ou ausência de incontinência fecal.[48,49] O megaesôfago pode estar presente, apesar de alguns gatos somente demonstrarem diminuição da motilidade esofágica nos estudos fluoroscópicos. Radiografias abdominais podem revelar estômago e intestino dilatados e preenchidos com gás (Fig. 11-3). Uma diminuição na produção de lágrimas frequentemente está presente, o que pode ser avaliado por meio do teste de Shirmer. Na presença dos sinais mencionados, o diagnóstico é confirmado por meio da aplicação de colírios de pilocarpina diluídos (0,05% a 0,1%). Isto gera um rápido desenvolvimento de miose, demonstrando a presença de disfunção autonômica e hipersensibilidade da musculatura iridal por denervação.[47-49] A apresentação da disautonomia felina é aguda a subaguda, com a doença geralmente progredindo ao longo de dias ou semanas.

Tratamento

O tratamento é focado no suporte às funções corporais essenciais (incluindo fluidoterapia IV, esvaziamento da vesícula urinária por meio de sua compressão, alimentação em posição vertical), com os gatos acometidos frequentemente necessitando de cuidados intensivos nos ambientes hospitalar e doméstico. Múltiplos fármacos procinéticos GI frequentemente são utilizados na tentativa de fornecer suporte à motilidade digestiva. Colírios de pilocarpina são utilizados para prevenir fotofobia e prolapso da terceira pálpebra, associando-se aplicação de lágrimas artificiais. A utilização cuidadosa de betanecol também pode ser benéfica. A posologia dos fármacos procinéticos GI está listada na Tabela 11-2.

Prognóstico

O prognóstico é ruim, com somente 25% dos gatos se recuperando da doença ao longo de vários meses, algumas vezes somente parcialmente.[33] Gatos que apresentam sinais clínicos discretos possuem aparentemente uma maior chance de recuperação.[48,49]

Avaliação Histopatológica

Neurônios pós-ganglionares são mais comumente afetados, apesar de as lesões também poderem ser observadas em neurônios pré-ganglionares. Os gânglios do nervo craniano e os gânglios da raiz dorsal também podem ser acometidos. As lesões consistem na perda da substância de Nissl, núcleos picnóticos e perda de neurônios em gânglios autônomos na ausência de inflamação acentuada. Essas alterações também podem ser observadas em alguns neurônios somáticos. A microscopia eletrônica revela lesões ultraestruturais típicas com dilatação das cisternas e grandes quantidades de complexos membranosos.[49]

FÁRMACOS PROCINÉTICOS GASTRINTESTINAIS PARA UTILIZAÇÃO EM GATOS

Fármacos procinéticos não devem ser administrados antes de ser excluída uma obstrução GI em definitivo. As evidências publicadas disponíveis sobre o efeito de diversos fármacos procinéticos em gatos saudáveis são tênues, ao passo que são praticamente inexistentes para gatos com dismotilidade GI. Consequentemente, a experiência clínica coletiva possui um importante papel na maioria das recomendações acerca da utilização dos fármacos e sua dose (Tabela 11-2).

Cisaprida

A cisaprida é um fármaco serotonérgico e tem como seu principal local de ação os receptores de serotonina do tipo quatro ($5HT_4$) localizados nos neurônios entéricos colinérgicos que inervam a musculatura lisa intestinal. A ativação resulta da liberação de acetilcolina na fenda sináptica e da excitação da membrana celular pós-sináptica. A cisaprida também interage com receptores $5HT_1$ e $5HT_3$ (antagonista) e $5HT_2$ (agonista) no sistema nervoso entérico. Ela é um substrato da CYP3A, uma enzima do citocromo P-450. Foi demonstrado que a cisaprida possui efeitos no EEI, antro gástrico e cólon. Ela estimula contrações *in vitro* de fibras musculares lisas coletadas a partir de gatos saudáveis e de gatos com megacólon.[50,51] Assume-se que ela também possui propriedades procinéticas sobre o intestino delgado de gatos. Diferentemente do que se observa nos seres humanos, a cisaprida não causa prolongamento do intervalo QT e arritmia ventricular polimórfica em gatos a menos que sejam administradas doses 20 vezes maiores do que a atualmente recomendada.[52] Consequentemente, conclui-se que ela é segura para a utilização em pacientes felinos. A cisaprida é recomendada para utilização nos gatos com RGE, esvaziamento gástrico mais lento, íleo paralítico e dismotilidade do cólon, sendo amplamente utilizada clinicamente para o tratamento do megacólon em felinos.

Prucaloprida

A prucaloprida é um composto serotonérgico mais novo com alta afinidade pelo receptor $5HT_4$ que atualmente está disponível na Europa (Resolor®, Shire), Canadá (Resotran®, Janssen) e Austrália (Resotrans®, Janssen), mas não nos Estados Unidos. Foi demonstrado que a prucaloprida desencadeia defecação em até uma hora de sua administração por via oral em gatos saudáveis sob uma dose empírica de 0,64 mg/kg, apesar de a dose de 0,32 mg/kg não ter apresentado eficácia.[53] A prucaloprida possui, nos cães, propriedades procinéticas sobre o antro gástrico, intestino delgado e cólon, porém não existem evidências adicionais publicadas sobre seus efeitos nos diversos segmentos do trato GI dos felinos. Apesar de o fármaco ser bastante promissor não existem recomendações adicionais que possam ser feitas neste momento acerca de sua utilização em pacientes felinos.

Mosaprida

A mosaprida é um agonista $5HT_4$ seletivo que tem seu uso aprovado no Japão (Pronamid®, Dainippon Sumitomo Pharma). Ela não possui cardiotoxicidade nos gatos,[52] sendo demonstrado que possui a capacidade de suscitar contrações dependentes da concentração das fibras musculares ileais felinas *in vitro*.[54] Foi relatado que uma dose de 5,0 mg/gato VO duas vezes ao dia é útil em gatos constipados.[55] Esse composto pode se provar útil para diversas indicações.

Metoclopramida

A metoclopramida possui diversos efeitos com repercussão na motilidade GI. Ela é um antagonista dos receptores de dopamina do tipo dois (D_2), o principal mecanismo de sua ação antiemética nos cães que não ocorre nos gatos devido ao fato de eles não possuírem receptores D_2 na sua zona de quimiorreceptores de gatilho ou centro emético. Entretanto, o antagonismo à dopamina também pode apresentar um papel nas propriedades procinéticas do fármaco devido ao fato de ter sido demonstrado que os receptores D_2 alteram a liberação de acetilcolina nas placas terminais muscarínicas localizadas no estômago. A maioria dos efeitos procinéticos se deve à afinidade do fármaco com o receptor $5HT_4$. Adicionalmente, a metoclopramida também é um inibidor de $5HT_3$. O fármaco não possui efeito significativo sobre o EEI, porém demonstrou-se que causa contrações antrais nos gatos.

Eritromicina

A eritromocina é um agonista da motilina que inicia o CMM tipo III interdigestivo, sendo comumente utilizada nos cães. Entretanto, os gatos não apresentam o padrão de motilidade interdigestiva clássico. Receptores de motilina e precursores de motilina funcionais foram identificados no trato GI felino, tendo suas maiores concentrações no duodeno e as menores no cólon. A eritromicina aumenta o tônus muscular *in vitro* no EEI felino, mas não no cólon. Não existem estudos avaliando os efeitos da eritromicina sobre o esvaziamento gástrico ou sobre o trânsito no intestino delgado de gatos, e seus benefícios como procinético GI nos felinos são desconhecidos.

Ranitidina e Nizatidina

A ranitidina e a nizatidina são antagonistas dos receptores de histamina do tipo dois. Adicionalmente, elas exercem propriedades inibidoras da acetilcolinesterase nas placas terminais colinérgicas muscarínicas que conectam neurônios motores entéricos e células musculares lisas, apresentando efeitos GI procinéticos. Nos gatos, as propriedades procinéticas da ranitidina e da nizatidina nas células musculares do cólon somente foram documentadas *in vitro* em um estudo preliminar,[56] sendo seu efeito na motilidade gástrica ou do intestino delgado desconhecido. A dose utilizada é a mesma recomendada quando tais fármacos são utilizados como antagonistas H_2.

Betanecol

O betanecol estimula diretamente os receptores colinérgicos. O seu efeito sob doses terapêuticas geralmente são limitados aos receptores muscarínicos. Entretanto, a estimulação de receptores nicotínicos pode ocorrer sob doses maiores. O betanecol é um fármaco colinérgico com efeitos estimuladores significativos sobre os tratos GI e urinário. Entretanto, não existe qualquer agente procinético que promova reconhecidamente a motilidade GI coordenada. Seu único uso recomendado é para o tratamento da disautonomia felina.[48,49]

Mirtazapina

A mirtazapina é um antidepressivo tetracíclico e um antagonista $5HT_3$. Foi documentado que este fármaco possui propriedades antieméticas e que estimula o apetite nos gatos com doença renal crônica na dose de 1,88 mg PO a cada 48 horas (um quarto de um comprimido de 7,5 mg).[57] Documentou-se em um estudo realizado em cães que doses altas de mirtazapina aceleram tanto o esvaziamento gástrico de alimentos sólidos quanto o tempo de trânsito no cólon, não apresentando, porém, efeitos sobre o TTIG.[58] Apesar de essas características não terem sido avaliadas nos gatos, é possível que parte dos efeitos positivos do fármaco nos pacientes com náusea possa ocorrer devido a uma potencialização na motilidade gástrica. Estudos adicionais sobre a utilização da mirtazapina como um agente procinético GI nos gatos são necessários antes de se recomendar sua utilização clínica nos gatos com distúrbios de motilidade GI.

Referências

1. Venker-van Haagen AJ: Esophagus—structure and function. In Washabau R, Day MJ, editors: *Canine and feline gatroenterology*, Elsevier, 2013, St Louis, pp 570-573.
2. Clerc N: Histological characteristics of the lower oesophageal sphincter in the cat. *Acta Anat (Basel)* 117:201-208, 1983.
3. Gaschen L: The canine and feline esophagus. In Thrall DE, editor: *Textbook of veterinary diagnostic radiology*, St Louis, 2013, Elsevier, pp 500-522.
4. Lang IM, Medda BK, Jadcherla S, et al: The role of the superior laryngeal nerve in esophageal reflexes. *Am J Physiol Gastrointest Liver Physiol* 302:G1445-G1457, 2012.
5. Frowde PE, Battersby IA, Whitley NT, et al: Oesophageal disease in 33 cats. *J Feline Med Surg* 13:564-569, 2011.
6. Moses L, Harpster NK, Beck KA, et al: Esophageal motility dysfunction in cats: a study of 44 cases. *J Am Anim Hosp Assoc* 36:309-312, 2000.
7. Levine JS, Pollard RE, Marks SL: Contrast videofluoroscopic assessment of dysphagic cats. *Vet Radiol Ultrasound* 55:465-471, 2014.
8. Tuchman DN, Boyle JT, Pack AI, et al: Comparison of airway responses following tracheal

or esophageal acidification in the cat. *Gastroenterology* 87:872-881, 1984.

9. Galatos AD, Savas I, Prassionos NN, et al: Gastro-oesophageal reflux during thiopentone or propofol anaesthesia in the cat. *J Vet Med A Physiol Pathol Clin Med* 48(5):287-294, 2001.

10. Sideri AI, Galatos AD, Kazakos GM, et al: Gastro-oesophageal reflux during anaesthesia in the kitten: comparison between use of a laryngeal mask airway or an endotracheal tube. *Vet Anaesth Analg* 36:547-554, 2009.

11. Shelton GD, Ho M, Kass PH: Risk factors for acquired myasthenia gravis in cats: 105 cases (1986-1998). *J Am Vet Med Assoc* 216:55-57, 2000.

12. Westfall DS, Twedt DC, Steyn PF, et al: Evaluation of esophageal transit of tablets and capsules in 30 cats. *J Vet Intern Med* 15:467-470, 2001.

13. Graham JP, Lipman AH, Newell SM, et al: Esophageal transit of capsules in clinically normal cats. *Am J Vet Res* 61:655-657, 2000.

14. Beatty JA, Swift N, Foster DJ, et al: Suspected clindamycin-associated oesophageal injury in cats: five cases. *J Feline Med Surg* 8:412-419, 2006.

15. German AJ, Cannon MJ, Dye C, et al: Oesophageal strictures in cats associated with doxycycline therapy. *J Feline Med Surg* 7:33-41, 2005.

16. Bennett AD, MacPhail CM, Gibbons DS, et al: A comparative study evaluating the esophageal transit time of eight healthy cats when pilled with the flavorx pill glide versus pill delivery treats. *J Feline Med Surg* 12:286-290, 2010.

17. De Vos WC: Migrating spike complex in the small intestine of the fasting cat. *Am J Physiol* 265:G619-G627, 1993.

18. Costello M, Papasouliotis K, Barr FJ, et al: Determination of solid- and liquid-phase gastric emptying half times in cats by use of nuclear scintigraphy. *Am J Vet Res* 60:1222-1226, 1999.

19. Goggin JM, Hoskinson JJ, Butine MD, et al: Scintigraphic assessment of gastric emptying of canned and dry diets in healthy cats. *Am J Vet Res* 59:388-392, 1998.

20. Armbrust LJ, Hoskinson JJ, Lora-Michiels M, et al: Gastric emptying in cats using foods varying in fiber content and kibble shapes. *Vet Radiol Ultrasound* 44:339-343, 2003.

21. Peachey SE, Dawson JM, Harper EJ: Gastrointestinal transit times in young and old cats. *Comp Biochem Physiol A Mol Integr Physiol* 126:85-90, 2000.

22. Hogan PM, Aronson E: Effect of sedation on transit time of feline gastrointestinal contrast studies. *Vet Radiol* 29:85-88, 1988.

23. Sparkes AH, Papasouliotis K, Barr FJ, et al: Reference ranges for gastrointestinal transit of barium-impregnated polyethylene spheres in healthy cats. *J Small Anim Pract* 38:340-343, 1997.

24. Goggin JM, Hoskinson JJ, Kirk CA, et al: Comparison of gastric emptying times in healthy cats simultaneously evaluated with radiopaque markers and nuclear scintigraphy. *Vet Radiol Ultrasound* 40:89-95, 1999.

25. Schmitz S, Gotte B, Borsch C, et al: Direct comparison of solid-phase gastric emptying times assessed by means of a carbon isotope-labeled sodium acetate breath test and technetium ^{99m}Tc albumin colloid radioscintigraphy in healthy cats. *Am J Vet Res* 75:648-652, 2014.

26. Coradini M, Rand J, Filippich L, et al: Associations between meal size, gastric emptying and postprandial plasma glucose, insulin and lactate concentrations in meal-fed cats. *J Anim Physiol Anim Nutr (Berl)*, 2014doi: 10.1111/jpn.12280 [Epub ahead of print].

27. Tsukamoto A, Ohno K, Tsukagoshi T, et al: Real-time ultrasonographic evaluation of canine gastric motility in the postprandial state. *J Vet Med Sci* 73:1133-1138, 2011.

28. Cannon M: Hair balls in cats: a normal nuisance or a sign that something is wrong? *J Feline Med Surg* 15:21-29, 2013.

29. Smith SA, Ludlow CL, Hoskinson JJ, et al: Effect of percutaneous endoscopic gastrostomy on gastric emptying in clinically normal cats. *Am J Vet Res* 59:1414-1416, 1998.

30. Papasouliotis K, Muir P, Gruffydd-Jones TJ, et al: Decreased orocaecal transit time, as measured by the exhalation of hydrogen, in hyperthyroid cats. *Res Vet Sci* 55:115-118, 1993.

31. Schlesinger DP, Rubin SI, Papich MG, et al: Use of breath hydrogen measurement to evaluate orocecal transit time in cats before and after treatment for hyperthyroidism. *Can J Vet Res* 57:89-94, 1993.

32. Weisbrodt NW, Christensen J: Electrical activity of the cat duodenum in fasting and vomiting. *Gastroenterology* 63:1004-1010, 1972.

33. Muir P, Papassouliotis K, Gruffydd-Jones TJ, et al: Evaluation of carbohydrate malassimilation and intestinal transit time in cats by measurement of breath hydrogen excretion. *Am J Vet Res* 52:1104-1109, 1991.

34. Chandler ML, Guilford G, Lawoko CR: Radiopaque markers to evaluate gastric emptying and small intestinal transit time in healthy cats. *J Vet Intern Med* 11:361-364, 1997.

35. Harvey AM, Hall EJ, Day MJ, et al: Chronic intestinal pseudo-obstruction in a cat caused by visceral myopathy. *J Vet Intern Med* 19:111-114, 2005.

36. Fucci V, Pechman RD, Hedlund CS, et al: Large bowel transit times using radiopaque markers in normal cats. *J Am Anim Hosp Assoc* 31:473-477, 1995.

37. Washabau RJ: Colonic dysmotility. In Washabau RJ, Day MJ, editors: *Canine and feline gastroenterology*, St Louis, 2013, Elsevier, pp 757-764.

38. Washabau RJ, Hasler AH: Constipation, obstipation, and megacolon. In August JR, editor: *Consultations in feline internal medicine*, Philadelphia, 1997, Elsevier, pp 104-112.

39. Trevail T, Gunn-Moore D, Carrera I, et al: Radiographic diameter of the colon in normal and constipated cats and in cats with megacolon. *Vet Radiol Ultrasound* 52:516-520, 2011.

40. Freiche V, Houston D, Weese H, et al: Uncontrolled study assessing the impact of a psyllium-enriched extruded dry diet on faecal consistency in cats with constipation. *J Feline Med Surg* 13:903-911, 2011.

41. Tam FM, Carr AP, Myers SL: Safety and palatability of polyethylene glycol 3350 as an oral laxative in cats. *J Vet Intern Med* 24(3):723, 2010.

42. Carr AP, Gaunt MC: Constipation resolution with administration of polyethylene-glycol solution in cats. *J Vet Intern Med* 24(3):723, 2010.

43. Glise H, Abrahamsson H: Reflex vagal inhibition of gastric motility by intestinal nociceptive stimulation in the cat. *Scand J Gastroenterol Suppl* 15:769-774, 1980.

44. Allan FJ, Guilford WG: Radiopaque markers: preliminary clinical observations. *J Vet Intern Med* 8(2):151, 1994.

45. Schmitz S, Jansen N, Failing K, et al: ^{13}C-sodium acetate breath test for evaluation of gastric emptying times in dogs with gastric dilatation-volvulus. *Tierarztl Prax Ausg K Kleintiere Heimtiere* 41:87-92, 2013.

46. Nunn F, Cave TA, Knottenbelt C, et al: Association between key-gaskell syndrome and infection by *Clostridium botulinum* type C/D. *Vet Rec* 155:111-115, 2004.

47. Novellas R, Simpson KE, Gunn-Moore DA, et al: Imaging findings in 11 cats with feline dysautonomia. *J Feline Med Surg* 12:584-591, 2010.

48. Kidder AC, Johannes C, O'Brien DP, et al: Feline dysautonomia in the midwestern United States: a retrospective study of nine cases. *J Feline Med Surg* 10:130-136, 2008.

49. Sharp NJ: Feline dysautonomia. *Semin Vet Med Surg (Small Anim)* 5:67-71, 1990.

50. Washabau RJ, Sammarco J: Effects of cisapride on feline colonic smooth muscle function. *Am J Vet Res* 57:541-546, 1996.

51. Hasler AH, Washabau RJ: Cisapride stimulates contraction of idiopathic megacolonic smooth muscle in cats. *J Vet Intern Med* 11:313-318, 1997.

52. Kii Y, Nakatsuji K, Nose I, et al: Effects of 5-HT(4) receptor agonists, cisapride and mosapride citrate on electrocardiogram in anaesthetized rats and guinea-pigs and conscious cats. *Pharmacol Toxicol* 89:96-103, 2001.

53. Briejer MR, Engelen M, Jacobs J, et al: R093877 enhances defecation frequency in conscious cats. *Gastroenterology* 112:A705, 1997.

54. Wang Y, Park SY, Oh KH, et al: Characteristics of 5-hydroxytryptamine receptors involved in contraction of feline ileal longitudinal smooth muscle. *Korean J Physiol Pharmacol* 15:267-272, 2011.

55. Kang JH, Lee M, Noh S, et al: Use of mosapride citrate in cats with chronic constipation. *Proceedings World Small Animal Veterinary Congress*, Birmingham, 2012.

56. Washabau RJ, Pitts MM, Hasler A: Nizatidine and ranitidine stimulate feline colonic smooth muscle contraction. *J Vet Intern Med* 10:157, 1996.

57. Quimby JM, Lunn KF: Mirtazapine as an appetite stimulant and anti-emetic in cats with chronic kidney disease: a masked placebo-controlled crossover clinical trial. *Vet J* 197:651-655, 2013.

58. Yin J, Song J, Lei Y, et al: Prokinetic effects of mirtazapine on gastrointestinal transit. *Am J Physiol Gastrointest Liver Physiol* 306:G796-G801, 2014.

59. Guilford WG. Motility disorders of the bowel. In Guilford WG, Center SA, Strombeck DR, et al, editors: Strombeck's small animal gastroenterology, ed 3, Philadelphia, 1996, Saunders, 532-539.

Doença Gastrintestinal Inflamatória Felina

Albert E. Jergens e Karin Allenspach

A *doença gastrintestinal inflamatória(GI) felina* é um termo amplo aplicado a um grupo de distúrbios inflamatórios que ocorre em múltiplos órgãos, caracterizada por sinais persistentes ou recorrentes de comprometimento GI com inflamação no fígado, pâncreas e/ou intestino delgado. Essa doença mal definida, porém, frequentemente citada e que compromete múltiplos órgãos, também é denominada de *tríade* ou *triadite*. Entretanto, não existem relatos científicos revisados por pares que utilizem essa definição encontrada no PubMed. Embora não esteja comprovada, a inflamação GI com comprometimento de múltiplos órgãos em gatos parece ser um distúrbio clinicamente prevalente que complica as estratégias de tratamento e tem impacto no prognóstico dos gatos acometidos quando comparado com gatos que apresentam inflamação em somente um órgão. Porém, seria mesmo este o caso? Este capítulo revisa as informações baseadas em evidências que dão suporte para a presença de doença inflamatória simultânea em múltiplos órgãos dos felinos, assim como para o diagnóstico e tratamento de tais distúrbios, discutindo-se até que ponto a inflamação em múltiplos órgãos afeta o prognóstico de longo termo.

TRÍADE: PASSADO E PERSPECTIVAS NO PRESENTE

A origem exata do termo *tríade* não é conhecida. Talvez a primeira menção à doença inflamatória GI felina tenha sido feita por Zawie e Garvey quando relataram uma possível associação entre colecistite, duodenite e pancreatite em uma série de pacientes felinos com hepatopatia crônica.[1] No meio da década de 1990, uma série de relatos produzidos por diferentes grupos de investigação em diferentes instituições foi publicada com resultados acerca da avaliação da inflamação em múltiplos órgãos em gatos (Tabela 12-1). A série de casos mais ampla foi publicada por Weiss et al.,[2] na qual uma possível associação entre a inflamação intestinal, hepática e mesmo renal foi observada em amostras obtidas na necrópsia. A prevalência de doença inflamatória intestinal (DII; 15/18; 83%) e pancreatite (9/18; 50%) foi maior nos gatos com colangiohepatite quando comparada com felinos sem doença inflamatória hepática. Do total, 39% dos gatos (7/18) com colangiohepatite apresentaram DII e pancreatite. Esse relato logo foi seguido por observações que estabeleciam uma associação entre a hipocobalaminemia e a doença GI felina,[3] pancreatite aguda necrotizante/supurativa em gatos[4] e o desfecho nos gatos que são acometidos de pancreatite aguda em presença ou ausência de lipidose hepática.[5] Possíveis limitações para esses relatos iniciais incluíram o modelo de

estudo retrospectivo da maioria desses casos, o foco em subgrupos específicos de gatos com distúrbios do trato GI, a utilização de testes diagnósticos menos sofisticados (comparando-se com os exames atualmente disponíveis) e a incapacidade de confirmar definitivamente a relação temporal de que a inflamação em múltiplos órgãos ocorreu de maneira simultânea.

Uma investigação contemporânea (estudo baseado na necrópsia) avaliou as alterações histopatológicas em 44 gatos diagnosticados com colangite baseada no sistema de classificação da Associação Veterinária Mundial de Pequenos Animais (WSAVA) (posteriormente neste capítulo).[6] Os resultados indicaram que a atividade das enzimas hepáticas não é capaz de predizer o grau de inflamação no parênquima. Doença inflamatória intestinal (50%), pancreatite (60%) ou ambas (32%) comumente acompanham a colangite. Aparentemente a colangite contribuiu para a morte na maioria dos gatos no estudo. Entretanto, a maioria dos casos de mortalidade foi associada a uma doença concomitante. Infelizmente, os quesitos para a graduação histopatológica dos intestinos não foram definidos, diferentes segmentos do trato GI em diferentes gatos foram avaliados e biópsias intestinais não foram realizadas em todos os animais. Apesar disso, outros[2] autores utilizaram dados obtidos a partir de laboratórios veterinários de referência para descrever a prevalência de inflamação GI em múltiplos órgãos nos felinos. Em pesquisas separadas que utilizaram diversos marcadores sorológicos (incluindo a tripsina imunorreativa felina [fTLI], lipase pancreática específica dos felinos [fPL], cobalamina, folato, alanina aminotransferase [ALT], fosfatase alcalina [ALP]) da inflamação GI obtidos junto a diferentes laboratórios, a prevalência de tríade foi semelhante em dois locais (32/1.345 gatos = 2,4% e 51/3.816 gatos = 1,3%), ao passo que a prevalência tanto de inflamação intestinal como de pancreatite em um terceiro local foi de 22%.

MECANISMOS PROPOSTOS PARA A INFLAMAÇÃO EM MÚLTIPLOS ÓRGÃOS

O mecanismo para a inflamação simultânea que envolve o intestino delgado, pâncreas e/ou fígado pode estar relacionado à anatomia pancreatobiliar única do gato. É possível ocorrer inflamação em múltiplos órgãos, uma vez que o ducto pancreático nos felinos se insere no ducto biliar comum antes de se abrir no duodeno. Diferentemente da anatomia do cão, o ducto pancreático acessório é pequeno e está presente somente em cerca de 20% dos gatos. Os gatos também possuem, naturalmente, u maior número de bactérias no seu duodeno, o que pode predispô-los à passagem

Tabela 12-1	Análises Retrospectivas sobre Possíveis Associações entre Distúrbios Gastrintestinais Inflamatórios em Múltiplos Órgãos em Gatos		
Autor	**Tipo de Estudo**	**Objetivo**	**Conclusões**
Weiss et al.[2]	Análise retrospectiva de 78 gatos necropsiados	Avaliar a associação da DIH felina com inflamação em outros órgãos	Foi observada inflamação no fígado, intestino e/ou rins; 15 de 18 gatos com DIH apresentavam DII; 9 de 18 gatos com DIH apresentavam pancreatite; 7 de 18 gatos com DIH apresentavam DII e pancreatite A DIH pode estar associada à DII ou pancreatite
Simpson et al.[23]	Análise retrospectiva de 49 gatos com doença GI; 22 de 49 gatos apresentavam cobalamina abaixo do normal para sua inclusão	Identificar o espectro das doenças GI felinas associadas à hipocobalaminemia	Inflamação em múltiplos órgãos, no fígado, pâncreas e/ou intestino, pode ser observada com hipocobalaminemia
Hill e Van Winkle[5]	Análise retrospectiva de 40 gatos necropsiados	Caracterizar a histopatologia da pancreatite felina	A maioria dos gatos (32 a 40) apresentou pancreatite necrotizante aguda em relação pancreatite supurativa Doença intestinal ou hepática não pancreática foi incomum
Akol et al.[7]	Estudo retrospectivo com 13 gatos	Avaliar a taxa de recuperação da PA em relação a PA em conjunto com LH	PA e LH foram observadas em 38% dos gatos A taxa de recuperação para PA com LH foi de 20% contra 50% para somente a LH Doença hepática e pancreática pode ocorrer simultaneamente

PA, Pancreatite aguda; *GI*, gastrintestinal; *LH*, lipidose hepática; *DII*, doença inflamatória intestinal; *DIH*, doença inflamatória hepática.

por ascendente dos bactérias e/ou seus produtos para o interior dos sistemas pancreático e biliar. Além disso, de modo alternativo, a ejeção retrógrada de bile em direção ascendente para os ductos comuns pancreático e biliar durante episódios de vômito também poderia aumentar o risco de inflamação e colangite.[7] Gatos com DII provavelmente apresentam aumento na permeabilidade intestinal associada à inflamação na mucosa, a qual também contribui para a translocação bacteriana para o interior da circulação portal e para endotoxemia. Consequentemente, quando a doença inflamatória ocorre no intestino delgado ela pode ascender pelo ducto biliar comum e acometer o pâncreas e a árvore biliar, ou vice-versa. A comunicação entre esses órgãos facilita o movimento bidirecional da bactéria, de mediadores inflamatórios, bile e/ou secreções pancreáticas a partir de uma área para outra (Fig. 12-1).

Uma avaliação crítica sobre o possível papel das bactérias na etiologia da inflamação em múltiplos órgãos nos gatos foi investigada em estudos separados. Warren et al.[8] compararam inicialmente as características histopatológicas, clonalidade imunofenotípica e localização *in situ* das bactérias em 51 gatos diagnosticados com colangite linfocítica (CL). A utilização de hibridação *in situ* fluorescente (FISH) para detecção de eubactéria em amostras de biópsia hepática demonstrou que a maioria (*n* = 32 de 36; 89%) dos tecidos examinados não apresentava colonização bacteriana detectável *in situ*. A inflamação simultânea do fígado, pâncreas e trato GI foi relatada em 10 de 31 casos de colangite (32%), nos quais os resultados da histopatologia estavam disponíveis para todos os três órgãos. Em outro relato, a presença e a distribuição de bactérias intactas nas biópsias hepáticas obtidas em 39 gatos com doença inflamatória hepática (DIH; compreende uma diversidade de hepatopatias, incluindo a colangite neutrofílica [CN]) e 19 gatos com fígado histologicamente normal (controles) foram detectadas por FISH.[8] Os resultados indicaram que as bactérias intra-hepáticas

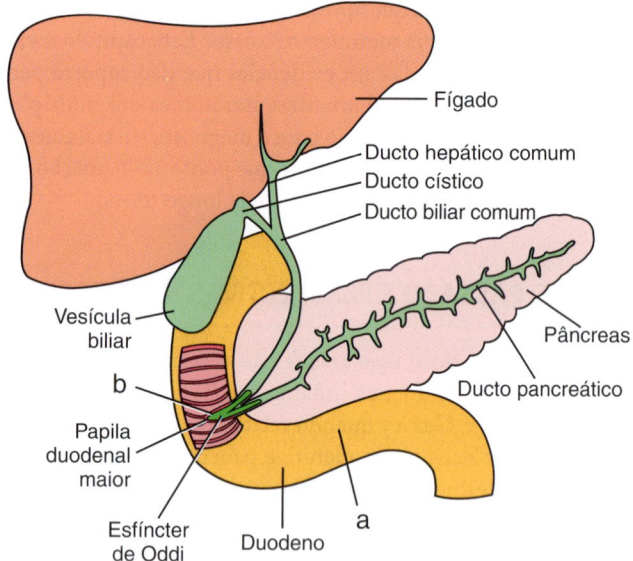

Figura 12-1: Ilustração demonstrando a proximidade e possível relação anatômica entre o fígado, pâncreas e duodeno, a qual pode predispor a inflamação gastrintestinal em múltiplos órgãos. Especificamente, desequilíbrios microbianos, inflamação intestinal e aumento na permeabilidade do intestino contribuem para a translocação bacteriana. Passagem retrógrada de conteúdos luminais e secreções biliares também podem predispor a pancreatite e colangite. (Imagem cedida por Katy Van Est.)

foram observadas em 13 dos 39 gatos com DIH e 1 dos 19 gatos controle. Além disso, as bactérias na DIH estavam mais frequentemente localizadas nos vasos portais, com colonização mais ampla em gatos com CN positivos para *Escherichia coli*. Doença não hepática, predominantemente pancreática e intestinal (8/10 gatos submetidos à biópsia) estava presente em todos os 13 gatos com bactérias intra-hepáticas. Em conjunto, esses achados dão suporte à possibilidade de que bactérias intra-hepáticas contribuam para a patogênese da DIH e de que a colonização hepática possa se originar a partir de uma translocação entérica e/ou disseminação hematógena nos gatos acometidos.

RECLASSIFICAÇÃO DA DOENÇA INFLAMATÓRIA HEPÁTICA FELINA

O Grupo de Padronização Hepática da WSAVA revisou a classificação histopatológica da doença hepática felina de modo a ter mais consistência na interpretação diagnóstica e disseminação das observações entre os pesquisadores.[9] O termo *colangite*, em vez de colângio-hepatite, é preferido devido ao fato de o envolvimento do parênquima hepático não ser um achado consistente e, quando presente, ser uma extensão da colangite primária. Com a utilização deste esquema de graduação, quatro formas distintas de colangite felina são agora reconhecidas: CN, CL, colangite destrutiva e colangite associada à infestação por vermes hepáticos (Tabela 12-2). As colangites neutrofílica e linfocítica são as formas mais comuns de DIH nos gatos.[8] Apesar de a maioria das causas de DIH nos gatos não ter sido determinada, suspeita-se que os agentes infecciosos e/ou mecanismos imunológicos que eles provocam contribuam em muitos casos para o processo inflamatório.

Colangite Neutrofílica

Nesta classificação de colangite, a infiltração do fígado e das vias biliares é principalmente por neutrófilos. A causa para isto é incerta, porém a CN pode ser o resultado de uma infecção do trato biliar que ascende a partir do trato GI.[9,10] Este tipo de colangite apresenta formas tanto aguda quanto crônica, sendo a colangite neutrofílica aguda (CNA) caracterizada por inflamação neutrofílica isolada localizada nas áreas portais, podendo se estender para o interior do parênquima hepático. Acredita-se que a colangite neutrofílica crônica (CNC) ocorra como uma progressão da CNA, sendo caracterizada histologicamente por infiltrados variáveis de neutrófilos, linfócitos e plasmócitos. Graus variáveis de hiperplasia biliar e fibrose estarão presentes nas amostras de biópsia dependendo da cronicidade da doença.

A colangite neutrofílica frequentemente está associada à obstrução biliar extra-hepática (OBEH). Em um estudo,[11] a OBEH foi identificada em 40% dos gatos com CNA e 76%

dos felinos com CNC, ao passo que em um relato separado[12] observou-se que 64% dos gatos com OBEH apresentavam colangite. Ainda não se sabe se a infecção é a causa ou o efeito da OBEH. Entretanto, a colangite foi implicada como causa única de OBEH, sendo resultado de proliferação da mucosa no interior do ducto biliar comum.

Gatos com CN frequentemente são jovens (aproximadamente 3 a 5 anos de idade) e se apresentam com doença aguda geralmente de cerca de uma semana de duração.[13] Os gatos frequentemente apresentam sinais clínicos inespecíficos de anorexia, letargia, vômito e perda de peso (Fig. 12-2). Os achados da avaliação física comumente incluem icterícia e desidratação, com febre, hepatomegalia e dor abdominal sendo observados em menos da metade de todos os casos. Alterações hematológicas são variáveis, mas podem incluir neutrofilia em presença ou ausência de desvio à esquerda. A análise bioquímica de rotina confirma uma elevação na ALT, na aspartato aminotransferase (AST), FA e bilirrubina sérica total, variando desde discreta a acentuada. Radiografias abdominais de rotina raramente são úteis para o diagnóstico da CN. A ultrassonografia abdominal deve ser realizada para descartar a ocorrência de OBEH e para avaliar alterações na vesícula biliar e na morfologia hepática. Tanto alterações difusas hipoecoicas quanto hiperecoicas no parênquima hepático foram relatadas em pacientes com CN.[15] A dilatação do ducto biliar comum ou a distensão da vesícula biliar em presença ou ausência de aumento no sedimento biliar são as alterações indicativas mais consistentes com OBEH (Fig. 12-3). A ultrassonografia também fornece informações úteis acerca da presença de doença inflamatória em múltiplos órgãos que acomete o pâncreas e/ou o trato GI.

Colangite Linfocítica

A colangite linfocítica é caracterizada por infiltração de linfócitos e plasmócitos confinados ao redor de áreas portais com graus variados de fibrose e hiperplasia biliar[9] (Fig. 12-4). A natureza do infiltrado inflamatório sugere uma patogênese imunomediada subjacente para essa forma de colangite. Em contraste à CN, a CL geralmente não está associada a uma colonização bacteriana, com infecção documentada em menos de 20% dos gatos.[8,14] A colangite linfocítica tipicamente possui um curso clínico progressivo ao longo de meses ou anos. Gatos acometidos podem ser jovens

Tabela 12-2	Classificação Histopatológica da Colangite Felina de Acordo com a Etiologia (WSAVA)		
Colangite Neutrofílica	**Colangite Linfocítica**	**Colangite Destrutiva**	**Colangite Crônica**
Neutrófilos no lúmen e/ou epitélio dos ductos biliares	Infiltração de pequenos linfócitos no interior de e restrita às áreas portais	Destruição e perda dos ductos biliares com inflamação e fibrose	Ductos biliares maiores e dilatados com projeções papilares e fibrose
Estágio crônico é caracterizado por um infiltrado celular misto	Fibrose e proliferação de ductos biliares variáveis podem ser observadas	Relatada nos cães	Observada nos cães e nos gatos
Etiologia: Infecção bacteriana ascendente a partir do trato GI	Etiologia: Início e progressão imunomediada	Etiologia: Reação idiossincrásica contra fármacos, assim como causas virais e devido a toxinas	Etiologia: Infestação por vermes hepáticos em cães e gatos

Adaptado de van den Ingh TS, Cullen JM, Twedt DC, et al: Morphological classification of biliary disorders canine and feline liver. In Rothuizen J, Bunch SE, Charles JA, et al, editors: *WSAVA standards for clinical and histological diagnosis of canine and feline liver diseases*, Edinburgh, 2006, Saunders/Elsevier. *GI*, Gastrintestinal.

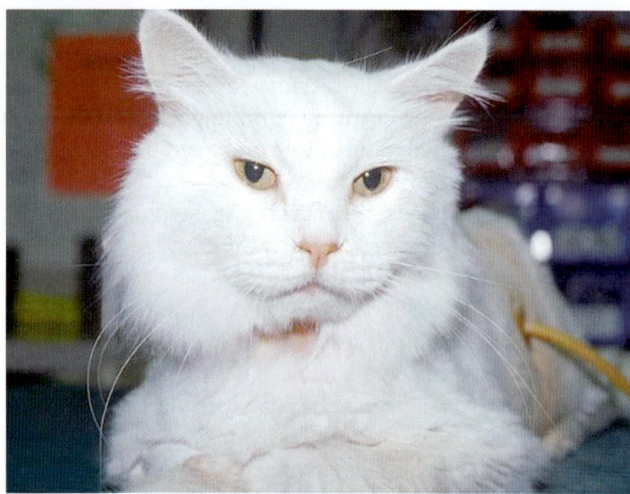

Figura 12-2: Mal-estar, anorexia e icterícia em um gato Pelo Curto Americano de 3 anos de idade com colangite neutrofílica. Um tubo de gastrotomia endoscópico percutâneo foi colocado para fornecer nutrição enteral de suporte.

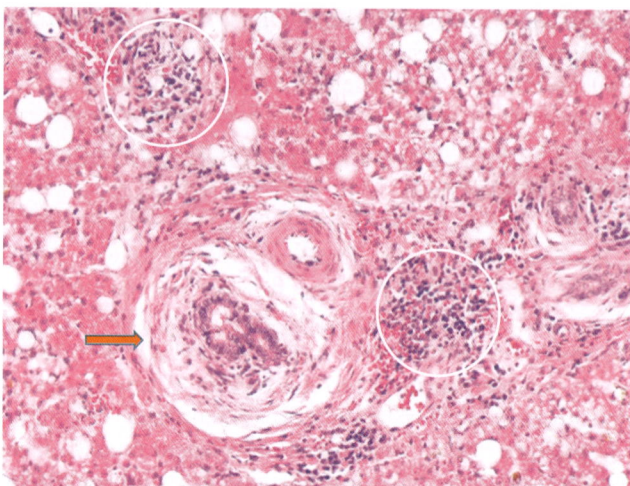

Figura 12-4: Amostra obtida por biópsia com agulha grossa demonstrando, histologicamente, a inflamação em um gato com colangite linfocítica. Observe as duas áreas focais de infiltração linfocítica (*círculos brancos*) e a fibrose em "casca de cebola" (*seta vermelha*) ao redor do ducto biliar. Coloração com hematoxilina e eosina (H&E).

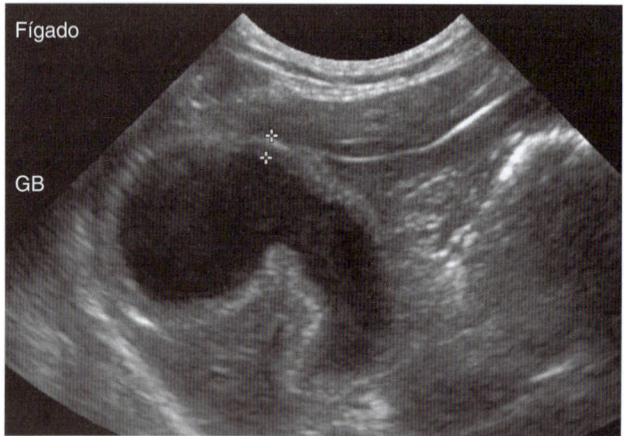

Figura 12-3: Ultrassonografia hepática demonstrando dilatação do ducto biliar comum e espessamento da parede da vesícula biliar (*asteriscos*) em associação à colangite neutrofílica felina (Imagem cedida pela Dra. Kristina Miles, diplomada pelo Colégio Americano de Radiologia Veterinária, Universidade do Estado de Iowa.)

ou velhos e os animais da raça Persa aparentemente são mais representados, sugerindo uma possível predisposição genética.[16]

Os gatos com CL podem chegar à clínica com uma insuficiência hepática crônica progressiva com sinais clínicos evidentes de anorexia, letargia, vômito e perda de peso. Os achados mais comuns ao exame físico incluem icterícia, ascite e hepatomegalia. Sinais de encefalopatia hepática (embotamento, ptialismo e convulsões) podem se desenvolver com a doença grave. Alterações laboratoriais típicas incluem elevações séricas de ALT, AST e bilirrubina total com hipergamaglobulinemia relatadas frequentemente. A radiografia abdominal é útil para a confirmação da presença de líquido abdominal livre e hepatomegalia. A ultrassonografia revela uma ecogenicidade hepática difusamente heterogênea com dilatações segmentares nos ductos biliares intra e extra-hepáticos, sugerindo obstruções. Ela também pode auxiliar no reconhecimento de doenças concomitantes.

Diferenciação das Síndromes de Colangites

A distinção entre as diferentes síndromes das colangites, CN e CL, é difícil porque elas partilham muitas características que se sobrepõem no que diz respeito a sinais, apresentação clínica, alterações no exame físico e alterações bioquímicas, além do potencial de estar associado à inflamação em múltiplos órgãos, envolvendo o pâncreas e/ou o trato gastrintestinal. Por fim, a biópsia hepática (a metodologia é importante, ver posteriormente no capítulo) é necessária para o diagnóstico definitivo e pode ser associada a FISH para detecção de bactérias *in situ* associadas a CN. A diferenciação entre a CL e o linfoma bem diferenciado é difícil mesmo para o melhor patologista e, infelizmente, não pode ser auxiliada pela utilização de técnicas imuno-histoquímica ou moleculares (reação em cadeia da polimerase para rearranjo de receptor antigênico [PARR]) especializadas.

Diagnóstico de Colangite

O diagnóstico preciso do tipo de colangite presente requer avaliação histopatológica da amostra de biópsia hepática em conjunto com as informações clínicas de suporte previamente mencionadas. As amostras de biópsia podem ser obtidas por múltiplos métodos, incluindo laparotomia, laparoscopia e técnicas guiadas por ultrassonografia (agulha grossa). Apesar de essas diferentes técnicas possuírem seu papel em diferentes situações clínicas e para tutores com diferentes restrições financeiras, as biópsias hepáticas em cunha fornecem amostras maiores e com maior potencial de precisão.[17] A aquisição de amostras com a pinça de biópsia utilizando um laparoscópio também fornece biópsias de qualidade para a avaliação diagnóstica. Tanto a laparotomia quando a laparoscopia permitem uma visualização direta da maioria das estruturas hepatobiliares e também de tecidos extra-hepáticos, caso necessário. A laparotomia é o procedimento diagnóstico de eleição nos gatos com suspeita de OBEH. Apesar de as biópsias com agulha grossa poderem ser obtidas rapidamente com orientação ultrassonográfica, é importante salientar que a histopatologia das amostras de biópsia obtidas com agulha correlaciona-se com os resultados das biópsias em cunha somente em 50% dos casos.[18] Sempre múltiplos lobos

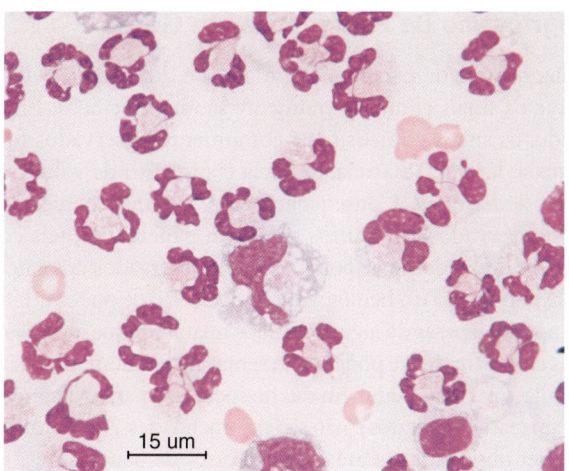

Figura 12-5: Bile coletada por meio de colecistocentese guiada por ultrassonografia demonstrando inflamação neutrofílica acentuada oriunda do lúmen da vesícula biliar, tal como pode ser observado citologicamente (utilizando uma citocentrífuga Cytospin 4) (Imagem cedida pela Dra. Shannon Hostetter, diplomada pelo Colégio Americano de Patologistas Veterinários, Universidade do Estado de Iowa.)

hepáticos devem ser submetidos à biópsia, independentemente do método de biópsia utilizado, porque a severidade da lesão inflamatória pode variar anatomicamente. Por fim, a aspiração com agulha fina (AAF) oferece sensibilidade limitada para o diagnóstico da colangite com a citologia hepática correlacionando-se com os resultados de biópsias somente em 39% a 60% dos casos.[19]

Amostras para cultura bacteriológica aeróbia e anaeróbia devem ser obtidas em todos os gatos com suspeita de colangite (Fig. 12-5). A bile oriunda da vesícula biliar é preferida em detrimento da cultura dos tecidos hepáticos e pode ser obtida de maneira segura por meio de colecistocentese percutânea guiada por ultrassonografia.[20] Em um estudo com gatos apresentando colangite, as culturas biliares apresentaram maior potencial de detecção de patógenos (75% contra 33%), com menor probabilidade de cultivo de contaminantes do que as culturas hepáticas (4% contra 29%).[11] Além disso, a cultura bacteriana foi positiva (predominantemente *E. coli* e *Enterococcus* spp.) em 11 de 23 amostras (48%), enquanto 15 de 23 amostras foram positivas para a FISH de gatos com DIH.[8] Essas observações coletivas de diferentes estudos sugerem que a cultura bacteriana (e potencialmente a FISH) possui um papel essencial no diagnóstico preciso das infecções bacterianas em gatos com colangite.

Estratégias de Tratamento

O tratamento da colangite é específico e deve ser associado ao de suporte. É importante salientar que as estratégias de tratamento para cada forma de colangite são fortemente empíricas, não sendo conhecido um protocolo ótimo. Os antibióticos constituem-se no pilar do tratamento dos gatos com CN e sua indicação se baseia nos resultados da cultura bacteriana/teste de sensibilidade. Quando a cultura bacteriana for indisponível, é usado um antibiótico que forneça um amplo espectro de atividade contra a maioria dos patógenos mais comumente isolados, incluindo *E. coli*, *Enterococcus* spp. e *Clostridium* spp.[8,13,20] Os antibióticos de primeira escolha incluem ampicilina/ácido clavulânico ou uma fluoroquinolona com metronidazol por

um mínimo de 4 a 5 semanas. Os sinais clínicos e a avaliação seriada das enzimas hepáticas são utilizados para monitorar os efeitos do tratamento.

O tratamento primário de gatos com CL envolve a terapia com os fármacos imunossupressores utilizando-se prednisolona (1 a 2 miligramas por quilograma de peso, por via oral [VO] a cada 12 horas) para a indução de remissão, seguido da diminuição lenta nas 6 a 8 semanas posteriores até a última dose efetiva.[13] Também se recomenda a utilização de antibiótico de maneira simultânea por 2 a 4 semanas dada a possibilidade de infecção bacteriana como complicação dos efeitos imunossupressores do tratamento.[17] A resposta clínica e as concentrações seriadas de enzimas hepáticas irão orientar a duração do tratamento com prednisolona. Entretanto, alguns gatos necessitarão de tratamento medicamentoso contínuo ao longo de 4 a 6 meses, ao passo que outros necessitarão de tratamento vitalício.

Outras medicações e suplementos nutricionais a serem considerados para uso nos gatos com colangite são o ácido ursodeoxicólico (UDCA), *S*-adenosilmetionina (SAme), cardo de leite e vitamina E.[13,17] Apesar de os benefícios clínicos de qualquer uma dessas substâncias não terem sido provados, sua utilização é apoiada por vários estudos sem comprovação de evidência. O ácido ursodeoxicólico é um ácido biliar hidrofílico sem toxicidade que favorece a manutenção de um ambiente biliar benéfico quando administrado.[13] Relata-se que esse fármaco promove colerese, reduz a inflamação e altera a composição da bile para concentrações menos tóxicas de ácidos biliares. Os antioxidantes (SAme e cardo de leite) são úteis na redução do dano oxidativo nos hepatócitos. O suporte nutricional nos pacientes com doença hepática é fundamental e alcançado de forma mais eficiente utilizando-se métodos de alimentação enteral. Os autores recomendam a colocação de um tubo de esofagostomia caso o gato esteja suficientemente estável para uma anestesia geral de curta duração. Do contrário, uma sonda de alimentação nasoesofágica pode ser considerada para gatos debilitados.

Gatos com OBEH constituem-se em emergências médicas e podem requerer intervenção cirúrgica para promover a descompressão da obstrução e liberar o sistema biliar (Cap. 16). Infelizmente, a cirurgia nos gatos com OBEH está associada a taxas de mortalidade consideráveis em um curto prazo (36% a 57%) devido à resposta vascular reduzida e à contratilidade miocárdica deficiente.[12,21] Consequentemente, o desvio do sistema biliar por meio de cirurgia é indicado apenas como última opção e quando o tratamento medicamentoso isoladamente fornece poucas esperanças para a sobrevida do animal.

Prognóstico

O prognóstico nos gatos com CN geralmente é bom, com um estudo relatando tempos médios de sobrevida de 29,3 meses, não se observando diferença entre os tempos de sobrevida nos casos de CNA e CNC.[22] Alguns autores relatam que a CL apresenta uma resposta melhor quando tratados com UDCA em vez de corticosteroides.[13] Gatos que apresentam OBEH possuem um prognóstico ruim, podendo melhorar se eles sobreviverem a cirurgia e tiverem alta hospitalar. Os fatores prognósticos para os gatos com doença inflamatória GI em múltiplos órgãos não foram identificados.

PANCREATITE FELINA

A pancreatite felina foi identificada como uma doença que ocorre mais frequentemente do que se acreditava anteriormente, o que se deve principalmente ao fato de os sinais clínicos associados a essa doença serem bastante vagos e inespecíficos.[24] Isto é particularmente verdadeiro nos pacientes com pancreatite crônica e também naqueles com a forma mais aguda da doença. Gatos com pancreatite comumente apresentam também outras doenças simultaneamente, tais como DII idiopática no intestino delgado, lipidose hepática e colangite.[24] Além disso, a pancreatite é frequentemente observada em gatos com diabetes melito e pode ser um fator que contribui para a deterioração do quadro clínico dos animais com a doença ou para o desenvolvimento de cetoacidose diabética.[7] Histologicamente, a pancreatite felina é classificada nas formas necrotizante aguda, aguda supurativa e crônica não supurativa da doença. A última parece ser mais comum nos casos que apresentam sinais clínicos menos fulminantes e é caracterizada pela presença de infiltrado celular mononuclear e diversos graus de fibrose.

Evidências de Doença Inflamatória Hepática e Intestinal Simultâneas em Gatos com Pancreatite

Poucos estudos investigaram gatos com pancreatite na busca por doenças concomitantes.[3,4,7] Parece haver mais evidências de que gatos com pancreatite apresentam mais frequentemente colangite simultânea do que uma DII concomitante. Em um estudo baseado em avaliações *post mortem* de pacientes com pancreatite, 92% de 62 gatos também apresentavam CL, lipidose hepática ou diabetes melito.[4] Entretanto, esse estudo avaliou somente o pâncreas histologicamente após a morte, com poucos gatos do estudo tendo apresentado em vida sinais clínicos atribuíveis à pancreatite. Outro estudo inicial avaliou 40 gatos com pancreatite aguda tendo sido demonstrado que eles frequentemente apresentavam elevação nos níveis de ALT, ALP, bilirrubina e colesterol.[5] Entretanto, nesse estudo houve somente a presença de alterações discretas detectadas na avaliação histopatológica do fígado ou do intestino delgado, o que não dá suporte para a presença de tríade.[5] A evidência de tríade, definida como a inflamação concomitante do pâncreas, intestino delgado e fígado foi documentada em diversos estudos publicados.[3,6] As evidências que ligam a pancreatite com a colangite são relativamente fortes: dois estudos relataram que 50%[2] ou 65% dos gatos[3] apresentavam colangite com evidências histológicas de inflamação pancreática, respectivamente. Existem evidências cada vez mais fortes de que pode existir uma ligação entre infecção bacteriana no fígado e no pâncreas, como foi demonstrado em dois estudos que relataram o encontro de DNA bacteriano no fígado de até 33% dos gatos com colangite e até um terço dos pâncreas de gatos com pancreatite associada a sinais clínicos moderados a acentuados.[8] Esses estudos utilizaram FISH para detectar o DNA bacteriano. Apesar disso, é importante ter cuidado para não extrapolar esses achados para uma infecção bacteriana verdadeira no fígado e no pâncreas. Entretanto, é intrigante pensar que uma infecção ascendente a partir do duodeno pode levar a uma pancreatite e uma colangite em ao menos alguns gatos com sinais clínicos atribuíveis a uma inflamação em múltiplos órgãos (i.e., tríade).

Diagnóstico de Pancreatite em Gatos

O diagnóstico de pancreatite em gatos é dificultado pelo fato de que os sinais clínicos geralmente são inespecíficos. Em um estudo, os sinais clínicos mais comumente observados foram anorexia, letargia, diarreia, icterícia e aumento de volume nos órgãos abdominais. Consequentemente, os sinais clínicos clássicos observados em muitos cães com pancreatite, tais como vômito e dor abdominal, podem não ser observados nos gatos. O perfil bioquímico e o hemograma também são de pouca utilidade diagnóstica, apesar de alguns estudos relatarem que até 72% dos gatos com pancreatite podem apresentar hipercolesterolemia.[5,9,10] A amilase e a lipase também são inespecíficas para o diagnóstico de pancreatite nos gatos e não são recomendadas. A hipocalcemia pode ser observada em até 65% dos casos de pancreatite[4,9] e foi associada a um pior prognóstico.[11] A ultrassonografia abdominal deve ser realizada rotineiramente nos gatos com sinais de possível pancreatite, servindo para identificar a pancreatite aguda bem como para eliminar outras causas de sinais GI vagos. Caso os sinais ultrassonográficos de pancreatite sejam observados (p. ex., um pâncreas aumentado de volume, hipoecoico ou hiperecoico), com o pâncreas circundado por um mesentério hiperecoico, há indicação de maneira bastante específica da ocorrência de pancreatite aguda[12] (Fig. 12-6). Entretanto, a sensibilidade da ultrassonografia abdominal é influenciada pela cronicidade da doença – quanto mais crônica a pancreatite, menor a probabilidade de se detectar alterações ultrassonográficas. Consequentemente, a sensibilidade do teste relatada na literatura varia de 24% até 67%.[13]

Testes para a imunorreatividade da lipase pancreática felina (fPLI) tornaram-se amplamente disponíveis. A enzima é produzida somente pelo pâncreas exócrino e, consequentemente, apresenta potencial para utilização em um teste bastante específico. Somente um estudo publicado até o momento avaliou a sensibilidade e especificidade desse teste em casos de pancreatite nos felinos. A sensibilidade da fPLI em pancreatites com alterações histológicas moderadas a acentuadas foi de 100%, porém foi reduzida a 54% nos casos de pancreatite com alterações discretas.[15] Este achado esclarece um importante aspecto da precisão do teste de fPLI, visto que o padrão-ouro utilizado na maioria dos estudos é a evidência histológica de pancreatite, a qual pode

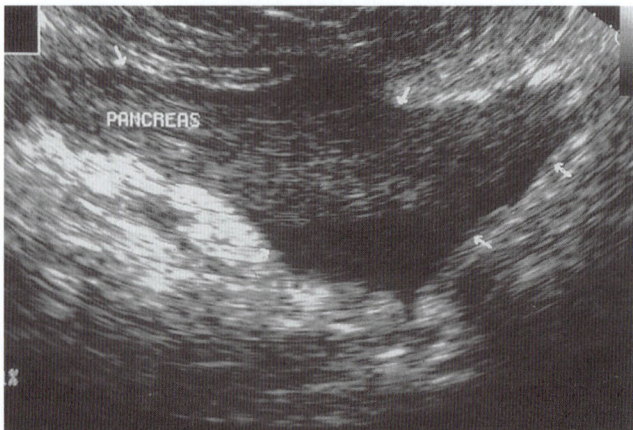

Figura 12-6: Imagem ultrassonográfica de um gato com pancreatite aguda. Observe o parênquima pancreático hipoecoico circundado pelo mesentério hiperecoico, o qual é bastante específico para a inflamação aguda pancreática. (Imagem cedida pela Dra. Kristina Miles, diplomada pelo Colégio Americano de Radiologia Veterinária, Universidade do Estado de Iowa.)

ou não ser traduzida em sinais clínicos de pancreatite nos gatos. Ele também aponta para o fato de que quanto mais crônica for a pancreatite, deve-se esperar um menor extravasamento de fPLI. Consequentemente, a sensibilidade do teste cai a níveis que não são úteis clinicamente. Em um estudo de acompanhamento clínico realizado pelo mesmo grupo, foram incluídos 182 gatos relatando-se uma sensibilidade de 79% e uma especificidade de 100% para a detecção de pancreatite em gatos que apresentavam sinais clínicos suspeitos para pancreatite.[16] Além disso, a fPLI aparentemente não é afetada por azotemia pré-renal e pode, consequentemente, ser útil na avaliação de gatos com desidratação ou choque que apresentam sinais atribuíveis a uma possível pancreatite.[17] Em outro estudo, também foi relatado que a magnitude da concentração da fPLI está relacionada a um prognóstico ruim nos gatos com pancreatite aguda.[18]

Tratamento da Pancreatite Aguda

Visto que a maioria dos casos de pancreatite aguda nos gatos é idiopática, o tratamento de suporte constitui-se na principal forma de tratamento. A fluidoterapia deve ser iniciada sem maiores atrasos e se demonstrou, em casos humanos, estar associada a uma melhora na microcirculação do pâncreas, além de melhorar o prognóstico dos pacientes.[19] No tratamento de suporte também deve ser considerada a administração de substância coloide ou transfusão de plasma, nos casos de hipoalbuminemia. Entretanto, não foram realizados estudos para demonstrar a eficácia desse procedimento. A analgesia é outro aspecto muito importante do tratamento dos pacientes com pancreatite aguda. A buprenorfina ou o butorfanol possuem boa eficácia e alguns gatos ficam visivelmente muito mais confortáveis após receberem analgesia. Os autores também obtiveram sucesso com a aplicação transdérmica de fentanil nos gatos com pancreatite aguda. Além disso, antieméticos são administrados para reduzir o vômito e a náusea, funcionando como importantes medidas terapêuticas enquanto se tenta alimentar os gatos por via enteral. O citrato de maropitant (Cerenia®) administrado sob dose de um miligrama por quilograma de peso, uma vez ao dia VO ou por via subcutânea, é bastante efetivo e é utilizado comumente pelos autores em sua prática. A alimentação enteral deve ser iniciada precocemente nesses gatos e pode ser alcançada por meio de sondas nasoesofágicas ou esofágicas. É importante notar que não é necessário insistir em uma dieta pobre em gordura nos gatos com pancreatite. Consequentemente, dietas ricas em calorias que podem ser fornecidas por meio de sondas são aceitáveis.

Tratamento da Pancreatite Crônica

O tratamento da pancreatite crônica não é simples, porque muitas vezes não há sinais clínicos óbvios, algumas vezes a única indicação da ocorrência de pancreatite crônica é uma fPLI elevada em um gato com sinais GI vagos. As concentrações séricas de cobalamina sempre devem ser mensuradas nesses casos e, se estiverem baixas, devem ser suplementadas. Baixas concentrações de cobalamina podem constituir-se em um sinal de doença pancreática exócrina (porque o fator extrínseco é produzido no pâncreas dos gatos) e/ou indicar doenças no íleo, tais como DII ou linfoma. Em alguns gatos com pancreatite crônica recidivante, o pâncreas exócrino pode se exaurir com o tempo, resultando em

sinais clínicos de insuficiência pancreática exócrina. Mesmo antes do desenvolvimento de sinais clínicos óbvios, é prudente avaliar a função do pâncreas exócrino realizando-se a mensuração da fTLI e, se necessário, suplementar com enzimas pancreáticas e com a cobalamina. Por muito tempo assumiu-se que os corticosteroides são contraindicados nos casos de pancreatite. Entretanto, os atuais conhecimentos acerca da patogênese da pancreatite crônica sugerem que pode haver algum grau de envolvimento de uma inflamação autoimune, tal como foi observado em cães e em seres humanos. Baseando-se nessa premissa, os autores trataram diversos casos de pancreatite crônica com doses anti-inflamatórias de esteroides (1mg/kg VO de prednisolona a cada 24 horas) por várias semanas, com sucesso considerável na diminuição de sinais vagos de comprometimento GI e na redução da concentração de fPLI após o tratamento. Deve-se tomar cuidado se houver a possibilidade de infecção subclínica dos gatos por *Toxoplasma*, a qual pode irromper quando é iniciado o tratamento com prednisolona. Nos casos em que há evidências que culminam na suspeita de DII concomitante, a administração de prednisolona se inicia sob dose imunossupressora (2mg/kg PO uma vez por dia, por 2 semanas) e é então diminuída lentamente ao longo de várias semanas.

DOENÇA INFLAMATÓRIA INTESTINAL IDIOPÁTICA

A doença inflamatória intestinal nos gatos é um diagnóstico de exclusão e compreende um fenótipo de doença GI crônica, principalmente com diarreia, vômito e perda de peso, com evidências histológicas de inflamação linfoplasmocitária no intestino delgado e/ou grosso. Outras causas para os sinais GI crônicos devem ser excluídas antes de se estabelecer o diagnóstico de DII idiopática. De forma similar ao que ocorre em seres humanos e em cães, acredita-se que a patogênese da DII nos gatos está envolvida com o microbioma intestinal, antígenos na dieta e sistema imunológico do intestino. O perfil primário de citocinas identificado nas biópsias de gatos com DII é, predominantemente, do padrão de células auxiliares do tipo 1 (Th1), com elevação nos níveis de citocinas tais como a interleucina (IL)-1, IL-8 e IL-12 quando comparados com aqueles detectados em biópsias obtidas em gatos saudáveis.[20] Uma publicação recente também sugere a possibilidade de elevação nos níveis de ácido ribonucleico mensageiro (RNAm) da citocina IL-17 nas biópsias de gatos com DII.[21] Este achado ainda necessita ser confirmado em nível proteômico e aparentemente não se enquadra no fenótipo histológico do infiltrado linfoplasmocitário, visto que normalmente se observa que as citocinas do perfil IL-17 encontram-se elevadas localmente nas doenças com infiltrado celular polimorfonuclear, tal como ocorre nos seres humanos com doença de Crohn. Entretanto, existem evidências claras de que o microbioma possui um importante papel no desenvolvimento da DII nos gatos. Foi observado em um estudo uma relação direta entre a quantidade de *Enterobacteriaceae* associada à mucosa, assim como *E. coli* e *Clostridium* spp., e os níveis de citocinas do tipo Th1 detectados nas mesmas biópsias, assim como a gravidade do quadro clínico e as alterações histológicas.[20] É importante salientar que existem cada vez mais evidências de que se basear somente na quantidade de linfócitos e plasmócitos que infiltram a lâmina própria de gatos com DII pode não ser uma prática tão útil, não sendo de utilidade maior do que a detecção de alterações sutis na arquitetura da mucosa para estabelecer o diagnóstico da doença e para graduar sua intensidade.[20,22]

Evidências de Doença Inflamatória Hepática ou Pancreática em Gatos com Ocorrência Simultânea de Doença Inflamatória Intestinal

Evidências comprovadas de doenças concomitantes em gatos com DII são esparsas. Em um estudo baseado em necrópsia de 78 gatos com colangite observou-se que 83% dos gatos dessa amostragem também apresentavam DII, com 50% dos animais também apresentando sinais de pancreatite.[2] Em 39% dos gatos, foram realizados todos os três diagnósticos, sugerindo a ocorrência de tríade. Em um estudo que avaliou as concentrações séricas de cobalamina em 80 gatos com sinais de GI vagos foi identificado 49 gatos com valores de cobalamina menores do que o limite inferior do intervalo de referência com muitos dos animais apresentando evidências histológicas de pancreatite e colangite, assim como de DII.[23] Em outro estudo, 23 gatos com diagnóstico de DII foram avaliados quanto às concentrações séricas de fPLI, independentemente de haver ou não qualquer suspeita de pancreatite.[25] Nesse estudo, 16 de 23 gatos tinham fPLI elevada. Esse achado foi correlacionado à hipoalbuminemia e à hipocobalaminemia nos mesmos gatos. Entretanto, o prognóstico não foi afetado pelo fato de haver aumento de fPLI. O estudo indicou que gatos com DII podem apresentar pancreatite simultânea, apesar de biópsias pancreáticas não terem sido realizadas.

Diagnóstico da Doença Inflamatória Intestinal em Gatos

Uma vez que a DII é um diagnóstico de exclusão, o procedimento diagnóstico inicial consiste na avaliação fecal na busca por vermes e *Giardia* spp., avaliação hematológica (incluindo hemograma e perfil bioquímico sérico), urinálise e avaliação ultrassonográfica abdominal. Além disso, pode ser indicado um exame parasitológico para verificação da presença de *Tritrichomonas* nas fezes, especialmente se os sinais de diarreia de intestino grosso forem predominantes e estiverem associados a outros sinais clínicos mínimos. Outros testes sanguíneos a serem considerados são a tiroxina total (T4) e, possivelmente, uma fTLI; principalmente a última, caso sejam observados sinais clínicos sugestivos de insuficiência pancreática exócrina. Adicionalmente, muitos clínicos avaliam a cobalamina e o folato séricos. Baixos níveis de cobalamina podem indicar doença difusa no intestino grosso, íleo e/ou doença pancreática exócrina, ao passo que baixos níveis de folato podem ser observados tanto nos casos de doença difusa no intestino delgado como no intestino delgado proximal. A fPLI pode ser útil para avaliar a ocorrência de inflamação pancreática adicional, tendo sido demonstrado em um estudo seu aumento em 70% dos gatos com DII.[25] Quando esses testes são realizados e apontam a possibilidade de uma doença intestinal difusa que provavelmente acomete o duodeno, o íleo e/ou o cólon, uma avaliação endoscópica deve ser indicada como próximo passo. É importante reconhecer que muitos gatos tanto com DII como com linfoma intestinal apresentarão acometimento ileal, de modo que a obtenção de amostras a partir desse local é indispensável para se obter êxito no estabelecimento do diagnóstico em muitos casos.[26] Há um aumento na conscientização de que o linfoma intestinal de pequenas células nos gatos pode mimetizar clinicamente uma DII moderada a acentuada e de

que a realização de testes até o ponto em que se é realizada a biópsia pode produzir exatamente os mesmos resultados. Em algumas situações os linfonodos mesentéricos estarão aumentados de volume, fazendo com que os mesmos possam ser avaliados por meio de AAF, a qual algumas vezes pode auxiliar na diferenciação das duas doenças. Em um estudo, foi demonstrado que a camada muscular própria da mucosa pode estar espessada e ser identificável por meio de ultrassonografia, fato este indicativo de um linfoma de pequenas células.[27] A imuno-histoquímica para linfócitos B e T (os linfomas de pequenas células são, em sua maioria, de células T) (Fig. 12-7) e a PCR-RRA[28] constituem-se em ferramentas adicionais que auxiliam na diferenciação entre um linfoma de pequenas células e a DII. Ambos os testes somente devem ser utilizados em conjunto com os exames previamente descritos e em animais com sinais clínicos apropriados da doença para permitir estabelecer o diagnóstico. Por fim, por mais que seja de pouca relevância clínica para realizar tal distinção, tanto a DII

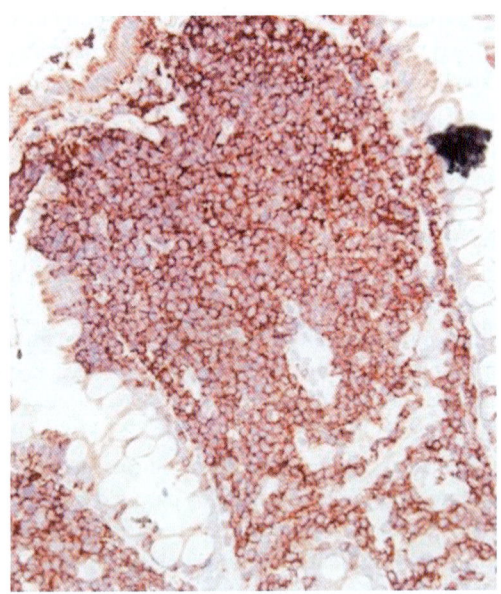

Figura 12-7: Biópsia endoscópica ileal de um gato com diarreia e perda de peso crônicas. A imunofenotipagem utilizando anticorpos anticélulas T CD3+ revela que mais de 95% dos infiltrados celulares na mucosa são linfócitos CD3+-positivos. Esta observação histológica é consistente com o diagnóstico de linfoma alimentar nos felinos.

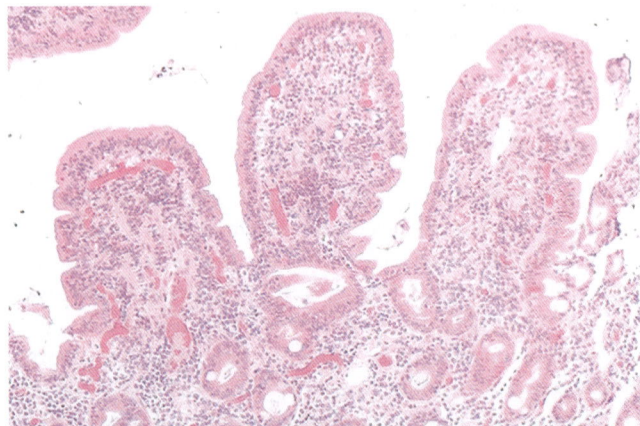

Figura 12-8: Biópsia endoscópica duodenal em um gato revelando uma enterite linfoplasmocitária moderada. Observe os infiltrados celulares no interior da lâmina própria acompanhados de um aumento na quantidade de linfócitos intraepiteliais e atrofia vilosa.

quanto o linfoma de pequenas células respondem razoavelmente bem a tratamentos imunossupressores e estão associados a um prognóstico razoavelmente bom.[29] Na maioria dos casos, a avaliação histológica de biópsias de pacientes com DII revela diversos graus de infiltração de linfócitos e plasmócitos na lâmina própria, assim como alterações na arquitetura da mucosa caracterizadas por atrofia vilosa e fusão de vilosidades (Fig. 12-8). Essas últimas alterações aparentam ser mais importantes do que o infiltrado inflamatório no que diz respeito à severidade da doença, tal como uma publicação demonstrou.[20]

Tratamento da Doença Inflamatória Intestinal em Gatos

O tratamento da DII em gatos deve seguir uma abordagem sequencial. Tentativa de tratamento inicial é a utilização de uma dieta de exclusão ou de dieta hidrolisada, fornecida de maneira exclusiva por pelo menos 7 dias. Demonstrou-se que até 50% dos gatos com DII respondem muito rapidamente (no intervalo de vários dias) a esse tratamento. Dietas hidrolisadas aparentemente funcionam tão bem quanto dietas de exclusão,[30] apesar de comparações diretas dessas abordagens não terem sido publicadas. Se o gato não responder a essa tentativa de alteração na dieta, corticosteroides sob doses imunossupressoras (2mg/kg PO por 2 semanas, seguido da diminuição da dose ao longo de diversas semanas) são indicados, tanto isoladamente quanto em combinação com tilosina ou metronidazol.[31,32] Nos gatos com resposta parcial ou sem resposta em 2 semanas após o início do tratamento com corticosteroides, o clorambucil pode ser adicionado ao tratamento sob dose de 2mg/kg PO a cada 24 a 72 horas ou 2mg/m^2 a cada 14 dias. Deve ser realizado hemograma a cada 3 a 4 semanas para monitorar uma possível mielossupressão. Entretanto, tal fato foi raramente relatado nos gatos. A abordagem terapêutica para gatos diagnosticados com linfoma de pequenas células é a mesma para os casos graves de DII (i.e., um protocolo combinado de prednisolona e clorambucil, o qual foi associado a tempos mais longos de sobrevida).[29]

Referências

1. Zawie DA, Garvey MC: Feline hepatic disease. *Vet Clin North Am* 2:1201-1230, 1984.
2. Weiss DJ, Gagne JM, Armstrong PJ: Relationship between inflammatory hepatic disease and inflammatory bowel disease, pancreatitis, and nephritis in cats. *J Am Vet Med Assoc* 209:1114-1116, 1996.
3. Callahan Clark JE, Haddad JL, Brown DC, et al: Feline cholangitis: a necropsy study of 44 cats (1986-2008). *J Feline Med Surg* 13:570-576, 2011.
4. Ferreri JA, Hardam E, Kimmel SE, et al: Clinical differentiation of acute necrotizing from chronic nonsuppurative pancreatitis in cats: 63 cases (1996-2001). *J Am Vet Med Assoc* 223:469-474, 2003.
5. Hill RC: Van Winkle TJ: Acute necrotizing pancreatitis and acute suppurative pancreatitis in the cat: A retrospective study of 40 cases (1976-1989). *J Vet Intern Med* 7:25-33, 1993.
6. Marolf AJ, Kraft SL, Dunphy TR, et al: Magnetic resonance (MR) imaging and MR cholangiopancreatography findings in cats with cholangitis and pancreatitis. *J Feline Med Surg* 15:285-294, 2013.
7. Akol KG, Washabau RJ, Saunders HM, et al: Acute pancreatitis in cats with hepatic lipidosis. *J Vet Intern Med* 7:205-209, 1993.
8. Warren A, Center S, McDonough S, et al: Histopathologic features, immunophenotyping, clonality, and eubacterial fluorescence *in situ* hybridization in cats with lymphocytic cholangitis/cholangiohepatitis. *Vet Pathol* 48:627-641, 2011.
9. Swift NC, Marks SL, MacLachlan NJ, et al: Evaluation of serum feline trypsin-like immunoreactivity for the diagnosis of pancreatitis in cats. *J Am Vet Med Assoc* 217:37-42, 2000.
10. Gerhardt A, Steiner JM, Williams DA, et al: Comparison of the sensitivity of different diagnostic tests for pancreatitis in cats. *J Vet Intern Med* 15:329-333, 2001.
11. Kimmel SE, Washabau RJ, Drobatz KJ: Incidence and prognostic value of low plasma ionized calcium concentration in cats with acute pancreatitis: 46 cases (1996-1998). *J Am Vet Med Assoc* 219:1105-1109, 2001.
12. Williams JM, Panciera DL, Larson MM, et al: Ultrasonographic findings of the pancreas in cats with elevated serum pancreatic lipase immunoreactivity. *J Vet Intern Med* 27:913-918, 2013.
13. Saunders HM, VanWinkle TJ, Drobatz K, et al: Ultrasonographic findings in cats with clinical, gross pathologic, and histologic evidence of acute pancreatic necrosis: 20 cases (1994-2001). *J Am Vet Med Assoc* 221:1724-1730, 2002.
14. Twedt DC, Armstrong PJ, Simpson KW: Feline cholangitis. In Bonagura JD, Twedt DC, editors: Kirk's current veterinary therapy XV, St Louis, 2014, Elsevier/Saunders.
15. Forman MA, Marks SL, De Cock HE, et al: Evaluation of serum feline pancreatic lipase immunoreactivity and helical computed tomography versus conventional testing for the diagnosis of feline pancreatitis. *J Vet Intern Med* 18:807-815, 2004.
16. Forman MA, Shiroma J, Armstrong PJ, et al. Evaluation of feline pancreas-specific lipase (spec-fPL) for the diagnosis of feline pancreatitis. J Vet Intern Med 23:2009.(ACVIM Abstract #250).
17. Jaensch S: The effect of naturally occurring renal insufficiency on serum pancreatic-specific lipase in cats. *Comp Clin Pathol* 22:801-803, 2014.
18. Stockhaus C, Teske E, Schellenberger K, et al: Serial serum feline pancreatic lipase immunoreactivity concentrations and prognostic variables in 33 cats with pancreatitis. *J Am Vet Med Assoc* 243:1713-1718, 2013.
19. Warndorf MG, Kurtzman JT, Bartel MJ, et al: Early fluid resuscitation reduces morbidity among patients with acute pancreatitis. *Clin Gastroenterol Hepatol* 9:705-709, 2011.
20. Janeczko S, Atwater D, Bogel E, et al: The relationship of mucosal bacteria to duodenal histopathology, cytokine mRNA, and clinical disease activity in cats with inflammatory bowel disease. *Vet Microbiol* 128:178-193, 2008.
21. Waly NE, Peters IR, Day MJ, et al: Measurement of IL-12 (p40, p35), IL-23p19, and IFN-gamma mRNA in duodenal biopsies of cats with inflammatory enteropathy. *J Vet Intern Med* 28:42-47, 2014.
22. Washabau RJ, Day MJ, Willard MD, et al: Endoscopic, biopsy, and histopathologic guidelines for the evaluation of gastrointestinal inflammation in companion animals. *J Vet Intern Med* 24:10-26, 2010.
23. Simpson KW, Fyfe J, Cornetta A, et al: Subnormal concentrations of serum cobalamin (vitamin B12) in cats with gastrointestinal disease. *J Vet Intern Med* 15:26-32, 2001.
24. Gagne JM, Weiss DJ, Armstrong PJ: Histopathologic evaluation of feline inflammatory liver disease. *Vet Pathol* 33:521-526, 1996.
25. Bailey S, Benigni L, Eastwood J, et al: Comparisons between cats with normal and increased fPLI concentrations in cats diagnosed with inflammatory bowel disease. *J Small Anim Pract* 51:484-489, 2010.
26. Scott KD, Zoran DL, Mansell J, et al: Utility of endoscopic biopsies of the duodenum and ileum for diagnosis of inflammatory bowel disease and small cell lymphoma in cats. *J Vet Intern Med* 25:1253-1257, 2011.
27. Zwingenberger AL, Marks SL, Baker TW, et al: Ultrasonographic evaluation of the muscularis propria in cats with diffuse small intestinal lymphoma or inflammatory bowel disease. *J Vet Intern Med* 24:289-292, 2010.
28. Moore PF, Woo JC, Vernau W, et al: Characterization of feline T cell receptor gamma (TCRG) variable region genes for the molecular diagnosis of feline intestinal T cell lymphoma. *Vet Immunol Immunopathol* 106:167-178, 2005.
29. Stein TJ, Pellin M, Steinberg H, et al: Treatment of feline gastrointestinal small-cell lymphoma with chlorambucil and glucocorticoids. *J Am Anim Hosp Assoc* 46:413-417, 2010.
30. Mandigers PJ, Biourge V, German AJ: Efficacy of a commercial hydrolysate diet in eight cats suffering from inflammatory bowel disease or adverse reaction to food. *Tijdschr Diergeneeskd* 135:668-672, 2010.
31. Dennis JS, Kruger JM, Mullaney TP: Lymphocytic/plasmacytic colitis in cats: 14 cases (1985-1990). *J Am Vet Med Assoc* 202:313-318, 1993.
32. Jergens AE, Crandell JM, Evans R, et al: A clinical index for disease activity in cats with chronic enteropathy. *J Vet Intern Med* 24:1027-1033, 2010.

Atualização sobre Doença Oral no Gato

Maria Soltero-Rivera e Alexander M. Reiter

A inflamação oral pode se apresentar de diversas formas dependendo de sua etiologia, progressão, extensão e localização. Ela pode ser aguda, crônica ou agudização de processo crônico. As lesões podem ser localizadas, multifocais ou generalizadas. As bordas da lesão podem ser bem delimitadas ou pouco delimitadas. Adicionalmente, a inflamação pode ser centrada no dente ou pode se dar em áreas edêntulas. Frequentemente, a duração dos sinais clínicos associados à distribuição das lesões pode auxiliar na determinação da etiologia da condição. A localização da lesão na cavidade oral também é importante, haja vista que certas doenças ocorrem preferencialmente em estruturas específicas (Tabela 13-1).

Histologicamente, a inflamação oral pode variar em aparência desde uma área ulcerada até uma lesão bolhosa, uma lesão proliferativa tecidual (gerada devido à hiperplasia ou pela formação de tecido de granulação) até uma área de necrose. Os principais diagnósticos diferenciais para a inflamação oral incluem gengivite, periodontite, gengivoestomatite, neoplasia, granuloma eosinofílico, reação contra corpo estranho, doença imunomediada e autoimune, doença metabólica e lesão por queimadura (i.e., química, elétrica ou térmica). É importante ter em mente que algumas dessas condições podem ser uma manifestação de uma doença sistêmica. Além disso, algumas doenças sistêmicas (tais como aquelas que causam imunossupressão) podem predispor os pacientes a qualquer forma de inflamação oral. É extremamente importante obter um histórico médico detalhado junto aos tutores dos gatos quando se avalia individualmente cada caso.

Este capítulo aborda a epidemiologia, a patologia/patogênese, a apresentação clínica, a avaliação diagnóstica, as opções de tratamento, o tratamento crônico e o prognóstico dessas doenças.

TECIDOS ORAIS SAUDÁVEIS

Os fatores que exercem papel principal na proteção da cavidade oral contra as agressões incluem o epitélio oral, as papilas gustativas, as secreções salivares, o líquido crevicular gengival, a microbiota residente e as respostas inflamatórias iniciais do hospedeiro.

A mucosa mastigatória e a mucosa de revestimento são os tecidos inicialmente acometidos pelo processo inflamatório. O epitélio da mucosa mastigatória é moderadamente espessado e frequentemente ortoceratótico. Ele não é extensível e é bem adaptado para resistir à abrasão. O epitélio da mucosa de revestimento é mais espesso do que o da mucosa mastigatória e não é cornificado. A superfície é flexível e a submucosa é elástica, permitindo que ele se distenda.[1] As papilas gustativas

protegem a mucosa pela rejeição de materiais potencialmente tóxicos.[2] A saliva possui uma função diluente e neutralizadora, além de efeitos antimicrobianos produzidos por enzimas e imunoglobulinas.[1] Acredita-se que o líquido crevicular gengival higienize o sulco gengival, aumente a adesão do epitélio ao dente por meio de proteínas plasmáticas, possua propriedades antimicrobianas e exerça atividades de proteção da gengiva mediadas por anticorpos.[3] A microbiota normal da cavidade oral possui função na imunidade inata ao prevenir a colonização e o crescimento de potenciais patógenos.

A lâmina própria contém diversos diferentes tipos celulares, incluindo macrófagos, fibroblastos, mastócitos e outras células inflamatórias. As células inflamatórias são encontradas, em sua maior parte, em quantidades significativas no tecido conjuntivo. Quando elas estão presentes como resultado de uma agressão ou como parte de um processo mórbido, o epitélio que as recobre é envolvido devido à liberação de citocinas. Assim como em outras partes do corpo, o(s) tipo(s) celular(es) observado(s) no infiltrado inflamatório dependem da etiologia da doença e de sua duração.[1]

Quando é realizada uma caracterização dos subtipos de leucócitos presentes na mucosa oral de gato saudáveis, observa-se que a mucosa oral felina claramente contém diversas populações de células do sistema imunológico. Linfócitos $CD3^+$ intraepiteliais e linfócitos T $CD8^+$ são mais comuns do que linfócitos T $CD4^+$. Células com uma morfologia dendrítica característica estão presentes nos compartimentos intraepitelial e subepitelial. Às vezes, essas células estão associadas a grupos de linfócitos T $CD3^+$ compostos tanto por células T $CD8^+$ quanto $CD4^+$. Os mastócitos são mais comumente observados na lâmina própria e na porção submucosa. Nestes locais, também são observadas células T $CD3^+$, estando disponíveis em quantidades semelhantes àquelas dos linfócitos T $CD4^+$ e $CD8^+$. Os poucos plasmócitos presentes geralmente possuem imunofenótipo positivo[4] para imunoglobulina (Ig) G ou IgA.

GENGIVITE E PERIODONTITE

A doença periodontal envolve inflamação da gengiva, do ligamento periodontal, do cemento e do osso alveolar.[5] Em um estudo,[6] 69% de 109 gatos com idade média de 6,2 ± 5,2 anos possuíam evidências de inflamação gengival (Fig. 13-1). A gengivite pode permanecer estável ao longo da vida do animal. Entretanto, com o auxílio de fatores adicionais ela pode progredir para uma periodontite. A periodontite é a inflamação do ligamento periodontal, do cemento e do osso alveolar, resul-

Tabela 13-1	Nomenclatura da Inflamação Oral e Orofaríngea de Acordo com o Colégio Americano de Odontologia Veterinária	
Localização	**Termo**	**Conceito**
Gengiva	Gengivite	Inflamação da gengiva
Ligamento periodontal, osso alveolar e cemento	Periodontite	Inflamação dos tecidos periodontais não gengivais
Osso e medula óssea	Osteomielite	Inflamação do osso e da medula óssea
Mucosa alveolar	Mucosite alveolar	Inflamação da mucosa alveolar (i.e., mucosa que reveste o processo alveolar e que se estende a partir da junção mucogengival sem demarcação evidente do sulco vestibular até o assoalho da cavidade oral)
Mucosa sublingual	Mucosite sublingual	Inflamação da mucosa no assoalho da cavidade oral
Mucosa labial/bucal	Mucosite labial/bucal	Inflamação da mucosa do lábio/vestíbulo da boca (bochecha)
Mucosa da porção caudal da cavidade oral	Mucosite caudal	Inflamação da mucosa da porção caudal da cavidade oral, margeada em sua porção medial pelas fauces e pregas palatoglossais, dorsalmente pelo palato duro e mole e rostralmente pela mucosa alveolar e bucal
Mucosa palatina	Palatite	Inflamação da região que recobre o palato dorsal e/ou ventral
Mucosa lingual	Glossite	Inflamação da superfície dorsal, lateral e/ou ventral da língua
Lábio	Quilite	Inflamação do lábio (incluindo a área da junção mucocutânea e a pele do lábio)
Boca	Estomatite	Inflamação do revestimento mucoso de qualquer uma das estruturas da boca. Na prática clínica, o termo deve ser reservado para descrever uma inflamação oral disseminada (além da gengivite e periodontite) que também pode se estender para dentro dos tecidos submucosos (p. ex., mucosite caudal acentuada que se estende para o interior dos tecidos das submucosas pode ser denominada estomatite caudal)
Tonsila palatina	Tonsilite	Inflamação da tonsila palatina
Faringe	Faringite	Inflamação da faringe

Informações da Comissão de Nomenclatura do Colégio Americano de Odontologia Veterinária. (1 de maio de 2012). Acessado em 1 de julho de 2015 em http://www.avdc.org/nomenclature.html.

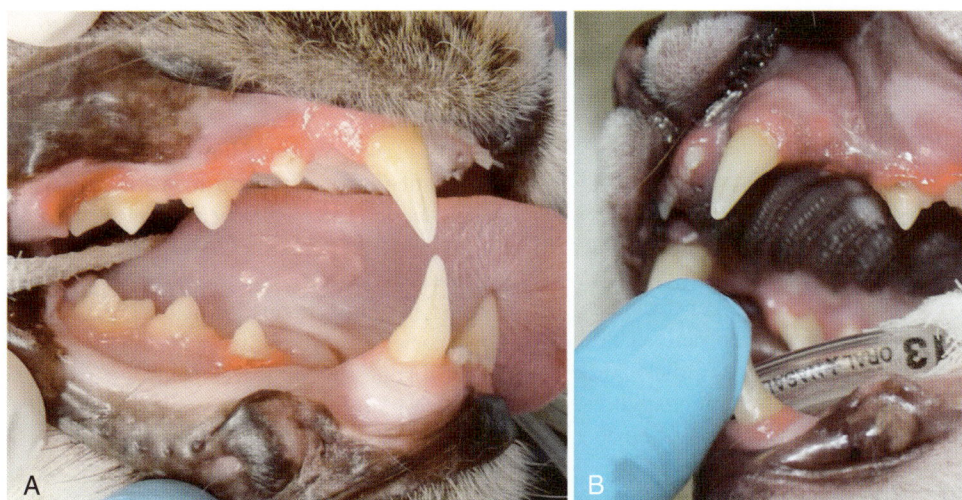

Figura 13-1: Fotografias de um gato da raça Maine Coon com 2 anos de idade **(A)** e de um gato da raça Pelo Curto Americano de 7 anos de idade **(B)**, apresentando gengivite, início de retração gengival e mucosite alveolar. (2014, Direitos reservados, Alexander M. Reiter, utilizado com permissão.)

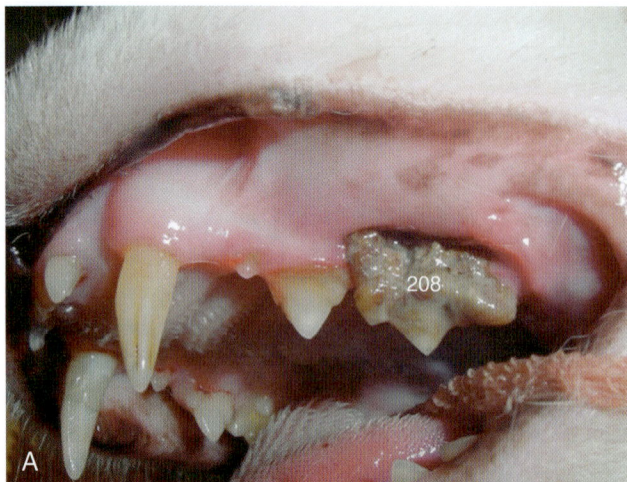

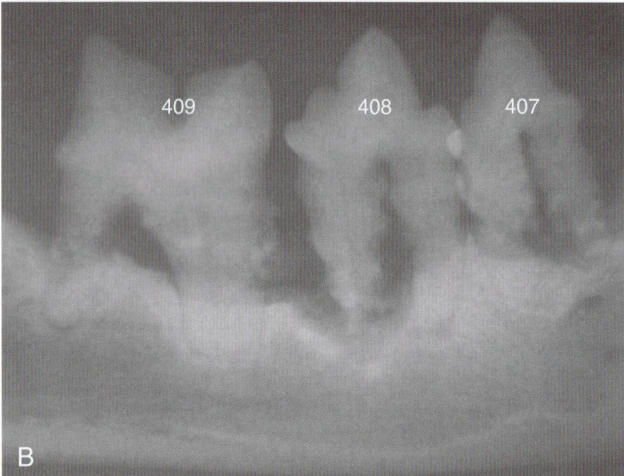

Figura 13-2: Fotografias revelando periodontite severa focal no quarto pré-molar maxilar esquerdo (dente *# 208*) em um gato de 8 anos de idade da raça Pelo Curto Americano **(A)** e periodontite severa generalizada no terceiro e quarto pré-molares e no primeiro molar da mandíbula direita (dentes *# 407, 408* e *409*) em um gato de 13 anos de idade da raça Pelo Curto Americano **(B)**. (2014, Direitos reservados, Alexander M. Reiter, utilizado com permissão.)

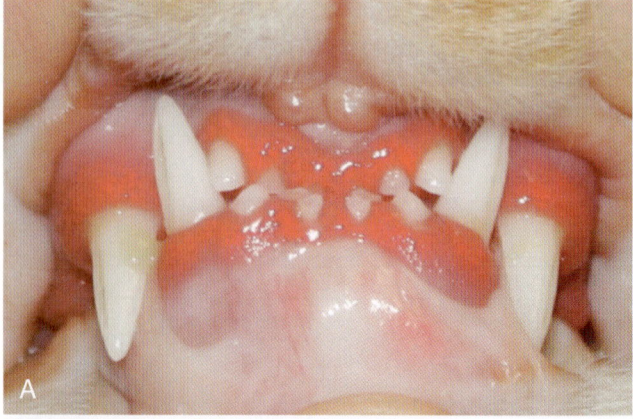

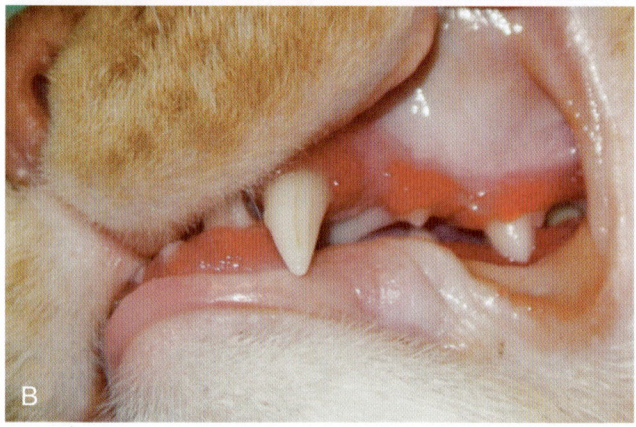

Figura 13-3: Vistas frontal **(A)** e lateral **(B)** da boca (lábios retraídos) de um gato da raça Maine Coon de 6 anos e meio de idade com gengivite hiperplásica juvenil (2014, Direitos reservados, Alexander M. Reiter, utilizado com permissão.)

tando na formação de bolsa, retração gengival e perda de osso alveolar (Fig. 13-2). Um estudo recente demonstrou que 13% dos gatos com doença periodontal apresentavam evidências de periodontite agressiva.[6] Esse mesmo estudo também encontrou uma forte associação entre a doença periodontal e a reabsorção dentária do tipo I. Estes achados se assemelham ao de outro estudo no qual 72% dos dentes com reabsorção do tipo I também revelavam periodontite, em contraste com somente 15,6% de dentes com reabsorção do tipo II.[7]

Existe uma forte suspeita sobre predisposição genética nos gatos. Acredita-se que os gatos de raça pura desenvolvam cálculo dentário mais comumente do que gatos mestiços.[8] Adicionalmente, foi relatado que uma periodontite de progressão rápida e refratária ocorre mais comumente em gatos Abissínios e Somali que apresentam gengivoestomatite ou infecção pelo vírus da imunodeficiência felina (FIV).[9] Nos seres humanos, a periodontite está associada a uma atividade fagocítica anormal e a estados de imunodepressão.[10] A hipoplasia do cemento da raiz também foi implicada como uma causa específica nos casos humanos de periodontite juvenil.[11] Uma condição conhecida como *gengivite*

hiperplásica juvenil foi descrita em gatos com menos de 1 a 2 anos de idade (Fig. 13-3). Limpeza dentária periódica realizada por profissionais, gengivectomia e gengivoplastia cuidadosas, extração de dentes com perda de adesão severa e higiene oral rigorosa no ambiente doméstico são recomendadas até que o paciente se livre das potenciais causas dessa doença.[12]

Amoxicilina/ácido clavulânico apresentou a maior atividade *in vitro* contra todos os isolados e todos os micro-organismos anaeróbios isolados a partir dos espaços subgengivais de gatos com gengivite. Adicionalmente, a enrofloxacina apresentou a maior atividade *in vitro* contra todos os organismos aeróbicos isolados. Nos casos em que a limpeza dentária apropriada e a extração de dentes severamente acometidos não resolverem a inflamação periodontal, os pacientes devem ser testados para o vírus da leucemia felina (FeLV) e para a infecção pelo FIV. Maior prevalência e um aumento na severidade da lesão foram observados em gatos infectados pelo FIV. A doença foi mais grave nos pacientes com coinfecção pelo FIV e pelo calicivírus felino (FCV) ou com coinfecção pelo FCV e pelo FeLV.[14]

Em cães, o aumento na intensidade da perda de adesão dentária foi associado a alterações nas variáveis inflamatórias sistêmicas e índices renais.[15] Nos gatos, a gravidade da periodontite foi associada a aumentos nos níveis de globulinas, alanina aminotransferase e nos níveis sanguíneos de IgG, sugerindo-se que a doença periodontal não é simplesmente uma doença localizada, mas também pode evocar respostas sistêmicas do paciente.[16]

ESTOMATITE

A estomatite é um processo inflamatório destrutivo do epitélio e da lâmina própria, estendendo-se frequentemente para o interior da submucosa.[17] Estima-se que essa inflamação mais disseminada da mucosa oral ocorra em 0,7% dos gatos levados a clínicas e hospitais veterinários.[18] A etiologia da estomatite não está completamente esclarecida. Entretanto, suspeita-se que tenha origem multifatorial. Isto contrasta com o que se observa na estomatite ou ulceração mucosa que resulta de um contato com um agente irritante, um alérgeno ou antígeno, mais frequentemente em áreas com maior quantidade de placas dentárias, em uma condição conhecida como *estomatite paradental ulcerativa crônica*. Entretanto, as lesões são comumente referidas como "úlceras de contato". Um tipo de lesão semelhante que possui natureza proliferativa em vez de ulcerativa se desenvolve na mucosa alveolar ou bucal, no aspecto distobucal do primeiro dente molar da mandíbula dos gatos (Fig. 13-4). As lesões podem resultar de um trauma contínuo secundário a uma oclusão caudal estreita entre o quarto pré-molar maxilar e o primeiro molar mandibular, ou devido ao trauma contínuo gerado pelo quarto pré-molar maxilar sobre uma área de inflamação no aspecto distobucal do primeiro molar mandibular. Foi relatada eficiência de 100% quando foram realizados a excisão cirúrgica da região aumentada de volume e o embotamento ou remoção do dente ou dentes envolvidos.[19]

Algumas das bactérias comumente isoladas dos gatos com estomatite incluem *Pasteurella pneumotropica*, *Pasteurella multocida* e *Capnocytophaga canimorsus*.[20] Acredita-se que a exposição prévia a doenças virais tais como as causadas por infecções pelo FCV, herpesvírus felino (FHV), FeLV e FIV seja um fator de risco para o desenvolvimento de estomatite.[21] Isto provavelmente se deve ao declínio progressivo na função imunológica causado pela infecção pelo FIV e pelo FeLV.[8,22] Por outro lado, o FCV aparentemente possui um papel mais direto, como foi demonstrado pela disseminação desse vírus em todos os gatos com estomatite ulceroproliferativa crônica em comparação com

apenas 20% nos gatos normais.[23] Úlceras na língua, filtro e palato podem ser observadas em gatos com a infecção pelo FCV.[8] A infecção por FIV, FeLV e FCV também pode influenciar a severidade da doença.[8] O papel da infecção por *Bartonella* ainda é controverso.[24] A infecção pelo vírus da panleucopenia felina, pelo vírus sincicial felino, pelo vírus da peritonite infecciosa felina e/ou *Candida albicans* também foram associados às causas de estomatite.[25,26] Durante a inflamação, a quantidade de células CD79a positivas, células positivas para o antígeno leucocitário 1 (L1) e linfócitos T CD3⁺, assim como o nível de expressão do complexo de histocompatibilidade principal (MHC) de classe II, tendem a se correlacionar com a severidade da doença.[17] Adicionalmente, células T CD8⁺ são mais numerosas do que as células T CD4⁺ positivas, com a maioria dos plasmócitos apresentando produção do isotipo IgG. Quando comparado com amostras de mucosa oral obtidas a partir de gatos saudáveis, o número de células marcadas para CD3, CD4, CD8, CD79a, IgG, IgA ou L1 e o número de mastócitos no interior da lâmina própria e na submucosa de gatos com inflamação oral aumentam significativamente. O compartimento epitelial nesses gatos também possui mais células T CD3⁺ em comparação com gatos saudáveis. A densidade de mastócitos também está significativamente aumentada nos tecidos gengivais adjacentes às regiões acometidas pela estomatite.[27]

Os animais acometidos frequentemente apresentam sinais de desconforto oral quando se alimentam ou se limpam ou quando têm suas bocas manipuladas. Em adição às lesões frequentemente simétricas, brilhantes, ulceradas ou proliferativas na gengiva, mucosa alveolar, mucosa bucal (Fig. 13-5) e/ou área lateral às pregas palatoglossais (Fig. 13-6), as alterações observadas na avaliação física podem incluir pelagem deficiente e diminuição na condição corporal. Em alguns casos, as margens laterais da língua e as áreas do palato duro que estão em contato com os dentes também podem estar envolvidas. Do total de gatos com estomatite, 59% a 61% revelam evidências radiográficas de reabsorção de múltiplos dentes,[28] sendo relatada em alguns gatos a diferenciação em carcinoma de células escamosas (CCE).[29,30]

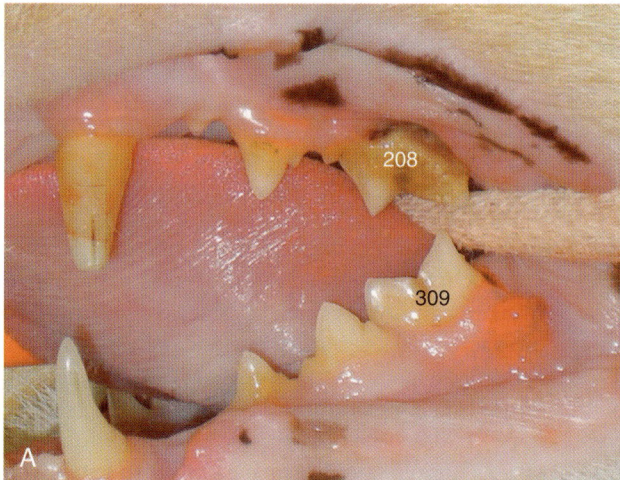
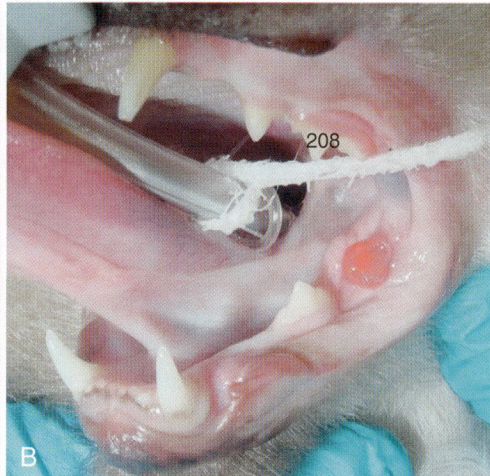

Figura 13-4: **A,** Fotografia de um gato de 8 anos de idade da raça Pelo Curto Americano com um granuloma piogênico na mucosa alveolar e bucal no aspecto distobucal do primeiro molar da mandíbula esquerda (dente *#309*). **B,** Observe que a lesão continua a proliferar mesmo após a extração do dente *#309* em um gato Himalaio de 9 anos de idade, indicando que o verdadeiro responsável é o quatro pré-molar do maxilar esquerdo (dente *#208*) (2014, Direitos reservados, Alexander M. Reiter, utilizado com permissão.)

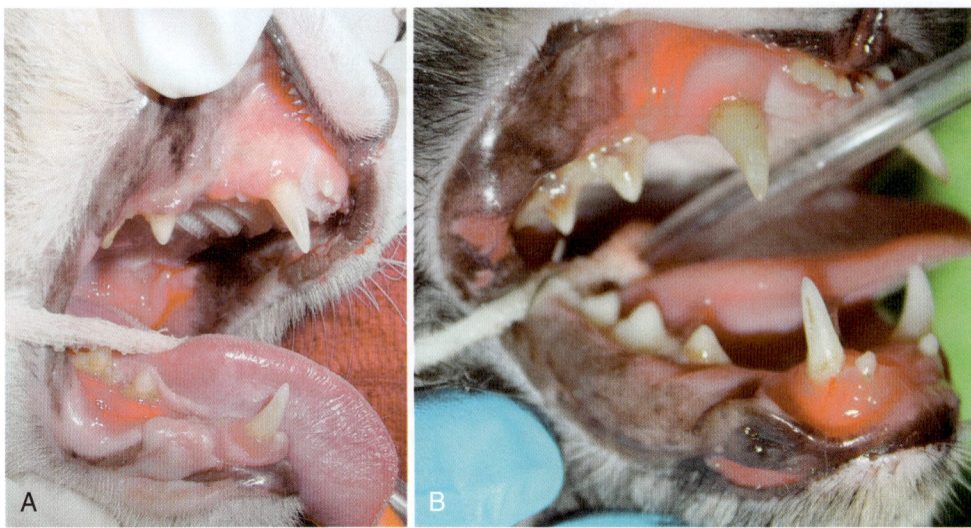

Figura 13-5: Fotografias de um gato de 12 anos e meio de idade da raça Pelo Curto Americano **(A)** e um gato de 3 anos de idade da raça Pelo Curto **(B)** com estomatite, manifestada como gengivite e inflamação da mucosa alveolar, labial e bucal. O último gato **(B)** também revela envolvimento do filtro, comissura labial e junção mucocutânea próxima ao frênulo lateral da porção esquerda do lábio inferior. (2014, Direitos reservados, Alexander M. Reiter, utilizado com permissão.)

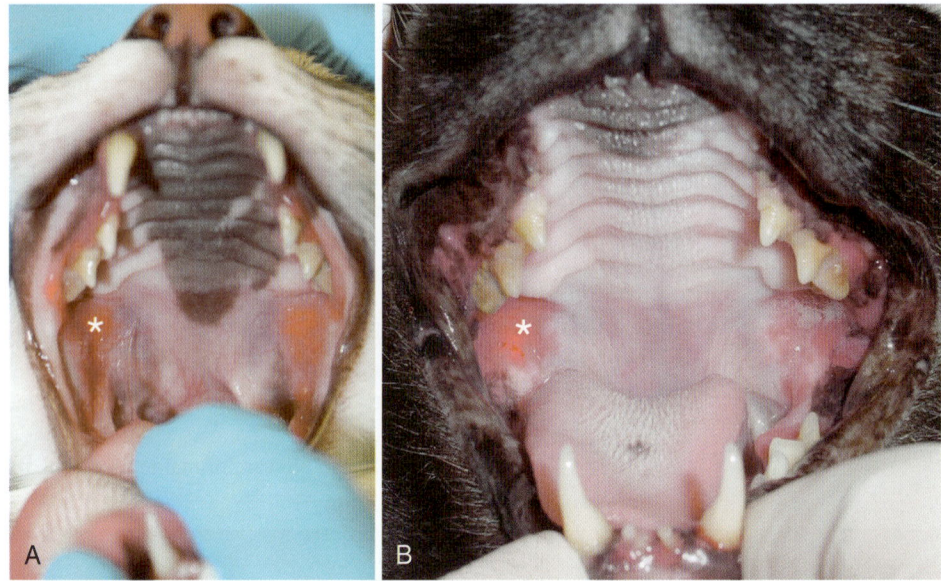

Figura 13-6: Fotografias de um gato de 7 anos de idade da raça Pelo Curto Americano **(A)** e de um gato de 5 anos de idade da raça Pelo Curto Americano **(B)** com estomatite. Há gengivite, mucosite alveolar e bucal bilateral e inflamação (*asteriscos*) do aspecto caudal da cavidade oral lateral às pregas palatoglossais. O palato duro e o palato mole geralmente não estão envolvidos no tipo clássico de estomatite. (2014, Direitos reservados, Alexander M. Reiter, utilizado com permissão.)

Em sua fase inicial, o tratamento consiste no controle da inflamação por meio de imunossupressão ou modulação imunológica em associação com o tratamento sintomático. Corticosteroides, tais como a prednisona e a prednisolona, são tipicamente utilizados na dose de 0,5 a 1mg/kg (VO) uma ou duas vezes ao dia. Os corticosteroides podem ser efetivos em 73% a 86% dos casos.[31] Antibióticos também podem ser utilizados. Entretanto, somente 30% dos casos são responsivos, sendo que a resposta é somente transitória.[31] Amoxicilina/ácido clavulânico (13,75 mg/kg a cada 12 horas VO) ou clindamicina (5 a 11 mg/kg a cada 12 horas VO) são mais comumente utilizadas. Algumas vezes é necessário o suporte nutricional, especialmente nos casos crônicos com perda de peso acentuada e evidências de desidratação. Do contrário, deve ser oferecido alimento amolecido ou macio ao paciente. Caso os sintomas sejam resolvidos ou caso o paciente melhore de maneira significativa, medidas para o controle das placas, a dizer escovação diária, devem ser instituídas. Entretanto, muitos gatos apresentam muita dor para permitir tal procedimento. O controle da dor com buprenorfina transmucosa (0,01 mg/kg a cada 8 a 12 horas), buprenorfina de liberação prolongada (0,12 mg/kg a cada 48 a 72 horas por via subcutânea [SC]) ou fentanil de aplicação transdérmica também deve ser considerado.

O tratamento crônico com corticosteroides não é recomendado devido aos efeitos colaterais indesejados que podem ser o desenvolvimento de diabetes melito, poliúria e polidipsia. Extrações totais de dentes são recomendadas e atingem uma taxa de sucesso de cerca de 80%, com a cura completa sendo obtida em 60% dos casos, enquanto a cura clínica é conseguida em 20% dos casos.[30] Isto dá suporte à teoria de que a estomatite resulta de uma reação de hipersensibilidade à placa. Nos casos graves, pode ser necessário o tratamento transitório com corticosteroides (prednisolona 0,5 a 1,0 mg/kg a cada 12 a 24 horas VO) imediatamente após a extração total dos dentes.

Quando os casos são refratários ao tratamento, pode ser considerada a terapia com interferon ômega felino (Virbagen Omega®) – apesar de não estar disponível nos Estados Unidos ou no Canadá. A utilização diária dessa medicação (0,1 MU a cada 24 horas VO) resultou em uma melhora significativa das lesões clínicas, assim como em uma diminuição na pontuação na escala de dor em até 90 dias após o tratamento.[32] Injeções intralesionais com interferon ômega felino podem ser consideradas antes da administração oral. Foi observada melhora significativa na inflamação oral residual nos pacientes com níveis sanguíneos de ciclosporina > 300 ng/mL[33] em um ensaio clínico randomizado controlado com placebo e duplo-cego no qual se avaliou a efetividade da ciclosporina em gatos que foram submetidos à extração parcial ou total dos dentes para o tratamento da estomatite. Por fim, foi relatado que a ablação dos tecidos inflamados com *laser* de dióxido de carbono (CO_2) promove fibrose após tratamentos repetidos em um caso refratário à terapia.[34]

A estomatite pode ser uma condição frustrante para o paciente e para seu tutor, assim como para o médico veterinário responsável pelo caso. Do total de casos, 30% apresentam uma pequena melhora com a extração total dos dentes e necessitam de tratamentos adicionais. Adicionalmente, 7% dos casos não se beneficiarão, de modo geral, de uma melhora no quadro clínico.[30] Quando se trata um gato com interferon ômega felino ou com *laser* de CO_2, os tutores devem entender que tratamentos repetidos são frequentemente necessários antes mesmo de serem observadas melhoras discretas. O estado retroviral deve ser avaliado antes do tratamento, visto que o mesmo pode interferir o prognóstico do paciente.

CARCINOMA DE CÉLULAS ESCAMOSAS

O carcinoma de células escamosas é o tumor oral mais comum em gatos domésticos.[36] Esses tumores podem possuir aparências variadas e podem se apresentar como uma área ulcerada ou uma região nodular. Algumas vezes, a região ulcerada observada durante a avaliação oral pode representar a "ponta do *iceberg*" (Fig. 13-7). Historicamente, a região sublingual/lingual foi relatada como o local mais comumente acometido.[36] Entretanto, relatos recentes demonstram que a gengiva na mandíbula[37] e na maxila[38] são mais frequentemente acometidas. Metástases para os linfonodos mandibulares nesses casos foram previamente documentadas em taxas tão altas quanto 31% a 36%[38,39] quando avaliadas utilizando-se aspiração com agulha fina. Não foi encontrada uma associação significativa entre a metástase para o linfonodo mandibular e o tempo de sobrevida.[38] Evidências de metástase pulmonar, as quais foram avaliadas utilizando-se radiografia torácica em três projeções ou necrópsia, estavam presentes em 10% dos casos, porém não se constituem em um fator significativo de prognóstico negativo. Interessantemente, o volume do tumor não se constitui em um fator preditivo de metástase regional ou à distância porque não foram observadas associações significativas entre o tamanho tumoral e metástases.[38]

Apesar do potencial metastático historicamente baixo, o CCE oral nos felinos geralmente é considerado como sendo de mau prognóstico. O prognóstico depende bastante do grau de invasão do tumor primário no momento do diagnóstico,[36] sendo que a maioria dos gatos com CCE oral sucumbe aos efeitos da progressão local da doença e à falha do tratamento local.[40,41] O impacto prognóstico das margens cirúrgicas de segurança não é claro e os estudos que avaliaram terapias multimodais revelaram uma melhora no tempo de sobrevida quando comparadas às monoterapias.[40,42,43] O tempo de sobrevida com remissão completa de até 759 dias[44] foi observado em um estudo no

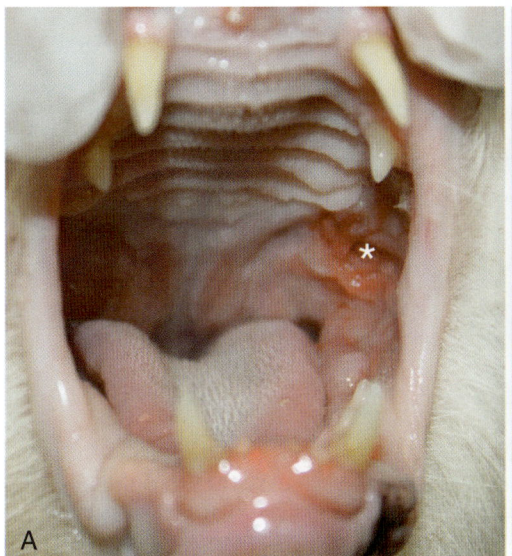
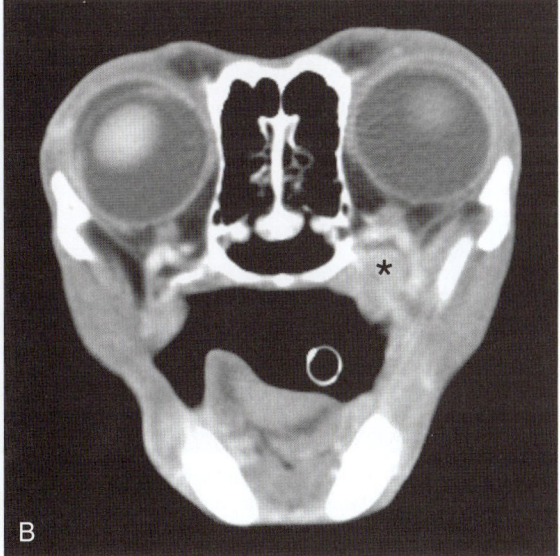

Figura 13-7: Fotografia **(A)** e imagem transversal em tomografia computadorizada com algoritmo de tecidos moles obtida após administração intravenosa de meio de contraste **(B)** em um gato Persa de 12 anos de idade com um carcinoma de células escamosas (*asteriscos*) na porção caudal maxilar esquerda. Observe a invasão orbital pelo tumor. (2014, Direitos reservados, Maria Soltero-Rivera e Alexander M. Reiter, utilizado com permissão.)

qual se avaliou terapia multimodal para tumores inoperáveis. Mais recentemente, 21 gatos tratados com 10 frações diárias de 4,8 Gy apresentaram sobrevida de 174 dias.[45]

GRANULOMA EOSINOFÍLICO

O granuloma eosinofílico é uma doença que resulta de uma condição de estimulação antigênica subjacente. O eosinófilo é uma das principais fontes de mediadores inflamatórios comumente identificados em associação a reações de hipersensibilidade do tipo I. As causas subjacentes mais comumente identificadas nos gatos incluem ectoparasitas e outros insetos, alérgenos ambientais (i.e., dermatite atópica) ou hipersensibilidade alimentar. A avaliação histopatológica é útil para excluir outros diagnósticos diferenciais, tais como neoplasias ou infecções. As características histopatológicas principais do granuloma eosinofílico são pequenos focos de hialinização do colágeno nos quais as fibras colágenas encontram-se circundadas por eosinófilos degranulados, resultando na formação de figuras em chama.[46]

Essas lesões são caracterizadas, clinicamente, por um componente proliferativo ou ulcerativo com pontos amarelados consistentes com grânulos de enxofre. A forma nodular é a mais comumente observada na cavidade oral. Os granulomas podem ser observados na língua, palato e/ou arcos glossofaríngeos (Fig. 13-8). Úlceras indolentes, outra apresentação para esse tipo de processo inflamatório, são comumente observadas próximas à linha média do lábio superior e adjacentes ao dente canino, em geral. Entretanto,

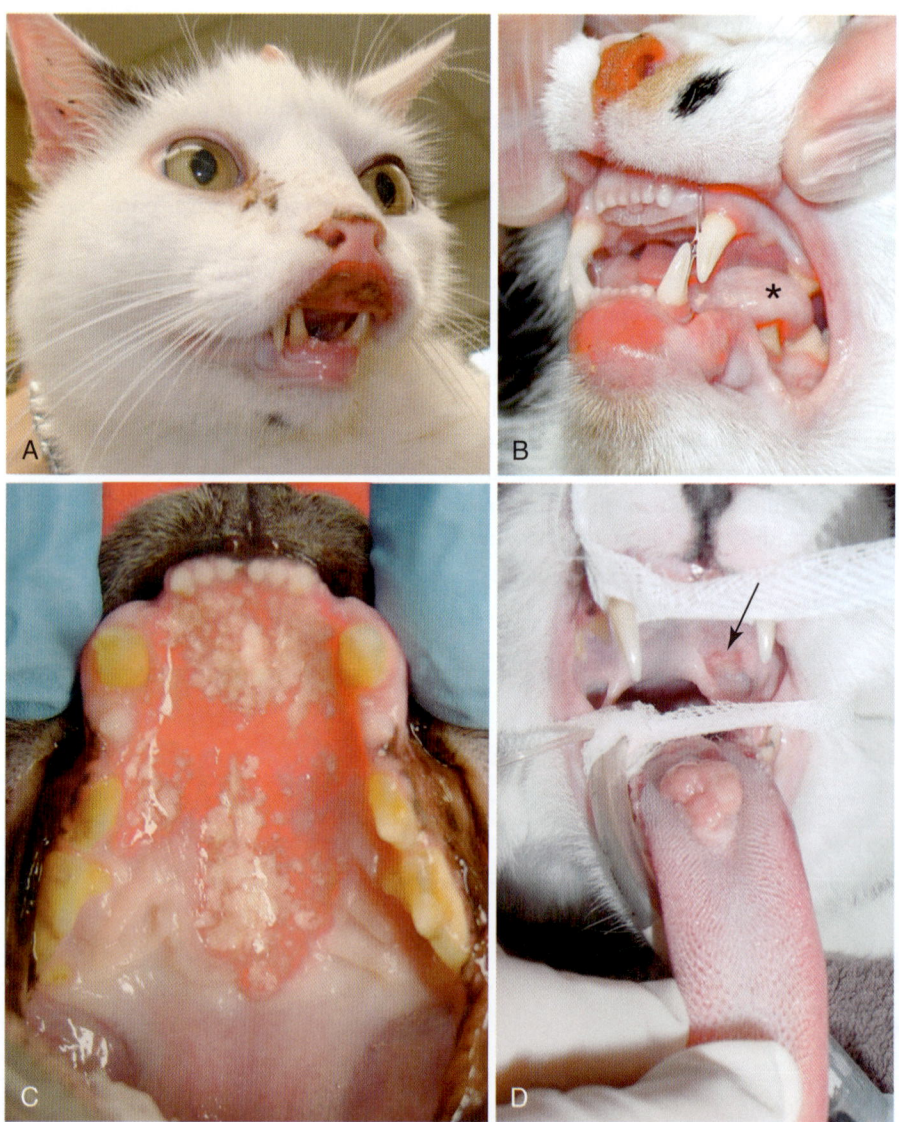

Figura 13-8: Fotografias de um granuloma eosinofílico que envolve a porção rostral do lábio superior em um gato de 10 anos de idade da raça Pelo Curto Americano **(A)**, a porção rostral do lábio inferior em um gato de 5 anos de idade da raça Pelo Curto Americano que também apresentava um edema sublingual acentuado (*asterisco preto*) **(B)**, o palato duro em um gato de 8 anos e meio de idade da raça Azul Russo **(C)** e uma área próxima ao palato mole (*seta preta*) e o aspecto dorsal da língua em um gato de 12 anos de idade da raça Pelo Curto Americano **(D)**. (2014, Direitos reservados, Alexander M. Reiter, utilizado com permissão.)

elas também podem ser observadas no lábio inferior.[25,26] A aparência das lesões que surgem no lábio varia desde uma área macia até lesões erosivas ou ulceradas com bordas elevadas. Alguns gatos são assintomáticos e em alguns animais ocorre a resolução das lesões com o decorrer do tempo.

O tratamento envolve a remoção da causa subjacente recomendando-se a eliminação de pulgas do ambiente e o fornecimento de uma dieta hipoalergênica. Adicionalmente, pode ser necessária uma terapia imunossupressora com prednisona ou prednisolona sob dose de 0,5 a 1,0 mg/kg a cada 12 a 24 horas VO. Recentemente, em um estudo no qual se avaliou a eficácia do tratamento com amoxicilina/ácido clavulânico por 21 dias houve uma redução de 42,6% no tamanho da lesão principal em úlceras labiais e uma redução de 96,2% no tamanho de placas.[47] Caso a área revele evidências de trauma por mastigação ou exposição a corpos estranhos, pode ser considerada uma debridação com *laser* de CO_2, assim como injeções intralesionais de corticosteroides (p. ex., triamcinolona). O tratamento com palmitoiletanolamida, PLR120 (Palmidrol INN comicronizado), um ácido graxo endógeno associado à amida que diminui a degranulação de mastócitos, melhora o quadro clínico em 67% dos gatos acometidos.[48] A troca das vasilhas de alimentação plásticas pelas de aço inoxidável embora não seja algo comprovado, pode ser benéfico para auxiliar na resolução do processo.

Em gatos com lesões cutâneas ou orais ulcerativas severas que são arresponsivas ao tratamento com corticosteroides, deve ser considerada a infecção pelo FHV tipo I e o diagnóstico pode ser realizado por imuno-histoquímica ou reação em cadeia da polimerase.[49-51] A vasculite eosinofílica, a qual é uma doença rara nos cães e nos gatos observada em associação a lesões induzidas pela picada de artrópodes e, ocasionalmente, em mastocitomas, também pode ser visualizada em conjunto com granulomas eosinofílicos cutâneos e placas eosinofílicas na ausência de vasculite cutânea.[5]

CORPO ESTRANHO

Um estudo retrospectivo avaliando a presença de corpo estranho gastrintestinal (GI) em cães e gatos, revelou que 63% dos corpos estranhos lineares se originaram na base da língua (Fig. 13-9). Os tipos mais comuns de corpos estranhos recuperados em felinos foram cordões, cordas ou linhas de pesca.[53] Hastes de bardana e as porções espinhosas de algumas gramíneas também podem ser aprisionadas na mucosa oral, tendo sido relatada nos cães indução a um tipo de estomatite granular. Essas lesões orais ocorrem mais frequentemente na ponta e nas bordas da língua e nas porções rostrais do lábio superior e gengiva. Ocasionalmente, o filtro está envolvido. Inicialmente, elas surgem como pequenas pápulas que podem coalescer e, eventualmente, pode se desenvolver um centro necrótico. A remoção de corpos estranhos em conjunto com o debridamento e a limpeza da ferida é o tratamento de escolha. Antibióticos orais e alimentos macios também devem ser considerados após a extração dentária.[54]

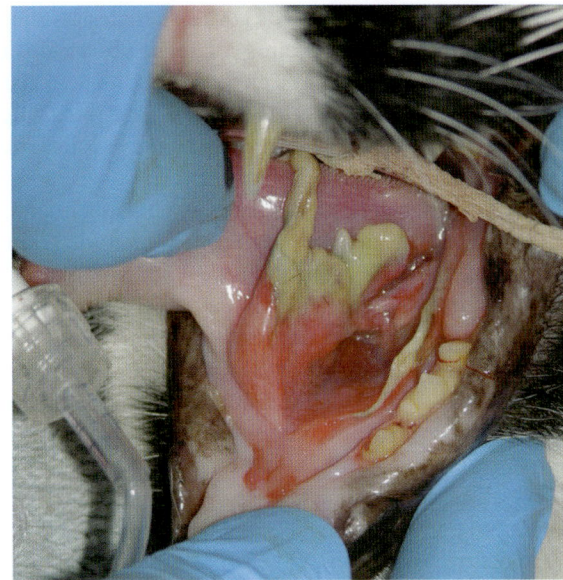

Figura 13-9: Fotografia de um gato de 12 anos de idade da raça Pelo Curto Americano com uma ferida que não cicatriza, localizada na região sublingual esquerda, como resultado da penetração de um corpo estranho. Observe o tecido necrótico nas margens. (2014, Direitos reservados, Alexander M. Reiter, utilizado com permissão.)

DOENÇAS IMUNOMEDIADAS E AUTOIMUNES

A falha nas adesões desmossômicas podem ser originadas a partir de causas genéticas, autoimunes ou infecciosas.[55] O diagnóstico desses distúrbios se baseia tanto em critérios morfológicos quanto imunológicos. A seleção de um local adequado para a biópsia, a técnica de biópsia utilizada e o manuseio da amostra obtida são extremamente importantes para se alcançar o diagnóstico definitivo. Pode ser suficiente a biópsia da margem principal da lesão quando uma bolha intacta não for encontrada. A preservação das amostras em solução de Michel também é preferida por alguns patologistas, visto que ela preserva a antigenicidade sob temperatura ambiente.[56]

O pênfigo representa a dermatose bolhosa autoimune mais comum nos animais domésticos. O pênfigo vulgar é uma dermatose acantolítica profunda. Ele é raro nos pacientes felinos, com uma incidência estimada de 1 a cada 10.000 casos dermatológicos veterinários por ano. Ele pode apresentar manifestações mucosas e mucocutâneas. A apresentação pode ser aguda ou crônica, e o sinal direto de Nikolsky (fragilidade cutânea) é geralmente positivo.[56] Os animais acometidos geralmente são maduros e as lesões podem se apresentar como eritema, erosões, ulcerações, escamas e crostas. Lesões ulcerativas estão preferencialmente localizadas na cavidade oral e junções mucocutâneas.[57] De fato, o envolvimento oral, o qual pode incluir gengivite, estomatite ou glossite, foi relatado em aproximadamente 90% dos casos e pode constituir-se na manifestação inicial da doença em cerca de 50% dos casos.[58] A maioria dos pacientes com pênfigo vulgar mostra sinais de doença sistêmica, tais como anorexia, letargia, perda de peso e febre. A avaliação microscópica das amostras de biópsia revela acantólise suprabasal e formação de fendas.[55] Em alguns casos, foi relatada a resolução espontânea das lesões. Entretanto, quando o tratamento for necessário, recomenda-se o uso de corticosteroides associados ou não à ciclofosfamida.[57] Efeitos colaterais observados em associação ao tratamento com ciclofosfamida incluem cistite hemorrágica, mielossupressão, distúrbios GI, nefrotoxicidade e hepatotoxicidade, ainda que se presuma que a ciclofosfamida seja carcinogênica.[56]

De todos os pacientes com dermatoses bolhosas autoimunes subepidérmicas, 80% dos pacientes com penfigoide bolhoso desenvolvem lesões orais no início da doença ou posteriormente durante seu curso.[58] O penfigoide bolhoso representa 50% das dermatoses bolhosas autoimunes subepidérmicas nos gatos. Diferentemente do pênfigo vulgar, essa doença pode acometer animais de todas as idades, mesmo antes da maturidade sexual. As lesões consistem primeiramente em vesículas túrgidas, erosões, úlceras e crostas. Nos gatos, diferentemente do que se observam nos cães, poucas lesões estão presentes, com o predomínio das erosões na face e na cavidade oral. Nos gatos, tal como ocorre nos cavalos, as vesículas subepiteliais exibem poucas células inflamatórias associadas, sendo necessárias colorações especiais para visualizar os eosinófilos degranulados. A remissão do penfigoide bolhoso em longo prazo foi observada em um gato tratado com corticosteroides.[57]

O penfigoide nas membranas mucosas, apesar de incomum, foi relatado em ao menos dois gatos,[57] com os autores deste capítulo tendo testemunhado um caso adicional. A laminina 5 e 6, o colágeno XVII e a integrina alfa-6/beta-4 foram implicados como autoantígenos tanto nos seres humanos como nos cães. Entretanto, somente a laminina 5 foi reconhecida na doença homóloga dos felinos.[59]

O lúpus eritematoso sistêmico foi relatado em ao menos dois gatos com ulceração palatina e lingual. Alterações comportamentais, poliartrite não erosiva, febre, linfadenomegalia, perda de peso e leucopenia são observadas nesta condição. Provavelmente a ulceração oral é uma complicação de uma vasculite sistêmica que ocorre nos animais.[8,25,26] O eritema multiforme (Fig. 13-10) respondeu por 0,11% dos casos dermatológicos observados na população felina em uma instituição de ensino.[60] Neste estudo, somente 38% dos cães apresentaram lesões orais, não tendo sido relatadas lesões orais nos gatos. Em um relato de caso de um eritema multiforme, o gato desenvolveu inicialmente lesões na face e na cabeça, porém não havia lesões detectáveis na cavidade oral. Esse paciente não respondeu à interrupção da medicação utilizada, porém foi observado uma melhora uma semana após o tratamento com imunoglobulina humana.[61] Necrólise tóxica epidérmica[62] e vasculite idiopática[8] também foram relatadas em um pequeno grupo de gatos.

O tratamento para essas condições deve ser considerado por toda a vida do animal, sendo indispensável o compromisso dos tutores com o monitoramento periódico dos animais. Os animais devem ser monitorados rotineiramente por meio de hemogramas e perfis bioquímicos séricos. Apesar de a utilização de corticosteroides ter sido relatada com sucesso no tratamento da maioria dessas condições, alguns casos necessitam de outras formas de tratamento imunossupressor ou imunomodulador.

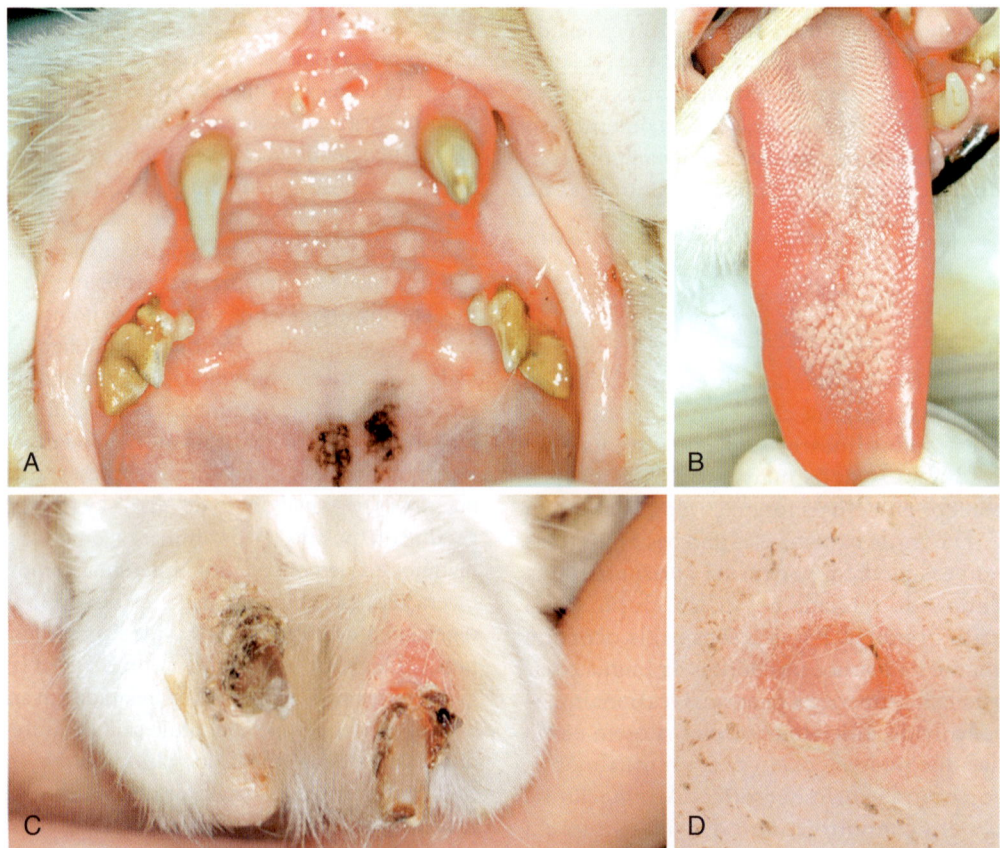

Figura 13-10: Fotografias de um gato de 10 anos de idade da raça Pelo Curto Americano com eritema multiforme manifestado no palato duro (**A**), superfície dorsal da língua (**B**), leito ungueal (**C**) e mamilo (**D**). (2014, Direitos reservados, Alexander M. Reiter, utilizado com permissão.)

Algumas doenças cutâneas imunomediadas também foram tratadas com tetraciclina, niacinamida e pentoxifilina, as quais podem gerar efeitos imunomoduladores ou anti-inflamatórios em conjunto.[63,64] Antibióticos devem ser prescritos nos casos de infecções secundárias. O tratamento sintomático é necessário no curto prazo, incluindo suporte nutricional e controle da dor até que o tratamento tenha efeito em longo prazo.

DOENÇA METABÓLICA

A uremia aguda é definida como um declínio rápido na função renal que leva à retenção de resíduos urêmicos. A incidência de uremia aguda nos animais é desconhecida, porém nos seres humanos ela responde por 1% das admissões hospitalares.[26] A halitose urêmica e ulcerações orais constituem-se em achados comuns na avaliação física dos pacientes severamente acometidos. A ulceração ocorre especialmente na mucosa labial e bucal, margens laterais da língua, nos frênulos labiais laterais e nas comissuras labiais (Fig. 13-11). A vasculite urêmica e a trombose levam à necrose e ao espessamento da mucosa. A halitose é uma característica frequente nessa síndrome devido ao fato de as lesões se tornarem secundariamente infectadas por bactérias da microbiota oral, tais como *Fusobacterium necrophorus*. Nos casos graves, pode haver necrose subepitelial extensa e espessamento da ponta da língua. As lesões são frequentemente bastante dolorosas e contribuem para a anorexia comumente observada nos animais com doença renal.

O tratamento é sintomático e inclui controle da dor (buprenorfina a 0,01 mg/kg a cada 8 a 12 horas por via intravenosa), suplementação nutricional enteral ou parenteral e utilização de protetores gástricos (sucralfato a 0,25 a 0,5 g a cada 8 a 12 horas VO). Desinfetantes bucais tópicos, tais como uma mistura de difenidramina, sucralfato ou hidróxido de alumínio ou magnésio (Maalox®), assim como a lidocaína, podem fornecer algum alívio da dor local.[25,26] Enxaguantes diluídos (0,12%) de clorexidina também podem prevenir uma infecção secundária

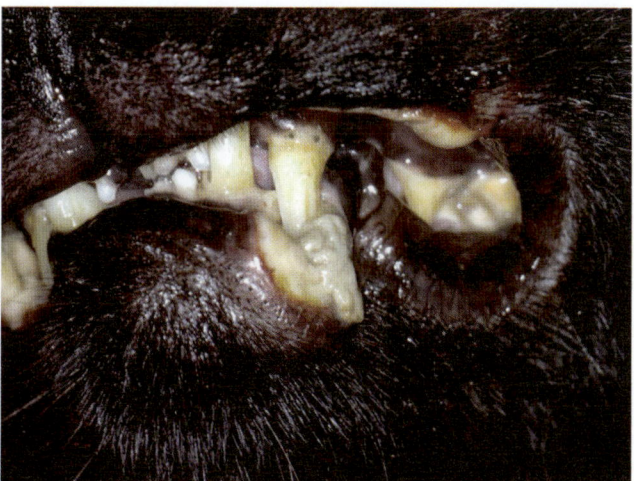

Figura 13-11: Fotografia de um gato de 16 anos de idade da raça Pelo Curto Americano com insuficiência renal, revelando ulcerações urêmicas na mucosa e regiões de transição mucocutânea dos lábios superior e inferior. (2014, Direitos reservados, Alexander M. Reiter, utilizado com permissão.)

nas áreas necróticas. Outras doenças metabólicas, como diabetes melito, insuficiência hepática e doença respiratória, assim como medicações imunossupressoras, também levam ao desenvolvimento de úlceras e necrose oral.[25,26]

QUEIMADURAS

Queimaduras podem ser causadas por eletricidade, compostos químicos, calor, fricção ou radiação (Fig. 13-12). A mastigação de fios elétricos é a causa mais comum de queimaduras elétricas nos cães e gatos, e são geralmente lesões de baixa voltagem. A corrente elétrica pode causar lesões por meio de seu efeito direto e da transformação de energia elétrica em calor. Tecidos superaquecidos se tornam necróticos, com isquemia resultante de lesões vasculares que ocorrem no local. Membranas mucosas úmidas são bastante afetadas por causa de sua baixa resistência elétrica. O paciente deve ser avaliado para identificar arritmias cardíacas e edema pulmonar neurogênico antes de avaliar a cavidade oral sob sedação ou anestesia.[65] Edema e necrose são tipicamente observados nas línguas, palato e comissuras labiais. A alteração de coloração dos dentes adjacentes secundária a pulpite também pode ser observada. Necrose palatina pode levar ao desenvolvimento de fístulas oronasais, com uma porção da língua necrótica se tornando bastante espessada e irregular. Os pacientes devem ser tratados sintomaticamente por ao menos 7 a 10 dias ou até que os tecidos aparentem estar saudáveis. Terapia antimicrobiana e com medicação analgésica deve ser instituída até que uma cirurgia definitiva possa ser realizada. A suplementação nutricional deve ser considerada quando os pacientes se recusam a comer alimentos macios ou líquidos. O tratamento definitivo consiste em debridar a lesão a menos que esta seja superficial o suficiente para que seja reparada por meio de contração e reepitelização.[66,67]

Queimaduras químicas podem resultar seguindo-se a exposição a produtos de limpeza guardados em casa, componentes fenólicos, óleos essenciais, metais pesados (tálio) ou toxinas de plantas (i.e., *Dieffenbachia*). São geralmente acometidos os aspectos rostral e dorsal da língua e o palato. Um centro de controle de toxinas (p. ex., a seção de Controle de Envenenamento Animal da Sociedade Americana de Prevenção da Crueldade contra os Animais – http://www.aspca.org/pet-care/animal-poison-control) deve ser contatado nesses casos para auxiliar no tratamento de qualquer substância ingerida. De maneira semelhante ao que ocorre nos casos de lesões causadas por fios elétricos, o tratamento deve ser sintomático, porém o debridamento é menos frequentemente necessário. Os pacientes devem ser avaliados para se identificar esofagite e gastrite, sendo tratados de acordo com sua condição. Os pelos dos pacientes acometidos devem ser cortados ou lavados caso a pelagem esteja contaminada, evitando-se a contaminação por contato durante a lambedura. Lesões térmicas podem ser observadas nos animais que são alimentados com dietas caseiras ou leite aquecido. As lesões são semelhantes àquelas observadas nos casos de queimaduras químicas, com acometimento também do plano nasal e dos lábios. De modo similar às lesões causadas por queimaduras químicas e elétricas, o tratamento é sintomático e é necessária a educação dos tutores dos animais.

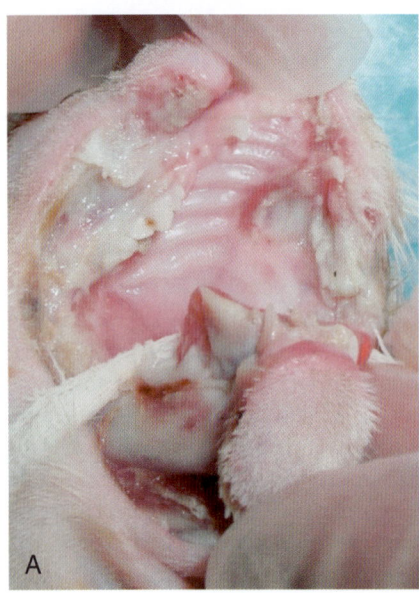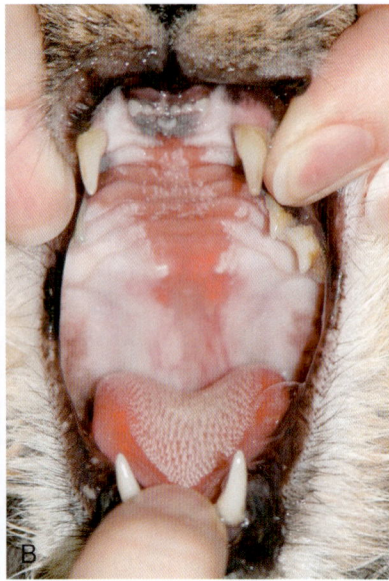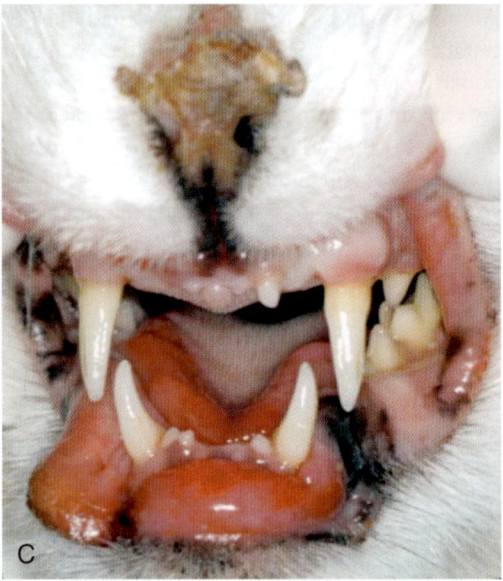

Figura 13-12: Fotografias de um gato de 2 meses de idade da raça Pelo Curto Americano com queimaduras elétricas e necrose tecidual extensa nos lábios, vestíbulo da boca (bochecha), língua e palato duro **(A)**, de um gato de 8 anos de idade da raça Pelo Curto Americano com queimaduras químicas no palato duro e mole e na ponta e porções laterais da língua **(B)** e um gato de 12 anos de idade da raça Pelo Curto Americano com queimaduras térmicas no plano nasal, lábios e ponta e porções laterais da língua após fornecimento de leite aquecido em aparelho de micro-ondas **(C)**. (2014, Direitos reservados, Alexander M. Reiter, utilizado com permissão.)

RESUMO

Os tecidos orais podem responder a agressões de diversas formas, incluindo vasodilatação, hipertrofia ou atrofia, ruptura capilar, infarto, ulceração e necrose.[68] Um histórico completo do paciente pode fornecer o diagnóstico definitivo nos casos de trauma por corpo estranho e exposição tóxica. A inflamação oral pode ser somente um componente de uma doença generalizada. Em muitos casos, uma limpeza dentária profissional, incluindo diagnóstico por imagem, biópsia, cultura bacteriana e testes de sensibilidade, podem ser necessários para se conseguir um diagnóstico definitivo. O prognóstico depende da causa da doença, sendo as doenças imunomediadas e as neoplasias as que possuem o pior prognóstico.

Referências

1. Squier CA, Finkelstein MW: Oral mucosa. In Nanci A, Ten Cate AR, editors: *Ten Cate's oral histology: development, structure, and function,*, ed 6, Mosby, 2003, St Louis, pp 329-375.
2. Gelber HB: Alimentary system and the peritoneum, omentum, mesentery and peritoneal cavity. In Zachary JF, McGavin MD, editors: *Pathologic basis of veterinary disease,*, ed 5, Philadelphia, 2012, Elsevier, pp 322-401.
3. Bulkacz J, Carranza FA: Defense mechanisms of the gingiva. In Newman MG, Takei HH, Carranza FA, editors: *Carranza's clinical periodontology,* ed 11, Philadelphia, 2012, Elsevier, pp 66-70.
4. Harley R, Gruffydd-Jones TJ, Day MJ: Characterization of immune cell populations in oral mucosal tissue of healthy adult cats. *J Comp Pathol* 128:146-155, 2003.
5. Lommer MJ, Verstraete FJ: Radiographic patterns of periodontitis in cats: 147 cases (1998-1999). *J Am Vet Med Assoc* 218:230-234, 2001.
6. Girard N, Servet E, Biourge V, et al: Periodontal health status in a colony of 109 cats. *J Vet Dent* 26:147-155, 2009.
7. DuPont GA, DeBowes LJ: Comparison of periodontitis and root replacement in cat teeth with resorptive lesions. *J Vet Dent* 19:71-75, 2002.

8. Pedersen NC: Inflammatory oral cavity diseases of the cat. *Vet Clin North Am Small Anim Pract* 22:1323-1345, 1992.
9. Wiggs RB, Lobprise HB: Domestic feline oral and dental disease. In Wiggs RB, Lobprise HB, editors: *Veterinary dentistry: principles and practice,* ed 1, Philadelphia, 1997, Lippincott-Raven, pp 482-517.
10. Tapashetti RP, Sharma S, Patil SR, et al: Potential effect of neutrophil functional disorders on pathogenesis of aggressive periodontitis. *J Contemp Dent Pract* 14:387-393, 2013.
11. Lindskog S, Blomlöf L: Cementum hypoplasia in teeth affected by juvenile periodontitis. *J Clin Periodontol* 10:443-451, 1983.
12. Reiter AM: Dental and oral diseases. In Little SE, editor: *The cat: clinical medicine and management,* ed 1, Saunders, 2012, St Louis, pp 329-370.
13. Harvey CE, Thornsberry C, Miller BR, et al: Antimicrobial susceptibility of subgingival bacterial flora in cats with gingivitis. *J Vet Dent* 12:157-160, 1995.
14. Tenorio AP, Franti CE, Madewell BR, et al: Chronic oral infections of cats and their relationship to persistent oral carriage of feline calici-, immunodeficiency, or leukemia

viruses. *Vet Immunol Immunopathol* 29:1-14, 1991.
15. Rawlinson JE, Goldstein RE, Reiter AM, et al: Association of periodontal disease with systemic health indices in dogs and the systemic response to treatment of periodontal disease. *J Am Vet Med Assoc* 238:601-609, 2011.
16. Cave NJ, Bridges JP, Thomas DG: Systemic effects of periodontal disease in cats. *Vet Q* 32:131-144, 2012.
17. Harley R, Gruffydd-Jones TJ, Day MJ: Immunohistochemical characterization of oral mucosal lesions in cats with chronic gingivostomatitis. *J Comp Pathol* 144:239-250, 2011.
18. Healey KAE, Dawson S, Burrow R, et al: Prevalence of feline chronic gingivo-stomatitis in first opinion veterinary practice. *J Feline Med Surg* 9:373-381, 2007.
19. Soukup J: Feline oral pyogenic granuloma: a previously unnamed mucogingival lesion. In Proceedings 27th Annual Veterinary Dental Forum *(New Orleans, LA),* 2013, 19.
20. Dolieslager SMJ, Riggio MP, Lennon A, et al: Identification of bacteria associated with feline chronic gingivostomatitis using culture-dependent and culture-independent methods. *Vet Microbiol* 148:93-98, 2011.

21. Knowles JO, Gaskell RM, Gaskell CJ, et al: Prevalence of feline calicivirus, feline leukaemia virus and antibodies to FIV in cats with chronic stomatitis. *Vet Rec* 124:336-338, 1989.
22. Torten M, Franchini M, Barlough JE, et al: Progressive immune dysfunction in cats experimentally infected with feline immunodeficiency virus. *J Virol* 65:2225-2230, 1991.
23. Reubel GH, Hoffmann DE, Pedersen NC: Acute and chronic faucitis of domestic cats: a feline calicivirus-induced disease. *Vet Clin North Am Small Anim Pract* 22:1347-1360, 1992.
24. Dowers KL, Hawley JR, Brewer MM, et al: Association of Bartonella species, feline calicivirus, and feline herpesvirus 1 infection with gingivostomatitis in cats. *J Feline Med Surg* 12:314-321, 2010.
25. Taney K, Smith M: Oral and salivary gland disease. In Ettinger SJ, Feldman EC, editors: *Textbook of veterinary internal medicine: diseases of the dog and the cat*, ed 7, Philadelphia, 2010, Elsevier, pp 1479-1486.
26. DiBartola SP: Clinical approach and laboratory evaluation of renal disease. In Ettinger SJ, Feldman EC, editors: *Textbook of veterinary internal medicine: diseases of the dog and the cat*, ed 7, Philadelphia, 2010, Elsevier, pp 1955-1956.
27. Arzi B, Murphy B, Cox DP, et al: Presence and quantification of mast cells in the gingiva of cats with tooth resorption, periodontitis and chronic stomatitis. *Arch Oral Biol* 55:148-154, 2010.
28. Lommer MJ, Verstraete FJM: Concurrent oral shedding of feline calicivirus and feline herpesvirus 1 in cats with chronic gingivostomatitis. *Oral Microbiol Immunol* 18:131-134, 2003.
29. Signorelli PS, Stefanelle D, Roccabianca P: Differentiation of chronic stomatitis in oral squamous cell carcinoma in three cats. In Proceedings 15th European Congress of Veterinary Dentistry (*Cambridge, UK*), 2006, pp 77–78.
30. Hennet P: Chronic gingivo-stomatitis in cats: long-term follow-up of 30 cases treated by dental extractions. *J Vet Dent* 14:15-21, 1997.
31. White SD, Rosychuk RA, Janik TA, et al: Plasma cell stomatitis-pharyngitis in cats: 40 cases (1973-1991). *J Am Vet Med Assoc* 200:1377-1380, 1992.
32. Hennet PR, Camy GAL, McGahie DM, et al: Comparative efficacy of a recombinant feline interferon omega in refractory cases of calicivirus-positive cats with caudal stomatitis: a randomised, multi-centre, controlled, double-blind study in 39 cats. *J Feline Med Surg* 13:577-587, 2011.
33. Lommer MJ: Efficacy of cyclosporine for chronic, refractory stomatitis in cats: a randomized, placebo-controlled, double blinded clinical study. *J Vet Dent* 30:8-17, 2013.
34. Lewis JR, Tsugawa AJ, Reiter AM: Use of CO2 laser as an adjunctive treatment for caudal stomatitis in a cat. *J Vet Dent* 24:240-249, 2007.
35. Stebbins KE, Morse CC, Goldschmidt MH: Feline oral neoplasia: a ten-year survey. *Vet Pathol* 26:121-128, 1989.
36. Postorino Reeves NC, Turrel JM, Withrow SJ: Oral squamous cell carcinoma in the cat. *J Am Anim Hosp Assoc* 29:438-441, 1993.

37. Martin CK, Tannehill-Gregg SH, Wolfe TD, et al: Bone-invasive oral squamous cell carcinoma in cats: pathology and expression of parathyroid hormone-related protein. *Vet Pathol* 48:302-312, 2011.
38. Soltero-Rivera MM, Krick EL, Reiter AM, et al: Prevalence of regional and distant metastasis in cats with advanced oral squamous cell carcinoma: 49 cases (2005-2011). *J Feline Med Surg* 16:164-169, 2014.
39. Gendler A, Lewis JR, Reetz JA, et al: Computed tomographic features of oral squamous cell carcinoma in cats. *J Am Vet Med Assoc* 236:319-325, 2010.
40. Hutson C, Willauer C, Walder E, et al: Treatment of mandibular squamous cell carcinoma in cats by use of mandibulectomy and radiotherapy—7 cases (1987-1989). *J Am Vet Med Assoc* 201:777-781, 1992.
41. Northrup NC, Selting KA, Rassnick KM, et al: Outcomes of cats with oral tumors treated with mandibulectomy: 42 cases. *J Am Anim Hosp Assoc* 42:350-360, 2006.
42. Fidel J, Lyons J, Tripp C, et al: Treatment of oral squamous cell carcinoma with accelerated radiation therapy and concomitant carboplatin in cats. *J Vet Intern Med* 25:504-510, 2011.
43. Fidel JL, Sellon RK, Houston RK, et al: A nine-day accelerated radiation protocol for feline squamous cell carcinoma. *Vet Radiol Ultrasound* 48:482-485, 2007.
44. Marconato L, Buchholz J, Keller M, et al: Multimodal therapeutic approach and interdisciplinary challenge for the treatment of unresectable head and neck squamous cell carcinoma in six cats: a pilot study. *Vet Comp Oncol* 11:101-112, 2013.
45. Poirier VJ, Kaser-Hotz B, Vail DM, et al: Efficacy and toxicity of an accelerated hypofractionated radiation therapy protocol in cats with oral squamous cell carcinoma. *Vet Radiol Ultrasound* 54:81-88, 2013.
46. Fondati A, Fondevila D, Ferrer L: Histopathological study of feline eosinophilic dermatoses. *Vet Dermatol* 12:333-338, 2001.
47. Wildermuth BE, Griffin CE, Rosenkrantz WS: Response of feline eosinophilic plaques and lip ulcers to amoxicillin trihydrate-clavulanate potassium therapy: a randomized, double-blind placebo-controlled prospective study. *Vet Dermatol* 23(110-118):e24-e25, 2012.
48. Scarampella F, Abramo F, Noli C: Clinical and histological evaluation of an analogue of palmitoylethanolamide, PLR 120 (comicronized Palmidrol INN) in cats with eosinophilic granuloma and eosinophilic plaque: a pilot study. *Vet Dermatol* 12:29-39, 2001.
49. Lee M, Bosward KL, Norris JM: Immunohistological evaluation of feline herpesvirus-1 infection in feline eosinophilic dermatoses or stomatitis. *J Feline Med Surg* 12:72-79, 2010.
50. Persico P, Roccabianca P, Corona A, et al: Detection of feline herpes virus 1 via polymerase chain reaction and immunohistochemistry in cats with ulcerative facial dermatitis, eosinophilic granuloma complex reaction patterns

and mosquito bite hypersensitivity. *Vet Dermatol* 22:521-527, 2011.
51. Malik R, Lessels NS, Webb S, et al: Treatment of feline herpesvirus-1 associated disease in cats with famciclovir and related drugs. *J Feline Med Surg* 11:40-48, 2009.
52. Scott DW: Eosinophils in the walls of large dermal and subcutaneous blood vessels in biopsy specimens from cats with eosinophilic granuloma or eosinophilic plaque. *Vet Dermatol* 10:77-78, 1999.
53. Hayes G: Gastrointestinal foreign bodies in dogs and cats: a retrospective study of 208 cases. *J Small Anim Pract* 50:576-583, 2009.
54. Thiverge G: Granular stomatitis in dogs due to Burdock. *Can Vet J* 14:96-97, 1973.
55. Olivry T, Linder KE: Dermatoses affecting desmosomes in animals: a mechanistic review of acantholytic blistering skin diseases. *Vet Dermatol* 20:313-326, 2009.
56. Ackerman LJ: Pemphigus and pemphigoid in domestic animals: an overview. *Can Vet J* 26:185-189, 1985.
57. Olivry T, Chan LS: Autoimmune blistering dermatoses in domestic animals. *Clin Dermatol* 19:750-760, 2001.
58. Verstraete FJM: *Self-assessment color review of veterinary dentistry*. ed 1, Ames, 1999, Iowa State University Press, p 104.
59. Olivry T, Dunston SM, Zhang G, et al: Laminin-5 is targeted by autoantibodies in feline mucous membrane (cicatricial) pemphigoid. *Vet Immunol Immunopathol* 88:123-129, 2002.
60. Scott DW, Miller WH: Erythema multiforme in dogs and cats: literature review and case material from the Cornell University College of Veterinary Medicine (1988-1996). *Vet Dermatol* 10:297-309, 1999.
61. Byrne KP, Giger U: Use of human immunoglobulin for treatment of severe erythema multiforme in a cat. *J Am Vet Med Assoc* 220:197-201, 2002.
62. Scott DW, Halliwell R, Goldschmidt MH, et al: Toxic epidermal necrolysis in two dogs and one cat. *J Am Anim Hosp Assoc* 15:271-279, 1979.
63. Chaidemenos GC: Tetracycline and niacinamide in the treatment of blistering skin diseases. *Clin Dermatol* 19:781-785, 2001.
64. Marks SL, Merchant S, Foil C: Pentoxifylline: wonder drug? *J Am Anim Hosp Assoc* 37:218-219, 2001.
65. Mann FA: Electrical and lightning injuries. In Silverstein DC, Hopper K, editors: *Small animal critical care medicine*, ed 1, St Louis, 2009, Elsevier, pp 687-690.
66. Kolata R, Burrows C: The clinical features of injury by chewing electrical cords in dogs and cats. *J Am Anim Hosp Assoc* 17:219-222, 1981.
67. Presley R, Macintire D: Electrocution and electrical cord injury. *Stand Care Emer Crit Care Med* 7:7-11, 2005.
68. Anderson J: Approach to diagnosis of canine oral lesions. *Compend Contin Educ Pract Vet* 13:1215-1226, 1991.

Diagnóstico por Imagem do Trato Gastrintestinal e Obtenção de Amostras Teciduais

Lorrie Gaschen e Kristina Miles

A radiografia ainda é um método de diagnóstico por imagem importante para a triagem nos pacientes felinos com sinais de doença gastrintestinal (GI) tais como vômito, anorexia, icterícia e diarreia. A radiografia abdominal permite determinar o tamanho, formato e opacidade do fígado e, em algumas situações, permite também observar o aumento de volume da vesícula biliar, assim como a presença de gás ou mineralizações no parênquima hepático ou estrutura biliar tal como um cisto a ser reconhecido. Radiograficamente, o fígado pode parecer normal mesmo quando apresenta doença grave.[1] Em gatos com vômito ou anoréxicos é importante identificar radiograficamente corpos estranhos, íleo obstrutivo ou tumores abdominais. A ultrassonografia é o método mais frequentemente utilizado para se obter uma avaliação detalhada do sistema hepatobiliar e da parede intestinal no gato. Imagens de alta resolução da estratificação das camadas intestinais, do fígado, da vesícula biliar, do ducto colédoco, da papila duodenal maior e do pâncreas podem ser obtidas consistentemente na maioria dos gatos tanto por meio da utilização de equipamentos de ultrassonografia portáteis como de console. Transdutores de alta frequência, tanto lineares quanto convexos, podem ser utilizados para avaliar tais estruturas nos gatos. Por sua vez, a cintigrafia nuclear possui a vantagem de ser capaz de avaliar a função hepática, assim como a biliar. Já a colangiopancreatografia retrógrada por endoscopia (CPRE) é um método que combina endoscopia com fluoroscopia e permite a cateterização e a avaliação visual do ducto colédoco, assim como a obtenção de amostras de biópsia. A ressonância magnética (RM) e a tomografia computadorizada (TC) são métodos de diagnóstico por imagem mais amplamente disponíveis que podem ser utilizados para avaliar o sistema hepatobiliar, porém, assim como a CPRE, sua utilização ainda não é bem estabelecida em gatos.

DOENÇA HEPÁTICA PARENQUIMATOSA

A hepatomegalia é um dos sinais característicos da doença hepatobiliar. Entretanto, a ausência de um fígado aumentado de volume não exclui a existência de doença, e o planejamento relativo à obtenção de novas imagens deve ser baseado nas alterações clínicas observadas. A radiografia possui o benefício imediato de ser capaz de avaliar o tama-

nho e a opacidade do fígado, com um fígado aumentado de volume possuindo contornos que se estendem caudalmente ao arco costal e estando geralmente associado a um deslocamento caudo-dorsal do estômago (Fig. 14-1). Uma quantidade acentuada de gordura falciforme pode deslocar o fígado dorsalmente, de modo que uma hepatomegalia pode ser diagnosticada de maneira equivocada (Fig. 14-2). Estômago dilatado e preenchido por líquido também pode ser equivocadamente interpretado como hepatomegalia no gato (Fig. 14-3). A alteração mais comum em relação à opacidade é a presença de mineralizações. Elas podem ser visualizadas como mineralizações multifocais lineares ou irregulares com distribuição aleatória ao longo do parênquima hepático ou localizada em uma região específica, tal como próximo à vesícula biliar (Fig. 14-4A e B). Mineralizações distribuídas aleatoriamente, quando lineares, tipicamente são visualizadas em situações associadas a alterações no sistema biliar. A coledocolitíase (Fig. 14-4C) pode estar presente nos ductos biliares intra-hepáticos e extra-hepáticos, assim como no interior do ducto colédoco e do ducto pancreático comum. A presença de gás associado ao fígado geralmente indica presença de infecção, usualmente de modo ascendente a partir do trato GI via ducto colédoco ou devido à necrose.

A radiografia não é sensível para diferenciar causas difusas ou multifocais ou ainda vasculares para alterações no tamanho e formato do fígado, sendo geralmente necessária a realização de ultrassonografia para tal diferenciação.

Doença Hepática Parenquimatosa Difusa

A ultrassonografia do fígado é utilizada para avaliar alterações no tamanho, formato, marginação e opacidade detectadas radiograficamente, ou antes da realização de imagens transversais, tais como a TC ou RM.

O fígado dos gatos é dividido nos lobos esquerdo, quadrado, direito e caudado, porém a separação dos lobos não é nitidamente visualizada por meio de ultrassonografia ao menos que esteja presente líquido abdominal. O parênquima hepático normal possui uma ecogenicidade uniforme, com uma ecotextura mais grosseira e hipoecoica quando comparada à do baço. Além disso, as veias hepática e porta se distribuem de maneira desigual ao longo do parênquima (Fig. 14-5). A ecogenicidade

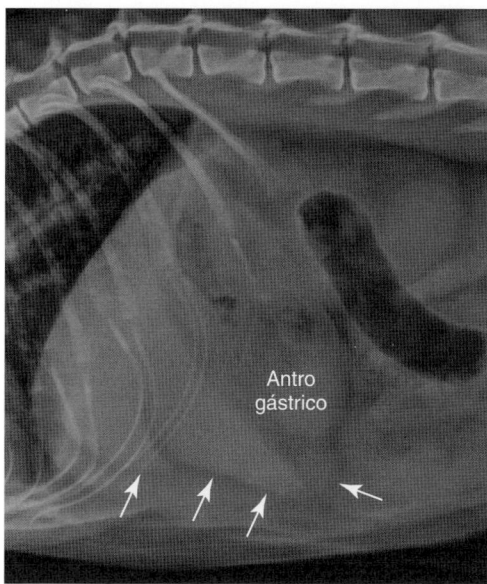

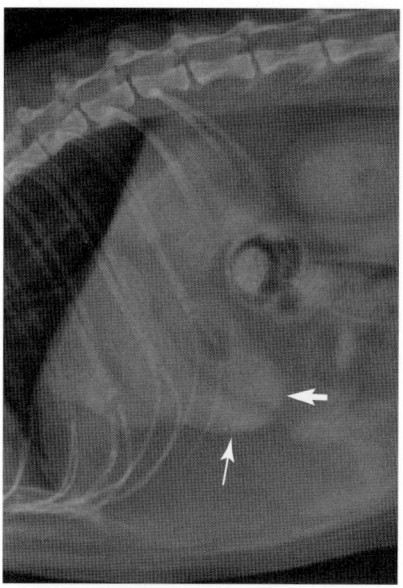

Figura 14-1: Hepatomegalia. As *setas* marcam o contorno ventral do fígado, o qual possui bordas arredondadas e se estende caudalmente em direção ao arco costal. O estômago está deslocado caudalmente, outra característica da hepatomegalia.

Figura 14-3: A *seta grossa* aponta para o antro gástrico, o qual possui radiopacidade água e evidencia a silhueta do fígado. A evidenciação da silhueta do estômago em relação ao fígado pode criar a aparência de um fígado arredondado ou aumento de volume. A *seta fina* aponta para a borda do fígado que está deslocado pela quantidade acentuada de gordura falciforme, o que pode fazer com que o fígado aparente ser maior do que na verdade é.

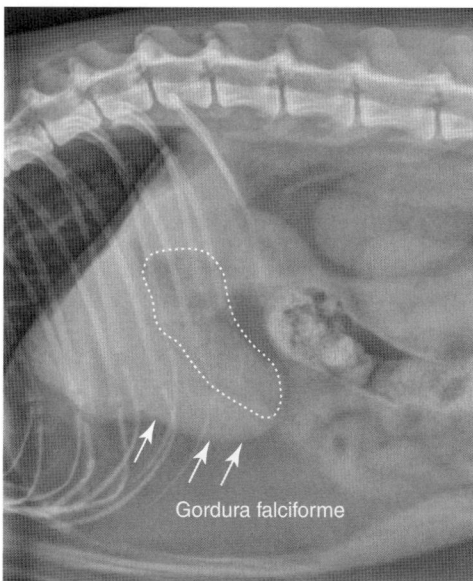

Figura 14-2: Este gato apresenta quantidade acentuada de gordura falciforme, o que pode mimetizar a hepatomegalia devido ao deslocamento do fígado. As bordas do fígado estão demarcadas pelas *setas*, ao passo que o antro gástrico está demarcado pela *linha pontilhada*.

hepática deve ser avaliada em comparação aos órgãos vizinhos sob a mesma profundida e, preferivelmente, na mesma imagem. O fígado é hipoecoico em relação ao ligamento falciforme e ao baço (Fig. 14-6). Devido ao pequeno tamanho do baço nos felinos, nem sempre é possível obter imagens que abranjam simultaneamente o fígado e o baço. As veias portas possuem paredes ecogênicas e podem ser acompanhadas retrogradamente na base da circulação porta-hepática nos casos em que a ultrassonografia com Doppler não está disponível. As veias hepáticas não possuem paredes ecogênicas e podem ser observadas inserindo-se na veia cava caudal. A árvore intra-hepática não é observada em gatos normais. O tamanho do fígado é avaliado de modo

subjetivo quando na utilização da ultrassonografia, devendo ser determinado em conjunto com os achados radiográficos.

Tanto a doença focal como a difusa podem ser diagnosticadas por meio de ultrassonografia, porém a mesma é mais sensível para identificar lesões focais, quer sejam hipoecoicas ou hiperecoicas. A doença hepática difusa pode não apresentar alterações à ultrassonografia ou ser observada em associação a alterações na ecogenicidade do fígado, podendo variar desde hiperecoica (p. ex., devido a esteatose hepática, diabetes melito, hepatopatia esteroidal, hepatite crônica ou cirrose) a hipoecoica (p. ex., devido à congestão, à hepatite supurativa ou ao linfoma).[1] Doenças hepáticas difusas (infiltrativas, porém não nodulares, tais como inflamação, neoplasia de células redondas, neoplasia [não de células redondas] metastática pré-nodular [em fase inicial] infiltrativa, lipidose e hepatopatia vacuolar) não podem ser diferenciadas umas das outras ou de um fígado normal baseado nos achados ultrassonográficos.[2] O diagnóstico ultrassonográfico da doença hepática difusa deve ser substanciado por biópsia e avaliação histopatológica quando na sua suspeita clínica (Fig. 14-7). É importante notar que gatos obesos com fígado normal podem apresentar o órgão hiperecoico em relação à gordura associada ao ligamento falciforme.[3]

Doença Parenquimatosa Hepática Multifocal

Nódulos são mais comumente hipoecoicos, porém nódulos hiperecoicos, isoecoico e de ecogenicidade mista também podem ocorrer. Nódulos focais e multifocais são mais comumente associados à hiperplasia nodular e a doenças metastáticas. A presença de lesões em formato de alvo (nódulos hipoecoicos com um centro hiperecoico) Geralmente significa malignidade, porém isto também pode se dar por necrose associada a causas não neoplásicas (Fig. 14-8). Causas de nódulos focais ou multifocais

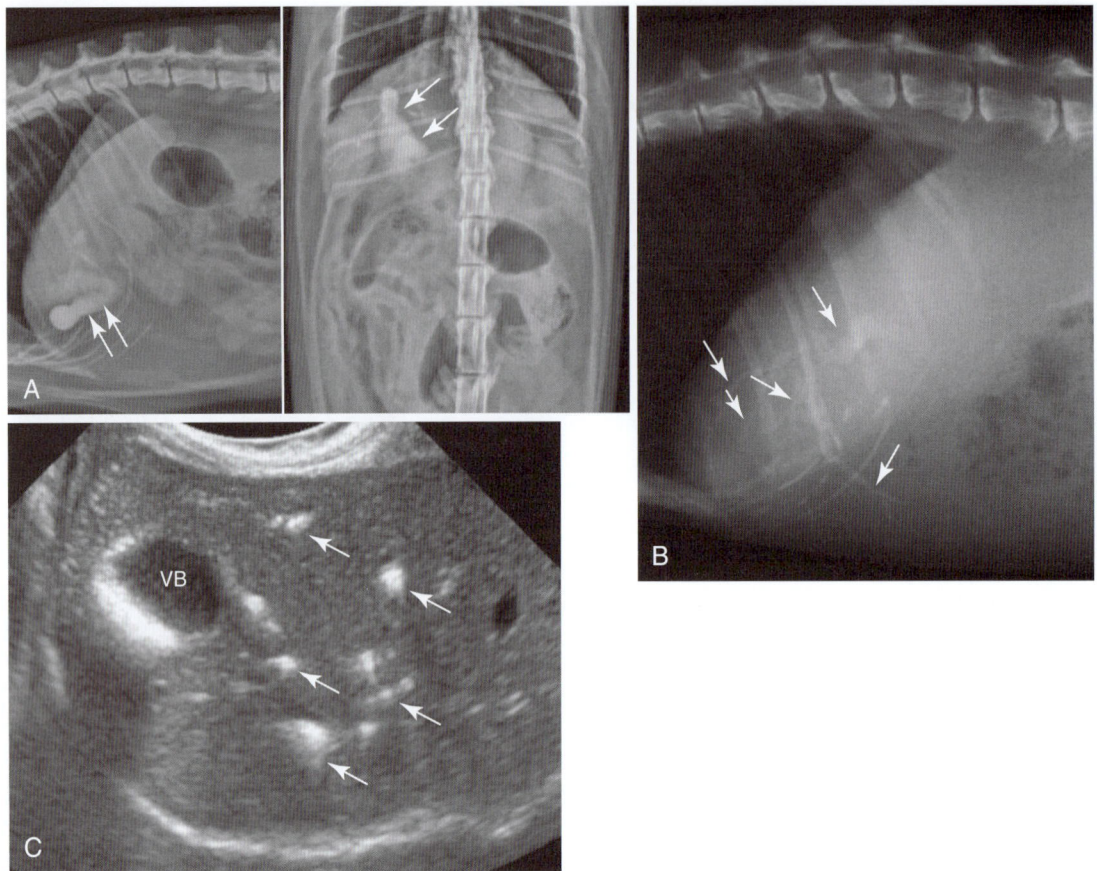

Figura 14-4: A, Projeção lateral (*esquerda*) e ventrodorsal (*direita*) em um gato com colelitíase (*setas*). A opacidade mineral na vesícula biliar demarca sua localização na porção cranioventral direita do abdome. **B,** As *setas* indicam diversas opacidades lineares e tortuosas no fígado, estando localizadas nos ductos biliares intra-hepáticos e representando coledocolitíase intra-hepática, a qual frequentemente é um achado acidental nos gatos. **C,** Imagens ultrassonográficas de mineralizações biliares intra-hepáticas (coledocolitíase). Há conteúdo mineralizado na porção inferior da vesícula biliar (*VB*), gerando uma sombra acústica (colecistolitíase).

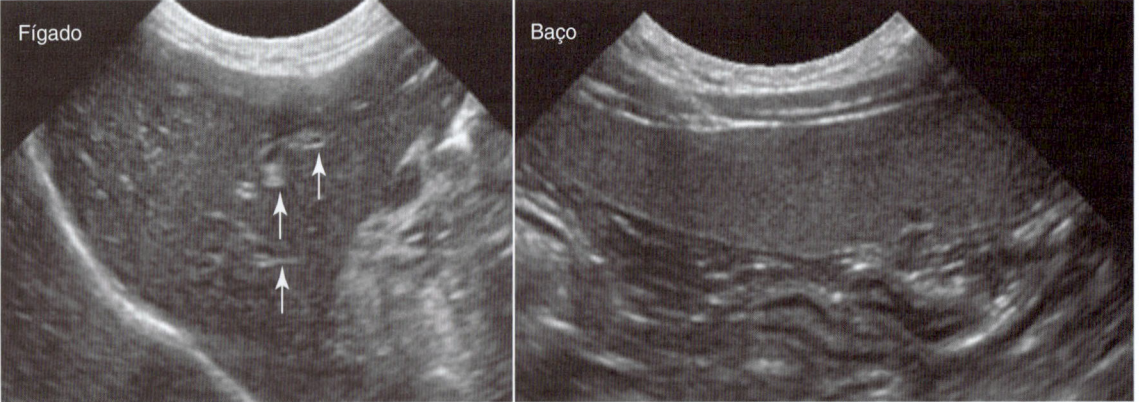

Figura 14-5: Imagens Lado a Lado do Fígado e Baço Normais em um Felino. O fígado é hipoecoico em comparação com o baço e possui uma ecotextura mais grosseira, a qual se dá principalmente devido à presença de estriações hiperecoicas que representam a parede das veias portais (as *setas* apontam para várias delas).

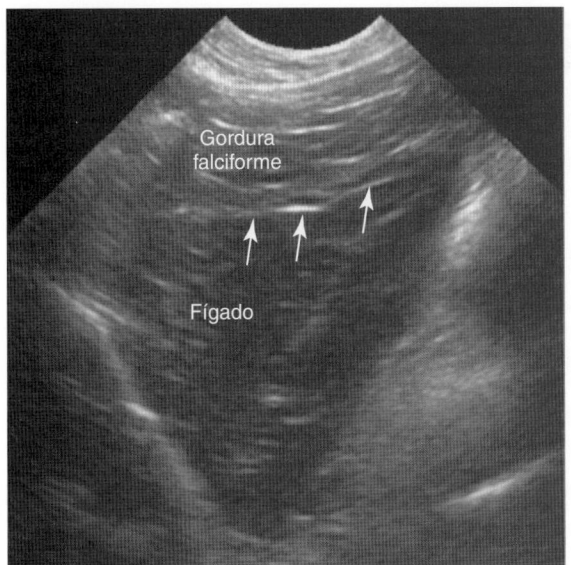

Figura 14-6: Imagem Ultrassonográfica de um Gato com Quantidade Acentuada de Gordura Falciforme. As *setas* apontam para a cápsula hepática hiperecoica, a qual auxilia na diferenciação do parênquima hepático da gordura, visto que a gordura pode parecer muito semelhante ao fígado e é frequentemente confundida com o órgão nos gatos. Observe que o fígado é hipoecoico em comparação à gordura falciforme nos gatos normais.

no fígado dos gatos incluem neoplasia primária ou metastática, hiperplasia nodular, piogranulomas e abcessos, além de infecções parasitárias. Cavidades anecoicas no fígado dos gatos resultam tipicamente de cistos (p. ex., cistos congênitos, pseudocistos biliares, cistadenoma ou cistadenocarcinoma, cistos parasitários ou necrose devido à infecção ou neoplasia). A ultrassonografia contrastada pode ser utilizada para detectar nódulos hepáticos metastáticos e para diferenciá-los de lesões benignas.[4] Em particular, a detecção confiável e a caracterização das lesões com propriedades acústicas semelhantes àquelas do parênquima normal adjacente (i.e., lesões isoecoicas) são uma limitação significativa da ultrassonografia de modo B em escala de cinza.[5] A utilização de meios de contraste ultrassonográficos já foi relatada para auxiliar na caracterização de lesões hepáticas benignas e malignas nos seres humanos e nos cães.[6] Sua utilização foi descrita em um gato com doença metastática nodular hepática isoecoica associada a hemangiossarcoma esplênico.[4] A ultrassonografia contrastada do fígado, rins, pâncreas, intestino delgado e linfonodos já foi realizada em gatos saudáveis.[7] Um estudo quantitativo com a utilização de ultrassonografia contrastada e técnicas de *Power* Doppler e Doppler colorido também foi realizado em gatos para avaliar a vascularização e o fluxo sanguíneo no pâncreas.[8] Os estudos ultrassonográficos contrastados em gatos ainda não

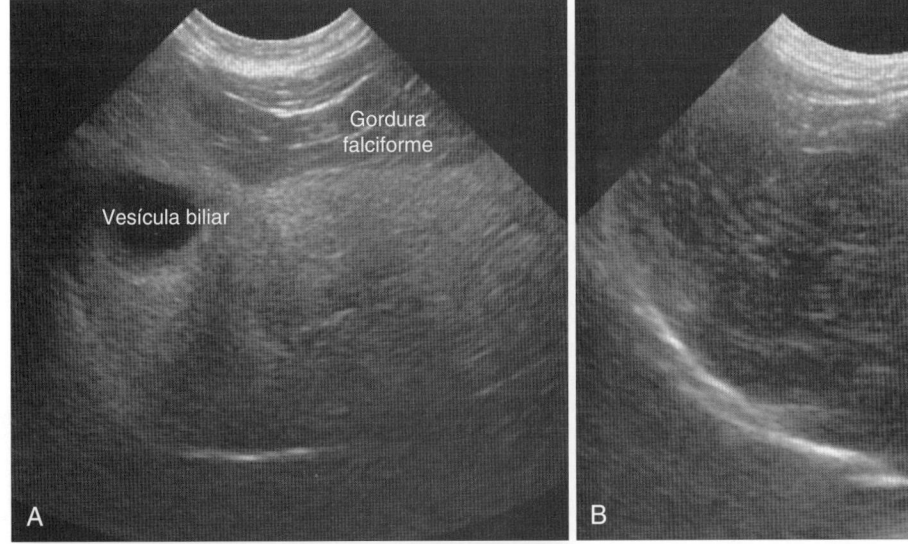

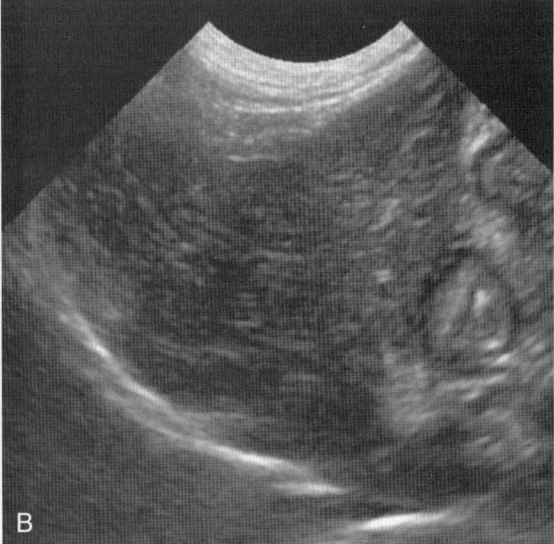

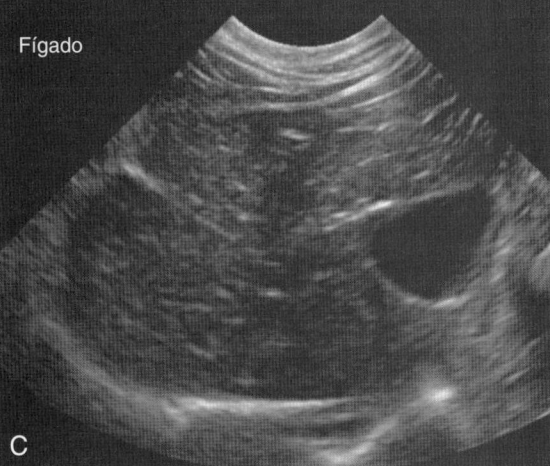

Figura 14-7: A, Imagem ultrassonográfica transversal de um fígado difusamente hiperecoico. Observe que o fígado é hiperecoico em comparação à gordura falciforme. Além disso, o fígado está difusamente homogêneo e as demarcações das veias portais não são mais tão evidentes como no fígado normal. O diagnóstico neste gato foi de lipidose hepática. Diagnósticos diferenciais comuns a serem considerados devem incluir diabetes melito, linfoma e hepatite. **B,** Pâncreas difusamente hipoecoico em um gato com hepatite aguda. **C,** Fígado difusamente hipoecoico em um gato com linfoma hepático. Observe a semelhança com a imagem em **B**. Isto diminui a necessidade de obtenção de amostras teciduais.

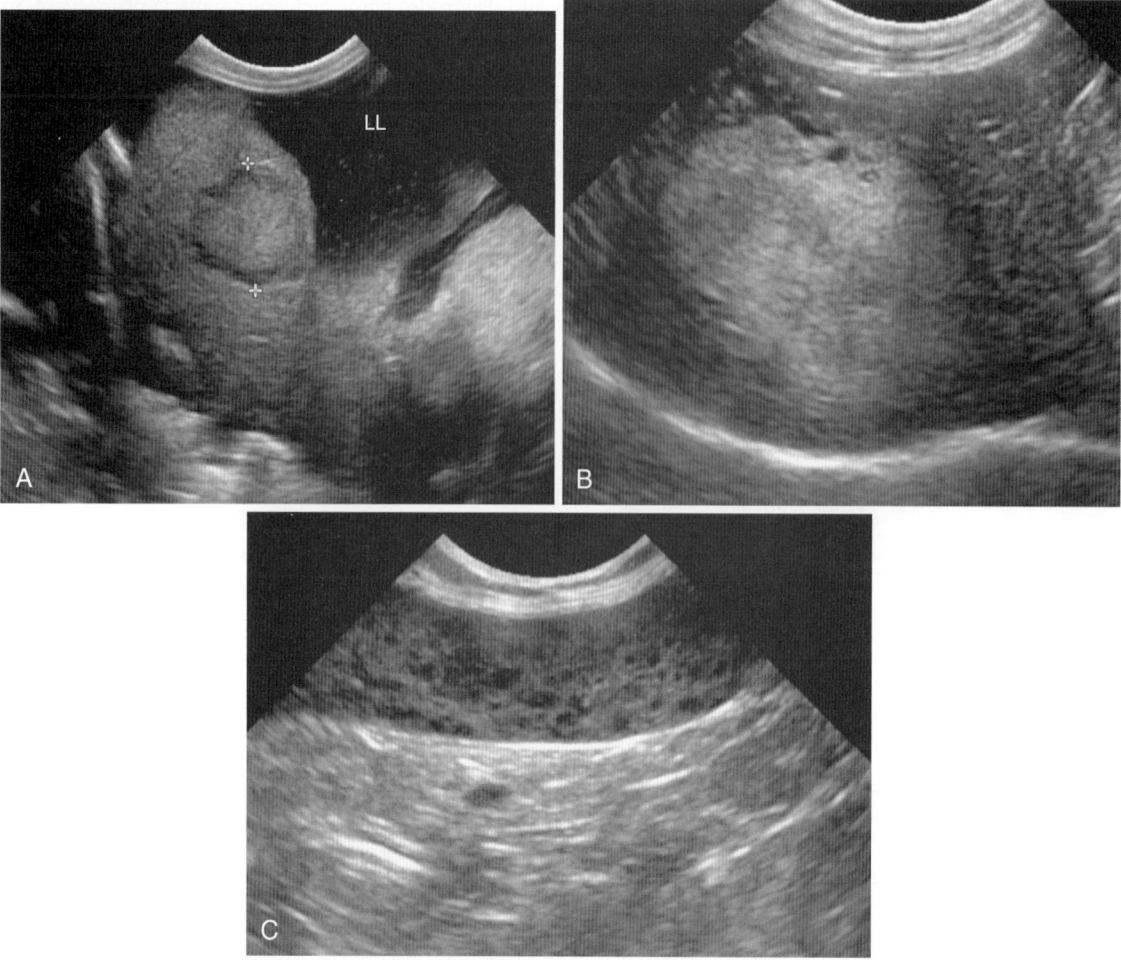

Figura 14-8: A, Gato com linfoma hepático. São observadas lesões em formato de alvo (+ até +) no fígado, assim como líquido peritoneal livre. O nódulo focal possui um contorno periférico hipoecoico e um centro hiperecoico, a principal característica de uma lesão em formato de alvo. A presença desse tipo de lesão aumenta a probabilidade de ocorrência de neoplasia, porém necrose devido à infecção não pode ser descartada. A obtenção de amostras teciduais é indicada para diferenciar entre as duas condições. A lesão hepática em formato de alvo foi confirmada como um linfoma. **B,** Tumor hepático hiperecoico irregular grande diagnosticado como linfoma. **C,** Baço do mesmo gato com linfoma demonstrado em **B**. O parênquima esplênico possui focos hipoecoicos de diversos tamanhos difusamente distribuídos. Os principais diagnósticos diferenciais para este achado são o linfoma e a hematopoiese extramedular. *LL,* líquido livre.

são bem estabelecidos, porém os dados de base obtidos podem servir como valores de referência para a futura abordagem de gatos com doença renal, hepática, pancreática, intestinal ou nodal ou de animais com suspeita de comprometimento vascular.[7] Entretanto, a única e atual indicação clínica para a utilização de ultrassonografia contrastada na medicina veterinária é para a detecção e caracterização de lesões focais no fígado e baço de cães.

VESÍCULA BILIAR

Radiograficamente, uma vesícula biliar aumentada de volume é tipicamente visualizada como uma massa de tecidos moles focal e bem delimitada, localizada na porção cranioventral do fígado, à direita da linha média, adjacente à coluna espinhal torácica (Fig. 14-9). Ela pode ser confundida com aumento de volume de um lobo hepático porque a vesícula biliar pode se tornar aumentada até este ponto. A vesícula biliar aumentada de volume pode ocorrer devido ao jejum ou à anorexia, assim como à obstrução, tornando necessária a ultrassonografia como a próxima etapa diagnóstica para a determinação e confirmação da causa para tal aumento.

Na ultrassonografia realizada em gatos a vesícula biliar, os ductos císticos e o biliar podem ser percebidos claramente. A vesícula biliar pode ser bilobada como uma variante normal no gato (Fig. 14-10). Na maioria dos gatos, o ducto colédoco pode ser delineado até a papila duodenal maior na qual ele se junta ao ducto pancreático principal antes de se interiorizar na papila e no duodeno. A parede da vesícula biliar deve ser pouco perceptível e ser visualizada como uma linha hiperecoica ou, ainda, não sendo visualizada qualquer linha delimitadora com a parede do órgão. O conteúdo deve ser anecoico, de maneira semelhante ao que deve ocorrer para os ductos cístico e colédoco. O ducto colédoco deve ser identificado como uma estrutura

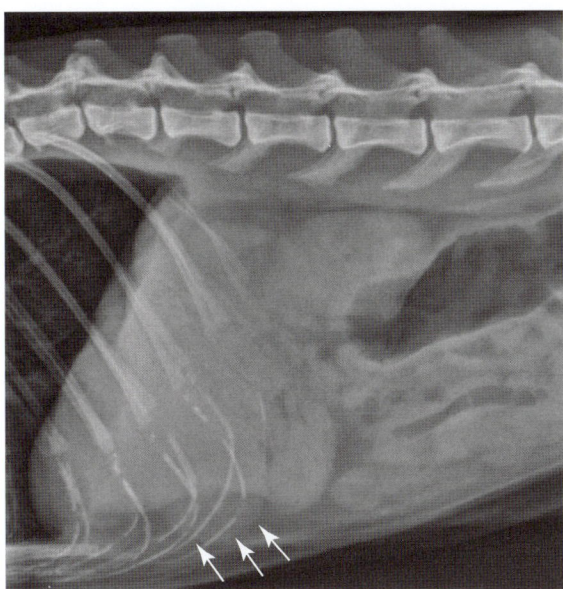

Figura 14-9: **Vesícula Biliar Aumentada de Volume.** As *setas* demarcam as bordas ventrais de uma vesícula biliar aumentada e sua localização radiográfica típica. A vesícula biliar é observada como estrutura focal, com opacidade de tecidos moles, arredondada e com bordas delgadas localizadas junto à porção ventral do fígado.

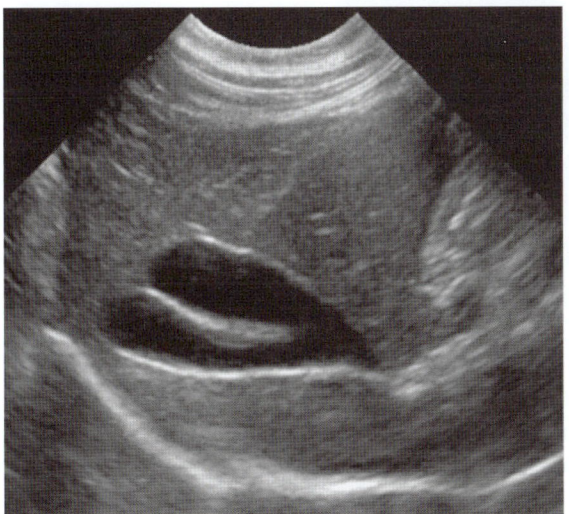

Figura 14-10: **Imagem Ultrassonográfica de uma Vesícula Biliar Bilobada.** Este é um achado normal nos gatos.

tubular que se direciona ventral e paralelamente à veia porta, sendo mais facilmente reconhecido na região porta-hepática (Fig. 14-11). A parede da vesícula biliar deve ter uma espessura menor que 1 mm, ao passo que o diâmetro do ducto colédoco deve ser menor que 4 mm. O volume da vesícula biliar pode ser calculado por meio dos pacotes de mensurações básicas presentes na maioria das unidades de ultrassonografia. O volume médio da vesícula biliar em jejum é de 2,42 mL, com um intervalo que varia entre 0,84 e 4,50 mL nos em gatos saudáveis.[9] A distensão da vesícula biliar nem sempre está presente em gatos com obstrução de ductos biliares. A dilatação da vesícula biliar foi observada em um estudo[10] em menos de 50% dos gatos com obstrução de ducto biliar. A obstrução de ducto biliar pode ser reconhecida ultrassonograficamente como luminal, mural ou extramural. Pode ocorrer compressão externa por linfonodos

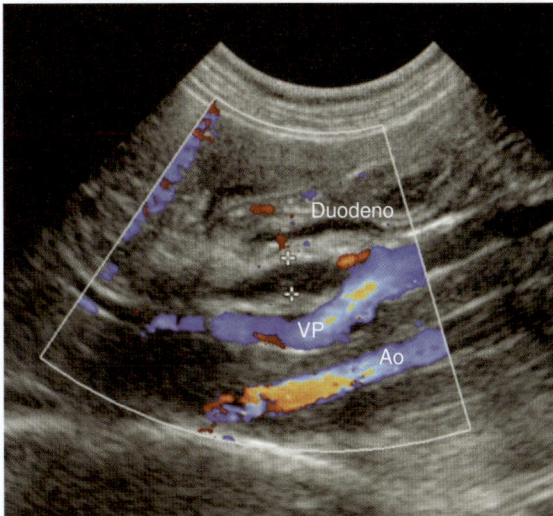

Figura 14-11: Imagem ultrassonográfica com Doppler colorido demonstrando o ducto colédoco (+ a +) localizado entre a veia porta (*VP*) e o duodeno. *Ao*, Aorta.

regionais, pâncreas ou por aumentos de volume/tumores no fígado. Corpos estranhos duodenais também foram documentados como causas de bloqueio de ductos biliares.[11] O espessamento mural pode levar a uma estenose e grumos de lama intraluminais, enquanto coledocólitos podem causar obstrução completa ou parcial de maneira semelhante aos primeiros. A determinação da presença de obstrução de ducto biliar na presença de um desses achados não é necessariamente fácil. A determinação frequentemente se dá por uma combinação dos achados ultrassonográficos, condição clínica e níveis de bilirrubina. A obstrução pode ocorrer em qualquer ponto ao longo do trajeto do ducto biliar, porém a papila é o local mais frequentemente acometido. A obstrução biliar extra-hepática nos gatos pode ser dar devido à presença de uma neoplasia, inflamação e de colélitos (Cap. 16).[10] Diâmetro maior que 5 mm em um ducto colédoco foi relatado em 97% dos gatos com obstrução biliar extra-hepática. Nesse estudo, a ultrassonografia permitiu a identificação de todos os colélitos obstrutivos (cálculos ou tampões) no ducto colédoco. Foi relatada colestase devido à mucocele biliar, porém como um achado extremamente raro.[12]

A vesícula biliar com parede espessada é geralmente observada nos gatos com colangite ou colecistite. O espessamento de parede maior do que 1 mm é confiável para predizer uma doença na vesícula biliar de gatos, apesar de o espessamento menor que 1 mm não poder descartar uma inflamação discreta ou crônica[13] (Fig. 14-12). O conteúdo da vesícula biliar e dos ductos biliares que se torna ecogênico pode ser móvel ou associado à parede. Lama biliar, grumos de lama e hiperplasia da mucosa podem ser detectados. Entretanto, a ultrassonografia com Doppler deve ser utilizada de modo a avaliar se o acúmulo focal de material ecogênico está aderido à parede ou não. Estruturas associadas à parede podem estar relacionadas com pólipos inflamatórios ou neoplasia. Nódulos focais semelhantes com característica invasiva podem ocorrer na região da papila duodenal maior e podem tanto atuar ou não como agentes obstrutivos. Uma explicação para o não desenvolvimento de mucoceles biliares nos gatos pode ser a menor quantidade de glândulas mucosas presentes na vesícula biliar nos animais da espécie.[14]

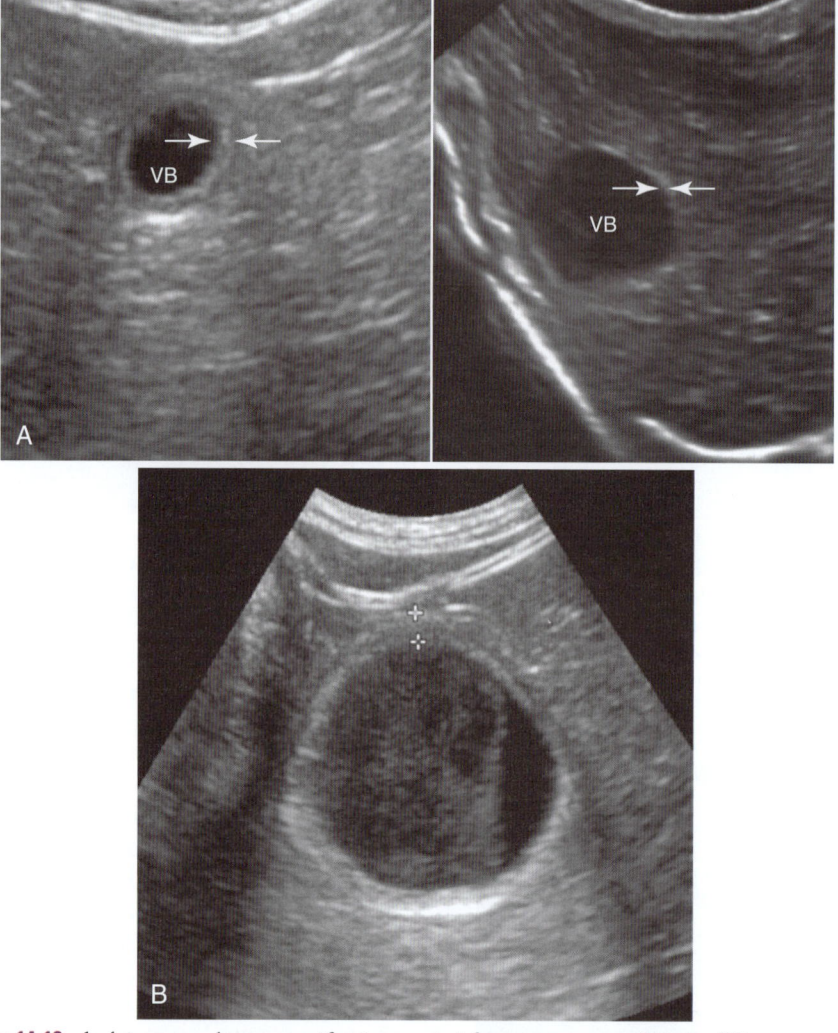

Figura 14-12: **A,** A imagem ultrassonográfica à *esquerda* é de um gato com colecistite. Há espessamento generalizado na parede da vesícula biliar (*entre as setas*). Compare a vesícula biliar com a parede delgada normal de um felino à *direita*. **B,** Gato com icterícia e colecistite. A parede da vesícula biliar está espessada (+ a +) e há lama biliar ecogênica heterogênea no lúmen do órgão. *VB,* vesícula biliar.

DUCTOS BILIARES

O ducto colédoco do gato é longo e sinuoso quando comparado ao dos cães. Nos gatos, o ducto colédoco se fusiona com o ducto pancreático em uma ampola imediatamente antes de se interiorizar na papila duodenal, cerca de 3 cm caudalmente ao piloro.[14] Em alguns gatos, o ducto pancreático principal se abre separadamente, porém imediatamente adjacente ao ducto colédoco. Aproximadamente 2 cm caudalmente à papila duodenal maior, o ducto pancreático acessório se interioriza no duodeno (papila duodenal menor) em 20% dos gatos.[14] Apesar de dois ductos quase sempre drenarem o pâncreas tanto em gatos como em cães, diversas variações podem ocorrer na anatomia regional. Dada à proximidade do pâncreas e do ducto colédoco, a pancreatite geralmente influencia o fluxo de bile através da via biliar principal extra-hepática, causando obstrução ao fluxo e icterícia. No gato, distúrbios inflamatórios, neoplásicos ou obstrutivos que envolvem o ducto colédoco distal podem acometer tanto a árvore biliar como o pâncreas (Fig. 14-13). De fato, é possível que uma microlitíase ou a bile grumosa possam

obstruir temporariamente o ducto colédoco distal, causando oclusão intermitente do ducto biliar e pancreatite idiopática nos gatos. O aporte sanguíneo dos ductos biliares intra-hepáticos

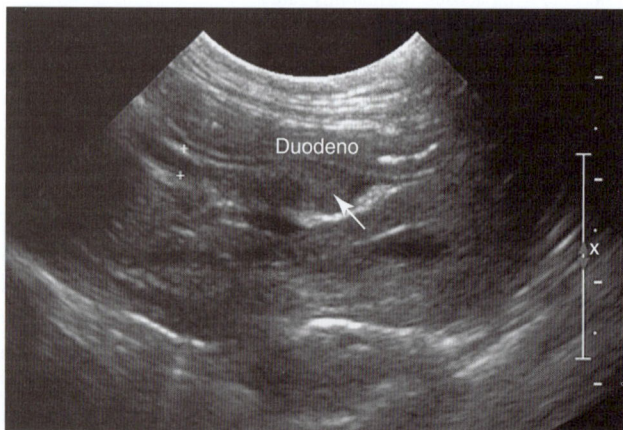

Figura 14-13: Pólipo inflamatório na papila duodenal maior (*seta*) confirmado durante a cirurgia de um gato ictérico. Ocorreu obstrução parcial do ducto colédoco (+ a +).

é fornecido pelas circulações arterial hepática e portal venosa. Consequentemente, agentes infecciosos disseminados por via hematógena podem acometer a árvore biliar intra-hepática.[14]

A colângio-hepatite e a colecistite podem levar à produção de colélitos nos gatos ou os colélitos podem ser causados pela obstrução dos ductos biliares.[15,16] A composição dos colélitos nos gatos é relatada como associada a sais de cálcio e colesterol (Fig. 14-14). Uma composição mista pode ocorrer como uma combinação de colesterol com menores quantidades de proteínas, bilirrubina, sais biliares e minerais inorgânicos.[17] Eles também podem ser totalmente compostos por bilirrubina devido à hemólise crônica nos gatos com deficiência de piruvato cinase, que pode ser observada em gatos das raças Abissínio e Somali. Essas alterações podem se constituir em achados acidentais ou podem estar associadas a obstruções dos ductos biliares extra-hepáticos.

Cistadenomas biliares (Fig. 14-14A) podem resultar em uma grande massa, com margens pouco definidas e com opacidade de tecidos moles na porção cranioventral do abdome que evidencia a silhueta do fígado. Entretanto, sua identificação geralmente é realizada ultrassonograficamente e não por meio da utilização da radiografia.[18] Os cistadenomas biliares geralmente são solitários, porém podem ser múltiplos e acometem usualmente gatos com mais de 10 anos de idade. Eles geralmente não produzem sinais clínicos a menos que se tornem grandes até o ponto em que possam comprimir estruturas adjacentes, tais como o estômago.[18]

Estruturas tubulares ou cavidades multifocais anecoicas ou hiperecoicas no fígado geralmente estão associadas à dilatação dos ductos biliares intra-hepáticos. As causas para isto incluem colestase devido à presença de um cistadenoma ou cistadenocarcinoma biliar, assim como à presença de cistos parasitários. A ultrassonografia com Doppler colorido é uma ferramenta útil para a diferenciação entre ductos biliares intra-hepáticos dilatados e estruturas vasculares (Fig. 14-15B).

Cistos extra-hepáticos (cisto colédoco) constituem-se em causas raras para a obstrução de ductos biliares.[19,20] A drenagem cirúrgica, a ressecção subtotal e a omentalização do cisto, em conjunto com o acompanhamento médico de suporte, foram relatados como tratamentos de sucesso para os sinais clínicos. Cisto no ducto colédoco foi detectado por avaliação ultrassonográfica e laparotomia, sendo ultimamente confirmado por meio de análise histológica e foi removido cirurgicamente. Cistos no ducto colédoco requerem tratamento por causa de sua associação comum com a ocorrência de colangite, pancreatite e ruptura.[20] A avaliação histológica dos tecidos do cisto é mandatória para a obtenção de um diagnóstico definitivo e para diferenciá-lo de uma neoplasia.

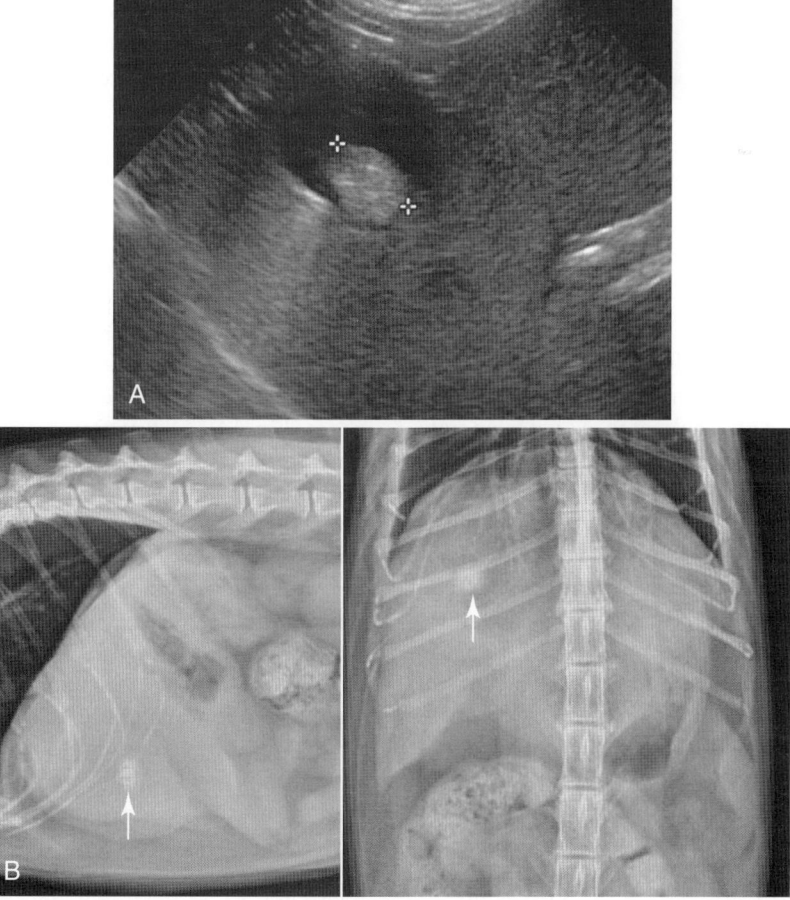

Figura 14-14: A, Uma estrutura hiperecoica arredondada com sombra distal representa um colélito (+ a +). **B**, Radiografias do mesmo gato ilustrado em **A**, demonstrando a presença de um colélito (*seta*). Observe a localização cranioventral à direita da vesícula biliar.

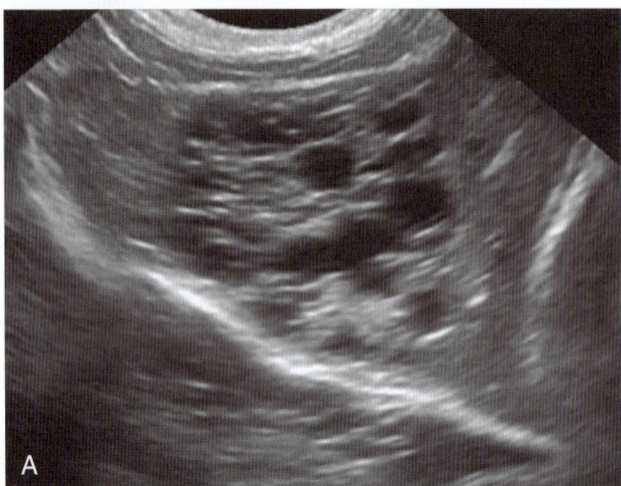

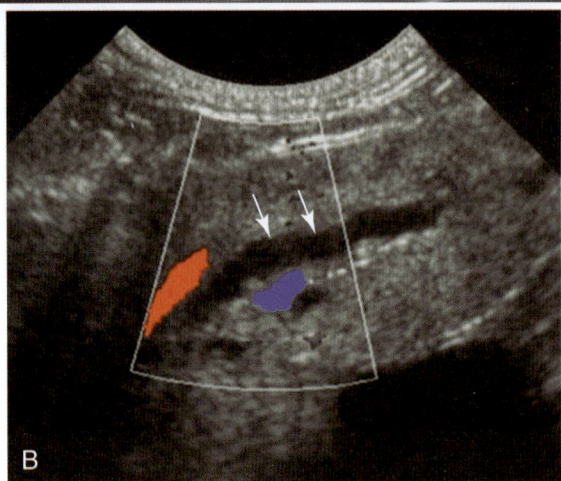

Figura 14-15: A, Múltiplas cavidades hipoecoicas presentes ao longo do parênquima hepático em um gato com cistadenomas biliares. O diagnóstico diferencial inclui adenocarcinoma biliar e infestação parasitária. **B,** Dilatação de ducto biliar intra-hepático (*setas*) devido a uma colângio-hepatite crônica e obstrução de ducto biliar. A ultrassonografia com Doppler auxilia na diferenciação entre vasos sanguíneos dilatados e ductos biliares.

A presença de gás no lúmen do ducto biliar pode ser reconhecida ao serem observados focos hiperecoicos que possuem artefatos de reverberação. O gás geralmente se origina no trato GI e pode constituir a base não somente de um enfisema biliar como também de uma infecção.

A colangite é um distúrbio inflamatório comum no sistema biliar de gatos e para seu reconhecimento utiliza-se a ultrassonografia como método de diagnóstico de triagem. Em um estudo retrospectivo, em que foram avaliados 26 gatos com diagnóstico histológico de colangite, a maioria dos animais apresentou fígado com tamanho, ecogenicidade e estrutura do sistema biliar normais à ultrassonografia.[21] Alterações ultrassonográficas estatisticamente significativas para gatos com colangite incluem parênquima hepático hiperecoico, conteúdo da vesícula biliar hiperecoico e aumento no tamanho do pâncreas. Gatos com características ultrassonográficas de hiperecogenicidade hepática difusa, alteração no conteúdo da vesícula biliar e aumento de volume do pâncreas possuem um diagnóstico sugestivo de colangite.[21]

A cintigrafia hepatobiliar (CHB) pode ser utilizada para diagnosticar uma obstrução biliar. Em sete animais com obstru-ção biliar submetidos à CHB – utilizando-se a não visualização do intestino por 180 minutos como o critério cintigráfico para o diagnóstico de obstrução biliar – a sensibilidade diagnóstica foi de 83%, com uma especificidade de 94%.[22] A cintigrafia hepática não foi capaz de promover uma radiomarcação tanto na vesícula biliar quanto no intestino no momento em que a obstrução estava presente.[23] Concluiu-se, então, que a cintigrafia hepatobiliar foi um indicador confiável da obstrução biliar extra-hepática nesse grupo de animais.[22]

FUNÇÃO HEPÁTICA

A cintigrafia hepatobiliar pode ser útil nos gatos com doença hepatobiliar para determinar a intensidade de uma disfunção hepática e revelar a presença de uma obstrução biliar extra-hepá-tica.[24] Em um grupo de 10 gatos com doença hepatobiliar histologicamente documentada, o padrão cintigráfico pode ser correlacionado com o grau de severidade observado na histologia. Entretanto, a relação entre os padrões cintigráficos hepatobiliares e entidades de doença específicas (tais como lipidose hepática ou colangite/colângio-hepatite) não pôde ser confirmada nesse estudo.[24] Em outro estudo que avaliou a função hepática antes e depois da infestação por parasitas hepáticos (*Platynosomum concinnum*) demonstrou-se que apesar da presença de diversas alterações histológicas multifocais acentuadas, poucas alterações clínicas, bioquímicas e cintigráficas foram detectadas utilizando-se esse modelo de colângio-hepatite.[25] Baseado nesse estudo, a CHB é aparentemente um teste pouco sensível para a detecção de alterações hepatobiliares estruturais.[25]

DOENÇA VASCULAR PORTOSSISTÊMICA

O desvio portossistêmico congênito não é tão comum em gatos quanto em cães, sendo geralmente a ultrassonografia o método de diagnóstico de eleição para sua confirmação seguindo-se aos achados laboratoriais e à radiografia. Apesar de as radiografias abdominais poderem revelar um fígado diminuído de volume, a ultrassonografia permite a visualização direta dos vasos desviados (Fig. 14-16). Entretanto, a ausência de identificação de um vaso desviado não exclui sua presença, sendo necessária a realização de imagens transversais (tais como a angiografia por meio de TC ou a cintigrafia portal) para isto.[26,27] A cintigrafia portal transesplênica utilizando-se ^{99m}Tc pertecnetato constitui-se em uma técnica bem estabelecida para cães e também pode ser utilizada em gatos.[27] Os desvios portossistêmicos extra-hepáticos são os mais comuns e geralmente são classificados como relacionados à veia gástrica, porto-ázigos, portocava, colônica e gastro-esplênica esquerdas.[26,28] Em um estudo, 70% dos gatos com desvios da veia gástrica esquerda possuíam um desvio que se interiorizava na veia frênica esquerda, enquanto 30% apresentaram uma interiorização à veia cava caudal pós-hepática.[29] Tanto os desvios intra-hepáticos como os extra-hepáticos podem ser diagnosticados com um alto nível de confiabilidade utilizando-se a ultrassonografia.[28] Desvios adquiridos são ainda menos comuns do que os congênitos, sendo descritos, inclusive, desvios esplenossistêmicos (Fig. 14-16D).

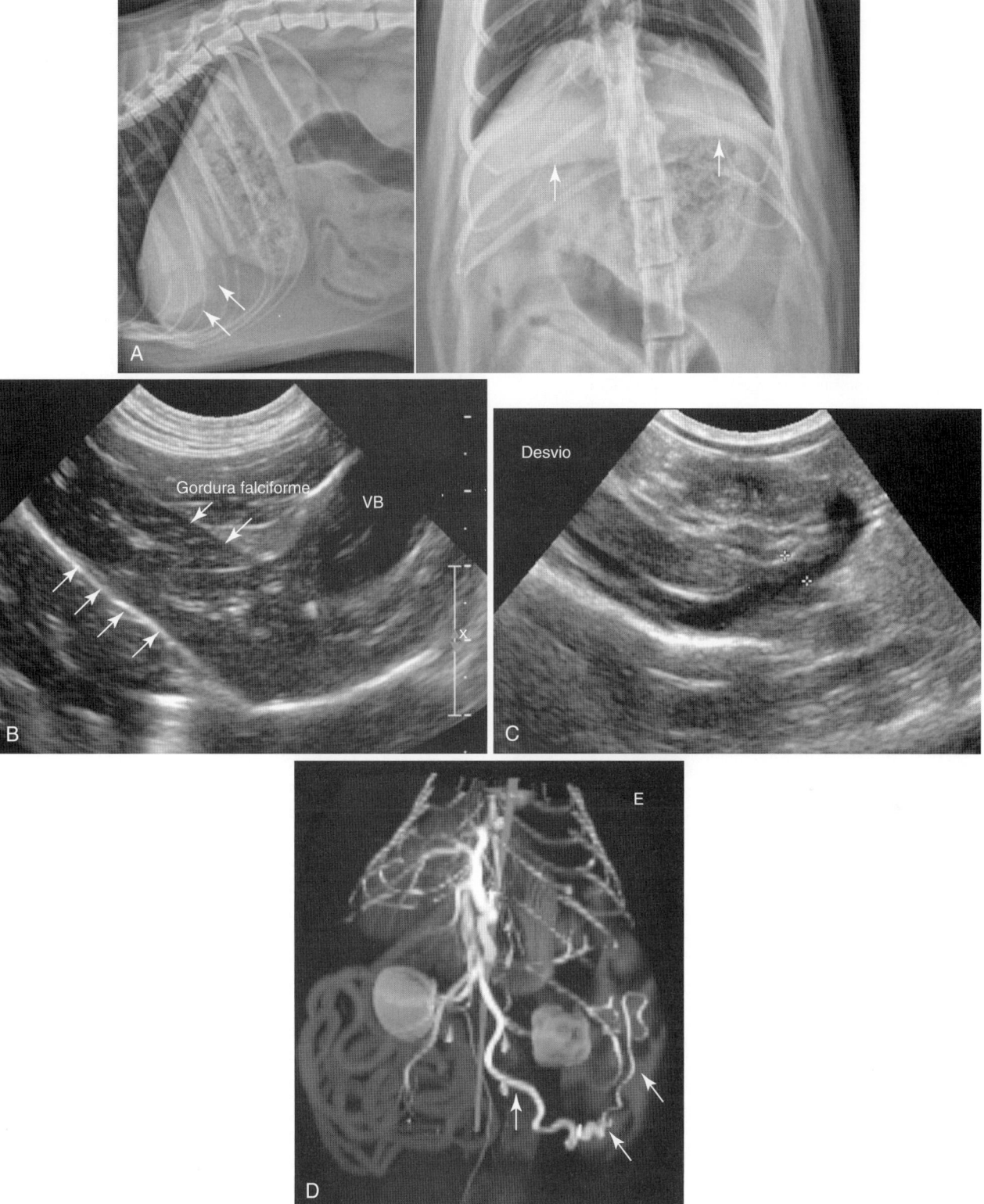

Figura 14-16: **A**, Projeções radiográficas lateral (*esquerda*) e ventrodorsal (*direita*) de um gato com desvio portossistêmico extra-hepático. Há micro-hepatia. As *setas* demarcam a extensão caudal do fígado, a qual está acentuadamente pequena. **B**, Fígado diminuído de volume (*entre setas*) no mesmo gato representado em **A**, fato este relacionado com o desvio portossistêmico extra-hepático. **C**, Vaso desviado extra-hepático grande e aberrante no mesmo gato representado em **A** e **B**. **D**, Imagem com projeção de intensidade máxima em uma angiografia por tomografia computadorizada (TC) em um gato com um desvio esplenorrenal (*setas*). O gato foi avaliado na tentativa de caracterizar um sarcoma de tecidos moles por meio da TC, tendo este achado de caráter acidental. O gato não apresentava nenhuma manifestação clínica no momento da avaliação. *VB*, vesícula biliar.

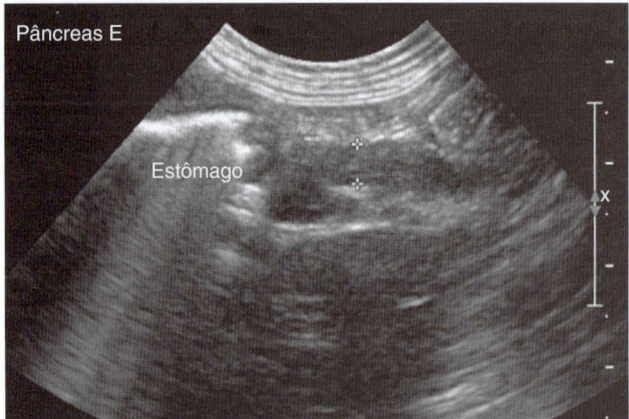

Figura 14-17: **Ultrassonografia da Borda Esquerda do Pâncreas Normal em um Gato.** A borda está localizada imediatamente caudal ao corpo do estômago, possuindo margens suaves e hipoecoicas.

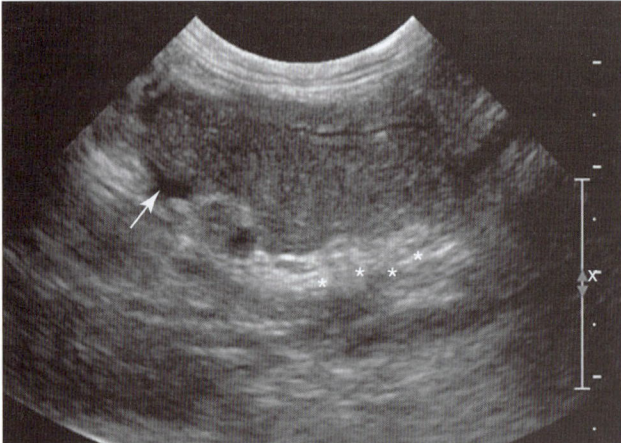

Figura 14-18: **Pancreatite Aguda.** Pâncreas hipoecoico aumentado de volume apresentando bordas irregulares e uma pequena quantidade de líquido peritoneal livre (*seta*) e mesentério peripancreático hiperecoico (*).

Em um estudo recente, 42% dos gatos com desvios esplenossistêmicos apresentaram hepatopatia associada à presença dos desvios, porém não foram observadas doenças específicas a serem correlacionadas no restante dos gatos avaliados.[30]

O PÂNCREAS

O diagnóstico de pancreatite nos felinos é complexo e deve se basear na combinação dos sinais clínicos, resultados da avaliação hematológica incluindo a imunorreatividade à lipase pancreática felina (fPLI) e ultrassonografia (Cap. 15).[31] A sensibilidade da ultrassonografia isoladamente para a detecção da pancreatite nos gatos é baixa, variando desde 11% até 35%. Não existe atualmente uma orientação ou parâmetros universalmente aceitos para o diagnóstico da pancreatite nos felinos por meio de ultrassonografia. Entretanto, alterações no tamanho e na ecotextura pancreática, além de alterações peripancreáticas e a presença de alterações mórbidas em múltiplos órgãos, podem dar suporte ao diagnóstico.

A ultrassonografia constitui-se atualmente em uma das ferramentas mais frequentemente utilizadas para o diagnós-

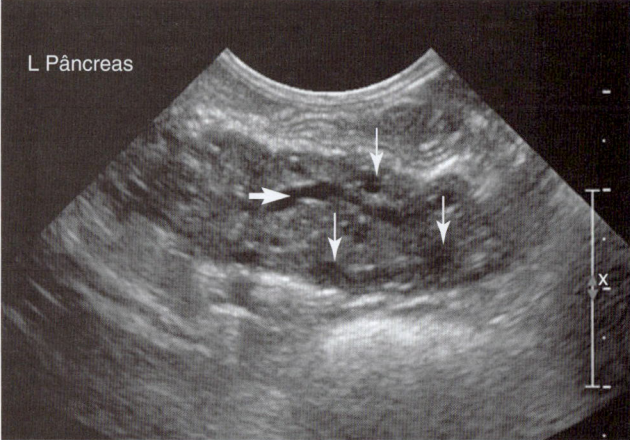

Figura 14-19: **Borda Pancreática Esquerda com Formato Irregular.** O parênquima está heterogêneo e existem múltiplos focos pequenos, arredondados e hipoecoicos distribuídos aleatoriamente ao longo do parênquima (*pequenas setas indicam alguns deles*). A *seta grossa* aponta para o ducto pancreático tubular no centro do pâncreas. Os focos hipoecoicos estão comumente associados aos nódulos hiperplásicos. O diagnóstico diferencial inclui cistos de retenção e neoplasias.

tico de pancreatite em cães e gatos. A ultrassonografia hoje é amplamente difundida, porém a avaliação ultrassonográfica do pâncreas é altamente dependente do operador. Conhecimento pormenorizado de anatomia e experiência no reconhecimento do órgão são necessários para localizar o pâncreas e interpretar sua aparência ultrassonográfica.[32]

O pâncreas normal nos felinos é visualizado mais eficazmente utilizando-se um transdutor de alta frequência, linear ou convexo, de ao menos 7.5 MHz (Fig. 14-17). A veia porta é um marcador anatômico consistente para a identificação tanto do lobo esquerdo quanto do corpo do pâncreas. O duodeno serve como referência para a identificação do bordo pancreático direito. Uma vez que a veia porta está localizada no plano sagital, o bordo pancreático esquerdo está localizado à sua esquerda, caudalmente ao corpo do estômago. Nos gatos, o bordo esquerdo geralmente é muito mais fácil de identificar devido ao seu tamanho e sua localização quando comparado ao bordo direito.

O pâncreas normal é homogêneo, possui textura delicada e é isoecoico ao mesentério circunjacente, hiperecoico em relação ao fígado e hipoecoico em contraste com o baço.[32] Em um estudo, a espessura média das mensurações para o lobo pancreático direito, corpo e lobo pancreático esquerdo foram de 4,5 mm (intervalo de 2,8 a 5,9), 6,6 mm (intervalo de 4,7 a 9,4) 3 5,4 mm (intervalo de 3,4 a 9,0), respectivamente.[32] O ducto pancreático é visualizado consistentemente no lobo pancreático esquerdo e possui uma espessura média de 0,8 mm (intervalo de 0,5 a 1,3).[32]

Na doença aguda, o pâncreas pode aumentar de volume nos cães (Fig. 14-18). Entretanto, estes achados são muito mais inconsistentes em gatos quando comparados aos cães. Nas doenças crônicas, o pâncreas pode apresentar tamanho normal ou menor, podendo ser hipoecoico ou hiperecoico, ou mesmo normais em aparência. Achados sem maior significado não descartam a pancreatite em gatos. Nos felinos, múltiplos focos arredondados hipoecoicos que medem poucos milímetros em diâmetro também podem ser reconhecidos. Eles podem representar hiperplasia nodular ou dilatação dos ductos pancreáticos[33] (Fig. 14-19). O principal diagnóstico diferencial para um pâncreas aumentado de volume e com superfície irregular que apresenta nódulos é o carcinoma pancreático (Fig. 14-20). Para o diagnóstico definitivo, é imperativo a obtenção de amostras teciduais.

A presença de cavitações no pâncreas dos gatos deve-se, tipicamente, à formação de abcessos ou de pseudocistos, sendo visualizadas como estruturas anecoicas ou hipoecoicas, possivelmente com uma parede espessada (Fig. 14-21). Muitos

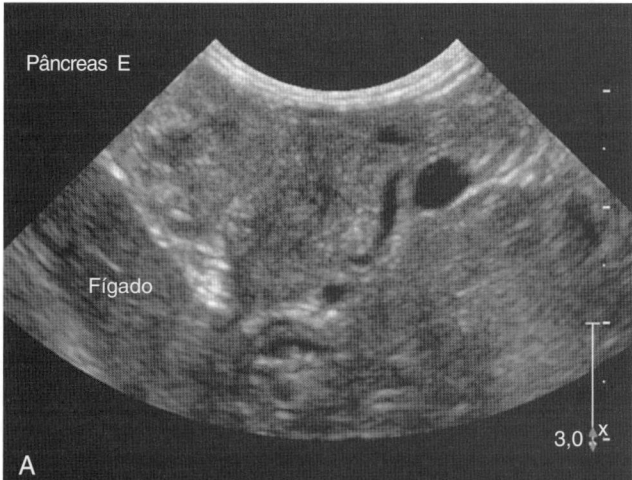

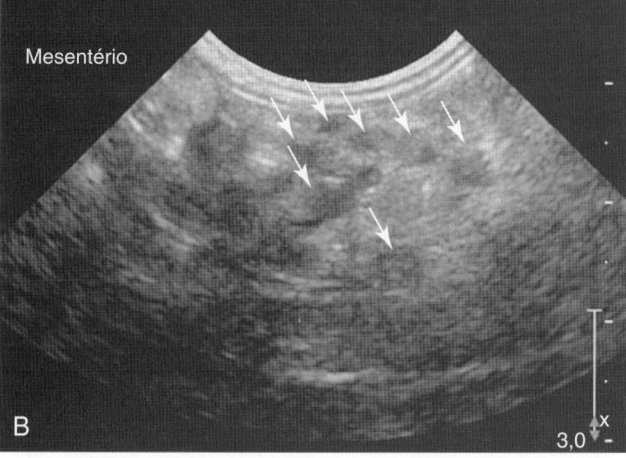

Figura 14-20: **A,** Pâncreas heterogêneo com volume aumentado e com formato irregular e arquitetura nodular em um gato com carcinoma pancreático. **B,** Carcinomatose no mesmo gato ilustrado em **A.** Existem diversos nódulos hipoecoicos (*setas*) ao longo do mesentério relacionados ao processo de carcinomatose secundário ao carcinoma pancreático.

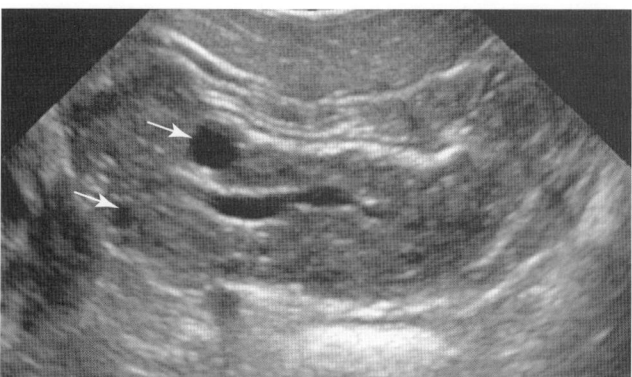

Figura 14-21: Duas cavidades anecoicas (*setas*) presentes neste pâncreas são consistentes com cistos de retenção.

pesquisadores tentaram avaliar a sensibilidade e a especificidade da ultrassonografia em comparação com outros métodos de diagnóstico por imagem no diagnóstico da pancreatite nos gatos. Entretanto, os estudos revelaram resultados muito variados.[34]

A ressonância magnética e a colangiopancreatografia por ressonância magnética (CPRM) constituem-se em ferramentas de diagnóstico por imagem confiáveis, altamente sensíveis e específicas para o diagnóstico de distúrbios nos ductos biliares e pancreáticos nos seres humanos.[35] Entretanto, pouco foi publicado até o momento em medicina veterinária acerca da RM no diagnóstico de doenças hepatobiliares. Um estudo realizado em felinos demonstrou que a RM pode detectar alterações pancreáticas não observáveis à ultrassonografia.[35] Tais alterações consistiram em hiperintensidade T2 e hipointensidade T1 no parênquima pancreático nos gatos com suspeita de pancreatite.[35] As vantagens da RM/CPRM sobre a ultrassonografia nesses gatos incluíram as alterações no sinal pancreático associadas à pancreatite e à capacidade de avaliar e mensurar de maneira adequada o pâncreas e as estruturas hepatobiliares independentemente do operador ou da interferência devido ao gás intestinal. A RM/CPRM do abdome felino pode ser benéfica nos casos em que os achados ultrassonográficos geram informações suspeitas.[35]

PROCEDIMENTOS DE INTERVENÇÃO

Por causa da falta de sensibilidade e especificidade da ultrassonografia para as doenças hepáticas, é necessária a obtenção de amostras teciduais para a maioria dos gatos com suspeita de doença hepática. Caso se suspeite de doença hepática e o fígado se apresente aparentemente normal à ultrassonografia, ainda assim devem ser obtidas amostras teciduais. A punção aspirativa com agulha fina (PAAF) do fígado pode ser realizada, permitindo uma análise citológica rápida e com custo relativamente baixo das doenças hepáticas difusas ou multifocais. Biópsias hepáticas com agulha grossa guiadas por ultrassonografia também podem ser realizadas. Um único relato enfatiza que podem existir complicações do procedimento nos gatos. Entretanto, é um procedimento amplamente utilizado e realizado comumente, que se demonstrou seguro ao ser executado em felinos. Os parâmetros de coagulação devem ser avaliados antes da realização da biópsia com agulha grossa, porém não são estritamente necessários antes da realização de uma punção com agulha fina, a menos que exista a suspeita de uma coagulopatia subjacente.

A PAAF e a biópsia com agulha grossa guiadas por ultrassonografia são comumente utilizadas para a amostragem tecidual do fígado em gatos devido ao fato de poderem ser realizadas em animais sedados, em comparação com a necessidade de anestesia geral para a laparotomia com vistas à obtenção de amostras maiores. Entretanto, a PAAF guiada por ultrassonografia para avaliação citológica do fígado possui limitações quando utilizada para identificar o processo mórbido primário em cães e gatos em comparação com métodos de avaliação histológica.[36] A avaliação citológica do fígado se correlaciona com a avaliação histopatológica nos gatos somente em 50% das ocasiões.[36]

Hepatopatia vacuolar é um dos diagnósticos citológicos mais comuns nos cães e gatos, sendo mais prevalentes nos felinos.[36] Infelizmente, a hepatopatia vacuolar frequentemente está presente secundariamente a outras doenças primárias hepáticas que são reconhecidas mais facilmente por meio da histopatologia. A aspiração com agulha fina e a citologia podem não detectar lesões infiltrativas, particularmente aquelas que são nodulares, multifocais ou localizadas ao redor das regiões portais.[37] A punção aspirativa com agulha fina seguida de avaliação citológica constitui-se em um procedimento diagnóstico com muitas vantagens. Entretanto, é importante tomar cuidado para se evitar o diagnóstico de lipidose hepática como causa da doença quando uma lesão infiltrativa é a verdadeira responsável.[37]

Aspiração com Agulha Fina e Biópsia

Técnica para Aspiração com Agulha Fina

Uma agulha de 22 gauge e 3,81 cm é adequada para a obtenção de amostras para citologia por meio de PAAF. Técnicas à mão livre (Fig. 14-22) ou guiadas podem ser utilizadas. Entretanto, a técnica de inserção da agulha à mão livre é geralmente utilizada em animais de companhia tais como gatos, nos quais a distância para o órgão alvo é pequena. O plano de inserção da agulha deve ser a linha média do transdutor, e a agulha deve ser passada de maneira oblíqua através do feixe de ultrassom para potencializar a visibilidade. A técnica de obtenção de amostras varia de acordo com o operador e o órgão(s) a ser(em) aspirado(s). A técnica de punção ou do "pica-pau" consiste em puncionar a agulha para frente e para trás algumas vezes, retirando-se então a agulha. A técnica de sucção envolve três ou quatro sucções gentis quando a ponta da agulha está na área de interesse, porém pode resultar em contaminação da amostra com mais sangue.

Técnica para Biópsia com Agulha Grossa

As agulhas grossas para biópsia tecidual (Tru-Cut) são utilizadas para obter amostras para avaliação histológica. O tamanho

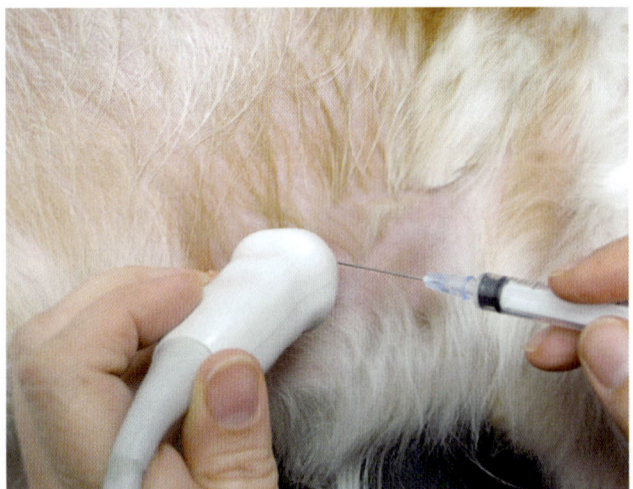

Figura 14-22: **Punção Aspirativa com Agulha Fina do Fígado Guiada por Ultrassonografia.** A agulha é orientada manualmente com o centro do transdutor e então angulada 45 graus de modo que seja mais bem visualizada no centro da imagem ultrassonográfica.

da agulha utilizada nos gatos deve ser de 18 gauge para a maioria dos órgãos devido ao seu tamanho reduzido. O sistema de orientação da agulha pode ser utilizado, porém o método à mão livre é comumente empregado devido ao pequeno tamanho dos gatos. Ambos podem ser realizados simultaneamente no mesmo gato, caso desejado. Pistolas semiautomatizadas ou totalmente automatizadas são os sistemas mais comumente utilizados e de fácil manejo. O aparato deve ser calibrado em relação à profundidade de penetração da agulha, em comparação com a região do fígado que deve ser amostrada. As profundidades tipicamente utilizadas são de 2 cm para as pistolas automáticas, com uma profundidade do fígado necessitando ser duas vezes maior devido a questões de segurança. O diafragma e o hilo hepático devem ser evitados. Se o fígado for muito pequeno, não devem ser obtidas amostras com agulhas grossas, valendo-se, em vez disso, de biópsias cirúrgicas.

A obtenção de amostras de biópsia com pistolas automáticas no fígado de felinos foi associada ao desenvolvimento de choque grave em 19% dos gatos em comparação com 0% dos animais quando se utilizou uma pistola semiautomática. Acredita-se que isto foi por causa da onda de pressão criada pelo equipamento automatizado, resultando em uma vagotonia.[38] Entretanto, essa complicação não foi observada por outros autores.

Colecistocentese

A colecistocentese orientada por ultrassonografia é uma técnica segura, minimamente invasiva e eficaz que permite a identificação de isolados bacterianos em gatos com doença hepatobiliar inflamatória.[39,40] A técnica é segura nos gatos, conforme foi observado em estudo.[40] O procedimento é realizado com uma agulha de 22 gauge e 3,81 cm (1,5 polegada) acoplada a uma seringa de 12 mL com abordagem trans-hepática no lado direito ou, mais comumente, em direção ao fundo da vesícula biliar pela abordagem ventroabdominal direita. Geralmente é realizada a tentativa de esvaziar completamente a vesícula biliar durante o procedimento. Não foram observadas complicações ultrassonográficas com a técnica ventroabdominal direita.[40] Foram detectadas diminuição no apetite e evidência de dor abdominal discreta em quatro de 12 gatos no período de 2 dias após a realização da colecistocentese, com um aumento na contagem média de leucócitos 2 dias após o procedimento, permanecendo, entretanto, em valores dentro do intervalo de referência para a espécie.

Amostras para cultura bacteriana aeróbica e anaeróbica devem ser obtidas nos gatos com diagnóstico diferencial de hepatite/colangite bacteriana. A bile da vesícula biliar é preferida em detrimento da cultura de tecidos hepáticos, podendo ser obtida por meio de colecistocentese percutânea guiada por ultrassonografia.[41] Complicações da amostragem orientada pela imagem são incomuns, mas incluem hemorragia, a qual pode ser pesquisada após a biópsia, utilizando-se Doppler colorido. A aspiração com agulha fina oferece uma sensibilidade limitada para o diagnóstico da colangite, havendo uma correlação da citologia hepática com resultados de biópsia histológica do fígado em somente 39% a 60% dos casos.[42]

A colangite é a condição inflamatória que mais comumente acomete o fígado felino e necessita de consideração especial. Múltiplos lobos hepáticos devem ser submetidos à biópsia, independentemente do método empregado, visto que a severidade das lesões inflamatórias pode variar entre os lobos. Biópsias cirúrgicas em cunha do fígado fornecem amostras maiores e com maior confiabilidade diagnóstica. A aquisição de amostras com uma pinça de biópsia utilizando-se laparoscopia também pode fornecer material de boa qualidade para a avaliação diagnóstica. Tanto a laparotomia quanto a laparoscopia permitem uma visualização direta da maioria das estruturas hepatobiliares e dos tecidos extra-hepáticos, fato este desejável.

RADIOGRAFIA GASTRINTESTINAL

Radiografias abdominais de rotina são comumente obtidas para uma triagem não invasiva dos pacientes felinos que são atendidos apresentando sinais clínicos de doença GI (p. ex., vômito, diarreia, inapetência e/ou constipação). Como resultado, diversas técnicas foram propostas para diferenciar de maneira mais objetiva o diâmetro total normal e anormal do intestino delgado e do cólon nos gatos.[43,44] O tamanho geralmente uniforme dos pacientes felinos fornece consistentes estruturas ósseas que servem como padrões de referência na determinação da relação entre o diâmetro máximo do intestino delgado e do cólon. Inicialmente, um diâmetro do intestino delgado nos gatos maior do que 10 a 12 mm foi considerado anormalmente aumentado.[45] O diâmetro normal do cólon nos gatos foi previamente descrito variando entre uma a uma vez e meia o comprimento do corpo da vértebra L7.[46] Entretanto, estudos recentes sugeriram métodos alternativos para a identificação do tamanho normal dessas estruturas (Tabela 14-1).

Variações radiográficas no trato GI específicas dos gatos incluem a localização do piloro na/ou próximo à linha média e opacidade de gordura no interior da parede gástrica, cada uma das quais é mais bem visualizada utilizando-se projeções ventrodorsais (Fig. 14-23). O ceco do felino é pequeno, possui formato em cone e não é tipicamente preenchido com ar. Como resultado, a visualização do ceco felino como uma estrutura específica é incomum, particularmente em radiografias de rotina. A presença de gás GI intraluminal no gato foi sugerida

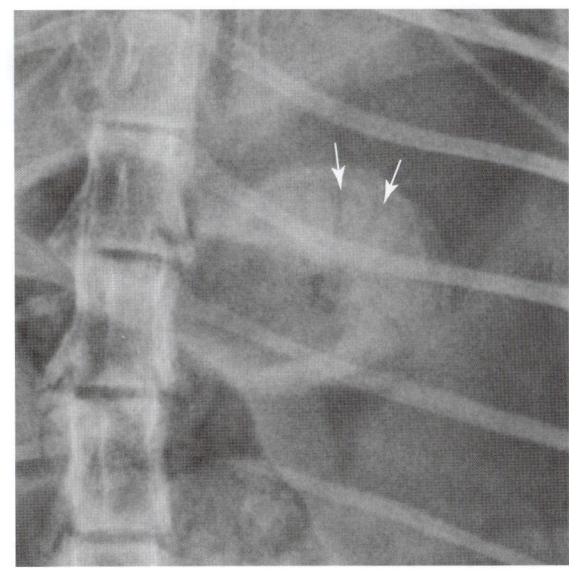

Figura 14-23: **Radiografia Ventrodorsal do Abdome de um Felino.** O estômago felino possui uma característica específica, na qual uma banda radiolucente está interposta entre as pregas rugais, representando gordura (*setas*) na submucosa da parede gástrica.

como um achado incomum em estudos prévios.[45,47] Entretanto, em um estudo mais recente[43] demonstrou-se que a observação de gás intraluminal no trato GI dos felinos pode estar mais associada aos parâmetros físicos do animal no momento da execução das técnicas de imagem, tais como o tempo desde a última refeição, a administração de enemas ou aerofagia devido ao estresse ou à dor. Um padrão de gás intraluminal normal no intestino delgado consiste tipicamente em áreas lucentes lineares de gás, as quais podem se tornar redondas a ovaladas quando observadas em sua porção terminal. Os padrões de gás intraluminal anormais incluem áreas lucentes de gás curtas e anguladas, as quais são fragmentadas em segmentos irregulares no interior de alças intestinais tortuosas, sugerindo um corpo estranho linear, ou gás heterogêneo desorganizado e opacidades de tecidos moles associadas à ingestão de outro material estranho.

Radiografias abdominais de rotina permitem uma avaliação rápida do trato GI nos gatos com suspeita de obstrução mecânica devido a lesões intraluminais, murais ou extrínsecas. A inclusão de uma projeção em decúbito lateral esquerdo seguindo-se a uma projeção em decúbito lateral direito antes da projeção ventrodorsal fornece uma oportunidade para que o gás contido no interior do estômago progrida para o duodeno, melhorando a localização do duodeno e permitindo a avaliação da patência pilórica ao gás. Radiografias abdominais de rotina fornecem um meio rápido e acessível para a determinação dos próximos passos diagnósticos e/ou terapêuticos. Além disso, a utilização de uma colher de madeira para comprimir gentilmente o abdome do animal pode auxiliar na separação das alças intestinais umas das outras de modo a identificar melhor os segmentos alterados (Fig. 14-24).[48]

Apesar de ser menos comumente realizada nos gatos do que nos cães, a introdução de contraste negativo (ar) no interior do estômago ou do cólon descendente pode fornecer informações adicionais no que diz respeito à localização de/ou comunicação

Tabela 14-1	Relação entre o Diâmetro Total do Intestino Delgado e do Cólon em Felinos	
	Relação Normal (Projeção Lateral)	**Relação Anormal**
Intestino Delgado*	< 2 vezes a placa terminal cranial da vértebra L2	> 2 vezes a placa terminal cranial de L2
Cólon†	< 1,28 vez o comprimento do corpo da vértebra L5	> 1,48 vez o comprimento de L5

*Adams WM, Sisterman LA, Klauer JM, et al: Association of intestinal disorders in cats with findings of abdominal radiography. *J Am Vet Med Assoc* 236:880-886, 2010.
†Trevail T, Gunn-Moore D, Carrera I, et al: Radiographic diameter of the colon in normal and constipated cats and in cats with megacólon. *Vet Radiol Ultrasound* 52:516-520, 2011.

Tabela 14-2	Taxas de Dosagem para Avaliação Gastrintestinal Superior com Contraste Positivo em Felinos	
Contraste	**Concentração**	**Dose**
Sulfato de bário em suspensão	50% a 60% peso/ volume (líquido)	12-16 mL/kg*
Iodo não iônico	240 mg Iodo/mL	10 mL/kg (diluição 1:2 com água)†

*Morgan JP: The upper gastrointestinal examination in the cat: normal radiographic appearance using positive contrast medium. *Vet Radiol* 22:159-169, 1981.
†Williams J, Biller DS, Miyabayashi T, et al: Evaluation of Iohexol as a gastrointestinal contrast medium in normal cats. *Vet Radiol Ultrasound* 34(5):310-314, 1993.

entre estruturas anatômicas específicas (Fig. 14-24C). Uma radiografia adicional com contraste positivo para avaliar o trato gastrintestinal superior (GIS) ou o esôfago nos felinos pode ser realizada utilizando-se bário líquido.[45] De maneira alternativa, meios de contraste iodados não iônicos[49] tais como o iohexol podem ser administrados por via oral caso se suspeite de perfuração GI baseada nas radiografias (Tabela 14-2). As imagens são obtidas 5, 30 e 60 minutos após a administração do contraste nos gatos. O início do esvaziamento gástrico durante os estudos do trato GIS com contraste positivo devem ser retardados em 20 a 30 minutos quando o paciente se encontra excitado ou em estresse.[44]

ULTRASSONOGRAFIA GASTRINTESTINAL

A ultrassonografia abdominal tem um papel fundamental na avaliação das doenças GI nos felinos por possibilitar a discriminação de alterações murais que não podem ser diferenciadas isoladamente pelas radiografias convencionais ou contrastadas[51] (Fig. 14-25). Apesar de a avaliação ultrassonográfica das camadas da parede GI ser mais eficientemente realizada em gatos em jejum há 12 horas, a preparação ideal do paciente nem sempre

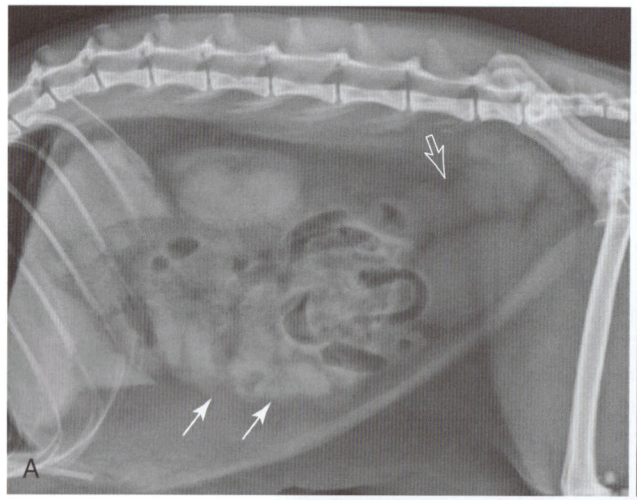
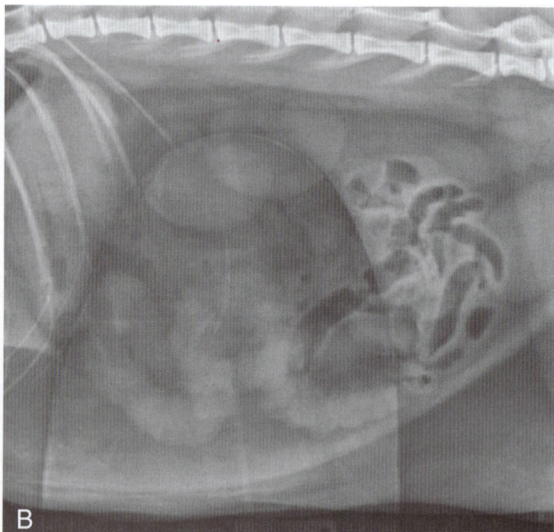
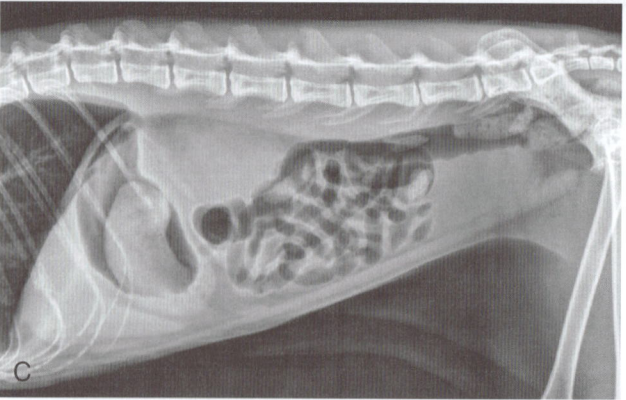

Figura 14-24: **A,** Abdome lateral de um gato com vômito. O jejuno no abdome médio ventral está empacotado (*setas*) e há perda focal dos detalhes. O cólon também possui um formato irregular (*seta aberta*). **B,** Compressão do abdome cranial com uma colher de madeira mostra que os segmentos jejunais empacotados em **A** na verdade estão plicados e possuem um formato de coroa consistente com um corpo estranho linear, o qual foi confirmado por cirurgia. **C,** Projeção em decúbito lateral esquerdo de um gato Pelo Longo Americano, macho, castrado, de 8 anos de idade. O estômago preenchido por gás evidencia as margens delicadas de uma estrutura intraluminal com opacidade de tecidos moles/líquido. Foi identificado um tricobezoar muito grande alojado no piloro e então removido por endoscopia.

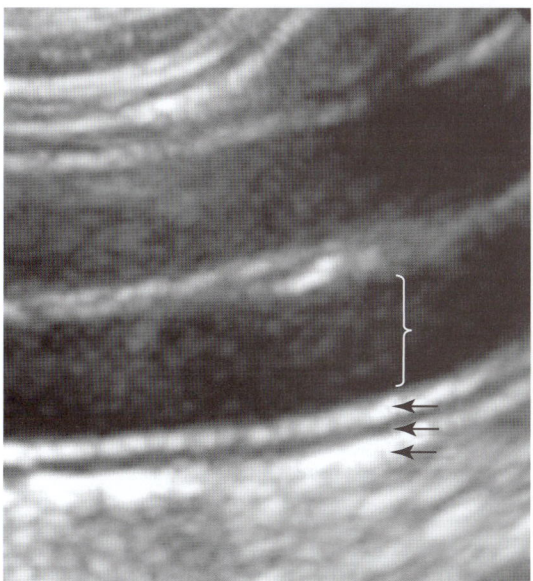

Figura 14-25: Imagem ultrassonográfica longitudinal normal do jejuno mostrando a estratificação das camadas. As camadas hiperecoica, hipoecoica e hiperecoica alternadas a partir da mucosa em direção à serosa (*setas pretas*) são delgadas e uniformes. *Colchete*, Camada mucosa.

é conseguida. A sedação do paciente pode ser necessária em animais pouco cooperativos ou para minimizar aerofagia devido a vocalização, estresse ou desconforto que resultam em aumento dos artefatos na interface gás tecido mole.

A estratificação normal das camadas GI ao exame ultrassonográfico é bem documentada.[52-54] Uma interface hiperecoica da mucosa superfície a superfície está presente no intestino vazio, circundada por uma camada mucosa hipoecoica distinta (Fig. 14-26). A mucosa GI nos felinos é consistentemente a camada mais proeminente observada. A submucosa hiperecoica fina, com tecido conjuntivo estromal é bastante consistente em espessura ao longo do trato GI. A espessura da camada muscular é maior no íleo nos felinos quando comparada a outras áreas (Fig. 14-27). De modo geral, a camada muscular hipoecoica normalmente é menos proeminente do que a camada mucosal. O íleo distal nos felinos, tipicamente localizado medialmente ao rim direito, exibe um padrão de "roda de carroça" nas imagens em eixo curto.[55] Por fim, a serosa hiperecoica delgada é visualizada mais eficientemente quando orientada como um refletor especular sob ângulo de 90 graus ao transdutor. O ceco é infrequentemente observado, porém pode ser identificado quando houver aumento de volume ou quando se apresenta espessado.[56]

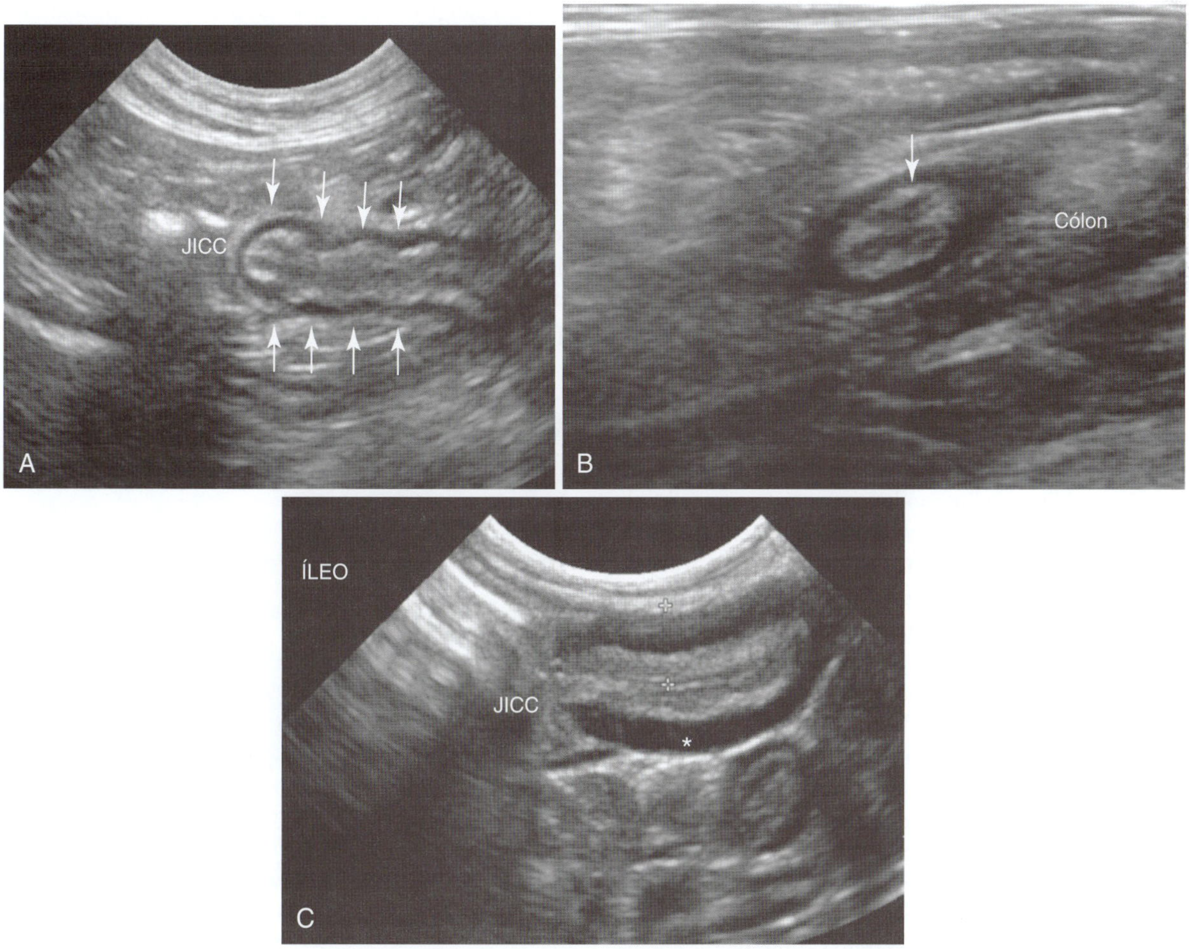

Figura 14-26: **A**, Imagem ultrassonográfica longitudinal de um íleo em paciente felino na região da junção ileocecocólica (*JICC*). **B**, Íleo normal em plano transversal com aparência em roda de carroça (*seta*) adjacente ao cólon ascendente. **C**, Gato com linfoma. O íleo está infiltrado e sua parede apresenta seis milímetros em espessura (+ a +) com uma camada muscular hipoecoica proeminente (*).

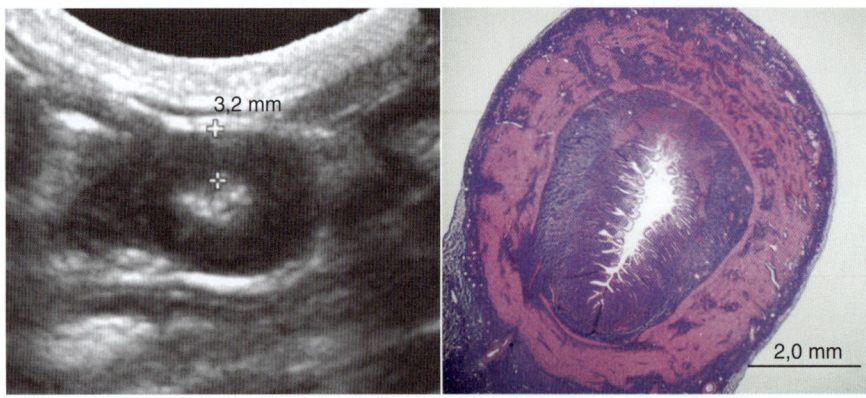

Figura 14-27: **Imagem Transversal de um Segmento Jejunal em um Gato com Vômito.** A parede está espessada com 3,2 mm (+ a +) e há perda hipoecoica transmural da estratificação das camadas. A histopatologia correspondente revela uma população uniforme de células redondas coradas em roxo (coloração de hematoxilina e eosina) ao longo de todas as camadas da parede intestinal.

Alterações na parede intestinal podem ser focais, segmentares ou difusas, podendo obliterar ou manter a estratificação das camadas. A espessura total (mucosa a serosa) das diversas porções do trato GI, assim como a espessura das camadas individuais, deve ser determinada preferivelmente em múltiplos locais.[57] Expectativa geral da espessura da camada muscular de menos da metade da espessura da camada submucosa foi descrita.[58] As medidas máximas objetivas da espessura total da parede intestinal nos gatos variam desde 0,25 a 0,38 cm.[52,55,57,59,60] A variação na espessura máxima total da parede gástrica (0,27 a 0,36 cm) e colônica (0,13 a 0,25 cm) também foi descrita.[53,54] Recentemente foi sugerida uma padronização na mensuração nos gatos por meio da determinação de proporções entre a espessura da mucosa e da camada muscular e o diâmetro transversal da aorta.[53]

Apesar de existir uma sobreposição considerável entre a aparência ultrassonográfica de doenças neoplásicas e processos inflamatórios inespecíficos,[57-61] a perda focal da estratificação das camadas é observada mais comumente nas condições neoplásicas ou nas infecções fúngicas. A perda ou alteração nas contrações peristálticas normais ao longo do trato GI também deve ser notada. Os tecidos circunjacentes devem ser avaliados na busca por gordura mesentérica hiperecoica, nas áreas com líquido peritoneal livre ou linfonodos regionais aumentados de volume (mais do que 0,4 cm),[60] arredondados e/ou hipoecoicos. A identificação de alterações que envolvem essas estruturas auxiliares é crítica para priorizar o diagnóstico diferencial e determinar os próximos passos diagnósticos.

O processo inflamatório crônico pode resultar em aumentos discretos a moderados na espessura total da parede ou pode alterar as camadas individuais. A doença intestinal inflamatória (DII) é tipicamente generalizada, porém pode ser segmentar. A distinção entre as camadas da parede está tipicamente preservada nos animais com enterite linfocítica, plasmocitária e eosinofílica. Entretanto, a camada muscular pode estar espessada tanto na DII difusa quanto no linfoma difuso[58] (Figs. 14-26, 14-27 e 14-28).

A avaliação ultrassonográfica do trato GI também é comumente realizada para confirmar a presença de corpos estranhos GI, incluindo corpos estranhos lineares previamente a sua remoção cirúrgica.[62-67]

OBTENÇÃO DE AMOSTRAS GUIADA POR ULTRASSOM

As indicações clínicas comuns nos animais com gastroenterite crônica incluem a avaliação de linfonodos mesentéricos aumentados de volume, parede intestinal com aumento de espessura e tumores intestinais. Para a PAAF, uma agulha de 18 a 20 gauge é inserida no local escolhido para amostragem por meio de orientação por ultrassom, sendo o local aspirado mais comumente com a técnica à mão livre. Tipos específicos de agulha podem variar, incluindo as agulhas hipodérmicas padrão ou aquelas que contêm estiletes (agulha de punção lombar) para amostras muito pequenas. Alternativamente, a ponta da agulha pode ser reposicionada repetidamente no interior do tecido sem aspiração de modo a obter uma amostra para avaliação citológica. Lesões tumorais gastrintestinais e linfonodos aumentados de volume são amostrados com mais sucesso do que regiões focais de espessamento intestinal discreto. As amos-

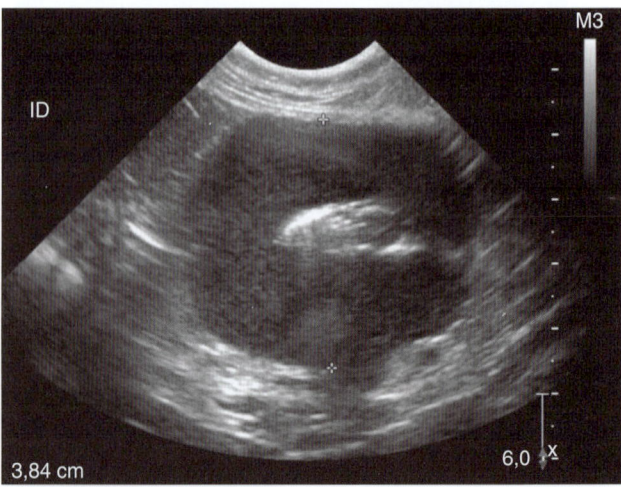

Figura 14-28: Imagem ultrassonográfica transversal em um gato com vômito e diarreia crônicos devido a uma enterite linfoplasmocitária confirmada por meio de biópsia cirúrgica. O espessamento da camada muscular é generalizado e não pode ser diferenciado de um linfoma difuso, o qual pode levar a um espessamento difuso da camada muscular. *ID*, intestino delgado.

tras de PAAF podem então ser enviadas ao laboratório em lâminas com amostras fixadas ou em aspirados na agulha que podem ser citocentrifugados e utilizados para análise citológica ou cultura bacteriana.

Biópsias teciduais para histopatologia são obtidas com agulhas mais grossas (Tru-Cut) com ou sem auxílio de uma pistola semiautomática, a qual permite que o operador controle a profundidade de inserção da agulha e o comprimento da amostra obtida. A utilização de uma agulha de 18 gauge é sugerida para tal (com ou sem auxílio de orientação ultrassonográfica) nos pacientes felinos dependendo da localização e do tamanho da lesão a ser amostrada. Geralmente duas a três amostras são obtidas para avaliação histopatológica.

Referências

1. Biller DS, Kantrowitz B, Miyabayashi T: Ultrasonography of diffuse liver disease: a review. *J Vet Intern Med* 6:71-76, 1992.

2. Feeney DA, Anderson KL, Ziegler LE, et al: Statistical relevance of ultrasonographic criteria in the assessment of diffuse liver disease in dogs and cats. *Am J Vet Res* 69:212-221, 2008.

3. Nicoll RG, Jackson MW, Knipp BS, et al: Quantitative ultrasonography of the liver in cats during obesity induction and dietary restriction. *Res Vet Sci* 64:1-6, 1998.

4. Webster N, Holloway A: Use of contrast ultrasonography in the diagnosis of metastatic feline visceral haemangiosarcoma. *J Feline Med Surg* 10:388-394, 2008.

5. Nyman HT, Kristensen AT, Flagstad A, et al: A review of the sonographic assessment of tumor metastases in liver and superficial lymph nodes. *Vet Radiol Ultrasound* 45:438-448, 2004.

6. O'Brien RT: Improved detection of metastatic hepatic hemangiosarcoma nodules with contrast ultrasound in three dogs. *Vet Radiol Ultrasound* 48:146-148, 2007.

7. Leinonen MR, Raekallio MR, Vainio OM, et al: Quantitative contrast-enhanced ultrasonographic analysis of perfusion in the kidneys, liver, pancreas, small intestine, and mesenteric lymph nodes in healthy cats. *Am J Vet Res* 71:1305-1311, 2010.

8. Rademacher N, Ohlerth S, Scharf G, et al: Contrast-enhanced power and color Doppler ultrasonography of the pancreas in healthy and diseased cats. *J Vet Intern Med* 22:1310-1316, 2008.

9. Penninck DG, Brisson JO, Webster CR: Sonographic assessment of gallbladder volume in normal cats. *Vet Radiol Ultrasound* 51:665-666, 2010.

10. Gaillot HA, Penninck DG, Webster CR, et al: Ultrasonographic features of extrahepatic biliary obstruction in 30 cats. *Vet Radiol Ultrasound* 48:439-447, 2007.

11. Della Santa D, Schweighauser A, Forterre F, et al: Imaging diagnosis—extrahepatic biliary tract obstruction secondary to a duodenal foreign body in a cat. *Vet Radiol Ultrasound* 48:448-450, 2007.

12. Woods KS, Brisson BA, Defarges AM, et al: Congenital duplex gallbladder and biliary mucocele associated with partial hepatic cholestasis and cholelithiasis in a cat. *Can Vet J* 53:269-273, 2012.

13. Hittmair KM, Vielgrader HD, Loupal G: Ultrasonographic evaluation of gallbladder wall thickness in cats. *Vet Radiol Ultrasound* 42:149-155, 2001.

14. Center SA: Diseases of the gallbladder and biliary tree. *Vet Clin North Am Small Anim Pract* 39:543-598, 2009.

15. Harvey AM, Holt PE, Barr FJ, et al: Treatment and long-term follow-up of extrahepatic biliary obstruction with bilirubin cholelithiasis in a Somali cat with pyruvate kinase deficiency. *J Feline Med Surg* 9:424-431, 2007.

16. Elwood CM, White RN, Freeman K, et al: Cholelithiasis and hyperthyroidism in a cat. *J Feline Med Surg* 3:247-252, 2001.

17. Morrison WB: Cholangitis, choledocholithiasis, and icterus in a cat. *Vet Pathol* 22:285-286, 1985.

18. Kristick KL, Ranck RS, Fink M: What is your diagnosis? Biliary cystadenoma of the liver causing deviation of the stomach to the left. *J Am Vet Med Assoc* 236:1065-1066, 2010.

19. Best EJ, Bush DJ, Dye C: Suspected choledochal cyst in a domestic shorthair cat. *J Feline Med Surg* 12:814-817, 2010.

20. Grand JG, Doucet M, Albaric O, et al: Cyst of the common bile duct in a cat. *Aust Vet J* 88:268-271, 2010.

21. Marolf AJ, Leach L, Gibbons DS, et al: Ultrasonographic findings of feline cholangitis. *J Am Anim Hosp Assoc* 48:36-42, 2012.

22. Boothe HW, Boothe DM, Komkov A, et al: Use of hepatobiliary scintigraphy in the diagnosis of extrahepatic biliary obstruction in dogs and cats: 25 cases (1982-1989). *J Am Vet Med Assoc* 201:134-141, 1992.

23. Head LL, Daniel GB: Correlation between hepatobiliary scintigraphy and surgery or postmortem examination findings in dogs and cats with extrahepatic biliary obstruction, partial obstruction, or patency of the biliary system: 18 cases (1995-2004). *J Am Vet Med Assoc* 227:1618-1624, 2005.

24. Newell SM, Selcer BA, Roberts RE, et al: Hepatobiliary scintigraphy in the evaluation of feline liver disease. *J Vet Intern Med* 10:308-315, 1996.

25. Newell SM, Graham JP, Roberts GD, et al: Quantitative hepatobiliary scintigraphy in normal cats and in cats with experimental cholangiohepatitis. *Vet Radiol Ultrasound* 42:70-76, 2001.

26. Tivers M, Lipscomb V: Congenital portosystemic shunts in cats: investigation, diagnosis and stabilisation. *J Feline Med Surg* 13:173-184, 2011.

27. Vandermeulen E, Combes A, de Rooster H, et al: Transsplenic portal scintigraphy using 99mTc-pertechnetate for the diagnosis of portosystemic shunts in cats: a retrospective review of 12 patients. *J Feline Med Surg* 15:1123-1131, 2013.

28. Lamb CR, Forster-van Hijfte MA, White RN, et al: Ultrasonographic diagnosis of congenital portosystemic shunt in 14 cats. *J Small Anim Pract* 37:205-209, 1996.

29. White RN, Parry AT: Morphology of congenital portosystemic shunts emanating from the left gastric vein in dogs and cats. *J Small Anim Pract* 54:459-467, 2013.

30. Palerme JS, Brown JC, Marks SL, et al: Splenosystemic shunts in cats: a retrospective of 33 cases (2004-2011). *J Vet Intern Med* 27:1347-1353, 2013.

31. Xenoulis PG, Steiner JM: Current concepts in feline pancreatitis. *Top Companion Anim Med* 23:185-192, 2008.

32. Etue SM, Penninck DG, Labato MA, et al: Ultrasonography of the normal feline pancreas and associated anatomic landmarks: a prospective study of 20 cats. *Vet Radiol Ultrasound* 42:330-336, 2001.

33. Wall M, Biller DS, Schoning P, et al: Pancreatitis in a cat demonstrating pancreatic duct dilatation ultrasonographically. *J Am Anim Hosp Assoc* 37:49-53, 2001.

34. Saunders HM: Ultrasonography of the pancreas. *Probl Vet Med* 3:583-603, 1991.

35. Marolf AJ, Kraft SL, Dunphy TR, et al: Magnetic resonance (MR) imaging and MR cholangiopancreatography findings in cats with cholangitis and pancreatitis. *J Feline Med Surg* 15:285-294, 2013.

36. Wang KY, Panciera DL, Al-Rukibat RK, et al: Accuracy of ultrasound-guided fine-needle aspiration of the liver and cytologic findings in dogs and cats: 97 cases (1990-2000). *J Am Vet Med Assoc* 224:75-78, 2004.

37. Willard MD, Weeks BR, Johnson M: Fine-needle aspirate cytology suggesting hepatic lipidosis in four cats with infiltrative hepatic disease. *J Feline Med Surg* 1:215-220, 1999.

38. Proot SJ, Rothuizen J: High complication rate of an automatic Tru-Cut biopsy gun device for liver biopsy in cats. *J Vet Intern Med* 20:1327-1333, 2006.

39. Brain PH, Barrs VR, Martin P, et al: Feline cholecystitis and acute neutrophilic cholangitis: clinical findings, bacterial isolates and response to treatment in six cases. *J Feline Med Surg* 8:91-103, 2006.

40. Savary-Bataille KC, Bunch SE, Spaulding KA, et al: Percutaneous ultrasound-guided cholecystocentesis in healthy cats. *J Vet Intern Med* 17:298-303, 2003.

41. Wagner KA, Hartmann FA, Treoanier LA: Bacterial culture results from liver, gall bladder or bile in 248 dogs and cats evaluated for

hepatobiliary disease: 1998-2003. *J Vet Intern Med* 21:417-424, 2007.

42. Wang KY, Panciera DL, Al-Rukibat RK, et al: Accuracy of ultrasound-guided fine-needle aspiration of the liver and cytologic findings in dogs and cats: 97 cases (1990-2000). *J Am Vet Med Assoc* 224:75-78, 2004.

43. Adams WM, Sisterman LA, Klauer JM, et al: Association of intestinal disorders in cats with findings of abdominal radiography. *J Am Vet Med Assoc* 236:880-886, 2010.

44. Trevail T, Gunn-Moore D, Carrera I, et al: Radiographic diameter of the colon in normal and constipated cats and in cats with megacolon. *Vet Radiol Ultrasound* 52:516-520, 2011.

45. Morgan JP: The upper gastrointestinal examination in the cat: normal radiographic appearance using positive contrast medium. *Vet Radiol* 22:159-169, 1981.

46. O'Brien TR: Radiographic diagnosis of abdominal disorders in the dog and cat: radiographic interpretation, clinical signs, pathophysiology. *WB Saunders 141-395*, 1981.

47. Weichselbaum RC, Feeney DA, Hayden DW: Comparison of upper gastrointestinal radiographic findings to histopathologic observations: a retrospective study of 41 dogs and cats with suspected small bowel infiltrative disease (1985 to 1990). *Vet Radiol Ultrasound* 35:418-426, 1994.

48. Silva AC, Pimenta M, Guimaraes LS: Small bowel obstruction: what to look for. *Radiographics* 29:423-439, 2009.

49. Williams J, Biller DS, Miyabayashi T, et al: Evaluation of Iohexol as a gastrointestinal contrast medium in normal cats. *Vet Radiol Ultrasound* 34(5):310-314, 1993.

50. Penninck DG, Nyland TG, Kerr LY, et al: Ultrasonographic evaluation of gastrointestinal diseases in small animals. *Vet Radiol Ultrasound* 31:134-141, 1990.

51. Gaschen L: Ultrasonography of small intestinal inflammatory and neoplastic diseases in dogs and cats. *Vet Clin North Am Small Anim Pract* 41:239-244, 2011.

52. Di Donato P, Penninck D, Pietra M, et al: Ultrasonographic measurement of the relative thickness of intestinal wall layers in clinically healthy cats. *J Feline Med Surg* 16:333-339, 2014.

53. Winter MD, Londono L, Berry CR, et al: Ultrasonographic evaluation of relative gastrointestinal layer thickness in cats without clinical evidence of gastrointestinal tract disease. *J Feline Med Surg* 16:118-124, 2014.

54. Newell SM, Graham JP, Roberts GD, et al: Sonography of the normal feline gastrointestinal tract. *Vet Radiol Ultrasound* 40:40-43, 1999.

55. Goggin JM, Biller DS, Debey BM, et al: Ultrasonographic measurement of gastrointestinal wall thickness and the ultrasonographic appearance of the ileocolic region in healthy cats. *J Am Anim Hosp Assoc* 36:224-228, 2000.

56. Taeymans O, Holt N, Penninck DG, et al: Ultrasonographic characterization of feline ileocecolic abnormalities. *Vet Radiol Ultrasound* 52:335-339, 2011.

57. Norsworthy GD, Estep JS, Kiupel M, et al: Diagnosis of chronic small bowel disease in cats: 100 cases (2008-2012). *J Am Vet Med Assoc* 243:1455-1461, 2013.

58. Zwingenberger AL, Marks SL, Baker TW, et al: Ultrasonographic evaluation of the muscularis propria in cats with diffuse small intestinal lymphoma or inflammatory bowel disease. *J Vet Intern Med* 24:289-292, 2010.

59. Daniaux LA, Laurenson MP, Marks SL, et al: Ultrasonographic thickening of the muscularis propria in feline small intestinal small cell T-cell lymphoma and inflammatory bowel disease. *J Feline Med Surg* 16:89-98, 2014.

60. Tucker S, Penninck DG, Keating JH, et al: The clinicopathological and ultrasonographic features of cats with eosinophilic enteritis. *J Feline Med Surg* 16:943-949, 2014.

61. Baez JL, Hendrick MJ, Walker LM, et al: Radiographic, ultrasonographic, and endoscopic findings in cats with inflammatory bowel disease of the stomach and small intestine: 33 cases (1990-1997). *J Am Vet Med Assoc* 215:349-354, 1999.

62. Garcia DAA, Froes TR, Vilani RGDOC, et al: Ultrasonography of small intestinal obstructions; a contemporary approach. *J Small Animal Practice* 52:484-490, 2011.

63. Tidwell AS, Penninck DG: Ultrasonography of gastrointestinal foreign bodies. *Vet Radiol Ultrasound* 33:160-169, 1992.

64. Tyrrell D, Beck C: Survey of the use of radiography vs. ultrasonography in the investigation of gastrointestinal foreign bodies in small animals. *Vet Radiol Ultrasound* 47:404-408, 2006.

65. Boysen SR, Tidwell AS, Penninck DG: Ultrasonographic findings in dogs and cats with gastrointestinal perforation. *Vet Radiol Ultrasound* 44:556-564, 2003.

66. Grassi R, Romano S, Pinto A, et al: Gastro-duodenal perforations: conventional plain film, ultrasonography and CT findings in 166 consecutive patients. *Eur J Radiol* 50:30-36, 2004.

67. Ferrell EA, Graham JP: Ultrasound corner diagnosis of pneumoperitoneum. *Vet Radiol Ultrasound* 44:307-308, 2003.

Os Desafios da Pancreatite nos Gatos: Dilema Diagnóstico e Terapêutico

Caroline Mansfield

Saber que nós sabemos o que sabemos, e que nós não sabemos o que não sabemos, isto é o verdadeiro conhecimento.

Henry David Thoreau

O diagnóstico e o tratamento otimizados da pancreatite em felinos permanecem elusivos apesar de inúmeros avanços e maior preocupação com a condição por parte dos veterinários. O diagnóstico pode ser confundido por comorbidades e, na maioria dos gatos, os sinais clínicos de pancreatite continuam vagos e inespecíficos. Em geral, a pancreatite aguda é mais fácil de ser diagnosticada do que a pancreatite crônica, porém ainda é um grande desafio para uma abordagem otimizada, particularmente diante da ocorrência de doenças concomitantes graves. A pancreatite crônica é mais difícil de diagnosticar, e seu verdadeiro significado clínico não é universalmente aceito. Como resultado, as recomendações de tratamento para a pancreatite crônica são extremamente variáveis, havendo poucas evidências que favoreçam uma abordagem em particular.

A razão para o número elevado de comorbidades nos gatos com pancreatite é a anatomia única do gato. A maioria dos gatos possui somente um ducto pancreático que alcança o intestino delgado através da papila duodenal maior, tendo sua abertura contígua com o ducto biliar[1,2] (Fig. 15-1).

CLASSIFICAÇÃO

A classificação da pancreatite geralmente se baseia na avaliação histológica. Esta algumas vezes é arbitrária porque, em muitos casos, não é obtida a biópsia pancreática.

A pancreatite crônica não supurativa é o tipo histológico que ocorre mais comumente nos gatos. Essa forma é definida como uma inflamação com infiltrado mononuclear (frequentemente linfocítica), com alteração da arquitetura pancreática devido à ocorrência simultânea de fibrose.[3,4] A inflamação pode ser mínima e recidivante no momento do diagnóstico. Demonstrou-se que a inflamação pancreática está presente de modo variável ao longo do pâncreas nos cães. Biópsias de amostras únicas podem ocultar a verdadeira extensão da doença.[5] Contudo, isto não foi avaliado em gatos.

Histologicamente, a pancreatite aguda é definida como uma inflamação neutrofílica sem fibrose ou atrofia exócrina, estando presente no corpo do pâncreas e/ou na gordura peripancreática.[6] É aparentemente uma forma supurativa aguda que é única dos gatos. Esse tipo é incomum e tende a acometer gatos mais jovens. Também foi descrita uma possível forma autoimune com inflamação linfocítica periductuolar.[1]

Clinicamente, o termo *pancreatite crônica* é utilizado nos casos em que se observam somente sinais clínicos discretos, com o termo *pancreatite aguda* sendo utilizado nos casos em que se observam sinais clínicos mais graves. Em gatos, parece haver uma correlação razoável entre as classificações clínica e histológica.

INCIDÊNCIA

Uma pesquisa realizada em 115 exames *post mortem* de gatos em uma instituição terciária de referência revelou prevalência global de 67% para pancreatite, com 45% dos gatos clinicamente saudáveis também apresentando lesões pancreáticas.[7] Esse estudo demonstra que a pancreatite crônica pode ser grosseiramente subdiagnosticada. Entretanto, esse fato também levanta a possibilidade de que alterações histológicas discretas no pâncreas não sejam clinicamente importantes e na realidade, representem um espectro normal. Há relatos crescentes acerca da possibilidade de os gatos desenvolverem pancreatite aguda (PA), assim como os cães, com necrose regional da gordura peripancreática sendo uma característica predominante.

ETIOLOGIA

A etiologia da pancreatite crônica é mais explorada e mais bem compreendida nos seres humanos e nos modelos em roedores de laboratório. A hipótese atualmente aceita em seres humanos é a do evento sentinela da pancreatite aguda (SAPE).[8] Nesta hipótese, as células acinares pancreáticas são submetidas a um estresse oxidativo (p. ex., por meio de produtos oxidativos derivados da gordura, do álcool e da bile). Há uma resposta

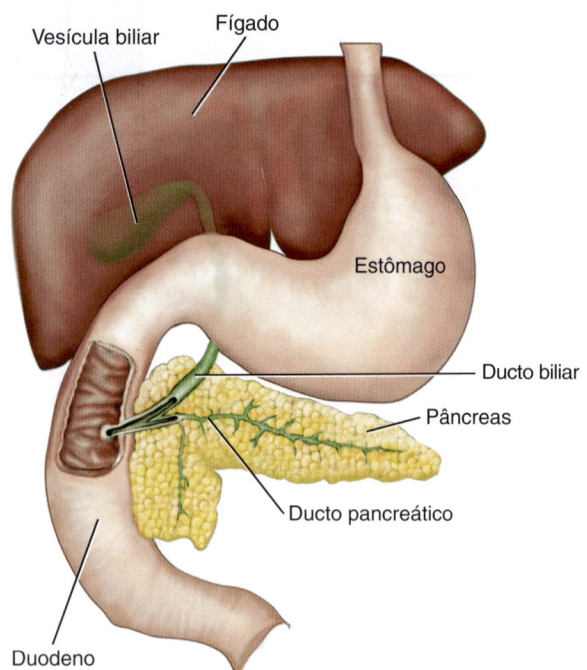

Vesícula biliar

Fígado

Estômago

Ducto biliar

Pâncreas

Ducto pancreático

Duodeno

Figura 15-1: Representação anatômica da relação entre os sistemas biliar e pancreático no gato (Cedido pelo Dr. Kate Patterson, MediPics e Prose.)

pró-inflamatória massiva seguida por um influxo de células estreladas que são pré-fibróticas. Se o estresse oxidativo for removido nesse momento, o pâncreas é reparado sem consequências. Entretanto, se houver uma liberação contínua mesmo que discreta de citocinas em resposta ao estresse oxidativo prolongado ou a episódios recorrentes de inflamação, as células estreladas respondem e causam fibrose periacinar. Não se sabe se este fenômeno SAPE ocorre em gatos. É possível formular a hipótese de que ocorra e que o estresse oxidativo inicial exerça importante papel, especialmente devido à anatomia particular do gato que possibilita a qualquer anormalidade na bile também se refletir no pâncreas (Fig. 15-1).

A *tríade* felina ou *triadite* se refere à ocorrência simultânea de doença inflamatória intestinal (DII), pancreatite crônica e colângio-hepatite. Em estudo no qual foram avaliados animais *post mortem*, identificou-se maior prevalência de pancreatite (nove em 18 casos) e inflamação intestinal (15/18 casos) em gatos com colângio-hepatite.[9] Entretanto, o conceito de "tríade" felina está sendo desafiado (Cap. 12). A associação entre a colângio-hepatite e a pancreatite é aparentemente baixa, ao passo que a associação entre DII e pancreatite é elevada. Existem duas principais hipóteses acerca da existência de relação entre DII e pancreatite. Na primeira, a inflamação no intestino pode causar inflamação no pâncreas a distância, podendo ocorrer pela ativação e aumento na produção de mediadores inflamatórios e seus receptores. Por sua vez, na segunda hipótese, pode haver inflamação em resposta à presença de bactérias entéricas, as quais foram relatadas no pâncreas de gatos por outras técnicas diferentes do cultivo.[10] Essa última hipótese provavelmente é mais relevante em face da colangite concomitante, tal como será discutido posteriormente neste capítulo. Outra possível

relação entre pancreatite e DII se respalda no fato de que a pancreatite pode se desenvolver em resposta ao tratamento da DII, a alterações no colesterol ou a alterações anatômicas no duodeno.[11,12]

A pancreatite autoimune (PAI) é um fenômeno incomum nos seres humanos, sendo relatada, porém, em associação à DII.[11,13] Na espécie humana, a PAI é classificada como sendo do tipo I quando o pâncreas está envolvido com uma doença fibroinflamatória multissistêmica (doenças sistêmicas associadas à imunoglobulina [Ig] G4) e como tipo II quando associada à DII.[14] Até 39% dos pacientes humanos com doença de Crohn possuem autoanticorpos pancreáticos circulantes, apesar de não haver evidências que deem suporte à relação entre esses anticorpos e a pancreatite clínica.[12] A presença de células marcadas por anticorpos anti-IgG4 no pâncreas e a incidência de anticorpos circulantes contra antígenos pancreáticos não foram estabelecidas em gatos.

Bactérias entéricas foram identificadas no pâncreas de alguns gatos via hibridação fluorescente *in situ* (FISH).[10] O envolvimento bacteriano aparenta ser mais comum em gatos com acometimento moderado a acentuado que apresentam pancreatite aguda e doença hepática concomitante quando comparado a pacientes que apresentam pancreatite crônica.[10] Em um estudo retrospectivo, 60% dos gatos com colangite apresentavam pancreatite simultânea, ao passo que em uma série de casos 50% dos gatos com colecistite apresentaram inflamação pancreática concomitante.[15,16] Necrose pancreática foi induzida em gatos por perfusão de bile infectada através do ducto pancreático, mas não por perfusão de bile ou solução salina estéreis.[17] Quando uma solução de bactérias em suspensão contidas em salina foi perfundida, somente se desenvolveu uma pancreatite edematosa discreta.[17] Isto sugere que uma resposta inflamatória suficientemente intensa para induzir necrose pode necessitar tanto de substratos biliares como bacterianos. Apesar desses relatos, o papel exato das bactérias na patogênese da pancreatite de ocorrência natural é incerto. Além disso, não se sabe até que ponto as bactérias identificadas em tais casos[10] estão presentes no local devido a uma translocação ou a contaminação direta. Entretanto, em um relato de caso e em um modelo experimental felino foi documentada a translocação de *Escherichia coli* do sangue em direção ao pâncreas.[18,19]

A pancreatite também foi associada a toxoplasmose e a infecção pelo vírus da peritonite infecciosa felina nos gatos.[20,21] Em um estudo em que foram realizadas avaliações *post mortem* de gatos com toxoplasmose, mais de 80% dos gatos apresentaram inflamação pancreática,[22] com pancreatite sendo relatada em associação à toxoplasmose aguda.[23] Entretanto, em um estudo baseado em avaliações sorológicas sugeriu-se não haver associação entre a infecção por *Toxoplasma gondii* (ou espécies de *Bartonella*) e a ocorrência de pancreatite em gatos.[24] Uma associação entre infecção pelo herpesvírus felino, parvovírus felino e pancreatite foi proposta, porém não foi confirmada. Apesar disso, foi documentada uma associação entre o calicivírus felino e pancreatite grave.[25,26] A migração aberrante de vermes intestinais da espécie *Amphimerus pseudofelineus* foi documentada, porém constitui-se em uma causa extremamente rara de pancreatite em gatos.[27]

A ingestão de uma dieta rica em gordura, particularmente quando há baixa ingestão proteica concomitante, é uma causa frequente de pancreatite em cães.[28] Entretanto, a ingestão de gordura aparentemente não está relacionada com a pancreatite nos gatos.[28,29] Dando suporte a essa premissa, cita-se um estudo experimental no qual se revelou que a hiperlipidemia não induz alterações histológicas no pâncreas de gatos.[30] Causas tóxicas são relatadas com maior frequência em cães do que em gatos, porém a toxicidade associada a organofosforados derivados da aplicação de inseticidas tópicas certamente configura-se como uma potencial causa de pancreatite nos felinos.[31]

Traumas, em particular quedas de alturas elevadas, foram associados ao desenvolvimento de pancreatite em gatos.[32] Apesar de não terem sido quantificados, é provável que outros tipos de trauma, tais como acidentes com veículos automotores, também causem pancreatite nos gatos, ainda que não seja clinicamente aparente. Existem múltiplas alterações genômicas relatadas em seres humanos que predispõem a ocorrência de pancreatite crônica, incluindo mutações no tripsinogênio catiônico.[8] Até o momento, nenhuma mutação genética foi identificada nos gatos.

Apesar da longa lista de possíveis fatores etiológicos, na maioria dos gatos a causa subjacente da pancreatite nunca é confirmada.

COMORBIDADES

Doenças concomitantes foram relatadas na maioria dos gatos com pancreatite crônica, assim como em um número elevado de gatos com pancreatite aguda.[7,15,16,33-36] Tal como foi sugerido previamente neste capítulo, as comorbidades podem ter uma relação causal direta com a pancreatite. Certamente, os órgãos alterados mais comumente relatados em associação com a pancreatite são os dos sistemas hepatobiliar e intestinal.[31] Não parece haver um prognóstico negativo associado à DII e à pancreatite simultâneas.[35] A obstrução do trato biliar extra-hepático (Cap. 16) pode ocorrer como complicação da pancreatite em gatos e pode requerer uma intervenção específica.[36] O desenvolvimento de lipidose hepática é comumente relatado nos gatos com pancreatite aguda na presença ou na ausência de cetoacidose diabética.[33,37,38] A presença de lipidose hepática provavelmente resulta de um período de jejum, piorando acentuadamente o prognóstico nos gatos com pancreatite.[39,40] A incidência da doença renal também é alta em relatos baseados em avaliações anatomopatológicas, porém isto pode estar associado ao fato de esses estudos terem avaliado gatos mais velhos que apresentam mais provavelmente uma doença renal não relacionada a distúrbios do pâncreas.[9]

A ocorrência simultânea de diabetes melito e doença pancreática exócrina é desafiador em medicina felina, dadas as dificuldades que a combinação das condições gera para o tratamento. Foi observado em um estudo baseado em avaliações *post mortem* que um número elevado de gatos com diabetes melito apresentava pancreatite crônica (17/37 casos).[41] Entretanto, a ocorrência de pancreatite não foi associada negativamente com a sobrevida. Em dois estudos realizados na Europa, apresentados sob forma de resumos, foram identificadas alterações pan-

creáticas (por meio de ultrassonografia e/ou aumento nos níveis de lipase pancreática) em 30% a 43% dos gatos diabéticos.[42,43] No estudo que documentou as alterações ultrassonográficas, não foram visualizadas alterações clínicas associadas à pancreatite em qualquer um dos gatos.[42] De maneira semelhante, em outro estudo não foi observada relação entre o controle glicêmico e a concentração de lipase pancreática nos felinos.[44]

Em estudo experimental observou-se o aumento do número de neutrófilos no interior do pâncreas associado à hiperglicemia,[30] com os autores postulando que o diabetes pode ter de fato causado a pancreatite, e não o inverso. Essa teoria é semelhante àquela proposta em medicina para os seres humanos, na qual se acredita que a acidose acinar predispõe à pancreatite.[45,46] A teoria alternativa é a de que um subgrupo de gatos desenvolveu pancreatite e apresentou redução subsequente na função endócrina pancreática devido à fibrose. É possível que existam diferenças genômicas e regionais no que diz respeito à relação entre pancreatite e diabetes em gatos. Entretanto, no que diz respeito à prática clínica felina, determinar a ordem dos eventos frequentemente leva à pergunta sobre quem veio primeiro, o ovo ou a galinha, a qual é clinicamente irrelevante uma vez que a maioria dos gatos apresenta as duas condições no momento do atendimento clínico.

SINAIS CLÍNICOS

Não existe predisposição por idade, raça ou sexo no que diz respeito à pancreatite em gatos. Dada a alta incidência de doenças concomitantes, é provável que os gatos tenham ao menos 6 anos de idade. Em contraste com os cães, não há relato de associação com a obesidade.

Os sinais clínicos nos gatos são muito mais sutis e fáceis de passarem despercebidos do que na espécie canina. Isto é verdadeiro mesmo nos gatos que apresentam pancreatite aguda, tal como é resumido na Tabela 15-1.

MÉTODOS DIAGNÓSTICOS

Exames Laboratoriais

Rotina

Métodos bioquímicos tradicionais são notoriamente inespecíficos e de baixa sensibilidade para o diagnóstico da inflamação pancreática nos gatos, com as alterações geralmente refletindo uma doença concomitante e os desequilíbrios hidroeletrolíticos associados. Entretanto, a realização da avaliação bioquímica de rotina é importante para se obter informações básicas que permitam direcionar a fluidoterapia de modo a corrigir desequilíbrios hidroeletrolíticos e verificar evidências de doenças concomitantes. A hipocalcemia é um indicador de mau prognóstico em felinos, conforme observado em um estudo, mesmo na ausência de sinais clínicos associados.[47] Entretanto, outros estudos não revelaram diferenças nos níveis de cálcio ionizado entre gatos com pancreatite aguda e os pacientes felinos com pancreatite crônica.[34] Uma observação interessante é que a alteração mais comum na avaliação bioquímica de rotina

Tabela 15-1	Resumo dos Sinais Clínicos Relatados em Três Diferentes Estudos em Gatos com Pancreatite Aguda		
Sinal Clínico	Hill e van Winkle[31]	Kimmel, Washabau e Drobatz[47]	Ferreri, Hardam, Kimmel, et al.[34]
Número de casos	n = 40 (baseado em necrópsia)	n = 46	n = 30
Letargia	100%	83%	50%
Anorexia	97%	96%	66%
Desidratação	92%	NR	33%
Hipotermia	68%	NR	NR
Vômito	35%	43%	43%
Dor abdominal	25%	17%	10%
Tumor abdominal palpável	23%	4%	3%
Diarreia	15%	11%	NR
Dispneia	20%	NR	16%
Ataxia	15%	NR	NR
Perda de peso	NR	39%	40%
Icterícia	NR	22%	16%
Palidez	NR	NR	30%

NR, Não registrado.

em gatos com pancreatite é a hipercolesterolemia.[33] A causa exata para isto é desconhecida, sendo um fenômeno interessante em vista do fato de que o excesso de gordura na dieta aparentemente não predispõe os gatos ao desenvolvimento de pancreatite. Considerando-se que existem poucos diagnósticos diferenciais para hipercolesterolemia nos gatos, sua presença em gatos doentes deve alertar os médicos veterinários sobre a possibilidade de ocorrência de pancreatite.

Lipase Total, Amilase e Imunorreatividade Semelhante à Tripsina

O aumento sérico de lipase e amilase nos gatos com pancreatite tende a ser menor do que o observado em cães, e os valores raramente são significativos para o diagnóstico *per se*. Entretanto, um estudo sugeriu que a utilização de um tipo de ensaio alternativo (1,2-*o*-dilauril-rac-glicero-3-ácido glutárico-[6'-metilresorufina éster][DGGR]) para mensurar a atividade da lipase pode apresentar uma maior sensibilidade, equivalente à imunorreatividade da lipase pancreática (PLI).[48] Esse ensaio é colorimétrico, tradicionalmente com a utilização de 1,2-digliceridíd. Um estudo prospectivo revelou que em um ensaio de lipase DGGR foi observada uma sensibilidade de 47,8% em 23 gatos que apresentavam histórico de realização de biópsia histológica pancreática.[48] A sensibilidade foi maior nos pacientes com a forma aguda do que nos animais com pancreatite crônica, com uma sensibilidade semelhante à da imunorreatividade da lipase pancreática felina (fPLI) (56,5%). De modo similar,

foi revelado em outro resumo científico que a lipase estava aumentada em 80% dos gatos com PLI aumentada. A conclusão foi a de que uma combinação de alterações ultrassonográficas pancreáticas com níveis elevados de atividade da lipase total (utilizando métodos de avaliação tradicionais) possui um valor preditivo bom (100%) para uma fPLI elevada.[49] De maneira inversa, a ausência de alterações ultrassonográficas em associação a uma atividade normal da lipase foi perfeitamente preditiva para uma fPLI normal. Nesse estudo não houve confirmação histológica de pancreatite.

Um ensaio de imunorreatividade semelhante à tripsina felina (fTLI) está disponível comercialmente, sendo altamente sensível e específico para o diagnóstico de insuficiência pancreática exócrina.[50] Infelizmente, a fTLI não é muito útil clinicamente, com uma sensibilidade relatada de 8% a 33% nos pacientes com pancreatite crônica,[51-54] apesar de estar aumentada nos gatos com doenças mais graves.[53] A concentração de fTLI também pode estar aumentada em outras doenças, tais como doença renal crônica, DII, linfoma e inapetência.[52,54]

Imunorreatividade da Lipase Pancreática

Um teste de radioimunoensaio para detecção de fPLI foi estabelecido inicialmente para a avaliação de pacientes felinos, com um intervalo de referência de 1,2 a 3,8 µg/L.[55,56] Esse tipo de ensaio foi originalmente desenvolvido para utilização em cães, baseando-se na premissa de que diferentes isoenzimas de lipase são produzidas somente pelo pâncreas.[57] Estudos demonstraram a imunolocalização da lipase pancreática canina no interior das células acinares, em cães que não apresentam função pancreática exócrina e não possuindo lipase pancreática circulante mensurável.[58,59] Estudos semelhantes não foram realizados em gatos. Entretanto, uma abordagem similar foi utilizada no desenvolvimento de um ensaio para felinos por meio da purificação da lipase pancreática obtida a partir de um gato com pancreatite e do desenvolvimento de anticorpos policlonais contra a lipase pancreática.[56] O radioimunoensaio de PLI foi então substituído por um ensaio de imunoadsorção enzimática (Spec fPL® [*feline pancreas-specific lipase*], Laboratórios IDEXX, Westbrook, Maine, Estados Unidos) comercial que utiliza um peptídeo recombinante como antígeno para seu desenvolvimento (em vez de lipase pancreática isolada do pâncreas) e anticorpos monoclonais, assim como um exame semiquantitativo para uso no ambiente clínico comercialmente disponível (SNAP fPL®, Laboratórios IDEXX).[55] Não foram publicados estudos de validação para esses exames direcionados aos felinos. Entretanto, o fabricante garante boa reprodutibilidade e precisão. O intervalo de referência atualmente utilizado para o Spec fPL® sugere que valores normais são < 3,5 µg/L, com um valor > 5,3 µg/L sendo considerado consistente com um quadro de pancreatite. O teste SNAP fPL® registra que um exame positivo é aquele com resultado > 3,5 µg/L. Novamente, não foram publicados estudos que avaliam a correlação entre o Spec fPL® e o SNAP fPL®, porém o fabricante relata uma taxa de concordância de 82% (para resultados "anormais") e 92% (para resultados "normais).

Sensibilidades variadas foram relatadas para o fPLI e Spec fPL®, o que provavelmente reflete a falta de um diagnóstico padrão-ouro não invasivo em gatos, assim como diferenças na apresentação clínica e no protocolo do estudo. Adicionalmente, muitos estudos são frágeis. Sensibilidade de 100% para a fPLI foi descrita em cinco gatos com PA, porém somente de 54% em 13 gatos com pancreatite crônica.[51] Em um estudo científico no qual se avaliou 31 gatos com diagnóstico definitivo ou provável de pancreatite foi determinado uma sensibilidade de 79% para o teste Spec fPL®, ao passo que outro estudo que avaliou 35 gatos com suspeita de pancreatite revelou sensibilidade de 54%.[60,61]

A especificidade do teste Spec fPL® aparenta ser relativamente alta, porém faltam estudos mais amplos que possam determinar esse fato com precisão. Em um estudo foram comparados 18 gatos com pancreatite (cinco com aguda e 13 com crônica) com oito gatos saudáveis e três gatos sintomáticos com histopatologia pancreática normal, relatando-se uma especificidade de 91%.[51] De modo similar, foram avaliados 59 gatos doentes que provavelmente não apresentavam pancreatite, tendo sido determinada uma especificidade de 82%.[61] Parece não haver aumento estatisticamente significativo na fPLI ou nos níveis determinados pelo teste Spec fPL® em gatos com insuficiência renal induzida experimentalmente.[62] Isto sugere que podem haver efeitos mínimos causados por outras doenças simultâneas. Entretanto, o efeito da doença renal nas situações clínicas necessita de avaliações adicionais.

Em resumo, a utilização dos testes Spec fPL® e SNAP fPL® é recomendada pelos autores para fornecer evidências de suporte para a ocorrência de pancreatite, com o diagnóstico de pancreatite levando também em conta a apresentação clínica e informações obtidas por imagem.

Novos Exames Laboratoriais

Infelizmente, não foram desenvolvidos novos testes laboratoriais para o diagnóstico de pancreatite em gatos. A avaliação de marcadores específicos do pâncreas, tais como o peptídeo ativador de tripsinogênio, não se mostra útil há mais de 10 anos.[43] Novos testes diagnósticos que mensurem marcadores inflamatórios estão sendo cada vez mais estudados nos animais domésticos. Em um estudo, a substância amiloide A sérica (SAA) diminui ao longo do tempo e foi correlacionada com a melhora clínica em um gato com pancreatite.[63] Aparentemente, um ensaio que avalia a SAA humana é válido para utilização nos gatos. Entretanto, a principal utilidade clínica seria para a determinação do prognóstico e para o monitoramento em vez de ser utilizado para o diagnóstico *per se*.[64]

Citologia

Apesar de não ser comumente realizada, a biópsia aspirativa com agulha fina do pâncreas é um procedimento relativamente seguro quando guiado por ultrassom.[65] A autora deste capítulo recomenda a utilização de uma agulha de 25 gauge acoplada a uma seringa de 3 mililitros contendo uma pequena quantidade de ar previamente aspirada. A agulha é inserida no pâncreas, sendo movida para frente e para trás na mesma linha, várias vezes. Não deve ser realizada aspiração ou redirecionamento da agulha. A utilidade clínica desse exame em gatos não é bem conhecida; porém, visto que as alterações verificadas por outros métodos diagnósticos (incluindo a ultrassonografia) são inespecíficas, a citologia pode ser considerada mais frequentemente para diferenciar quadros inflamatórios de neoplasias, particularmente linfomas.

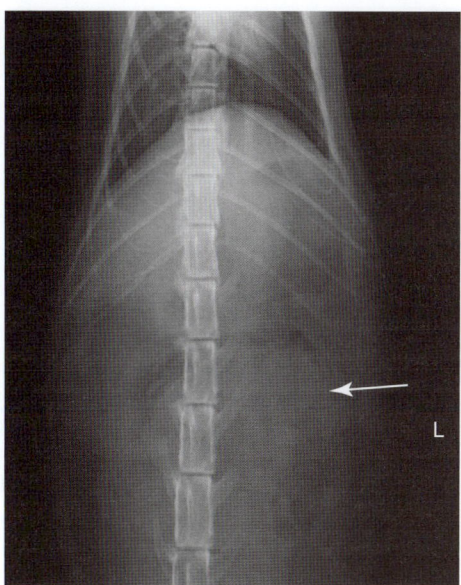

Figura 15-2: Uma radiografia ventrodorsal de um cão (sem pancreatite) que revela a extremidade esquerda do pâncreas evidenciada no quadrante cranial esquerdo do abdome (*seta*). (Cedido pela Dra. Cathy Beck, Universidade de Melbourne.)

Diagnóstico por Imagem

Radiografia e Ultrassonografia

A pancreatite felina é difícil de ser avaliada por meio de técnicas de imagem. Radiografias abdominais tendem a ser inúteis, particularmente nos casos de pancreatite crônica, apesar de elas serem úteis para avaliar outras doenças abdominais. Em gatos obesos, a porção esquerda do pâncreas é ocasionalmente visível em radiografias ventrodorsais (Fig. 15-2).

A grande disponibilidade da ultrassonografia tornou-a um método comumente utilizado para diagnosticar a pancreatite em gatos. Apesar de maior experiência dos operadores, alguns estudos mostraram uma sensibilidade desapontadora para o diagnóstico de pancreatite (particularmente da forma crônica) nos gatos. As sensibilidades documentadas variam desde 11% até 84%.[53,60,66,67] Entretanto, a sensibilidade aumenta com a severidade da doença.[60]

Um pâncreas "normal" possui bordas bem delimitadas, não está aumentado (extremidade esquerda < 9,5 mm, corpo < 8 mm e extremidade direita < 6 mm), sendo isoecoico quando comparado com o fígado[60] (Fig. 15-3). Não deve haver líquido ao redor do pâncreas e os linfonodos devem estar com tamanho normal. A porção direita do pâncreas é a mais difícil de ser localizada utilizando a ultrassonografia, com muitos estudos reportando somente a extremidade esquerda. Alterações nodulares no interior do pâncreas podem ser observadas relacionadas com a idade do animal, porém tumores maiores do que dois centímetros em diâmetro são considerados consistentes com neoplasias.[68] Apesar de ter sido demonstrado que o diâmetro do ducto pancreático aumenta com a idade, ele não deve exceder 2,5 mm em diâmetro em qualquer idade.[69,70] O estímulo dado pela secretina não leva a um aumento detectável no diâmetro do ducto pancreático, não se sabendo se isto é útil para diagnosticar clinicamente a pancreatite crônica.[71]

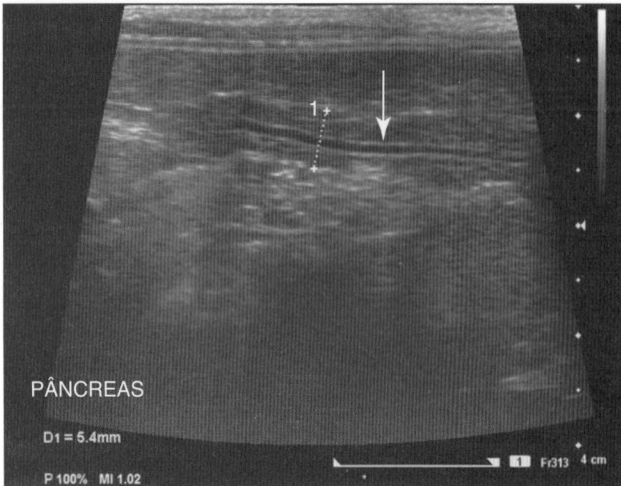

Figura 15-3: Imagem ultrassonográfica longitudinal da extremidade esquerda de um pâncreas normal em um gato. A espessura do pâncreas é menor do que um centímetro (5,4 mm) tal como pode ser demonstrado pelos compassos de calibragem, enquanto o ducto pancreático é observado como uma estrutura tubular hipoecoica (*seta*). Os contornos do pâncreas são delicados na ausência de hiperecogenicidade ao seu redor. (Cedido pela Dra. Cathy Beck, Universidade de Melbourne.)

Os achados ultrassonográficos clássicos da PA são relatados de forma semelhante ao que ocorre em cães (p. ex., pâncreas com aumento de volume hipoecoico associado ao tecido peri pancreático hiperecoico).[32] A presença de gordura peripancreática hiperecoica é considerada a alteração ultrassonográfica mais sensível para o diagnóstico da PA em gatos[60] (Fig. 15-4). Outras alterações, tais como um contorno pancreático acentuadamente alterado (aparência rugosa) e o espessamento das extremidades pancreáticas, são menos sensíveis.[60] A alteração ultrassonográfica menos específica relatada é um contorno pancreático discretamente aumentado.[60] O início dos sinais clínicos pode preceder as alterações ultrassonográficas, confundindo ainda mais a utilização dessa ferramenta diagnóstica.[32] Nos gatos com suspeita de pancreatite aguda recomenda-se, então, a repetição

da ultrassonografia em 46 a 49 horas após a primeira avaliação se não existirem alterações que deem suporte à avaliação inicial.

A endossonografia é a técnica realizada sob anestesia geral na qual o transdutor ultrassonográfico é colocado no estômago e pressionado em direção ao pâncreas através da parede estomacal e, teoricamente, fornece uma melhor qualidade de imagem pancreática. Entretanto, na avaliação inicial, ela aparenta não possuir vantagens em relação à ultrassonografia transabdominal, exceto talvez em gatos obesos.[72] A ultrassonografia com Doppler colorido também foi avaliada, com a premissa de que a vascularização do pâncreas será diferente entre processos mórbidos pouco e muito agressivos.[73] Apesar de esse método estar amplamente disponível, ele não foi avaliado em situações clínicas.

Em geral, a aparência do pâncreas normal na avaliação ultrassonográfica não exclui a ocorrência de pancreatite, visto que as alterações pancreáticas podem ser encontradas devido à ocorrência de outras doenças tais como neoplasia ou hiperplasia nodular (Fig. 15-5). Técnicas ultrassonográficas mais avançadas requerem avaliações adicionais para que se tornem conhecidas suas reais utilidades clínicas.

Técnicas Avançadas de Imagem

Infelizmente, apesar de ser considerado o padrão-ouro em medicina nos pacientes humanos, a avaliação do abdome por meio de tomografia computadorizada (TC) apresenta poucos benefícios em gatos com pancreatite aguda e crônica.[51,53,74] Demonstrou-se em um estudo prospectivo que a ressonância magnética (RM) é bastante sensível para o diagnóstico da pancreatite.[75] Essa maior sensibilidade da RM em relação à TC ou à ultrassonografia pode ser devido ao aumento na capacidade de detecção de alterações em tecidos moles. A colangiopancreatografia por ressonância magnética (CPRM) utiliza imagens pesadas em T2 para evidenciar os ductos pancreático e biliares após estímulo com secretina.[76] Atualmente a RM não é uma técnica disponível na rotina clínica de todos os pacientes

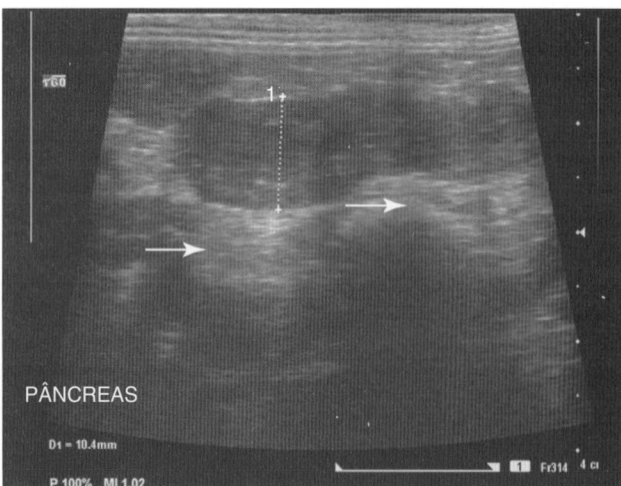

Figura 15-4: Imagem ultrassonográfica abdominal revelando um pâncreas espessado (compassos de calibragem), contornos pancreáticos ondulados e gordura peripancreática hiperecoica (*setas*). (Cedido pela Dra. Cathy Beck, Universidade de Melbourne.)

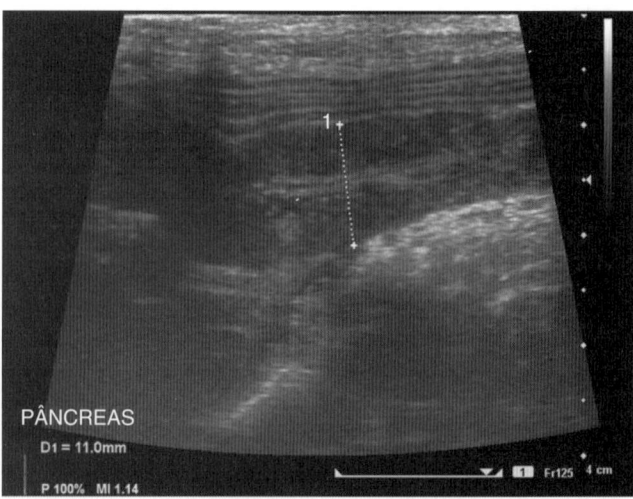

Figura 15-5: Imagem ultrassonográfica abdominal revelando um pâncreas espessado (compassos de calibragem), ecogenicidade alterada do pâncreas e gordura peripancreática. A aspiração com agulha fina foi consistente com o diagnóstico de linfoma, enfatizando-se que as alterações ultrassonográficas não são 100% específicas para inflamação. (Cedido pela Dra. Cathy Beck, Universidade de Melbourne.)

felinos e possui altos custos associados. Além disso, o tempo necessário de anestesia para a RM não aparenta ser justificável em comparação com o da ultrassonografia convencional. A utilização de leucócitos marcados com compostos radioativos e cintigrafia foram avaliadas em gatos normais, revelando alterações em um gato com pancreatite.[77,78] Entretanto, a maioria das clínicas e hospitais veterinários não está habilitada para lidar com a cintigrafia e com radioisótopos. No momento, esse procedimento permanece como uma opção em instituições de referência terciárias.

Biópsia Cirúrgica

Laparotomia. Em muitos casos, o diagnóstico somente pode ser estabelecido pela avaliação histopatológica do pâncreas. A exploração cirúrgica pode ser contraindicada em gatos gravemente doentes, porém a avaliação completa do abdome e a amostragem do fígado, linfonodos mesentéricos e intestinos pode ser justificável para avaliar completamente o paciente na busca por doenças concomitantes. Biópsias pancreáticas não são necessariamente deletérias, porém a diminuição no fluxo sanguíneo ou hipotensão durante anestesia geral podem piorar ou antecipar a inflamação do órgão.

Laparoscopia. O uso cada vez maior da laparoscopia na prática veterinária torna essa modalidade um método que permite a confirmação da presença de pancreatite e descarte de outras doenças, tais como neoplasias ou hiperplasia nodular.[79] Entretanto, tal como na laparotomia exploratória, é importante não avaliar o pâncreas isoladamente. É sempre desejável que se proceda a avaliação e biópsia dos outros órgãos, em particular do fígado, linfonodos mesentéricos e intestinos.

Com adequada habilidade e treinamento apropriado, a laparoscopia pode ser realizada rapidamente e possui morbidade reduzida em comparação com a laparotomia exploratória. É necessário ter bastante cuidado com a técnica anestésica para manter a pressão sanguínea estável (assim como para a laparotomia exploratória) e, assim, garantir que não ocorram episódios de hipovolemia ou hipotensão. Excluindo-se os riscos anestésicos, a obtenção de biópsias pancreáticas durante a laparoscopia é aparentemente um meio seguro e efetivo para o diagnóstico em gatos.[76,80,81] A discussão acerca da técnica específica a ser realizada para a laparoscopia está além do objetivo deste capítulo. Para esse procedimento ser realizado com segurança e eficácia, recomenda-se treinamento e leituras adicionais.[79]

TRATAMENTO

A maioria das opções de tratamento para a pancreatite em gatos, se não todas, não foram testadas ou foram extrapoladas a partir do que se utiliza em cães e em seres humanos, nos quais elas também tendem a ser igualmente não testadas. Muito da abordagem terapêutica cai no senso comum, ou seja, quanto mais doente o gato, mais intensivo o tratamento necessário. De modo a atingir os propósitos deste capítulo, o tratamento foi classificado para pacientes ambulatoriais e para pacientes nosocomiais em vez de quadro agudo ou crônico visto que a diferenciação definitiva nem sempre é possível. O paciente ambulatorial com pancreatite tende a apresentar doença crônica com aumento e diminuição dos sinais clínicos, ao passo que o paciente internado geralmente está mais doente e revela sinais de desequilíbrio metabólico.

Tanto o paciente felino internado quanto o paciente ambulatorial não tão doente provavelmente se beneficiarão de suplementação com cobalamina.[82] A cobalamina pode ser administrada semanalmente até que haja uma melhora empírica ou documentada nos níveis séricos de cobalamina (250 µg/gato por via subcutânea [SC] uma vez por semana durante 4 semanas).

Paciente Ambulatorial

Visto que não há opções de tratamento específicas para a pancreatite, a abordagem de doença concomitante tem precedência. Nos gatos com DII, colângite ou colangio hepatite coexistente, um antibiótico com excreção na bile (p. ex., amoxicilina) deve ser prescrito. O monitoramento do colesterol sérico pode ser benéfico, com consideração acerca de fornecimento de uma dieta pobre em gordura ou suplementação com ácidos graxos ômega-3 caso o colesterol sérico se eleve de maneira permanente. Doses de ômega-3 extrapoladas para os gatos são de 17 a 25 mg/kg/dia de ácido eicosapentaenoico (EPA) e de 8 a 18 mg/kg/dia de ácido docosaexaenoico (DHA). É importante tomar cuidado com a administração de EPA/DHA, visto que eles podem causar diarreia ou tornar a comida não palatável para os gatos.

Certo nível de dor deve ser presumido nos gatos durante as crises inflamatórias, ainda que eles não apresentem sinais clínicos típicos. No que diz respeito ao paciente ambulatorial, a buprenorfina (Tabela 15-2) ou a gabapentina (10 mg/kg VO a cada 12 horas) são alternativas relativamente seguras e sensatas para o alívio da dor nos gatos no longo prazo. A gabapentina é um anticonvulsivante que é efetivo contra a dor, sendo um dos mecanismos a inibição da substância P.[83] A utilização de medicação anti-inflamatória não esteroidal pode ser considerada para gatos com apetite razoável, boa hidratação e função renal adequada.

Um dilema clínico comum é tratar a analgesia de maneira isolada ou em associação com imunossupressão/anti-inflamatório. De modo ideal, a imunossupressão somente deve ser utilizada quando há confirmação histopatológica de inflamação linfocítica no pâncreas. Caso o gato não seja diabético, a prednisolona é o medicamento de eleição tanto para a imunossupressão (2 a 4 mg/kg/dia VO) quanto para tratar a inflamação/fibrose (1 a 2 mg/kg/dia VO). A prednisolona foi removida do registro de fármacos potencialmente causadores de pancreatite nos seres humanos, consequentemente não tendo contraindicada sua utilização. Caso o animal seja diabético, a prednisolona pode não ser apropriada dada a possibilidade de aumento na resistência à insulina.

A abordagem de diabetes melito concomitante pode ser difícil, visto que a necessidade de insulina pode aumentar durante as crises de pancreatite ativa e então diminuir durante períodos de recuperação, levando a um controle pouco sustentável da glicemia.[41,84] Um dos maiores riscos associados a essa doença flutuante é o de quando a doença não estiver mais presente as necessidades de insulina caírem precipitadamente. Por esta razão, alguns autores recomendam a utilização cuidadosa de

Tabela 15-2	Dose para Agentes Anestésicos Potencialmente Úteis no Tratamento da Pancreatite em Gatos		
Medicamento	**Dose**	**Duração da Ação**	**Comentários**
Agonista Total de Receptores Opioides Mu			
Metadona	0,1-1,0 mg/kg IV, IM, SC	4-6 h	
Fentanil	Bólus IV de 2 µg/kg	0,3 h	
	0,2-0,8 µg/kg/minuto	TIC	
	12,5 ou 25 µg/hora em aplicação com adesivo transdérmico	Até 5 dias	Eficácia inconsistente Não cortar o adesivo
Remifentanil	2-4 µg/kg/h	TIC	
Agonista Parcial de Receptores Opioides Mu			
Buprenorfina	10-40 µg/kg, IV, IM, sublingual	6-8 horas	Geralmente se inicia com uma dose e frequência maiores, diminuindo então caso possível
Butorfanol	0,2 mg/kg IV, IM, SC	< 2 horas	Analgesia mínima

TIC, Taxa de infusão contínua; *IM*, intramuscular; *IV*, intravenoso; *SC*, subcutâneo.

doses de insulina nos gatos durante crises de pancreatite para prevenir cetose e evitar uma hipoglicemia subsequente quando a inflamação for resolvida.[29] A educação dos tutores para que ajustem cuidadosamente a dose da insulina e que a monitorem regularmente (em casa ou na clínica) também é essencial. Apesar da aversão à utilização de prednisolona em um gato diabético, a administração de prednisolona durante um curto período de tempo sob doses anti-inflamatórias pode ser útil caso a causa endógena da resistência à insulina (inflamação pancreática) seja resolvida.

Uma opção alternativa à imunossupressão em gatos é a utilização de ciclosporina (5 mg/kg/dia VO), devido ao fato de ela ter baixo custo e geralmente ser bem tolerada. Entretanto, existe risco de reativar a toxoplasmose latente. Os títulos de *Toxoplasma*[85] devem ser mensurados antes e 2 a 4 semanas após o início da administração de ciclosporina. O clorambucil (1 a 2 mg/m²/dia VO) é outro fármaco imunossupressor que pode ser utilizado em gatos com inflamação crônica da mesma maneira que é utilizado nos pacientes com DII. Nem a ciclosporina nem o clorambucil foram avaliados em pacientes felinos com pancreatite, tornando sua utilização meramente especulativa.

Não existem evidências de que alterações na dieta necessitem ser realizadas em gatos com pancreatite, com exceção dos casos nos quais uma doença simultânea necessita de tal procedimento ou nos casos de hiperlipidemia persistente.

PACIENTE INTERNADO

Os gatos que necessitam de hospitalização devido a PA estão sob risco aumentado de desenvolvimento de doença concomitante, tais como lipidose hepática ou cetoacidose diabética. O tratamento dessas condições deve ser considerado em todas as ocasiões. Tal como nos cães, a PA pode causar complicações sistêmicas nos órgãos, tais como a síndrome da agonia respiratória aguda, arritmias cardíacas e coagulação intravas-

cular disseminada, assim como coleções líquidas no interior do pâncreas e obstrução de ductos biliares.[86] A presença de hipercalemia, dispneia e concentrações de fPLI maiores do que 20 µg/L aparentemente estavam relacionadas com o prognóstico em uma série de casos de estudo prospectivo em 33 gatos.[66] Entretanto, devido ao fato de os gatos terem sido eutanasiados, este achado pode estar com viés. Adicionalmente, a abordagem nutricional dos pacientes não gerou conclusões claras.

Os princípios básicos da abordagem dos pacientes com pancreatite são a fluidoterapia, o alívio da dor, a terapia antiemética e o suporte nutricional. Não existem protocolos de fluidoterapia que possuam vantagens particulares cientificamente comprovadas para o tratamento da pancreatite em gatos. A extrapolação de informações experimentais e médicas sugere que uma solução de Ringer-lactato é superior à solução salina normal, que a recuperação fluídica precoce é essencial e que uma terapia com solução coloide pode ser necessária.[46,87,88] Entretanto, a fluidoterapia sempre deve ser adaptada ao paciente individualmente.

Os principais mediadores da dor na pancreatite são aparentemente o peptídeo relacionado ao gene da calcitonina e a substância P, agindo através do receptor da neurocinina-1 (NK1).[89] Consequentemente, durante crises agudas de inflamação o tratamento com um antagonista do receptor da NK1, tal como o maropitant (0,5 a 1,0 mg/kg/dia SC), pode beneficiar o paciente de múltiplas maneiras: como um antiemético, reduzindo a dor e potencialmente atenuando diretamente a resposta inflamatória sistêmica.[90] O maropitant não é licenciado para utilização em gatos em diversos países, assim seu uso deve ser considerado ainda sem autorização das agências reguladoras de cada país. O alívio adicional da dor frequentemente é necessário e geralmente se baseia na utilização de opioides. Agonistas completos de receptores opioides Mu (p. ex., morfina, metadona, hidromorfona e fentanil) geralmente são utilizados para tratar dor moderada a acentuada, ao passo que os agonistas parciais de receptores opioides Mu (p. ex., buprenorfina) são utilizados para dores mais discretas (Tabela 15-2).[91] O fentanil é um agente analgésico potente, porém possui efeitos profundos na motilidade gastrintestinal. Infelizmente, a absorção sistêmica de fentanil a partir de adesivos transdérmicos é errática: uma rota intravenosa (IV) pode ser preferível (2-4 μg/kg/hora) caso a metadona ou a buprenorfina sejam ineficazes. A gabapentina também pode ser utilizada como um agente analgésico associado no quadro agudo.

Apesar de muitos gatos não terem episódios de vômito quando apresentam pancreatite, pode haver náusea que interfira em sua recuperação clínica, de modo que o tratamento com ao menos um agente antiemético é indicado mesmo na ausência de vômito. Os mecanismos exatos pelos quais o vômito e a náusea são mediados nos casos de pancreatite não são conhecidos. Entretanto, a extrapolação sugere que são mediados tanto periférica quanto centralmente.[89,92] Como resultado e devido aos potenciais efeitos analgésicos adicionais, o maropitant é indicado como tratamento de primeira linha. Outros possíveis agentes antieméticos utilizáveis incluem a ondansetrona (dose de carga de 0,5 mg/kg IV seguida por infusão de 0,5/mg/kg/hora por 6 horas ou 0,5 a 1,0 mg/kg VO a cada 12 a 24 horas) e a mirtazapina (1,88 mg/gato VO a cada 48 horas).

O suporte nutricional está recebendo atenção cada vez maior no tratamento da pancreatite nos felinos, de modo semelhante ao que é utilizado em pacientes caninos e seres humanos. Uma análise retrospectiva de pacientes felinos com pancreatite revelou que a complicação mais comum da nutrição parenteral nos gatos foi a hiperglicemia, a qual está associada a um pior prognóstico nos seres humanos.[39] O estudo também demonstrou que a presença de lipidose hepática e inanição prolongada antes da instituição de nutrição parenteral foi negativamente associada à sobrevida nos gatos.[39] Como resultado, a autora deste capítulo recomenda a intervenção nutricional enteral precoce. Se a anestesia for indicada por uma razão médica ou se o gato estiver clinicamente estável sem *deficit* de hemostasia, pode ser colocado um tubo de alimentação por esofagostomia. De maneira alternativa, uma sonda nasoesofágica pode ser colocada utilizando somente anestesia local em gatos severamente doentes.[93]

Não existem estudos que indiquem qual o alimento deva ser fornecido preferencialmente, geralmente sendo a escolha relacionada à disponibilidade de determinadas fórmulas para o tamanho do tubo de alimentação que está sendo utilizado. Sondas nasoesofágicas possuem diâmetro estreito, assim nos países nos quais dietas veterinárias líquidas não estão disponíveis, podem ser fornecidas fórmulas enterais humanas. As fórmulas enterais humanas tendem a ser pobres em conteúdo proteico e inferiores a ingestão diária recomendada para gatos (7,5 a 12 g/100 kcal). Por exemplo, Ensure® (Laboratórios Abbott), uma dieta convalescente humana comumente disponível, contém somente 3,2 g de proteína/100 kcal. Na nossa Instituição, se essa dieta for fornecida para gatos por mais de 24 horas é adicionado um isolado de proteína do soro do leite (*whey protein*) (2,4 g/100 g) ao preparado. Por esta razão, tubos de gauge maior inseridos no esôfago ou estômago são preferidos em vez de alimentar os pacientes da nossa população hospitalar com dietas convalescentes veterinárias. Não existem evidências de que a restrição de gordura seja necessária nos quadros agudos e também não foram estabelecidas vantagens do fornecimento das necessidades calóricas totais para se obter benefícios clínicos.

De fato, aumentos criteriosos na ingestão de calorias podem se constituir em uma estratégia melhor do que a titulação rápida até 100%. O possível papel de aditivos, tais como os ácidos graxos ômega-3 ou glutamina ainda não é conhecido.

Apesar de os antibióticos são serem rotineiramente utilizados em cães com pancreatite, há uma possível associação tanto com a translocação bacteriana ou com refluxo a partir do ducto pancreático nos gatos. Adicionalmente, indica-se geralmente o tratamento de doenças concomitantes (p. ex., colangite infecciosa ou lipidose hepática) com antibióticos. Consequentemente, a utilização de um antibiótico que é excretado na bile e pode ser administrado por via parenteral (p. ex., ticarcilina ou ampicilina) é aconselhável. A vitamina K e multivitamínicos também podem promover benefícios, especialmente caso o paciente apresente lipidose hepática.

A cirurgia não é mais recomendada para o tratamento da PA nos seres humanos,[94,95] com duas exceções. A primeira é quando há um processo séptico documentado (no interior do pâncreas), enquanto a segunda é quando há uma doença (p. ex., obstrução de ducto) que necessita de correção cirúrgica. O consenso entre os médicos cirurgiões pancreáticos é de que diante de uma infecção, o prognóstico é melhorado caso os pacientes humanos sejam tratados com antibióticos por um período de tempo antes da realização da cirurgia.[95] Não existem estudos suficientemente consistentes que sugiram ser o debridamento da necrose pancreática útil na abordagem da pancreatite em gatos, além do fato de que tais procedimentos possuem um alto risco de morbidade. A autora deste capítulo acredita que a drenagem percutânea de tumores líquidos pancreáticos em conjunto com tratamento de suporte e terapia antimicrobiana deve-se constituir na abordagem terapêutica de primeira linha para gatos, podendo, inclusive, eliminar a necessidade de intervenções cirúrgicas. Por sua vez, na presença de uma alteração nos sistemas biliar ou intestinal, pode ser necessária a intervenção cirúrgica. Entretanto, ela deve ser realizada de maneira pouco invasiva.

RESUMO

A pancreatite no gato pode ocorrer como um processo inflamatório discreto associado a uma doença concomitante ou como um quadro grave com complicações sistêmicas. O diagnóstico não invasivo na atualidade, se baseia aparentemente na combinação dos sinais clínicos apresentados, na mensuração da fPLI sérica (ou concentração sérica total de lipase) e na ultrassonografia abdominal. Quando se avaliam os gatos na procura por doença intestinal ou hepática, a biópsia pancreática também é recomendada, visto que a histopatologia é o padrão-ouro atual para o diagnóstico. Técnicas laparoscópicas fornecem uma alternativa menos invasiva pelas quais é possível se obter biópsias. O tratamento de(s) doença(s) concomitante(s) deve ser precoce na abordagem dos gatos. É importante dar bastante atenção à analgesia e ao suporte nutricional nos gatos severamente doentes. Até o momento, não há dieta preferencial para os gatos tanto com quadros agudos como crônicos. Os pacientes felinos com doença crônica podem se beneficiar de uma terapia anti-inflamatória, especialmente se a resistência à insulina se constituir em motivo de preocupação.

Referências

1. Garvey MS, Zawie DA: Feline pancreatic disease. *Vet Clin North Am Small Anim Pract* 14:1231-1246, 1984.

2. Charles J: Pancreas. In Maxie MG, editor: *Jubb, Kennedy, and Palmer's pathology of domestic animals*, ed 5, Edinburgh, 2007, Saunders/Elsevier, pp 389-423.

3. Watson PJ, Roulois AJ, Scase T, et al: Prevalence and breed distribution of chronic pancreatitis at post-mortem examination in first-opinion dogs. *J Small Anim Pract* 48:609-618, 2007.

4. de Cock HEV, Forman MA, Farver T, et al: Prevalence and histopathologic characteristics of pancreatitis in cats. *Vet Pathol* 44:39-49, 2007.

5. Newman S, Steiner J, Woosley K, et al: Localization of pancreatic inflammation and necrosis in dogs. *J Vet Intern Med* 18:488-493, 2004.

6. Newman SJ, Steiner JM, Woosley K, et al: Histologic assessment and grading of the exocrine pancreas in the dog. *J Vet Diagn Invest* 18:115-118, 2006.

7. De Cock HEV, Forman MA, Farver TB, et al: Prevalence and histopathologic characteristics of pancreatitis in cats. *Vet Pathol* 44:39-49, 2007.

8. Stevens T, Conwell DL, Zuccaro G: Pathogenesis of chronic pancreatitis: an evidence-based review of past theories and recent developments. *Am J Gastroenterol* 99:2256-2270, 2004.

9. Weiss DJ, Gagne JM, Armstrong PJ: Relationship between inflammatory hepatic disease and inflammatory bowel disease, pancreatitis, and nephritis in cats. *J Am Vet Med Assoc* 209:1114-1116, 1996.

10. Simpson KW, Twedt D, McDonough SP, et al: Culture-independent detection of bacteria in feline pancreatitis. *J Vet Intern Med* 25, 2011 (Abstract).

11. Navaneethan U, Shen B: Hepatopancreatobiliary manifestations and complications associated with inflammatory bowel disease. *Inflamm Bowel Dis* 16:1598-1619, 2010.

12. Pitchumoni CS, Rubin A, Das K: Pancreatitis in inflammatory bowel diseases. *J Clin Gastroenterol* 44:246-253, 2010.

13. Finkelberg D, Sahani V, Deshpande W, et al: Autoimmune Pancreatitis. *N Engl J Med* 355:2670-2676, 2006.

14. Sugumur AS, Chari ST: Autoimmune pancreatitis. *J Gastroenterol Hepatol* 23:1368-1373, 2011.

15. Brain PH, Barrs VR, Martin P, et al: Feline cholecystitis and acute neutrophilic cholangitis: clinical findings, bacterial isolates and response to treatment in six cases. *J Feline Med Surg* 8:91-103, 2006.

16. Callahan Clark JE, Haddad JL, Brown DC, et al: Feline cholangitis: a necropsy study of 44 cats (1986-2008). *J Feline Med Surg* 13:570-576, 2011.

17. Arendt T: Bile-induced acute-pancreatitis in cats—roles of bile, bacteria, and pancreatic duct pressure. *Dig Dis Sci* 38:39-44, 1993.

18. Widdison AL, Karanjia ND, Reber HA: Routes of spread of pathogens into the pancreas in a feline model of acute-pancreatitis. *Gut* 35:1306-1310, 1994.

19. Son TT, Thompson L, Serrano S, et al: Surgical intervention in the management of severe acute pancreatitis in cats: 8 cases (2003-2007). *J Vet Emerg Crit Care (San Antonio)* 20:426-435, 2010.

20. Smart ME, Downey RS, Stockdale PH: Toxoplasmosis in a cat associated with cholangitis and progressive pancreatitis. *Can Vet J* 14:313-316, 1973.

21. Simpson KW: Current concepts of the pathogenesis and pathophysiology of acute pancreatitis in the dog and cat. *Compend Contin Educ Vet* 15:247-251, 1993.

22. Dubey JP, Carpenter JL: Histologically confirmed clinical toxoplasmosis in cats: 100 cases (1952-1990). *J Am Vet Med Assoc* 203, 1993.

23. Duncan RB, Lindsay D, Chickering WR, et al: Acute primary toxoplasmic pancreatitis in a cat. *Feline Pract* 28:6-8, 2000.

24. Bayliss DB, Steiner JM, Sucholdolski JS, et al: Serum feline pancreatic lipase immunoreactivity concentration and seroprevalences of antibodies against Toxoplasma gondii and Bartonella species in client-owned cats. *J Feline Med Surg* 11:663-667, 2009.

25. Pedersen NC, Elliott JB, Glasgow A, et al: An isolated epizootic of hemorrhagic-like fever in cats caused by a novel and highly virulent strain of feline calicivirus. *Vet Microbiol* 73:281-300, 2000.

26. Pesavento PA, MacLachlan NJ, Dillard-Telm L, et al: Pathologic, immunohistochemical, and electron microscopic findings in naturally occurring virulent systemic feline calicivirus infection in cats. *Vet Pathol* 41:257-263, 2004.

27. Steiner JM, Williams DA: Feline pancreatitis. *Compend Contin Educ Vet* 19:590-603, 1997.

28. Mansfield CS: Acute pancreatitis in dogs: advances in understanding, diagnostics and treatment. *Top Companion Anim Med* 27:123-132, 2012.

29. Caney SM: Pancreatitis and diabetes in cats. *Vet Clin North Am Small Anim Pract* 43:303-317, 2013.

30. Zini E, Osto M, Moretti S, et al: Hyperglycaemia but not hyperlipidaemia decreases serum amylase and increases neutrophils in the exocrine pancreas of cats. *Res Vet Sci* 89:20-26, 2010.

31. Hill RC, Van Winkle TJ: Acute necrotizing pancreatitis and acute suppurative pancreatitis in the cat. A retrospective study of 40 cases (1976-1989). *J Vet Intern Med* 7:25-33, 1993.

32. Zimmermann E, Hittmair KM, Suchodolski JS, et al: Serum feline-specific pancreatic lipase immunoreactivity concentrations and abdominal ultrasonographic findings in cats with trauma resulting from high-rise syndrome. *J Am Vet Med Assoc* 242:1238-1243, 2013.

33. Armstrong PJ, Williams DA: Pancreatitis in cats. *Top Companion Anim Med* 27:140-147, 2012.

34. Ferreri JA, Hardam E, Kimmel SE, et al: Clinical differentiation of acute necrotizing from chronic nonsuppurative pancreatitis in cats: 63 cases (1996-2001). *J Am Vet Med Assoc* 223:469-474, 2003.

35. Bailey S, Benigni L, Eastwood J, et al: Clinical significance of increased serum feline pancreatic lipase immunoreactivity concentrations in cats with inflammatory bowel disease. *J Vet Intern Med* 23, 2009 (Abstract).

36. Mayhew PD, Weisse CW: Treatment of pancreatitis-associated extrahepatic biliary tract obstruction by choledochal stenting in seven cats. *J Small Anim Pract* 49:133-138, 2008.

37. Bruskiewicz KA, Nelson RW, Feldman EC, et al: Diabetic ketosis and ketoacidosis in cats: 42 cases (1980-1995). *J Am Vet Med Assoc* 211:188-192, 1997.

38. Dimski DS, Taboada J: Feline idiopathic hepatic lipidosis. *Vet Clin North Am Small Anim Pract* 25:357-373, 1995.

39. Queau Y, Larsen JA, Kass PH, et al: Factors associated with adverse outcomes during parenteral nutrition administration in dogs and cats. *J Vet Intern Med* 25:446-452, 2011.

40. Akol KG, Washabau RJ, Saunders HM, et al: Acute pancreatitis in cats with hepatic lipidosis. *J Vet Intern Med* 7:205-209, 1993.

41. Goossens MMC, Nelson RW, Feldman EC, et al: Response to insulin treatment and survival in 104 cats with diabetes mellitus (1985-1995). *J Vet Intern Med* 12:1-6, 1998.

42. Zini E, Hafner M, Osto M, et al: Pancreatic enzymes activity and ultrasonographic findings in diabetic cats at diagnosis and during follow-up. In European College of Veterinary Internal Medicine Congress, Sevilla, Spain, 2011.(Abstract).

43. Schafer S, Kooistra HS, Kunzle A, et al: Evaluation of insulin-like growth factor 1 (IGF-1), total thyroxine (TT4), feline pancreatic lipase immunoreactivity (fPLI) and urinary corticoid creatinine ratio (UCCR) in cats with diabetes mellitus in Switzerland and the Netherlands. In European College of Veterinary Internal Medicine Congress, Mainz, Germany, 2013. (Abstract).

44. Forcada Y, German AJ, Noble PJ, et al: Determination of serum fPLI concentrations in cats with diabetes mellitus. *J Feline Med Surg* 10:480-487, 2008.

45. Bhoomagoud M, Jung T, Atladottir J, et al: Reducing extracellular pH sensitizes the acinar cell to secretagogue-induced pancreatitis responses in rats. *Gastoenterol* 137:1083-1092, 2009.

46. Wu BU, Hwang JQ, Gardner TH, et al: Lactated Ringer's solution reduces systemic inflammation compared with saline in patients with acute pancreatitis. *Clin Gastroenterol Hepatol* 9(8):710-717, 2011.

47. Kimmel SE, Washabau RJ, Drobatz KJ: Incidence and prognostic value of low plasma ionized calcium concentration in cats with acute pancreatitis: 46 cases (1996-1998). *J Am Vet Med Assoc* 219:1105-1109, 2001.

48. Oppliger S, Hartnack S, Riond B, et al: Agreement of the serum spec fPL (TM) and 1,2-O-dilauryl-rac-glycero-3-glutaric acid-(6'-methylresorufin) ester lipase assay for the determination of serum lipase in cats with suspicion of pancreatitis. *J Vet Intern Med* 27:1077-1082, 2013.

49. Abrams-Ogg A, Ruotsalo K, Kocmarek H, et al: Total serum lipase activity for the antemortem

diagnosis of feline pancreatitis. *J Vet Intern Med* 27:708-1708, 2013.

50. Steiner JM, Williams DA: Serum feline trypsin-like immunoreactivity in cats with exocrine pancreatic insufficiency. *J Vet Intern Med* 14:627-629, 2000.

51. Forman MA, Marks SL, De Cock HEV, et al: Evaluation of serum feline pancreatic lipase immunoreactivity and helical computed tomography versus conventional testing for the diagnosis of feline pancreatitis. *J Vet Intern Med* 18:807-815, 2004.

52. Swift NC, Marks SL, MacLachlan NJ, et al: Evaluation of serum feline trypsin-like immunoreactivity for the diagnosis of pancreatitis in cats. *J Am Vet Med Assoc* 217:37-42, 2000.

53. Gerhardt A, Steiner JM, Williams DA, et al: Comparison of the sensitivity of different diagnostic tests for pancreatitis in cats. *J Vet Intern Med* 15:329-333, 2001.

54. Allen HS, Steiner J, Broussard J, et al: Serum and urine concentrations of trypsinogen-activation peptide as markers for acute pancreatitis in cats. *Can J Vet Res* 70:313-316, 2006.

55. Xenoulis PG, Steiner JM: Canine and feline pancreatic lipase immunoreactivity. *Vet Clin Pathol* 41:312-324, 2012.

56. Steiner JM, Wilson BG, Williams DA: Development and analytical validation of a radioimmunoassay for the measurement of feline pancreatic lipase immunoreactivity in serum. *Can J Vet Res* 68:309-314, 2004.

57. Steiner JM, Teague SR, Williams DA: Development and analytic validation of an enzyme-linked immunosorbent assay for the measurement of canine pancreatic lipase immunoreactivity in serum. *Can J Vet Res* 67:175-182, 2003.

58. Steiner JM, Berridge BR, Wojcieszyn J, et al: Cellular immunolocalization of gastric and pancreatic lipase in various tissues obtained from dogs. *Am J Vet Res* 63:722-727, 2002.

59. Steiner JM, Rutz GM, Williams DA: Serum lipase activities and pancreatic lipase immunoreactivity concentrations in dogs with exocrine pancreatic insufficiency. *Am J Vet Res* 67:84-87, 2006.

60. Williams JM, Panciera DL, Larson MM, et al: Ultrasonographic findings of the pancreas in cats with elevated serum pancreatic lipase immunoreactivity. *J Vet Intern Med* 27:913-918, 2013.

61. Forman MA, Shiroma JT, Armstrong PJ: Evaluation of feline pancreas-specific lipase (Spec fPL) for the diagnosis of feline pancreatitis. *J Vet Intern Med* 23:733-734, 2009 (Abstract).

62. Xenoulis P, Finco D, Suchodolski J, et al: Serum fPLI and Spec fPL concentrations in cats with experimentally induced chronic renal failure. *J Vet Intern Med* 23:758, 2009 (Abstract).

63. Tamamoto T, Ohno K, Ohmi A, et al: Time-course monitoring of serum amyloid A in a cat with pancreatitis. *Vet Clin Pathol* 38:83-86, 2009.

64. Christensen M, Jacobsen S, Ichiyanagi T, et al: Evaluation of an automated assay based on monoclonal anti-human serum amyloid A (SAA) antibodies for measurement of canine, feline, and equine SAA. *Vet J* 194:332-337, 2012.

65. Bjorneby JM, Kari S: Cytology of the pancreas. *Vet Clin North Am Small Anim Pract* 32:1293-1312, 2002.

66. Stockhaus C, Teske E, Schellenberger K, et al: Serial serum feline pancreatic lipase immunoreactivity concentrations and prognostic variables in 33 cats with pancreatitis. *J Am Vet Med Assoc* 243:1713-1718, 2013.

67. Saunders HM, VanWinkle TJ, Drobatz K, et al: Ultrasonographic findings in cats with clinical, gross pathologic, and histologic evidence of acute pancreatic necrosis: 20 cases (1994-2001). *J Am Vet Med Assoc* 221:1724-1730, 2002.

68. Hecht S, Penninck D, Keating JH: Imaging findins in pancreatic neoplasia and nodular hyperplasia in 19 cats. *Vet Radiol Ultrasound* 48:45-50, 2007.

69. Wall M, Biller DS, Schoning P, et al: Pancreatitis in a cat demonstrating pancreatic duct dilatation ultrasonographically. *J Am Anim Hosp Assoc* 37:49-53, 2001.

70. Larson MM, Panciera DL, Ward DL, et al: Age-related changes in the ultrasound appearance of the normal feline pancreas. *Vet Radiol Ultrasound* 46:238-242, 2005.

71. Baron ML, Hecht S, Matthews AR, et al: Ultrasonographic observation of secretin-induced pancreatic duct dilation in healthy cats. *Vet Radiol Ultrasound* 51:86-89, 2010.

72. Schweighauser A, Gaschen F, Steiner J, et al: Evaluation of endosonography as a new diagnostic tool for feline pancreatitis. *J Feline Med Surg* 11:492-498, 2009.

73. Rademacher N, Ohlerth S, Scharf G, et al: Contrast-enhanced power and color doppler ultrasonography of the pancreas in healthy and diseased cats. *J Vet Intern Med* 22:1310-1316, 2008.

74. Head LL, Daniel GB, Becker TJ, et al: Use of computed tomography and radiolabeled leukocytes in a cat with pancreatitis. *Vet Radiol Ultrasound* 46:263-266, 2005.

75. Marolf AJ, Kraft SL, Dunphy TR, et al: Magnetic resonance (MR) imaging and MR cholangiopancreatography findings in cats with cholangitis and pancreatitis. *J Feline Med Surg* 15:285-294, 2013.

76. Marolf AJ, Stewart JA, Dunphy TR, et al: Hepatic and pancreaticobiliary MRI and MR cholangiopancreatography with and without secretin stimulation in normal cats. *Vet Radiol Ultrasound* 52:415-421, 2011.

77. Head LL, Daniel GB, Becker TJ, et al: Use of computed tomography and radiolabeled leukocytes in a cat with pancreatitis. *Vet Radiol Ultrasound* 46:263-266, 2005.

78. Head LL, Daniel GB, Tobias K, et al: Evaluation of the feline pancreas using computed tomography and radiolabeled leukocytes. *Vet Radiol Ultrasound* 44:420-428, 2003.

79. Robertson E, Twedt D, Webb C: Diagnostic laparoscopy in the cat 1: rationale and equipment. *J Feline Med Surg* 16:5-16, 2014.

80. Webb CB: Feline laparoscopy for gastrointestinal disease. *Top Companion Anim Med* 23:193-199, 2008.

81. Cosford KL, Shmon CL, Myers SL, et al: Prospective evaluation of laparoscopic pancreatic biopsies in 11 healthy cats. *J Vet Intern Med* 24:104-113, 2010.

82. Ruaux CG, Steiner JM, Williams DA: Early biochemical and clinical responses to cobalamin supplementation in cats with signs of gastrointestinal disease and severe hypocobalaminemia. *J Vet Intern Med* 19:155-160, 2005.

83. Lamont LA: Adjunctive analgesic therapy in veterinary medicine. *Vet Clin North Am Small Anim Pract* 38:1187-1203, 2008.

84. Rand JS: Pathogenesis of feline diabetes. *Vet Clin North Am Small Anim Pract* 43:221-231, 2013.

85. Barrs VR, Martin P, Beatty JA: Antemortem diagnosis and treatment of toxoplasmosis in two cats on cyclosporin therapy. *Aust Vet J* 84:30-35, 2006.

86. Mansfield CS: Pathophysiology of acute pancreatitis: potential application from experimental models and human medicine to dogs. *J Vet Intern Med* 26:875-887, 2012.

87. Horton JW, Dunn CW, Burnweit CA, et al: Hypertonic saline-dextran resuscitation of acute canine bile-induced pancreatitis. *Am J Surg* 158:48-56, 1989.

88. Warndorf MG, Kurtzman JT, Bartel MJ, et al: Early fluid resuscitation reduces morbidity among patients with acute pancreatitis. *Clin Gastroenterol Hepatol* 9:705-709, 2011.

89. Frossard JL, Pastor CM: Experimental acute pancreatitis: new insights into the pathophyisology. *Front Biosci* 7:d275-d287, 2002.

90. Bhatia M, Saluja AK, Hofbauer B, et al: Role of substance P and the NK1 receptor in acute pancreatitis and pancreatitis-associated lung injury. *Proc Natl Acad Sci USA* 95:4760-4765, 1998.

91. Lemke KA, Creighton CM: Analgesia for anesthetized patients. *Top Companion Anim Med* 25:70-82, 2010.

92. Elwood C, Devauchelle P, Elliot J, et al: Emesis in dogs: a review. *J Small Anim Pract* 51:4-22, 2010.

93. Klaus JA, Rudloff E, Kirby R: Nasogastric tube feeding in cats with suspected acute pancreatitis: 55 cases (2001-2006). *J Vet Emerg Crit Care* 19:337-346, 2009.

94. Wu BU, Conwell DL: Acute pancreatitis part I: approach to early management. *Clinical Gastroenterol Hepatol* 8:410-416, 2010.

95. Nordback IH, Sand J, Saaristo R, et al: Early treatment with antibiotics reduces the need for surgery in acute necrotizing pancreatitis: a single-center randomized study. *J Gastrointest Surg* 5:113-118, 2001.

Obstrução dos Ductos Biliares Extra-hepáticos em Felinos: Abordagem Médica *versus* Cirúrgica

Allison Bradley e Dan D. Smeak

EPIDEMIOLOGIA

A obstrução dos ductos biliares extra-hepáticos (ODBEH) é definida como a ausência de trânsito da bile para dentro do duodeno devido ao bloqueio ao longo do ducto colédoco ou na sua junção com o duodeno. A alteração pode ser intraluminal, mural ou extramural (Tabela 16-1). A ODBEH constitui-se em uma alteração incomum, mas que frequentemente oferece risco de vida, necessitando, assim, de intervenção cirúrgica realizada de maneira oportuna. Entretanto, em diversos casos, as indicações para a abordagem médica ou cirúrgica claras,[1] com os riscos e o prognóstico muitas vezes ruim associados à cirurgia biliar nos gatos tornam essa decisão difícil.

A obstrução dos ductos biliares extra-hepáticos é menos comum nos gatos do que em cães,[23] provavelmente devido à maior incidência de pancreatite aguda e mucoceles de vesícula biliar nos pacientes caninos. Apesar de não ter sido relatada até o momento predisposição racial para a ODBEH nos gatos, os felinos da raça Siamês podem ser representados em excesso, possivelmente devido à sua incidência aumentada de colangite e pancreatite.[24] Gatos de qualquer idade podem ser acometidos pela ODBEH, porém a maioria dos animais é de meia-idade ou mais velhos. Aparentemente não há predisposição sexual para doenças associadas à ODBEH.

HISTÓRICO E SINAIS CLÍNICOS

Apesar de a ODBEH poder ocasionalmente ser um achado acidental, a maioria dos gatos acometidos é apresentada para atendimento com icterícia e sinais inespecíficos, tais como anorexia, letargia e vômito. A diarreia é menos consistentemente relatada, porém a perda de peso é comum nos animais com doença crônica. Polifagia – secundária a má digestão de gordura – raramente é descrita.[16,25] O tutor do animal pode notar pigmentúria ou fezes alcoólicas, as últimas constituindo um indicador pouco sensível, mas consideravelmente específico, da ausência de entrada de bilirrubina no trato intestinal. Dor abdominal, efusão abdominal e febre estão variavelmente presentes, assim como o sangramento gastrintestinal (GI) e outras evidências de tendências à hemorragia. A palpação abdominal pode revelar hepatomegalia ou uma vesícula biliar palpável.[26,27] A encefalopatia hepática (EH) não é comum nos gatos com doença biliar. Seus sinais incluem obtundação e ptialismo.[28] Apesar de incomum, foi relatada alopecia em gatos com carcinoma de ducto biliar.[29] Os sinais da ODBEH podem ser agudos (dias) ou crônicos (semanas a meses). A colelitíase obstrutiva aguda pode estar associada a uma duração mais curta dos sinais clínicos em relação ao que se observa em processos inflamatórios crônicos e doenças neoplásicas.[20,24] O histórico relacionado a crises prévias de doença que podem sugerir processo inflamatório crônico, assim como a possibilidade de trauma ou exposição parasitária (p. ex., viagem e comportamento de caça), devem ser aventados.

INVESTIGAÇÃO DIAGNÓSTICA

Base de Dados Mínima

A investigação diagnóstica deve ser iniciada pela obtenção de um painel bioquímico sérico, hemograma completo com avaliação do esfregaço sanguíneo e urinálise. Gatos com ODBEH apresentam níveis elevados de bilirrubina sérica e essa alteração é tipicamente acentuada, frequentemente com o aumento de bilirrubina dez vezes maior em relação ao intervalo de referência. Aumentos discretos na bilirrubina (p. ex., menos do que 34,2 µmol/L [2 mg/dL]) são comuns em gatos com outras doenças sistêmicas, havendo pouca probabilidade de refletirem uma ODBEH a menos que a obstrução tenha ocorrido no exato momento da avaliação.[30] As enzimas hepáticas alanina aminotransferase (ALT), aspartato aminotransferase (AST), fosfatase alcalina (FA) e gama-glutamiltransferase (GGT) tipicamente encontram-se aumentadas. Em contraste ao que ocorre nos cães com aumentos acentuados nas enzimas colestáticas secundários a ODBEH, nos gatos as concentrações de ALT frequentemente excedem a FA devido a menor reservatório e meia-vida mais curta da FA felina.[1,24,26,31-33] A GGT tipicamente está aumentada na ODBEH,[34] com concentrações que também podem exceder as de ALP.[35] Com a obstrução crônica, o colesterol geralmente está elevado.[26] Entretanto, muitos gatos representados em séries de casos publicadas apresentaram níveis normais de colesterol quando se tratava de casos com ODBEH.[1,32,36] Outros achados impor-

Tabela 16-1	Diagnóstico Diferencial da Obstrução de Ductos Biliares Extra-Hepáticos em Felinos
Causas para Obstrução de Ductos Biliares Extra-Hepáticos*	**Médico ou Cirúrgico†**
Inflamação mural – colangite/coledoquite	M: Bacteriana ou estéril. Colangite pode ser a causa ou o resultado da ODBEH[1,2]
Inflamação extramural (p. ex., pancreatite, pancreatólito,[3] linfadenopatia, doença duodenal)	M: Pancreatite pode ser a causa ou o resultado da ODBEH[4]
Neoplasia – luminal/mural ou extramural (p. ex., biliar, duodenal, pancreática)	C: A menos que seja um linfoma
Colelitíase obstrutiva, lama biliar, coágulo sanguíneo	C: Lama biliar/cálculos podem ser a causa ou o resultado da ODBEH[1,5]
Parasitas • Platelmintos (*Platynosomum* spp. e outros) • Ascarídeos • Outros	M e C: Endêmicos em todas as regiões tropicais e subtropicais. Obstrução pode se dar pela presença de parasitas, lama ou secundariamente à inflamação ou fibrose;[6-11] Ascarídeos e *Echinococcus* spp. são causas de ODBEH nos seres humanos, não tendo sido, até o presente momento, relatados em gatos[12,13]
Hérnia diafragmática[14]	C
Estenose de ducto biliar	C
Alterações congênitas/anatômicas (p. ex., cisto no ducto colédoco,[15-17] doença hepática policística,[16] atresia biliar[2])	M ou C: Nos casos de poucas lesões obstrutivas a cirurgia pode ser curativa. Entretanto, nos casos de doença difusa ela pode não ser uma opção
Mucocele da vesícula biliar[18-20]	C
Corpo estranho duodenal ou biliar[21,22]	C
Torsão da vesícula biliar	C: Ainda não relatada em gatos[6]
Qualquer caso complicado por peritonite biliar	C: Cirurgia geralmente necessária, porém alguns extravasamentos discretos de bile estéril podem se resolver sem complicações

ODBEH, Obstrução de ductos biliares extra-hepáticos.
*Em ordem aproximada de frequência.
†M, Médico; C, cirúrgico. Indica tratamento preferencial. Em todos os casos, a cirurgia pode ser necessária caso a obstrução não se resolva com o tratamento medicamentoso.

tantes no painel de bioquímica sérica incluem a azotemia (a qual frequentemente é um indicador de prognóstico ruim),[37] hiperglobulinemia (frequentemente observada nos casos de linfoma ou colangite linfocítica [CL])[5] e exames bioquímicos alterados pela função hepática diminuída (p. ex., hipoglicemia, hipoalbuminemia, hipocolesterolemia e baixos níveis de ureia no sangue). Baixos níveis de cálcio ionizado no sangue devem aumentar o índice de suspeição acerca de pancreatite aguda e podem ser um indicador de prognóstico ruim.[38]

O hemograma completo pode revelar um leucograma inflamatório que se torna mais grave à medida que há uma cronicidade cada vez maior na ODBEH.[26] Neutropenia ou desvio à esquerda acentuado podem elevar as suspeitas de uma etiologia bacteriana, enquanto eosinofilia pode estar associada ao parasitismo. A anemia frequentemente está presente e pode ser arregenerativa devido à doença crônica ou regenerativa em associação à hemorragia GI secundária a ODBEH prolongada.[26] Caso a anemia esteja presente ou tenha havido a queda do hematócrito em relação aos valores históricos do paciente em particular, é importante investigar a possibilidade de causa extra-hepática de hiperbilirrubinemia. O esfregaço sanguíneo deve ser reavaliado na busca de evidências de doença hemolítica ou *Mycoplasma haemofelis* ou outras infecções parasitárias, utilizando-se um teste de aglutinação em solução salina.

A urinálise revelará bilirrubinúria e, diferentemente dos cães, qualquer bilirrubinúria possui valor significativo nos gatos, precedendo a icterícia.[26] Apesar de a ausência de urobilinogênio poder evidenciar uma ODBEH completa, essa avaliação é propensa a erros e se correlaciona pobremente com a doença. Apesar de a maioria das outras alterações ser inespecífica em relação à ODBEH, é importante dar atenção aos valores basais da densidade urinária e a proteinúria nos gatos, uma vez que podem ocorrer complicações renais relacionadas à ODBEH. A bacteriúria deve ser investigada e a cultura da urina realizada, caso esteja presente ou caso se suspeite de sepse uma vez que os agentes que acometem o sistema hepatobiliar e/ou que se translocam a partir do trato GI secundariamente a ODBEH devem ser identificados desta maneira.[16]

Diagnóstico por Imagem

Uma vez identificada a hiperbilirrubinemia e a hemólise tenha sido descartada, a próxima etapa diagnóstica é a avaliação por exames de imagem de modo a investigar as causas hepáticas ou pós-hepáticas relacionadas à icterícia. Apesar de as radiografias abdominais provavelmente serem pouco sensíveis para a maioria das causas de doença hepatobiliar, radiografias de rotina devem ser realizadas de modo a avaliar a presença/ausência e os efeitos de hérnias diafragmáticas, corpos estranhos duodenais, colecistite enfisematosa ou tumores, assim como para avaliar o tamanho do fígado e identificar colélitos radiopacos. Entretanto, os últimos acabam por ser identificados como achados acidentais.[6,23] Evidências de líquido abdominal livre ou gás no interior das estruturas hepatobiliares devem levar a uma avaliação urgente para caracterizar peritonite séptica ou biliar.[16]

A ultrassonografia abdominal é necessária para avaliar criteriosamente a vesícula viliar, o ducto cístico, o ducto colédoco e os ductos biliares intra-hepáticos no que diz respeito a dilatações e outras alterações. Uma vez que é difícil avaliar a imagem fela árvore biliar, o procedimento deve ser realizado por um operador bastante experiente, com o paciente em jejum. Frequentemente, é necessária a mudança do posicionamento do paciente para visualizar todo o sistema biliar. O Doppler de fluxo colorido permite a distinção entre os vasos sanguíneos e os ductos biliares.

O diâmetro normal do ducto colédoco felino é de quatro milímetros ou menos.[39] Considerando-se que mesmo um ducto colédoco aumentado de volume pode não ser visualizado ao exame ultrassonográfico, imagens seriadas devem ser realizadas caso persista a suspeita da existência de ODBEH. Nos cães com ligação experimental do ducto colédoco a dilatação do ducto ocorre 24 a 48 horas após.[42] Ductos biliares intra-hepáticos distendidos, fato este que ocorre aproximadamente 4 a 5 dias após a ODBEH experimental nos cães, são visualizados como estruturas tubulares hipoecoicas adjacentes às veias portais intra-hepáticas (eles não são normalmente visualizados a menos que estejam distendidos).[40] Apesar de tais alterações fornecerem evidências que dão suporte a ocorrência de ODBEH, a presença de ductos intra-hepáticos dilatados não confirma a doença,[20] não podendo ser descartado o fato de serem ductos intra-hepáticos normais.[20,39] Se for visualizada dilatação biliar, uma investigação criteriosa acerca da causa da obstrução (Tabela 16-1) deve ser realizada ao longo do comprimento do ducto colédoco até sua porção terminal na papila duodenal. Em um estudo com 30 gatos com ODBEH, o local mais comum de obstrução foi o ducto colédoco distal ou a papila duodenal, com um espessamento irregular assimétrico da parede do ducto colédoco estando associado ao adenocarcinoma de ducto biliar.[20] Se um tumor estiver presente e for acessível, é sugerida a realização de punção aspirativa com agulha fina (PAAF) e análise citológica. Na maioria dos casos, a ultrassonografia não permite distinguir entre tumores inflamatórios e neoplásicos.[20]

Vesícula biliar espessada (1 mm ou mais), hiperecoica e com estratificação de suas camadas está associada a doenças (incluindo ODBEH), porém uma parede com aparência normal não exclui a alteração.[41] A anatomia aberrante da vesícula biliar (p. ex., bilobada ou dupla) é relativamente comum e provavelmente diagnosticada como um achado acidental.[16,19] Diferentemente dos cães, a lama na vesícula biliar dos gatos pode não ser acidental e estar associada à doença hepatobiliar.[42,43] Tumores obstrutivos na vesícula biliar podem ser pólipos benignos ou neoplasia maligna.[41] A integridade da vesícula biliar deve ser cuidadosamente avaliada uma vez que a confirmação da ruptura de vesícula biliar é uma indicação para intervenção cirúrgica imediata. Entretanto, a ultrassonografia pode ser pouco sensível para a ruptura da vesícula biliar.[44,45] É importante notar que na ODBEH a vesícula biliar pode ainda não estar dilatada, sendo necessárias avaliações ultrassonográficas seriadas e/ou métodos avançados de diagnóstico por imagem caso a suspeita clínica persista.[46] Entretanto, em alguns casos de ODBEH a vesícula biliar permanece contraída em função de inflamação ou fibrose e, consequentemente, nunca se torna dilatada.[20,39,47,48]

A avaliação de outros órgãos abdominais pode fornecer pistas sobre a causa da ODBEH. Por exemplo, apesar de a ultrassonografia ser pouco sensível para o diagnóstico da pancreatite nos felinos, um pâncreas hiperecoico com ducto pancreático dilatado ou cistos e com um fluxo sanguíneo aumentado pode sugerir uma pancreatite.[49-51] Alças intestinais espessadas ou com estratificação das camadas pouco visível podem sugerir doença inflamatória intestinal (DII) ou linfoma.[43] Alterações nos linfonodos podem ser observadas em diferentes condições infecciosas, inflamatórias e neoplásicas, com a citologia dos linfonodos podendo confirmar o diagnóstico. A aparência do fígado não é específica para a maioria das condições associadas à ODBEH, podendo ser normal, hipoecoica ou hiperecoica,[43,50,52,53] porém a ODBEH crônica resulta em hepatomegalia.[26,27]

Se não for detectada uma causa óbvia para a obstrução ou se não existirem evidências de peritonite biliar, a decisão de realizar cirurgia deve se basear na piora progressiva do quadro mórbido, nas alterações laboratoriais ou na dilatação do ducto biliar em ultrassonografias seriadas. A dilatação biliar isoladamente não é específica para obstrução.[1,54-56] Muitos casos de doença nos quais não há indicação cirúrgica, tais como a colangite, apresentarão dilatação biliar,[4,52,53] e a dilatação pode persistir indefinidamente após um episódio prévio de obstrução[16,56] ou colecistectomia, tal como relatado para cães e para pacientes humanos.[45,57] Na experiência dos autores, é comum encontrar ductos biliares dilatados em gatos com bilirrubina sérica em níveis normais, indicando patência no fluxo biliar (Fig. 16-1). Adicionalmente, um estudo baseado em necrópsias de 44 gatos com colangite revelou que muitos gatos com ductos colédocos dilatados ou vesículas biliares dilatadas não apresentavam obstruções.[53]

Se houver persistência da suspeita clínica de ODBEH, mas não puder ser confirmada com avaliações ultrassonográficas seriadas, outros métodos de diagnóstico por imagem devem ser considerados. Apesar de a cintigrafia hepatobiliar ser mais confiável do que a ultrassonografia para o diagnóstico da ODBEH,[55] sua utilidade está restrita devido a sua pouca disponibilidade e pela necessidade de avaliar os pacientes múltiplas vezes ao longo de ao menos 24 horas, tempo durante o qual os pacientes permanecem radioativos. A hiperbilirrubinemia e a sepse também podem confundir a interpretação dos resultados.[57] A ressonância magnética (RM) é comumente utilizada nos pacientes humanos quando a ultrassonografia e a tomografia computadorizada (TC) falham em revelar a causa da icterícia. A RM foi utilizada em um estudo com 10 gatos que apresentavam suspeita de colangite e/ou pancreatite, e pode ser de particular uso para o diagnóstico de pancreatite e para a obtenção de imagens completas do trato biliar sem interferência do gás intestinal.[50] A tomografia computadorizada teoricamente poderia oferecer algumas dessas mesmas vantagens, porém até o momento os estudos que avaliaram a utilidade da técnica mostraram que se trata de método com pouco valor diagnóstico nos gatos com pancreatite.[58,59] A colangiopancreatografia retrógrada endoscópica combina a endoscopia com a fluoroscopia para a obtenção de imagens dos ductos biliares e pancreáticos, podendo também facilitar intervenções terapêuticas tais como a esfincterectomia e a colocação de cateteres. Foi utilizada em gatos com algum sucesso quando estes se encontravam saudáveis,[60] e sua utilização nos animais com suspeita de ODBEH estava em curso. (A. Berent, comunicação pessoal, 1° de abril, 2014).

Diagnóstico Complementar

Se a avaliação laboratorial e de imagem abdominal não revelarem uma causa definitiva para a ODBEH, deve então ser buscado um método diagnóstico complementar. Todos os esforços devem ser realizados para que se obtenha o diagnóstico antes de se prosseguir com o procedimento cirúrgico apesar de em

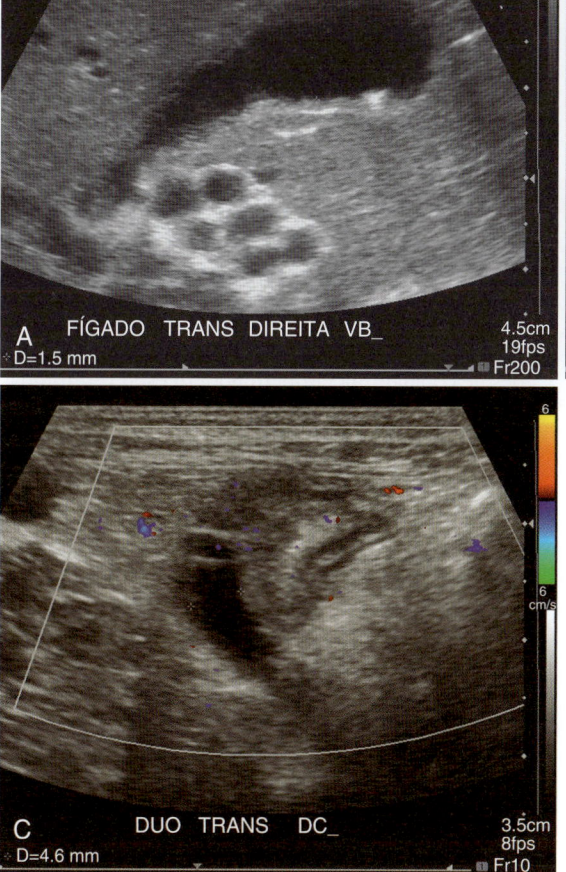

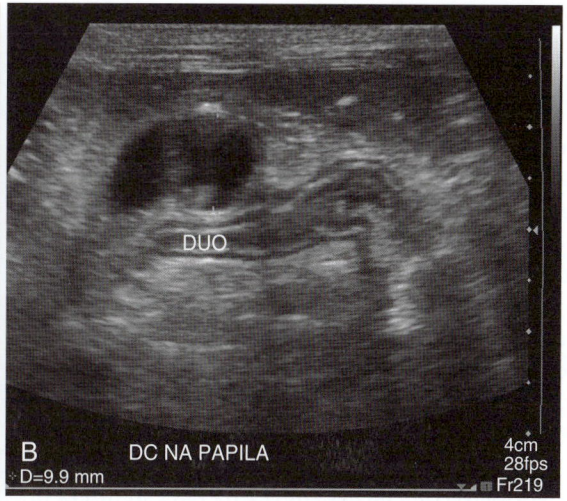

Figura 16-1: Dilatação biliar não obstrutiva devido à pancreatite crônica em um gato com bilirrubina sérica normal. **A,** Ducto colédoco tortuoso clássico é visível adjacente à vesícula biliar. **B,** O ducto colédoco (demarcado pelos compassos de calibre) mede 9,9 mm até a papila duodenal. **C,** Utilização de Doppler colorido para diferenciar a estrutura tubular como um ducto biliar em vez de um vaso sanguíneo (*vermelho e azul* indica fluxo sanguíneo). *DC,* ducto colédoco; *DUO,* duodeno; *TRANS,* transversal.

alguns casos, a laparotomia exploratória seguida de obtenção de amostras de biópsia para histologia poder ser necessária para o estabelecimento do diagnóstico definitivo. Testes adicionais que devem ser considerados baseados em situações específicas de cada caso são discutidos posteriormente neste capítulo.

Radiografias torácicas são indicadas na maioria dos casos na busca de metástases ou doenças concomitantes (p. ex., insuficiência cardíaca e pneumonia aspirativa) que podem alterar o prognóstico e o planejamento terapêutico. Efusões pleurais são comumente observadas nos pacientes com pancreatite necrosante aguda (PNA),[49] enquanto linfadenopatia esternal é comum em felinos com processos inflamatórios hepáticos.[16]

A hemostasia deve ser avaliada em todos os pacientes. O tempo de protrombina (TP) e o tempo de tromboplastina parcial ativada (TTPa) devem ser mensurados uma vez que a ODBEH e suas alterações associadas podem resultar em deficiência de vitamina K, queda nos níveis de fatores de coagulação ou outras coagulopatias. Apesar de os tempos de coagulação estarem pouco relacionados com as complicações hemorrágicas que se seguem a uma PAAF ou a uma biópsia de fígado,[61] nós acreditamos que sua mensuração ainda é prudente, sendo indicada correção com vitamina K e plasma fresco congelado previamente a qualquer procedimento invasivo caso estejam significativamente prolongados (mais do

que 25%). Na instituição dos autores é mensurado o *tempo de sangramento na mucosa bucal* antes de uma biópsia hepática, visto que a trombopatia pode ser uma complicação de uma doença hepatobiliar. Exames que caracterizam hipercoagulabilidade, a qual também pode ocorrer em cães e pacientes humanos com ODBEH,[62] tais como a tromboelastografia e o exame de função plaquetária, estão menos amplamente disponíveis e não são realizados de rotineiramente apesar de poderem ser úteis na investigação de casos específicos nos quais suspeita-se de complicações tromboembólicas.

Avaliação Citológica dos Aspirados com Agulha Fina Obtidos do Fígado, Pâncreas, Tumores e Linfonodos Aumentados de Volume

A citologia dos aspirados hepáticos é razoavelmente sensível para o diagnóstico de linfoma e mastocitoma, podendo também ser diagnóstica para carcinomas em alguns casos. Entretanto, diversos estudos demonstraram que os resultados devem ser interpretados com cuidado.[2,61,63] Ela também é sensível para a lipidose hepática[2] e, apesar de essa alteração não descartar outra condição subjacente, a presença de lipidose hepática pode afetar o prognóstico[33] e a abordagem ao paciente. A inflamação observada na citologia dos aspirados obtidos com agulha fina pode ser primária ou secundária. Entretanto, ela pode orientar o tratamento do paciente. Por exemplo, caso uma inflamação supurativa séptica seja identificada, a coloração de Gram pode auxiliar na seleção do antimicrobiano a ser inicialmente utilizado.[16]

Citologia e cultura (aeróbia e anaeróbia) **da bile** devem ser realizadas sempre que possível nos casos que não são levados diretamente para cirurgia, especialmente aqueles com suspeita de colangite.[64] A bile é uma amostra mais sensível para a cultura do que tecidos hepáticos.[2,65] Ovos de platelmintos também podem ser identificados na citologia da bile.[7] A "bile branca", a qual macroscopicamente se parece mais com soro, é um achado raro e quase sempre indica ODBEH completa.[6,48] Foi demonstrado que a colecistocentese percutânea guiada por ultrassonografia é um procedimento seguro para gatos, sendo realizada comumente em muitas instituições. Uma abordagem trans-hepática é recomendada em vez da punção direta do fundo, de modo que o tecido hepático possa selar pequenos vazamentos de bile.[16] Entretanto, em um estudo com 12 gatos saudáveis, um gato no qual a abordagem trans-hepática foi utilizada apresentou hemorragia como complicação, contra ausência de complicações em 11 gatos nos quais a punção direta foi empregada (utilizando uma agulha espinhal de 22 gauge e 3,81 cm/1,5 polegada na tentativa de drenagem completa a partir do fundo).[66] A colecistocentese guiada por ultrassonografia também foi utilizada em gatos com colangite neutrofílica[67] e cães com colecistite,[68] porém uma maior taxa de complicações pode ser observada, não sendo recomendada então a menos que existam evidências ultrassonográficas de colecistite acentuada.[67] O procedimento deve ser realizado sob sedação acentuada e pode estimular uma resposta vasovagal letal, de modo que suportes anticolinérgico e ventilatório devem estar disponíveis.[16]

Análise de Efusão Abdominal

A ascite é incomum nos gatos com ODBEH experimental[26] e em gatos com colangite,[43] apesar de poder ser mais comum nos casos de CL.[5,43] A presença de efusão abdominal e a ausência de hipoalbuminemia acentuada devem aumentar as suspeitas acerca de peritonite biliar, pancreatite[69] e neoplasia, ao passo que o líquido deve ser obtido das regiões mais próximas possíveis das estruturas biliares[16] e ser enviado para análise laboratorial e citologia, assim como para cultura caso seja indicado. Pode-se suspeitar de peritonite biliar se a vesícula biliar estiver aparentemente comprometida ou se a citologia do líquido fornecer um diagnóstico consistente com peritonite biliar (p. ex., quantidade elevada de proteínas, exsudato supurativo com ou sem cristais de bile). Nesses casos, a concentração de bilirrubina no líquido deve ser mensurada. Caso ela exceda a concentração de bilirrubina sérica ou caso uma tira reagente seja positiva para bilirrubina quando em contato com o líquido[70] indica-se intervenção cirúrgica.

Exame Fecal

A centrifugação com formalina-éter é o método recomendado para a detecção de ovos de platelmintos[8,71] e irá identificar a maioria dos ovos de helmintos também. Entretanto, resultados negativos falsos podem ser obtidos devido à eliminação intermitente dos ovos ou devido à ODBEH completa, na qual os ovos dos vermes não serão eliminados nas fezes.[16]

Painel de Função Gastrintestinal, Incluindo Imunorreatividade à Lipase Pancreática Felina

Em um estudo no qual 44 gatos com colangite foram necropsiados, 50% dos animais apresentaram DII concomitante, 60% revelaram pancreatite simultânea e 32% possuíam evidências de todas as três condições.[53] Consequentemente, os clínicos devem permanecer vigilantes acerca da possibilidade de "tríade/triadite" em todos os casos de processo inflamatório hepatobiliar nos felinos (Cap. 12). A pancreatite pode ser de difícil diagnóstico em gatos,[49,50,69] e geralmente é necessária a combinação da imunorreatividade à lipase pancreática felina (fPLI), dos sinais clínicos e dos achados ultrassonográficos(Cap. 15).[38] Alterações nos níveis de cobalamina e folato podem apontar para uma doença intestinal subjacente, assim como para a necessidade de suplementação de cobalamina. As concentrações de cobalamina também podem estar diminuídas nos casos de colangite e pancreatite, porém podem estar aumentadas se houver colestase.[72]

A sorologia para os vírus da leucemia felina, da imunodeficiência felina e para *Toxoplasma gondii* devem ser realizadas.[8]

Cultura Bacteriana Adicional

Caso a bile não possa ser obtida de maneira segura ou caso a citologia da bile não forneça informações diagnósticas adicionais (embora provavelmente tenha um menor rendimento), amostras de sangue, urina e aspirados do fígado e pâncreas de pacientes com suspeita de sepse podem ser utilizados para cultura bacteriana.[5,16,73]

TRATAMENTO

Tratamento Cirúrgico ou Médico – O Processo da Tomada de Decisão

A sabedoria convencional indica que uma obstrução biliar permanente e completa deve ser tratada de maneira cirúrgica. Entretanto, obstruções parciais ou obstruções completas temporárias – tais como aquelas observadas na colangite e na pancreatite aguda – podem responder favoravelmente a uma abordagem médica.[23,57] É importante diferenciar obstruções permanentes de temporárias durante a tomada de decisão quanto à abordagem cirúrgica, uma vez que as opções de tratamento e os desfechos esperados para os pacientes podem diferir bastante. Dada a dificuldade de diagnosticar uma ODBEH como completa e contínua antes da cirurgia, bem como o desafio, as complicações e o prognóstico ruim frequentemente associados à cirurgia biliar em gatos, a cirurgia somente deve ser considerada após esforços diagnósticos sistemáticos e, quando apropriado, após a tentativa de tratamento médico. Outra situação se dá quando os gatos não podem ser clinicamente estabilizados e existem fortes suspeitas de ODBEH (Fig. 16-2).

Para se ter certeza, existem causas de ODBEH (i.e., completa e permanente) para as quais a cirurgia é eficiente na criação de uma via de patência para o transporte da bile até o intestino delgado, constituindo-se em indicações claras para uma intervenção cirúrgica imediata. Estas incluem um corpo estranho duodenal obstrutivo, hérnia diafragmática, colélitos obstrutivos e ODBEH

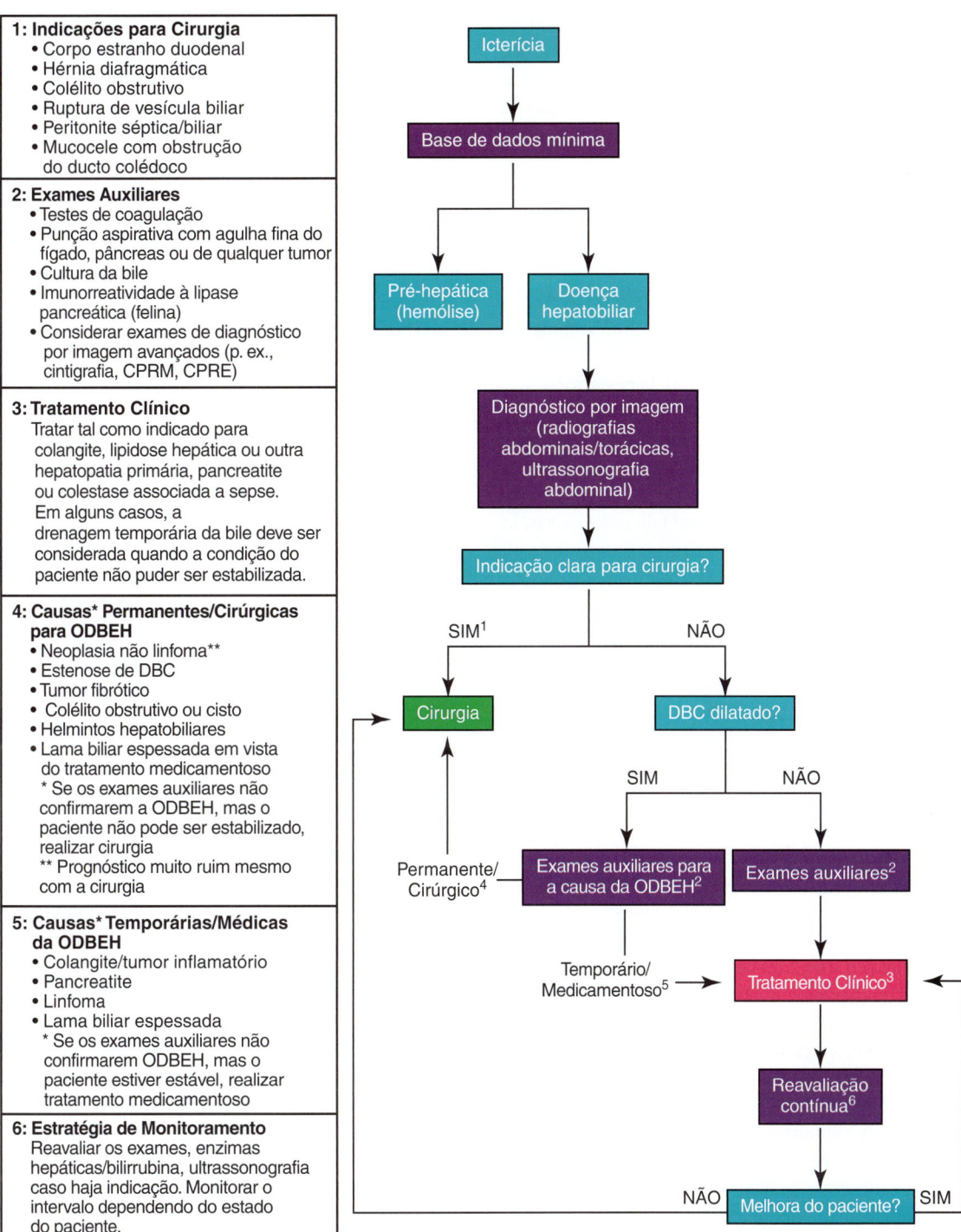

Figura 16-2: Algoritmo para tomada de decisões sobre o tratamento em gatos com obstrução de ducto biliar extra-hepático (*ODBEH*). *CPRE*, colangiopancreatografia retrógrada endoscópica; *CPRM*, colangiopancreatografia por ressonância magnética.

associada à mucocele na vesícula biliar. Adicionalmente, os gatos com evidência de peritonite biliar ou séptica ou ruptura iminente da vesícula biliar devem ser submetidos à cirurgia de emergência. Outras condições, tais como pancreatite e colangite – as quais podem se apresentar clínica e ultrassonograficamente como uma ODBEH aparente[23,67,69] – é melhor a abordagem médica, devendo somente ser submetidas à cirurgia se o paciente não estiver respondendo bem à terapia médica. Nestes casos refratários, uma laparotomia exploratória pode revelar uma causa não diagnos-

ticada – porém ainda passível de correção cirúrgica – de ODBEH. Por exemplo, apesar de a pancreatite poder causar ODBEH, a ODBEH devido à coledocolitíase pode causar pancreatite.[4,16] De maneira alternativa, os procedimentos cirúrgicos (p. ex., colocação temporária de um cateter, obtenção de amostras para histopatologia e cultura e colocação de uma sonda para alimentação) podem auxiliar tanto no diagnóstico como na abordagem clínica do caso. Apesar disso, é na terceira categoria de ODBEH – casos nos quais os potenciais benefícios da cirurgia não são bem definidos ou casos com obstruções temporárias parciais ou completas que podem responder ao tratamento medicamentoso (p. ex., lama grumosa e firme, tumores extramurais inflamatórios [tais como pancreatite e linfadenopatia], estenose parcial de ducto biliar em função de infecção ou inflamação, colelitíase acidental e casos nos quais uma causa subjacente não pode ser identificada) – que surgem os principais desafios para o tratamento. Quando está se decidindo sobre a necessidade de intervenção cirúrgica nos casos nos quais não há critérios para a indicação definitiva, os seguintes fatores devem ser levados em consideração:

- Prognóstico associado à doença subjacente: é reversível com a cirurgia ou seria prontamente controlado clinicamente no período pós-operatório?
- O desvio biliar-entérico é provavelmente necessário?
- Quais comorbidades ou indicadores de mau prognóstico (p. ex., lipidose hepática,[33] hipocalcemia acentuada,[38,69] hipotensão, sepse, insuficiência renal aguda, coagulopatia)[37] estão presentes?
- O tratamento médico no paciente já está falhando, deixando poucas escolhas além da exploração cirúrgica?
- A cirurgia é ó único meio de se obter o diagnóstico da doença subjacente?
- Existem condições intra-abdominais concomitantes no paciente que necessitam de atenção cirúrgica?
- O paciente necessita de uma sonda para alimentação e/ou o paciente se beneficiaria de cateterização para aliviar a obstrução ou para ganhar tempo para a terapia medicamentosa?

Avaliação da Gravidade e Estabilização

Baseado no histórico, na avaliação física e na mensuração da pressão sanguínea sistêmica, os casos de possível ODBEH podem ser divididos em três categorias principais:

1. *Paciente ambulatorial (não residente) estável*. Estes gatos estão hidratados e euvolêmicos. Eles também estão se alimentando ou podem ser mantidos em casa com um estimulante de apetite após a colocação de uma sonda de alimentação via esofagostomia. Nestes casos, se a cirurgia for claramente indicada, ela deve ser realizada de maneira eletiva tão cedo quanto possível, de modo ideal enquanto o gato estiver se alimentando com alimentos sólidos. Se a necessidade de cirurgia não for evidente, a avaliação dos parâmetros clinicopatológicos e ultrassonográficos pode ser apropriadamente repetida em aproximadamente 1 semana.

2. *Paciente internado estável*. Estes gatos podem estar desidratados, acentuadamente anêmicos, sob dor significativa e/ou apresentar êmese intratável, necessitando de cuidados de suporte que podem ser fornecidos em casa, mas não apresentam sinais de sepse ou choque circulatório. Se a cirurgia for claramente indicada, ela deve ser realizada assim que a desidratação, coagulopatia ou anemia tiver sido corrigida. Do contrário, enquanto eles permanecem estáveis a reavaliação necessária para a cirurgia pode ser realizada após 1 ou 2 dias de tratamento médico.

3. *Paciente crítico*. Estes gatos podem estar hipotensos e apresentar outras evidências de sepse. Sua condição é dinâmica e eles demonstram desconforto progressivo ou condições cardiovasculares e neurológicas em declínio. Eles devem ser reavaliados continuamente e, caso não possam ser estabilizados, pode ser necessária uma cirurgia exploratória na ausência de um diagnóstico definitivo de ODBEH.

A estabilização perioperatória e a abordagem inicial de um gato com ODBEH devem incluir as seguintes considerações, as quais são discutidas com maiores detalhes na seção subsequente que aborda o tratamento médico:

- Correção da desidratação, hipovolemia e hipotensão
- Correção da coagulopatia e anemia
- Correção das alterações eletrolíticas e dos desequilíbrios ácido-base
- Terapia antimicrobiana
- Tratamento de EH fulminante
- Promoção de analgesia
- Controle do vômito e hemorragia GI

Como a lipidose hepática concomitante pode se constituir em um indicador de mau prognóstico e que um precário estado nutricional pode estar associado à diminuição da função imunológica, retardo no reparo de feridas e com o prognóstico em geral, deve ser providenciada nutrição enteral para qualquer paciente que possa tolerá-la (i.e., consciente, não disposto em decúbito e com vômito controlado).[74] As sondas nasoesofágicas para alimentação podem ser colocadas rapidamente com anestesia local apenas.[74] Diversos tratamentos com vistas à diminuição da endotoxemia secundária a ausência de fluxo biliar para os intestinos foram realizados com variável sucesso em pacientes humanos, mas não foram explorados em gatos.[1,34,75] Destes, a lactulose, a alimentação enteral precoce, a suplementação com glutamina e a reposição interna da bile aparentam ser os mais promissores.[75] Todos os gatos submetidos à cirurgia devem ser submetidos à tipagem sanguínea, estando o produto sanguíneo apropriado prontamente disponível.[34] Reações cruzadas para avaliação da compatibilidade sanguínea podem ser necessárias nos casos de animais que receberam uma transfusão pelo menos 4 dias antes e pode ser ideal em todos os casos.[76]

Em alguns casos, a descompressão biliar também pode ser considerada como um componente da estabilização pré-cirúrgica. A decisão de utilizar determinados procedimentos tais como a colecistocentese terapêutica ou o desvio temporário em vez de ou como uma alternativa para cirurgias definitivas mais longas é controversa. Esses procedimentos estão associados ao risco de peritonite biliar e, caso a bile seja séptica, o prognóstico do paciente pode ser significativamente pior do que antes do extravasamento, devendo o risco em relação ao benefício da descompressão temporária ser cuidadosamente avaliado.[77,78] Nos casos em que a cirurgia definitiva não for possível devido ao risco operatório extremo ou limitações financeiras, essas técnicas podem ser consideradas como uma alternativa à eutanásia. Em outros casos, essa abordagem pode permitir um período de tempo durante o qual o paciente pode continuar a se recuperar da pancreatite,[23] com a descompressão podendo realmente restaurar o fluxo sanguíneo pancreático com a consequente melhora do pH tecidual e da função das células acinares e auxiliando também na interrupção do ciclo vicioso entre a pancreatite e a ODBEH.[4] A descompressão também pode permitir ganho de tempo para o paciente se tornar um melhor candidato para a cirurgia pela estabilização sistêmica, correção da coagulopatia, adequação no plano nutricional,[75] retorno parcial da função hepática[27] e melhora na integridade dos tecidos biliares e na contratilidade da vesícula biliar.[75] Adicionalmente, visto que a sepse provavelmente diminui a sobrevida pós-cirúrgica, uma terapia antimicrobiana deve ser sempre iniciada em caráter pré-operatório.[16] Entretanto, é pouco provável que a infecção seja sanada se a bile infectada não for removida mecanicamente[16] ou por meio de um fluxo biliar aumentado, de modo que a descompressão pode auxiliar na eficácia pré-operatória dos antimicrobianos. A descompressão biliar temporária não melhora o desfecho da doença nas pessoas com ODBEH, porém ela melhora o prognóstico em subpopulações com colecistite/colangite aguda, coagulopatia e subnutrição.[34,79,80] Além disso, demonstrou-se que ela melhora a atividade de enzimas hepáticas, a hiperbilirrubinemia e os sinais clínicos em gatos com ODBEH.[27] O desvio não determina a ausência de bile nos intestinos, porém a bile pode ser retornada ao paciente por meio de uma sonda de alimentação.[75] A colecistocentese terapêutica foi descrita em três cães com ODBEH devido à pancreatite. Dois cães se recuperaram sem a necessidade de cirurgia — um com colecistocentese repetida várias vezes — porém o terceiro cão desenvolveu peritonite biliar.[81] Nos pacientes que podem ser submetidos a uma anestesia breve, a colocação de um tubo de colecistotomia assistida por laparoscopia (ou minilaparotomia[27]) pode ser considerada e fornece vantagens no que diz respeito à facilitação da colangiografia e da lavagem do sistema biliar.[75] Entretanto, sua implementação bem-sucedida em gatos tem sido problemática.[82] A utilização de *stents* biliares também deve ser considerada, porém requer tempo de anestesia relativamente longo, podendo, assim, não ser muito vantajosa em pacientes desestabilizados.[75]

Tratamento Médico

O tratamento médico é focado na manutenção da estabilidade e conforto do paciente enquanto são tratadas as possíveis causas inflamatórias de ODBEH (p. ex., colangite, pancreatite e lama biliar). A abordagem para tais condições já foi extensivamente revisada* mas as principais considerações terapêuticas para a abordagem médica no contexto da ODBEH serão enfatizadas posteriormente.

Antibióticos são indicados para todos os pacientes, visto que infecções bacterianas, primárias ou secundárias, são comuns na ODBEH e suas condições associadas, particularmente nos processos inflamatórios hepáticos.[1,2,16,33,67,73] Nos pacientes com suspeita de choque séptico, antimicrobianos bactericidas de amplo espectro devem ser administrados imediatamente após a obtenção de qualquer amostra para cultura. Nos pacientes estáveis, a escolha do antimicrobiano pode aguardar até que os resultados da citologia da bile e da coloração de Gram estejam disponíveis. De modo geral, a cobertura deve ser nos quatro quadrantes, com ênfase nos organismos entéricos como *Escherichia coli* — a qual é a que mais frequentemente cresce nas culturas.[65,67] Em um estudo com 248 culturas hepatobiliares em cães e gatos, a amoxicilina/ácido clavulânico forneceu a melhor cobertura Gram-positiva (e deve tratar eficientemente anaeróbios também). Entretanto, um número pequeno, mas não

significativo de isolados foi resistente à cefalexina ou amoxicilina/ácido clavulânico, de modo que a monoterapia não foi a ideal.[33,65] A ciprofloxacina e os aminoglicosídeos forneceram a melhor cobertura para *E. coli* e outros organismos Gram-negativos.[65] Devido ao risco de nefrotoxicidade associado aos aminoglicosídeos, eles devem ser utilizados com extrema cautela nessa população de pacientes já predisposta a complicações renais. Consequentemente, escolhas racionais incluem a fluoroquinolona em associação tanto com amoxicilina/ácido clavulânico como uma combinação de ampicilina e metronidazol (7,5 mg/kg duas vezes ao dia [BID][16,28]).[65] A administração intravenosa (IV) de enrofloxacina pode ser utilizada em gatos apesar de não ter sido aprovada para tal, devendo ser prescrita somente com cautela, tendo sido obtido o consentimento do tutor devido ao risco de toxicidade para a retina. Caso seja observada resposta clínica aos antimicrobianos, eles devem ser continuados por um longo prazo (4 a 8 semanas) para eliminar completamente a infecção e minimizar o risco de recidiva.[5,28]

O **tratamento com glicocorticoide** é recomendado frequentemente nos casos de colangite neutrofílica crônica (CNC, infiltrados inflamatórios mistos) ou CL, assim como para a pancreatite crônica associada[38] e para a DII.[2,5,28,64] Os glicocorticoides também podem reduzir o edema tecidual e, consequentemente, a colestase associada a uma colangite neutrofílica aguda (CNA),[5] infestação parasitária[6,7] e neoplasia. Por fim, eles são importantes componentes da quimioterapia para o linfoma. De modo ideal, a terapia com corticosteroide somente deve ser prescrita se houver indicação definida pelo diagnóstico realizado a partir de uma biópsia.

Entretanto, na prática nem sempre a biópsia cirúrgica reveste-se de maior interesse para o paciente, com os corticosteroides podendo ser administrados com o objetivo de "tratar o tratável" antes de assumir o risco de uma cirurgia de ODBEH. Em geral, os corticosteroides são contraindicados nos casos de CNA, PNA, abscessos pancreáticos e colangite/colecistite bacteriana confirmada.[64] Apesar disso, alguns autores defendem a utilização limitada de corticosteroides para melhorar a inflamação e o edema associados à CNA que pode estreitar os ductos biliares.[5,8] Adicionalmente, pode ser difícil distinguir algumas vezes entre uma infecção bacteriana primária (p. ex., CNA) e uma infecção secundária a colestase ou doença inflamatória subjacente (CNC ou CL). Apesar de não existirem critérios definitivos para diferenciar entre tais cenários, os gatos com CNA tendem a ser mais jovens,[28,43,53] comumente mais febris e mais gravemente doentes dos que gatos com CNC ou CL.[8,16] Eles também provavelmente apresentam mais alterações ultrassonográficas pancreáticas e menos provavelmente ascite.[28,43]

No caso da ODBEH, se a resposta a antibióticos for incompleta após vários dias a semanas, se houver a suspeita clínica de um processo inflamatório crônico subjacente e a cultura da bile for negativa, doses anti-inflamatórias de corticosteroides (p. ex., prednisolona 0,5 a 1 mg/kg/dia)[5] podem então ser administradas prudentemente em conjunto com os antimicrobianos. Se houver suspeita de, ou se for confirmada a existência de um processo inflamatório hepático (CNC, CL), se a infecção bacteriana for excluída e o clínico estiver certo de que a cirurgia não será realizada, a dose deve ser aumentada para 2 mg/kg/dia.[2,5,8,16,28]

---

*2, 4-6, 8, 16, 28, 38, 64, 83, 84, 85

Os riscos da terapia esteroidal incluem mascarar o processo mórbido subjacente; interferir nos exames futuros (p. ex., biópsia) tornando-os sem validade diagnóstica; comprometer ou não o reparo de feridas cirúrgicas; piorar o quadro de infecção; exacerbar a lipidose hepática; promover antagonismo a insulina; retenção de líquido e precipitação de uma insuficiência cardíaca congestiva; além do risco aumentado para complicações trombóticas. Consequentemente, o conhecimento do tutor acerca dos riscos e o consentimento esclarecido são essenciais antes de se iniciar uma terapia corticosteroide empírica.

Outros Cuidados de Suporte. A fluidoterapia intravenosa com líquidos cristaloides é indicada na maioria dos casos. A solução de Ringer lactato deve ser teoricamente evitada nos casos de insuficiência hepatocelular significativa. A terapia com coloide deve ser considerada nos pacientes hipovolêmicos e/ou hipoalbuminêmicos. A hipoglicemia, assim como deficiências de potássio, fósforo e magnésio também devem ser corrigidas por meio de uma reposição IV.[86] Alguns clínicos também defendem a adição de vitaminas do complexo B na dose de 1 a 2 mL/L de líquido de reposição.[87] Caso a hipotensão persista apesar da euvolemia, uma terapia pressora deve ser iniciada. Infelizmente, gatos com ODBEH podem ser refratários a tal tratamento.[34,88]

Os pacientes com sinais clínicos atribuíveis a perda sanguínea ou anemia, ou mesmo pacientes acentuadamente anêmicos os quais serão submetidos a procedimento anestésico, devem receber o produto sanguíneo apropriado.[76] Vitamina K deve ser administrada por via parenteral (0,5 a 1,5 mg/kg por via subcutânea [SC] BID)[5,16] ao menos 24 horas antes de um procedimento invasivo em qualquer paciente com tempos de coagulação aumentados, ou mesmo sendo administrados de maneira empírica caso esses exames não estejam imediatamente disponíveis, constituindo um procedimento defendido por alguns autores para todos os pacientes independentemente dos resultados dos tempos de coagulação.[89] Nos pacientes com coagulopatia nos quais há hemorragia ativa ou para os quais um procedimento invasivo é planejado, os fatores de coagulação devem ser repostos por meio de plasma fresco congelado ou sangue total fresco.[76]

Em função de a maioria das condições associadas à ODBEH causar desconforto em outras espécies e de os gatos serem propensos a não manifestarem os sinais clínicos de dor, defende-se a utilização de analgésicos na maioria dos casos. Os agonistas-μ puros devem ser teoricamente evitados dado o seu potencial efeito constritor sobre o esfíncter de Oddi nos seres humanos[83] e sobre o ducto pancreático nos gatos.[38] Os analgésicos comumente utilizados em gatos com doença hepatobiliar ou pancreática são a buprenorfina e butorfanol. A lidocaína, que pode possuir efeitos procinéticos intestinais benéficos, e a cetamina são algumas vezes utilizadas em combinação com um opioide sob taxa de infusão constante.[8,38]

Antieméticos devem ser fornecidos para qualquer gato com vômito ou anoréxico. Foi demonstrado que o maropitant (1 mg/kg SC a cada 24 horas, reduzindo-se para 0,5 mg/kg a cada 24 horas caso exista disfunção hepática acentuada; a via IV não é indicada na bula, porém é frequentemente utilizada)[28] reduz dor visceral em adição aos seus efeitos antieméticos.[90] Os antagonistas 5-HT$_3$, tais como a ondansetrona, também são frequentemente utilizados apesar de a dose ótima e os intervalos entre doses não terem sido estabelecidos para os gatos.[28,38] Tratamento

com inibidor da bomba de prótons deve ser introduzido em qualquer gato com suspeita de hemorragia GI.

A encefalopatia hepática pode ser abordada com uma dieta pobre em proteína e com lactulose (0,5 a 1 mL/kg VO três vezes ao dia) com adição de um antimicrobiano oral (p. ex., amoxicilina, metronidazol ou neomicina) nos pacientes que não respondem a dieta e lactulose administradas isoladamente.[28,84] Os pacientes com EH fulminante (incomum) podem ser tratados por meio de lavagem e enemas de retenção de lactulose.[84] A deficiência de tiamina e potássio pode estar presente, com sinais clínicos semelhantes aos da EH, devendo ser descartada ou corrigida antes de limitar um gato a uma dieta com baixa proporção de proteínas.[87]

O suporte nutricional é essencial nesses casos de modo a tratar ou prevenir uma lipidose hepática concomitante e para minimizar os efeitos deletérios da desnutrição sobre a função da barreira intestinal,[75] a função imunológica, a energia e o prognóstico em geral.[74] Nos gatos nos quais a alimentação oral é possível, pode ser realizada uma breve tentativa de estimular o apetite, porém a ingestão calórica pode ser inadequada e deve ser, consequentemente, monitorada de perto. Os estimulantes de apetite terão seu lugar mais provavelmente nos pacientes estáveis não residentes. Os autores preferem a mirtazapina, a qual também pode apresentar um efeito antiemético, sob dose de 1,875 mg/gato/dia (dia sim, dia não, se houver comprometimento renal), apesar de a hepatotoxicidade idiossincrásica constituir um efeito adverso raro.[91,92] Caso a ingestão voluntária seja insuficiente, uma sonda para alimentação enteral é a próxima escolha. Sondas nasoesofágicas e de esofagostomia são as preferidas para a alimentação assistida dada a facilidade de colocação no paciente acordado (sonda nasoesofágica) ou com uma breve anestesia (sonda de esofagostomia) e devido ao fato de a alimentação no trato GI proximal constituir-se na mais próxima do normal. A nutrição parenteral deve ser considerada nos gatos com vômito intratável, obtundação severa, com incapacidade de proteger suas vias aéreas ou com doença intestinal severa que culmina em má absorção/má digestão.[74] Para os gatos que não apresentam EH, uma dieta rica em proteína tal como uma dieta padrão de recuperação é empregada para suprir suas necessidades metabólicas.[74] Teoricamente, uma dieta de recuperação rica em gordura pode ser contraindicada devido aos efeitos da ODBEH sobre a digestão de gordura, gerando a necessidade de diminuir o conteúdo lipídico se forem observados sinais de intolerância à gordura (inchaço, dor abdominal e/ou diarreia). Dietas altamente digestíveis formuladas para pacientes com doenças GI podem ser apropriadas. Independentemente do tratamento nutricional selecionado, ele deve ser introduzido gradativamente e o paciente monitorado quanto à síndrome de realimentação (hipofosfatemia e outros desequilíbrios eletrolíticos).[74]

Existem diversos nutracêuticos e suplementos disponíveis que podem fornecer suporte hepático ou sistêmico.[85] Dado os problemas práticos da administração de múltiplas medicações para os pacientes felinos, os autores deste capítulo tendem a utilizar na sua instituição somente aqueles que se mostram mais benéficos. Estes incluem cobalamina,[28,72,87] ursodiol, S-adenosilmetionina (SAMe), cardo de leite e N-acetilcisteína. O ursodiol (ácido ursodesoxicólico) possui muitos efeitos positivos e é reconhecidamente benéfico nos casos de colestase extra-hepática na ausência de obstrução. Ele é de particular uso em gatos com colangite.[93] O mecanismo de ação inclui a substituição dos ácidos biliares tóxicos mais hidrofóbicos, estimulação do fluxo biliar, efeitos antiapoptóticos, estabilização mitocondrial e imunomodulação.[93] Ele também apresenta efeito citoprotetor nas células intestinais e cardiomiócitos,[93] de modo que pode, teoricamente, fornecer proteção contra endotoxemia e algumas de suas consequências. A obstrução biliar é comumente citada como uma contraindicação para a utilização do urso-diol,[23,46,64,83] porém isto não se baseia em evidências relacionadas à segurança. De fato, em ratos com ligadura de ducto biliar o ácido ursodeoxicólico resultou em uma diminuição nos níveis de enzimas hepáticas, bilirrubina, ácidos biliares e no grau de proliferação dos ductos biliares,[94] assim como diminuição na apoptose de hepatócitos e no estresse oxidativo.[95] Em seres humanos, a obstrução completa dos ductos biliares devido à colelitíase não é considerada uma contraindicação segura para a utilização do ursodiol. Apesar de a cirurgia ser definitivamente o tratamento de eleição, a terapia com ursodiol pode ser considerada para os pacientes que não aceitam a cirurgia.[96] Os autores deste capítulo acreditam que os efeitos coleréticos do ursodiol provavelmente não resultarão em ruptura biliar. Se um gato necessitar finalmente de uma cirurgia biliar, a administração de ursodiol no período anterior terá aumentado a reserva de ácidos biliares, melhorando os danos hepáticos secundários e, talvez, potencializando a saúde da mucosa intestinal com redução da endotoxemia. Adicionalmente, visto que o ursodiol possui propriedades imunomoduladores, ele pode fornecer alguns dos benefícios dos corticosteroides sem os riscos associados aos últimos.[93] É também possível que, por meio da potencialização do fluxo biliar e da redução da inflamação, o ursodiol auxilie na resolução de uma obstrução biliar temporária causada por inflamação ou lama biliar, eliminando completamente a necessidade de cirurgia. Consequentemente, os autores acreditam que o ursodiol deve ser considerado como um componente da tentativa terapêutica medicamentosa – com consentimento esclarecido do tutor – nos casos em que não há indicação clara para intervenção cirúrgica. A SAMe aumenta os níveis de glutationa e reduz o estresse oxidativo, possuindo muitos dos mesmos benefícios do ursodiol, inclusive com possibilidade de que tenha efeitos aditivos.[93] A N-acetilcisteína também aumenta os níveis de glutationa hepáticos e é comumente substituída pela SAMe em casos críticos de doença uma vez que é administrada por via parenteral e por ter aumentado a sobrevida de pacientes humanos com insuficiência hepática aguda.[16,93] Também foi demonstrado um efeito citoprotetor em ductos biliares ligados em ratos e cães, podendo ser de particular benefício em gatos com lipidose hepática acentuada.[93] A silimarina, o ingrediente ativo no cardo de leite, também se sobrepõe em termos de mecanismo de ação com os protetores hepáticos previamente mencionados, porém possui ainda como particularidade a propriedade de proteger contra complicações inflamatórias e fibróticas associadas à retenção de toxinas na bile estática.[93]

Em gatos com suspeita ou confirmação de infestação hel-míntica hepática, o praziquantel constitui-se na terapia de eleição. Os regimes de dosagem descritos na literatura variam bastante, com 20 a 40 mg/kg/dia por 5 dias surgindo como uma opção racional.[8,10,16,71]

Tratamento Cirúrgico

Os objetivos da cirurgia biliar definitiva são a confirmação do diagnóstico, a prevenção do extravasamento de bile e de perito-nite, além de fornecer uma via permeável para o fluxo biliar em direção ao trato GI. Muitas complicações foram associadas à inca-pacidade de restaurar o fluxo biliar (Quadro 16-1): dor, ruptura da vesícula biliar, ulceração duodenal,[16,26,37] formação de colélitos secundários à estase biliar,[33] pancreatite,[4,16] má digestão da gordu-ra e deficiência de vitaminas lipossolúveis,[16] hipercoagulabilidade ou hipocoagulabilidade,[37,62] crescimento acentuado e translocação bacteriana, assim como uma diminuição na regulação do sistema reticuloendotelial, levando à septicemia, à endotoxemia, ao cho-que circulatório, à lesão renal, ao dano miocárdico, à redução no reparo de feridas, à coagulação intravascular disseminada (CID) e/ou à síndrome da resposta inflamatória sistêmica (SRIS),[37] além de lesão hepática secundária incluindo cirrose em um período de 6 a 8 semanas após a obstrução completa.[16,63]

Procedimentos Cirúrgicos Disponíveis

Existem limitadas técnicas cirúrgicas para a restauração do fluxo biliar em direção ao intestino ou que permitam minimizar a dis-tensão e algumas das consequências deletérias da ODBEH. As opções incluem procedimentos temporários, tais como a colo-cação de *stents* no ducto colédoco e a colocação de sonda para colecistotomia, além de procedimentos permanentes, tais como a colecistectomia e o desvio biliar-entérico. A decisão sobre qual procedimento realizar geralmente é objetiva e ditada pelos achados intraoperatórios, tal como descrito no Quadro 16-2.

Os leitores devem ter acesso a textos cirúrgicos[88,97] para obter informações sobre os aspectos técnicos desses procedimentos. A seção subsequente descreve os achados exploratórios e fatores intraoperatórios que os cirurgiões usam para decidir qual a melhor abordagem para tratar os gatos com ODBEH.

QUADRO 16-1 Complicações Associadas à Incapacidade em Restaurar o Fluxo Biliar

- Dor
- Ruptura da vesícula biliar
- Ulceração duodenal[16,26,37]
- Formação de colélitos secundária à estase biliar[33]
- Pancreatite[4,16]
- Má digestão de gordura e deficiências de vitaminas lipossolúveis[16]
- Hipercoagulabilidade ou hipocoagulabilidade[37,62]
- Crescimento acentuado e translocação bacteriana
- Diminuição na regulação do sistema reticuloendotelial, levando aos seguintes quadros:
  - Septicemia
  - Endotoxemia
  - Choque circulatório
  - Lesão renal aguda
  - Lesão miocárdica
  - Redução no reparo de feridas
  - Coagulação intravascular disseminada e/ou síndrome da resposta inflamatória sistêmica[37]
- Lesão hepática secundária, incluindo cirrose em um período de 6 a 8 semanas após obstrução completa[16,63]

QUADRO 16-2 Procedimentos Cirúrgicos: Definições e Indicações

Acesso e Cateterização da Papila Biliar
- Duodenotomia: Enterotomia antimesentérica sobre a papila duodenal
- Esfincterectomia: Incisão através do esfíncter de Oddi e da papila duodenal

Descompressão Biliar Temporária
- Sonda de colecistectomia: Colocação de sonda para drenar a bile contida na vesícula biliar para um sistema coletor fechado externo; utilizado quando as obstruções biliares são reversíveis e a vesícula biliar e os ductos biliares estão dilatados, porém saudáveis
- *Stent* no ducto colédoco: Colocação de cateter no ducto biliar comum e fixação temporária adjacente à papila; para obstruções biliares reversíveis quando o tubo está prontamente colocado no ducto colédoco e a vesícula biliar e o ducto estão dilatados, porém saudáveis, ou para descomprimir temporariamente a árvore biliar caso uma coledocotomia seja realizada

Remoção de Colélitos Alojados no Ducto Biliar Comum
- Coledocotomia: Incisão no DBC

Remoção de Vesícula Biliar Macroscopicamente Alterada ou de Cálculos Biliares Quando a Árvore Biliar é Patente
- Colecistectomia: Remoção da vesícula biliar

Desvio Biliar para Obstruções Biliares Irreversíveis e Permanentes ou para Lesões no Ducto Biliar Comum
- Colecistoenterostomia: A vesícula biliar é anastomosada ao duodeno ou jejuno
- Desvio em Y de Roux ou colecistojejunoduodenostomia: Interposição de um segmento jejunal entre a vesícula biliar e o intestino delgado
- Coledocoduodenostomia: Quando a vesícula biliar não está disponível para um desvio, realiza-se a tentativa utilizando a anastomose a uma porção distal do DBC significativamente dilatada

  DBC, duto biliar comum
  DBC, duto biliar comum.

Após uma exploração abdominal completa e obtenção de amostras de qualquer líquido livre para realização de citologia e cultura, realiza-se uma inspeção visual mais detalhada e a palpação dos lobos hepáticos, da árvore biliar, do trato GI superior e do pâncreas. Caso exista uma hérnia diafragmática ou uma obstrução proximal no trato GI que possam explicar a obstrução biliar realiza-se um reparo cirúrgico imediato.

Quando se observa uma pancreatite óbvia causando obstrução do ducto biliar sem outras alterações nos ductos ou na vesícula biliar, deve ser tomada uma decisão, se deve ser inserido um *stent* para descomprimir uma porção intrapancreática comprimida do DBC ou deve ser colocada uma sonda de colecistotomia. Primeiramente, determina-se por meio de duodenotomia se a sonda pode ser inserida no DBC através da obstrução. A **esfinterectomia** pode ser considerada quando a papila estiver espessada

e a sonda para alimentação não puder ser passada prontamente ou se um colélito for encontrado alojado na papila. Uma pequena incisão sobre a porção intramural do DBC é realizada próxima à papila, removendo-se o cálculo e, então, realizando uma tentativa de se passar a sonda através da área. Em casos de obstrução relacionada com a pancreatite, se a papila puder ser normalmente palpada e o ducto cateterizado, a sonda de alimentação pode ser deixada no local como um **stent coledocal**. O *stent* deve ser eliminado nas fezes após vários meses.[32] A indicação primária para a colocação do *stent* é restaurar temporariamente o fluxo de bile enquanto a doença é resolvida. A colocação do *stent* também pode ser considerada como um procedimento de emergência para auxiliar na estabilização de um paciente que não é um bom candidato para cirurgia antes de retornar para esta com objetivo de um reparo mais definitivo, como um meio temporário de descompressão após o reparo do ducto ou como uma medida paliativa nos casos de neoplasia.[37] Em último caso – e, potencialmente, em outros cenários também – a autoexpansão ou expansão por meio de *stents* com balões metálicos pode ser realizada com maior sucesso do que a colocação de sondas de alimentação, uma vez que eles se expandem para preencher o lúmen.[83] Entretanto, essa técnica foi realizada até o momento em um número muito limitado de gatos (F. Pike, comunicação pessoal, 26 de Agosto de 2014). A vantagem do *stent* em relação aos meios de descompressão temporários que podem necessitar de tempo de anestesia menor é que a bile não será desviada para fora do trato GI, consequentemente preservando-se a fisiologia pelo retorno da bile ao duodeno.

Se a sonda não passar através da área obstruída no DBC por causa do pâncreas inflamado, deve ser considerada a utilização de uma **sonda de colecistotomia** (Fig. 16-3). Se o paciente não necessitar de reparo definitivo, a sonda deve permanecer no local por ao menos 3 a 4 semanas de modo a permitir a formação do trato,[37,75] sendo necessárias ao menos 6 semanas em pacientes humanos para que algumas das consequências hepáticas e sistêmicas da obstrução biliar sejam minimizadas.[98] A manutenção de uma sonda de colecistotomia por longo prazo não é uma opção racional visto que complicações devido à bactibilia são muito comuns.[27] Consequentemente, esse método de desvio

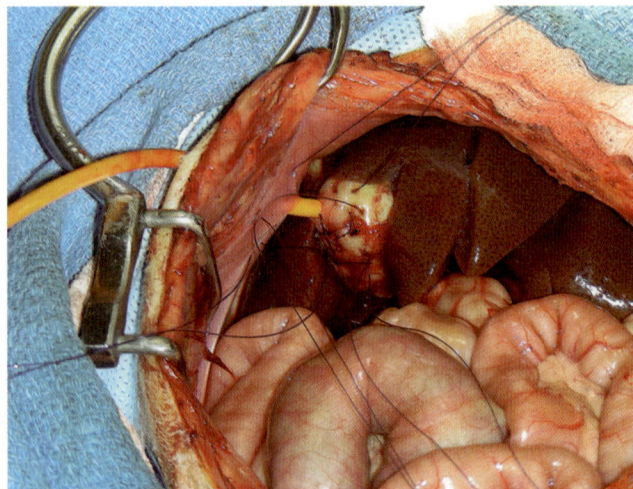

Figura 16-3: Drenagem biliar percutânea temporária por meio da colocação de uma sonda de cistotomia.

deve ser considerado como uma opção temporária somente para melhorar a estabilidade do gato antes de uma cirurgia mais definitiva ou como um meio de descompressão da árvore biliar com a expectativa de que a condição obstrutiva seja temporária.

Se houver bile espessada no DBC causando obstrução e o restante da árvore biliar estiver dilatada, porém saudável, a sonda de alimentação é avançada até a papila por meio de uma **duodenotomia**. A lavagem retrógrada do ducto biliar, do ducto cístico e da vesícula biliar com solução salina estéril é realizada para remover a bile espessada. Após a maior parte do líquido biliar ter sido aspirada com a sonda (e uma amostra enviada para cultura), a lavagem do trato e a aspiração da sonda fenestrada podem ser realizadas alternadamente. Adicionalmente, todo o trato é irrigado de modo a ser distendido, a sonda é removida e a vesícula biliar é gentilmente exprimida de modo a forçar qualquer lama residual ou material particulado para fora da árvore biliar. Esse procedimento é repetido até que seja observada somente uma solução salina clara saindo da papila e que a árvore biliar possa ser palpada normalmente.

Caso um colélito seja observado ou palpado e esteja causando obstrução, deve ser averiguada a viabilidade da parede do DBC. Se existirem evidências de necrose ou extravasamento no local do cálculo, a área é ligada e excisada, sendo realizada então uma **colecistoenterostomia** (descrita posteriormente). A anastomose primária do DBC após uma ressecção segmentar geralmente não é a técnica escolhida em gatos uma vez que o ducto é pequeno e o reparo se dá sob tensão excessiva, fazendo com que o procedimento gere um alto risco de estenose e extravasamento de bile.[99] Se o ducto for considerado saudável e o(s) cálculo(s) obstrutivo(s) puder ser empurrado para a vesícula biliar, é realizada a **colecistectomia**. Geralmente deixar a vesícula biliar em seu local original nos casos de colelitíase aumenta o risco futuro de recidiva na formação de cálculos (pelo fato de o local ser considerado um nicho para sua formação).[1,37,67] Quando um colélito está imóvel mesmo após cateterização e lavagem repetidas, porém o ducto não está acentuadamente lesionado, a **coledocotomia** é realizada por sobre o cálculo. Após fechar a coledocotomia, a papila é cateterizada e a árvore biliar lavada e avaliada na busca por extravasamento. Apesar de ter sido relatado sucesso com e sem a colocação de *stents* seguindo-se a coledocotomia, os autores preferem, nestes casos, deixar o cateter (*stent* de ducto colédoco) no local como uma medida temporária de descompressão enquanto ocorre a reparação da incisão.

Se a vesícula biliar aparente estiver alterada macroscopicamente (p. ex., presença de mucocele; se estiver túrgida, espessada ou com alterações na coloração; se houver presença de neoplasia; ou se houver necrose e/ou com extravasamentos), a papila e a árvore biliar devem ser avaliadas para a confirmação de sua patência, realizando-se, então, uma colecistotomia de rotina.

Quando há uma doença mural ou extramural permanente óbvia acometendo o ducto biliar obstruído (Fig. 16-4), porém não a vesícula biliar ou o ducto cístico, é necessário um procedimento de desvio biliar-entérico (**colecistoduodenostomia**, ou de modo menos ideal, **colecistojejunostomia**). Esses procedimentos unem o lúmen da vesícula biliar com o lúmen do intestino delgado por meio do desvio da porção distal do DBC. Se a patência da vesícula biliar ou do ducto cístico estiver em questão, um cateter deve ser passado em sentido normógrado

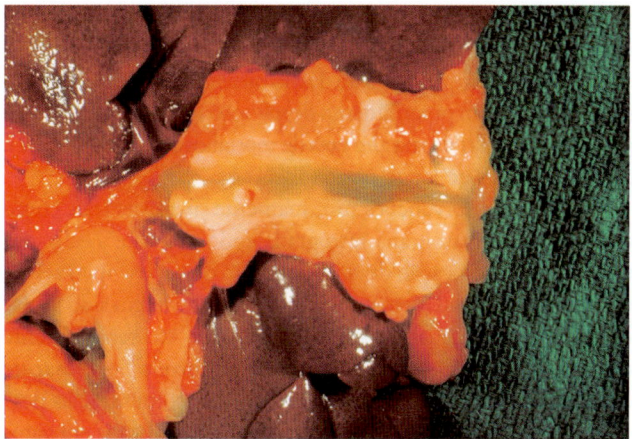

Figura 16-4: Espécime de necrópsia revelando um carcinoma invasivo de ductos biliares ao redor do ducto colédoco (seccionado longitudinalmente).

através de um local de colecistotomia (em uma área apropriada para o desvio planejado). A técnica de desvio biliar-entérico preferida em pacientes humanos é a de Y de Roux (Fig. 16-5) ou **colecistojejunoduodenostomia** (também conhecida como *interposição de segmento de alça jejunal*) dado o refluxo enterobiliar diminuído e a alteração limitada na fisiologia do trato GI quando comparado a outros procedimentos. Esse procedimento que utiliza um segmento mais curto do jejuno não foi relatado em gatos, porém merece avaliação futura uma vez que o refluxo biliar e a colangite ascendente são as principais preocupações após a anastomose biliar-entérica nos gatos.[1]

Se nem o ducto colédoco distal nem o ducto cístico estiverem patentes, existem boas opções para a restauração definitiva do fluxo biliar. A anastomose direta do ducto biliar ao duodeno (**coledocoduodenostomia**) pode ser tentada, porém raramente é realizada em felinos devido ao pequeno diâmetro luminal do ducto colédoco.

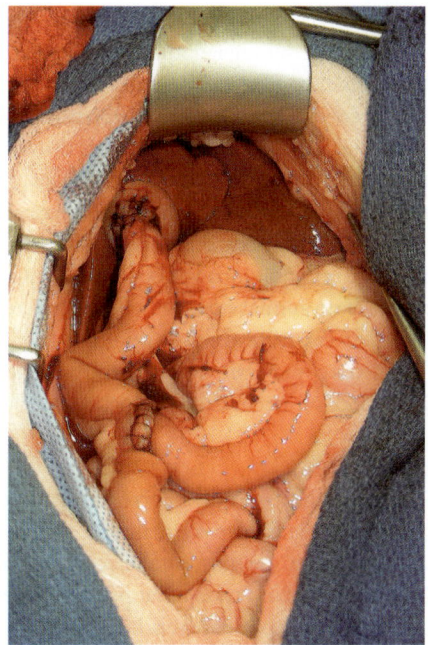

Figura 16-5: Imagem intraoperatória demonstrando a colecistojejunoduodenostomia (Y de Roux) para o tratamento de uma estenose na região terminal do ducto colédoco em um gato.

Ela pode ser considerada quando o DBC está significativamente dilatado, havendo a necessidade do desvio do ducto biliar intramural ou da papila. Qualquer meio de desvio biliar-entérico deve ser considerado como um procedimento de salvação a ser evitado, caso seja possível, por causa de sua alta taxa de mortalidade perioperatória e de complicações no longo prazo (Tabela 16-2).[34]

Apesar de intervenções minimamente invasivas (tais como a colangiopancreatografia retrógrada endoscópica e a esfincterectomia ou a colocação de *stent* por meio de endoscopia) serem comumente realizadas em pacientes humanos e terem sido investigadas em cães e quatro gatos saudáveis, elas são tecnicamente desafiadoras e não estão atualmente disponíveis[60] – apesar de existirem estudos em realização (A. Berent, comunicação pessoal). Entretanto, a laparoscopia é comumente realizada em gatos e constitui uma boa alternativa para um paciente que necessita somente de biópsias para o diagnóstico e amostras para cultura bacteriana. Porém, existem preocupações acerca de se lacerar ductos intra-hepáticos distendidos.[16] Algumas instituições também se valeram da colocação de cateteres de colecistotomia percutânea ("cateteres rabo de porco") sob orientação ultrassonográfica ou assistida por laparoscopia com o objetivo de descomprimir temporariamente a vesícula biliar, tendo como riscos significativos, entretanto, uma obstrução precoce, o deslocamento do cateter e o desenvolvimento de peritonite biliar.[82,88]

Independentemente de a cirurgia biliar ser ou não realizada, diversos procedimentos auxiliares devem ser considerados. Visto que muitos pacientes felinos com ODBEH são acometidos por "tríade/triadite"[53] e as relações causais entre a ODBEH e colangite e ODBEH e pancreatite podem se dar em ambas as direções,[4,103] biópsias do fígado, pâncreas e intestinos (incluindo o íleo)[104] devem ser obtidas e enviadas para análise histopatológica. Devido à prevalência de bactérias no fígado e pâncreas de gatos com processos inflamatórios hepáticos[73] e dada a possibilidade de infecção secundária oportunista associada à ODBEH,[16] biópsias hepáticas e pancreáticas – assim como a bile – devem ser enviadas para cultura aeróbica e anaeróbica. Qualquer colélito deve ser enviado para análise de composição e cultura bacteriana, com a vesícula biliar ou o epitélio biliar removido sendo enviado para análise histopatológica e cultura bacteriana. Biópsias excisionais ou incisionais de qualquer lesão tumoral devem ser obtidas. Na maioria dos casos, a colocação de uma sonda de alimentação também deve ser considerada. As sondas de esofagostomia são ideais para os gatos que não estão vomitando ou regurgitando uma vez que geralmente têm maior aceitação por parte do animal e dos tutores, poucas complicações associadas e podem ser utilizadas para a administração de medicamentos. Em gatos com vômito refratário ou nos pacientes com regurgitação poderá ser necessária uma sonda de jejunostomia.

Momento da Cirurgia

De modo geral, acredita-se que a correção cirúrgica de uma obstrução biliar completa deve ser realizada o mais cedo possível após o diagnóstico ter sido estabelecido, ao passo que a investigação cirúrgica de um trato biliar parcialmente obstruído pode ser adiada até que o paciente seja um candidato mais ideal para o procedimento cirúrgico.[55] Assume-se comumente que o prognóstico associado à cirurgia biliar é melhor se a cirurgia for realizada antes de ocorrer a ruptura biliar. Entretanto, em vários estudos recentes não se observou uma relação entre a peritonite asséptica secundária a uma ruptura de vesícula biliar associada com mucocele e a sobrevida nos cães.[44,45,105,106] Entretanto, a peritonite biliar séptica está de fato associada a um pior desfecho.[77,78] Isto não foi avaliado diretamente em gatos e a ruptura biliar e a peritonite séptica são menos comuns nos gatos do que nos cães.[78,107] Apesar disso, a intervenção cirúrgica precoce para obstruções biliares completas parece ser um princípio de orientação razoável. Mesmo assim, existem duas boas razões para que a cirurgia seja judiciosamente adiada. Primeiro, pode ser difícil determinar imediatamente no momento em que o paciente é atendido se ele possui uma ODBEH completa (contra uma ODBEH parcial ou uma dilatação biliar acidental sem obstrução, tal como em alguns casos de colangite – p. ex., Fig. 16-6). Como as condições associadas à ODBEH parcial ou a uma dilatação biliar acidental podem responder ao tratamento médico somente, deve ser realizada uma tentativa de tratamento com medicamentos. O estado clínico do paciente deve ser continuamente reavaliado, com uma reanálise do hemograma, da bioquímica sérica e da ultrassonografia biliar a cada 24 a 48 horas (ou menos frequentemente em um paciente estável não residente). Se houver piora do quadro clínico e se tornar cada vez mais indicativo de que se trata de uma ODBEH completa (p. ex., piora no quadro de hiperbilirrubinemia combinado com aumento na dilatação biliar, piora no estado hemodinâmico[88]) e se já tiverem sido implementadas medidas racionais para o tratamento médico, há uma concreta indicação cirúrgica, devendo a cirurgia ser realizada. Outros autores recomendaram a intervenção cirúrgica (p. ex., com pancreatite) se a obstrução progredir ao longo de 1 a 2 semanas,[2,16,88] o que aparenta ser razoável enquanto o paciente permanece estável. Outros defendem uma abordagem mais conservadora enquanto o estado clínico do paciente ainda estiver melhorando, visto que a dilatação biliar e altos níveis de bilirrubina delta (a qual possui meia-vida longa dada sua ligação com proteínas e aumenta de acordo com o percentual de bilirrubina total relacionado ao aumento na duração da hiperbilirrubinemia nos cães)[108] pode persistir por mais de 1 mês (D. Twedt, comunicação pessoal, 15 de julho de 2014). Segundo, muitos pacientes com obstrução biliar não são estáveis e serão melhores candidatos para a cirurgia após um período de estabilização clínica. Adicionalmente, a passagem de colélitos ou de lama e a resolução espontânea de uma ODBEH são observados ocasionalmente.[6,25,75] Entretanto, não é aconselhada a espera intencional para este desfecho fortuito.

Complicações Cirúrgicas e Monitoramento

Assim como em qualquer cirurgia abdominal, a cirurgia biliar possui risco de hemorragia, deiscência, seroma e infecção no local. Os eventos adversos comumente relatados em associação à cirurgia biliar em gatos podem ser divididos em complicações no curto prazo e no longo prazo. O leitor pode conseguir outros detalhes acerca da técnica cirúrgica em outras fontes de modo a minimizar as complicações.[37,88,97]

As complicações comuns a curto prazo (Tabela 16-2) incluem anemia, hipotensão persistente (especialmente quando o tempo de anestesia foi longo[2,34]), reobstrução (p. ex., devido a erro intraoperatório, incapacidade em remover todos os colélitos, inflamação, lama biliar residual, coágulo sanguíneo ou *stent*

Tabela 16-2	**Desfechos da Cirurgia em Casos Selecionados de Obstrução de Ducto Biliar Extra-hepático Associados a Processos Inflamatórios, Neoplasia e Colelitíase em Felinos**

Razão para Cirurgia Biliar (Número de Gatos)	Procedimentos Cirúrgicos Realizados (Número de Gatos)	Desfechos
Coledocolitíase (1); pancreatite (1)[36]	CD e CC (1); CD e colecistotomia (1)	• 100% de sobrevida (ambos eutanasiados após 2 anos ou mais devido a outras causas)
DII com colelitíase obstrutiva (3); plugues biliares (2); neoplasia maligna (1)[100]	Esfincterectomia (6), mais excisão da massa, reparo do DBC e dilatação com um tubo no gato com neoplasia	• Quatro de seis sobreviveram por mais que 2 meses (três de três com colelitíase; um de dois com plugues biliares)
Pancreatite aguda (5); massa gastrintestinal inflamatória (1)[69]	CCD (3); CD mais colocação de *stent* (1); duodenotomia com lavagem de ducto biliar (1); ressecção do tumor (1)	• Quatro de seis sobreviveram mais de 2 semanas e estavam vivos no último acompanhamento de 4 meses a 5 anos • O gato que necessitou de ressecção tumoral não retornou ao atendimento no período pós-operatório • Um paciente submetido à CCD foi eutanasiado devido à suspeita de peritonite séptica no 11° dia
Neoplasia (3); colângio-hepatite (1)[99]	CCD utilizando equipamento endoscópico para anastomose gastrintestinal por grampeamento (4)	• Dois de quatro sobreviveram mais de 2 semanas (dois eutanasiados no período pós-operatório em vista da neoplasia)
Pancreatite (7)[32]	Colocação de *stent* no ducto colédoco (7); mais CC (2)	• Cinco de sete sobreviveram à alta (dois de sete morreram no período pós-operatório, um apresentava TEP/pneumonia; um apresentou recidiva da ODBEH) • Dois de sete sobreviveram mais de 2 anos • Complicações a curto prazo nos animais que sobreviveram: reobstrução (dois gatos) • Complicações a longo prazo: colangite ascendente (o *stent* ficou retido mais de 6 meses em um paciente); êmese recorrente (dois gatos)
Neoplasia (9): Adenocarcinoma biliar (5), linfoma (2), carcinoma de células escamosas (1), adenocarcinoma pancreático (1) Inflamatório (13): Hepatite crônica (10), colecistite (8), pancreatite (7), enterite (5) > um órgão acometido (10) Cinco tinham tumor não neoplásico no ducto biliar causando ODBEH[34]	CCD (13); CCJ (8); Coledocoduodenostomia (1)	• 64% sobreviveram até a alta (cinco de nove com neoplasia; nove de 13 com inflamação) • Três de nove com neoplasias apresentavam metástase macroscópica no momento da cirurgia • 27% sobreviveram mais de 6 meses (todos com inflamação) • Complicações pós-operatórias comuns: transfusão sanguínea (15 gatos); hipotensão persistente na maioria • Todos os sobreviventes apresentaram complicações no longo prazo, incluindo colecistite recorrente, vômito recorrente e insuficiência do pâncreas exócrino
Colecistite com coledocólitos (1); coledoquite (1); inflamação na papila duodenal maior (1); avulsão traumática do ducto colédoco (1)[24]	Desvio biliar-entérico (3); CC (1)	• Um de três animais nos quais foi realizado desvio sobreviveu e estava vivo após 4 meses (gato com tumor inflamatório na papila e colangite/DII) • O animal submetido à CC sobreviveu • Os autores também revisaram a literatura e verificaram que de 29 casos de gatos submetidos a desvio biliar, 50% permaneceram vivos por 2 semanas e 23% por 6 meses. O restante dos animais foi eutanasiado no período devido a crises de pirexia, vômito e anorexia • Oito de nove casos de não realização do desvio sobreviveram ao período pós-operatório (tempo de acompanhamento clínico variável)

(Continua)

Tabela 16-2	Desfechos da Cirurgia em Casos Selecionados de Obstrução de Ducto Biliar Extra-hepático Associados a Processos Inflamatórios, Neoplasia e Colelitíase em Felinos *(Cont.)*

Razão para Cirurgia Biliar (Número de Gatos)	Procedimentos Cirúrgicos Realizados (Número de Gatos)	Desfechos
Adenocarcinoma biliar ou pancreático (6); inflamação – ao menos uma das opções entre pancreatite, colângio-hepatite, colelitíase e colecistite (15); tumor não diagnosticado no ducto colédoco (1)[1]	CCD (10); CCJ (4); *stent* no ducto colédoco (1); CC (2); CD (1); colocação de sonda para colecistotomia (1)	• Zero de seis casos de neoplasia sobreviveram • 60% dos casos de inflamação sobreviveram ao menos por 1 semana • De modo geral, a taxa de mortalidade pós-operatória imediata (até 48 horas) foi de 57%, não incluindo a eutanásia • Mais de 50% dos casos necessitaram de transfusão sanguínea e/ou terapia de pressão • Paradas cardiorrespiratórias foram comuns (sete gatos) • Houve falha na única colocação de *stent* no ducto colédoco (migrou para fora do ducto colédoco, recidiva de ODBEH no 3° dia pós-operatório) • Complicações a longo prazo incluíram recidiva de colangite, ODBEH e perda de peso crônica
Colelitíase (9)[33]	CC e duodenotomia (5); colecistotomia (1); CCD (2); CCJ (1)	• Sete de nove sobreviveram 13 meses ou mais • Ambos os pacientes que morreram no período perioperatório tinham lipidose hepática • Dois de três casos de desvio se apresentaram clinicamente bem por 18 a 27 meses e morreram por outras causas • Anemia pós-operatória com necessidade de transfusão sanguínea foi comum (quatro gatos)
Carcinoma biliar (1); carcinoma pancreático (1); adenoma de ducto biliar (1); fibrose pancreática (1)[101]	Colecistotomia e duodenotomia com lavagem (1); CC (1); morreram no período pré-operatório (2)	• Nenhum sobreviveu
Massas de tecido de granulação (2); carcinoma de ducto biliar (1); fibrose devido à pancreatite crônica (1)[31]	CD mais tubo T (1); CCD (2); sonda de colecistotomia (1)	• Um de quatro sobreviveu (pólipo de tecido de granulação tratado com o tubo; o tubo foi removido após 7 dias e o gato esteve clinicamente bem por mais de 2 anos) • Três de quatro morreram no período perioperatório
Enterite fibrosante ulcerativa (1); adenocarcinoma intestinal/erro cirúrgico prévio (1)[102]	Ressecção duodenal proximal e CCD (2)	• Um de dois sobreviveu • Um foi eutanasiado 10 semanas após o procedimento devido à suspeita de recidiva de colangite e ODBDEH • Um sobreviveu 2 anos ou mais com frequentes episódios suspeitos de colangite • Ambos os gatos desenvolveram insuficiência pancreática exócrina no intervalo de 1 semana

CC, colecistectomia; *CCD*, colecistoduodenostomia; *CCJ*, colecistojejunostomia; *CD*, coledocotomia; *ODBEH*, obstrução de ducto biliar extra-hepático; *DII*, doença intestinal inflamatória; *TEP*, tromboembolismo pulmonar.

ou sonda de colecistotomia deslocados ou plugados), pancreatite (p. ex., em vista de uma manipulação cirúrgica ou de trauma ductal gerado pela colocação de um *stent* ou por cateterização acidental) e peritonite biliar ou séptica (p. ex., devido à deiscência no tecido biliar em reparo, lesão inadvertida da árvore biliar durante a manipulação ou cateterização, ou relacionada com duodenotomia e locais de obtenção de amostras GI para biópsia). O monitoramento no curto prazo deve incluir, consequentemente, avaliação física frequente e mensuração da pressão sanguínea arterial sistêmica, assim como hemograma e painel bioquímico sérico diários. A expectativa dos autores é a de que haja declínio gradual na concentração sérica de bilirrubina seguindo-se a um discreto aumento após a cirurgia, embora como foi mencionado anteriormente, a fração delta da bilirrubina necessitará de mais tempo para se normalizar.

Se a anemia e hemorragia óbvia estiverem presentes, deve ser realizado o monitoramento dos parâmetros de coagulação, com a administração de vitamina K e plasma, se houver indicação. Um inibidor da bomba de prótons também deve ser considerado visto que a hemorragia GI pode estar presente sem evidência clínica nas fezes. Se a sonda de colecistotomia ou o dreno abdominal estiverem no local, deve ser realizada citologia diária (e cultura bacteriana, caso indicado) do líquido. Suspeitas de hemoabdômen, bile, peritonite séptica ou de obstrução repetida constituem indicações para ultrassonografia abdominal e abdominocentese diagnóstica. Excluindo-se a hemorragia autolimitante, todas as outras complicações ditarão um retorno para cirurgia.

As complicações em longo prazo podem incluir reobstrução (p. ex., como consequência de uma estenose gerada no repa-

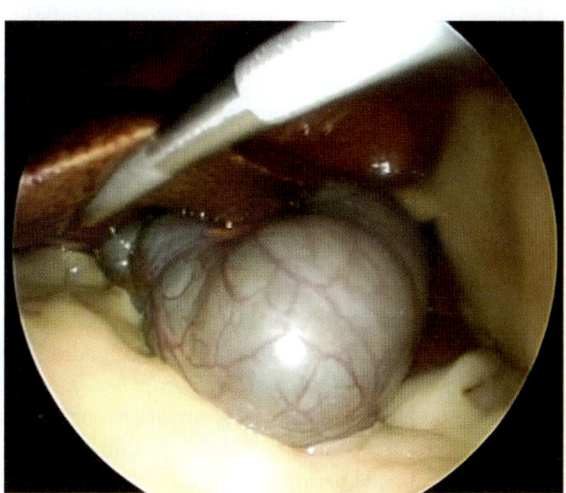

Figura 16-6: Visão laparoscópica de uma vesícula biliar e de um ducto cístico dilatados em um gato com colangite linfocítica.

QUADRO 16-3 Pontos-chave a Serem Considerados na Abordagem de um Caso Suspeito de Obstrução de Ducto Biliar Extra-hepático em Felinos

- Dilatação da árvore biliar visualizada ultrassonograficamente pode não indicar obstrução.
- Colélitos podem constituir-se em um achado acidental.
- A cirurgia biliar é tecnicamente desafiadora e o desvio biliar-entérico está associado a alta taxa de mortalidade perioperatória, além de complicações no longo prazo.
- As neoplasias malignas que levam ao desenvolvimento de ODBEH estão associadas a uma taxa de mortalidade próxima a 100%.
- Cirurgias mais simples, tais como a colecistectomia e a remoção de colélitos sem o desvio biliar-entérico estão associadas a um bom prognóstico.
- Doenças subjacentes reversíveis (tais como a pancreatite) podem apresentar um bom prognóstico no curto prazo mesmo com cirurgia, porém é possível a recidiva.
- Frequentemente a causa subjacente da ODBEH pode ser difícil de ser determinada antes da realização da cirurgia, e as lesões observadas durante o ato cirúrgico não devem ser presumidas como neoplásicas, sem o diagnóstico histopatológico.
- Nos pacientes estabilizados os quais não apresentam indicação cirúrgica definitiva, considerar um tratamento clínico empírico para uma causa presumivelmente inflamatória e reversível de ODBEH (p. ex., pancreatite e colangite).
- No futuro, opções minimamente invasivas (p. ex., colangiopancreatografia retrógrada endoscópica e colocação de *stent*) podem aumentar a capacidade diagnóstica e de tratamento dos gatos com ODBEH.

ODBEH, Obstrução de ducto biliar extra-hepático.

---

ro biliar), colangite bacteriana ascendente ou descendente[24] – particularmente comum quando se utilizam *stents*[16] e desvios biliar-entéricos (Tabela 16-2), insuficiência do pâncreas exócrino (relatada de maneira incomum devido à ligadura acidental do ducto pancreático),[102] dor abdominal intermitente ocasional e diarreia associada à colecistectomia,[37] e ulceração duodenal no caso de colecistojejunostomia[16,88] (tratamento com inibidor da bomba de prótons é recomendada por ao menos 2 a 4 semanas após a cirurgia e, possivelmente, indefinidamente). Apesar de não ser uma complicação da cirurgia, é importante notar que nos casos de colangite e/ou pancreatite em presença ou ausência de DII, pode ocorrer a recidiva da doença clínica (e da ODBEH). De maneira semelhante, colélitos podem se formar novamente[2,33] apesar de este risco ser reduzido pela colecistectomia e pela abordagem a qualquer colangite subjacente.[37] Uma avaliação clínica trimestral e a avaliação de uma base de dados mínima são recomendadas em todos os casos. Se os sinais clínicos (p. ex., perda de peso ou esteatorreia) fornecerem suporte para uma insuficiência do pâncreas exócrino, a imunorreatividade semelhante à tripsina sérica deve ser mensurada. Se for colocado um *stent* de ducto colédoco, as fezes devem ser monitoradas quanto a sua passagem. Se isto não for observado em até 1 a 2 meses, deve ser realizada uma radiografia abdominal e, caso o *stent* ainda esteja presente, ele deve ser removido por endoscopia de modo a prevenir uma oclusão futura do *stent* e uma colangite ascendente.[38] Por fim, é importante notar que alterações biliares permanentes podem ser observadas no diagnóstico por imagem. Ductos biliares previamente dilatados e inflamados podem nunca mais retornar ao seu calibre normal, sendo, ainda, relatada dilatação persistente do ducto colédoco nos cães e pacientes humanos após a colecistectomia.[45,83,88]

PROGNÓSTICO

De modo geral, o prognóstico para felinos com ODBEH é reservado. A sobrevida nos casos de ODBEH com abordagem clínica não é bem relatada na literatura. Apesar disso, gatos com colangite tratada com medicamentos tendem a se manter bem no curto prazo, porém provavelmente necessitarão de tratamento crônico e poderão sofrer com crises da doença no fututo.[2,5,8,53] Gatos com PNA possuem um prognóstico reservado no curto prazo, porém podem ter um prognóstico melhor no longo prazo. Gatos com pancreatite crônica podem ser de difícil abordagem e provavelmente sofrerão com alterações irreversíveis (i.e., fibrose) em seu trato biliar.

Uma taxa de sobrevida de 40% a 60% com a cirurgia é uma estimativa conservadora, aproximando-se de 0% nos casos de neoplasia maligna.[1,37] Entretanto, muito da mortalidade relatada ocorre no período perioperatório, com o prognóstico sendo melhor para as neoplasias benignas e quando os gatos sobrevivem ao período perioperatório.[5] A mortalidade varia de acordo com a causa subjacente de obstrução, assim como com o tratamento empregado, com determinados cenários merecendo uma atenção maior (Tabela 16-2).

Os gatos com doenças que também podem ser corrigidas por meio de cirurgia sem a necessidade de desvio biliar (p. ex., colelitíase,[23,33] mucocele,[18,19] hérnia diafragmática,[14] corpo estranho biliar ou duodenal[21,22]) podem apresentar um prognóstico excelente no longo prazo se eles sobreviverem ao período perioperatório.[22,25] Os gatos tendem a tolerar bem a colecistectomia no longo prazo,[16] porém se eles apresentarem outro quadro de ODBEH que necessite de desvio biliar provavelmente isso será fatal, visto que a maioria dos procedimentos de correção não será mais possível.[16] Existem poucos dados acerca do procedimento de coledocotomia em gatos, mas as evidências limitadas existentes sugerem que os desfechos podem ser melhores do que se pensava previamente.[36] A colocação de *stents* no ducto colédoco está associada a um prognóstico melhor do que aquele para os casos de desvio biliar-entérico.[83] Entretanto, a colocação de *stents* está associada a mais complicações nos gatos do que nos cães,[83,88] ainda não sendo claro o prognóstico da colocação de *stents* ou outros procedimentos de desvio biliar temporário.

O prognóstico para os gatos que necessitam de desvio biliar permanente é reservado – a literatura relata que aproximadamente 50% dos pacientes têm alta, com somente 23% de animais vivos após 6 meses, estes sofrendo de alterações GI intermitentes responsivas a antimicrobianos.[21,34] Um grupo de pacientes que pode apresentar melhora caso o desvio seja realizado são os animais com pancreatite.[69] O prognóstico para gatos com neoplasia obstrutiva e maligna que necessitam de desvio é grave, com taxas de mortalidade de 100% relatadas na literatura para o período pós-operatório. O adenocarcinoma de ducto biliar é a lesão hepatobiliar maligna mais comum em gatos e apresenta comportamento bastante agressivo, com taxa de metástase de 67% a 80% – geralmente carcinomatose – no momento do diagnóstico. Atualmente não existe opção para quimioterapia para esses tumores em gatos. Entretanto, o adenoma de ducto biliar é a neoplasia mais frequente nos gatos e, apesar de não ser tão frequentemente relatado como causa de ODBEH, o procedimento cirúrgico pode ser curativo.[29,109] Por fim, o prognóstico para uma infestação acentuada por platelmintos levando a um quadro de ODBEH também deve ser considerado como reservado a mau.[7,11,71] Entretanto, foi relatado um caso de um gato que respondeu bem a coledocojejunostomia.[10] De fato, o prognóstico pode ser pior para algumas outras causas de ODBEH devido a uma obstrução biliar intra-hepática acentuada concomitante,[7] com a maioria dos animais não sobrevivendo ao procedimento cirúrgico.[23,71]

Apesar de os casos publicados fornecerem alguma orientação no que diz respeito ao prognóstico, eles não permitem predizer como um gato em particular responderá ao tratamento da ODBEH. Mesmo assim, considerando-se os desfechos relatados, a decisão de realizar um procedimento cirúrgico em um gato com ODBEH deve ser avaliada com cuidado, sendo imperativa a consideração dos fatores de risco para o paciente em particular. Os fatores de risco para um prognóstico ruim nos pacientes humanos incluem idade, neoplasia maligna, febre, leucocitose, hipoalbuminemia, grau de hiperbilirrubinemia e de elevação da FA, anemia e lesão renal aguda.[37] Os indicadores de mau prognóstico relatados para gatos e cães são: sepse, peritonite séptica, leucocitose, azotemia renal, dispneia, TTPa prolongado ou outra coagulopatia e CID.[37] Hipotensão refratária parece constituir-se em um fator de risco importante em muitos estudos.[16] Também foi relatado que a lipidose hepática está associada a um desfecho desfavorável, se não for previamente controlada para possibilitar a realização da cirurgia.[33] Entretanto, em uma ampla série de casos (22 gatos), somente a existência de neoplasia influiu significativamente no desfecho cirúrgico.[34] Por fim, a duração da ODBEH provavelmente afetará o prognóstico no longo prazo. Se a obstrução se resolver em poucas semanas, lesões hepáticas secundárias podem ser reversíveis, porém a cirrose biliar se instalará após 6 semanas nos casos de ODBEH não resolvida.[16]

RESUMO

Os pontos-chave a serem considerados quando se avalia um gato com suspeita de ODBEH estão resumidos no Quadro 16-3. A ODBEH é incomum nos gatos e geralmente está associada à doença clínica severa. Em alguns casos, uma intervenção cirúrgica imediata é necessária para evitar o óbito do animal. Entretanto, a taxa de mortalidade perioperatória é alta (próxima a 100% nos casos associados a neoplasias malignas). Além disso, quando um desvio biliar-entérico é necessário, as complicações em longo prazo são comuns. Consequentemente, procedimentos cirúrgicos desnecessários devem ser evitados, com ênfase particular na busca por alternativas ao desvio e com consideração criteriosa sobre a prudência da realização do procedimento cirúrgico em um paciente com uma causa maligna conhecida de ODBEH. Frequentemente é difícil determinar no momento inicial, se um gato sofre de uma causa permanente, completa de ODBEH. Se uma indicação cirúrgica clara não for imediatamente aparente, deve ser considerada uma tentativa de abordagem clínica. Se houver progressão subsequente dos sinais clínicos consistentes com ODBEH, a decisão acerca da cirurgia pode ser tomada.

A Figura 16-2 é um algoritmo para a tomada de decisões terapêuticas nos casos de ODBEH nos felinos.

A cirurgia biliar é um procedimento desafiador e os autores defendem o encaminhamento para um cirurgião bastante experiente, assim como a minimização dos riscos pré-anestésicos e a curta duração da anestesia com o objetivo de melhorar o prognóstico. Por fim, a decisão de realizar a cirurgia, particularmente nos casos ambíguos de ODBEH nos felinos, deve ser realizada conjuntamente com o tutor que deve ser informado sobre as possibilidades de desfecho em curto prazo e em longo prazo para um dado paciente, pesando-se os riscos e benefícios da intervenção cirúrgica imediata em relação à realização tardia do procedimento.

AGRADECIMENTOS

Os autores gostariam de agradecer aos Drs. David Twedt, médico veterinário diplomado pelo Colégio Americano de Medicina Interna Veterinária, e Angela Marolf, médica veterinária, diplomada pelo Colégio Americano de Radiologia Veterinária.

Referências

1. Mayhew PD, Holt DE, McLear RC, et al: Pathogenesis and outcome of extrahepatic biliary obstruction in cats. *J Small Anim Pract* 43:247-253, 2002.
2. Rondeau MP: Intrahepatic biliary disorders. In Washabau RJ, Day MJ, editors: *Canine & feline gastroenterology*, St Louis, 2013, Elsevier/Saunders, pp 927-933.
3. Plesman RL, Norris A, Ringwood PB: What is your diagnosis? Pancreatolithiasis. *J Am Vet Med Assoc* 244:647-649, 2014.
4. Washabau RJ: Feline pancreatic disease. In Ettinger SJ, Feldman EC, editors: *Textbook of veterinary internal medicine*, ed 7, St Louis, 2010, Saunders/Elsevier, pp 1704-1709.
5. Harvey AM, Gruffydd-Jones TJ: Feline inflammatory liver disease. In Ettinger SJ, Feldman EC, editors: *Textbook of veterinary internal medicine*, ed 7, St Louis, 2010, Saunders/Elsevier, pp 1643-1648.
6. Aguirre A: Disease of the gallbladder and extrahepatic biliary system. In Ettinger SJ, Feldman EC, editors: *Textbook of veterinary internal medi-*

cine, ed 7, St Louis, 2010, Saunders/Elsevier, pp 1689-1695.

7. Haney DR, Christiansen JS, Toll J: Severe cholestatic liver disease secondary to liver fluke (Platynosomum concinnum) infection in three cats. *J Am Anim Hosp Assoc* 42:234-237, 2006.

8. Hitt ME: Inflammatory liver disease. August JR, editor: *Consultations in feline internal medicine*, vol 6, St Louis, 2010, Elsevier, pp 213-224.

9. Lewis DT, Malone JB, Taboada J, et al: Cholangiohepatitis and choledochectasia associated with Amphimerus pseudofelineus in a cat. *J Am Anim Hosp Assoc* 27:156-161, 1991.

10. Jenkins CC, Lewis DD, Brock KA, et al: Extrahepatic biliary obstruction associated with Platynosomum concinnum in a cat. *Compend Contin Educ Pract Vet* 10:628-632, 1988.

11. Salomão M, Souza-Dantas LM, Mendes-de-Almeida F, et al: Ultrasonography in hepatobiliary evaluation of domestic cats (Felis catus, L., 1758) infected by Platynosomum Looss, 1907. *Int J App Res Vet Med* 3:271-279, 2005.

12. Satapathy SK, Shifteh A, Kadam J, et al: Acute cholangitis secondary to biliary ascariasis. *Pract Gastroenterol March*:44-46, 2011.

13. Shemesh E, Klein E, Abramowich D, et al: Common bile duct obstruction caused by hydatid daughter cysts—management by endoscopic retrograde sphincterotomy. *Am J Gastroenterol* 81:280-282, 1986.

14. Cornell KK, Jakovljevic S, Waters DJ, et al: Extrahepatic biliary obstruction secondary to diaphragmatic hernia in two cats. *J Am Anim Hosp Assoc* 29:502-507, 1983.

15. Best EJ, Bush DJ, Dye C: Suspected choledochal cyst in a domestic shorthair cat. *J Feline Med Surg* 12:814-817, 2010.

16. Center SA: Diseases of the gallbladder and biliary tree. *Vet Clin North Am Small Anim Pract* 39:543-598, 2009.

17. Grand JG, Doucet M, Albaric O, et al: Cyst of the common bile duct in a cat. *Aust Vet J* 88:268-271, 2010.

18. Bennett SL, Milne M, Slocombe RF, et al: Gallbladder mucocele and concurrent hepatic lipidosis in a cat. *Aust Vet J* 85:397-400, 2007.

19. Woods KS, Brisson BA, Defarges AMN, et al: Congenital duplex gallbladder and biliary mucocele associated with partial hepatic cholestasis and cholelithiasis in a cat. *Can Vet J* 53:269-273, 2012.

20. Gaillot HA, Penninck DG, Webster CRL, et al: Ultrasonographic features of extrahepatic biliary obstruction in 30 cats. *Vet Radiol Ultrasound* 48:439-447, 2007.

21. Della Santa D, Schweighauser A, Forterre F, et al: Imaging diagnosis—extrahepatic biliary tract obstruction secondary to a duodenal foreign body in a cat. *Vet Radiol Ultrasound* 48:448-450, 2007.

22. Brioschi V, Rousset N, Ladlow JF: Imaging diagnosis—extrahepatic biliary tract obstruction secondary to a biliary foreign body in a cat. *Vet Radiol Ultrasound* 55(6):628-631, 2014.

23. Willard MD, Fossum T: Extrahepatic biliary disorders. In Washabau RJ, Day MJ, editors: *Canine & feline gastroenterology*, St Louis, 2013, Elsevier/Saunders, pp 933-936.

24. Bacon NJ, White RAS: Extrahepatic biliary tract surgery in the cat: a case series and review. *J Small Anim Pract* 44:231-235, 2003.

25. Van Geffen C, Savary-Bataille K, Chiers K, et al: Bilirubin cholelithiasis and haemosiderosis in an anemic pyruvate kinase-deficient Somali cat. *J Small Anim Prac* 49:479-482, 2008.

26. Center SA, Baldwin BH, King JM, et al: Hematologic and biochemical abnormalities associated with induced extrahepatic bile duct obstruction in the cat. *Am J Vet Res* 44:1822-1829, 1983.

27. Lawrence D, Bellah JR, Meyer DJ, et al: Temporary bile diversion in cats with experimental extrahepatic bile duct obstruction. *Vet Surg* 21:446-451, 1992.

28. Twedt DC, Armstrong PJ, Simpson KW: Feline cholangitis. In Bonagura JD, Twedt DC, editors: *Current veterinary therapy XV*, St Louis, 2014, Elsevier/Saunders, pp 614-619.

29. Balkman C: Hepatobiliary neoplasia in dogs and cats. *Vet Clin North Am Small Anim Pract* 39:617-625, 2009.

30. Bradley AM, Quimby JM, McCord K, et al: Feline hyperbilirubinemia: a retrospective study of 180 cases. *J Vet Intern Med* 24(3):720, 2010.

31. Martin RA, MacCoy DA, Harvey HJ: Surgical management of extrahepatic biliary tract disease: a report of eleven cases. *J Am Anim Hosp Assoc* 22:301-307, 1986.

32. Mayhew PD, Weisse CW: Treatment of pancreatitis-associated extrahepatic biliary tract obstruction by choledochal stenting in seven cats. *J Small Anim Prac* 49:133-138, 2008.

33. Eich CS, Ludwig LL: The surgical treatment of cholelithiasis in cats: a study of nine cases. *J Am Anim Hosp Assoc* 38:290-296, 2002.

34. Buote NJ, Mitchell SL, Penninck D, et al: Cholecystoenterostomy for treatment of extrahepatic biliary tract obstruction in cats: 22 cases (1994-2003). *J Am Vet Med Assoc* 228:1376-1382, 2006.

35. Webster CRL, Cooper JC: Diagnostic approach to hepatobiliary disease. In Bonagura JD, Twedt DC, editors: *Current veterinary therapy XV*, St Louis, 2014, Elsevier/Saunders, pp 569-575.

36. Baker SG, Mayhew PD, Mehler SJ: Choledochotomy and primary repair of extrahepatic biliary duct rupture in seven dogs and two cats. *J Small Anim Pract* 52:32-37, 2011.

37. Mehler SJ: Complications of extrahepatic biliary surgery in companion animals. *Vet Clin North Am Small Anim Pract* 41:949-967, 2011.

38. Forman MA: Feline exocrine pancreatic disorders. In Bonagura JD, Twedt DC, editors: *Current veterinary therapy XV*, St Louis, 2014, Elsevier Saunders, pp 565-568.

39. Leveille R, Biller DS, Shiroma JT: Sonographic evaluation of the common bile duct in cats. *J Vet Intern Med* 10:296-299, 1996.

40. Nyland TG, Gillett NA: Sonographic evaluation of experimental bile duct ligation in the dog. *Vet Radiol Ultrasound* 23:252-260, 1982.

41. Hittmair KM, Vielgrader HD, Loupal G: Ultrasonographic evaluation of gallbladder wall thickness in cats. *Vet Radiol Ultrasound* 42:149-155, 2001.

42. Harran N, d'Anjou M, Dunn M, et al: Gallbladder sludge on ultrasound is predictive of increased liver enzymes and total bilirubin in cats. *Can Vet J* 52:999-1003, 2011.

43. Marolf AJ, Leach L, Gibbons DS, et al: Ultrasonographic findings of feline cholangitis. *J Am Anim Hosp Assoc* 48:36-42, 2012.

44. Worley DR, Hottinger HA, Lawrence HJ: Surgical management of gallbladder mucoceles in dogs: 22 cases (1999-2003). *J Am Vet Med Assoc* 225:1418-1422, 2004.

45. Pike FS, Berg J, King NW, et al: Gallbladder mucocele in dogs: 30 cases (2000-2002). *J Am Vet Med Assoc* 224:1615-1622, 2004.

46. Berent AC: Acute biliary diseases of the dog and cat. In Silverstein DC, Hopper K, editors: *Small animal critical care medicine*, St Louis, 2009, Saunders/Elsevier, pp 542-546.

47. Gaschen L: Update on hepatobiliary imaging. *Vet Clin North Am Small Anim Pract* 39:439-467, 2009.

48. Rothuizen J: Important clinical syndromes associated with liver disease. *Vet Clin North Am Small Anim Pract* 39:419-437, 2009.

49. Saunders HM, Van Winkle TJ, Drobatz K, et al: Ultrasonographic findings in cats with clinical, gross pathologic and histologic evidence of acute pancreatic necrosis: 20 cases (1994-2001). *J Am Vet Med Assoc* 221:1724-1730, 2002.

50. Marolf AJ, Kraft SL, Dunphy TR, et al: Magnetic resonance (MR) imaging and MR cholangiopancreatography findings in cats with cholangitis and pancreatitis. *J Feline Med Surg* 15:285-294, 2013.

51. Rademacher N, Ohlerth S, Scharf G, et al: Contrast-enhanced power and color Doppler ultrasonography of the pancreas in healthy and diseased cats. *J Vet Intern Med* 22:1310-1316, 2008.

52. Newell SM, Graham JP, Roberts GD, et al: Quantitative hepatobiliary scintigraphy in normal and in cats with experimental cholangiohepatitis. *Vet Radiol Ultrasound* 42:70-76, 2001.

53. Clark JEC, Haddad JL, Brown DC, et al: Feline cholangitis: a necropsy study of 44 cats (1986-2008). *J Feline Med Surg* 13:570-576, 2011.

54. Nyland TG, Koblik PD, Tellyer SE: Ultrasonographic evaluation of biliary cystadenomas in cats. *Vet Radiol Ultrasound* 40:300-306, 1999.

55. Boothe HW, Boothe DM, Komkov A, et al: Use of hepatobiliary scintigraphy in the diagnosis of extra hepatic biliary obstruction in dogs and cats: 25 cases (1982-1989). *J Am Vet Med Assoc* 201:134-141, 1992.

56. Rosenthal SJ, Cox GG, Wetzel LH, et al: Pitfalls and differential diagnosis in biliary sonography. *Radiographics* 10:285-311, 1990.

57. Head LL, Daniel GB: Correlation between hepatobiliary scintigraphy and surgery or postmortem examination findings in dogs and cats with extrahepatic biliary obstruction, partial obstruction, or patency of the biliary system: 18 cases (1995-2004). *J Am Vet Med Assoc* 227:1618-1624, 2005.

58. Forman MA, Marks SL, De Cock HEV: Evaluation of serum feline pancreatic lipase immunoreactivity and helical computed tomography versus conventional testing for the diagnosis of feline pancreatitis. *J Vet Intern Med* 18:807-815, 2004.

59. Gerhardt A, Steiner JM, Williams DA, et al: Comparison of the sensitivity of different diagnostic tests for pancreatitis in cats. *J Vet Intern Med* 15:329-333, 2001.

60. Spillmann T, Willard MD, Ruhnke I, et al: Feasibility of endoscopic retrograde cholangiopancreatography in healthy cats. *Vet Radiol Ultrasound* 55:85-91, 2014.

61. Rothuizen J, Twedt DC: Liver biopsy techniques. *Vet Clin North Am Small Anim Pract* 39:469-480, 2009.

62. Mayhew PD, Savigny MR, Otto CM, et al: Evaluation of coagulation in dogs with partial or complete extrahepatic biliary tract obstruction by means of thromboelastography. *J Am Vet Med Assoc* 242:778-785, 2013.

63. Scherk MA, Center SA: Toxic, metabolic, infectious, and neoplastic liver diseases. In Ettinger SJ, Feldman EC, editors: *Textbook of veterinary internal medicine*, ed 7, St Louis, 2010, Saunders/Elsevier, pp 1672-1689.

64. Rothuizen J: General principles in the treatment of liver disease. In Ettinger SJ, Feldman EC, editors: *Textbook of veterinary internal medicine,*, ed 7, St Louis, 2010, Saunders/Elsevier, pp 1629-1637.

65. Wagner KA, Hartmann FA, Trepanier LA: Bacterial culture results from liver, gallbladder, or bile in 248 dogs and cats evaluated for hepatobiliary disease: 1998-2003. *J Vet Intern Med* 21:417-424, 2007.

66. Savary-Bataille KCM, Bunch SE, Spaulding KA, et al: Percutaneous ultrasound-guided cholecystocentesis in healthy cats. *J Vet Intern Med* 17:298-303, 2003.

67. Brain PH, Barrs VR, Martin P, et al: Feline cholecystitis and acute neutrophilic cholangitis: clinical findings, bacterial isolates and response to treatment in six cases. *J Feline Med Surg* 8:91-103, 2006.

68. Rivers BJ, Walter PA, Johnston GR, et al: Acalculous cholecystitis in four canine cases: ultrasonographic findings and use of ultrasonographic-guided, percutaneous cholecystocentesis in diagnosis. *J Am Anim Hosp Assoc* 33:207-214, 1997.

69. Son TT, Thompson L, Serrano S, et al: Surgical intervention in the management of severe acute pancreatitis in cats: 8 cases (2003-2007). *J Vet Emerg Crit Care* 20:426-435, 2010.

70. Chambers G: Abdominal distension, ascites, and peritonitis. In Ettinger SJ, Feldman EC, editors: *Textbook of veterinary internal medicine*, ed 7, St Louis, 2010, Saunders/Elsevier, pp 144-148.

71. Xavier FG, Morato GS, Righi DA, et al: Cystic liver disease related to high Platynosomum fastosum infection in a domestic cat. *J Feline Med Surg* 9:51-55, 2007.

72. Simpson KW, Worhunsky PA: Cobalamin deficiency in cats. In Bonagura JD, Twedt DC, editors: *Current veterinary therapy XV*, St Louis, 2014, Elsevier/Saunders, pp 522-525.

73. Twedt DC, Cullen J, McCord K, et al: Evaluation of fluorescence in situ hybridization for the detection of bacteria in feline inflammatory liver disease. *J Feline Med Surg* 16:109-117, 2014.

74. Chan DL: Critical care nutrition. August JR, editor: *Consultations in feline internal medicine*, vol 6, St Louis, 2010, Saunders/Elsevier, pp 116-126.

75. Lehner CM, McAnulty JF: Management of extrahepatic biliary obstruction: a role for temporary percutaneous biliary drainage. *Compend Contin Educ Vet* 32(9):E1-E10, 2010.

76. Sullivan L, Hackett TB: Transfusion medicine: best practices. In Bonagura JD, Twedt DC, editors: *Current veterinary therapy XV*, St Louis, 2014, Elsevier/Saunders, pp 309-313.

77. Mehler SJ, Mayhew PD, Drobatz KJ, et al: Variables associated with outcome in dogs undergoing extrahepatic biliary surgery: 60 cases (1988-2002). *Vet Surg* 33:644-649, 2004.

78. Ludwig LL, McLoughlin MA, Graves TK, et al: Surgical treatment of bile peritonitis in 24 dogs and 2 cats: a retrospective study (1987-1994). *Vet Surg* 26:90-98, 1997.

79. Tazawa J, Sanada K, Sakai Y, et al: Gallbladder aspiration for acute cholecystitis in average-surgical-risk patients. *Int J Clin Pract* 59:21-24, 2005.

80. Curro G, Cucinotta E: Percutaneous gall bladder aspiration as an alternative to laparoscopic cholecystectomy in Child-Pugh C cirrhotic patients with acute cholecystitis. *Gut* 55:898-899, 2006.

81. Herman BA, Brawer RS, Murtaugh RJ, et al: Therapeutic percutaneous ultrasound-guided cholecystocentesis in three dogs with extrahepatic biliary obstruction and pancreatitis. *J Am Vet Med Assoc* 227:1782-1786, 2005.

82. Murphy SM, Rodriguez JD, McAnulty JF: Minimally invasive cholecystostomy in the dog: evaluation of placement techniques and use in extrahepatic biliary obstruction. *Vet Surg* 36:675-683, 2007.

83. Richter KP, Pike FS: Extrahepatic biliary tract disease. In Bonagura JD, Twedt DC, editors: *Current veterinary therapy XV*, St Louis, 2014, Elsevier/Saunders, pp 602-605.

84. Hill SL, Armstrong PJ: Feline hepatic lipidosis. In Bonagura JD, Twedt DC, editors: *Current veterinary therapy XV*, St Louis, 2014, Elsevier/Saunders, pp 608-614.

85. Center SA: Acute liver failure. In Bonagura JD, Twedt DC, editors: *Current veterinary therapy XV*, St Louis, 2014, Elsevier/Saunders, pp 580-583.

86. Devey JJ: Crystalloid and colloid fluid therapy. In Ettinger SJ, Feldman EC, editors: *Textbook of veterinary internal medicine*, ed 7, St Louis, 2010, Saunders/Elsevier, pp 487-496.

87. Ruaux CG: Nutritional management of hepatic conditions. In Ettinger SJ, Feldman EC, editors: *Textbook of veterinary internal medicine*, ed 7, St Louis, 2010, Saunders/Elsevier, pp 682-687.

88. Mayhew PD, Weisse C: Liver and biliary system. In Tobias KM, Johnston SA, editors: *Veterinary surgery small animal*, St Louis, 2012, Elsevier/Saunders, pp 1601-1623.

89. Kavanagh C, Shaw S, Webster CRL: Coagulation in hepatobiliary disease. *J Vet Emerg Crit Care* 21:589-604, 2011.

90. Boscan P, Mama K, Monnet E, et al: Effect of maropitant, a neurokinin 1 receptor antagonist, on anesthetic requirements during noxious visceral stimulation of the ovary in dogs. *Am J Vet Res* 72:1576-1579, 2011.

91. Quimby JM, Gustafson DL, Lunn KF: The pharmacokinetics of mirtazapine in cats with chronic kidney disease and in age-matched control cats. *J Vet Intern Med* 25:985-989, 2011.

92. Quimby JM, Lunn KF: Mirtazapine as an appetite stimulant and anti-emetic in cats with chronic kidney disease: a masked placebo-controlled crossover clinical trial. *Vet J* 197:651-655, 2013.

93. Webster CRL, Cooper J: Therapeutic use of cytoprotective agents in canine and feline hepatobiliary disease. *Vet Clin North Am Small Anim Pract* 39:631-652, 2009.

94. Frezza EE, Gerunda GE, Plebani M, et al: Effect of ursodeoxycholic acid administration on bile duct proliferation and cholestasis in bile duct ligated rat. *Dig Dis Sci* 38:1291-1296, 1993.

95. Serviddio G, Pereda J, Pallardo FV: Ursodeoxycholic acid protects against secondary biliary cirrhosis in rats by preventing mitochondrial oxidative stress. *Hepatology* 39:711-720, 2004.

96. Fromm H: Gallstone dissolution therapy with ursodiol. *Dig Dis Sci* 34:36S-38S, 1989.

97. Martin RA, Lanz OI, Tobias KM: Liver and biliary system. In Slatter D, editor: *Textbook of small animal surgery*, ed 3, Philadelphia, 2003, Saunders, pp 708-726.

98. Pitt HA, Gomes AS, Lois JF, et al: Does preoperative percutaneous biliary drainage reduce operative risk or increase hospital cost? *Ann Surg* 201:445-553, 1985.

99. Morrison S, Prostredny J, Roa D: Retrospective study of 28 cases of cholecystoduodenostomy performed using endoscopic gastrointestinal anastomosis stapling equipment. *J Am Anim Hosp Assoc* 44:10-18, 2008.

100. Furneaux RW: A series of six cases of sphincter of Oddi pathology in the cat (2008-2009). *J Feline Med Surg* 12:794-801, 2010.

101. Fahie MA, Martin RA: Extrahepatic biliary tract obstruction: a retrospective study of 45 cases. *J Am Anim Hosp Assoc* 31:478-482, 1995.

102. Tangner CH, Turrel JM, Hobson HP: Complications associated with proximal duodenal resection and cholecystoduodenostomy in two cats. *Vet Surg* 11:60-64, 1982.

103. Weiss DJ, Gagne JM, Armstrong PJ: Relationship between inflammatory hepatic disease and inflammatory bowel disease, pancreatitis, and nephritis in cats. *J Am Vet Med Assoc* 209:1114-1116, 1996.

104. Scott KD, Zoran DL, Mansell J, et al: Utility of endoscopic biopsies of the duodenum and ileum for diagnosis of inflammatory bowel disease and small cell lymphoma in cats. *J Vet Intern Med* 25:1253-1257, 2011.

105. Crews LJ, Feeney DA, Jessen CR, et al: Clinical, ultrasonographic, and laboratory findings associated with gallbladder disease and rupture in dogs: 45 cases (1997-2007). *J Am Vet Med Assoc* 234:359-366, 2009.

106. Malek S, Sinclair E, Hosgood G, et al: Clinical findings and prognostic factors for dogs undergoing cholecystectomy for gall bladder mucocele. *Vet Surg* 42:418-426, 2013.

107. Volk SW, Holt D: Hepatic and splenic emergencies. In Ettinger SJ, Feldman EC, editors: *Textbook of veterinary internal medicine*, ed 7, St Louis, 2010, Saunders/Elsevier, pp 513-516.

108. Higashijima H, Yamashita H, Makino I, et al: Significance of serum delta bilirubin during obstructive jaundice in dogs. *J Surg Res* 66:119-124, 1996.

109. Liptak JM: Hepatobiliary tumors. In Withrow SJ, Vail DM, Page RL, editors: *Withrow & MacEwen's small animal clinical oncology*, ed 5, St Louis, 2013, Elsevier/Saunders, pp 405-412.

Mark E. Peterson

Remissão Clínica e Sobrevida em Gatos Diabéticos: O Que Mudou Durante a Última Década

Erik Zini

Durante a última década, vários estudos novos foram publicados no campo da diabetologia felina. Alguns trouxeram novas informações e perspectivas sobre os mecanismos da doença, tratamento ou monitorização, e outros forneceram respostas para questões comuns feitas pelos proprietários aos veterinários sempre que um gato é diagnosticado com diabetes. Em uma situação clínica, questões como, "Por quanto tempo meu gato diabético viverá?" ou "Meu gato diabético precisará de insulina pelo resto de sua vida?" são muito frequentes, e conhecer a resposta pode auxiliar o proprietário a aceitar a doença do gato e aumentar a disposição para o tratamento. Este capítulo revisa o que é conhecido sobre a expectativa de vida e fatores prognósticos de gatos com diabetes. Além disso, este capítulo revisa o que se sabe sobre remissão clínica de gatos com diabetes, e apresenta uma análise dos fatores que podem ser utilizados para prever a remissão e por quanto tempo persistirá.

SOBREVIDA E FATORES PROGNÓSTICOS

Resumo dos Estudos Passados

A diabetes é uma das endocrinopatias mais comumente observadas em gatos, com uma prevalência aproximada de 1 em 200, baseada em uma população segurada no Reino Unido.[1] Fatores predisponentes, como sexo masculino, obesidade, confinamento doméstico e falta de atividade física sabidamente contribuem para o desenvolvimento da doença.[1,2] Características fisiopatológicas da diabetes e opções terapêuticas para gatos acometidos são importantes tópicos de pesquisa, mas poucos estudos objetivaram a avaliação da sobrevida e dos fatores prognósticos da doença.[3-5]

O tempo de sobrevida médio após o diagnóstico parece variar amplamente em gatos. Em um estudo publicado em 2008, a expectativa de vida média de 19 gatos diabéticos foi de 385 dias,[3] enquanto em duas investigações anteriores, da década

de 1990, envolvendo 55 e 104 gatos diabéticos, respectivamente, o tempo de sobrevida médio foi de 870 e 780 dias.[4,5] A taxa de mortalidade mostrou ser alta logo após o diagnóstico, 11% e 12% dos gatos morreram no intervalo de 3 semanas a partir do diagnóstico, ou não sobreviveram ao momento da alta a partir da primeira internação, respectivamente.[4,5] Dentre os fatores prognósticos, a idade não teve associação com a sobrevida, o que significa que gatos idosos apresentaram menor expectativa de vida,[4] ao passo que peso corporal, sexo, cetonúria e controle glicêmico não afetaram o prognóstico.[4,5] Além disso, a presença de pancreatite e um maior grau de depósito amiloide nas ilhotas, baseado em um diagnóstico histológico *post mortem*, não foram associados a menor sobrevida.[5]

Análise Atual de Sobrevida

Em relatos anteriores, a análise compreensiva dos registros médicos foi frequentemente perdida, incluindo dados obtidos dos sinais clínicos, histórico, hematologia e perfil bioquímico; informações pertinentes à presença de doenças concomitantes ou cetoacidose (i.e., acidose metabólica e cetonúria); remissão clínica da diabetes; e tipo de insulina administrada. Todos estes fatores podem influir na sobrevida nos gatos diabéticos.

Para obter a sobrevida e indicadores de prognóstico em uma grande população de gatos recém-diagnosticados com diabetes, o autor e seus colegas realizaram um estudo retrospectivo na Universidade de Zurique, Suíça.[6] No estudo, foram incluídos gatos recém-diagnosticados com diabetes, que ainda não haviam sido submetidos ao tratamento, e que foram acompanhados na mesma instituição até a morte ou até a última reavaliação. Além disso, foram excluídos gatos cujos proprietários se recusaram a realizar um painel diagnóstico completo ou internação, ou que foram encaminhados e previamente tratados por clínicas particulares. Assim, dos 275 gatos diabéticos originalmente identificados, 114 preencheram os critérios de inclusão e foram incluídos em análises posteriores.

Os resultados demonstraram que gatos diabéticos tinham um prognóstico relativamente bom. A taxa de mortalidade calculada de gatos diabéticos durante os 10 primeiros dias a partir do diagnóstico foi de 16,7%; esta frequência é relativamente alta, mas é comparada de forma favorável a duas investigações prévias, as quais observaram taxas de mortalidade de 11% e 12% durante o primeiro período de hospitalização, respectivamente.[4,5]

A sobrevida média geral no grupo dos gatos diabéticos analisados na Suíça foi de 516 dias, dos quais 59% viveram por mais de 1 ano, e 46% por mais de 2 anos.[6] Kraus et al.[4] documentaram um tempo de sobrevida médio maior, alcançando 870 dias. A discrepância pode ter ocorrido porque no primeiro estudo também foram incluídos os casos de segunda opinião que já haviam sido tratados anteriormente ao início do cálculo de sobrevida; consequentemente, pode ter havido um viés na sobrevida estimada com tendências a uma sobrevida maior pela exclusão de gatos que morreram logo após o diagnóstico. Goossens et al.[5] calcularam o tempo de sobrevida médio após o primeiro período de hospitalização, alcançando 780 dias. Gatos que morreram durante o primeiro período de hospitalização poderiam ter sido excluídos dessa investigação. É interessante observar que para avaliar se a morte antes de o paciente receber alta hospitalar tendenciou os resultados da análise, autores e colaboradores recalcularam a sobrevida geral excluindo gatos que morreram durante o primeiro período de hospitalização.[6] O tempo de sobrevida médio aumentou de 516 para 1.080 dias; 66% dos gatos viveram por mais de 1 ano, e 57% por mais de 2 anos (Fig. 17-1).

Conclusões: Tempo de Sobrevida de Gatos com Diabetes Melito

Coletivamente, os resultados dos estudos anteriormente mencionados sugerem que a sobrevida de gatos diabéticos é moderadamente boa no momento do atendimento, mas aumenta consideravelmente se os pacientes sobreviverem até receberem alta ou se não necessitarem de internação.

Novos Fatores Prognósticos

Com relação aos fatores prognósticos, o autor e seus colegas observaram que valores maiores de creatinina sérica aferidos no momento do diagnóstico estavam associados significativamente a uma menor expectativa de vida, com risco de morte maior, de cerca de 5% para cada incremento de 10 µg/dL na concentração sérica de creatinina.[6] Isto pode ser explicado pelo fato de que graus maiores de azotemia estão associados a progressão mais rápida da disfunção renal em gatos, o que por sua vez leva à diminuição da sobrevida.[7] É importante notar que 17% dos gatos diabéticos apresentaram altas concentrações séricas de creatinina sérica, mas apresentavam elevação apenas discreta na maioria dos casos. Entretanto, é possível que a poliúria e a perda de massa muscular secundária ao estado diabético levem à diminuição na concentração sérica de creatinina em alguns gatos, o que pode ter mascarado a disfunção renal.

Como pode ser previsto, a presença de uma doença concomitante no momento do diagnóstico tendeu a diminuir a expectativa de vida; gatos com doenças concomitantes apresentaram uma taxa de mortalidade cerca de 70% maior do que aqueles sem enfermidade concorrente.[6] Diferentes razões podem explicar este achado, como o agravamento da resistência insulínica induzido pela doença adicional, a presença de um distúrbio associado a um prognóstico desfavorável e a possível diminuição da motivação e comprometimento de proprietários em relação ao tratamento. Nenhum estudo foi realizado para avaliar sistematicamente se doenças concomitantes interferem na sobrevida. No grande grupo de gatos diabéticos do estudo de Goossens et al.,[5] a presença de doença pancreática não foi um indicador prognóstico negativo, mas essa observação foi baseada em resultados de necrópsia, e não em resultados *in vivo* no momento do diagnóstico. Infelizmente, a investigação pelo autor e al.[6] não avaliou o efeito de doenças específicas concomitantes sobre a sobrevida. É possível que alguns distúrbios menos relevantes tenham causado pouco ou nenhum efeito sobre a predição da expectativa de vida em gatos diabéticos.

No estudo, gatos que alcançaram remissão clínica da diabetes apresentaram um tempo de sobrevida médio maior do que gatos que permaneceram persistentemente diabéticos, sugerindo que a remissão está associada positivamente ao prognóstico.[6] Em particular, considerando os 59 gatos diabéticos que foram acompanhados até a morte, a sobrevida média daqueles com remissão clínica foi de 913 dias, enquanto a sobrevida média daqueles que não alcançaram a remissão clínica foi de somente 25 dias. Nos 55 gatos diabéticos restantes que ainda estavam vivos ou que não foram posteriormente acompanhados, a sobrevida média daqueles com remissão clínica foi de 244 dias, comparada a 118 dias daqueles que não alcançaram remissão clínica.[6] Uma provável razão para o melhor resultado é que seria esperado que um gato diabético que não necessitasse de insulina tivesse melhor qualidade de vida e menos complicações (p. ex., lipidose hepática, infecção do trato urinário e/ou neuropatias) comparado a gatos que não alcançaram remissão. Também é provável que os proprietários de gatos diabéticos com remissão clínica sejam mais propensos a monitorar atentamente seus animais e continuar as investigações e tratamentos se surgirem novos distúrbios.

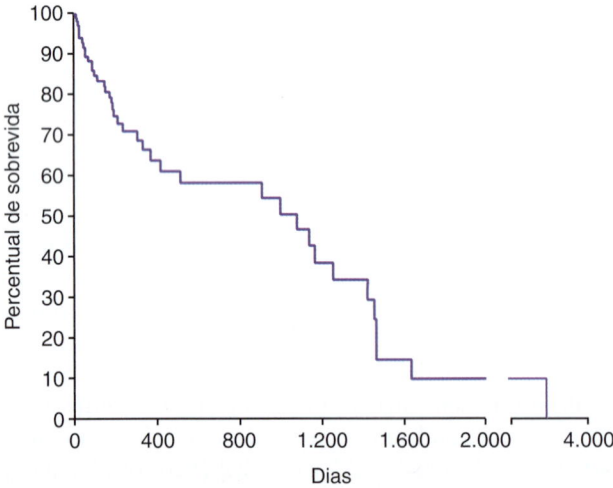

Figura 17-1: Sobrevida de gatos diabéticos recém-diagnosticados que receberam alta hospitalar.

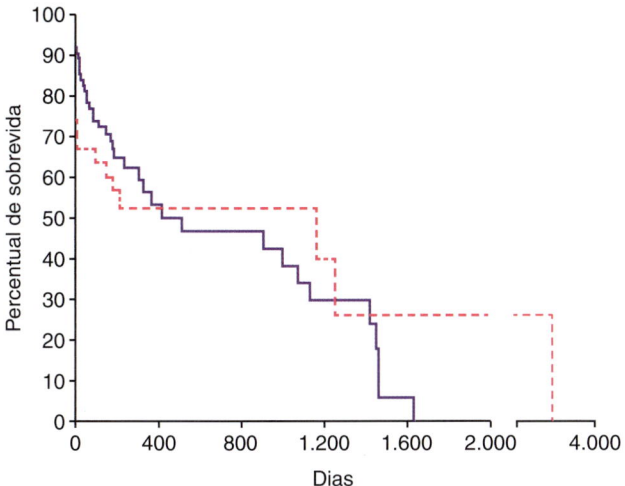

Figura 17-2: Sobrevida de gatos diabéticos com (*linha tracejada*) e sem (*linha sólida*) cetoacidose no momento da admissão. A sobrevida média de gatos com e sem cetoacidose é semelhante.

Nenhum dos outros possíveis fatores prognósticos investigados no estudo (i.e., sexo, raça, peso corporal, administração prévia de corticosteroides ou progestágenos, hematócrito, contagem leucocitária, glicose sérica, frutosamina, albumina, proteína total, ureia, potássio, colesterol, bilirrubina e lipase, tipo de insulina e presença de cetoacidose) esteve associado ao resultado final.[6]

A cetoacidose é uma complicação grave da diabetes. Ocorreu em 34,2% dos gatos no momento do primeiro atendimento,[6] o que está de acordo com uma investigação que indicou uma taxa de aproximadamente 40%.[8] Os médicos veterinários frequentemente consideram que a cetoacidose possui um prognóstico desfavorável como resultado de seus vários desarranjos metabólicos e difícil tratamento. Entretanto, de acordo com os resultados, a cetoacidose não deve necessariamente ser considerada um indicador de prognóstico negativo.[6] Em particular, mais de 30% dos gatos que apresentaram cetoacidose sobreviveram por mais de 3 anos[6] (Fig. 17-2). Assim, com base nesses achados, o tratamento de gatos diabéticos com cetoacidose deve ser sempre conduzido pelos clínicos. Dando suporte ao resultado favorável de gatos com cetoacidose, relatos demonstraram que a remissão clínica de diabetes é possível em 50% dos casos, independentemente da complicação.[9,10]

Conclusões: Prognóstico para Gatos com Diabetes Melito

Em resumo, gatos recém-diagnosticados com diabetes possuem um prognóstico moderadamente bom, o qual se torna muito bom se sobreviverem após a hospitalização. No momento do diagnóstico, idade mais avançada e níveis séricos de creatinina diminuem a expectativa de vida, e a presença de doenças concomitantes pode levar a um prognóstico pior.

Em razão da maior sobrevida em gatos diabéticos com remissão, os clínicos devem direcionar seus esforços para alcançar uma condição favorável. Embora a cetoacidose seja geralmente considerada uma complicação que leva a uma menor sobrevida, com base nos mais recentes dados disponíveis, ela pode não representar um fator prognóstico negativo para os gatos.

REMISSÃO CLÍNICA E SEUS INDICADORES

Definição de Remissão Clínica

A insulinoterapia é o meio mais efetivo de alcançar o controle glicêmico e evitar complicações que causem risco de morte em gatos diabéticos.[11] Curiosamente, foi relatado que 10% a 67% dos gatos acometidos mantêm normoglicemia sem utilização de insulina exógena por semanas a meses após o início da terapia.[10,12-15]

O termo *remissão diabética*, ou *diabetes transitório*, é utilizado em gatos nos quais a administração de insulina pode ser interrompida por pelo menos 4 semanas consecutivas sem recidiva dos sinais clínicos e manutenção de concentrações normais de glicose e frutosamina.[10] O termo *remissão clínica* é utilizado porque o gato está clinicamente recuperado, com base tanto nas observações do proprietário como na análise da glicemia rotineira. Entretanto, a viabilidade das células beta pancreáticas pode não ser completamente recuperada do dano original que as tornou incapazes de controlar a glicemia. De fato, embora a secreção insulínica em gatos diabéticos logo após a remissão clínica tenha sido demonstrada ser semelhante àquela de gatos saudáveis, o número de células das ilhotas pancreáticas pode permanecer reduzido; podem ser observadas a degeneração vacuolar das células das ilhotas e células beta edemaciadas.[12]

Glicotoxicidade

A razão pela qual a remissão diabética ocorre em alguns gatos e não em outros, é incerta. Existe a hipótese de que a condição diabética, em particular aquela associada à hiperglicemia descontrolada, possa contribuir para reduzir a viabilidade das células beta remanescentes em gatos diabéticos, semelhantemente àquela que foi sugerida em seres humanos com diabetes tipo 2 e em modelos de ratos com a doença.[15] O efeito prejudicial dos níveis contínuos altos de glicose sobre as células beta e secreção de insulina é referido como *glicotoxicidade*, e já foi bem caracterizado em gatos.

O primeiro estudo de gatos foi conduzido pelo grupo de pesquisa da Universidade de Zurique para verificar se a glicotoxicidade ocorreu após infusão contínua de glicose durante 10 dias, fixando as concentrações glicêmicas no nível aproximado observado em felinos diabéticos não tratados (450 a 540 mg/dL [25 a 30 mmol/L]).[16] Esse experimento demonstrou que a grave disfunção das células beta foi rapidamente induzida pela hiperglicemia sustentada em gatos. A insulina plasmática diminuiu de forma marcante já no segundo dia de infusão de glicose e estava abaixo das concentrações basais no décimo dia (Fig. 17-3); naquele momento, a administração intravenosa (IV) de um bólus agudo de glicose também não conseguiu estimular a secreção de insulina. Com base na histopatologia pancreática, esses gatos hiperglicêmicos apresentaram áreas insulino-positivas reduzidas em 80% como resultado da depleção dos estoques de insulina, e o gene da transcrição de insulina estava diminuído, indicando que a estimulação excessiva crônica das células beta pela glicose também levou à diminuição da síntese de insulina.[16] Corroborando com a última observação, a imunocoloração pancreática revelou que a insulina encon-

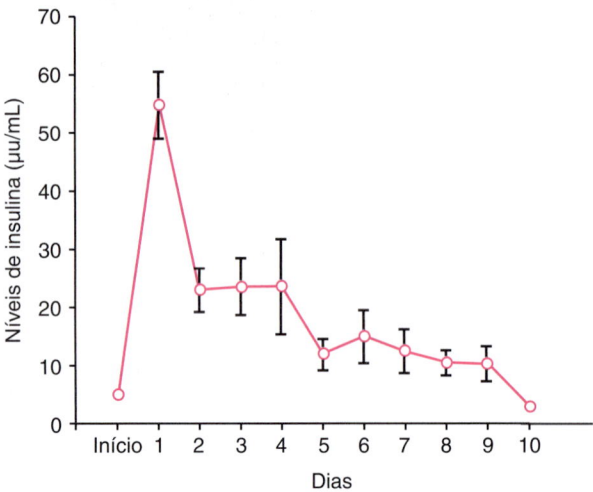

Figura 17-3: Níveis plasmáticos de insulina em gatos submetidos à infusão de glicose durante 10 dias. As concentrações de insulina aumentaram de forma marcante durante as primeiras 24 horas e diminuíram progressivamente depois. As médias e os desvios-padrões são demonstrados.

trava-se distribuída como um aro fino na periferia das células beta; como a pró-insulina está concentrada no aparelho de Golgi das células beta normais,[17] a falta de coloração perinuclear indicou que os passos iniciais da síntese insulínica haviam sido prejudicados.

No total, esses resultados confirmam que a hiperglicemia sustentada é tóxica em gatos pelo prejuízo marcante que causa na função das células beta, levando à exaustão destas e à diminuição da expressão do gene da insulina.[16] Além disso, outro importante resultado do mesmo estudo serviu para demonstrar que a glicotoxicidade na espécie felina também pode causar perda de células beta, conforme foi demonstrado pela diminuição de 50% na contagem dessas células por área pancreática, o que não foi compensado pelo aumento da proliferação das células beta em gatos com infusão de glicose.

Com base nas características histopatológicas, gatos hiperglicêmicos apresentaram grande parte da maioria das ilhotas destituídas de núcleo (Fig. 17-4).

Já para a razão para a redução do número de células beta em gatos cronicamente hiperglicêmicos, foi observado que a transcrição de citocinas ou quimiocinas pelas ilhotas e o número de neutrófilos não foram aumentados, excluindo uma reação inflamatória local como causa. Entretanto, as células apoptóticas das ilhotas e caspase-3 clivada (i.e., uma proteína envolvida na apoptose) nas células beta estavam claramente presentes em gatos submetidos à infusão de glicose (Fig. 17-5). A apoptose pode então ser um importante mecanismo pelo qual a hiperglicemia reduz substancialmente o número de células beta em gatos.[16]

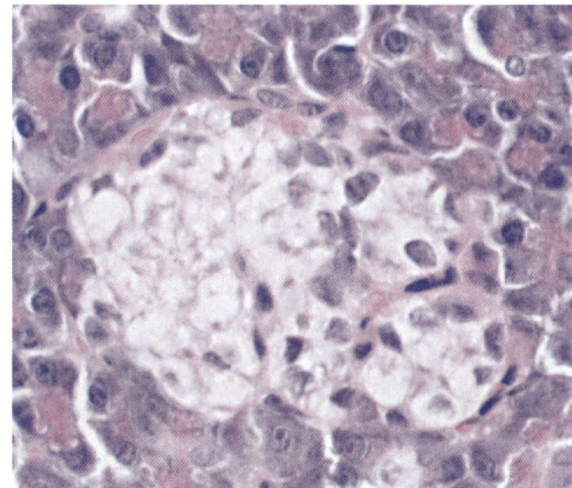

Figura 17-4: Coloração por hematoxilina e eosina de ilhotas pancreáticas em gatos submetidos à infusão de glicose durante 10 dias (aumento de 40x). Grandes áreas de ilhotas parecem desprovidas de núcleos e incluem vários vacúolos.

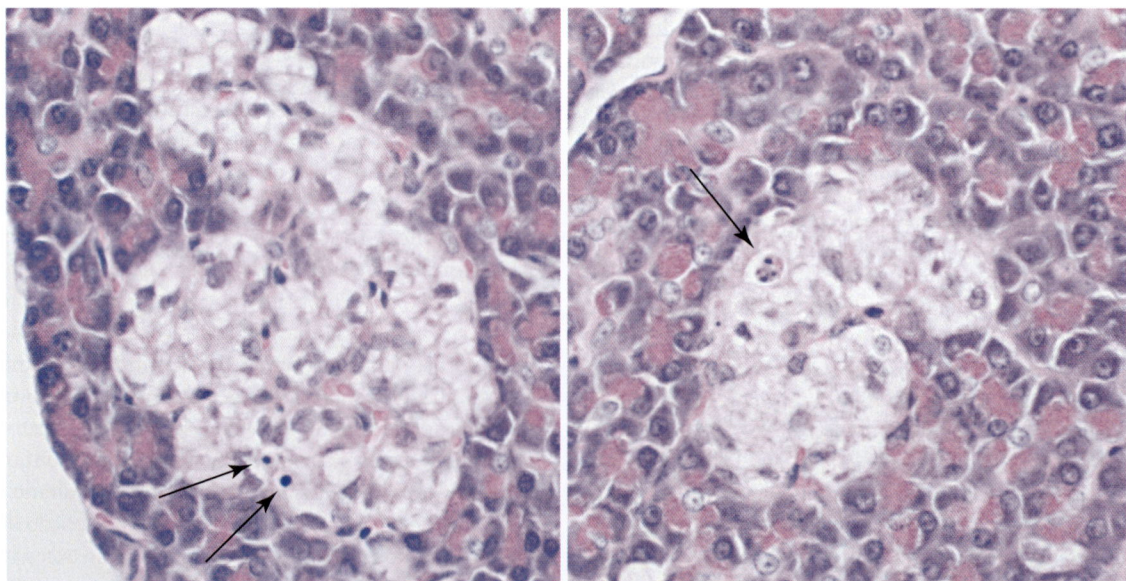

Figura 17-5: Coloração por hematoxilina e eosina de ilhotas pancreáticas em gatos submetidos à infusão de glicose durante 10 dias (aumento de 40x). *Setas* indicam núcleos com características morfológicas de apoptose.

Em outro experimento, Link et al.[18] utilizaram dois grupos de gatos saudáveis submetidos à infusão de glicose durante 6 semanas, mantendo sua hiperglicemia em 300 mg/dL (16,7 mmol/L) ou 520 miligramas/decilitro (28,9 mmol/L). Os resultados demonstraram que o efeito supressor da glicose sobre as concentrações circulantes de insulina foi mais pronunciado com 520 mg/dL (28,9 mmol/L) do que com 300 mg/dL (16,7 mmol/L). Entretanto, mesmo em gatos mantidos com uma concentração média de glicose de 300 mg/dL (16,7 mmol/L), a resposta da insulina circulante à moderada hiperglicemia foi inapropriadamente baixa.

Deve ser salientado que nesse estudo também foi investigado se a recuperação das células beta da glicotoxicidade poderia ocorrer após interrupção da infusão de glicose.[18] Após cessar a infusão de glicose, a normalização da secreção de insulina (com base no retorno à normoglicemia) necessitou somente de algumas horas em gatos com glicemia mantida em 300 mg/dL (16,7 mmol/L), enquanto levou aproximadamente duas semanas para o retorno à normoglicemia em gatos com glicemia mantida em 520 mg/dL (28,9 mmol/L). Isso sugere que elevações mais intensas da glicemia exercerão um efeito supressor mais profundo sobre as células beta. A histopatologia do pâncreas realizada 3 semanas após o término da infusão de glicose revelou que as células beta apresentaram maior imunorreatividade à insulina do que no final do período de 6 semanas com manutenção da hiperglicemia. Entretanto, o exame histopatológico após 3 semanas do fim da infusão ainda revelou que as células beta apresentavam imunorreatividade à insulina menos pronunciada do que os gatos saudáveis do grupo-controle, indicando que as células beta ainda não estavam completamente recuperadas da glicotoxicidade.[18] Portanto, esse estudo demonstrou que a hiperglicemia prolongada resulta em um efeito supressor dose-dependente sobre as células beta, sendo as maiores concentrações de glicose as mais prejudiciais, e que a glicotoxicidade é pelo menos parcialmente reversível.

Em resumo, as investigações anteriormente mencionadas sugerem coletivamente que o excesso de glicose é o principal responsável pela lesão das células beta secretoras de insulina em gatos. De uma perspectiva clínica, esses resultados poderiam levar à hipótese de que o controle imediato e rígido da hiperglicemia em gatos diabéticos pode permitir que as células beta residuais viáveis se recuperem do dano da glicotoxicidade, possivelmente antecipando a remissão clínica da diabetes.

Remissão Clínica: Quando e Por Quanto Tempo

Como a remissão clínica da diabetes pode estar associada à remissão da glicotoxicidade e a prolongada e incontrolada hiperglicemia causa exaustão e morte das células beta viáveis remanescentes em gatos, pode se inferir que as chances de remissão sejam maiores no período inicial da diabetes.

Para verificar essa hipótese, um estudo focado na remissão clínica de gatos diabéticos foi realizado na Universidade de Zurique utilizando os mesmos 275 registros médicos recuperados da análise de sobrevida anteriormente mencionada.[6] Para a investigação, gatos recém-diagnosticados com diabetes foram incluídos como se tivessem sido acompanhados pelo menos até alcançar a remissão ou até a morte.[9] Foram considerados em remissão apenas os gatos nos quais a insulina foi descontinuada por pelo menos 4 semanas consecutivas, mantendo concentrações normais de glicose e frutosamina e sem sinais clínicos da diabetes.[10]

A partir dos casos originalmente identificados, 90 gatos atenderam aos critérios de inclusão e foram utilizados na análise. Desses 90 gatos, 45 (50%) alcançaram remissão clínica, e 45 (50%) permaneceram diabéticos. O tempo médio calculado da alta até a remissão foi de 48 dias (variação: 8 a 216); 25% dos gatos alcançaram remissão dentro de 27 dias, 75% dentro de 102 dias e somente um gato após 6 meses[9] (Fig. 17-6). Esses resultados estão de acordo com a literatura prévia que demonstrou que a grande maioria dos gatos diabéticos alcançou remissão no período de 6 meses após o diagnóstico,[10,12-15] e eles confirmam a hipótese de que as chances de remissão são altas logo após o diagnóstico e diminuem grandemente durante os meses seguintes, possivelmente porque o dano irreversível às células secretoras de insulina tem um determinado tempo para ocorrer.

Pela mesma investigação,[9] a duração média da remissão clínica foi de 114 dias (variação: 30 a 3.370 dias) em gatos que foram acompanhados até a morte (n = 15), e 151 dias (variação: 28 a 1.180 dias) em gatos que ainda estavam vivos (n = 30) ao final do estudo. Seis dos 45 (13%) gatos com remissão não necessitaram de insulina por mais de 1.000 dias; um deles não recebeu insulina por mais de 9 anos.

De forma geral, a insulinoterapia teve que ser retomada para controle da hiperglicemia em razão de recidiva em somente 13 (29%) dos 45 gatos que alcançaram a remissão, incluindo 6 dos gatos que morreram e 7 daqueles que ainda estavam vivos ao final do estudo. Nenhum desses 13 gatos passou por um novo período de remissão clínica.[9] Esses resultados também estão de acordo com relatos prévios, demonstrando que a duração da remissão diabética variou enormemente, sendo que alguns gatos não necessitaram de tratamento por vários meses e outros por

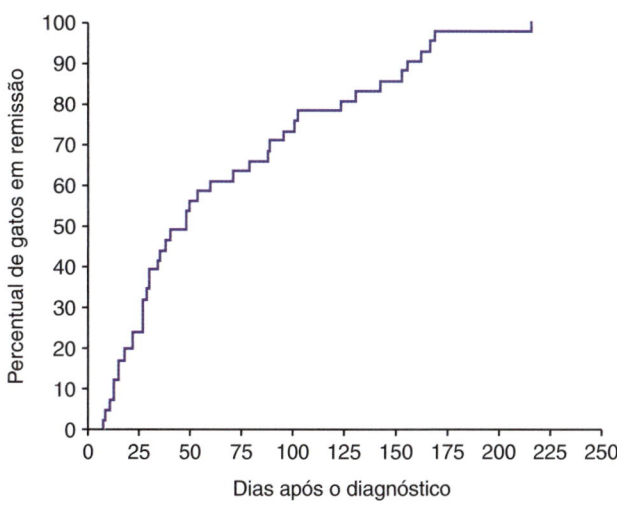

Figura 17-6: **Gatos Diabéticos Que Alcançaram Remissão Clínica.** Porcentagem cumulativa de gatos que não necessitaram de insulina para manter a normoglicemia com o passar do tempo.

alguns anos.[12,14] Em outro relato,[14] a insulinoterapia teve de ser reiniciada em 26% dos gatos diabéticos, o que é semelhante ao estudo realizado pelo autor e por seus colegas.[9] Em ambos os estudos, o número de recidivas pode ser subestimado, todavia, pois alguns gatos não foram acompanhados.

Com base no conhecimento atual, a recidiva da diabetes após um período inicial de remissão pode não ser um evento inesperado em gatos. Mesmo durante a remissão clínica, é bem documentado que o número de células das ilhotas pancreáticas permanece reduzido e que evidências morfológicas de dano às células beta ainda existe.[12] Gatos em remissão provavelmente progrediram de um estado diabético clínico para um estado subclínico, mas eles ainda não estavam completamente recuperados da doença; esses gatos continuam a ser susceptíveis a apresentarem recidiva de diabetes clínico.

Predição da Remissão Clínica com Testes de Função das Células Beta

Vários testes secretagogos da insulina têm sido avaliados para mensuração da capacidade de secreção de insulina em humanos, incluindo a fixação hiperglicêmica, os testes de tolerância à glicose IV e oral, e o teste de estimulação IV por arginina. Nos tipos 1 e 2 de diabetes em seres humanos, as células beta apresentam deterioração progressiva de sua responsividade a vários secretagogos (p. ex., glucagon, glicose ou aminoácidos).[19,20] O teste da capacidade secretória residual das células beta com glicose como secretagogo em um diabético clinicamente evidente não é apropriado por duas razões. Primeira, a reserva funcional de células secretoras de insulina já está sendo desafiada pelas quantidades excessivas de glicose circulante; e segunda, a hiperglicemia por si só pode levar à dessensibilização induzida pela glicose das células beta, independente da glicotoxicidade. De fato, células beta viáveis expostas à hiperglicemia podem sofrer um estado temporário e reversível de refratariedade que é expresso no nível de exocitose da insulina, seja pela depleção dos estoques de insulina, seja pela refratariedade dos mecanismos de exocitose responsáveis pela liberação da insulina mediada pela glicose.[21]

Comumente se assume que o glucagon exerce um efeito negativo sobre o metabolismo de glicose porque estimula a glicogenólise hepática e promove gliconeogênese; entretanto, já foi demonstrado que possui efeitos benéficos, também, pela estimulação da secreção de insulina mediada por receptores distribuídos na superfície das células beta. De fato, camundongos transgênicos com uma deleção direcionada no receptor de glucagon nas células beta apresentaram diminuição da secreção de insulina.[22] A partir disso, um estudo foi conduzido em gatos diabéticos a fim de investigar se uma diferente resposta insulínica à estimulação pelo glucagon poderia diferenciar entre gatos diabéticos que alcançavam a remissão daqueles remanescentes persistentemente diabéticos.[12] Infelizmente, resultados desse estudo mostraram que a utilização da estimulação pelo glucagon não pôde discriminar entre gatos diabéticos que alcançaram a remissão e os permanentemente diabéticos que necessitavam de insulina, indicando que o teste não é útil para tal propósito.

A L-Arginina é conhecida como o secretagogo de insulina mais potente de todos os aminoácidos e, em gatos, aumenta a secreção das células beta pela despolarização da membrana e subsequente aumento no cálcio intracelular.[23] Além das células beta, a L-arginina também estimula a secreção de glucagon pelas células alfa pancreáticas em gatos, e foi relatada como uma ferramenta valiosa para obter informações relacionadas à secreção de glucagon na espécie.[24] Foi demonstrado que a responsividade à arginina prolonga os estímulos da glicose e glucagon, sugerindo-se dessa forma que pode ser utilizada para detecção da capacidade secretória residual das células beta com o avanço da progressão da diabetes.[25] Assim, uma investigação sobre a utilização de um teste de estimulação por arginina foi realizada na Universidade de Zurique com gatos diabéticos recém-diagnosticados.[26] O estudo demonstrou que a resposta das células beta à arginina foi semelhante entre gatos recém-diagnosticados que alcançaram posteriormente a remissão e pacientes que permaneceram persistentemente diabéticos.[26] É interessante notar que a secreção induzida pela arginina das células alfa também foi comparável entre os grupos de gatos diabéticos. Entretanto, a resposta ao glucagon tendeu a ser maior em gatos que alcançaram remissão (Fig. 17-7), e a relação entre glucagon e insulina também foi maior.[26] A razão pela qual gatos diabéticos que alcançaram remissão possuem maior reserva secretória de glucagon com relação à insulina é incerta, mas isso pode ser explicado pelo fato de que as células alfa pancreáticas e o glucagon parecem ser necessárias para manter a responsividade das células beta à glicose, pelo menos em seres humanos e camundongos.[22,27] É importante notar que o estudo do autor e colegas sobre o teste de estimulação por arginina em gatos também demonstrou que a secreção de glucagon em gatos diabéticos foi semelhante à dos gatos saudáveis.[26] Entretanto, cinco dos 17 gatos diabéticos incluídos apresentaram maior secreção de glucagon quando comparados aos indivíduos normais, sugerindo que a diabetes está associada a uma elevação absoluta na resposta do glucagon à arginina em gatos diabéticos. Como quatro desses cinco gatos diabéticos alcançaram remissão depois, um aumento da resposta das células alfa (glucagon) induzida pela arginina poderia estar

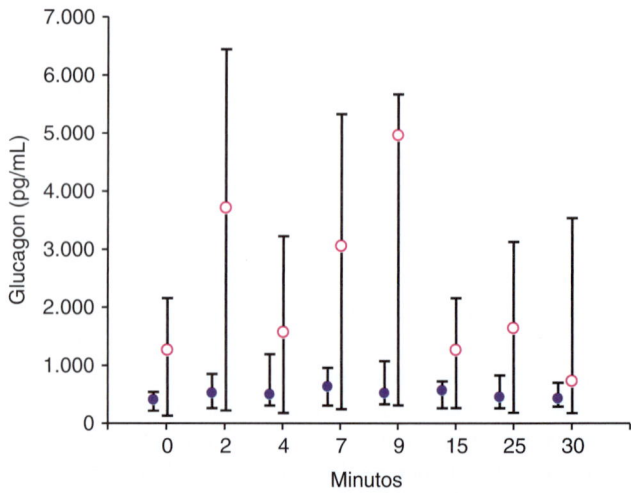

Figura 17-7: Concentrações de glucagon em pontos de tempo até 30 minutos após injeção de arginina em gatos diabéticos que alcançaram (*pontos brancos*) ou não alcançaram (*pontos escuros*) remissão clínica. Mediana e variação interquartil são demonstradas.

associado a um resultado favorável em pacientes diabéticos.[26] Em acordo com essa hipótese, um dos gatos diabéticos que alcançou remissão examinado no estudo prévio de Nelson et al.[12] possuía mais células alfa do que os gatos do grupo controle. Outros estudos são claramente necessários para verificar o papel das células alfa e da secreção de glucagon na patogênese da diabetes em gatos.

Em suma, a estimulação das células pancreáticas secretoras de insulina por glucagon ou por arginina, não indicou quais gatos diabéticos possuíam função residual adequada das células beta para eventualmente alcançar a remissão clínica. Entretanto, a maior relação entre glucagon e insulina observada em gatos diabéticos que eventualmente alcançaram remissão clínica pode indicar que um aumento relativo da função das células alfa está envolvido nos mecanismos que levam à tal remissão. Infelizmente, a grande sobreposição na relação entre glucagon e insulina entre os grupos impede a utilização desse parâmetro para indicar remissão clínica na prática.

Predição da Remissão Clínica na Prática

A capacidade de prever quais gatos provavelmente alcançariam remissão clínica na prática seria muito útil para aumentar a motivação dos proprietários para tratar seus gatos diabéticos. Além disso, alcançar a remissão é vantajosa porque os gatos são beneficiados por uma melhor qualidade de vida, e os custos do tratamento diminuiriam. Portanto, uma série de estudos teve como objetivo avaliar a remissão clínica em gatos, em uma tentativa de identificar indicadores desse fenômeno no momento do diagnóstico inicial do diabetes.

Foi relatado em um estudo publicado em 2007 que as concentrações séricas basais de glicose, frutosamina, insulina, glucagon e fator de crescimento semelhante à insulina-1 aferidos no momento da admissão não foram diferentes em um grupo de gatos diabéticos que posteriormente alcançaram a remissão comparado a um grupo em que não se obteve êxito.[13] Em outro estudo conduzido por Roomp e Rand,[14] de gatos diabéticos tratados com um protocolo que objetivava o controle glicêmico rígido com frequente monitorização doméstica das concentrações de glicose e alteração das doses de insulina logo após o diagnóstico de diabetes, foi observado que os dois fatores seguintes eram úteis como indicadores de eventual remissão: (1) administração de corticosteroides nos 6 meses anteriores ao diagnóstico e (2) a ausência de polineuropatia no momento do diagnóstico (p. ex., estação plantígrada, deambulação sobre o calcâneo, diminuição da capacidade de pular ou incapacidade de subir escadas). Além disso, nesse estudo observou-se que gatos que foram incluídos nesse protocolo rígido de controle glicêmico após terem decorrido 6 meses ou mais a partir do momento em que se estabeleceu o diagnóstico de diabetes provavelmente teriam menor probabilidade de remissão clínica do que aqueles gatos tratados inicialmente com um regime intensivo de insulinoterapia (35% *versus* 84%). Essa última observação está de acordo com os estudos nos quais a remissão foi improvável após 6 meses de tratamento.[9] Uma explicação plausível para a diminuição da taxa de remissão em gatos com neuropatias periféricas comparados àqueles sem neuropatias (30% *versus*

79%) é que a neuropatia periférica está provavelmente relacionada a uma maior duração de hiperglicemia mais severa. Ao contrário, gatos tratados com corticosteroides podem ter tido uma duração menor da hiperglicemia, ou a gradual retirada e descontinuação da droga diabetogênica pode ter resolvido parcialmente a resistência insulínica, permitindo assim que as células beta sofressem recuperação.[14] É notável que todos os gatos que receberam corticosteroides no estudo de Roomp e Rand[14] alcançaram remissão clínica após descontinuação das drogas.

Em 2010, o autor e seus colegas conduziram um estudo na Universidade de Zurique para explorar fatores identificados no momento da admissão, que poderiam indicar remissão nesses gatos diabéticos.[9] A análise revelou que idades mais altas no momento da admissão estavam associadas a uma maior chance de remissão diabética (Fig. 17-8). Especificamente, para cada ano adicional de idade no momento do diagnóstico inicial, a remissão foi mais provável em 25% dos casos.[9] Este achado pode ser inesperado, baseando-se na noção de que o envelhecimento está associado à diminuição da função das células beta em diferentes espécies de mamíferos.[28] Entretanto, já foi relatado que pacientes humanos com diabetes tipo 2 que são inicialmente diagnosticados após 65 anos de idade geralmente apresentam uma evolução menos grave da doença e melhor controle glicêmico.[29] Em contraste, pelo menos em animais com diabetes tipo 1, os pacientes mais jovens no momento do diagnóstico estão associados a uma progressão mais rápida da dependência de insulina.[30] Embora improvável, não se pode excluir que a associação positiva entre idade maior e eventual remissão clínica observada nos gatos não foi simplesmente devido a melhor qualidade dos cuidados propiciados pelos proprietários aos gatos idosos.

No estudo, o achado de altas concentrações séricas de colesterol reduziu as chances de remissão em quase 65% nos gatos diabéticos.[9] A maioria dos estudos em humanos ligando hiperlipidemia ao desenvolvimento de diabetes tipo 2 teve foco no papel do triglicérides sérico e ácidos graxos livres, mas em estudos *in vivo* com ratos demonstrou-se que altas concen-

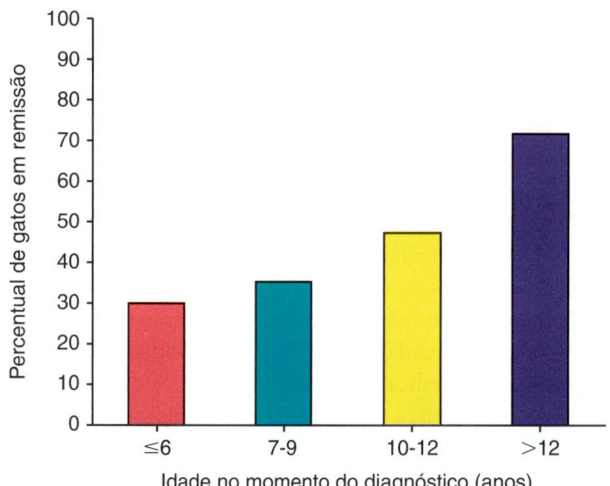

Figura 17-8: Porcentagem de gatos diabéticos que alcançaram remissão clínica por idade no momento do diagnóstico.

trações de colesterol também podem prejudicar reversivelmente a função das células beta.[31,32] Neste modelo com camundongos transgênicos, além do prejuízo à secreção insulínica, o número e tamanho de ilhotas pancreáticas estava reduzido em mais de 50%.[32] Portanto, o aumento do colesterol sérico pode exercer um efeito tóxico direto sobre as células beta.

Portanto, é possível que a hipercolesterolemia também tenha um papel importante na progressão de diabetes em gatos, eventualmente impedindo a recuperação da função ou viabilidade das células beta. Como o autor e seus colaboradores não avaliaram as concentrações séricas de triglicérides ou de ácidos graxos livres no estudo, é possível que esses lipídios tenham um efeito sobre a chance de remissão. Entretanto, a hipertrigliceridemia sustentada e o aumento das concentrações de ácidos graxos livres não prejudicaram a secreção insulínica no estudo de gatos saudáveis.[16]

No estudo, gatos diabéticos tratados com insulina glargina tenderam a ter uma maior chance de remissão.[9] Como muitos gatos não sobreviveram até o momento da alta hospitalar e, portanto, nunca foram tratados com uma insulina de ação mais longa, o autor e seus colaboradores não puderam avaliar se a utilização da insulina glargina indica remissão independentemente de seu uso. Em outro estudo, Marshall et al.[15] relataram que a probabilidade de remissão em gatos recém-diagnosticados com diabetes é maior após tratamento com insulina glargina do que com outros tipos de insulina. Em particular, após 3 meses de tratamento, todos os 8 gatos do grupo da insulina glargina tinham alcançado remissão, enquanto somente dois de 8 gatos no grupo da insulina lenta porcina e três dos 8 gatos no grupo da insulina protamina zinco alcançaram remissão. Os gatos tratados com insulina glargina também apresentaram melhor controle glicêmico com base na menor média das concentrações glicêmicas após duas semanas do início do tratamento.[15] Portanto, a insulina glargina pode aumentar a chance de remissão em gatos diabéticos, possivelmente pela melhora do controle metabólico, embora novos estudos com um maior número de gatos sejam necessários para corroborar essa observação.

É de interesse o conhecimento de que gatos com cetoacidose não tinham probabilidade de alcançar remissão menor que a dos gatos sem cetoacidose.[9] Essa análise também confirmou as observações de um estudo prévio no qual se documentou que gatos inicialmente diagnosticados com cetoacidose podem alcançar remissão da diabetes.[10] Nesse estudo, sete de 12 gatos (58%) com cetoacidose eventualmente sofreram remissão. Convém salientar que, semelhantemente à investigação sobre sobrevida já mencionada,[6] a cetoacidose não deve ser tida como uma complicação desfavorável, pois a expectativa de vida e taxas de remissão são semelhantes às dos gatos que não apresentavam cetoacidose.

Finalmente, tem sido descrito que a remissão também pode ocorrer em aproximadamente 50% dos gatos diabéticos com a síndrome acromegálica, se o tratamento da condição primária for eficaz. Em gatos, a acromegalia é usualmente causada por um adenoma pituitário funcional que secreta quantidades excessivas de hormônio de crescimento (GH), levando à resistência insulínica e exaustão das células beta. O tratamento do tumor pituitário com radioterapia externa resultou em remis-

são com descontinuação da insulina dentro de 34 semanas de irradiação em cinco dos 8 gatos acromegálicos em um estudo,[33] e dentro de 24 semanas em seis de 14 pacientes acromegálicos em outro estudo.[34] Em um gato diabético acometido por acromegalia que foi tratado com sucesso por hipofisectomia transfenoidal, a remissão clínica da diabetes ocorreu 3 semanas após a cirurgia.[35] Esses relatos indicam que a remissão clínica de diabetes é possível em gatos acometidos por acromegalia, se a causa da resistência insulínica (p. ex., tumor secretor de GH) puder ser tratada.

Protocolo Intensivo de Insulina e Remissão Clínica

Em medicina humana, a adoção de insulinoterapia intensiva a curto prazo no tratamento de pacientes diabéticos tipo 2 recém-diagnosticados foi avaliada em uma série de estudos.[36-38] O tratamento incluiu injeções diárias múltiplas ou infusão insulínica subcutânea (SC) contínua durante 2 a 3 semanas. Nesses pacientes, a insulinoterapia intensiva precoce foi capaz de melhorar a função das células beta e prolongar a remissão clínica. Além disso, as taxas de remissão após 1 ano foram significativamente maiores em pacientes humanos tratados com insulinoterapia intensiva, comparados àqueles tratados com agentes hipoglicemiantes orais.[36-38]

Em gatos, existe experiência muito limitada com a insulinoterapia intensiva. Até agora, houve dois estudos que investigaram o efeito do ajuste frequente da dose de insulina, com base na monitorização doméstica rígida da glicemia.[14,15] Em ambos os estudos, as taxas de remissão alcançadas chegaram a 64% e 67%, sugerindo possivelmente um papel benéfico dos tratamentos intensivos com insulina.[14,15]

Em razão do caracterizado efeito favorável da insulinoterapia intensiva nos humanos diabéticos tipo 2 e dos resultados promissores obtidos em estudos com gatos diabéticos,[14,15] uma investigação foi conduzida na Universidade de Zurique para avaliar a viabilidade de um protocolo intensivo de insulinoterapia IV em gatos diabéticos recém-diagnosticados e para verificar se o protocolo resultou na melhora da taxa de remissão clínica comparada à insulinoterapia SC padrão.[39] O experimento foi conduzido em gatos diabéticos, no grupo IV, pela infusão de insulina por 6 dias consecutivos através de um cateter central com ajustes da taxa realizados a cada 10 a 15 minutos, com base nas concentrações intersticiais de glicose aferidas por um sistema de monitorização contínua de glicose. Gatos diabéticos inicialmente submetidos à insulinoterapia SC serviram como controles e foram hospitalizados durante 6 dias. Gatos tratados com corticosteroides nos 4 meses prévios ao diagnóstico não foram incluídos na análise para evitar tendência à remissão.[14] Após os 6 dias de hospitalização, gatos de ambos os grupos receberam alta com prescrição de um protocolo padrão de insulinoterapia SC e foram regularmente reavaliados durante 6 meses para verificar a taxa de remissão e do controle metabólico.[39]

A insulinoterapia IV intensiva a curto prazo permitiu ao autor e seus colegas alcançarem a concentração glicêmica objetivada de 90 a 180 mg/dL (5 a 10 mmol/L) durante a maior parte do período de hospitalização dos gatos, assim como impediu episódios de hipoglicemia e longos períodos de hiperglicemia marcante. A taxa de remissão em gatos diabéticos tratados com insulina IV foi de 67%, enquanto àquela de gatos submetidos à insulinoterapia SC foi de 50%, significando uma diferença de 17% entre os grupos. Entretanto, não foi observada diferença estatística significativa, presumivelmente devido ao número relativamente baixo de gatos incluídos no estudo.[39]

A taxa de remissão alcançada em gatos submetidos à insulinoterapia IV foi muito semelhante àquela obtida nos dois estudos relatados nos quais frequentes ajustes da dose de insulina e monitorização doméstica rígida da glicemia foram realizados.[14,15] Entretanto, a comparação dessas duas investigações com o estudo realizado pelo autor e pelos seus colegas[39] pode ser difícil porque os delineamentos dos estudos eram muito diferentes. Especificamente, nas investigações prévias, era requisitado aos proprietários que aferissem a glicemia de seus gatos diabéticos pelo menos três vezes por dia em casa e que modificassem a dose da insulina regularmente, algumas vezes diariamente, a fim de manter os níveis glicêmicos em 50 a 100 mg/dL (2,8 a 5,5 mmol/L).[14,15] Para um gato ser aceito nos estudos prévios, os proprietários tinham de seguir um protocolo rígido baseado na internet e ter realizado exames rotineiros por seus veterinários,[14,15] enquanto todos os gatos foram avaliados na mesma instituição durante 6 meses consecutivos no estudo suíço.[39] Além das diferenças nos protocolos terapêuticos, os critérios de inclusão dos gatos diferiu entre esses estudos; sobretudo, gatos tratados com glicocorticoides não foram excluídos em ambas as investigações prévias.[14,15] É importante notar que a exclusão de gatos tratados com glicocorticoides de um desses estudos prévios[15] levou à diminuição documentada da taxa de remissão de 64% para 51%, rendendo uma taxa semelhante aos estudos do autor e de seus colaboradores realizados com protocolos padrões de insulinoterapia (em vez do intensivo).[9] Portanto, como os casos que receberam glicocorticoides antes do diagnóstico não foram incluídos no estudo suíço,[39] poderíamos afirmar que o delineamento do estudo do autor e de seus colaboradores demonstrou de forma mais objetiva uma melhor taxa de remissão para protocolos intensivos, objetivando o melhor controle das concentrações glicêmicas.

Além do papel permissivo sobre a remissão, a insulinoterapia intensiva IV melhorou também o controle metabólico de gatos diabéticos.[39] Em particular, após a exclusão de gatos que alcançaram a remissão, 60% dos indivíduos submetidos ao protocolo intensivo alcançou bom controle metabólico comparados a somente 13% dos gatos submetidos à insulinoterapia SC. Além disso, durante o período do estudo, gatos submetidos ao grupo da terapia intensiva necessitaram aproximadamente de 40% menos insulina do que animais submetidos à insulinoterapia SC[39] (Fig. 17-9). De um modo geral, esses resultados apontam para um efeito benéfico do controle glicêmico imediato e rígido em gatos diabéticos logo após o diagnóstico. A razão por detrás do resultado favorável do tratamento de gatos diabéticos logo após o diagnóstico com insulinoterapia IV intensiva não é conhecida. Entretanto, na medicina humana, um achado consistente associado aos protocolos intensivos de insulinote-

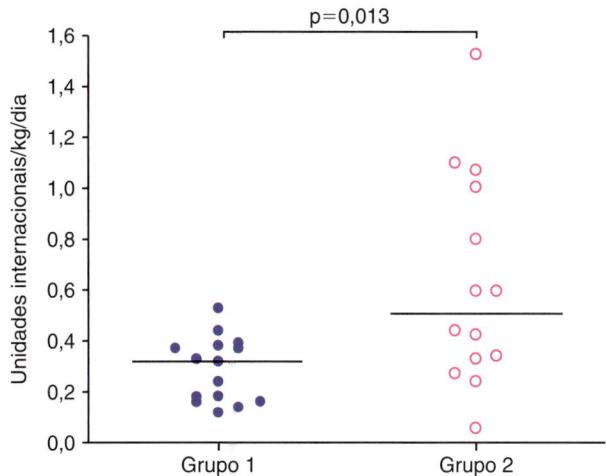

Figura 17-9: **Gráfico de Pontos da Dose de Insulina.** Doses de insulina administradas (por quilograma por dia) durante o período de estudo de 6 meses em gatos submetidos à insulinoterapia intravenosa intensiva (grupo 1) e em gatos submetidos à insulinoterapia subcutânea (grupo 2).

rapia inclui melhora da função das células beta, conforme se demonstra pelo aumento da secreção insulínica de primeira fase estimulada pela glicose após o protocolo intensivo.[36-38] O principal mecanismo pelo qual a insulinoterapia melhora a função das células beta é pela reversão da glicotoxicidade.[36-38] Em razão da importância demonstrada da glicotoxicidade na patogênese da diabetes em gatos,[9,18] o controle dos efeitos prejudiciais da hiperglicemia com insulinoterapia IV intensiva a curto prazo também pode melhorar a viabilidade das células beta em gatos. Isso finalmente resulta em diminuição das necessidades de insulina durante o acompanhamento e melhora das taxas de remissão e do controle metabólico em gatos diabéticos. Entretanto, deve-se lembrar que a insulinoterapia IV intensiva a curto prazo, conforme descrita anteriormente, é muito árdua, fazendo com que sua utilização possa ser limitada na prática clínica.

RESUMO

A remissão clínica de diabetes em gatos é possível em aproximadamente 50% dos casos no período de 6 meses após o diagnóstico inicial. A glicotoxicidade é uma importante causa de dano às células produtoras de insulina felinas em condições experimentais, e provavelmente também exerce efeitos prejudiciais sobre as células beta de gatos com diabetes de ocorrência natural. Se a glicotoxicidade não for prontamente prevenida com adequada insulinoterapia e estrito controle glicêmico, pode haver redução da chance de remissão e levar ao diabetes permanente. Infelizmente, a remissão não pode ser facilmente prevista no momento do diagnóstico, mas fatores como a administração prévia de corticosteroides, ausência de polineuropatia, idade mais avançada e concentrações séricas normais de colesterol podem estar dentre os indicadores mais importantes desse resultado favorável. Gatos diabéticos com ou sem cetoacidose no momento do diagnóstico possuem chances semelhantes de alcançar remissão.

Referências

1. McCann TM, Simpson KE, Shaw DJ, et al: Feline diabetes mellitus in the UK: the prevalence within an insured cat population and a questionnaire-based putative risk factor analysis. *J Feline Med Surg* 9:289-299, 2007.

2. Slingerland LI, Fazilova VV, Plantinga EA, et al: Indoor confinement and physical inactivity rather than the proportion of dry food are risk factors in the development of feline type 2 diabetes mellitus. *Vet J* 179:247-253, 2009.

3. Little CJ, Gettinby G: Heart failure is common in diabetic cats: findings from a retrospective case-controlled study in first-opinion practice. *J Small Anim Pract* 49:17-25, 2008.

4. Kraus MS, Calvert CA, Jacobs GJ, et al: Feline diabetes mellitus: a retrospective mortality study of 55 cats (1982-1994). *J Am Anim Hosp Assoc* 33:107-111, 1997.

5. Goossens MM, Nelson RW, Feldman EC, et al: Response to insulin treatment and survival in 104 cats with diabetes mellitus (1985-1995). *J Vet Intern Med* 12:1-6, 1998.

6. Callegari C, Mercuriali E, Hafner M, et al: Survival time and prognostic factors in cats with newly diagnosed diabetes mellitus: 114 cases (2000-2009). *J Am Vet Med Assoc* 243:91-95, 2013.

7. Chakrabarti S, Syme HM, Elliott J: Clinicopathological variables predicting progression of azotemia in cats with chronic kidney disease. *J Vet Intern Med* 26:275-281, 2012.

8. Weingart C, Lotz F, Kohn B: Measurement of β-hydroxybutyrate in cats with nonketotic diabetes mellitus, diabetic ketosis, and diabetic ketoacidosis. *J Vet Diagn Invest* 24:295-300, 2012.

9. Zini E, Hafner M, Osto M, et al: Predictors of clinical remission in cats with diabetes mellitus. *J Vet Intern Med* 24:1314-1321, 2010.

10. Sieber-Ruckstuhl NS, Kley S, Tschuor F, et al: Remission of diabetes mellitus in cats with diabetic ketoacidosis. *J Vet Intern Med* 22:1326-1332, 2008.

11. Michiels L, Reusch CE, Boari A, et al: Treatment of 46 cats with porcine lente insulin: a prospective, multicentre study. *J Feline Med Surg* 10:439-451, 2008.

12. Nelson RW, Griffey SM, Feldman EC, et al: Transient clinical diabetes mellitus in cats: 10 cases (1989-1991). *J Vet Intern Med* 13:28-35, 1999.

13. Alt N, Kley S, Tschuor F, et al: Evaluation of IGF-1 levels in cats with transient and permanent diabetes mellitus. *Res Vet Sci* 83:331-335, 2007.

14. Roomp K, Rand J: Intensive blood glucose control is safe and effective in diabetic cats using home monitoring and treatment with glargine. *J Feline Med Surg* 11:668-682, 2009.

15. Marshall RD, Rand JS, Morton JM: Treatment of newly diagnosed diabetic cats with glargine insulin improves glycaemic control and results in higher probability of remission than protamine zinc and lente insulins. *J Feline Med Surg* 11:683-691, 2009.

16. Zini E, Osto M, Franchini M, et al: Hyperglycaemia but not hyperlipidaemia causes beta-cell dysfunction and beta-cell loss in the domestic cat. *Diabetologia* 52:336-346, 2009.

17. Orci L, Ravazzola M, Perrelet A: (Pro)insulin associates with Golgi membranes of pancreatic B cells. *Proc Natl Acad Sci U S A* 81:6743-6746, 1984.

18. Link KRJ, Allio I, Rand JS, et al: The effect of experimentally induced chronic hyperglycaemia on serum and pancreatic insulin, pancreatic islet IGF-I and plasma and urinary ketones in the domestic cat (Felis felis). *Gen Comp Endocrinol* 188:269-281, 2013.

19. Druet C, Tubiana-Rufi N, Chevenne D, et al: Characterization of insulin secretion and resistance in type 2 diabetes of adolescents. *J Clin Endocrinol Metab* 91:401-404, 2006.

20. Drucker D, Zinman B: Pathophysiology of beta-cell failure after prolonged remission of insulin-dependent diabetes mellitus (IDDM). *Diabetes Care* 7:83-87, 1984.

21. Robertson RP, Olson LK, Zhang H: Differentiating glucose toxicity from glucose desensitization: a new message from the insulin gene. *Diabetes* 43:1085-1089, 1994.

22. Sørensen H, Winzell MS, Brand CL, et al: Glucagon receptor knockout mice display increased insulin sensitivity and impaired beta-cell function. *Diabetes* 55:3463-3469, 2006.

23. Curry DL, Morris JG, Rogers QR, et al: Dynamics of insulin and glucagon secretion by the isolated perfused cat pancreas. *Comp Biochem Physiol A* 72:333-338, 1982.

24. Furrer D, Kaufmann K, Reusch CE, et al: Amylin reduces plasma glucagon concentrations in cats. *Vet J* 184:236-240, 2010.

25. Brandle M, Lehmann R, Maly FE, et al: Diminished insulin secretory response to glucose but normal insulin and glucagon secretory responses to arginine in a family with maternally inherited diabetes and deafness caused by mitochondrial tRNA (LEU(UUR)) gene mutation. *Diabetes Care* 24:1253-1258, 2001.

26. Tschuor F, Zini E, Schellenberg S, et al: Remission of diabetes mellitus in cats cannot be predicted by the arginine stimulation test. *J Vet Intern Med* 25:83-89, 2011.

27. Huypens P, Ling Z, Pipeleers D, et al: Glucagon receptors on human islet cells contribute to glucose competence of insulin release. *Diabetologia* 43:1012-1019, 2000.

28. Szoke E, Shrayyef MZ, Messing S, et al: Effect of aging on glucose homeostasis: accelerated deterioration of beta-cell function in individuals with impaired glucose tolerance. *Diabetes Care* 31:539-543, 2008.

29. Kolb H, Schneider B, Heinemann L, et al: Type 2 diabetes phenotype and progression is significantly different if diagnosed before versus after 65 years of age. *J Diabetes Sci Technol* 2:82-90, 2008.

30. Achenbach P, Warncke K, Reiter J, et al: Type 1 diabetes risk assessment: improvement by follow-up measurements in young islet autoantibody-positive relatives. *Diabetologia* 49:2969-2976, 2006.

31. Hao M, Head WS, Gunawardana SC, et al: Direct effect of cholesterol on insulin secretion: a novel mechanism for pancreatic beta-cell dysfunction. *Diabetes* 56:2328-2338, 2007.

32. Ishikawa M, Iwasaki Y, Yatoh S, et al: Cholesterol accumulation and diabetes in pancreatic beta-cell-specific SREBP-2 transgenic mice: a new model for lipotoxicity. *J Lipid Res* 49:2524-2534, 2008.

33. Brearley MJ, Polton GA, Littler RM, et al: Coarse fractionated radiation therapy for pituitary tumours in cats: a retrospective study of 12 cases. *Vet Comp Oncol* 4:209-217, 2006.

34. Dunning MD, Lowrie CS, Bexfield JM, et al: Exogenous insulin treatment after hypofractionated radiotherapy in cats with diabetes mellitus and acromegaly. *J Vet Int Med* 23:243-249, 2009.

35. Meij BP, Auriemma E, Grinwis G, et al: Successful treatment of acromegaly in a diabetic cat with transsphenoidal hypophysectomy. *J Feline Med Surg* 12:406-410, 2010.

36. Weng J, Li Y, Xu W, et al: Effect of intensive insulin therapy on β-cell function and glycaemic control in patients with newly diagnosed type 2 diabetes: a multicenter randomised parallel-group trial. *Lancet* 371:1753-1760, 2008.

37. Alvarsson M, Sundkvist G, Lager I, et al: Beneficial effects of insulin versus sulphonylurea on insulin secretion and metabolic control in recently diagnosed type 2 diabetic patients. *Diabetes Care* 26:2231-2237, 2003.

38. Chen HS, Wu TE, Jap TS, et al: Beneficial effects of insulin on glycaemic control and β-cell function in newly diagnosed type 2 diabetes with severe hyperglycaemia after short-term intensive insulin therapy. *Diabetes Care* 31:1927-1932, 2008.

39. Hafner M, Dietiker-Moretti S, Kaufmann K, et al: Intensive intravenous infusion of insulin in diabetic cats. *J Vet Intern Med* 28:1753-1759, 2014.

Tratamento da Hipercalcemia Idiopática

João Felipe de Brito Galvão, Dennis J. Chew e Valerie J. Parker

Atualmente, a hipercalcemia idiopática (HCI) é a causa mais comum de hipercalcemia em gatos nos Estados Unidos, com base nos diagnósticos realizados por laboratórios de endocrinologia; relatos desse diagnóstico continuam a emergir de outras partes do mundo. A HCI foi referida como a terceira condição endócrina mais comum em gatos[1] seguindo-se a diabetes melito e o hipertireoidismo, embora evidências convincentes de que a HCI seja um distúrbio endócrino ainda não tenham sido estabelecidas. Com base na avaliação dos autores das consultas em gatos com hipercalcemia em seus respectivos consultórios, a HCI é facilmente o diagnóstico mais comum, seguido em ordem decrescente pela doença renal crônica (DRC) azotêmica, neoplasia e hiperparatireoidismo primário. A ordem para o diagnóstico diferencial em gatos é consideravelmente diferente daquela em cães, na qual a neoplasia corresponde à maioria dos casos de hipercalcemia patológica persistente com base tanto no cálcio total sérico (tCa) ou cálcio ionizado (iCa).[2] O linfoma é a neoplasia mais comum que leva à hipercalcemia no cão, enquanto o linfoma e o carcinoma de células escamosas da cabeça e pescoço ocorrem com frequência semelhante no gato.[3] O diagnóstico de HCI em cães é muito incomum quando são realizados e analisados os exames adequados nesses animais.

DIAGNÓSTICO DE HIPERCALCEMIA IDIOPÁTICA

Descoberta de Hipercalcemia

A hipercalcemia é tipicamente descoberta fortuitamente quando uma amostra de sangue é colhida por outras razões (p. ex., exames de rotina, exames pré-anestésicos, avaliação de urolitíase, de sinais gastrintestinais discretos, perda de peso discreta). É tradicional avaliar inicialmente o estado do cálcio em gatos após aferição do tCa. Quando o tCa estiver aumentado, o iCa é então usualmente aferido para determinar se há também um aumento na fração do cálcio circulante. Mais frequentemente gatos com elevação do tCa sérico também apresentarão aumento de iCa. Uma importante exceção a essa relação geral ocorre comumente em gatos com DRC azotêmica e hipercalcemia. O aumento do tCa sérico em gatos com DRC azotêmica pode estar associado a concentrações altas, normais ou baixas de iCa, de forma que é mandatória a determinação direta do iCa e não tentar prever sua concentração, especialmente nesta população.[4] Efeitos tóxicos de hipercalcemia somente ocorrerão a partir de elevações

na fração ionizada do cálcio circulante. Muitos mais casos de hipercalcemia são documentados em gatos doentes quando o iCa é utilizado como o analito de triagem do que quando o tCa é aferido inicialmente.[4]

A magnitude da elevação do tCa ou iCa séricos não pode ser utilizada para estabelecer um diagnóstico, pois há uma considerável sobreposição no grau de hipercalcemia em gatos com HCI e outras condições. A maioria dos gatos com HCI apresenta elevações discretas na concentração de tCa e iCa (11 a 12 mg/dL; 2,75 a 3,00 mmol/L) e (6 a 6,5 mg/dL; 1,5 a 1,6 mmol/L), respectivamente, enquanto alguns gatos podem apresentar concentrações de tCa e iCa maiores do que 15 a 20 mg/dL (3,75 a 5 mmol/L) e 8 a 11 mg/dL (2 a 2,7 mmol/L), respectivamente.*

Apresentação Clínica

Gatos com HCI podem apresentar elevações persistentes no iCa durante meses sem sinais clínicos aparentes, não tendo sido notada até então relação entre a magnitude da elevação e a ocorrência de sinais clínicos. Em uma revisão de 427 gatos com HCI diagnosticados em um laboratório de atendimento de endocrinologia, a idade média de apresentação foi de 9,8 anos (variação de 6 meses a 20 anos), e gatos Pelo Longo foram representados de forma excessiva (27% dos casos).[5] Ambos os sexos foram igualmente representados. Quase metade dos gatos não apresentaram sinais clínicos (46%), 18% apresentavam discreta perda de peso, 6% eram acometidos por doença inflamatória intestinal, 5% apresentavam constipação crônica, 4% apresentavam êmese como queixa e 1% estavam anoréxicos. Urólitos foram relatados em 15% dos gatos com HCI e cálculos de oxalato de cálcio foram notados especificamente em 10% dos casos.[5]

Outra revisão com 29 gatos com HCI do Centro Médico Veterinário da Universidade do estado de Ohio apresentou resultado de certa forma diferente.* A idade média ao atendimento foi semelhante à faixa etária previamente relatada; entretanto, gatos Pelo Curto eram a maioria. Ambos os sexos foram igualmente representados. Muitos gatos não apresentaram sinais clínicos. A perda de peso foi o final clínico mais comum, seguido por hiporexia, êmese, polidipsia e poliúria, constipação e diarreia. Outros sinais clínicos menos comuns

---

*De Brito Galvao JF: Tratamento da hipercalcemia idiopática em 29 gatos (1999-2010). Observações não publicadas, The Ohio State University, 2013.

estavam associados em sua maioria à urolitíase (p. ex., polaquiúria, estrangúria e hematúria).

Diagnóstico Diferencial, Abordagem Diagnóstica e Refinando o Diagnóstico de Hipercalcemia Idiopática

Em alguns gatos, o diagnóstico para a causa de hipercalcemia é óbvio após análise do histórico detalhado (p. ex., fármacos, suplementos e sinais sistêmicos) e exame físico (p. ex., tumores, organomegalia e rins pequenos). Existem diversas causas potenciais de hipercalcemia no gato que estão mais detalhadas neste capítulo.[6] A DRC azotêmica e neoplasia são os principais diagnósticos diferenciais a serem excluídos[3] a fim de diagnosticar a HCI. Gatos acometidos por DRC e hipercalcemia serão discutidos com mais detalhes em uma seção posterior. A avaliação de radiografias abdominais é recomendada em todos os gatos com hipercalcemia crônica a fim de descartar a presença de nefrólitos, ureterólitos e/ou uretrólitos que possam estar associados à hipercalcemia (Figs. 18-1 e 18-2). A possibilidade de nefropatia obstrutiva deve ser avaliada com mais detalhes por ultrassonografia quando um urólito no trato urinário superior for detectado na radiografia. A nefropatia obstrutiva pode contribuir como um componente para a crescente magnitude da azotemia da DRC já existente no momento ou no futuro. As recomendações terapêuticas e o prognóstico podem ser alterados com a presença de cálculos, tornando importante saber de sua existência e se estão levando à obstrução ou não.

O diagnóstico de HCI é em sua maior parte um exercício de exclusão de diagnósticos alternativos após documentação de uma concentração circulante de iCa acima dos valores de referência. Hemograma, painel bioquímico sérico, aferição do hormônio paratireóideo (PTH), urinálise e exames de imagem do tórax e abdome (radiografia e ultrassonografia) são considerados os dados mínimos para excluir as causas conhecidas de hipercalcemia. A elevação do iCa resulta em supressão da produção de PTH, pois a HCI é um exemplo de hipercalcemia independente da paratireóide. Em gatos com HCI, os valores de PTH estão usualmente indetectáveis ou dentro do quartil inferior dos valores de referência.[5,7]

A densidade específica urinária (DU) é tipicamente maior que 1,030 e parece que vários gatos com hipercalcemia podem ainda concentrar ao máximo sua urina se não apresentarem DRC concomitante. Os casos de HCI observados no Centro Médico Veterinário da Universidade do estado de Ohio tinham uma DU média de 1,030 (J.F. de Brito Galvão, observações não publicadas. 2013). Em uma série de gatos com várias causas de hipercalcemia baseada no tCa sérico, a DU estava baixa principalmente em gatos com DRC sem outras causas de hipercalcemia.[3] Em um estudo com gatos com HCI, a DU variou de 1.012 a 1.060.[7]

É motivo de discussão o quão extenso um plano diagnóstico é necessário para estabelecer o diagnóstico provável *versus* o diagnóstico definitivo de HCI. Uma base de dados extensa, que inclua a aferição da 25-hidroxivitamina D, poderia ser recomendada a fim de excluir o gato ocasional que esteja sofrendo de hipervitaminose D evidente, que outrora poderia permanecer não diagnosticado. Os autores não observaram a aferição do polipeptídeo relacionado ao hormônio paratireóideo (PTHrP) como particularmente útil já que é na maioria das vezes negativo. Quando o PTHrP for positivo, questões sobre a possível ocorrência de câncer como a causa da hipercalcemia se tornam mais importantes. Geralmente quando o câncer é a causa da hipercalcemia, a malignidade é óbvia e não é necessário aferir PTHrP. Além disso, o PTHrP estará aumentado somente em alguns tipos de neoplasia. A concentração de 25-hidroxivitamina D (calcidiol) está mais frequentemente no intervalo da faixa de referência em gatos com HCI, mas deve ser notado que o intervalo de referência é amplo e foi estabelecido em gatos consumindo dietas contendo uma ampla variação de concentrações de vitamina D. A aferição da 1,25(OH)$_2$-vitamina D (calcitriol) não é geralmente recomendada como parte do plano de exclusão diagnóstico padrão, pois na maioria das vezes estará dentro da faixa de referência em gatos com HCI.[7] As condições clínicas associadas a altas concentrações de calcitriol circulante no gato são raras, com exceção das doenças inflamatórias granulomatosas. A concentração de calcitriol estará dentro do intervalo de referência na maioria dos gatos com HCI, embora isso não tenha sido aferido em um grande número de gatos. A magnitude da supressão das concentrações circulantes de calcitriol que deve ocorrer na presença de hipercalcemia ionizada ainda não foi determinada em gatos sadios. Assim, tanto para o calcidiol como para o calcitriol, a observação de concentrações

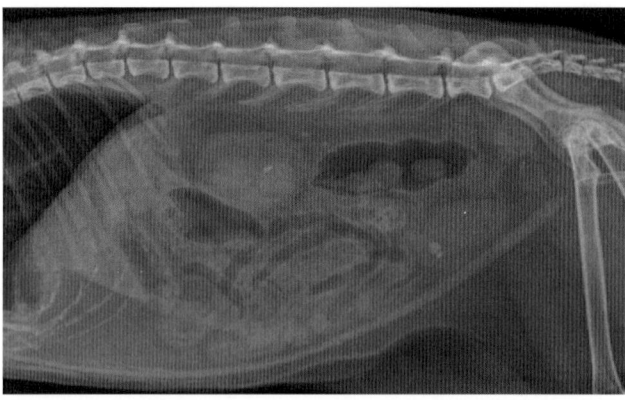

Figura 18-1: Projeção radiográfica lateral direita de uma gata fêmea castrada, Pelo Curto doméstico, 17 anos de idade, avaliada em razão de hematúria secundária à presença de ureterólitos. Urólitos de oxalato de cálcio, nefrólitos bilaterais e obstrução ureteral esquerda também estão presentes.

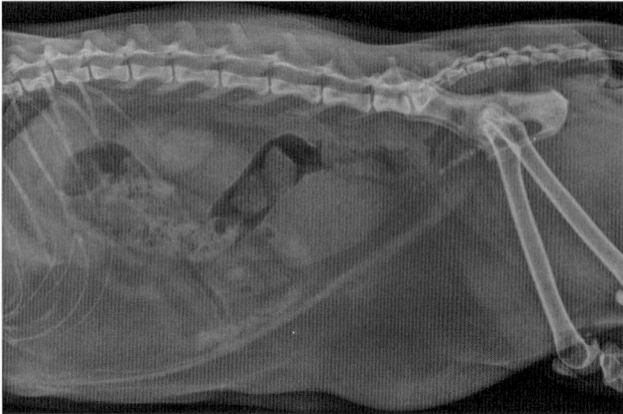

Figura 18-2: Projeção radiográfica lateral direita de uma gata fêmea castrada, Pelo Curto doméstico, 10 anos de idade, avaliada em razão de disúria secundária à presença de ureterólitos constituídos por hidrogenofosfato de cálcio desidratado (80%) e oxalato de cálcio monohidratado (20%).

dentro do intervalo de referência não necessariamente exclui esses metabólitos de vitamina D como participantes na fisiopatologia da hipercalcemia da HCI.

As concentrações circulantes de calcitonina até hoje ainda não foram aferidas em gatos com HCI; entretanto, recentemente foi relatado um novo ensaio da calcitonina para utilização em gatos.[8] Interessantemente Interessantemente para futuras considerações da fisiopatologia da HCI, não se demonstrou aumento na secreção de calcitonina após indução da hipercalcemia em um subgrupo de gatos experimentais aparentemente normais. A expressão de células produtoras de calcitonina na glândula tireoide esteve correlacionada à concentração de calcitonina obtida.[8]

Alguns clientes não serão capazes de arcar com os custos de uma avaliação diagnóstica exaustiva de exclusão para a HCI. Nessas situações, um provável diagnóstico de HCI é estabelecido, se o gato apresentar poucos ou nenhum sinal clínico em conjunto com PTH baixo, hipercalcemia ionizada e nenhum achado de exame físico que suporte a presença de neoplasia ou doença inflamatória ou infiltrativa subjacente. Essa abordagem minimalista é mais segura ao tratar a HCI com dieta ou alendronato, pois nenhuma dessas modalidades terapêuticas interferirá em futuros diagnósticos possíveis. A maioria dos gatos com hipercalcemia associada a neoplasias apresenta crescimento tumoral substancial de forma que estão usualmente doentes com sinais clínicos mais óbvios. A avaliação após radiografia torácica e ultrassonografia abdominal permite maior confiança que doenças neoplásicas infiltrativas ou granulomatosas não estejam colaborando com a hipercalcemia. A probabilidade do diagnóstico de HCI aumenta quanto mais tempo o gato vive com sua hipercalcemia com a manifestação de sinais clínicos mínimos.

TRATAMENTO

O tratamento é atualmente empírico, pois a causa da HCI permanece desconhecida. Não está claro se a hipercalcemia da HCI se desenvolve como consequência de muita absorção intestinal do cálcio, muita reabsorção óssea, pouca excreção renal ou a combinação desses mecanismos.

Todos os Gatos com Hipercalcemia Idiopática Devem Receber Tratamento?

Elevações discretas nas concentrações séricas de iCa são frequentemente ignoradas na prática clínica, pois muitos desses gatos apresentam sinais clínicos mínimos ou ausentes. Essa elevação discreta do cálcio pode continuar a aumentar sua magnitude gradativamente ou permanecer no nível elevado inicial durante longos períodos de tempo. Os autores e colegas observaram gatos com HCI nos quais a concentração de iCa flutua dentro e fora do intervalo de referência; é mais provável que este fenômeno seja observado em gatos que apresentam incrementos mínimos das concentrações circulantes de iCa. A possibilidade de alteração rítmica na concentração de iCa circulante em gatos com HCI ainda não foi relatada. O cálcio em excesso é tóxico às células, particularmente no sistema nervoso central, trato gastrintestinal (GI), coração e rins. A mineralização de tecidos moles é uma importante complicação

relacionada à presença de hipercalcemia ionizada. A extensão da mineralização é em parte determinada pela concentração concomitante de fósforo sérico. Quando o produto da concentração de cálcio (mg/dL) vezes a concentração de fósforo (mg/dL) é maior que 60, a mineralização de tecidos moles é mais intensa.[9] A necessidade de terapia na HCI aumenta quando o iCa continua a subir ou se os sinais clínicos se tornam mais óbvios (p. ex. perda de peso, depressão, êmese, constipação, cálculos urinários, surgimento de DR e/ou formação de urina menos concentrada). As consequências da hipercalcemia a longo prazo podem ser devastadoras naqueles que desenvolvem DRC ou urolitíase, sendo necessária a terapia agressiva para hipercalcemia nesses casos. A elevação contínua do iCa leva ao maior desenvolvimento de lesões renais e ocorrência de novos cálculos. Um algoritmo para decidir sobre o tratamento está apresentado na Figura 18-3. Um plano terapêutico para hipercalcemia está apresentado na Figura 18-4.

Terapia Dietética

Uma alteração na dieta é usualmente o primeiro tratamento oferecido a gatos com HCI, pois a normocalcemia é algumas vezes restabelecida após a alteração para uma dieta diferente. Ainda não foi relatado nenhum estudo prospectivo utilizando a intervenção dietética como tratamento da HCI; assim, a maior parte das "evidências" dos autores para um efeito benéfico é empírica. Mesmo em gatos com uma resposta inicial salutar à intervenção dietética, a duração da normocalcemia pode não ser longa e a hipercalcemia pode retornar. Modificações dietéticas adicionais e/ou início do tratamento médico (p. ex. com prednisolona ou bisfosfonatos) devem ser considerados se houver recidiva da hipercalcemia.

Os fatores dietéticos que supostamente exercem efeitos benéficos em diminuir o cálcio circulante em gatos com HCI incluem o aumento da concentração de fibras, sódio e água e a diminuição das concentrações de cálcio, vitamina D e vitamina A. Dietas não acidificantes e aquelas com moderada concentração de magnésio podem ser benéficas, mas não existem evidências relatadas que confirmem essa hipótese. Não é possível atualmente determinar quais, ou se algum desses fatores apresentam maior influência, pois provavelmente existem interações complexas dentro de cada dieta e cada animal.

Diversas hipóteses existem com relação à fisiopatologia da HCI, as quais incluem possível aumento da sensibilidade à vitamina D ou aumento da atividade de vias não saturadas para absorção intestinal de cálcio.[10] Em humanos com hipercalciúria e urólitos de oxalato de cálcio, pode haver absorção intestinal exagerada de cálcio.[11] Isso não somente resulta em hipercalciúria, como também em hiperoxalúria, pois há menos cálcio dietético não absorvido para se combinar com o oxalato intestinal e, portanto, menor quantidade do complexo de oxalato de cálcio insolúvel.[12,13] As causas de absorção excessiva de cálcio a partir do trato gastrintestinal são desconhecidas, mas podem ser multifatoriais envolvendo tanto a dieta como a predisposição genética.

Fibra

Foi relatado que o aumento da fibra da dieta diminuiu de forma eficaz o tCa circulante em cinco gatos com hipercalcemia

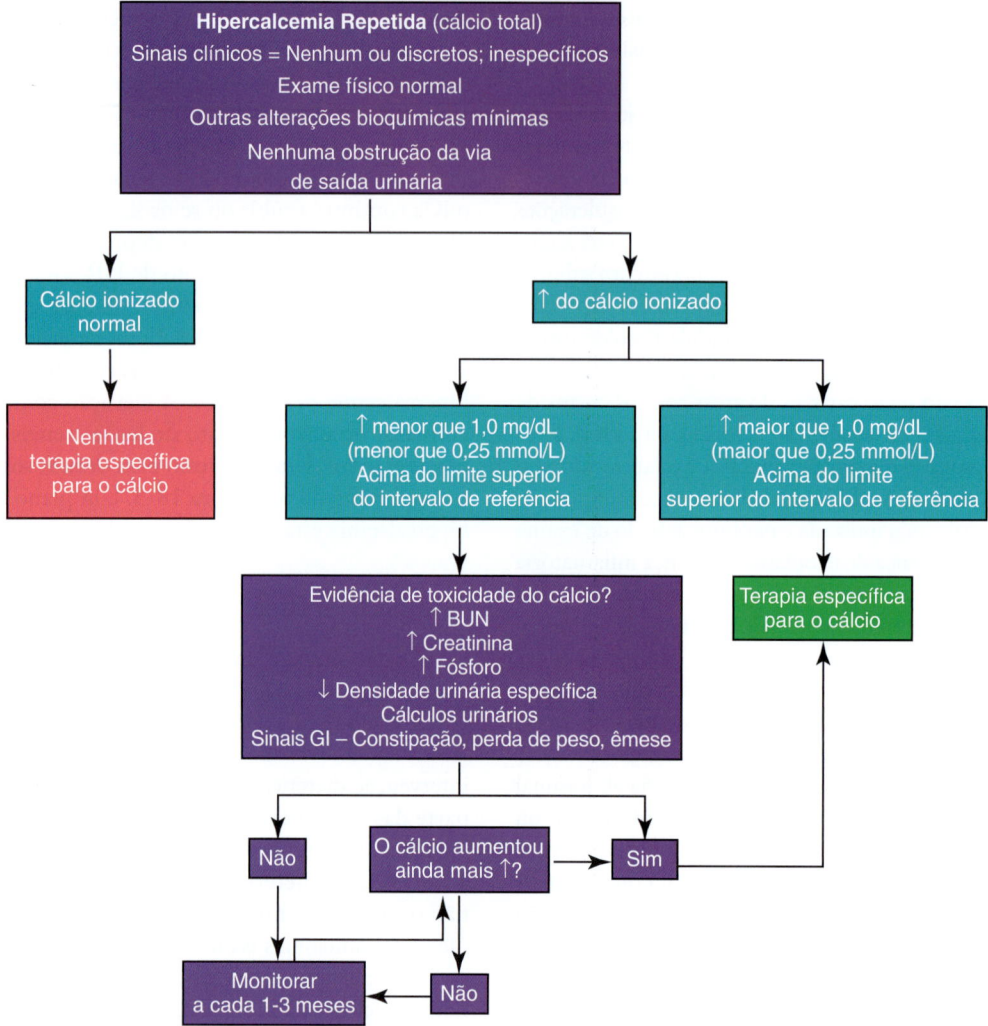

Figura 18-3: Hipercalcemia Crônica no Gato "Sadio": Tratar ou Não Tratar. Algoritmo para ajudar a decidir quando a hipercalcemia idiopática (HCI) precisa ser tratada ou se manter o animal em expectativa. BUN, Nitrogênio ureico sanguíneo; GI, gastrintestinal.

ionizada e urolitíase por oxalato de cálcio.[10] Após o diagnóstico, quatro dos cinco gatos (80%) foram submetidos à dieta terapêutica veterinária com altos índices de fibra insolúvel (Hill's Prescription Diet w/d Feline®). Um dos gatos foi alimentado com uma dieta de manutenção felina não terapêutica com adição de psyllium, um suplemento de fibra solúvel. Nos gatos com acompanhamento relatado, a hipercalcemia total foi resolvida com base na aferição do tCa sérico; nenhum dos gatos teve sua concentração de iCa monitorada. Entretanto, em outro estudo não houve efeito benéfico da prescrição de uma dieta rica em fibras insolúveis para gatos com HCI.[7]

Os efeitos da fibra com relação à absorção intestinal são complexos e dependem do tipo e quantidade de fibras na dieta e interações com outros nutrientes na dieta. Em crianças recebendo nutrição enteral prolongada, aqueles alimentados com uma dieta suplementada com fibras (fontes de fibras mistas, mas predominantemente solúveis) apresentaram concentrações plasmáticas significativamente menores de zinco, cálcio, fósforo e vitamina D do que aqueles sem suplementação com fibras.[14] Formulou-se a hipótese de que a suplementação com fibras pode levar ao aumento da ligação do cálcio intestinal, o que previne sua absorção, e

também à diminuição do tempo de trânsito intestinal pelo intestino delgado, o que reduz a absorção de cálcio.[10,15] Quando a celulose (fibra insolúvel) foi adicionada à dieta de gatos sadios, houve aumento de matéria seca fecal e excreção de cálcio fecal, efeito que foi maior com fontes de celulose de fibra longa.[16] Parece ser uma prática comum para a maioria dos fabricantes aumentar a concentração do cálcio em dietas com alta fibra para compensar a possibilidade de diminuição da absorção. O conceito de escolha de uma dieta com "altos níveis de fibra" pode ser desafiador dado que a maioria das empresas somente fornecem a concentração de fibra bruta, o que não é um bom indicador da fibra dietética total.[17] Estudos adicionais investigando os efeitos das fibras solúveis e insolúveis sobre a hipercalcemia são necessários.

Dieta Renal

A prescrição de uma dieta terapêutica veterinária desenvolvida para tratamento da DRC pode resultar em normocalcemia em alguns gatos com HCI, mas os mecanismos específicos sobre como esse benefício é obtido não são conhecidos. Dietas veterinárias renais são menos acidificantes do que dietas de manutenção e possuem menores níveis de cálcio e fósforo. O

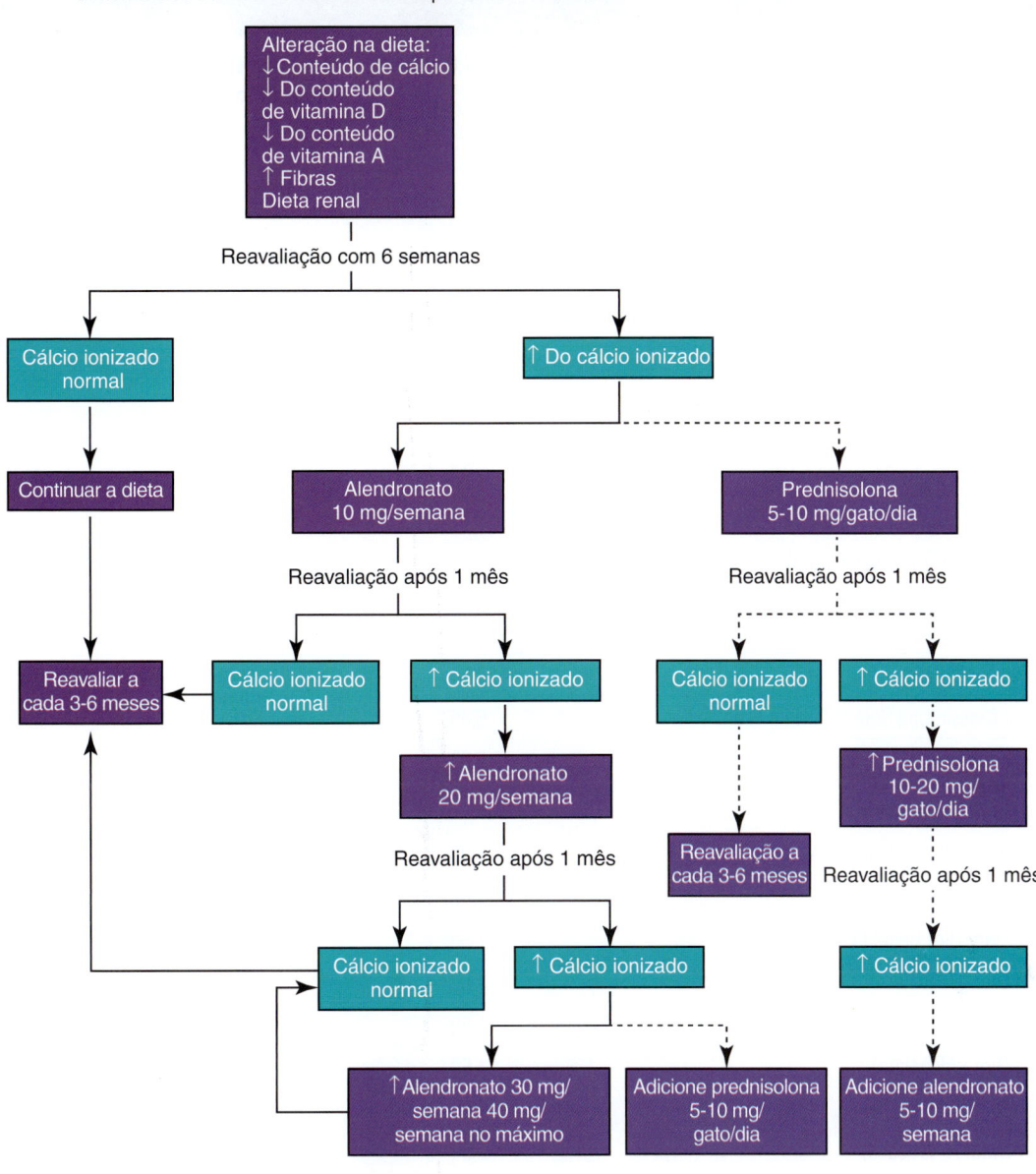

Figura 18-4: Algoritmo para auxiliar na decisão do caminho terapêutico para gatos com hipercalcemia idiopática (HCI) que apresentam sinais clínicos mínimos.

efeito da alimentação com uma dieta não acidificante diminui a liberação de cálcio a partir dos ossos e diminui o cálcio filtrado pelos glomérulos.[18] A diminuição do consumo do cálcio da dieta poderia levar a uma diminuição na quantidade da absorção intestinal de cálcio. Entretanto, a prescrição de uma dieta com concentrações reduzidas de fósforo pode aumentar a síntese de calcitriol renal, compensando assim potencialmente a vantagem da diminuição da absorção intestinal de cálcio. Em um estudo, dois de 15 gatos com DRC desenvolveram hipercalcemia ionizada após serem alimentados com uma dieta veterinária pobre em fósforo e proteínas. O cálcio ionizado normalizou após descontinuação da restrição proteica e do fósforo da dieta.[19]

Dieta para Urolitíase

A prescrição de uma dieta terapêutica veterinária desenvolvida para prevenir a urolitíase por oxalato de cálcio pode restaurar a normocalcemia em alguns gatos com HCI, mas a maior parte das evidências que suportam sua utilização é empírica. Os efeitos salutares dessas dietas poderiam estar relacionados ao conteúdo reduzido de cálcio e menor acidificação urinária (produção de urina com pH neutro) em algumas dietas, mas as formulações terapêuticas de dietas para prevenção do oxalato de cálcio são bastante variáveis (Tabela 18-1).

A hipercalcemia ionizada foi resolvida após fornecimento de uma formulação enlatada de uma dieta de prevenção do oxalato de cálcio (Hill's Prescription Diet c/d-oxl Feline®; depois chamada de Hill's Prescription Diet x/d®) em dois de três gatos com HCI e urólitos de oxalato de cálcio. O terceiro gato tinha uma redução na magnitude da hipercalcemia, mas não alcançou normocalcemia. A hipercalciúria diminuiu nos gatos que apresentavam cálculos urinários de oxalato de cálcio previamente formados, mas nenhum deles estava hipercalcêmico com base

| Tabela 18-1 | Concentrações de Cálcio, Vitamina D e Vitamina A da Dieta em Diversas Dietas Comerciais e Terapêuticas Veterinárias |

	Cálcio (g/1.000 kcal)	Vitamina D (Unidades Internacionais/1.000 kcal)	Vitamina A (Unidades Internacionais/1.000 kcal)
Dietas Comerciais			
Purina Pro Plan Focus Urinary Tract Health® (lata)	1, 56	579	33.827
Nutro Max Cat Senior Roasted Chicken® (seca)	1,68	443	6.700
Science Diet Adult Hairball Control® (seca)	1,71	147	1.510
Royal Canin Persian®	1,95	195	6.567
Purina ONE Urinary Tract Health® (seca)	2,11	493	2.972
Wellness CORE Chicken. Turkey & Chicken liver® (lata)	2,50	500	50.479
Iams Healthy Naturals Weight Control® (seca)	2,60	482	37.340
Royal Canin Feline Ultra Light® (lata)	3,05	180	27.704
Purina Fancy Feast Flaked Tuna Fest® (lata)	3,25	1.305	17.390
Purina Friskies Indoor Chunky Chicken & Turkey Casserole with Garden Greens in Gravy® (lata)	3,97	555	5.171
9Lives Seafood Platter® (lata)	4,51	372	29.450
Purina Fancy Feast Classic Cod Sole & Shrimp Feast® (lata)	5,45	781	51.000
EVO Herring & Salmon Formula® (seca)	5,61	850	4.329
Dietas Terapêuticas Veterinárias			
Iams Veterinary Formula Renal Plus® (seca)[†]	1,33	545	6.441
Hill's Prescription Diet k/d® (lata)[‡]	1,45	494	49.990
Royal Canin Veterinary Diet Renal LP Modified-P® (seca)	1,50	190	6.903
Hill's Prescription Diet g/d® (lata)	1,52	503	60.260
Hill's Prescription Diet c/d® Multicare Oceanfish (lata)	1,59	218	25.180
Hill's Prescription Diet k/d® (lata)	1,60	494	49.990
Hill's Prescription Diet g/d® (seca)	1,63	157	1.780
Purina Veterinary Diets NF® (seca)	1,64	808	4.735
Hill's Prescription Diet d/d venison® (lata)	1,66	431	78.910
Royal Canin Veterinary Diet Urinary SO® (lata com 160 gramas)	1,70	200	38.947
Iams Veterinary Formula Renal Plus® (lata)	1,71	203	20.111
Hill's Prescription Diet g/dMulticare Chicken® (lata)	1,72	277	36.160
Purina Veterinary Diets NF® (lata)[‡]	1,76	124	17.717
Hill's Prescription Diet c/d Multicare® (lata)[‡]	1,80	98	1.180
Iams Veterinary Formula Intestinal Plus® (lata)	1,80	217	6.098
Royal Canin Veterinary Diet Calorie Control CC High-Fiber® (lata)	1,80	300	16.226
Hill's Prescription Diet m/d® (lata)	2,10	399	45.110
Royal Canin Veterinary Diet Urinary SO® (seca)	2,20	204	7.406
Purina Veterinary Diets DM® (lata)	2,20	548	61.641
Royal Canin Veterinary Diet Renal LP Modified® (lata com 170 gramas)	2,20	345	6.897
Hill's Prescription Diet m/d® (seca)	2,27	182	2.090

Tabela 18-1	Concentrações de Cálcio, Vitamina D e Vitamina A da Dieta em Diversas Dietas Comerciais e Terapêuticas Veterinárias *(Cont.)*		
	Cálcio (g/1.000 kcal)	Vitamina D (Unidades Internacionais/1.000 kcal)	Vitamina A (Unidades Internacionais/1.000 kcal)
Royal Canin Veterinary Diet Diabetic® (lata)	2,30	258	51.532
Royal Canin Veterinary Diet Diabetic® (seca)	2,40	184	5.525
Purina Veterinary Diets UR St/Ox® (lata)	2,42	235	54.982
Hill's Prescription Diet w/d® (lata)	2,71	582	117.010
Iams Veterinary Formula Glucose & Weight Control Plus®	2,88	869	25.989
Purina Veterinary Diets UR St/Ox® (seca)	2,89	539	4.209
Royal Canin Veterinary Diet Calorie Control® (lata com 160 gramas)	3,00	198	41.226
Iams Veterinary Formula Urinary O-Plus® (seca)	3,08	359	9.806
Purina Veterinary Diets OM (lata)	3,24	363	76.656
Purina Veterinary Diets DM Savory Selects® (lata)	3,30	203	24.083
Hill's Prescription Diet w/d® (seca)	3,32	168	2.000
Purina Veterinary Diets OM® (seca)	3,40	659	4.915
Purina Veterinary Diets DM® (seca)	3,50	385	1.945
Royal Canin Veterinary Diet Satiety Support® (seca)	4,40	239	9.231
Mínimo pela AAFCO*	1,50	125	1.250
Máximo pela AAFCO*	-	2.500	187.500

AAFCO. Association of American Feed Control Officials.

*Necessidades mínimas e máximas da AAFCO baseadas no conteúdo calórico para manutenção de um felino adulto são apresentadas para referência. Os valores contidos nessas tabelas foram adquiridos das empresas de alimentos para animais domésticos em dezembro de 2013. É importante notar que o perfil específico de nutrientes para os componentes de alimentos comerciais para *pets*, conforme fornecidos aqui, mudam frequentemente. A intenção de abreviar o perfil de nutrientes nessas tabelas é ilustrar um ponto e não fornecer listas detalhadas para referência a longo prazo. Os perfis de nutrientes específicos devem ser adquiridos pelo menos a cada 6 a 12 meses para se manter atualizado sobre as alterações que podem ter ocorrido.

†Esta dieta atende aos requisitos da AAFCO para manutenção de um felino adulto com base na matéria seca.

‡Estas dietas foram fomentadas para fornecer nutrição completa e balanceada para manutenção de um felino adulto pelos testes de alimentação animal da AAFCO.

no tCa. Tanto a excreção como a concentração de cálcio urinário diminuíram de forma significativa com a dieta para prevenção de oxalato de cálcio.[20]

A adição de cloreto de sódio é potencialmente útil em gatos com HCI, contanto que o sal adicionado aumente a excreção renal de cálcio sem um risco maior de urólitos de oxalato de cálcio. O aumento do cloreto de sódio na dieta aumentou o volume urinário, mas não elevou a supersaturação relativa de oxalato de cálcio em um pequeno número de gatos sadios jovens.[21] Entretanto, um aumento na excreção urinária de cálcio nem sempre se correlaciona com o desenvolvimento de urolitíase por cálcio, pois a concentração de cálcio na urina também depende do grau de água excretada ao mesmo tempo.[22] A prescrição de uma dieta rica em sal é variavelmente efetiva para criação de diurese, o que é refletido por diminuições na DU e aumento do consumo hídrico. A DU coletada a partir de amostras de urina randômica diminuiu de forma significativa em gatos idosos normais alimentados com uma dieta rica em sal, de níveis basais de 1,047 para 1,034 em 3 meses, em um estudo.[23] A DU determinada em amostras coletadas em 24 horas demonstra mais consistentemente a diminuição da DU durante a ingestão de altas quantidades de sal. A densidade específica urinária diminuiu de 1,051 para 1,045 sem um efeito sobre a concentração urinária de cálcio em um estudo com gatos alimentados com uma dieta com maior nível de sal.[24] Os efeitos da adição de cloreto de sódio na dieta ainda têm de ser relatados em gatos com HCI. Finalmente, a utilização de dietas enlatadas (alta umidade) possui mais benefícios do que dietas alimentares secas (baixa umidade), pois elas têm sido associadas ao aumento da ingestão hídrica e subsequente DU menor.[25] A diminuição da DU favorece a prevenção da formação de cálculos de oxalato de cálcio. Entretanto, alguns gatos não comerão prontamente dietas enlatadas; portanto, os autores incluíram as dietas com baixa umidade na Tabela 18-1.

Cálcio

Alguns nutricionistas veterinários recomendam dietas para tratar a HCI, com base em uma diminuição na quantidade de cálcio avaliada em gramas de cálcio/1.000 quilocalorias de base energética[26] (Tabela 18-2). Tanto a Association of American Feed Control Officials (AAFCO) como o National Research Council (NRC) delimitaram os níveis de garantia mínimos e

| Tabela 18-2 | Necessidades Mínimas e Máximas pela AAFCO para a Manutenção de um Felino Adulto Comparadas ao Nível Permitido e Limite Superior Seguro do NRC |

Nutriente	Mínimo pela AAFCO	Máximo pela AAFCO	Nível Permitido Recomendado pelo NRC	Limite Superior Seguro pelo NRC
Cálcio (g/1.000 kcal)	1,50	Não estabelecido	0,72	Não foram publicadas diretrizes oficiais; 2,6 a 4,6 sugerido
Vitamina D (unidades internacionais/1.000 kcal)	125	2.500	70	7.520
Vitamina A (unidades internacionais/1.000 kcal)	1.250	187.500	833	83.325

National Research Council: Nutrient Requirements of dogs and cats. National Academies Press, Washington, DC. 2006.
AAFCO. Association of American Feed Control Officials; *NRC.* National Research Council.

máximos para alimentos para gatos. Todas as dietas vendidas sem necessidade de prescrição devem atender aos critérios da AAFCO; entretanto, as dietas terapêuticas veterinárias podem ser especificamente modificadas a fim de fornecer determinados nutrientes em concentrações menores do que o mínimo recomendado pela AAFCO (p. ex., uma dieta veterinária renal fornece uma concentração dietética de fósforo menor do que o mínimo da AAFCO).

A concentração média de cálcio de alimentos de mercado nos Estados Unidos varia frequentemente de 2 a 3 g de cálcio/1.000 kcal ingeridas (200 a 300 mg/100 kcal), embora algumas contenham até 6 g de cálcio/1.000 kcal (600 mg/100 kcal) (V. Parker, comunicação pessoal, 2013). Algumas das dietas com maiores níveis de cálcio são dietas ricas em fibras; assim, deve-se pesar cuidadosamente os prós e contras da recomendação de uma dieta com altos níveis de fibra para o tratamento dietético da HCI quando houver evidências que a redução do cálcio da dieta pode ser efetiva para a restauração da normocalcemia. As concentrações de nutrientes da dieta podem ser encontradas nos rótulos dos produtos ou pelo contato com o fabricante da dieta. Os perfis de nutrientes estão constantemente evoluindo, e essa informação pode mudar em cada 6 a 12 meses. Para gatos adultos, o limite recomendado pela NRC é de 0,72 g de cálcio/1.000 kcal, mas não é fornecido nenhum limite superior seguro (LSS); a necessidade mínima é de 0,40 g/1.000 kcal.[27] O mínimo recomendado pela AAFCO é de 1,5 g de cálcio/1.000 kcal ingeridas.

A fim de escolher racionalmente a ingestão de uma dieta com menores níveis de cálcio, deve ser obtido um histórico dietético completo; isso inclui a dieta principal do gato, guloseimas e qualquer suplemento. Assim que essa concentração inicial de cálcio na dieta for determinada, o veterinário pode determinar quais dietas forneceriam menos cálcio, considerando possíveis condições concomitantes. Embora uma dieta terapêutica renal veterinária possa ser apropriada para um gato com hipercalcemia e DRC pode não ser apropriado fornecer a um gato jovem e sadio uma dieta renal que contenha quantidades reduzidas de fósforo e proteína. Uma dieta caseira fornecendo aproximadamente 0,60 grama de cálcio/1.000 quilocalorias foi utilizada com sucesso por um grupo de nutricionistas para restaurar normocalcemia em alguns gatos com HCI após 1 mês de alimentação.[26]

É importante lembrar que a simples prescrição de uma dieta com menores níveis de cálcio pode ser muito simplista, pois outros fatores podem por fim influenciar a absorção intestinal de cálcio. Os fatores dietéticos que afetam a absorção intestinal de cálcio e a reabsorção óssea incluem as concentrações de vitamina D, vitamina A,[28] vitamina K,[29] fitatos,[30] fibras[30] e carboidratos específicos.[31] Fatores individuais do paciente (p. ex., *status* da vitamina D e seu efeito sobre o transporte intestinal de cálcio) que afetam a biodisponibilidade de cálcio da dieta são complexos e estão além do escopo deste capítulo.

Uma Dieta Mais Natural

Em uma revisão recente, a alimentação com uma dieta rica em proteínas e pobre em carboidratos semelhante ao que os gatos comeriam na vida selvagem (i.e., 40% a 60% de calorias obtidas a partir de proteínas; 30% a 50% de calorias a partir de gordura e menos de 15% de calorias a partir de carboidratos) foi recomendada para diminuir de forma efetiva as concentrações séricas de cálcio em alguns gatos com HCI, especialmente aqueles com hipercalcemia de baixa magnitude.[1] A razão pela qual essas dietas ricas em proteínas e pobres em carboidratos são algumas vezes eficazes é desconhecida. De qualquer forma, essas dietas são úteis para auxiliar a manter a massa magra corporal (músculo) normal, assim como a euglicemia, dois fatores que são muito importantes caso a terapia com glicocorticoides seja necessária para controlar a hipercalcemia nestes gatos com HCI. Altas doses de glicocorticoides são catabólicas para a proteína muscular e sua utilização predisporá ao desenvolvimento de diabetes melito em gatos tratados.

Vitamina D

A HCI não é o resultado da ingestão dietética óbvia de vitamina D em excesso, porque as concentrações séricas de 25-hidroxivitamina D encontravam-se dentro do intervalo de referência na maioria dos gatos com HCI. Entretanto, a necessidade mínima para a vitamina D em gatos é discutível, pois os valores de referência foram estabelecidos em gatos alimentados com uma dieta suplementada com vitamina D. Concentrações normais de 25-hidroxivitamina D poderiam ainda estar potencialmente associadas à HCI em gatos se houver mutações de suprarregulação nos receptores de vitamina D. Tais possibilidades ainda têm de ser investigadas.

Embora a quantidade de vitamina D suplementada na maioria das dietas não esteja listada nos rótulos da dieta, essa informação pode ser obtida pelo fabricante da ração.[26] Gatos podem ser acometidos por hipervitaminose D mesmo quando as empresas declaram certa concentração esperada de vitamina D, possivelmente devido a erros na formulação da dieta.[32] O conteúdo de vitamina D em dietas comerciais é a soma do que é fornecido naturalmente pelos ingredientes animais e vegetais, além do que é adicionado pela pré-mistura de vitaminas. Tem sido recomendado evitar dietas que contenham carnes de vísceras ou peixes marinhos oleosos como fontes que aumentam a vitamina D ao formular uma dieta caseira.[26]

O NRC define a ingestão dietética adequada de vitamina D_3 (colecalciferol) para gatos adultos como 56 unidades internacionais (1,4 µg)/1.000 kcal, o nível permitido diário recomendado de 70 unidades internacionais (1,75 µg)/1.000 kcal e o LSS de 7.520 unidades internacionais (1,88 µg)/1.000 kcal. Não foram fornecidas necessidades mínimas para a vitamina D dietética pelo NRC.[27] As diretrizes da AAFCO recomendam entre 125 e 2.500 unidades internacionais/1.000 kcal a fim de satisfazer um rótulo tido como completo e balanceado[33] (Tabela 18-2). Para atender o mínimo e o máximo das diretrizes da AAFCO, cerca de duas a 45 vezes a concentração de vitamina D considerada pelo NRC como "adequada" para manutenção de gatos adultos poderiam ser fornecidas em dietas comerciais. A prescrição de uma dieta formulada com baixos níveis de vitamina D, de até menos que 200 unidades internacionais (<5 µg)/1.000 kcal, foi recomendada em uma revisão recente sobre tratamento dietético de gatos com HCI.[1]

A necessidade de vitamina D em gatos adultos para manutenção ainda não foi estudada, o que faz com que a concentração de 56 unidades internacionais/1.000 kcal considerada adequada para o crescimento de filhotes tenha sido estendida para a população de gatos adultos.[27] A determinação da toxicidade da vitamina D da dieta na maioria das vezes utilizou como desfecho a hipercalcemia, calcificação tecidual e a presença ou ausência de patologia renal.[27] Foi concluído que gatos são mais resistentes à toxicidade por vitamina D dietética do que outras espécies com base nesses desfechos, pois o LSS para gatos parece ser nove vezes maior do que para cães em crescimento.[27,34] Deve ser notado que esses pontos máximos de toxicidade por vitamina D são considerados para alterações avançadas de hipervitaminose D evidente. Estão faltando estudos que determinem os pontos iniciais que marcam o desenvolvimento de hipervitaminose D em gatos. A hipercalciúria é um marcador precoce padrão do excesso de suplementação de vitamina D em medicina humana.[35,36] A hipercalciúria ocorre como um mecanismo homeostático inicial que previne inicialmente ou adia o início da hipercalcemia. Estudos dietéticos que determinam a excreção urinária de cálcio em vários níveis de ingestão dietética de vitamina D são seriamente necessários para compreender ainda mais a fisiopatologia e tratamento da HCI.

Vitamina A

Alimentos comerciais para gatos frequentemente contêm concentrações relativamente altas de vitamina A e D, que potencialmente atuam em conjunto para afetar o metabolismo do cálcio de forma que poderiam contribuir para o desenvolvimento de HCI em uma população susceptível de gatos. A maior parte do foco tem estado sobre a vitamina D na dieta, por sua potencial contribuição para o desenvolvimento de HCI, mas a vitamina A merece maior atenção por sua possível contribuição para o desenvolvimento e manutenção desse quadro em gatos. O NRC define como ingestão adequada para a vitamina A de 660 unidades internacionais (200 µg) de retinol/1.000 kcal, nível permitido de 825 unidades internacionais (250 µg), e LSS de 82.500 unidades internacionais (25.000 µg)/1.000 kcal. A fim de atender às diretrizes da AAFCO para a vitamina A buscando a manutenção de um animal adulto, o mínimo é de 1.250 unidades internacionais/1.000 kcal e o máximo é de 187.500 unidades internacionais/1.000 kcal (Tabela 18-2). Os níveis mínimo e máximo segundo as diretrizes da AAFCO são a partir de cerca de duas a 284 vezes os níveis de vitamina A, considerados adequados pelo NRC para manutenção de gatos adultos; para atender a essa recomendação poderiam ser fornecidas essas dosagens em dietas comerciais.

QUADRO 18-1 Resumo das Recomendações Terapêuticas

1. Tente a modificação dietética por 6 a 8 semanas se o gato estiver clinicamente estável.
2. Inicie com alendronato na dose de 10 mg/gato VO uma vez por semana.
   a. Deixe o gato em jejum por pelo menos 12 horas.
   b. Passe manteiga nos lábios do gato.
   c. Dê o comprimido e depois administre 6 mL de água.
   d. Deixe o gato em jejum por mais 2 horas.
3. Reavalie o iCa em 3 a 4 semanas.
   a. Se normal, verifique novamente após 4 a 6 semanas.
   b. Se baixo, diminua a dose para 10 mg/gato em semanas alternadas.
   c. Se alto, aumente a dose para 20 mg/gato/semana. Alternativamente, pode aumentar para 10 miligramas/gato e 20 mg/gato em semanas alternadas (considere isso se o iCa estiver apenas discretamente elevado).
   d. Reavalie o iCa em 3-4 semanas. Considere as recomendações listas de acordo com a concentração de iCa.
4. Se o iCa permanecer elevado e se a dose de 40 mg/gato de alendronato por semana não for suficiente para controlar o iCa, os autores recomendam adicionar prednisolona. Primeiro, os autores recomendam a reavaliação do diagnóstico repetindo PTH, proteína relacionada ao PTH, concentração de vitamina D, ultrassom abdominal (com aspirados de fígado e baço para citologia para descartar mastocitoma e linfoma) e radiografias torácicas.
   a. Prednisolona na dose de 5 a 10 mg/gato VO a cada 24 horas.
   b. Reavalie o iCa em 3 a 4 semanas.
   c. Se ainda elevado, considere aumentar a prednisolona para 10 a 20 mg VO a cada 24 horas.

iCa, Cálcio Ionizado; *VO*, via oral; *PTH*, hormônio paratireoideo.

Bifosfonatos

Se a normocalcemia não for restaurada após um teste alimentar de 6 a 8 semanas deve ser considerado o tratamento com bifosfonatos (Fig. 18-4; Quadro 18-1). Os bifosfonatos reduzem a atividade e número de osteoclastos após ligação à hidroxiapatita. O tratamento com bifosfonatos pode ser útil para casos de hipercalcemia na HCI se houver aumento da reabsorção óssea por osteoclastos. Mesmo que ainda não extensivamente relatado, os autores hoje consideram a terapia com bifosfonatos uma alternativa mais segura com relação à utilização em gatos que não responderam à intervenção dietética. O alendronato foi eficiente em diminuir a excreção urinária de cálcio e reduzir a supersaturação por oxalato de cálcio e hidrogenofosfato de cálcio em ratos hipercalciúricos modificados geneticamente.[37] A diminuição induzida pelo alendronato da supersaturação urinária deve ser benéfica em relação à prevenção da formação de cálculos em gatos acometidos por HCI. Em humanos a hipocalcemia, hipofosfatemia e hipomagnesemia são efeitos colaterais bem conhecidos.[38,39] O conjunto do tratamento com alendronato inclui hipocalcemia e hipofosfatemia como possíveis efeitos adversos.

A segurança e a eficácia do pamidronato administrado por via intravenosa (IV) em três gatos com hipercalcemia foi relatada.[40,41] Hipocalcemia discreta[41] e hipocalcemia e hipofosfatemia severas[40] foram observadas em dois dos três gatos descritos. A hidratação adequada é essencial ao realizar o tratamento com bifosfonatos, pois esses fármacos podem causar nefrotoxicidade, especialmente com doses maiores administradas IV. Os autores trataram com sucesso gatos com HCI pela administração de 10 a 40 miligramas/gato de alendronato por via oral administrada uma vez por semana.* O acompanhamento mais longo em gatos submetidos ao tratamento com alendronato foi superior a dois anos.* Mais de 90% dos gatos apresentaram iCa normal em algum momento do tratamento com uma dose média de alendronato de 15 mg/gato por semana.* A normocalcemia foi restabelecida em algum momento do tratamento em oito de 12 gatos com HCI após um estudo prospectivo sobre a utilização do alendronato. Dois dos 12 gatos desenvolveram hipocalcemia ionizada discreta com 6 meses de tratamento. Esses dois gatos não apresentaram sinais clínicos de hipocalcemia e nenhum dos 12 gatos apresentou efeitos colaterais pela utilização do alendronato (doses variaram de 5 a 20 mg/gato por semana) (B. Hardy, observações não publicadas, 2008). Em outro relato um gato diagnosticado com HCI foi inicialmente tratado com pamidronato e subsequentemente submetido a tratamento com 5 a 10 mg/gato de alendronato por semana para controle eficaz do cálcio circulante durante 15 meses.[40] A esofagite erosiva é notada como uma possibilidade em mulheres submetidas a tratamento com bifosfonatos orais, um efeito que ainda não foi relatado ou observado pelos autores. Em um estudo com cães, a presença de alendronato no esôfago durante uma hora causou danos discretos na mucosa, mas a esofagite foi exacerbada quando houve refluxo esofágico do suco gástrico contendo alendronato.[42] Acredita-se que o alendronato sódico seja convertido em um ácido livre na presença do suco gástrico. Não foram relatadas lesões esofágicas ou gástricas triviais (não consideradas clinicamente significativas pelo patologista) na necrópsia de gatos submetidos a doses relativamente altas (9 mg/kg duas vezes por semana em um suco de atum) de alendronato oral durante 49 semanas.[43] Embora o risco de desenvolvimento de esofagite em gatos seja baixo, recomenda-se prosseguir com a administração semanal do comprimido com 6 mL de água administrada com uma seringa e então passar uma pequena quantidade de manteiga nos lábios do gato para aumentar a frequência de lambedura e salivação, o que promove ainda mais a diminuição do tempo de trânsito do comprimido no estômago.[44,45]

A biodisponibilidade oral do alendronato administrado na água para gatos foi recentemente relatada em cerca de 3,0%.[43] Este percentual foi reduzido em aproximadamente 10 vezes quando o alendronato foi formulado em um suco de atum. A fim de maximizar a absorção intestinal do alendronato, os autores recomendam deixar os gatos em jejum durante a noite por 12 horas antes da administração do medicamento, administrando os comprimidos apenas com água morna e então alimentar o gato duas horas depois. Melhor ainda, um jejum de 18 horas antes e de 4 horas após a administração do comprimido é recomendado para alcançar uma biodisponibilidade oral de 3%. Os autores não recomendam qualquer tipo de alendronato que tenha sido formulado por farmácias de manipulação em soluções flavorizadas ou suspensão devido a diminuições severas na absorção intestinal.

Conforme observado com outras formas de tratamento, a hipercalcemia pode retornar após um período de normocalcemia, o que requer um aumento da dose. A terapia a longo prazo com bifosfonatos em humanos pode levar à osteonecrose da mandíbula em um pequeno número de pacientes. A osteonecrose da mandíbula é relatada na maioria das vezes em seres humanos submetidos a altas doses de bifosfonatos por via intravenosa para o tratamento de neoplasias; é de longe menos observada após terapia oral com bifosfonatos para osteoporose pós-menopausa. A região óssea alveolar da mandíbula possui uma alta taxa de renovação óssea e pode ser especialmente predisposta à necrose da matriz óssea após exposição aos bifosfonatos. Não está claro se a exposição aos bifosfonatos ocasiona necrose óssea diretamente ou se isso é secundário à redução da renovação óssea. Cães machos sem raça definida sadios tratados com 5 miligramas diárias de alendronato por via oral durante 23 semanas (média de 1 mg/kg/semana) não apresentaram subsequente fraqueza óssea ou alterações das propriedades estruturais ou mecânicas do osso.[46] A administração diária por via oral do alendronato em uma dose de 0,2 mg/kg ou 1,0 mg/kg em Beagles fêmeas maduras do ponto de vista esquelético durante 3 anos resultou em necrose da matriz da mandíbula em 25% dos cães tratados com a menor dose e 33% dos animais submetidos ao tratamento com a maior dose. Nenhum cão apresentou lesões ósseas expostas nesse estudo.[47] O zoledronato por via intravenosa administrado a cães na dose de 0,06 mg/kg diariamente durante 6 meses resultou em mais osteonecrose da mandíbula do que aquela observada após administração oral de alendronato.[43] Os autores ainda não observaram osteonecrose da mandíbula em gatos tratados com qualquer forma de bifosfonatos incluindo

---

*de Brito Galvao JF: Treatment of idiopathic hypercalcemia in 29 cats (1999-2010). Unpublished observations, The Ohio State University, 2013.

alguns que foram submetidos a tratamento oral com alendronato durante vários anos.

Glicocorticoides

Se a normocalcemia não foi restaurada após um teste alimentar de 6 a 8 semanas e tratamento subsequente com bifosfonatos, os glicocorticoides devem ser considerados (Fig. 18-4, Quadro 18-1). Acredita-se que a administração de glicocorticoides diminua a concentração sérica de cálcio pela redução da absorção intestinal de cálcio, diminuição da reabsorção tubular renal de cálcio e diminuição da mobilização esquelética de cálcio. Existem algumas questões relacionadas à possibilidade que os glicocorticoides possam aumentar a excreção urinária de cálcio, contribuindo assim para a formação de urólitos de oxalato de cálcio, como ocorre em algumas espécies. Entretanto, pouco se sabe com relação aos efeitos de glicocorticoides sobre a filtração e reabsorção tubular de cálcio no gato. A administração diária de prednisolona (líquido por via oral na dose média de 2,2 mg/kg) não resultou em diurese ou em um aumento na excreção de cálcio em cinco gatas fêmeas sadias.[49] Portanto, de acordo com esse estudo, deve haver um efeito diferente sobre a normalização da calcemia após administração de prednisolona em gatos. A ressalva para esse estudo é que foi realizado em gatos com normocalcemia durante um curto período de tempo (2 semanas). É possível que os resultados possam ser diferentes em gatos hipercalcêmicos submetidos a tratamento prolongado.

Os gatos geralmente não exibem alguns dos efeitos colaterais observados na terapia glicocorticoide em cães, como poliúria e polidipsia severas e ofegância. A terapia a longo prazo com prednisolona contribui para a atrofia muscular e possível indução de diabetes melito em alguns gatos. A prednisolona oral, em gatos, alcança maior concentração na circulação do que a prednisona oral, possivelmente devido a maior absorção de prednisolona ou menor conversão hepática de prednisona

em prednisolona.[50] A prednisolona é administrada por via oral na dose de 5 a 10 mg/gato/dia, durante 1 mês antes da reavaliação (Fig. 18-4, Quadro 18-1). Se a concentração de iCa estiver normal, essa dose é mantida durante vários meses. Se a concentração sérica de iCa ainda estiver aumentada, a dose é elevada em 5 mg/gato/dia. Alguns gatos podem necessitar de até 15 a 20 mg de prednisolona por dia para restaurar a normocalcemia. Aproximadamente 80% dos gatos com HCI se tornam normocalcêmicos com uma dose de 1,5 a 2,0 mg/kg/dia de prednisolona, mas alguns podem necessitar de aumento da dose para permanecerem normocalcêmicos com o passar do tempo.[51]

Tratamentos Diversos

A fluidoterapia é uma possível opção terapêutica em gatos com HCI, mas ainda não foi avaliada. A administração de fluidos por via subcutânea diariamente ou em dias alternados poderia expandir potencialmente o fluido extracelular e promover calciurese. Diuréticos, como a furosemida, têm sido utilizados com sucesso para diminuir o iCa sérico durante protocolos de resgate agudo para hipercalcemia, usualmente em combinação com fluidos IV. Pouco se sabe sobre os efeitos da administração crônica de furosemida com relação ao *status* do cálcio e desenvolvimento de desidratação. É preocupante o fato de que gatos submetidos à terapia crônica com diuréticos sofrerão diurese, mas não aumentarão sua ingestão hídrica, levando à desidratação e desequilíbrios eletrolíticos.

Os calcimiméticos são uma classe relativamente nova de drogas na medicina humana que interagem diretamente com os receptores de cálcio e comprovaram ser eficazes em diminuir as concentrações de iCa, fósforo e PTH em pacientes humanos submetidos à diálise. A potencial utilização futura dos calcimiméticos no tratamento da HCI é uma interessante consideração terapêutica para estudos futuros.

Referências

1. Peterson ME: *Feeding the cat with endocrine disease.* Seattle, 2013, American College of Veterinary Internal Medicine Forum, pp 525-528.
2. Messinger JS, Windham WR, Ward CR: Ionized hypercalcemia in dogs: a retrospective study of 109 cases (1998-2003). *J Vet Intern Med* 23(3):514-519, 2009.
3. Savary KC, Price GS, Vaden SL: Hypercalcemia in cats: a retrospective study of 71 cases (1991-1997). *J Vet Intern Med* 14(2):184-189, 2000.
4. Schenck PA, Chew DJ: Prediction of serum ionized calcium concentration by serum total calcium measurement in cats. *Can J Vet Res* 74(3):209-213, 2010.
5. Schenck PA, Chew DJ, Refsal K, et al: Calcium metabolic hormones in feline idiopathic hypercalcemia. *J Vet Intern Med* 18(3):442, 2004 (Abstract).
6. Schenck PA, Chew DJ, Nagode LA, et al: Disorders of calcium: hypercalcemia and hypocalcemia. In DiBartola SP, editor: *Fluid, electrolyte, and acid-base disorders in small animal*

practice, ed 4, St Louis, 2011, Saunders/Elsevier, pp 120-194.
7. Midkiff AM, Chew DJ, Randolph JF, et al: Idiopathic hypercalcemia in cats. *J Vet Intern Med* 14(6):619-626, 2000.
8. Pineda C, Aguilera-Tejero E, Raya AI, et al: Assessment of calcitonin response to experimentally induced hypercalcemia in cats. *Am J Vet Res* 74(12):1514-1521, 2013.
9. O'Neill WC: The fallacy of the calcium-phosphorus product. *Kidney Int* 72(7):792-796, 2007.
10. McClain HM, Barsanti JA, Bartges JW: Hypercalcemia and calcium oxalate urolithiasis in cats: a report of five cases. *J Am Anim Hosp Assoc* 35(4):297-301, 1999.
11. Lindsjo M: Oxalate metabolism in renal stone disease with special reference to calcium metabolism and intestinal absorption. *Scand J Urol Nephrol Suppl* 119:1-53, 1989.
12. Ryckelynck JP, Hurault de Ligny B, Beuve-Mery P: [Hypercalcemia induced by dihydroxy-aluminum allantoinate: a further case]. [Article in French]. *Nouv Presse Med* 7(22):1953, 1978.

13. Ruml LA, Pearle MS, Pak CY: Medical therapy, calcium oxalate urolithiasis. *Urol Clin North Am* 24(1):117-133, 1997.
14. Gottrand M, Muyshont L, Couttenier F, et al: Micronutrient status of children receiving prolonged enteral nutrition. *Ann Nutr Metab* 63(1-2):152-158, 2013.
15. Parivar F, Low RK, Stoller ML: The influence of diet on urinary stone disease. *J Urol* 155(2):432-440, 1996.
16. Prola L, Dobenecker B, Mussa PP, et al: Influence of cellulose fibre length on faecal quality, mineral excretion and nutrient digestibility in cat. *J Anim Physiol Anim Nutr (Berl)* 94(3):362-367, 2010.
17. de-Oliveira LD, Takakura FS, Kienzle E, et al: Fibre analysis and fibre digestibility in pet foods—a comparison of total dietary fibre, neutral and acid detergent fibre and crude fibre. *J Anim Physiol Anim Nutr (Berl)* 96(5):895-906, 2012.
18. Rosol TJ, Chew DJ, Nagode LA, et al: Pathophysiology of calcium metabolism. *Vet Clin Pathol* 24(2):49-63, 1995.

19. Barber PJ, Rawlings JM, Markwell PJ, et al: Effect of dietary phosphate restriction on renal secondary hyperparathyroidism in the cat. *J Small Anim Pract* 40(2):62-70, 1999.

20. Lulich JP, Osborne CA, Lekcharoensuk C, et al: Effects of diet on urine composition of cats with calcium oxalate urolithiasis. *J Am Anim Hosp Assoc* 40(3):185-191, 2004.

21. Biourge VC, Devois C, Morice G, et al: Increased dietary NaCl significantly increases urine volume but does not increase urinary calcium oxalate relative supersaturation in healthy cats. *J Vet Intern Med* 15(3):301, 2001.

22. Xu H, Laflamme DP, Bartges JW, et al: Effect of dietary sodium on urine characteristics in healthy adult cats. *J Vet Intern Med* 20:738, 2006.

23. Reynolds BS, Chetboul V, Nguyen P, et al: Effects of dietary salt intake on renal function: a 2-year study in healthy aged cats. *J Vet Intern Med* 27(3):507-515, 2013.

24. Hawthorne AJ, Markwell PJ: Dietary sodium promotes increased water intake and urine volume in cats. *J Nutr* 134(8 Suppl):2128S-2129S, 2004.

25. Buckley CM, Hawthorne A, Colyer A, et al: Effect of dietary water intake on urinary output, specific gravity and relative supersaturation for calcium oxalate and struvite in the cat. *Br J Nutr* 106(Suppl 1):S128-S130, 2011.

26. Fascetti AJ, Delaney SJ: Nutritional management of endocrine disease. In Fascetti AJ, Delaney SJ, editors: *Applied veterinary clinical nutrition*, Chickester, West Sussex, 2012, Wiley-Blackwell, pp 289-300.

27. National Research Council of the National Academies: Nutrient requirements and dietary nutrient concentrations. In Nutrient requirements of dogs and cats, Washington, DC, 2006, National Academies Press, pp 354-370.

28. Johansson S, Melhus H: Vitamin A antagonizes calcium response to vitamin D in man. *J Bone Miner Res* 16(10):1899-1905, 2001.

29. Beulens JW, Booth SL, van den Heuvel EG, et al: The role of menaquinones (vitamin K_2) in human health. *Br J Nutr* 110(8):1357-1368, 2013.

30. Camara-Martos F, Amaro-Lopez MA: Influence of dietary factors on calcium bioavailability: a brief review. *Biol Trace Element Res* 89(1):43-52, 2002.

31. Hennequin C, Tardivel S, Medetognon J, et al: A stable animal model of diet-induced calcium oxalate crystalluria. *Urol Res* 26(1):57-63, 1998.

32. Wehner A, Katzenberger J, Groth A, et al: Vitamin D intoxication caused by ingestion of commercial cat food in three kittens. *J Feline Med Surg* 15(8):730-736, 2013.

33. Association of American Feed Control Officials: Official Publication, Champaign, Indiana, 2012, AAFCO.

34. Sih TR, Morris JG, Hickman MA: Chronic ingestion of high concentrations of cholecalciferol in cats. *Am J Vet Res* 62(9):1500-1506, 2001.

35. Cranney A, Weiler HA, O'Donnell S, et al: Summary of evidence-based review on vitamin D efficacy and safety in relation to bone health. *Am J Clin Nutr* 88(2):513S-519S, 2008.

36. Parfitt AM, Gallagher JC, Heaney RP, et al: Vitamin D and bone health in the elderly. *Am J Clin Nutr* 36(5 Suppl):1014-1031, 1982.

37. Bushinsky DA, Neumann KJ, Asplin J, et al: Alendronate decreases urine calcium and supersaturation in genetic hypercalciuric rats. *Kidney Int* 55(1):234-243, 1999.

38. Papapetrou PD: Bisphosphonate-associated adverse events. *Hormones* 8(2):96-110, 2009.

39. Tanvetyanon T, Stiff PJ: Management of the adverse effects associated with intravenous bisphosphonates. *Ann Oncol* 17(6):897-907, 2006.

40. Whitney JL, Barrs VR, Wilkinson MR, et al: Use of bisphosphonates to treat severe idiopathic hypercalcaemia in a young Ragdoll cat. *J Feline Med Surg* 13(2):129-134, 2011.

41. Hostutler RA, Chew DJ, Jaeger JQ, et al: Uses and effectiveness of pamidronate disodium for treatment of dogs and cats with hypercalcemia. *J Vet Intern Med* 19(1):29-33, 2005.

42. Peter CP, Handt LK, Smith SM: Esophageal irritation due to alendronate sodium tablets: possible mechanisms. *Dig Dis Sci* 43(9):1998-2002, 1998.

43. Mohn KL, Jacks TM, Schleim KD, et al: Alendronate binds to tooth root surfaces and inhibits progression of feline tooth resorption: a pilot proof-of-concept study. *J Vet Dent* 26(2):74-81, 2009.

44. Griffin B, Beard DM, Klopfenstein KA: Use of butter to facilitate the passage of tablets through the esophagus in cats. *J Vet Intern Med* 17:445, 2003.

45. Westfall DS, Twedt DC, Steyn PF, et al: Evaluation of esophageal transit of tablets and capsules in 30 cats. *J Vet Intern Med* 15(5):467-470, 2001.

46. Fischer KJ, Vikoren TH, Ney S, et al: Mechanical evaluation of bone samples following alendronate therapy in healthy male dogs. *J Biomed Mater Res B Appl Biomater* 76(1):143-148, 2006.

47. Allen MR, Burr DB: Mandible matrix necrosis in beagle dogs after 3 years of daily oral bisphosphonate treatment. *J Oral Maxillofac Surg* 66(5):987-994, 2008.

48. Burr DB, Allen MR: Mandibular necrosis in beagle dogs treated with bisphosphonates. *Orthod Craniofac Res* 12(3):221-228, 2009.

49. Geyer N, Bartges JW, Kirk CA, et al: Influence of prednisolone on urinary calcium oxalate and struvite relative supersaturation in healthy young adult female domestic shorthaired cats. *Vet Ther* 8(4):239-246, 2007.

50. Graham-Mize CA, Rosser EJ, Hauptman J: Absorption, bioavailability and activity of prednisone and prednisolone in cats. *Adv Vet Derm* 5:152-158, 2005.

51. National Research Council: *Nutrient Requirements for Adult Dogs: Minimum Requirements and Recommended Allowances.* Nutrient requirements of dogs and cats, Washington DC, 2006, National Academies Press, p 152.

O Gato Diabético: Resistência Insulínica e Diabetes Descompensada

Stijn Niessen

O tratamento da diabetes melito em um gato é frequentemente uma experiência recompensadora, com aceitação relativamente alta pelo proprietário da necessidade das injeções de insulina e subsequente resolução rápida dos sinais clínicos associados à diabetes.[1,2] Alguns gatos diabéticos podem até mesmo entrar em um estado de remissão diabética (Cap. 17).[3] Entretanto, em uma proporção significativa de gatos diabéticos, o sucesso terapêutico parece difícil de ser alcançado. De forma ampla, a natureza dos problemas que tornam a diabetes felina difícil pode ser dividida em quatro categorias (Quatro 19-1). Se os sinais clínicos estiverem presentes apesar da efetiva insulinoterapia, os clínicos devem estar alertas para a presença de outras doenças que compartilham alguns dos mesmos sinais clínicos observados na diabetes melito (p. ex., poliúria/polidipsia e perda de peso com a doença renal crônica [DRC] e hipertireoidismo; polifagia com gastroenteropatia, hipertireoidismo e hipersomatotropismo).

Este capítulo visa demonstrar as causas comuns para esses problemas e integrá-los com uma abordagem sistemática para lidar com os diabéticos complicados na prática da clínica felina.

ABORDAGEM ESTRUTURADA PASSO A PASSO PARA TRATAR DIABÉTICOS COMPLICADOS

Em gatos saudáveis, a manutenção da euglicemia é obtida por meio de uma complexa rede de vários sistemas fisiológicos, sendo um papel importante aquele desempenhado pelas células beta pancreáticas e pelo fígado. Minutos após a ingestão de uma refeição, a célula beta libera a insulina pré-formada ativa na circulação e a transcrição do gene é iniciada a fim de produzir insulina recém-formada, o que permite a segunda fase da liberação de insulina. Em gato saudáveis, esse processo (auxiliado por outros sistemas do organismo e hormônios) garante que somente uma limitada variação glicêmica ocorra. Quando esse sistema falha em razão de uma combinação de resistência insulínica e disfunção das células beta, ocorre a diabetes, tornando-se necessárias as injeções de insulina. Entretanto, essas injeções de insulina exógena, frequentemente ajustadas para coincidir com a hiperglicemia pós-prandial, substitui apenas parcialmente a perda do outrora rápido e sem percalços sistema de operação. É, portanto, compreensível que em uma proporção de pacientes diabéticos, esse método, relativamente limitado, de mimetizar a função do pâncreas sadio falhe, resultando em um controle não tão bom da hiperglicemia e, assim, no desenvolvimento de sinais clínicos associados.

Além disso, é importante aceitar que a diabetes é uma doença dinâmica, especialmente no gato. A função das células beta em alguns gatos pode estar virtualmente ausente, enquanto em outros gatos pode estar relativamente preservada de fato. Mesmo em determinado gato, a função das células beta pode ser melhor ou pior dependendo do momento no qual ela é avaliada. Uma das razões para isto inclui a influência variável da glicotoxicidade e possível lipotoxicidade.[4] Duas semanas de hiperglicemia causarão disfunção das células beta, o que pode regredir ou melhorar após terapia eficaz da hiperglicemia. É, portanto, lógico que alguns gatos necessitem de diferentes doses de insulina em diferentes momentos de suas vidas, especialmente logo após o diagnóstico da diabetes melito e o início do tratamento.

Embora menos estudada em gatos, a severidade da resistência insulínica também varia de forma significativa, ainda mais quando há uma ou mais comorbidades.[5,6] A alta prevalência de comorbidades entre gatos diabéticos é um fato clinicamente aceito, assim como documentado na literatura veterinária.[2,7,8]

Finalmente, existem também diversas variáveis no protocolo terapêutico de diabetes felino. Portanto, pode parecer um caso extremamente difícil identificar o fator que poderia melhorar o controle glicêmico em qualquer paciente que apresente controle diabético irregular. Os mecanismos já mencionados podem levar à pseudorresistência insulínica, resistência insulínica verdadeira, sensibilidade variável à insulina ou diabetes instável (definido como variações frequentes e extremas nas concentrações glicêmicas, causando hiperglicemia e/ou hipoglicemia). Adotar uma abordagem estruturada passo a passo pode ajudar esses gatos. Tal abordagem deveria incluir uma avaliação sistemática dos principais protagonistas envolvidos no manejo diabético (Quadro 19-2; Fig. 19-1).

Proprietários e Fatores Relacionados com Eles

A causa número um associada à falta de resposta apropriada à insulinoterapia inclui fatores que estão de certa forma relacionados aos proprietários do animal diabético.[8] Isso não representa a resistência insulínica verdadeira e pode mais apropriadamente ser chamada de *pseudorresistência insulínica*. Do mesmo modo, uma necessidade de constante mudança da dose de insulina, sem necessariamente alcançar uma dose classificada como resistência insulínica verdadeira, pode também ser resultado desses fatores relacionados aos proprietários.

Os clínicos devem, portanto, tentar o seu melhor para excluir tais questões de manejo relacionadas ao proprietário antes de submeter o paciente a investigações mais elaboradas e caras (Quadro 19-3). A fim de alcançar tal objetivo, os proprietários de animais diabéticos são encorajados a adquirir aprimorada técnica de injeção de insulina e manuseio apropriado da insulina e hábitos de armazenamento. Isso pode parecer óbvio, mas sua natureza muito evidente sobre a questão é o que leva a avaliação apropriada a ser esquecida ou omitida. Os clínicos também não devem ser relutantes em inquirir o proprietário sobre essas questões, embora seja necessária uma abordagem diplomática para conversar sobre esses aspectos corretamente com os proprietários, que podem tomar como ofensa se sentirem que a qualidade do seu cuidado está sendo questionada. Não é incomum para os proprietários inicialmente demonstrarem fantásticos hábitos de cuidado, até serem esquecidos ou substituídos subsequentemente por costumes menos eficazes semanas a meses depois. A avalição

QUADRO 19-1 Ampla Categorização de Problemas Encontrados em Pacientes Felinos Diabéticos Descompensados

- Sinais clínicos apesar da insulinoterapia efetiva
- Falta de resposta da glicose à insulinoterapia
- Hipoglicemia frequente
- Períodos de bom controle interpostos com períodos de controle ruim

QUADRO 19-2 Uma Abordagem Sistemática Estruturada para o Paciente Diabético Descompensado

Essa abordagem deve incluir a avaliação de fatores associados aos três principais protagonistas envolvidos no manejo diabético:
- Proprietário e fatores associados ao proprietário
- Veterinário e fatores associados ao veterinário
- Gato e fatores associados ao gato

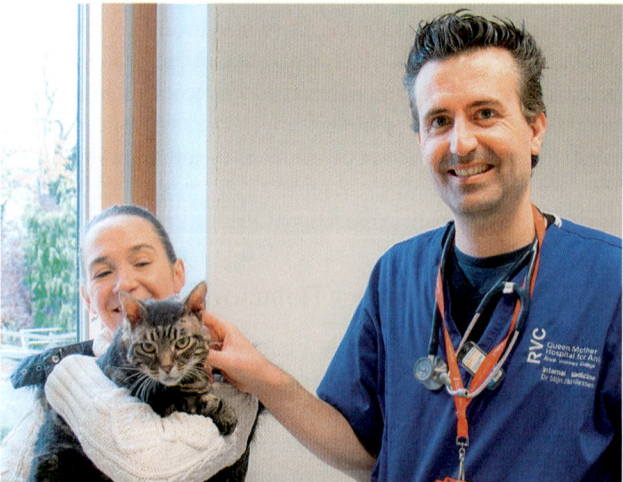

Figura 19-1: Os três principais protagonistas envolvidos no manejo diabético. Diabetes de difícil controle em um gato pode usualmente ser explicado por fatores associados ao proprietário, veterinário e/ou gato. O gato diabético descompensado caracterizado, um animal de raça doméstica Pelo Curto, 10 anos de idade, estava recebendo 8,5 unidades de insulina do tipo lenta (Caninsulin®, MSD Animal Health) duas vezes ao dia. O gato foi subsequentemente diagnosticado com hipersomatotropismo.

contínua e repetida é, portanto, necessária. Um bom exemplo de um erro relacionado ao proprietário é a utilização do tipo errado de seringa para um dado tipo de insulina, especialmente relevante quando se utilizam tipos de insulina que necessitam de seringas de 40 Unidades. O fornecimento de refeições no meio do dia, sem uma injeção adicional de insulina para ajudar a lidar com a hiperglicemia induzida pós-prandial, representa outro fator relacionado ao proprietário que pode tornar difícil a obtenção de bom controle glicêmico.

A alimentação *ad libitum* pode se tornar vantajosa no manejo de gatos diabéticos que tendem a comer durante todo o dia, porque pode estar associada a oscilações menos pronunciadas da glicemia, especialmente quando utilizada em gatos submetidos a um tipo de insulina administrado de efeito de longa ação; entretanto, não será viável para todos os gatos diabéticos. De fato, ela poderia levar à obesidade em determinados pacientes acostumados a se alimentar em refeições, ou à deterioração do controle glicêmico em gatos submetidos ao efeito de curta ação da insulina exógena fornecida. É importante lembrar que qualquer uma das preparações de insulina apresentará uma resposta individual de diminuição da glicemia em determinado gato, o que frequentemente não corresponde à duração de ação esperada citada nas bulas dos medicamentos ou em outras publicações. Outro exemplo constitui a falta de variação do local de injeção, o que pode induzir áreas de inflamação, espessamento da pele e redução da absorção da insulina. Uma gama de possíveis locais de injeção é demonstrada na Figura 19-2.

Também é de fundamental importância que os clínicos garantam que todos os indivíduos envolvidos no cuidado do gato diabético recebam e cumpram as mesmas instruções veterinárias, mesmo que apenas um membro da família visite rotineiramente o médico veterinário. Isso inclui vizinhos ou

QUADRO 19-3 Exemplos de Fatores Relacionados ao Proprietário para a Pseudorresistência Insulínica ou Sensibilidade Insulínica Aparentemente Variável

- Falta de comprometimento com as recomendações dietéticas
  - Momentos de administração variáveis
  - Quantidade variável ou incorreta
  - Tipo de comida variável ou inadequada
  - Provisão de alimentos extras (não identificados)
- Falta de comprometimento com as recomendações de administração de insulina
  - Variação no momento da aplicação
  - Ausência de variação do local de injeção
  - Mistura insuficiente da solução de insulina (se necessário)
  - Utilização de tipo de seringa incorreto (U-40 vs. U-100)
  - Inclusão regular de bolhas de ar
- Falta de comprometimento com as recomendações de armazenamento da insulina
  - Refrigeração (se necessário)
  - Exposição a temperaturas extremas
  - Utilização fora da data de validade
  - Utilização de preparações de insulina não recomendadas para uso veterinário, incluindo insulinas preparadas por farmácias de manipulação

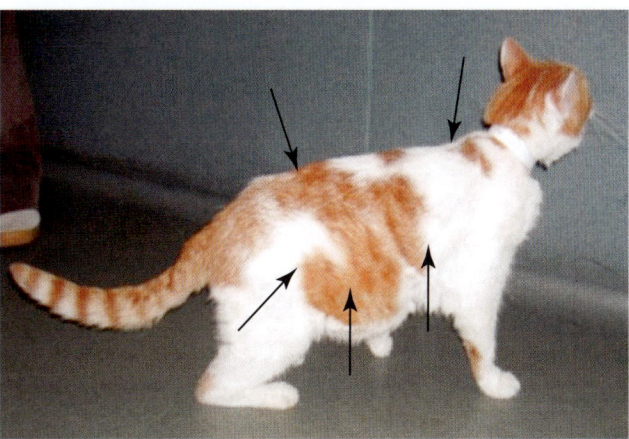

Figura 19-2: Falta de variação do local de injeção pode causar absorção variável da insulina. O gato representado está sofrendo de neuropatia diabética. Possíveis locais de administração estão indicados por *setas pretas* (prega do pescoço, paralombar, lado do tórax, flanco e membro posterior).

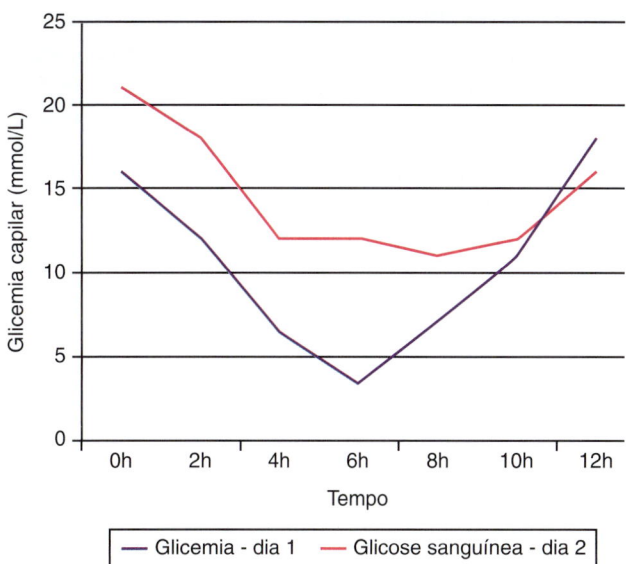

Figura 19-3: Curvas glicêmicas obtidas em 2 dias consecutivos do mesmo gato sem qualquer alteração do regime terapêutico. A curva no dia 2 sugere que um aumento da dose é seguro, enquanto a curva no dia 1 sugere que o nadir da glicose está muito baixo para recomendar um aumento na dose de insulina.

amigos que possam ajudar no cuidado ou que tenham contato com o gato. Uma avaliação minuciosa da qualidade de vida do gato diabético e do(s) seu(s) proprietário(s) pode ser comprovadamente vantajosa, porque pode revelar aquelas áreas nas quais podem ocorrer oscilações no bom cuidado do gato diabético. Por exemplo, se os proprietários apresentam problemas em integrar o cuidado do animal diabético com sua vida social ou de trabalho, será improvável que as injeções de insulina sejam ministradas em períodos regulares. Se os proprietários têm medo de administrar a insulina em primeiro lugar, talvez porque tenham preocupações com relação a machucar o gato, o manejo geral também pode sofrer. Uma ferramenta estruturada e validada para avaliação individualizada da qualidade de vida para gatos diabéticos tratados com insulina com o fito de investigar esses fatores práticos e psicossociais se tornou recentemente disponível e pode ser utilizada pelos médicos veterinários.[1]

Uma menção final específica é necessária em relação a utilização de preparações de insulina que não são confiáveis ou geralmente não são compatíveis para utilização em gatos. Um estudo recente avaliou e comparou as características de um produto de uma insulina protamina-zinco (PZI) manufaturada comercialmente e produtos PZI obtidos de várias farmácias de manipulação.[9] Um total de 112 frascos de PZI (16 frascos do produto manufaturado comercialmente e 8 frascos de cada uma das 12 farmácias de manipulação) foram testados com relação a aparência, concentração de endotoxinas, tamanho de cristais, concentração de insulina sobrenadante, pH, concentrações totais de insulina e zinco, e espécies de origem da insulina. Enquanto todos os 16 frascos da PZI manufaturada comercialmente cumpriram as especificações da Farmacopeia dos Estados Unidos, este não foi o caso para os produtos manipulados de insulina. Dos 96 frascos da PZI manipulada, um continha excesso de endotoxinas, 23 apresentaram concentrações excessivas de insulina no sobrenadante, 45 possuíam valores de pH que estavam muito altos ou muito baixos, 52 não atenderam às especificações para as concentrações de zinco e 36 tinham uma concentração total de insulina menor que 90% da concentração do rótulo. Portanto, é fácil perceber que a utilização de tais preparações manipuladas de insulina pode levar a efeitos terapêuticos inesperados, variáveis e até mesmo perigosos.

Veterinários e Fatores Relacionados aos Veterinários

A causa número dois associada à falta de resposta apropriada à insulinoterapia está de fato relacionada ao clínico. Antes de chegar a um diagnóstico de resistência insulínica verdadeira, é fortemente aconselhado assegurar-se de que interpretamos cuidadosamente a combinação de sinais clínicos (i.e., relacionados a diabetes persistente) e uma série de dados diagnósticos (p. ex., frutosamina, várias amostras de glicosúria coletadas em casa e várias curvas glicêmicas realizadas no hospital e/ou em casa). Uma única curva glicêmica indicando concentrações glicêmicas consistentemente altas não prova a presença de resistência insulínica, especialmente no gato. Neste (mas também em alguns cães), a explicação pode ser a presença de hiperglicemia por estresse, embora seja importante perceber que as curvas glicêmicas variam de forma significativa dia a dia, sem alterações nos parâmetros de manejo (Fig. 19-3).

Estudos comparativos das curvas glicêmicas de 2 dias consecutivos demonstraram que conclusões diferentes poderiam ser obtidas e, portanto, diferentes intervenções terapêuticas seriam planejadas dependendo de qual das 2 curvas consecutivas foi tida como a curva "verdadeira".[10] A avaliação de 2 curvas domésticas conduzidas em dias consecutivos levou à mesma recomendação para o ajuste da dose de insulina em somente 6 de 14 ocasiões, enquanto a comparação entre curvas realizadas em casa e na clínica realizadas em dias consecutivos levou à mesma recomendação em somente 14 de 28 ocasiões. A reprodutibilidade das curvas domésticas em gatos diabéticos com bom controle glicêmico foi de certa forma melhor do que aquela de gatos com controle moderado a ruim; 4 das 6 curvas realizadas em casa pareadas em gatos com bom controle glicêmico, mas somente 2 de 8 curvas pareadas domésticas com controle glicêmico ruim, levaram à mesma recomendação. A última realização pode nos levar a dispensar completamente a utilização da curva glicêmica, embora

QUADRO 19-4 Exemplos de Razões Relacionadas ao Veterinário para a Pseudorresistência Insulínica ou Sensibilidade Insulínica Aparentemente Variável

- Má interpretação dos dados glicêmicos
  - Falha ao combinar os dados com o quadro clínico
  - Falha em reconhecer a hiperglicemia por estresse
  - Falha em reconhecer a hiperglicemia induzida por hipoglicemia
  - Falha ao considerar a variação da curva glicêmica
  - Utilização de apenas um ponto referente ao teste da glicemia
- Tipo de insulina inadequado para o paciente avaliado
- Frequência de administração inapropriada para o paciente avaliado
- Falha em reconhecer a duração de ação curta ou longa da insulina
- Escolha incorreta da dose
  - Subdosagem
  - Superdosagem
  - Escalonamento excessivamente rápido da dose de insulina (menos que 7 dias entre os ajustes de dose)

QUADRO 19-5 As Estratégias Úteis para Lidar com a Suspeita de Hiperglicemia Induzida por Hipoglicemia (Efeito Somogyi)

1. Diminuir gradativamente a dose de insulina
   a. Quadro clínico não piora: possível efeito Somogyi
   b. Curva glicêmica melhora: possível efeito Somogyi
   c. Um ou ambos dos acima mencionados piora(m): efeito Somogyi menos provável
2. Iniciar com uma dose conservadora de insulina (1 a 2 unidades/gato BID)
   a. Então gradativamente fazer o escalonamento da dose em 0,5 a 1 unidade/gato por administração a cada 7 a 10 dias
   b. Antes de cada incremento da dose, uma avaliação clínica e glicêmica é indicada
3. Realizar curvas glicêmicas mais longas (mais que 12 horas)
   a. Garantir frequência apropriada de amostras, particularmente quando a glicose alcançar valores menores
   b. Monitorização contínua da glicemia pode ser muito útil aqui
   c. Pode ser necessária avaliação por mais de um dia

BID, Bis in die (duas vezes ao dia).

isso também possa significar que estamos jogando fora o único método de avaliação glicêmica que possui o potencial de demonstrar a duração da ação da insulina, assim como do nadir diário.

Portanto, provavelmente seria melhor não abandonar completamente a curva glicêmica como ferramenta, mas em vez disso adotar uma atitude crítica ao interpretar os dados glicêmicos de uma curva. Pode, de fato, provar ser muito útil realizar uma série de curvas (em vez de uma curva apenas) em um diabético descompensado sem necessariamente alterar um parâmetro no manejo, pois é provável que a tendência geral demonstrada por essas curvas lembre mais intimamente o verdadeiro controle glicêmico desse paciente.

Outras questões comuns associadas ao manejo incluem a subdosagem de insulina, superdosagem e subsequente hiperglicemia induzida pela hipoglicemia (efeito Somogyi) e curta duração da ação da insulina. Outras questões são apresentadas no Quadro 19-4. A subdosagem da insulina é comum, e é importante perceber que se deve considerar a presença de resistência insulínica verdadeira somente em animais diabéticos que estejam recebendo uma dose excessiva de insulina de 1,5 a 2,0 unidades/quilograma por administração em um protocolo com duas injeções diárias. Antes de chegar a este ponto, a subdosagem permanece como uma possível causa para o controle clínico inadequado. Com o advento de protocolos de insulinoterapia mais agressivos direcionados (embora ainda não comprovados) para promover a remissão diabética, a hiperglicemia induzida por hipoglicemia provavelmente está se tornando cada vez mais comum.

Lidando com a Hiperglicemia Induzida pela Hipoglicemia (Efeito Somogyi)

A hiperglicemia induzida pela hipoglicemia pode especialmente ser observada ao tratar gatos diabéticos com protocolos de insulinoterapia mais agressivos, utilizando doses relativamente altas de insulina, ou pelo escalonamento excessivamente rápido da dose de insulina (mais frequentemente do que a cada 7 dias).

Este fenômeno também pode ser observado quando um gato diabético sofre temporariamente de diminuição da sensibilidade à insulina (p. ex., após um quadro de pancreatite) e, corretamente, a dose de insulina é inicialmente elevada progressivamente após documentação de piora dos dados glicêmicos. Quando a causa para a resistência insulínica cessa ou melhora (e, portanto, a sensibilidade insulínica melhora novamente), a insulina injetada tem o potencial de ocasionar uma rápida queda na glicemia, com ou sem hipoglicemia de fato. Acredita-se que tais rápidas quedas na glicemia sejam capazes de induzir a liberação de catecolaminas, glucagon, cortisol e hormônio de crescimento – todos hormônios antagonistas da insulina, resultando em ativação dos mecanismos indutores de hiperglicemia. Entretanto, o clínico verá apenas o resultado final desse processo (i.e., altas concentrações glicêmicas) e pode erroneamente concluir que mais (e não menos) insulina é necessária, exacerbando ainda mais a situação e aumentando o risco de hipoglicemia fatal. Três estratégias úteis para lidar com o possível efeito Somogyi são demonstradas no Quadro 19-5. O quadro clínico de gatos que desenvolvem efeito Somogyi usualmente é uma mistura de períodos de bom controle e períodos de controle inadequado, com ou sem hipoglicemia clínica (embora a hipoglicemia clínica seja difícil de reconhecer em gatos, a menos que severa). Portanto, isso é semelhante à situação clínica encontrada em presença de qualquer comorbidade cíclica causando variação da sensibilidade insulínica (como a pancreatite crônica).

Lidando com a Curta Duração de Ação

A curta duração da ação da insulina é comum no paciente diabético felino. Já foi relatada que a duração de ação de vários tipos de insulina, de forma geral, foi menor do que a duração observada em cães. Entretanto, é importante perceber que a resposta à insulina, incluindo a duração da ação, será imprevisível em um paciente em particular. De forma geral, a utilização dos tipos de insulina de protamina neutra Hagedorn (NPH) está associada a uma maior incidência de curta duração da ação do que tipos de insulina de ação mais longa, como a insulina porcina lenta (p. ex., Vetsulin/Caninsulin®, MSD Animal Health), PZI (p. ex., ProZinc®, Boehringer Ingelheim Vetmedica, Inc.) e análogo da insulina humana (p. ex., Lantus®, Sanofi-Avantis; Levemir®, Novo Nordisk). Independentemente do tipo de insulina utilizado, quando uma curta duração de ação é demonstrada por uma curva glicêmica, o aumento da dose de insulina pode ajudar. Esta deixa de ser uma opção, entretanto, quando o nadir da glicose se torna muito baixo. Em tal situação, as sugestões apresentadas no Quadro 19-6 poderiam ser consideradas.

Finalmente, é importante perceber que o problema da curta duração da ação da insulina pode facilmente passar despercebido ao não utilizar a curva glicêmica. Uma alta concentração de frutosamina ou períodos de alta glicemia, em combinação com sinais diabéticos persistentes, poderia representar uma dose baixa de insulina, assim como a curta duração de ação. Isso ilustra ainda mais o potencial do papel determinante da curva glicêmica na monitorização do gato diabético.

Gato e Fatores Associados ao Gato

A causa número três associada à falta de resposta apropriada à insulinoterapia é relacionada à presença de comorbidade no animal diabético. Doenças infecciosas estão no topo da lista, sendo as infecções do trato urinário (ITUs) e doença periodontal problemas comuns no gato e cão diabéticos. Doenças inflamatórias (p. ex., pancreatite, doença inflamatória intestinal [DII], e gengivoestomatite) são também considerações importantes, dada sua prevalência dentre gatos diabéticos e seu potencial de afetar a sensibilidade insulínica. O tratamento de condições inflamatórias, o qual frequentemente requer a administração de fármacos diabetogênicos (p. ex., glicocorticoides), pode ocasionar desafios adicionais ao clínico – embora soluções criativas possam ser exploradas em vários casos e serão discutidas posteriormente.

A conexão entre inflamação e resistência insulínica é tópico de intensa pesquisa, especialmente agora que a obesidade é tida como uma condição pró-inflamatória.[11] Entretanto, o puro conceito de inflamação como um processo diabetogênico já é conhecido por mais de 100 anos, quando se demonstrou que altas doses de salicilato reduzem os níveis glicêmicos em pacientes diabéticos.[12] Endocrinopatias como hipertireoidismo, hiperadrenocorticismo, além de administração iatrogênica de hormônios (incluindo preparações tópicas) poderiam levar à resistência insulínica evidente e redução da sensibilidade insulínica sem resistência à insulina evidente de fato. O diagnóstico de hipertireoidismo e especialmente de hiperadrenocorticismo pode ser desafiador no gato diabético descompensado, dada a confusão com a síndrome do eutireóideo doente, assim como os efeitos do estresse e doença concomitante sobre os testes do eixo pituitário-adrenal.

Uma visão geral sobre o gato e os fatores associados a ele frequentemente envolvidos como causa de dificuldade no manejo da diabetes é apresentada no Quadro 19-7. O sucesso de qualquer protocolo de manejo diabético depende da identificação correta dessas comorbidades, assim como do tratamento eficaz. A correta identificação começa com um histórico minucioso e exame físico, algumas vezes apoiados em exames laboratoriais de rotina, observando em cada momento aqueles sinais ou anormalidades que não poderiam ser explicadas meramente

---

QUADRO 19-6 Estratégias Possíveis para Amenizar Diabetes de Difícil Controle Associada à Curta Duração de Ação da Insulina

1. Aumentar a dose de insulina
   a. Pode ser feito se o nadir da glicose permitir
2. Corrigir o momento da alimentação com relação à administração da insulina
   a. A administração de insulina antes da alimentação garante presença de insulina ativa previamente à elevação pós-prandial na glicemia
   b. A atividade da insulina é mais compatível com o momento de necessidade máxima
   c. Em animais que não comem regularmente, administrar 25% da comida com insulina e 75% depois
   d. Melhor momento depende de cada gato (variação esperada de 30 a 90 minutos)
3. Mudar o tipo de insulina
   a. Opções: PZI, zinco porcina, análogos sintéticos da insulina humana (glargina e detemir)
   b. Escolha depende da legislação local (sistema de cascata para prescrição de medicamentos pode ditar a escolha em vários países), implicações financeiras e resposta de cada gato a um tipo de insulina
4. Alterar a frequência
   a. Administração de insulina BID é considerada o padrão
   b. É excepcional que a administração SID seja suficiente
   c. Administrações de insulina TID podem ser benéficas em alguns pacientes
5. A utilização de um sistema de "bólus basal" (Quadro 19-8)
   a. Administração BID de uma insulina de ação mais longa (PZI, porcina zinco, insulinas humanas sintéticas glargina e detemir)
   b. Além disso, a administração de insulinas neutras/solúveis/regulares (p. ex., Actrapid®, Novo Nordisk) após refeições
   c. Este sistema é comumente utilizado na diabetologia humana
6. Alterando fatores não insulínicos
   a. Determinados gatos diabéticos que comem o dia inteiro (alimentação *ad libitum*) podem manter esse hábito, resultando em menos dramáticas flutuações da glicemia
   b. Alterando para uma dieta alimentar enlatada com baixos níveis de carboidrato
   c. Melhorando a sensibilidade à insulina (perda de peso apropriada, garantindo saúde oral [ver seção sobre Gato e Fatores Associados ao Gato]

BID, duas vezes ao dia; *PZI*, insulina protamina zinco; *SID*, uma vez ao dia; *TID*, três vezes ao dia.

---

pela diabetes apenas. Por exemplo, o ganho de peso em um diabético descompensado deve alertar sobre a presença de um diferente tipo de diabetes melito, como hipersomatotropismo ou acromegalia. Além disso, a inapetência não é um sinal de diabetes descompensado quando a cetoacidose diabética foi excluída e, portanto, necessita de uma pesquisa para doenças concomitantes que possam induzir inapetência (p. ex., DRC, pancreatite ou outras doenças gastrintestinais). Lidar com questões de inapetência é essencial, pois esta permanece no caminho da adequação eficaz da dose de insulina exógena e necessidades pós-prandiais de insulina e, desta forma, impede qualquer chance de sucesso no tratamento do paciente diabético.

QUADRO 19-7 Condições Associadas ao Gato Frequentemente Ligadas a Dificuldades no Manejo Diabético

1. Infecção
   a. Infecção do trato urinário
   b. Infecções periodontais
2. Inflamação
   a. Pancreatite
   b. Doença inflamatória intestinal
   c. Gengivoestomatite
   d. Obesidade
3. Medicamentos
   a. Corticosteroides (incluindo medicamentos tópicos)
   b. Acetato de megestrol
4. Outros distúrbios hormonais
   a. Hipertireoidismo
5. Diagnóstico errôneo do tipo de diabetes
   a. Diabetes melito induzida por hipersomatotropismo (acromegalia)
   b. Diabetes melito induzido por hiperadrenocorticismo (síndrome de Cushing)
   c. Destruição pancreática (p. ex., neoplasia, abscesso, pancreatite)
6. Outras doenças (por mecanismos conhecidos e desconhecidos)
   a. Cardiopatia
   b. Doença renal crônica
   c. Neoplasia
   d. Obesidade (também pela inflamação)
7. Qualquer doença ou condição que cause inapetência
   a. Resultado não fidedigno dos requerimentos de insulina exógena

QUADRO 19-8 Exemplo de Caso de Dose de Insulina em Bólus Basal

1. Reavaliar a necessidade do fármaco diabetogênico
   a. O diagnóstico da comorbidade estava correto? O diagnóstico de DII ou atopia representa intolerância ou hipersensibilidade alimentar?
   b. A comorbidade ainda precisa de tratamento? A DII ou anemia hemolítica imunomediada estão atualmente em remissão?
   c. A doença pode ser tratada por outra modalidade terapêutica que não a médica?
2. Substituir por um fármaco não diabetogênico
   a. DII: clorambucil ou ciclosporina poderiam ser utilizados?
   b. Atopia: A ciclosporina poderia ser utilizada?
   c. Asma/bronquite: Inaladores poderiam ser úteis?
3. Substituir por um fármaco menos diabetogênico
   a. A prednisolona pode ser menos prejudicial comparada à dexametasona.
   b. A hidrocortisona pode ser menos prejudicial do que a prednisolona.
   c. Glicocorticoides tópicos poderiam ser menos prejudiciais do que as versões sistêmicas (p. ex., formulações oftalmológicas, óticas e cutâneas)
   d. Budesonida oral poderia ser útil dada a probabilidade de exposição sistêmica mais limitada a este glicocorticoide (alto efeito de primeira passagem)
4. Diminuir a dose da droga diabetogênica.
   a. Utilize uma segunda droga imunossupressora em conjunto com glicocorticoide (p. ex., azatioprina, micofenolato mofetil, ciclosporina ou clorambucil).
   b. Desmamar até a menor dose clinicamente aceitável.
5. Alinhar efeito diabetogênico com a ação da insulina.
   a. Administre glicocorticoides de curta ação BID com injeção de insulina BID

Lidando com Pacientes com Pancreatite

Em um estudo de 29 gatos com diabetes melito,[7] uma provável alta prevalência de pancreatite foi demonstrada entre os gatos diabéticos. Nesse estudo, as concentrações séricas de imunorreatividade de lipase pancreática felina (fPLI) eram significativamente maiores em amostras de gatos diabéticos. Uma fraca associação foi observada entre a frutosamina sérica e concentrações de fPLI, indicando o potencial que a pancreatite possui para interferir no controle diabético. Em consonância com esses dados, em um estudo de gatos diabéticos tratados com insulina, foi relatado que 10 de 82 (12,2%) sofriam de pancreatite (S. Niessen, dados não publicados). A inflamação associada à pancreatite poderia de fato resultar em variação da sensibilidade e resistência insulínica, mas a maioria das dificuldades em gatos com pancreatite está associada à hiporexia ou apetite variável, tornando a escolha de um regime apropriado de insulina extremamente desafiador. O quadro clínico típico de um gato diabético com pancreatite crônica envolve períodos de bom controle intercalados com momentos de controle inadequado, incluindo questões referentes ao apetite.

O tratamento eficaz de tais casos pode, portanto, ser difícil, mas é viável caso o clínico siga uma série de passos cuidadosamente. Primeiro, o tipo de pancreatite precisa ser definido da melhor forma possível. Estamos lidando com um caso idiopático, ou o gato está sofrendo de uma combinação de pancreatite e DII e/ou colângio-hepatite? Embora a pancreatite não possa ser facilmente tratada de forma direta, a DII e a colângio-hepatite frequentemente podem, reduzindo por várias vezes a frequência e severidade da pancreatite. Se o gato estiver sofrendo de uma insuficiência pancreática exócrina (IPE) induzida pela pancreatite, esta deve ser diagnosticada e tratada; caso contrário, o controle glicêmico permanecerá elusivo com base na absorção intestinal variável. A pancreatite também pode estar associada a um tumor ou cisto pancreático, impactando ainda mais o prognóstico e também as possibilidades de intervenção. A terapia deve, portanto, incluir o tratamento do tratável (p. ex., nova dieta proteica, antibióticos se for comprovada colângio-hepatite infecciosa, e/ou drenagem de um cisto, tratamento da IPE incluindo vitamina B12), assim como associação de terapia de suporte. Esta deve especialmente ser direcionada ao alívio da dor e pode incluir a utilização de buprenorfina ou tramadol oral, pois a dor inibe o apetite e, portanto, leva à diabetes de difícil controle. Se o gato ainda sofrer com apetite variável, a monitorização doméstica da glicemia pode ser útil para que ajustes diários da dose da insulina possam ser realizados, se necessário (seção O Gato Diabético Persistentemente Descompensado).

Gatos Diabéticos e Infecções do Trato Urinário

Vários estudos já documentaram uma incidência relativamente alta de ITUs em gatos diabéticos. Um estudo retrospectivo revisou os registros médicos de 141 gatos diabéticos que tiveram urina obtida por cistocentese para urocultura. A infecção do trato urinário foi identificada em 18 de 141 gatos diabéticos (13%),[13] o que foi semelhante a outro estudo retrospectivo em 57 gatos diabéticos (12%).[14] Interessantemente, o último estudo relatou que muitos dos gatos com ITU não apresentavam sinais clínicos associados ao trato urinário inferior ou alterações em exames laboratoriais indicativas de infecção. Portanto, permanece prudente considerar a realização de uma urinálise completa, incluindo exame do sedimento e cultura (independentemente dos achados do sedimento), em qualquer gato atendido com diabetes de difícil controle. *Escherichia coli* foi o micro-organismo isolado mais comum (67%) em um estudo,[13] e gatas fêmeas apresentaram maior risco (relação de prevalência de 3,7).

Lidando com Pacientes que Necessitam de Fármacos Diabetogênicos

Em alguns gatos diabéticos, a utilização de fármacos diabetogênicos (p. ex., glicocorticoides) pode ser um obstáculo para o sucesso terapêutico. Exemplos incluem gatos que necessitam de imunomodulação para o tratamento de DII, neoplasia, atopia ou asma. Ignorar simplesmente a necessidade de tratamento de tais comorbidades não é geralmente uma opção, e a interrupção dos fármacos que interferem no controle glicêmico poderia resultar em consequências inaceitáveis sobre a qualidade de vida. O Quadro 19-9 destaca algumas das estratégias que podem ser utilizadas para eficácia do tratamento da comorbidade e da diabetes.

QUADRO 19-9 Estratégias para Manejo de um Gato Diabético Recebendo uma Droga Diabetogênica

Exemplo de Caso: Dose em "Bólus Basal"

Smudge é um gato doméstico, raça Pelo Curto, castrado, macho, 4,5 kg, 12 anos de idade, diagnosticado com diabetes melito dois meses antes. Smudge foi submetido à dieta úmida (3/4 da lata BID, a cada 12 horas) com baixos níveis de carboidrato (menos de 7% da energia metabolizável), assim como à insulinoterapia com insulina glargina 1 unidade BID. Embora os sinais clínicos tenham melhorado (especialmente poliúria e polidipsia), a dose de insulina foi gradativamente elevada com base em uma combinação de alguns sinais clínicos remanescentes e de dados de curva glicêmica obtidos em testes domésticos.

A seguinte curva foi gerada quando Smudge foi submetido à administração de 3 unidades de insulina glargina BID. Neste momento, foi relatado que Smudge apresentava poliúria e polidipsia, particularmente durante as poucas horas imediatamente após a alimentação, tanto pela manhã como pela noite.

Horário e Detalhes da Intervenção	Glicemia (orelha) (mmol/L)
8 AM: ¾ da comida enlatada + 3 unidades insulina glargina	9,5 (171.,2 mg/dL)
10 AM	19,1 (344,1 mg/dL)
12 AM	16,3 (293,7 mg/dL)
2 PM	11,1 (200,0 mg/dL)
4 PM	8,3 (149,6 mg/dL)
6 PM	5,2 (93,7 mg/dL)
8 PM: ¾ da comida enlatada + 3 unidades de insulina glargina	9,1 (163,9 mg/dL)

Interpretação

A curva glicêmica foi repetida para verificar sua consistência e forneceu um resultado semelhante. O gato encontrava-se na maior parte do tempo com uma glicemia acima do limiar de reabsorção renal, que poderia explicar a percepção do proprietário sobre a persistência de poliúria/polidipsia. Aparentemente esse era o caso imediatamente após a alimentação. Dado nadir de 5,2 mmol/L (93,7 mg/dL), a elevação ainda maior da dose da insulina glargina poderia ter ocasionado a hipoglicemia, e pode não ter provido a ação de insulina aparentemente necessária imediatamente após a alimentação. A troca do regime de alimentação de Smudge, para uma alimentação *ad libitum* ou à vontade (comer várias pequenas refeições no decorrer do dia) foi discutida – embora considerada impraticável de acordo com proprietário. A troca da insulina glargina para insulina porcina lenta (Caninsulin®/Vetsulin®, MSD Animal Health) foi tentada, embora tenha resultado em um problema semelhante.

Novo Plano Terapêutico

A fim de fornecer atividade insulínica exógena imediatamente após a alimentação, Smudge foi submetido ao regime de "bólus basal", recebendo inicialmente 0,1 unidade/kg de insulina neutra (Actrapid®, Novo Nordisk) e 2 unidades (dose total) de insulina glargina BID no momento da sua alimentação.

Resultado

Após uma semana, uma curva glicêmica (tabela seguinte) sugeriu que seria benéfico um aumento na insulina neutra. Smudge foi reavaliado uma semana depois realizando-se nova curva glicêmica doméstica e avaliação dos sinais clínicos. A poliúria/polidipsia pós-prandial foi resolvida, e os dados da curva glicêmica são mostrados aqui. Smudge então continuou com este regime.

Horário e Detalhes da Intervenção	Glicemia (orelha) (mmol/L)
8 AM: ¾ da comida enlatada + 2 unidades insulina glargina + 1 unidade de insulina neutra (Actrapid®, Novo Nordisk)	10,1 (181,9 mg/dL)
10 AM	8,3 (149,6 mg/dL)
12 PM	9,5 (171,2 mg/dL)
2 PM	9,1 (163,9 mg/dL)
4 PM	6,7 (120,7 mg/dL)
6 PM	9,3 (167,6 mg/dL)
8 PM: ¾ da comida enlatada + 2 unidades de insulina glargina + 1 unidade de insulina neutra (Actrapid®, Novo Nordisk)	10,3 (185,6 mg/dL)

BID, duas vezes ao dia; *DII,* doença inflamatória intestinal.

Também é importante perceber que alguns pacientes apresentam melhor controle diabético ao receberem uma droga diabetogênica, o que provavelmente ocorre porque suas comorbidades não tratadas causam maior interferência (i.e., pela variável sensibilidade à insulina ou inapetência) do que o tratamento diabetogênico.

Outros Tipos de Diabetes Melito

Os clínicos também devem garantir que o diagnóstico inicial de diabetes melito tipo 2 no gato esteja de fato correto. Se não, a terapia subsequente com insulina pode se tornar difícil. Isso é especialmente importante ao considerar a alta prevalência do hipersomatotropismo ou acromegalia no gato, pois tais gatos podem se parecer fenotipicamente a qualquer gato diabético tipo 2, especialmente no início do processo mórbido.[15,16] O gato acromegálico clássico pode de fato apresentar diversas característica faciais (Fig. 19-4), embora isso só seja aparente após um período de exposição excessiva crônica ao hormônio de crescimento (usualmente causado por um adenoma pituitário) e fator de crescimento semelhante à insulina-1 induzido pelo hormônio de crescimento (IGF-1). Adicionalmente, mesmo após tal exposição crônica, essas alterações gradativas podem ser sutis ou difíceis de reconhecer por aqueles em contato diário com o gato. Portanto, é comum não chegar ao diagnóstico de diabetes melito induzido por hipersomatotropismo. Um estudo de triagem conduzido no Reino Unido revelou que 32% dos gatos diabéticos tinham concentração sérica de IGF-1 consistente com a presença de hipersomatotropismo (ou acromegalia).[17] Subsequentemente comprovou-se que a maioria (94%) desses gatos tinha uma massa pituitária, fornecendo mais evidências de que a acromegalia é uma causa comum de diabetes em gatos. Um estudo conduzido nos Estados Unidos também destacou o potencial para a alta prevalência de hipersomatotropismo dentre gatos diabéticos.[18] A prevalência exata da doença dentre felinos diabéticos variará de acordo com os métodos do estudo e talvez de acordo com a geografia, embora pareça seguro dizer que é uma explicação comum para a diabetes de difícil controle no gato.

Dada a prevalência significativa, o autor recomenda pesquisar hipersomatotropismo em gatos diabéticos, assim como também pesquisa ITUs. A doença deve definitivamente ser excluída quando se comprova que é difícil controlar a diabetes em um gato. O ganho de peso em um gato diabético descompensado, em vez da perda de peso esperada, é outro forte indicativo de que pode haver a ocorrência de hipersomatotropismo. A determinação do IGF-1 sérico parece uma ferramenta diagnóstica útil, embora resultados negativos falsos possam ocorrer se a insulina exógena não tiver sido ainda iniciada ou se foi iniciada há menos de 6 semanas.[16] Raros f-positivos falsos também já foram registrados, embora um IGF-1 maior que 1.000 nanogramas/mililitro tenha sido associado a uma chance de 94% de hipersomatotropismo em um ensaio em particular.

Felizmente, as opções terapêuticas específicas estão cada vez mais disponíveis para o hipersomatotropismo em gatos, o que torna o paciente diabético descompensado em um diabético bem controlado ou até mesmo em um animal não diabético. A hipofisectomia é particularmente uma modalidade terapêutica notável aqui com altos índices de remissão de diabetes relatados. A radioterapia pituitária e um novo análogo da somatostatina chamado *pasireotide* (Signifor®, Novartis) representam as próximas modalidades terapêuticas promissoras, o que também pode levar à diminuição das necessidades de insulina e remissão diabética em alguns gatos.[16]

Diabetes induzida por hiperadrenocorticismo espontâneo parece ser rara entre os gatos, embora essa condição represente outra situação pela qual possam surgir casos de diabetes de difícil controle. Quando ocorre o hiperadrenocorticismo, 80% desenvolverão subsequentemente diabetes melito.[16,19-22] O hiperadrenocorticismo felino iatrogênico também é raro, certamente menos comum do que em cães. Os casos típicos de hiperadrenocorticismo felino podem ser identificados pela necessidade excessiva ou variável de insulina e alterações típicas no exame físico, os quais podem incluir fragilidade cutânea (Fig. 19-5 e 19-6), atrofia muscular, má cicatrização de feridas, hematomas e alterações do pelame (Fig. 19-5). O teste de supressão por dexametasona (utilizando 0,1 miligrama/quilograma de dexametasona por via intravenosa) é geralmente aceito como o teste diagnóstico mais útil para essa condição, pois o teste de estimulação pelo hormônio adrenocorticotrópico possui menor sensibilidade em gatos. Entretanto, dado o potencial para qualquer doença concomitante causar resultados positivos falsos nos testes envolvendo a hipófise e adrenais (incluindo todas as causas de diabetes descompensada), os clínicos devem ter cuidado para evitar o diagnóstico errôneo dessa condição rara. Exames de imagem das adrenais e da hipófise podem melhorar a acurácia diagnóstica nos casos suspeitos. O tratamento com adrenalectomia (adrenalectomia bilateral em casos hipófise-dependentes, unilateral para a forma adreno-dependente), hipofisectomia, radioterapia (para casos hipófise-dependentes) ou trilostano pode melhorar e algumas vezes, se iniciado precocemente, curar a diabetes melito em uma boa proporção dos casos. Dada a

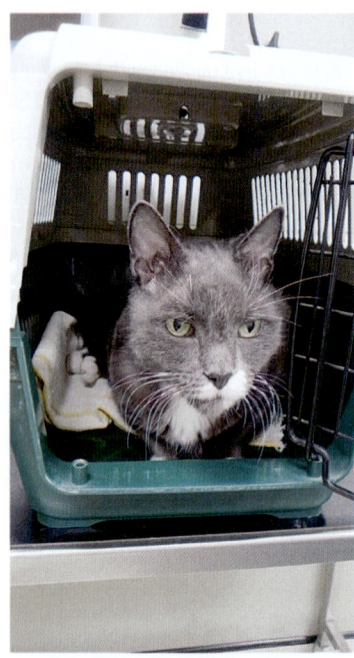

Figura 19-4: Um gato diabético que foi atendido para avaliação de resistência insulínica verdadeira, subsequentemente diagnosticado com hipersomatotropismo. Este gato demonstra as típicas características de face larga, embora a maioria dos gatos com hipersomatotropismo pareçam como qualquer outro gato diabético.

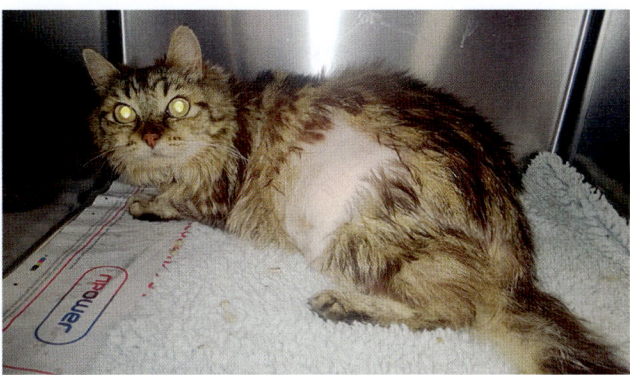

Figura 19-5: Um gato diabético que foi atendido para avaliação de sensibilidade insulínica variável (diabetes descompensado), subsequentemente diagnosticado com hiperadrenocorticismo hipófise-dependente. As pistas que indicam este diagnóstico final envolvem a rarefação pilosa, ausência de crescimento de pelo após tricotomia para ultrassom abdominal e pronunciada atrofia muscular.

raridade dessa condição, o número exato de sucesso terapêutico é, infelizmente, difícil de se obter.

O Gato Diabético Persistentemente Descompensado

Em uma proporção de gatos diabéticos, nenhuma causa subjacente específica que explique a necessidade variável de insulina pode ser observada. Além disso, uma parte dos gatos diabéticos apresentarão comorbidade ou comorbidades documentadas que não podem ser curadas ou que apresentam frequentes recidivas. Finalmente, em determinado gato, a função das células beta pode parecer estar melhor ou pior, dependendo do momento no qual ele for avaliado; o mesmo pode ser verdadeiro para a sensibilidade insulínica do gato. Portanto, é lógico que alguns gatos necessitem de diferentes doses de insulina em momentos diferentes de suas vidas após o diagnóstico da diabetes melito. Isso pode levar a uma situação em que a mesma dose de insulina leva à hipoglicemia em uma semana e subdosagem na próxima.

Diabetes descompensada é o termo utilizado para essa situação na qual ocorrem hipoglicemia frequente e controle glicêmico lábil. Na medicina humana, o termo é reservado para aqueles casos nos quais a instabilidade, qualquer que seja a causa, resulta em transtorno à vida e frequentemente em hospitalizações recorrentes ou prolongadas.[23] É mais frequentemente observada em pacientes humanos com diabetes tipo 1 que apresentam pouca ou nenhuma função preservada das células beta. Uma situação comparável pode surgir do tratamento de diabetes felino, resultando em uma situação extremamente frustrante, tanto para o clínico como para o proprietário do gato. Quando são necessários ajustes da dose em uma base muito frequente,

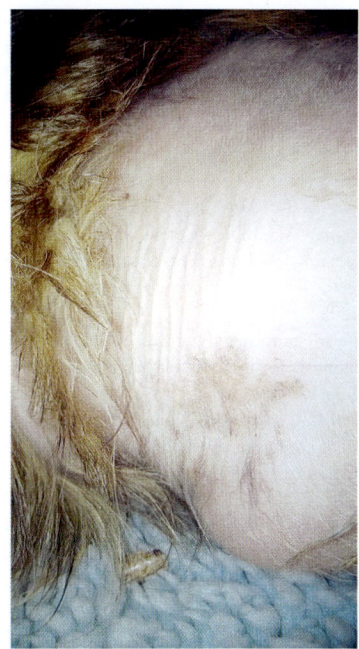

Figura 19-6: O mesmo gato diabético da Figura 19-5. Inspeção mais minuciosa da pele revelou que era excessivamente delgada.

as finanças dos clientes frequentemente também se tornam um fator e visitas regulares podem não ser mais possíveis.

Se a causa subjacente para a diabetes descompensada não puder ser identificada apesar dos melhores esforços do clínico, pode ser tentada uma abordagem mais empírica. A monitoração doméstica da glicemia pode ser uma solução neste caso. Em conjunto com o clínico responsável, um esquema definindo qual dose de insulina deve ser administrada de acordo com determinado valor pré-administração de glicemia pode ser desenvolvido e ajustado de acordo com a resposta individual do gato. Se a monitorização doméstica da glicemia não for viável ou desejável (por causa de fatores relacionados ao gato ou ao proprietário), uma dose de insulina constante conservadora (duas vezes ao dia) pode ser preferível, contanto que a qualidade de vida seja monitorada continuamente. Verificações domésticas da urina da manhã que indiquem *ausência* de glicose podem sinalizar superdosagem e ainda de forma ideal levar a visita ao veterinário para avalição da glicemia. Permanece inapropriado *aumentar* a dose somente com base na glicose urinária (hiperglicemia induzida por hipoglicemia também causará glicosúria, assim como a curta duração da ação da insulina). Ao adotar abordagem tão pragmática com um diabético descompensado, as ferramentas de qualidade de vida podem ser essenciais a fim de permanecer objetivo com relação ao resultado terapêutico obtido.[1] Se a qualidade de vida não puder ser garantida, são indicadas discussões sobre a validade da continuação da terapia.

Referências

1. Niessen SJ, Powney S, Guitian J, et al: Evaluation of a quality-of-life tool for cats with diabetes mellitus. *J Vet Intern Med* 24:1098-1105, 2010.
2. Callegari C, Mercuriali E, Hafner M, et al: Survival time and prognostic factors in cats with newly diagnosed diabetes mellitus: 114 cases (2000-2009). *J Am Vet Med Assoc* 243:91-95, 2013.
3. Zini E, Hafner M, Osto M, et al: Predictors of clinical remission in cats with diabetes mellitus. *J Vet Intern Med* 24:1314-1321, 2010.
4. Zini E, Osto M, Franchini M, et al: Hyperglycaemia but not hyperlipidaemia causes beta cell dysfunction and beta cell loss in the domestic cat. *Diabetologia* 52:336-346, 2009.
5. Pretty CG, Le Compte AJ, Chase JG, et al: Variability of insulin sensitivity during the

first 4 days of critical illness: implications for tight glycemic control. *Ann Intensive Care* 2:17, 2012.

6. Makimattila S, Virkamaki A, Groop PH, et al: Chronic hyperglycemia impairs endothelial function and insulin sensitivity via different mechanisms in insulin-dependent diabetes mellitus. *Circulation* 94:1276-1282, 1996.

7. Forcada Y, German AJ, Noble PJ, et al: Determination of serum fPLI concentrations in cats with diabetes mellitus. *J Feline Med Surg* 10:480-487, 2008.

8. Niessen SJ: Feline acromegaly: an essential differential diagnosis for the difficult diabetic. *J Feline Med Surg* 12:15-23, 2010.

9. Scott-Moncrieff CR, Moore GE, Coe J, et al: Characteristics of commercially manufactured and compounded protamine zinc insulin. *J Am Vet Med Assoc* 240:600-605, 2012.

10. Alt N, Kley S, Haessig M, et al: Day-to-day variability of blood glucose concentration curves generated at home in cats with diabetes mellitus. *J Am Vet Med Assoc* 230:1011-1017, 2007.

11. Shoelson SE, Lee J, Goldfine AB: Inflammation and insulin resistance. *J Clin Invest* 116:1793-1801, 2006.

12. Williamson RT: On the treatment of glycosuria and diabetes mellitus with sodium salicylate. *Br Med J* 1:760-762, 1901.

13. Bailiff NL, Nelson RW, Feldman EC, et al: Frequency and risk factors for urinary tract infection in cats with diabetes mellitus. *J Vet Intern Med* 20:850-855, 2006.

14. Mayer-Roenne B, Goldstein RE, Erb HN: Urinary tract infections in cats with hyperthyroidism, diabetes mellitus and chronic kidney disease. *J Feline Med Surg* 9:124-132, 2007.

15. Lamb CR, Ciasca TC, Mantis P, et al: Computed tomographic signs of acromegaly in 68 diabetic cats with hypersomatotropism. *J Feline Med Surg* 16(2):99-108, 2014.

16. Niessen SJ, Church DB, Forcada Y: Hypersomatotropism, acromegaly, and hyperadrenocorticism and feline diabetes mellitus. *Vet Clin North Am Small Anim Pract* 43:319-350, 2013.

17. Niessen SJ, Petrie G, Gaudiano F, et al: Feline acromegaly: an underdiagnosed endocrinopathy? *J Vet Intern Med* 21:899-905, 2007.

18. Berg RI, Nelson RW, Feldman EC, et al: Serum insulin-like growth factor-I concentration in cats with diabetes mellitus and acromegaly. *J Vet Intern Med* 21:892-898, 2007.

19. Feldman EC, Nelson RW: Hyperadrenocorticism in cats (Cushing's syndrome). In Feldman EC, Nelson RW, editors: *Canine and feline endocrinology and reproduction*, St Louis, 2004, Saunders/Elsevier, pp 358-393.

20. Nelson RW, Feldman EC, Smith MC: Hyperadrenocorticism in cats: seven cases (1978-1987). *J Am Vet Med Assoc* 193:245-250, 1988.

21. Watson PJ, Herrtage ME: Hyperadrenocorticism in six cats. *J Small Anim Pract* 39:175-184, 1998.

22. Peterson M: Feline hyperadrenocorticism. In Mooney CM, Peterson ME, editors: *BSAVA manual of canine and feline endocrinology*, Quedgeley, Gloucester, 2012, BSAVA, pp 190-198.

23. Vantyghem MC, Press M: Management strategies for brittle diabetes. *Ann Endocrinol (Paris)* 67:287-296, 2006.

Monitorização Contínua da Glicose em Gatos com Diabetes

Amy DeClue e Charles E. Wiedmeyer

A monitorização do controle glicêmico no gato pode ser desafiadora em razão da questão confusa da hiperglicemia induzida por estresse. Diversas técnicas têm sido desenvolvidas para contornar este problema, incluindo a utilização de cateteres venosos centrais, amostras de sangue capilar, curvas glicêmicas realizadas pelo proprietário em um ambiente doméstico e mensuração de marcadores a longo prazo da homeostase da glicose, como a frutosamina sérica. Infelizmente, nenhuma dessas técnicas fornece um método perfeito para avaliação do controle glicêmico em gatos. A monitorização glicêmica contínua (MCG) é uma nova técnica para avaliação do controle glicêmico, que pode evitar várias questões associadas aos métodos tradicionais de avaliação glicêmica.

METODOLOGIA PARA MONITORIZAÇÃO GLICÊMICA CONTÍNUA

Existem diversos tipos de sistemas de monitorização glicêmica contínua (SMCGs) disponíveis comercialmente (Tabela 20-1). Somente os SMCGs MiniMed Gold® e Guardian Real-Time® foram avaliados de forma crítica em gatos; assim, este capítulo foca a utilização desses monitores em particular.[1-6] Além disso, o SMCG i-Pro®, que substituiu com sucesso o SMCG MiniMed Gold® e possui sensor, metodologia e algoritmo de calibração equivalentes, funciona bem para o gato na experiência dos autores. O SMCG MiniMed Gold® e o SMCG i-Pro® registram as concentrações intersticiais de glicose, mas esses dados estão indisponíveis até que o sensor seja desconectado e a informação seja baixada para um computador. Ao contrário, o SMCGs Guardian Real-Time® permite a documentação das concentrações intersticiais de glicose a cada cinco minutos em tempo real.

Os SMCGs MiniMed Gold®, i-Pro® e Guardian Real-Time® consistem todos em um eletrodo sensor flexível, um dispositivo de registro ou transmissão, uma estação modular, computador e *software* adequado. O sensor é integrado a um sistema de cateter que permite a implantação no espaço subcutâneo. O dispositivo de registro do SMCG MiniMed Gold® é aproximadamente do tamanho de uma carta de baralho enquanto o dispositivo do SMCGs i-Pro® tem o tamanho aproximado de um porta-moedas (Fig. 20-1). Assim, a principal vantagem do i-Pro® sobre o MiniMed Gold® é o menor tamanho do monitor. O SMCGs Guardian Real-Time® possui um transmissor que é ligado ao sensor, que possui tamanho semelhante ao monitor do SMCGs i-Pro®. O transmissor envia um sinal ao monitor (novamente aproximadamente do tamanho de uma carta de baralho que fornece uma demonstração em tempo real da concentração glicêmica intersticial. O monitor deve ser mantido dentro de um raio curto (menor que 1,5 metro [menor que 5 pés]) do transmissor.

O sensor do SMCG é um dispositivo amperométrico desenvolvido para aferir a glicose no fluido intersticial subcutâneo. O sensor consiste em uma célula com três eletrodos eletroenzimáticos pelos quais é mantido um potencial constante entre o eletrodo atuante e um eletrodo referencial.[7] A glicemia é detectada pelo sensor, com base na geração de peróxido de hidrogênio pela reação da glicose e oxigênio com a enzima glicose oxidase[7,8] (Fig. 20-2). A oxidação do peróxido de hidrogênio resulta na geração de um sinal elétrico que é registrado por um dispositivo gravador.[7]

O sensor é confinado na região do cateter. Ele consiste em uma janela lateral com um eletrodo coberto por uma membrana de poliuretano. A membrana de poliuretano é limitada pela difusão de glicose para permitir uma relação linear entre a concentração de glicose e a corrente do sensor. Essa reação resulta em um sinal elétrico que é convertido a uma concentração de glicose por meio de um modelo matemático. A concentração intersticial de glicose é registrada em miligramas por decilitro a cada 10 segundos e é relatada como a concentração intersticial de glicose média a cada cinco minutos.

A relação entre as concentrações intersticial e plasmática da glicose é mais bem descrita utilizando um modelo de dois compartimentos. O plasma capilar é separado do fluido intersticial pela barreira da parede capilar. As concentrações de glicose do fluido intersticial são dependentes da taxa de difusão de glicose através da membrana capilar e da remoção de glicose do interstício via captação mediada pela insulina pelas células. Na maioria das situações de repouso, a captação de glicose pelas células tem um impacto mínimo sobre as concentrações intersticiais de glicose; portanto, o determinante predominante da concentração de glicose intersticial é a difusão a partir do plasma capilar. O movimento de glicose em direção ao interstício não é imediato; em gatos, há um atraso médio do equilíbrio de aproximadamente 11,4 minutos (variação de 8,8 a 19,7 minutos) após a administração intravenosa (IV) de um bólus de dextrose.[4] É improvável que o atraso no equilíbrio seja importante do ponto de vista clínico na maioria das situações, a menos que alterações rápidas e dramáticas na glicemia sejam esperadas.

231

Tabela 20-1　Especificações dos Sistemas de Monitorização de Glicose Contínua Disponíveis

Especificações	Minimed Gold®*	Guardian Real-Time®*	i-Pro®*	GlucoDay®*	FreeStyle Navigator®*	Seven Plus®
Empresa	Medtronic	Medtronic	Medtronic	Menarini Diagnostics	Abbott	Dexcom
Disponibilidade	Aprovado pelo FDA; não é mais fabricado	Aprovado pelo FDA	Aprovado pelo FDA	Aprovado pela EU; não aprovado pelo FDA	Aprovado pelo FDA	Aprovado pelo FDA
Avaliado em pacientes veterinários	Sim	Sim	Não	Sim	Não	Não
Tecnologia	Amperométrico sensor eletroquímico; glicose oxidase	Amperométrico sensor eletroquímico; glicose oxidase	Amperométrico sensor eletroquímico; glicose oxidase	Amperométrico fibra de microdiálise; glicose oxidase	Amperométrico sensor eletroquímico; glicose oxidase	Amperométrico sensor eletroquímico; glicose oxidase
Peso do sensor/transmissor	N/A	79 g (2,8 onças)	79 g (2,8 onças)	N/A	13,61 g (0,48 onça)	6,7 g (0,24 onça)
Tamanho do sensor/transmissor (C x L x A)	N/A	4,2 x 3,6 x 0,9 cm (1,64 x 1,4 x 0,37 polegada)	4,2 x 3,6 x 0,9 cm (1,64 x 1,4 x 0,37 polegada)	N/A	5,2 x 3,1 x 1,1 cm (2,5 x 1,23 x 0,43 polegada)	3,8 x 2,3 x 1,0 cm (1,5 x 0,9 x 0,4 polegada)
Peso do monitor	113 g (4 onças)	114 g (4 onças)	N/A	245 gramas (8,6 onças)	100 g (3,5 onças)	100 g (3,5 onças)
Tamanho do monitor (C x L x A)	9,1 x 2,3 x 7,1 cm (3,6 x 0,9 x 2,8 polegadas)	8,1 x 2,0 x 5,1 cm (3,2 x 0,8 x 2 polegadas)	N/A	11 x 2,5 x 7,5 cm (4,3 x 1 x 3 polegadas)	8,1 x 2,0 x 5,1 cm (2,5 x 3,2 x 0,9 polegada)	11,4 x 5,8 x 2,2 cm (4,5 x 2,3 x 0,85 polegada)
Faixa de registro	40-400 mg/dL (2,2-22,2 mmol/L)	40-400 mg/dL (2,2-22,2 mmol/L)	40-400 mg/dL (2,2-22,2 mmol/L)	20-600 mg/dL (1,1-33,3 mmol/L)	40-400 mg/dL (2,2-22,2 mmol/L)	40-400 mg/dL (2,2-22,2 mmol/L)
Demonstração em tempo real	Não	Sim	Não	Sim	Sim	Sim
Análise retrospectiva	Sim	Sim	Sim	Sim	Sim	Sim
Transmissão sem fio	Não	Sim	Não	Sim	Sim	Sim
Alcance da transmissão sem fio	N/A	23 m (10 pés)	N/A	N/A	3 m (10 pés)	1,5 m (5 pés)
Tamanho da agulha de inserção do sensor	24 gauge	22 gauge (Sof-sensor®) 27 gauge (Enlite sensor®)	24 gauge	18 gauge	21 gauge	26 gauge

	72 h	72 h (Sof-sensor®) 144 h (Enlite sensor®)	72 h (Sof-sensor®) 144 h (Enlite sensor®)	48 h	120 horas	168 horas
Tempo de vida do sensor	72 h	72 h (Sof-sensor®) 144 h (Enlite sensor®)	72 h (Sof-sensor®) 144 h (Enlite sensor®)	48 h	120 horas	168 horas
Período de inicialização do sensor	1 h	2 h	1 h	1 h	2 horas	2 horas
Calibração	Duas a três vezes em 24 h	2 h após a inserção, dentro das próximas seis horas, e então a cada 12 h	1 a 3 h após a inserção, e então o mínimo de uma vez a cada 12 h	Mínimo de um momento em 48 h, dois se for utilizado em tempo real	10 horas após inserção, dentro das próximas duas a quatro horas, e então a cada 12 horas	Duas calibrações, duas horas após a inserção, e então a cada 12 horas
Frequência de registro	Dados coletados a cada 10 segundos; valor médio relatado a cada cinco minutos	Dados coletados a cada 10 segundos; valor médio relatado a cada cinco minutos	Dados coletados a cada 10 segundos; valor médio relatado a cada 5 minutos	Dados coletados a cada 1 segundo; valor médio relatado a cada 3 minutos	Dados coletados a cada 10 segundos; valor médio relatado a cada cinco minutos	Dados coletados a cada 10 segundos; valor médio relatado a cada cinco minutos

De Surman S, Fleeman L: Continuous glucose monitoring in small animals. *Vet Clin Small Anim* 43:394-395, 2013.
UE, União Europeia; *FDA*, Food and Drug Administration dos Estados Unidos; *N/A*, informação não disponível.
*Baseado nas especificações do fabricante.

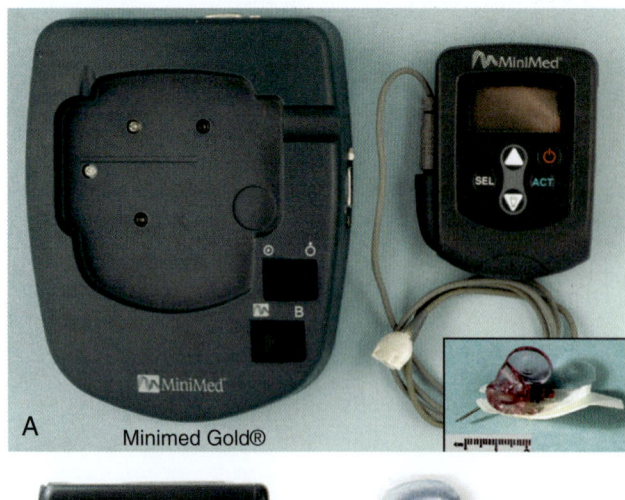

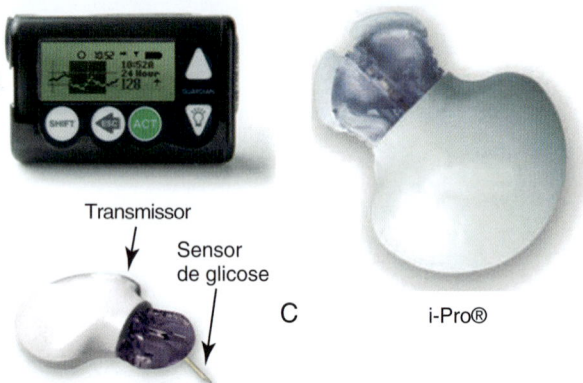

Figura 20-1: Sistemas de monitorização contínua de glicose (SMCGs) que já foram utilizados em gatos. **A**, SMCG Minimed Gold®. **B**, SMCG Guardian Real-Time®. **C**, SMCG iPro®.

As concentrações intersticiais de glicose possuem excelente correlação com as concentrações glicêmicas. Utilizando o MiniMed Gold®, as concentrações intersticiais de glicose estão altamente correlacionadas com as concentrações glicêmicas, tanto em gatos sadios ($r = 0,974$) como nos diabéticos ($r = 0,932$).[5,8] A variação da detecção de glicose para o SMCG é de 40 a 400 miligramas/decilitro para os SMCGs MiniMed Gold®, Guardian Real-Time® e i-Pro®. As concentrações intersticiais de glicose podem ser avaliadas por até 72 horas com um sensor. Tecnologias de sensores mais modernos levaram ao desenvolvimento de sensores (Enlite Sensor®; Medtronic) com tempo de vida útil de 144 horas em pacientes humanos. Entretanto, esses sensores ainda não foram avaliados em gatos.

IMPLANTAÇÃO E CALIBRAÇÃO

O sensor pode ser implantado em qualquer espaço subcutâneo acessível onde haja risco mínimo para movimentação tecidual. Os locais de implantação tipicamente utilizados incluem a área entre as escápulas no aspecto dorsal do pescoço, a parede torácica lateral ou a prega lateral do joelho. Em um estudo com 40 gatos, a inicialização foi realizada com sucesso em nove de 10 sensores localizados no pescoço, 15 de 20 sensores na parede torácica e três de 10 sensores localizados na prega lateral do joelho.[2] Comparado ao glicosímetro portátil de referência, sensores implantados na

região dorsal do pescoço foram os que menos provavelmente resultaram em leituras errôneas.[2] Assim, o espaço entre as escápulas no aspecto dorsal do pescoço é o local preferido a menos que existam fatores que impeçam a utilização dessa área.

Os sensores são descartáveis, e um novo sensor é necessário para cada paciente. Para posicionar o sensor, o pelo deve ser retirado e a pele limpa com álcool isopropílico (Fig. 20-2). Assim que a pele estiver seca, o sensor pequeno e flexível é inserido no tecido subcutâneo utilizando um mandril. O mandril então é removido, e a porção externa do sensor é ligada à pele com adesivo de cianoacrilato, sutura ou esparadrapo. Na experiência dos autores, o adesivo de cianoacrilato é a melhor opção para fixação do sensor, pois ocorre menor deslocamento. Além disso, uma cobertura biológica oclusiva pode ser colocada sobre o topo do sensor para aumentar a segurança. Como a agulha de inserção é pequena (diâmetro aproximadamente 24), a inserção do sensor é minimamente invasiva e bem tolerada.

Assim que o sensor for implantado e fixado ao gato, é conectado ao gravador ou dispositivo de transmissão. O gravador ou transmissor também deve ser fixado no gato utilizando adesivo de cianoacrilato, fita adesiva, sutura ou esparadrapo. O sensor do i-Pro® e o transmissor do Guardian Real-Time® podem ser facilmente fixados no gato utilizando cianoacrilato. O monitor do MiniMed Gold® pode ser fixado utilizando esparadrapo para criar um invólucro como uma mochila. O monitor do Guardian Real-Time® pode ser fixado tanto no gato utilizando o método da mochila ou, para uso hospitalar, na porta da jaula ou parede.

Após implantação do sensor com sucesso, deve-se inicialmente esperar por um período de inicialização de uma a duas horas e então calibrar o instrumento pela aferição da concentração de glicose sanguínea. A primeira calibração deve ser obtida durante as primeiras duas horas após conclusão do período de inicialização. Determinações glicêmicas adicionais para propósitos de calibração devem de forma ideal ser realizadas a cada oito horas, com amostras coletadas durante períodos nos quais se esperaria que a concentração da glicose sanguínea estivesse dentro da faixa de detecção de glicose do SMCG (i.e., 40 a 400 mg/dL). Em alguns casos, dois pontos de calibração por dia podem ser adequados para manter uma acurácia apropriada, embora os autores recomendem a realização de três calibrações por dia sempre que possível.[9]

Este dado de calibração (i.e., concentrações de glicose sanguínea) é enviado diretamente ao monitor para os SMCGs MiniMed Gold® e Guardian Real-Time®. Para esses dispositivos, deve-se ter cuidado para utilizar meios rápidos e precisos de avaliação da glicose (i.e., glicosímetro portátil) para os pontos de calibração e entrar com os dados de calibração o mais rapidamente possível. Atrasos entre a determinação da glicose sanguínea e entrada dos dados no MCG devem ser evitados, pois a discordância entre a glicemia aferida e a concentração intersticial de glicose resultarão em um código de erro no monitor. Os proprietários podem ser treinados para realizar aferições glicêmicas em casa e entrar com os dados de calibração por conta própria. Os materiais de instrução devem ser fornecidos ao cliente, incluindo um guia de resolução de problemas (Fig. 20-3).

Para o SMCG i-Pro® todos os pontos de calibração são enviados ao computador após a conclusão da monitorização.

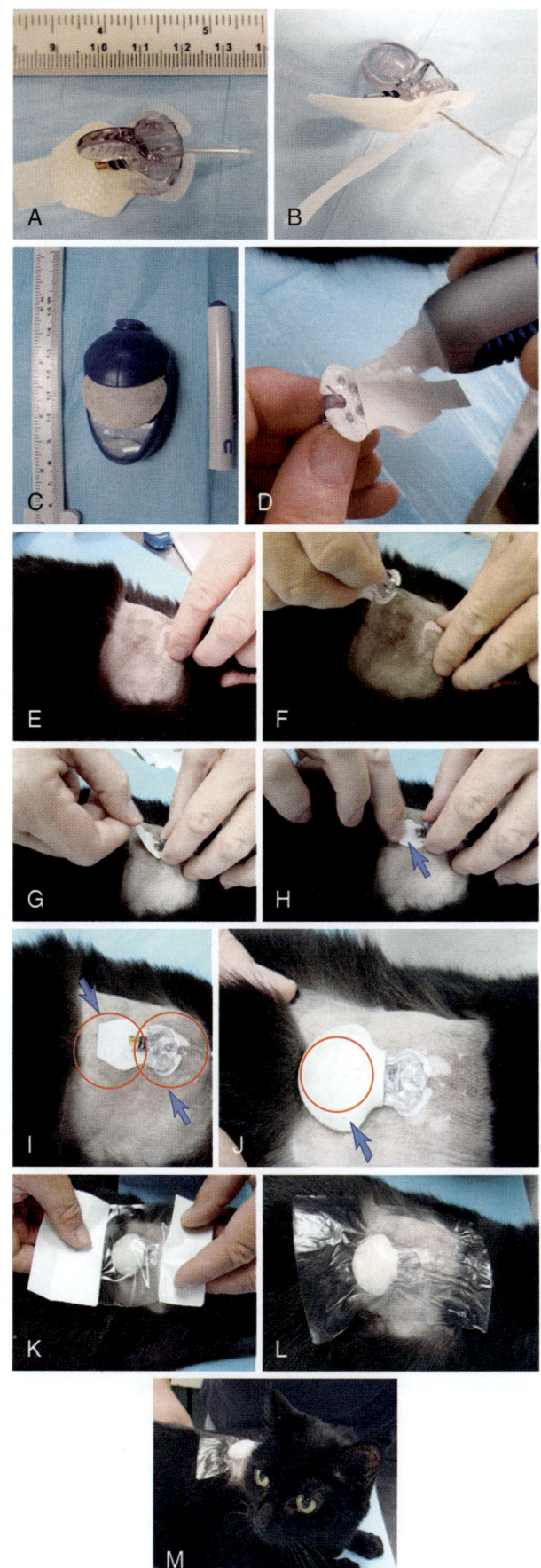

Figura 20-2: Implantação do sensor do Sistema de Monitorização Contínua de Glicose (SMCG) i-Pro®. O sensor descartável **(A e B)** e o monitor i-Pro® **(C)** são pequenos, o que facilita a fixação no gato. Os sensores são descartáveis, e um novo sensor é necessário para cada paciente. **D,** Para posicionar o sensor, o pelo deve ser removido, e a pele limpa com álcool isopropílico. **E,** Assim que a pele estiver seca, o pequeno e flexível sensor é inserido no tecido subcutâneo utilizando um mandril com agulha. **F,** O mandril é então removido. **G a J,** O sensor e o monitor, assim que fixados, são mantidos com adesivo de cianoacrilato, conforme indicado pelos *círculos vermelhos* e *setas azuis.* **K e L,** Além disso, uma cobertura biológica oclusiva pode ser colocada sobre o topo do sensor já que aumenta a segurança. **M,** O SMCG é bem tolerado por gatos.

Assim, um registro preciso de todos os valores glicêmicos aferidos para propósitos de calibração e os momentos das coletas devem ser armazenados (Fig. 20-4). Para monitorização doméstica, uma ficha de informação do cliente deve ser fornecida ao proprietário para que concentrações glicêmicas, consumo alimentar, exercício e administração de insulina possam ser documentados. Após a implantação desse sensor, as concentrações intersticiais de glicose podem ser monitoradas por até 72 horas contínuas.

Ao final do período de monitorização, o sensor descartável é removido e o gravador é sincronizado ao computador. O *software* é fornecido para permitir a análise das concentrações aferidas de glicose. Alimentação, exercício, administração de insulina e outras informações podem ser enviados ao *software* como parte do registro do animal. O *software* gera gráficos de curvas de MCG de um único dia ou de vários dias que podem ser inseridas no registro médico e compartilhadas com o proprietário do gato. Análises adicionais (p. ex., concentração intersticial média de glicose, concentrações mínima e máxima de glicose intersticial, desvios-padrão dos valores de glicose e área sob a curva) também podem ser realizadas diariamente ou por todo período de monitorização. Características avançadas, como a determinação da média das concentrações de glicose pré e pós-prandial ou da mínima e da máxima, a área sob a curva para o período que as concentrações de glicose estejam acima ou abaixo de um limite pré-determinado alto ou baixo, e o número de excursões altas ou baixas da glicose, também podem ser calculadas.

LIMITAÇÕES

Existem algumas limitações para a utilização do MCG. A faixa de detecção da glicose dos SMCG vai de 40 a 400 mg/dL para os modelos que já foram validados para o gato. As concentrações acima ou abaixo da faixa de detecção são registradas como 400 ou 40 mg/dL, respectivamente. Como resultado, a avaliação do SMCG não é útil para pacientes diabéticos com hiperglicemia persistente e severa (acima de 400 mg/dL) ou hipoglicemia intensa (abaixo de 40 mg/dL). Entretanto, por uma perspectiva clínica, a hiperglicemia ou hipoglicemia persistente deve sinalizar uma necessidade de alteração importante na insulinoterapia; e assim, o SMCG ainda pode ser valioso em tais casos.

O registro das concentrações de glicose pode ser interrompido pela desconexão entre o sensor e a pele ou do gravador.

Instruções para Monitorização Contínua de Glicose pelo Sistema MiniMed Gold®
Universidade do Missouri, Faculdade de Medicina Veterinária

Calibração após fixação

1. Após a fixação, o SMCG necessita de um período de uma hora para inicialização. Após este período, um valor referente à glicemia precisa ser inserido no aparelho. Este é o primeiro ponto de calibração. O processo de inserção de um ponto de calibração no instrumento é o seguinte:

   a. Obter um valor de glicemia utilizando um glicosímetro portátil.

   b. O resultado precisa ser inserido imediatamente no aparelho.

   c. Pressionar o botão "SEL" e o visor mostrará um campo chamado "Medir GS" com hífen (ou o último valor de glicose aferido) abaixo disso.

   d. Pressionar o botão "ACT" e o hífen ou números piscarão.

   e. Inserir o valor da glicemia utilizando o botão "Para cima" ou "Para baixo".

   f. Assim que obtiver o valor, pressione o botão "ACT" para aceitar o dado.

   g. Um campo demonstrará "Cal" com "Sim" piscando acima.

   h. Pressione "ACT" uma última vez e o valor será aceito.

   i. Depois disso, somente o tempo será apresentado no canto superior esquerdo

2. **O instrumento precisa ser calibrado no mínimo TRÊS vezes em cada dia que o aparelho estiver implantado.** Mais pontos de calibração podem ser inseridos além dos três em qualquer momento.

3. O primeiro valor de glicemia inserido após inicialização é o primeiro ponto de calibração, e outros dois são necessários antes que o animal deixe o hospital. Os próximos dois podem ser inseridos em qualquer momento após a inserção do primeiro ponto de calibração. Preferivelmente, os próximos dois serão espaçados em várias horas. Não importa se os pontos de calibração forem obtidos antes ou após a administração de insulina/alimentação/exercício

4. Nos dias seguintes, um mínimo de **TRÊS** pontos de calibração precisa ser inserido no aparelho de acordo com as instruções acima. Preferivelmente, o primeiro ponto de calibração deve ser a primeira tarefa do dia, um deve ser realizado no meio do dia e outro pela noite. Os pontos de calibração devem ser obtidos em horários diferentes do dia, e não em um esquema regular.

Se o aparelho falhar

1. Se o aparelho começar a apitar, significa que há um erro de calibração ou que ele foi desconectado. A única coisa a fazer nesse momento é remover o aparelho e tentar novamente.

2. Assim que o aparelho começar a apitar, ele não parará e não poderá ser desligado a menos que os comandos apropriados sejam realizados. **NÃO** comece a pressionar os botões ou remover a bateria para cessar o apito.

3. Para cessar o apito: pressione "SEL" e depois "ACT" uma vez, e depois repita "SEL" e "ACT". Isso deve fazer com que o aparelho mostre somente o horário. Assim que isso for observado, o aparelho pode ser desligado.

4. Para desligar o aparelho: pressione o botão vermelho e o visor mostrará "confirme"; pressione "ACT" e o aparelho será desligado. Todos os dados prévios serão armazenados nesse momento e poderão ser baixados para o computador.

Para desligar o instrumento após o período de monitorização

1. Para desligar o aparelho: pressione o botão vermelho e o visor mostrará "confirme"; pressione "ACT" e o aparelho será desligado.

2. NÃO remova a bateria.

Para remover o aparelho

1. O aparelho deve ser desligado de acordo com as instruções acima.

2. A probe na pele é mantida fixada por uma supercola. Para removê-la, apenas arranque rapidamente a probe da pele (como remover um curativo da pele).

3. Envie o aparelho de volta à clínica para baixar os dados para o computador.

Informações adicionais

1. É importante anotar todos os dias o momento em que a insulina foi administrada no animal, a dose, e quando o animal foi alimentado ou realizou exercícios. Essas informações são importantes para a interpretação correta dos resultados.

2. Para obter os dados armazenados no aparelho, eles devem ser baixados utilizando o *software* apropriado e estação de dados.

Figura 20-3: Folha de instrução para clientes da monitorização contínua de glicose pelo sistema MiniMed Gold®.

Ficha de Informações sobre a Monitorização Contínua da Glicose

Universidade do Missouri, Hospital-Escola de Medicina Veterinária

Hoje, nós implantamos um monitor contínuo de glicose. O procedimento envolveu a tricotomia de uma pequena área no dorso do seu animal e a inserção de uma probe sob a pele, e depois a fixação do monitor à pele com cola. Seu animal necessitará manter este monitor pelos próximos 3 dias e você precisará realizar 3 leituras da glicose, todos os dias, com o glicosímetro. É importante que essas leituras não sejam espaçadas em mais de 12 horas. Favor documentar todas as suas leituras no momento designado. Nós também gostaríamos que você registrasse o consumo alimentar (refeições regulares e guloseimas), exercício e momento da administração da insulina.

Favor retornar ao Hospital para remoção do monitor da glicose ao final do período de 3 dias. Um horário será agendado para você ter o monitor removido. Se o monitor de glicose sofrer algum deslocamento em qualquer momento, favor coletar todas as peças do monitor e ligar para o médico veterinário do seu animal. É muito importante que você traga todas as peças do monitor quando retornar ao hospital.

Registro da insulina – Abaixo, favor registrar o momento que a insulina foi administrada em cada dia

Horário	Horário	Horário

Leituras da glicose

Data	Data	Data
Horário	Horário	Horário
Glicose:	Glicose:	Glicose:
Horário	Horário	Horário
Glicose:	Glicose:	Glicose:
Horário	Horário	Horário
Glicose:	Glicose:	Glicose:

Registro do alimento – Abaixo, favor registrar o tipo de alimento, quantidade e horário que a refeição ou guloseima foi consumida em cada dia

Tipo de alimento:	Tipo de alimento:	Tipo de alimento:
Quantidade:	Quantidade:	Quantidade:
Horário	Horário	Horário
Tipo de alimento:	Tipo de alimento:	Tipo de alimento:
Quantidade::	Quantidade:	Quantidade:
Horário	Horário	Horário

Registro do exercício – Abaixo, favor registrar quando o seu animal realizar exercícios (caminhada, buscar brinquedos etc.)

Horário	Horário	Horário

Figura 20-4: Folha de dados de monitorização contínua de glicose caseira.

Ocasionalmente, embora não seja observada nenhuma desconexão óbvia, o sensor falha ao ler as concentrações de glicose. Tal evento pode passar despercebido até que a unidade de monitorização seja baixada para o computador. A implantação do sensor e manutenção deste em gatos magros pode ser mais desafiadora do que em gatos obesos em razão da dificuldade em se manter o sensor no tecido intersticial ou por causa de bioincrustação.[3]

De forma geral, a implantação do sensor é bem tolerada, embora hemorragias e hematomas discretos no local de inserção sejam possíveis. Desconforto ou dermatite discreta são possíveis após remoção do sensor, particularmente se o adesivo de cianoacrilato for utilizado para fixar o sensor. Tipicamente, a dermatite é autolimitante e é resolvida dentro de 24 horas. Se o gato exibir sinais comportamentais de irritação deve ser considerada a aplicação de unguento na área.

Outras limitações incluem o fato de que o SMCG necessita de uma a duas horas para inicialização antes que as leituras possam ser obtidas, o que leva a um atraso na avaliação da glicose para animais em estado crítico. O SMCG Guardian Real-Time® possui um alcance *wireless* limitado de 1,5 metro (5 pés). Fatores relacionados ao paciente, como desidratação ou má perfusão subcutânea, podem alterar a precisão do SMCG. Há um tempo de espera breve (aproximadamente 11 minutos) entre alterações nas concentrações de glicose sanguínea e intersticial. Finalmente, o custo inicial do equipamento pode limitar sua utilização em centros que tratam um grande número de pacientes diabéticos.

APLICAÇÕES CLÍNICAS

Monitorização Doméstica

O SMCG permite que os veterinários interpretem uma curva glicêmica com valores fornecidos a cada cinco minutos, permitindo uma descrição mais precisa das flutuações glicêmicas. Na prática dos autores, quase todos os pacientes diabéticos são monitorados utilizando o SMCG, ao contrário das curvas glicêmicas tradicionais. Os autores sentem que é importante mandar o gato para casa com o SMCG para prevenir os efeitos confusos da hospitalização. Como o procedimento de implantação é rápido e minimamente doloroso, e a maior parte do tempo de monitorização é gasto na casa do gato, a utilização do SMCG ajuda a contornar as imprecisões associadas ao estresse da hospitalização, coletas repetidas, alterações dietéticas, padrões de atividade alterados e variações na administração de insulina pela equipe do hospital. Portanto, representa uma avaliação em tempo real da homeostase da glicose. Além disso, a MCG reduz o tempo da equipe técnica, pois somente dois dos três pontos de calibração são necessários por dia.

Na prática dos autores, a MCG é utilizada para avaliação inicial do controle glicêmico após início da insulinoterapia e pelo período de monitorização para confirmar a insulinoterapia ótima. Além disso, os autores utilizam a MCG para resolver a causa do pobre controle glicêmico em gatos submetidos à insulinoterapia. Semelhantemente às curvas glicêmicas tradicionais, a MCG permite a avaliação da efetividade da insulina, início e duração de ação da insulina, pico da concentração glicêmica e nadir da concentração de glicose. A frequência da coleta dos dados permite a identificação de hipoglicemia ou hiperglicemia mesmo que transitórias. A MCG também possui vantagem de um registro mais longo. Estudos prévios demonstraram variação marcante entre os dias e entre o dia e a noite nas curvas glicêmicas obtidas pelos métodos padrões, apesar da administração semelhante dos esquemas de insulina e alimentação.[10] Como o sensor pode ser deixado no paciente por até três dias, uma representação do controle glicêmico mais precisa é obtida quando comparada àquela de um período de monitorização único de 12 ou 24 horas. Em casos complexos ou desafiadores, a implantação repetida do sensor permite que o clínico avalie um período ainda mais longo, o que melhora a detecção de problemas transitórios.

Ao interpretar as curvas de MCG de gatos diabéticos submetidos à insulinoterapia, é importante considerar a farmacodinâmica esperada da preparação de insulina injetada. Algumas formulações de insulina, como a glargina, são desenvolvidas para não apresentar picos ao contrário de formulações mais tradicionais, como a protamina neutra Hagedorn (NPH) (Fig. 20-5). A compreensão da farmacodinâmica esperada da insulina ajuda a evitar a má interpretação da efetividade da insulina. Entretanto, apesar das diferenças esperadas, a variação interindividual na farmacodinâmica da insulina é possível e deve ser considerada ao interpretar as curvas de MCG.

Um dos principais pontos da avaliação do controle glicêmico utilizando o SMCG é a detecção de eventos hipoglicêmicos, ou do fenômeno Somogyi, ou ambos. Métodos tradicionais de avaliação do controle glicêmico, como curvas glicêmicas intermitentes ou avaliação das concentrações séricas de frutosamina, frequentemente não conseguem identificar a hipoglicemia transitória ou hipoglicemia noturna. Em um estudo com 13 gatos diabéticos hospitalizados, o SMCG foi superior ao detectar hipoglicemia, comparado à curva glicêmica capilar intermitente obtida da orelha, realizada durante oito a 10 horas.[1] As recomendações da dose da insulina foram diferentes em 30% do tempo quando o SMCG foi comparado à curva glicêmica tradicional, sendo que a diferença mais comum foram as recomendações para uma dose mais baixa de insulina após utilização do SMCG.[1]

A utilização de uma estratégica de monitorização que possa identificar hipoglicemia é particularmente importante no gato. Nos últimos anos, vários veterinários adotaram a filosofia do controle glicêmico precoce e agressivo para gatos com diabetes melito, com o objetivo de induzir a remissão diabética. O principal risco dessa abordagem é a indução de hipoglicemia; estudos prévios relataram que aproximadamente 10% e 12% de gatos submetidos à insulinoterapia intensiva, seja com glargina ou detemir, respectivamente, desenvolvem hipoglicemia.[11,12] Frequentemente a hipoglicemia possui natureza transitória ou noturna, tornando desafiador identificá-la utilizando as tradicionais curvas glicêmicas intermitentes de 8 a 12 horas. A hipoglicemia pode resultar em lesão cerebral irreversível, sinais neurológicos e morte. A monitorização glicêmica contínua poderia ser um método de identificação preventiva de eventos hipoglicêmicos antes das sequelas neurológicas adversas.

Mais investigações são necessárias para determinar se a MCG é um meio mais eficaz de monitorar gatos submetidos à insulinoterapia intensiva e se o resultado (i.e., indução da remissão

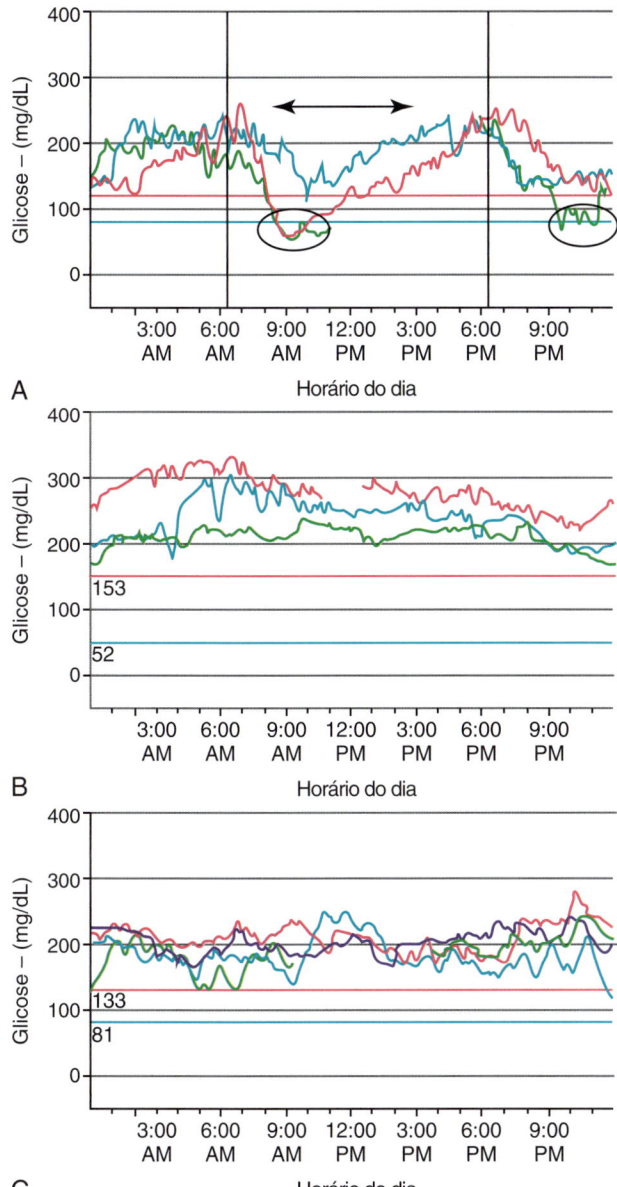

Figura 20-5: **Exemplo de Gráficos de Sistema de Monitorização Contínua de Glicose. A,** Os gráficos são oriundos de uma gata fêmea, 6 anos de idade, castrada, da raça doméstica Pelo Curto, com diabetes melito (DM) submetida a tratamento com protamina neutra Hagedorn (NPH) (0,7 unidade/kg a cada 12 horas, por via subcutânea [SC]) e uma dieta comercial desenvolvida para gatos com DM. A gata foi atendida com sinais de pobre controle glicêmico, incluindo poliúria, polidipsia, polifagia e perda de peso. A monitorização contínua de glicose (MCG) foi utilizada para avaliar a homeostase da glicose. A duração de ação (*seta horizontal*) foi inadequada, e a gata apresentou dois episódios de hipoglicemia (*círculos*). Dada a limitada duração de ação e a necessidade de redução da dose para evitar hipoglicemia, a gata foi submetida à glargina (1 unidade/gato a cada 12 horas, SC). **B,** Dez dias depois, os sinais clínicos da gata não melhoraram; portanto, a homeostase da glicose foi avaliada novamente utilizando uma MCG. Como esperado, a administração de glargina resultou em um efeito farmacodinâmico sem pico; mas neste caso, as concentrações glicêmicas estavam controladas inadequadamente. A dose da insulina foi aumentada. **C,** Dez dias depois, os proprietários da gata relataram melhora dos sinais clínicos. A repetição da avaliação por MCG indicou bom controle glicêmico.

diabética) é melhor quando a MCG é utilizada como uma estratégica de avaliação. Um possível ponto positivo adicional da MCG é a capacidade de determinar a área sob a curva ou média da concentração de glicose durante o período de um dia ou vários dias. Embora exista pouca informação sobre o uso desses parâmetros para determinação da insulinoterapia ótima, é possível que tais parâmetros possam auxiliar veterinários a alcançar um controle glicêmico rígido com o objetivo de induzir a remissão diabética.

Monitorização Hospitalar

O desenvolvimento do SMCG em tempo real, que fornece uma demonstração contínua da concentração intersticial de glicose, abriu novas aplicações clínicas para a MCG no cenário hospitalar. O sistema é *wireless*, minimizando o impacto sobre a movimentação do paciente e necessidade de interação com o paciente. O monitor em tempo real permite que o clínico detecte tendências e identifique rapidamente flutuações da glicemia, ao mesmo tempo que evita flebotomias repetidas para o paciente. Em estudos com o SMCG Guardian Real-Time® em gatos diabéticos, a acurácia diagnóstica do SMCG foi de 100%, 96,1% e 91% com concentrações glicêmicas normal, alta e baixa, respectivamente, quando comparada à glicemia capilar aferida por um glicosímetro portátil SMCG Alpha-TRAK®[4]. O atraso médio entre a alteração da concentração glicêmica capilar e alteração da concentração intersticial de glicose após infusão IV de dextose foi de 11,4 minutos.[4]

A monitorização contínua da glicose pode ser utilizada rotineiramente em diabéticos no hospital, pois reduz a necessidade de manejo do gato e tempo perdido pelos técnicos. Para a monitorização rotineira de gatos diabéticos submetidos à insulinoterapia, utilize o SMCG Guardian Real-Time® ou avaliação retrospectiva com o SMCG MiniMed Gold® ou i-Pro®, pois há somente uma vantagem teórica em saber imediatamente a concentração de glicose aferida nesses pacientes. Muitos veterinários utilizam essa abordagem de monitorização hospitalar em situações nas quais os proprietários do gato são incapazes de manejar o SMCG em casa.

Embora a MCG reduza a necessidade de manejo do gato e coleta de amostras, a hiperglicemia por estresse induzida pelo ambiente hospitalar é ainda possível e deve ser levada em consideração ao tomar decisões relacionadas ao ajuste das doses de insulina. Por esta razão, os autores preferem realizar a monitorização diabética rotineira no ambiente doméstico. Entretanto, para gatos diabéticos em estado crítico que necessitam de hospitalização e avaliação mais imediata da homeostase da glicose, o SMCG Guardian Real-Time® fornece um meio efetivo de monitorar rigorosamente as concentrações intersticiais de glicose, ao mesmo tempo que minimiza o estresse do paciente e as demandas técnicas de coletas de sangue frequentes.

Uma das aplicações mais úteis da MCG no hospital é para gatos em cetoacidose diabética (CAD). O manejo da CAD no gato pode ser desafiador, pois são necessárias frequentes aferições da concentração de glicose. A utilização de métodos tradicionais de coletas de sangue repetidas para avaliação da glicose é associada a diversos problemas, incluindo a hiperglicemia induzida pelo estresse, anemia, hipovolemia, dor, trauma tecidual e formação de hematomas no local da venopunção. A utilização de cateteres venosos centrais ajudou a contornar a hiperglicemia induzida por estresse, dor e formação de hematomas, mas a anemia iatrogênica e a hipovolemia ainda se constituem em possíveis complicações. O SMCG Guardian Real-Time® é uma opção a mais para minimizar o estresse de repetidas flebotomias. Como a coleta de sangue é limitada a duas ou três amostras de glicose sanguínea por dia, o SMCG Guardian Real-Time® também elimina as questões sobre a anemia iatrogênica e hipovolemia relacionadas a coletas frequentes de sangue. As coletas de sangue para os pontos de calibração da glicose podem ser programadas para que a avaliação de eletrólitos seja realizada concomitantemente. A sintonia fina da administração de insulina regular, seja por infusão IV contínua ou injeção intramuscular intermitente, pode ser realizada simplesmente pela observação da leitura demonstrada. Além disso, o sistema em tempo real é *wireless*, o que faz com que o monitor possa ser fixado do lado de fora da jaula do gato e as leituras possam ser registradas. Essa característica é especialmente atrativa para gatos medrosos, pois a avaliação da glicose não necessita de qualquer interação com o paciente. Por esta função, o SMCG pode ser um método de melhor custo-benefício e menos trabalhoso para monitorar intimamente a glicemia frequentemente.

A precisão do SMCG em gatos com CAD foi avaliada prospectivamente em um estudo com 11 gatos. A avaliação da leitura do SMCG utilizando as tabelas de erros de Clarke e Consensus demonstrou que 96,7% e 99% das leituras do SMCG foram consideradas clinicamente aceitáveis (erros das zonas A e B).[9] Entretanto, a acurácia foi discretamente menor quando o gato estava desidratado.[9] O escore de condição corporal e a severidade da cetose e perfusão não alteraram de forma significativa a acurácia do SMCG.[9] É importante notar que o SMCG MiniMed Gold® foi avaliado neste estudo, e não o SMCG Guardian Real-Time®; entretanto, é provável que as informações possam ser extrapoladas ao SMCG Guardian Real-Time®.[9]

Monitorização Durante Anestesia

O SMCG pode ser utilizado para monitorar gatos diabéticos ou gatos em risco de hiperglicemia ou hipoglicemia durante a anestesia. As anormalidades homeostáticas da glicose durante a anestesia representam um risco substancial, pois os sinais clínicos são mascarados, possivelmente até que a hipoglicemia seja severa. A implantação para cirurgias emergenciais é viável, pois o monitor pode ser implantado e inicializado dentro de algumas horas. Os valores podem ser registrados a cada cinco minutos durante a anestesia, em conjunto com a avaliação dos parâmetros vitais rotineiros para direcionar alterações nas concentrações intersticiais de glicose. Esta avaliação frequente rapidamente identifica as alterações glicêmicas e permite que o anestesista e o cirurgião tomem decisões pontuais sobre a utilização de dextrose ou insulina. Além disso, a mesma probe do SMCG pode ser utilizada no período pós-operatório durante dois a três dias para monitorar as flutuações glicêmicas.

A utilização do SMCG no gato anestesiado ainda não foi avaliada rigorosamente. Entretanto, o SMCG Guardian Real-Time® foi previamente avaliado em cães anestesiados.[13] Nesta situação, o SMCG Guardian Real-Time® subestimou as concentrações glicêmicas e categorizou imprecisamente 24 dos 126 momentos de coleta como hipoglicêmicos.[13] Embora esses dados não estejam disponíveis para gatos, deve-se ter cuidado ao interpretar as leituras na faixa hipoglicêmica; no paciente anestesiado, a hipoglicemia deve ser confirmada pelas determinações glicêmicas tradicionais antes da instituição de qualquer terapia. Além disso, a redução na perfusão capilar periférica relacionada à anestesia poderia alterar a duração do tempo necessário para observar o equilíbrio entre a glicose sanguínea e concentração intersticial de glicose. De forma semelhante, deve-se ter cuidado ao avaliar a resposta à infusão de dextrose sob condições anestésicas.

Referências

1. Dietiker-Moretti S, Muller C, Sieber-Rucks- tuhl N, et al: Comparison of a continuous glucose monitoring system with a portable blood glucose meter to determine insulin dose in cats with diabetes mellitus. *J Vet Intern Med* 25:1084-1088, 2011.

2. Hafner M, Lutz TA, Reusch CE, et al: Evaluation of sensor sites for continuous glucose monitoring in cats with diabetes mellitus. *J Feline Med Surg* 15:117-123, 2013.

3. Hoenig M, Pach N, Thomaseth K, et al: Evaluation of long-term glucose homeostasis in lean and obese cats by use of continuous glucose monitoring. *Am J Vet Res* 73:1100-1106, 2012.

4. Moretti S, Tschuor F, Osto M, et al: Evaluation of a novel real-time continuous glucose-monitoring system for use in cats. *J Vet Intern Med* 24:120-126, 2010.

5. Ristic JM, Herrtage ME, Walti-Lauger SM, et al: Evaluation of a continuous glucose monitoring system in cats with diabetes mellitus. *J Feline Med Surg* 7:153-162, 2005.

6. Wiedmeyer CE, Johnson PJ, Cohn LA, et al: Evaluation of a continuous glucose monitoring system for use in dogs, cats, and horses. *J Am Vet Med Assoc* 223:987-992, 2003.

7. Rebrin K, Steil GM, van Antwerp WP, et al: Subcutaneous glucose predicts plasma glucose independent of insulin: implications for continuous monitoring. *Am J Physiol* 277:E561-E571, 1999.

8. Wiedmeyer CE, DeClue AE: Continuous glucose monitoring in dogs and cats. *J Vet Intern Med* 22:2-8, 2008.

9. Reineke EL, Fletcher DJ, King LG, et al: Accuracy of a continuous glucose monitoring system in dogs and cats with diabetic ketoacidosis. *J Vet Emerg Crit Care* 20:303-312, 2010.

10. Alt N, Kley S, Haessig M, et al: Day-to-day variability of blood glucose concentration curves generated at home in cats with diabetes mellitus. *J Am Vet Med Assoc* 230:1011-1017, 2007.

11. Roomp K, Rand J: Evaluation of detemir in diabetic cats managed with a protocol for intensive blood glucose control. *J Feline Med Surg* 14:566-572, 2012.

12. Roomp K, Rand J: Intensive blood glucose control is safe and effective in diabetic cats using home monitoring and treatment with glargine. *J Feline Med Surg* 11:668-682, 2009.

13. Bilicki KL, Schermerhorn T, Klocke EE, et al: Evaluation of a real-time, continuous monitor of glucose concentration in healthy dogs during anesthesia. *Am J Vet Res* 71:11-16, 2010.

Tratamento do Hipertireoidismo Grave, Irresponsivo ou Recorrente

Michael R. Broome e Mark E. Peterson

A maioria dos gatos com hipertireoidismo pode ser tratada com sucesso por qualquer uma das quatro opções terapêuticas estabelecidas, as quais incluem a utilização de fármacos antitireoideanos (i.e., metimazol ou carbimazol), manejo nutricional (i.e., dieta com baixos níveis de iodo), tireoidectomia cirúrgica ou iodo radioativo (^{131}I). Alguns gatos hipertireóideos, entretanto, não responderão à terapia ou desenvolverão recidiva ao hipertireoidismo após o controle inicial. Este capítulo explorará as causas subjacentes para essas falhas terapêuticas e discutirá os desafios que acompanham o tratamento de gatos com hipertireoidismo severo ou irresponsivo.

FATORES QUE PODEM ESTAR ENVOLVIDOS NA PATOGÊNESE DO HIPERTIREOIDISMO FELINO

O hipertireoidismo é atualmente a endocrinopatia mais comum em gatos. Desde o reconhecimento do hipertireoidismo em gatos em 1979,[1] essa doença já foi diagnosticada com frequência crescente e ganhou significado global.[2-5] Apesar de mais de 30 anos de investigação e fortes suspeitas clínicas de que fatores ambientais e/ou dietéticos contribuam para seu desenvolvimento, a(s) causa(s) exata(s) do hipertireoidismo felino permanecem desconhecidas.[4-6] Uma série de fatores em potencial já foi implicada na patogênese da doença, incluindo o fornecimento de dietas comerciais para gatos (p. ex., alimentos enlatados, especialmente com sabor de peixe), utilização de areia higiênica ou preparações tópicas contra ectoparasitas, produtos químicos de ambiente doméstico (p. ex., éter difenil polibrominado e bisfenol A), substâncias bociogênicas dietéticas (p. ex., flavonoides) e deficiência dietética de iodo ou selênio.[4,5]

O hipertireoidismo em gatos é mais semelhante à doença humana geralmente referida como bócio nodular tóxico (i.e., doença de Plummer), a qual é caracterizada por um ou mais nódulos tireoideanos (adenomas) que secretam quantidades excessivas de hormônios tireoideanos causando tireotoxicose.[6-10] Historicamente, a deficiência dietética crônica de iodo foi implicada como um dos principais fatores de risco subjacente para o bócio nodular tóxico em pacientes humanos.[11,12] É interessante notar que a deficiência de iodo em baixo grau também foi sugerida como uma das causas incitantes para essa condição em gatos hipertireóideos.[13-15] Agora é certo que os efeitos adicionais de outros bociogênicos ambientais e nutricionais também contribuem para a patogênese da doença na maioria dos pacientes, tanto humanos quanto felinos.[4,5,9,16,17]

Embora a deficiência dietética de iodo e outros bociogênicos certamente possuam um papel na evolução do bócio nodular tóxico, a principal causa do hipertireoidismo mais provavelmente reside dentro da própria glândula tireoide.[6,16-19] A lesão básica parece ser uma capacidade intrínseca (provavelmente genética) para o crescimento e para funções autônomas de algumas células foliculares tireoideanas, levando à aquisição de novas qualidades hereditárias pela replicação de suas células-filhas.[20] Essas alterações podem estar relacionadas a mutações somáticas que não causam malignidade por si só, mas podem alterar o crescimento e a função. Por exemplo, mutações constitutivamente ativadoras dos genes do receptor de tireotropina e da proteína-G são comuns tanto em gatos como em humanos com nódulos tireoideanos tóxicos.[19,21-23] Como consequência dessas mutações, a ativação crônica da cascata da adenilato-ciclase-monofosfato adenosina cíclica (AMPc) ocorre. Isso resulta em expressão excessiva do simportador de sódio e iodo (i.e., a bomba de iodo) e aumento da captação de iodo pela tireoide, assim como aumento da síntese de tireoglobulina, oxidação do iodo e síntese e liberação dos hormônios tireoideanos – tudo isso levando ao hipertireoidismo.[9,18] O desenvolvimento de nódulos autônomos nesses gatos é um processo gradativo irreversível, levando à presença de adenomas tireoideanos e, em alguns casos, carcinoma tireoideano.[5,6,24]

Entretanto, os fatores ambientes e/ou dietéticos secundários anteriormente mencionados provavelmente aumentam o crescimento e hiperfunção contínuas das células tireoideanas em um gato susceptível, ajudando a transformar o tecido tireoideano normal inicialmente em nódulos hiperplásicos e então em nódulos adenomatosos (adenomas) associados ao hipertireoidismo (Fig. 21-1). Dada nossa atual falta de compreensão da patogênese do hipertireoidismo, é altamente provável que gatos hipertireóideos, assim que diagnosticados, continuem a ser expostos aos fatores ambientes e dietéticos que podem ter contribuído para o início de suas doenças.[4,5] Não se sabe se essa exposição contínua leva à formação de novos nódulos autônomos a partir de células foliculares tireoideanas previamente não afetadas ou se induz mais crescimento e hiperfunção em tecido nodular autônomo que já está presente. Entretanto, ambas as possibilidades poderiam explicar a progressão do crescente tamanho do nódulo tireoideano (bócio) comumente observado em gatos hipertireóideos com o passar do tempo, o que finalmente leva a uma forma mais severa de tireotoxicose nesses gatos.

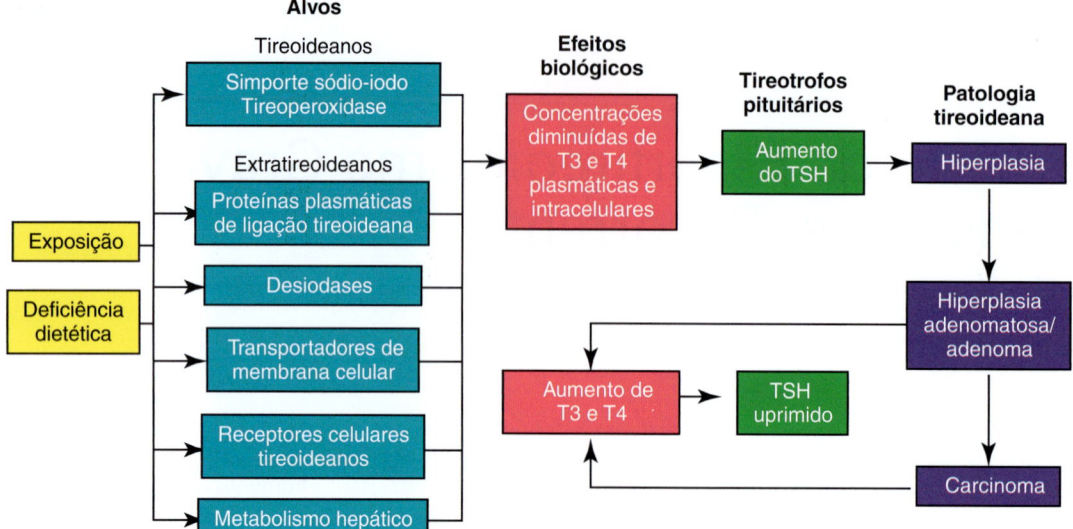

Figura 21-1: Locais de ação para a deficiência de iodo e transtornos ambientais ou nutricionais da tireoide, levando ao hipertireoidismo. O principal fator envolvido no desenvolvimento da tireoide autônoma é um defeito hereditário em algumas células foliculares tireoideanas, levando à aquisição de novas qualidades hereditárias pela replicação das células-filhas, assim como mutações somáticas de tireócitos. Em gatos suscetíveis, fatores nutricionais (p. ex., baixo iodo) ou ambientais podem inicialmente levar a efeitos biológicos de diminuição das concentrações séricas de hormônios tireoideanos. Isso causa uma falta de *feedback* negativo (devido aos baixos níveis circulantes de tiroxina [T4] e triiodotironina [T3]) e leva a um aumento da secreção pituitária de hormônio tireoestimulante (TSH) e hiperplasia tireoideana. Com o passar do tempo, a tireoide pode desenvolver mutações genéticas e se tornar autônoma, resultando em alterações patológicas de hiperplasia adenomatosa ou adenoma, além do estado clínico de hipertireoidismo. Após estimulação prolongada, pode ocorrer transformação maligna em carcinoma tireoideano.

PATOLOGIA TIREOIDEANA EM GATOS COM HIPERTIREOIDISMO

Enquanto a exata etiologia do hipertireoidismo pode ainda ser incerta, a base patológica para a doença é de certa forma bem definida. Na maioria dos gatos que desenvolve hipertireoidismo, a doença é causada por um ou mais adenomas tireoideanos benignos de função autônoma, algumas vezes referidos como hiperplasia tireoideana adenomatosa.[6,10,25,26] A incidência de carcinoma tireoideano causando hipertireoidismo em gatos é baixa, pelo menos no momento do diagnóstico, tipicamente relatada como menor que 2% a 3%[6,27–29] (Fig. 21-2).

O que a maioria dos médicos veterinários não leva em consideração é que a patologia, a morfologia e a função do tecido tumoral tireoideano de gatos com hipertireoidismo não são estáticas. Assim que a glândula tireoide adenomatosa desenvolve seu estado autônomo, isso leva à progressão contínua do tamanho do bócio do gato e da severidade da tireotoxicose com o passar do tempo.[24] Novamente, a exposição aos desreguladores ambientais ou nutricionais que ajudaram a induzir a doença tireoideana do gato provavelmente será permanente, e isso também pode contribuir para a progressão contínua da doença[5] (Fig. 21-1).

Hiperplasia Adenomatosa *versus* Neoplasia: Existe uma Diferença?

Conforme mencionado anteriormente, a patologia tireoideana associada ao hipertireoidismo felino é geralmente benigna, mais frequentemente relatada tanto como hiperplasia adenomatosa ou adenoma.[6,10,25,26] Tradicionalmente, a hiperplasia endócrina não neoplásica resulta em uma resposta à secreção excessiva de um hormônio estimulante ou trófico.[30] Um exemplo comum é a hiperplasia adrenal bilateral associada à doença de Cushing hipófise-dependente, o que ocorre secundariamente à secreção excessiva e crônica do hormônio adrenocorticotrópico pela glândula pituitária.[31]

No início da evolução da hiperplasia endócrina não neoplásica, a(s) glândula(s) afetada(s) estão tipicamente aumentadas, consistente com uma resposta uniforme de suas células ao hormônio estimulatório (Fig. 21-1). Nesse estágio da doença, essas alterações hiperplásicas são amplamente reversíveis após remoção do estímulo ou hormônio trófico.[30] Após estimulação prolongada, entretanto, a heterogeneidade do padrão de crescimento pode ocorrer, resultando em desenvolvimento de ambos coortes de células monoclonais e policlonais, e finalmente levando à presença evidente de nódulos.[7,20] Alterações celulares intrínsecas associadas a mutações genéticas também podem contribuir para as alterações hiperplásicas nodulares resultantes da glândula endócrina.[16,19,21]

Uma característica consistente do hipertireoidismo em gatos (e bócio nodular tóxico em humanos) é o crescimento e função autônomos do tecido tireoideano durante o estado de tireotoxicose – um período quando o hormônio estimulante relevante da glândula tireoide, o hormônio tireoestimulante (TSH), é suprimido em vez de ser aumentado. Além disso, a formação de nódulos tireoideanos adenomatosos, em vez da hiperplasia difusa, é uma característica patológica proeminente do hipertireoidismo em gatos.[6,10,25,26] Assim que o hipertireoidismo evidente tenha se desenvolvido, a estimulação extrínseca pelo

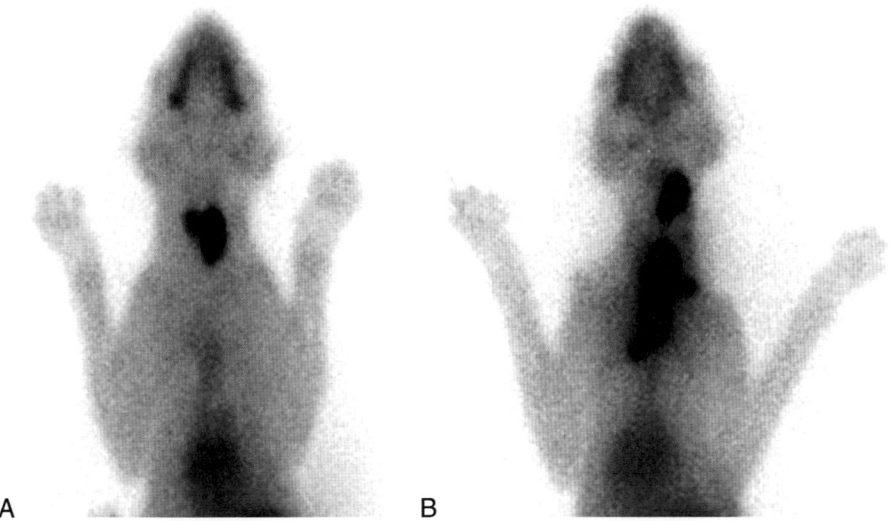

Figura 21-2: Imagens de cintigrafia tireoideana ventral de dois gatos com hipertireoidismo. As imagens cintigráficas para ambos os gatos revelam um aumento na captação de radionuclídeos em seus tecidos tireoideanos autonomicamente funcionais (i.e., aumento da relação de captação tireoide:glândula salivar), o que é diagnóstico do hipertireoidismo. **A,** O gato com doença benigna possui captação anormal de radionuclídeos limitada à localização normal de ambos os lobos tireoideanos. **B,** No gato com carcinoma tireoideano, áreas múltiplas de aumento da captação de radionuclídeos são notadas em áreas craniais e caudais à localização normal dos lobos tireoideanos, indicativas de metástases regionais.

TSH pode não ser responsável pelas anormalidades tireoideanas patológicas (p. ex., hiperplasia adenomatosa ou adenoma), já que as concentrações circulantes de TSH nesses gatos são muito baixas ou indetectáveis[32,33] (Fig. 21-1). Novamente, isso sugere que os principais mecanismos que causam e perpetuam essas alterações patológicas devem ser originados dentro das próprias células tumorais tireoideanas anormais.[34] Em acordo com isso, estudos prévios de tecido tireoideano adenomatoso transplantado a partir de gatos hipertireóideos em ratos ou implantados em culturas confirmaram que esses nódulos tireoideanos continuam a crescer e secretar hormônios tireoideanos fora do gato – nenhum estímulo externo é necessário para o crescimento e hiperfunção autônomos do(s) nódulo(s) tireoideanos de gatos hipertireoideos.[35,36] Tal crescimento autônomo é uma característica clássica de neoplasia, seja benigna ou maligna. De forma geral, essas alterações na glândula tireoide de gatos hipertireóideos são mais consistentes com evidências de uma transição da hiperplasia tireoideana inicial, a qual pode ainda ser responsiva à estimulação trófica sistêmica, para uma neoplasia verdadeira (p. ex., adenoma), capaz de crescer e funcionar excessivamente de forma perpetuada.[37]

Os patologistas sempre lutaram com a distinção entre hiperplasia, nódulos hiperplásicos e adenomas do tecido endócrino de pacientes humanos.[38-40] Tradicionalmente, somente adenomas tireoideanos têm sido considerados tumores verdadeiros, com base na presença de uma cápsula e padrão de crescimento que é diferente do parênquima normal circundante, mas isso virou demasiadamente simplista.[9] Patologistas veterinários também encontraram limitações semelhantes no diagnóstico patológico, com uma revisão inicial das características histopatológicas de adenomas tireoideanos felinos relatando que "uma cápsula distinta estava raramente presente".[41] Outros patologistas endócrinos concluíram que "o tamanho e padrão celular não podem ser utilizados para distinguir entre adenomas e hiperplasia adenomatosa

multinodular".[26] Os mesmos patologistas relataram "não haver distinção grosseira ou microscópica entre um nódulo interpretado como um adenoma e um ou vários nódulos compondo a lesão denominada de hiperplasia adenomatosa multinodular".[26]

Modernas ferramentas de morfologia, como a microscopia eletrônica e imuno-histoquímica, também se revelaram de pouca valia para a distinção entre hiperplasia do tecido tireoideano e adenomas verdadeiros. Em razão da dificuldade em obter os critérios histológicos rigorosos para um adenoma tireoideano e sua diferenciação de um nódulo adenomatoso, a Organização Mundial da Saúde recomendou a utilização de uma base biológica para a diferenciação desses nódulos tireoideanos com base na clonalidade.[42] Quando os nódulos tireoideanos de pacientes humanos com bócio nodular tóxico são classificados dessa forma, a maioria é de neoplasias monoclonais verdadeiras em vez de nódulos hiperplásicos policlonais.[16,43,44] Entretanto, mesmo esse conceito estabelecido de que uma hiperplasia endócrina se origina de múltiplos precursores celulares e é, portanto, policlonal, enquanto uma neoplasia endócrina se origina de um único precursor celular e é, desta forma, monoclonal, provou ser muito simplista.[43,45,46] O número de células em tecidos normais é normalmente mantido constante por uma rede de vias interativas de sinalização que estimulam a proliferação, inibem o crescimento excessivo, e induzem apoptose.[47,48] Este equilíbrio pode ser alterado por injúrias moleculares a qualquer uma dessas vias. A avaliação de todos esses achados levou alguns estudiosos a concluir que os mecanismos por detrás do desenvolvimento da hiperplasia endócrina não neoplásica e de adenomas verdadeiros de tecidos endócrinos (especialmente com relação à glândula tireoide) são idênticos e são mantidos pelas próprias células glandulares.[30,37]

De forma geral, está claro que o hipertireoidismo em gatos é causado por um processo neoplásico autônomo, usualmente benigno, que pode tomar a aparência histopatológica de uma hiperplasia tireoideana adenomatosa ou adenoma tireoideano verdadeiro. A utilização do termo "hiperplasia tireoideana adenomatosa", entretanto, implica erroneamente a dependência de um hormônio estimulatório circulante (ou outro fator trófico) e obscurece o fato de que o(s) nódulos(s) tireoideano(s) se comportam de forma consistente como uma neoplasia verdadeira. Este conceito de que o hipertireoidismo é causado por um processo neoplásico é crítico para a compreensão da natureza progressiva da doença. Com o passar do tempo, o bócio nodular responsável pelo estado hipertireóideo sofre alterações, que se refletem tanto na expansão do tamanho do nódulo tireoideano como na piora da intensidade do estado hipertireóideo. Em alguns gatos com hipertireoidismo crônico, a transformação de alterações nodulares benignas tireoideanas em carcinomas de tireoide também podem ocorrer.[24]

Aumento no Tamanho do Bócio (Adenoma) com o Passar do Tempo

Após o diagnóstico de hipertireoidismo, os adenomas tireoideanos nesses gatos continuarão a crescer de forma autônoma, apesar de a supressão da secreção pituitária de TSH resultar em níveis circulantes indetectáveis deste. Em gatos hipertireóideos que não são submetidos ao tratamento, a consequência mais aparente desse crescimento gradativo e contínuo do adenoma tireoideano é o aumento progressivo nas concentrações circulantes de T4 e T3 com o passar do tempo.

Em gatos tratados cronicamente com metimazol (ou carbimazol), esse aumento progressivo do tamanho do bócio continuará, pois as drogas antitireoideanas atuam para bloquear a secreção de hormônios tireoideanos, mas não cessam ou diminuem o crescimento do tumor. Portanto, o aumento gradativo no número de células tumorais adenomatosas que estão produzindo hormônios tireoideanos em excesso também podem levar à necessidade de incrementos progressivos nas doses do medicamento antitireoideano a fim de manter o eutireoidismo. Um relato recente confirmou uma correlação significativa entre a duração do tratamento médico de gatos com hipertireoidismo e o tamanho dos seus tumores tireoideanos, com base na cintilografia da tireoide.[24] Conforme aumenta o tamanho do bócio, isso também leva a uma piora progressiva na intensidade do estado hipertireóideo dos gatos e maiores concentrações séricas dos hormônios tireoideanos.

Transição de Adenoma para Carcinoma com o Passar do Tempo

Defeitos moleculares específicos têm sido associados ao desenvolvimento e progressão da neoplasia tireoideana em pacientes humanos. Esses modelos sugerem uma progressão gradativa de tumores tireoideanos benignos em malignos, assim como de neoplasias diferenciadas em anaplásicas, todas secundárias aos efeitos cumulativos dos múltiplos eventos genéticos.[49] Neoplasias tireoideanas menos diferenciadas, ou seja, carcinomas pouco diferenciados e carcinomas anaplásicos, podem ocorrer novamente, embora muitos deles também provavelmente surjam pelo processo de desdiferenciação gradativa de carcinomas papilares e foliculares.[49]

Assim como em humanos, a mesma progressão gradativa da doença tireoideana de benigna à condição maligna pode ocorrer em gatos hipertireóideos também. Embora a histopatologia seja geralmente considerada o método padrão-ouro para o diagnóstico do carcinoma tireoideano felino, a distinção entre carcinomas tireoideanos bem diferenciados e adenomas benignos pode ser difícil e nem sempre é possível, mesmo por um patologista experiente.[26,38–40,50,51] Finalmente, carcinomas tireoideanos diferenciados compartilham várias características histopatológicas em comum com os tumores tireoideanos benignos. Mesmo após cuidadoso exame histopatológico de espécimes cirúrgicos, pode ser difícil distinguir entre o diagnóstico de adenoma folicular e carcinoma. Em seres humanos, diversos estudos já documentaram discrepâncias entre observadores no diagnóstico patológico de tumores tireoideanos, o que foi relatado em até um quarto dos casos.[52,53]

Uma possível razão para tais dificuldades na interpretação é que a transformação maligna de nódulos adenomatosos benignos parece possível tanto em gatos como em humanos, complicando ainda mais o diagnóstico histopatológico.[28,51,54] Em suporte a essa hipótese, o exame minucioso dos espécimes cirúrgicos coletados de pacientes humanos com bócio nodular tóxico revela que 10% a 30% desses pacientes albergarão um carcinoma.[55–59] A maioria dos pacientes humanos possuía um longo histórico de doença tireoideana nodular e foi selecionada para cirurgia em razão do grande tamanho de seu bócio e preocupações pelo carcinoma, sugerindo a progressão de nódulos adenomatosos benignos em áreas malignas de carcinoma durante um longo período de tempo.[60]

Em um estudo recente do carcinoma tireoideano felino, a avaliação histopatológica do tecido tumoral tireoideano excisado de dois gatos revelou áreas focais tanto de adenoma como de carcinoma adjacentes um ao outro, sugerindo novamente que os carcinomas podem ter surgido da base de uma neoplasia benigna.[28] O conceito de transformação maligna para carcinoma tireoideano é suportado mais ainda por um relato recente que observou um aumento de aproximadamente 4% por ano de carcinomas tireoideanos suspeitos pela cintilografia em gatos tratados cronicamente com metimazol.[24]

CORRELAÇÃO ENTRE O GRAU DE HIPERTIREOIDISMO E SEVERIDADES DOS SINAIS CLÍNICOS

De modo geral, a gravidade dos sinais clínicos demonstrada por gatos com hipertireoidismo é diretamente proporcional ao grau e duração do estado hipertireóideo. Gatos com elevações discretas nas concentrações séricas de hormônios tireoideanos geralmente apresentam somente sinais clínicos discretos, os quais comumente incluem discreta perda de peso com episódios ocasionais de êmese e/ou diarreia. Gatos nesse estágio da doença usualmente possuem apetite normal a discretamente aumentado. Com o agravamento do hipertireoidismo, o número e intensidade dos sinais clínicos atribuíveis à doença tendem a aumentar. Gatos com elevações evidentes nos seus valores séricos de hormônios tireoideanos geralmente apresentam sinais mais avançados, os quais comumente incluem perda de peso mais intensa e comprometimento cardiovascular evidente. Quase todos os gatos que apresentam características clínicas severas de hipertireoidismo apresentarão intensa elevação nos níveis séricos de hormônios tireoideanos (maior que 20 microgramas/decilitro [maior que 257 nanomoles/litro]) e bócio muito grande e palpável.

Alguns gatos hipertireóideos acometidos por uma doença não tireoideana concomitante apresentarão sinais clínicos evidentes, desproporcionalmente piores do que o esperado pelo grau de intensidade do hipertireoidismo por si só. Por exemplo, alguns gatos hipertireóideos que apresentaram perda de peso extrema e sinais gastrintestinais severos (especialmente diarreia) podem ter apenas elevações discretas nas concentrações dos hormônios tireoideanos; esses gatos devem ser cuidadosamente monitorados para a presença de doença concomitante que contribua para seus sinais clínicos. Muitos desses gatos apresentam doença gastrintestinal primária, que é de difícil diagnóstico pelos achados de exame físico, laboratoriais ou radiográficos. Portanto, a presença de sinais clínicos desproporcionalmente severos em qualquer gato que possui valores séricos de T4 menores do que o esperado, deve levar prontamente a outros exames (p. ex., ultrassom abdominal e/ou endoscopia) para descartar doenças concomitantes. Mesmo que esses gatos hipertireóideos sejam tratados e se tornem eutireóideos, os sinais clínicos não cessariam devido à doença não tireoideana.

Em gatos hipertireóideos com suspeita de doença concomitante, o teste terapêutico com drogas antitireoideanas também pode ser utilizado como um auxílio diagnóstico. A utilização de um teste com metimazol (ou carbimazol) pode ser um método muito útil para confirmar que os sinais clínicos são de fato causados por hipertireoidismo e não são resultado de um distúrbio médico concomitante. Se os sinais clínicos persistirem, apesar de controle médico adequado do estado hipertireóideo com metimazol, então é muito provável a ocorrência de doença não tireoideana concomitante.

CAUSAS PARA FALHAS TERAPÊUTICAS

Tireoidectomia Cirúrgica

A tireoidectomia cirúrgica foi a primeira terapia relatada para o hipertireoidismo em gatos e continua a ser uma opção terapêutica útil.[3,61–63] Mesmo sendo considerado um tratamento altamente eficaz e curativo, o hipertireoidismo persistente ou recorrente é algumas vezes observado após a tireoidectomia cirúrgica.

Hipertireoidismo Persistente

Uma das razões mais comuns para o hipertireoidismo persistente no período pós-cirúrgico imediato é a presença de tecido tireoideano adenomatoso ectópico, o qual pode facilmente não ser percebido (e, portanto, não removido) no momento da cirurgia. O tecido tireoideano ectópico pode estar localizado em qualquer local ao longo do trajeto da descida da tireoide durante seu desenvolvimento embrionário, embora esteja mais comumente localizado na base da língua ou no mediastino anterior.[29,64,65] Esse tecido tireoideano ectópico pode desenvolver crescimento e função adenomatosas, assim como os dois lobos tireoideanos na localização cervical normal. De fato, um estudo recente relatou a presença da doença tireóidea adenomatosa ectópica em aproximadamente 5% dos gatos diagnosticados com hipertireoidismo.[29]

Outra razão para o hipertireoidismo persistente no período pós-cirúrgico imediato é a incapacidade de identificar e remover todo tecido do adenoma com origem a partir de dois lobos tireoideanos localizados na área média cervical. A tireoidectomia bilateral é indicada se a cura a longo prazo for o objetivo, pois a maioria dos gatos hipertireóideos apresenta envolvimento de ambos os lobos tireoideanos. Em alguns gatos hipertireóideos, especialmente aqueles acometidos por doença grave, um grande adenoma tireoideano pode migrar caudalmente (ventralmente), descendo pela entrada torácica em direção ao tórax devido aos efeitos da gravidade.[3,29,66,67] Nesses gatos, a falha em identificar e remover esse grande tumor tireoideano resultaria em hipertireoidismo persistente. Para ajudar a prevenir essa possibilidade, é importante identificar ambos os lobos da tireoide no momento da cirurgia; se somente um lobo for localizado, é possível que o outro lobo tireoideano esteja dentro do mediastino anterior. Esses grandes tumores tireoideanos intratorácicos podem algumas vezes ser trazidos para fora do tórax pela entrada torácica para serem removidos. A prevalência de tais massas tireoideanas intratorácicas aumenta quanto maior for o tamanho tumoral e a duração do hipertireoidismo.[24] Tais massas tireoideanas intratorácicas são incomuns em gatos com hipertireoidismo diagnosticado recentemente, que geralmente possuem nódulos tireoideanos menores.

Uma terceira razão para o hipertireoidismo persistente no período pós-cirúrgico imediato é a presença de carcinoma tireoideano.[28,68,69] Muitos desses tumores tireoideanos malignos são muito grandes e vascularizados; os carcinomas de tireoide podem invadir tecidos moles adjacentes e comumente se estendem pela entrada torácica em direção à cavidade torácica. Menos comumente, carcinomas tireoideanos sofrerão metástases aos linfonodos regionais ou locais distantes.

Hipertireoidismo Recorrente

Embora a doença seja bilateral em 70% dos gatos, alguns deles possuem aumento tireoideano assimétrico, com um lobo tireoideano muito grande e outro somente pouco aumentado. Nesses gatos, a tireoidectomia unilateral geralmente restaura o eutireoidismo, pelo menos por poucas semanas, e pode levar vários meses para que o lobo remanescente cresça a um tamanho que leve à recidiva do hipertireoidismo.[3,61,70] Entretanto, o cliente deve ser avisado sobre a possibilidade de hipertireoidismo persistente ou recorrente sempre que for contemplada a tireoidectomia unilateral.

As duas técnicas mais comuns para a tireoidectomia bilateral em gatos são os métodos intracapsular e extracapsular.[3,62,63] O principal problema da técnica de tireoidectomia intracapsular é que pode ser difícil remover toda a cápsula tireoideana (e, portanto, todo tecido tireoideano anormal) à medida que se busca preservar concomitantemente a função da paratireoide. Pequenos remanescentes de tecido tireoideano que permanecem ligados à cápsula podem sofrer regeneração e causar hipertireoidismo recorrente. Com a técnica extracapsular, a incidência de recidiva é muito menor porque toda a cápsula tireoideana é removida no momento da cirurgia.[3,71] Quando o hipertireoidismo recorrente ocorre após tireoidectomia bilateral, geralmente levam vários meses, até anos, para que o T4 sérico aumente ou que os sinais clínicos de hipertireoidismo ocorram.

Cintigrafia Tireoideana Pré-cirúrgica

A utilização da cintigrafia tireoideana para identificar a localização de todo tecido tireoideano funcional antes da cirurgia ajuda a prevenir o hipertireoidismo persistente. A cintigrafia tireoideana diferenciará o envolvimento unilateral do bilateral e também pode identificar a doença tireoidea ectópica, grandes adenomas ou carcinomas tireoideanos que desceram em direção ao tórax, e carcinomas tireoideanos que sofreram metástases.[29,66]

Medicamentos Antitireoideanos (Metimazol ou Carbimazol)

Os medicamentos antitireoideanos são comumente utilizados para o tratamento de hipertireoidismo em gatos. Atualmente, dois fármacos têm sido utilizados para a terapia de gatos hipertireoideos: metimazol e sua pró-droga carbimazol (indisponível nos Estados Unidos e Canadá).[3,72,73] Quando administrados apropriadamente, os medicamentos antitireoideanos são capturados de forma ativa pela glândula tireoide, onde eles interferem na oxidação do iodeto mediada pela peroxidase tireoideana, organificação do iodo e acoplamento da iodotirosina, assim diminuindo as concentrações séricas dos hormônios tireoideanos.[2,3,74] Com base em evidências atuais e nas doses dos comprimidos disponíveis, doses iniciais de 2,5 mg (metimazol) uma a duas vezes por dia ou 10 a 15 mg uma vez por dia (formulação de liberação contínua do carbimazol) são recomendadas.[3,72,73] Tais doses devem então ser tituladas até a obtenção do efeito desejado a fim de diminuir as concentrações séricas de T4 total no faixa média do intervalo de referência.

Baixa Resposta ao Tratamento Inicial

Embora a maioria dos gatos hipertireóideos responda a esses medicamentos antitireoideanos com diminuição adequada das concentrações circulantes de T4, alguns poucos gatos parecem resistentes à terapia inicial com metimazol. Em um estudo antigo, dois de 262 gatos tratados com metimazol em doses que chegaram em último caso a 20 miligramas/dia não responderam, mesmo após prolongado tratamento.[75] Ambos os gatos apresentavam nódulos tireoideanos muito grandes e elevações extremas de T4, o que pode explicar essa aparente resistência ao metimazol.

Medicamentos antitireoideanos são captados pelo(s) adenoma(s) tireoideano(s), onde os fármacos atuam sobre os tireócitos adenomatosos para bloquear a secreção de hormônios tireoideanos.[3,72,73] Se o volume do tumor tireoideano do gato for muito grande, pode não ser possível alcançar uma concentração intratireoideana de droga alta o suficiente para inibir de forma adequada a secreção de hormônios tireoideanos e restaurar o eutireoidismo.[76,77]

Baixa Resposta ao Tratamento a Longo Prazo

O desenvolvimento de resistência aos medicamentos antitireoideanos é muito mais comumente observado em gatos hipertireóideos tratados a longo prazo, seja com metimazol ou carbimazol. Como esses medicamentos antitireoideanos não diminuem ou cessam o crescimento tumoral da tireoide, os tumores tireoideanos tendem a crescer cada vez mais progressivamente com o passar do tempo.[24] Esse aumento no tamanho do tumor da tireoide significa que a maioria desses gatos necessitará de uma elevação progressiva na dose diária dos medicamentos antitireoideanos. Para sustentar isso, um estudo observou que a dose de manutenção final do metimazol em 80 gatos tratados a longo prazo por até 1.000 dias variou de 5 a 20 mg/dia, com uma dose média de 10 mg/dia.[75] Essa, claramente, é muito maior do que a dose de 1,25-5 mg/dia que quase sempre controlará gatos com hipertireoidismo diagnosticado recentemente.[3,72,73]

Após 2 a 3 anos ou mais, muitos desses gatos desenvolverão bócios muito grandes e será muito difícil controlá-los, mesmo com altas doses diárias de metimazol ou carbimazol por via oral ou transdérmica. Eventualmente, pode ser difícil ou impossível elevar a dose dos medicamentos antitireoideanos a níveis altos o suficiente para manter as concentrações circulantes tireoideanas dentro do intervalo de referência sem a indução de toxicidade.

Baixa Resposta em Gatos com Carcinoma Tireoideano

Após tempo suficiente e conforme a doença progride, a hiperplasia adenoma-adenomatosa da tireoide em alguns gatos hipertireóideos sofrerá transformação para carcinoma tireoideano maligno (Fig. 21-1).[24] Novamente, a terapia com drogas antitireoideanas não pode parar essa transformação maligna.

Muitos desses gatos se tornam cada vez mais resistentes ao tratamento com medicamentos antitireoideanos, novamente devido, pelo menos em parte, à grande quantidade de tecido tireoideano carcinomatoso tipicamente observado neles.[24,27-29] Em três relatos de gatos com hipertireoidismo secundário ao carcinoma de tireoide confirmado histopatologicamente, uma maioria dos gatos provou ser resistente à utilização de medicação antitireoideana para controle da tireotoxicose.[27,28,69]

Iodo Radioativo

A terapia com iodo radioativo é considerada pela maioria dos especialistas como o tratamento de escolha para a maioria dos gatos com hipertireoidismo.[2,3,78] Desde os relatos iniciais descrevendo os primeiros gatos hipertireóideos tratados com iodo radioativo (^{131}I) no início da década de 1980, já foram descritos vários métodos diferentes para determinação da dose apropriada. Esses métodos podem ser categorizados em estratégias de dose variável ou fixa.[78] As estratégias de dose variável assumem que os gatos serão tratados de forma ideal pelo ajuste da dose de iodo radioativo ao volume do tecido tumoral, pois gatos apresentam volumes variados de tecido tireoideano adenomatoso. A estratégia de dose fixa, por outro lado, assume que a maioria dos gatos hipertireóideos pode ser curada pela administração de uma dose padronizada ou única, para todos, de iodo radioativo.[78]

Falhas do Tratamento Padrão por Iodo Radioativo

A maioria dos gatos hipertireóideos tratados com iodo radioativo pode ser curada pela administração de uma única dose relativamente baixa (menor que 4 a 5 mCi). Aproximadamente 5% dos gatos, entretanto, não respondem completamente e permanecem em discreto hipertireoidismo após tratamento com as doses padronizadas de iodo radioativo.[78,79] Quase todos os gatos hipertireóideos podem ser curados por um acompanhamento da terapia com ^{131}I, embora uma maior dose de ^{131}I possa ser necessária para alcançar o eutireoidismo. Por outro lado, se pouca ou nenhuma resposta ao ^{131}I for observada, especialmente após novo tratamento com doses maiores de ^{131}I, o carcinoma tireoideano deve sempre ser considerado; em tais casos, a cintigrafia tireoideana e/ou biópsia da tireoide são altamente recomendadas.[29,66,78,79]

Tanto em seres humanos como em gatos, o hipertireoidismo severo e grande volume tireoideano (tamanho) são indicadores de falha do tratamento com ^{131}I.[79–82] Em apoio a este argumento, um estudo relatou uma maior incidência de falha em gatos com volumes maiores de tecido tumoral, mesmo quando estes receberam doses maiores de ^{131}I do que em pacientes com adenomas tireoideanos menores.[82]

Recidiva após Terapia com Iodo Radioativo

A recidiva do hipertireoidismo após tratamento com ^{131}I é incomum, com uma prevalência menor de 5%. Quando acontece, a recidiva geralmente ocorre 3 ou mais anos após a terapia.[78,79] Nesses gatos, é incerto se tal recidiva é gerada pelo novo crescimento do tecido tumoral tireoideano original ou pelo desenvolvimento de um nódulo tireoideano inteiramente novo (não relacionado ao bócio original). Por outro lado, se a recidiva ocorrer dentro de alguns dias a semanas após terapia inicial com ^{131}I, a possibilidade de carcinoma de tireoide deve ser excluída, e a cintigrafia tireoideana e/ou biópsia são altamente recomendadas.

Carcinoma Tireoideano

Os carcinomas tireoideanos são mais resistentes ao efeito do ^{131}I do que a doença tireoideana benigna (i.e., adenomas ou hiperplasia adenomatosa), e o tamanho dos primeiros é usualmente muito maior. Portanto, doses extremamente altas de iodo radioativo (30 mCi) são quase sempre necessárias para a destruição desse tecido maligno e cura do estado hipertireoideo do gato.[27,28,69,78]

TERAPIA PARA HIPERTIREOIDISMO SEVERO, IRRESPONSIVO OU RECORRENTE

Tratamento com Medicamentos Antitireoideanos – Não Mais uma Opção

Apesar do fato de a terapia com iodo radioativo ser amplamente reconhecida como o tratamento de escolha para a maioria dos gatos com hipertireoidismo, diversas questões econômicas e logísticas, assim como fobias sociais, podem impedir sua utilização em vários casos. Portanto, a administração a longo prazo de um medicamento antitireoideano é o meio mais comum de tratamento utilizado em gatos com hipertireoidismo. A terapia medicamentosa eficaz permite que vários gatos hipertireóideos vivam e fiquem relativamente bem durante vários anos, apesar do fato de que seus adenomas tireoideanos continuarão a crescer progressivamente em tamanho, algumas vezes desenvolvendo bócios muito grandes. Ocasionalmente, esses tumores tireoideanos maiores desenvolvem áreas de degeneração cística que podem levar ao crescimento ainda mais rápido, e algumas vezes massivo, da massa tireoideana.[83] A possibilidade adicional de transformação maligna do adenoma tireoideano em carcinoma também é possível.[24,28] Independentemente da histopatologia subjacente, a terapia medicamentosa pode ultimamente falhar

nesses gatos, seja porque as altas doses de medicamentos antitireoideanos necessárias para controle da doença alcancem níveis tóxicos ou porque os gatos desenvolvem sinais clínicos (p. ex., disfagia, dispneia) associados ao grande tamanho físico do bócio. Quando isso ocorre, terapias definitivas (i.e., curativas) para remoção ou destruição do tumor tireoideano são indicadas.

Tireoidectomia Cirúrgica para Gatos com Doença Severa ou Irresponsiva

Ao avaliar gatos com hipertireoidismo crônico que se tornam resistentes à terapia medicamentosa, a cintigrafia tireoideana possui um papel crítico para o estadiamento da doença.[29,66,78] Enquanto a cirurgia permanece como uma opção viável em muitos desses gatos, a presença de tecido tireoideano adenomatoso dentro da cavidade torácica, assim como o desenvolvimento de transformação maligna do tecido adenomatoso com invasão tecidual local ou metástase, frequentemente impossibilitam a intervenção cirúrgica eficaz. Além disso, a dificuldade de preparo adequado dos gatos para cirurgia pela restauração do eutireoidismo com terapia com drogas antitireoideanas aumenta os riscos associados à anestesia e ao tratamento cirúrgico.[62,63]

Tratamento com Iodo Radioativo para Gatos com Doença Severa ou Irresponsiva

Na maioria dos gatos que desenvolveu hipertireoidismo severo ou irresponsivo, o iodo radioativo permanece como o único tratamento viável que controlará a doença. Entretanto, as doses padrões (i.e., 4 a 5 mCi) de ^{131}I utilizadas para tratar gatos com hipertireoidismo tipicamente falham quando administradas a esses pacientes com bócio muito grande. A razão para tais falhas terapêuticas é devido ao ao maior número de células neoplásicas benignas e uma resistência relativa à radiação de tumores malignos.

Tipicamente doses altas, algumas vezes ablativas, de ^{131}I (i.e., 10 a 30 mCi) são necessárias para remediar esses tumores.[78,82] Embora essas doses ultra-altas sejam geralmente bem toleradas, uma maior incidência de sinais clínicos regionais transitórios ocorre, incluindo hiporexia (presumivelmente secundária à inflamação esofágica) e edema cervical e/ou mediastinal. Em alguns gatos, a utilização de um orexígeno (p. ex., mirtazapina) ou tratamento com doses anti-inflamatórias de corticosteroides são indicados.

A maioria dos gatos com hipertireoidismo severo e irresponsivo devido ao desenvolvimento de grandes bócios ou carcinoma tireoideano pode ser curada pela utilização de doses ultra-altas de iodo radioativo e, dessa forma, geralmente possuem um bom prognóstico.[28,69,78] A incidência de hipotireoidismo iatrogênico também é maior após tratamento com doses maiores, algumas vezes ablativas, e necessitam frequentemente da utilização de suplementação crônica por hormônios tireoideanos (Cap. 23).

RESUMO

Um processo neoplásico benigno de função autônoma, descrito como hiperplasia adenomatosa multinodular ou adenoma tireoideano, usualmente leva ao hipertireoidismo felino. A incidência de carcinoma tireoideano no momento do diagnóstico inicial de hipertireoidismo é muito baixa.[6,10,25,26] Não existe diferença funcional entre os tecidos tireoideanos autônomos que têm a aparência histopatológica de hiperplasia adenomatosa e aqueles nódulos considerados adenomas verdadeiros. Além disso, a utilização do termo *hiperplasia tireoideana adenomatosa* erroneamente implica dependência de um hormônio estimulatório circulante (ou outro fator sistêmico) e oculta o fato de que essa condição consistentemente se comporta como um crescimento neoplásico benigno autônomo e verdadeiro.[7,20,30]

O tratamento com medicamentos antitireoideanos normalizará os níveis séricos de T4 e ajudará a resolver os sinais clínicos de hipertireoidismo na maioria dos gatos, mas o tratamento médico a longo prazo falha em prevenir o crescimento autônomo do adenoma tireoideano responsável pela doença. Como resultado, a terapia medicamentosa crônica frequentemente leva ao aumento progressivo do tamanho e volume tumoral tireoideano, observado clinicamente como um grande bócio palpável. Além disso, alguns desses grandes adenomas tireoideanos crônicos parecem sofrer transformação maligna em carcinomas tireoideanos.[5,24] Em ambos os casos, a progressão natural da doença frequentemente necessita de incrementos gradativos nas doses diárias de drogas antitireoideanas necessárias para manter o eutireoidismo. Finalmente, as altas doses de medicamentos antitireoideanos necessárias nesses gatos não conseguem manter o eutireoidismo ou alcançam um nível de toxicidade, necessitando da utilização de terapias alternativas.

O iodo radioativo e a cirurgia possuem o potencial de destruir ou remover células neoplásicas responsáveis pela doença. Como esses tratamentos curam a causa subjacente do hipertireoidismo, ambos eliminam o potencial de crescimento tumoral tireoideano contínuo e transformação maligna. Assim que gatos hipertireóideos desenvolvem um adenoma tireoideano suficientemente grande ou ocorre transformação do adenoma em carcinoma tireoideano (ou ambos), a incapacidade de tratar de forma apropriada os gatos com medicamentos antitireoideanos aumenta os riscos associados à anestesia e tireoidectomia cirúrgica. Portanto, a terapia com iodo radioativo é frequentemente a melhor opção terapêutica e geralmente é bastante eficaz. Entretanto, as doses de ^{131}I necessárias para destruir as grandes ou enormes massas tireoideanas em gatos com hipertireoidismo crônico são muito maiores do que as doses tipicamente requeridas para a cura de gatos que são tratados brevemente após o diagnóstico inicial, quando os tumores de tireoide são muito menores e quase sempre benignos.[78]

A prevenção da doença é um objetivo primordial da medicina. Nossa compreensão limitada da etiologia subjacente do tecido tireoideano adenomatoso de função autônoma que causa hipertireoidismo não nos permite evitar a doença neste momento. Entretanto, nós sabemos que as falhas terapêuticas e recidiva da doença são muito mais comuns em gatos com hipertireoidismo crônico que também desenvolveram tumores tireoideanos malignos ou muito grandes e multicêntricos.[78,79,82]

Neste momento, nós possuímos evidências suficientes para sugerir que o crescimento progressivo de pequenos adenomas tireoideanos autônomos é responsável por tumores de tireoide grandes, multicêntricos e possivelmente malignos em gatos com hipertireoidismo crônico. A melhor terapia para o hipertireoidismo severo, irresponsivo ou recorrente é prevenir o desenvolvimento de um bócio grande ou maligno. A remoção ou destruição do tumor tireoideano precocemente no curso da enfermidade, em um momento quando ainda é relativamente pequeno em tamanho, é a melhor forma de alcançar este objetivo. Ao mesmo tempo que a utilização de medicamentos antitireoideanos representa um tratamento sintomático efetivo para o hipertireoidismo, esta opção terapêutica permite que a doença adenomatosa subjacente progrida e contribua diretamente para o desenvolvimento de hipertireoidismo severo e irresponsivos nesses gatos.[80]

Referências

1. Peterson ME, Johnson JG, Andrews LK: Spontaneous hyperthyroidism in the cat. In *Proceedings. American College of Veterinary Internal Medicine Forum,* 1979, p 108.

2. Baral R, Peterson ME: Thyroid gland disorders. In Little SE, editor: *The cat: clinical medicine and management,* Philadelphia, 2012, Elsevier/Saunders, pp 571-592.

3. Mooney CT, Peterson ME: Feline hyperthyroidism. In Mooney CT, Peterson ME, editors: *Manual of canine and feline endocrinology,* ed 4, Quedgeley, 2012, British Small Animal Veterinary Association, pp 199-203.

4. Peterson ME, Ward CR: Etiopathologic findings of hyperthyroidism in cats. *Vet Clin North Am Small Anim Pract* 37:633-645, 2007.

5. Peterson M: Hyperthyroidism in cats: what's causing this epidemic of thyroid disease and can we prevent it? *J Feline Med Surg* 14:804-818, 2012.

6. Gerber H, Peter H, Ferguson DC, et al: Etiopathology of feline toxic nodular goiter. *Vet Clin North Am Small Anim Pract* 24:541-565, 1994.

7. Studer H, Ramelli F: Simple goiter and its variants: euthyroid and hyperthyroid multinodular goiters. *Endocr Rev* 3:40-61, 1982.

8. Siegel RD, Lee SL: Toxic nodular goiter. Toxic adenoma and toxic multinodular goiter. *Endocrinol Metab Clin North Am* 27:151-168, 1998.

9. Paschke R: Toxic adenoma and toxic multinodular goiter. In Braverman LE, Cooper DS, editors: *Werner & Ingbar's the thyroid: a fundamental and clinical text,* ed 10, Philadelphia, 2013, Lippincott Williams & Wilkins, pp 400-408.

10. Hoenig M, Goldschmidt MH, Ferguson DC, et al: Toxic nodular goitre in the cat. *J Small Anim Pract* 23:1-12, 1982.

11. Laurberg P, Pedersen KM, Vestergaard H, et al: High incidence of multinodular toxic goitre in the elderly population in a low iodine intake area vs. high incidence of Graves' disease in the young in a high iodine intake area: comparative surveys of thyrotoxicosis epidemiology in East-Jutland Denmark and Iceland. *J Intern Med* 229:415-420, 1991.

12. Van de Ven A, Netea-Maier RT, Ross A, et al: Longitudinal trends in thyroid function in relation to iodine intake: ongoing changes of thyroid function despite adequate current iodine status. *Eur J Endocrinol* 170:49-54, 2013.

13. Edinboro CH, Pearce EN, Pino S, et al: Is the iodine content of cat food responsible for "toxic nodular goiter" in older cats? In *Annual 80th Meeting of the American Thyroid Association,* Palm Beach, FL, 2009, p S-27 (Abstract).

14. Edinboro CH, Scott-Moncrieff JC, Glickman LT: Feline hyperthyroidism: potential relationship with iodine supplement requirements of commercial cat foods. *J Feline Med Surg* 12:672-679, 2010.

15. Edinboro CH, Pearce EN, Pino S, et al: Iodine concentration in commercial cat foods from three regions of the USA, 2008-2009. *J Feline Med Surg* 15:717-724, 2013.

16. Krohn K, Paschke R: Clinical review 133: progress in understanding the etiology of thyroid autonomy. *J Clin Endocrinol Metab* 86:3336-3345, 2001.

17. Derwahl M, Studer H: Nodular goiter and goiter nodules: where iodine deficiency falls short of explaining the facts. *Exp Clin Endocrinol Diab* 109:250-260, 2001.

18. Graf H: Multinodular goiter: pathogenesis and management. In Braverman LE, Cooper DS, editors: *Werner & Ingbar's the thyroid: a fundamental and clinical text*, ed 10, Philadelphia, 2013, Lippincott Williams & Wilkins, pp 635-649.

19. Krohn K, Fuhrer D, Bayer Y, et al: Molecular pathogenesis of euthyroid and toxic multinodular goiter. *Endocr Rev* 26:504-524, 2005.

20. Studer H, Peter HJ, Gerber H: Natural heterogeneity of thyroid cells: the basis for understanding thyroid function and nodular goiter growth. *Endocr Rev* 10:125-135, 1989.

21. Krohn K, Paschke R: Somatic mutations in thyroid nodular disease. *Mol Genet Metab* 75:202-208, 2002.

22. Peeters ME, Timmermans-Sprang EP, Mol JA: Feline thyroid adenomas are in part associated with mutations in the G(s alpha) gene and not with polymorphisms found in the thyrotropin receptor. *Thyroid* 12:571-575, 2002.

23. Watson SG, Radford AD, Kipar A, et al: Somatic mutations of the thyroid-stimulating hormone receptor gene in feline hyperthyroidism: parallels with human hyperthyroidism. *J Endocrinol* 186:523-537, 2005.

24. Peterson ME, Broome MR: Hyperthyroid cats on long-term medical treatment show a progressive increase in the prevalence of large thyroid tumors, intrathoracic thyroid masses, and suspected thyroid carcinoma. *J Vet Intern Med* 26:1523, 2012.

25. Holzworth J, Theran P, Carpenter JL, et al: Hyperthyroidism in the cat: ten cases. *J Am Vet Med Assoc* 176:345-353, 1980.

26. Carpenter JL, Andrews LK, Holzworth J: Tumors and tumor-like lesions. In Holzworth J, editor: *Diseases of the cat: medicine and surgery*, Philadelphia, 1987, Saunders, pp 406-596.

27. Turrel JM, Feldman EC, Nelson RW, et al: Thyroid carcinoma causing hyperthyroidism in cats: 14 cases (1981-1986). *J Am Vet Med Assoc* 193:359-364, 1988.

28. Hibbert A, Gruffydd-Jones T, Barrett EL, et al: Feline thyroid carcinoma: diagnosis and response to high-dose radioactive iodine treatment. *J Feline Med Surg* 11:116-124, 2009.

29. Peterson ME, Broome MR: Thyroid scintigraphy findings in 2096 cats with hyperthryoidism. *Vet Radiol Ultrasound* 56:84-95, 2015.

30. Studer H, Derwahl M: Mechanisms of non-neoplastic endocrine hyperplasia—a changing concept: a review focused on the thyroid gland. *Endocr Rev* 16:411-426, 1995.

31. Croughs RJ, Rijnberk A, Meyer JC: The pathogenesis of pituitary-dependent Cushing's syndrome. *Neth J Med* 22:80-83, 1979.

32. Peterson ME: More than just T4: diagnostic testing for hyperthyroidism in cats. *J Feline Med Surg* 15:765-777, 2013.

33. Peterson ME: Feline focus: diagnostic testing for feline thyroid disease: hyperthyroidism. *Compend Contin Educ Vet* 35:E3, 2013.

34. Nguyen LQ, Arseven OK, Gerber H, et al: Cloning of the cat TSH receptor and evidence against an autoimmune etiology of feline hyperthyroidism. *Endocrinology* 143:395-402, 2002.

35. Peter HJ, Gerber H, Studer H, et al: Autonomy of growth and of iodine metabolism in hyperthyroid feline goiters transplanted onto nude mice. *J Clin Invest* 80:491-498, 1987.

36. Peter HJ, Gerber H, Studer H, et al: Autonomous growth and function of cultured thyroid follicles from cats with spontaneous hyperthyroidism. *Thyroid* 1:331-338, 1991.

37. Derwahl M, Studer H: Hyperplasia versus adenoma in endocrine tissues: are they different? *Trends Endocrinol Metab* 13:23-28, 2002.

38. DeLellis R, Heitz P, Lloyd R, et al: *WHO Classification of Tumors: Pathology & Genetics of Tumours of Endocrine Organs*. ed 3, Lyon, 2004, International Agency for Research on Cancer (IARC).

39. Chan JKC: Tumors of the thyroid and parathyroid glands. In Fletcher CDM, editor: *Diagnostic histopathology of tumours*, ed 3, Edinburgh, 2007, Elsevier/Churchill Livingstone, pp 997-1098.

40. Khan A, Nose V: Pathology of the thyroid gland. In Lloyd RV, editor: *Endocrine pathology: differential diagnosis and molecular advances*, ed 2, New York, 2010, Springer, pp 181-236.

41. Leav I, Schiller AL, Rijnberk A, et al: Adenomas and carcinomas of the canine and feline thyroid. *Am J Pathol* 83:61-122, 1976.

42. Chan JKC, Hirokawa M, Evans H: Follicular adenoma. In DeLellis R, Heitz P, Lloyd R, et al, editors: *WHO classification of tumors: pathology & genetics of tumours of endocrine organs*, ed 3, Lyon, 2004, International Agency for Research on Cancer (IARC), pp 98-103.

43. Namba H, Matsuo K, Fagin JA: Clonal composition of benign and malignant human thyroid tumors. *J Clin Invest* 86:120-125, 1990.

44. Kopp P, Kimura ET, Aeschimann S, et al: Polyclonal and monoclonal thyroid nodules coexist within human multinodular goiters. *J Clin Endocrinol Metab* 79:134-139, 1994.

45. Levy A: Monoclonality of endocrine tumours: What does it mean? *Trends Endocrinol Metab* 12:301-307, 2001.

46. Parsons BL: Many different tumor types have polyclonal tumor origin: evidence implications. *Mutat Res* 659:232-247, 2008.

47. Kiess W, Gallaher B: Hormonal control of programmed cell death/apoptosis. *Eur J Endocrinol* 138:482-491, 1998.

48. Renehan AG, Bach SP, Potten CS: The relevance of apoptosis for cellular homeostasis and tumorigenesis in the intestine. *Can J Gastroenterol* 15:166-176, 2001.

49. Fagin JA, Nikiforov YE: Molecular genetics of tumors of thyroid follicular cells. In Braverman LE, Cooper DS, editors: *Werner & Ingbar's the thyroid: a fundamental and clinical text*, ed 10, Philadelphia, 2013, Lippincott Williams & Wilkins, pp 681-702.

50. Mete O, Asa SL: Pathological definition and clinical significance of vascular invasion in thyroid carcinomas of follicular epithelial derivation. *Mod Pathol* 24:1545-1552, 2011.

51. Mete O, Asa SL: Pitfalls in the diagnosis of follicular epithelial proliferations of the thyroid. *Adv Anat Pathol* 19:363-373, 2012.

52. Saxen E, Franssila K, Bjarnason O, et al: Observer variation in histologic classification of thyroid cancer. *Acta Pathol Microbiol Immunol Scand [A]* 86A:483-486, 1978.

53. Ron E, Griffel B, Liban E, et al: Histopathologic reproducibility of thyroid disease in an epidemiologic study. *Cancer* 57:1056-1059, 1986.

54. Arora N, Scognamiglio T, Zhu B, et al: Do benign thyroid nodules have malignant potential? An evidence-based review. *World J Surg* 32:1237-1246, 2008.

55. Pelizzo MR, Bernante P, Toniato A, et al: Frequency of thyroid carcinoma in a recent series of 539 consecutive thyroidectomies for multinodular goiter. *Tumori* 83:653-655, 1997.

56. Gandolfi PP, Frisina A, Raffa M, et al: The incidence of thyroid carcinoma in multinodular goiter: retrospective analysis. *Acta Biomed* 75:114-117, 2004.

57. Cerci C, Cerci SS, Eroglu E, et al: Thyroid cancer in toxic and non-toxic multinodular goiter. *J Postgrad Med* 53:157-160, 2007.

58. Luo J, McManus C, Chen H, et al: Are there predictors of malignancy in patients with multinodular goiter? *J Surg Res* 174:207-210, 2012.

59. Smith JJ, Chen X, Schneider DF, et al: Toxic nodular goiter and cancer: a compelling case for thyroidectomy. *Ann Surg Oncol* 20:1336-1340, 2013.

60. Kamran SC, Marqusee E, Kim MI, et al: Thyroid nodule size and prediction of cancer. *J Clin Endocrinol Metab* 98:564-570, 2013.

61. Birchard SJ, Peterson ME, Jacobson A: Surgical treatment of feline hyperthyroidism. Results of 85 cases. *J Am Anim Hosp Assoc* 20:705-709, 1984.

62. Birchard SJ: Thyroidectomy in the cat. *Clin Tech Small Anim Pract* 21:29-33, 2006.

63. Flanders JA: Surgical options for the treatment of hyperthyroidism in the cat. *J Feline Med Surg* 1:127-134, 1999.

64. Noxon JO: An adenoma in ectopic thyroid tissue causing hyperthyroidism in a cat. *J Am Anim Hosp Assoc* 19:369-372, 1983.

65. Patnaik AK, Peterson ME, Hidgon A: Ectopic lingual thyroid tissue in a cat. *J Feline Med Surg* 2:143-146, 2000.

66. Broome MR: Thyroid scintigraphy in hyperthyroidism. *Clin Tech Small Anim Pract* 21:10-16, 2006.

67. Harvey AM, Hibbert A, Barrett EL, et al: Scintigraphic findings in 120 hyperthyroid cats. *J Feline Med Surg* 11:96-106, 2009.

68. Turrel JM, Feldman EC, Hays M, et al: Radioactive iodine therapy in cats with hyperthyroidism. *J Am Vet Med Assoc* 184:554-559, 1984.

69. Guptill L, Scott-Moncrieff CR, Janovitz EB, et al: Response to high-dose radioactive iodine administration in cats with thyroid carcinoma that had previously undergone surgery. *J Am Vet Med Assoc* 207:1055-1058, 1995.

70. Swalec KM: Recurrence of hyperthyroidism after thyroidectomy in cats. *J Am Anim Hosp Assoc* 26:433-437, 1990.

71. Welches CD, Scavelli TD, Matthiesen DT, et al: Occurrence of problems after three techniques of bilateral thyroidectomy in cats. *Vet Surg* 18:392-396, 1989.

72. Trepanier LA: Pharmacologic management of feline hyperthyroidism. *Vet Clin North Am Small Anim Pract* 37:775-788, 2007, vii.

73. Daminet S, Kooistra HS, Fracassi F, et al: Best practice for the pharmacological management of hyperthyroid cats with antithyroid drugs. *J Small Anim Pract* 55:4-13, 2014.

74. Cooper DS: Antithyroid drugs. *N Engl J Med* 352:905-917, 2005.

75. Peterson ME, Kintzer PP, Hurvitz AI: Methimazole treatment of 262 cats with hyperthyroidism. *J Vet Intern Med* 2:150-157, 1988.

76. O'Malley BP, Rosenthal FD, Northover BJ, et al: Higher than conventional doses of carbimazole in the treatment of thyrotoxicosis. *Clin Endocrinol (Oxf)* 29:281-288, 1988.

77. Li H, Okuda J, Akamizu T, et al: A hyperthyroid patient with graves' disease who was strongly resistant to methimazole: Investigation on possible mechanisms of the resistance. *Endocr J* 42:697-704, 1995.

78. Peterson ME, Broome MR: Radioiodine for feline hyperthyroidism. In Bonagura JD, Twedt D, editors: *Kirk's current veterinary therapy XV*, ed 15, Philadelphia, 2013, Elsevier/Saunders.

79. Peterson ME, Becker DV: Radioiodine treatment of 524 cats with hyperthyroidism. *J Am Vet Med Assoc* 207:1422-1428, 1995.

80. Moura-Neto A, Mosci C, Santos AO, et al: Predictive factors of failure in a fixed 15 mci ^{131}I-iodide therapy for graves' disease. *Clin Nucl Med* 37:550-554, 2012.

81. Sharma R, Bhatnagar A, Mondal A, et al: Efficacy of standard ten millicurie dose of radio-iodine in management of autonomously functioning toxic thyroid nodules. *J Assoc Physicians India* 43:167-169, 1995, 172.

82. Forrest LJ, Baty CJ, Metcalf MR, et al: Feline hyperthyroidism: efficacy of treatment using volumetric analysis for radioiodine dose calculation. *Vet Radiol* 37:141-145, 1996.

83. Hofmeister E, Kippenes H, Mealey KL, et al: Functional cystic thyroid adenoma in a cat. *J Am Vet Med Assoc* 219:190-193, 2001.

Testes Diagnósticos para o Hipertireoidismo em Gatos

Carmel T. Mooney

O hipertireoidismo permaneceu como um distúrbio importante e comum de gatos idosos desde sua primeira descrição no início da década de 1970. Portanto, exames para o hipertireoidismo são frequentemente requisitados na prática clínica. Assim como ocorre com a maioria das endocrinopatias, não há nenhum teste que seja perfeito, capaz de confirmar o diagnóstico em todos os gatos acometidos e descartá-lo claramente em animais não acometidos. Cada teste possui suas próprias limitações específicas que devem ser consideradas na interpretação dos resultados fornecidos.

A síndrome clínica do hipertireoidismo resulta de concentrações circulantes excessivas de hormônios tireoideanos ativos, tiroxina (T4) e triiodotironina (T3), produzidos por uma glândula tireoide de função anormal. Os sinais clínicos associados já foram bem descritos.[1,2] Até hoje, a confirmação do diagnóstico em gatos altamente sintomáticos tem sido relativamente simples. Entretanto, presumivelmente por causa da maior conscientização e disponibilidade dos testes de hormônios tireoideanos, gatos que apresentam poucos ou nenhum sinal clínico estão agora sendo testados e frequentemente, como parte de um exame clínico anual rotineiro.[3] O bócio ou aumento palpável da glândula tireoide, antes considerado um indicador relativamente específico do hipertireoidismo, também pode ser palpado em alguns gatos eutireóideos, e não é sabido se todos esses gatos eventualmente sucumbirão ao hipertireoidismo ou quanto tempo isso pode demorar para ocorrer.[4] Além disso, o hipertireoidismo é uma enfermidade de gatos idosos, e doenças não tireoideanas concomitantes não são inesperadas em tal população. A confirmação ou não do hipertireoidismo é mais difícil em casos iniciais, discretos ou subclínicos, e particularmente em gatos com outras morbidades.

A performance dos testes diagnósticos também pode ser afetada pela metodologia utilizada para o hormônio que será mensurado. Tem havido um distanciamento dos robustos exames por radioimunoensaio tradicionalmente utilizados para aferir as concentrações séricas de hormônios tireoideanos, lançando mão de ensaios não isotópicos que driblam a regulamentação sobre radiação e que podem ser semiautomatizados ou completamente automatizados, e realizados no próprio hospital. Estes podem fornecer resultados quantitativos ou semiquantitativos e de maneira empírica, pelo menos, um maior número de resultados negativos falsos ou positivos falsos por algumas dessas técnicas quando comparadas ao radioimunoensaio.

Este capítulo revisa os testes diagnósticos utilizados para confirmar o diagnóstico de hipertireoidismo felino, destacando particularmente os desafios emergentes já que menos gatos sintomáticos são testados utilizando as novas técnicas.

CONCENTRAÇÕES DOS HORMÔNIOS TIREOIDEANOS

A principal característica diagnóstica do hipertireoidismo é a demonstração de concentrações circulantes elevadas de hormônios tireoideanos. As aferições das concentrações séricas de T4 total e livre, assim como do T3 total, têm sido utilizadas frequentemente na investigação do hipertireoidismo. O achado de uma concentração sérica suprimida de tireotropina (hormônio tireoestimulante [TSH]) também pode ser utilizada para o diagnóstico, mas este achado é de certa forma controverso, pois até hoje não foi desenvolvido um teste espécie-específico para o hormônio tireoestimulante felino (TSHf). Dados resumidos relevantes dos testes comumente utilizados são apresentados na Figura 22-1, e nas Tabelas 22-1 e 22-2.

Concentração de Tiroxina Total

A avaliação das concentrações circulantes de T4 total é ainda considerada o teste de triagem mais valioso oferecido para o diagnóstico de hipertireoidismo. É relativamente barato, não apresenta necessidades especiais de manuseio da amostra, e é prontamente disponível. Em gatos idosos com sinais clínicos propícios, com grande suspeita de hipertireoidismo, o T4 total possui uma sensibilidade alta, e as concentrações séricas estarão elevadas em mais de 90% dos casos.[1,2,5]

Os 10% dos gatos hipertireóideos restantes apresentam concentrações de T4 total que permanecem dentro dos valores de referência, usualmente no meio ou na parte superior da faixa de valores normais (p. ex., maior que 30 nanomoles/litro [2,3 μg/dL]). Assim, o hipertireoidismo não pode ser descartado pela demonstração de um único valor de T4 total sérico normal, embora seja bastante improvável se os valores estiverem dentro da parte inferior dos valores de referência.[5] Existem várias razões pelas quais o valor de T4 total sérico pode não estar elevado no hipertireoidismo:

- *Hipertireoidismo subclínico*: O hipertireoidismo é uma doença insidiosamente progressiva, e pode demorar vários meses a anos para que a produção de hormônios tireoideanos séricos aumente diante de uma evidência histopatológica precoce de

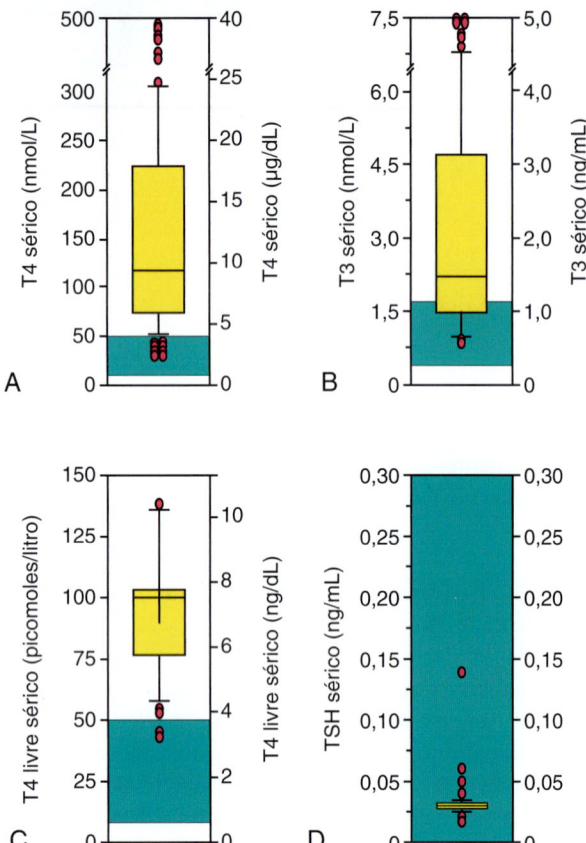

Figura 22-1: *Box plot* das concentrações séricas de tiroxina total (T4), triiodotironina total (T3), T4 livre e hormônio tireoestimulante (TSH) em 100 gatos com hipertireoidismo não tratado. Esses gatos hipertireóideos eram consecutivamente diagnosticados e estavam dentro da faixa de idade de 8 a 20 anos (média de 13 anos); quase todos eram sem raça definida (Pelo Curto ou Pelo Longo doméstico), sendo que 45 eram machos castrados e 55 fêmeas castradas. **A,** Concentrações séricas de T4 total, determinadas por imunoensaio enzimático por quimioluminescência (IEEQ). **B,** Concentrações séricas de T3 total, determinadas por IEEQ. **C,** Concentrações séricas de T4 livre, determinadas por diálise de equilíbrio. **D,** TSH sérico, determinado pelo hormônio tireoestimulante canino por IEEQ. Em cada gráfico, a *caixa* representa a variação interquartil (i.e., variação de 25° a 75° percentil ou meio da metade dos dados). A *barra horizontal* na caixa representa o valor mediano. Para cada gráfico de caixa, as *barras T* representam o corpo principal dos dados, o que na maioria das vezes é igual à variação. Os pontos periféricos de dados são representados por *círculos abertos*. As *áreas hachuradas* indicam o intervalo de referência para cada hormônio. Para o ensaio do TSH, o limite de detecção (não indicado) é de 0,03 nanograma/mililitro. (Reproduzido com permissão. De Peterson ME: More than just T4: diagnostic testing for hyperthyroidism in cats. *J Feline Med Surg* 15:765-777, 2013.)

hiperplasia adenomatosa. Tais gatos apresentam poucos ou nenhum sinal clínico, e qualquer nódulo tireoideano presente provavelmente será pequeno ou dificilmente palpável.

- *Hipertireoidismo discreto*: As concentrações de hormônios tireoideanos flutuam em todos os gatos hipertireóideos. Em gatos com concentrações de T4 total marcantemente altas, o grau de flutuação possui pouco significado diagnóstico. Entretanto, em gatos afetados de forma discreta, a concentração de T4 total pode flutuar dentro ou fora dos valores de referência.[6,7] Tais gatos apresentam sinais clínicos discretos e nódulos tireoideanos pequenos, embora usualmente palpáveis. Já foi relatado que em todos os gatos categorizados

como portadores de doença discreta, aproximadamente 40% apresentarão concentrações de T4 total que permanecerão dentro dos valores de referência.[5] A maioria dos gatos hipertireóideos (aproximadamente 80%) que possuem valores de T4 total que permanecem dentro dos valores de referência apresentam hipertireoidismo em fase inicial ou discreta.

- *Doença não tireoideana concomitante*: Em gatos eutireóideos, doenças não tireoideanas estão associadas a concentrações suprimidas de T4 total. Em tais gatos, o grau de supressão está associado à severidade da doença e pode ser utilizado como um marcador prognóstico.[8,9] Assim como a flutuação sérica de T4, o grau de supressão possui pouco impacto diagnóstico em gatos com hipertireoidismo moderado a severo e concentrações de T4 total altas de forma marcante. Entretanto, em gatos com hipertireoidismo mais discreto, as concentrações séricas de T4 total podem estar suprimidas dentro da faixa média ou superior do intervalo de referência.[5,10] É possível a supressão dos valores de T4 total ainda que até o limite inferior do intervalo de referência em gatos hipertireóideos, mas isso somente ocorre em gatos com doença não tireoideana concomitante e severa. Enquanto a presença de bócio ou outros sinais clínicos propícios podem sugerir a necessidade de outros testes para o diagnóstico de hipertireoidismo em tais gatos, a doença concomitante usualmente dita o prognóstico e as necessidades terapêuticas principais, pelo menos inicialmente. A doença não tireoideana concomitante corresponde a aproximadamente 20% dos gatos hipertireóideos que apresentam concentrações de T4 total que permanecem dentro dos valores de referência.[5]

- *Medicamentos*: Um grande número de medicamentos sabidamente suprime as concentrações circulantes de T4 total em cães, variando de glicocorticoides e anticonvulsivantes a determinados antibióticos.[11] Assim como ocorre com a doença não tireoideana, qualquer efeito supressor de medicamentos somente terá valor diagnóstico em gatos na forma discreta do hipertireoidismo. Infelizmente, existem poucos estudos específicos que avaliam os efeitos dos fármacos em gatos eutireóideos e hipertireóideos que não sejam os agentes antitireoideanos tradicionais utilizados, carbimazol e metimazol. Entretanto, aqueles fármacos específicos que sabidamente suprimem as concentrações de hormônios tireoideanos (p. ex., glicocorticoides, anticonvulsivantes, sulfonamidas potencializadas e certos agentes anti-inflamatórios não esteroidais) devem sempre ser levadas em consideração ao avaliar a função tireoideana em gatos.

- *Fatores diversos*: A metodologia do ensaio utilizado pode afetar o número de resultados negativos falsos obtidos. Certamente, métodos por imunoensaios enzimáticos (IEEs) quantitativos automatizados subestimam consistentemente concentrações de T4 total, ao contrário dos métodos por quimioluminescência.[12,13] Em gatos hipertireóideos com valores de T4 total acima do intervalo de referência, mas menores que 100 nmol/L (7,8 μg/dL), os resultados por IEE permanecem dentro do intervalo de referência em somente 15% dos casos.[12]

A especificidade do T4 total para o diagnóstico de hipertireoidismo, embora maior do que sua sensibilidade, não é de 100%. Resultados falso-positivos são raros, mas eles podem e

Tabela 22-1	O Efeito Potencial do Hipertireoidismo e Doença Não Tireoideana sobre as Concentrações de Hormônios Tireoideanos em Gatos Eutireóideos e Hipertireóideos[*][†]

	HORMÔNIOS			
	T4 total	T3 total	T4 livre	TSH
Hipertireoidismo				
Subclínico	↔	↔	↔	↓
Discreto	↔↑	↔	↑	↓
Discreto com DNT significativa	↔	↔	↑	↓
Moderado a severo	↑↑	↑↑	↑↑	↓↓
Eutireoidismo				
Eutireoidismo sem DNT	↔	↔	↔	↔
Eutireoidismo com DNT	↔↓↓	↔↓↓	↔↑	↔↓

DNT, doença não tireoideana; *T3*, triiodotironina; *T4*, tiroxina; *TSH*, hormônio tireoestimulante (tireotropina); ↓, diminuição da concentração; ↔, concentrações permanecem dentro dos valores de referência; ↑, aumento da concentração.
[*]Estes efeitos são amplamente conhecidos para o T3 e T4, e são teóricos para o TSH. Há algumas evidências do efeito do hipertireoidismo e DNT sobre o TSH felino, mas isso é complicado, já que a avaliação tem utilizado o ensaio canino.
[†]O número de setas indica a intensidade das alterações.

Tabela 22-2	Características Resumidas dos Testes Hormonais Tireoideanos Comumente Utilizados para o Hipertireoidismo Felino

	Vantagens	Desvantagens	Sensibilidade	Especificidade
T4 Total	Amplamente disponível Relativamente barato Hormônio robusto sem especiais necessidades de manuseio da amostra	Performance diagnóstica não é perfeita	90% sensível, mas os valores podem permanecer dentro do intervalo de referência no hipertireoidismo subclínico ou discreto	Altamente específico (quase 100%); valores altos raros com metodologias específicas
T3 Total	Amplamente disponível Relativamente barato Hormônio robusto sem especiais necessidades de manuseio da amostra	De forma geral, performance ruim como teste diagnóstico para o hipertireoidismo	Sensibilidade baixa (menor ou igual a 70%)	Altamente específico
T4 Livre	Não é amplamente disponível Relativamente caro Especiais necessidades de manuseio da amostra	Deve somente ser interpretado em conjunto com o T4 total	Sensibilidade maior ou igual a 98% (método por diálise)	Menos específico (menor ou igual a 80%) do que o T4 total
TSH	Ensaio canino amplamente disponível Relativamente barato Hormônio robusto sem especiais necessidades de manuseio da amostra Valores detectáveis menos prováveis no hipertireoidismo do que no eutireoidismo	Não existe ensaio específico felino disponível Deve somente ser interpretado em conjunto com o T4 total ou livre	Sensibilidade maior que 90%	Pouca especificidade

T3, triiodotironina; *T4*, tiroxina; *TSH*, hormônio tireoestimulante (tireotropina)

devem ocorrer. Curiosamente, resultados positivos falsos de T4 são mais comuns em metodologias de ensaios por imunoabsorbância ligado à enzima (ELISA) e IEE.[12,14] Entretanto, vários laboratórios comerciais utilizando técnicas de quimioluminescência diminuíram o limite superior do intervalo de referência para o T4 total, em parte para compreender os menos valores circulantes de T4 total observados em alguns gatos idosos. Embora essa alteração no intervalo de referência aumente a sensibilidade do T4 sérico para o diagnóstico do hipertireoidismo (p. ex., um T4 sérico que estava previamente no limite superior do intervalo de referência agora seria classificado como elevado), também tornará mais provável que gatos eutireóideos sejam diagnosticados de forma errônea como hipertireóideos.

Para interpretar os resultados do teste diagnóstico de forma acurada, todos os fatores anteriormente mencionados devem ser considerados em conjunto com o histórico e achados clínicos. Um gato aparentemente sadio sem sinais clínicos e uma concentração de T4 total que permanece dentro dos valores de referência provavelmente é eutireóideo, embora a possibilidade de hipertireoidismo subclínico sempre exista. Embora existam outros testes que são considerados úteis para o diagnóstico do hipertireoidismo subclínico (ver posteriormente) em gatos, é questionável se estes devem ser realizados. Em pacientes humanos, o hipertireoidismo subclínico pode persistir por muitos anos e pode ser prejudicial à saúde cardíaca e óssea. Entretanto, gatos com hipertireoidismo subclínico geralmente não revelam sinais aparentes a não ser pela presença de pequenos nódulos tireoideanos. O tratamento para o hipertireoidismo subclínico não é recomendado, pois nós temos poucas evidências de que este estado possua qualquer efeito nocivo aos outros órgãos. De fato, é incerto se todos ou se somente uma proporção de gatos com doença subclínica desenvolverão algum dia hipertireoidismo aparente. Pode ser mais prudente simplesmente monitorar tanto o tamanho de qualquer nódulo tireoideano como dos valores circulantes de T4 total a cada 6 meses nesses gatos.

Em gatos com suspeita de hipertireoidismo que apresentam sinais clínicos discretos (p. ex., perda de peso apesar de bom apetite), mas que mantêm valores séricos de T4 dentro do intervalo de referência, existem diversas opções. A repetição do exame de T4 total algumas semanas a meses depois pode ser diagnóstica, já que as concentrações de hormônios tireoideanos eventualmente aumentam para a faixa tireotóxica na maioria dos gatos, caso seja permitido que a doença evolua sem tratamento. Se os testes baseados em ELISA ou IEE foram utilizados inicialmente, é aconselhável a realização do exame por um método diferente, como radioimunoensaio ou quimioluminescência. De forma alternativa, outros testes diagnósticos podem ser utilizados, embora alguns sejam mais proficientes para o diagnóstico do eutireoidismo em vez de confirmar o hipertireoidismo (ver posteriormente). Em gatos com sinais clínicos de hipertireoidismo e doença não tireoideana concomitante moderada a severa, o hipertireoidismo é provável, se uma concentração de T4 total estiver dentro do limite superior do intervalo de referência. Tais gatos não representam um dilema diagnóstico real, já que seria esperado que gatos eutireóideos doentes apresentassem valores de T4 total suprimidos a valores baixos ou abaixo dos normais. De maneira alternativa, a repetição do exame de T4 pode ser realizada após a recuperação ou tratamento adequado da doença não tireoideana. Se o diagnóstico de hipertireoidismo em um gato submetido ao medicamento antitireoideano for questionável, o tratamento deve ser interrompido e o exame de T4 repetido depois de vários dias.

Em gatos com sinais clínicos de hipertireoidismo e um valor de T4 total acima do intervalo de referência, confirma-se o hipertireoidismo. Se existem poucos ou nenhum sinal clínico e o diagnóstico for baseado somente em um alto valor de T4 total, o diagnóstico deve ser questionado. Novamente, se foram utilizados métodos por ELISA ou IEE, pode ser prudente verificar o T4 total utilizando uma metodologia diferente. O limite superior do intervalo de referência deve ser verificado para determinar se foi substancialmente diminuído, o que poderia aumentar a taxa de resultados de testes falso-positivos. O gato também deve ser reexaminado a fim de avaliar quaisquer sinais clínicos pertinentes que possam ter sido omitidos, e se um nódulo tireoideano pode ser palpável. Se então considerado apropriado, testes alternativos podem ser selecionados para maior investigação.

Triiodotironina Total

A aferição da concentração de T3 total não oferece vantagem real sobre o T4 total no diagnóstico do hipertireoidismo felino. As concentrações séricas de T4 e T3 estão altamente correlacionadas em gatos hipertireóideos. Entretanto, de 30% a 40% dos gatos hipertireóideos apresentam concentrações séricas de T3 total que permanecem dentro do intervalo de referência, tornando-o um teste muito menos sensível para o diagnóstico do hipertireoidismo do que as determinações de T4 total.[5,12] A maioria dos gatos com concentrações de T3 total normais apresenta concentrações séricas de T4 total dentro do intervalo de referência ou apenas discretamente aumentadas (p. ex., usualmente menor que 65 nmol/L [menor que 5,0 µg/dL] e sempre menor que 100 nmol/ [menor que 7,8 µg/dL]). Esses gatos usualmente apresentam doença discreta, e é provável que as concentrações de T3 total aumentariam na faixa tireotóxica diagnóstica se fosse permitida a progressão da doença sem tratamento. É possível que esse fenômeno (T4 alto com T3 normal) reflita uma diminuição compensatória na conversão periférica de T4 ao T3 mais ativo conforme o hipertireoidismo ocorre inicialmente, embora em poucos casos o efeito supressor da doença não tireoideana concomitante severa possa desempenhar uma função.

Apesar de sua baixa sensibilidade, a avaliação da concentração de T3 total, assim como do T4 total, é um teste altamente específico, e altos valores somente foram relatados em gatos hipertireóideos. Entretanto, como o T3 total não é comumente aferido em gatos, é incerto se novas metodologias de testes, como o IEE, podem elevar o número de resultados falso-positivos.

Tiroxina Livre

A estimativa da concentração de T4 livre representa a porção biologicamente ativa e não ligada do T4 total. Na tireotoxicose humana, a avaliação do T4 livre é considerada um teste diagnóstico mais sensível para o hipertireoidismo porque fornece uma reflexão mais acurada do estado tireoideano e é menos afetado pelos diversos fatores não tireoideanos que podem suprimir o T4 total. As concentrações de T4 livre estão desproporcionalmente elevadas quando comparadas ao T4 total, o que pode estar relacionado em parte à saturação relativa de proteínas ligadoras ou concentração abaixo do normal das principais proteínas ligadoras dos hormônios tireoideanos. Além disso, as concentrações séricas de T4 livre permanecem elevadas em pacientes hipertireóideos com doença não tireoideana quando a concentração de T4 total é suprimida a níveis dentro dos valores de referência.

A aferição acurada das concentrações de T4 livre permanece como alvo de controvérsias em medicina humana. Há diversas metodologias distintas empregadas, as quais podem ser divididas de forma ampla em métodos direto e indireto. Os métodos diretos empregam a diálise de equilíbrio ou filtração para separar o T4 livre do ligado, seguido pela quantificação do hormônio separado por um imunoensaio ultrassensível. O método indireto mais comumente utilizado envolve uma única etapa que pode ser completamente automatizada; esse método utiliza um análogo do hormônio que supostamente não reage com as proteínas ligadoras, mas competirão com o T4 livre pelos sítios de ligação desocupados. Entretanto, na melhor das hipóteses, somente estimam concentrações de hormônio livre e provavelmente oferecem mínimas, se alguma, vantagens sobre a aferição apenas do T4, pois esses métodos análogos tendem a manter a capacidade de ligação das proteínas. Os métodos diretos são considerados de referência, mas não são imunes à possibilidade de resultados errôneos.

A mensuração da concentração de T4 livre para o diagnóstico do hipertireoidismo felino já foi avaliada em vários estudos. Assim como em humanos, o T4 livre parece ser um teste diagnóstico mais sensível comparado à mensuração do T4 total. Esse teste é mais útil em gatos hipertireóideos que mantêm as concentrações séricas de T4 total dentro do intervalo de referência como resultado de doença tireoideana discreta ou do efeito supressor de doença não tireoideana concomitante.[5] De forma geral, a sensibilidade do T4 livre (por diálise de equilíbrio) para o hipertireoidismo excede 98%, comparado a uma sensibilidade de aproximadamente 90% do T4 total.[5] A determinação do T4 livre é mais útil em gatos acometidos de forma discreta, nos quais as concentrações séricas são altas em mais de 95% dos casos; em comparação, o T4 total correspondente está elevado em cerca de 60% desses casos.[5] Em gatos com concentrações de T4 total marcantemente altas, o T4 livre também estará elevado, mas sua mensuração não fornece mais informações adicionais e é, portanto, desnecessária.

A elevada sensibilidade diagnóstica da mensuração do T4 livre, entretanto, é complicada por uma perda de especificidade, pois até 30% dos gatos eutireóideos doentes também apresentarão concentrações altas.[5,8,15] É incerto se tais valores elevados de T4 livre são verdadeiramente reflexo das concentrações circulantes. Certamente, em seres humanos, um aumento transitório na concentração de T4 livre é uma consequência incomum, porém possível, da doença não tireoideana.[16] Entretanto, valores falsamente altos são possíveis após armazenamento prolongado (aumento de 50% durante 5 dias a 37°C [98,6°F]) e em amostras lipêmicas.[17]

Dada a baixa especificidade do T4 livre para o diagnóstico do hipertireoidismo felino, os resultados devem ser interpretados com precaução, especialmente em gatos com valores normais de T4. Não é recomendado como um critério diagnóstico único para confirmação da doença. As concentrações de T4 livre devem somente ser aferidas em gatos com sinais clínicos suspeitos e então sempre interpretadas com uma concentração correspondente de T4 total. O hipertireoidismo é provável se a concentração de T4 total estiver dentro da metade superior dos valores de referência e a concentração de T4 livre estiver alta. Tal combinação reflete doença tireoideana discreta ou hipertireoidismo com doença não tireoideana concomitante. Em comparação, a doença não tireoideana por si só está usualmente associada somente a altas concentrações de T4 livre, quando as concentrações de T4 total estiverem suprimidas até a metade inferior ou abaixo dos valores de referência. Gatos com poucos ou nenhum sinal clínico e concentrações de T4 total e livre que permanecem dentro dos valores de referência são provavelmente eutireóideos; entretanto, a possibilidade de doença tireoideana subclínica permanece.

Apesar da recomendação disseminada de métodos análogos automatizados indiretos para aferição de T4 livre por laboratórios comerciais, há poucos dados disponíveis publicados. De forma geral, parece que sua performance diagnóstica é semelhante àquela do T4 total (i.e., menor sensibilidade e maior especificidade do que o T4 livre por diálise de equilíbrio). Isso pode refletir que tais ensaios aferem uma proporção de T4 total, mas que essa quantidade aferida não é necessariamente a concentração verdadeira livre. Assim, não há vantagem real pela utilização desses ensaios sobre aqueles que aferem a concentração de T4 total.

Hormônio Tireoestimulante Felino

Em humanos, a mensuração da concentração de TSH circulante é firmemente estabelecida como um teste diagnóstico de primeira linha da função tireoideana. Ensaios comercialmente disponíveis apresentam uma sensibilidade funcional até 30 vezes menor do que o limite inferior do intervalo de referência; portanto, esses ensaios humanos são capazes de mensurar de maneira acurada a supressão extremamente discreta e severa da concentração de TSH. Além disso, há uma relação de *feedback* negativo *log*-linear entre o TSH e T4 livre e tais alterações marcantes na concentração de TSH podem ser induzidas por alterações relativamente pequenas do T4 livre.

Um ensaio de TSH específico para felinos não foi ainda desenvolvido. A maior homologia do TSH felino ao canino do que com o humano[18] fez com que a maioria dos estudos em gatos tenham focado a utilização de ensaios desenvolvidos para cães.

Em um dos primeiros estudos foram mensuradas as concentrações de TSH (utilizando o ensaio do hormônio tireoestimulante canino [TSHc]) em gatos saudáveis, gatos com doença renal crônica discreta e gatos que sofriam tanto de hipertireoidismo como de doença renal crônica.[19] Todos os gatos hipertireóideos apresentaram concentrações circulantes de TSH menores do que o limite de detecção do ensaio (0,03 ng/mL), sugerindo assim tratar-se de um teste diagnóstico de excelente sensibilidade. Outros estudos investigaram a possibilidade de utilização do TSH como um marcador da doença subclínica quando as concentrações séricas de T4 ainda não aumentaram. Em apoio a esta abordagem, relatou-se em um estudo que gatos eutireóideos com concentrações de TSH tidas como indetectáveis (abaixo do limite de detecção do ensaio de TSHc) provavelmente teriam mais evidências histopatológicas de hiperplasia nodular tireoideana do que gatos eutireóideos com concentrações de TSH detectáveis.[20] De maneira semelhante, foi observado em outro estudo que gatos com concentrações de TSH indetectáveis apresentavam significativamente maior probabilidade de desenvolver hipertireoidismo dentro de 14 meses quando comparados àqueles com concentrações detectáveis.[21]

Por outro lado, a especificidade do TSH para o diagnóstico do hipertireoidismo não é ideal, pois aproximadamente

10% dos gatos eutireóideos doentes e 15% dos gatos saudáveis apresentam concentrações suprimidas semelhantes àquelas observadas no hipertireoidismo.[19] Em gatos doentes, tal situação não é esperada, pois a supressão do TSH é um componente bem conhecido da síndrome do eutireóideo doente em seres humanos.[16] Além disso, a maioria dos gatos com concentrações de TSH inicialmente indetectáveis não chegarão a desenvolver hipertireoidismo.[21]

Entretanto, gatos com concentrações de TSH detectáveis raramente desenvolvem hipertireoidismo, pelo menos a curto prazo.[21] Mesmo que isso possa sugerir que a mensuração de TSH é mais valiosa para excluir o diagnóstico de hipertireoidismo quando são observadas concentrações detectáveis, alguns gatos hipertireóideos específicos podem ocasionalmente ter concentrações de TSH detectáveis.[12] Em gatos em tratamento com drogas antitireoideanas nos quais há dúvidas sobre o diagnóstico original, a mensuração do TSH como ferramenta diagnóstica não é recomendada. Mesmo após a interrupção do tratamento, não é sabido quanto tempo pode levar para que as concentrações de TSH se tornem suprimidas conforme as concentrações séricas de T4 se elevem.

De forma geral, a utilização do ensaio de cTSH para o diagnóstico de hipertireoidismo em gatos é controverso. O hormônio tireoestimulante é espécie-específico, e mesmo que exista uma boa homologia entre cTSH e fTSH, há somente cerca de 36% de reação cruzada ao TSHf recombinante no ensaio canino.[22] Além disso, já se sabe que o ensaio de cTSH é incapaz de distinguir valores normais nos limites inferiores em cães, o que faz com que não seja esperado que revele a supressão sutil do TSH em gatos. A confiança excessiva no TSH deve, portanto, ser evitada até que seja desenvolvido um ensaio de fTSH espécie-específico, funcionalmente sensível. Se for considerada mesmo assim a realização do cTSH, os resultados devem ser interpretados com base nas manifestações clínicas. Em gatos sem sinais clínicos (além da palpação de pequenos nódulos tireoideanos) que mantêm concentrações de TSH séricas no intervalo de referência, o hipertireoidismo é improvável pelo menos em um futuro próximo no curto prazo.

Testes Dinâmicos para Função Tireoideana

Se há suspeita clínica de hipertireoidismo discreto, mas a concentração de T4 total estiver no intervalo de referência, o diagnóstico de hipertireoidismo ou eutireoidismo pode ser obtido pela mensuração simultânea das concentrações de T4 livre ou TSH, ou pela repetição do teste de T4 total em alguma data futura. Desta forma, uma série de testes dinâmicos foram previamente sugeridos como úteis em tais gatos. Ocasionalmente, esses testes ainda podem ter um papel no diagnóstico, especialmente se as concentrações séricas repetidas de T4 total permanecerem ambíguas e as aferições séricas de T4 livre ou TSH estiverem indisponíveis ou serem de pouca valia. Protocolos comumente utilizados para testes dinâmicos de função tireoideana em gatos são encontrados na Tabela 22-3.

Teste de Estimulação por Hormônio Tireoestimulante

Há uma resposta do T4 total ao TSH exógeno em gatos hipertireóideos, fato esse que pode ser útil no diagnóstico. Embora o TSH bovino tenha sido utilizado nos estudos iniciais,[1,23] este não está mais disponível comercialmente como preparação farmacêutica e foi amplamente substituído pelo TSH recombinante humano (TSHrh), o qual é significativamente mais caro.[24–27]

Há duas explicações potenciais para essa ausência de resposta do T4 à estimulação por TSH: ou os gatos hipertireóideos estão secretando T4 independentemente do controle pelo TSH ou estão produzindo T4 em uma taxa máxima, com capacidade mínima de reserva. A primeira é a menos provável, dada a resposta das células do felino hipertireóideo *in vitro* ao rhTSH e o aumento da captação de iodo radioativo induzido pelo rhTSH em gatos hipertireóideos.[25,28] Assim, gatos hipertireóideos com concentrações basais de T4 total ambíguas exibem uma resposta indistinguível daquela dos gatos saudáveis, sugerindo que este teste é de valor diagnóstico mais limitado nos casos discretos.[23] Dado o custo do rhTSH e sua baixa performance em gatos acometidos de forma discreta, o teste possui limitações significativas para avaliação do hipertireoidismo.

Tabela 22-3	Protocolos Comumente Utilizados para Testes de Função Tireoideana Dinâmicos em Gatos*		
	Supressão por T3	**Estimulação por TSH**	**Estimulação por TRH**
Fármaco	Liotironina	TSH	TRH
Dose	20 µg a cada 8 horas, por sete doses	25 µg/gato	0,1 µg/kg
Via	Oral	Intravenoso	Intravenoso
Momento da coleta	0 e 2 a 4 h após a última dose	0 e 6 h	0 e 4 h
Ensaio	T4 total[†]	T4 total	T4 total
Intervalo de referência	Menor que 20 nanomoles/litro (menor que 1,5 microgramas/decilitro) com supressão maior que 50%	Mais que 100% de aumento	Mais que 60% de aumento

T3, triiodotironina; *T4*, tiroxina; *TRH*, hormônio liberador de tireotropina; *TSH*, hormônio tireoestimulante (tireotropina).
*Valores citados para interpretação são somente diretrizes. Laboratórios devem fornecer seus próprios intervalos de referência e critérios para o diagnóstico do hipertireoidismo.
[†]Avaliação concomitante do T3 total é recomendada para garantir adequado comprometimento do proprietário para administração e absorção gastrintestinal suficiente da liotironina.

Teste de Estimulação pelo Hormônio Liberador de Tireotropina

Assim como com a estimulação por TSH, há também uma resposta limitada do T4 total à estimulação por hormônio liberador de tireotropina (TRH) em gatos hipertireóideos. No primeiro estudo publicado, foi relatado que o aumento em porcentagem no T4 total após administração do TRH foi consideravelmente menor em gatos hipertireóideos comparado a gatos saudáveis e aqueles com outras doenças.[29] Entretanto, em um estudo mais recente foi relatado que o teste de estimulação por TRH falhou em diferenciar gatos hipertireóideos gravemente acometidos de gatos eutireóideos.[30] Um outro problema desse teste é que as reações adversas à administração de TRH parecem ser relativamente comuns em gatos. Estas incluem êmese, sialorreia, taquipneia e defecação. Essas reações são transitórias, ocorrendo dentro de alguns minutos da administração de TRH, e são usualmente resolvidas até o final do teste de quatro horas. Dado seu problema em diferenciar o hipertireoidismo do eutireoidismo em gatos doentes, associado aos efeitos adversos, o teste de estimulação por TRH é raramente recomendado na atualidade.

Teste de Supressão por Triiodotironina

Teoricamente, o T3 exógeno suprime a produção de T4 tireoideana pelo *feedback* negativo do eixo hipotálamo-pituitária-tireoide. No hipertireoidismo, em razão da supressão prévia da produção e secreção do TSH pelo excesso das concentrações circulantes de hormônios tireoideanos, o T3 adicional possui efeito mínimo sobre a produção de T4. Portanto, a concentração sérica de T4 total permanece significativamente maior após a administração de T3 (liotironina) em gatos hipertireóideos quando comparados a eutireóideos (tanto saudáveis como doentes), e em resultado, o decréscimo em porcentagem é consequentemente menor.[31,32]

Embora o teste de supressão por T3 seja capaz de diagnosticar hipertireoidismo, sugeriu-se que é mais útil para a confirmação do eutireoidismo e, portanto, exclusão do hipertireoidismo. Ao contrário do teste de resposta ao TRH, não está associado a quaisquer reações adversas. Entretanto, é um teste relativamente prolongado que é dependente do bom comprometimento do proprietário em administrar de forma confiável os comprimidos de liotironina, de um temperamento razoável do gato em aceitar e engolir os comprimidos, e de adequada absorção gastrintestinal. Em razão desses fatores, é usualmente recomendado que as concentrações de T3 sejam aferidas simultaneamente com o T4. Isso aumenta obviamente o custo do teste, mas garante maior confiabilidade na interpretação dos resultados. De forma geral, apesar de suas limitações, é o teste dinâmico preferido em relação aos testes de estimulação por TSH ou TRH para investigação do hipertireoidismo em gatos.

CAPTAÇÃO TIREOIDEANA DE RADIOISÓTOPOS

A captação de isótopos radioativos do iodo (^{131}I ou ^{123}I) e tecnécio-99m como pertecnetato (^{99m}TcO$_4^-$) é elevada em gatos hipertireóideos.[33–37] Tanto os isótopos radioativos de iodo como o pertecnetato são mantidos e concentrados dentro da glândula tireoide, embora ao contrário do ^{131}I e ^{123}I, o pertecnetato não

seja ligado organicamente à tireoglobulina ou armazenada dentro da glândula tireoide. A meia-vida relativamente longa, maior energia gama e emissão beta de ^{131}I, além do maior custo do ^{123}I tornam seu uso rotineiro na cintigrafia tireoideana felina incomum. Em razão de sua disponibilidade, menor custo, qualidade superior de imagem e redução dos riscos de radiação, prefere-se o pertecnetato.

Existem várias maneiras pelas quais a captação de radioisótopos pode ser avaliada. Uma porcentagem quantitativa de captação pode ser calculada, desde que a dose administrada e a atividade de fundo sejam aferidas.[34] Os valores são significativamente maiores em gatos hipertireóideos do que em saudáveis, e se correlacionam bem com as concentrações circulantes de hormônio tireoideano.[36] Da mesma forma, talvez resultados mais significativos para o diagnóstico sejam obtidos se for calculada a relação entre glândula tireoide e salivar (T:S), seja subjetivamente por observação seja por sorteio de regiões de interesse e comparação de ambas as áreas. É geralmente aceito que a relação T:S em gatos saudáveis seja menor que 1,[36] embora o limite superior para o intervalo de referência em gatos eutireóideos idosos tenha sido relatado de até 1,5.[37] Embora rotineiramente utilizado por via intravenosa, o pertecnetato pode ser administrado por via subcutânea.[37,38]

É claro que a imagem quantitativa da tireoide não é necessária para o diagnóstico do hipertireoidismo na maioria dos gatos. Entretanto, é considerado o teste mais sensível que é menos influenciado por fatores não tireoideanos, quando comparado a outros testes de função tireoideana. Assim, tem sido utilizado com sucesso para o diagnóstico do hipertireoidismo naqueles gatos com concentrações de hormônios tireoideanos que permanecem dentro do intervalo de referência e confirmou o eutireoidismo em gatos doentes com concentrações séricas de T4 livre falsamente elevadas.[39,40] Por outro lado, a cintigrafia tireoideana possui suas desvantagens; é cara e requer acesso ao sofisticado equipamento de medicina nuclear, e pode necessitar de sedação dos gatos sob investigação. Além disso, como a maioria dos outros testes diagnósticos, não é completamente sensível ou específico. Resultados positivos falsos foram relatados em alguns gatos que não apresentavam evidências histopatológicas de doença tireoideana,[41] e a administração recente de metimazol pode aumentar os valores aferidos de captação, pelo menos em gatos eutireóideos.[42,43]

Apesar de algumas lacunas diagnósticas, a imagem por cintigrafia permanece como um procedimento útil para determinar se o envolvimento é unilateral ou bilateral, a posição dos lobos tireoideanos aumentados, o local do tecido tireoideano acessório ou ectópico hiperfuncional ou a presença de metástases distantes por um carcinoma tireoideano funcional em gatos hipertireóideos.[44] Pode também fornecer algumas informações úteis com relação à previsão dos cálculos de dose terapêutica do iodo radioativo e resposta esperada a tal terapia.[45,46]

OUTROS TESTES DIAGNÓSTICOS

A ultrassonografia tem sido utilizada para documentar as dimensões e volume das glândulas tireoideanas em gatos eutireóideos e hipertireóideos.[47,48] Há boa concordância entre a ultrassonografia e cintigrafia em relação à definição de lobos tireoideanos normais e anormais.[47] Além disso, o volume tireoideano determinado pela cintigrafia é comparável àquele obtido pela ultrassonografia, os quais podem ser úteis para previsão do sucesso da terapia por iodo radioativo.[48-50] A tomografia computadorizada também tem sido utilizada para determinação das dimensões e volume do tecido tireoideano em gatos clinicamente sadios.[51] Entretanto, embora capazes de identificar corretamente o lobo tireoideano mais ativo, é considerado menos confiável do que a cintigrafia para diferenciação de envolvimento unilateral e bilateral em gatos hipertireóideos.[52] Deve ser enfatizado que essas modalidades de imagem não fornecem informação confiável sobre a hiperfunção da glândula tireoideana por si só. Eles são mais úteis em representar anatomicamente o tecido tireoideano anormal quando já foi confirmado o diagnóstico de hipertireoidismo.

RESUMO

O hipertireoidismo permanece como um distúrbio endócrino comum em gatos. Embora de diagnóstico relativamente fácil em gatos que apresentam o hipertireoidismo clássico evidente, a elevada frequência de testes de rotina de gatos com poucos ou nenhum sinal clínico da doença, os quais provavelmente são eutireóideos ou hipertireóideos discretos, possui implicações significativas para a performance diagnóstica de vários dos testes tradicionais utilizados. Maiores avanços em relação à detecção de forma precisa da doença tireoideana subclínica são somente prováveis com o desenvolvimento de ensaios espécie-específicos para o fTSH, o qual não está disponível até o momento.

Referências

1. Peterson ME, Kintzer PP, Cavanagh PG, et al: Feline hyperthyroidism: pretreatment clinical and laboratory evaluation of 131 cases. *J Am Vet Med Assoc* 183:103-110, 1983.

2. Thoday KL, Mooney CT: Historical, clinical and laboratory features of 126 hyperthyroid cats. *Vet Rec* 131:257-264, 1992.

3. Broussard JD, Peterson ME, Fox PR: Changes in clinical and laboratory findings in cats with hyperthyroidism from 1983 to 1993. *J Am Vet Med Assoc* 206:302-305, 1995.

4. Norsworthy GD, Adams VJ, McElhaney MR, et al: Relationship between semi-quantitative thyroid palpation and total thyroxine concentration in cats with and without hyperthyroidism. *J Feline Med Surg* 4:139-143, 2002.

5. Peterson ME, Melian C, Nichols R: Measurement of serum concentrations of free thyroxine, total thyroxine, and total triiodothyronine in cats with hyperthyroidism and cats with nonthyroidal disease. *J Am Vet Med Assoc* 218:529-536, 2001.

6. Peterson ME, Graves TK, Cavanagh I: Serum thyroid hormone concentrations fluctuate in cats with hyperthyroidism. *J Vet Int Med* 1:142-146, 1987.

7. Broome MR, Feldman EC, Turrel JM: Serial determination of thyroxine concentrations in hyperthyroid cats. *J Am Vet Med Assoc* 192:49-51, 1988.

8. Mooney CT, Little CJ, Macrae AW: Effect of illness not associated with the thyroid gland on serum total and free thyroxine concentrations in cats. *J Am Vet Med Assoc* 208:2004-2008, 1996.

9. Peterson ME, Gamble DA: Effect of nonthyroidal illness on serum thyroxine concentrations in cats: 494 cases. *J Am Vet Med Assoc* 197:1203-1208, 1988.

10. McLoughlin MA, DiBartola SP, Birchard SJ, et al: Influence of systemic nonthyroidal illness on serum concentration of thyroxine in hyperthyroid cats. *J Am Anim Hosp Assoc* 29:1227-1234, 1993.

11. Daminet S, Ferguson DC: Influence of drugs on thyroid function in dogs. *J Vet Intern Med* 17:463-472, 2003.

12. Peterson ME: More than just T4: diagnostic testing for hyperthyroidism in cats. *J Feline Med Surg* 15:765-777, 2013.

13. Higgs P, Costa M, Freke A, et al: Measurement of thyroxine and cortisol in canine and feline blood samples using two immunoassay analysers. *J Small Anim Pract* 55:153-159, 2014.

14. Lurye JC, Behrend EN, Kemppainen JC: Evaluation of an in-house enzyme-linked immunosorbent assay for quantitative measurement of serum total thyroxine concentration in dogs and cats. *J Am Vet Med Assoc* 221:243-249, 2002.

15. Wakeling J, Moore K, Elliott J, et al: Diagnosis of hyperthyroidism in cats with mild chronic kidney disease. *J Small Anim Pract* 49:287-294, 2008.

16. Warner MH, Beckett GJ: Mechanisms behind the non-thyroidal illness syndrome: an update. *J Endocrinol* 205:1-13, 2010.

17. Refsal KR, Nachreiner RF: Hormone assays and collection of samples. In Mooney CT, Peterson ME, editors: *BSAVA manual of canine and feline endocrinology*, ed 4, Gloucester, 2012, British Small Animal Veterinary Association, pp 1-7.

18. Rayalam S, Eizenstat LD, Hoenig M, et al: Cloning and sequencing of feline thyrotropin (fTSH): heterodimeric and yoked constructs. *Domest Anim Endocrinol* 30:203-217, 2006.

19. Wakeling J, Moore K, Elliott J, et al: Diagnosis of hyperthyroidism in cats with mild kidney disease. *J Small Anim Pract* 49:287-294, 2008.

20. Wakeling J, Smith K, Scase T: Subclinical hyperthyroidism in cats: a spontaneous model of subclinical toxic nodular goiter in humans. *Thyroid* 17:1202-1340, 2007.

21. Wakeling J, Elliott J, Syme H: Evaluation of predictors for the diagnosis of hyperthyroidism in cats. *J Vet Int Med* 25:1057-1065, 2011.

22. Rayalam S, Eizenstat LD, Davis RR, et al: Expression and purification of feline thyrotropin (fTSH): immunological detection and bioactivity of heterodimeric and yoked glycoproteins. *Domest Anim Endocrinol* 30:185-202, 2006.

23. Mooney CT, Thoday KL, Doxey DL: Serum thyroxine and triiodothyronine responses of hyperthyroid cats to thyrotropin. *Am J Vet Res* 57:987-991, 1996.

24. Stegeman JR, Graham PA, Hauptman JG: Use of recombinant human thyroid-stimulating hormone for thyrotropin-stimulation testing of euthyroid cats. *Am J Vet Res* 64:149-152, 2003.

25. van Hoek I, Daminet S, Vandermeulen E, et al: Recombinant human thyrotropin administration enhances thyroid uptake of radioactive iodine in hyperthyroid cats. *J Vet Intern Med* 22:1340-1344, 2008.

26. van Hoek IM, Peremans K, Vandermeulen E, et al: Effect of recombinant human thyroid stimulating hormone on serum thyroxine and thyroid scintigraphy in euthyroid cats. *J Feline Med Surg* 11:309-314, 2009.

27. van Hoek IM, Vandermeulen E, Peremans K, et al: Thyroid stimulation with recombinant human thyrotropin in healthy cats, cats with non-thyroidal illness and in cats with low serum thyroxin and azotaemia after treatment of hyperthyroidism. *J Feline Med Surg* 12:117-121, 2010.

28. Ward CR, Windham WR, Dise D: Evaluation of activation of G proteins in response to thyroid stimulating hormone in thyroid gland cells from euthyroid and hyperthyroid cats. *Am J Vet Res* 71:643-648, 2010.

29. Peterson ME, Broussard JD, Gamble DA: Use of the thyrotropin releasing hormone stimulation test to diagnose mild hyperthyroidism in cats. *J Vet Intern Med* 8:279-286, 1994.

30. Tomsa K, Glaus TM, Kacl GM, et al: Thyrotropin-releasing hormone stimulation test to assess thyroid function in severely sick cats. *J Vet Intern Med* 15:89-93, 2001.

31. Peterson ME, Graves TK, Gamble DA: Triiodothyronine (T3) suppression test: an aid in the diagnosis of mild hyperthyroidism in cats. *J Vet Intern Med* 4:233-238, 1990.

32. Refsal KR, Nachreiner RF, Stein BE, et al: Use of the triiodothyronine suppression test for diagnosis of hyperthyroidism in ill cats that have serum concentration of iodothyronines within normal range. *J Am Vet Men Assoc* 199:1594-1601, 1991.

33. Mooney CT, Thoday KL, Nicoll JJ, et al: Qualitative and quantitative thyroid imaging in feline hyperthyroidism using technetium-99m as pertechnetate. *Vet Radiol Ultrasound* 33:313-320, 1992.

34. Nap AM, Pollak YW, van den Brom WE, et al: Quantitative aspects of thyroid scintigraphy

with pertechnetate (99mTcO$_4$$^-$) in cats. *J Vet Intern Med* 8:302-303, 1994.

35. Sjollema BE, Pollak YW, van den Brom WE, et al: Thyroidal radioiodine uptake in hyperthyroid cats. *Vet Q* 11:165-170, 1989.

36. Daniel GB, Sharp DS, Nieckarz JA, et al: Quantitative thyroid scintigraphy as a predictor of serum thyroxin concentration in normal and hyperthyroid cats. *Vet Radiol Ultrasound* 243:374-382, 2002.

37. Peterson ME, Broome MR: Thyroid scintigraphy findings in 2,096 cats with hyperthyroidism. *Vet Radiol Ultrasound* 56:84-95, 2015.

38. Page RB, Scrivani PV, Dykes NL, et al: Accuracy of increased thyroid activity during pertechnetate scintigraphy by subcutaneous injection for diagnosing hyperthyroidism in cats. *Vet Radiol Ultrasound* 47:206-211, 2005.

39. Smith TA, Bruyette DS, Hoskinson JJ, et al: Total thyroxine, free thyroxine, pertechnetate scan, and T3 suppression test results in cats with occult hyperthyroidism. *J Vet Intern Med* 10:185, 1996.

40. Marsolais ME, Mott J, Berry CR: Diagnosis of feline hyperthyroidism using thyroid scintigraphy. *J Vet Intern Med* 17:393, 2003.

41. Tomsa K, Hardeggar R, Glaus T, et al: ^{99m}Tc-pertechnetate scintigraphy in hyperthyroid cats with normal serum thyroxine concentrations. *J Vet Intern Med* 15:299, 2001.

42. Nieckarz JA, Daniel GB: The effect of methimazole on thyroid uptake of pertechnetate and radioiodine in normal cats. *Vet Radiol Ultrasound* 42:448-457, 2001.

43. Fischetti AJ, Drost WT, DiBartola SP, et al: Effects of methimazole on thyroid gland uptake of ^{99m}TC-pertechnetate in 19 hyperthyroid cats. *Vet Radiol Ultrasound* 46:267-272, 2005.

44. Harvey AM, Hibbert A, Barrett EL, et al: Scintigraphic findings in 120 hyperthyroid cats. *J Feline Med Surg* 11:96-106, 2009.

45. Forrest LJ, Batt CJ, Metcalfe MR, et al: Feline hyperthyroidism: efficacy of treatment using volumetric analysis for radioiodine dose calculation. *Vet Radiol Ultrasound* 37:141-145, 1996.

46. Wallack S, Metcalf M, Skidmore A, et al: Calculation and usage of the thyroid to background ratio on pertechnetate thyroid scan. *Vet Radiol Ultrasound* 51:554-560, 2010.

47. Wisner ER, Theon AP, Nyland TG, et al: Ultrasonographic examination of the thyroid gland of hyperthyroid cats: comparison to ^{99m}TcO$_4$$^-$ scintigraphy. *Vet Radiol Ultrasound* 35:53-58, 1994.

48. Volckaert V, Vandermeulen E, Saunders JH, et al: Scintigraphic thyroid volume calculation in hyperthyroid cats. *J Feline Med Surg* 14:889-894, 2012.

49. Barberet V, Baeumlin Y, Taeymans O, et al: Pre-and posttreatment ultrasonography of the thyroid gland in hyperthyroid cats. *Vet Radiol Ultrasound* 51:324-330, 2010.

50. Peterson ME, Broome MR: Radioiodine for feline hyperthyroidism. In Bonagura JD, Twedt DC, editors: *Kirk's current veterinary therapy XV*, Philadelphia, 2014, Elsevier/Saunders, pp e112-e122.

51. Drost WT, Mattoon JS, Weisbrode SE: Use of helical computed tomography for measurement of thyroid glands in clinically normal cats. *Am J Vet Res* 67:467-471, 2006.

52. Lautenschlaeger IE, Hartmenn A, Sicken J, et al: Comparison between computed tomography and ^{99m}Tc-pertechnetetae scintigraphy characteristics of the thyroid gland in cats with hyperthyroidism. *Vet Radiol Ultrasound* 54:666-673, 2013.

Diagnóstico e Tratamento do Hipotireoidismo Iatrogênico

Mark E. Peterson

Em gatos, assim como em outras espécies, o hipotireoidismo é a síndrome clínica que resulta da secreção deficiente crônica de dois hormônios tireoideanos: tiroxina (T4) e triiodotironina (T3).[1-4] Ao contrário do que ocorre em cães, nos quais o hipotireoidismo primário é comum, a ocorrência de hipotireoidismo natural é extremamente rara no gato adulto, somente com documentação de dois casos relatados.[5,6] Mais comumente, o hipotireoidismo felino é uma complicação iatrogênica associada ao tratamento do hipertireoidismo. O hipotireoidismo espontâneo, quando ocorre em gatos, é mais comumente observado como uma forma congênita em filhotes anões.[1-4]

CARACTERÍSTICAS CLÍNICAS DO HIPOTIREOIDISMO FELINO

Embora várias das características clínicas que ocorrem em gatos hipotireóideos sejam semelhantes àquelas observadas em cães com o distúrbio, existem algumas diferenças importantes que podem tornar o diagnóstico mais difícil no gato.[1-4] Primeiramente, gatos hipotireóideos podem desenvolver hiporexia, um sinal não relatado em cães com hipotireoidismo. Em segundo lugar, gatos hipotireóideos raramente desenvolvem intensa perda de pelo ou alopecia total, que são sinais relativamente comuns em cães. Os principais sinais clínicos de hipotireoidismo em gatos adultos não são específicos, mas podem incluir letargia, apatia, hiporexia e ganho de peso[1-4] (Tabela 23-1). Alterações cutâneas inespecíficas (p. ex., seborreia seca não pruriginosa, pelame opaco, queda ou intensa opacidade dos pelos) e obesidade podem ocorrer, enquanto hipotermia e bradicardia são menos comuns[1-4] (Fig. 23-1).

O hipotireoidismo iatrogênico é uma complicação reconhecida do manejo terapêutico do hipertireoidismo em gatos e pode ocorrer durante o tratamento com fármacos antitireoideanos,[7-9] após tireoidectomia,[7,9,10] ou após terapia com iodo radioativo (^{131}I).[7,11-14] Embora relatos iniciais tenham sugerido que os sinais clínicos associados ao hipotireoidismo iatrogênico severo em gatos fossem incomuns e que a maioria dos gatos não necessitou de tratamento, agora percebe-se que graus mais discretos de hipotireoidismo iatrogênico são relativamente comuns e que esses gatos podem ser beneficiados pela terapia de reposição tireoideana (especialmente se houver doença renal crônica [DRC] concomitante). Muitos destes com hipotireoidismo iatrogênico discreto ou subclínico não desenvolvem quaisquer características clínicas evidentes que sejam notáveis ao proprietário ou médico veterinário (Tabela 23-1). Com tempo suficiente (i.e., meses a anos), a maioria dos gatos com hipotireoidismo iatrogênico desenvolverá alguns sinais clínicos da doença; entretanto, em muitos deles, os sinais ocorrerão de forma tão gradativa que nem sempre serão notados pelos proprietários.

HIPOTIREOIDISMO E OS RINS

O principal benefício em potencial do tratamento do hipotireoidismo iatrogênico em gatos é que isto pode ajudar a manter a função renal. Sabe-se que o hipertireoidismo felino não tratado leva a uma elevação reversível na taxa de filtração glomerular (TFG) e que o tratamento eficaz do hipertireoidismo resulta em uma diminuição da TFG, o que pode levar ao desenvolvimento de azotemia se houver DRC subjacente concomitante.[2,15] Para piorar, quando ocorre hipotireoidismo iatrogênico em gatos com DRC subjacente, a TFG pode cair ainda mais, o que pode levar a um declínio adicional da função renal.[2,15-17]

De acordo com um relato, gatos que desenvolveram hipotireoidismo iatrogênico após tratamento com fármacos antitireoideanos ou tireoidectomia cirúrgica apresentaram maior risco de desenvolvimento de azotemia e também tempos de sobrevida menores.[9] Mesmo que os sinais clínicos severos associados ao hipotireoidismo não estejam presentes nesses gatos, o tratamento do hipotireoidismo pode auxiliar a elevar a TFG, melhorar a função renal e aumentar a sobrevida.[9,18] Portanto, pode ser importante prevenir ou pelo menos minimizar o hipotireoidismo iatrogênico ao tratar gatos hipertireóideos, pois muitos desses gatos apresentarão algum grau de DRC preexistente no momento do diagnóstico do hipertireoidismo.[9,15,17]

DIAGNOSTICANDO GATOS COM HIPOTIREOIDISMO

O diagnóstico correto do hipotireoidismo felino pode ser desafiador independentemente de sua etiologia. Novamente, esta síndrome raramente ocorre de forma espontânea.[1-6] O diagnóstico desse distúrbio começa com um histórico de tratamento do gato para hipertireoidismo, pois o hipotireoidismo no gato adulto é quase sempre iatrogênico. Em seguida, o diagnóstico presuntivo do hipotireoidismo evidente é baseado em uma combinação de características clínicas (p. ex. letargia, ganho de peso apesar de normorexia ou hiporexia), alterações observadas no exame físico (p. ex., pelame ruim, obesidade), testes

Tabela 23-1 Características Clínicas do Hipotireoidismo Congênito, Iatrogênico e Espontâneo de Início na Vida Adulta em Gatos			
	Iatrogênico	**Congênito**	**Espontâneo**
Letargia	+	+++	++
Sinais dermatológicos	+	+	++
Ganho de peso ou obesidade	++	+	+
Hiporexia	+	+	++
Constipação	+	+++	+
Bócio	− ou +	− ou +++	−
Nanismo desproporcional	−	+	−
Atraso no fechamento das placas de crescimento	−	+	−
Sem sinais clínicos óbvios	+	−	

+, presente; −, ausente.
O número de sinais de soma indica a severidade da alteração.

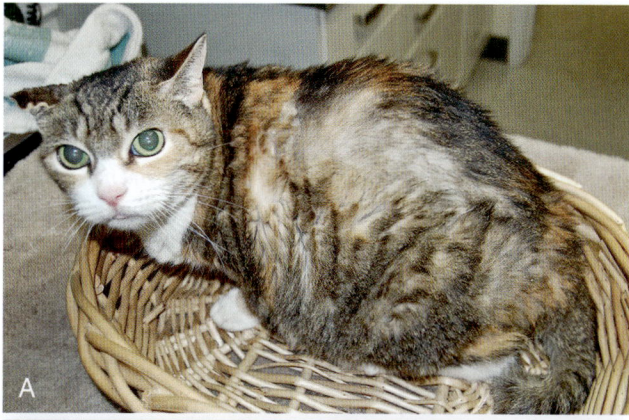
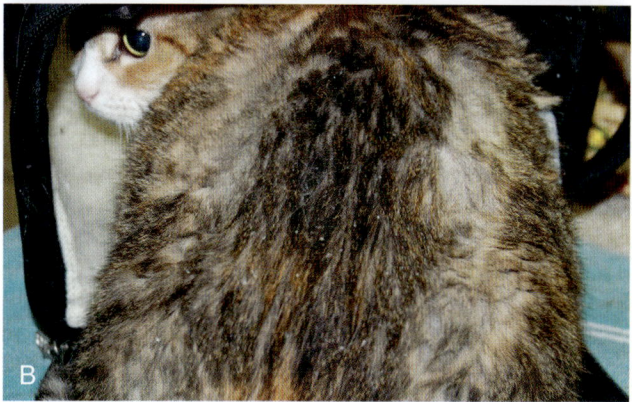

Figura 23-1: Uma gata fêmea de 14 anos de idade, castrada, de raça Pelo Curto doméstico, com hipotireoidismo iatrogênico que ocorreu 15 meses após tratamento com iodo radioativo (^{131}I). Observe a descamação difusa, pelame com nós e rarefação pilosa bilateral nos flancos laterais.

laboratoriais de rotina (p. ex., anemia arregenerativa discreta) e concentrações circulantes de hormônios tireoideanos baixas ou no limite inferior[1-4] (Tabela 23-1).

Uma gama de testes de função tireoideana está disponível para auxiliar no diagnóstico do hipotireoidismo felino. Atualmente, o diagnóstico do hipotireoidismo se baseia amplamente na avaliação das análises basais de hormônios tireoideanos (i.e., T4 e T3, e T4 livre séricos), assim como nas determinações séricas do hormônio tireoestimulante (TSH). O maior problema na interpretação de todos esses exames laboratoriais é o número de fatores além da função tireoideana intrínseca que pode afetar as concentrações hormonais, incluindo a técnica empregada na realização do exame, doença não tireoideana e certos medicamentos (p. ex., sulfonamidas).[1,19-21] Na prática clínica, nós temos que lidar com quatro fatores importantes que podem tornar o diagnóstico do hipotireoidismo iatrogênico de difícil confirmação em gatos:
1. Primeiro, doenças concomitantes, as quais são comuns em gatos idosos, podem resultar na "síndrome do eutireóideo doente", caracterizada por concentrações séricas falsamente baixas dos hormônios tireoideanos.[19-21] As concentrações séricas de TSH também podem estar altas em alguns desses gatos,[7] assim como em cães,[22] o que pode levar ao diagnóstico incorreto de hipotireoidismo.
2. Segundo, deve-se esperar que um gato ganhe peso e diminua seu nível de atividade após terapia efetiva do hipertireoidismo. Portanto, os sinais clínicos associados ao hipotireoidismo iatrogênico podem sobrepor aqueles esperados por um retorno ao estado eutireoideo.[2-4,9]
3. Terceiro, as anormalidades laboratoriais rotineiras clássicas associadas ao hipotireoidismo (p. ex., anemia, hipercolesterolemia) são inconsistentes e podem não ocorrer, especialmente em gatos adultos com hipotireoidismo discreto ou subclínico.[1-4]
4. Finalmente, muitos gatos desenvolvem um marcante declínio transitório no T4 total no primeiro mês de terapia

com ^{131}I ou tireoidectomia.[23] Esse estado hipotireóideo transitório é seguido por um retorno ao eutireoidismo durante os próximos 3 a 6 meses conforme o tecido tireoideano normal remanescente se recupera e começa a funcionar novamente.

Testes Específicos de Função Tireoideana Utilizados em Gatos

Concentração Sérica de Tiroxina

Por definição, gatos com hipotireoidismo apresentam secreção deficiente de hormônios tireoideanos. Portanto, o encontro de uma concentração sérica de T4 baixa é fundamental para o estabelecimento de um diagnóstico preliminar de hipotireoidismo felino evidente. Assim como em cães,[24] entretanto, é possível que um gato com hipotireoidismo discreto mantenha uma concentração normal de T4 no terço inferior do intervalo de referência (p. ex., 0,8 a 1,5 μg/dL [10 a 20 nmol/L]).[25-27] Em pacientes humanos, a combinação de concentrações séricas normais dos hormônios tireoideanos com altos valores de TSH é referida como hipotireoidismo subclínico.[28] Em nossa série de gatos com hipotireoidismo iatrogênico,[25] metade deles possuía baixas concentrações séricas de T4 (hipotireoidismo evidente) e metade manteve valores de T4 no limite inferior (hipotireoidismo subclínico).

Embora extremamente importante para o estabelecimento do diagnóstico, concentrações abaixo do normal (ou no limite inferior) de T4 por si só nunca são definitivas para o hipotireoidismo por duas razões – erro laboratorial e doença não tireoideana. Resultados de T4 sérico devem ser interpretados em conjunto com o histórico do gato, sinais clínicos e outros achados laboratoriais. Se for encontrado um baixo valor de T4 sérico em um gato sem sinais clínicos de hipotireoidismo, especialmente se não houver histórico de tratamento para hipertireoidismo ou doença não tireoideana óbvia, não se deve hesitar em repetir o teste de T4 sérico utilizando uma técnica diferente, se possível. O radioimunoensaio (RIE) e imunoensaio enzimático por quimioluminescência (Immulite, Siemens®) podem ser as técnicas de ensaio preferidas em tais casos. Além disso, a determinação de um painel tireoideano completo, especialmente mensurando-se as concentrações séricas de TSH, será muito útil nesta situação[25-27] (ver posteriormente).

Em segundo lugar, a concentração sérica de T4 estará falsamente baixa comumente em gatos com doença não tireoideana, como diabetes melito, hepatopatia, nefropatia e neoplasia sistêmica.[19-21] De forma geral, a severidade da doença se correlaciona inversamente com a concentração sérica de T4 (i.e., gatos mais doentes apresentam concentrações séricas de T4 mais baixas). Como diversas enfermidades e outros fatores podem diminuir falsamente a concentração sérica de T4 em gatos, o médico veterinário deve sempre descartar inicialmente doenças não tireoideanas antes de considerar o diagnóstico de hipotireoidismo.

Assim que forem descartados erros no teste e doença não tireoideana, gatos com suspeita de hipotireoidismo e concentrações de T4 baixas ou no limite inferior ainda necessitam de outros exames antes de se estabelecer um diagnóstico definitivo. Outros testes de função tireoideana, como determinação de T4 livre, T3 e TSH canino (TSHc) séricos, são recomendados. Em alguns gatos nos quais são encontradas dificuldades para confirmação (ou exclusão) do diagnóstico de hipotireoidismo utilizando esses testes de função tireoideana, a cintigrafia da tireoide (imagem) ou teste de estimulação pelo TSH podem ser indicados para confirmação da doença.[25,27]

Concentração Sérica de Triiodotironina

Na maioria dos gatos com hipotireoidismo, concentrações séricas de T3 total estão baixas ou no limite inferior, correlacionadas relativamente bem aos baixos valores de T4.[25,27] Isso está em contraste com a situação em cães com hipotireoidismo, nos quais o T3 sérico geralmente permanece dentro dos limites do intervalo de referência.[24]

A glândula tireoide felina não possui a enzima deiodinase (i.e., iodotironina deiodinase tipo 1), necessária para conversão de T4 em T3.[29] Portanto, gatos podem não secretar diretamente muito T3 pela glândula tireoide, e o T3 circulante pode ser derivado principalmente da desiodação periférica do T4 no fígado e rins. Conforme diminui a função tireoideana, parece que os gatos não podem compensar – assim como cães e seres humanos fazem inicialmente – aumentando-se a secreção tireoideana de T3 e fazendo com que as concentrações circulantes caiam. Assim como o T4 total, entretanto, as concentrações de T3 também podem ser suprimidas em gatos eutireóideos que sofrem de uma série de doenças não tireoideanas.[2,21]

Concentração Sérica de Tiroxina Livre

O T4 livre é a fração não ligada a proteínas de T4 circulante que pode adentrar as células, produzindo o efeito biológico do hormônio tireoideano e regulando o mecanismo de *feedback* pituitário. O T4 livre corresponde a menos de 1% do T4 circulante. Como somente o componente livre do T4 é biologicamente ativo, a mensuração do T4 livre é geralmente considerada um teste mais sensível para o diagnóstico do hipotireoidismo. Além disso, a doença não tireoideana influencia menos o T4 livre do que o T4 total.[2,20,21] Portanto, o T4 livre deve ser teoricamente melhor para distinguir um gato eutireóideo com doença não tireoideana de um gato hipotireóideo.

Embora a determinação da concentração de T4 livre possa ser um teste solo mais sensível do que a concentração de T4 total para o diagnóstico de hipertireoidismo, o T4 livre é menos útil para confirmação do hipotireoidismo felino. Em primeiro lugar, assim como o T4 total, é possível que um gato com hipotireoidismo mantenha concentrações séricas normais de T4 livre, especialmente um valor na metade inferior do intervalo de referência. Em segundo lugar, doenças não tireoideanas moderadas a severas também podem diminuir falsamente a concentração de T4 livre, embora em um menor grau do que aquele observado com o T4 total.[20,21] Finalmente, pelo menos quando aferida por diálise, até 20% dos gatos com doença não tireoideana desenvolvem falsamente altas concentrações de T4 livre, confundindo ainda mais a interpretação.[20,21,30] Entretanto, tal resultado de T4 livre alto, mesmo que de forma falsa, excluiria completamente um diagnóstico de hipotireoidismo.

Como um teste de função tireoideana, o T4 livre não parece ser muito útil para o diagnóstico do hipotireoidismo felino. Em nossa série de gatos com hipotireoidismo iatrogênico,[27] somente 20% dos gatos apresentaram baixas concentrações séricas de T4 livre (quando mensuradas por diálise), enquanto 60% apresentaram valores no limite inferior e 20% mantiveram valores normais de T4 livre. Vários gatos hipotireóideos que desenvolvem um baixo valor sérico de T4 total manterão uma concentração normal de T4 livre, uma combinação que pode ser esperada em gatos com doença não tireoideana do que em pacientes com hipotireoidismo iatrogênico.

Obviamente, o encontro de baixos valores de T4 livre combinados com concentração baixa de T4 total e alta de TSH é consistente com hipotireoidismo evidente (seção Painéis de Hormônios Tireoideanos Séricos [Tiroxina, Tiroxina Livre, Triiodotironina e Hormônio Tireoestimulante]). Porém, assim como o T4 sérico, o encontro de um valor baixo de T4 livre por si só não é diagnóstico para o hipotireoidismo, pois também poderia estar baixo em gatos com doença não tireoideana. Finalmente, um valor normal não pode descartar nunca o hipotireoidismo, pois muitos gatos hipotireóideos manterão as concentrações de T4 livre dentro dos limites do intervalo de referência.

Concentração Sérica do Hormônio Tireoestimulante

Em pacientes humanos, a determinação das concentrações séricas de TSH é comumente utilizada como um teste de primeira linha da função tireoideana.[31] A glândula pituitária monitora constantemente os níveis circulantes de T4 e T3, e se detectar a diminuição mais discreta nas concentrações séricas de hormônios tireoideanos, aumenta a secreção de TSH. Portanto, a observação de um valor alto de TSH sérico em um paciente humano é considerado diagnóstico de hipotireoidismo, mesmo se as concentrações séricas de T4 permanecerem normais.[28,31]

Um ensaio específico para o TSH felino ainda não está disponível, mas o cTSH disponível comercialmente possui reação cruzada com o TSH felino de tal forma que permite sua utilização como teste diagnóstico para gatos hipotireóideos. Em um dos gatos adultos relatados com hipotireoidismo espontâneo, a concentração sérica de TSH estava alta quando mensurada com o ensaio de cTSH.[6] De maneira semelhante, gatos com suspeita de hipotireoidismo iatrogênico também apresentam altas concentrações séricas de TSH quando mensuradas pelo ensaio de cTSH.[7,9,25–27] Com base nesses resultados, o ensaio por cTSH foi tido como um bom teste diagnóstico para o hipotireoidismo felino.[29,32] Entretanto, deve-se lembrar que a determinação das concentrações de TSH é um teste relativamente novo para gatos, e ainda não houve a publicação de resultados de um grande estudo de casos documentando o verdadeiro valor preditivo do cTSH sérico como um teste diagnóstico para o hipotireoidismo felino.

Em um gato com suspeita de hipotireoidismo, o encontro de um alto valor de TSH sérico em combinação com baixas concentrações séricas de T4 total e livre pode ser considerado diagnóstico para o hipotireoidismo. Este exame, entretanto, está longe da perfeição. Assim como a situação em cães com doença não tireoidiana nos quais altos valores de TSH são observados em cerca de 10% dos casos,[22] alguns gatos acometidos por doença não tireoidiana discreta – em particular gatos obesos e gatos com diabetes mal controlada – apresentarão altas concentrações de cTSH (falso-positivos) mesmo quando esses gatos possuem concentrações normais ou no limite superior de T4 e T4 livre. Achados semelhantes foram relatados em pacientes humanos eutireóideos e obesos.[33]

Finalmente, as altas concentrações séricas de TSH em alguns gatos com suspeita de hipotireoidismo iatrogênico não diminuem após adequada reposição com levotiroxina (L-T4) ou liotironina (L-T3) (ver posteriormente). Fisiologicamente, a elevação no T4 e T3 deve fornecer *feedback* negativo à glândula pituitária para diminuir a secreção de TSH.[31] A refratariedade da queda do TSH apesar dos altos níveis circulantes de T4 e T3 torna questionável a acurácia do ensaio por TSHc nesses gatos.

O hormônio tireoestimulante é uma molécula heterogênea e diferentes isoformas de TSH podem circular no sangue.[34] O teste atual para o TSH provavelmente detectaria essas diferentes isoformas, incluindo aquelas com pouca ou nenhuma atividade biológica.[34–37] Portanto, é possível que o encontro de uma alta concentração sérica aferida de TSH em alguns gatos com hipotireoidismo (especialmente os valores de TSH que não diminuem após adequada terapia de reposição dos hormônios tireoideanos) possa de fato representar a secreção de grandes quantidades de isoformas de TSH com reduzida atividade biológica.

Obviamente, é necessário um ensaio mais sensível e específico de TSH para o hipertireoidismo felino – particularmente um ensaio de TSH felino espécie-específico que, esperançosamente, poderá resolver melhor essas questões. Entretanto, até que ensaios de TSH mais específicos para gatos estejam disponíveis, é necessário interpretar cuidadosamente esses valores em gatos.

Painéis de Hormônios Tireoideanos Séricos (Tiroxina, Tiroxina Livre, Triiodotironina, Hormônio Tireoestimulante)

A diferenciação entre gatos hipotireóideos e eutireóideos pode ser desafiadora e haver necessidade de avaliação com mais de um único teste de função tireoideana. A utilização de painéis tireoideanos, os quais incluem T4 total, T4 livre, T3 total e TSHc séricos são comumente oferecidos atualmente por vários laboratórios comerciais. A avaliação dos painéis que mensuram diversos hormônios tireoideanos pode ser muito útil em melhorar a sensibilidade diagnóstica para o hipotireoidismo.

Entretanto, embora painéis tireoideanos completos sejam úteis para o diagnóstico, resultados discordantes são muito comuns. Por exemplo, conforme foi mencionado anteriormente, não é incomum ver altas concentrações de TSHc com valores completamente normais de T4 e T4 livre em gatos que já foram tratados para hipertireoidismo.[25–27] Em um estudo, altos valores de TSH sérico ocorreram em mais de um terço dos gatos hipertireóideos tratados com metimazol.[26] Entretanto, 17% desses gatos apresentavam altos valores de TSH apesar de concentrações no limite inferior de T4 e completamente normais de T4 livre. Nós já observamos resultados semelhantes em gatos tratados com ^{131}I, entre os quais um subgrupo de gatos com valores de T4 no limite inferior (menor que 20 nmol/L [menor que 1,6 μg/dL]) desenvolverá altos níveis de TSHc, sugestivo de hipotireoidismo discreto ou parcial.[27] Esses gatos permanecem totalmente assintomáticos e não apresentam nenhum sinal clínico sugestivo de hipotireoidismo (embora alguns possam desenvolver azotemia discreta).

O significado clínico desses altos valores de TSH sérico é incerto e levanta uma série de questionamentos:

1. Esses gatos com valores no limite inferior de T4/T4 livre, mas com altas concentrações de TSH, são realmente hipotireóideos?
2. Existe uma forma de hipotireoidismo subclínico "bioquímico", como relatado em seres humanos?[28,37]
3. A dose de metimazol (ou a dose de ^{131}I) deveria ser reduzida a fim de prevenir (e corrigir) a elevação no TSH sérico?
4. Esses gatos deveriam iniciar a suplementação com hormônios tireoideanos apesar de seus valores normais de hormônios tireoideanos circulantes? Ou os valores de TSH sérico estão falsamente altos, representando simplesmente um artefato laboratorial com relação ao TSH?

No momento, as respostas a essas questões permanecem desconhecidas. Mais estudos e pesquisa são necessários para respondê-las.

Teste de Resposta ao Hormônio Tireoestimulante

O teste de estimulação pelo TSH fornece informações importantes para o diagnóstico do hipotireoidismo, pois ele mensura diretamente a reserva secretória tireoideana. Em gatos normais, a administração de TSH exógeno causa uma elevação consistente na concentração sérica de T4. Ao contrário, gatos hipotireóideos demonstram pouca, se alguma, elevação nas baixas concentrações séricas basais de T4 após estimulação por TSH.[1–4,38] No passado, o TSH bovino foi a preparação preferida para o teste de estimulação por TSH em gatos. Entretanto, o TSH não está mais disponível.

Uma preparação do hormônio tireoestimulante recombinante humano (TSHrh) foi validada para o teste de estimulação por TSH em gatos.[39,40] O protocolo do teste envolve a coleta de amostras para aferição da concentração sérica de T4 total antes e seis horas após a administração intravenosa de 25 a 200 microgramas de TSHrh. A administração de TSHrh para gatos clinicamente normais geralmente aumenta a concentração basal de T4 em pelo menos duas vezes. Mais estudos são necessários para validar a utilização deste teste para o diagnóstico do hipertireoidismo felino, mas deve-se esperar que esses gatos sofram pouca ou nenhuma elevação do T4 sérico. A principal desvantagem desse teste é que o rhTSH é extremamente caro, tornando seu custo proibitivo para a maioria dos proprietários.

Cintigrafia Tireoideana

A cintigrafia tireoideana é um procedimento de medicina nuclear que produz uma demonstração visual do tecido tireoideano funcional baseada na captação seletiva de vários radionuclídeos pelo tecido tireoideano.[41,42] A cintigrafia tireoideana é considerada a melhor técnica de imagem para gatos (e cães) com suspeita de hipotireoidismo, pois pode distinguir animais com hipotireoidismo daqueles com concentrações falsamente baixas de T4 sérico.[43,44]

Em gatos com hipotireoidismo secundário ao tratamento por tireoidectomia ou ^{131}I, a imagem da tireoide revela tipicamente diminuição ou até mesmo ausência de captação de radionuclídeos (i.e., o volume tireoideano pode ser menor do que o normal ou nenhum tecido tireoideano pode estar visível no escaneamento).[6,27] Em pacientes humanos tratados para hipertireoidismo, é necessário cerca de um terço do tecido tireoideano residual normal para manter o eutireoidismo. Portanto, pode não ser surpreendente que vários gatos tratados por tireoidectomia bilateral ou ^{131}I possam não ter tecido tireoideano residual normal para manter o eutireoidismo assim que o tecido tumoral tireoideano tiver sido removido ou destruído.

Ao contrário, gatos com concentração sérica de hormônios tireoideanos falsamente baixa, secundária à doença ou ao tratamento médico apresentarão uma imagem tireoideana normal. A cintigrafia da tireoide não possui benefícios para o diagnóstico do hipotireoidismo, entretanto, em gatos submetidos ao tratamento excessivo com metimazol.[8]

Infelizmente, além do custo e das dificuldades em lidar com radioisótopos, poucos veterinários têm acesso ao equipamento necessário para obter imagens da tireoide ou realizar determinações da captação pela tireoide.

Protocolo Diagnóstico para Gatos com Suspeita de Hipotireoidismo Iatrogênico

Após o tratamento de gatos com ^{131}I, tireoidectomia cirúrgica ou metimazol, o autor recomenda a monitoração com um exame físico completo e por testes laboratoriais de rotina (p. ex., hemograma, painel bioquímico sérico, urinálise completa) e determinações de T4 total. Independentemente de qual tratamento foi escolhido, a concentração sérica de T4 pós-tratamento é um valor médio no intervalo de referência normal (i.e., se os valores de referência de T4 estiverem listados entre 10 e 50 nmol/L [0,8 a 4,0 µg/dL], o objetivo é manter os valores de T4 entre 20 a 40 nmol/L [1,5 a 3,0 µg/dL]). Pesquisas indicam que tanto o hipertireoidismo como o hipotireoidismo discretos são deletérios para a função renal e podem piorar uma DRC já presente.[9,45,46]

Se for observada uma concentração sérica de T4 total baixa ou no limite inferior (menor que 20 nmol/L [< µg/dL])

durante o tratamento com fármacos antitireoideanos, a dose diária deve ser reduzida e o gato reavaliado em um mês. Se uma concentração sérica de T4 total baixa ou no limite inferior ocorrer após tratamento cirúrgico ou com ^{131}I, entretanto, recomenda-se a solicitação de um painel tireoideano completo. Assim como em cães e pacientes humanos com hipotireoidismo, o encontro de uma alta concentração sérica de TSH, em conjunto com valores séricos baixos de hormônios tireoideanos (i.e., T4 total, T4 livre e T3) é consistente com hipotireoidismo primário "evidente". Gatos com doença não tireoideana (p. ex., DRC) comumente apresentam baixas concentrações séricas de T4 e T4 livre, mas gatos doentes geralmente mantêm valores normais para o TSH sérico, o que ajuda a excluir o hipotireoidismo iatrogênico.

Se, após o tratamento, o T4 sérico permanecer normal, mas cair para a faixa inferior do intervalo de referência, é necessário obter um perfil tireoideano completo para se excluir hipotireoidismo discreto ou subclínico. É importante que se obtenha o perfil, especialmente em gatos que desenvolvem azotemia após a terapia ou apresentam piora marcante da DRC existente. Mesmo se os valores séricos tireoideanos permanecerem na faixa do limite inferior, o encontro de uma alta concentração sérica de TSH é consistente com o diagnóstico de hipotireoidismo subclínico e deve ser considerada a reposição por hormônios tireoideanos (Tabela 23-2).

O autor recomenda esperar pelo menos 3 meses após a terapia com ^{131}I ou tireoidectomia antes de realizar exames buscando hipotireoidismo iatrogênico permanente, na maioria dos gatos, especialmente se o gato não estiver apresentando as características clínicas do hipotireoidismo. Entretanto, o veterinário deve diagnosticar ou excluir o hipotireoidismo o mais precocemente possível em gatos com doença renal, visto que hipotireoidismo, terapia para o hipertireoidismo e DRC diminuem a TFG. O efeito combinado desses três fatores pode levar à azotemia intensa ou até mesmo insuficiência renal total. Em gatos hipotireóideos com DRC concomitante, a instituição da terapia de reposição por T4 e aumento das concentrações séricas de hormônios tireoideanos de volta para os valores de referência podem ajudar a elevar a TFG a um nível aceitável e reduzir azotemia.[47,48]

TRATANDO GATOS COM HIPOTIREOIDISMO NATURAL OU IATROGÊNICO

Se o hipotireoidismo for diagnosticado em um gato tratado com metimazol, a dose diária deve ser diminuída. Ao contrário, se o hipotireoidismo evidente ocorrer após tratamento com ^{131}I ou tireoidectomia cirúrgica, é provável que o estado hipotireóideo seja permanente e o tratamento com suplementação por hormônio tireoideano deve ser considerado. Da mesma forma, o tratamento com hormônio tireoideano deve ser instituído, caso ocorra hipotireoidismo espontâneo.

Decidindo Quais Gatos Devem Ser Tratados ou Apenas Monitorados

Se o hipotireoidismo evidente estiver presente (baixas concentrações séricas de T4 total, T4 livre e T4, em conjunto com altos

Tabela 23-2	**Quando Instituir a Reposição com Hormônios Tireoideanos em Gatos com Suspeita de Hipotireoidismo, Baseado nas Concentrações de Tiroxina Sérica e Hormônio Tireoestimulante e Grau de Azotemia**

Tiroxina Sérica	Hormônio Tireoestimulante Sérico	Piora da Azotemia	Diagnóstico	Suplementação por Hormônio Tireoideano
Baixa	Alto	Não	Hipotireoidismo evidente	Sim
Baixa	Alto	Sim	Hipotireoidismo evidente	Sim
Baixa	Normal	Não	Doença não tireoideana Hipotireoidismo inicial?	Não
Baixa	Normal	Sim	Doença não tireoideana Hipotireoidismo inicial?	Sim?
Limite inferior	Alto	Não	Hipotireoidismo subclínico	Não
Limite inferior	Alto	Sim	Hipotireoidismo subclínico	Sim
Limite inferior	Normal	Não	Hipotireoidismo subclínico	Não
Limite inferior	Normal	Sim	Hipotireoidismo subclínico	Sim?
Limite superior	Alto	Não	Hipotireoidismo subclínico?	Não
Limite superior	Alto	Sim	Hipotireoidismo subclínico?	Não

níveis de TSH), o tratamento deve ser instituído (Tabela 23-2). Ao contrário, se ocorrer o hipotireoidismo subclínico (i.e., concentrações séricas normais de T4 total, T4 livre e T3, além de TSH alto), então deve se basear a decisão sobre suplementar ou "esperar e ver" com base na presença e grau de azotemia (Tabela 23-2).

Escolha da Preparação do Hormônio Tireoideano

Todos os gatos com hipotireoidismo permanente e evidente necessitam de terapia de reposição crônica por hormônio tireoideano. Uma variedade de preparações de hormônios tireoideanos está disponível, incluindo L-T4 sódica sintética, L-T3 sódica ou preparações naturais (tireoide desidratada).[49,50]

Levotiroxina Sintética

A suplementação com L-T4 é o tratamento de escolha para a maioria das espécies (i.e., seres humanos, cães, gatos), pois o T4 é o principal produto secretório da glândula tireoide e é o "pró-hormônio" fisiológico do T3, o hormônio tireoideano mais potente ou biologicamente ativo.[49,51] Portanto, a normalização das concentrações circulantes de T4 e T3 em gatos com hipotireoidismo pode ser alcançada mais eficientemente pela administração de L-T4, o que acaba repondo T3 assim como T4. Entretanto, alguns gatos não respondem adequadamente à reposição com L-T4 e somente serão beneficiados pela adição de L-T3; isso é especialmente verdadeiro se as concentrações séricas de T3 permanecerem baixas após suplementação com L-T4 (seção Ajustes de Dose e Falhas Terapêuticas).

Vários produtos de L-T4 (tanto marcas comerciais e genéricos) estão disponíveis, embora nenhum seja atualmente comercializado para gatos. A maioria deles está disponível como comprimido, mas uma solução oral (Leventa®, Merck Animal Health; 100 μg/mL) está licenciada para utilização em cães. Essa formulação líquida é preferida em relação aos comprimidos de L-T4 por muitos proprietários em razão de o pequeno volume da formulação da solução de L-T4 ser mais fácil de administrar ou de ser fornecida na comida do gato.

Liotironina Sintética

A administração de comprimidos de L-T3 (p. ex., Cytomel®, Tertroxin®, L-T3 genérica) como terapia única para o hipotireoidismo evita o processo fisiológico normal de desiodação de T4 em T3. Consequentemente, embora concentrações circulantes de T3 total e livre possam estar dentro dos limites dos valores de referência após administração de L-T3, as concentrações de T4 total e livre permanecem abaixo do normal. A administração de produtos contendo unicamente T3 pode resultar em adequadas concentrações teciduais em órgãos, como fígado e rins, tecidos que obtêm T3 derivada da circulação.[51,52] Entretanto, o cérebro e a glândula pituitária, tecidos que dependem do T4 circulante, podem ter deficiência de T3 se a concentração circulante de T4 livre estiver abaixo do normal. Ao contrário, tem sido sugerido que a administração de T3 em quantidade suficiente para fornecer concentrações cerebrais e pituitárias adequadas pode resultar em concentrações excessivas em outros órgãos.

Em pacientes humanos que falham em responder adequadamente à reposição somente com L-T4, é necessária algumas vezes a combinação desta com L-T3.[53,54] De forma semelhante, alguns gatos que apresentam concentrações séricas persistentemente baixas de T3 (e valores altos de TSH) com doses adequadas de L-T4 serão beneficiados pela adição de L-T3 à suplementação por L-T4 (seção Ajuste de Doses e Falhas Terapêuticas). Uma importante desvantagem da prescrição de produtos à base de L-T3, entretanto, é o alto custo desse medicamento.

Preparações de Tireoide Desidratada

A tireoide desidratada ou extratos de tireoide refere-se à glândula tireoide porcina, desidratada e liofilizada para uso terapêutico.[50] Esse produto é alguma vezes referido como o hormônio tireoideano *natural*, tiroide suína ou pelo nome de uma marca comercial, como Armour Thyroid®, Nature-Throid®, WP Thyroid® ou Erfa®.

Todas as marcas de comprimidos de tireoide desidratada contêm uma mistura de T4 e T3 na proporção usualmente presente em tireoides de suínos (uma relação de 4:1 entre T4:T3); cada grão (cerca de 60 a 65 mg) de tireoide desidratada contém 38 microgramas de T4 e 9 µg de T3. Em gatos normais, a relação entre T4 e T3 circulantes é muito maior (aproximadamente 15:1), sendo a secreção de T4 muito maior do que a de T3. As concentrações séricas de T4 total e T4 livre pós-pill geralmente permanecem baixas, enquanto o T3 sérico frequentemente é elevado a valores altos ou no limite superior, pois a quantidade de T3 em produtos de tireoide desidratada é alta. Novamente, esses resultados tireoideanos pós-pill são semelhantes àqueles esperados após suplementação com L-T3 somente.

Em gatos hipotireóideos problemáticos que mantêm concentrações séricas de T3 permanentemente baixas e altos valores de TSH sérico após terapia com L-T4, entretanto, a adição da tireoide desidratada constitui-se em um meio barato de fornecer T3 suplementar a esses gatos (seção Ajustes da Dose e Falhas Terapêuticas).

Escolha do Regime de Doses

Estudos farmacocinéticos da L-T4 oral em gatos jovens clinicamente normais indicam que a L-T4 é rapidamente excretada da circulação com uma meia-vida média de somente 5,5 horas (variação: 3,0 a 10,7 horas).[55] Nesse estudo, o tempo para alcançar o pico das concentrações de L-T4 ocorreu brevemente após a administração (i.e., 1,5 a 3 horas) e alcançou o pico das concentrações plasmáticas de 57 nmol/L (4,4 µg/dL). Com base nestes resultados, foi recomendada uma dose de L-T4 oral de 100 µg/gato dada uma vez por dia. Uma preparação líquida de L-T4 (Leventa®, Merck Animal Health) foi administrada aos gatos normais daquele estudo.[55] Até onde o autor tenha conhecimento, não existem estudos felinos que tenham avaliado os comprimidos de L-T4; entretanto, sabe-se que a bioequivalência pode variar dentre os diferentes produtos tireoideanos humanos,[56,57] então também é provável que a cinética de absorção de várias preparações tireoideanas também possa diferir em gatos.

Ao contrário de gatos jovens clinicamente sadios, nossos estudos clínicos de gatos com hipotireoidismo iatrogênico tratados com a mesma formulação líquida oral (i.e., Leventa®) demonstram que pode ser difícil obter valores de T4 sérico altos o suficiente após o tratamento em vários desses gatos adultos ou idosos, mesmo após a administração de doses de Leventa® maiores do que 100 µg/dia.[49] Embora a razão para isso não esteja clara, sabe-se que vários fatores podem interferir na absorção de L-T4, incluindo doenças gastrintestinais, medicamentos orais (p. ex., carbonato de cálcio, hidróxido de alumínio) e alimentação, incluindo dietas contendo alta quantidade de fibras.[58-62] Além disso, a inclusão de vários ingredientes inertes na formulação de um produto de L-T4 individual também pode dificultar a absorção de L-T4. Finalmente, gatos adultos e idosos podem ter uma capacidade reduzida de absorver nutrientes do trato gastrintestinal,[63] o que também pode ter um papel nesta aparente má absorção de L-T4.

Em razão desta aparente má absorção de L-T4 em vários de nossos gatos adultos ou idosos, associada à curta meia-vida plasmática de T4 em gatos, o autor recomenda iniciar a suplementação com uma administração duas vezes por dia de 75 µg de L-T4 (seja em solução ou comprimido), dada com estômago vazio, se possível (ver posteriormente).[48] Se o proprietário não puder administrar a L-T4 duas vezes por dia, a administração uma vez por dia (100 a 150 µg por via oral) pode ser tentada, mas tal regime não resultará em reposição tireoideana adequada em todos os gatos idosos com hipotireoidismo iatrogênico.

Momento da Alimentação e Administração da Reposição Tireoideana

A administração simultânea de L-T4 com comida pode retardar de forma marcante e inibir a absorção do fármaco, tanto em seres humanos[58,59,61] como em cães,[64] e isso provavelmente ocorre em gatos. Em um estudo com cães, a administração de L-T4 com alimentos diminuiu sua absorção em cerca de 45%.[64] O padrão para administração em pacientes humanos que necessitam de L-T4 é o de administrar o medicamento com estômago vazio, geralmente uma hora antes das refeições.[65]

Alimentos, assim como alguns medicamentos comumente utilizados (p. ex., quelantes de fosfato),[62] parecem diminuir a absorção de L-T4 em gatos.[48] Todos os alimentos comerciais balanceados para gatos possuem adição de minerais (p. ex., cálcio), os quais podem se ligar à L-T4 e formar um complexo insolúvel e não absorvível, reduzindo sua absorção.[60] Há uma variação individual marcante na absorção de L-T4 dentre gatos adultos; em alguns gatos, L-T4 será bem absorvido mesmo quando administrada no momento da alimentação, mas a maioria dos gatos apresentarão concentrações séricas de T4 pós-tratamento maiores quando a administração for realizada com o estômago vazio. Portanto, para garantir a absorção máxima e consistentes concentrações séricas de hormônios tireoideanos, a L-T4 é administrada por via oral pelo menos 1 hora antes ou 3 horas após alimentação (e administração de outros medicamentos).[48]

Dependendo do estilo de vida, não são todos os proprietários de gatos que podem seguir facilmente essas recomendações em relação ao tempo entre a administração da L-T4 e alimentação. Entretanto, mesmo que a dose de L-T4 deva ser administrada com o alimento, é sempre importante padronizar o momento no qual a dose de L-T4 é fornecida em relação à alimentação. Assim que um protocolo for estabelecido, este deve ser utilizado para cada período de administração, especialmente no dia da monitorização dos hormônios tireoideanos (ver posteriormente).

Se a L-T4 deve ser fornecida com alimentos em razão das dificuldades de administração da L-T4 por via oral em gatos, os proprietários podem colocar a solução líquida ou comprimido esmagado em uma pequena quantidade da comida favorita (p. ex., frango ou carne funcionam bem para vários gatos) e então fornecer a refeição principal uma hora depois. Novamente, é importante que os proprietários sejam consistentes na quantidade do alimento favorito administrado assim como do tempo entre a administração de L-T4 e a refeição principal, a fim de evitar variações marcantes na absorção de L-T4 entre os dias.

Monitoração Clínica e Laboratorial

Sinais Clínicos

Se os sinais clínicos de hipotireoidismo evidente estiverem presentes, os sinais metabólicos, como retardo mental e letargia, são os primeiros a melhorar, geralmente dentro de poucos dias após o início da terapia de reposição com hormônios tireoideanos. Perda de peso e aumento do nível de atividade também podem ser notados dentro de algumas poucas semanas, enquanto uma melhora do pelame (p. ex., queda, seborreia, opacidade) deve ocorrer dentro de 3 a 4 meses após o início da terapia de reposição.

Testes Laboratoriais de Rotina

Melhoras nas anormalidades clinicopatológicas de rotina associadas ao hipotireoidismo podem ser esperadas após terapia de reposição por hormônios tireoideanos geralmente em paralelo com a resposta clínica. Os níveis circulantes de colesterol e triglicérides, se altos, devem diminuir apenas dentro de 2 a 4 semanas após o início do tratamento. Se houver anemia, os valores de hemácias também começam a melhorar rapidamente, mas pode levar 3 meses para que normalizem.

Os valores bioquímicos séricos mais importantes para acompanhar são a ureia nitrogenada sérica e a creatinina. Muitos gatos idosos não tratados com hipotireoidismo iatrogênico desenvolverão azotemia discreta a moderada (estágio 2 a 3 de classificação da DRC pela International Renal Interest Society).[25,38,46] Destes, a maioria apresentará melhora da azotemia conforme houver resolução do hipotireoidismo e o eutireoidismo for restaurado.[38,47,48] Mesmo se o nível de azotemia não melhorar, a reposição adequada por L-T4 deve diminuir a progressão da DRC e estabilizar a azotemia.

Testando os Hormônios Tireoideanos

É necessário monitorar as concentrações séricas dos hormônios tireoideanos e do TSH para julgar de forma adequada a eficácia da terapia de reposição por hormônios tireoideanos em gatos hipotireóideos, pois a maioria deles demonstrará poucos, ou nenhum, sinais clínicos evidentes. Tal monitorização laboratorial é especialmente importante dada a ampla variação na absorção do L-T4 (e portanto, da dose diária final) dentre alguns gatos.

A monitoração terapêutica deve ser realizada 4 semanas após o início da terapia por L-T4 ou após fazer qualquer ajuste subsequente da dose. Assim que a dose se mostrar adequada, a monitoração posterior a cada 3 a 6 meses é geralmente adequada.

Momento para Monitoração Sérica dos Hormônios Tireoideanos. Gatos hipotireóideos que recebem suplementação por L-T4 devem apresentar um aumento nos níveis circulantes de T4 total e T3, valores que chegam ao pico somente algumas poucas horas após o tratamento e então declinam progressivamente até a próxima dose.[55] A fim de identificar o "pico" das concentrações séricas dos hormônios tireoideanos, é essencial desta forma que as amostras pós-tratamento sejam coletadas aproximadamente 4 horas após a administração da dose da manhã da L-T4.

Se este tempo de monitoração não for conveniente em razão dos compromissos do proprietário, a aferição das concentrações dos hormônios tireoideanos "mínimas" (i.e., 10 a 12 horas após a dose de L-T4; logo antes da próxima dose) também pode ser utilizada para avaliar a adequação do tratamento.

Independentemente de qual protocolo de monitoração for escolhido, os proprietários não devem modificar nunca o esquema de administração no dia antes ou na manhã dos exames da tireoide, a fim de adequar o momento correto para a coleta do sangue no consultório veterinário.

Concentrações Séricas Ideais dos Hormônios Tireoideanos Pós-tratamento. A monitoração laboratorial tem como objetivo demonstrar uma elevação no nível sérico dos hormônios tireoideanos associada à diminuição dos valores de TSHc para o intervalo de referência normal. A utilização de um painel tireoideano completo (T4 total, T3, T4 livre e TSHc) para monitoração é ideal para um retrato completo da função tireoideana, mas a realização das determinações de T4 total e TSH são mais importantes.[48]

Durante o tratamento com L-T4, o pico ótimo das concentrações circulantes de T4 total situa-se entre 30 a 45 nanomoles/litro (2,5 a 3,5 µg/dL), enquanto nosso objetivo para o TSH sérico é ter valores que voltem ao normal. O pico dos valores de T4 total menor que 30 nanomoles/litro (menor que 2,5 µg/dL) está usualmente associado a concentrações baixas de T3 sérico e muito altas de TSH sérico, indicando que um aumento da dose é necessário ou que a administração de L-T4 seja feita com o estômago vazio. Elevações marcantes nos valores de pico do T4 total para níveis maiores ou iguais a 50 nmol/L (maiores ou iguais a 4,0 µg/dL) são geralmente desnecessárias; nesses gatos, a dose de L-T4 deve ser diminuída, especialmente se as concentrações séricas de T3, T4 livre, ou ambas estiverem altas.

Se for utilizado o teste imediatamente antes da administração noturna, as concentrações séricas de T4 total e T3 serão muito menores do que os valores de pico esperados, mas devem permanecer dentro do limite inferior do intervalo de referência. De forma ideal, os valores séricos de TSH devem permanecer dentro dos limites do intervalo de referência quando testados no momento de menor concentração dos hormônios.

Ajustes da Dose e Falhas Terapêuticas

Em gatos hipotireóideos que não alcançam as concentrações circulantes desejadas de hormônios tireoideanos após tratamento com L-T4, a dose de L-T4 deve ser aumentada. Tais ajustes de dose serão necessários em vários gatos, especialmente naqueles submetidos a uma única administração diária ou naqueles nos quais a L-T4 é administrada com alimento. Entretanto, parece haver uma ampla variação nas necessidades diárias da dose de L-T4 dentre certos gatos hipotireóideos, alguns demonstrando níveis menores do que os esperados de T4 e T3 séricos no pico, com concentrações muito altas de TSH, apesar da administração em doses adequadas da L-T4 com estômago vazio.[48] Na maioria desses gatos, a razão para esta aparente má absorção de L-T4 é desconhecida.

Após qualquer ajuste na dose ou alteração do protocolo de administração (i.e., tempo entre a administração de L-T4 e alimento), o gato deve ser agendado para uma reavaliação e monitoração dos exames após 4 semanas. Este processo deve ser repetido até que as concentrações séricas de hormônios tireoideanos e de TSH estejam aceitáveis.

Em gatos que não respondem adequadamente à suplementação por L-T4, a adição de L-T3 (5 a 10 µg/gato por via oral, duas vezes por dia) à suplementação por L-T4 pode ser útil. Isso é especialmente verdadeiro em gatos que apresentam concentrações séricas de T3 persistentemente baixas com altos valores de TSH apesar de níveis de T4 pós-tratamento adequados (i.e., na faixa normal alta). Isso pode ser alcançado pela adição seja da L-T3 ou de uma preparação de tireoide desidratada ao regime atual de L-T4. O autor geralmente utiliza tireoide desidratada porque é mais barata do que os produtos de L-T3, mas ainda fornece uma dose adequada de T3. Por exemplo, a administração duas vezes por dia de um grão de tireoide desidratada fornece 9 microgramas de T3 assim como 38 microgramas de T4 em cada dose. Quando essa dose de tireoide desidratada é combinada à suplementação por L-T4, a dose de L-T4 administrada duas vezes por dia deve ser reduzida de acordo (i.e., de 75 a 100 μg para 30 a 50 μg).

Finalmente, as altas concentrações séricas de TSH em alguns gatos com suspeita de hipotireoidismo iatrogênico não diminuem após adequada reposição com L-T4 e L-T3, ou até mesmo após combinação da terapia L-T4/L-T3. Nesses gatos, as concentrações séricas de TSH permanecem muito altas apesar de uma elevação nas concentrações pós-pill de T4 e T3 para a metade superior do intervalo de referência. Fisiologicamente, a elevação do T4 e T3 deve causar *feedback* na glândula pituitária e diminuir a secreção de TSH.[30] A incapacidade do TSH diminuir apesar dos altos níveis circulantes de T4 e T3 traz à tona o questionamento sobre a precisão do ensaio de cTSH nesses gatos.

Referências

1. Daminet S: Feline hypothyroidism. In Mooney CT, Peterson ME, editors: *BSAVA manual of canine and feline endocrinology*, ed 4, Quedgeley, Gloucester, 2012, British Small Animal Veterinary Association, pp 111-115.

2. Baral RM, Peterson ME: Thyroid gland disorders. In Little SE, editor: *The cat: clinical medicine and management*, St Louis, 2012, Elsevier/Saunders, pp 571-592.

3. Peterson ME: Feline hypothyroidism. In Kirk RW, Bonagura JD, editors: *Current veterinary therapy X*, Philadelphia, 1989, WB Saunders Co, pp 1000-1001.

4. Peterson ME, Randolph JF, Mooney CT: Endocrine diseases. In Sherding RG, editor: *The cat: diseases and clinical management*, ed 2, New York, 1994, Churchill Livingstone, pp 1403.

5. Rand JS, Levine J, Best SJ, et al: Spontaneous adult-onset hypothyroidism in a cat. *J Vet Intern Med* 7:272-276, 1993.

6. Blois SL, Abrams-Ogg AC, Mitchell C, et al: Use of thyroid scintigraphy and pituitary immunohistochemistry in the diagnosis of spontaneous hypothyroidism in a mature cat. *J Feline Med Surg* 12:156-160, 2010.

7. Graham P: Measurement of feline thyrotropin using a commercial canine-specific immunoradiometric assay. *J Vet Intern Med* 14:342, 2000.

8. Fischetti AJ, Drost WT, DiBartola SP, et al: Effects of methimazole on thyroid gland uptake of ^{99m}TC-pertechnetate in 19 hyperthyroid cats. *Vet Radiol Ultrasound* 46:267-272, 2005.

9. Williams TL, Elliott J, Syme HM: Association of iatrogenic hypothyroidism with azotemia and reduced survival time in cats treated for hyperthyroidism. *J Vet Intern Med* 24:1086-1092, 2010.

10. Welches CD, Scavelli TD, Matthieson DT, et al: Occurrence of problems after three techniques of bilateral thyroidectomy in cats. *Vet Surg* 18:392-396, 1989.

11. Meric SM, Rubin SI: Serum thyroxine concentrations following fixed-dose radioactive iodine treatment in hyperthyroid cats: 62 cases (1986-1989). *J Am Vet Med Assoc* 197:621-623, 1990.

12. Jones BR, Cayzer J, Dillon EA, et al: Radio-iodine treatment of hyperthyroid cats. *N Z Vet J* 39:71-74, 1991.

13. Peterson ME, Becker DV: Radioiodine treatment of 524 cats with hyperthyroidism. *J Am Vet Med Assoc* 207:1422-1430, 1995.

14. Nykamp SG, Dykes NL, Zarfoss MK, et al: Association of the risk of development of hypothyroidism after iodine 131 treatment with the pretreatment pattern of sodium pertechnetate Tc-99m uptake in the thyroid gland in cats with hyperthyroidism: 165 cases (1990-2002). *J Am Vet Med Assoc* 226:1671-1675, 2005.

15. Langston CE, Reine NJ: Hyperthyroidism and the kidney. *Clin Tech Small Anim Pract* 21:17-21, 2006.

16. Panciera DL, Lefebvre HP: Effect of experimental hypothyroidism on glomerular filtration rate and plasma creatinine concentrations in dogs. *J Vet Intern Med* 23:1045-1050, 2009.

17. Boag AK, Neiger R, Slater L, et al: Changes in the glomerular filtration rate of 27 cats with hyperthyroidism after treatment with radioactive iodine. *Vet Rec* 161:711-715, 2007.

18. Gommeren K, van Hoek I, Lefebvre HP, et al: Effect of thyroxine supplementation on glomerular filtration rate in hypothyroid dogs. *J Vet Intern Med* 23:844-849, 2009.

19. Peterson ME, Gamble DA: Effect of nonthyroidal illness on serum thyroxine concentrations in cats: 494 cases (1988). *J Am Vet Med Assoc* 197:1203-1208, 1990.

20. Mooney CT, Little CJ, Macrae AW: Effect of illness not associated with the thyroid gland on serum total and free thyroxine concentrations in cats. *J Am Vet Med Assoc* 208:2004-2008, 1996.

21. Peterson ME, Melian C, Nichols R: Measurement of serum concentrations of free thyroxine, total thyroxine, and total triiodothyronine in cats with hyperthyroidism and cats with nonthyroidal disease. *J Am Vet Med Assoc* 218:529-536, 2001.

22. Kantrowitz LB, Peterson ME, Melian C, et al: Serum total thyroxine, total triiodothyronine, free thyroxine, and thyrotropin concentrations in dogs with nonthyroidal disease. *J Am Vet Med Assoc* 219:765-769, 2001.

23. Peterson ME, Broome MR: Radioiodine for feline hyperthyroidism. In Bonagura JD, Twedt DC, editors: *Kirk's current veterinary therapy XV*, Philadelphia, 2014, Elsevier/Saunders, pp e112-e122.

24. Peterson ME, Melián C, Nichols R: Measurement of serum total thyroxine, triiodothyronine, free thyroxine, and thyrotropin concentrations for diagnosis of hypothyroidism in dogs. *J Am Vet Med Assoc* 211:1396-1402, 1997.

25. Peterson ME: Feline focus: Diagnostic testing for feline thyroid disease: hypothyroidism. *Compend Contin Educ Vet* 35:E4, 2013.

26. Chciuk K, Behrend EN, Martin L, et al: Evaluation of thyroid-stimulating hormone, total thyroxine and free thyroxine concentrations in 65 hyperthyroid cats receiving methimazole therapy. *J Vet Intern Med* 27:691-692, 2013.

27. Peterson ME, Guterl JN. Overt or subclinical iatrogenic hypothyroidism in cats: clinical, laboratory, and thyroid scintigraphic findings in 35 cases. In *Proceedings of the 24th Congress of the ECVIM-CA (European College of Veterinary Internal Medicine—Companion Animal)*, Mainz, Germany, September 5, 2014.

28. Biondi B, Cooper DS: The clinical significance of subclinical thyroid dysfunction. *Endocr Rev* 29:76-131, 2008.

29. Foster DJ, Thoday KL, Beckett GJ: Thyroid hormone deiodination in the domestic cat. *J Mol Endocrinol* 24:119-126, 2000.

30. Wakeling J, Moore K, Elliott J, et al: Diagnosis of hyperthyroidism in cats with mild chronic kidney disease. *J Small Anim Pract* 49:287-294, 2008.

31. Ross DS: Serum thyroid-stimulating hormone measurement for assessment of thyroid function and disease. *Endocrinol Metab Clin North Am* 30:245-264, 2001.

32. Wakeling J: Use of thyroid stimulating hormone (TSH) in cats. *Can Vet J* 51:33-34, 2010.

33. Michalaki MA, Vagenakis AG, Leonardou AS, et al: Thyroid function in humans with morbid obesity. *Thyroid* 16:73-78, 2006.

34. Magner JA: Thyroid-stimulating hormone: biosynthesis, cell biology, and bioactivity. *Endocr Rev* 11:354-385, 1990.

35. Pickles AJ, Peers N, Robertson WR, et al: Different isoforms of human pituitary thyroid-stimulating hormone have different relative biological activities. *J Mol Endocrinol* 9:251-256, 1992.

36. Beck-Peccoz P, Persani L: Variable biological activity of thyroid-stimulating hormone. *Eur J Endocrinol* 131:331-340, 1994.

37. Khandelwal D, Tandon N: Overt and subclinical hypothyroidism: who to treat and how. *Drugs* 72:17-33, 2012.

38. van Hoek IM, Vandermeulen E, Peremans K, et al: Thyroid stimulation with recombinant human thyrotropin in healthy cats, cats with non-thyroidal illness and in cats with low serum thyroxin and azotaemia after treatment of hyperthyroidism. *J Feline Med Surg* 12:117-121, 2010.

39. Stegeman JR, Graham PA, Hauptman JG: Use of recombinant human thyroid-stimulating hormone for thyrotropin-stimulation testing of euthyroid cats. *Am J Vet Res* 64:149-152, 2003.

40. van Hoek IM, Peremans K, Vandermeulen E, et al: Effect of recombinant human thyroid stimulating hormone on serum thyroxin and thyroid scintigraphy in euthyroid cats. *J Feline Med Surg* 11:309-314, 2009.

41. Daniel GB, Sharp DS, Nieckarz JA, et al: Quantitative thyroid scintigraphy as a predictor of serum thyroxin concentration in normal and hyperthyroid cats. *Vet Radiol Ultrasound* 43:374-382, 2002.

42. Peterson ME, Broome MR: Thyroid scintigraphy findings in 2096 cats with hyperthyroidism. *Vet Radiol Ultrasound* 56(1):84-95, 2015.

43. Diaz Espineira MM, Mol JA, Peeters ME, et al: Assessment of thyroid function in dogs with low plasma thyroxine concentration. *J Vet Intern Med* 21:25-32, 2007.

44. Shiel RE, Pinilla M, McAllister H, et al: Assessment of the value of quantitative thyroid scintigraphy for determination of thyroid function in dogs. *J Small Anim Pract* 53:278-285, 2012.

45. Williams TL, Peak KJ, Brodbelt D, et al: Survival and the development of azotemia after treatment of hyperthyroid cats. *J Vet Intern Med* 24:863-869, 2010.

46. Williams TL, Elliott J, Syme HM: Iatrogenic hypothyroidism (IH) contributes to the development of azotemia in hyperthyroid cats. *J Vet Intern Med* 24:684, 2010.

47. Williams TL, Elliott J, Syme H: Restoration of euthyroidism in medically treated hyperthyroid cats with iatrogenic hypothyroidism (IH) improves renal function. *J Vet Intern Med*:2753-2754, 2012.

48. Peterson ME, Guterl JN. Iatrogenic feline hypothyroidism: challenges and complexities of thyroid hormone replacement in cats. In *Proceedings of the 24th Congress of the, ECVIM-CA., (European College of Veterinary Internal Medicine—Companion Animal)*, Mainz, Germany, September 5, 2014.

49. Fadeyev VV, Melnichenko GA, Morgunova TB: Options of replacement therapy in hypothyroidism. In Springer D, editor: *Hypothyroidism—influences and treatments*, Rijecka, 2010, InTech, pp 181-202.

50. Hoang TD, Olsen CH, Mai VQ, et al: Desiccated thyroid extract compared with levothyroxine in the treatment of hypothyroidism: a randomized, double-blind, crossover study. *J Clin Endocrinol Metab* 98:1982-1990, 2013.

51. Marsili A, Zavacki AM, Harney JW, et al: Physiological role and regulation of iodothyronine deiodinases: a 2011 update. *J Endocrinol Invest* 34:395-407, 2011.

52. Silva JE, Dick TE, Larsen PR: The contribution of local tissue thyroxine monodeiodination to the nuclear 3,5,3′-triiodothyronine in pituitary, liver, and kidney of euthyroid rats. *Endocrinology* 103:1196-1207, 1978.

53. Biondi B, Wartofsky L: Combination treatment with T4 and T3: toward personalized replacement therapy in hypothyroidism? *J Clin Endocrinol Metab* 97:2256-2271, 2012.

54. Wartofsky L: Combination L-T3 and L-T4 therapy for hypothyroidism. *Curr Opin Endocrinol Diabetes Obes* 20:460-466, 2013.

55. Le Traon G, Burgaud S, Horspool L. Pharmacokinetics of L-thyroxine after oral administration to healthy cats. In *Proceedings of the 19th ECVIM-CA Congress (European College of Veterinary Internal Medicine—Companion Animals)*, 2009, 209.

56. Eisenberg M, Distefano JJ: TSH-based protocol, tablet instability, and absorption effects on L-T4 bioequivalence. *Thyroid* 19:103-110, 2009.

57. Hennessey JV: Generic vs name brand L-thyroxine products: interchangeable or still not? *J Clin Endocrinol Metab* 98:511-514, 2013.

58. Singh N, Hershman JM: Interference with the absorption of levothyroxine. *Curr Opin Endocrinol Diabetes Obes* 10:347-352, 2003.

59. Liwanpo L, Hershman JM: Conditions and drugs interfering with thyroxine absorption. *Best Pract Res Clin Endocrinol Metab* 23:781-792, 2009.

60. Zamfirescu I, Carlson HE: Absorption of levothyroxine when coadministered with various calcium formulations. *Thyroid* 21:483-486, 2011.

61. Lamson MJ, Pamplin CL, Rolleri RL, et al: Quantitation of a substantial reduction in levothyroxine (T4) absorption by food. *Thyroid* 14:876, 2004.

62. Diskin CJ, Stokes TJ, Dansby LM, et al: Effect of phosphate binders upon TSH and L-thyroxine dose in patients on thyroid replacement. *Int Urol Nephrol* 39:599-602, 2007.

63. Teshima E, Brunetto MA, Vasconcellos RS, et al: Nutrient digestibility, but not mineral absorption, is age-dependent in cats. *J Anim Physiol Anim Nutr (Berl)* 94:e251-e258, 2010.

64. Le Traon G, Burgaud S, Horspool LJ: Pharmacokinetics of total thyroxine in dogs after administration of an oral solution of levothyroxine sodium. *J Vet Pharmacol Ther* 31:95-101, 2008.

65. Bach-Huynh TG, Nayak B, Loh J, et al: Timing of levothyroxine administration affects serum thyrotropin concentration. *J Clin Endocrinol Metab* 94:3905-3912, 2009.

Tratamento do Hipertireoidismo e Doença Renal Concomitante

Michael R. Broome

Entre 14% e 49% dos gatos com hipertireoidismo apresentam doença renal crônica (DRC) preexistente.[1-9] A terapia que visa resolver a tireotoxicose nesses gatos pode desmascarar potencialmente a presença de DRC previamente oculta ou resultar em piora de uma azotemia preexistente. Relatos iniciais focaram evitar o desenvolvimento ou a progressão da azotemia nesses gatos, limitando o controle de sua tireotoxicose.[10] Investigações subsequentes demonstraram que a resolução da tireotoxicose em gatos hipertireóideos resulta na normalização dos marcadores de injúria renal que estavam elevados enquanto esses gatos apresentavam tireotoxicose, sugerindo que esta por si só pode, de fato, contribuir para a progressão da doença renal.[11-14]

O hipotireoidismo iatrogênico pode acompanhar o tratamento médico com medicamentos antitireoideanos[11,15-18] ou terapia definitiva com cirurgia[11,15] ou iodo radioativo.[19-23] O hipotireoidismo tem sido associado ao baixo débito cardíaco, levando a uma diminuição do fluxo sanguíneo renal e subsequente redução da taxa de filtração glomerular (TFG). Além disso, o hipotireoidismo iatrogênico contribui para a piora da azotemia e expectativa de vida mais curta em gatos com DRC preexistente.[11]

Este capítulo explorará o tratamento de gatos com hipertireoidismo e DRC concomitante com ênfase na prevenção de lesão renal posterior, pela resolução da tireotoxicose ao mesmo tempo que se previne o hipotireoidismo iatrogênico.

IDENTIFICANDO GATOS HIPERTIREÓIDEOS COM DOENÇA RENAL CRÔNICA CONCOMITANTE

A tireotoxicose pode mascarar efetivamente a presença de DRC concomitante pelo aumento da TFG, levando à potencial normalização dos parâmetros laboratoriais de função renal. A DRC concomitante deve levar a ajustes no tratamento de gatos hipertireóideos submetidos à terapia. O primeiro passo na alteração do tratamento do paciente é reconhecer quais gatos hipertireóideos apresentam DRC. Não há, entretanto, nenhum teste único que permita prever de forma acurada quais gatos hipertireóideos se tornarão azotêmicos após um retorno ao eutireoidismo persistente. Um relato anterior sugeriu que a TFG estimada pela cintigrafia renal era preditiva para determinação de quais gatos com hipertireoidismo se tornarão azotêmicos após terapia com iodo radioativo.[1] Relatos subsequentes apresentaram diversos resultados, alguns tendo encontrado valor na aferição da TFG antes da terapia[24,25] e outros não confirmando este valor.[5,8,12]

Em resposta à incapacidade de predizer de forma acurada quais gatos hipertireóideos se tornarão azotêmicos após retorno ao estado eutireóideo, foi sugerida a utilização de um período de testes com tratamento farmacológico, usualmente referido como *teste com metimazol* (Cap. 25).[10,26] Entretanto, gatos hipertireóideos que desenvolvem azotemia após retorno ao eutireoidismo apresentam uma sobrevida semelhante à dos gatos hipertireóideos que não desenvolvem azotemia após a terapia,[11,27] e poucos provavelmente progredirão mais de um estágio na classificação da International Renal Interest Society (IRIS).[28] Uma opinião consensual recente de um grupo de especialistas veterinários não mais recomenda o uso rotineiro de um teste terapêutico em gatos hipertireóideos não azotêmicos para avaliar o efeito do tratamento sobre a função renal.[29]

INÍCIO DA TERAPIA SINTOMÁTICA PARA DOENÇA RENAL CRÔNICA CONCOMITANTE À TERAPIA ANTITIREOIDEANA

Não obstante, gatos com avaliações laboratoriais pré-terapia que identificam a presença de, ou sugerem o potencial para, ocorrência concomitante de DRC, serão beneficiados pelo início das terapias de suporte padrões baseadas no estadiamento da IRIS. Alguns relatos demonstraram valor limitado na tentativa de prever quais gatos hipertireóideos se tornarão azotêmicos após um retorno ao eutireoidismo utilizando mais parâmetros laboratoriais comercialmente disponíveis, incluindo creatinina sérica, densidade urinária específica e níveis de tiroxina (T4).[12,24,25] Um relato que avaliou os níveis de creatinina antes do tratamento utilizando um modelo de regressão logística identificou uma concentração de creatinina pré-terapia maior que 1,4 miligrama/decilitro (123,8 μmol/L) como preditiva do desenvolvimento de azotemia pós-tratamento com 77% de sensibilidade e 76% de especificidade.[25]

Hipotireoidismo Iatrogênico

Enquanto o hipotireoidismo espontâneo no gato adulto é incomum,[30] o hipotireoidismo iatrogênico é uma complicação reconhecida que tem sido relatada de forma relativamente comum após o tratamento com medicamentos antitireoideanos,[11,15-18] tireoidectomia cirúrgica[11,15] e tratamento com iodo radioativo.[19-23] Vários sinais clínicos de hipotireoidismo no gato são semelhantes àqueles no cão, incluindo letargia, obesidade e intolerância ao frio.[31–34] A alopecia simétrica bilateral e a anemia normocrômica, normocítica e não regenerativa, e hipercolesterolemia, clássicas no cão hipotireóideo, podem estar ausentes no gato hipotireóideo.[35] A severidade dos sinais clínicos observados no gato hipotireóideo também pode ser menor do que a tipicamente observada no cão hipotireóideo. De fato, uma baixa concentração de T4 total secundária ao tratamento para hipertireoidismo não está sempre associada a qualquer um dos sinais clínicos do hipotireoidismo, o que pode tornar o diagnóstico de hipotireoidismo iatrogênico desafiador.[36,37] Além disso, o fato de o hipotireoidismo espontâneo ser raro em gatos adultos faz com que o índice de suspeita para este diagnóstico diferencial seja reduzido.[35,38,39]

O diagnóstico do hipotireoidismo iatrogênico pode ser complicado pela presença de DRC concomitante. Os efeitos de doenças não tireoideanas sobre os níveis circulantes de hormônios tireoideanos podem suprimir os níveis de T4 total e livre (T4l) em pacientes eutireóideos, resultando em valores subnormais de hormônios tireoideanos. Como resultado, o achado de um nível de T4 total e/ou T4l baixo em um gato com azotemia deve ser interpretado com base na possibilidade de que este achado ocorra inteiramente pelo efeito da DRC concomitante. Então, o diagnóstico preliminar de hipotireoidismo iatrogênico em um gato com T4 total baixo e azotemia concomitante necessita de confirmação. Enquanto não existem testes atualmente disponíveis para o hormônio tireoestimulante felino, o teste para o hormônio tireoestimulante canino (TSHc) mostrou ter valor para o diagnóstico do hipotireoidismo iatrogênico.[15,18,40,41] O achado de T4 total diminuído em conjunto com altos níveis de TSHc após tratamento de um gato hipertireóideo é geralmente considerado diagnóstico de hipotireoidismo iatrogênico.[18,42,43] Para mais informações sobre o diagnóstico do hipotireoidismo iatrogênico, consulte o Capítulo 23.

Hipotireoidismo Iatrogênico Piora a Doença Renal Crônica

Relatos iniciais não identificaram o impacto negativo do hipotireoidismo iatrogênico após terapia para o hipertireoidismo. De fato, até pouco tempo atrás, a importância do hipotireoidismo iatrogênico era amplamente desconhecida. Relatos recentes, entretanto, nos alertaram sobre a frequência relativa e importância clínica desta condição em gatos com DRC preexistente.[11,34,41,44] O hipotireoidismo tem sido associado a diminuições significativas na função renal em todas as espécies avaliadas, incluindo ratos, gatos, cães e seres humanos.[11,42,45–57] Respostas sistêmicas ao hipotireoidismo incluem redução do débito cardíaco, diminuição do fluxo sanguíneo renal e finalmente uma TFG reduzida. As respostas renais diretas ao hipotireoidismo incluem lesões glomerulares, como espessamento da membrana basal e aumento da matriz mesangial.[58,59] O aumento do extravasamento transcapilar de proteínas plasmáticas que ocorre no hipotireoidismo pode levar à proteinúria e subsequente lesão renal.[50]

Em gatos com função renal normal, o efeito do hipotireoidismo é frequentemente sutil (i.e., níveis de ureia nitrogenada sanguínea e creatinina sérica normais ou apenas discretamente aumentados) e pode passar despercebido. Entretanto, em pacientes com disfunção renal concomitante, a diminuição adicional da TFG que acompanha o desenvolvimento do hipotireoidismo pode resultar em uma piora significativa da azotemia e encurtamento do tempo de sobrevida.[11] Além disso, a restauração do eutireoidismo demonstrou melhorar a função renal em cães e pessoas espontaneamente hipotireóideos, assim como em gatos hipertireóideos tratados de forma medicamentosa com hipotireoidismo iatrogênico.[48,56,60,61]

Hipotireoidismo Iatrogênico Transitório Após Terapia com Iodo Radioativo

Na maioria dos gatos com hipertireoidismo, a doença é causada por um ou mais adenomas benignos tireoideanos de função autônoma, algumas vezes referida como hiperplasia tireoideana adenomatosa. Somente uma pequena porcentagem dos casos de hipotireoidismo é causada por carcinomas tireoideanos diferenciais de função autônoma. Independentemente da exata caracterização histopatológica do tecido tireoideano responsável pela tireotoxicose, a principal característica clínica consistente é a função e o crescimento autônomos. Essa produção autônoma de hormônio tireoideano causa uma tireotoxicose persistente e progressiva. Níveis cronicamente elevados de hormônios tireoideanos circulantes levam à supressão do *feedback* do hipotálamo e glândula pituitária, resultando em níveis cronicamente baixos de hormônio tireoestimulante (TSH). Finalmente, níveis de TSH cronicamente diminuídos levam à atrofia do tecido tireoideano normal, o qual é dependente do TSH para sua função e crescimento. Elevações subclínicas dos níveis circulantes de hormônio tireoideano que ocorrem nos estágios iniciais do hipertireoidismo levarão à supressão do *feedback* da liberação de TSH pela pituitária anterior muito antes do desenvolvimento dos sinais de tireotoxicose. Como resultado, gatos com hipertireoidismo são tipicamente diagnosticados após meses de supressão do tecido tireoideano normal por níveis de TSH persistentemente baixos. Essa atrofia do tecido tireoideano normal pode levar a um período de hipotireoidismo transitório após terapia conservadora por iodo radioativo.[22,41,62–65] Os níveis decrescentes de hormônios tireoideanos circulantes que se seguem à terapia por iodo radioativo levam a um incremento na liberação de TSH pela pituitária anterior. A reativação e/ou regeneração do tecido tireoideano previamente atrofiado que ocorre em resposta aos níveis aumentados de TSH não são instantâneas; um intervalo de hipotireoidismo iatrogênico transitório é possível após terapia com iodo radioativo. Finalmente, os níveis elevados de TSH que ocorrem em resposta aos níveis decrescentes de hormônios tireoideanos circulantes após terapia com iodo radioativo levam à reativação e/ou regeneração do tecido tireoideano previamente atrofiado, retornando ao eutireoidismo persistente na maioria desses gatos.

A duração desse hipotireoidismo iatrogênico transitório varia de dias a meses. Quando a duração do hipotireoidismo transitório é menor do que o intervalo utilizado para reavaliar o paciente após a terapia, ele pode não ser detectado. A maioria dos gatos hipertireóideos com função renal normal tolera um intervalo de hipotireoidismo iatrogênico sem consequências negativas. Gatos hipertireóideos com DRC concomitante provavelmente se tornarão azotêmicos durante esse intervalo, motivando o início da suplementação com hormônios tireoideanos a fim de limitar a progressão da DRC que ocorre em resposta ao hipotireoidismo iatrogênico.[44] A persistência de baixos níveis de TFG em cães hipotireóideos após o restabelecimento do eutireoidismo por suplementação oral de hormônios tireoideanos sugere a possibilidade de uma lesão renal irreversível que acompanhou o hipotireoidismo nesses cães.[56] Em gatos hipertireóideos com DRC mais avançada resultando na presença de azotemia enquanto eles estão tireotóxicos, o hipotireoidismo transitório que se segue à terapia por iodo radioativo pode contribuir de forma semelhante para o declínio irreversível da função renal e menor tempo de sobrevida.[11] Em apoio a esta premissa, em um estudo recente observou-se que a prevenção do hipotireoidismo iatrogênico após terapia com iodo radioativo em gatos hipertireóideos com azotemia concomitante pela administração de suplementação oral por hormônios tireoideanos limitou a progressão da azotemia.[66]

Há crescentes evidências de que o hipotireoidismo iatrogênico contribui para a progressão da DRC, assim como menor tempo de sobrevida. A abordagem prévia que focou resolver a tireotoxicose sem consideração dos efeitos do hipotireoidismo iatrogênico não pode mais ser apoiada. As recomendações atuais para o tratamento de gatos hipertireóideos deve incluir a percepção dos efeitos negativos tanto da tireotoxicose como do hipotireoidismo sobre o rim.

Gatos Hipertireóideos com Azotemia Concomitante

Gatos com azotemia documentada enquanto estão com tireotoxicose frequentemente apresentarão um período com piora da azotemia após um retorno ao eutireoidismo persistente. O declínio da TFG que acompanha a resolução de tireotoxicose é potencialmente mais significativo do ponto de vista clínico em gatos hipertireóideos com azotemia preexistente no momento do diagnóstico. Em um estudo prévio com 300 gatos hipertireóides tratados com medicamentos ou em combinação com tireoidectomia, 32 gatos com azotemia antes do tratamento (creatinina maior que 2 mg/dL [176,8 μmol/L]) foram identificados, e esses gatos apresentaram tempos de sobrevida mais curtos (mediana 178 dias, variando de 0 a 1.505 dias) do que os gatos que não estavam azotêmicos no momento do início da terapia (mediana 612 dias, variando de 0 a 2.541 dias).[67] Não é surpreendente que gatos hipertireóideos com DRC mais avançada no momento do diagnóstico tivessem menor tempo de sobrevida em relação a gatos hipertireóideos com menor grau de DRC. A doença renal crônica é, afinal, uma causa importante de morte em gatos geriátricos.[68] Entretanto, a progressão da DRC é amplamente variável dentre os gatos, e vários apresentam níveis estáveis de azotemia por períodos prolongados.[69] Experimentalmente, gatos parecem ter uma função renal relativamente estável por pelo menos 12 meses após a indução da função renal reduzida por ablação renal parcial (cinco sextos).[70] Ademais, gatos com DRC de ocorrência natural morrerão de outras enfermidades que não a nefropatia em aproximadamente 50% dos casos.[71]

Gatos com azotemia concomitante no momento do diagnóstico de hipertireoidismo podem apresentar períodos de sobrevida maiores. Um relato recente avaliou 181 gatos hipertireóideos com DRC concomitante (estágio 2 a 3 da IRIS) que foram tratados com terapia por iodo radioativo.[72] Todos os gatos, nesse relato, foram tratados com doses individualizadas de iodo-131 calculadas com o objetivo de resolução da doença adenomatosa e minimização do hipotireoidismo iatrogênico. Além disso, 131 gatos desse relato foram suplementados com levotiroxina oral sódica (0,1 mg, por via oral [VO], a cada 24 horas) no momento da alta após terapia por iodo radioativo. Essa suplementação foi indicada para evitar o hipotireoidismo iatrogênico transitório que poderia ocorrer após terapia eficaz por iodo radioativo. Os 50 gatos restantes serviram como controle e não receberam suplementação por tiroxina. Todos os gatos desse estudo, tanto os que foram suplementados por levotiroxina sódica como o grupo controle, receberam alta e prescrição de fluido subcutâneo administrado em casa, em dias alternados para o intervalo imediato após terapia (20 dias). Apesar da azotemia pré-tratamento demonstrada por esses gatos (mediana da creatinina = 2,5 mg/dL [221 μmol/L], variação = 2,0 a 4,7 mg/dL [176,8 a 415,5 μmol/L], a mediana do tempo de sobrevida para os gatos suplementados (1.094 dias) e controle (643 dias) nesse estudo são análogos aos tempos de sobrevida medianos de relatos prévios de gatos hipertireóideos não azotêmicos após terapia por iodo radioativo.[6,22,73]

Há diversas possíveis explicações para a maior sobrevida notada nesses gatos hipertireóideos azotêmicos tratados por iodo radioativo. Todos os gatos desse estudo foram tratados com fluido subcutâneo durante o período de hospitalização para terapia por iodo radioativo (3 a 6 dias) e pelos 20 dias subsequentes após receberem alta. Fluidos subcutâneos foram administrados com o objetivo de melhorar a hidratação e suporte função renal durante o período de declínio dos hormônios tireoideanos e subsequente redução da TFG. Gatos hipertireóideos podem passar por um período de redução do consumo alimentar e hídrico após tratamento com iodo radioativo. Tal redução é geralmente atribuída às respostas psicológicas à experiência de hospitalização para terapia por iodo radioativo e reajuste após retornar para casa. A terapia com fluido subcutâneo poderia, portanto, evitar episódios de insuficiente hidratação, que poderiam por sua vez contribuir para a piora da função renal e menor tempo de sobrevida.

Outra explicação para a disparidade entre os tempos de sobrevida de gatos hipertireóideos com azotemia pré-tratamento entre esses dois estudos poderia ser a efetividade da terapia para controle da tireotoxicose. Muitos dos gatos tratados com medicamentos foram submetidos a tratamentos inadequados. Foi documentado que somente 123 de 300 gatos (41%) tinham um bom controle da sua doença (T4 menor que 3,1 μg/dL [40 nmol/L] no período de 2 a 6 meses após o tratamento.[67] Dos 181 gatos tratados com iodo radioativo, 152 (84%) apresentam níveis de T4 total menores do que 3,1 μg/dL [40 nmol/L] no período de 3 meses após o tratamento com iodo radioativo. A tireotoxicose persistente e descontrolada pode ter contribuído para uma redução do tempo de sobrevida nos gatos tratados de forma medicamentosa com azotemia pré-tratamento.

Finalmente, com base na redução da sobrevida que acompanha o desenvolvimento do hipotireoidismo iatrogênico em gatos sem azotemia antecedente,[11] o desenvolvimento do hipotireoidismo iatrogênico em gatos com azotemia preexistente contribuiu para uma redução ainda mais significativa do tempo de sobrevida. O tratamento de gatos hipertireóideos com azotemia concomitante com o objetivo de evitar o hipotireoidismo iatrogênico pode resultar em tempos de sobrevida semelhantes aos de gatos hipertireóideos não azotêmicos.[72]

Recomendações Atuais

A literatura atual suporta diversos conceitos-chaves que são importantes para a melhora da sobrevida ao tratar gatos hipertireóideos com DRC concomitante. O primeiro conceito fundamental é a importância da resolução da tireotoxicose; demonstrou-se que ela causa alterações cardiovasculares progressivas e potencialmente terminais em gatos hipertireóideos logo após a documentação da doença no gato.[74-80] Mais recentemente, relatos sugerem a contribuição que a tireotoxicose tem sobre a progressão da DRC em gatos hipertireóideos.[12,14] A recomendação prévia para permitir que gatos hipertireóideos com doença renal concomitante permanecessem em discreta tireotoxicose em uma tentativa de melhorar os níveis numéricos de creatinina foi abandonada.[29]

Enquanto relatos iniciais sugeriram que a grande maioria dos gatos em tratamento farmacológico para hipertireoidismo alcançaram controle adequado,[36] estudos subsequentes e a experiência clínica demonstram que a terapia medicamentosa frequentemente leva ao controle inadequado da tireotoxicose. Em um recente estudo com 1.428 gatos tratados com metimazol ou carbimazol, os níveis de T4 total permaneceram acima dos valores de referência em 52,9% e 49%, respectivamente, das amostras analisadas.[17] As terapias curativas, incluindo tanto a tireoidectomia como a terapia por iodo radioativo, são mais consistentemente efetivas em resolver a tireotoxicose associada ao hipertireoidismo. A terapia por iodo radioativo resulta em uma resolução permanente da tireotoxicose em aproximadamente 95% dos gatos hipertireóideos tratados.[41] A resolução permanente da tireotoxicose que ocorre após a terapia por iodo radioativo foi associada a tempos de sobrevida aproximadamente duas vezes maiores[72] do que aqueles observados em gatos hipertireóideos tratados com metimazol.[67]

O segundo conceito-chave é a importância de prevenção do hipotireoidismo iatrogênico. Embora não reconhecido até recentemente, a prevenção do hipotireoidismo iatrogênico é de fundamental importância para maximização do tempo de sobrevida após terapia para hipertireoidismo em gatos. Foi demonstrado que o hipotireoidismo reduz a função renal em todas as espécies avaliadas. E o hipotireoidismo iatrogênico mostrou piorar a azotemia e encurtar a sobrevida após o tratamento de gatos com hipertireoidismo.[11,34,44] O hipotireoidismo iatrogênico tem sido documentado durante o tratamento médico utilizando o metimazol ou carbimazol, assim como após terapias definitivas por tireoidectomia e iodo radioativo. Independentemente da modalidade terapêutica utilizada, tentativas de evitar a indução do hipotireoidismo iatrogênico são críticas para prevenir maiores lesões renais nesses gatos.

Ao tratar gatos hipertireóideos com iodo radioativo, é recomendada a utilização de doses individualizadas que são determinadas com o objetivo de resolução da doença adenomatosa e evitar o hipotireoidismo iatrogênico.[41] Além disso, a utilização transitória da suplementação por levotiroxina sódica iniciada após a alta mostrou limitar a progressão da azotemia em gatos hipertireóideos com azotemia pré-tratamento concomitante.[72]

Ao tratar gatos hipertireóideos com tireoidectomia, a utilização transitória da suplementação por levotiroxina sódica é recomendada mesmo após lobectomias tireoideanas unilaterais. Tal suplementação ajudará a evitar o período transitório de hipotireoidismo que ocorre antes da reativação e regeneração do tecido tireoideano remanescente normal, mas previamente suprimido. A utilização de suplementação permanente por levotiroxina sódica é, de forma semelhante, indicada após lobectomias tireoideanas bilaterais.

A farmacoterapia de um gato hipertireóideo com doença renal concomitante pode ser a forma mais problemática de terapia. De maneira ideal, a dose da medicação antitireoideana precisa ser ajustada a fim de alcançar controle persistente da tireotoxicose do paciente e prevenir os efeitos negativos do hipotireoidismo iatrogênico. Além de superar de forma consistente a tolerância variável de gatos hipertireóideos para o procedimento de serem medicados com drogas antitireoideanas seja pela forma oral ou transdérmica, existem diversas outras limitações para se alcançar o objetivo. Tais limitações incluem a natureza progressiva do hipertireoidismo, necessitando de incrementos regulares na dose do fármaco,[41] incidência crescente de efeitos colaterais gastrintestinais associados ao incremento da dose de medicações antitireoideanas,[81] e a absorção limitada da apresentação transdérmica desses fármacos.[82] A dificuldade em alcançar o eutireoidismo persistente em gatos hipertireóideos tratados apenas com medicamentos pode explicar a redução dos tempos de sobrevida em gatos tratados com metimazol quando comparados a pacientes tratados com iodo radioativo.[3,67,72]

A tarefa de garantir o eutireoidismo persistente utilizando suplementação por levotiroxina sódica em gatos com hipotireoidismo iatrogênico após a terapia por iodo radioativo ou a tireoidectomia é, por comparação, relativamente simples. A natureza da condição é relativamente estática. Assim que o eutireoidismo for alcançado após suplementação oral de hormônios tireoideanos, há raramente uma necessidade de ajustes contínuos de dose. A tiroxina é um hormônio naturalmente produzido pela glândula tireoide do paciente. Desta forma, não existem reações idiossincráticas ou outros efeitos colaterais associados à administração de doses apropriadas do suplemento sintético. A levotiroxina sódica é inodora e insípida[83] e, portanto, facilmente escondida em pequenos volumes de alimentos ou guloseimas altamente palatáveis. Finalmente, a levotiroxina sódica está disponível tanto em comprimidos como em formas líquidas.

O terceiro conceito fundamental é a importância da utilização das terapias de suporte padrões tradicionalmente utilizadas em gatos com DRC. A redução da TFG que acompanha a resolução da tireotoxicose deve ser antecipada e terapias de suporte padronizadas para doença renal preexistente devem ser iniciadas para garantir a tolerância para a alteração incremental da função renal que acompanha o retorno ao eutireoidismo. A maioria dos gatos com DRC concomitante e hipertireoidismo será beneficiada pela administração de fluido subcutâneo após o início da terapia antitireoideana. Vários gatos serão beneficiados pelo início de outras medidas terapêuticas usualmente instituídas, terapias padrões, incluindo a possível restrição dietética de fósforo, quelantes de fosfato, bloqueadores de histamina (H$_2$), suplementação de potássio, terapia anti-hipertensiva quando indicada, tratamento da proteinúria quando indicado, e administração suplementar de vitamina B. Para mais detalhes sobre o tratamento da DRC, consulte o Capítulo 47.

Concluindo, gatos hipertireóideos com azotemia concomitante podem ser tratados com sucesso, resultando-se em sobrevida relativamente longa pela resolução da tireotoxicose e prevenção de consequências do hipotireoidismo iatrogênico e início de forma simultânea da terapia de suporte padrão utilizada em gatos com DRC.

Referências

1. Adams WH, Daniel GB, Legendre AM, et al: Changes in renal function in cats following treatment of hyperthyroidism using ^{131}I. *Vet Radiol Ultrasound* 38:231-238, 1997.

2. Broussard JD, Peterson ME, Fox PR: Changes in clinical and laboratory findings in cats with hyperthyroidism from 1983 to 1993. *J Am Vet Med Assoc* 206:302-305, 1995.

3. Milner RJ, Channell CD, Levy JK, et al: Survival times for cats with hyperthyroidism treated with iodine 131, methimazole, or both: 167 cases (1996-2003). *J Am Vet Med Assoc* 228:559-563, 2006.

4. Bucknell DG: Feline hyperthyroidism: spectrum of clinical presentations and response to carbimazole therapy. *Aust Vet J* 78:462-465, 2000.

5. Boag AK, Neiger R, Slater L, et al: Changes in the glomerular filtration rate of 27 cats with hyperthyroidism after treatment with radioactive iodine. *Vet Rec* 161:711-715, 2007.

6. Slater MR, Geller S, Rogers K: Long-term health and predictors of survival for hyperthyroid cats treated with iodine 131. *J Vet Intern Med* 15:47-51, 2001.

7. Graves TK, Olivier NB, Nachreiner RF, et al: Changes in renal function associated with treatment of hyperthyroidism in cats. *Am J Vet Res* 55:1745-1749, 1994.

8. Riensche MR, Graves TK, Schaeffer DJ: An investigation of predictors of renal insufficiency following treatment of hyperthyroidism in cats. *J Feline Med Surg* 10:160-166, 2008.

9. Becker TJ, Graves TK, Kruger JM, et al: Effects of methimazole on renal function in cats with hyperthyroidism. *J Am Anim Hosp Assoc* 36:215-223, 2000.

10. Feldman EC, Nelson RW: Feline hyperthyroidism (thyrotoxicosis). In Feldman EC, Nelson RW, editors: *Canine and feline endocrinology and reproduction*, ed 3, Philadelphia, 2004, Saunders, pp 152-218.

11. Williams TL, Elliott J, Syme HM: Association of iatrogenic hypothyroidism with azotemia and reduced survival time in cats treated for hyperthyroidism. *J Vet Intern Med* 24:1086-1092, 2010.

12. van Hoek I, Lefebvre HP, Peremans K, et al: Short- and long-term follow-up of glomerular and tubular renal markers of kidney function in hyperthyroid cats after treatment with radioiodine. *Domest Anim Endocrinol* 36:45-56, 2009.

13. van Hoek I, Lefebvre HP, Kooistra HS, et al: Plasma clearance of exogenous creatinine, exo-iohexol, and endo-iohexol in hyperthyroid cats before and after treatment with radioiodine. *J Vet Intern Med* 22:879-885, 2008.

14. Lapointe C, Belanger M, Dunn M, et al: N-acetyl-beta-D-glucosaminidase index as an early biomarker for chronic kidney disease in cats with hyperthyroidism. *J Vet Intern Med* 22:1103-1110, 2008.

15. Graham PA, Refsal KR, Nachreiner RF, et al: The measurement of feline thyrotropin (TSH) using a commercial canine immunoradiometric assay. *J Vet Intern Med* 14:342, 2000 (Abstract).

16. Fischetti AJ, Drost WT, DiBartola SP, et al: Effects of methimazole on thyroid gland uptake of ^{99m}TC-pertechnetate in 19 hyperthyroid cats. *Vet Radiol Ultrasound* 46:267-272, 2005.

17. Gallagher B, Mooney C, Graham P: Efficacy of two oral antithyroid medications used once daily: a laboratory survey. In *British Small Animal Veterinary Association (BSAVA) Congress, Scientific Proceedings*, Birmingham, 2011, 457.

18. Chciuk K, Behrend EN, Martin L, et al: Evaluation of thyroid-stimulating hormone, total thyroxine and free thyroxine concentrations in 65 hyperthyroid cats receiving methimazole therapy. *J Vet Intern Med* 27:691-692, 2013.

19. Jones BR, Cayzer J, Dillon EA, et al: Radio-iodine treatment of hyperthyroid cats. *N Z Vet J* 39:71-74, 1991.

20. Meric SM, Rubin SI: Serum thyroxine concentrations following fixed-dose radioactive iodine treatment in hyperthyroid cats: 62 cases (1986-1989). *J Am Vet Med Assoc* 197:621-623, 1990.

21. Nykamp SG, Dykes NL, Zarfoss MK, et al: Association of the risk of development of hypothyroidism after iodine 131 treatment with the pretreatment pattern of sodium pertechnetate Tc99m uptake in the thyroid gland in cats with hyperthyroidism: 165 cases (1990-2002). *J Am Vet Med Assoc* 226:1671-1675, 2005.

22. Peterson ME, Becker DV: Radioiodine treatment of 524 cats with hyperthyroidism. *J Am Vet Med Assoc* 207:1422-1428, 1995.

23. Boshoven EW, Conway TS: Surprising bloodwork results following treatment of 90 hyperthyroid cats with radioactive iodine-131 (^{131}I). In *Proceedings, American College of Veterinary Radiology Annual Scientific Conference*, Las Vegas, 2012, 96.,

24. Morrison J, Jergens A, Deitz K, et al: Investigation of prognostic factors for the development of renal disease after treating I-131 therapy in feline hyperthyroidism. *J Vet Intern Med* 24:745, 2010 (Abstract).

25. Morrison J, Jergens A, Deitz K, et al: Comparison of models for predicting renal disease following I-131 therapy for feline hyperthyroidism. *J Vet Intern Med* 24:744-745, 2010 (Abstract).

26. Mooney CT, Peterson ME: Feline hyperthyroidism. In Mooney CT, Peterson ME, editors: *Manual of canine and feline endocrinology*, ed 4,

Quedgeley, 2012, British Small Animal Veterinary Association, pp 199-203.

27. Wakeling J, Rob C, Elliott J, et al: Survival of hyperthyroid cats is not affected by posttreatment azotaemia. *J Vet Intern Med* 20:1523, 2006.

28. Harley LS, Peterson ME, Langston CE, et al: IRIS stages of chronic kidney disease before and after treatment with radioiodine in cats with hyperthyroidism. *J Vet Intern Med* 25:678-679, 2011.

29. Daminet S, Kooistra HS, Fracassi F, et al: Best practice for the pharmacological management of hyperthyroid cats with antithyroid drugs. *J Small Anim Pract* 55:4-13, 2014.

30. Greco DS: Diagnosis of congenital and adult-onset hypothyroidism in cats. *Clin Tech Small Anim Pract* 21:40-44, 2006.

31. Peterson ME: Feline hypothyroidism. In Kirk RW, Bonagura JD, editors: *Current veterinary therapy X*, Philadelphia, 1989, Saunders, pp 1000-1001.

32. Peterson ME, Randolph JF, Mooney CT: Endocrine diseases. In Sherding RG, editor: *The cat: diagnosis and clinical management*, ed 2, New York, 1994, Churchill Livingstone, pp 1404-1506.

33. Daminet S: Feline hypothyroidism. In Mooney CT, Peterson ME, editors: *BSAVA manual of canine and feline endocrinology*, Quedgeley, 2011, British Small Animal Veterinary Association, pp 111-115.

34. Baral R, Peterson ME: Thyroid gland disorders. In Little SE, editor: *The cat: clinical medicine and management*, Philadelphia, 2012, Elsevier/Saunders, pp 571-592.

35. Rand JS, Levine J, Best SJ, et al: Spontaneous adult-onset hypothyroidism in a cat. *J Vet Intern Med* 7:272-276, 1993.

36. Peterson ME, Kintzer PP, Hurvitz AI: Methimazole treatment of 262 cats with hyperthyroidism. *J Vet Intern Med* 2:150-157, 1988.

37. Mooney CT, Thoday KL, Doxey DL: Carbimazole therapy of feline hyperthyroidism. *J Small Animal Pract* 33:228-235, 1992.

38. Gillen PL: Coping with an uncommon condition: hypothyroidism in a cat. *Vet Med* 80:46-53, 1986.

39. Blois SL, Abrams-Ogg AC, Mitchell C, et al: Use of thyroid scintigraphy and pituitary immunohistochemistry in the diagnosis of spontaneous hypothyroidism in a mature cat. *J Feline Med Surg* 12:156-160, 2010.

40. van Hoek IM, Vandermeulen E, Peremans K, et al: Thyroid stimulation with recombinant human thyrotropin in healthy cats, cats with nonthyroidal illness and in cats with low serum thyroxin and azotaemia after treatment of hyperthyroidism. *J Feline Med Surg* 12:117-121, 2010.

41. Peterson M, Broome MR: Radioiodine for feline hyperthyroidism. In Bonagura JD, Twedt D, editors: *Kirk's current veterinary therapy XV*, St Louis, 2014, Elsevier/Saunders, pp e112-e122.

42. Wakeling J: Use of thyroid stimulating hormone (TSH) in cats. *Can Vet J* 51:33-34, 2010.

43. Peterson ME: Feline focus: Diagnostic testing for feline thyroid disease: hypothyroidism. *Compend Contin Educ Vet* 35:E4, 2013.

44. Williams TL: Is hyperthyroidism damaging to the feline kidney? PhD thesis, Royal Veterinary College, University of London, 2013.

45. Ford RV, Owens JC, Curd GW Jr, et al: Kidney function in various thyroid states. *J Clin Endocrinol Metab* 21:548-553, 1961.

46. Katz AI, Lindheimer MD: Renal sodium- and potassium-activated adenosine triphosphatase and sodium reabsorption in the hypothyroid rat. *J Clin Invest* 52:796-804, 1973.

47. Capasso G, Lin JT, De Santo NG, et al: Short term effect of low doses of tri-iodothyronine on proximal tubular membrane Na-K-ATPase and potassium permeability in thyroidectomized rats. *Pflugers Arch* 403:90-96, 1985.

48. Montenegro J, Gonzalez O, Saracho R, et al: Changes in renal function in primary hypothyroidism. *Am J Kidney Dis* 27:195-198, 1996.

49. Moses AM, Scheinman SJ: The kidneys and electrolyte metabolism in hypothyroidism. In Braverman LE, Utiger RD, editors: *Werner and Ingbar's the thyroid, a fundamental and clinical text*, ed 7, Philadelphia, 1996, Lippincott-Raven, pp 812-815.

50. Villabona C, Sahun M, Roca M, et al: Blood volumes and renal function in overt and subclinical primary hypothyroidism. *Am J Med Sci* 318:277-280, 1999.

51. den Hollander JG, Wulkan RW, Mantel MJ, et al: Correlation between severity of thyroid dysfunction and renal function. *Clin Endocrinol (Oxf)* 62:423-427, 2005.

52. Kaptein E: The kidneys and electrolyte metabolism in hypothyroidism. In Braverman LE, Utiger RD, editors: *Werner & Ingbar's the thyroid, a fundamental and clinical text*, ed 9, Philadelphia, 2005, Lippincott Williams & Wilkins, pp 789-795.

53. Elgadi A, Verbovszki P, Marcus C, et al: Long-term effects of primary hypothyroidism on renal function in children. *J Pediatr* 152:860-864, 2008.

54. Iglesias P, Diez JJ: Thyroid dysfunction and kidney disease. *Eur J Endocrinol* 160:503-515, 2009.

55. Panciera DL, Lefebvre HP: Effect of experimental hypothyroidism on glomerular filtration rate and plasma creatinine concentration in dogs. *J Vet Intern Med* 23:1045, 2009.

56. Gommeren K, van Hoek I, Lefebvre HP, et al: Effect of thyroxine supplementation on glomerular filtration rate in hypothyroid dogs. *J Vet Intern Med* 23:844-849, 2009.

57. Mariani LH, Berns JS: The renal manifestations of thyroid disease. *J Am Soc Nephrol* 23:22-26, 2012.

58. Lafayette RA, Costa ME, King AJ: Increased serum creatinine in the absence of renal failure in profound hypothyroidism. *Am J Med* 96:298-299, 1994.

59. Katz AI, Emmanouel DS, Lindheimer MD: Thyroid hormone and the kidney. *Nephron* 15:223-249, 1975.

60. Williams TL, Elliott J, Syme H: Restoration of euthyroidism in medically treated hyperthyroid cats with iatrogenic hypothyroidism (IH) improves renal function. *J Vet Intern Med* 26:753-754, 2012 (Abstract).

61. Basu G, Mohapatra A: Interactions between thyroid disorders and kidney disease. *Indian J Endocrinol Metab* 16:204-213, 2012.

62. MacFarlane IA, Shalet SM, Beardwell CG, et al: Transient hypothyroidism after iodine-131 treatment for thyrotoxicosis. *Br Med J* 2:421, 1979.

63. Sawers JS, Toft AD, Irvine WJ, et al: Transient hypothyroidism after iodine-131 treatment of thyrotoxicosis. *J Clin Endocrinol Metab* 50:226-229, 1980.

64. Connell JM, Hilditch TE, McCruden DC, et al: Transient hypothyroidism following radioiodine therapy for thyrotoxicosis. *Br J Radiol* 56:309-313, 1983.

65. Theon AP, Van Vechten MK, Feldman E: Prospective randomized comparison of intravenous versus subcutaneous administration of radioiodine for treatment of hyperthyroidism in cats. *Am J Vet Res* 55:1734-1738, 1994.

66. Broome MR, Peterson ME: Use of L-thyroxine supplementation after radioiodine therapy helps blunt the worsening of azotemia in hyperthyroid cats with pre-existing kidney disease. *J Vet Intern Med* 27:686, 2013.

67. Williams T, Peak K, Brodbelt D, et al: Survival and the development of azotemia after treatment of hyperthyroid cats. *J Vet Intern Med* 24:863-869, 2010.

68. Lulich JP, Osborne CA, O'Brien TD, et al: Feline renal failure: questions, answers, questions. *Compen Contin Educ Pract Vet* 14:127-152, 1992.

69. Elliott J, Barber PJ: Feline chronic renal failure: clinical findings in 80 cases diagnosed between 1992 and 1995. *J Small Anim Pract* 39:78-85, 1998.

70. Adams LG, Polzin DJ, Osborne CA, et al: Influence of dietary protein/calorie intake on renal morphology and function in cats with 5/6 nephrectomy. *Lab Invest* 70:347-357, 1994.

71. Elliott J, Rawlings JM, Markwell PJ, et al: Survival of cats with naturally occurring chronic renal failure: effect of dietary management. *J Small Anim Pract* 41:235-242, 2000.

72. Broome MR, Peterson ME: Use of L-thyroxine supplementation after radioiodine therapy in hyperthyroid cats with pre-existing kidney disease reduces the incidence of iatrogenic hypothyroidism and reduces the progression of azotemia, Unpublished data, 2014.

73. Vagney M, Desquilbet L, Reyes-Gomez E, et al: Survival times for cats with hyperthyroidism treated with a fixed low-dose of iodine 131. *J Vet Intern Med* 28:742-743, 2014.

74. Liu SK, Peterson ME, Fox PR: Hypertrophic cardiomyopathy and hyperthyroidism in the cat. *J Am Vet Med Assoc* 185:52-57, 1984.

75. Jacobs G, Hutson C, Dougherty J, et al: Congestive heart failure associated with hyperthyroidism in cats. *J Am Vet Med Assoc* 188:52-56, 1986.

76. Moise NS, Dietze AE: Echocardiographic, electrocardiographic, and radiographic detection of cardiomegaly in hyperthyroid cats. *Am J Vet Res* 47:1487-1494, 1986.

77. Bond BR, Fox PR, Peterson ME, et al: Echocardiographic findings in 103 cats with hyperthyroidism. *J Am Vet Med Assoc* 192:1546-1549, 1988.

78. Fox PR, Peterson ME, Broussard JD: Electrocardiographic and radiographic changes in cats with hyperthyroidism: comparison of populations evaluated during 1992-1993 vs. 1979-1982. *J Am Anim Hosp Assoc* 35:27-31, 1999.

79. Weichselbaum RC, Feeney DA, Jessen CR: Relationship between selected echocardiographic variables before and after radioiodine treatment in 91 hyperthyroid cats. *Vet Radiol Ultrasound* 46:506-513, 2005.

80. Altay UM, Skerritt GC, Hilbe M, et al: Feline cerebrovascular disease: clinical and histopathologic findings in 16 cats. *J Am Anim Hosp Assoc* 47:89-97, 2011.

81. Trepanier LA: Pharmacologic management of feline hyperthyroidism. *Vet Clin North Am Small Anim Pract* 37:775-788, 2007, vii.

82. Sartor LL, Trepanier LA, Kroll MM, et al: Efficacy and safety of transdermal methimazole in the treatment of cats with hyperthyroidism. *J Vet Intern Med* 18:651-655, 2004.

83. Plumb DC: Levothyroxine sodium. *Plumb's veterinary drug handbook*, ed 6, Stockholm, 2008, PharmaVet, pp 534-536.

Os Testes com Metimazol São Realmente Necessários?

Harriet M. Syme

O hipertireoidismo e a doença renal crônica (DRC) são ambos problemas muito comuns do gato idoso e podem ocorrer concomitantemente no mesmo indivíduo.[1,2] O hipertireoidismo aumenta a taxa de filtração glomerular (TFG) e assim, em alguns gatos, a presença da DRC é mascarada e somente revelada quando o gato for mantido em estado eutireóideo e a azotemia for documentada. Isso levou à recomendação de que testes terapêuticos com metimazol (ou carbimazol) devam ser rotineiramente realizados antes da terapia definitiva por iodo radioativo ou tireoidectomia. Algumas poucas implicações importantes resultam dessa recomendação. Primeiramente, se ocorrer azotemia após o tratamento médico, seria melhor então deixar subsequentemente o hipertireoidismo sem tratamento (ou pelo menos deixá-lo em condições subclínicas) a fim de maximizar a função renal. Em segundo lugar, se o paciente desenvolver azotemia, o cliente então deve ser aconselhado a não submeter seu gato à terapia definitiva para o hipertireoidismo em razão do prognóstico reservado ao longo do tempo. Entretanto, evidências sugerem que ambas as conjunturas estão enganadas, como será detalhado posteriormente.

Para compreender os argumentos a favor e contra a realização de testes com metimazol antes da terapia definitiva para hipertireoidismo, é útil inicialmente revisar o efeito dos hormônios tireoideanos sobre a função renal e a alterações que podem ser antecipadas após o tratamento do hipertireoidismo.

EFEITOS DE HORMÔNIOS TIREOIDEANOS SOBRE A FUNÇÃO RENAL

Tanto o hiper como o hipotireoidismo causam alterações na função renal, e estas são, em geral, naturalmente opostas. Por exemplo, o hipertireoidismo aumenta a TFG, e o hipotireoidismo diminui. Tais alterações já foram demonstradas em ratos, cães, gatos e seres humanos.[3-5] As alterações que ocorrem em associação à doença tireoidiana em humanos e cães receberam relativamente pouca atenção, pois, de forma geral, esses pacientes apresentam reserva renal adequada, o que faz com que o desenvolvimento da azotemia seja relativamente incomum apesar da alteração da TFG.[3,6] Ao contrário, em gatos idosos nos quais a prevalência da DRC clínica e subclínica é muito alta,[7] alterações na função renal que ocorrem coincidentes com alterações no estado tireoideano são uma fonte de grande preocupação clínica aos veterinários.

Os hormônios tireoideanos alteram o fluxo sanguíneo renal (FSR) e a TFG por vários mecanismos diferentes. O débito cardíaco está aumentado no hipertireoidismo em razão dos efeitos cronotrópico e inotrópico positivos sobre o coração. Isso ocorre em parte em razão dos efeitos diretos dos hormônios tireoideanos, e em parte em resposta a uma redução marcante na resistência vascular sistêmica.[8,9] O aumento no débito cardíaco tende a aumentar o FSR, um efeito que é pronunciado pelo aumento da produção de cortisol do vasodilatador óxido nítrico e redução da produção do vasoconstritor endotelina.[10,11] A hemodinâmica glomerular também é influenciada pela ativação do sistema renina-angiotensina-aldosterona que ocorre pelo hipertireoidismo.[12] Isso resulta em vasoconstrição arteriolar eferente relativa e um aumento consequente na fração de filtração; isso significa que a TFG está aumentada para além do que seria previsto pelas alterações no FSR. Além disso, hormônios tireoideanos estimulam diretamente a reabsorção de sódio e cloreto pelo néfron proximal,[13] o que diminui o fornecimento de cloreto à mácula densa e estimula os mecanismos de *feedback* tubuloglomerulares, o que também serve para elevar a TFG.

O hipertireoidismo causa proteinúria. A pressão glomerular aumentada é uma potencial causa dessa alteração. Há algumas evidências que sugerem, entretanto, que a proteinúria que ocorre no hipertireoidismo não tenha origem inteiramente glomerular, já que pode resultar de alterações na reabsorção tubular da proteína filtrada.[14,15]

No estado hipertireóideo, os túbulos renais se hipertrofiam e vários processos de transporte mediados por carreadores diferentes são ativados. Além da inserção de canais de cloreto descritos anteriormente, os hormônios tireoideanos também modulam a expressão de um trocador de hidrogênio e sódio e transportadores de sódio e fosfato no néfron proximal.[16] Essas alterações resultam em distúrbio dos mecanismos de acidificação urinária no hipotireoidismo e em uma tendência para hiperfosfatemia no hipertireoidismo. A hiperfosfatemia, por sua vez, pode levar ao hiperparatireoidismo em gatos hipertireóideos.[17,18]

ALTERAÇÕES NA TAXA DE FILTRAÇÃO GLOMERULAR, CREATININA E UREIA PELO TRATAMENTO DO HIPERTIREOIDISMO EM GATOS

Vários estudos demonstram que a TFG sofre um declínio marcante após tratamento do hipertireoidismo em gatos. Isso está associado à resolução do estado hipertireóideo, em vez dos efeitos adversos de qualquer modalidade terapêutica em particular, e foi demonstrado em gatos tratados com iodo radioativo,[19,20] cirurgia[21] ou terapia médica.[22] As alterações na TFG são marcantes, variando de uma diminuição de 44% a 51% a partir dos valores antes do início do tratamento.[19-22] A TFG é estabilizada em 30 dias após o início da terapia, sem outras alterações significativas observadas por até 6 meses.[19,20]

Na prática clínica rotineira, a mensuração da TFG é incomum, e a concentração plasmática ou sérica de creatinina é utilizada em seu lugar para avaliação da função renal. A concentração de creatinina é um parâmetro híbrido que não é somente uma função da TFG, mas também da distribuição de creatinina no organismo, e também da sua taxa endógena de produção. A taxa de produção de creatinina em gatos hipertireóideos ainda não foi mensurada. Entretanto, é notável que embora a TFG em geral esteja estabilizada em um mês após o tratamento do hipertireoidismo, a concentração de creatinina continua a aumentar por mais tempo.[19,23] Isso pode ocorrer devido a aumentos da massa muscular que resultam de gatos que se tornam eutireóideos ou devido a outras influências ainda não caracterizadas dos hormônios tireoideanos sobre a taxa pela qual a creatinina é gerada no organismo. Em cães com hipotireoidismo experimentalmente induzido, a taxa de produção de creatinina está diminuída, o que significa que a concentração de creatinina subestima a redução que ocorre na TFG.[4] Este efeito também pode ser relevante para gatos que desenvolvem hipotireoidismo iatrogênico após tratamento para hipertireoidismo.

A proporção de gatos que desenvolvem azotemia (i.e., concentração de creatinina acima do intervalo de referência laboratorial) após tratamento para hipertireoidismo é dependente do grau de controle do hipertireoidismo. Em um estudo com 268 gatos inicialmente não azotêmicos, 28 de 106 (26,4%) gatos considerados bem controlados (tiroxina total menor que 40 nanomoles/litro [3,1 µg/dL] durante 6 meses) desenvolveram azotemia, comparados a somente três de 30 (7,7%) gatos com controle ruim do hipertireoidismo.[15] Dos gatos nos quais houve flutuação no controle do hipertireoidismo ou não puderam ser avaliados em razão da ausência de acompanhamento, 10 de 123 (8,1%) desenvolveram azotemia.

Frequentemente as concentrações de ureia em gatos com hipertireoidismo estão discretamente aumentadas, apesar da TFG elevada que ocorre por tal condição. Acredita-se que essa elevação esteja relacionada a incrementos na ingestão proteica dietética e catabolismo proteico. Isso significa que as relações ureia/creatinina tendem a estar altas inicialmente em gatos hipertireóideos e normalizam após o tratamento.

ARGUMENTOS A FAVOR DA REALIZAÇÃO DE TESTES COM METIMAZOL

Predição de Gatos que Desenvolverão Azotemia Não É Possível Sem Tratamento

A proporção de gatos que se tornaram azotêmicos após o tratamento do hipertireoidismo tem sido bastante variável em diferentes estudos, variando de 17% a 49%.[19,21,22,24-28] Uma razão para tal disparidade pode ser explicada por ser a ocorrência da azotemia mais provável, se o hipotireoidismo iatrogênico tiver se desenvolvido após a terapia para hipertireoidismo,[27] e a incidência pode ter diferido dentre os estudos publicados. Ela também dependerá, em alguma extensão, de quanto tempo após o tratamento a avaliação da função renal foi realizada, pois levará

algum tempo para que ocorra a azotemia. Conforme discutido anteriormente, as concentrações de creatinina podem não atingir seu pico até por 3 meses após o início do tratamento.[19,23]

Os testes terapêuticos com metimazol não seriam necessários se fosse possível predizer de maneira confiável quais gatos desenvolveriam azotemia após o tratamento do hipertireoidismo; gatos que provavelmente não desenvolveram azotemia poderão ser submetidos à terapia permanente imediatamente. Infelizmente, não existe atualmente nenhum teste único para predizer de forma confiável a função renal após o tratamento para hipertireoidismo. Foi relatado em um estudo inicial que a mensuração da TFG serviria para predizer quais gatos desenvolveriam azotemia após tratamento do hipertireoidismo.[25] Entretanto, essa relação não foi ainda comprovada em outros estudos nos quais a TFG foi mensurada. Embora os valores de TFG antes do tratamento geralmente tenham sido menores em gatos que desenvolveram subsequentemente azotemia do que naqueles que não apresentaram, existe uma sobreposição significativa entre os grupos.[19,23] Isso pode ser antecipado porque o declínio da TFG dependerá presumivelmente, em alguma extensão, da magnitude do hipertireoidismo antes do tratamento.

As concentrações de creatinina antes do tratamento permitem predizer o desenvolvimento de azotemia, à semelhança da mensuração da TFG. No maior estudo relatado até hoje, a concentração de creatinina pré-tratamento (mediana, percentis [25°, 75°]) foi significativamente maior ($P < 0,001$) naqueles gatos que desenvolveram azotemia após o tratamento (1,31 [1,18, 1,69], $n = 34$) do que naqueles que não desenvolveram (1,07 [0,9, 1,28], $n = 183$).[15] Apesar desta observação, os níveis basais de creatinina não foram considerados um indicador confiável para o desenvolvimento de azotemia após o tratamento em pacientes individuais porque havia considerável sobreposição entre os grupos. A ureia se comportou de forma semelhante.

Sugeriu-se algumas vezes que os gatos com boa capacidade de concentração renal (densidade urinária específica > 1.035) apresentariam menor probabilidade de desenvolverem azotemia após o tratamento. Entretanto, os estudos que avaliaram de forma objetiva essa afirmação não observaram que a densidade urinária específica possa ser um preditor útil do desenvolvimento de azotemia após o tratamento.[15,26]

A proteinúria é comum em gatos hipertireóideos, e diminui após o tratamento. Entretanto, a magnitude da proteinúria não prediz o desenvolvimento subsequente de azotemia.[15] Está correlacionada com o tempo de sobrevida em geral; entretanto, esta associação é relativamente fraca no hipertireoidismo em comparação com estudos de gatos com DRC e/ou hipertensão.[29,30]

ARGUMENTOS CONTRA A REALIZAÇÃO DE TESTES COM METIMAZOL

Subtratamento do Hipertireoidismo é Comum com o Tratamento Médico

Se o teste terapêutico for bem-sucedido em prever quais gatos desenvolverão azotemia quando tratados de modo definitivo (iodo radioativo ou tireoidectomia cirúrgica), deve-se reduzir a concentração dos hormônios tireoideanos até concentrações comparáveis, e por tempo suficiente para permitir que a azotemia ocorra. Isso é difícil de ser realizado na prática porque após a terapia médica (p. ex., terapia com fármacos ou dieta com restrição de iodo) do hipertireoidismo, o subtratamento é relativamente comum. Além disso, terapias reversíveis para o hipertireoidismo provavelmente resultarão em maior variação diária das concentrações de hormônios tireoideanos.

Em um dos primeiros estudos sobre o tratamento com metimazol, a falha em controlar a concentração de hormônios tireoideanos foi relatada somente em dois de 262 gatos tratados, embora doses de até 20 mg/dia (divididas) tenham sido administradas.[31] Entretanto, a experiência clínica subsequente sugeriu que a incapacidade de controlar o hipertireoidismo com medicamentos é relativamente comum, talvez porque menores doses iniciais tendam a ser administradas e os proprietários fiquem desapontados quando há necessidade de incrementos seriados na dose. Mesmo no estudo original, quase um terço dos gatos tratados por mais de 100 dias apresentavam valores de tiroxina total acima dos valores de referência em uma a quatro ocasiões,[31] demonstrando que ao mesmo tempo que o tratamento médico poderia ser efetivo, a consistência do efeito terapêutico foi de difícil manutenção.

Em um grande estudo de amostras submetidas a um laboratório após a administração de doses diárias de metimazol ($n = 543$) ou carbimazol ($n = 883$), os valores de tiroxina total estavam acima dos níveis terapêuticos desejados (10 a 50 nmol/L [0,78 a 3,89 μg/dL]) em 52,9% e 49%, e abaixo dos níveis terapêuticos almejados em 17,3% e 10,5% das amostras, respectivamente.[32] Isso poderia refletir uma abordagem conservadora pelos clínicos com um aumento progressivo na dose no início do tratamento, tendência a viés na submissão devido ao fato de as amostras serem obtidas de gatos que estavam demonstrando sinais persistentes de hipertireoidismo, e os resultados poderiam ser melhores se os pacientes submetidos à terapia com duas doses diárias tivessem sido incluídos no estudo. Mesmo assim, os resultados sugerem que muitos gatos tratados farmacologicamente para hipertireoidismo não estão bem controlados. Isso é especialmente verdadeiro, já que a faixa terapêutica desse estudo era bastante ampla; o controle ótimo do hipertireoidismo seria usualmente considerado como uma concentração de tiroxina total, na metade inferior dos valores de referência laboratoriais.

Os efeitos colaterais são relatados em 18% dos gatos tratados com metimazol.[31] Mais frequentemente consistem em simples distúrbios gastrintestinais (GI), os quais cessam após diminuição da dose. Reações adversas mais severas, como discrasias sanguíneas e escoriações faciais necessitam de suspensão da medicação. Efeitos colaterais semelhantes já foram relatados para o carbimazol,[33] o que é esperado por se tratar de um pró-fármaco, convertido em metimazol *in vivo*. O desenvolvimento de efeitos colaterais com o tratamento médico é, portanto, uma razão relativamente comum para gatos serem encaminhados para terapia com iodo radioativo. Isso, associado a dificuldade de controlar de forma consistente o hipertireoidismo com o tratamento médico durante um período de várias semanas a meses, significa que uma proporção relativamente alta de gatos submetidos ao tratamento permanente para hipertireoidismo nunca foram submetidos a um teste efetivo com metimazol. Embora isso não tenha sido estudado de maneira objetiva, empiricamente existem ainda muito poucas complicações relatadas dessa ausência de "testes terapêuticos".

A aplicação de medicamentos transdérmicos tem sido associada a uma menor frequência de efeitos colaterais GI do

que a medicação administrada por via oral.[34] Mesmo assim, a eficácia do tratamento com formulações transdérmicas tem sido menor do que com comprimidos em alguns,[34] mas não em todos,[35] estudos. A administração transdérmica de metimazol não é apropriada em gatos que desenvolveram previamente uma reação adversa séria ao metimazol ou carbimazol, pois tais reações ao medicamento são consideradas idiossincráticas e não são classicamente relacionadas à dose. O tratamento transdérmico permitirá, portanto, testes terapêuticos efetivos em alguns, mas de forma alguma em todos os gatos.

Também é possível atualmente tratar hipertireoidismo em gatos com alimentação exclusiva com uma dieta restrita em iodo (Hill's Prescription Diet y/d®). Existem apenas limitados relatos da eficácia desse tratamento, com vários estudos tendo sido publicados apenas como resumos. Entretanto, em um estudo com 225 gatos tratados pela alimentação com essa dieta, 25% dos gatos ainda estavam hipertireóideos após 8 semanas de tratamento.[36] É difícil ter certeza em razão da forma como os resultados são relatados, mas parece que a maioria dos gatos apresentava concentrações de tiroxina total na metade superior dos valores de referência laboratoriais. As concentrações de creatinina estavam de fato reduzidas 4 semanas após a introdução da dieta naquele estudo. Os autores especulam que isto poderia ocorrer em decorrência do baixo conteúdo de carne processado pelo calor na dieta.[36] De forma alternativa, pode ocorrer devido ao pobre controle do hipertireoidismo; aproximadamente metade dos gatos no estudo estavam recebendo medicamentos antitireoideanos antes da introdução da dieta, de modo que é possível que a concentração de hormônios tireoideanos tenha aumentado em alguns dos gatos após a introdução da dieta. Esses resultados sugerem que é pouco provável que o manejo dietético do hipertireoidismo suprima os níveis tireoideanos na mesma extensão das terapias permanentes, sendo desta forma menos provável que "desmascarem" DRC concomitante a outras formas de tratamento.

Se o Hipotireoidismo Iatrogênico Ocorrer Após Tratamento Definitivo, Então a Azotemia Ainda Poderá se Desenvolver

O hipotireoidismo iatrogênico pode ocorrer após terapia com iodo radioativo, tireoidectomia bilateral ou terapia com medicamentos antitireoideanos. É também teoricamente possível que o hipotireoidismo ocorra em gatos alimentados com uma dieta restrita em iodo, mas parece ser muito menos comum.[36] Anteriormente imaginava-se que o hipotireoidismo iatrogênico apresentava poucas consequências clínicas. Entretanto, foi demonstrado que gatos com hipotireoidismo iatrogênico apresentam maior probabilidade de desenvolver azotemia do que aqueles que permanecem eutireóideos após o tratamento.[27] Em outro estudo, a restauração do eutireoidismo em gatos com hipotireoidismo iatrogênico resultou em uma redução significativa na concentração plasmática de creatinina, com resolução da azotemia em metade dos gatos.[37]

Essas observações enfatizam o ponto de que a menos que o grau de controle do hipertireoidismo seja equivalente em diferentes regimes terapêuticos, o efeito sobre a função renal não será comparável. Assim, é bastante possível para um gato que tenha sido tratado previamente com metimazol ter um aumento significativo na concentração de creatinina após a administração do iodo radioativo em razão do desenvolvimento de hipotireoidismo iatrogênico. Já foi relatado que aproximadamente 30% dos gatos tratados com iodo radioativo desenvolvem hipotireoidismo.[38] Em humanos tratados com iodo radioativo, o desenvolvimento do hipotireoidismo continua a ocorrer durante vários anos após o tratamento.[39]

Subtratamento do Hipertireoidismo Pode Ser Lesivo aos Rins

Por que tantos gatos tratados para hipertireoidismo desenvolvem azotemia? O hipertireoidismo e a DRC são ambos problemas felinos muito comuns, e aumentam em prevalência com o passar dos anos, o que pode explicar a associação entre as duas condições. De forma alternativa, é possível que a frequência com a qual a DRC é diagnosticada após o tratamento ocorra porque o hipertireoidismo seja de fato lesivo aos rins felinos.

Um mecanismo pelo qual o hipertireoidismo poderia causar lesão é pelo processo de hiperfiltração. Em pacientes com DRC, os néfrons funcionais remanescentes hiperfiltram; isso significa que embora a TFG global para o paciente esteja diminuída, cada um dos néfrons remanescentes apresenta individualmente uma taxa de filtração aumentada. Esse processo ocorre devido a um aumento da pressão de filtração através da barreira glomerular.[40] Tal elevação na pressão glomerular tem sido associada à proteinúria e à perda acelerada de néfrons, resultando em lesão renal progressiva. O hipertireoidismo possui o potencial de exacerbar esses processos. A amenização da hipertensão glomerular é a razão para o tratamento de pacientes acometidos por DRC com inibidores da enzima conversora de angiotensina. Embora a eficácia de tal abordagem terapêutica no manejo da DRC (predominantemente túbulo intersticial) em gatos seja questionável,[41] parece ilógico subtratar deliberadamente o hipertireoidismo com o objetivo de promover hiperfiltração renal. Tal abordagem inevitavelmente diminuirá o valor da creatinina do paciente; entretanto, nada contribui para a melhora da saúde do néfron.

Outros possíveis mecanismos pelos quais o hipertireoidismo poderia causar lesão renal incluem a ativação do sistema renina-angiotensina-aldosterona, desenvolvimento de hiperparatireoidismo e elevações no estresse oxidativo renal. Esses mecanismos têm sido implicados na progressão da DRC, seja em gatos com doença de ocorrência natural e/ou modelos experimentais de lesão renal. Foi demonstrado que a atividade plasmática da renina e as concentrações de aldosterona estão aumentadas em gatos com hipertireoidismo.[42] Gatos hipertireóideos também apresentam concentrações elevadas de fosfato plasmático e do hormônio paratireóideo, embora isso não esteja associado ao desenvolvimento de azotemia após o tratamento.[17,18] As concentrações urinárias de 8-isoprostanos, eicosanoides gerados por peroxidação lipídica, estão aumentadas em gatos com hipertireoidismo e diminuem após o tratamento, sugerindo que o hipertireoidismo causa estresse oxidativo reversível.[43]

Mesmo que Ocorra Azotemia, o Tratamento Efetivo para o Hipertireoidismo Ainda É Aconselhado

Na maioria dos gatos que desenvolve azotemia recentemente diagnosticada após tratamento para hipertireoidismo, o grau é discreto (usualmente estágio 2 da classificação da International

Renal Interest Society [IRIS]) e associado a poucos sinais clínicos, ou ausentes, a não ser poliúria ou polidipsia discretas. Usualmente os proprietários de gatos que desenvolveram azotemia ainda relatam que a condição clínica de seus gatos melhorou de forma geral após o tratamento, e notaram ganho de peso e reversão de outros sinais clínicos de hipertireoidismo.

O tempo de sobrevida de gatos que desenvolvem azotemia após tratamento do hipertireoidismo não é significativamente diferente daqueles que não apresentam azotemia.[27] Este achado pode ser surpreendente para veterinários que tenderão a assumir que o desenvolvimento da azotemia está associado a um prognóstico pior. Entretanto, a DRC é de progressão relativamente lenta em gatos, e somente cerca da metade de todos os gatos diagnosticados com DRC discreta sucumbirão finalmente à doença, sendo que muitos morrerão por outras causas.[44] Adicionalmente, o ponto de corte entre azotêmicos e não azotêmicos é de certa forma arbitrário, e é provável que vários gatos velhos, mesmo entre aqueles que são classificados como não azotêmicos, apresentem um grau de comprometimento renal. Portanto, a distinção entre esses dois grupos (azotêmicos e não azotêmicos) pode não ser tão boa como foi inicialmente sugerido.

Ao contrário da situação de gatos que se tornam eutireóideos após tratamento eficaz do hipertireoidismo, o desenvolvimento de azotemia em gatos com hipotireoidismo iatrogênico parece ter um efeito negativo sobre o bem-estar do paciente. Em um estudo, a sobrevida de gatos hipotireóideos azotêmicos foi significativamente menor (mediana 456 [percentis 25°,75°; 362, 841] dias) do que aquela de gatos hipotireóideos não azotêmicos (905 [625, 1.701] dias).[27] Assim, a recomendação terapêutica atual é manter as concentrações de tiroxina total dentro da metade inferior dos valores de referência laboratoriais, mas não abaixo disso, para garantir que o hipertireoidismo esteja sendo efetivamente tratado.

A Progressão da Doença Renal Crônica É Inerentemente Imprevisível

Vários gatos com DRC apresentam doenças não progressivas ou de progressão lenta, e a magnitude da azotemia permanece muito estável durante meses ou até mesmo anos. Quando gatos são diagnosticados com DRC azotêmica, aproximadamente metade morrerá de causas não relacionadas.[44] Em um estudo de gatos com DRC de ocorrência natural, somente uma minoria dos gatos em estágio 2 da classificação da IRIS progrediu para o estágio 4 antes da morte.[45] De maneira semelhante, estudos de gatos com redução cirúrgica da massa renal demonstraram que a função renal permanece estável por períodos prolongados.[46]

Embora os fatores de risco para a doença renal progressiva tenham sido identificados em uma base da população (p. ex., proteinúria, concentração de fosfato e hematócrito),[30,45] permanece muito difícil prever a longevidade em qualquer indivíduo. Gatos com DRC frequentemente aparentam apresentar uma progressão "gradativa" da azotemia, sua função renal permanecendo estável por um longo período e então, aparentemente apresentando uma elevação abrupta. Dada a inerente imprevisibilidade sobre o momento em que essa deterioração da função renal ocorrerá, isso significa que ocasionalmente um gato tratado com iodo radioativo apresente abrupto declínio das condições clínicas. Isso é possível, quer o paciente tenha completado previamente um teste com metimazol ou não. De fato, de alguma forma, pode ser pior para o proprietário se um declínio súbito ocorrer no paciente que estava sendo submetido ao teste com metimazol, pois o proprietário pensava que estava protegido desde eventualidade.

CIRCUNSTÂNCIAS ESPECIAIS NAS QUAIS O TRATAMENTO COM METIMAZOL É PROFUNDAMENTE ACONSELHADO ANTES DA TERAPIA DEFINITIVA

Testes Terapêuticos Antes da Cirurgia

O iodo radioativo é considerado o tratamento de escolha para o hipertireoidismo, baseado em sua alta eficácia e ausência de complicações, embora o custo inicial e a duração da internação hospitalar possam ser um entrave para alguns proprietários.[47] A tireoidectomia cirúrgica também é uma opção terapêutica efetiva e permanente, particularmente em gatos nos quais a cintigrafia tireoidena tenha sido realizada inicialmente para excluir a possibilidade de tecido tireoideano hiperplásico ectópico.[48]

Em gatos tratados por tireoidectomia cirúrgica, o tratamento médico prévio não somente permite a avaliação da função renal em estado eutireóideo como também possui o benefício de reduzir potencialmente os riscos associados à anestesia geral. Nesta situação, o tratamento médico não é tanto um teste terapêutico, mas sim uma consideração para estabilização pré-cirúrgica da condição clínica do paciente. Mesmo assim, são variáveis as recomendações para o tratamento médico prévio do hipertireoidismo. Alguns autores recomendam rotineiramente a abordagem médica inicial,[49,50] enquanto outros recomendam tal abordagem somente para gatos com hipertrofia cardíaca, arritmias ou taquicardia,[48,51] ou gatos que estejam acometidos clinicamente de forma mais grave.[52] Na prática do autor, a terapia médica do hipertireoidismo é usualmente aconselhada antes da cirurgia, a menos que o gato possua um histórico de reações adversas a medicações antitireoideanas, ou o gato não demonstre sinais clínicos.

Tratamento de Gatos com Azotemia Preexistente

Em gatos que estão azotêmicos antes do tratamento para hipertireoidismo, é geralmente recomendado que sejam tratados inicialmente com medicamentos (e com uma dose gradativamente crescente), pois caso sua condição se deteriorar os medicamentos antitireoideanos possam ser descontinuados e o gato retorne ao estado hipertireóideo. Se a deterioração bioquímica for discreta após o tratamento, e o bem-estar do gato seja melhorado, então pode ser considerada a terapia permanente do hipertireoidismo (tireoidectomia ou iodo radioativo). Entretanto, de forma geral, a sobrevida de gatos que apresentam DRC azotêmica antes do tratamento do hipertireoidismo é ruim; em um estudo realizado em atendimentos de primeira opinião (e assim provavelmente incluído uma população de gatos não selecionados),

o tempo de sobrevida mediano para gatos azotêmicos foi de somente 178 dias (variação de 0 a 1.505 dias).[15]

É válido lembrar que a relação entre TFG e creatinina não é linear; uma vez que a função renal esteja deteriorada, pequenas alterações na TFG resultarão em grandes mudanças na concentração de creatinina. Assim, ao tratar o hipertireoidismo, um decréscimo comparável da TFG em um gato que esteja inicialmente não azotêmico resultará em uma alteração muito menor na concentração de creatinina do que em um gato já azotêmico no início do tratamento.

Em gatos com elevadas concentrações de creatinina antes do tratamento para o hipertireoidismo, o início com uma baixa dose do medicamento é prudente; a dose então pode ser gradativamente elevada se isso for necessário e bem tolerado.

RESUMO

Em resumo, na opinião do autor, os testes terapêuticos com terapias reversíveis (i.e., metimazol, carbimazol ou dieta) não precisam ser rotineiramente recomendados para todos os gatos hipertireóideos. Essa também foi a opinião de consenso de um grupo de líderes importantes europeus,[53] pois o tratamento médico pode não ser imediatamente eficaz, necessitando de um ajuste na dose ou alteração da modalidade em razão dos efeitos colaterais ou mau comprometimento do proprietário ou paciente. Mesmo que o eutireoidismo seja alcançado, tal estado necessita ser mantido por um razoável período de tempo (mais de 1 mês) para determinar se a azotemia ocorrerá. A necessidade de diversas visitas ao clínico veterinário e o custo associado aos repetidos exames de sangue durante esse período provavelmente levarão o proprietário à frustração e podem tornar a terapia permanente subsequente inacessível para alguns. Além disso, quando a terapia permanente (iodo radioativo ou tireoidectomia cirúrgica) for realizada, a azotemia ainda poderá ocorrer, pois a concentração dos hormônios tireoideanos pode não ser idêntica àquela alcançada após terapia médica. Em qualquer caso, a sobrevida de gatos que desenvolvem azotemia após tratamento para o hipertireoidismo não é diferente daquelas dos pacientes que permanecem não azotêmicos, dado que os gatos não são hipotireóideos; clinicamente, muitos desses pacientes passam muito bem. Mesmo que não existam evidências diretas de que o hipertireoidismo seja de fato lesivo aos rins felinos, a manutenção de gatos em um estado discretamente hipertireóideo para melhorar numericamente seus níveis de creatinina não é mais recomendada.

Testes terapêuticos com metimazol ou outras terapias reversíveis devem ser reservados para gatos que estejam azotêmicos no momento do diagnóstico do hipertireoidismo e antes da instituição de qualquer tratamento. Considerações devem ser feitas sobre a reposição de hormônios tireoideanos em gatos com hipotireoidismo iatrogênico após terapia com iodo radioativo ou tireoidectomia bilateral (Cap. 23).

Referências

1. Wakeling J, Elliott J, Syme HM: Evaluation of predictors for the diagnosis of hyperthyroidism in cats. *J Vet Intern Med* 25:1057-1065, 2011.

2. Jepson RE, Brodbelt D, Vallance C, et al: Evaluation of predictors of the development of azotemia in cats. *J Vet Intern Med* 23:806-813, 2009.

3. den Hollander JG, Wulkan RW, Mantel MJ, et al: Correlation between severity of thyroid dysfunction and renal function. *Clin Endocrinol* 62:423-427, 2005.

4. Panciera DL, Lefebvre HP: Effect of experimental hypothyroidism on glomerular filtration rate and plasma creatinine concentration in dogs. *J Vet Intern Med* 23:1045-1050, 2009.

5. Adams WH, Daniel GB, Legendre AM: Investigation of the effects of hyperthyroidism on renal function in the cat. *Can J Vet Res* 61:53-56, 1997.

6. Gommeren K, van Hoek I, Lefebvre HP, et al: Effect of thyroxine supplementation on glomerular filtration rate in hypothyroid dogs. *J Vet Intern Med* 23:844-849, 2009.

7. Lulich JP, O'Brien TD, Osborne CA, et al: Feline renal failure: questions, answers, questions. *Compend Cont Educ Pract Vet* 14:127-152, 1992.

8. Klein I, Ojamaa K: Thyroid hormone and the cardiovascular system. *N Engl J Med* 344:501-509, 2001.

9. Kahaly GJ, Wagner S, Nieswandt J, et al: Stress echocardiography in hyperthyroidism. *J Clin Endocrinol Metab* 84:2308-2313, 1999.

10. Quesada A, Sainz J, Wangensteen R, et al: Nitric oxide synthase activity in hyperthyroid and hypothyroid rats. *Eur J Endocrinol* 147:117-122, 2002.

11. Singh G, Sharma AC, Thompson EB, et al: Renal endothelin mechanism in altered thyroid states. *Life Sci* 54:1901-1908, 1994.

12. Montiel M, Jimenez E, Navaez JA, et al: Aldosterone and plasma renin activity in hyperthyroid rats: effects of propranolol and propylthiouracil. *J Endocrinol Invest* 7:559-562, 1984.

13. Santos Ornellas D, Grozovsky R, Goldenberg R, et al: Thyroid hormone modulates ClC-2 chloride channel gene expression in rat renal proximal tubules. *J Endocrinol* 178:503-511, 2003.

14. Vargas F, Moreno JM, Rodriguez-Gomez I, et al: Vascular and renal function in experimental thyroid disorders. *Eur J Endocrinol* 154:197-212, 2006.

15. Williams TL, Peak KJ, Brodbelt D, et al: Survival and the development of azotemia after treatment of hyperthyroid cats. *J Vet Intern Med* 24:863-869, 2010.

16. Yusufi ANK, Murayama N, Keller MJ, et al: Modulatory effect of thyroid hormones on uptake of phosphate and other solutes across luminal brush border membrane of kidney cortex. *Endocrinology* 116:2438-2449, 1985.

17. Barber PJ, Elliott J: Study of calcium homeostasis in feline hyperthyroidism. *J Small Anim Pract* 37:575-582, 1996.

18. Williams TL, Elliott J, Syme HM: Calcium and phosphate homeostasis in hyperthyroid cats—associations with development of azotaemia and survival time. *J Small Anim Pract* 53:561-571, 2012.

19. Boag AK, Neiger R, Slater L, et al: Changes in the glomerular filtration rate of 27 cats with hyperthyroidism after treatment with radioactive iodine. *Vet Rec* 161:711-715, 2007.

20. van Hoek I, Lefebvre HP, Kooistra HS, et al: Plasma clearance of exogenous creatinine, exo-iohexol, and endo-iohexol in hyperthyroid cats before and after treatment with radioiodine. *J Vet Intern Med* 22:879-885, 2008.

21. Graves TK, Olivier NB, Nachreiner RF, et al: Changes in renal function associated with treatment of hyperthyroidism in cats. *Am J Vet Res* 55:1745-1749, 1994.

22. Becker TJ, Graves TK, Kruger JM, et al: Effects of methimazole on renal function in cats with hyperthyroidism. *J Am Anim Hosp Assoc* 36:215-223, 2000.

23. van Hoek I, Lefebvre HP, Peremans K, et al: Short- and long-term follow-up of glomerular and tubular renal markers of kidney function in hyperthyroid cats after treatment with radioiodine. *Domest Anim Endocrinol* 36:45-56, 2009.

24. Slater MR, Geller S, Rogers K: Long-term health and predictors of survival for hyperthyroid cats treated with iodine 131. *J Vet Intern Med* 15:47-51, 2001.

25. Adams WH, Daniel GB, Legendre AM, et al: Changes in renal function in cats following treatment of hyperthyroidism using I-131. *Vet Radiol Ultrasound* 38:231-238, 1997.

26. Riensche MR, Graves TK, Schaeffer DJ: An investigation of predictors of renal insufficiency following treatment of hyperthyroidism in cats. *J Feline Med Surg* 10:160-166, 2008.

27. Williams TL, Elliott J, Syme HM: Association of iatrogenic hypothyroidism with azotemia and reduced survival time in cats treated for hyperthyroidism. *J Vet Intern Med* 24:1086-1092, 2010.

28. Milner RJ, Channell CD, Levy JK, et al: Survival times for cats with hyperthyroidism treated with iodine 131, methimazole, or both: 167 cases (1996-2003). *J Am Vet Med Assoc* 228:559-563, 2006.

29. Syme HM, Markwell PJ, Pfeiffer D, et al: Survival of cats with naturally occurring chronic renal failure is related to severity of proteinuria. *J Vet Intern Med* 20:528-535, 2006.

30. Jepson RE, Elliott J, Brodbelt D, et al: Effect of control of systolic blood pressure on survival in cats with systemic hypertension. *J Vet Intern Med* 21:402-409, 2007.

31. Peterson ME, Kintzer PP, Hurvitz AI: Methimazole treatment of 262 cats with hyperthyroidism. *J Vet Intern Med* 2:150-157, 1988.

32. Gallagher B, Mooney C, Graham P. Efficacy of two oral anti-thyroid medications used once-daily: a laboratory survey. British Small Animal Veterinary Association (BSAVA) Congress, Scientific Proceedings. 457, 2011.

33. Frénais R, Rosenberg D, Burgaud S, et al: Clinical efficacy and safety of a once-daily formulation of carbimazole in cats with hyperthyroidism. *J Small Anim Pract* 50:510-515, 2009.

34. Sartor LL, Trepanier LA, Kroll MM, et al: Efficacy and safety of transdermal methimazole in the treatment of cats with hyperthyroidism. *J Vet Intern Med* 18:651-655, 2004.

35. Hill KE, Gieseg MA, Kingsbury D, et al: The efficacy and safety of a novel lipophilic formulation of methimazole for the once daily transdermal treatment of cats with hyperthyroidism. *J Vet Intern Med* 25:1357-1365, 2011.

36. van der Kooij M, Becvárová I, Meyer HP, et al: Effects of an iodine-restricted food on client-owned cats with hyperthyroidism. *J Feline Med Surg* 16(6):491-498, 2014.

37. Williams TL, Elliott J, Syme HM: Effect on renal function of restoration of euthyroidism in hyperthyroid cats with iatrogenic hypothyroidism. *J Vet Intern Med* 28(4):1251-1255, 2014.

38. Nykamp SG, Dykes NL, Zarfoss MK, et al: Association of the risk of development of hypothyroidism after iodine 131 treatment with the pre-treatment pattern of sodium pertechnetate Tc 99m uptake in the thyroid gland in cats with hyperthyroidism: 165 cases (1990-2002). *J Am Vet Med Assoc* 226:1671-1675, 2005.

39. Metso S, Jaatinen P, Huhtala H, et al: Long-term follow-up study of radioiodine treatment of hyperthyroidism. *Clin Endocrinol* 61:641-648, 2004.

40. Brown SA, Brown CA: Single-nephron adaptations to partial renal ablation in cats. *Am J Physiol* 269:R1002-R1008, 1995.

41. King JN, Gunn-Moore DA, Tasker S, et al: Tolerability and efficacy of benazepril in cats with chronic kidney disease. *J Vet Intern Med* 20:1054-1064, 2006.

42. Williams TL, Elliott J, Syme HM: Renin-angiotensin-aldosterone system activity in hyperthyroid cats with and without concurrent hypertension. *J Vet Intern Med* 27:522-529, 2013.

43. Branter E, Drescher N, Padilla M, et al: Antioxidant status in hyperthyroid cats before and after radioiodine treatment. *J Vet Intern Med* 26:582-588, 2012.

44. Elliott J, Rawlings JM, Markwell PJ, et al: Survival of cats with naturally occurring chronic renal failure: effect of dietary management. *J Small Anim Pract* 41:235-242, 2000.

45. Chakrabarti S, Syme HM, Elliott J: Clinicopathological variables predicting progression of azotemia in cats with chronic kidney disease. *J Vet Intern Med* 26:275-281, 2012.

46. Adams LG, Polzin DJ, Osborne CA, et al: Influence of dietary protein/calorie intake on renal morphology and function in cats with 5/6 nephrectomy. *Lab Invest* 70:347-357, 1994.

47. Trepanier LA: Pharmacologic management of feline hyperthyroidism. *Vet Clin North Am Small Anim Pract* 37:775-788, 2007.

48. Naan EC, Kirpensteijn J, Kooistra HS, et al: Results of thyroidectomy in 101 cats with hyperthyroidism. *Vet Surg* 35:287-293, 2006.

49. Radlinsky MG: Thyroid surgery in dogs and cats. *Vet Clin North Am Small Anim Pract* 37:789-798, 2007.

50. Flanders JA: Surgical options for the treatment of hyperthyroidism in the cat. *J Feline Med Surg* 1:127-134, 1999.

51. Padgett S: Feline thyroid surgery. *Vet Clin North Am Small Anim Pract* 32:851-859, 2002.

52. Birchard SJ: Thyroidectomy in the cat. *Clin Tech Small Anim Pract* 21:29-33, 2006.

53. Daminet S, Kooistra HS, Fracassi F, et al: Best practice for the pharmacological management of hyperthyroid cats with antithyroid drugs. *J Small Anim Pract* 55:4-13, 2014.

Christine L. Cain, DVM

Manifestações Cutâneas de Doença Interna

Darcie Kunder e J.D. Foster

Além das funções de barreira, termorregulação, imunorregulação e percepção sensorial, a pele também é indicadora da saúde geral. Quando as alterações hormonais ou as medicações influenciam a saúde ou os órgãos internos, a pele pode servir de sinal de que o bem-estar do paciente foi afetado. Isso é especialmente útil nos pacientes felinos, que podem ocultar sinais até que cheguem a um ponto crítico. Muitos sinais cutâneos são clinicamente distintos e podem levar ao diagnóstico por meio de exame dermatológico. O reconhecimento desses sinais na pele pode levar ao tratamento apropriado, possibilitando o controle em longo prazo ou a cura. A pele, por ser fácil de avaliar, obter amostra e monitorar, frequentemente proporciona um modo não invasivo de avaliar a saúde interna. Uma lista de diagnósticos diferenciais baseados na aparência clínica de uma lesão cutânea é apresentada na Tabela 26-1.

SÍNDROMES PARANEOPLÁSICAS CUTÂNEAS

As síndromes paraneoplásicas (SPN) são distúrbios não neoplásicos, porém relacionados às neoplasias, que provocam alterações na estrutura ou função corporal e ocorrem em locais distantes da neoplasia primária ou da sua metástase.[1,2] Os sinais de SPN estão relacionados aos efeitos remotos da neoplasia, em vez dos efeitos diretos do crescimento ou invasão tumoral. As causas são variáveis, mas acredita-se que sejam oriundas da produção de pequenas moléculas (p. ex., citocinas, hormônios, peptídeos) pelas células tumorais ou por outras células corporais em resposta à ação biológica do tumor.[1,2] As síndromes paraneoplásicas frequentemente podem ser o primeiro sinal de distúrbio interno ou de malignidade; reconhecer esses sinais podem resultar na detecção precoce da neoplasia e na instituição de terapia apropriada. No entanto, a SPN também pode apresentar uma morbidade intrínseca e provocar mais problemas e preocupações que a doença subjacente.

Mais de 50% dos pacientes humanos apresentarão sintomas de SPN durante o curso da malignidade.[2] A incidência é menos conhecida em pacientes veterinários. Isto pode estar relacionado ao fato de os sinais clínicos precederem, coexistirem com ou virem após um diagnóstico de neoplasia, dificultando uma correlação direta entre o aparecimento das lesões e a doença subjacente.

Somente duas SPN são reconhecidas em pacientes felinos e serão discutidas neste capítulo.

Alopecia Paraneoplásica Felina

A alopecia paraneoplásica felina é uma síndrome que afeta gatos de meia-idade a idosos, com idade média de 13 anos, e foi relatada em casos de carcinoma pancreático (12 casos), carcinoma biliar (dois casos) e um único caso de carcinoma hepatocelular.[2-6] Não parece haver predileção de raça ou sexo.[7] As lesões de pele ocorrem com a presença de tumor, mas a neoplasia não envolve a pele e, geralmente, nenhuma alteração endócrina está presente.

O histórico de aparecimento de alopecia de início agudo, rapidamente progressiva em gatos, é de várias semanas a meses. A maioria dos gatos tem sinais concomitantes de doenças gastrintestinais, incluindo perda de peso, diminuição de apetite, apatia e graus variáveis de vômito e diarreia. A perda de pelo começa normalmente na parte ventral (pescoço e/ou abdome) e evolui para a cabeça, membros, especialmente para o aspecto medial das extremidades, e, eventualmente, para a face (Fig. 26-1). O pelo do dorso não é acometido, mas pode ficar ressecado, frágil, fino ou com aspecto de não cuidado. O pelo da pele adjacente é facilmente removido e a pele alopécica é brilhante, não frágil. Dependendo da quantidade de lambedura, pode haver eritema, descamação e crostas na pele alopécica. Alguns gatos apresentaram lambedura excessiva e suspeita-se de que a aparência brilhante da pele seja um resultado da esfoliação do extrato córneo secundária a essa lambedura excessiva.[2,3,7] Comumente, há envolvimento dos coxins, com crostas, fissuras e acúmulo interdigital e dentro do leito ungueal de ceratose sebácea de cor marrom a preta. Dor e dificuldade de locomoção são descritas na presença de lesões nos coxins. O material ceroso de cor marrom-enegrecido é secundário à dermatite por *Malassezia* spp. (Cap. 33). Mauldin et al.[4] encontraram *Malassezia* spp. generalizada em sete dos 15 espécimes de biópsia felina

Tabela 26-1	Diagnóstico Diferencial Baseado em Exames Dermatológicos ou na Queixa de Manifestação Cutânea	
Manifestação Cutânea	**Diagnósticos Diferenciais**
Pelo malcuidado	Doença endócrina (hipertireoidismo, diabetes melito); doença infecciosa (dermatofitose, infecção bacteriana, fúngica, protozoária, viral); alergia (reação adversa alimentar, dermatite atópica, dermatite alérgica à pulga); neoplasia
Eritroderma e eritema	Síndromes paraneoplásicas (alopecia paraneoplásica, dermatite esfoliativa associada ao timoma); reação medicamentosa cutânea; alergia (reação adversa alimentar, dermatite atópica, dermatite alérgica à pulga); neoplasia
Alopecia	Doença endócrina (hipercortisolismo, diabetes melito, hipertireoidismo); doença infecciosa (dermatofitose, infecção bacteriana, fúngica, viral); neoplasia/síndromes paraneoplásicas
Descamação excessiva	Doença infecciosa (dermatofitose, infecção bacteriana, fúngica); paraneoplásica (dermatite esfoliativa associada ao timoma); distúrbios seborreicos
Prurido	Doença infecciosa (infecção bacteriana, fúngica, viral, parasitária); alergia
Úlceras	Reações medicamentosas cutâneas; autoimune
Pele fina	Doenças endócrinas (hipercotisolismo exógeno e endócrino); reação medicamentosa adversa (glicocorticoides tópicos)

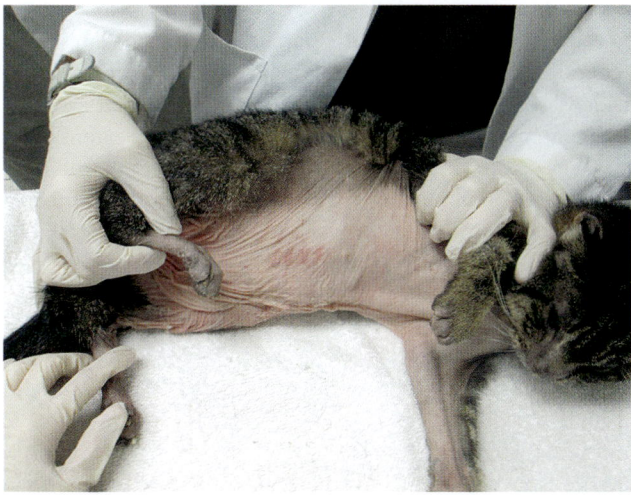

Figura 26-1: Alopecia bem demarcada com eritema e descamação superficial leve no ventre de uma gata de 9 anos de idade com alopecia paraneoplásica.

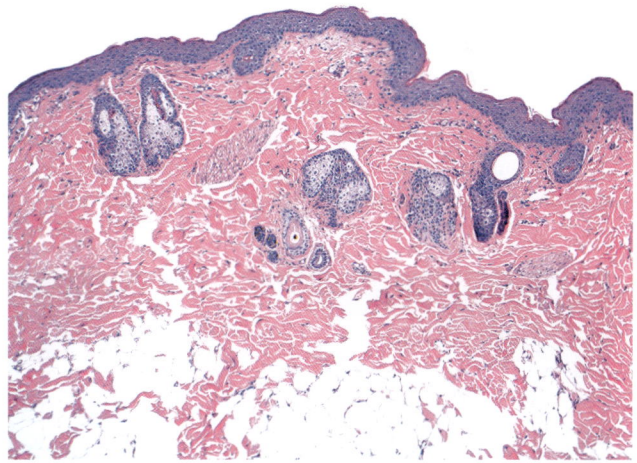

Figura 26-2: Histopatologia de amostra de pele com alopecia paraneoplásica felina. A epiderme está moderadamente hiperplásica com acantose, folículos pilosos atrofiados, porém com glândulas sebáceas preservadas. Há um grande músculo eretor do pelo no centro da amostra com inflamação dérmica mínima. (Hematoxilina e eosina, 10×)

consistentes com alopecia paraneoplásica.[2,4,7] É importante ter a alopecia paraneoplásica em mente quando for encontrada a *Malassezia* spp. em espécimes histopatológicos de gatos. Mesmo a alopecia paraneoplásica não apresentando prurido, a dermatite secundária por *Malassezia* pode aumentar bastante a coceira e o desconforto nesses pacientes.

Embora essa síndrome seja visualmente distinta, os diagnósticos diferenciais incluem hipercortisolismo felino (endógeno ou iatrogênico), hipertireoidismo, dermatofitose, alopecia autoinduzida, defluxo telógeno ou alopecia areata.[2,8] Os resultados dos exames hematológicos e bioquímicos não ajudam no diagnóstico; a biópsia de pele é o teste diagnóstico preferido e tem alterações características que confirmam o diagnóstico. Uma região de alopecia máxima com aparência brilhante típica da pele deve ser retirada para amostra. Na histopatologia são observadas alopecia com telogenização difusa dos folículos pilosos e aparência "miniaturizada" e atrofiada.[8] As glândulas sebáceas e as glândulas sudoríparas epitriquiais normalmente não são acometidas. A acantose moderada é observada e pode

haver ausência de extrato córneo ou exibição de hiperqueratose paracaratótica ou ortocaratótica. A inflamação dérmica está extensivamente ausente, a menos que a erosão ou as crostas secundárias estejam presentes[8] (Fig. 26-2).

Para descartar outros diagnósticos diferenciais, o teste de supressão com dexametasona, a mensuração de hormônio tireoidiano, a avaliação com lâmpada de Wood, a cultura de fungos, os raspados de pele superficial e profundo e os tricogramas podem ser úteis. Quando houver suspeita de alopecia paraneoplásica, a radiografia e/ou a ultrassonografia abdominal, a radiografia torácica, a tomografia computadorizada ou laparotomia exploratória podem ajudar a descobrir a neoplasia visceral subjacente.[2,7]

Para esses pacientes, o prognóstico é grave. A maioria dos casos relatados apresentava carcinoma pancreático exócrino.[2-4,7] Frequentemente, há metástases intraperitoneais, comumente no fígado, ou metástases pulmonares e/ou nos linfonodos regionais, no momento da avaliação inicial ou do diagnóstico.[1] Mais de 80% dos casos relatados foram eutanasiados ou morreram em 8 semanas após o aparecimento dos sinais clínicos.[2] Há um relato de resolução dos sinais cutâneos após a pancreatectomia parcial em um paciente felino. Por meio das biópsias pancreáticas e de pele, o carcinoma pancreático exócrino com alopecia paraneoplásica concomitante foi confirmado. Quatro semanas após a cirurgia, o pelo do paciente começou a crescer novamente e a pele perdeu a aparência brilhante. Em 10 semanas, havia crescimento significativo de pelo em todas as áreas que apresentavam alopecia. Infelizmente, 18 semanas após a cirurgia, o gato apresentou novamente um histórico de 2 semanas de alopecia ventral e perda de peso. Foi encontrado adenocarcinoma no restante do pâncreas, fígado, baço e peritônio no exame de necrópsia e a histopatologia confirmou a similaridade à neoplasia original.[5] Esse caso demonstra que os sinais cutâneos poderão desaparecer quando a neoplasia subjacente for tratada ou removida. A intervenção cirúrgica precoce pode ser comprovadamente curativa se a neoplasia puder ser removida.

Dermatite Esfoliativa Associada ao Timoma Felino

A dermatite esfoliativa paraneoplásica é descrita em gatos associada à presença de um timoma. Em humanos com dermatite esfoliativa paraneoplásica, leucemia e linfoma são as neoplasias subjacentes mais comuns; a dermatite esfoliativa não foi descrita em humanos com timomas.[1] Em humanos, os timomas demonstram gerar novas células T CD4+ responsivas a autoantígenos. Em doença do enxerto contra o hospedeiro e no eritema multiforme (EM), as células T autorreativas atacam os queratinócitos; suspeita-se que o mesmo processo ocorra na dermatite esfoliativa associada ao timoma. Isso é corroborado por achados histopatológicos similares nessas doenças, bem como pela descoberta de linfócitos T CD3+ na epiderme dos pacientes felinos com dermatite esfoliativa associada ao timoma, levando à hipótese de que a patogênese da dermatite esfoliativa possa envolver um processo mediado por células T.[7,9] A miastenia grave e o megaesôfago também foram relacionados à presença de timoma em pacientes veterinários e essas síndromes também podem ser mediadas por células T.[2,7]

Geralmente, gatos de meia-idade a idosos são acometidos, mas a dermatite esfoliativa associada ao timoma foi descrita em um gato com somente 4 anos de idade.[7] Predileções de sexo e raça não foram observadas. As lesões na pele dos gatos são normalmente reconhecidas antes da descoberta da massa mediastínica ou de qualquer sinal associado ao neoplasia. As regiões de eritema e esfoliação se desenvolvem, normalmente, na cabeça, nos pavilhões auriculares e no pescoço, antes de se generalizarem (Fig. 26-3A). Na apresentação, descamação evidente, com ou sem crosta, e espessamento da pele são normalmente encontrados. A descamação pode ser extensa e as camadas de estrato córneo esfoliadas podem ter mais de 1 cm de diâmetro.[9] Ocorre alopecia em áreas eritematosas à medida que a doença progride e, às vezes, essa será a queixa principal.

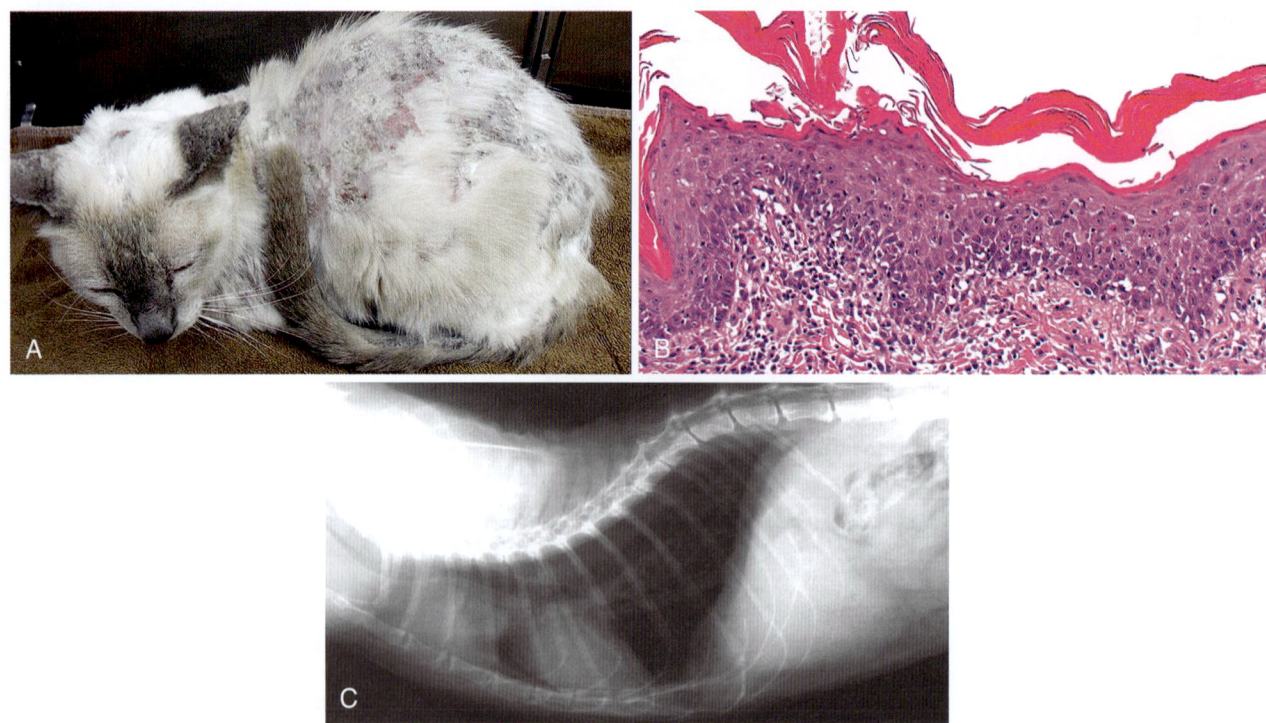

Figura 26-3: **A,** Eritema generalizado, alopecia, crostas superficiais e descamação espessa em gato doméstico, Pelo Curto, com dermatite esfoliativa associada ao timoma. **B,** Histopatologia de amostra de pele com dermatite esfoliativa associada ao timoma felino. Esta imagem foi obtida da amostra cutânea do gato observado em **A.** A hiperqueratose ortoceratótica compacta com acantose e dermatite de interface hidrópica está presente tornando obscura a junção dérmica-epidérmica normal. Há um leve infiltrado anti-inflamatório dérmico superficial consistindo principalmente em linfócitos. (Hematoxilina e eosina, 40×) **C,** Radiografia torácica lateral do mesmo gato da imagem **A:** uma opacidade de tecido mole mediastínico cranial consistente com timoma pode ser observada.

Embora inicialmente não apresente prurido, a dermatite por *Malassezia* pode provocar um desbridamento ceratossebáceo oleoso associado à lambedura e à coceira excessivas.[2,7] As áreas perioculares, periorais e os espaços interdigitais, além do canal auditivo externo, frequentemente apresentam desbridamento oleoso marrom-enegrecido associado às infecções por *Malassezia* spp.[7] O pioderma secundário é outra alteração clínica comum. Quando presente, os sinais sistêmicos incluem tosse, dispneia, anorexia, perda de peso e letargia.[9] Os diagnósticos diferencias para eritema e esfoliação desta natureza incluem reação medicamentosa, EM, linfoma epiteliotrópico de células T, pênfigo foliáceo, infecção primária bacteriana, fúngica ou por dermatófito, demodicose, doença cutânea alérgica ou distúrbio endócrino, como o hipercortisolismo. A biópsia cutânea, juntamente com as radiografias torácicas, seguidas por aspirados com agulha fina da massa mediastínica possibilitam o diagnóstico definitivo. Para se obter amostras cutâneas ideais, as áreas de eritema e de material esfoliativo devem ser escolhidas.[2,9]

Ao exame de histopatologia, observa-se dermatite de interface hidrópica com apoptose de células basais e queratinócitos que se estende ao folículo piloso no infundíbulo ou istmo.[2,9] Os linfócitos e macrófagos são encontrados mais frequentemente em um padrão de interface pobre em células. Em geral, não há glândulas sebáceas, mas sim hiperqueratose epidérmica ortoqueratótica ou paraqueratótica (resultando na descamação observada clinicamente)[2] (Fig. 26-3B). A *Malassezia* spp. pode estar presente. Essas alterações são similares às observadas na doença do enxerto *versus* hospedeiro e EM; entretanto, essas duas doenças geralmente apresentam mais apoptose nas amostras.[7] Além da biópsia cutânea, os exames de rotina que podem ajudar a descartar outros diagnósticos referenciais incluem raspados de pele superficial e profundo, tricogramas, avaliação da lâmpada de Wood e cultura para fungos. Se houver suspeita de lesões associadas ao timoma, a aquisição de imagem torácica deve ser a próxima etapa (Fig. 26-3C). Se encontradas, a avaliação de amostras obtidas por aspirados com agulha fina pode confirmar um diagnóstico de timoma. As amostras podem ser obtidas com segurança por meio de ultrassom guiado.[1,2] Há relatos de pacientes felinos com lesões cutâneas histologicamente idênticas à dermatite esfoliativa associada ao timoma, mas o timoma ou outras doenças neoplásicas não estavam presentes na necrópsia. Isso corrobora com a hipótese de que esta doença é um padrão de reação modulado por células T e pode não ser sempre específico do timoma.[9]

O tratamento de escolha é a remoção cirúrgica do timoma e há vários relatos de resolução da dermatite esfoliativa após a cirurgia torácica bem-sucedida para remover um timoma.[2,7,9,10] Em relação à alopecia paraneoplásica, o reconhecimento da dermatite esfoliativa como indicador de timoma pode resultar em um manejo rápido e com bom êxito das lesões sistêmicas e cutâneas e resultará em um melhor prognóstico geral para o paciente. Em uma revisão sobre timomas que foram cirurgicamente removidos em cães e gatos, Zitz et al.[10] observaram que 74% dos gatos apresentaram uma sobrevida de 3 anos após a cirurgia. A radiação também pode ser considerada um tratamento primário ou adjuvante. A metástase não é comum.[2,10]

MANIFESTAÇÕES CUTÂNEAS DAS ALTERAÇÕES HORMONAIS

Hipercortisolismo Felino

O hipercortisolismo ou o hiperadrenocorticismo é raro em gatos e pode ocorrer naturalmente ou por causas iatrogênicas.[11,12] Aproximadamente 80% dos casos descritos de hipercortisolismo primário são causados por um tumor hipofisário secretor de hormônio adrenocorticotrópico (ACTH) e, aproximadamente 20% são causados por tumores de adrenais funcionais. Se um tumor primário estiver presente, a maioria consiste em adenomas; quando um tumor adrenal estiver presente, 50% são adenomas benignos e 50% são adenocarcinomas malignos.[13] O pouco número de casos descritos de hipercortisolismo iatrogênico em gatos é explicado pela insensibilidade relativa dos gatos aos efeitos nocivos dos glicocorticoides (Cap. 30).[14]

O hipercortisolismo é uma doença de gatos de meia-idade a idosos, embora o hipercortisolismo iatrogênico possa ocorrer em gatos de qualquer idade. A idade média que os gatos possuem quando da apresentação do hipercortisolismo endógeno é de 10 anos; os gatos com tumores adrenais tendem a ser um pouco mais velhos que aqueles com tumores dependentes da hipófise.[12] Pode haver uma predileção por fêmeas, mas ocorre em machos e fêmeas e em gatos castrados ou não. A maioria dos casos ocorre em gatos domésticos, raça Pelo Curto ou Pelo Longo, mas muitas outras raças foram afetadas por hipercortisolismo de ocorrência endógena.[14]

A queixa mais comum dos proprietários é a diabetes melito de difícil controle com poliúria, polidipsia e polifagia. No entanto, um pelo danificado, facilidade de gerar hematomas, falta de hábitos de limpeza, pelo ralo, alopecia espontânea ou falha no crescimento do pelo após a tosa são frequentemente observados.[13,14] A perda de pelo foi uma reclamação dos proprietários em 60% dos casos de hipercortisolismo felino. Com base nas alterações observadas durante o exame físico, a alopecia foi encontrada em 60%, a fragilidade da pele em 50%, o pioderma em 40% e a seborreia em 20% dos pacientes felinos com hipercortisolismo.[12,14]

A alopecia do hipercortisolismo felino ocorre mais frequentemente como uma falha no crescimento do pelo após a tosa. Hábitos de higiene por lambedura anormais ou excessivos também são relatados, mas pode ser difícil de determinar se o gato está cuidando da pelagem excessivamente. Se os gatos estiverem se higienizando normalmente, mas esse comportamento estiver resultando em queda ou quebra de pelos, pode parecer que o gato é o responsável pela queda de pelo, quando a causa real é a atrofia dos folículos pilosos devido ao excesso de cortisol.[14]

Pele fina, aumento da suscetibilidade à infecção e cicatrização inapropriada são causados pela supressão da proliferação de queratinócitos e fibroblastos cutâneos, bem como pela supressão de proteínas derivadas de fibroblastos. Há suspeita de que a supressão da síntese de colágeno induzida por glicocorticoides, bem como a supressão de mediadores inflamatórios precoces, sejam responsáveis pela baixa capacidade de cicatrização.[12,15] As infecções crônicas da pele ocorrem de forma secundária às defesas imunológicas ineficientes. Geralmente, os glicocorticoides suprimem a resposta imune por meio da diminuição da expressão de citocina de macrófagos, do aumento da expressão de citocinas inflamatórias, de danos à função e à maturação das células dendríticas, da diminuição da função das células T e B e da diminuição da formação de anticorpos.[12]

Há algumas anomalias dermatológicas associadas ao hipercortisolismo que são consideradas graves e com potencial risco de morte. Em determinados casos, a atrofia cutânea e o adelgaçamento da pele é tão intenso que mesmo a manipulação, higiene ou contenção normal pode resultar em ruptura da pele e ferimentos extensos. A pele afetada pode ter a aparência de papel fino e parecer translúcida antes do trauma. A sepse pode ser uma sequela que gera confusão, se a ferida for grande o suficiente, e essa complicação, assim como o desconforto e a baixa qualidade de vida do paciente, podem levar à eutanásia.[12,14] Os dados são limitados, mas a fragilidade da pele pode ser mais frequente em gatos com tumores adrenais, em comparação com os que apresentam doença dependente da hipófise.[11]

O enrolamento medial das pontas das orelhas foi descrito em gatos com hipercortisolismo iatrogênico, mas não endógeno (Cap. 30). A cartilagem enfraquecida pelo cortisol crônico em excesso é considerada a causa. Como isso ainda não foi observado no hipercortisolismo endógeno, ainda está sendo reconhecido ou pode ser de importância diagnóstica entre as formas iatrogênicas ou endógenas da doença.[11,14]

Em um paciente felino com pele frágil e fina, o hipercortisolismo endógeno ou iatrogênico deve ser considerado e os testes de triagem apropriados realizados. Se a alopecia for a preocupação primária, o diagnóstico diferencial inclui alopecia autoinduzida (Cap. 32), alopecia paraneoplásica, outras endocrinopatias (diabetes melito ou hiperadrenocorticismo) ou defluxo telógeno. A pele frágil é mais característica de hipercortisolismo, mas também inclui doenças hereditárias de alteração do colágeno (síndrome de Ehlers-Danlos) ou outras causas de fragilidade cutânea adquirida[8,11] (maiores detalhes posteriormente).

As alterações observadas nos exames de bioquímica sérica, hemograma total e urinálise podem ser não específicas em pacientes felinos. Frequentemente, pode haver evidência de diabetes melito com glicosúria e hiperglicemia persistentes. A isostenúria não é uma alteração comum; a maioria dos gatos é capaz de manter uma densidade urinária específica acima de 1.035, mesmo após a administração de altas doses de glicocorticoide por longos períodos. As concentrações séricas das enzimas hepáticas podem estar anormais, mas alterações de hepatopatia por esteroide em uma triagem bioquímica sérica são inconsistentes.[12]

A biópsia de pele pode ajudar no diagnóstico; as amostras devem ser obtidas de áreas com alopecia significativa. Se a fragilidade cutânea for intensa, a biópsia de pele deve ser evitada, pois pode levar a infecções secundárias e a complicações devido à cicatrização anormal de feridas. Ao exame de histopatologia, observa-se a atrofia da epiderme e do epitélio do infundíbulo do folículo piloso, embora alguns gatos apresentarão somente folículos pilosos em fase telógena inicial, sem alterações atróficas. Consistentemente, há diminuição do colágeno dérmico com feixes de colágeno amplamente separados, mais finos que o normal e desorganizados. A queratinização tricolemal excessiva que resulta em um núcleo eosinofílico brilhante de um folículo piloso atrófico pode ser característica de hipercortisolismo felino.[8,11]

Embora tanto o teste de estimulação com ACTH, quanto o teste de supressão por dexametasona em baixa dose (TSDBD) sejam usados para diagnóstico de hipercortisolismo em gatos, o teste de estimulação com ACTH não é tão sensível, com relatos de sensibilidade diagnóstica de 30% a 50%. Por causa dessa variabilidade, o teste de estimulação com ACTH não é recomendado para diagnóstico de hipercortisolismo em pacientes felinos.[12] A relação cortisol urinário/creatinina urinária é o teste mais fácil de ser realizado, pois necessita apenas da coleta de urina que pode ser feita em casa. A mensuração da secreção de cortisol na urina de 24 horas é o teste padrão para diagnóstico do hipercortisolismo em humanos, porque avalia o cortisol secretado pelas glândulas adrenais ao longo do tempo, em vez de minuto a minuto, conforme observado nas determinações de concentrações plasmáticas. Isso pode ser de interesse especial em pacientes felinos estressados ou nervosos em um ambiente hospitalar. A determinação da relação cortisol urinário/creatinina urinária é altamente sensível, mas não há dados sobre a sua especificidade, tornando-a mais eficiente como um teste de triagem em vez de um teste diagnóstico. Uma relação cortisol urinário/creatinina urinária negativa pode ser usada para descartar o hipercortisolismo, mas um resultado positivo precisará ser investigado posteriormente.[12,14] Uma relação cortisol urinário/creatinina urinária elevada pode ser oservada em gatos hipertireóideos, doentes e estressados. O teste de supressão com baixa dose de dexametasona pode ser usado para confirmar a presença de cortisol endógeno. Recomenda-se administrar 0,1 mg/kg de dexametasona por via intravenosa e coletar amostras séricas antes da injeção, assim como 4 e 8 horas após a injeção. Gatos normais terão uma supressão de cortisol de menos de 1 μg/dL. O teste de supressão com baixa dose de dexametasona não é útil na diferenciação entre a doença dependente da hipófise e da adrenal no gato, mas os resultados do teste não parecem ser diferentes ao se testar pacientes normais, diabéticos ou não diabéticos com doença sistêmica.[11] O teste de supressão com baixa dose de dexametasona e a RC:CU podem ser combinados em pacientes não internados, ao fornecer 0,1 mg/kg de dexametasona por via oral (VO), a cada 8 a 12 horas, por 2 a 3 dias com amostras de urinas coletadas em casa, antes e depois da administração oral da medicação.[12]

O prognóstico dos gatos com hipercortisolismo é variável. Em nenhum estudo, o desfecho e a sobrevida dos gatos foram comparados entre os diferentes tratamentos. Em um estudo retrospectivo foi demonstrado um manejo bem-sucedido com trilostano (Vetoryl®, Dechra), resultando em um tempo de sobrevida médio de 20 meses.[16] O mitotano (Lysodren®, Bristol-Myers Squibb Oncology) foi inconsistente na supressão da função adrenocortical ou dos sinais clínicos de hipercortisolismo. Resultados variáveis foram descritos sobre a intervenção cirúrgica, quando uma glândula adrenal ou ambas foram removidas. A cirurgia é certamente contraindicada em um paciente com pele frágil; os procedimentos de laparoscopia para adrenalectomia podem ser considerados como uma alternativa à laparotomia e podem ser preferíveis em pacientes com pele fina ou cicatrização tecidual prejudicada. A radioterapia também deve ser considerada, especialmente em tumores hipofisários grandes ou para gatos com sinais secundários ao tumor hipofisário.[12]

Fragilidade Cutânea Adquirida em Felinos

A fragilidade cutânea adquirida é uma condição rara com várias causas subjacentes. A pele dos gatos com essa condição

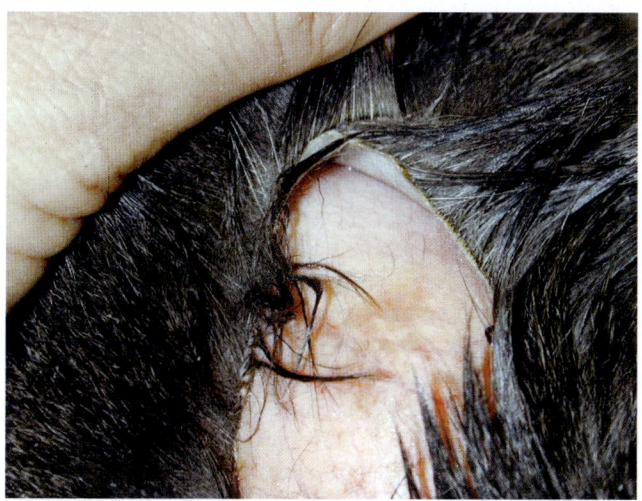

Figura 26-4: Pele rompida com um resultante defeito cutâneo grande em um gato doméstico, Pelo Curto, com síndrome de fragilidade cutânea. A pele é muito fina ao longo da borda dorsal da ruptura.

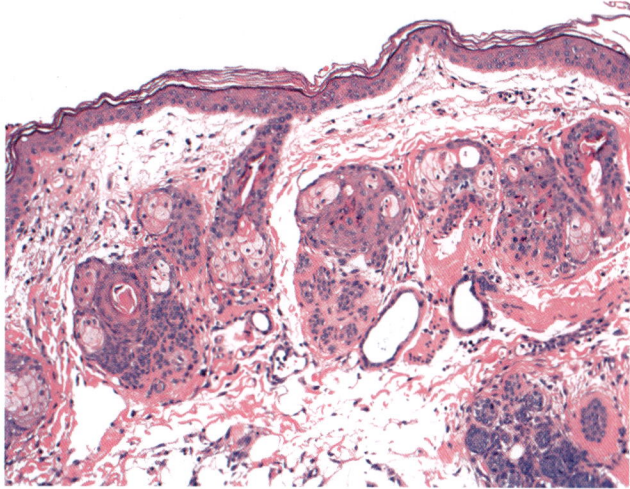

Figura 26-5: Imagem de histopatologia de amostra cutânea de um paciente com síndrome de fragilidade cutânea felina. As unidades anexiais se destacam em uma derme não inflamatória edematosa e relativamente fina. (Hematoxilina e eosina, 20×)

apresenta-se notavelmente fina e muito frágil; a pele pode se romper até com manipulação cuidadosa, contenção ou higienização normal. O trauma resulta em lacerações irregulares, em que grandes camadas de pele podem ser removidas (Fig. 26-4). A pele fica parecida com um papel fino, com uma aparência quase translúcida, podendo haver alopecia secundária.[17] Por motivos desconhecidos, as rupturas são mais comuns no dorso. O fechamento das feridas pode ser difícil, pois a pele adjacente também está atrófica e as tentativas de suturas podem resultar em grandes áreas de trauma.[18] Esta afecção é mais facilmente reconhecida em gatos de meia-idade ou idosos sem predileção de raça ou sexo. A patogênese exata é desconhecida, mas é mais comumente observada em gatos com hipercortisolismo iatrogênico ou endógeno, diabetes melito ou que receberam compostos progestacionais.[17] Foi descrita em gatos com peritonite infecciosa felina, histoplasmose disseminada, linfoma folicular multicêntrico, colangiocarcinoma, nefrose, disautonomia felina e doença hepática, como colangiohepatite e lipidose hepática.[19-23] Há um relato de caso de um gato que desenvolveu atrofia cutânea após receber fenitoína oral diária por um período de 3 semanas. Os sinais cutâneos desapareceram quando a fenitoína foi interrompida e reapareceram quando o medicamento foi administrado novamente.[24] Há um pequeno número de casos em que nenhuma causa subjacente foi encontrada e a fragilidade cutânea foi considerada idiopática.[18]

As causas subjacentes incluem hipercortisolismo endógeno ou iatrogênico, diabetes melito, alopecia paraneoplásica, reação medicamentosa ou doença hepática, sendo que os pacientes com fragilidade cutânea devem ser investigados em relação a esses distúrbios. A astenia cutânea (síndrome de Ehlers-Danlos) pode se manifestar com sinais similares, mas normalmente começa a ficar evidente em pacientes muito jovens, que exibem hiperextensibilidade, a qual não está presente na síndrome de fragilidade cutânea.[18] Os exames de bioquímica sérica, hemograma total e urinálise podem não apresentar alterações importantes ou não serem diagnósticos, mas podem indicar a existência de diabetes melito ou doença hepática contribuindo para os sinais cutâneos. Um histórico completo de medicação deve ser obtido e o TSDBD pode ser indicado.

Obter uma biópsia de pele pode ser muito difícil nesses pacientes. Amostra de pele intacta deve ser obtida, não de fragmentos de pele previamente rompida ou lacerada. As amostras normalmente se dobram ou torcem, dificultando a análise histopatológica. Deve-se tentar incluir o tecido adiposo subjacente e manter as camadas de pele juntas. Microscopicamente, a epiderme parece muito fina com derme subjacente gravemente atrófica. O tecido adiposo nem sempre está presente, mas quando estiver, fornecerá um contraste evidente com a derme extremamente fina. A atrofia cutânea é mais aparente que a atrofia anexial, mas algumas amostras apresentam folículos pilosos pequenos, finos e curtos. Os músculos eretores do pelo frequentemente parecem enormes, quando comparados com as unidades anexiais atrofiadas. A inflamação é reduzida, a menos que as amostras sejam de lesões fibrosadas e mais antigas[18] (Fig. 26-5).

O prognóstico é grave idependentemente da causa subjacente. Se a causa puder ser localizada e tratada, há uma chance maior de melhoria ou resolução da lesão. Há alguns dados que suportam o uso de retinoides orais para cicatrização, quando a causa da ferida ou da cicatrização prejudicada for o uso de glicocorticoides. A ação destes se dá pela restauração dos níveis de fatores de crescimento (fator de crescimento de transformação β e fator de crescimento semelhante à insulina-1) que aumentam a produção de colágeno.[25]

Hipertireoidismo

O hipertireoidismo é a endocrinopatia mais comumente observada em gatos idosos e de meia-idade.[26] A causa subjacente é normalmente hiperplasia adenomatosa funcional ou adenoma de ambas as glândulas; há a possibilidade de carcinoma de tireoide, mas é muito rara.[11] A secreção de tiroxina e triiodotironina pelas glândulas anômalas fornece *feedback* negativo à hipófise que, em seguida, inibe a liberação de hormônio estimulante da tireoide; qualquer glândula tireoide normal atrofia em resposta a essa inibição.[27] A causa subjacente de hipertireoidismo não é conhecida, embora haja muitas hipóteses, incluindo fatores nutricionais, ambientais, genéticos, autoimunes ou respostas hormonais alteradas.[26-28] Os hormônios da tireoide são responsáveis pela regulação da temperatura; metabolismo de carboidratos, proteínas e lipídios; bem como pelo aumento da via simpática por meio de interações com o sistema nervoso. Devido a essa ampla diversidade de funções, muitos sinais diferentes nos órgãos podem ser afetados por um aumento na síntese de hormônio da tireoide.[28] Um aumento geral na taxa metabólica é o motivo dos muitos sinais clínicos da doença.

A maioria dos gatos afetados tem 8 anos de idade ou mais; menos de 5% dos casos documentados afetam pacientes com até 8 anos de idade, embora foram relatados casos em gatos com menos de 4 anos.[26] Não há predileções de raça ou sexo, mas os Siameses e os Himalaias têm menos risco de desenvolver hipertireoidismo.[26,29]

Os sinais clínicos costumam progredir lentamente e incluem perda de peso, polifagia, polidipsia, poliúria, inquietação, hiperatividade, vômitos, diarreia, alteração na frequência ou esforço respiratório e taquicardia. As alterações cutâneas são reconhecidas em aproximadamente 36% dos pacientes felinos com hipertireoidismo e incluem pelos malcuidados e sem brilho, queda de pelo e lambeduras excessivas, adelgaçamento da pelagem ou perda de pelo, aparência anormal das unhas ou aumento do crescimento e troca das unhas, seborreia e pele fina.[11,26] Em casos crônicos, alopecia e pele fina no flanco podem, às vezes, mimetizar o hipercortisolismo.[11] A tireotoxicose em humanos pode provocar alterações cutâneas secundárias ao aumento da síntese de proteína e da vasodilatação, com uma produção aumentada de calor. Nos pacientes felinos, a temperatura corporal pode aumentar, deixando a pele com sensação de úmida. Pressupõe-se que a vasodilatação gerada por um estado circulatório dinâmico ocorra e contribua para o comportamento agressivo de lambedura e arranque de pelos, que ocasionalmente podem ser observados em pacientes felinos. A lambedura excessiva pode ajudar a remover o pelo para liberar calor, bem como distribuir a saliva sobre a superfície da pele, como um comportamento para se refrescar.[26] Devido à variedade de sinais cutâneos de gatos com hipertireoidismo, quando um paciente apresenta pelo malcuidado, emaranhado e com sinais de lambedura excessiva, os diagnósticos diferenciais incluem hipercortisolismo, diabetes melito, infecções (pioderma bacteriano, dermatite por *Malassezia*), parasitas, doenças cutâneas alérgicas e neoplasia. O diagnóstico e o tratamento do hipertireoidismo são revisados na seção Doenças Endócrinas e Metabólicas. O retorno ao estado eutireóideo deverá resultar na resolução dos sinais cutâneos da doença.

Diabetes Melito

Diabetes melito pode ser causada por autoanticorpos circulantes contra as células betas do pâncreas produtoras de insulina (tipo 1) ou pela resistência à insulina relacionada às células betas anormais (tipo 2). Em pacientes humanos diabéticos, várias condições dermatológicas estão associadas à doença não diagnosticada, não tratada ou desregulada ou como uma complicação secundária pelo comprometimento imune. Aproximadamente um terço dos pacientes humanos diabéticos apresentarão manifestações cutâneas, incluindo alterações hemodinâmicas, vasculopatias, acantose nigricans, necrobiose lipoídica, escleroderma, nefropatia diabética, infecções (bacterianas e fúngicas) da pele e das unhas, desenvolvimento de feridas, cicatrização

ruim, celulite, xerose, seborreia e alopecia.[11,30,31] Em cães e gatos, as infecções secundárias são as manifestações cutâneas mais comuns da diabetes melito, observadas em um terço dos casos.[11] Os pacientes humanos diabéticos são mais propensos a apresentarem colonização cutânea por *Staphylococcus* spp. resistente à meticilina.[30] Isso pode dificultar mais ainda o tratamento, além de ser preocupante quanto à disseminação sistêmica. Os gatos com diabetes não mostraram alta incidência de colonização por *Malassezia* spp. na pele e nas mucosas.[32] No entanto, os pacientes diabéticos são propensos a dermatofitoses.[11]

O exame físico de pacientes felinos com suspeita de diabetes pode revelar pelagem seca, opaca, não cuidada ou suja.[33] Isso é considerado secundário à diminuição da lambedura devido à letargia ou à neuropatia (Fig. 26-6). Os gatos também podem desenvolver seborreia, pele fina e várias áreas de alopecia decorrentes do catabolismo de proteína. O catabolismo proteico também é o responsável pela cicatrização ruim e pelo metabolismo lipídico que contribui para a seborreia.[11,34] A propensão da diabetes em desenvolver infecções secundárias está relacionada à alteração das funções de recrutamento e fagocitose realizadas pelos neutrófilos, imunidade anormal mediada por célula T e aumento na liberação de determinadas citocinas (interleucina-8).[11,35]

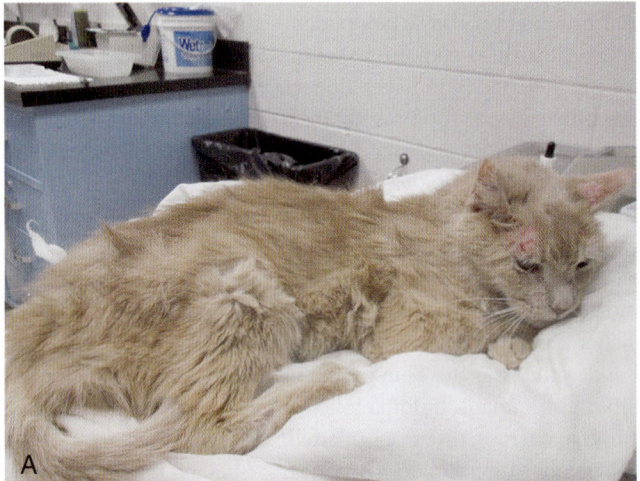

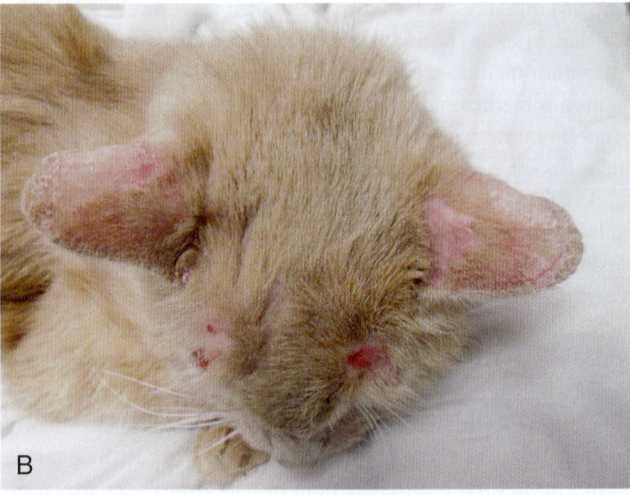

Figura 26-6: **A,** Pelagem malcuidada com áreas focais de alopecia, erosão e eritema nos pavilhões auriculares e face. As lesões são secundárias à dermatofitose em um gato doméstico, Pelo Curto, com diabetes melito. **B,** Vista aproximada das áreas com alopecia, eritema e descamação superficial na parte dorsal da cabeça e dos pavilhões auriculares do mesmo paciente.

Essas anomalias podem ser corrigidas com o estabelecimento da normoglicemia, mas como os pacientes diabéticos tentem a ter concentrações séricas de glicose mais altas que o normal, até mesmo uma hiperglicemia leve causa alterações na cicatrização e anomalias cutâneas persistentes.[11,34] Além da predisposição às infecções bacterianas e fúngicas, os pacientes diabéticos podem desenvolver demodicose focal ou generalizada.[18]

Os sinais cutâneos de diabetes melito podem ser generalizados e não específicos. Para um paciente diabético recém-diagnosticado, as infecções bacterianas, fúngicas e parasitárias devem ser descartadas. Quando a terapia apropriada for iniciada, as alterações no pelo e na pele devem melhorar. No entanto, qualquer nova lesão de pele em pacientes diabéticos deve ser investigada em relação às infecções.

XANTOMAS CUTÂNEOS

Os xantomas são depósitos granulomatosos benignos, geralmente multifocais, na pele.[11,36] Contêm componentes derivados de lipoproteínas e estão associados a um distúrbio do metabolismo lipídico. Os níveis plasmáticos anormais de colesterol, lipoproteínas e triglicerídeos são encontrados em pacientes que desenvolvem xantomas. A causa subjacente mais frequente é a diabetes melito adquirida naturalmente ou induzida por medicamento. No entanto, os xantomas também foram associados às dietas ricas em gorduras ou triglicerídeos, à hiperlipoproteinemia e à hiperquilomicronemia; um relato de formação de xantoma idiopático em um gato também foi descrito.[11,37-39] As lipoproteínas são aglomerados de proteínas e lipídios; essas moléculas transportam a gordura para dentro e fora das células, permitindo o movimento de colesterol e triglicerídeos no sangue. Uma elevação no sangue é chamada de hiperlipoproteinemia. Com os níveis sanguíneos aumentados, o depósito de lipoproteínas em outros tecidos produz xantomas. A patogênese da associação de hiperlipoproteinemia ao xantoma não está clara; é possível que o trauma contribua para a formação de xantoma.[36,40]

Pressupõe-se que os gatos com xantomatose tenham um defeito no metabolismo de lipídios. Esses gatos não toleram refeições com alto teor de gordura e apresentam altos níveis de triglicerídeos, colesterol ou lipoproteínas de baixa densidade, mesmo em jejum. Um distúrbio do metabolismo lipídico tem um papel importante no desenvolvimento e nas complicações da diabetes melito, por causa da falta de insulina, provocando catabolismo lipídico acelerado. Embora a formação de xantoma esteja relacionada à diabetes melito, os gatos com deficiências de lipoproteína familiares não costumam desenvolver xantomas. Outros fatores metabólicos provavelmente afetam esses pacientes.[36,41] Em um relato, um gato com histórico de hiperlipoproteinemia e uso prolongado de glicocorticoides desenvolveu xantomas.[36,38]

Na avaliação clínica, os xantomas se manifestam como pápulas, placas ou nódulos amarelos a esbranquiçados multifocais que podem apresentar bordas e pele adjacente eritematosas. Frequentemente, localizam-se na cabeça, especialmente na área periauricular ou no pavilhão auricular, podendo estender-se à região periocular, mas também podem se desenvolver nos coxins e sobre as proeminências ósseas. É comum o aparecimento de hematomas nas lesões, devido à fragilidade da pele afetada,

podendo também ocorrer ulcerações. Frequentemente, as lesões apresentam simetria bilateral.[36,37] Alguns gatos desenvolvem neuropatia periférica, presumidamente por causa dos depósitos de lipídios. Não parece haver predileção de raça, idade ou sexo.

Os diagnósticos diferenciais incluem doenças alérgicas cutâneas, dermatofitose e granulomas infecciosos, não infecciosos ou neoplásicos.[11,36] Os testes de bioquímica sérica, urinálise e hemograma completo devem ser realizados para investigar se há diabetes melito, bem como avaliar os níveis de colesterol e triglicerídeos em jejum. O perfil lipídico com jejum de 24 horas e a eletroforese de lipoproteínas podem ser realizados para se obter os níveis e/ou atividade de lipoproteínas no soro.[36] A histopatologia é necessária para um diagnóstico definitivo de xantoma. A biópsia deve ser realizada em nódulos ou placas não ulceradas. Deve-se evitar biópsias dos coxins, se possível, devido à cicatrização ruim e ao desconforto para o paciente. As amostras de biópsias cutâneas apresentam uma epiderme geralmente normal a levemente acantótica. Uma abundância de macrófagos espumosos e carregados de lipídios é encontrada entre as fibras de colágeno; também podem ser encontrados nas camadas que destroem a arquitetura normal do colágeno (Fig. 26-7). Células

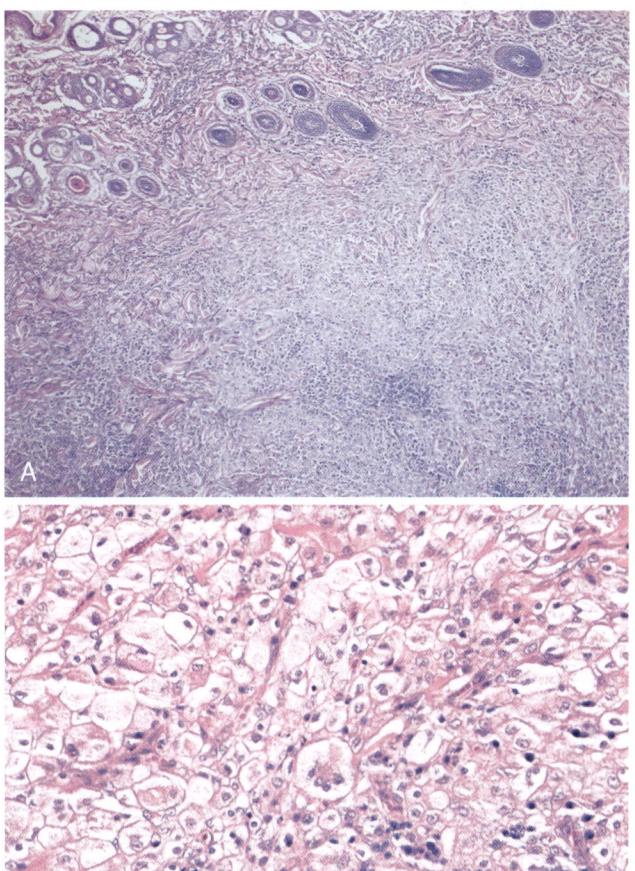

Figura 26-7: A, Imagem de histopatologia da pele de um paciente com xantoma felino. Na derme intermediária a profunda, há um infiltrado inflamatório denso escondendo a arquitetura normal de colágeno. (Hematoxilina e eosina [H&E], 10×) **B,** Ampliação da imagem **A**; observam-se macrófagos repletos de lipídios e algumas células gigantes multinucleadas. (H&E, 40×)

gigantes multinucleadas, eosinófilos e raros neutrófilos, linfócitos e células plasmáticas também podem ser observados. Com frequência, os eosinófilos são abundantes. Os depósitos lipídicos estão presentes como grandes "lagos" de depósitos extracelulares e coloração pálida, mas não são observados em todas as lesões.[36] Por meio da coloração *oil red* O pode-se confirmar o depósito de lipídios dentro dos macrófagos; portanto, os depósitos extracelulares não são requisitos para diagnóstico definitivo.[36] Dietas com baixo teor de gordura e suplementação com fibra ou óleo de peixe, além da correção de qualquer anomalia subjacente do metabolismo lipídico são recomendadas para esses pacientes. O tratamento é para toda a vida, mas o controle da diabetes melito ou da hiperlipoproteinemia associada pode levar à resolução do xantoma cutâneo. A remoção cirúrgica é uma opção, mas leva à recorrência, caso nenhuma outra medida seja adotada. Em um paciente felino, uma dieta com baixo teor de gordura resolveu as lesões; sempre que uma dieta comercial foi reintroduzida, houve o reaparecimento do xantoma cutâneo.[11,42]

DERMATITE NECROLÍTICA SUPERFICIAL

A dermatite necrolítica superficial (DNS) também é comumente denominada necrose epidérmica metabólica, eritema migratório necrolítico ou síndrome hepatocutânea e é um distúrbio cutâneo necrotizante associado à doença metabólica subjacente, frequentemente envolvendo o fígado. É rara em gatos, incomum em cães e frequentemente identificada em humanos.[43] Em cães, é mais frequentemente associada à disfunção hepática, ao glucagonoma pancreático, à administração de fenobarbitol, às micotoxinas ou à diabetes melito.[43,44] Em humanos com síndrome de glucagonoma secundária ao tumor de células secretoras de glucagon, 70% dos pacientes desenvolverão DNS como complicação.[2] Os humanos também podem desenvolver a DNS secundária à pancreatite, deficiência de zinco ou ácidos graxos e doença inflamatória intestinal. Nos cães com alterações hepáticas metabólicas, as lesões de pele são consideradas relacionadas à privação nutricional, embora a patogênese exata seja desconhecida. Os queratinócitos se degeneram, possivelmente por desnutrição celular, levando ao edema.[11] As mensurações séricas de aminoácidos nesses pacientes revelam hipoaminoacidemia profunda de muitos aminoácidos. O aumento no glucacon provocado pelo tumor pancreático endócrino foi investigado, mas poucos casos de DNS foram associados aos altos níveis de glucagon. Em gatos, a DNS foi observada com carcinoma pancreático, amiloidose tímica, hepatopatia, linfoma intestinal e carcinoide hepático.[43,44] Pelo menos um caso de carcinoma pancreático foi considerado de origem endócrina; a coloração imuno-histoquímica do glucagon não foi diagnóstica e os níveis plasmáticos de glucagon não foram mensurados.[45] Em um caso de hepatopatia, os níveis séricos de aminoácidos foram baixos, sugerindo que a patogênese subjacente possa estar relacionada a algumas formas dessa doença em cães e humanos.[43,44]

As lesões de DNS clássicas em cães consistem em crostas espessas, aderentes e frequentemente fissuradas nos coxins, ao redor das junções mucocutâneas, em áreas de grande trauma como a lateral dos cotovelos e na parte ventral do abdome. No focinho, pavilhão auricular, vulva e no escroto essas lesões também são comuns. Erosões, úlceras, alopecia e exsudato são sequelas secundárias. As infecções secundárias por bactérias e *Malassezia* spp. são muito comuns, prurido e dor podem ser variáveis, mas frequentemente estão presentes.[44] A descamação e a alopecia do tronco e membros com prurido foram as únicas lesões cutâneas encontradas em dois casos de DNS em felinos.[4,44,45] As lesões iniciais começaram nos membros dianteiros proximais, dorso e axilas, mas se espalharam para o ventre, lateral do tórax e virilha. Em um caso associado à hepatopatia, a alopecia do ventre, flancos e região inguinal com eritema subjacente e descamação leve foi inicialmente observada.[46] Outro paciente com doença hepática apresentou alopecia no pescoço, disseminada aos flancos com crostas pigmentadas das patas dos membros pélvicos e cauda. As infecções por *Malassezia* foram diagnosticadas em vários casos de gatos com DNS.[4,44] A distribuição das lesões em gatos pode estar relacionada aos hábitos de higiene por lambedura.[46]

Os diagnósticos diferenciais incluem dermatite esfoliativa associada ao timoma, alopecia paraneoplásica, dermatite associada ao vírus da leucemia felina ou da imunodeficiência felina, síndrome da fragilidade cutânea, EM e linfoma cutâneo.[11,44] Todos os gatos descritos na literatura apresentaram sinais sistêmicos e cutâneos, incluindo perda de peso, alterações no apetite, desconforto gastrintestinal letargia ou dispneia. Um gato manifestou alopecia, eritema, poucas crostas e prurido, mas apresentou um episódio recente de vômito, diarreia e inapetência.[46]

A avaliação da biópsia cutânea juntamente com os achados observados na ultrassonografia abdominal devem levar ao diagnóstico. A biópsia deve ser realizada em placas eritematosas com pouca a moderada quantidade de crostas. As crostas não devem ser removidas e nenhuma limpeza ou desinfecção da superfície da pele deve ser realizada antes da amostragem. Se as patas ou os coxins estiverem envolvidos, a biópsia deve ser realizada na margem do coxim; isso evita a claudicação e o trauma no local, mas ainda permite a coleta de amostras de um local que pode ajudar no diagnóstico.[44] Quando houver suspeita de DNS em pacientes felinos, várias amostras de biópsia devem ser coletadas; os relatos de casos de gatos com DNS mostraram uma grande variação na aparência histopatológica e, às vezes, apenas uma seção pode apresentar características uniformes de DNS que levam ao diagnóstico definitivo.[46] Histopatologicamente, a característica mais distinta da DNS é a "disposição em camadas de cor vermelha, branca e azul": a paraqueratose e a descamação serocelular abrangem a camada superior "vermelha", a palidez dos queratinócitos corresponde à camada intermediária ou "branca" e uma camada hiperplásica basal e suprabasal cria uma camada profundamente basofílica que resulta em listra "azul".[44] Não é comum encontrar bactérias, esporos de dermatófitos ou leveduras nas placas paraqueratóticas espessas. Um padrão inflamatório misto pode ser observado na derme superficial, principalmente ao redor dos vasos, com níveis variáveis de edema cutâneo.[44]

Em cães com DNS, a aparência ultrassonográfica do fígado foi descrita como "queijo suíço" ou "colmeia" com áreas de parênquima hiperecoico envolvendo áreas hipoecoicas, com uma aparência reticular geral do fígado.[46-48] Um padrão reticular similar do fígado foi descrito em um relato de caso felino de DNS, enquanto outros casos em felinos foram associados ao carcinoma pancreático.[44,46] Histopatologicamente, o fígado tanto de cães como de gatos com DNS secundária à doença hepática é idêntico à hepatopatia vacuolar metabólica observada.[44] Se a avaliação por ultrassonografia não revelar as alterações esperadas, as mensurações de glucacon plasmático podem ser consideradas; no entanto, a faixa de referência normal ainda não foi estabelecida em gatos saudáveis.[48]

O prognóstico é de reservado a ruim. Não há dados publicados suficientes que descrevem especificamente o tempo de sobrevida de gatos, mas parece ser similar ao de pacientes caninos que morreram ou foram eutanasiados entre 1,6 a 5 meses após o diagnóstico.[11,46] Um gato com DNS secundária ao carcinoma hepático neuroendócrino foi eutanasiado 11 meses após o diagnóstico sem tratamento.[43] Como a patogênese proposta da DNS envolve uma concentração elevada de glucagon que leva à deficiência de aminoácido, a suplementação com aminoácidos pode ajudar. Os aminoácidos podem ser administrados por via intravenosa ou oral, sendo frequente a recomendação de combinar ambas as vias. Alguns cães se beneficiaram de um esquema de tratamento desenvolvido na Universidade da Califórina, que recomenda proteína de alta qualidade, suplementação com zinco e ácidos graxos.[11]

DOENÇA CUTÂNEA IMUNOMEDIADA ASSOCIADA À DOENÇA INTERNA

Eritema multiforme

O eritema multiforme é uma doença inflamatória cutânea causada por desregulação imunológica caracterizada pela apoptose epidérmica.[49,50] É rara no gato e pode ser secundária à reação medicamentosa, infecção ou neoplasia; as reações medicamentosas e a infecção por herpesvírus são as causas mais comuns no gato.[50] O eritema multiforme é considerado uma reação de hipersensibilidade mediada por célula T específica ao hospedeiro, em que a resposta celular é direcionada a antígenos associados aos queratinócitos.[9] No caso de infecção por herpesvírus, as partículas virais são encontradas em queratinócitos epidérmicos; as células T *helper* do tipo 1 CD4+ específico para herpesvírus são atraídas pelas partículas virais, resultando em *upregulation* de interferon-gama. No caso de EM induzida por medicamento, uma resposta do fator alfa de necrose tumoral por linfócitos leva à apoptose dos queratinócitos.[50] Em ambos os casos, os linfócitos se ligam a esses queratinócitos alterados, acionando a morte celular. A alteração do queratinócito pode ser um fator primário na patogênese da doença, embora o mecanismo exato permaneça desconhecido. As três classes de medicamento mais comumente associadas à EM em cães e gatos são todos os antibióticos das classes das sulfonamidas potencializadas por trimetoprima, cefalosporinas e penicilinas.[9] Outros medicamentos (p. ex., aurotioglicose, griseofulvina e propiltiouracila), combinação de medicamentos e vacinas (p. ex., vacina contra raiva) também foram causas suspeitas em gatos.[51,52] Atualmente, a EM é subclassificada em EM menor e EM maior, de acordo com a porcentagem da superfície corporal afetada e a gravidade da apresentação clínica. O eritema multiforme menor, a forma mais leve, tem aparecimento agudo das lesões-alvo (a lesão típica observada nos humanos não é comum em cães e gatos) envolvendo as extremidades com sinais menos sistêmicos e somente um pequeno envolvimento mucocutâneo.[50] O eritema multiforme menor

tende a ser autolimitante. O eritema multiforme maior é mais grave com maior envolvimento mucocutâneo e doença sistêmica generalizada. O eritema multiforme se sobrepõe clinicamente à síndrome de Stevens-Johnson (SJS) e à necrólise epidérmica tóxica (NET). Na medicina veterinária, o diagnóstico de EM, SJS ou NET é normalmente obtido por meio das alterações histopatológicas, enquanto na medicina humana há critérios clínicos mais rigorosos para classificar a doença em subtipos.

As lesões cutâneas de EM em gatos são descritas como aparecimento simétrico com lesões bastante vesiculares, bolhosas e/ou ulcerativas. O tronco e as junções mucocutâneas estão comumente envolvidos, mas há a possibilidade de ocorrerem lesões generalizadas.[9,50] As máculas eritematosas, pápulas ou urticárias também podem ser observadas e, em um relato de seis gatos com EM, as lesões também foram observadas nos pavilhões auriculares, nos canais auditivos externos, na cabeça e nas patas[50,51] (Fig. 26-8). Os sinais sistêmicos, como febre, letargia

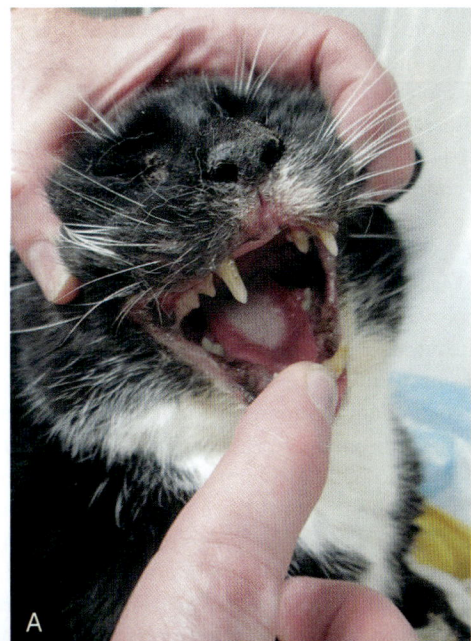

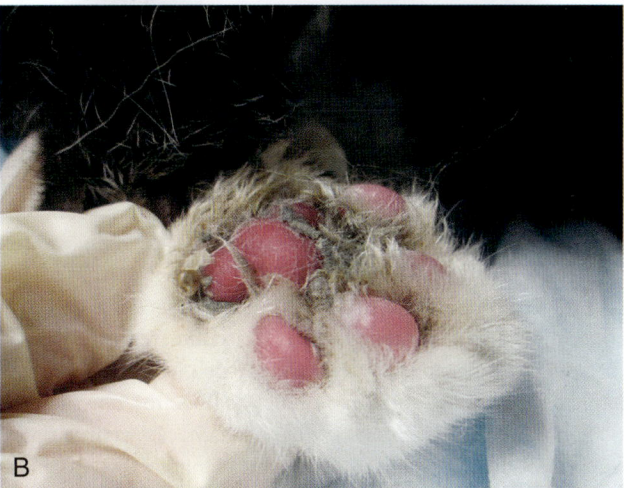

Figura 26-8: A, Ulceração grave na língua e junções mucocutâneas em um gato doméstico de pelo curto com eritema multiforme após administração de antibiótico. **B,** Úlcera envolvendo quase todo o coxim do carpo do mesmo paciente.

e anorexia podem ser descritos e foi observado que quanto mais grave for a apresentação clínica, maior é a probabilidade de erupção devido à reação medicamentosa.[37] Uma dermatite esfoliativa generalizada com alopecia associada a uma manifestação de EM em gatos também foi descrita. Não há predileções de raça e sexo documentadas.

São vários os diagnósticos diferenciais, devido à apresentação clínica variável da EM. Pioderma bacteriano, dermatofitose ou demodicose podem ser considerados nos casos mais leves; doença autoimune (p. ex., pênfigo foliáceo, pênfigo vulgar e epidermólise bolhosa), queimaduras, dermatose ulcerativa idiopática felina, complexo granuloma eosinofílico, DNS, dermatite esfoliativa associada ao timoma e neoplasia cutânea podem ser considerados em lesões mais graves.[9,50] A avaliação de amostras por biópsia é o teste diagnóstico de escolha. Uma epiderme ou mucosa intacta é essencial para a demonstração de apoptose do queratinócito, portanto as úlceras devem ser evitadas na coleta de amostras. As biópsias devem ser obtidas de áreas com ou sem crostas.[9,37] A lesão histopatológica mais característica é a apoptose de queratinócitos com linfócitos satélites, porém frequentemente uma dermatite de interface também está presente com linfócitos e macrófagos obscurecendo a junção dermoepidérmica. A apoptose é observada em todos os níveis da epiderme, ajudando a diferenciá-la da dermatite esfoliativa associada ao timoma.[9] Um histórico completo, incluindo todos os medicamentos e vacinas administrados e quaisquer viagens recentes, juntamente com as alterações histopatológicas, podem levar ao diagnóstico. A reação em cadeia pela polimerase para a presença de herpesvírus na pele pode ser indicada, desta forma aumentam o sucesso do tratamento da causa subjacente.[50] Nenhuma alteração característica é encontrada nos testes laboratoriais de rotina.

Os sinais podem desaparecer espontaneamente após um período variável de tempo, geralmente semanas. O EM induzido por medicamento pode melhorar de forma evidente em até 1 a 2 semanas após a descontinuação do fármaco causador do problema.[51] Se as lesões forem agressivas, especialmente as vesiculobolhosas e as ulcerativas, a internação e os cuidados de suporte podem ser indicados. Os agentes imunossupressores, como os glicocorticoides ou a ciclosporina modificada, podem ser necessários, e a administração intravenosa de imunoglobulina pode ser considerada em casos graves, com risco de morte.[50,52]

PANICULITE ASSOCIADA À PANCREATITE

A paniculite é uma condição inflamatória da gordura subcutânea. Não é incomum em gatos e tem várias causas subjacentes, incluindo infecções bacteriana, fúngicas ou protozoárias (de trauma penetrante ou corpos estranhos, brigas entre gatos ou contaminação ambiental da ferida), vasculite, reações a medicamentos ou a vacinas, deficiências nutricionais e trauma.[17] O panículo é composto principalmente de lipócitos, que são particularmente suscetíveis ao trauma, à inflamação secundária e à isquemia. Qualquer dano ao suprimento sanguíneo ou às células pode levar à liberação de lipídios pelos lipócitos, decompostos que podem ser quebrados em ácidos graxos com efeitos inflamatórios profundos no tecido adjacente. A paniculite nodular estéril não tem uma causa infecciosa subjacente, mas ainda

pode estar relacionada à doença sistêmica. A pancreatite e os tumores pancreáticos no gato foram descritos como causa de paniculite estéril. Qualquer gato que manifeste os sinais clínicos consistentes com a paniculite deve ser avaliado em relação à doença pancreática subjacente, além do diagnóstico de outras causas possíveis.[17,53]

Em humanos com pancreatite, a paniculite é causada pela liberação de enzimas pancreáticas ativas (fosfolipase, tripsina, amilase). Uma teoria é que essas enzimas pancreáticas ativadas provocam danos na parede dos vasos, levando ao aumento da permeabilidade vascular, podendo prejudicar as células adiposas, causando inflamação e possivelmente necrose.[53]

A paniculite secundária à pancreatite é rara em gatos, sem predileção por raça, sexo ou idade.[53] Clinicamente, a paniculite se manifesta como nódulos subcutâneos que podem ser focais ou generalizados, firmes ou macios, bem circunscritos ou pouco definidos. Alguns nódulos podem romper e ultrapassar a superfície da pele, levando a tratos de drenagem e/ou úlceras; pode haver eritema da epiderme sobrejacente. Quando os nódulos forem rompidos ou aspirados, um material purulento, hemorrágico ou oleoso pode ser extraído. A maioria das lesões é encontrada no tronco e, em alguns casos, pode provocar bastante dor. Os gatos com pancreatite associada à paniculite frequentemente estão sistemicamente doentes com sinais inespecíficos, como letargia e inapetência, além de sinais consistentes com pancreatite, como dor e distensão abdominal, desidratação clínica, vômitos ou diarreia e febre.[17,53]

Como os sinais sistêmicos e cutâneos são concomitantes, exames de sangue (hemograma completo, perfil bioquímico, urinálise), mensuração da imunorreatividade da lipase pancreática felina e ultrassonografia abdominal são indicados. Ao exame das impressões diretas dos tratos de drenagem ou dos aspirados dos nódulos pode-se observar inflamação supurativa ou piogranulomatosa. Embora seja um processo estéril, pode ser observada infecção secundária devido às bactérias presentes na superfície, normalmente estafilococos.

A paniculite somente pode ser diagnosticada por análise de biópsia cutânea. Ao planejar essas biópsias, várias amostras devem ser coletadas e devem ser profundas o suficiente para se avaliar o panículo; qualquer lesão ulcerada ou necrótica deve ser evitada. Ao exame histopatológico, o panículo apresentará inflamação piogranulomatosa ou supurativa grave, nodular a difusa. Os lipócitos podem ser necróticos e a gordura necrótica pode ser saponificada; a saponificação leva à presença de material basofílico amórfico dentro dos lipócitos ou ao redor deles. Para se obter um diagnóstico definitivo de paniculite estéril, as alterações histopatológicas devem ser concomitantes às culturas de tecido negativas (recomenda-se as culturas aeróbias, anaeróbias, fúngicas e micobacterianas); colorações especiais para micro-organismos infecciosos realizadas por um patologista também podem ajudar no diagnóstico de um processo estéril.[17,53]

Não se sabe muito sobre o tempo de resolução da paniculite associada à pancreatite; há somente um relato de um cão, em que a paniculite foi resolvida com tratamento bem-sucedido da pancreatite subjacente.[54] Os glicocorticoides sistêmicos são comumente prescritos para o tratamento da paniculite nodular estéril não associada à pancreatite. A terapia esteroidal sistêmica não é indicada para a pancreatite sem paniculite e deve ser evitada em pacientes com doenças concomitantes, como a diabetes melito. Os glicocorticoides intralesionais podem ser considerados em pacientes com contraindicação à terapia com glicocorticoides sistêmicos. O foco do tratamento deve ser na pancreatite subjacente. O tratamento da pancreatite é descrito anteriormente (Cap. 15) e é baseado na manutenção da hidratação e perfusão apropriadas, bem como analgesia e suporte nutricional.

Referências

1. Bergman PJ. Paraneoplastic syndromes. In Withrow, S.J., Vail, D.M., Page, R.L., editors: Small animal clinical oncology, ed 5, St Louis, 2013, Elsevier, pp 83-97.,

2. Turek MM: Cutaneous paraneoplastic syndromes in dogs and cats: a review of the literature. *Vet Dermatol* 14(6):279-296, 2003.

3. Pascal-Tenorio A, Olivry T, Gross TL, et al: Paraneoplastic alopecia associated with internal malignancies in the cat. *Vet Dermatol* 8(1):47-52, 1997.

4. Mauldin EA, Morris DO, Goldschmidt MH: Retrospective study: the presence of *Malassezia* in feline skin biopsies. A clinicopathological study. *Vet Dermatol* 13(1):7-13, 2002.

5. Tasker S, Griffon DJ, Nuttall TJ, et al: Resolution of paraneoplastic alopecia following surgical removal of a pancreatic carcinoma in a cat. *J Small Anim Pract* 40(1):16-19, 1999.

6. Marconato L, Albanese F, Viacava P, et al: Paraneoplastic alopecia associated with hepatocellular carcinoma in a cat. *Vet Dermatol* 18(4):267-271, 2007.

7. Frank LA: Miscellaneous alopecias. In Miller WH, Griffin CE, Campbell KL, editors: *Muller and Kirk's small animal dermatology*, ed 7, St Louis, 2013, Elsevier, pp 554-572.

8. Atrophic diseases of the adnexa. In Gross TL, Ihrke PJ, Walder EJ, et al, editors: *Skin diseases of the dog and cat clinical and histopathologic diagnosis*, ed 2, Ames, IA, 2005, Blackwell, pp 480-517.

9. Interface diseases of the dermal-epidermal junction. In Gross TL, Ihrke PJ, Walder EJ, et al, editors: Skin diseases of the dog and cat clinical and histopathologic diagnosis, ed 2, Ames, IA, 2005, Blackwell, pp 49-74.

10. Zitz JC, Birchard SJ, Couto GC, et al: Results of excision of thymoma in cats and dogs: 20 cases (1984-2005). *J Am Vet Med Assoc* 232(8):1186-1192, 2008.

11. Endocrine, metabolic diseases. In Miller WH, Griffin CE, Campbell KL, editors: *Muller and Kirk's small animal dermatology*, ed 7, St Louis, 2013, Elsevier, pp 501-553.

12. Graves TK: Hypercortisolism in cats (feline Cushing's syndrome). In Ettinger SJ, Feldman EC, editors: Textbook of veterinary internal medicine, vol 2, ed 7, St Louis, 2010, Elsevier/Saunders, pp 1840-1847.

13. Gunn-Moore D, Simpson K: Hyperadrenocorticism in cats. In Rand J, editor: *Clinical endocrinology of companion animals*, ed 1, Ames, IA, 2013, Wiley-Blackwell, pp 71-79.

14. Feldman EC, Nelson RW: Hyperadrenocorticism in cats (Cushing's syndrome). In Feldman EC, Nelson RW, editors: *Canine and feline endocrinology and reproduction*, ed 3, St Louis, 2004, Saunders/Elsevier, pp 358-393.

15. Lowe AD, Campbell KL, Graves T: Glucocorticoids in the cat. *Vet Dermatol* 19(6):340-347, 2008.

16. Mellett Keith AM, Bruyette D, Stanley S: Trilostane therapy for treatment of spontaneous hyperadrenocorticism in cats: 15 cases (2004-2012). *J Vet Intern Med* 27:1471-1477, 2013.

17. Miscellaneous skin diseases. In Miller WH, Griffin CE, Campbell KL, editors: *Muller and Kirk's small animal dermatology*, ed 7, St Louis, 2013, Elsevier, pp 695-723.

18. Degenerative, dysplastic and depositional diseases of dermal connective tissue. In Gross TL, Ihrke PJ, Walder EJ, et al, editors: *Skin diseases of the dog and cat clinical and histopathologic diagnosis*, ed 2, Ames, IA, 2005, Blackwell, pp 373-403.

19. Crosaz O, Vilaplana-Grosso F, Alleaume C, et al: Skin fragility syndrome in a cat with multicentric follicular lymphoma. *J Feline Med Surg* 15(10):953-958, 2013.

20. Tamulevicus AM, Harkin K, Janardhan K, et al: Disseminated histoplasmosis accompanied by cutaneous fragility in a cat. *J Am Anim Hosp Assoc* 47(3):e36-e41, 2011.

21. Daniel AGT, Lucas SRR, Júnior AR, et al: Skin fragility syndrome in a cat with cholangiohepatitis and hepatic lipidosis. *J Feline Med Surg* 12(2):151-155, 2010.

22. Trotman TK, Mauldin E, Hoffmann V, et al: Skin fragility syndrome in a cat with feline infectious peritonitis and hepatic lipidosis. *Vet Dermatol* 18(5):365-369, 2007.

23. Fernandez CJ, Scott DW, Erb HN: Staining abnormalities of dermal collagen in eosinophil- or neutrophil-rich inflammatory dermatoses of horses and cats as demonstrated with Masson's trichrome stain. *Vet Dermatol* 11(1):43-48, 2000.

24. Barthold SW, Kaplan BJ, Schwartz A: Reversible dermal atrophy in a cat treated with phenytoin. *Vet Pathol* 17(4):469-476, 1980.

25. Wicke C, Halliday B, Allen D, et al: Effects of steroids and retinoids on wound healing. *Arch Surg* 135(11):1265-1270, 2000.

26. Feline hyperthyroidism (thyrotoxicosis). In Feldman EC, Nelson RW, editors: Canine and feline endocrinology and reproduction, ed 3, St Louis, 2004, Saunders/Elsevier, 152-218.

27. Gunn-Moore D: Feline endocrinopathies. *Vet Clin North Am Small Anim Pract* 35(1):171-210, 2005.

28. Mooney CT. Hyperthyroidism. In Ettinger SJ, Feldman EC, editors: Textbook of veterinary internal medicine, vol 2, ed 7, St Louis, 2010, Elsevier/Saunders, pp 1761-1796.

29. Broussard JD, Peterson ME, Fox PR: Changes in clinical and laboratory findings in cats with hyperthyroidism from 1983 to 1993. *J Am Vet Med Assoc* 206(3):302-305, 1995.

30. Levy L, Zeichner JA: Dermatologic manifestation of diabetes. *J Diabetes* 4(1):68-76, 2012.

31. Goyal A, Raina S, Kaushal SS, et al: Pattern of cutaneous manifestations in diabetes mellitus. *Indian J Dermatol* 55(1):39-41, 2010.

32. Perrins N, Gaudiano F, Bond R: Carriage of *Malassezia* spp. yeasts in cats with diabetes mellitus, hyperthyroidism and neoplasia. *Med Mycol* 45(6):541-546, 2007.

33. Feline diabetes mellitus. In Feldman EC, Nelson RW, editors: *Canine and feline endocrinology and reproduction*, ed 3, St Louis, 2004, Saunders/Elsevier, pp 539-579.

34. Reusch CE: Feline diabetes mellitus. In Ettinger SJ, Feldman EC, editors: *Textbook of veterinary internal medicine*, ed 7, St Louis, 2010, Elsevier/Saunders, vol 2 pp 1796–1816.

35. Lan C-CE, Wu C-S, Huang S-M, et al: High-glucose environment enhanced oxidative stress and increased interleukin-8 secretion from keratinocytes: new insights into impaired diabetic wound healing. *Diabetes* 62(7):2530-2538, 2013.

36. Noninfectious nodular and diffuse granulomatous and pyogranulomatous diseases of the dermis. In Gross TL, Ihrke PJ, Walder EJ, et al, editors: *Skin diseases of the dog and cat clinical and histopathologic diagnosis*, ed 2, Ames, IA, 2005, Blackwell, pp 320-341.

37. Outerbridge CA: Cutaneous manifestations of internal diseases. *Vet Clin North Am Small Anim Pract* 43(1):135-152, 2013.

38. Wisselink MA, Koeman JP, Wensing T, et al: Hyperlipoproteinaemia associated with atherosclerosis and cutaneous xanthomatosis in a cat. *Vet Q* 16(4):199-202, 1994.

39. Chanut F, Colle MA, Deschamps JY, et al: Systemic xanthomatosis associated with hyperchylomicronaemia in a cat. *J Vet Med A Physiol Pathol Clin Med* 52(6):272-274, 2005.

40. Johnstone AC, Jones BR, Thompson JC, et al: The pathology of an inherited hyperlipoproteinaemia of cats. *J Comp Pathol* 102(2):125-137, 1990.

41. Jones BR: Inherited hyperchylomicronaemia in the cat. *J Small Anim Pract* 34:493-499, 1993.

42. Grieshaber TL, McKeever PJ, Conroy JD: Spontaneous cutaneous (eruptive) xanthomatosis in two cats. *J Am Anim Hosp Assoc* 27(5):509-512, 1991.

43. Asakawa MG, Cullen JM, Linder KE: Necrolytic migratory erythema associated with a glucagon-producing primary hepatic neuroendocrine carcinoma in a cat. *Vet Dermatol* 24(4):466-469, 2013, e109-e110.

44. Necrotizing diseases of the epidermis. In Gross TL, Ihrke PJ, Walder EJ, et al, editors: *Skin diseases of the dog and cat clinical and histopathologic diagnosis*, ed 2, Ames, IA, 2005, Blackwell, pp 75-104.

45. Patel A, Whitbread TJ, McNeil PE: A case of metabolic epidermal necrosis in a cat. *Vet Dermatol* 7(4):221-225, 2008.

46. Kimmel SE, Christiansen W, Byrne KP: Clinicopathological, ultrasonographic, and histopathological findings of superficial necrolytic dermatitis with hepatopathy in a cat. *J Am Anim Hosp Assoc* 39(1):23-27, 2003.

47. Jacobson LS, Kirberger RM, Nesbit JW: Hepatic ultrasonography and pathological findings in dogs with hepatocutaneous syndrome: new concepts. *J Vet Intern Med* 9(6):399-404, 1995.

48. Outerbridge CA, Marks SL, Rogers QR: Plasma amino acid concentrations in 36 dogs with histologically confirmed superficial necrolytic dermatitis. *Vet Dermatol* 13(4):177-186, 2002.

49. Merchant SR. The skin as a sensor of internal medicine disorders. In Ettinger SJ, Feldman EC, editors: Textbook of veterinary internal medicine, vol 1, ed 7, St Louis, 2010, Saunders/Elsevier, pp 64-66.

50. Halliwell REW. Autoimmune and immune-mediated dermatoses. In Miller WH, Griffin CE, Campbell KL, editors: Muller and Kirk's small animal dermatology, ed 7, St Louis, 2013, Elsevier, pp 432-500.

51. Scott DW, Miller WH: Erythema multiforme in dogs and cats: literature review and case material from the Cornell University College of Veterinary Medicine (1988-96). *Vet Dermatol* 10:297-309, 1999.

52. Byrne KP, Giger U: Use of human immunoglobulin for treatment of severe erythema multiforme in a cat. *J Am Vet Med Assoc* 220(2):197-201, 2002.

53. Diseases of the panniculus. In Gross TL, Ihrke PJ, Walder EJ, et al, editors: *Skin diseases of the dog and cat clinical and histopathologic diagnosis*, ed 2, Ames, IA, 2005, Blackwell, pp 538-558.

54. O'Kell AL, Inteeworn N, Diaz SF, et al: Canine sterile nodular panniculitis: a retrospective study of 14 cases. *J Vet Intern Med* 24(2):278-284, 2010.

Dermatoses de Gatos de Diagnóstico Desafiador

Christine L. Cain e Elizabeth A. Mauldin

Este capítulo descreve as características clínicas, o diagnóstico e o tratamento de várias dermatoses felinas incomuns. Algumas dessas doenças foram descritas na literatura veterinária por décadas, enquanto outras foram reconhecidas mais recentemente, mas todas podem apresentar um desafio diagnóstico devido à rara ocorrência ou etiologias insuficientemente elucidadas. A maioria dessas dermatoses é definitivamente diagnosticada com base em características clínicas e histopatológicas, bem como por eliminação de outros diagnósticos diferenciais mais comuns. Ao realizar a histopatologia da pele, deve-se ter cuidado na escolha do local de biópsia para maximizar o resultado diagnóstico, além disso, as amostras obtidas por biópsia devem ser enviadas a um patologista capacitado em interpretação dermatopatológica.

PODODERMATITE PLASMÓCITÁRIA

Características Clínicas

A pododermatite plasmocitária é uma dermatose localizada em gatos, caracterizada por edema macio dos coxins, mas comumente nos metacárpicos e ou metatarsais.[1-7] Os coxins acometidos podem ter aparência de "travesseiro" inflado com eritema, estrias proeminentes e/ou descamação fina[2,5,6] (Fig. 27-1A). As alterações nos coxins podem ser acompanhadas de claudicação ou ser assintomáticas.[6,7] Com a cronicidade, a ulceração e a hemorragia dos coxins podem ocorrer, o que pode exacerbar a claudicação[3,7,8] (Fig. 27-1B).

A maioria dos relatos de pododermatite plasmocitária não menciona predileções por idade, sexo ou raça,[1,3] sendo que em um estudo retrospectivo com 26 gatos, foi evidenciado que machos castrados foram os mais predominantes na população de pacientes.[6] Os gatos domésticos de pelo curto foram a maioria descrita nos relatos de casos.[5,6] Além das alterações nos coxins e possível claudicação, alguns gatos acometidos apresentaram outros sinais clínicos, incluindo condições corporais inadequadas[4,6,8] e hipersalivação (presumidamente relacionada à estomatite concomitante).[6] A estomatite plasmocítica concomitante,[1,6] a amiloidose renal e hepática[3] ou a glomerulonefrite imunomediada[9] foram relatadas mais raramente. A dermatite nasal plasmocítica manifestando-se como edema difuso da ponte nasal foi descrita em gatos com pododermatite plasmocitária.[0,11] Uma dermatite nasal plasmocítica similar também

foi relatada em dois gatos sem pododermatite associada.[12,13] Em um gato, o aparecimento de edema nasal foi associado aos sinais clínicos de infecção do trato respiratório superior.[12]

Embora reconhecida como uma entidade clínica desde os anos 1980,[1,4,9] a etiologia da pododermatite plasmocitária felina ainda é desconhecida. Agentes infecciosos, incluindo bactérias, fungos e protozoários, foram investigados como causa da pododermatite plasmocitária.[1,14] Em um estudo com 14 biópsias de pele coletadas dos coxins de gatos com pododermatite plasmocitária, Bettenay et al. não identificaram agentes infecciosos (incluindo *Bartonella* spp., *Ehrlichia* spp., *Anaplasma phagocytophilum*, *Chlamydophila felis*, *Mycoplasma* spp., *Toxoplasma gondii* e herpesvírus felino) nas amostras de tecido analisadas por meio de imuno-histoquímica e reação em cadeia pela polimerase (PCR).[14] A ausência de agentes infecciosos demonstráveis na pele de gatos com pododermatite plasmocitária não descarta a possibilidade de a doença ter uma causa infecciosa. Foi sugerido que a resposta inflamatória pode persistir após a eliminação do agente infeccioso do tecido.[12,14] Uma ligação possível entre o vírus da imunodeficiência felina (FIV) e a pododermatite plasmocitária foi sugerido. Vários estudos sobre a pododermatite plasmocitária incluíram gatos positivos para FIV na população de pacientes.[2,3,5,6,15] Simon et al. descreveram as características histopatológicas da pododermatite plasmocitária dos coxins de quatro dos seis gatos com infecção natural por FIV. Além disso, agrupamentos de células infectadas por FIV foram detectados pela imuno-histoquímica em infiltrados inflamatórios do coxim de um gato com pododermatite plasmocitária.[15] Guaguere et al. também demonstraram a infiltração de plasmócitos em pulmões, fígado e rins em um gato positivo para FIV com pododermatite plasmocitária.[6] Essa doença também pode ser diagnosticada em gatos negativos para FIV.[5,6] Alguns autores sugeriram que a pododermatite plasmocitária é um padrão de reação cutânea em gatos com várias causas possíveis; a infecção por FIV pode ser somente um fator auxiliar.[6]

No momento, a pododermatite plasmocitária parece ter uma patogênese imunomediada.[7,8,14] Isso é corroborado pela falta de evidências consistentes de agentes infecciosos na pele dos gatos acometidos, além da resposta favorável ao tratamento com medicamentos imunomoduladores.[1,2,3,5,8,10,16] Uma etiologia alérgica também foi sugerida devido à recorrência sazonal em alguns pacientes.[4,7,12]

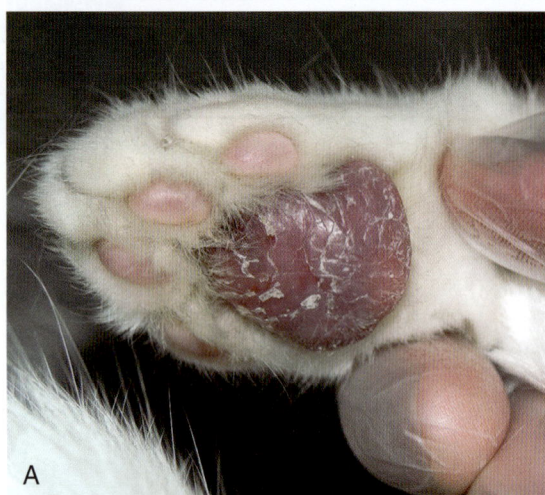

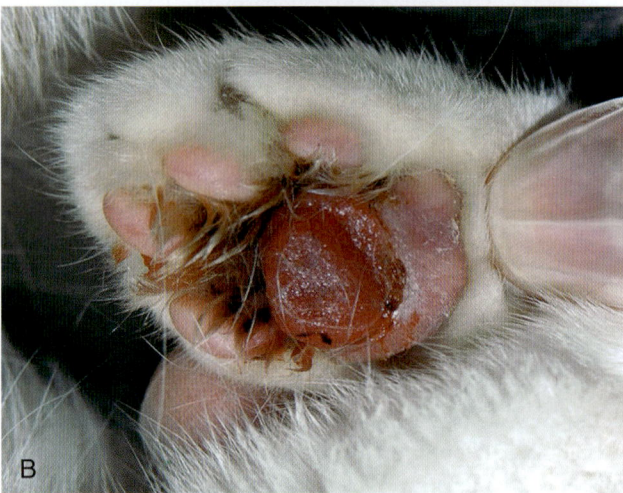

Figura 27-1: A, Edema do coxim do metacarpo (observe a aparência "semelhante a travesseiro" inflado) com estrias proeminentes e descamação fina em um gato com pododermatite plasmocitária. **B,** Coxim do metacarpo ulcerado com protrusão do tecido de granulação no mesmo gato com pododermatite plasmocitária crônica.

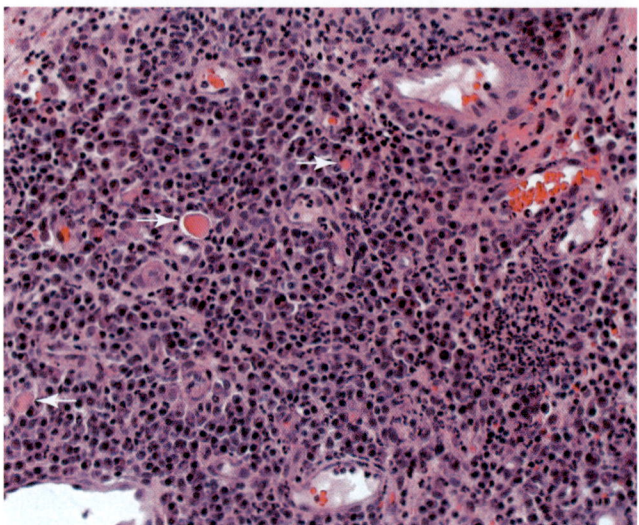

Figura 27-2: Fotomicrografia: Pododermatite Plasmocitária. A derme do coxim está infiltrada por um grande número de plasmócitos e poucos neutrófilos e linfócitos. Muitos plasmócitos contêm corpúsculos citoplasmáticos de Russell *(setas)*. (Hematoxilina e eosina, 20×)

Diagnóstico

Um diagnóstico provisório de pododermatite plasmocitária felina pode ser obtido com base na aparência clínica típica. A pododermatite plasmocitária é clinicamente distinta; o principal diagnóstico diferencial é o granuloma eosinofílico do coxim. Com frequência, os granulomas eosinofílicos dos coxins se manifestarão com eritema, erosões e crostas na pele interdigital adjacente, bem como no coxim.[17] Como contraste, a pododermatite plasmocitária é normalmente restrita ao próprio coxim. O Capítulo 32 apresenta maior discussão sobre o complexo granuloma eosinofílico.

As alterações clinicopatológicas podem corroborar com o diagnóstico de pododermatite plasmocitária felina. No hemograma completo, pode-se observar anemia (associada à doença inflamatória crônica ou à perda de sangue por hemorragia dos coxins ulcerados),[8] trombocitopenia e leucocitose.[5] Por meio da análise bioquímica frequentemente observa-se hipergamaglobulinemia,[5,7,8,16] posteriormente caracterizada como gamopatia policlonal.[8] A hipergamaglobulinemia pode ser uma alteração persistente em gatos sob tratamento.[5] O teste para diagnosticar a infecção por FIV é recomendado durante os exames de gatos com suspeita de pododermatite plasmocitária.

Na avaliação citológica dos aspirados por agulha fina dos coxins acometidos, podem se observar plasmócitos, mas a histopatologia é necessária para o diagnóstico definitivo. As características histopatológicas incluem infiltração difusa da derme e subcutânea por plasmócitos, com quantidades variáveis de linfócitos, neutrófilos e eosinófilos[6,17] (Fig. 27-2). As células de Mott (plasmócitos contendo corpúsculos de Russell) são comuns.[17] As figuras mitóticas e os plasmócitos binucleados podem ser observados.[3] As úlceras, o tecido de granulação e a fibrose dérmica podem estar presentes em lesões crônicas.[17] Deve-se evitar ao máximo fazer a amostragem de pele ulcerada para obter as amostras mais diagnósticas. A vasculite leucocitoclástica também foi descrita em biópsias cutâneas de gatos acometidos.[1,3]

Tratamento

A terapia imunomodulatória é a tendência atual de tratamento da pododermatite plasmocitária felina. A doxiciclina foi considerada como eficaz como monoterapia em dois estudos.[2,5] Em um estudo não controlado, a doxiciclina foi administrada a 17 gatos em uma dose de 25 mg/gato, VO, a cada 24 horas. Após 3 a 4 semanas de terapia, a remissão completa foi observada em 4 de 17 gatos, sendo que dois gatos adicionais alcançaram a remissão clínica completa após 6 a 8 semanas de tratamento.[2] Em outro estudo não controlado com 10 gatos, a doxiciclina foi administrada a uma dose de 10 mg/kg, VO, a cada 24 horas, por 40 dias. Após 30 dias, um gato obteve a remissão clínica completa, e quatro outros gatos alcançaram a remissão completa em 60 dias.[5] Os benefícios clínicos da terapia com doxiciclina são presumidamente oriundos dos seus efeitos imunomodulatórios, embora a melhoria decorrente da atividade antimicrobiana contra um agente infeccioso desconhecido não possa ser descartada.[2,14] Devido ao potencial de esofagite e estenose esofágica pela administração de doxiciclina em apresentação de comprimido ou cápsula, uma formulação líquida deve ser usada ou deve haver cuidado na administração de comprimidos ou cápsulas, os quais devem ser fornecidos logo antes da ingestão de comida e/ou água pelo gato.[18] Outras terapias descritas como eficientes foram a administração de glicocorticoides (p. ex., prednisolona a uma dose inicial de 2 a 4 mg/kg/dia, oralmente),[3,8,10] sais de ouro injetáveis[1,16] ou a excisão cirúrgica do coxim acometido.[6,7,19] A ciclosporina modificada administrada na dose inicial de 7 mg/kg, VO, a cada 24 horas, dosagem essa aprovada para gatos, também é uma terapia promissora para o tratamento de pododermatite plasmocitária.[20] Foi demonstrado que a ciclosporina modificada é eficaz no tratamento da estomatite plasmocitária em gatos.[21] A terapia imunossupressora (p. ex., com glicocorticoides sistêmicos ou ciclosporina modificada) deve ser realizada com cuidado em gatos positivos para FIV. A regressão espontânea das alterações do coxim também foi descrita.[1,3]

DERMATITE SEMELHANTE À URTICÁRIA PIGMENTOSA

Características Clínicas

A dermatite semelhante à urticária pigmentosa (também denominada dermatite eosinofílica e mastocitária papular) é uma dermatose de gatos das raças Sphynx e Devon Rex.[22-24] Há controvérsias se a dermatite semelhante à urticária pigmentosa é uma entidade clínica distinta ou se um distúrbio idêntico acomete ambas as raças Sphynx e Devon Rex. Em humanos, a urticária pigmentosa é a forma mais comum de mastocitose cutânea em crianças. As mastocitoses em humanos são decorrentes da expansão clonal de mastócitos e da subsequente infiltração da pele e/ou de locais sistêmicos. O desenvolvimento da mastocitose em humanos foi vinculado às mutações no *c-kit*, o gene codificador para o receptor *kit* da superfície do mastócito. Apesar do nome, a urticária pigmentosa geralmente não é associada à urticária em humanos; as lesões são mais comumente maculopapulares e frequentemente pruriginosas.[25] Lesões maculopapulares semelhantes, crostas e hiperpigmentação variável foram descritas em três gatos da raça Sphynx da mesma família[22] e vários gatos da raça Devon Rex.[23,24] Devido à apresentação clínica semelhante, bem como às alterações histopatológicas, foi sugerida a homologia com a urticária pigmentosa em humanos.[22]

Semelhante à urticária pigmentosa em humanos, que acomete principalmente as crianças, os três gatos da raça Sphynx descritos por Vitale et al. eram jovens (entre 5 e 7 meses de idade no momento do aparecimento das lesões). Uma base genética foi proposta, pois os gatos tinham um padreador em comum.[22] Uma relação familiar de gatos Devon Rex com uma apresentação clínica semelhante ainda não foi demonstrada.[23,24] A dermatofitose foi diagnosticada em três casos descritos de dermatite semelhante à urticária pigmentosa em gatos da raça Devon Rex.[24] A dermatite semelhante à urticária pigmentosa, mais apropriadamente denominada de "dermatite eosinofílica e mastocitária papular" nessa raça, pode ser um padrão de reação com várias possíveis causas (incluindo a dermatofitose) em gatos da raça Devon Rex e não uma correlação verdadeira com a urticária pigmentosa humana.[23,24] A dermatofitose ainda não foi descrita como causa de mastocitose cutânea em gatos da raça Sphynx, mas a dermatite semelhante à urticária pigmentosa também pode representar um padrão de reação cutânea de várias causas subjacentes nessa raça.

Não se sabe se as condições descritas em gatos das raças Sphynx e Devon Rex representam a mesma doença,[22] embora isso tenha sido sugerido pela relação genética entre as duas raças (a Sphynx é oriunda da raça Devon Rex).[25]

Diagnóstico

O diagnóstico diferencial da dermatite eosinofílica e mastocitária papular (dermatite semelhante à urticária pigmentosa) em gatos inclui a dermatite alérgica, a dermatofitose, a infestação por ectoparasitas (queiletielose, infestação por *Demodex cati* ou *Demodex gatoi*), o pênfigo foliáceo, o pioderma ou os mastocitomas cutâneos multifocais.[22,23] Esfregaços por impressão e/ou preparações com fita de acetato devem ser coletados da superfície da pele para investigar se há bactérias, leveduras de *Malassezia* spp. ou queratinócitos acantolíticos. Os rapados de pele profundos e superficiais devem ser realizados para investigar ácaros superficiais e *D. cati*. O exame com lâmpada de Wood pode ser realizado como um teste de triagem para dermatofitose; a cultura de fungos deve ser realizada em todos os gatos com suspeita de dermatite eosinofílica e mastocitária papular para descartar a dermatofitose.[24]

Por meio do hemograma completo, pode-se observar a eosinofilia e/ou basofilia periféricas em gatos acometidos.[22] O diagnóstico definitivo é obtido com a associação da análise histopatológica e a apresentação clínica. Deve-se sempre ter em mente que nas lesões com grande quantidade de eosinófilos, por meio da análise histopatológica pode-se não conseguir distinguir entre dermatite eosinofílica e mastocitária papular de Sphynx ou Devon Rex de outras doenças eosinofílicas de gatos (p. ex., dermatite alérgica a pulgas, alergia alimentar ou dermatite atópica).[23] As biópsias devem ser encaminhadas para um patologista capacitado em interpretação dermatológica. Um infiltrado perivascular à intersticial, consistindo em mastócitos bem diferenciados é observado à análise histopatológica[17] (Fig. 27-3); quantidades variáveis de eosinófilos também podem ser observadas.[23,24] A foliculite luminal e hifas de fungos dentro da haste do pelo ou os esporos que a circundam podem ser observados com a dermatofitose.[17,24]

Tratamento

Em crianças com urticária pigmentosa, o tratamento é principalmente sintomático porque a doença normalmente regride espontaneamente com a puberdade.[26] As terapias sintomáticas comumente utilizadas em crianças incluem glicocorticoides tópicos e estabilizadores de mastócitos, como cromolina sódica ou anti-histamínicos orais.[26] Em gatos com dermatite eosinofílica e mastocitária papular, deve haver uma tentativa de identificar e controlar as causas subjacentes. Se a dermatofitose for identificada por meio de cultura de fungos ou análise histopatológica, a dermatofitose deve ser tratada com terapia tópica ou antifúngicas sistêmicas.[24] A remissão completa da lesão com terapia antifúgica foi descrita em gatos da raça Devon Rex com dermatofitose. A terapia anti-histamínica (cetirizina oral) e a suplementação com ácidos graxos essenciais foram usadas juntamente com a terapia antifúngica para o tratamento de dermatite eosinofílica e mastocitária papular em um gato da raça Devon Rex

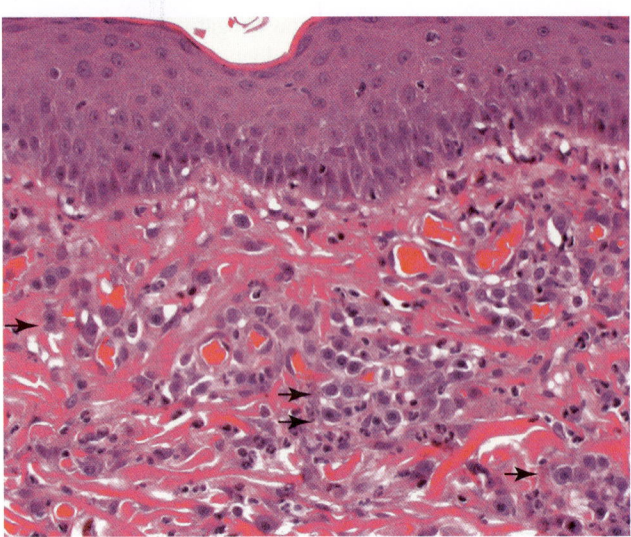

Figura 27-3: **Fotomicrografia: Dermatite Semelhante à Urticária Pigmentosa.** A derme contém um infiltrado inflamatório rico em mastócitos *(setas)* com poucos eosinófilos. (Hematoxilina e eosina, 20×)

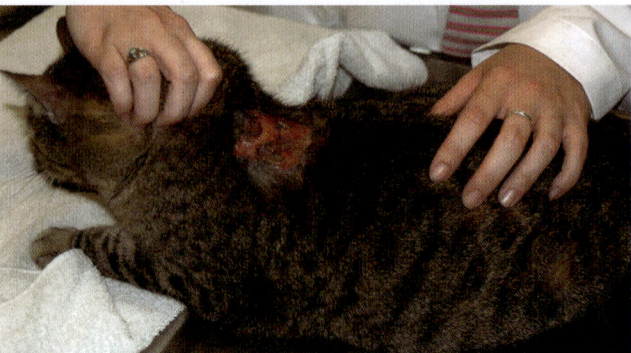

Figura 27-4: Úlcera bem delimitada com crosta aderente na região interescapular de um gato com dermatose ulcerativa idiopática.

com dermatofitose, conforme descrito por Colombo et al. Neste caso, todos os medicamentos foram descontinuados após duas culturas fúngicas negativas e nenhuma recorrência ocorreu nos 2 anos seguintes.[24] O controle rigoroso de ectoparasitas e exames para dermatoses alérgicas (como testes de eliminação de alimentos para investigar a hipersensibilidade alimentar) também são recomendados. Os glicocorticoides (p. ex., a prednisolona com uma dose inicial de 1 a 2 mg/kg/dia, VO) também foram descritos como eficientes para a indução da remissão da lesão,[22,23] assim como anti-histamínicos,[22-24] suplementação com ácidos graxos essenciais por via oral[23,24] e ciclosporinas em dose inicial de 7,5 mg/kg, VO, a cada 24 horas.[27] O tratamento com medicamentos imunossupressores, como glicocorticoides sistêmicos ou ciclosporina modificada, não deve ser realizado, até que a dermatofitose seja descartada pelo resultado negativo na cultura de fungos, especialmente em gatos da raça Devon Rex.

DERMATOSE ULCERATIVA IDIOPÁTICA

Características Clínicas

Os gatos com dermatose ulcerativa idiopática manifestam úlceras cutâneas únicas ou, mais raramente, múltiplas sobre a parte dorsal do pescoço, ombros ou região interescapular[28,29] (Fig. 27-4). As úlceras são normalmente cobertas por crostas aderentes[28,29] e normalmente apresentam 0,5 a 1 cm de diâmetro.[27] As lesões podem aumentar com o tempo, com algumas úlceras progredindo para 5 a 7 cm de diâmetro.[28] O prurido e a linfoadenopatia podem estar acompanhados de características clínicas.[29] As predileções por idade e raça não foram descritas;[28,29] em um relato com oito casos, 75% dos gatos acometidos eram machos.[28]

A etiologia da dermatose ulcerativa idiopática é desconhecida. Devido ao local típico das lesões, sugeriu-se reação subjacente ao trauma, à irritação por contato, às vacinas ou às injeções subcutâneas.[28,29] Devido ao grande número de nervos sensoriais na parte dorsal do pescoço dos gatos, a dermatose ulcerativa idiopática também pode representar um padrão de reação cutânea à quantidade de estímulos de prurido ou dor, ocasionando um trauma autoinduzido na região.[17] Uma vasculopatia focal, possivelmente devido à deposição de imunocomplexo na região, foi sugerida devido à presença de trombos dentro dos vasos sanguíneos cutâneos no exame histopatológico das biópsias cutâneas de alguns gatos acometidos.[29] Uma neuropatia subjacente associada à infecção por herpesvírus felino também foi sugerida.[30]

Diagnóstico

A alteração clínica de uma úlcera bem delimitada na parte dorsal do pescoço ou na região interescapular, normalmente coberta por uma crosta aderente, é característica de dermatose ulcerativa idiopática. Os diagnósticos diferenciais para úlceras cutâneas focais nessa região incluem queimadura térmica ou química.[17] As causas subjacentes de pruridos ou dor levando a trauma induzido e o desenvolvimento de úlceras incluem dermatofitose, infestações parasitárias (dermatites por *Cheyletiella* spp., *D. gatoi* ou *D. cati*, *Notoedres cati*, *Otodectes*, pulgas), dermatite alérgica, corpos estranhos, feridas, dermatite de contato, neoplasia ou reação ao local de injeção.[20,29] Os esfregaços por impressão devem ser realizados nas lesões superficiais e sob as crostas para avaliar a infecção bacteriana secundária. A cultura bacteriana e o teste de suscetibilidade aos antimicrobianos devem ser realizados em lesões infeccionadas de gatos com histórico de falha no tratamento antimicrobiano empírico. Os raspados de pele superficial e profundo devem ser realizados na borda das úlceras para avaliar ácaros superficiais e *D. cati*. A cultura fúngica deve ser considerada para descartar a dermatofitose.

Nos hemogramas completos e nas análises bioquímicas, pode-se observar leucocitose e hiperglobulinemia em gatos acometidos.[29] A histopatologia oferece suporte ao diagnóstico clínico de dermatose ulcerativa idiopática. Assim como em outras doenças ulcerativas, é recomendado tentar fazer uma amostra da junção da pele ulcerada e não ulcerada para avaliar a epiderme intacta.[17] As alterações histopatológicas típicas incluem uma úlcera coberta por crosta serocelular contendo granulócitos necróticos. As bactérias também podem ser encontradas na superfície da úlcera e embebidas em crostas serocelulares. Um infiltrado de células inflamatórias perivasculares a intersticiais, que consiste principalmente em neutrófilos, pode ser encontrado dentro da derme superficial abaixo da úlcera. Em lesões mais crônicas, uma faixa linear de fibrose dérmica superficial pode ser encontrada.[17,28,29] Embora seja relatada inicialmente como uma característica distinta, esta fibrose subepidérmica linear não é consistentemente observada em lesões mais recentes.[17,28] Em um relato de três casos, a congestão vascular dérmica superficial e o trombo intraluminal também foram observados.[29]

Tratamento

Na opinião dos autores, a fase de cicatrização é o maior desafio do tratamento. À medida que a ferida começa a contrair, os gatos podem apresentar prurido cada vez mais intenso, criando um ciclo vicioso da contratura e da expansão da ferida. Algumas lesões podem se expandir e ocupar uma grande parte do dorso do tórax. Assim como na dermatite eosinofílica e mastocitária papular em gatos, a dermatose ulcerativa idiopática pode representar uma reação cutânea a várias condições. Por isso, deve ser realizada uma tentativa de identificação e tratamento das causas subjacentes. Especialmente em gatos com prurido, o controle rigoroso de ectoparasitas e exames para dermatoses alérgicas (como testes de eliminação de alimentos para investigar a hipersensibilidade alimentar) devem ser considerados. As terapias comprovadamente eficazes incluem a ressecção cirúrgica completa das lesões,[28] glicocorticoides sistêmicos (incluindo injeções subcutâneas de acetato de metilprednisolona ou prednisolona oral [em uma dose inicial de 2,2 mg/kg/dia]),[28,29] e a aplicação de curativos protetores.[30] O tratamento com glicocorticoide, no entanto, não deve ser considerado um substituto na identificação e controle de uma causa subjacente. As infecções secundárias das úlceras devem ser abordadas com antibióticos sistêmicos e/ou terapia antibacteriana ou antisséptica tópica. A pomada com sulfadiazina de prata pode ser uma terapia única ou adjuvante eficaz para a infecção bacteriana secundária.[20] A terapia antiviral que visa uma possível neuropatia periférica associada ao herpesvírus foi sugerida como um tratamento potencial, mas a eficácia não foi documentada.[30]

OTITE NECROTIZANTE E PROLIFERATIVA EXTERNA

Características Clínicas

A otite necrotizante e proliferativa externa é caracterizada por placas proliferativas, verrucosas e aderentes na parte côncava do pavilhão auricular e estendendo-se aos canais auditivos verticais[31-33] (Fig. 27-5A). O envolvimento dos canais auditivos isoladamente sem o envolvimento do pavilhão auricular também foi relatado.[34] As placas proliferativas são frequentemente cobertas por crostas marrons a negras e friáveis quando manipuladas, com erosões e úlceras subjacentes.[31-34] A otite externa supurativa secundária e a infecção bacteriana ou por levedura são comuns.[31,32,34] Embora frequentemente descrita em filhotes de gatos com menos de 6 meses de idade,[17,33] a condição foi diagnosticada também em gatos adultos.[31,34] O motivo da incidência aumentada em filhotes de gatos é desconhecido até este momento, embora uma infecção viral aberrante ou erupção medicamentosa cutânea foi proposta.[31] Não há relatos de predileção por sexo ou raça. Os gatos acometidos não apresentam outros problemas de saúde.[31]

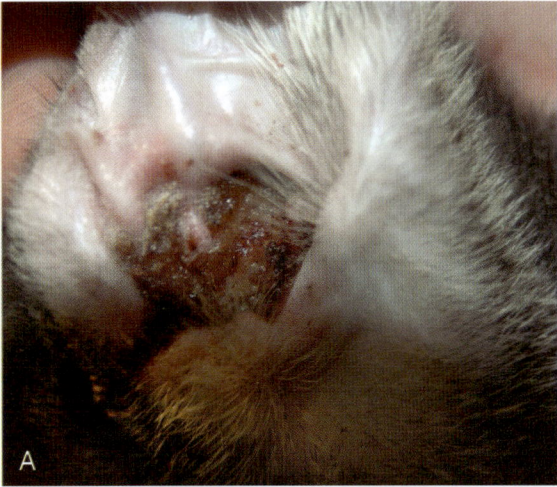

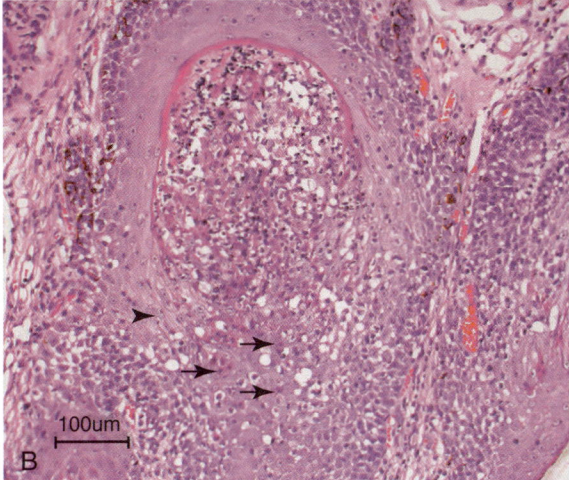

Figura 27-5: **A**, Placa aderente proliferativa recoberta por crosta na região côncava do pavilhão auricular de um gato com otite externa proliferativa e necrotizante. **B**, Fotomicrografia: otite externa proliferativa e necrotizante. A bainha radicular externa folicular está acentuadamente hiperplásica e contém queratinócitos apoptóticos *(setas)*. O lúmen do folículo piloso está preenchido com debris de célula, neutrófilos e corneócitos nucleados. Poucos queratinócitos na camada espinhosa apresentam núcleos aumentados e citoplasma intumescidos *(cabeça da seta)*. (Hematoxilina e eosina, 10×)

A patogênese da otite externa proliferativa e necrotizante é desconhecida. Uma causa imunomediada é suspeita devido à resposta favorável ao tacrolimo tópico, uma medicação imunomoduladora[31-34] e a característica histopatológica típica de vários queratinócitos picnóticos individuais com citoplasmas hipereosinofílicos dentro das bainhas radiculares externas do folículo piloso.[31-33] Esses queratinócitos contraídos e hipereosinofílicos foram demonstrados como sendo produtos da apoptose mediada por células T por meio de imuno-histoquímica para CD3+ e caspase-3 ativa. Os linfócitos infiltrados na epiderme foram predominantemente positivos para CD3+ (uma proteína de superfície de células T) e também havia coloração citoplasmática e nuclear de queratinócitos picnóticos para caspase-3 ativa (uma enzima envolvida na indução da apoptose).[33] A apoptose de queratinócitos individuais multifocal também é uma característica do eritema multiforme (EM), um distúrbio mediado por células T, no qual a resposta citotóxica é direcionada aos queratinócitos; os fatores desencadeantes incluem medicamentos e agentes infecciosos.[17,35] Alguns gatos com otite externa proliferativa e necrotizante têm um histórico de administração de medicamentos ou vacinas, antes do diagnóstico. Embora uma erupção medicamentosa cutânea focal seja possível, outros gatos não têm um histórico de administração de medicação ou vacina antes do aparecimento da lesão.[31] Uma apresentação incomum da infecção viral também foi investigada em gatos com otite externa proliferativa e necrotizante; colorações imuno-histoquímicas para herpesvírus felino, calicivírus felino e papilomavírus em amostras de tecido da pele lesionada foram negativas.[31] Da mesma maneira que é especulado na pododermatite plasmocitária felina, isso não descarta a doença ter uma causa infecciosa, com a resposta imunomediada persistindo além da eliminação do agente infeccioso desencadeante do tecido.[31] Em um gato acometido, a hipersensibilidade alimentar foi demonstrada como a causa de prurido auricular, após a resolução das placas auriculares proliferativas. Não se sabe se a hipersensibilidade alimentar estava relacionada à otite proliferativa e necrotizante desse gato, pois as placas não voltaram com a reintrodução da dieta normal.[31]

Diagnóstico

Quando há envolvimento da parte côncava do pavilhão auricular, a otite externa proliferativa e necrotizante é visualmente distinta. Os diagnósticos diferenciais para uma placa vegetativa na parte côncava do pavilhão auricular de um gato incluem dermatofitose, neoplasia (p. ex., adenoma e adenocarcinoma de glândula ceruminosa ou carcinoma de células escamosas) ou uma placa viral. O diagnóstico de uma otite proliferativa e necrotizante pode ser mais desafiador se houver o envolvimento dos canais auditivos na ausência do envolvimento do pavilhão auricular.[34] Neste caso, os diagnósticos diferenciais para otite externa felina incluem a infestação por *Otodectes cynotis*, um pólipo inflamatório obstrutivo, neoplasia do canal auditivo, otite externa de contato alérgico ou irritante secundária a produtos tópicos e infecção bacteriana ou fúngica secundária. *Swabs* auriculares de todos os gatos acometidos devem ser obtidos para a pesquisa da presença de ácaros de ouvido e para a avaliação citológica de bactérias, leveduras e células inflamatórias.

A análise histopatológica é necessária para o diagnóstico definitivo da otite externa proliferativa e necrotizante. As características histopatológicas típicas incluem hiperplasia da bainha externa radicular do folículo piloso com queratinócitos multifocais individualmente picnóticos e hipereosinofílicos (apoptóticos), infundíbulo de folículo piloso dilatado com hiperqueratose paraqueratótica e foliculite luminal[17,31-33] (Fig. 27-5B). Os linfócitos localizados adjacentes a queratinócitos contraídos e hipereosinofílicos (satelitose), uma característica típica de EM, também podem ser observados.[33]

Tratamento

O tratamento com melhor resultado da otite externa proliferativa e necrotizante felina parece ser a pomada de tacrolimo tópico, aplicada a cada 12 a 24 horas nas áreas acometidas.[31-34] Embora a pomada de tacrolimo a 0,1% tenha sido usada com sucesso na maioria dos casos relatados, a pomada de tacrolimo a 0,03% aplicada duas vezes diariamente foi bem-sucedida no tratamento

de um filhote de gato.[33] A pomada de tacrolimo a 0,1% foi diluída em óleo mineral para facilitar o tratamento dos canais auditivos em um gato com envolvimento do canal auditivo, mas sem envolvimento do pavilhão auricular.[34] O tacrolimo é um inibidor de calcineurina (similar à ciclosporina, mas com penetração superior pelo estrato córneo quando aplicado topicamente) com atividade imunomoduladora por meio da inibição da ativação da célula T.[36] Adicionalmente, o tacrolimo pode inibir a apoptose do queratinócito mediado pela célula T.[37] Em um caso relatado por Mauldin et al., a prednisolona oral foi usada juntamente com a pomada de tacrolimo a 0,1% para controlar o prurido auricular.[31] Em pacientes com prurido, especialmente os refratários à terapia ou com prurido auricular que se estende além da resolução das placas proliferativas, um estudo da dieta para investigar a hipersensibilidade alimentar subjacente deve ser considerado.[31] O tratamento tópico de otite externa fúngica ou bacteriana secundária também deve ser realizado com base nas alterações observadas durante a análise citológica.[31,34] A cultura bacteriana e o teste de suscetibilidade antimicrobiana de amostras dos canais auditivos e da cavidade auditiva média devem ser realizados como base para terapia em casos de otite externa refratária e em casos de otite média concomitante. A resolução espontânea de lesões em 12 a 24 meses foi relatada em filhotes de gatos;[17] a resolução espontânea não parece ocorrer em todos os casos com aparecimento juvenil e não foi documentada em casos de aparecimento em adultos de otite externa proliferativa e necrotizante.[31]

DERMATITE FACIAL IDIOPÁTICA

Características Clínicas

A dermatite facial idiopática ocorre em gatos adultos das raças Persa e Himalaia.[30,38-40] Os gatos desenvolvem um acúmulo de debris ceratossebáceos de coloração marrom escura a negra na face, especialmente ao redor dos olhos, boca e queixo[38-40] (Fig. 27-6). Os debris cerosos escuros podem emaranhar os pelos da face; erosões, úlceras e crostas também podem ser observadas nas áreas acometidas.[38,39] A otite externa ceruminosa

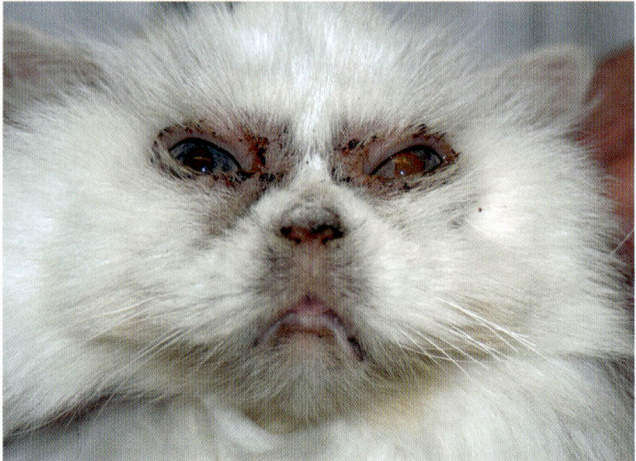

Figura 27-6: Acúmulo simétrico de material ceratossebáceo marrom escuro a negro ao redor dos olhos, lábios e queixo de um gato da raça Persa com dermatite facial idiopática.

concomitante também é comum.[38-40] O prurido normalmente não é uma característica no começo do curso da doença, mas os gatos cronicamente acometidos podem apresentar prurido.[38,39] Com lesões crônicas, o prurido pode ser intenso e levar a escoriações faciais.[38] As infecções secundárias bacterianas ou por *Malassezia* spp. são comuns e podem contribuir para o desenvolvimento do prurido.[38,39]

A etiologia da dermatite facial idiopática não é conhecida. Uma base genética foi sugerida devido à associação com as raças Persa e Himalaia.[30,38] Os exames para a dermatite alérgica subjacente, incluindo o controle rigoroso de ectoparasitas, os testes de eliminação na dieta e o teste intradérmico, não acrescentaram muito nos casos relatados.[38,39]

Diagnóstico

As características clínicas da dermatite facial idiopática, especialmente o acúmulo simétrico de debris cerosos escuros nas dobras faciais, e nas regiões perioral e periocular, são evidentes. Nos gatos que manifestam prurido facial (escoriações, erosões ou úlceras), os diagnósticos diferenciais incluem infestação por *N. cati* ou *O. cynotis*, dermatofitose e dermatite alérgica (dermatite alérgica por pulgas, alergia alimentar ou dermatite atópica). As preparações de esfregaços por impressão e/ou fita de acetato devem ser realizadas nas áreas com lesão para avaliar infecções secundárias bacterianas ou por leveduras. Os *swabs* de ouvido devem ser coletados em gatos com otite ceruminosa para avaliação citológica e para triagem de ácaros (*O. cynotis* ou *D. cati*). O exame por lâmpada de Wood e a cultura de fungo devem ser realizados para descartar a dermatofitose como causa da dermatite facial.

Por meio do hemograma completo pode-se observar eosinofilia periférica em gatos acometidos.[38] A histopatologia pode ajudar em um diagnóstico de dermatite facial idiopática felina, mas deve ser interpretada associada à apresentação clínica. A lesão de dermatose facial consiste em uma reação do tipo interface (i.e., degeneração hidrópica de queratinócitos basais), hiperplasia e espongiose epidérmicas (frequentemente acentuadas), exocitose neutrofílica e eosinofílica e formação de microabscessos.[38] A epiderme pode apresentar queratinócitos dispersos, individualmente contraídos e hipereosinofílicos (disqueratóticos). A crosta ou descamação superficial pode ser observada, frequentemente contendo bactérias ou leveduras de *Malassezia* spp. Dentro da derme, podem ser evidentes os infiltrados perivasculares a intersticiais de neutrófilos, eosinófilos, linfócitos, plasmócitos e mastócitos. As glândulas sebáceas são frequentemente hiperplásicas.[17,38,39]

Tratamento

As infecções bacterianas ou fúngicas secundárias devem ser identificadas e tratadas com terapia antimicrobiana sistêmica; o tratamento de infecções secundárias pode aliviar parcialmente os sinais clínicos e diminuir o prurido.[38,39] O tratamento com antibióticos deve se basear na cultura bacteriana e no teste de suscetibilidade aos antimicrobianos em gatos com um histórico antimicrobiano extenso ou um histórico de falha do tratamento antimicrobiano empírico. A terapia com antimicrobiano ou antisséptico tópico pode ser um adjuvante útil para a resolução ou prevenção de infecções secundárias, se os gatos forem

sensíveis.[38,39] Em gatos com prurido, a dermatite facial idiopática é frequentemente um diagnóstico de exclusão. Embora possa haver uma suspeita forte com base na raça e nos sinais clínicos, a investigação para outras causas de prurido facial (controle rigoroso de ectoparasitas, testes com dietas de eliminação e possíveis testes intradérmicos ou sorológicos para alergias) deve ser considerada antes de fazer um diagnóstico final de dermatite facial idiopática. Os corticosteroides sistêmicos, incluindo a prednisolona oral (1 a 3 mg/kg/dia) ou injeções de acetato de metilprednisolona, não foram úteis para induzir a remissão da doença em gatos acometidos.[38] A pomada de tacrolimo a 0,1% tópica aplicada a cada 12 horas nas áreas acometidas ajudou a diminuir a gravidade da lesão em um gato Persa; esse gato também tomou banhos a cada 3 dias com xampu de clorexidina a 4% para manutenção e prevenção das infecções secundárias.[39] A ciclosporina modificada por via oral em uma dose inicial de 6 a 7 mg/kg/dia também foi efetiva para controle da doença em três gatos da raça Persa.[40] A boa resposta clínica à ciclosporina e ao tacrolimo, os inibidores de calcineurina com atividade imunomodulatória ao diminuir a ativação das células T, sustenta a hipótese de patogênese imunomediada na dermatite facial idiopática.[36,41] Um distúrbio de hipersensibilidade subjacente não pode ser descartado.

FOLICULITE MURAL DEGENERATIVA MUCINÓTICA

Características Clínicas

A foliculite mural degenerativa mucinótica é um distúrbio alopécico idiopático documentado em sete gatos adultos.[42] O "mural" no nome da doença refere-se ao alvo específico das células inflamatórias dentro da parede ou na bainha radicular externa do folículo piloso, em vez de uma inflamação "luminal" mais típica de foliculite bacteriana. Todos os casos documentados ocorreram em gatos de raças mistas em vez de raças puras (i.e., gatos domésticos, Pelo Longo ou Pelo Curto).[42] Os gatos acometidos apresentaram perda de pelo progressiva, começando frequentemente acima da cabeça e do pescoço e avançando para a alopecia generalizada em alguns deles (Fig. 27-7A). As descamações ou crostas podem ser observadas também em regiões alopécicas. O prurido é uma característica variável e pode ser intenso e refratário.[42] Os gatos podem desenvolver sinais sistêmicos: letargia, febre, perda de peso e poliartropatia. A característica clínica mais evidente em todos os gatos acometidos é o edema da pele facial e o estreitamento das fissuras palpebrais.[42] A causa desse espessamento da pele é desconhecida atualmente; embora o acúmulo de mucina seja uma característica clínica típica da doença, pode não ser a causa do edema facial, pois é encontrado dentro das bainhas radiculares foliculares e somente em quantidades pequenas.[42]

A etiologia da foliculite mural degenerativa mucinótica é desconhecida. Os sinais da doença (i.e., letargia e perda de peso) em alguns gatos acometidos são sugestivos de uma doença subjacente sistêmica.[42] Como no caso da pododermatite plasmocitária, pode haver uma ligação entre a infecção por FIV e o desenvolvimento de foliculite mural degenerativa mucinótica. Na série de casos relatada por Gross et al.,

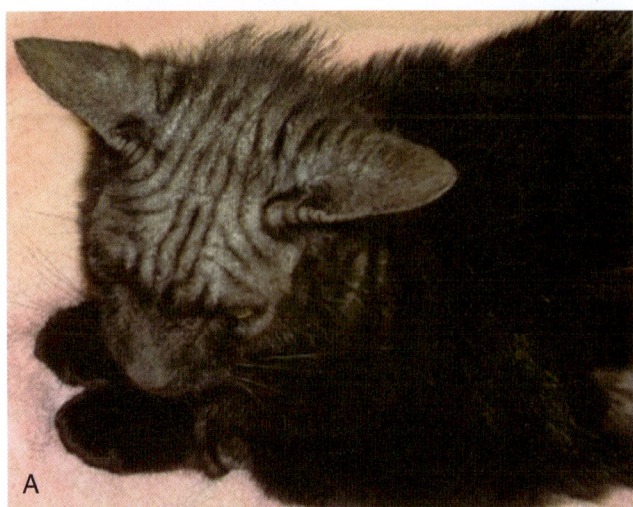

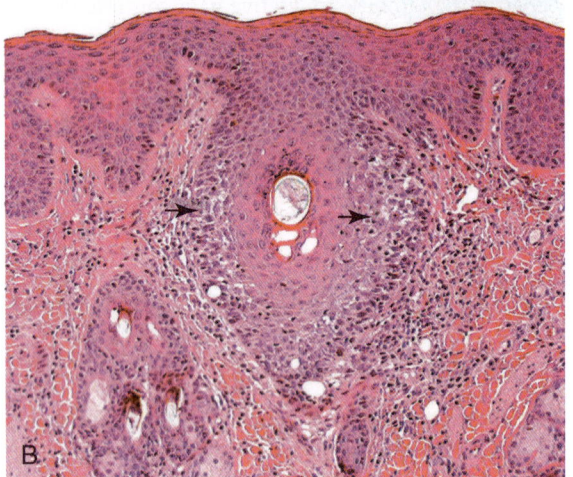

Figura 27-7: A, Alopecia, escamas e edema da pele com dobras exageradas na cabeça de um gato com foliculite mural degenerativa mucinótica. **B,** Fotomicrografia: foliculite mural degenerativa mucinótica. Hiperplasia acentuada e edema/mucina *(setas)* na bainha radicular externa do folículo piloso com exocitose de linfócitos e perda da distinção entre bainha radicular e derme. (Hematoxilina e eosina, 10×)

et al., sugerindo que a alopecia mucinosa pode representar uma entidade clínica distinta ou uma variante exclusiva da foliculite mural degenerativa mucinótica.[42]

Diagnóstico

Os diagnósticos diferenciais para alopecia secundária à foliculite mural degenerativa mucinótica em gatos incluem dermatofitose, demodicose, outras causas de foliculite mural (pseudopelada, adenite sebácea), alopecia mucinosa, linfoma cutâneo epiteliotrópico ou alopecia paraneoplásica.[17,42] As preparações de esfregaços de impressão e de fita de acetato devem ser realizadas em áreas de descamação ou crosta para investigar infecções secundárias por bactérias ou leveduras. Os raspados de pele profundos devem ser realizados para avaliar a presença de *D. cati*. O exame com lâmpada de Wood e a cultura de fungos devem ser realizados para descartar dermatofitose.

Em gatos que apresentam letargia, perda de peso ou inapetência concomitantes, um hemograma completo e análise bioquímica, bem como a urinálise, podem ser úteis para a triagem de sinais de doença sistêmica. As anomalias consistentes não foram documentadas em casos relatados previamente de foliculite mural degenerativa mucinótica.[42] O teste para FIV deve ser realizado em todos os gatos com suspeita ou confirmação de foliculite mural mucinótica.

Em gatos com alopecia da cabeça e do pescoço, edema da pele facial e estreitamento das fissuras da pálpebra, pode haver forte suspeita de foliculite mural degenerativa mucinótica.[17] A histopatologia é necessária para confirmar o diagnóstico. As amostras de biópsia de pele devem ser coletadas das áreas mais gravemente acometidas de perda de pelo e de espessamento da pele, a fim de maximizar os resultados.[17] As características histopatológicas típicas incluem infiltração das bainhas radiculares externas do folículo piloso (por linfócitos, plasmócitos, macrófagos e neutrófilos), acúmulo de mucina folicular caracterizado por acúmulo de material basofílico claro dentro dos espaços livres entre os queratinócitos, além de ocasional foliculite luminal neutrofílica[42] (Fig. 27-7B). A foliculite mural pode progredir para uma degeneração folicular completa e para a substituição por piogranulomas contendo células gigantes multinucleadas.[17,42]

Tratamento

Nenhum tratamento eficaz foi identificado para a foliculite mural degenerativa mucinótica felina. Um gato dentre os gatos descritos por Gross et al. apresentou novo crescimento parcial do pelo com a administração mensal de um glicocorticoide injetável de ação lenta.[42] Esse gato foi eutanasiado após 5 meses, devido ao desenvolvimento de úlceras orais e inapetência.[42] Em outro relato, um gato foi tratado por 3 anos com triancinolona e ciclosporina, resultando em novo crescimento parcial de pelo, antes de ir a óbito no acompanhamento.[20] Os autores estão cientes de vários outros casos responsivos não publicados à ciclosporina oral. O uso de medicações imunossupressoras, como glicocorticoides e ciclosporinas, deve ser realizado com cuidado em gatos com FIV, devido ao potencial de imunossupressão aditiva.

três dos 7 gatos documentados eram positivos para FIV.[42] Eventualmente, todos os gatos foram eutanasiados devido à piora da alopecia e da letargia (seis dos 7 gatos) ou devido ao prurido intenso e não responsivo (um dos 7 gatos). Uma necrópsia completa foi realizada em um gato positivo para FIV. As alterações observadas durante a necrópsia incluíram broncopneumonia, hepatite, pancreatite e atrofia de linfonodos. Não se sabe se qualquer uma dessas alterações é específica para a foliculite mural degenerativa mucinótica ou se são alterações não específicas em um gato de 10 anos de idade com imunossupressão devido à infecção por FIV.[42]

Embora tenha sido sugerida uma base imunomediada para a foliculite mural mucinótica, a resposta à terapia imunossupressora é baixa.[42] A alopecia mucinosa, uma doença com características histopatológicas e clínicas similares, foi observada em dois gatos.[9] Nesses dois gatos houve progressão em meses de mucinose folicular para linfoma cutâneo epiteliotrópico.[9] A transformação para malignidade não foi documentada em qualquer um dos casos relatados por Gross

LINFOCITOSE CUTÂNEA (LINFOMA CUTÂNEO INDOLENTE)

Características Clínicas

A linfocitose cutânea em gatos é caracterizada por lesões de pele associadas à proliferação de linfócitos cutâneos, que devem ser consideradas uma forma de linfoma indolente.[43] A doença é observada em gatos mais velhos, com idade média de 12 anos. Não foi identificada predileção por raça. Em um relato com 23 gatos, as fêmeas foram predominantes.[43] Os gatos acometidos normalmente apresentam áreas de alopecia isoladas ou multifocais, eritema e descamação (Fig. 27-8), placas eritematosas ou nódulos cutâneos únicos ou múltiplos. As lesões de pele são frequentemente localizadas no tórax, mas também podem ser encontradas em qualquer região da pele ou do plano nasal que seja recoberta por pelos. O prurido é uma característica clínica comum. Embora as lesões sejam lentamente progressivas, um aparecimento agudo pode ser observado.[43]

A linfocitose cutânea em gatos é considerada uma forma de linfoma cutâneo indolente que pode se disseminar posteriormente no curso da doença.[43] Ela foi inicialmente sugerida como uma correlação possível de hiperplasia linfoide cutânea (HLC) em humanos.[43] Em humanos, a HLC é um distúrbio linfoproliferativo benigno que pode surgir em resposta a antígenos desencadeantes, incluindo medicamentos, vacinas, doença do carrapato, picadas de inseto ou tatuagem.[44] A hiperplasia linfoide cutânea está geralmente associada à proliferação dérmica de populações policlonais de célula B e células T mescladas.[44] Como contraste, em gatos com linfocitose cutânea, os infiltrados linfoides consistem principalmente em células T CD3+ e menores quantidades de células B mescladas.[43] Além do mais, por meio da PCR para o receptor gama das células T demonstrou-se a clonalidade das células T em lesões de 14 dos 20 gatos com linfocitose cutânea, confirmando uma população neoplásica de linfócitos.[45] A linfocitose cutânea em gatos pode surgir possivelmente em resposta a um ou mais desencadeadores antigênicos, embora nenhum tenha sido identificado até este momento.[43,45]

O linfoma também pode ser encontrado em órgãos internos de alguns gatos com linfocitose cutânea.[43] Em gatos com linfoma visceral, os sinais clínicos de doença sistêmica, como letargia, inapetência e perda de peso, podem ser observados, frequentemente em um ano ou mais após o diagnóstico inicial.[43] Os infiltrados linfoides consistem principalmente em células T CD3+, embora as células B tenham sido predominantes em um gato relatado por Gilbert e colaboradores.[43] As populações monoclonais de células T foram demonstradas também dentro de órgãos internos e na pele de três dos 5 gatos usando PCR para o receptor γ das células T de felinos.[45] O curso clínico da linfocitose cutânea é longo, com a maioria dos gatos sobrevivendo de 1 a 2 anos após o diagnóstico.[43]

Diagnóstico

Devido à apresentação clínica variável da linfocitose cutânea em gatos, há vários diagnósticos diferenciais possíveis para as lesões de pele. Em gatos que apresentam áreas focais ou multifocais de eritema, alopecia e descamação, os diferenciais incluem dermatofitose, demodicose, queiletielose, pioderma superficial secundária ou dermatite por *Malassezia*, linfoma cutâneo epiteliotrópico ou dermatite alérgica (dermatite alérgica a pulgas, alergia alimentar, dermatite atópica). Em gatos com placas ou nódulos eritematosos (com ou sem úlceras ou crostas na superfície), os diferenciais incluem placas ou granulomas eosinofílicos, placas virais ou doenças neoplásicas (mastocitomas, carcinoma de célula escamosa ou carcinoma Bowenoide *in situ*, linfoma cutâneo não epiteliotrópico ou epiteliotrópico). Os testes diagnósticos iniciais recomendados incluem esfregaços por impressão ou preparações de fita de acetato para avaliar a infecção secundária bacteriana ou fúngica, raspados de pele superficiais e profundos para avaliar ácaros superficiais ou *D. cati* e exame com lâmpada de Wood e cultura de fungo para descartar a dermatofitose.

Hemograma completo e bioquímica sérica não são geralmente úteis no diagnóstico de linfocitose cutânea. Os exames de sangue de rotina e a urinálise devem ser considerados em gatos com letargia, inapetência ou perda de peso para pesquisar sinais de doença sistêmica. Em um hemograma completo pode-se observar leucocitose e linfocitose em gatos acometidos.[43] A infecção com o vírus da leucemia felina (FeLV) ou FIV não foi documentada em gatos com linfocitose cutânea.[43]

A histopatologia é necessária para o diagnóstico de linfocitose cutânea. As características histopatológicas típicas incluem infiltrado nodular difuso de linfócitos pequenos dentro da derme superficial à profunda (Fig. 27-9A). Pequenas quantidades de linfócitos podem se infiltrar na epiderme e no epitélio do folículo piloso, mas o epiteliotropismo não é uma característica comum. As figuras mitóticas são normalmente raras a ausentes (Fig. 27-9B). Na imuno-histoquímica, observa-se uma população predominante de células T CD3+ com pequenos agregados de células B CD79a+ .[17,43] As principais características que diferenciam entre linfocitose cutânea e linfoma cutâneo de células T não epiteliotrópico "típico" são a população uniforme de pequenos linfócitos, a falta relativa de mitoses e o pleomorfismo celular menos pronunciado na linfocitose cutânea em comparação com linfoma cutâneo de células T não epiteliotrópico "típico".[17,43]

Em gatos diagnosticados com linfocitose cutânea, especialmente os com sinais clínicos sugestivos de doenças sistêmicas, a investigação de envolvimento dos órgãos internos

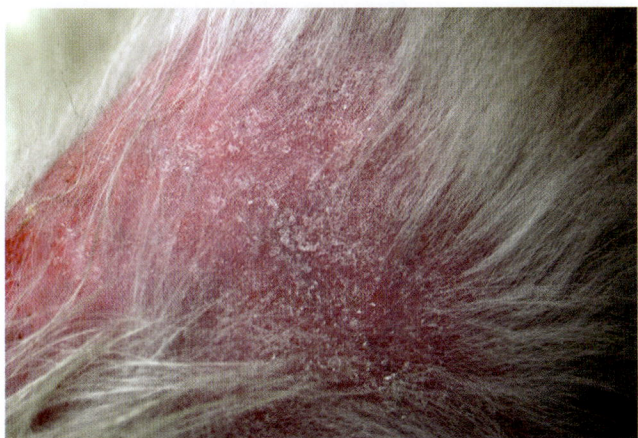

Figura 27-8: Área focal de alopecia, eritema e descamação no flanco de um gato com linfocitose cutânea.

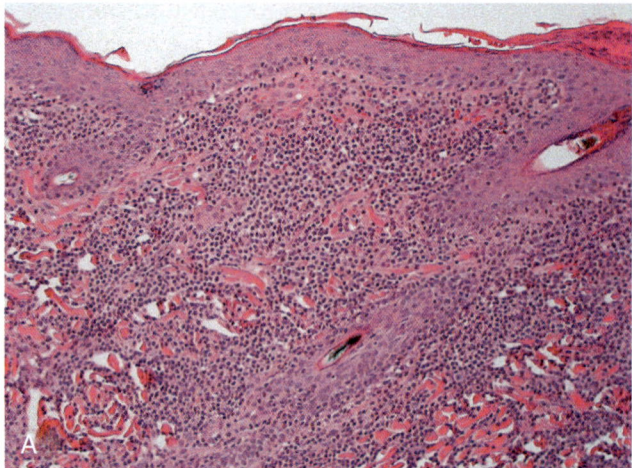

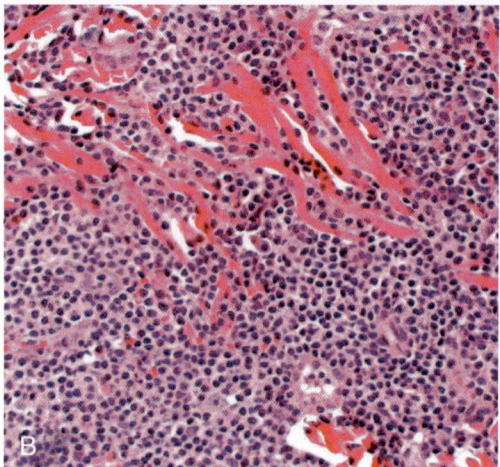

Figura 27-9: **Fotomicrografia: Linfocitose Cutânea. A** A derme apresenta-se infiltrada por pequenos linfócitos com alguns mastócitos e plasmócitos. (Hematoxilina e eosina [H&E], 4×) **B,** Os linfócitos apresentam núcleos heterocromáticos e mitoses não evidentes. (H&E, 20×)

deve ser considerada.[43] Essa investigação pode incluir exames de imagem (radiografia, ultrassom) das cavidades torácicas e abdominais, bem como aspirado por agulha fina ou a biópsia de órgãos internos com alterações ultrassonográficas para avaliação citológica ou histopatológica.

Tratamento

Nenhum tratamento uniformemente eficiente da linfocitose cutânea foi descrito. As lesões cutâneas sofrem remissão e recidiva ou regridem espontaneamente em alguns gatos acometidos.[43] A recorrência de lesões após várias semanas foi descrita depois da resolução espontânea. A ressecção cirúrgica das lesões de pele isoladas também foi descrita, embora as lesões possam reaparecer após a cirurgia no mesmo local ou em locais distantes.[43] A maioria dos casos descritos foi tratada com glicocorticoides tópicos ou sistêmicos (administrados oralmente ou por injeção de liberação lenta); a resposta da terapia com glicocorticoide é variável com alguns gatos apresentando uma resposta completa e outros sem resposta.[43] Alguns gatos com linfocitose cutânea também foram tratados com glicocorticoides em combinação com agente alquilante. A lomustina

(CCNU) e a clorambucila foram administradas em combinação com os glicocorticoides em cinco gatos descritos por Gilbert et al.; três desses gatos apresentaram resolução completa da lesão, um apresentou resolução da lesão parcial e um gato não respondeu ao tratamento.[43]

HISTIOCITOSE PROGRESSIVA FELINA

Características Clínicas

A histiocitose progressiva felina (HPF) é considerada uma forma indolente de neoplasia histiocítica maligna, é caracterizada por pápulas e nódulos cutâneos focais ou, mais comumente, multifocais (Fig. 27-10). As lesões estão mais comumente localizadas na cabeça e nas extremidades, embora qualquer parte da pele com pelo, plano nasal, lábios ou pavilhão auricular pode estar envolvida.[46] No início do curso da doença, as lesões são normalmente alopécicas, mas indolores ou sem prurido. A ulceração e a infecção bacteriana secundária, com dor e prurido resultantes, podem ocorrer à medida que as lesões progridem.[46] Não há predileção por raça e idade. Em um relato de 30 casos, as fêmeas foram predominantes.[46]

A histiocitose progressiva felina foi inicialmente descrita como vários histiocitomas cutâneos em um relato de caso de um gato doméstico, Pelo Longo, com 15 anos de idade, por Day et al. Em contraste com o comportamento típico de histiocitomas cutâneos em cães, os nódulos cutâneos nesse gato não regrediram espontaneamente apesar da terapia clínica e da excisão cirúrgica.[47] A origem histiocítica do infiltrado de células redondas nos gatos acometidos foi demonstrada pela imuno-histoquímica. As células coram positivamente para a subunidade da integrina CD18, mas negativamente para os marcadores de células T (CD3+) e células B (CD79a), confirmando uma população de histiócitos.[46-48] Além do mais, os histiócitos apresentam coloração positiva para o complexo principal de histocompatibilidade II, bem como CD1a e CD1c (proteínas envolvidas na apresentação do antígeno), que categoriza as células em linhagens celulares dentríticas.[46] A maioria das amostras de biópsia dos gatos acometidos

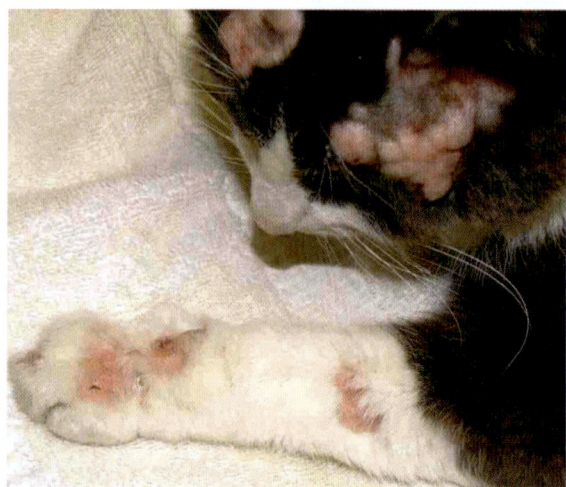

Figura 27-10: Nódulos alopécicos e erodidos coalescentes na cabeça e no membro torácico de um gato com histiocitose progressiva felina.

corou negativamente para E-caderina, uma proteína de adesão expressada pelas células de Langerhans.[46] Por contraste, os histiocitomas caninos expressam a E-caderina, consistente com origem nas células de Langerhans.[17,46,47] Não está claro se as células dendríticas na HPF surgem das células de Langerhans epidérmicas com expressão de regulação negativa da E-caderina ou das células dendríticas dérmicas.[46]

A histiocitose progressiva felina pode ter um curso clínico prolongado. Em 30 casos descritos por Affolter e Moore, o tempo médio de sobrevida foi superior a 1 ano, sendo que alguns gatos sobreviveram até 3 anos após o diagnóstico.[46] Com o tempo, poderá ocorrer envolvimento sistêmico. Os gatos com doença interna podem manifestar perda de peso, letargia, inapetência, dispneia ou aumento de linfonodos. Na necrópsia, observa-se destruição da forma dos órgãos internos, incluindo pulmões, linfonodos, fígado, baço e pâncreas, por massas de células redondas.[46] Assim como na linfocitose cutânea, a HPF é mais bem classificada como uma neoplasia cutânea indolente com potencial de disseminação sistêmica no final do curso da doença.[46,48] Devido ao seu comportamento clínico mais agressivo, bem como a origem de célula dendrítica não identificada dos histiócitos neoplásicos, a HPF é agora considerada uma entidade distinta de vários histiocitomas cutâneos.

Diagnóstico

Como a maioria dos gatos acometidos apresenta nódulos intradérmicos, outras doenças neoplásicas, como o linfoma cutâneo epiteliotrópico ou não epiteliotrópico, a linfocitose cutânea, os mastocitomas cutâneos, os tumores de célula basal, os melanomas ou os tumores plasmocitários, são os diagnósticos diferenciais principais para HPF.[48]

Por meio da avaliação citológica de aspirados por agulha fina de nódulos cutâneos pode-se observar histiócitos, mas a histopatologia é necessária para o diagnóstico definitivo. As características histopatológicas típicas incluem um infiltrado celular cutâneo difuso a nodular (Fig. 27-11A) composto de células redondas com núcleos ovoides a redondos ou reniformes ("em forma de feijão") e uma quantidade moderada de citoplasma levemente eosinofílica, morfologicamente consistentes com histiócitos[17,46,48] (Fig. 27-11B). A infiltração da epiderme por histiócitos (epiteliotropismo) pode ser observada.[17,46,48] O pleomorfismo celular leve e um pequeno número de figuras mitóticas podem ser observados no começo da doença.[46] Por meio da amostragem e análise das lesões de pele tardias ou dos órgãos internos infiltrados pode-se observar um grande número de figuras mitóticas ou mitoses bizarras, anisocitose e anisocariose evidentes ou células gigantes multinucleadas. As lesões tardias ou disseminadas de HPF não podem ser diferenciadas histopatologicamente do sarcoma histiocítico.[46,48]

Em gatos diagnosticados com HPF, especialmente os com sinais sugestivos de doença sistêmica, uma pesquisa do envolvimento de órgãos internos deve ser considerada. Esta investigação inclui exames de imagens (radiografia, ultrassom) das cavidades abdominais e torácicas, bem como aspirado por agulha fina de órgãos internos com anomalias ultrassonográficas ou linfonodos aumentados para avaliação citológica ou histopatológica.

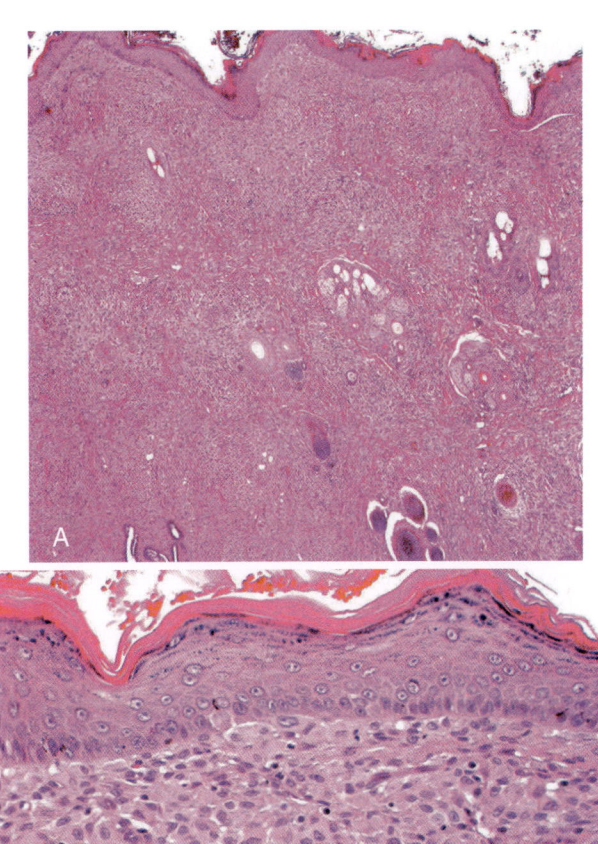

Figura 27-11: **Fotomicrografia: Histiocitose Progressiva Felina. A,** Toda a derme está infiltrada de células redondas histiocitoides. (Hematoxilina e eosina [H&E], 4×) **B,** O infiltrado está contíguo à epiderme. As células apresentam núcleo ovoide a reniforme e citoplasma eosinofílico abundante com coloração clara. (H&E, 20×)

Tratamento

Não foi identificado tratamento eficaz para HPF. A ressecção cirúrgica das lesões isoladas normalmente não é bem-sucedida devido à recorrência da lesão localmente ou em pontos distantes do local original.[46,47] Os medicamentos imunomodulatórios ou imunossupressores, incluindo quimioterápicos, glicocorticoides, ciclosporina e leflunomida, não foram descritos como úteis para evitar a progressão das lesões de pele ou a disseminação da doença.[46] A antibioticoterapia e a analgesia podem ajudar temporariamente para tratar a infecção bacteriana secundária da pele ou o desconforto associado às lesões ulceradas, respectivamente. A eutanásia é frequentemente a opção em gatos com lesões de pele progressivas ou sinais sistêmicos, como letargia, inapetência, perda de peso ou anemia, associados à disseminação interna da doença.[46]

Referências

1. Scott DW: Feline dermatology 1979-82: introspective retrospections. *J Am Anim Hosp Assoc* 20:537-564, 1984.

2. Bettenay SV, Mueller RS, Dow K, et al: Prospective study of the treatment of feline plasmacytic pododermatitis with doxycycline. *Vet Record* 152:564-566, 2003.

3. Pereira PD, Faustino AMR: Feline plasma cell pododermatitis: a study of 8 cases. *Vet Dermatol* 14:333-337, 2003.

4. Drolet R, Bernard J: Plasma cell pododermatitis in a cat. *Can Vet J* 25:448-449, 1984.

5. Scarampella F, Ordeix L: Doxycycline therapy in 10 cases of feline plasma cell pododermatitis: clinical, haematological, and serological evaluations. *Vet Dermatol* 15(Suppl 1):27, 2004 (Abstract).

6. Guaguere E, Prelaud P, Degorce-Rubiales F, et al: Feline plasma cell pododermatitis: a retrospective study of 26 cases. *Vet Dermatol* 15(Suppl 1):27, 2004 (Abstract).

7. Guaguere E, Hubert B, Delabre C: Feline pododermatoses. *Vet Dermatol* 3:1-12, 1992.

8. Taylor JE, Schmeitzel LP: Plasma cell pododermatitis with chronic footpad hemorrhage in two cats. *J Am Vet Med Assoc* 197:375-377, 1990.

9. Scott DW: Feline dermatology 1983-85: 'The secret sits. *J Am Anim Hosp Assoc* 23:255-274, 1987.

10. De Man M: What is your diagnosis? *J Feline Med Surg* 5:245-247, 2003.

11. Declercq J, De Man M: Swelling of the nose in three cats with plasmacytic pododermatitis. *Vlaams Diergeneeskundig Tijdschrift* 71:277-281, 2002.

12. Declercq J, De Bosschere H: Nasal swelling due to plasma cell infiltrate in a cat without plasma cell pododermatitis. *Vet Dermatol* 21:412-414, 2010.

13. Bensignor E, Merven F: Nasal plasma cell dermatitis in cats [letter to the editor]. *Vet Dermatol* 22:286, 2011.

14. Bettenay SV, Lappin MR, Mueller RS: An immunohistochemical and polymerase chain reaction evaluation of feline plasmacytic pododermatitis. *Vet Pathol* 44:80-84, 2007.

15. Simon M, Horvath C, Pauley D, et al: Plasma cell pododermatitis in feline immunodeficiency virus-infected cats. *Vet Pathol* 30:477, 1993.

16. Medleau L, Kaswan RL, Lorenz MD, et al: Ulcerative pododermatitis in a cat: immunofluorescent findings and response to chrysotherapy. *J Am Anim Hosp Assoc* 18:449-451, 1982.

17. Gross TL, Ihrke PJ, Walder EJ, et al: *Skin diseases of the dog and cat*. ed 2, Ames, IA, 2005, Blackwell Science.

18. German AJ, Cannon MJ, Dye C, et al: Oesophageal strictures in cats associated with doxycycline therapy. *J Feline Med Surg* 7:33-41, 2005.

19. Yamamura Y: A surgically treated case of feline plasma cell pododermatitis. *J Japanese Vet Med Assoc* 51:669-671, 1998.

20. Miller WH, Griffin CE, Campbell KL. Muller & Kirk's small animal dermatology, ed 7, St Louis, 2013, Elsevier, p 570, 718-719.

21. Vercelli A, Raviri G, Cornegliani L: The use of cyclosporine to treat feline dermatoses: a retrospective analysis of 23 cases. *Vet Dermatol* 17:201-206, 2006.

22. Vitale CB, Ihrke PJ, Olivry T, et al: Feline urticarial pigmentosa in three related Sphinx cats. *Vet Dermatol* 7:227-233, 1996.

23. Noli C, Colombo S, Abramos F, et al: Papular eosinophilic/mastocytic dermatitis (feline urticarial pigmentosa) in Devon Rex cats: a distinct disease entity or a histopathological reaction pattern? *Vet Dermatol* 15:253-259, 2004.

24. Colombo S, Scarampella F, Ordeix L, et al: Dermatophytosis and papular eosinophilic/mastocytic dermatitis (urticaria pigmentosa-like dermatitis) in three Devon Rex cats. *J Feline Med Surg* 14:498-502, 2012.

25. Lipinski MJ, Froenicke L, Baysac KC, et al: The ascent of cat breeds: genetic evaluations of breeds and worldwide random-bred populations. *Genomics* 91:12-21, 2008.

26. Fried AJ, Akin C: Primary mast cell disorders in children. *Curr Allergy Asthma Rep* 13:693-701, 2013.

27. Guagere E, Fontaine J: Efficacy of cyclosporine in the treatment of feline urticarial pigmentosa: two cases. *Vet Dermatol* 15(Suppl 1):63, 2004.

28. Scott DW: An unusual ulcerative dermatitis associated with linear subepidermal fibrosis in eight cats. *Feline Pract* 18:8-11, 1990.

29. Spaterna A, Mechelli L, Rueca F, et al: Feline idiopathic ulcerative dermatosis: three cases. *Vet Res Commun* 27(Suppl 1):795-798, 2003.

30. Power HT. Newly recognized feline skin diseases. In 14th, Proceedings, AAVD., ACVD., Annual Members Meeting, 1998, 27-32.,

31. Mauldin EA, Ness TA, Goldschmidt MH: Proliferative and necrotizing otitis externa in four cats. *Vet Dermatol* 18:370-377, 2007.

32. Stevens BJ, Linder KE: Pathology in practice. *J Am Vet Med Assoc* 241:567-569, 2012.

33. Videmont E, Pin D: Proliferative and necrotising otitis in a kitten: first demonstration of T-cell-mediated apoptosis. *J Small Anim Pract* 51:599-603, 2010.

34. Borio S, Massari F, Abramo F, et al: Proliferative and necrotising otitis externa in a cat without pinnal involvement: video-otoscopic features. *J Feline Med Surg* 15:353-356, 2013.

35. Halliwell REW: Autoimmune and immune-mediated dermatoses. In Miller WH, Griffen CE, Campbell KL, editors: *Muller & Kirk's small animal dermatology*, ed 7, St Louis, 2013, Elsevier, p 473.

36. Carr WW: Topical calcineurin inhibitors for atopic dermatitis: review and treatment recommendations. *Pediatr Drugs* 15:303-310, 2013.

37. Trautmann A, Akdis M, Schmid-Grendelmeier P, et al: Targeting keratinocyte apoptosis in the treatment of atopic dermatitis and allergic contact dermatitis. *J Allergy Clin Immunol* 108:839-846, 2001.

38. Bond R, Curtis CF, Ferguson EA, et al: An idiopathic facial dermatitis of Persian cats. *Vet Dermatol* 11:35-41, 2000.

39. Chung TH, Ryu MH, Kim DY, et al: *Topical tacrolimus (FK506) for the treatment of feline idiopathic facial dermatitis. Aust Vet J* 87:417-420, 2009.

40. Fontaine J, Heimann M: Idiopathic facial dermatitis of the Persian cat: three cases controlled with cyclosporine. *Vet Dermatol* 15(Suppl 1):64, 2004.

41. Palmeiro BS: Cyclosporine in veterinary dermatology. *Vet Clin Small Anim* 43:153-171, 2013.

42. Gross TL, Olivry T, Vitale CB, et al: Degenerative mucinotic mural folliculitis in cats. *Vet Dermatol* 12:279-283, 2001.

43. Gilbert S, Affolter VK, Gross TL, et al: Clinical, morphological and immunohistochemical characterization of cutaneous lymphocytosis in 23 cats. *Vet Dermatol* 15:3-12, 2004.

44. Nihal M, Mikkola D, Horvath N, et al: Cutaneous lymphoid hyperplasia: a lymphoproliferative continuum with lymphomatous potential. *Hum Pathol* 34:617-622, 2003.

45. Gilbert S, Affolter VK, Schmidt P, et al: Clonality studies of feline cutaneous lymphocytosis. *Vet Dermatol* 15(Suppl 1):24, 2004.

46. Affolter VK, Moore PF: Feline progressive histiocytosis. *Vet Pathol* 43:646-655, 2006.

47. Day MJ, Lopatkin I, Lucke VM, et al: Multiple cutaneous histiocytomas in a cat. *Vet Dermatol* 11:305-310, 2000.

48. Gelberg HB: Diagnostic exercise: multiple skin nodules in a cat. *Vet Pathol* 50:569-571, 2013.

Alergia Alimentar Felina

Jill L. Abraham

A alergia alimentar ou a hipersensibilidade alimentar é um tipo de reação adversa alimentar imunomediada que é um diagnóstico diferencial comum em gatos com prurido não sazonal, várias lesões cutâneas e/ou manifestações gastrintestinais (GI). Os alérgenos alimentares mais comumente descritos em gatos são carne bovina, laticínios e peixe. Embora a incidência exata seja desconhecida, a alergia alimentar pode representar de 1% a 6% de todas as dermatoses felinas e 11% dos casos de dermatite miliar. Mesmo não tendo sinais clínicos patognomônicos de alergia alimentar em gatos, o prurido é o sinal clínico mais comumente observado e pode ser não responsivo à terapia com glicocorticoide sistêmico. Até 30% dos gatos com alergia alimentar pode ter um distúrbio de hipersensibilidade concomitante. Confirmar ou descartar a presença de alergia alimentar em gatos é desafiador, pois o único meio de diagnóstico preciso é instituir uma dieta rigorosa de eliminação seguida por um teste de desafio alimentar. Apesar dessas dificuldades, os gatos com alergia alimentar frequentemente apresentam um prognóstico muito favorável em longo prazo, quando não entram em contato com o(s) alérgeno(s) alimentar(es) causador(es).

PATOGÊNESE

"Reação alimentar adversa" é um termo amplo que significa uma ligação entre a ingestão de um componente alimentar inofensivo e uma resposta clinicamente anormal. Esse termo inclui as reações imunológicas e não imunológicas. A alergia alimentar (hipersensibilidade alimentar) descreve um processo imunomediado. A intolerância alimentar descreve reações não imunomediadas e inclui idiossincrasia alimentar, toxicidade alimentar e envenenamento alimentar, reação alimentar anafilática e reações alimentares farmacológicas e metabólicas (Fig. 28-1).

A idiossincrasia alimentar é uma resposta anormal a um componente ou aditivo alimentar que envolve mecanismos não imunes, mas se assemelha à alergia alimentar. A idiossincrasia alimentar é responsável pela maior parte das reações a aditivos alimentares e pode ocorrer na primeira exposição a uma substância. A intoxicação alimentar e o envenenamento alimentar são causados pela presença de agentes infecciosos ou toxinas no alimento, como espécies de *Salmonella* ou toxina botulínica. Uma reação alimentar anafilactoide não é imunomediada, mas se assemelha a uma anafilaxia verdadeira. A ingestão de grandes quantidades de histamina (i.e., de um atum estragado) pode provocar uma reação anafilactoide. Uma reação alimentar

metabólica é uma reação do metabolismo do hospedeiro após a ingestão de um alimento específico; a intolerância à lactose é um exemplo.[1,2]

Uma função essencial do trato gastrintestinal é diferenciar os nutrientes, que precisam ser tolerados das substâncias potencialmente nocivas, como bactérias, vírus e parasitas, que precisam ser expelidas. Há quatro mecanismos críticos para a tolerância e a exclusão de antígenos: a barreira mucosa, a eliminação de antígenos e a regulação da resposta imune e a tolerância de antígenos que alcançam à mucosa. A ruptura desses mecanismos de defesa predispõe os pacientes a desenvolverem alergia alimentar. Vários fatores imunológicos e não imunológicos contribuem para a integridade da barreira mucosa, incluindo a morfologia e a funcionalidade dos enterócitos, a presença de imunoglobulina A (IgA), a presença de inflamação, a qualidade e a composição do alimento e a digestão eficiente.[2,3]

Mesmo quando os mecanismos de defesa estão intactos e totalmente funcionais, a barreira mucosa não está completamente impermeável às macromoléculas. As proteínas alimentares podem atravessar uma mucosa intestinal intacta em pequenas, mas significativas, quantidades, podendo resultar na formação de imunocomplexos. Os antígenos que passam pela lâmina própria são removidos pelo sistema (reticuloendotelial) mononuclear fagocitário do fígado e dos linfonodos mesentéricos. Em algumas situações, a tolerância oral à proteína absorvida é mantida, mas em outras situações há a ocorrência de hipersensibilidade.[2,3]

- O organismo é exposto a enormes quantidades de antígenos alimentares e deve permanecer não responsivo a eles. A tolerância oral é o estado de não resposta imune local e sistêmica induzido pela exposição a antígenos, como proteínas alimentares.[4] A tolerância oral é desenvolvida no começo da vida e envolve a atividade supressora das células T, anergia e deleção celular. A base deste fenômeno é a função supressora do tecido linfoide associado ao intestino (GALT). Quatro compartimentos linfoides distintos compõem o GALT:
- Placas de Peyer, que contêm células epiteliais especializadas na apresentação de antígenos, denominadas células M, e agregados de folículos linfoides em toda a mucosa intestinal
- Linfócitos e plasmócitos dispersos pela lâmina própria
- Linfócitos intraepiteliais intercalados entre os enterócitos
- Linfonodos mesentéricos

No trato intestinal de pacientes com alergia alimentar, há uma reação imune antígeno específica que leva à formação da imunoglobulina (Ig)M (IgM), IgG ou IgE.[2,3]

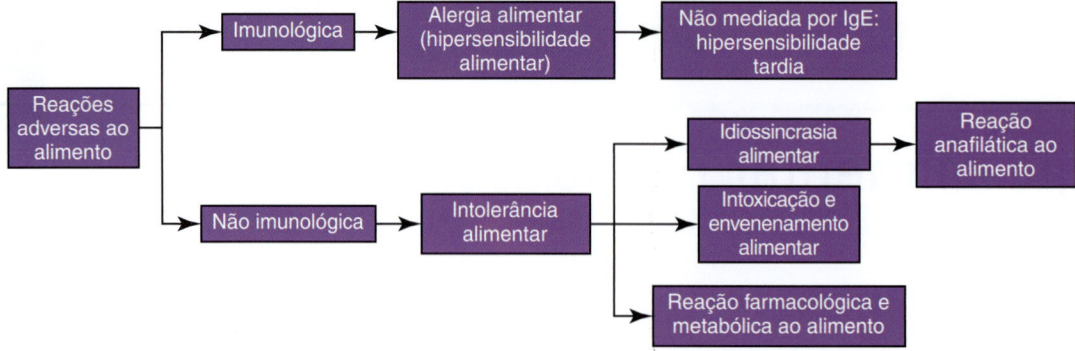

Figura 28-1: **Categorias de Reações Adversas ao Alimento.** (Adaptado de Verlinden A, Hesta M, Millet S, et al: Food allergy in dogs and cats: a review. *Crit Rev Food Sci Nutr* 46:259-273, 2006; e Roudebush P, Guilford WG, Jackson HA: Adverse reactions to food. In Hand MS, Thatcher CD, Remillard RL, et al., editors: *Small animal clinical nutrition*, ed 5, Topeka, KS, 2010, Mark Morris Institute, pp 609-627.)

Não há estudos detalhando a etiopatogênese da hipersensibilidade alimentar em gatos, portanto as informações utilizadas são frequentemente extrapoladas de dados humanos ou caninos. Os mecanismos imunológicos específicos por trás da alergia alimentar não foram totalmente elucidados, mas acredita-se que as reações de hipersensibilidade do tipo I, III e IV estejam envolvidas.[2,3]

ALÉRGENOS ALIMENTARES

Os principais alérgenos alimentares identificados em pessoas são quase sempre glicoproteínas hidrossolúveis com peso molecular variando entre 10 a 70 kDa. Essas proteínas são normalmente estáveis quando tratadas com calor, ácido e proteases.[5,6] Em gatos, os alérgenos alimentares mais comumente descritos são carne bovina, laticínios e peixe. Essas proteínas representam quase 90% dos casos documentados em 10 estudos diferentes.[7] Frango, cordeiro, porco, coelho, ovo, milho, trigo e caldo de moluscos também foram implicados como alérgenos alimentares para gatos.[2,7-9] Há relatos de várias sensibilidades alimentares em gatos com sinais cutâneos.[10] Em um relato, um gato previamente diagnosticado com hipersensibilidade a peixe, desenvolveu hipersensibilidade a cordeiro após receber uma dieta exclusiva de cordeiro por 2 anos.[9] Em um estudo com gatos com sinais gastrintestinais crônicos, 50% dos gatos com alergia alimentar eram alérgicos a mais de um ingrediente.[11] Os alérgenos não proteicos podem incluir cogumelos, conservantes e colorantes,[12] mas há somente dois casos confirmados de sensibilidade a aditivos alimentares em felinos.[8,11]

CARACTERÍSTICAS CLÍNICAS

Incidência

Embora em vários estudos a incidência de alergias alimentares observada foi de 1% a 6% dentre todas as dermatoses observadas em gatos,[10,13,14] a incidência exata da alergia alimentar é desconhecida. A alergia alimentar pode representar 11% dos casos de dermatite miliar.[10] Em um estudo prospectivo, 17% dos gatos com prurido, vômitos e diarreia crônicos ou prurido

e vômitos e/ou diarreia concomitante foram diagnosticados com alergia alimentar.[8] Há várias explicações para a dificuldade de estabelecer a incidência exata dessa enfermidade. A alergia alimentar pode ser um diagnóstico de confirmação difícil, pois o teste com dieta de eliminação alimentar é o único método confiável de diagnóstico e até 30% dos gatos com alergias alimentares podem ter hipersensibilidade à picada de pulga e/ou atopia concomitantes.[15,16] Pode haver várias diferenças geográficas entre as populações em estudo e variações nos critérios experimentais dentre os estudos, além da existência de uma variedade de dietas de eliminação usadas em estudos diferentes.

Sinais Clínicos

Não há predileção confirmada por raça ou sexo na alergia alimentar em gatos,[15] mas foi observado um maior risco para gatos da raça Siamês e aqueles descendentes de cruzas com Siamês.[13,16] A idade do aparecimento da alergia varia de 3 meses a 11 anos, com uma média descrita de 4 a 5 anos.[10,15,17,18] Não há uma conexão estabelecida entre o aparecimento dos sinais clínicos e uma alteração recente na dieta,[13,15] e, em muitos casos, o alimento do qual o gato apresentou alergia foi oferecido há mais de 2 anos.[9,15] Isso levou à hipótese de que um longo período de sensibilização prévia é necessário, mas em um estudo, 38,5% dos casos desenvolveram sinais clínicos antes de 2 anos de idade.[17] Além do mais, observou-se que alguns casos ocorreram em gatos com menos de 1 ano de idade.[12,13,18] Os sinais clínicos das alergias alimentares são normalmente não sazonais. As manifestações clínicas consistem principalmente em sinais dermatológicos e/ou gastrintestinais, mas há relatos de que as alergias alimentares acometeram outros órgãos.[2,11]

Sinais Dermatológicos

O sinal clínico dermatológico mais comumente encontrado é o prurido, observado em 100% dos gatos com alergia alimentar em mais de um estudo.[13,15,16] O prurido pode ser localizado ou generalizado, mas em um estudo, 42% dos gatos com alergia alimentar apresentaram prurido localizado principalmente na cabeça, pescoço ou região das orelhas,[15] e em outro estudo, 100% dos gatos com alergia alimentar confirmada tiveram prurido na cabeça e no pescoço.[19] Embora o grau de prurido possa variar de gato para gato, alguns manifestam um prurido intenso

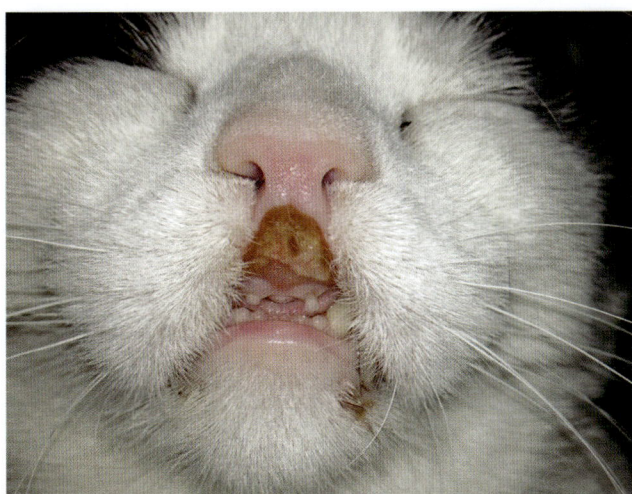

Figura 28-2: Úlcera indolente felina com infecção bacteriana secundária em um gato de 8 anos de idade com reações alimentares adversas cutâneas confirmadas ao bacalhau, frango e pato.

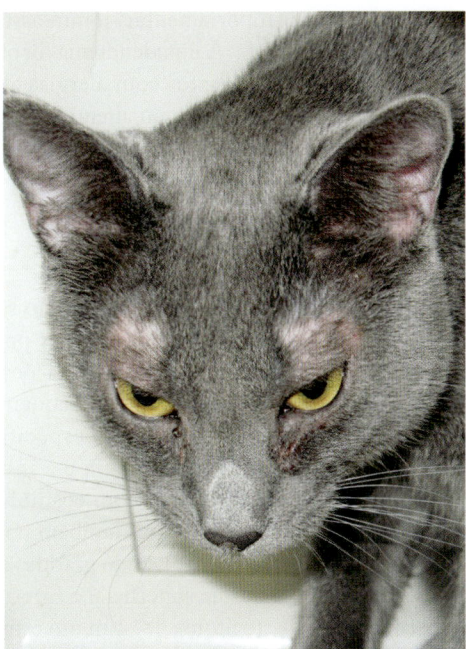

Figura 28-3: Eritema moderado a muito grave na face, cabeça e superfícies côncavas dos pavilhões auriculares em um gato de 4 anos de idade com reação alimentar adversa cutânea.

que leva a um trauma severo autoinduzido. Em um gato, o grau de prurido pode ser razoavelmente constante a cada dia,[20] e o tratamento com glicocorticoide sistêmico pode ou não reduzir o prurido associado à alergia alimentar. Em três estudos separados, 10 em 10, quatro em 14 e quatro em 11 gatos com alergia alimentar confirmada não obtiveram resposta ou obtiveram somente uma resposta parcial à terapia glicocorticoide sistêmica.[13,16,21]

Lesões primárias, como eritema, mácula e pápulas podem ser observadas. Os gatos podem ter um ou mais padrões de reações: dermatite miliar, alopecia autoinduzida ou simétrica, dermatite facial ou do pescoço, placas eosinofílicas, granulomas ou úlceras indolentes; ou dermatite esfoliativa.[9,12-15,22,23] A Figura 28-2 é um exemplo de um gato com uma úlcera indolente causada por alergias alimentares. Em uma série de casos publicada em 2006, foram investigadas possíveis causas médicas de "alopecia psicogênica" presumida em 21 gatos, 57% tiveram confirmação de reação alimentar adversa.[24] Embora não haja sinais clínicos específicos patognomônicos de um distúrbio de hipersensibilidade individual que não seja originada por pulga,[14,23,25] em um estudo multicêntrico de gatos com vários distúrbios de hipersensibilidade, foi evidenciado que gatos com alergias alimentares manifestaram mais frequentemente lesões na cabeça, face e pescoço que em gatos com outros tipos de hipersensibilidade.[25] A Figura 28-3 representa um gato com eritema na cabeça, face e pavilhões auriculares secundário à alergia alimentar, e na Figura 28-4 pode-se observar um gato com eritema e outras lesões cutâneas na cabeça e face secundárias à alergia alimentar e à atopia. A otite externa e/ou o prurido auricular podem ocorrer juntamente com um prurido mais generalizado e lesões cutâneas ou podem ser o único sinal clínico observado.

Outros sinais dermatológicos, como acne do queixo, vasculite, angioedema, urticária e pododermatite plasmocitária, foram raramente associados a alergias alimentares em gatos.[12,20]

Sinais Gastrintestinais

Os sinais gastrintestinais podem ocorrer simultaneamente com outros sinais dermatológicos em 10% a 23% dos gatos com

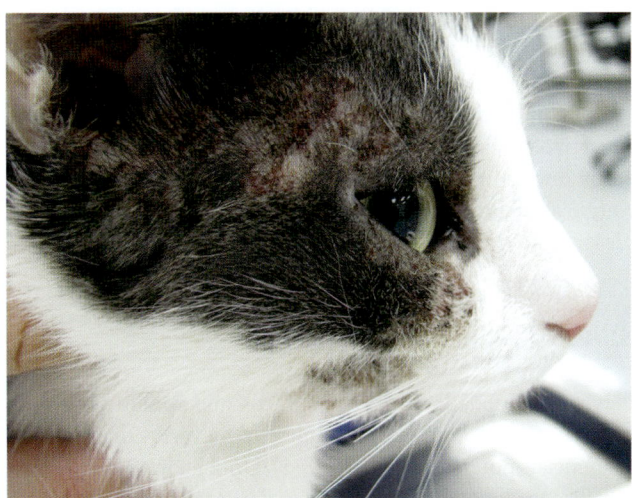

Figura 28-4: Alopecia parcial, eritema leve, escoriações e crostas na face e na cabeça de um gato de 1,5 ano de idade e reação alimentar adversa cutânea e atopia concomitante.

alergias alimentares.[8,13] Os sinais podem incluir perda de peso, vômitos, diarreia, dor abdominal, flatulência e doença intestinal inflamatória, incluindo a colite linfocítico-plasmocítica.[11,13,15,22] A diarreia do intestino grosso pode ser observada mais comumente que a do intestino delgado.[11] Embora não seja patognomônica, a ocorrência simultânea de sinais dermatológicos e gastrintestinais parece ser a característica clínica mais sugestiva de alergias em gatos.[11]

Outros Sinais Clínicos

Raramente, a rinite, a conjuntivite, a broncoconstrição, as convulsões, a doença do trato urinário inferior, a glomerulonefrite, a letargia e as alterações comportamentais foram associadas a alergias alimentares em gatos.[2,11] A linfadenopatia foi observada em aproximadamente 30% dos gatos com alergias alimentares.[2,10] Não há marcadores específicos ou alterações específicas a alergias alimentares que são observáveis nos exames hematológicos ou bioquímicos séricos, mas uma eosinofilia periférica pode ser observada em 20% a 50% dos casos.[2,11,26]

Alterações Histopatológicas

As análises das amostras de biópsias cutâneas não são diagnósticas para alergias alimentares em gatos, mas podem ser úteis para descartar outras doenças com apresentações clínicas semelhantes. As alterações histopatológicas frequentemente variam com as amostras de lesões clínicas específicas que são coletadas. Um padrão de reação comum é a inflamação perivascular superficial, principalmente com eosinófilos e/ou mastócitos, embora linfócitos e histiócitos também possam ser observados. Raramente, os casos envolvendo grandes números de mastócitos infiltrando a derme superficial e intermediária foram confundidos com mastocitoma.[10,27] Em um estudo, uma foliculite mural linfocítica infiltrativa foi identificada na maior parte das biópsias cutâneas de gatos com alergias alimentares.[28] A presença e a quantidade de neutrófilos podem depender do trauma autoinduzido ou da presença de pioderma. Por meio da análise das biópsias das lesões do complexo granuloma eosinofílico frequentemente observam-se alterações típicas para essas lesões (Cap. 32). A foliculite e a furunculose eosinofílica e a extensão da inflamação perivascular para a derme profunda e camadas superiores do panículo, especialmente em lesões confinadas à cabeça e ao pescoço, também são padrões sugestivos de alergia alimentar em gatos.[10,27] No entanto, há casos documentados de alopecia autoinduzida causada por alergia alimentar nos quais não foram manifestados alterações histopatológicas.[24]

DIAGNÓSTICOS DIFERENCIAIS

Devido à variedade dos sinais clínicos que podem ser observados nos gatos com alergia alimentar, há vários diagnósticos diferenciais potenciais (Tabela 28-1). Um histórico detalhado e a avaliação cuidadosa das alterações dermatológicas específicas ajudam a organizar quais diagnósticos diferenciais têm maior probabilidade de ocorrer em um determinado gato.

DIAGNÓSTICO

O diagnóstico de alergia alimentar em gatos pode ser bastante desafiador. Infelizmente, não há testes clínicos ou laboratoriais específicos disponíveis atualmente capazes de confirmar ou descartar com precisão a presença de alergia alimentar. Teste sorológico para IgE específico para o alérgeno alimentar está comercialmente disponível, mas vários estudos demonstram sua baixa especificidade ou sensibilidade.[11,29-32] O teste intradérmico para alérgenos, o teste de anticorpo específico para alérgenos realizado em amostra de saliva e a gastroscopia também demonstraram ser imprecisos.[11,33] Embora o teste intradérmico

Tabela 28-1	Exemplos de Diagnósticos Diferenciais Mais Comumente Encontrados na Alergia Alimentar
Categoria	**Diagnósticos Diferenciais**
Ectoparasitas	Pulgas
	Cheyletiella spp.
	Demodicose
	Notoedres
	Otodectes
	Reação à picada de carrapato
Doenças imunomediadas	Atopia
	Hipersensibilidade à picada de pulga
	Hipersensibilidade à picada de mosquito
	Hipersensibilidade por contato
	Pênfigo foliáceo
	Eritema multiforme
	Reação medicamentosa adversa cutânea
Infecções	Pioderma estafilocócico
	Dermatite por *Malassezia*
	Dermatofitose
	Herpesvírus
	Calicivírus
	Poxvírus
	Criptococcus
Neoplasia	Mastocitoma
	Carcinoma de células escamosas
	Linfoma cutâneo
	Tumor de células basais
Outras	Trauma ou ferida por mordida
	Corpo estranho
	Comportamental/"psicogênica"
	Dermatite facial idiopática de gatos da raça Persa

para alérgenos alimentares seja realizado em cães (com um valor preditivo negativo de 99,3% e um valor preditivo positivo de 63,0%),[34] a autora desconhece estudos que avaliaram os testes intradérmicos para alergias alimentares em gatos.

Um diagnóstico de alergia alimentar é realizado com base no histórico, alterações do exame dermatológico e resposta ao teste da dieta de eliminação e teste de desafio alimentar. A abordagem diagnóstica padrão-ouro é oferecer uma dieta composta somente por proteína nova ou uma dieta hidrolisada até que haja melhora ou resolução dos sinais clínicos e, em seguida, reintroduzir alimentos já oferecidos previamente e monitorar a piora ou recorrência dos sinais clínicos. O sucesso desse teste depende bastante da seleção da dieta, da duração do teste da dieta e da adesão do tutor e do paciente. Como não há algo inerentemente hipoalergênico em qualquer proteína específica,[2] é necessário obter um histórico alimentar completo para selecionar a melhor dieta de eliminação para um determinado gato. O histórico alimentar deve incluir a dieta principal oferecida, bem como qualquer petisco ou comida humana, medicamentos com sabor e possível acesso a alimentos oferecidos a outros animais de estimação da casa.

Opções de Dieta de Eliminação

Há três categorias de dietas de eliminação: dietas comerciais com proteína nova, dietas caseiras com proteína nova e dietas hidrolisadas.

Dietas Comerciais com Proteínas Novas

Há várias fontes de proteína "nova" que podem ser consideradas para uma dieta de eliminação. Os exemplos incluem carne de veado, pato, cordeiro, coelho, cabra, lagosta, canguru, porco e avestruz e, potencialmente, peixe para gatos que nunca ingeriram peixes.[2,12,35] A carne de espécies taxonomicamente próximas ao alimento desencadeante da alergia pode apresentar um maior risco de reatividade cruzada, portanto a seleção de uma proteína nova deve se basear no histórico da dieta. Por exemplo, a presença de alérgenos comuns em carnes de aves, como frango, peru, pombo e codorna foi demonstrada.[36] Mesmo que isso não tenha sido estudado especificamente em gatos, é aconselhável evitar o uso da carne de pato em uma dieta de eliminação a gatos expostos previamente ao frango.[35] Em gatos, as ervilhas são uma fonte de carboidrato comum usada na dieta de eliminação, mas batatas, abóbora, lentilhas e bananas também podem ser usadas.[37]

Até o momento da redação deste capítulo, várias dietas comerciais de prescrição com proteínas novas estavam disponíveis para gatos: Hill's Prescription Diet oferece a d/d Feline Skin Support Duck & Green Pea Formula® e a d/d Venison & Green Pea Formula® e a Royal Canin Veterinary Diet® disponibilizam a Hypo Selected Protein PD® (ervilha e pato), PV® (ervilha e veado) e PR® (ervilha e coelho). A Rayne Clinical Nutrition® produz dietas com ingredientes integrais restritos que passam por menos processamento que as outras dietas comerciais, evitando desta forma o uso de latas na embalagem de alimentos úmidos. Os métodos pelos quais os alimentos são processados, preservados e embalados podem ser importantes na etiopatogênese da alergia alimentar em uma pequena porcentagem dos gatos. Em um estudo com 22 gatos com alergia alimentar confirmada, quatro foram sensíveis a alimentos enlatados e um foi sensível a um painel misto de aditivos alimentares.[8] As dietas com proteínas novas oferecidas pela Rayne Clinical Nutrition® incluem canguru, coelho, porco e bacalhau, misturados com abóbora, batata ou grão de bico (dependendo da proteína).

Nos anos recentes, várias dietas com proteína novas e com ingredientes "restritos" vendidas sem prescrição foram disponibilizadas. Embora as dietas sem prescrição sejam mais baratas e mais acessíveis aos tutores de gatos, não são recomendadas para uso em testes com dieta de eliminação. Em um estudo publicado em 2011, três de cada quatro rações secas para cães, sem prescrição e à base de carne de veado, que não continha na lista de ingredientes carne bovina e soja, foram positivas para esses ingredientes em um ensaio de imunoadsorção enzimática (ELISA). Todas as quatro rações continham proteínas comuns de alimentos de animais de estimação e foram consideradas inadequadas para uso em um testes com dieta de eliminação.[38] Mesmo o teste tendo sido feito somente em rações para cães, há preocupações similares de contaminação de proteína comuns em rações para gatos teoricamente compostas apenas de ingredientes restritos e vendidas sem prescrição.

Dietas Caseiras com Proteínas Novas

A dieta de eliminação de padrão-ouro é a dieta caseira com proteína nova. Uma vantagem principal em relação à dieta comercial é que o veterinário e o tutor têm controle total sobre os ingredientes adicionados. Além disso, essas dietas podem ser mais especificamente adaptadas a cada paciente. As dietas caseiras não contêm aditivos ou conservantes encontrados nas dietas comerciais e terão menor probabilidade de contaminação por outras proteínas. Alguns gatos podem não melhorar ou podem até piorar os sinais clínicos com as dietas comerciais e somente melhorarão com a dieta caseira. Em um estudo, 20 gatos com prurido e lesões de pele demonstraram a resolução completa dos sinais clínicos ao se alimentarem de dietas caseiras compostas por carne de cabras, cordeiro ou peru e apresentaram recorrência dos sinais clínicos quando desafiados com componentes da dieta original. Quando desafiados com uma dieta comercial, oito desses gatos tiveram recidiva com uma dieta com cordeiro e arroz e 13 gatos tiveram recidiva com uma dieta de frango e arroz. Mas como somente três gatos apresentaram a recorrência de sinais em ambas as dietas, concluiu-se que nenhuma dieta comercial foi tão eficiente quanto as dietas caseiras para controlar o prurido e as lesões de pele; as dietas comerciais podem ser usadas com sucesso para um tratamento em longo prazo.[12]

A preocupação principal com as dietas caseiras é o equilíbrio nutricional adequado. Em uma pesquisa com veterinários da América do Norte em 1992, 92% das dietas caseiras recomendadas para uma dieta de eliminação inicial para gatos foram consideradas inadequadas para a manutenção de adultos. As dietas tinham a tendência de um teor mais alto de proteínas e mais baixo em cálcio, tiamina e ferro do que o recomendado. Os níveis de taurina e fósforo foram considerados insuficientes e os níveis de sódio e potássio variaram bastante entre as dietas.[39] Portanto, é aconselhável uma receita nutricionalmente balanceada formulada por um nutricionista veterinário certificado, especialmente se a dieta for durar mais de 3 semanas ou se o gato ainda não tiver se desenvolvido totalmente ou tiver condições clínicas concomitantes. Embora o acesso a nutricionistas veterinários seja limitado, as receitas balanceadas em livros de veterinária[40,41] e os serviços de consultoria em nutrição pela Internet estão atualmente disponíveis (Quadro 28-1).

Outras preocupações relacionadas às dietas caseiras incluem a palatabilidade e o potencial para problemas no trato gastrintestinal. Os gatos podem aceitar mais prontamente uma dieta consistindo em apenas uma fonte proteica, sem carboidrato. A introdução lenta de uma nova dieta pode aumentar a aceitação da dieta e diminuir as chances de problemas gastrintestinais.

A adesão do cliente é o principal obstáculo ao sucesso da dieta caseira de eliminação. O tempo, o esforço e o gasto envolvido na preparação e na oferta de uma dieta caseira são as principais razões pelas quais os tutores escolhem uma dieta comercial. Outras razões para a escolha de uma dieta comercial são fatores relacionados ao paciente, incluindo intolerância ou recusa de uma dieta caseira. Na França, pesquisadores acompanharam 45 gatos, 1 ano após a dieta caseira de eliminação ter sido prescrita, e descobriram que somente 42,2% dos gatos receberam exclusivamente a dieta prescrita. As razões principais mencionadas pelos clientes para não aderirem à dieta prescrita foram o custo e a recusa do gato em comer.[42] Entretanto, outro

QUADRO 28-1 **Fontes para Formulação de Dietas Caseiras ou para Contato de Nutricionistas Veterinários**

Capítulos de Livros
Roudebush P: Nutritional management of the allergic patient. In August JR, editor: *Consultations in feline internal medicine,* ed 2, Philadelphia, 1994, Saunders/Elsevier, pp 201-208.
   Remillard RL, Paragon BM, Crane SW, et al: Making pet foods at home. In Hand MS, Thatcher CD, Remillard RL, et al., editors: *Small animal clinical nutrition,* ed 4, Topeka, KS, 2000, Mark Morris Institute, p 163.

Lista de Nutricionistas Veterinários Certificados pelo Conselho — American College of Veterinary Nutrition
http://www.acvn.org/directory/

Lista de Serviços de Consultoria em Nutrição
http://www.aavn.org/nutrition-resources.pml

Sites **de Serviços de Consultoria Nutricional Adicionais Não Fornecidos no** *Site* **da American Academy of Veterinary Nutrition**
http://nutrition.vetmed.ucdavis.edu/activities.cfm
http://www.vet.utk.edu/clinical/sacs/nutrition.php
http://www.vet.cornell.edu/hospital/Services/Companion/Nutrition/
http://www.vet.upenn.edu/veterinary-hospitals/
   ryanveterinary-hospital/services/nutrition

investigador revelou que quando os clientes foram orientados a preparar dietas caseiras para seus cães, o número de casos perdidos no acompanhamento diminuiu de 52% para 27% após estabelecer as melhores práticas de educação do cliente.[43] Portanto, a orientação detalhada e a comunicação frequente com o cliente, antes e durante o teste com dieta de eliminação, pode aumentar significativamente a adesão do tutor.

Alguns tutores de gatos expressam interesse em oferecer dietas com carne crua. Uma dieta com carne crua não oferece vantagens em relação a uma dieta caseira cozida em termos de diagnóstico ou manejo de alergias alimentares.[44] Adicionalmente, há preocupações importantes em relação à saúde pública, pois é comum a contaminação da carne crua com bactérias como *Salmonella*, *Clostridium*, *Campylobacter* e *Escherichia coli*.[44,45] Embora os tutores possam adotar precauções para reduzir os riscos, além de haver dietas cruas comerciais que utilizam pasteurização de alta pressão para tentar eliminar a contaminação bacteriana, muitos dermatologistas e nutricionistas não recomendam o uso de dietas de carne crua em gatos. Uma dieta de carne crua não é aconselhável para gatos que estão em tratamento com ciclosporina, devido ao risco de exposição ao *Toxoplasma gondii*.

Dietas Hidrolisadas

As dietas de proteína hidrolisada são disponibilizadas para gatos há mais de 10 anos, mas não há estudos investigando o uso de dietas hidrolisadas em gatos com dermatite alérgica. O objetivo primário da hidrólise das proteínas é romper a estrutura proteica pela quebra das ligações peptídicas nas cadeias de aminoácidos, com o objetivo de gerar fragmentos de peptídeos menores. Esse processo reduz o peso molecular da proteína original, reduz a antigenicidade e a alergenicidade da proteína e pode aumentar a digestibilidade.[2,46] As moléculas criadas pela hidrólise devem ser muito pequenas para não permitir a ligação de dois anticorpos IgE presos à superfície dos mastócitos. A falha em ligar os anticorpos IgE previne a degranulação dos mastócitos, evitando assim a hipersensibilidade (tipo I) mediada por IgE.[47] No entanto, as proteínas hidrolisadas não têm efeito nos casos de alergia alimentar não mediadas por IgE.

O peso mínimo molecular necessário para reduzir ou eliminar potencialmente a antigenicidade e a alergenicidade não é conhecido e pode variar entre as fontes de proteína. A maioria dos principais alérgenos alimentares em humanos variam de 10 a 60 kDa, mas os peptídeos pequenos, como aqueles com até 4,5 kDa ainda podem manter a alergenicidade.[2,46] Em um estudo com cães, todas as proteínas que foram identificadas como principais alérgenos alimentares tinham mais de 25 kDa,[48] mas não há estudos similares em gatos. Criar um hidrolisado que não contenha peptídeos maiores que 1 kDa ofereceria a melhor chance de eliminar qualquer alérgeno residual. É possível que os peptídeos com até 3 kDa possam ser tolerados pela maioria dos pacientes com sensibilidade à proteína de mesma origem. Mas o peso molecular não é o único fator determinante de alergenicidade.

As dietas hidrolisadas completamente balanceadas nutricionalmente também contêm como ingredientes os carboidratos e os lipídeos, sendo que ambos podem conter pequenas quantidades de alérgenos proteicos intactos. As proteínas (glúten) da farinha de milho são os principais alérgenos alimentares em humanos alérgicos ao milho e podem ser encontrados no amido de milho.[49] Os óleos vegetais refinados usados em dietas hidrolisadas também podem conter alérgenos de proteína lipofílicas.[50]

A palatabilidade, a digestibilidade e a osmolaridade de uma proteína podem ser alteradas significativamente com a hidrólise. À medida que os peptídeos são decompostos em pedaços cada vez menores, se tornam mais amargos. Tanto a digestibilidade quanto a osmolaridade também aumentam. Uma solução de alta osmolaridade nos intestinos pode atrair grandes quantidades de água e resultar em diarreia.[2,46] A baixa palatabilidade e problemas gastrintestinais podem ser observados com o uso de dietas hidrolisadas em gatos.

Atualmente há três tipos de dietas hidrolisadas disponíveis para gatos: Hill's Prescription Diet z/d Low Sensitivity® e z/d ULTRA®, Royal Canin Hypoallergenic HP®, e Purina Veterinary Diets HA Hypoallergenic Feline Formula® (Quadro 28-2). Hill's Prescription Diet z/d ULTRA® é uma ração úmida, enquanto as outras estão disponíveis somente como ração seca.

Em vários estudos, o uso de dietas hidrolisadas em cães foi evidenciado e melhora significativa ou resolução completa dos sinais clínicos foi demonstrada.[29,51,52] Mas é possível observar reações ou falta de melhora dos sinais clínicos com as dietas hidrolisadas. Em uma análise de estudos investigando a dieta hidrolisada em cães, foi descoberto que 50% dos cães com alergias alimentares observados em três estudos, apresentaram piora nos sinais clínicos após ingerir hidrolisados parciais de alimentos dos quais apresentavam hipersensibilidade.[53] Não há estudos similares avaliando a eficácia de dietas hidrolisadas em gatos com sinais cutâneos, mas com base em experiências individuais sugere-se que o diagnóstico bem-sucedido de alergia

---

QUADRO 28-2 Proteínas e Carboidratos Principais em Cada Uma das Dietas Hidrolizadas Atualmente Disponíveis para Gatos

Ração seca Hill's Prescription Diet z/d Feline Low Sensitivity®
  Fígado de frango hidrolisado, frango hidrolisado, fragmentos de arroz
Alimento úmido Hill's Prescription Diet z/d Feline ULTRA®
  Fígado de frango hidrolisado, amido de milho
Ração seca Royal Canin Veterinary Diet Hypoallergenic Hydrolyzed Protein Adult HP®
  Proteína de soja hidrolisada, fragmentos de arroz
Ração seca Purina Veterinary Diets HA Hypoallergenic Feline Formula®
  Isolado de proteína de soja hidrolisada, amido de arroz

---

alimentar em gatos com prurido ou lesões cutâneas pode ser obtido usando a dieta hidrolisada. No entanto, para se obter um sucesso maior com uma dieta de proteína hidrolisada, é necessário fazer um histórico completo alimentar e evitar oferecer uma dieta hidrolisada que contenha proteínas relacionadas e/ou carboidratos que foram ingeridos previamente pelos gatos.

Outras Considerações sobre os Testes Dietéticos

Há alguns fatores principais que podem ser ignorados por muitos tutores de animais de estimação, os quais são essenciais para a conclusão de uma dieta de eliminação apropriada. Todos os petiscos e comidas de humanos devem ser eliminados da dieta. A exposição ao alimento de outros animais de estimação e dos membros da família (p. ex., de crianças pequenas) deve ser restrita. A gelatina usada em cápsulas de medicamentos pode conter proteínas da carne bovina, suína ou pescado; portanto, medicamentos em cápsulas, bem como aqueles com sabor, devem ser evitados. Para gatos que recebem medicamentos orais, o uso de Feline Greenies Pill Pockets® e de outros alimentos para esconder o medicamento também devem ser evitados. Os gatos que têm acesso ao ambiente externo devem ser restritos ao ambiente interno para evitar a caça.

Duração do Teste Dietético

A duração recomendada de um teste de dieta de eliminação varia na literatura. Embora muitos gatos com alergias alimentares apresentem melhora em 3 a 4 semanas após o começo da dieta de eliminação, outros podem demorar de 10 a 13 semanas para melhorarem.[2,13-16,18,21] A melhora dos sinais gastrintestinais pode ser observada em até 2 semanas,[2,35] mas o motivo pelos quais os sinais gastrintestinais podem melhorar mais rápido do que os cutâneos ainda não é conhecido. Em gatos com sinais clínicos recidivantes, a duração da dieta de eliminação deve ir além da resolução das manifestações clínicas do gato.[2] Ultrapassar o período de teste da dieta é necessário para determinar se a resolução dos sinais clínicos foi devido à dieta de eliminação ou à natureza recidivante da condição. A maioria dos dermatologistas veterinários recomenda oferecer uma dieta de eliminação por, no mínimo, 12 a 16 semanas, para reduzir as chances de se diagnosticar incorretamente os gatos que podem demorar mais para responder.

Interpretação da Resposta ao Teste Dietético

Uma total falta de resposta a um teste com dieta de eliminação corretamente conduzido indica que a alergia alimentar não é o diagnóstico correto. Uma vez que a alergia alimentar foi descartada, mais investigações em relação à causa do prurido e/ou das lesões de pele são necessárias. Se somente a melhora parcial for obtida com uma dieta de eliminação e houver recorrência dos sinais clínicos com o teste com dieta de desafio, isso pode indicar que o gato tem alergia alimentar e um distúrbio de hipersensibilidade concomitante, como atopia. Se houver muita suspeita de alergia alimentar sem melhora, a falta de adesão do tutor e/ou do paciente ao tratamento pode ser a causa. Uma explicação alternativa é que a dieta pode ainda conter uma proteína à qual o gato é alérgico ou tem reação cruzada com a proteína à qual o gato é alérgico.

Nos casos em que houver muita suspeita de que o gato não melhorou com uma dieta de eliminação inicial, um segundo teste com dieta de eliminação pode ser realizado. Se um segundo teste for necessário, muitos dermatologistas optam por usar um tipo completamente diferente de dieta. Por exemplo, se uma dieta de proteína nova foi utilizada primeiro, então uma dieta hidrolisada pode ser selecionada para um segundo teste; ou se foi oferecida uma dieta comercial, então uma dieta caseira pode ser recomendada em seguida. Na Figura 28-5, observa-se um protocolo para o diagnóstico e tratamento da alergia alimentar utilizando um teste de dieta de eliminação seguido por um teste de desafio alimentar.

Desafio Alimentar

A redução de 50% do prurido e das lesões em um gato com alergia é considerada uma resposta positiva por muitos dermatologistas, embora o ideal fosse uma resolução de 100% do prurido e dos outros sinais clínicos do gato tratado com uma dieta de eliminação apropriada.[15,30] Mas para confirmar definitivamente o diagnóstico de alergia alimentar, o gato deve ser desafiado com os ingredientes alimentares que comia antes da dieta de eliminação e manifestar recidiva ou piora dos sinais clínicos. Em um estudo, observou-se que a recorrência de prurido e lesões na pele pode ocorrer a qualquer momento dentro de um período de 1 a 18 dias após o desafio alimentar.[12] Outros pesquisadores descobriram que a maioria dos gatos apresentou recidiva em até 3 a 5 dias; outros gatos não manifestaram recorrência das manifestações clínicas por até 10 dias após o desafio alimentar.[11] Com base nessas informações, o teste de desafio alimentar deve durar, no mínimo, de 10 a 14 dias.

Até 26% dos gatos com resolução completa dos sinais cutâneos ou gastrintestinais não apresentarão recidiva quando a dieta anterior for reintroduzida.[8,11,12] Isso pode ser devido à falha em reintroduzir a proteína a qual o gato é alérgico, a remissão espontânea ou a alteração na resposta imune, o restabelecimento de uma permeabilidade intestinal mais normalizada, o diagnóstico incorreto de alergia alimentar (p. ex., intolerância alimentar, ectoparasitas ou outro distúrbio de hipersensibilidade), coincidência ou outras terapias que podem ter sido usadas logo antes ou durante o começo do teste com dieta de eliminação.[2,8,11,12,37]

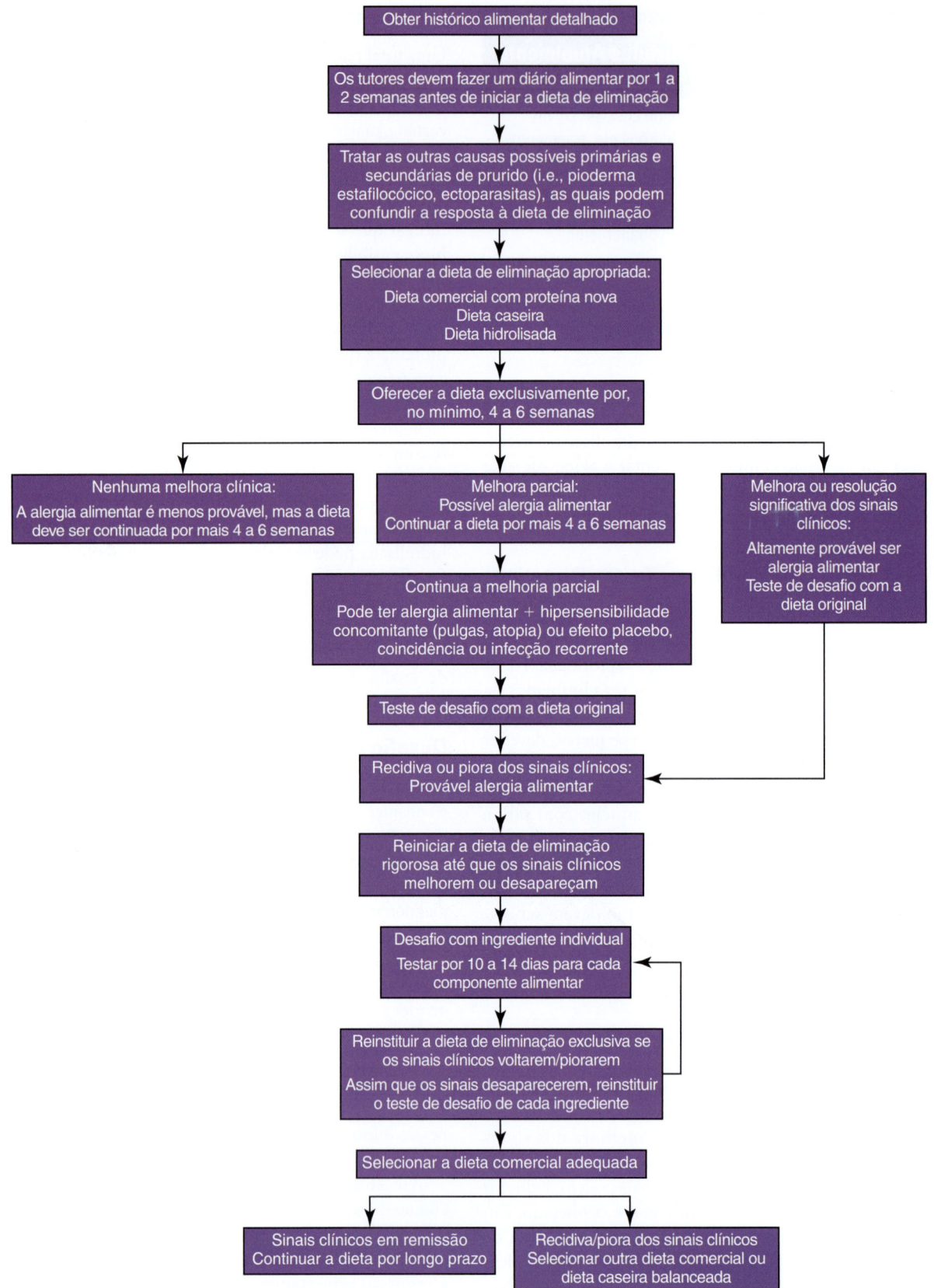

Figura 28-5: Protocolo para diagnóstico e tratamento da alergia alimentar utilizando dieta de eliminação seguida por um desafio alimentar. (Adaptado de Roudebush P, Guilford WG, Jackson HA: Adverse reactions to food. In Hand MS, Thatcher CD, Remillard RL, et al., editors: *Small animal clinical nutrition*, ed 5, Topeka, KS, 2010, Mark Morris Institute, pp 609-627.)

Teste de Desafio com Componentes Alimentares Individuais

Quando o diagnóstico de alergia alimentar tiver sido estabelecido, o teste de desafio com ingredientes alimentares individuais pode ser realizado. A identificação dos componentes alimentares desencadeantes permitirá a exclusão das proteínas que provocam alergia no gato e a seleção de uma dieta de manutenção para o tratamento em longo prazo do paciente.

Outros Testes Diagnósticos

Como diferentes tipos de dermatoses alérgicas não podem ser diferenciadas com base somente nas manifestações clínicas,[23,25] e como as dermatoses infecciosas e parasitárias podem ser confundidas ou complicar as lesões associadas a dermatoses alérgicas, é importante realizar testes diagnósticos dermatológicos básicos antes de iniciar um teste com dieta de eliminação. Os pentes para detectar pulgas, raspados cutâneos, citologia de pele e cultura de fungo formam um banco de dados dermatológicos mínimo para gatos.[23] A citologia do conduto auditivo e as medicações tópicas para tratar ácaros são indicadas se uma enfermidade otológica estiver presente. Os gatos devem ser tratados para pulgas e ectoparasitas, antes de começar o teste de dieta e eliminação. Mas como os pentes para detectar pulgas e os raspados de pele podem gerar resultados falso-negativos, para se excluir as pulgas e os outros ectoparasitas pode ser necessário um teste terapêutico. Também é essencial tratar qualquer bactéria secundária ou infecções de pele por *Malassezia*. Embora as infecções secundárias ocorram menos frequentemente em gatos do que em cães, podem contribuir com prurido, complicar as lesões de pele e impedir a resolução das manifestações clínicas. Se um gato manifestar prurido grave ou lesões muito inflamadas, o tratamento com glicocorticoides de curta duração ou outras medicações anti-inflamatórias, como anti-histamínicos ou ciclosporina pode ser administrado. Mas o período de teste com dieta de eliminação deve se estender a, no mínimo, 2 semanas após as medicações terem sido descontinuadas, para avaliar a resposta do gato à eliminação da dieta somente.[35]

PROGNÓSTICO E TRATAMENTO EM LONGO PRAZO

O prognóstico para gatos que apresentam alergia alimentar sem outras enfermidades concomitantes é muito bom, desde que os alérgenos desencadeadores possam ser evitados. Eventualmente, muitos casos podem ser tratados com uma dieta comercial sem prescrição, mas alguns gatos podem precisar de uma dieta comercial de prescrição ou caseira em longo prazo. Tentativas para encontrar uma dieta comercial aceitável devem ser realizadas, pois isso levará a uma adesão melhor do tutor e minimizará o risco de desequilíbrios nutricionais em longo prazo. Além disso, uma proporção significativa de gatos pode tolerar a dieta original após a resolução bem-sucedida dos sinais clínicos durante um teste com dieta de eliminação. Embora aparentemente rara em gatos, é possível desenvolver uma alergia a outro ou a um novo componente alimentar no decorrer do tempo; portanto, se ocorrer uma recidiva nos sinais clínicos, a reavaliação é necessária. Se outras causas de prurido, como ectoparasitas, infecções de pele e outras hipersensibilidades foram descartadas, então um novo teste alimentar de eliminação pode ser necessário.

Referências

1. Anderson JA: The establishment of common language concerning adverse reactions to foods and food additives. *J Allergy Clin Immunol* 78:140-144, 1986.
2. Verlinden A, Hesta M, Millet S, et al: Food allergy in dogs and cats: a review. *Crit Rev Food Sci Nutr* 46:259-273, 2006.
3. Roudebush P, Guilford WG, Jackson HA: Adverse reactions to food. In Hand MS, Thatcher CD, Remillard RL, et al, editors: *Small animal clinical nutrition*, ed 5, Topeka, KS, 2010, Mark Morris Institute, pp 609-627.
4. Pabst O, Mowat AW: Oral tolerance to food protein. *Mucosal Immunol* 5:232-239, 2012.
5. Taylor SL, Lemanske RF, Bush KR, et al: Food allergens: structure and immunologic properties. *Ann Allerg* 59:93-99, 1987.
6. Taylor SL, Lehrer SB: Principles and characteristics of food allergens. *Crit Rev Food Sci Nutr* 36(S):91-118, 1996.
7. Roudebush P: Ingredients and foods associated with adverse reactions in dogs and cats. *Vet Dermatol* 24:293-294, 2013.
8. Guilford WB, Markwell PJ, Jones BR: Prevalence and causes of food sensitivity in cats with chronic pruritus, vomiting or diarrhea. *J Nutr* 128(12 Suppl):2790S-2791S, 1998.
9. Reedy LM: Food hypersensitivity to lamb in a cat. *J Am Vet Med Assoc* 1(204):1039-1040, 1994.
10. Miller WH, Griffin CE, Campbell KL, editors: *Muller & Kirk's small animal dermatology*, ed 7, St Louis, 2013, Elsevier, pp 404-405.
11. Guilford WG, Jones BR, Markwell PJ, et al: Food sensitivity in cats with chronic idiopathic gastrointestinal problems. *J Vet Intern Med* 15:7-13, 2001.
12. Leistra M, Willemse T: Double-blind evaluation of two commercial hypoallergenic diets in cats with adverse food reactions. *J Feline Med Surg* 4:185-188, 2002.
13. Carlotti DN, Remy I, Prost C: Food allergy in dogs and cats: a review and report of 43 cases. *Vet Dermatol* 1:55-62, 1990.
14. Wills J, Harvey R: Diagnosis and management of food allergy and intolerance in dogs and cats. *Aust Vet J* 71:322-326, 1994.
15. White SD, Sequoia D: Food hypersensitivity in cats: 14 cases (1982-1987). *J Am Vet Med Assoc* 194:692-695, 1989.
16. Rosser EJ: Food allergy in the cat: a prospective study of 13 cats. Ihrke PJ, Mason I, Shite SD, editors: *Advances in veterinary dermatology*, vol 2, Oxford, England, 1993, Pergamon, pp 33-39.
17. Guaguère E: Intolérance alimentaire à manifestations cutanées: à propos de 17 cas chez le chat. *Prat Méd Chir Anim Comp* 28:451-460, 1993.
18. Rosser EJ: Food allergy in dogs and cats: a review. *Vet Allerg Clin Immunol* 6:21-35, 1998.
19. Marin A, Crosaz O, Hubert B, et al: Retrospective study of homemade elimination diets prescribed during 1 year in a university consultation: (2) clinical signs of 28 canine and feline cases. *Vet Dermatol* 23(Suppl 1):2-104, 2012.
20. Bryan J, Frank L: Food allergy in the cat: a diagnosis of elimination. *J Feline Med Surg* 12:861-866, 2010.
21. Guaguere E: Food intolerance in cats with cutaneous manifestations: a review of 17 cases. *Vet Allergy Clin Immunol* 4:90-98, 1996.
22. Medleau L, Latimer KS, Duncan JR: Food hypersensitivity in a cat. *J Am Vet Med Assoc* 189:692-693, 1986.
23. Favrot C: Feline non-flea induced hypersensitivity dermatitis: clinical features, diagnosis, and treatment. *J Feline Med Surg* 15:778-784, 2013.
24. Waisglass SE, Landsberg GM, Yager JA, et al: Underlying medical conditions in cats with presumptive psychogenic alopecia. *J Am Vet Med Assoc* 228:1705-1709, 2006.

25. Hobi S, Linek M, Marignac G, et al: Clinical characteristics and causes of pruritus in cats: a multicentre study on feline hypersensitivity-associated dermatoses. *Vet Dermatol* 22:406-413, 2011.

26. Hirt R, Iben C: Possible food allergy in a colony of cats. *J Nutr* 128:2792S-2794S, 1998.

27. Gross TL, Ihrke PJ, Walder EJ, editors: *Skin diseases of the dog and cat: clinical and histopathologic diagnosis*, ed 2, Ames, IA, 2005, Blackwell Science, pp 207-208.

28. Rosenberg AS, Scott DW, Erb HN, et al: Infiltrative lymphocytic mural folliculitis: a histopathological reaction pattern in skin-biopsy specimens from cats with allergic skin disease. *J Feline Med Surg* 12:80-85, 2010.

29. Jackson HA, Jackson MW, Coblentz L, et al: Evaluation of the clinical and allergen specific serum immunoglobulin E responses to oral challenge with cornstarch, corn, soy and a soy hydrolysate diet in dogs with spontaneous food allergy. *Vet Dermatol* 14:181-187, 2003.

30. Jeffers JG, Shanley KJ, Meyer EK: Diagnostic testing of dogs for food hypersensitivity. *J Am Vet Med Assoc* 198:245-250, 1991.

31. Mueller RS, Tsohalis J: Evaluation of serum allergen-specific IgE for the diagnosis of food adverse reactions in the dog. *Vet Dermatol* 9:167-171, 1998.

32. Foster AP, Knowles TG, Hotston Moore A, et al: Serum IgE and IgG responses to food antigens in normal and atopic dogs, and dogs with gastrointestinal disease. *Vet Immunol Immunopathol* 92:113-124, 2003.

33. Kunkle G, Horner S: Validity of skin testing for diagnosis of food allergy in dogs. *J Am Vet Med Assoc* 200:677-680, 1992.

34. Bethlehem S, Bexley J, Mueller RS: Patch testing and allergen-specific serum IgE and IgG antibodies in the diagnosis of canine adverse food reactions. *Vet Immunol Immunopathol* 145:582-589, 2012.

35. Gaschen F, Merchant S: Adverse food reactions in dogs and cats. *Vet Clin North Am Small Anim Pract* 41:361-379, 2011.

36. Kelso JM, Cockrell GE, Helm RM, et al: Common allergens in avian meats. *J Allergy Clin Immunol* 104:202-204, 1999.

37. Guaguere E, Prelaud P: Food hypersensitivity in the cat. *Eur J Comp Anim Pract* 19:234-241, 2009.

38. Raditic DM, Remillard RL, Tater KC: ELISA testing for common food antigens in four dry dog foods used in dietary elimination trials. *J Anim Physiol Anim Nutr* 95:90-97, 2011.

39. Roudebush P, Cowell CS: Results of a hypoallergenic diet survey of veterinarians in North America with a nutritional evaluation of homemade diet prescriptions. *Vet Dermatol* 3:23-28, 1992.

40. Roudebush P: Nutritional management of the allergic patient. In August JR, editor: *Consultations in feline internal medicine*, ed 2, Philadelphia, 1994, Saunders, pp 201-208.

41. Remillard RL, Paragon BM, Crane SW, et al: Making pet foods at home. In Hand MS, Thatcher CD, Remillard RL, et al, editors: *Small animal clinical nutrition*, ed 4, Topeka, KS, 2000, Mark Morris Institute, pp 163.

42. Marin A, Crosaz O, Hubert B, et al: Retrospective study of homemade elimination diets prescribed during one year in a university consultation: one observance of 155 canine and feline cases. *Vet Dermatol* 23(Suppl 1):2-104, 2012.

43. Chesney CJ: Food sensitivity in the dog: a quantitative study. *J Small Anim Pract* 43:203-207, 2002.

44. Jackson HL: Hypoallergenic diets: principles in therapy. In Bonagura JD, Twedt DC, editors: *Kirk's current veterinary therapy XIV*, ed 14, St Louis, 2009, Saunders/Elsevier, pp 395-397.

45. Weese JS, Rousseau J, Arroyo L: Bacteriological evaluation of commercial canine and feline raw diets. *Can Vet J* 46(6):513-516, 2005.

46. Cave NJ: Hydrolyzed protein diets for dogs and cats. *Vet Clin North Am Small Anim Pract* 36:1251-1268, 2006.

47. Cordle CT: Control of food allergies using protein hydrolysates. *Food Technol* 48:72-76, 1994.

48. Martin A, Sierra MP, Gonzalez JL, et al: Identification of allergens responsible for canine cutaneous adverse food reactions to lamb, beef, and cow's milk. *Vet Dermatol* 15:349-356, 2004.

49. Frisner H, Rosendal A, Barkholt V: Identification of immunogenic maize proteins in a casein hydrolysate formula. *Pediatr Allergy Immunol* 11:106-110, 2000.

50. Zitouni N, Errahali Y, Metche M, et al: Influence of refining steps on trace allergenic protein content in sunflower oil. *J Allergy Clin Immunol* 106:962-967, 2000.

51. Loeffler A, Lloyd DH, Bond R, et al: Dietary trials with a commercial chicken hydrolysate diet in 63 pruritic dogs. *Vet Rec* 154:519-522, 2004.

52. Biourge VC, Fontaine J, Vroom MW: Diagnosis of adverse reactions to food in dogs: efficacy of a soy-isolate hydrolysate-based diet. *J Nutr* 134(8 Suppl):2062S-2064S, 2004.

53. Olivry T, Bizikova P: A systematic review of the evidence of reduced allergenicity and clinical benefit of food hydrolysates in dogs with cutaneous adverse food reactions. *Vet Dermatol* 21:32-41, 2010.

Ciclosporina na Dermatologia Felina

Katherine Irwin

A ciclosporina é um metabólito polipeptídico cíclico lipossolúvel do fungo *Beauveria nivea* (previamente denominado *Tolypocladium inflatum*). Essa medicação também é denominada de ciclosporina A. A ciclosporina tem propriedades imunomoduladoras potentes e foi inicialmente utilizada na medicina humana para evitar a rejeição de órgãos em pacientes transplantados. Posteriormente, foi utilizada como parte de protocolos imunossupressores para pacientes felinos que se submeteram ao transplante renal.[1] A ciclosporina também passou a ser cada vez mais usada em condições dermatológicas em humanos, como em casos de dermatite atópica e psoríase e, no final dos anos 1980, foram publicados relatos do seu uso em doenças cutâneas em animais.[2-4] A eficácia da ciclosporina no tratamento de várias doenças dermatológicas imunomediadas e alérgicas em cães e gatos foi investigada.[2] Os dados mais sólidos estão relacionados à eficácia no tratamento de dermatite atópica em cães e de manifestações de dermatite alérgica em gatos. A sua utilidade no tratamento dessas condições atualmente é bem aceita e fórmulas veterinárias específicas de ciclosporina são prescritas para uso no tratamento de dermatite alérgica, e apresentações comerciais estão disponíveis, como Atopica® para cães e gatos (Elanco, Greensboro, NC).

A ciclosporina foi inicialmente liberada no começo dos anos 1980 como uma fórmula em óleo vegetal. A absorção dessa fórmula (Sandimmune®, Novartis Pharmaceuticals) era altamente influenciada pela excreção na bile, motilidade gastrintestinal (GI) e presença de alimento no trato GI, levando à baixa biodisponibilidade oral e variabilidade e resposta farmacocinéticas significativas intraindividual e interindividual.[5] Nos anos 1990, o produto foi reformulado para uma versão modificada que imediatamente forma uma microemulsão em um ambiente aquoso. Essa modificação melhorou a consistência e a velocidade da absorção, reduziu o impacto na alimentação, reduziu a variação na concentração sérica intrapaciente e interpaciente e proporcionou uma correlação mais consistente entre as concentrações séricas mínimas e a exposição total ao medicamento.[5,6] As versões modificadas e não modificadas da ciclosporina não são consideradas bioequivalentes e não são diretamente permutáveis. A Atopica® para gatos é uma versão modificada da ciclosporina e está disponível como uma solução oral com 100 mg/mL de concentração.

MECANISMO DE AÇÃO

A ciclosporina é inibidora da calcineurina com efeitos imunossupressores mais abrangentes.[7,8] Possui a capacidade de entrar na célula-alvo (mais evidentemente, nos linfócitos T) e se liga à ciclofilina, uma proteína citosólica. Esse complexo ciclosporina-ciclofilina pode então se ligar à calcineurina, uma enzima citosólica dependente de cálcio que, por desfosforilação, ativa o fator nuclear das células T ativadas (NFAT).[6-8] Quando ativado, o NFAT pode entrar no núcleo da célula para iniciar a transcrição de uma variedade de genes de citocina envolvidos na ativação, função e proliferação de várias células envolvidas na resposta imune. Bloquear a capacidade da calcineurina de desfosforilar o NFAT significa que essas citocinas não serão produzidas, evitando assim a progressão da resposta imune.

A ciclosporina é mais reconhecida como supressora da produção de interleucina (IL)-2 e do seu receptor, e a essa função é atribuída a maioria da atividade imunossupressora e antialérgica.[3,7] Essa citocina é produzida por várias células incluindo as células T auxiliares (Th1). A IL-2 é uma colaboradora importante da ativação e da proliferação das células T e da diferenciação entre as células CD4+ e CD8+. A ativação das células T regula positivamente a produção de citocinas adicionais e induz a ativação e a proliferação de várias células imune efetoras, como linfócitos B, macrófagos, eosinófilos, mastócitos e até mesmo os queratinócitos.[3] A supressão da IL-2 ocorre de modo dose dependente e em concentrações *in vitro* iguais ou maiores de 450 ng/mL. A sua produção é significativamente reduzida nas células mononucleares do sangue periférico (PBMC) do gato.[8]

Em gatos, o uso da ciclosporina também foi documentado (tanto *in vitro* quanto *in vivo*) para suprimir a transcrição e a produção de citocinas adicionais, incluindo a IL-4, interferon-gama (IFN-γ), fator de necrose tumoral alfa (TNF-α), fator estimulador de colônias de granulócitos e macrófagos (GMCSF) e a IL-10.[8,9] Essa supressão também parece ocorrer de modo dose dependente, embora o grau de supressão de IL-10 seja menor do que o observado com outras citocinas.[9] Conforme será discutido mais adiante, os efeitos dessas citocinas podem explicar ainda mais a capacidade da ciclosporina em influenciar várias doenças de pele imunomediadas e alérgicas em gatos.

Embora não estejam especificamente documentados em gatos, os mecanismos pelos quais a ciclosporina influencia a resposta imune foram confirmados e caracterizados em outras espécies. A hipótese é que esses mesmos processos ocorram também em gatos. Além de bloquear a ação do NFAT, também se demonstrou que a ciclosporina afeta as atividades da proteína ativadora-1 e do fator nuclear κB (NF-κB), dois fatores de transcrição adicionais que podem influenciar as cascatas imunológicas e inflamatórias.[7] Em humanos, também foi demonstrado que a ciclosporina aumenta o fator de crescimento

317

transformante-beta, que pode estimular as células a aumentar a produção de matriz extracelular e diminuir as proteases que degradam a matriz extracelular.[7] Também foi documentado que a ciclosporina inibe a proliferação de queratinócitos e a secreção de mediadores inflamatórios e os fatores quimiotáticos, reduz a síntese de prostaglandina E2 induzida por lipopolissacarídeo, inibe a produção pelos queratinócitos de quimiocina ligante 2 e de fatores quimioatraentes e reduz a produção da proteína 10 indutora do mediador pró-inflamatório IFN-γ.[10] Finalmente, a ciclosporina também pode bloquear a transdução de sinal dependente de cálcio em mastócitos, o que impede a liberação do mediador; inibe a função, o recrutamento e a sobrevivência eosinofílica; e reduz a quantidade das células de Langerhans na pele e inibe suas funções de apresentação de antígenos.[3,5,11]

FARMACOCINÉTICA

Após a administração oral em gatos, a ciclosporina é rapidamente absorvida, com pico de concentração plasmática em 1 a 3 ou 4 horas.[6,12] Administrá-la com alimento não parece alterar significativamente a biodisponibilidade oral, em comparação com a administração em jejum.[13] Após a absorção, a ciclosporina é extensivamente distribuída a todos os tecidos, incluindo os tecidos glandulares, adiposos e cutâneo.[6,12] A meia-vida terminal média foi descrita como sendo de 8,2 horas, com uma variação de 6,8 a mais de 40 horas observada em alguns gatos.[6,12,13] A biodisponibilidade oral observada foi de aproximadamente 25% a 35%, quase a mesma ou um pouco menor que a observada em cães, cuja biodisponibilidade descrita foi cerca de 35%.[6,11,12] Em estudos que avaliaram a disposição da ciclosporina em gatos, após doses repetidas por via oral foi observada uma variação evidente em todos os parâmetros farmacocinéticos avaliados entre os gatos e em cada gato.[6,12,13] Em um desses estudos concluiu-se que o grau de variação presente torna o monitoramento medicamentoso terapêutico um desafio.[6] Em um estudo cujos pacientes receberam microemulsão de ciclosporina a 3 mg/kg, VO, a cada 12 horas, as concentrações séricas máximas ($C_{máx}$) variaram entre 320 e 716 ng/mL.[6] Em um estudo mais antigo, no qual a versão não modificada de ciclosporina foi utilizada em uma dose oral de 10 mg/kg, a cada 12 horas, as concentrações séricas mínimas (C12) variaram de 134 a 902 ng/mL, com uma média de 576 ng/mL.[12]

A ciclosporina é absorvida no intestino delgado por difusão passiva; a absorção sofre a interferência tanto do metabolismo pelas oxidases dos citocromos intestinais P450 (CYP450), quanto da eliminação de primeira passagem via bombas de efluxo pela glicoproteína P presentes no intestino.[5,11,14-16] O *clearance* é realizado principalmente pelo fígado, onde é extensivamente metabolizada pelas enzimas hepáticas CYP450 3A em vários metabólitos.[5,12,14] Em seguida, é excretada na bile. Em gatos, após 28 dias de administração oral, os níveis séricos não foram detectados em uma semana após a interrupção da medicação.[12]

Devido à dificuldade que pode ser encontrada pela administração oral de medicamentos para gatos, a efetividade da administração por via transdérmica foi avaliada.[5,17] Devido à sua natureza lipofílica e alto peso molecular, a absorção pela pele queratinizada é baixa. A ciclosporina fica presa no estrato córneo, evitando a penetração nas camadas mais profundas da pele. Em um estudo piloto, as concentrações sanguíneas de ciclosporina após a administração oral e a transdérmica (em uma dose de 5,1 a 7,4 mg/kg em organogel de lecitina, Pluronic®) foram comparadas e foi observada uma absorção muito baixa após a aplicação transdérmica, resultando em uma concentração média sérica de somente 58 ng/mL. Somente um de 6 gatos nesse estudo apresentou uma concentração sérica de 2 horas que poderia ser considerada terapêutica (878 ng/mL).[17] A conclusão do estudo foi de que a aplicação transdérmica não poderia ser recomendada devido à absorção inconsistente e baixa.

INTERAÇÕES MEDICAMENTOSAS

A absorção, o metabolismo e a excreção da ciclosporina em gatos podem variar bastante, não somente em função da formulação usada e da variabilidade individual, mas também decorrente do uso concomitante de outros medicamentos. Devido ao metabolismo extenso pelas enzimas CYP450 e ao transporte intestinal via glicoproteína P, qualquer outro medicamento que também participe desses processos pode influenciar potencialmente a biodisponibilidade da ciclosporina. Os medicamentos que inibem o CYP450 ou competem pelo transporte pela glicoproteína P podem aumentar os níveis séricos de ciclosporina. Os que fazem a regulação positiva da atividade do CYP450 podem reduzir os níveis séricos do medicamento. Na medicina humana, há vários medicamentos e outros compostos que podem ou irão interferir na absorção e no metabolismo da ciclosporina, incluindo uma variedade de antibióticos, antifúngicos azóis, bloqueadores dos canais de cálcio, suco de toranja (*grapefruit*) e esteroides.[5,14] As interações medicamentosas comprovadas em gatos foram com cetoconazol, itraconazol e claritromicina.[14-16]

Os estudos de interação medicamentosa foram realizados principalmente em relação aos pacientes que foram submetidos ao transplante renal, com o objetivo de encontrar maneiras de aumentar as concentrações sanguíneas de ciclosporina, para que a dose de manutenção pudesse ser reduzida de duas vezes ao dia para uma vez ao dia. O cetoconazol, um antifúngico da classe dos azóis, é um inibidor do CYP450 e da glicoproteína P intestinal. Em um estudo que avaliou a influência do cetoconazol na farmacocinética da ciclosporina, foi evidenciado que a dose de 10 mg/kg de cetoconazol, VO, uma vez ao dia, dobrou as concentrações séricas de ciclosporina em aproximadamente 12 e 24 horas, em comparação com a ciclosporina administrada isoladamente, e também reduziu a taxa de *clearance* sistêmico, aumentando a meia-vida de 12,1 para 19,7 horas.[14] Neste estudo, os autores conseguiram tratar com sucesso os gatos submetidos ao transplante renal com ciclosporina uma vez ao dia, por meio da adição de cetoconazol. Além disso, a dose total de ciclosporina necessária para manter os níveis séricos desejados foi reduzida em 50% a 85%. Embora a hepatotoxicidade seja uma preocupação em gatos que recebem cetoconazol, os valores hepáticos foram monitorados nos pacientes do estudo e os autores observaram que o medicamento foi bem tolerado.[14,15,18]

O itraconazol é outro antifúngico, da classe dos azóis, que inibe as enzimas CYP450 e as bombas de transporte pela glicoproteína P. Em um estudo que avaliou o impacto do itraconazol oral na dosagem de 10 mg/kg, uma vez ao dia, por via oral, sobre a farmacocinética da ciclosporina em gatos, também foi evidenciado que o itraconazol aumenta significativamente a biodisponibilidade oral da ciclosporina, novamente cerca de duas vezes mais que o observado no uso isolado da ciclosporina.[15] Em um terceiro estudo o impacto da claritromicina oral na farmacocinética da ciclosporina em gatos foi avaliado.[16] A claritromicina é um antibiótico macrolídeo, também conhecido por inibir o CYP450 e a glicoproteína P. Na dosagem de 10 mg/kg, VO, uma vez ao dia, a adição da claritromicina aumentou significativamente a biodisponibilidade oral da ciclosporina, reduziu em aproximadamente 65%, a dose de ciclosporina oral de um gato submetido ao transplante renal e permitiu que a dosagem fosse reduzida para uma vez ao dia. No momento que o estudo foi publicado, o paciente manteve com sucesso o protocolo por 10 meses com a claritromicina bem tolerada.

Como a maioria dos esquemas de tratamento com ciclosporina para doenças dermatológicas que já utilizam a dosagem de uma vez ao dia, o valor da incorporação dos esquemas de medicamentos mencionados previamente para a doença cutânea em gatos parece limitado. No entanto, é importante conhecer essas interações medicamentosas, pois estes são medicamentos que podem ser usados com alguma frequência em gatos, sendo que os ajustes de dosagem de ciclosporina precisam ser considerados em uso concomitante. Além disso, embora não haja dados específicos para gatos, a administração oral de fluconazol também foi descrita como coadjuvante para aumentar os níveis sanguíneos de ciclosporina em cães da raça Beagle e, portanto, também pode interferir no metabolismo da ciclosporina em gatos.[19]

APLICAÇÕES NA DERMATOLOGIA FELINA

Devido ao impacto imunológico da ciclosporina em ambos os processos imunes celulares e humorais em gatos (redução de IL-2, IL-4, IFN-γ, TNF-α, GM-CSF e IL-10), é conhecido que esse medicamento pode ser eficiente na modulação de processos doentios de um número de condições inflamatórias, alérgicas e imunomediadas. Ao inibir a produção de IL-2, as células T não são estimuladas para diferenciação em células CD4+ e CD8+, que são encontradas em lesões cutâneas de gatos alérgicos.[6,20] As células T ativadas produtoras de IL-4, que promovem a diferenciação das células B e a secreção de imunoglobulinas (Ig) também foram identificadas na pele desses pacientes.[8] Ao reduzir a produção de IL-4, a secreção de IgE específica ao alérgeno pode ser reduzida em gatos com dermatopatias alérgicas. A modulação adicional das atividades dos queratinócitos, das células de Langerhans, dos mastócitos e dos eosinófilos também pode contribuir para a redução de reações alérgicas na pele. Além do mais, embora a função em gatos ainda não tenha sido completamente definida, IFN-γ e TNF-α são identificados em humanos e em cães, contribuindo para o desenvolvimento de lesões cutâneas crônicas, além de possuírem um papel na patogênese de doenças inflamatórias crônicas e autoimunes.[21] Se isso também ocorre em gatos, a redução dessas citocinas pode ser a base para a melhora induzida

pela ciclosporina nas condições de pele não associadas à alergia. Em resumo, devido à combinação e à extensão da supressão de citocinas e à modulação da resposta imune celular decorrentes da ação da ciclosporina, há muito interesse em utilizá-la para várias doenças dermatológicas em gatos.

Até o momento, a pesquisa com os dados mais fortes e detalhados evidenciaram a eficácia da ciclosporina para controlar o prurido e as lesões não sazonais (complexo granuloma eosinofílico [Fig. 29-1]), escoriações de cabeça e pescoço (Fig. 29-2), alopecia autoinduzida (Fig. 29-3) e dermatite miliar (Fig. 29-2) associada à dermatopatia alérgica não decorrente de alergia aos alimentos ou à pulga.[20,22-26] Isso também é referido para alguns como dermatite atópica felina, embora outros pesquisadores acreditem que ainda há muito a ser estudado sobre essa doença em gatos e se as síndromes de dermatite alérgica em gatos realmente correspondem ao que é conhecido sobre dermatite atópica em cães e humanos.[18] (No Capítulo 32 há mais discussões sobre as manifestações da dermatite alérgica em gatos.)

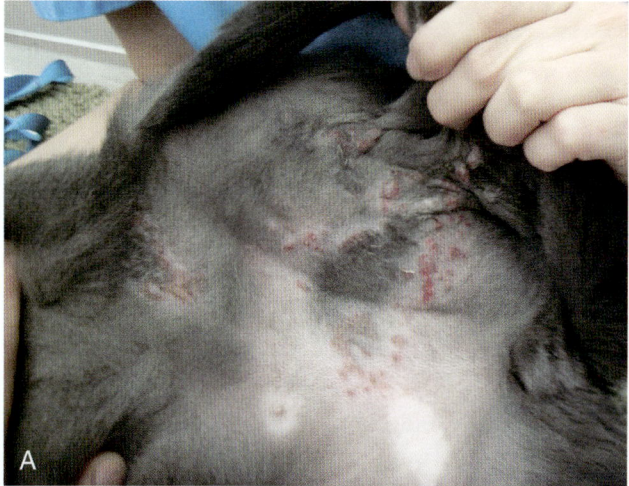

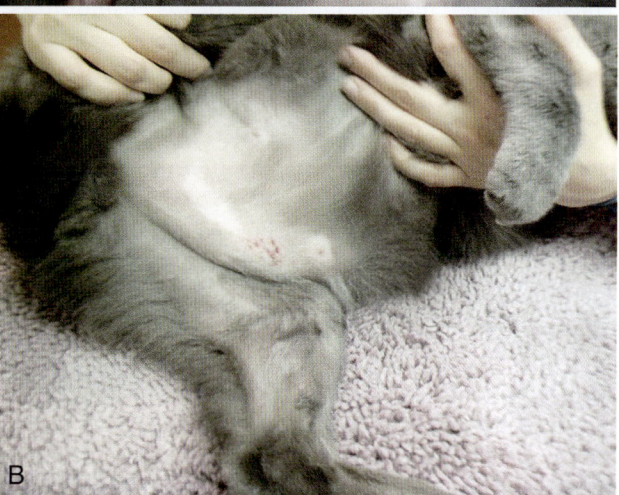

Figura 29-1: **A**, Granulomas eosinofílicos no abdome e na parte medial do membro pélvico esquerdo de um gato com dermatite alérgica. *A cabeça do gato está para a esquerda.* **B**, Mesmo gato após 4 semanas do início do tratamento com ciclosporina. Este gato também foi tratado com antibiótico oral para infecção concomitante. *Agora, a cabeça do gato está para a direita.*

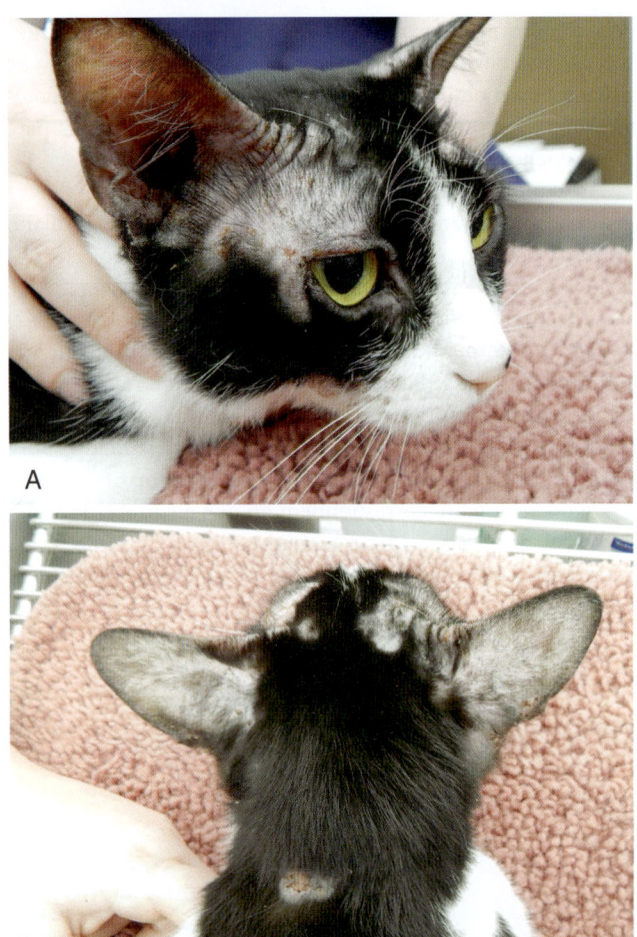

A

B

Figura 29-2: A, Gato com dermatite alérgica exibindo dermatite miliar e escoriações secundárias ao prurido na cabeça e no pescoço **B,** Mesmo gato mostrado em **A.**

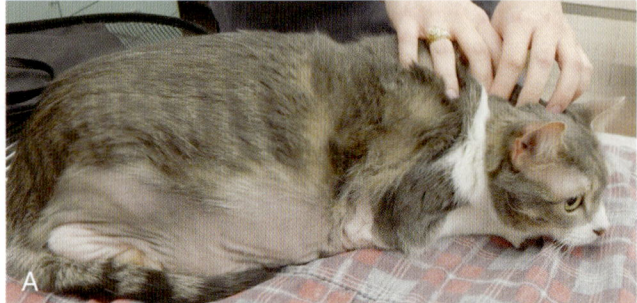

A

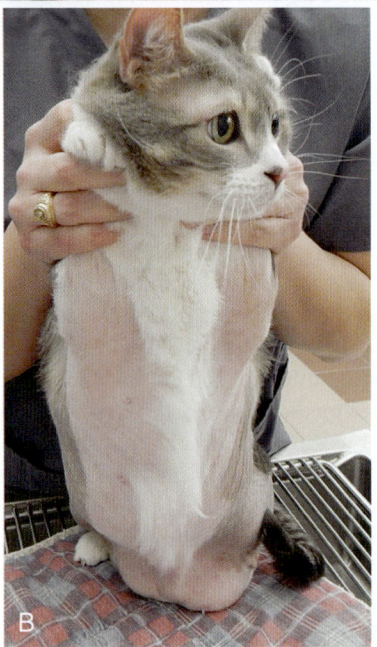

B

Figura 29-3: A, Alopecia autoinduzida simétrica bilateralmente no ventre e nos flancos de um gato com alergias. **B,** Mesmo gato mostrado em **A.**

Em um resumo antigo foi descrito a eficácia da ciclosporina no tratamento de 12 gatos com complexo granuloma eosinofílico (consistindo em úlceras indolentes, placas eosinofílicas e granulomas eosinofílicos).[26] Os pacientes receberam a dose de 25 mg/gato (4,9 a 12,5 mg/kg/dia) por 60 dias. A melhora significativa foi observada em gatos com placas e granulomas eosinofílicos, com regressão parcial somente observada em três gatos com úlcera indolente. A terapia antimicrobiana recente ou concomitante não foi permitida durante o estudo. Não se sabe se os pacientes com úlcera indolente exibiriam uma resposta melhor se uma possível infecção bacteriana secundária tivesse sido tratada, pois atualmente é reconhecido que a infecção pode contribuir significativamente para essas lesões.[18]

Em um estudo retrospectivo foi descrita a resposta ao tratamento com ciclosporina em 23 gatos com doença dermatológica.[24] Esses gatos apresentavam lesões e/ou sinais clínicos compatíveis com complexo granuloma eosinofílico (granuloma eosinofílico, placa eosinofílica, úlcera indolente e granulomas lineares), prurido idiopático e/ou estomatite. As doses de ciclosporina usadas variaram de 5,8 a 13,3 mg/kg/dia e os pacientes foram monitorados por, no mínimo, 3 meses. Todos os gatos com lesões de complexo granuloma eosinofílico ou prurido (*n* = 16) exibiram melhora significativa e puderam ser mantidos

em terapia de dias alternados ou duas vezes por semana. Dentre os oito gatos com estomatite, quatro apresentaram remissão completa. Os outros quatro restantes apresentaram melhora regular a boa e a resposta geral dos tutores dos gatos foi considerada como aceitável, em função de uma melhor qualidade de vida. Somente um gato apresentou úlcera indolente e, embora a resposta tenha sido mais lenta que em outros pacientes, a terapia com ciclosporina foi satisfatória. Nesse estudo, todos os gatos foram tratados com antibióticos orais por 4 semanas antes de iniciar a ciclosporina para eliminar as infecções bacterianas secundárias. Isso pode ser responsável pela melhor resposta observada em gatos com úlcera indolente. Os gatos desse estudo foram tratados com ciclosporina microemulsão em cápsula ou líquido à base de óleo. Todos os gatos com estomatite foram tratados com formulação à base de óleo e os gatos com outras lesões foram tratados com ambas as formulações. A mesma resposta foi observada em gatos com lesões similares, independentemente do uso de líquido ou cápsula de microemulsão, mas a dose média necessária para resposta foi mais baixa para aqueles gatos que estavam em tratamento com cápsulas do que os que receberam o líquido (8,6 mg/kg *versus* 11,8 mg/kg).

Em um estudo piloto prospectivo com 10 gatos que receberam a dose de 3,6 a 8,3 mg/kg/dia de ciclosporina por 1 mês foram obtidos dados que sustentam a utilização de ciclosporina para as dermatopatias alérgicas dos felinos, novamente manifestada por prurido, alopecia autoinduzida, dermatite miliar e/ou lesões de complexo granuloma eosinofílico.[23] Nesse estudo, 50% dos pacientes foram avaliados como respondendo bem em 30 dias de tratamento. Em comparação com estudos prévios, este foi conduzido em um período de tempo bem menor e é possível que uma melhora mais acentuada fosse observada com períodos mais longos de terapia.

Para comparar a sua eficácia com outras terapias aceitas para doença cutânea alérgica em felinos, a ciclosporina foi comparada à prednisolona oral em um estudo randomizado duplo-cego de gatos com suspeita de dermatite atópica.[20] Durante 4 semanas, 18 gatos foram tratados com 5 mg/kg/dia de ciclosporina, enquanto 11 foram tratados com 1 mg/kg/dia de prednisolona oral. Aproximadamente, 70% dos gatos tratados com ciclosporina manifestaram mais de 25% de melhora (entre 30% a 100%, com média de 62,3%). Entre os grupos, não houve diferença significativa no grau de resposta ou no número de gatos que apresentaram melhora, sendo concluído que a ciclosporina é uma alternativa eficaz à prednisolona nesses pacientes.

No maior estudo realizado até o momento, foi objetivado a determinação de uma dose segura e eficiente da ciclosporina modificada para controlar os sintomas de dermatite alérgica felina.[22] Nesse estudo multicêntrico, duplo-cego e controlado por placebo, 100 gatos com tutores foram tratados por 6 semanas com ciclosporina em microemulsão a 2,5 ou 7 mg/kg/dia ou com um placebo. Durante o estudo, 28 gatos foram retirados dos grupos experimentais, sendo que o número maior foi daqueles que pertenciam ao grupo placebo e seguidos pelos que pertenciam ao grupo que recebeu 2,5 mg/kg/dia, e ao grupo que foi tratado com 7 mg/kg/dia. A maioria dos casos afastados foi devido à falta de eficácia do tratamento. Somente um gato foi removido do estudo devido a um evento adverso (anorexia). Os gatos tratados com 7 mg/kg/dia de ciclosporina tiveram uma melhora significativamente maior nos escores totais de lesão, na extensão da lesão e no prurido, se comparados aos que receberam 2,5 mg/kg/dia ou placebo. A resposta inadequada ou completamente ausente foi observada em 24% dos gatos do grupo que recebeu 7 mg/kg/dia. Em geral, houve pouca melhora nos gatos que receberam 2,5 mg/kg/dia. Nesse estudo, a ciclosporina foi administrada diretamente pela boca ou misturada ao alimento. O grau de eficácia foi similar, independentemente da forma de administração.

Em um acompanhamento do estudo mencionado previamente, o desmame da dose de ciclosporina foi avaliado em 88 gatos.[25] Os gatos receberam 7 mg/kg/dia de ciclosporina por 4 semanas. Dependendo da resposta, a frequência do tratamento foi reduzida a dias alternados por 4 semanas e, em seguida, se possível para duas vezes por semana por 4 semanas. Até o final do estudo, 65 gatos permaneceram e os sinais clínicos foram controlados com a dosagem de duas vezes por semana em 57% dos gatos, 15% dos gatos permaneceram com a dosagem de dias alternados e 22% com a dosagem diária.

Em resumo, os dados gerados pelos estudos previamente mencionados sustentam a ciclosporina como uma terapia eficaz para controlar os sinais clínicos e as lesões da dermatopatia alérgica felina. A dose de bula inicial para o produto licenciado (Atopica® para gatos, Elanco) é de 7 mg/kg/dia e pode ser administrada com alimento. A dose diária é continuada por, no mínimo, de 4 a 6 semanas, ou até a remissão clínica, sendo que poderá haver a tentativa nesse ponto de desmame gradual da frequência de dose, para dias alternados e, em seguida, duas vezes por semana. A autora também acredita que para esses gatos, cuja frequência pode ser reduzida, se houver recidiva durante a administração, em um intervalo de tempo de duas vezes por semana, alguns responderão favoravelmente à administração de três vezes por semana, em vez de retornar ao esquema de administração em dias alternados ou diariamente.

Embora haja um grande interesse e relatos baseados em observações casuais sobre a utilização de ciclosporina para manejar outras condições de pele imunomediadas e inflamatórias em gatos, ainda há informações limitadas. Em um resumo foi descrito a utilização de ciclosporina oral para tratar a dermatite semelhante à urticária pigmentosa em dois gatos, um da raça Sphynx e o outro da raça Devon Rex.[27] (No Capítulo 27 encontram-se mais discussões sobre os sinais clínicos e o tratamento desta condição.) Ambos os gatos do estudo apresentaram prurido acentuado juntamente com as lesões de pele. Esses gatos foram tratados com 7,5 mg/kg de ciclosporina, uma vez ao dia, por 4 semanas. Houve, aproximadamente, 75% de redução nas lesões e no prurido.

Em um estudo prévio, foi avaliado o uso de ciclosporina para tratar seis pacientes (três cães, três gatos) com doença cutânea imunomediada e três pacientes com linfoma epiteliotrópico.[4] Nesse estudo, havia dois gatos com doença imunomediada (um com pênfigo foliáceo [PF] e outro com pênfigo eritematoso [PE]) e um gato com linfoma epiteliotrópico. Todos os pacientes começaram o tratamento com a ciclosporina não modificada na dosagem de 15 mg/kg/dia. Nenhum dos cães, nem dos gatos com linfoma, respondeu bem à terapia. O gato com PE apresentou resposta completa em até 2 semanas. O gato com PF apresentou uma melhora parcial inicial, mas em seguida houve recidiva, apesar dos aumentos realizados na dose da ciclosporina.

Em um estudo retrospectivo posterior, o uso da ciclosporina em microemulsão foi comparado ao uso da clorambucila para tratar PF em gatos cuja doença não pôde ser controlada somente com glicocorticoides.[28] Não houve diferenças significativas no tempo para a remissão da doença ou na resposta geral ao tratamento entre as duas terapias. Dentre os nove gatos que receberam ciclosporina, oito permaneceram com a terapia para controle da doença; destes, seis gatos eventualmente foram desmamados em relação aos glicocorticoides sistêmicos e mantidos somente com ciclosporina. As doses de ciclosporina usadas variaram de 4,4 a 7,4 mg/kg; a frequência variou de diariamente a duas vezes por semana. Cinco dos 8 gatos permaneceram controlados com a administração de ciclosporina em dias alternados.

Em outro relato, um gato da raça Oriental Pelo Curto diagnosticado com adenite sebácea foi tratado de modo bem-sucedido com ciclosporina.[29] A dose inicial foi de 5 mg/kg/dia com a remissão completa observada em 3 meses. A frequência foi lentamente diminuída, até que o gato recidivou quando a ciclosporina foi administrada a cada 72 horas. Em seguida, o tratamento foi mantido com dosagens em dias alternados. Nesse mesmo relato, outro gato foi tratado com ciclosporina para alopecia sem prurido por 6 meses de duração.[29] Os resultados da biópsia foram compatíveis com doença folicular imunomediada, mas não foram consistentes com qualquer condição previamente descrita. A ciclosporina foi iniciada a 5 mg/kg/dia com novo crescimento do pelo quase completo observado em até 2 meses. O tratamento foi continuado em dias alternados por 4 meses, sendo que depois desse período foi descontinuado com o gato permanecendo em remissão. Outro relato sobre o uso de ciclosporina para tratar uma foliculite imunomediada foi sobre um gato com doença semelhante à pseudopelada em humanos.[30] O gato foi tratado com 5 mg/kg de ciclosporina, duas vezes ao dia. A melhora foi observada em 1 mês e, em seguida, a dose foi reduzida pela metade, aproximadamente. Houve dificuldade em medicar o gato e a doença recidivou, sendo que a medicação foi descontinuada dentro de vários meses.

Foi descrito em um resumo o uso de ciclosporina para tratar três gatos da raça Persa com dermatite facial idiopática.[31] (O Capítulo 27 apresenta mais discussões sobre os sinais clínicos e o tratamento dessa condição.) O tratamento foi iniciado com 6 a 7 mg/kg/dia de ciclosporina em microemulsão com o controle dos sinais clínicos observados em 4 a 6 semanas. Dois gatos foram acompanhados por 6 meses. Observou-se que as lesões foram mais resistentes à terapia com ciclosporina nesse período e os gatos apresentaram infecções bacterianas e por *Malassezia* secundárias. Outro gato, em um dos estudos de dermatite alérgica apresentados anteriormente, também apresentou essa condição.[23] A doença facial desse gato não melhorou com a terapia com ciclosporina.

EFEITOS COLATERAIS/EVENTOS ADVERSOS

A segurança do uso da ciclosporina em gatos foi avaliada em vários estudos.* Felizmente, esse fármaco parece ser bem tolerado pela maioria dos gatos tratados. Seguramente, os efeitos colaterais mais comuns são os gastrintestinais (p. ex., vômito, diarreia, anorexia). Em muitos pacientes, esses efeitos colaterais são relatados como leves e/ou autolimitantes e não exigem a interrupção do uso do medicamento.[20,22-24] Nos maiores estudos que avaliam a segurança e a tolerabilidade da ciclosporina em gatos (os estudos clínicos do Atopica® para gatos e uma análise retrospectiva dos eventos adversos em gatos tratados com ciclosporina para dermatite alérgica), os eventos gastrintestinais foram observados em até 35,1% dos pacientes.[13,22,25,32,33] A maior incidência desses eventos adversos foi observada durante as semanas iniciais de tratamento e/ou em casos que se utilizava a dosagem diária.[25] Em muitos casos, os eventos adversos desapareceram mesmo com a continuação da terapia e/ou redução na frequência da administração.

No estudo de Atopica® para gatos, a perda temporária de peso, especialmente quando a dosagem inicial diária foi de 7 mg/kg, foi observada em 20,5% dos gatos que receberam ciclosporina.[13,33] Dois dos 205 gatos desses estudos desenvolveram lipidose hepática devido à perda excessiva de peso.[13] No estudo que avaliou os eventos adversos em gatos alérgicos tratados com ciclosporina, 14% (7 dos 50 gatos) apresentaram perda de peso.[32] A maioria perdeu entre 4% e 14% do peso

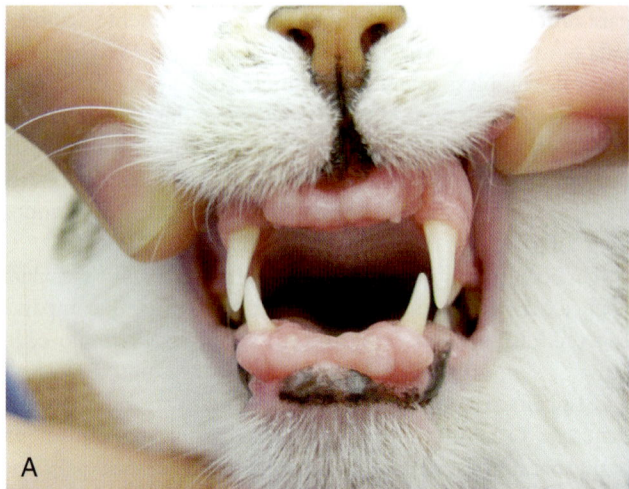

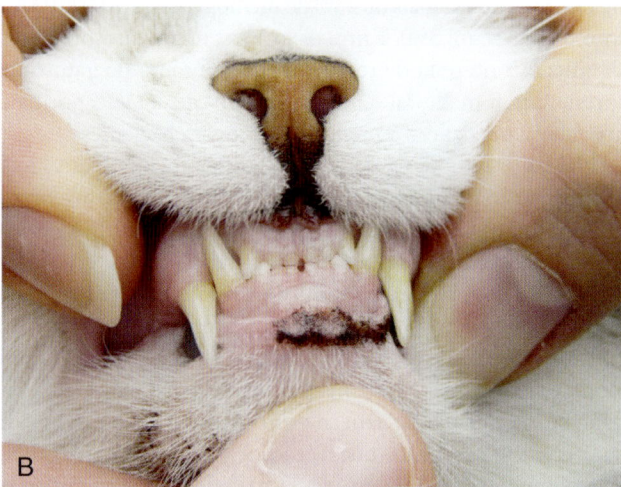

Figura 29-4: A, Hiperplasia e/ou crescimento excessivo gengival em um gato sendo tratado com ciclosporina para dermatopatia alérgica. **B,** Mesmo gato mostrado em **A**. Resolução do crescimento excessivo gengival seguida pela descontinuação da ciclosporina.

corporal inicial, sendo que um gato com diabetes melito concomitante perdeu a metade do seu peso corporal nos 2 anos de tratamento. Para evitar complicações em relação à perda excessiva de peso, o monitoramento do peso corporal é aconselhável em gatos que recebem ciclosporina.[13]

As reações adversas adicionais observadas em mais de 2% de frequência em gatos tratados com ciclosporina incluíram letargia e mal-estar, hipersalivação, distúrbios comportamentais (comportamento arisco, hiperatividade, agressão), secreção ocular e conjuntivite, espirros e rinite, hiperplasia gengival (Fig. 29-4) e polidipsia.[13,22,25,33] Um gato, dentre os 50 que receberam a ciclosporina para dermatite alérgica, desenvolveu infecção do trato urinário (ITU) durante a terapia, sendo considerada como possivelmente relacionada à administração do medicamento[32]. Atualmente, há dados limitados sobre a incidência das ITUs em gatos que estão em tratamento com ciclosporina, embora em um estudo recente, foi relatado que 15% dos cães que receberam ciclosporina por 5 meses ou mais apresentaram culturas de urina positivas para bactéria.[34] Nos maiores estudos, a terapia foi descontinuada em 14 dos 205 gatos e em cinco dos 50 gatos, devido à gravidade inaceitável dos eventos adversos.[13,32,33]

Com os efeitos imunomodulatórios completos exibidos pela ciclosporina, há a preocupação com o impacto no monitoramento imune necessário para minimizar o risco de infecção e desenvolvimento de neoplasia. As taxas de infecção foram avaliadas amplamente em uma série de casos extensos de gatos submetidos ao transplante renal e que recebem ciclosporina; as infecções, fatais e não fatais, foram frequentes nesse grupo de gatos.[35-37] A incidência de infecções também foi monitorada nos estudos clínicos de Atopica® para gatos. Nesses estudos, um gato foi diagnosticado com a forma efusiva da peritonite infecciosa felina e morreu 2 semanas após a data normal de saída do estudo.[13,33] Outro gato foi diagnosticado com toxoplasmose clínica, mas se recuperou com o tratamento e a descontinuação da ciclosporina.[33] Outras infecções observadas nesses estudos incluíram ITU, dermatite bacteriana e otite externa (sendo que as últimas duas doenças seriam também uma manifestação direta da doença dermatológica do paciente). Todas foram relatadas em menos de 2% dos pacientes do estudo. Além disso, os sinais clínicos de rinite e conjuntivite manifestados por alguns gatos nesses estudos podem sustentar a recrudescência de infecções do trato respiratório superior associadas aos vírus. Há evidência de que a ciclosporina pode provocar sinais clínicos da infecção por herpesvírus felino do tipo 1, embora a doença nos gatos aparente ser leve e autolimitante.[38]

Houve relatos adicionais na literatura de infecções sistêmicas fulminantes e fatais (p. ex., toxoplasmose, micobacteriose e actinobacilose) em gatos tratados com ciclosporina para a doença cutânea ou após o transplante renal.* Muitas dessas infecções ocorreram em um único paciente ou em um pequeno número de casos, sendo que em séries maiores, as infecções disseminadas por micobactéria e toxoplasmose foram incomuns. Em um relato de 169 pacientes submetidos ao transplante renal, cinco foram diagnosticados com infecções por micobactéria (sendo dois pacientes com infecções disseminadas) e dois pacientes foram diagnosticados com toxoplasmose.[35] Outra grande série de 60 casos identificou a micobacteriose sistêmica somente em um gato.[37]

Tem-se dado foco especial ao risco de toxoplasmose em gatos tratados com ciclosporina, pois os gatos são hospedeiros definitivos de *Toxoplasma gondii* e a exposição é alta nos Estados Unidos, com índices de soroprevalência de aproximadamente 30% a 32%.[39,43] Na maioria dos gatos, a infecção permanece latente, mas se ocorrer a infecção sistêmica ativa (via recrudescência de uma infecção latente ou devido a uma infecção primária em um gato sem anticorpos anti-*Toxoplasma*), a toxoplasmose pode ser muito difícil de tratar e levar ao risco de morte. Os sinais clínicos comuns que podem indicar toxoplasmose sistêmica ou disseminada são febre, manifestações clínicas respiratórias (p. ex., taquipneia, esforço respiratório aumentado, ruídos pulmonares aumentados na ausculta, efusão pleural, radiografias torácicas anormais) e evidência de disfunção hepática (p. ex., enzimas hepáticas elevadas, hiperbilirrubinemia, icterícia). Atualmente, o maior risco parece ser para gatos sem anticorpos anti-*Toxoplasma* que foram expostos ao *T. gondii*, durante a terapia com ciclosporina.[13] Especificamente, o risco parece ser maior para gatos soronegativos com níveis de ciclosporina maiores que 1.000 ng/mL.[44] Em dois estudos,

os gatos anteriormente expostos ao *T. gondii* não apresentaram recorrência de excreção de oocistos, nem sinais de doença clínica disseminada quando tratados com ciclosporina.[33,43] Ainda não está totalmente claro se realmente não há risco para gatos soropositivos e tratados com ciclosporina e o risco pode ocorrer em função das concentrações séricas de ciclosporina em cada gatos.[44] Portanto, monitorar as concentrações séricas e garantir que permaneçam abaixo de 1.000 ng/mL pode ser prudente em gatos soropositivos para *T. gondii* tratados com ciclosporina. Além do mais, todos os gatos tratados com ciclosporina devem evitar a exposição ao *T. gondii*. Esses devem ser mantidos rigorosamente dentro de casa e impedidos de caçar (incluindo roedores e outros hospedeiros que possam entrar em casa), somente devem receber alimentos caseiros cozidos ou alimentos comerciais e devem ficar em quarentena por um período se outros gatos forem recém-introduzidos no ambiente.

O risco de desenvolvimento de neoplasia secundária à terapia tem sido outra preocupação relativa ao uso da ciclosporina em gatos. Certamente, em pacientes submetidos ao transplante renal e tratados com ciclosporina parece haver um risco maior de desenvolver neoplasia após o transplante.[45] No entanto, há vários outros fatores exclusivos a essa população de gatos que também podem contribuir para um maior risco de neoplasias, como as alterações metabólicas e sistêmicas diretamente relacionadas à doença renal, o estímulo antigênico crônico devido ao aloenxerto e supressão imune generalizada. Em estudos realizados com pacientes humanos submetidos ao transplante renal, observou-se uma incidência aumentada de neoplasia, independentemente de a ciclosporina ter sido ou não utilizada como parte do protocolo imunossupressor.[45,46] Neste momento, é difícil estabelecer se há risco aumentado definitivo do desenvolvimento de neoplasias em gatos tratados com ciclosporina para doenças dermatológicas. Atualmente, é aconselhável não usar a ciclosporina em gatos com histórico de malignidades, e deve se notar que a ciclosporina pode exacerbar as condições neoplásicas subclínicas.[13] À medida que mais gatos são tratados com ciclosporina para dermatopatias (alérgica e imunomediada), será útil comparar a incidência de neoplasias malignas em gatos tratados em comparação à população felina em geral.

MONITORAMENTO

Em estudos clínicos de grande escala a eficácia da ciclosporina em gatos alérgicos, a tolerabilidade e a segurança foram atentamente monitoradas. As médias da atividade sérica da fosfatase alcalina, e da amilase, além das médias da concentrações de colesterol, creatinina, glicose e ureia estavam mais altas em gatos tratados com ciclosporina do que nos tratados com placebo.[33] As médias da contagem de eosinófilos e das concentrações de magnésio e cloreto estavam diminuídas.[33] Entretanto, todas as outras médias avaliadas referentes aos parâmetros hematológicos e bioquímicos permaneceram dentro dos valores normais. Em outros estudos também não foram identificadas quaisquer alterações significativas nos exames de bioquímica sérica ou hemograma em gatos tratados com ciclosporina.[20,23,24] Vários protocolos de monitoramento foram recomendados por diferentes autores para pacientes sob tratamento com ciclos-

---

*Referências 28,35-37,39,40-42

porina.[2,11] Atualmente, antes de iniciar a medicação, a autora recomenda um exame físico completo, além de se certificar de que o gato é negativo para o vírus da leucemia felina (FeLV) e para o vírus da imunodeficiência felina (FIV) e que não tenha acesso ao ambiente externo. Adicionalmente, avalia os parâmetros básicos de bioquímica sérica e do hemograma completo com ou sem a urinálise, com a reavaliação inicial em 6 semanas. Para gatos em tratamento e estáveis com ciclosporina, as reavaliações (exames físicos com hemograma completo, bioquímicas séricas, urinálise e/ou culturas de urina) devem ser realizadas em intervalos de 6 a 12 meses. A autora reavalia os gatos que são mantidos em dosagem diária em intervalos de aproximadamente 6 meses, enquanto as reavaliações daqueles gatos que estão nas dosagens de dia alternado podem não necessitar de tanta frequência.

O fabricante do produto licenciado (Elanco) aconselha que os gatos devem ser testados e serem negativos para FeLV e FIV, antes de começar a terapia e não podem ser tratados com esse medicamento se forem soropositivos.[13] No entanto, em uma série de casos, dois gatos positivos para FIV tratados com ciclosporina não mostraram sinais da doença viral ativa. Além disso, há outros relatos baseados em experiências individuais sobre o uso bem-sucedido da ciclosporina em gatos infectados com retrovírus.[24] O uso da ciclosporina nesses gatos precisa de mais investigação. No entanto, até que essas informações estejam disponíveis, o risco/benefício do uso do medicamento em gatos positivos para FIV ou FeLV deve ser considerado cuidadosamente e os tutores claramente informados de que essa é uma prescrição *off-label* do medicamento e pode exacerbar a doença viral.

Quando usada para doença cutânea, o monitoramento das concentrações séricas de ciclosporina não é rotineiramente indicado. Nos estudos em que o uso de Atopica® para gatos foi avaliado, a biodisponibilidade oral foi altamente variável intra e intergatos e não houve correlação entre as concentrações séricas e a resposta clínica.[13] Os casos em que o monitoramento das concentrações séricas pode ser aconselhável seriam para garantir que essas concentrações permaneçam abaixo de 1.000 ng/mL em gatos soropositivos para *T. gondii* ou em gatos sem anticorpos anti-*Toxoplasma* com risco potencial de exposição ao *T. gondii*.

RESUMO

Em resumo, a ciclosporina é um agente imunomodulador eficaz no tratamento das manifestações das dermatopatias alérgicas em uma parte significativa de gatos. Há também algum suporte em relação à sua eficácia no controle de outras condições cutâneas inflamatórias e/ou imunomediadas, embora pesquisas adicionais sejam necessárias para melhor caracterizar a sua eficiência nessas condições. Na maioria dos gatos, a ciclosporina é bem tolerada, embora quase um terço possa exibir algum grau de problemas gastrintestinais, porém de gravidade limitada. É aconselhável o monitoramento do peso corporal durante o tratamento para evitar a perda de peso excessiva e as complicações resultantes. O monitoramento de infecções também é prudente, assim como o controle da exposição de risco é importante em gatos tratados.

Referências

1. Bernsteen L, Gregory CR, Kyles AE, et al: Renal transplantation in cats. *Clin Tech Small Anim Pract* 15:40-45, 2000.
2. Robson DC, Burton GG: Cyclosporin: applications in small animal dermatology. *Vet Dermatol* 14:1-9, 2003.
3. Marsella R: Calcineurin inhibitors: a novel approach to canine atopic dermatitis. *J Am Anim Hosp Assoc* 41:92-97, 2005.
4. Rosenkrantz WS, Griffin CE, Barr RJ: Clinical evaluation of cyclosporin in animal models of cutaneous immune-mediated disease and epitheliotropic lymphoma. *J Am Anim Hosp Assoc* 25:377-384, 1989.
5. Robson D: Review of the pharmacokinetics, interactions and adverse reactions of cyclosporin in people, dogs and cats. *Vet Rec* 152:739-748, 2003.
6. Mehl ML, Kyles AE, Craigmill AL, et al: Disposition of cyclosporine after intravenous and multi-dose oral administration in cats. *J Vet Pharmacol Therap* 26:349-354, 2003.
7. Matsuda S, Koyasu S: Mechanims of action of cyclosporine. Immunopharmacology 47:119-125, 2000.
8. Kuga K, Nishifuji K, Iwasaki T: Cyclosporin A: inhibits transcription of cytokine genes and decreases the frequencies of IL-2 producing cells in feline mononuclear cells. *J Vet Med Sci* 70:1011-1016, 2008.
9. Aronson LR, Stumhofer JS, Drobatz KJ, et al: Effect of cyclosporine, dexamethasone, and human CTLA4-Ig on production of cytokines in lymphocytes of clinically normal cats and cats undergoing renal transplantation. *Am J Vet Res* 72:541-549, 2011.
10. Baumer W, Kietzmann M: Effects of cyclosporin A and cilomilast on activated canine, murine, and human keratinocytes. Vet Dermatol 18:107-114, 2007.
11. Kovalik M, Thoday KL, van den Broek AHM: The use of ciclosporin A in veterinary dermatology. *Vet J* 193:317-325, 2012.
12. Latimer KS, Rakich PM, Purswell BJ, et al: Effects of cyclosporin A administration in cats. Vet Immunol Immunopathol 11:161-173, 1986.
13. Atopica for cats [product insert]. Greensboro, NC, 2011, Elanco.
14. McAnulty JF, Lensmeyer GL: The effects of ketoconazole on the pharmacokinetics of cyclosporine A in cats. Vet Surg 28:448-455, 1999.
15. Katayama M, Katayama R, Kamishina H: Effects of multiple oral dosing of itraconazole on the pharmacokinetics of cyclosporine in cats. *J Feline Med Surg* 12:512-514, 2010.
16. Katayama M, Nishijima N, Okamura Y, et al: Interaction of clarithromycin with cyclosporine in cats: pharmacokinetic study and case report. *J Feline Med Surg* 14:257-261, 2012.
17. Miller R, Schick A, Booth D, et al. Absorption of transdermal cyclosporine versus orally administered cyclosporine in six healthy cats. In Proceedings, 26th North American Veterinary Dermatology Forum, 2011, 198.
18. Miller WH, Griffin CE, Campbell KL, editors: Muller and Kirk's small animal dermatology, ed 7, St Louis, 2013, Elsevier.
19. Katayama M, Igarashi H, Tani K, et al: Effect of multiple oral dosing on fluconazole on the pharmacokinetics of cyclosporine in healthy beagles. *J Vet Med Sci* 70:85-88, 2008.
20. Wisselink MA, Willemse T: The efficacy of cyclosporin A in cats with presumed atopic dermatitis: a double blind, randomized prednisolone-controlled study. Vet J 180:55-59, 2009.
21. Kobayashi T, Momoi Y, Iwasaki T: Cyclosporin A: inhibits the mRNA expressions of IL-2, IL-4 and IFN-gamma, but not TNF-alpha, in canine mononuclear cells. *J Vet Med Sci* 69:887-892, 2007.
22. King S, Favrot C, Messinger L, et al: A randomized double-blinded placebo-controlled study to evaluate an effective ciclosporin dose for the treatment of feline hypersensitivity dermatitis. *Vet Dermatol* 23:440-484, 2012.
23. Noli C, Scarampella F: Prospective open pilot study on the use of ciclosporin for feline allergic skin disease. *J Small Anim Pract* 47:434-438, 2006.

24. Vercelli A, Ravirir G, Cornegliani L: The use of oral cyclosporin to treat feline dermatoses: a retrospective analysis of 23 cases. *Vet Dermatol* 17:201-206, 2006.

25. Steffan J, Roberts E, Cannon A, et al: Dose tapering of ciclosporin in cats with nonflea-induced hypersensitivity dermatitis. *Vet Dermatol* 24:315-370, 2013.

26. Guaguere E, Prelaud P: Efficacy of cyclosporin in the treatment of 12 cases of eosinophilic granuloma complex. *Vet Dermatol* 11(Suppl 1):31, 2000.

27. Guaguere E, Fontaine J: Efficacy of cyclosporin in the treatment of feline urticaria pigmentosa: two cases. *Vet Dermatol* 15(Suppl 1):63, 2004.

28. Irwin KE, Beale KM, Fadok VA: Use of modified ciclosporin in the management of feline pemphigus foliaceus: a retrospective analysis. *Vet Dermatol* 23:403-476, 2012.

29. Noli C, Toma S: Three cases of immune-mediated adnexal skin disease treated with cyclosporin. *Vet Dermatol* 17:85-92, 2006.

30. Olivry T, Power HT, Woo JC, et al: Anti-isthmus autoimmunity in a novel feline acquired alopecia resemping pseudopelade of humans. *Vet Dermatol* 11:261-270, 2000.

31. Fontaine J, Heimann M: Idiopathic facial dermatitis of the Persian cat: three cases controlled with cyclosporine. *Vet Dermatol* 15(Suppl 1):64, 2004.

32. Heinrich NA, McKeever PJ, Eisenschenk MC: Adverse events in 50 cats with allergic dermatitis receiving ciclosporin. *Vet Dermatol* 22:511-520, 2011.

33. U.S. Food and Drug Administration: Freedom of information summary—original new animal drug application: NADA 141-329—Atopica for cats (cyclosporine oral solution, USP) modified cats (PDF online): www.fda.gov/downloads/AnimalVeterinary/Products/ApprovedAnimalDrugProducts/FOIADrugSummaries/UCM287922.pdf. Accessed May 6, 2015.

34. Peterson A, Torres S, Rendahl A, et al: Frequency of urinary tract infection in dogs with inflammatory skin disorders treated with ciclosporin alone or in combination with glucocorticoid therapy: a retrospective study. *Vet Dermatol* 23:201-243, 2012.

35. Kadar E, Sykes JE, Kass PH, et al: Evaluation of the prevalence of infections in cats after renal transplantation: 169 cases (1987-2003). *J Am Vet Med Assoc* 227:948-953, 2005.

36. Mathews KG, Gregory CR: Renal transplants in cats: 66 cases (1987-1996). *J Am Vet Med Assoc* 211:1432-1436, 1997.

37. Schmiedt CW, Holzman G, Schwarz T, et al: Survival, complications, and analysis of risk factors after renal transplantation in cats. *Vet Surg* 37:683-695, 2008.

38. Lappin MR, Roycroft L: Effect of cyclosporine and methylprednisolone acetate on cats with chronic feline herpesvirus 1 infection. *J Vet Intern Med* 3:709, 2011.

39. Barrs VR, Martin P, Beatty JA: *Antemortem diagnosis and treatment of toxoplasmosis in two cats on cyclosporin therapy. Aust Vet J* 84:30-35, 2006.

40. Last RD, Suzuki Y, Manning T, et al: A case of fatal systemic toxoplasmosis in a cat being treated with cyclosporin A for feline atopy. *Vet Dermatol* 15:194-198, 2004.

41. Bernsteen L, Gregory CR, Aronson LR, et al: Acute toxoplasmosis following renal transplantation in three cats and a dog. *J Am Vet Med Assoc* 215:1123-1126, 1999.

42. Griffin A, Newton AL, Aronson LR, et al: Disseminated Mycobacterium avium complex infection following renal transplantation in a cat. *J Am Vet Med Assoc* 222:1097-1101, 2003.

43. Lappin MR, Scorza V: Toxoplasma gondii oocyst shedding in normal cats and cats treated with cyclosporine. *J Vet Intern Med* 3:709, 2011.

44. Lappin MR: Infectious disease complications of cyclosporine use in cats. In Proceedings, 26th North American Veterinary Dermatology Forum, 2011, pp 14-17.

45. Schmiedt CW, Grimes JA, Holzman G, et al: Incidence and risk factors for development of malignant neoplasia after feline renal transplantation and cyclosporin-based immunosuppression. *Vet Comp Oncol* 7:45-53, 2009.

46. Wooldridge JD, Gregory CR, Mathews KG, et al: The prevalence of malignant neoplasia in feline renal-transplant recipients. *Vet Surg* 31:94-97, 2002.

Glicocorticoides na Dermatologia Felina

Andrew Lowe

Os glicocorticoides (GCs) são agentes anti-inflamatórios eficazes, mas têm efeitos adicionais indesejados na maioria dos outros sistemas orgânicos. Apesar dos avanços nas terapias anti-inflamatórias, os GCs permanecem como uma das classes de medicamentos utilizados na medicina felina e, em um estudo, observou-se que os GCs foram utilizados em 16,68% das consultas de felinos no Reino Unido.[1] Os glicocorticoides têm maior probabilidade de serem usados para condições dermatológicas do que para outros problemas clínicos.[1] Os gatos são considerados menos suscetíveis aos efeitos colaterais induzidos pelos GC do que em outras espécies, embora efeitos colaterais potencialmente graves ainda ocorram. Mesmo tendo uma variedade de GCs sintéticos disponíveis para uso, a farmacologia e os estudos clínicos específicos para felinos são raros. Muitos esquemas de tratamento com GC atualmente recomendados para gatos foram extrapolados de estudos realizados em outras espécies e modificados por meio de experiências clínicas, embora estudos mais recentes sobre a terapia em longo prazo estejam sendo cada vez mais disponibilizados. O conhecimento sobre como esses medicamentos funcionam, bem como os requisitos de dosagem exclusivos dos gatos e a resposta aos GCs, é essencial para um manejo ideal de caso.

MECANISMO DE AÇÃO

Os glicocorticoides podem exercer seus efeitos por meio de uma variedade de mecanismos, incluindo interações genômicas e não genômicas.[2] As interações genômicas envolvem a ligação de um GC a um receptor de glicocorticoide (RG) intracelular, localizado principalmente no citoplasma (Fig. 30-1). Depois da ligação, o RG é disassociado de uma série de chaperonas, incluindo a proteína de choque térmico 90 (Hsp90), Hsp70, Hsp40, cochaperona p23, e imunofilinas FKBP52 e Cyp40.[2,3] Acreditava-se que essa dissociação expusesse os domínios de localização nuclear no RG. A ligação desses domínios de localização nuclear por proteínas conhecidas como importinas foi considerada como indutora da migração do RG do ligante para o núcleo. No entanto, foi sugerido que a ligação das importinas com RGs pode ser independente da ligação do GC, o que coloca em prova essa teoria.[4] Uma teoria alternativa é de que a proteína 14-3-3 serve como uma âncora citoplasmática para o RG na ausência do GC e a liberação da 14-3-3 também pode ser um fator importante para a migração do RG.[2,3] Assim que estiver presente dentro do núcleo, o RG se liga a um homodímero para regiões específicas do DNA, conhecidas como elementos de resposta ao glicocorticoide, e então pode fazer a regulação positiva ou negativa da transcrição.[2,3] Muitas proteínas com regulação positiva, como lipocortina-1, IκB, interleucina (IL)-10 e zíper de leucina induzido por glicocorticoide, têm ações anti-inflamatórias potentes enquanto outras, como tirosina aminotransferase e fosfoenolpiruvato carboxiquinase, são responsáveis pelos efeitos glicogênicos.[2,3,5]

O silenciamento, o ancoramento e a interação com elementos de resposta ao glicocorticoide são todos métodos possíveis pelos quais os GCs podem fazer a regulação negativa da transcrição dos genes.[2,3] O silenciamento envolve a inibição competitiva por um RG dos ativadores de transcrição para as moléculas de coativação necessárias. O ancoramento envolve a interferência do RG com os ativadores de transcrição ligados ao DNA, sem interação direta do RG-DNA, mas sim com a interação de proteína com proteína entre o RG e outro ativador de transcrição. O silenciamento e o ancoramento são mecanismos possíveis pelos quais os GCs interferem no fator nuclear kappa B e a proteína ativadora-1, dois ativadores de transcrição com produtos que incluem produtos inflamatórios.[2,3] Os elementos de resposta negativa aos glicocorticoides são regiões do DNA em que a ligação do RG provoca a repressão direta da transcrição do gene. Os elementos de resposta negativa aos glicocorticoides regulam a expressão de várias proteínas, incluindo o hormônio liberador de corticotropina e a pró-opiomelanocortina.[2,3,5,6]

Os efeitos genômicos levam algum tempo para ocorrer e dependem de vários fatores, como o tempo de transporte do GC no sangue, a ativação do RG citosólico, a translocação do complexo GC/RG ao núcleo, a ligação do complexo ao elemento de resposta ao glicocorticoide e, finalmente, a transcrição e a tradução da própria proteína.[7] No entanto, alguns eventos induzidos pelo GC ocorrem rapidamente, em minutos, e não podem ser explicados por tais mecanismos. Essas alterações rápidas podem ser mediadas por meios não genômicos.[7,8] Os possíveis mecanismos pelos quais os GCs podem mediar esses efeitos não genômicos incluem a interação específica com os RGs citosólicos, interações diretas do GC com as membranas celulares, bem como interações específicas com os RGs ligados à membrana.[2,7,8] As chaperonas liberadas do RG citosólico na ligação ao GC podem ter propriedades de sinalização própria. Src, por exemplo, é uma proteína liberada do RG após a ligação do GC, levando à ativação da lipocortina-1, que, por sua vez, tem propriedades anti-inflamatórias.[2,8] Também foi evidenciado que os glicocorticoides inibem a respiração celular estimulada por mitógenos, como timócitos, e foi proposto que esse efeito acontece, em parte, à incorporação de GCs na membrana plasmática, alterando as suas propriedades físico-químicas e levando à inibição dos canais de íons associados à membrana.[2,8] Tais alterações induzidas pelo GC nas correntes transmembranas poderiam ter como consequência inúmeros eventos.[8] Finalmente, uma variante ligada à membrana do RG, oriunda do gene que codifica o RG citosólico, foi detectada.[7] Embora a função completa do RG ligado à

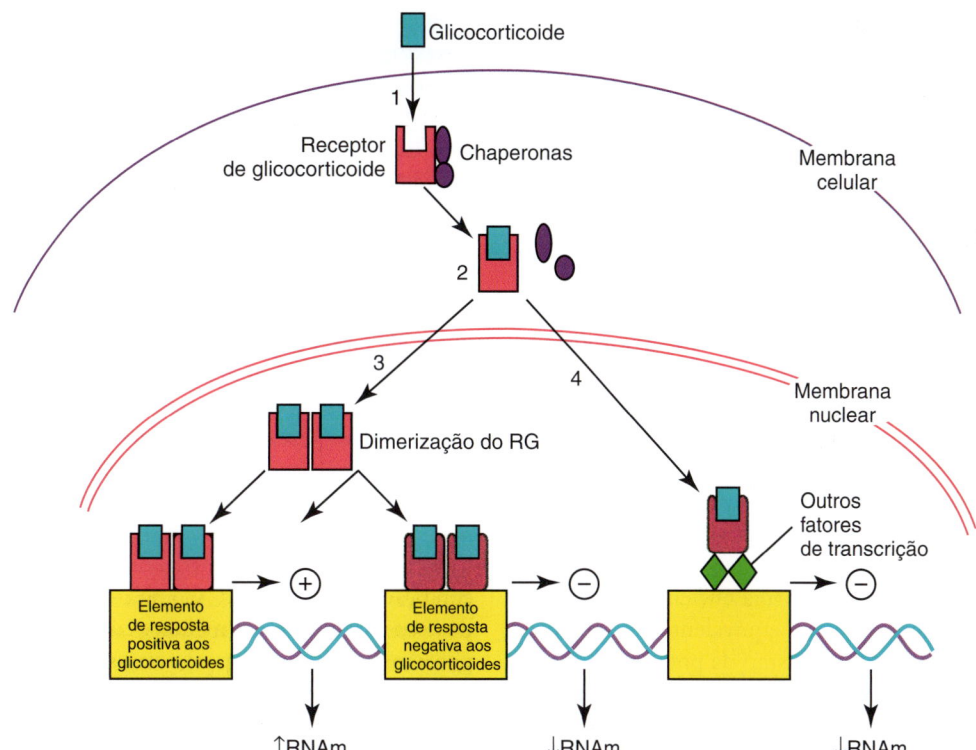

Figura 30-1: **Mecanismo de Ação dos Glicocorticoides.** *1*, Os glicocorticoides (GCs) entram na célula e se ligam aos receptores de glicocorticoides (RGs) no citoplasma. *2*, As chaperonas associadas ao RG são liberadas e o complexo GC/RG atravessa a membrana nuclear e entra no núcleo. *3*, Os complexos GC/RG se dimerizam e se ligam aos elementos de respostas positivas e negativas ao glicocorticoide (elementos de resposta positiva e negativa aos glicocorticoide) nos genes do DNA, levando ao aumento ou à diminuição da produção de ácido ribonucleico mensageiro (mRNA), respectivamente. *4*, Os complexos GC/RG também podem interferir na ação de outros fatores de transcrição ligados ao DNA. (Reimpresso com permissão. De Lowe AD, Campbell KL, Graves T: Glucocorticoids in the cat. *Vet Dermatol* 19:340-347, 2008.)

membrana seja desconhecida, foi demonstrado que o RG é ativo e causa fosforilação e desfosforilação rápidas de, no mínimo, 51 substratos das quinases diferentes após a ativação, o que poderia alterar a transdução de sinal e influenciar a expressão genética.[7]

TRATAMENTO

Na dermatologia felina, os GCs são mais comumente usados para fins anti-inflamatórios ao tratar doenças, como dermatite por hipersensibilidade felina, ou fins imunossupressores ao tratar doenças como o pênfigo foliáceo (PF). As divisões em ações anti-inflamatórias e imunossupressoras são arbitrárias, no entanto é provavelmente mais importante que os GCs sejam administrados da melhor forma para alcançar o efeito desejado, devido à falta de evidências publicadas. Há uma grande quantidade de GCs sintéticos disponíveis para esse propósito, mas as informações são poucas, em relação ao que é melhor para o paciente felino. As potências relativas de alguns GCs mais comuns usados na medicina veterinária são fornecidas na Tabela 30-1. Esses valores de potência são derivados prin-

Tabela 30-1	Potências Relativas de Glicocorticoide e Duração da Ação dos Glicocorticoides Selecionados	
	Potência de Glicocorticoide Relativa à Hidrocortisona	**Duração da Ação (horas)**
Ação Curta		
Hidrocortisona	1,0	>12
Cortisona	0,8	>12
Ação Intermediária		
Prednisolona	4	12-36
Metilprednisolona	5	12-36
Triancinolona	5-40	12-36
Ação Longa		
Dexametasona	30	>48
Betametasona	25-40	>48
Parametasona	10	>48

De Lowe AD, Campbell KL, Graves T: Glucocorticoids in the cat. *Vet Dermatol* 19:340-347, 2008.

cipalmente de estudos realizados em humanos. Embora as potências relativas similares provavelmente existam em gatos, há poucos estudos para validar essa hipótese. Há uma discrepância, em especial, na literatura veterinária sobre a potência relativa da triancinolona. Embora tenha sido descrito que a triancinolona é cinco vezes mais potente que a hidrocortisona, alguns dermatologistas alegam que a triancinolona pode ser até 40 vezes mais potente que a hidrocortizona.[9] Em geral, esses GCs sintéticos foram desenvolvidos para maximizar a atividade anti-inflamatória benéfica e minimizar os efeitos colaterais indesejados, como retenção de sódio e água associada à atividade mineralocorticoide.

Um dos GCs mais comumente prescrito na medicina veterinária é a prednisona ou a prednisolona, embora seja mais por causa da familiaridade do que em decorrência da eficácia comprovada desse GC em específico.[1] A prednisona é um pró-medicamento inativo que deve passar por conversão hepática para chegar ao princípio biologicamente ativo, a prednisolona. Em cães, esse processo ocorre de forma eficiente e esses dois medicamentos são considerados bioequivalentes. Entretanto, em gatos, a absorção ou o metabolismo da prednisona é ineficiente e, aproximadamente, uma concentração plasmática quatro a cinco vezes maior de prednisolona é obtida quando a prednisolona oral é administrada aos gatos, em vez da prednisona oral.[10,11] No entanto, em gatos há uma preferência nítida pela prednisolona oral em vez da prednisona oral. A prednisona ou prednisolona pode ser usada em cães, mas somente a prednisolona oral deve ser usada em gatos. Os médicos veterinários podem optar por prescrever somente a prednisolona para ambas as espécies, para evitar confusões. Há opiniões conflitantes sobre se a prednisolona deve ser administrada uma ou duas vezes diariamente, embora não haja estudos que corroborem com essas informações. Na ausência de qualquer indicação ao contrário, a dose de uma vez ao dia é adequada em uma espécie notoriamente difícil de medicar, como a espécie felina.

Não há estudos comparativos, mas baseado em observações casuais, foi evidenciado que os gatos parecem precisar de doses mais altas de GCs, se comparados aos cães, para obter o efeito equivalente. Essa experiência clínica foi corroborada por um trabalho, no qual foi observado em dois tecidos avaliados, o fígado e a pele, que os gatos apresentam aproximadamente a metade da densidade de RGs que os cães.[12] Além disso, os RGs que estavam presentes apresentaram menor afinidade de ligação aos GCs.[12] Isso sustenta a prática clínica comum de recomendar que os gatos recebam aproximadamente duas vezes a dose de GCs necessária para um cão, para se obter os efeitos equivalentes.[13-16]

Em um estudo prévio com quatro gatos, foi sugerido um ritmo circadiano de secreção de cortisol com pico de concentrações ocorrendo de noite, indicando que a dosagem noturna era a mais apropriada para gatos.[17] Posteriormente, em grandes estudos foram observadas secreções episódicas, sem ritmo circadiano de secreção de cortisol felino; portanto, a hora do dia provavelmente não é uma consideração importante na terapia com GC para gatos.[18-20]

Center et al.[11] mostraram que a condição corporal também é uma consideração importante a ser considerada quando se trata um paciente felino com GCs, pelo menos para a prednisolona,

---

QUADRO 30-1 Principais Características do Tratamento com Glicocorticoide em Gatos

- Uso de prednisolona em vez de prednisona
- Os gatos precisam de uma dose duas vezes maior de glicocorticoide em comparação com os cães
- A dosagem deve ser baseada no peso corporal magro
- A hora do dia não é importante para a administração do glicocorticoide

---

que pode não ser bem distribuída no tecido adiposo. Os gatos obesos, quando a dose é baseada no peso corporal real, alcançaram concentrações plasmática de prednisolona aproximadamente duas vezes mais altas do que as observadas em gatos com condição corporal ideal que receberam uma dose similar.[11] Isso está correlacionado com a dose baseada na massa corporal magra de pacientes obesos determinada experimentalmente, o que foi aproximadamente o dobro da dose de gatos com a condição corporal ideal.[11] Como os gatos obesos são pacientes de risco para o diabetes melito, exacerbar ainda mais esse risco por não ajustar a dose para a massa corporal magra deve ser evitado. As características principais do tratamento com GC para gatos estão resumidas no Quadro 30-1.

Os glicocorticoides são normalmente classificados quanto à duração esperada em curta, intermediária ou longa duração em relação às atividades biológicas esperadas, podendo ultrapassar a meia-vida plasmática dos medicamentos. Em humanos, a potência e a duração dos efeitos anti-inflamatórios do GC se comparam aproximadamente à potência e à duração da supressão do eixo hipotalâmico-hipofisário-adrenal (HHA).[21,22] Essas informações estão resumidas na Tabela 30-1. Novamente, não há estudos similares em gatos. A Tabela 30-2 resume os estudos publicados acerca da farmacocinética e da duração da supressão de HHA por GCs em gatos.[23-26] Nenhum desses estudos avaliaram as meias-vidas biológicas. Por falta de mais estudos, pressupõe-se — e corroborado pela experiência clínica — que as meias-vidas biológicas em gatos sejam similares às de humanos.

A formulação também interfere na duração da ação de um GC. Embora as preparações orais de GC geralmente contenham esteroide na forma de álcool livre e apresentem a duração de ação do GC base, as formulações parenterais têm várias formas que interferem na solubilidade do medicamento.[16] O fosfato sódico e o succinato sódico são comumente ligados aos GCs administrados por via parenteral. Esses compostos são altamente hidrossolúveis, fornecendo ao medicamento uma ação inicial rápida. A duração da ação é similar ao GC base. O acetato e o diacetato são pouco hidrossolúveis, enquanto o pivalato, o dipropionato, o hexacetato e a acetonida são as menos solúveis. Os glicocorticoides ligados aos compostos pouco solúveis são lentamente liberados do tecido e absorvidos por dias a meses, resultando em concentrações baixas e duradouras. Um dos GC de baixa solubilidade mais comumente usados é o acetato de metilprednisolona. A metilprednisolona é um GC de ação intermediária com uma duração da ação de aproximadamente 12 a 36 horas, mas quando administrada como acetato de metilprednisolona, a duração da ação varia de 3 a 6 semanas.[27] Em geral, as formulações de ação rápida que podem ser administradas por via oral ou parenteral são

Tabela 30-2	Parâmetros Farmacocinéticos Disponíveis de Vários Glicocorticoides em Gatos*			
	Tempo para o Pico de Concentração Plasmática Após a Administração Oral ($T_{máx}$)	Meia-Vida da Eliminação ($T_{1/2}$)	Biodisponibilidade Após Administração Oral	Duração da Supressão Hipotalâmica-Hipofisária-Adrenal
Prednisona	1,44 h[10]	2,46 h[10]	21%[†]	N/D
Prednisolona	0,77 h[10]	0,66 h[10]	100%[10]	N/D
Metilprednisolona	0,5 h[22]	Multifásico: De 0 a 30 min. $T_{1/2}$ = 0,25 h De 60 a 120 min. $T_{1/2}$ = 1,7 h[23]	82%[22]	4 mg/kg/dia por 7 dias: <7 dias após a interrupção do medicamento[24]
Acetato de metilprednisolona	0,75 h[22]	N/D	93%[22]	N/D
Dexametasona	0,25 h[25]	1,41 h[25‡]	N/D	0,01 mg/kg: 6-12 h[26] 0,1 mg/kg: 32 h[18]

N/D, Informação não disponível.

*Os números sobrescritos na tabela são os números das citações que estão relacionadas à seção Referências no final deste capítulo.

†Biodisponibilidade relativa do metabólito ativo, prednisolona, após a administração da prednisona.

‡Informação não calculada pelos autores e graficamente estimada de acordo com o manuscrito.

preferidas em relação aos GCs de depósito, pois há menos supressão prolongada do eixo HHA, além de possibilitar um monitoramento e ajuste de dose, e possivelmente resultando em menores efeitos colaterais.[16] O uso de GCs de depósito deve ser reservado para os gatos cuja administração oral não é possível em função da não adesão do paciente ou do tutor. Ao tratar qualquer condição crônica em longo prazo com GCs, o objetivo deve ser alcançar a dosagem em dias alternados usando um GC de ação intermediária para permitir que o eixo HHA se recupere nos dias "sem medicamento". Embora a importância da dosagem em dias alternados ainda não tenha sido comprovada como significativa, essa estratégia não é possível com fórmulas de GCs de depósito.

Apesar da falta de validação, as faixas de dosagem de GC descritas oferecem um ponto de partida útil ao escolher uma dosagem inicial de GC para gatos, dependendo da condição a ser tratada. Em geral, as doses anti-inflamatórias recomendadas de prednisolona para gatos variam de 0,55 a 2,2 mg/kg a cada 24 horas, divididas em uma a duas vezes ao dia.[13-16] As dosagens anti-inflamatórias para outros GCs podem ser extrapoladas usando as informações da Tabela 30-1. Na dermatologia felina, a indicação mais comum de uso de GC em doses anti-inflamatórias, provavelmente, é a dermatite por hipersensibilidade. Wisselink e Willemse[28] descobriram que somente 45% dos gatos com dermatite por hipersensibilidade apresentaram uma redução no prurido em uma dosagem de 1 mg/kg diariamente por via oral (VO) de prednisolona, sugerindo que a administração do limite máximo dessa faixa de dose, ou a administração de GCs em dias alternados, pode ser a mais apropriada para induzir a remissão do prurido. Ganz et al.[29] compararam a metilprednisolona com triancinolona para indução e manutenção do tratamento do prurido em gatos alérgicos. As dosagens médias de 1,41 mg/kg/dia, VO de metilprednisolona e 0,18 mg/kg/dia, VO de triancinolona foram eficazes

na indução da remissão em 90,6% dos gatos. As dosagens médias de 0,54 mg/kg, VO, em dias alternados e 0,08 mg/kg, VO, em dias alternados de metilprednisolona e triancinolona, respectivamente, foram eficazes na manutenção da remissão. Essas doses correspondem a uma potência de triancinolona aproximadamente sete vezes maior que a metilprednisolona para tratamento de prurido em gatos alérgicos, corroborando a opinião relatada previamente de que a triancinolona é bem mais potente do que frequentemente descrito.[29] A imunoterapia alérgeno específica (ITAE) também é frequentemente prescrita para o tratamento de dermatite de hipersensibilidade em gatos. Mas para prescrevê-la é necessário o teste de hipersensibilidade, sendo que os GCs podem interferir nesse teste. Os gatos que receberam prednisolona (10 mg/gato/dia, VO, por 1 mês) diminuíram a reatividade do teste cutâneo intradérmico por 2 semanas, embora não tenha sido observado efeito na reatividade de IgE sérica.[30] Os GCs também podem diminuir a eficácia da ITAE administrada concomitantemente, conforme sugerido em estudos com gatos que tiveram a asma experimentalmente induzida.[31]

As doses imunossupressoras da prednisolona recomendadas para os gatos variam de 2,2 a 8,8 mg/kg/dia.[15,32] Nessas doses mais altas, alguns autores acreditam que a divisão da dosagem diária é indicada para diminuir a irritação no trato gastrintestinal (GI).[27] Na dermatologia felina, as doses imunossupressoras dos GCs são indicadas para o tratamento de doenças cutâneas autoimunes, e a mais comumente tratada com CGs é o PF.[33] Há poucos estudos comparativos realizados para estabelecer o melhor tipo de GC e sua dosagem para tratamento de tais doenças, embora a recomendação atual seja de 4 a 5 mg/kg/dia, VO de prednisolona para induzir a remissão do PF felino.[34,35] Estimou-se previamente que somente 35% a 50% dos pacientes com PF sejam controlados apenas com GCs.[36,37] O uso concomitante de medicamentos que permitem reduzir a dose dos esteroides é, portanto, comum. Em um estudo retrospectivo com 15 gatos, quando a ciclosporina ou a clorambucila foram associados a dosagens de prednisolona entre 1,6 e 8,0 mg/kg/dias, VO, ou de dexametasona entre 0,10 e 0,38 mg/kg/dia, VO, a remissão do PF foi alcançada.[33] Em contraste com a baixa taxa de sucesso do tratamento com GCs observada em outros estudos. Simpson e Burton[35] descobriram que a monoterapia com prednisolona, em uma dosagem média de 2 mg/kg/dia, VO, foi eficaz na indução da remissão em 97% dos gatos com PF em 8 semanas. A maioria (67%) desses gatos poderia ser mantida com a monoterapia de prednisolona em uma dosagem média de 1,2 mg/kg/semana.[35] Finalmente, em um estudo retrospectivo com 57 gatos com PF, observou-se que a triancinolona (faixa de dosagem de 0,6 a 2,0 mg/kg/dia, VO) resultou em uma taxa de remissão mais alta que a prednisolona (faixa de dosagem de 4 a 5 mg/kg/dia, VO), com taxas de remissão de 100% e 62%, respectivamente.[38] A baixa biodisponibilidade da prednisolona pode ter contribuído para a baixa taxa de remissão nesse estudo.

EFEITOS COLATERAIS

Metabolismo do Carboidrato

Os glicocorticoides interferem em uma variedade de vias que resultam na resistência à insulina e podem potencialmente levar ao diabetes melito.[39] Os glicocorticoides antagonizam os efeitos da insulina no fígado e aumentam a produção de glicose hepática, em grande parte pela regulação positiva de uma enzima limitante de taxa na via de gliconeogênese (fosfoenolpiruvato carboxiquinase).[39] A síntese do glicogênio também é estimulada pela inibição da fosforilase de glicogênio e pela ativação da glicogênio sintase.[5] Nos tecidos periféricos (principalmente, musculoesquelético), o transporte de glicose à membrana celular dependente de insulina e realizado pelo transportador tipo 4 é inibido pelos GCs, resultando em menor captação da glicose.[39] Assim como a inibição da ação da insulina, os GCs também inibem diretamente a liberação de insulina pelo pâncreas.[2] Por meio desses e outros mecanismos, os GCs podem provocar ou piorar o estado da diabetes.

Há uma associação forte entre os altos níveis de GC endógeno e a diabetes melito em gatos. Na realidade, aproximadamente 80% dos gatos com hiperadrenocorticismo de ocorrência natural são acometidos pela diabetes melito.[40] Os GCs exógenos também foram associados à diabetes melito em gatos e alguns autores acreditam que os GCs sejam agentes hiperglicêmicos mais potentes em gatos do que em outras espécies.[16,41] Estudos comparando diretamente os gatos com outras espécies são necessários para validar essa hipótese. No entanto, há alguma base na literatura para essa teoria ao se comparar estudos separados que não evidenciaram alterações nas concentrações da glicose sanguínea ou nas mensurações de tolerância à glicose após 28 dias de tratamento com prednisona, em uma dose de 1,1 mg/kg/dia em cães, enquanto os gatos tratados com dosagens similares de prednisolona (2 mg/kg/dia) desenvolveram hiperglicemia e tolerância à glicose diminuída após somente 8 dias.[42,43] A tolerância à glicose é definida como a capacidade que um animal tem de eliminar uma carga de glicose oral ou intravenosa. A mensuração da sensibilidade à insulina, definida como a capacidade da insulina em eliminar a glicose, é um método comum de avaliar essas alterações do metabolismo de carboidrato associadas à diabetes melito. Os gatos diabéticos também apresentaram valores de sensibilidade à insulina diminuídos quando comparados a gatos saudáveis.[44] Em um estudo recente, os gatos que receberam doses imunossupressoras de prednisolona e dexametasona apresentaram diminuição significativa nos valores de sensibilidade à insulina.[45] Além disso, uma maior diminuição na sensibilidade à insulina foi observada com a dexametasona, sugerindo que nas dosagens testadas, esse GC pode ter um maior efeito diabetogênico no gato, do que a prednisolona.[45] A hiperglicemia e a glicosúria induzidas pelos GCs deveriam desaparecer em gatos normais com a retirada do medicamento; no entanto, nos casos da preexistência de diabetes melito sem manifestações clínicas, ou potencialmente, com a duração suficiente da terapia, o tratamento com glicocorticoide pode ser o suficiente para colocar o paciente em estado diabético permanente.

Pele

Os glicocorticoides apresentam efeitos atróficos na pele, que podem levar a adelgaçamento da epiderme e da derme, atrofia folicular, formação de hematomas com facilidade e baixa cicatrização.[1] Esses efeitos são devido à supressão da proliferação de queratinócitos e fibroblastos, bem como à supressão de várias proteínas derivadas dos fibroblastos.[5] Talvez a proteína mais importante inibida seja o colágeno, mas outros componentes da matriz extracelular, como a tenascina-C, ácido hialurônico, glicosaminoglicanos sulfatados e elastina também são regulados de forma negativa pelos GCs.[5] A supressão da síntese de colágeno e a fase inflamatória inicial necessária são provavelmente responsáveis pelo efeito deletério dos GCs na cicatrização de feridas.[5] Uma diminuição nos lipídeos epidérmicos e um aumento na perda de água transepidérmica também foram documentados em decorrência do uso de GC, contribuindo para a ocorrência de pele seca e descamativa.[5] Sinais clínicos semelhantes de atrofia cutânea, alopecia e formação fácil de hematomas foram observados em gatos, e foram descritos como secundários ao excesso de GC endógeno e exógeno.[46] Em uma série não revisada por pares, com 62 gatos com hiperadrenocorticismo de ocorrência natural, 61% dos gatos apresentaram adelgaçamento da pele, 23% apresentaram perda de pelo e 14% exibiram formação de hematomas.[40]

Os relatos publicados de hiperadrenocorticismo iatrogênico são raros em gatos. Os sinais cutâneos observados em 18 gatos e descritos na literatura[47-52] estão apresentados na Tabela 30-3. O motivo pela administração de GC em muitos desses casos foi um distúrbio de pele com prurido e, portanto, não é claro em alguns casos se os sinais cutâneos observados foram devido à doença sendo tratada ou aos próprios GCs. Dois efeitos colaterais exclusivos de GCs em gatos são pele frágil e de laceração fácil e dobra do pavilhão auricular (Figs. 30-2 e 30-3). A pele pode se tornar tão frágil que até mesmo a manipulação e a contenção de rotina poderiam levar à laceração e à necrose de grandes áreas da pele, resultando em ferimentos extensos e de difícil cicatrização. A dobra do pavilhão auricular é rara e pode ocorrer mais comumente com doença iatrogênica.[46]

Tabela 30-3	Sinais Cutâneos Descritos de 18 Gatos com Hiperadrenocorticismo Iatrogênico
Sinal Cutâneo	**Número e Porcentagem de Gatos Acometidos**
Perda de pelo	15 (83%)
Pele fina e sem elasticidade	8 (44%)
Lacerações cutâneas	4 (22%)
Hiperpigmentação	4 (22%)
Pavilhão auricular dobrado medialmente	3 (17%)
Hematoma	2 (11%)
Pelo opaco	2 (11%)

Dados de Lowe AD, Campbell KL, Graves T: Glucocorticoids in the cat. *Vet Dermatol* 19:340-347, 2008; Scott DW, Manning TO, Reimers RJ: Iatrogenic Cushing's syndrome in the cat. *Feline Pract* 12:30-36, 1982; Lowe AD: Glucocorticoid use in cats, *Vet Med* 105:56-62, 2010; Ferasin L: Iatrogenic hyperadrenocorticism in a cat following a short therapeutic course of methylprednisolone acetate. *J Feline Med Surg* 3:87-93, 2001; Schaer M, Ginn PE: Iatrogenic Cushing's syndrome and steroid hepatopathy in a cat. *J Am Anim Hosp Assoc* 35:48-51, 1999; Lien Y, Huang H, Chang P: Iatrogenic hyperadrenocorticism in 12 cats. *J Am Anim Hosp Assoc* 42:414-423, 2006; Greene CE, Gratzek A, Carmichael KP: Iatrogenic hyperadrenocorticism in a cat. *Feline Pract* 23:7-12, 1995; and Smith SA, Freeman LC, Bagladi-Swanson M: Hypercalcemia due to iatrogenic secondary hypoadrenocorticism and diabetes mellitus in a cat. *J Am Anim Hosp Assoc* 38:41-44, 2002.

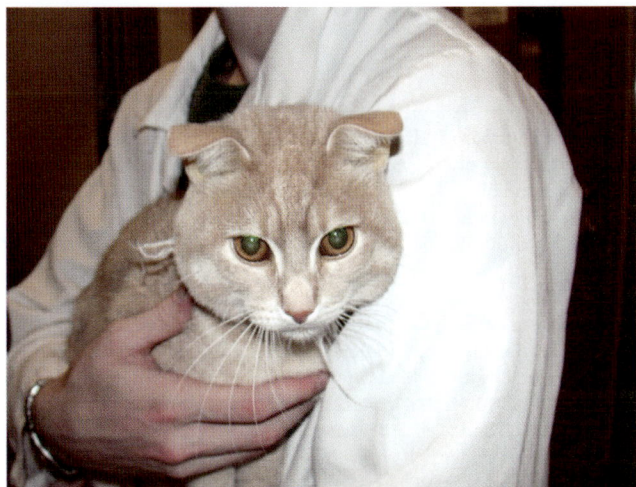

Figura 30-2: Dobra do pavilhão auricular de um gato que recebeu doses imunossupressoras de dexametasona por 2 meses.

Fígado

Os gatos não possuem a isoenzima da fosfatase alcalina (FA) induzida pelo GC, a qual está presente em cães.[53] A meia-vida da FA felina é também somente a metade da meia-vida dos cães.[53] Consequentemente, as elevações induzidas pelo GC nas atividades séricas da FA, comum em cães, são raras em gatos. As elevações leves a moderadas e raramente acentuadas das enzimas hepáticas secundárias ao uso de GC são, no entanto, ocasionalmente observadas em gatos.[41,48,49,54,55] Além disso, o aumento

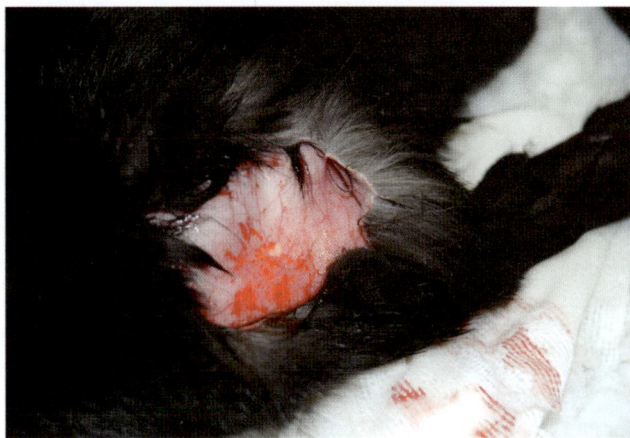

Figura 30-3: Atrofia e fragilidade cutânea induzida por glicocorticoide em um gato, causando uma laceração extensa na pele com exposição da fáscia subjacente.

palpável do fígado não é uma característica comum do uso de GC em gatos, como em cães. A hepatomegalia induzida por glicocorticoide em cães foi comprovada como sendo devido à hepatopatia vacuolar decorrente da deposição de glicogênio. Essas alterações foram denominadas hepatopatia esteroide, descrita como exclusiva de cães.[16] Essa hepatopatia esteroide pode ser assintomática ou o edema e vacuolização hepática pode levar à colestase. Biópsias de fígado de gatos, com hiperadrenocorticismo natural ou após o tratamento com GC foram avaliadas em vários estudos. Cada uma mostrou consistentemente a deposição excessiva de glicogênio em um padrão vacuolar típico, característico de uma hepatopatia esteroide.[40,41,49,54,55] Portanto, a hepatopatia esteroide parece ocorrer em gatos, mas em menor frequência ou mais difícil de ser induzida ou detectada. Os testes invasivos, como biópsias hepáticas podem ser necessários para documentação da hepatopatia esteroide felina, pois até mesmo o ultrassom abdominal pode falhar na identificação de alterações hepáticas típicas em alguns gatos afetados.[55]

Cardiovascular

Os glicocorticoides foram associados à hipertensão em cães e humanos.[5,14] Os mecanismos não são claros, mas podem incluir aumento da sensibilidade vascular aos efeitos vasoconstritores das catecolaminas, à retenção de sódio e água pelos rins devido à atividade mineralocorticoide e à diminuição das quantidades de substâncias vasodilatadoras, como óxido nítrico.[5,14] Em gatos, os GCs foram associados à insuficiência cardíaca congestiva (ICC) em vários casos, mesmo na ausência de doença cardíaca conhecida.[56,57] O GC mais comum associado a esse efeito foi o acetato de metilprednisolona e os sinais foram observados tão precocemente, quanto após o primeiro dia de administração.[57] A insuficiência cardíaca congestiva em gatos acometidos foi associada a alterações hipertróficas; no entanto, desde que os gatos sobrevivam à crise inicial, as alterações hipertróficas desaparecem com a retirada dos GCs.[56,57] Os gatos que sobreviveram à crise inicial apresentaram sobrevida prolongada em relação aos gatos com ICC, devido a outras formas da doença, fazendo com que os autores propusessem que os gatos podem desenvolver uma forma exclusiva de ICC associada ao GC.[57] Em um estudo que investigou o mecanismo de ICC em gatos que receberam acetato de metilprednisolona, sugeriu-se que a expansão de volume plasmático decorrente do efeito hiperosmótico da hiperglicemia foi a causa mais provável.[58] Nesse estudo, apesar do aumento de volume plasmático, a hipertensão sistêmica não foi observada, nem houve um aumento na água corporal ou uma diminuição na concentração de potássio para sugerir o envolvimento de um efeito mineralocorticoide significativo.[58] Um aumento pequeno, mas significativo, na espessura do septo interventricular também foi observado, porém a importância clínica disso não é clara.[58]

Comportamento

Os GCs também têm efeitos significativos sobre o comportamento, embora a alteração comportamental não seja frequentemente considerada como efeito colateral desses medicamentos. Em humanos e modelos animais, a exposição prolongada ao GC leva aos sinais associados à depressão.[59] Aproximadamente, um terço dos cães tratados com GCs também desenvolveu algum tipo de anomalia comportamental variando de nervosismo à agressão.[60] Embora não haja estudos específicos com felinos sobre os efeitos comportamentais dos GCs, é razoável suspeitar, com base em evidências sem comprovação científica, que essa espécie também apresente alterações comportamentais com o uso de GC. A comunicação aos tutores das possíveis alterações comportamentais pode ser importante.

Poliúria e Polidipsia

Cães tratados com GCs geralmente desenvolvem um aparecimento rápido de poliúria e polidipsia (PU/PD) acompanhadas por uma diminuição na densidade urinária específica. Alterações semelhantes não foram documentadas em gatos e, em vários estudos, os GCs não causaram alterações significativas densidade urinária específica.[17,40,41,55] A poliúria e a polidipsia podem ocorrer em gatos tratados com GC; entretanto, períodos de tratamento mais longos e doses mais altas de GC parecem ser necessários para gerar esses sinais em gatos quando comparados com os cães.[41,55] Consequentemente, a interferência na liberação ou ação de hormônio antidiuréticos não parece ser um fator principal no aparecimento de PU/PD induzidas por GC em gatos como é em cães. A glicosúria induzida por glicocorticoide foi documentada em gatos e a diurese osmótica pode estar envolvida na PU/PD observada em alguns casos.[40,41,45,61] Em outros casos, entretanto, a PU/PD foi observada na ausência da glicosúria concomitante, sugerindo que mecanismos adicionais possam estar envolvidos em alguns casos.[40,45]

RESUMO

As diferenças entre as espécies devem ser lembradas ao se projetar planos de tratamento eficazes com GC para gatos. As diferenças principais na absorção, metabolismo, potência e efeitos colaterais esperados dos GCs entre gatos e outras espécies afetam a escolha e a dosagem do GC, além dos esquemas de monitoramento necessários. O conhecimento dessas diferenças é necessário para gerenciamento apropriado dos casos.

Referências

1. O'Neil D, Hendricks A, Summers J, et al: Primary care veterinary usage of systemic glucocorticoids in cats and dogs in three UK practices. *J Small Anim Pract* 53:217-222, 2013.
2. Lowe AD, Campbell KL, Graves T: Glucocorticoids in the cat. *Vet Dermatol* 19:340-347, 2008.
3. Tuckerman JP, Kleiman A, McPherson KG, et al: Molecular mechanisms of glucocorticoids in the control of inflammation and lymphocyte apoptosis. *Crit Rev Clin Lab Sci* 42:71-104, 2005.
4. Freedman ND: Yamamoto KR: Importin 7 and importin f¿/importin fÀ are nuclear import receptors for the glucocorticoid receptor. *Mol Biol Cell* 15:2276-2286, 2004.
5. Schacke H, Docke W, Asadullah K: Mechanisms involved in side effects of glucocorticoids. *Pharmacol Ther* 96:23-43, 2002.
6. Saklatvala J: Glucocorticoids: do we know how they work? *Arthritis Res* 4:146-150, 2002.
7. Strehl C, Buttgereit F: Optimized glucocorticoid therapy: teaching old drugs new tricks. *Mol Cell Endocrinol* 380:32-40, 2013.
8. Buttgereit F, Scheffold A: Rapid glucocorticoid effects on immune cells. *Steroids* 67:529-534, 2002.
9. Scott DW: Rational use of glucocorticoids in dermatology. In Kirk RW, Bonagura JD, editors: *Current veterinary therapy XII: small animal practice,*, ed 12, Philadelphia, 1995, Saunders, pp 573-580.

10. Graham-Mize CA, Rosser EJ, Hauptman J: Absorption, bioavailability and activity of prednisone and prednisolone in cats. In Hiller A, Foster AP, Kwochka KW, editors: *Advances in veterinary dermatology,* ed 5, Oxford, 2005, Blackwell, pp 152-158.
11. Center SA, Randolph JF, Warner KL, et al: Influence of body condition on plasma prednisolone and prednisone concentrations in clinically healthy cats after single oral dose administration. *Res Vet Sci* 95:225-230, 2013.
12. Broek AHM, Stafford WL: Epidermal and hepatic glucocorticoid receptors in cats and dogs. *Res Vet Sci* 52:312-315, 1992.
13. Bondy PJ, Cohn LA: Choosing an appropriate glucocorticoid treatment plan. *Vet Med* 97:841-849, 2002.
14. Behrend EN, Kemppainen RJ: Glucocorticoid therapy: pharmacology, indications and complications. *Vet Clin North Am Small Anim Pract* 27:187-213, 1997.
15. Rhodes KH: Feline immunomodulators. In Kirk RW, Bonagura JD, editors: *Current veterinary therapy XII: small animal practice,* ed 12, Philadelphia, 1995, Saunders, pp 581-584.
16. Feldman EC, Nelson RW: Glucocorticoid therapy. In Feldman ED, Nelson RW, editors: *Canine and feline endocrinology and reproduction,* ed 3, St Louis, 2004, Saunders, pp 464-483.

17. Scott DW, Kirk RW, Bentinck-Smith J: Some effects of short-term methylprednisolone therapy in normal cats. *Cornell Vet* 69:104-115, 1979.
18. Johnston SK, Mather EC: Feline plasma cortisol (hydrocortisone) measured by radioimmunoassay. *Am J Vet Res* 40:190-192, 1979.
19. Kemppainen RJ, Peterson ME: Domestic cats show episodic variation in plasma concentrations of adrenocorticotropin, alpha-melanocyte-stimulating hormone (alpha-MSH), cortisol and thyroxine with circadian variation in plasma alpha-MSH concentrations. *J Endocrinol* 137:602-609, 1996.
20. Leyva H, Addiego L, Stabenfeldt G: The effect of different photoperiods on plasma concentration of melatonin, prolactin, and cortisol in the domestic cat. *Endocrinol* 11:1729-1736, 1984.
21. Melby JC: Clinical pharmacology of systemic corticosteroids. *Annu Rev Pharmacol Toxicol* 17:511-527, 1977.
22. Garg DC, Ng P, Weidler DJ, et al: Preliminary in vitro and in vivo investigations on methylprednisolone and its acetate. *Res Commun Chem Pathol Pharmacol* 22:37-48, 1978.
23. Braughler JM, Hall ED: Pharmacokinetics of methylprednisolone in cat plasma and spinal cord following a single intravenous dose of sodium succinate ester. *Drug Metab Dispos* 10:551-552, 1982.

24. Crager CS, Billon AR, Kemppainen RJ, et al: Adrenocorticotropic hormone and cortisol concentrations after corticotrophin-releasing hormone stimulation testing in cats administered methylprednisolone. *Am J Vet Res* 55:704-709, 1994.

25. Willis-Goulet HS, Schmidt BA, Nicklin CF, et al: Comparison of serum dexamethasone concentrations in cats after oral or transdermal administration using Pluronic Lecithin Organogel (PLO): a pilot study. *Vet Dermatol* 14:83-89, 2003.

26. Peterson ME, Graves TK: Effects of low dosages of intravenous dexamethasone on serum cortisol concentrations in the normal cat. *Res Vet Sci* 44:38-40, 1988.

27. Cohn LA: Glucocorticoid therapy. In Ettinger SJ, Feldman EC, editors: *Textbook of veterinary internal medicine,,* ed 6, St Louis, 2005, Saunders, pp 503-508.

28. Wisselink MA, Willemse T: The efficacy of cyclosporine A in cats with presumed atopic dermatitis: a double blind, randomised prednisolone-controlled study. *Vet J* 180:55-59, 2009.

29. Ganz EC, Griffin CE, Keys DA, et al: Evaluation of methylprednisolone and triamcinolone for the induction and maintenance treatment of pruritus in allergic cats: a double-blinded, randomized, prospective study. *Vet Dermatol* 23:387-472, 2012.

30. Chang C, Lee-Fowler TM, DeClue AE, et al: The impact of oral versus inhaled glucocorticoids on allergen specific IgE testing in experimentally asthmatic cats. *Vet Immunol Immunopathol* 144:437-441, 2011.

31. Chang C, Cohn LA, DeClue AE, et al: Oral glucocorticoids diminish the efficacy of allergen-specific immunotherapy in experimental feline asthma. *Vet J* 197:268-272, 2013.

32. Cohn LA: Glucocorticosteroids as immunosuppressive agents. *Semin Vet Med Surg (Small Anim)* 12:150-156, 1997.

33. Irwin KE, Beale KM, Fadok VA: Use of modified ciclosporin in the management of feline pemphigus foliaceus: a retrospective analysis. *Vet Dermatol* 23:403-476, 2012.

34. Halliwell REW: Autoimmune and immune-mediated dermatoses. In Miller WH Jr, Griffin CE, Campbell KL, editors: *Mueller and Kirk's small animal dermatology,,* ed 7, St Louis, 2013, Elsevier, pp 432-500.

35. Simpson DL, Burton GG: Use of prednisolone as monotherapy in the treatment of feline pemphigus foliaceus: a retrospective study of 37 cats. *Vet Dermatol* 24, 2013, 298-e144.

36. Manning TO, Scott DW, Smith CA: Pemphigus diseases in the feline: seven case reports and discussion. *Vet Dermatol* 18:433-443, 1982.

37. Rosenkrantz WS: Pemphigus: current therapy. *Vet Dermatol* 15:90-98, 2004.

38. Preziosi DE, Goldschmidt MH, Greek JS, et al: Feline pemphigus foliaceus: a retrospective analysis of 57 cases. *Vet Dermatol* 14:313-321, 2003.

39. Andrews RC, Walker BR: Glucocorticoids and insulin resistance: old hormones, new targets. *Clin Sci* 96:513-523, 1999.

40. Feldman EC, Nelson RW: Hyperadrenocorticism in cats (Cushing's syndrome). In Feldman EE, Nelson RW, editors: *Canine and feline endocrinology and reproduction*, ed 3, St Louis, 2004, Saunders, pp 643-652.

41. Scott DW, Manning TO, Reimers RJ: Iatrogenic Cushing's syndrome in the cat. *Feline Pract* 12:30-36, 1982.

42. Middleton DJ, Watson AD: Glucose intolerance in cats given short-term therapies of prednisolone and megestrol acetate. *Am J Vet Res* 46:263-265, 1985.

43. Moore GE, Hoenig M: Effects of orally administered prednisone on glucose tolerance and insulin secretion in clinically normal dogs. *Am J Vet Res* 54:126-129, 1993.

44. Feldhahn JR, Rand JS, Martin G: Insulin sensitivity in normal and diabetic cats. *J Feline Med Surg* 1:107-115, 1999.

45. Lowe AL, Graves TK, Campbell KL, et al: A pilot study comparing the diabetogenic effects of dexamethasone and prednisolone in cats. *J Am Anim Hosp Assoc* 45:215-224, 2009.

46. Helton-Rhodes K: Cutaneous manifestations of hyperadrenocorticism. In August JR, editor: *Consultations in feline internal medicine,,* ed 3, Philadelphia, 1997, Saunders, pp 191-198.

47. Lowe AD: Glucocorticoid use in cats. *Vet Med* 105:56-62, 2010.

48. Ferasin L: Iatrogenic hyperadrenocorticism in a cat following a short therapeutic course of methylprednisolone acetate. *J Feline Med Surg* 3:87-93, 2001.

49. Schaer M, Ginn PE: Iatrogenic Cushing's syndrome and steroid hepatopathy in a cat. *J Am Anim Hosp Assoc* 35:48-51, 1999.

50. Lien Y, Huang H, Chang P: Iatrogenic hyperadrenocorticism in 12 cats. *J Am Anim Hosp Assoc* 42:414-423, 2006.

51. Greene CE, Gratzek A, Carmichael KP: Iatrogenic hyperadrenocorticism in a cat. *Feline Pract* 23:7-12, 1995.

52. Smith SA, Freeman LC, Bagladi-Swanson M: Hypercalcemia due to iatrogenic secondary hypoadrenocorticism and diabetes mellitus in a cat. *J Am Anim Hosp Assoc* 38:41-44, 2002.

53. Hoffman WE, Renegar WE, Dorner JL: Alkaline phosphatase and alkaline phosphatase isoenzymes in the cat. *Vet Clin Pathol* 6:21-27, 1977.

54. Fulton R, Thrall MA, Weiser MG, el al. Characterization of hepatic pathology, serum chemistry and immunologic effects of prednisolone acetate administration in the cat. In Proceedings of the 29th Annual Meeting of American College of Veterinary Pathologists, 1988, p 18.

55. Lowe AD, Campbell KL, Barger A, et al: Clinical, clinicopathological and histological effects observed in 14 cats treated with glucocorticoids. *Vet Rec* 162:777-783, 2008.

56. Smith SA, Tobias AH, Fine DM, et al: Corticosteroid-associated congestive heart failure in 29 cats. *J Vet Intern Med* 16:371, 2002.

57. Smith SA, Tobias AH, Fine DM, et al: Corticosteroid-associated congestive heart failure in 12 cats. *Int J Appl Res Vet Med* 2:159-170, 2004.

58. Ployngam T, Tobias AH, Smith AS, et al: Hemodynamic effects of methylprednisolone acetate administration in cats. *Am J Vet Res* 67:583-587, 2006.

59. Sterner EY, Kalynchuk LE: Behavioral and neurobiological consequences of prolonged glucocorticoid exposure in rats: relevance to depression. *Prog Neuropsychopharmacol Biol Psychiatry* 34:777-790, 2010.

60. Notari L, Mills D: Possible behavioral effects of exogenous corticosteroids on dog behavior: a preliminary investigation. *J Vet Behav* 6:321-327, 2011.

61. Middleton DJ, Watson AD, Howe CJ, et al: Suppression of cortisol responses to exogenous adrenocorticotrophic hormone, and the occurrence of side effects attributable to glucocorticoid excess, in cats during therapy with megestrol acetate and prednisolone. *Can Vet J* 51:60-65, 1987.

Dermatofitose: Recomendações para Descontaminação

Karen A. Moriello

A dermatofitose é a dermatopatia infecciosa e contagiosa mais comum em gatos, especialmente filhotes. Todos os gatos são suscetíveis, mas os gatos com maior risco são os muito jovens ou idosos, com doenças sistêmicas que têm contato com outro gato infectado (p. ex., filhote ou gato novo), que sofrem maus tratos e com dermatopatias crônicas que predispõem ao trauma autoinduzido (p. ex., gatos com prurido crônico). Não está dentro do escopo deste capítulo discutir os detalhes de diagnósticos e tratamento e, portanto, o leitor deve consultar as referências para obter mais detalhes.[1,2] No entanto, o tratamento bem-sucedido envolve o uso concomitante de terapia sistêmica e tópica, confinamento adequado a áreas com facilidade de limpeza e a descontaminação do ambiente. Há muitas publicações sobre a descontaminação do ambiente; entretanto, poucas são baseadas em estudos controlados atuais e/ou estudos de campo. Os estudos controlados antigos que originaram muitas das recomendações anteriores da autora em relação à descontaminação foram conduzidos antes de se saber a importância de limpeza pesada.[3] Os dois principais objetivos deste capítulo são resumir fatos conhecidos sobre a contaminação ambiental e apresentar informações baseadas em evidências para as recomendações das melhores práticas (Quadro 31-1).

CONTAMINAÇÃO AMBIENTAL

A Fonte da Contaminação Ambiental

Uma afirmação muito comum dos clientes, quando são informados sobre a possibilidade real de ocorrer contaminação ambiental, é: *"Quer dizer que está na minha casa!"* Este comentário é razoável, pois a maioria dos leigos conhecem somente o mofo e o fungo negro (*Stachybotrys chartarum*) e a síndrome do edifício doente ou a descontaminação dos ambientes tomados por bolor após inundações. É importante deixar muito claro aos tutores que o *Microsporum canis* precisa da queratina para crescer e se multiplicar e o ambiente caseiro não oferece isso. A única fonte é um gato infectado. Os esporos naturalmente infectantes são denominados artroconídios. São esporos assexuados formados pela segmentação da hifa existente. A formação deles é uma resposta de sobrevivência à falta de nutrientes ou aos fatores estressantes ambientais.[4,5]

Patogênese da Doença e Seus Efeitos na Contaminação Ambiental

Os estudos da patogênese da infecção por *M. canis* destacam informações importantes relativas à contaminação ambiental.

Resumindo, a infecção ativa requer a exposição da pele suscetível a uma massa crítica desconhecida de artrosporos viáveis. Para estabelecer uma infecção, os esporos devem primeiro aderir ao estrato córneo. Após a aderência bem-sucedida, a infecção progride com a penetração de corneócitos via fungalisinas (proteases), seguida pela formação do tubo germinativo e a disseminação das hifas. No caso do *M. canis*, a adesão depende do tempo, iniciando 2 horas após a exposição e aumentando até 6 horas após a exposição.[6,7] Em estudos que utilizaram a epiderme felina reconstruída exposta aos esporos do *M. canis*, observou-se que os locais de inoculação foram positivos para a cultura e apresentam hifas fúngicas no estrato córneo em até 5 dias após a inoculação.[7] Os pontos importantes clinicamente desses estudos foram os seguintes:

1. O período de incubação desde a exposição até a infecção inicial nos locais capazes de disseminar o material infectante é de dias e não semanas.
2. O tempo da primeira infecção ativa até as lesões clinicamente óbvias é de 2 a 3 semanas.
3. A contaminação ambiental começa a ocorrer bem antes de os sinais clínicos serem observados.

Por Que Descontaminar o Ambiente?

O motivo mais frequentemente citado para a descontaminação ambiental é a prevenção da infecção em pessoas e animais suscetíveis, por meio de material naturalmente infectante presente no ambiente.[1,2] Em humanos, a principal forma de transmissão do pé de atleta (*Trichophyton spp.*) é por meio de contato com objetos contaminados (p. ex., meias) ou por andar descalço em áreas públicas, como chuveiros ou piscinas.[8] No entanto, casos bem documentados de infecção humana por *M. canis* por contato casual com o ambiente contaminado são raros na literatura. Um caso bem documentado envolveu um menino de 5 anos de idade que se contaminou com *M. canis* proveniente do interior de um carro.[9] Não houve contato conhecido com o animal infectado e foi descoberto por investigação posterior que a criança contraiu a infecção pelo contato com o tecido contaminado do carro. O tutor antigo do carro tinha um cão com dermatofitose generalizada por *M. canis*. Quase não há dúvidas de que os ambientes contaminados resultarão em gatos positivos na cultura de fungos para *M. canis* por meio do transporte mecânico dos esporos na pelagem. Como a maioria dos casos de dermatofitose é normalmente rastreada para algum contato com outro animal infectado, é difícil fornecer aos clientes as

QUADRO 31-1 Principais Recomendações de Descontaminação

- A descontaminação é necessária principalmente porque um ambiente contaminado resultará em culturas fúngicas falso-positivas, dificultando, ou impossibilitando, a determinação da cura micológica.
- As roupas contaminadas podem ser descontaminadas por lavagem. Geralmente não é necessário descartar cobertores e toalhas expostos ao animal.
- Os itens expostos que não podem ser lavados com rotina podem ser descontaminados com limpeza a seco.
- Embora a aspiração não descontamine os carpetes, é fortemente recomendada para remover os pelos que possam proteger os esporos contra os procedimentos de limpeza do carpete.
- Bebedouros, comedouros e lixeiras podem ser facilmente descontaminadas por limpeza agressiva e lavagem com detergente e água quente, seguidas por enxágue completo.
- As máquinas de tosa podem ser descontaminadas com mais eficiência por limpeza pesada, seguida por autoclave.

estimativas reais de risco de o outro gato na residência desenvolver a doença por contato com material naturalmente infectante.

Em um estudo sobre o desenvolvimento de infecção de coabitantes, como parte de um estudo de tratamento, foram gerados alguns resultados interessantes em relação ao risco de infecção proveniente do ambiente. Em um estudo experimental, o efeito protetor do pré-tratamento com lufenuron foi avaliado em 24 gatos jovens sem patógenos específicos, separados em grupos de oito gatos por ambiente, os quais foram expostos a um único gato infectado.[10] O gato hospedeiro de *M. canis* foi infectado experimentalmente com uma cepa altamente fluorescente e foi permitido que houvesse a autocura até que as lesões clínicas desaparecessem e somente os pelos positivos na lâmpada de Wood permanecessem na área pré-auricular. As culturas fúngicas de amostras obtidas do ambiente e de cada gato foram monitoradas semanalmente, juntamente com o exame de todos os gatos para o desenvolvimento de lesões, utilizando-se a lâmpada de Wood. Todos os ambientes e os gatos tiveram a cultura positiva logo após a introdução do gato infectado. No entanto, o desenvolvimento no local da infecção foi lento, com lesões crescendo em um padrão nítido. Os gatos mais sociáveis se infectaram primeiro e os gatos mais tímidos foram infectados por último. O primeiro local que as lesões se desenvolveram foram nas áreas de contato entre os gatos (i.e., a face e as orelhas). Se a exposição casual aos esporos no ambiente tivesse sido um fator de risco para contrair a doença, é razoável supor que a infecção se desenvolveria em todos os 24 gatos em um período semelhante, mas isso não ocorreu. Em outros estudos com gatos separados em grupo, os ambientes altamente contaminados nunca resultaram em reinfecção.[11-15] Os fômites contaminados são uma fonte conhecida de inoculação de esporos infectantes e do desenvolvimento posterior das lesões; no entanto, os fômites invariavelmente são itens que, além de reterem esporos, também fazem microtraumas na pele (p. ex., cortadores de unhas, máquinas de tosa, escovas e luvas de contenção de gatos). É concebível que um gato suscetível, especialmente um filhote ou um gato imunocomprometido, possa contrair a dermatofitose por *M. canis* somente por exposição a um ambiente

contaminado, mas a autora deste capítulo acredita que essa seja uma fonte incomum de infecção. Excluindo a indução traumática de lesões, um cenário plausível é um gato com prurido cutâneo ativo sendo exposto a um ambiente contaminado.

Se a infecção por *M. canis* em pessoas quase sempre envolve o contato com um animal ou pessoa infectada e o ambiente não é uma fonte significativa de infecção para gatos, então por que a ênfase na descontaminação ambiental?[16] A razão principal da necessidade de descontaminação é que um ambiente contaminado resulta em cultura de fungo falso-positivo, tornando difícil, e até impossível, determinar a cura micológica nos gatos. As culturas falso-positivas podem resultar em confinamento desnecessário, o que pode ser altamente estressante para gatos e/ou interferir na socialização de gatos ou filhotes recém-adquiridos. Além do mais, pode causar tratamento tópico prolongado de gatos, bem como a administração prolongada de medicamentos antifúngicos. Os resultados de cultura de fungo falso-positivos também aumentam o custo total do tratamento de um gato infectado. Conforme será detalhado posteriormente neste capítulo, a pesquisa mostrou que os esporos podem ser mais prontamente removidos do que se acreditava. A limpeza ambiental focando a remoção de esporos para evitar culturas de fungos falso-positivas é igualmente adequada para proteger pessoas ou animais suscetíveis à infecção.

Esporos no Ambiente: São Meramente Viáveis ou Realmente Infectantes?

Uma das publicações mais antigas, em inglês, que documenta a viabilidade em longo prazo dos esporos de *M. canis* é de 1960.[17] No relato, foram coletadas amostras do pelo de três filhotes de gatos que à lâmpada de Wood apresentaram alta fluorescência; essas amostras foram submetidas à cultura fúngica e foram positivas para *M. canis*, uma vez por semana, até que ocorressem seis culturas fúngicas negativas consecutivas. As primeiras culturas negativas foram observadas em 6 a 9 meses e a última cultura positiva foi relatada em 10 a 14 meses. Os pelos remanescentes não infectaram os filhotes suscetíveis em uma tentativa de infecção experimental. Esses achados foram bem similares aos de outro estudo, em que 25 espécimes foram cultivados periodicamente para fungos. A primeira cultura de fungo negativa foi observada em 14 meses e a última cultura positiva em 18 meses.[18] Muito recentemente, esta autora encontrou chumaços de pelos positivos na lâmpada de Wood no laboratório, armazenados em temperatura ambiente dentro de frascos de plástico. Os pelos mais antigos tinham 21 anos de idade. Por puro interesse acadêmico, foram realizadas todas as tentativas possíveis para determinar se haviam esporos viáveis presentes; após vários meses de esforço, uma única colônia de *M. canis* foi isolada. Para um leigo, a conclusão seria que os esporos de *M. canis* vivem por duas décadas no ambiente.

Pela experiência desta autora, com milhares de espécimes de pelo coletadas por escova de pelos e/ou dente de gatos nos últimos 25 anos, somente alguns isolados permanecerão positivos para cultura por até 24 meses.[19] O que é mais comumente observado no laboratório da autora consiste em isolados que perdem a viabilidade e se tornam negativos para cultura meses após a coleta. Por exemplo, em um estudo, a técnica de cultura do carpete foi usada para coletar pelos e esporos infectantes de gatos com cultura e lâmpada de Wood positivas.[20] Os espécimes foram identificados e cultivados dias após a coleta, usando um aplicador com ponta de algodão para confirmar o *status* da cultura; todos os espécimes tiveram um número demasiado de colônia para contagem por placa. Entretanto, após 5 meses de coleta, 30% (45 de 150) das amostras apresentaram resultado negativo na cultura fúngica, incluindo as culturas obtidas por inoculação direta da superfície do carpete em uma placa para cultura de fungos. Além disso, outros 10% dos espécimes apresentaram menos de 10 colônias por quadrado de carpete.

Pela experiência da autora com espécimes armazenados, no decorrer do tempo, o número de colônias viáveis que podem ser isoladas em uma amostra diminui marcadamente. Frequentemente após meses, o número de dias entre a inoculação e as culturas positivas se tornam superiores a 21 dias e a manipulação laboratorial (hidratação e crescimento em meio enriquecido) é frequentemente necessária para alcançar o *status* de cultura positiva. Mesmo assim, o número de unidades formadoras de colônia (UFCs) por placa é frequentemente menor que 10. Além disso, essas colônias quase sempre apresentam características macroscópicas e microscópicas anormais, e quase não esporulam. Finalmente, a haste do pelo é protetora (como no artrosporo viável de 21 anos de idade), porém mesmo os artrosporos dentro das hastes são muito vulneráveis às condições ambientais. Por exemplo, conforme a umidade do laboratório aumenta, a viabilidade do esporo diminui. Espécimes dentro de recipientes que são repetidamente abertos e fechados são menos viáveis do que os manipulados com menos frequência.[19] Se os esporos são removidos das hastes, como feito em um modelo de teste,[21] os esporos permaneceram viáveis por 1 semana a 3 meses, se armazenados a 4°C, mas, em temperatura ambiente, raramente sobrevivem por mais de 1 semana.[19]

É indiscutível que os artrosporos, especialmente os protegidos por pelos e detritos, permanecem viáveis por anos. Qualquer cliente que pesquise a literatura encontrará esse fato; no entanto, vários fatores importantes precisam ser esclarecidos para o cliente. Primeiro, todos os estudos que citam "*status* de cultura positiva" relatam a viabilidade dos esporos no meio de cultura fúngica; não se sabe qual a capacidade infecciosa desses esporos em condições naturais. Segundo, todos esses estudos armazenaram os esporos em condições laboratoriais, não em residências com flutuações de temperatura e umidade. Terceiro, nesses estudos foram utilizados pelos infectados, e as hastes de pelo protegem os esporos. A remoção mecânica simples dos pelos retira a maior quantidade de material infectante e diminui o risco de contaminação. Quarto, os esporos que não estão presentes nas hastes de pelo são vulneráveis à limpeza mecânica e aos desinfetantes. Finalmente, há uma grande variabilidade no tempo em que esses esporos permanecem viáveis.

O Que São "Confinamento Razoável" e Um "Ambiente de Fácil Limpeza"?

Os tutores são muito mais cooperativos em relação ao confinamento quando recebem explicações corretas. O confinamento ajudará a diminuir o tempo de tratamento, pois facilitará a limpeza e minimizará a disseminação de material infectante que poderia levar a resultados de cultura fúngica falso-positivos. O objetivo do tratamento é encurtar o curso da infecção e retornar o gato à vida familiar normal. "Confinamento razoável" significa selecionar quão amplo será o espaço em que o gato poderá circular na casa, de acordo com a idade e outras condições. O confinamento

razoável não exclui a interação com o gato. Por exemplo, os filhotes não devem permanecer sozinhos em casa, sem supervisão. É importante lembrar que essa doença ocorre em filhotes em um período que há necessidade de socialização para eles. Os gatos mais velhos podem não precisar de muito espaço e, portanto, um confinamento mais restritivo pode não ser um problema. Além disso, os gatos mais velhos podem ter outras doenças que necessitam monitoramento intenso. Alguns gatos mais velhos não se alimentarão ou não serão fáceis de medicar, se não estiverem em contato frequente com o tutor. A ligação homem-animal não pode ser ignorada. São necessárias instruções simples sobre como interagir com o gato durante o tratamento. Os tutores devem usar roupas velhas durante as brincadeiras com o gato e, em seguida, lavá-las imediatamente. Os tutores devem evitar contato com fricção ao corpo do gato ou do filhote. Luvas são uma recomendação aceitável, especialmente durante as fases iniciais do tratamento. Se houver crianças em casa, a autora prefere usar a calda sulfocálcica como terapia tópica para o gato infectado. É um esporicida rápido e, após vários tratamentos, acumula-se na pelagem e fornece uma barreira de curto prazo contra o contato com o esporo.

Os ambientes podem ser convertidos a "ambientes de limpeza fácil" com algumas alterações mínimas. As portas dos armários e as gavetas de móveis devem ser mantidas fechadas. As cortinas longas podem ser temporariamente removidas ou amarradas, de modo que fiquem além do alcance do gato. Qualquer tapete deve ser removido para minimizar a necessidade de limpá-los posteriormente. Plásticos colocados sobre os móveis não são recomendados devido ao risco de asfixia, caso o gato se enrole nele; além do mais, os plásticos são desnecessários e excessivos. Se o tutor tiver um móvel estofado preferido, basta removê-lo ou cobri-lo com um lençol para evitar que fique cheio de pelos. Todos os outros itens do mobiliário precisam somente estar sem poeira. Camas de gatos laváveis devem ser colocadas em locais altamente procurados pelos gatos (p. ex., na frente das janelas). Até que a infecção desapareça, todos os brinquedos de pano devem ser substituídos por brinquedos de plástico laváveis (p. ex., bolas). Ao explicar o significado de confinamento e de ambiente de limpeza fácil, simplesmente ofereça outro contexto para a situação e pergunte ao cliente, "O que você faria se o gato tivesse diarreia e demorasse semanas para curá-la?", porque esse cenário precisaria de preparações similares.

AMOSTRAGEM AMBIENTAL

Quando Obter Amostras Ambientais

Uma pergunta comum do cliente é, "Quando faremos amostras do ambiente?" Na opinião da autora, o único momento que é eficaz em termos de custo de se fazer a amostragem do ambiente é quando houver necessidade para o plano de tratamento. De acordo com a cultura ambiental de casas com gatos infectados, a contaminação ambiental é esperada.[22,23] A contaminação foi mais grave em casas que tinham filhotes; a dermatofitose por *M. canis* é mais comum em filhotes e, frequentemente, mais grave do que em adultos.[22] Não há motivo para amostragem do ambiente para documentar que a contaminação estava presente no momento do diagnóstico. O gato simplesmente precisa estar confinado nas áreas de fácil limpeza e qualquer área exposta (especialmente onde há pelos visíveis) precisa ser limpa (posteriormente, serão fornecidas mais informações). Se um cliente tiver um motivo sólido para saber se uma área exposta específica está descontaminada (p. ex., o quarto de uma criança), então a amostragem ambiental está indicada.

A amostragem ambiental é a mais frequentemente recomendada quando houver suspeita de culturas fúngicas falso-positivas, pois os gatos foram apropriadamente tratados e o cliente aderiu realizando o confinamento razoável e aos cuidados de limpeza. O problema das culturas de fungo falso-positivas é mais comum quando as culturas não são realizadas na clínica e os resultados são descritos apenas como "positivos" ou "negativos". As culturas de fungos realizadas na clínica permitem a determinação do número de UFCs por placa. Se o gato estiver clinicamente curado, e não houver hastes brilhantes no exame com lâmpada de Wood, mas a cultura fúngica foi positiva com 1 a 9 UFCs por placa, a contaminação ambiental é mais provável. Os gatos clinicamente normais de um local ativo de infecção, com cultura fúngica apropriada, apresentam mais de 10 UFCs por placa (normalmente número demasiado de colônia para contagem), mesmo se o local de infecção ativa estiver limitado a um bigode.

Na experiência da autora, os gatos que apresentaram cultura fúngica positiva devido à contaminação por meio de fômites rapidamente se tornam negativos em até 48 a 72 horas após serem removidos do ambiente contaminado. Apenas limpar a pelagem do gato com uma toalha umedecida não é sempre eficiente na remoção de esporos. A melhor maneira de remover esporos mecanicamente é deixar o gato se limpar sozinho em um ambiente limpo. Na casa, o gato deve ser acomodado em um ambiente sem exposição por 72 horas e em seguida amostras devem ser coletadas para a cultura fúngica. Durante as próximas 72 horas, enquanto o gato está em um ambiente diferente da casa, o tutor deve descontaminar os ambientes expostos com duas ou três limpezas pesadas. A eficácia da descontaminação é determinada por duas culturas fúngicas do ambiente: uma obtida do chão e outra das superfícies acima do chão, as quais podem ser alcançadas pelo gato. Se a cultura do gato for negativa, o problema é a contaminação do ambiente. Se for positiva, então o gato está infectado e é necessária uma alteração no tratamento. Se o tutor aderir corretamente aos cuidados de limpeza, as culturas ambientais devem ser negativas. Se as culturas ambientais forem positivas, os protocolos de limpeza precisam ser revisados com o cliente e o foco da contaminação deve ser identificado.

Culturas Ambientais de Superfícies Não Porosas

A amostragem ambiental institucional e industrial é feita com uma placa de cultura especializada, denominada *placa de contato*. A placa de contato deve ser pressionada contra a superfície da área desejada. Este não é um método prático para amostragem ambiental doméstica. Usando as placas de contato como controle, foi realizada uma comparação com outros métodos de coletas de amostras, como *swabs* com ponta de algodão, gaze estéril, escovas de dente e panos de pó descartáveis (Swiffer®, Proctor & Gamble). Quando as superfícies estavam muito contaminadas, não houve diferença entre as placas de contato e qualquer um desses outros métodos de amostragem. Contudo, quando a superfície estava menos contaminada, a amostragem com os panos de pó descartáveis Swiffer® apresentou a melhor correlação com as placas

de contato para superfícies rígidas e tecidos.[20] Somente um lado do pano de pó descartável Swiffer® é usado, o qual é marcado com um "X". Os locais para amostragem têm a poeira removida ou varrida, até que seja removida a sujeira visível. Mesmo se o cliente tiver acabado de limpar, as superfícies costumam ter alguma sujeira presente. A amostra é colocada em uma bolsa de plástico de autofechamento. No laboratório, toda a superfície do Swiffer® com o X deve ser pressionada contra uma placa de cultura de fungo. As amostras devem ser armazenadas até que os resultados sejam definitivos, pois se a placa contaminar, outras podem ser preparadas para cultura. As placas de cultura fúngica devem ser examinadas diariamente, pois estão frequentemente tomadas por outros agentes contaminantes. Se o ambiente estiver muito contaminado, as placas podem mostrar somente o crescimento de *M. canis*, frequentemente com colônias altamente suspeitas em até 7 dias. Colônias compatíveis macroscopicamente com a morfologia de *M. canis* normalmente são observadas na segunda semana de contaminação. Com a técnica de coleta de duas amostras, o objetivo é determinar a eficácia da descontaminação. Excluindo a coleta com carpete (posteriormente serão dados mais detalhes), a limpeza pesada repetida pode descontaminar os ambientes. Se houver contaminação ambiental, é importante lembrar ao cliente que isso representa o que existia no dia da amostragem. Se os cuidados de limpeza continuarem, comumente serão obtidas culturas negativas repetidas vezes do local desejado.

DESCONTAMINAÇÃO DE SUPERFÍCIES NÃO POROSAS

Limpeza Pesada

O termo *limpeza pesada* refere-se à remoção mecânica de todas as sujeiras visíveis por aspirador de pó, vassoura ou pano de pó de todas as superfícies, bem como a lavagem mecânica da superfície com um detergente diluído em água e enxágue completo do detergente da superfície. É importante lavar as superfícies completamente para remover os resíduos, pois alguns detergentes inativam os desinfetantes. Os desinfetantes são usados para matar quaisquer esporos não removidos pela limpeza pesada.

Os esporos de *M. canis* ficam protegidos em pelos e sujeira e imediatamente se ligam às partículas de poeira, portanto a remoção desse material é fundamental para a limpeza. As superfícies devem passar por limpeza pesada até que estejam visivelmente limpas. A limpeza pesada sozinha pode remover *M. canis* das superfícies, objetos ou ambientes contaminados. Em um abrigo, a dermatofitose foi introduzida em um ambiente com um grupo de gatos. Após a remoção dos gatos, as culturas fúngicas do ambiente foram obtidas, antes e após a limpeza. Por meio dos resultados da cultura fúngica observou-se contaminação disseminada do ambiente e apenas a limpeza pesada foi capaz de descontaminar o ambiente.[24]

Superfícies Especiais: Pisos de Madeira

A limpeza pesada dos pisos de madeira é sempre uma preocupação para os clientes. É importante lembrá-los de que os esporos do fungo não crescem no ambiente e, portanto, não se desenvolverão na madeira. Até onde a autora saiba, não há desinfetantes seguros para uso em chão de madeira, especialmente porque o tempo de contato de 10 minutos é necessário. A autora trabalhou com muitos clientes que tiveram contaminação ambiental em pisos de madeira. Os pisos de madeira nas residências foram descontaminados com sucesso pela remoção diária de pelo e poeira usando itens comerciais (Swiffers® e "Swiffers® aderentes"— posteriormente serão dados mais detalhes). Os pisos foram umedecidos, esfregados com sabão comercial de óleo para pisos de madeira (Murphy Oil Soap®, Colgate Palmolive).

Utensílios Úteis para Limpeza Pesada

Várias ferramentas de limpeza podem deixar a limpeza pesada menos árdua. A remoção geral de pó é mais bem realizada com panos carregados eletrostaticamente para remover o pelo de gato e a poeira com esporos das superfícies e itens acima do chão. Grandes quantidades de sujeira visível são mais bem removidas com um aspirador. O aspirador de pó ideal tem um saco que coletará e aprisionará a sujeira, o que facilita o seu descarte, e não libera quantidades excessivas de ar. Esse é um problema comum dos compartimentos de coleta de aspiradores para pó ou líquidos. Se o aspirador tiver um compartimento em vez de um saco descartável, isso pode conter potencialmente uma grande quantidade de material infectante, portanto, é necessário usar luvas e ter cuidado ao descartar o conteúdo diretamente em um saco de papel (ou similar), o qual deve ser imediatamente colocado no lixo para descarte. As vassouras são problemáticas porque o pelo de gato fica preso nas cerdas e é difícil removê-los, portanto, precisam ser descontaminadas após o uso. Como alternativa, os pisos podem ser limpos com Swiffers®. Outro excelente utensílio de limpeza é um pano aderente de pó (p. ex., 3M Easy Trap Duster®, 3M, Minneapolis, Minnesota). Os lenços de limpeza que são levemente "aderentes" removem mais sujeira do chão do que os panos ou lenços descartáveis de limpeza de piso. Os lenços são perfurados em secções tão pequenas que podem ser rapidamente usadas para remover os pelos e a sujeira de tapetes e cortinas, caso a remoção por aspirador não seja possível. Os rolos adesivos são caros para o uso em tapetes e cortinas, mas a fita adesiva é uma alternativa excelente e barata. Os pisos podem ser lavados com esfregão descartável para limpeza de piso (p. ex., Swiffer Mopping Cloths®, Proctor & Gamble). Outro utensílio muito útil, especialmente em clínicas veterinárias, é o esfregão plano com panos reutilizáveis (p. ex., 3M Easy Scrub Flat Mop®, 3M). Esse esfregão vem com um dispensador de produto de limpeza acoplado. Um esfregão descartável e um detergente podem ser usados para a limpeza pesada e um segundo esfregão pode ser usado com desinfetante, em seguida. Esses utensílios de limpeza são especialmente úteis porque não molham excessivamente as superfícies, como acontece quando se utiliza um esfregão e balde, e desta forma diminuem o tempo de limpeza. Ao longo do tempo, o custo de um sistema de esfregação plano reutilizável é menor que o de esfregões descartáveis. Todas essas ferramentas de limpeza estão disponíveis nos principais *sites* de compras pela Internet ou em lojas de materiais de limpeza.

Desinfetantes

O Que Procurar nos Rótulos

Uma noção errada e comum dos clientes é a de que os desinfetantes são a primeira etapa na descontaminação. Ao contrário, os desinfetantes são usados após a limpeza pesada, para eliminar quaisquer esporos não removidos pela limpeza mecânica. Há uma variedade muito maior de desinfetantes eficientes, de modo que o enilconazol e as várias diluições domésticas de hipoclorito de sódio (1:10, 1:32 e 1:100) não são somente as únicas opções.[1] *Trichophyton mentagrophytes* é o patógeno de teste mais comum para rotular a atividade antifúngica de um produto, embora seja amplamente conhecido que a eficácia antifúngica contra sua forma naturalmente infectante não se correlaciona. Isso é porque nos estudos antigos, os desinfetantes foram testados na presença de debris orgânicos. Estudos conduzidos pela autora apresentaram uma boa correlação entre o teste de desinfetante usando conídeos de *Trichophyton* e de *M. canis* e esporos infectantes isolados de *Trichophyton* sem debris orgânicos.[20,25] De uma perspectiva prática, isso significa que os desinfetantes indicados contra *T. mentagrophytes* são uma opção se associados à limpeza pesada. É importante ler os rótulos dos produtos indicados, porque alguns têm vários usos (p. ex., limpeza *versus* desinfecção) e necessitam de concentrações e/ou tempo de contato diferentes.

Desinfetantes de "Uma Etapa"

O termo *"uma etapa"*, frequentemente encontrado em muitos desinfetantes, é muito confuso. Muitos clientes assumirão que isso significa que é "tudo que é preciso ser feito". Os desinfetantes de uma etapa são os que podem limpar uma superfície levemente suja e desinfetá-la com uma passada de pano. Os estudos de teste destes produtos precisam de documentação que mostre 99% de eficácia em 5 minutos contra as bactérias selecionadas (p. ex., *Staphylococcus*), mas não contra esporos de fungos.[26] Por meio da leitura cuidadosa dos produtos rotulados como "uma etapa", é possível observar uma declaração de que se a superfície está contaminada por material orgânico, o material deve ser removido via limpeza pesada, antes do uso desse tipo de produto. Além disso, os rótulos dos produtos podem afirmar que o desinfetante não precisa ser removido da superfície. Os limpadores de uma etapa podem ser usados pelos clientes em dias alternados com a limpeza pesada.

Desinfetantes Antifúngicos Eficazes

Há vários desinfetantes antifúngicos eficazes; no entanto, alguns devem ser destacados por causa do uso amplo em residências ou clínicas veterinárias. Esses compostos foram considerados consistentemente antifúngicos (nenhum crescimento fúngico ou o crescimento de menos de 10 colônias por placa) quando usados em diluições desinfetantes contra esporos de 1:10, 1:5 ou 1:1.[20]

Hipoclorito de Sódio. A eficácia antifúngica do hipoclorito de sódio doméstico foi bem fundamentada e as diluições de 1:10 ou 1:32 são comumente usadas como controle de tratamento em estudos que avaliam os desinfetantes. O hipoclorito de sódio a 1:10 e 1:32 é consistentemente antifúngico, mesmo após curtos períodos de contato.[20] O único momento que o hipoclorito de sódio falhou no laboratório da autora foi quando a solução de estoque foi aberta e o controle de sua data de validade foi perdido ou quando a diluição não tinha sido preparada recentemente. Se o hipoclorito de sódio doméstico for o desinfetante de escolha, os frascos devem ser usados até o "prazo de validade" e as diluições devem ser preparadas uma vez por semana. Os motivos para não usar o hipoclorito de sódio incluem, mas não se limitam a: falta de detergência, potencial para reagir com outros produtos químicos para gerar gases tóxicos, odor desagradável, danos a superfícies rígidas, descoloração das fibras e superfícies coloridas, danos aos acabamentos do piso e rápida perda de eficácia quando diluído.

Enilconazol. A eficácia antifúngica do enilconazol é bem fundamentada e ele é comumente usado como controle de tratamento em estudos que avaliam os desinfetantes. O enilconazol está disponível como *spray* concentrado ou como pulverizador. É amplamente disponibilizado em muitos países e, nos Estados Unidos, está disponível como *spray* ou pulverizador Clinafarm® (Eli Lilly and Company). Um grande obstáculo para uso mais difundido nos Estados Unidos é que ele não está disponível em pequenas quantidades com preço razoável. Um tempo de contato de 10 minutos é recomendado mesmo se o enilconazol apresentar eficácia antifúngica em tempos mais curtos.

Peróxido de Hidrogênio Acelerado. Esse é um dos desinfetantes de ampla ação mais novos, com uso amplo em hospitais, clínicas veterinárias e residências. O peróxido de hidrogênio estabilizado a 3%, vendido sem prescrição, é antifúngico, mas perde rapidamente a estabilidade.[25] O peróxido de hidrogênio acelerado (PHA) é um composto exclusivo cada vez mais disponível em todo mundo. O que torna esse produto diferente do peróxido de hidrogênio sem prescrição é a inclusão de surfactantes (agentes umedecedores) e agentes quelantes que ajudam a reduzir o conteúdo metálico e/ou a dureza da água. A alta dureza da água pode afetar a eficácia de alguns desinfetantes. Esse produto foi testado usando suspensões isoladas de esporos infectantes de *Trichophyton* e *M. canis* e é um desinfetante eficiente.[25,27] Está disponível concentrado ou em forma pronta para uso sem prescrição com vários nomes comerciais. Um tempo de contato de 10 minutos é recomendado mesmo se o PHA teve ação antifúngica em menor tempo de contato.[20] Uma observação importante é que a Ficha de Dados de Segurança de Produtos Químicos (FISPQ) afirma que esta substância não deve ser misturada com produtos de hipoclorito de sódio concentrado. Ao recomendar esse produto aos clientes, é importante deixar isso claro. Se uma clínica veterinária tomar a decisão de usar o PHA como desinfetante, seria aconselhável levar em consideração se o hipoclorito de sódio doméstico deveria ser mantido na clínica.

Peroximonossulfato de Potássio. Esse é o componente principal de Trifectant® (Vetoquinol) e tem propriedades antibacterianas e antivirais de amplo espectro. Em estudos antigos sobre a eficácia antifúngica do peroximonossulfato de potássio, não foi observada uma boa eficácia; entretanto, nesses estudos, o tempo de contato foi menor que 5 minutos e o desafio do esporo para o desinfetante foi robusto.[21] Em estudos subsequentes, descobriu-se que esse produto tinha ação antifúngica contra o *M. canis* e o *Trichophyton spp.* quando aplicado generosamente e com um tempo mínimo de contato de 10 minutos.[27] Em estudos adicionais, foi observado que uma solução a 2% é mais eficaz do que a 1%.[20]

Produtos Vendidos Sem Prescrição. Em um estudo, foi investigada a eficácia de produtos vendidos sem prescrição e de produtos prontos para o uso, como alternativas ao hipoclorito de sódio.[27] Os critérios para seleção foram acesso fácil pelo consumidor, fórmula pronta para uso preferencialmente e indicação antifúngica no rótulo contra *T. mentagrophytes*. Os ingredientes ativos incluíam hipoclorito de sódio, amônia quaternária, ácido lático, PHA e uma mistura de álcool etoxilado. Os produtos foram testados com uma e cinco borrifadas; todos os produtos foram eficientes com uma aplicação mais generosa e um tempo de contato de 10 minutos.

Frequência da Limpeza de "Ambientes de Limpeza Fácil"

Novamente, a maior preocupação da contaminação da residência é o resultado da cultura fúngica falso-positivo. Embora a infecção em um ou dois gatos possa resultar em um grande número de esporos em culturas ambientais,[22] a contaminação do ambiente pode ser facilmente manejada.[23] Com a exceção de tutores que não aderem ao tratamento, a autora não encontrou uma situação doméstica em que a descontaminação não fosse possível.[28] Em vários casos, a contaminação nunca foi documentada, mesmo se os gatos infectados estivessem presentes na casa. Em um estudo de campo, foi realizada a cultura ambiental (n = 20) uma vez por semana durante 8 semanas no ambiente onde 16 a 30 gatos sob tratamento eram mantidos; foi observada a contaminação ambiental em zero a dois locais de em 6 das 8 semanas e em quatro locais em 2 das 8 semanas (Fig. 31-1). Esse ambiente foi totalmente limpo e desinfetado somente duas vezes por semana, com limpeza rotineira nos outros dias.

Para o tutor do animal com um ou dois gatos infectados recebendo terapia antifúngica tópica e sistêmica, razoavelmente confinados, a limpeza pesada duas vezes por semana seguida por limpeza com desinfetante é suficiente. A descontaminação duas vezes por semana é recomendada no início do tratamento e a descontaminação uma vez por semana é adequada aos gatos em processo de cura. Entre as limpezas pesadas, é importante remover pelos e sujeira mecanicamente. Desinfetantes de uma etapa (p. ex., *sprays* de PHA prontos para uso ou lenços de PHA) podem ser usados nos dias entre as limpezas. Uma limpeza mais agressiva pode ser feita se indicada (p. ex., por causa de culturas fúngicas falso-positivas).

Embora não seja o foco deste capítulo, é apropriado enfatizar a importância da terapia tópica. A administração tópica de antifúngicos eliminará os esporos da pelagem e diminuirá bastante a quantidade de esporos que são disseminados no ambiente. Antes da aplicação da terapia tópica, a pelagem deve ser penteada para remover os pelos soltos.

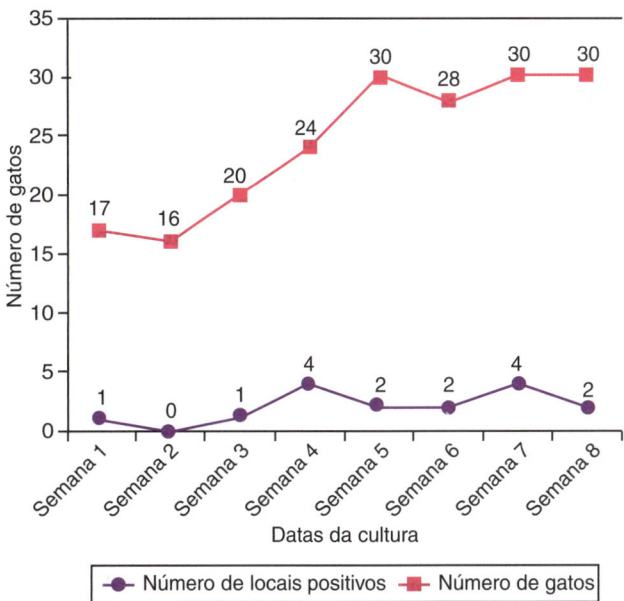

Figura 31-1: **Número de Gatos e Número de Locais Positivos Durante o Período de Amostragem de 8 Semanas.**

DESCONTAMINAÇÃO DE TECIDOS

Não há informações na literatura veterinária sobre a descontaminação de tecidos expostos ao *M. canis*. O que está publicado na literatura descreve as informações associadas ao *Trichophyton* spp. porque é a causa comum de pé de atleta em pessoas. Deve-se tomar cuidado ao extrapolar essas informações ao *M. canis* porque é um patógeno diferente e o contato do esporo com a meia usada e/ou aos sapatos contaminados não está relacionado diretamente aos gatos.

As recomendações de descontaminação mencionadas posteriormente são baseadas em estudos de campo e experimentais.[20,29] Quase todos os estudos envolvendo roupas foram realizados com uma máquina de lavar roupas com abertura superior, doméstica, com 15 anos de idade e secadora com abertura frontal para melhor simular o que pode existir em uma residência. Um estudo de campo foi realizado usando roupa contaminada lavada em uma máquina de lavar e secadora de roupas, com 2 anos de idade e abertura frontal. Os estudos-piloto foram conduzidos usando água quente e fria, com e sem adição de alvejante, para determinar o modo mais econômico de limpar as roupas. A contaminação experimental foi feita usando suspensões de pelo infectado com, no mínimo, 500.000 esporos por mL e usando toalhas estéreis contaminadas com pelos infectados coletados com escova de dente. Para simular uma contaminação natural, foram utilizadas roupas realmente contaminadas por jaulas de gatos provenientes de um abrigo e em tratamento de dermatofitose ou toalhas esterilizadas friccionadas intencionalmente sobre gatos infectados não tratados para simular um "alto desafio". Foi testado o máximo possível de "protocolos de erro" e incluídos nos eventos de forma única ou em combinação, os seguintes: o detergente não foi adicionado, a duração do ciclo foi curta, o tambor da máquina de lavar roupas foi preenchido além do necessário com água, o nível foi menor que o necessário e o tambor não foi desinfetado após a lavagem da roupa. As suspensões comuns de detergente de lavanderia foram testadas em relação à eficácia antifúngica, assim como as amostras de água de lavagem contendo meio copo de alvejante doméstico em uma quantidade "regular" de roupas. Os estudos envolvendo a limpeza a seco como método de descontaminação foram realizados usando tanto itens contaminados experimentalmente, quanto itens expostos naturalmente e doados à autora; a limpeza a seco foi realizada com consentimento verbal do comerciante. Foi realizada a cultura de superfícies rígidas (ou seja, da superfície interna do tambor da máquina de lavar roupas) usando a técnica com Swiffer®. A cultura de tecidos foi realizada usando culturas fúngicas de 90 mm de diâmetro, de modo que toda a superfície do item pudesse ser usada para cultura por inoculação direta.

As informações desses estudos apresentadas a seguir evidenciam que as roupas podem ser descontaminadas com a lavagem. Geralmente, não é necessário descartar cobertores e toalhas usadas com pelos de animais.

Pré-lavagem de Mistura de Roupas Contaminadas e Não Contaminadas

Os estudos experimentais analisando as situações de risco antes da lavagem usaram combinações de roupa úmida ou seca contaminadas e descontaminadas.[29] Por meio dos testes foi observada contaminação em todos os cenários de combinações possíveis quando centrifugadas em uma secadora por 30 segundos em um saco grande de risco biológico. Os cenários de risco mais alto envolveram itens de lavanderia úmidos, especialmente a roupa úmida contaminada misturada com roupa úmida não contaminada (100% de contaminação de todas as toalhas).

Recomendação

As roupas possivelmente contaminadas ou contaminadas devem ser mantidas separadas de outras roupas. Os itens com risco devem ser armazenados em sacos plásticos até que sejam lavados e não podem entrar em contato com as outras roupas. De uma perspectiva prática, isso significa trocar as roupas de cama ou toalhas que entraram em contato com o animal apenas no final do dia e logo antes de lavar esses itens. As roupas úmidas contaminadas representam a situação de mais alto risco, portanto devem ser manipuladas com cuidado.

Temperatura da Água

Na literatura relacionada a humanos, a temperatura recomendada para descontaminação do *T. rubrum* em tecidos contaminados é de 60°C *versus* 40°C, pois a temperatura mais alta foi consistentemente mais eficaz.[30,31] Por meio de estudos pilotos conduzidos em um ambiente doméstico, observou-se que para alcançar essa temperatura, o aquecedor de água precisaria ser ajustado para "muito quente". Embora a temperatura da água que entra no tambor da máquina de lavar estivesse a mais de 60°C, essa temperatura nunca foi mantida por todo o ciclo de lavagem, independentemente de quão baixo foi o nível da água ou quão curto foi o ciclo de lavagem. Em um ambiente doméstico, tal temperatura de água poderia resultar em ferimentos térmicos acidentais aos membros da família, caso o aquecedor de água não tenha sido ajustado em uma zona segura. Além disso, para lavar várias cargas de roupa ou repetir a lavagem do material contaminado, seria necessário esperar um tempo adequado para que a água aquecesse. Em instalações com vários animais, é impraticável usar essa temperatura. Finalmente, isso não é muito econômico em termos de energia.

Usando tecidos contaminados experimentalmente, com probabilidade de entrar em contato com os animais de estimação (p. ex., linho, toalha e brim), 20 amostras de tecidos com 90 mm cada foram lavadas em água quente (com temperatura maior ou igual a 60°C, enquanto o tambor estava sendo preenchido) ou água fria em um ciclo de 14 minutos e a cultura foi realizada imediatamente após a lavagem. Isso foi repetido em três diferentes momentos. Todas as amostras pós-lavagem tiveram culturas negativas, independentemente da temperatura da água.

Recomendação

Roupa contaminada com *M. canis* pode ser lavada em água fria ou quente.

Alvejantes e Detergentes Comerciais para Roupas

O detergente comercial de roupa não foi considerado esporicida em um teste usando uma suspensão de esporos de fungos isolados. A adição de 118 ou 236 mL de alvejante no tambor da máquina de lavar também não foi esporicida. Quando o primeiro experimento foi repetido com 118 ou 236 mL de alvejante doméstico adicionado à água, não houve diferenças significativas nos resultados do estudo.

Recomendação

Não há detergente de roupas de preferência e o uso de alvejante doméstico é um aditivo opcional.

Transferência Durante o Ciclo de Lavagem de Esporos Contaminados para a Roupa Não Exposta

Tecidos contaminados e não contaminados experimentalmente foram lavados juntos para se investigar a transferência de material infectante durante o ciclo de lavagem. A cultura fúngica das amostras foi realizada imediatamente após a lavagem. A transferência de esporos infectantes por contato direto durante a agitação ou na água de lavagem não foi detectada.

Recomendação

A transferência de material infectante à roupa não exposta é rara, mas possível. Isso pode ser evitado pela lavagem separada de roupas contaminadas e não contaminadas.

Contaminação do Tambor da Máquina de Lavar Roupas e da Secadora Após a Lavagem

Em estudos experimentais usando tecidos contaminados com suspensões de esporos não foram observadas contaminações do tambor da máquina de lavar roupas imediatamente após a lavagem ou dentro da secadora ou do filtro de fiapos. A contaminação do interior do tambor da máquina de lavar roupas ou do filtro de fiapos foi encontrada na lavadora de abertura superior quando toalhas bastante contaminadas foram lavadas. Essas toalhas tiveram grandes quantidades de pelos visíveis presos nas fibras antes da lavagem, muitos desses pelos foram positivos na lâmpada de Wood. Quando as superfícies do Swiffers® usadas para amostragem das superfícies do tambor da máquina foram examinadas, pelos intactos foram encontrados comumente. A contaminação da parte interna da secadora foi rara. A contaminação (menos de 10 UFCs por amostra) do filtro de fiapos das secadoras ocorreu quando as roupas continham grandes quantidades de material infectante; no entanto, o ar eliminado pelas secadoras estava quase sempre bastante contaminado (p. ex., mais de 20 UFCs por placa).

O tambor da máquina de lavar roupa com abertura por cima foi facilmente descontaminado após a remoção mecânica dos pelos ao passar uma toalha e aplicação de um desinfetante por 10 minutos. O filtro de fiapo foi descontaminado por lavagem com um detergente doméstico de amplo espectro.

Em um abrigo com instalações dedicadas para o tratamento de gatos infectados, que utilizou lavadoras e secadores com abertura frontal, nunca foi encontrada a contaminação do tambor da máquina, da secadora ou do filtro de fiapos. Isso sugere que as máquinas de lavar roupas modernas de alta capacidade são mais eficientes na remoção de esporos e pelos contaminados.

Em um estudo de campo pequeno, foi realizada a cultura fúngica da parte interna dos tambores da máquina de lavar roupas de abertura por cima em três diferentes lavanderias públicas. Pertinente a esse estudo, pequenos números de UFCs por placa

de *T. rubrum* foram isolados várias vezes e as amostras tiveram resultados de cultura positivos para uma ampla variedade de leveduras e bactérias Gram-positivas e Gram-negativas.

Recomendação

Para todas as situações de lavanderia, deve-se assumir que há probabilidade de contaminação da parte interna do tambor da máquina de lavar roupa após a lavagem de roupas contaminadas. A remoção mecânica de todos os pelos da parte interna do tambor deve ser realizada, em seguida a superfície deve ser pulverizada com desinfetante e o mesmo deve ser mantido umedecido por 10 minutos. Após a desinfecção, o tambor pode ser enxaguado ao usar um ciclo de lavagem somente com água. Os filtros de fiapos da secadora após lavar as roupas do animal de estimação devem ser esvaziados e lavados. As aberturas da secadora não devem estar entupidas e deve ocorrer eliminação adequada de ar. A parte interna da secadora provavelmente não está contaminada, mas, como todas as superfícies não porosas, deve ser limpa mecanicamente. Os desinfetantes adequados incluem qualquer desinfetante de banheiro vendido sem prescrição.

Eficácia de Lavagem de Rotina para a Descontaminação de Roupas

Em estudos de campo, as toalhas de jaulas de gatos em tratamento e as toalhas esfregadas em filhotes infectados foram lavadas e observou-se que a agitação mecânica da lavagem de rotina foi um método consistentemente eficaz de descontaminação das toalhas. Em um desafio mais robusto, 50 panos foram intencionalmente contaminados e lavados em água fria em um ciclo longo, seguido pela secagem na temperatura mais alta da secadora.[20] Quatorze dos 50 panos apresentaram uma ou duas UFCs por placa, por lado. O processo foi repetido e os panos foram completamente descontaminados após duas lavagens.

Mesmo quando o tambor da máquina de lavar roupas não apresentou pelos visíveis quando as culturas fúngicas ambientais foram obtidas, o filtro de fiapo da mesma quantidade de panos frequentemente apresentou grande números de pelos em seu interior. A remoção dos pelos é importante em todos os procedimentos de descontaminação. Em estudos experimentais e estudos de campo, o brim foi o tecido com maior probabilidade de contaminação pesada com pelos e, em um experimento, foi o tecido com o maior número de culturas positivas após a lavagem. O brim também é um tecido com maior probabilidade de ser seco em secadoras pelo cliente. Duas lavagens foram necessárias para descontaminar o brim exposto.[29]

Em estudos que simularam erros na lavagem de roupas, as condições que resultaram em contaminação residual foram previsíveis: ciclos de lavagem curtos e tambores de máquina de roupa de lavar muito cheios. Mesmo assim, a contaminação nunca foi grande (i.e., mais de 10 UFCs por placa, por item).

Resumo das Recomendações

Embora o detergente de lavar roupas não seja esporicida, apresenta propriedades umidificadoras que auxiliam na remoção da sujeira das superfícies e, portanto, o seu uso é recomendado. O uso de alvejante é opcional. As roupas podem ser lavadas em água quente ou fria. A agitação é a parte mais importante da descontaminação; portanto, as roupas devem ser lavadas no ciclo mais longo possível, tomando cuidado adicional de não preencher excessivamente a máquina. Na maioria das situações, uma lavagem seguida pela secagem é suficiente, especialmente se uma máquina de lavar de alta capacidade for usada. Duas lavagens, uma imediatamente após a outra,são recomendadas se os tecidos estiverem muito contaminados por pelos ou material orgânico (p. ex., comida, fezes, urina ou sangue). Duas lavagens para os itens de brim são recomendadas. Após a lavagem, a parte interna do tambor da lavadora e o filtro de fiapos devem ser limpos e desinfetados. Em seguida, o tambor deve ser enxaguado com uma lavagem com ciclo curto, utilizando apenas água. A parte interna da secadora deve ser limpa mecanicamente com um pano embebido em detergente e sabão. (Os desinfetantes residuais podem manchar ou descolorir as roupas se não forem completamente removidos de dentro da secadora.)

Limpeza a Seco

As gravatas de seda intencionalmente contaminadas ao esfregá-las em pelo de gato infectado e itens temporariamente doados pelo cliente foram descontaminados com sucesso por limpeza a seco. Todo o pelo do animal foi visivelmente removido antes dos itens serem limpos.

Recomendação

Os itens expostos que não podem ser rotineiramente lavados podem ser descontaminados com lavagem a seco. É importante remover o pelo dos tecidos de forma mecânica, com um rolo para remover fiapos. Embora o risco à saúde humana seja baixo e o pessoal da lavanderia a seco deva manipular rotineiramente as roupas com luvas, os itens devem ser dispostos em um saco plástico e o comerciante deve ser informado que animais sujaram as amostras.

DESCONTAMINAÇÃO DE CARPETES

As recomendações de descontaminação de carpetes baseiam-se em estudos laboratoriais e de campo.[20] Para esses estudos, quadrados de carpetes estéreis foram contaminados ao esfregar vigorosamente a pelagem de gatos infectados por *M. canis* e positivos na lâmpada de Wood. Para os estudos que envolveram áreas recobertas com carpetes, os pelos infectados por *M. canis* e positivos na lâmpada de Wood foram deliberadamente colocados na superfície e esfregados nas fibras do carpete usando uma escova de dente estéril, ou os carpetes foram contaminados ao esfregar os quadrados de carpete confirmadamente contaminados ou as escovas de dente contaminadas sem pelos nas cerdas para simular áreas em que os pelos foram removidos, mas os esporos permaneceram.

Estudos-piloto foram conduzidos para determinar o melhor método de cultura fúngica para carpetes contaminados e se o fato de repetir a amostragem teria um efeito significativo nos resultados da cultura. Placas de contato, culturas de amostras obtidas com escovas de dentes e de amostras obtidas com Swiffer® foram comparadas, e todas foram equivalentes na detecção de contaminação pesada. Somente 10 passadas leves do Swiffer® detectaram contaminação pesada; no entanto, 20 passadas vigorosas do Swiffer® detectaram, consistentemente, qualquer grau de contaminação. As gazes também foram testadas, mas frequentemente os esporos ficaram presos nas fibras e não foram

consistentemente inoculados na superfície da placa de cultura fúngica. De dois quadrados de carpete infectados foram realizadas 25 culturas repetidas, sendo por impressões diretas repetidas em placas de cultura fúngicas ou culturas repetidas de amostras obtidas sempre com uma nova escovas de dentes. As culturas realizadas por impressões repetidas ou por amostragem com escovas de dentes não diminuíram o número de UFCs por placa; a primeira e a última placa de cultura fúngica apresentaram um número demasiado de UFCs para contagem por placa.

Carpetes e a Viabilidade dos Esporos

Algumas informações interessantes foram obtidas por meio de estudos que pesquisaram sobre descontaminação de carpete. Nos carpetes, os esporos podem não ser tão viáveis quanto se acreditava originalmente. Conforme mencionado anteriormente, 30% das amostras previamente apresentaram número demasiado de UFCs para contagem por placa no momento do recebimento e geraram resultado negativo na cultura em menos de 5 meses e outras 10% apresentaram menos de 10 UFCs por placa. Outra informação interessante foi que o ato de umedecer os carpetes pareceu ter um efeito negativo na viabilidade dos esporos. Durante a análise dos dados, foi observado que as amostras de carpete que tinham baixos números de UFCs por placa mostraram um dos três padrões, quando houve a cultura 24 horas após o umedecimento. Não houve crescimento, contaminantes cresceram ou houve um aumento súbito no número de colônias *M. canis* em 24 horas (i.e., um "supercrescimento"). As amostras do dia 7 após o tratamento sempre foram negativas na cultura para *M. canis*. Pode-se criar uma hipótese de que o umedecimento reidrata os esporos latentes e ativa a esporulação e, devido à falta de nutrientes adequados, (i.e., queratina) os esporos morrem. Deve-se ressaltar que essas amostras estavam livres de pelos de gato visíveis. Além disso, se forem feitas culturas em carpetes naturalmente infectados (i.e., carpetes infectados após filhotes de gatos brincarem nele), diferentes locais do carpete apresentarão resultados de cultura bastante diferentes. Na melhor das hipóteses, por meio do cultivo fúngico das amostras de carpete pode-se observar o que há no local de amostragem, ou seja, as culturas podem subestimar e superestimar a quantidade da contaminação, dependendo da amostragem.

Aspiração

Aspirar os carpetes é comumente recomendado como um meio de diminuir a contaminação.[2] A eficácia da aspiração como um método para diminuir a contaminação dos carpetes foi testada em amostras de carpetes (n = 20) esfregadas em filhotes contaminados. Não houve diferença no número de UFCs por placa de cultura em qualquer uma das amostras, mesmo após um tempo de aspiração cumulativo de 60 segundos. Os pelos de gato (frequentemente pelos positivos na lâmpada de Wood) que estavam no compartimento de coleta do material aspirado foram positivos na cultura.

Recomendação

Por causa das informações descritas anteriormente, em "Carpetes e Viabilidade dos Esporos", mesmo a aspiração não descontaminando carpetes, é altamente recomendada porque removerá os pelos que podem proteger os esporos dos procedimentos de limpeza de carpete.

Limpeza Comercial a Vapor e com Xampus para Carpete

Uma questão muito comum é se a limpeza a vapor ou a lavagem com xampu irá descontaminar os carpetes. A limpeza a vapor ou a extração com água quente usa uma combinação de pressão, agitação e água quente para remover a sujeira. Dependendo do equipamento, a água pode ser aquecida na fonte (p. ex., no caminhão) a mais de 100°C; no entanto, à medida que passa pelo equipamento, muito calor é perdido. Com os xampus de carpete, a limpeza é obtida por meio da escovação mecânica dos carpetes associada à aspiração da água suja. Ambos os métodos de limpeza foram testados usando tapetes de grandes áreas, sendo que cada um foi contaminado em dez locais com pelo de gato infectado. Em um local em cada carpete, uma maior quantidade de pelo de gato infectado foi utilizada para que fosse facilmente visível a distância. Os carpetes foram limpos após 24 horas da contaminação. Em ambas as situações, nos locais de contaminação foi observado um número demasiado UFCs para contagem por placa antes da limpeza, mas as amostras de cultura após a limpeza foram diferentes. Nos 20 locais de contaminação dos carpetes limpos com xampu para carpete, um número demasiado de UFCs para contagem por placa, por local foi observado. Em contraste, somente em dois de 20 locais de contaminação limpos a vapor foi encontrada contaminação evidente (21 e 40 UFCs por placa). Nos locais remanescentes, cultura fúngica com resultado negativo ou menos de 10 UFCs por placa foi observado. Uma semana depois, resultados negativos nas culturas fúngicas não foram observados em todos os locais, mas houve um aumento contínuo no número de locais com cultura negativa, juntamente com cada vez menos UFCs. Em um experimento final, todos os quatro carpetes foram completamente embebidos em água até que a água passasse para o lado oposto do carpete, em seguida, cultivados 7 dias depois do tratamento da água. O tratamento com água descontaminou os carpetes, mas levou quase 5 dias para que os carpetes secassem, o que não é muito viável em residências.

Descontaminação Química dos Carpetes

Tapetes foram contaminados conforme descrito anteriormente, mas, nesse estudo, a superfície do carpete foi completamente molhada com água e um dos desinfetantes químicos a seguir foram aplicados à superfície: AHP (AccelTB®, Virox Technologies), enilconazol, peroximonossulfato de potássio (Trifectant®, Vetoquinol), um desinfetante de amônia quaternária, 3,2% de ácido láctico (Lysol®, Reckitt Benckiser), mistura de álcool etoxilado (Simple Green®, Sunshine Makers), um xampu de miconazol para cães, um xampu de climbazol para cães e um xampu de cetoconazol para cães. Após a área do tapete ser completamente molhada com um dos desinfetantes, cada carpete foi esfregado com uma escova de cerdas rígidas e, em seguida, os produtos permaneceram em contato com o tapete por 15 minutos. Em seguida, um xampu de carpete diluído somente com água foi usado para remover o desinfetante químico e qualquer sujeira presente. Isso levou bastante tempo porque muitos produtos fizeram bastante espuma. Após os carpetes estarem completamente secos, foram realizadas culturas repetidas. As amostras obtidas antes do tratamento apresentaram um número demasiado de UFCs para contagem por placa em todos os carpetes. Todos os desinfetantes comerciais descontaminaram os carpetes e todos os

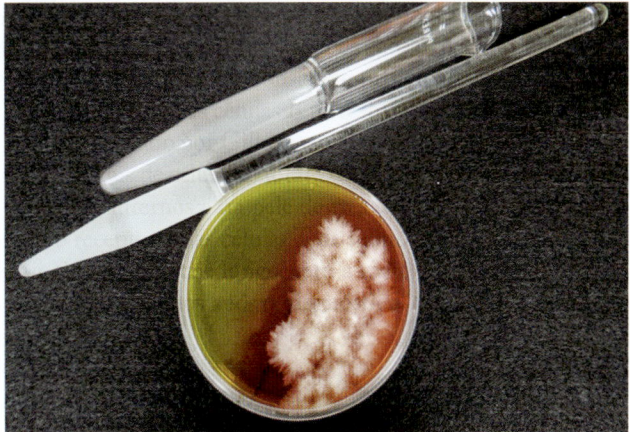

Figura 31-2: Nesta figura observa-se a cultura fúngica da vidraria de laboratório contaminada (com crescimento) e descontaminada (sem crescimento) com um detergente e água quente.

três xampus antifúngicos foram eficientes. É importante observar que os carpetes não foram aspirados antes da limpeza.

Recomendações Gerais

Como os carpetes são mais difíceis de descontaminar, a melhor maneira para isso é evitar que a contaminação ocorra (ou seja, mantenha os gatos longe de áreas com carpetes). A aspiração não descontaminará os carpetes, mas a remoção mecânica do pelo é importante para minimizar a contaminação. É muito provável que, com o tempo, os esporos morram espontaneamente nos carpetes. Se a descontaminação for necessária, as crianças pequenas devem ser mantidas afastadas dos carpetes umedecidos. A infecção ocorre por meio de microtrauma e da inoculação de esporos na pele. A proliferação fúngica observada após o carpete ser umedecido pode representar um risco para crianças que brincam no carpete. Embora os limpadores exclusivos de carpetes não sejam esporicidas, a limpeza do carpete repetida com água e detergente é uma opção. Outra opção é aspirar, aplicar um desinfetante químico e, em seguida, limpar os carpetes. Os clientes preocupados sobre o uso de produtos químicos nos carpetes podem considerar um xampu comercial antifúngico para cães em substituição ao desinfetante. Se o cliente estiver preocupado com a segurança de um desinfetante, o rótulo do produto e a FISPQ devem ser consultados.

DESCONTAMINAÇÃO DE RECIPIENTES

Os bebedouros, os comedouros e as lixeiras podem ser facilmente descontaminadas com limpeza agressiva e lavagem com detergente e água quente, seguida por um enxágue completo. Esse protocolo descontamina completamente a vidraria de laboratório utilizada para preparar as suspensões de esporo de fungo (Fig. 31-2).[19]

DESCONTAMINAÇÃO DE MÁQUINAS DE TOSA

As máquinas de tosas são descontaminadas com mais eficiência pela limpeza pesada, seguida por autoclave. Se isso não for possível, as lâminas contaminadas podem ser descontaminadas se a sujeira visível for meticulosamente removida de todas as superfícies e, em seguida, um produto desinfetante for borrifado

(p. ex., Clippercide®, King Research). As superfícies devem ficar imersas por 10 minutos e, em seguida, o procedimento deve ser repetido. Também é importante se lembrar de limpar a base plástica e o cabo elétrico.

ciclo de lavagem mais longo for usado. O objetivo principal da descontaminação é a remoção mecânica dos esporos para evitar resultados de cultura fúngica falso-positivos, dificultando, ou impossibilitando, a determinação da cura micológica.

RESUMO

A melhor declaração resumida para descontaminação é "se pode ser lavado, pode ser descontaminado". A parte mais importante da descontaminação é a remoção mecânica da sujeira e a lavagem da superfície com um detergente seguro até estar visivelmente limpo (i.e., limpeza pesada). Essa etapa remove a grande maioria de material infeccioso das superfícies rígidas. Os desinfetantes são necessários somente para matar os esporos que permanecem após a "limpeza pesada". Muitas alternativas ao alvejante doméstico são mais seguras para pessoas, gatos e superfícies domésticas. Um exemplo é um PHA. Os tutores de gatos podem usar qualquer produto registrado como eficaz contra *T. mentagrophytes*. As roupas podem ser eficazmente descontaminadas com duas lavagens, usando água quente ou fria, se o tambor da máquina de lavar não estiver muito cheio e o

AGRADECIMENTOS

Os estudos descritos neste capítulo foram patrocinados pela Winn Feline Foundation, Merck Merial Scholarship Program, Companion Animal Fund (Universidade de Wisconsin, Madison), um presente sem restrições de Maddie's Fund e doações privadas. A autora gostaria de agradecer às seguintes pessoas por oferecer os espécimes de campo necessários para concluir estes estudos: Laura Mullen e os voluntários do programa SPORE do serviço de proteção animal (SPCA) de São Francisco; Beth Rodger; Dra. Sandra Newbury e Dra. Rebecca Stunteveck do Felines In Treatment Center (Fit Center) em Dane County Humane Society, Madison, Wisconsin e Hanna Hondzo pela assistência laboratorial. Finalmente, a autora agradece a todos os tutores de gatos e aos abrigos que participaram do estudo de campo para este capítulo.

Referências

1. Moriello K, DeBoer DJ: Dermatophytosis. In Greene CE, editor: *Infectious diseases of the dog and cat*, ed 4, St Louis, 2012, Elsevier/Saunders, pp 599-601.
2. Frymus T, Gruffydd-Jones T, Pennisi MG, et al: Dermatophytosis in cats ABCD guidelines on prevention and management. *J Feline Med Surg* 15:598-604, 2013.
3. Moriello KA, DeBoer DJ: Environmental decontamination of Microsporum canis: in vitro studies using isolated infected cat hair. In Kwochka KW, Willemse T, Von Tscharner C, editors: *Advances in veterinary dermatology*, Oxford, 1998, Butterworth-Heinemann, pp 309-318.
4. Aljabre SH, Richardson MD, Scott EM, et al: Dormancy of *Trichophyton* mentagrophytes arthroconidia. *J Med Vet Mycol* 30:409-412, 1992.
5. Barrera CR: Formation and germination of fungal arthroconidia. *Crit Rev Microbiol* 12:271-292, 1986.
6. Baldo A, Tabart J, Vermout S, et al: Secreted subtilisins of *Microsporum canis* are involved in adherence of arthroconidia to feline corneocytes. *J Med Microbiol* 57:1152-1156, 2008.
7. Tabart J, Baldo A, Vermout S, et al: Reconstructed interfollicular feline epidermis as a model for *Microsporum canis* dermatophytosis. *J Med Microbiol* 56:971-975, 2007.
8. Hsu AR, Hsu JW: Topical review: skin infections in the foot and ankle patient. *Foot Ankle Int* 33:612-619, 2012.
9. Thomas P, Korting H, Strassl W, et al: *Microsporum canis* infection in a 5-year-old boy: transmission from the interior of a second-hand car. *Mycoses* 37:141-142, 1994.
10. DeBoer DJ, Moriello KA, Blum JL, et al: Effects of lufenuron treatment in cats on the establishment and course of *Microsporum canis* infection following exposure to infected cats. *J Am Vet Med Assoc* 222:1216-1220, 2003.
11. DeBoer DJ, Moriello KA, Blum JL, et al: Safety and immunologic effects after inoculation of inactivated and combined live-inactivated dermatophytosis vaccines in cats. *Am J Vet Res* 63:1532-1537, 2002.
12. DeBoer DJ, Moriello KA: Investigations of a killed dermatophyte cell-wall vaccine against infection with *Microsporum canis* in cats. *Res Vet Sci* 59:110-113, 1995.
13. Moriello KA, DeBoer DJ: Efficacy of griseofulvin and itraconazole in the treatment of experimentally induced dermatophytosis in cats. *J Am Vet Med Assoc* 207:439-444, 1995.
14. Moriello KA, Deboer DJ, Schenker R, et al: Efficacy of pre-treatment with lufenuron for the prevention of *Microsporum canis* infection in a feline direct topical challenge model. *Vet Dermatol* 15:357-362, 2004.
15. DeBoer DJ, Moriello KA: Inability of two topical treatments to influence the course of experimentally induced dermatophytosis in cats. *J Am Vet Med Assoc* 207:52-57, 1995.
16. Snider R, Landers S, Levy ML: The ringworm riddle: an outbreak of Microsporum canis in the nursery. *Pediatr Infect Dis J* 12:145-148, 1993.
17. Keep JM: The viability of Microsporum canis on isolated cat hair. *Aust Vet J* 36:277-278, 1960.
18. Sparkes AH, Werrett G, Stokes CR, et al: *Microsporum canis*: Inapparent carriage by cats and the viability of arthrospores. *J Small Anim Pract* 35:397-401, 1994.
19. Moriello KA: Unpublished laboratory observations. University of Wisconsin-Madison.
20. Moriello KA: *Unpublished decontamination studies*. University of Wisconsin-Madison, 2013.
21. Moriello KA, Deboer DJ, Volk LM, et al: Development of an *in vitro*, isolated, infected spore testing model for disinfectant testing of *Microsporum canis* isolates. *Vet Dermatol* 15:175-180, 2004.
22. Mancianti F, Nardoni S, Corazza M, et al: Environmental detection of *Microsporum canis* arthrospores in the households of infected cats and dogs. *J Feline Med Surg* 5:323-328, 2003.
23. Heinrich K, Newbury S, Verbrugge M, et al: Detection of environmental contamination with *Microsporum canis* arthrospores in exposed homes and efficacy of the triple cleaning decontamination technique. *Vet Dermatol* 16:204-205, 2005.
24. Moriello KA, Newbury SN. Unpublished data. 2005.
25. Moriello KA, Hondzo H: Efficacy of disinfectants containing accelerated hydrogen peroxide against conidial arthrospores and isolated infective spores of *Microsporum canis* and *Trichophyton* spp. *Vet Dermatol* 25:191-194. , 2014doi: 10.1111/vde.12122.
26. United States Environmental Protection Agency Sanitizer Test For Inanimate Surfaces 2012 <http://www.epa.gov/>,.(Accessed April 1, 2014.).
27. Moriello KA, Kunder D, Hondzo H: Efficacy of eight commercial disinfectants against *Microsporum canis* and *Trichophyton* spp. infective spores on an experimentally contaminated textile surface. *Vet Dermatol* 24, 2013, 621–e152.
28. Moriello K. Unpublished field study data. University of Wisconsin-Madison, 2003-2013.
29. Moriello K: Decontamination of laundry exposed to *Microsporum canis* hairs and spores. *J Feline Med Surg*, 2015 [ahead of print].
30. Hammer TR, Mucha H, Hoefer D: Infection risk by dermatophytes during storage and after domestic laundry and their temperature-dependent inactivation. *Mycopathologia* 171:43-49, 2011.
31. Amichai B, Grunwald MH, Davidovici B, et al: The effect of domestic laundry processes on fungal contamination of socks. *Int J Dermatol* 52:1392-1394, 2013.

Reconhecimento e Abordagem dos Padrões de Reação Cutânea Felina

Adam P. Patterson e Alison Diesel

Em relação às manifestações das doenças cutâneas felinas, a frase "gatos não são cães pequenos" é mais evidente. Os pacientes felinos apresentam um desafio clínico único em termos de alterações dermatológicas. As lesões clínicas são muitas vezes visivelmente mais graves, marcantes e acentuadas em relação à melhora observada com a terapia bem-sucedida, quando comparada ao equivalente canino. Da mesma forma, o reconhecimento de prurido, pelo tutor e pelo veterinário, pode ser difícil se comparado ao cão por causa dos hábitos normais de higienização por lambedura dos gatos. Após coletar e descobrir pistas históricas pertinentes, o diagnóstico da doença de pele em gatos começa primeiro ao pesquisar a aparência cutânea detalhadamente, esperando observar um ou mais padrões reativos clinicamente reconhecíveis. Os padrões de reação cutânea são disposições comuns de lesões em gatos que refletem a resposta cutânea a vários estímulos inflamatórios, podendo ou não manifestar o prurido concomitante. Os próprios padrões de reação são somente padrões, não o diagnóstico definitivo. Na realidade, os padrões de reação cutânea são frequentemente indicativos de dermatopatia alérgica felina (Tabela 32-1), mas outros diferenciais, como etiologias infecciosas e parasitárias, devem ser considerados e sistematicamente excluídos (Tabela 32-2) antes de fazer o diagnóstico de alergia.

APRESENTAÇÃO CLÍNICA DOS PADRÕES DE REAÇÃO CUTÂNEA

Alopecia Autoinduzida

Também denominada "alopecia simétrica felina" e "tosa da pelagem", os gatos com alopecia autoinduzida (AAI) irão se lamber excessivamente até o ponto de alopecia parcial a quase total da região do corpo afetada (Fig. 32-1). Na inspeção cuidadosa, os pelos normalmente parecem quebrados (espetados) onde o gato mastigou. A pele nas áreas alopécicas pode ou não estar eritematosa ou escoriada. A produção excessiva de bola de pelos pode também ser relatada, pois os gatos irão ingerir grandes quantidades de pelo ao se lamberem; na realidade, os tutores podem procurar ajuda primeiro para se queixar de vômito dos gatos. Esse padrão de reação foi diagnosticado historicamente em excesso como alopecia psicogênica. No entanto, quando os gatos que se encaixaram no padrão de AAI e foram examinados mais atentamente em um estudo, a maioria apresentou várias condições médicas relacionadas que respondiam favoravelmente aos agentes antipruriginosos,

em vez de medicamentos que interferem no comportamento. A reação cutânea adversa a alimentos, a dermatite atópica e outras reações de hipersensibilidades indefinidas foram relatadas mais comumente no grupo de gatos avaliados no estudo.[1]

Com base na localização da AAI, outras condições não dermatológicas devem ser consideradas. Por exemplo, a AAI centralizada no abdome ventral pode ser indicativa de desconforto na bexiga, dor abdominal ou até mesmo dor na coluna ou no dorso. Portanto, um exame físico completo é indicado para esses pacientes.

Dermatite Miliar

Denominada devido à semelhança das lesões aos grãos de milhos (pequenos grãos), a dermatite miliar (DM) frequentemente poderá ser mais bem identificada quando palpada em vez de visualizada. As lesões são pequenas, precisas, eritematosas, pápulas com crostas presentes em qualquer região do corpo coberta por pelos, normalmente na pele pericervical ou ao longo da linha superior do dorso (Fig. 32-2). As lesões são geralmente mais identificáveis com exame táctil (semelhante à leitura do sistema Braille) em vez da observação visual, devido ao subpelo denso do gato e à frequente ausência de alopecia associada. Essas lesões parecerão pequenos grãos na pele, dando a impressão ao passar a mão de fazê-lo em uma lixa grossa. No entanto, a região com pouco pelo da pele pré-auricular pode ser um bom local para visualizar as pápulas com crostas da DM. Esse padrão de reação é mais comumente observado em gatos com dermatite alérgica a pulgas do que em outras condições alérgicas,[2] mas assim como ocorre com o gato que manifesta a AAI, outras etiologias devem ser consideradas. A mastocitose (dermatite semelhante à urticária pigmentosa; no Capítulo 27 encontram-se mais detalhes) e o carcinoma Bowenoide *in situ* são diagnósticos diferencias a serem considerados, especialmente se as lesões miliares não responderem à antibioticoterapia e/ou a intervenções antipruriginosas.

Dermatite Cervicofacial

Os gatos que manifestam dermatite cervicofacial (DCF) apresentam lesões restritas à porção cranial do paciente. Caudal ao pescoço, a pele geralmente parecerá normal; entretanto, face, orelhas e pescoço podem estar marcados com escoriações, eritema, crostas e alopecia (Fig. 32-3). Frequentemente essas lesões estão parcialmente distribuídas simetricamente nas regiões acometidas do corpo. Pelo fato de que este padrão de reação é mais frequentemente

Tabela 32-1	Padrões de Reação Cutânea Associados à Doença Cutânea Alérgica em Gatos*		
Doença cutânea Alérgica	**Picada de Pulga ($n = 146$)**	**Relacionada à Alimentação ($n = 61$)**	**Ambiental ($n = 100$)**
Dermatite miliar (%)	35	20	18
Complexo granuloma eosinofílico (%)	14	25	26
Dermatite cervicofacial (%)	38	64	56
Alopecia autoinduzida (%)	39	43	57
Pelo menos uma das quatro apresentações anteriores (%)	91	94	95
Vários padrões (%)	28	46	46

*Resultados de um estudo prospectivo multicêntrico[2] envolvendo 502 gatos com prurido, sendo que 381 deles foram diagnosticados com dermatite por hipersensibilidade. Independentemente do alérgeno desencadeador (pulga, alimento ou ambiente), pelo menos um tipo de padrão de reação foi observado em 90% dos gatos do estudo. Vários gatos manifestaram um ou mais padrões de reação cutânea.

Tabela 32-2	Diagnósticos Diferenciais Prováveis para Padrões de Reação Cutânea Felina			
	Alopecia Autoinduzida	**Dermatite Miliar**	**Dermatite Cervicofacial**	**Complexo Granuloma Eosinofílico**
Infecciosa	Pioderma Dermatite por *Malassezia* Dermatofitose	Pioderma Dermatofitose Papilomavírus Vírus cowpox felino	Pioderma Dermatite por *Malassezia* Dermatofitose Herpesvírus felino do tipo 1 (FHV-1)	Pioderma profundo Micobacteriose Micose profunda Vírus cowpox felino FHV-1 Calicivírus
Parasitária	Pulgas Pediculose Trombiculíase Queiletielose Demodicose (*D. gatoi*)	Pulgas Pediculose Trombiculíase Queiletielose Sarna otodécica Sarna notoédrica Demodicose	Pulgas Pediculose Trombiculíase Queiletielose Sarna otodécica Sarna notoédrica Sarna sarcóptica Demodicose	Pulgas *Cutereba*
Alérgica	Picada de pulga Picada de mosquito Relacionada à alimentação Ambiental	Picada de pulga Picada de mosquito Relacionada à alimentação Ambiental	Picada de pulga Picada de mosquito Relacionada à alimentação Ambiental	Picada de pulga Picada de mosquito Relacionada à alimentação Ambiental
Autoimune/ imunomediada		Pênfigo foliáceo Eritema multiforme Reação medicamentosa	Pênfigo foliáceo Eritema multiforme Vasculite Reação medicamentosa	Eritema multiforme Vasculite Reação medicamentosa
Metabólica	Hipertireoidismo Hiperadrenocorticismo Diabetes melito	Deficiência de ácidos graxos Deficiência de biotina		Xantoma
Neoplásica	Paraneoplásica	Bowenoide *in situ* Carcinoma de células escamosas Tumor de folículo piloso	Bowenoide *in situ* Carcinoma de células escamosas Mastocitoma	Carcinoma de células escamosas Mastocitoma Linfoma cutâneo Adenocarcinoma mamário Tumor de folículo piloso
Outras	Psicogênica Cistite intersticial Saculite anal Dor ortopédica Síndrome de hiperestesia	Mastocitose ou urticária pigmentosa Síndrome hipereosinofílica	Queimadura Mastocitose ou urticária pigmentosa Síndrome hipereosinofílica Efeito colateral do metimazol	Queimadura Trauma Corpo estranho Mastocitose ou urticária pigmentosa Síndrome hipereosinofílica Idiopatia

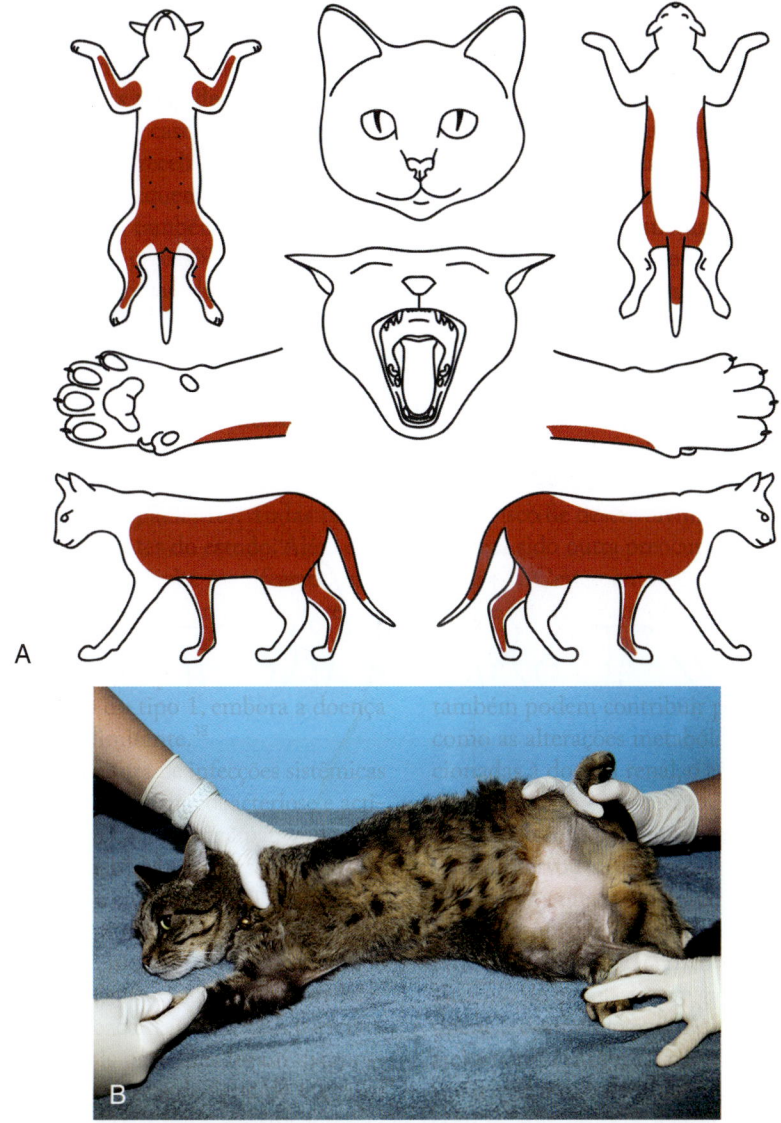

Figura 32-1: **Alopecia Autoinduzida. A**, Padrão de distribuição cutânea da alopecia autoinduzida (AAI). Alopecia parcial a completa, que é mais frequentemente simetricamente distribuída, ilustrada em *vermelho*. Observa-se que as áreas alopécicas são as que estão ao alcance da lambedura excessiva do gato. **B**, Exemplo clínico de AAI em um gato diagnosticado com alergia ambiental. A alopecia está presente na pele inguinal estendendo-se para a parte medial da coxa. A alopecia parcial também é observada no antebraço medial do membro torácico direito. O membro torácico esquerdo foi amputado por uma lesão traumática prévia.

acompanhado por prurido, a DCF também é denominada de prurido da cabeça, pescoço e pavilhão auricular. Em alguns casos, o prurido pode ser tão grave e intenso que poderá ocorrer automutilação, resultando em desfiguração do paciente. Muitos gatos com reação adversa cutânea ao alimento ou alergia relacionada ao alimento exibirão esse padrão da doença[2]; entretanto, outras doenças alérgicas e não alérgicas devem ser consideradas antes de iniciar um teste rigoroso com dieta hipoalergênica.

Complexo Granuloma Eosinofílico

São várias entidades clínicas, incluindo úlcera indolente (UI), placas eosinofílicas (PEs) e granulomas eosinofílicos (GEs) que pertencem ao complexo granuloma eosinofílico (CGE), também denominadas dermatite eosinofílica felina. A úlcera indolente é

uma ulceração focal em forma de cratera dos lábios superiores frequentemente presente na ausência de quaisquer sinais clínicos, incluindo prurido (Fig. 32-4); essa lesão pode ser um achado acidental no exame físico. As lesões podem ser unilaterais ou bilaterais nos lábios superiores, opostas aos dentes caninos; a extensão do filtro até o plano nasal não é incomum. Por outro lado, as lesões das placas eosinofílicas são *gravemente* pruriginosas e comumente observadas com AAI concomitante. Essas lesões eritematosas elevadas têm uma superfície brilhante e frequentemente úmida e erodida (Fig. 32-5). As placas eosinofílicas costumam acometer o abdome ventral com uma distribuição simétrica e assimétrica; ocasionalmente, várias lesões se unirão para formar uma PE grande. A eosinofilia do sangue periférico pode ser uma alteração concomitante em gatos com lesões de PE. As lesões do granuloma eosinofílico se manifestarão quase

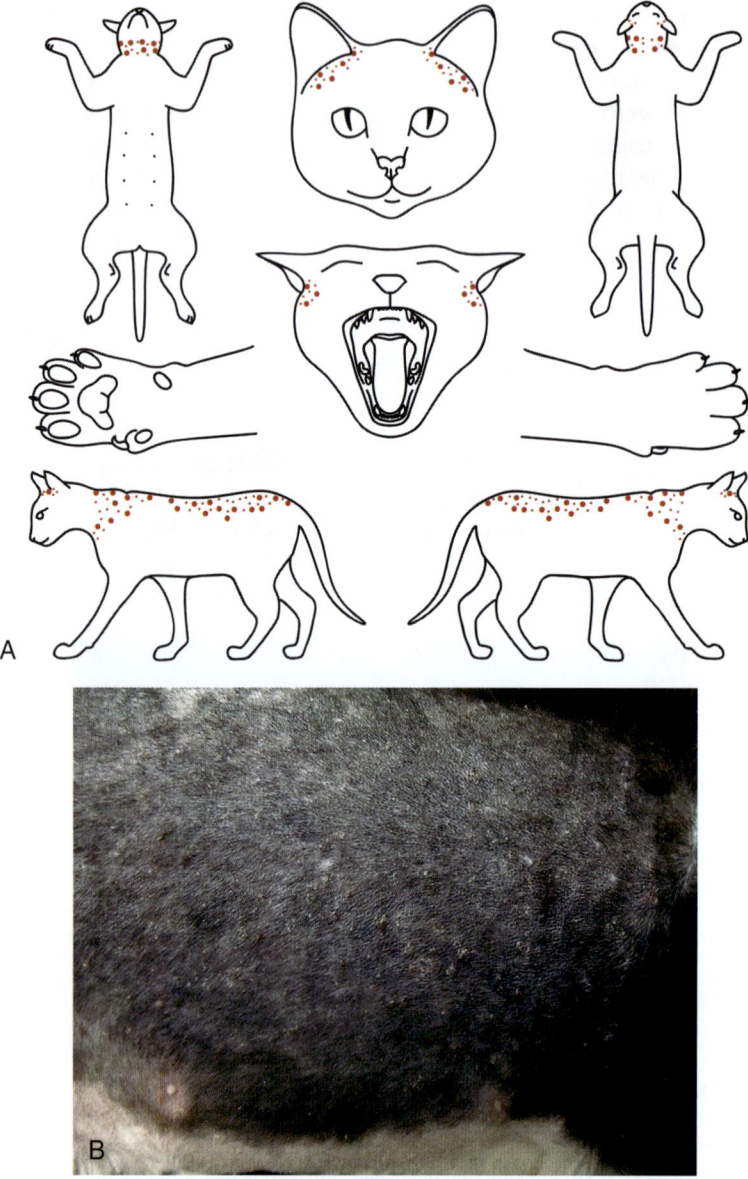

Figura 32-2: **Dermatite Miliar. A,** Padrão de distribuição cutânea da dermatite miliar (DM). Lesões papulares com crostas distribuídas assimétrica e simetricamente, costumam predominar em pele pericervical, mas as lesões também precisam estar em outros locais. As áreas afetadas estão representadas em *vermelho*. **B,** Exemplo clínico de DM em todo o flanco lateral esquerdo de um gato. O pelo foi tosado para mostrar a pele doente. Observa-se que a lesão deste padrão de reação é uma pápula com crostas, que pode apresentar prurido.

sempre no queixo, face caudal da coxa ou estarão associadas ao coxim. Os granulomas eosinofílicos são nódulos cutâneos bem demarcados e razoavelmente firmes que, quando elevados, apresentarão uma coloração eritematosa a amarelada da superfície e uma textura arenosa (Fig. 32-6). A alopecia e o prurido podem ou não estar associados a essas lesões. Os granulomas eosinofílicos também podem ser encontrados na cavidade oral; os gatos acometidos podem inicialmente apresentar sinais clínicos de disfagia, salivação, diminuição de apetite ou até mesmo dispneia, dependendo do tamanho e da localização da lesão. É consenso geral de muitos dermatologistas veterinários que essas lesões eosinofílicas, especialmente a UI e a PE, sejam manifestações de pioderma bacteriano felino (ao contrário de pápulas, pústulas,

colaretes epidérmicos e crostas observados no pioderma por *Staphylococcus* no cão). Essas lesões frequentemente melhoram, ou até desaparecem, somente com a antibioticoterapia.[3]

DIAGNÓSTICO

Vale ressaltar que as reações cutâneas mencionadas anteriormente não são determinantes definitivos do diagnósticos, mas sim lesões observáveis clinicamente, dispostas de modo preditivo na pele. Na realidade, o objetivo do diagnóstico é, portanto, determinar "Qual a razão subjacente desse padrão cutâneo?"— e não o nome do padrão da doença. Isso deve

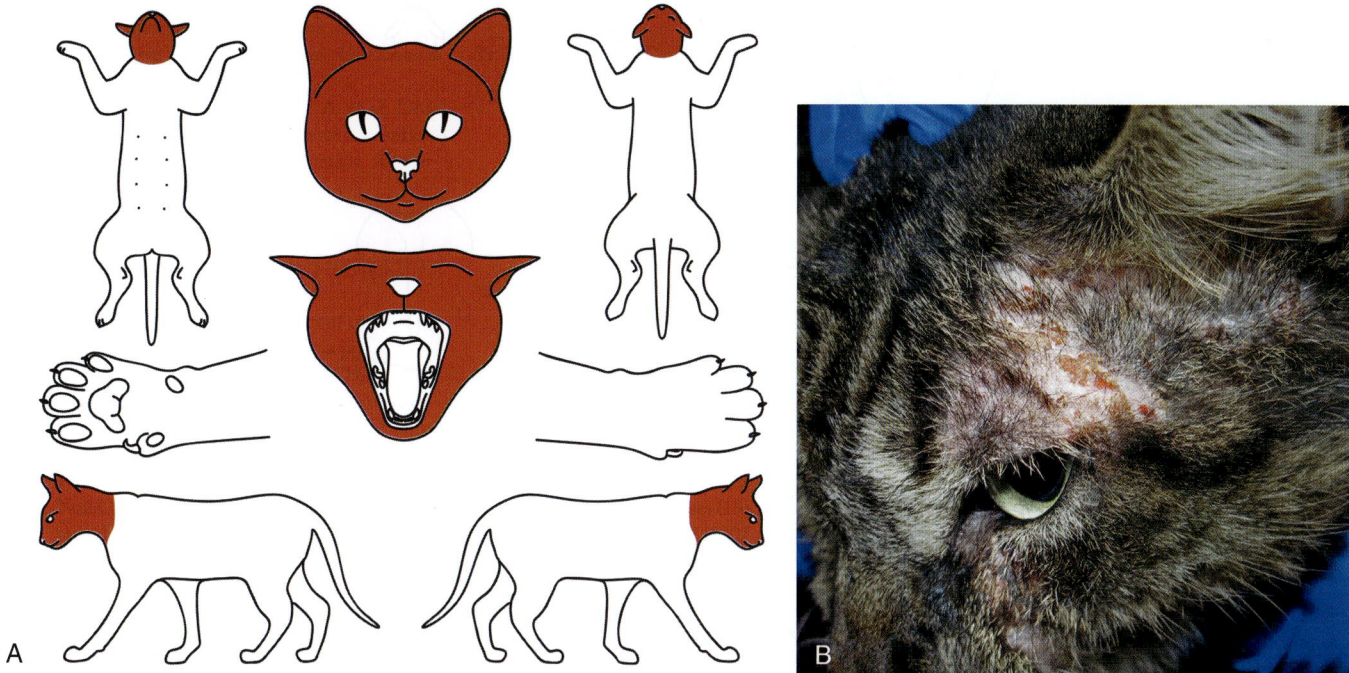

Figura 32-3: **Dermatite Cervicofacial. A**, Padrão de distribuição cutânea da dermatite cervicofacial (DCF). As lesões são reflexo do prurido (p. ex., escoriações) e estão distribuídas em qualquer região com pelo da face, pavilhão auricular e pescoço, conforme ilustrado em *vermelho*. **B**, Exemplo clínico de DCF em um gato diagnosticado com alergia relacionada ao alimento e ao ambiente. A pele pré-auricular, periocular e perinasal apresenta escoriações e está parcialmente alopécica.

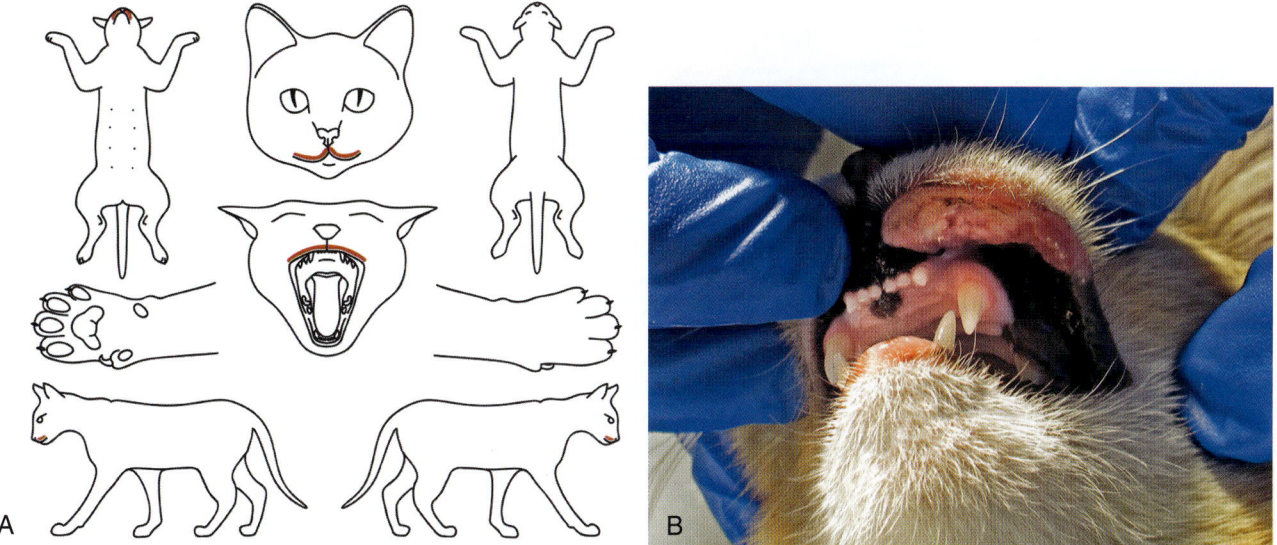

Figura 32-4: **Úlcera Indolente. A**, Padrão de distribuição cutânea de úlcera indolente (UI). Uma lesão ulcerativa crateriforme focal com edema ao redor ocorre ao longo da junção mucocutânea do lábio superior, frequentemente oposta ao dente canino. As úlceras unilaterais ou bilaterais (ilustradas em *vermelho*) podem estar presentes. **B**, Exemplo clínico de uma UI unilateral no lábio superior esquerdo de um gato diagnosticado com dermatite alérgica a pulgas. Raramente essa lesão apresenta prurido ou dor.

começar com um histórico detalhado e completo, com atenção especial ao seguinte:
- Idade no aparecimento da doença (p. ex., jovem, meia-idade, geriátrico)
- Duração da doença de pele (p. ex., primeira ocorrência, crônica, sazonal)

- Estilo de vida do paciente (p. ex., acesso ao ambiente interno ou externo, histórico de viagens)
- Alterações no comportamento (p. ex., em relação a um novo local de moradia, uma liteira diferente, adição ou perda de um indivíduo na casa)
- Presença de prurido (Quadro 32-1)

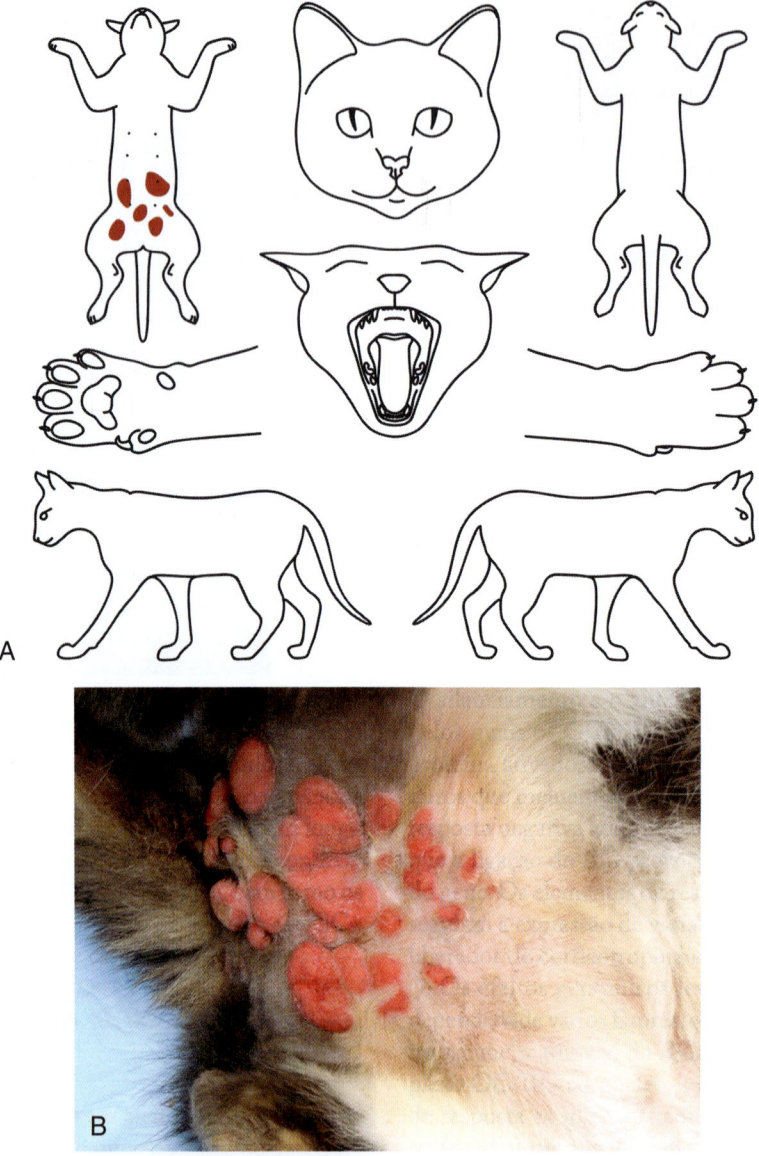

Figura 32-5: **Placa Eosinofílica. A,** Padrão de distribuição cutânea da placa eosinofílica (PE). Placas eritematosas focais ou agrupadas apresentam-se assimétrica ou simetricamente distribuídas ao longo da pele abdominal ventral, conforme ilustrado em *vermelho*. **B,** Exemplo clínico de PEs em um gato diagnosticado com dermatite por alergia a pulgas. As lesões (placas) agrupadas e coalescentes, elevadas, erodidas e eritematosas apresentam-se na pele abdominal e inguinal ventral. Essas lesões apresentam um prurido extremo. Este gato sem acesso a ambientes externos teve dermatite alérgica a pulgas.

- Histórico nutricional
- Sinais de doença sistêmica (p. ex., letargia, alterações no peso corporal, inapetência ou polifagia, coriza, secreção nos olhos e nariz, vômitos, diarreia, poliúria ou polidipsia)
- Outros indivíduos no mesmo ambiente que estão afetados de forma semelhante
- Resposta a tratamentos anteriores
- Uso consistente e correto de produtos preventivos contra pulgas adultas (quando aplicável, dependendo da localização geográfica)

Um exame físico completo deve ser realizado para determinar se a condição existente está limitada à pele. Ao examinar a aparência cutânea, o padrão da doença do paciente é marcado pelo tipo de lesão, pela distribuição das lesões (assimétricas ou simétricas) e pelo tipo de epitélio acometido (p. ex., pele com pelos, sem pelos, pouco pigmentada, junções mucocutâneas).

Embora sejam comumente reconhecidas como manifestações de dermatopatia alérgica cutânea,[2,4,5] outros diagnósticos diferenciais de padrões de reação cutânea, especificamente os clinicamente semelhantes à alergia, devem ser considerados e sistematicamente excluídos (Tabela 32-2). Claramente, as infecções cutâneas (bacterianas e fúngicas) e o ectoparasitismo, ambos mimetizam as doenças cutâneas alérgicas, devem ser descartados com o uso de citologia da superfície cutânea e/ou otológicas, culturas de dermatófito, escovações para obtenção de pulgas e raspados de pele (Fig. 32-7). A terapia antimicrobiana de triagem pode ser benéfica quando UIs e/ou PEs estiverem presentes, pois esses padrões de doença podem ser reflexo do pioderma por *Staphylococcus* no gato.[3] De forma

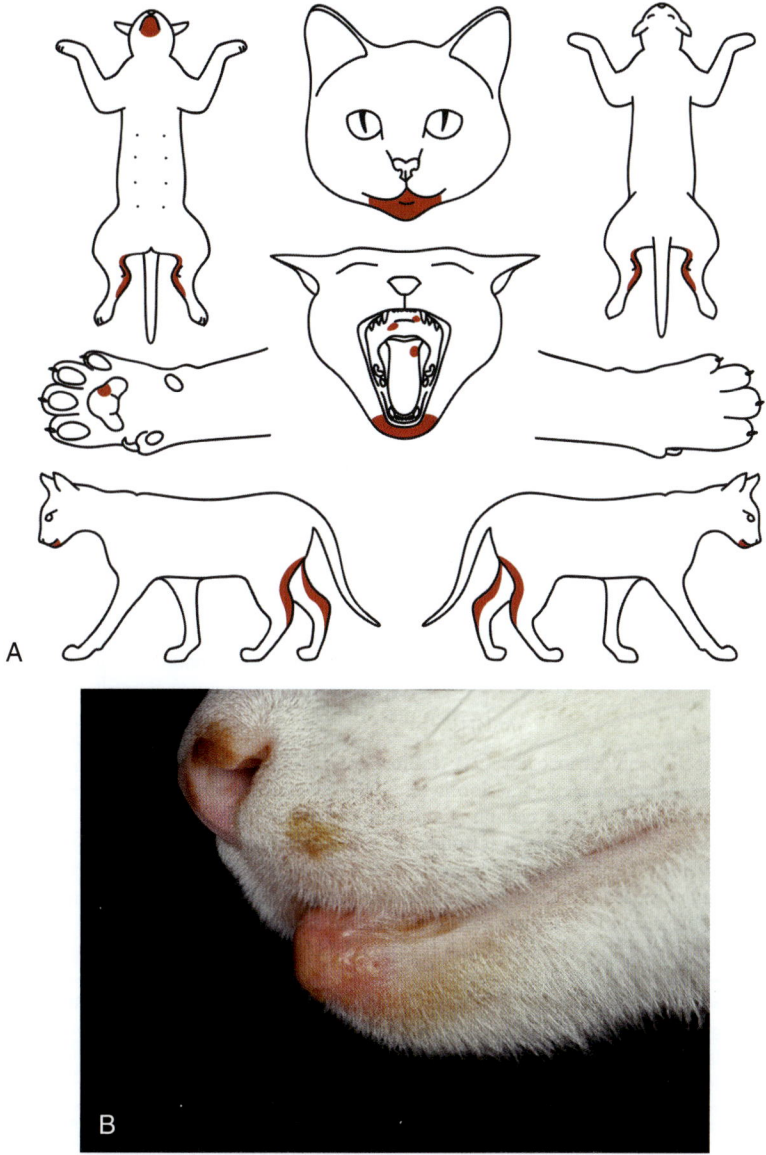

Figura 32-6: Granuloma Eosinofílico. A, Padrão de distribuição cutânea do granuloma eosinofílico (GE). Os granulomas, normalmente nódulos focais, elevados e bem demarcados, possuem coloração de amarelada a eritematosa e frequentemente apresentam uma textura arenosa, tipicamente presentes na cavidade oral (palato duro ou língua), no queixo, ao longo da face caudal da coxa (granuloma linear) ou associados ao coxim. **B**, Exemplo clínico de um GE no queixo de um gato (gato com "biquinho"). Os GEs não apresentam normalmente prurido ou dor. (Imagem de cortesia do Dr. John August.)

QUADRO 32-1 Dicas Úteis para Distinguir a Lambedura Excessiva da Lambedura Normal

- Gatos não costumam arranhar, mas apresentam comportamentos relacionados ao prurido lambendo e esfregando as áreas afetadas, assim como puxando o pelo
- Há um histórico recente de vômitos de bolas de pelos ou pelo excessivo nas fezes do gato quando ele está lambendo em excesso
- Outros animais da casa, especialmente gatos, mostram sinais mais evidentes de prurido quando o gato em questão está se lambendo excessivamente
- O gato com prurido apresenta pelo aparado quando se passa a mão contra a direção do crescimento do pelo

- As escoriações autoinduzidas não podem ser observadas com a lambedura normal
- A presença de um padrão de reação cutânea, especialmente a alopecia autoinduzida, a dermatite cervicofacial e/ou a placa eosinofílica, oferece frequentemente uma evidência circunstancial de prurido
- O exame microscópico do pelo (tricograma) pode ajudar a determinar se a haste de pelo distal está fraturada, associada à lambedura em excesso

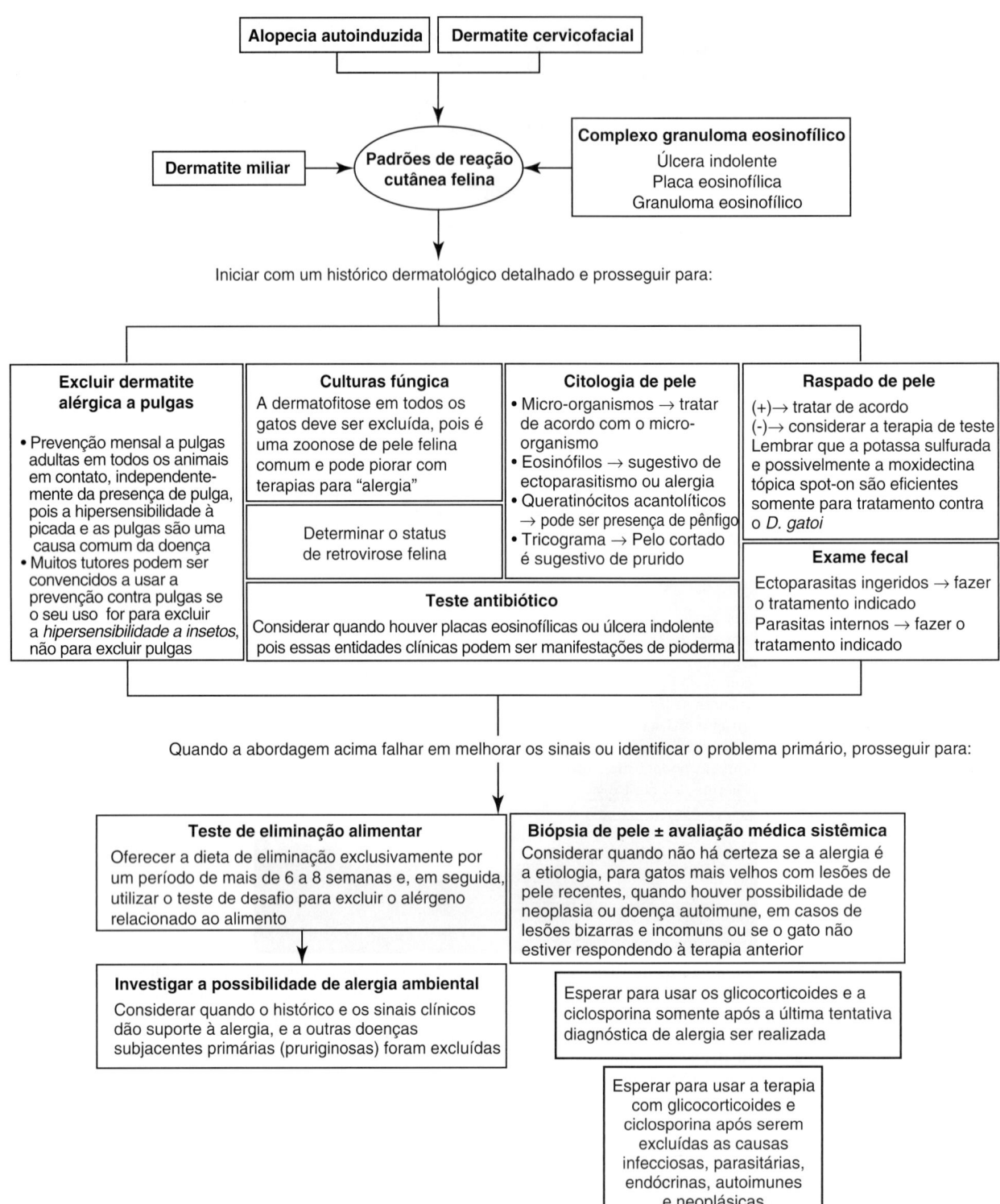

Figura 32-7: Algoritmo Diagnóstico para Padrões de Reação Cutânea Felina.

semelhante, a terapia de teste parasiticida direcionada contra parasitas superficiais, e frequentemente causadores de prurido (p. ex., *Ctenocephalides felis, Otodectes, Notoedres, Sarcoptes, Cheyletiella, Demodex gatoi*) pode ser necessária quando o histórico é sugestivo de ectoparasitismo, mas o parasita não é encontrado. Fundamentalmente, na maioria dos casos, todos os animais contactantes precisarão da mesma terapia parasiticida ou semelhante durante todo o teste para tentar excluir a pos-

sibilidade de ectoparasitismo. Caso os sinais clínicos persistam, apesar da exclusão da infecção e dos parasitas, então um diagnóstico provisório de dermatopatia alérgica pode ser feito, um diagnóstico para identificar o desencadeador alérgico pode ser realizado (p. ex., teste com dieta de eliminação alimentar e teste de desafio alimentar para excluir a alergia relacionada à comida, teste intradérmico para selecionar alérgenos candidatos para imunoterapia) e terapia sintomática direcionada a cada indivíduo pode ser prescrita (p. ex., glicocorticoides, ciclosporina). Nos Capítulos 29 e 30 há discussões adicionais sobre o uso de ciclosporina e glicocorticoides, respectivamente, para o tratamento da doença dermatológica felina.

A biópsia de pele deve ser realizada para confirmar se uma lesão provavelmente está associada à alergia, quando o diagnóstico de dermatopatia alérgica ainda não foi estabelecido, ou se as lesões estiverem se estendendo ao epitélio sem pelos (p. ex., cavidade oral, plano nasal, coxins). Em geral, a biópsia da pele ajuda a excluir a possibilidade de infecção profunda ou neoplasia mascaradas como PE ou GE, ou dermatite viral, doença cutânea autoimune (p. ex., pênfigo foliáceo) ou neoplasia confundida com DM, DCF ou UI. As possíveis alterações histopatológicas de cada padrão de reação cutânea serão descritas posteriormente, mas os resultados das biópsias de pele devem ser interpretados de acordo com o histórico do paciente e da apresentação clínica.

Alterações Histopatológicas de Alopecia Autoinduzida

Não há alterações histopatológicas específicas na alopecia psicogênica.[6] Raramente, hastes de pelo quebradas ou torcidas, como resultado da mutilação ou do arrancar dos pelos, são encontradas dentro de queratinas tricolemais amorfas. Essas alterações, com evidências histológicas de inflamação dérmica, especialmente um infiltrado perivascular eosinofílico a linfohistiocítico, são sugestivos de uma condição associada ao prurido, como alergia. A presença de pústulas foliculares neutrofílicas ou eosinofílicas ou dermatite de interface linfocítica no nível do istmo folicular é um padrão histopatológico típico de dermatofitose; hifas de fungos podem estar presentes. A alopecia paraneoplásica (no Capítulo 26 há discussões adicionais), um diagnóstico diferencial desse padrão de doença, é caracterizada por ausência de estrato córneo, acantose moderada a severa, telogenização folicular, inflamação dérmica mínima e possível presença superficial de leveduras de *Malassezia* spp.[7]

Alterações Histopatológicas de Dermatite Miliar

A separação histopatológica de DM e das entidades clínicas do CGE pode ser difícil, pois a primeira é considerada uma variante histopatológica mais leve e superficial da segunda. Como os padrões de reação clínica são manifestações frequentes da doença cutânea alérgica felina, a separação histopatológica não é importante. Basicamente, crostas serocelulares discretas estão sobre focos de acantose leve a moderada e associadas à espongiose dentro dos folículos superficiais e da epiderme.[6] A exocitose eosinofílica e o infiltrado dérmico superficial composto de eosinófilos, neutrófilos, mastócitos, histiócitos e linfócitos completam ainda mais o cenário histopatológico. Os diagnósticos diferenciais fora do escopo de alergia normalmente apresentarão alterações específicas à doença (p. ex., a dermatite pustular neutrofílica com queratinócito acantolítico, conforme observado no pênfigo foliáceo ou uma abundância de células monomórficas normalmente observadas com a neoplasia) que serão reconhecidas por um dermatopatologista.

Alterações Histopatológicas da Dermatite Cervicofacial

Não existem alterações histopatológicas específicas associadas ao padrão clínico macroscópico da doença. Frequentemente, a histopatologia reflete a alergia com os achados de vários graus de acantose, espongiose, exocitose eosinofílica e inflamação dérmica, especialmente nas lesões ulcerativas ou em processo de cura.[6] Um diagnóstico diferencial importante do ponto de vista clínico e histopatológico a ser considerado com essas alterações é a dermatite ulcerativa pelo herpesvírus felino do tipo 1, uma dermatose que comumente acomete a face, mas não se limita somente a esse local.[8] A foliculite necrotizante eosinofílica com exsudação intensa é típica dessa dermatite viral. Quando presente, os corpúsculos de inclusão intranucleares são mais bem identificados em um epitélio intacto adjacente às áreas de necrose. A coloração imuno-histológica, possivelmente acompanhada pela reação em cadeia pela polimerase, pode ser necessária quando corpúsculos de inclusão viral estiverem ausentes.[9]

Alterações Histopatológicas das Dermatoses Eosinofílicas

O complexo granuloma eosinofílico inclui um grupo de lesões clinicamente distintas (UI, PE, GE) que são indiferenciadas histopatologicamente.[6,10] A característica histopatológica que promove uniformidade a essas dermatoses eosinofílicas é a presença de diversos números de colágeno em conformação de figuras em chama — debris esosinofílicos envolvendo feixes de colágeno dérmico como consequência da degranulação de eosinófilos. A inflamação granulomatosa pode estar centralizada nas figuras em chama, enquanto uma dermatite erosiva a ulcerativa é superficial a estas. Além disso, uma epiderme hiperplásica com um infiltrado eosinofílico difuso que se estende em a toda a derme, e possivelmente mais profundamente, é observada. Todas essas alterações são sugestivas de doença cutânea alérgica no gato.

Um banco de dados diagnóstico extracutâneo mínimo deve ser realizado a critério do clínico e baseia-se na sinalização detalhada, histórico, exame físico e/ou falta de resposta a um tratamento aparentemente apropriado, mas frequentemente incluirá teste para retrovírus, hemograma completo, análise bioquímica sérica e urinálise. Outros diagnósticos, como testes de triagem para distúrbios endócrinos ou exames de imagens radiográficos/ultrassonográficos para excluir a neoplasia, são considerados dependendo do caso.

RESUMO

Ao avaliar um paciente felino com doença dermatológica, o reconhecimento do padrão cutâneo pode ser o melhor amigo do clínico. A identificação das lesões presentes, onde estão localizadas e como estão dispostas podem ajudar o veterinário a priorizar uma lista de diagnósticos diferenciais a serem considerados. O histórico completo e preciso e o exame físico irão diminuir ainda mais a lista de doenças selecionadas a serem investigadas. No Quadro 32-2 observa-se um resumo da abordagem aos padrões de reação cutânea felina, destacando a importância de descartar outras possibilidades antes de chegar a um diagnóstico de alergia. A interpretação precisa do histórico, das alterações clínicas e os testes diagnósticos selecionados permitem uma chance melhor de identificar corretamente a doença subjacente, portanto descartando uma terapia desnecessária e potencialmente nociva, e favorecendo recomendações terapêuticas mais direcionadas e, provavelmente, bem-sucedidas.

QUADRO 32-2 Pontos Importantes a Serem Considerados ao Avaliar os Padrões de Reação Cutânea Felina

- Alopecia simétrica autoinduzida, dermatite miliar, prurido cervicofacial e complexo granuloma eosinofílico (úlcera indolente, placa eosinofílica e granuloma eosinofílico) são padrões reativos da pele felina reconhecidos clinicamente
- Os padrões de reação cutânea não são padrões definitivos, mas a resposta da pele a uma variedade de estímulos antigênicos
- Os padrões de reação da pele felina raramente afetam as patas
- Muitos diagnósticos diferentes podem se manifestar como, ou mimetizar, um padrão de reação cutânea
- O prurido pode ser sutil a grave dependendo da doença primária subjacente
- A identificação e o gerenciamento da doença primária subjacente, quando possível, resultarão em maior probabilidade de melhora clínica
- Quando houver um padrão de reação cutânea, a infecção e o ectoparasitismo devem ser excluídos primeiro — embora

- haja diferenças geográficas, a maioria dos casos deve receber prevenção mensal contra pulgas adultas
- Quando as infecções e o parasitismo cutâneo estiverem excluídos, a alergia (a inseto, relacionada ao alimento ou ambiental) é mais provavelmente a causa subjacente da doença
- A biópsia de pele e a avaliação médica são indicadas quando o aparecimento da doença ocorre em gatos mais velhos, os sinais sistêmicos estão presentes, a terapia para alergia (sintomática ou direcionada) for ineficiente ou a apresentação clínica for bizarra e de aparência incomum
- Uma progressão na qual os sinais clínicos se tornam mais brandos sem a cura e um curso recidivante da doença não é incomum, principalmente em casos de alergias, e a doença que se manifestou como um padrão de reação cutânea pode se tornar refratária à terapia ao longo do tempo

Referências

1. Waisglass SE, Landsberg GM, Yager JA, et al: Underlying medical conditions in cats with presumptive psychogenic alopecia. *J Am Vet Med Assoc* 228:1705-1709, 2006.
2. Hobi S, Linek M, Marignac G, et al: Clinical characteristics and causes of pruritus in cats: a multicenter study on feline hypersensitivity-associated dermatoses. *Vet Dermatol* 22:406-413, 2011.
3. Wildermuth BE, Griffin CE, Rosenkrantz WS: Response of feline eosinophilic plaques and lip ulcers to amoxicillin trihydrate-clavulanate potassium therapy: a randomized, double-blinded placebo-controlled prospective study. *Vet Dermatol* 23:110-118, 2011.
4. King S, Favrot C, Messinger L, et al: A randomized double-blinded placebo-controlled study to evaluate an effective ciclosporin dose for the treatment of feline hypersensitivity dermatitis. *Vet Dermatol* 23:440-447, 2012.
5. Vercelli A, Raviri G, Cornegliani L: The use of oral cyclosporine to treat feline dermatoses: a retrospective analysis of 23 cases. *Vet Dermatol* 17:201-206, 2006.
6. Gross TL, Ihrke PJ, Walder EJ, et al: *Skin diseases of the dog and cat, clinical and histopathologic diagnosis.* ed 2, Oxford, 2005, Blackwell Science.
7. Mauldin EA, Morris DO, Goldschmidt MH: Retrospective study: the presence of *Malassezia*
in feline skin biopsies. A clinicopathological study. *Vet Dermatol* 13:7-13, 2002.
8. Sánchez MD, Goldschmidt MH, Mauldin EA: Herpesvirus dermatitis in two cats without facial lesions. *Vet Dermatol* 23:171-173, 2012.
9. Persico P, Roccabianca P, Corona A, et al: Detection of feline herpes virus 1 via polymerase chain reaction and immunohistochemistry in cats with ulcerative facial dermatitis, eosinophilic granuloma complex reaction patterns and mosquito bite hypersensitivity. *Vet Dermatol* 22:521-527, 2011.
10. Fondati A, Fondevila D, Ferrer L: Histopathological study of feline eosinophilic dermatoses. *Vet Dermatol* 12:333-338, 2001.

Malassezia spp. na Dermatologia Felina

Darren Berger

EPIDEMIOLOGIA E PATOGÊNESE

Malassezia spp. são leveduras não miceliais e lipídio-dependentes (ou seja, dependem de lipídios como fonte de carbono) que se reproduzem de forma assexuada por meio de brotamento monopolar ou simpodial e pertencem à família Cryptococcaceae.[1-3] As espécies de *Malassezia* são consideradas parte normal da microbiota comensal da pele humana e animal.[3,4] A natureza comensal da levedura é ainda mais substanciada por ser principalmente isolada da mucosa e da pele de animais e raramente recuperada do ambiente.[1] O micro-organismo permanece confinado à camada externa da epiderme (estrato córneo) e aberturas foliculares, onde é encontrado na forma leveduriforme, com apenas três espécies conhecidas pela formação de filamentos rudimentares.[2] As espécies de *Malassezia* spp. apresentam aparência característica, elíptica a globosa, com dimensões de 2 a 4 µm por 3 a 7 µm e discretas variações de tamanho e formato são observadas entre as diferentes espécies (Fig. 33-1).[1,3] Esses fungos também apresentam parede celular distinta, espessa e multilamelar (com 2 a 4 camadas, dependendo da composição lipídica do ambiente de crescimento), com ondulações na superfície celular interna que são características particulares dos fungos desse filo.[1,3]

Embora as espécies de *Malassezia* sejam uma parte comensal do microambiente normal da pele, foram associadas à doença em seres humanos e animais. *Malassezia* spp. (na verdade, *Pityrosporum*) foram descritas pela primeira vez em 1846, associadas à descamação de pacientes humanos com pitiríase versicolor e, a princípio, foram classificadas como uma nova espécie de dermatófito.[3] A primeira descrição de *Malassezia* em animais ocorreu em 1925 e foi associada a descamações de um rinoceronte indiano com dermatite esfoliativa.[4] A primeira descrição em animais de estimação de pequeno porte só ocorreu em 1955, quando o fungo foi associado à otite canina.[5] O verdadeiro reconhecimento de *Malassezia* spp. como patógenos em animais de estimação é relativamente recente, com um explosão de informações sobre o assunto desde o primeiro relato, de Dufait, em 1983.[6] Hoje, em medicina humana, *Malassezia* spp. são conhecidas como associadas a doenças como a pitiríase versicolor, à foliculite e à dermatite seborreica por *Malassezia* e à caspa.[7,8] Em medicina veterinária, a levedura é associada principalmente à dermatite por *Malassezia* e à otite externa.[9]

Desde sua primeira descrição, o gênero *Malassezia* passou por grandes revisões taxonômicas, em especial na última década, com o desenvolvimento e a utilização de técnicas moleculares. Hoje, o gênero *Malassezia* possui 14 espécies, incluindo *caprae,*

cuniculi, dermatis, equina, furfur, globosa, japonica, nana, obtusa, pachydermatis, restricta, slooffiae, sympodialis e *yamatoensis.*[10,11] *M. pachydermatis* é ímpar neste gênero, já que é lipofílica, mas não lipídio-dependente. É a única espécie do gênero que cresce bem *in vitro*, em ágar Sabouraud dextrose, o que facilita sua identificação.[1] Por meio de técnicas moleculares com sequenciamento da subunidade maior do ácido nucleico ribossomal também foi demonstrado que *M. pachydermatis* é composta por sete sequevares (tipos Ia a Ig), cuja importância provavelmente é relacionada às adaptações específicas ao hospedeiro.[1,2]

Os gatos saudáveis são mais comumente colonizados por *M. pachydermatis,* mas um corpo crescente de pesquisa sugere que a colonização por espécies lipídio-dependentes é mais prevalente do que se acreditava. As espécies lipídio-dependentes recuperadas da pele e das orelhas de gatos saudáveis incluem *M. furfur, M. globosa, M. nana, M. obtusa, M. restricta, M. slooffiae* e *M. sympodialis.*[12-22] Em estudos limitados, demonstrou-se que *Malassezia* spp. também compõem a microbiota normal do canal auditivo de felídeos selvagens em cativeiro; *M. sympodialis* foi exclusivamente recuperada de grandes felídeos (especificamente leões, *Panthera leo)* e *M. pachydermatis*, de espécies de pequeno porte.[23] *M. globosa* foi também recuperada de guepardos (*Acinonyx jubatus)* saudáveis.[12]

Os fatores que favorecem a proliferação de *Malassezia* spp. e a transição de micro-organismo comensal a patógeno ainda não são completamente compreendidos. No entanto, o crescimento excessivo de *Malassezia* provavelmente decorre de alterações no microambiente normal da pele ou nas defesas do hospedeiro envolvidas na restrição natural da colonização microbiana.[1] Comparativamente, pouco se sabe sobre os fatores predisponentes envolvidos na dermatite e otite felina por *Malassezia*, mas é provável que fatores similares àqueles descritos em cães sejam compartilhados, em algum grau, pelos gatos. As doenças primárias associadas à dermatite e à otite por *Malassezia* em cães incluem as hipersensibilidades alérgicas, os transtornos da queratinização, as endocrinopatias, as doenças metabólicas e as neoplasias.[11,24,25] A dermatite por *Malassezia* também parece ser mais comum em climas quentes e úmidos ou quando o ambiente cutâneo favorece tais condições, como em pregas de pele.[3] Embora o uso de antibióticos tenha sido proposto como causa da exacerbação da candidíase em seres humanos, dados semelhantes não foram observados em medicina veterinária.[2] Acredita-se que *Malassezia* spp. tenham uma relação simbiótica com *Staphylococcus* spp., onde os micro-organismos produzem fatores de crescimento e alterações no microambiente cutâneo que são mutuamente benéficos.

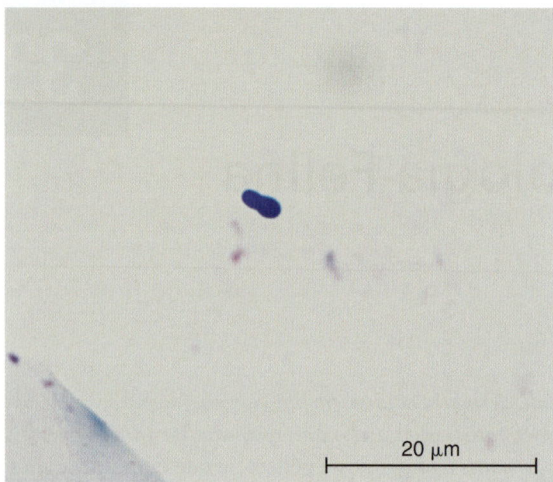

Figura 33-1: Citologia por impressão direta corada pela técnica de Wright modificada e observada sob imersão em óleo (aumento 1.000×) demonstra a morfologia e o tamanho característicos de *Malassezia pachydermatis*.

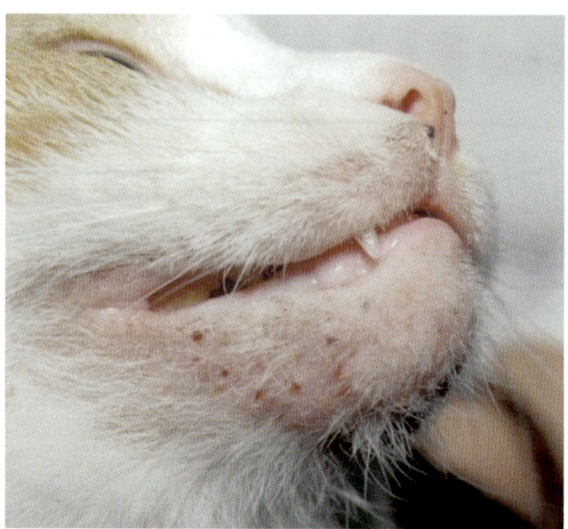

Figura 33-2: **Um Caso Clínico de Acne Felina com Infecção Secundária por *Malassezia*.** (Foto cortesia de James Noxon, Iowa State University, Ames, Iowa, Estados Unidos.)

Por causa disso, é comum a ocorrência concomitantemente de piodermite e de crescimento excessivo de *Malassezia* .[24] Este fato é ainda sustentado por observações provenientes de um recente estudo *in vivo*, do qual, no grupo controle, as contagens médias de leveduras de *Malassezia* na pele eram menores após o tratamento com cefalexina para a piodermite concomitante.[26]

Embora as infecções secundárias por *Malassezia* em gatos estejam sendo cada vez mais reconhecidas por dermatologistas veterinários, ainda são observadas em frequência consideravelmente menor do que em cães. Isto pode ser decorrente de sua presença relativamente pequena em gatos clinicamente normais e saudáveis ou ser o resultado de diferenças na patogênese da doença primária e nas síndromes observadas nas duas espécies. Tradicionalmente, a dermatite por *Malassezia* ou seu crescimento excessivo em gatos foi considerada a manifestação cutânea de uma doença sistêmica mais grave. As doenças classicamente associadas às infecções secundárias por *Malassezia* foram as síndromes paraneoplásicas (timoma ou carcinomas do duto pancreático e biliar), hiperadrenocorticismo, diabetes melito, hipertireoidismo, síndrome hepatocutânea (dermatite necrolítica superficial, necrose metabólica epidérmica ou eritema migratório necrolítico), toxoplasmose sistêmica e outras neoplasias (p. ex., linfoma multicêntrico).[27-30] No Capítulo 26 há discussões sobre várias dessas condições. Embora tenham sido descritas associações entre essas síndromes e o crescimento excessivo de *Malassezia* em relatos de casos e também por meio de observações pessoais, em um trabalho recente não foi demonstrada uma maior presença de *Malassezia* spp. em gatos com diversas dessas doenças.[31]

Em outros estudos, a colonização do pavilhão auricular e da pele com *Malassezia* spp. foi significativamente maior em gatos com infecções retrovirais naturais (vírus da imunodeficiência felina [FIV] e vírus da leucemia felina [FeLV]) em comparação a seus controles saudáveis. De forma mais específica, os gatos infectados por FIV e colonizados por *Malassezia* spp. apresentaram relações de linfócitos CD4+/CD8+ mais baixas do que os gatos infectados por FIV e sem colonização secundária por *Malassezia*.[32,33] A importância destes dados é questionável, já

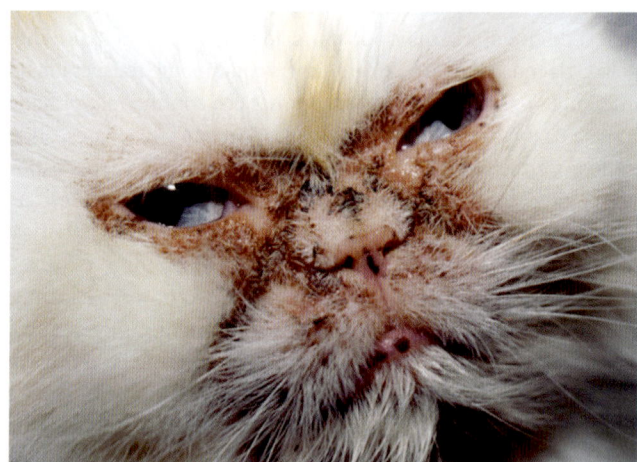

Figura 33-3: **Um Gato Himalaio com Dermatite Facial Idiopática Complicada pelo Crescimento Excessivo de *Malassezia*.** (Foto cortesia de James Noxon, Iowa State University, Ames, Iowa, Estados Unidos.)

que nenhum dos animais positivos à cultura apresentava lesões cutâneas. No entanto, com base nas atuais informações de que gatos positivos para FeLV e FIV são mais propensos à colonização, esses animais devem ser considerados mais suscetíveis ao desenvolvimento de dermatite por *Malassezia*. Outras doenças nas quais a importância do crescimento excessivo e da colonização por *Malassezia* foi reconhecida com maior frequência são as dermatites por hipersensibilidade (p. ex., doença atópica, reação cutânea adversa aos alimentos e hipersensibilidades parasitárias), acne mentoniana refratária e dermatite facial idiopática (Figs. 33-2 e 33-3).[34-36] A otite externa ceruminosa parece ser a apresentação clínica mais comum da doença associada à *Malassezia* em gatos e é normalmente relacionada a uma doença alérgica subjacente. Assim como em cães, a *Malassezia* pode ser comumente recuperada dos canais auditivos de gatos com e sem otite; taxas significativamente maiores de colonização são observadas em casos de otite externa.[12-16,37] A taxa de ocorrência de otite externa secundária por *Malassezia* em gatos não parece ser dependente da causa primária subjacente.[13] Independentemente

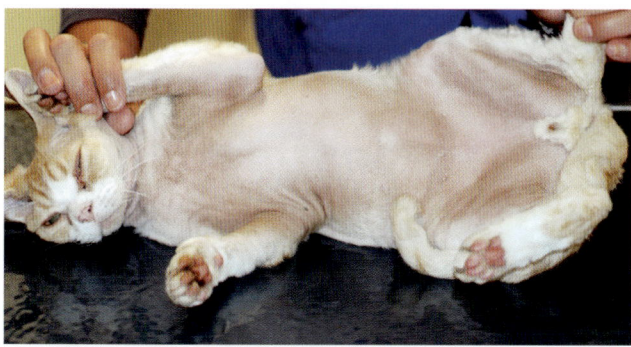

Figura 33-4: Um Gato Devon Rex de 2 Anos de Idade com Dermatite Seborreica Branda e Crescimento Excessivo Secundário de *Malassezia*.

da condição da doença auricular, *M. pachydermatis* é a espécie predominante recuperada e identificada. O isolamento concomitante de *Malassezia* spp. dependentes ou não de lipídios de casos de otite felina também foi demonstrado. A relevância clínica deste fenômeno é, hoje, desconhecida.[12-16] Diferentemente do observado em cães, as espécies lipídio-dependentes são recuperadas de gatos com maior frequência, em especial nos casos de otite, onde podem desempenhar um papel mais proeminente na patogênese da doença.[12,13,15,16,37]

Em relação à dermatite canina por *Malassezia*, determinadas raças, como Basset Hound, Cocker Spaniel, West Highland White Terrier e Poodle, sabidamente apresentam maiores taxas de colonização que nem sempre são associadas à doença subjacente concomitante em comparação a outras raças de cães.[9] Estudos recentes que avaliaram diversas raças de gatos também demonstraram resultados similares. Gatos Devon Rex e Sphynx saudáveis e seborreicos apresentaram em algumas pesquisas maiores taxas de colonização do que gatos domésticos de Pelo Curto saudáveis (Fig. 33-4).[38-41] Nesses estudos, espécies dependentes ou não de lipídios foram recuperadas e *M. pachydermatis* foi significativamente mais comum, independente da presença de seborreia.[39,40] Em uma pesquisa semelhante observou-se que a taxa de colonização em gatos Cornish Rex não foi diferente da observada em gatos domésticos de Pelo Curto.[42] Devido a esses dados, foi sugerido em estudos atuais que a mutação Rex, sozinha, não favorece a suscetibilidade à colonização por *Malassezia* e que outros fatores ou componentes genéticos adicionais podem ser responsáveis pelo crescimento excessivo observado em gatos Devon Rex e Sphynx. Diferentemente do observado em estudos semelhantes realizados com cães Basset Hounds, gatos Devon Rex e Sphynx não apresentaram maior colonização pelo fungo no pavilhão auricular em comparação a gatos domésticos de Pelo Curto.[39-41]

Hoje, o(s) mecanismo(s) de propagação da doença por *Malassezia* spp. não é(são) completamente entendido(s). Uma vez que o agente não invade áreas mais profundas do que o estrato córneo, acredita-se que a dermatite seja decorrente de reações inflamatórias ou alérgica a produtos e antígenos da levedura.[24] O atual corpo de pesquisa não apoia um mecanismo individual, mas sim uma interação complexa entre o sistema imune do hospedeiro e fatores de virulência da *Malassezia*. A adesão da levedura parece ser mediada por proteínas sensíveis à tripsina e a glicoproteínas da parede celular do micro-organismo e resíduos de carboidratos dos corneócitos.[1,3] Isto

provavelmente ocorre em gatos também, embora por diferenças nas espécies exatas de *Malassezia* envolvidas e por estudos de adesão foi sugerida a existência de discretas alterações nas moléculas participantes dos micro-organismos observados nas espécies felinas.[43] Demonstrou-se também que *Malassezia* spp. produzem diversas enzimas, incluindo zimogênio, fosfolipases, lipases, fosfatases ácidas e alcalinas, ácido azelaico, lipoxigenase, protease e urease. Cada uma dessas várias enzimas contribui, de alguma maneira, à ativação do sistema imune inato, inflamação ou prurido ou ainda altera o microambiente cutâneo de forma a criar um nicho favorável para o micro-organismo.[3,24,44] As respostas imunes adaptativas também foram implicadas na patogênese da doença. Em seres humanos e cães, acredita-se que as reações de hipersensibilidade (síndrome de cabeça e pescoço, hipersensibilidade por *Malassezia*) em pacientes atópicos exacerbem a doença.[3,7-9] Isto foi demonstrado em diversos estudos que avaliaram os níveis de imunoglobulina e as reações de hipersensibilidade imediata em pacientes com e sem atopia e sua associação à ocorrência simultânea de dermatite por *Malassezia*.[45-49] Embora ainda não demonstrada em gatos, a existência de tais mecanismos é possível, especificamente em gatos com dermatites por hipersensibilidade ou de raças como Sphynx e Devon Rex, onde doenças seborreicas foram descritas.

APRESENTAÇÃO CLÍNICA

Como anteriormente mencionado, a dermatite e a otite por *Malassezia* em gatos parecem ser muito menos frequentes do que em cães e tendem à apresentação clínica mais variável. A lesão primária tradicionalmente associada à dermatite por *Malassezia* é o eritema, com lesões secundárias como escoriações, descamações, exsudato oleoso, alopecia traumática, hiperpigmentação e liquenificação.[9,11,24] Estas duas últimas não são observadas com tanta frequência em gatos quanto em cães.[34] Outra característica consistente da dermatite por *Malassezia* é o prurido, que também parece mais variável em gatos, podendo ser de muito brando a grave. A distribuição da lesão pode ser localizada ou generalizada e, de modo geral, acomete a face, a porção ventral do pescoço, a região axilar, o abdome, as garras e a pele interdigital (Fig. 33-5).[11,34,39] As lesões mais comuns em gatos são o eritema, a paroníquia com coloração avermelhada a amarronzada da região proximal da garra, acúmulo excessivo de *debris* ceratossebáceos nas garras, pelos emaranhados e pelame de coloração vermelho-amarronzado pela presença de exsudato, descamação muito aderida com moldes foliculares ou descamação pouco aderida e lesões esfoliativas (Figs. 33-6 e 33-7).[11,24,34,38,39]

Na otite por *Malassezia*, a apresentação clínica mais comum da doença cutânea relacionada a esse fungo em gatos, é primariamente associada a um aumento de *debris* ceruminosos, eritema e edemaciação ou estenose do canal auditivo (Fig. 33-8).[11,24] O exsudato ceruminoso nos casos de otite felina por *Malassezia* varia em consistência e cor, indo de opaco, úmido e aderente a marrom-avermelhado ou negro, seco e granular. Tais observações destacam a importância em evitar confiar no caráter físico do exsudato e seu odor ao estabelecer o diagnóstico e escolher o tratamento. O prurido com escoriações periauriculares e a alopecia

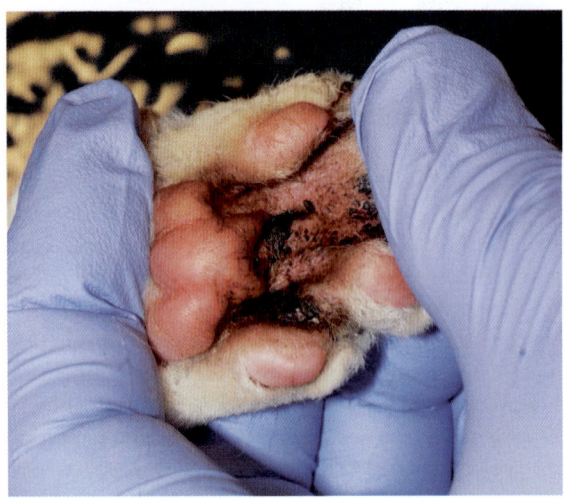

Figura 33-5: Eritema Interdigital, Grande Quantidade de *Debris* Ceratossebáceos e Coloração Marrom-avermelhada Associados à Pododermatite por *Malassezia* em um Gato.

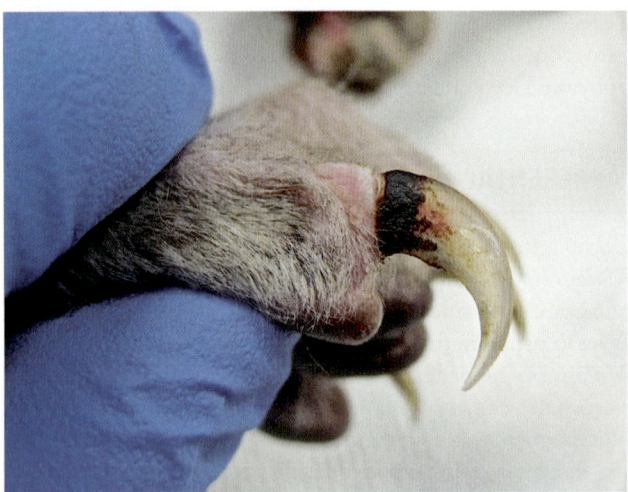

Figura 33-6: Exsudato Ceráceo Excessivo, de Coloração Marrom-escura, na Porção Proximal da Garra de um Gato com Paroníquia Associada à Infecção Secundária por *Malassezia*.

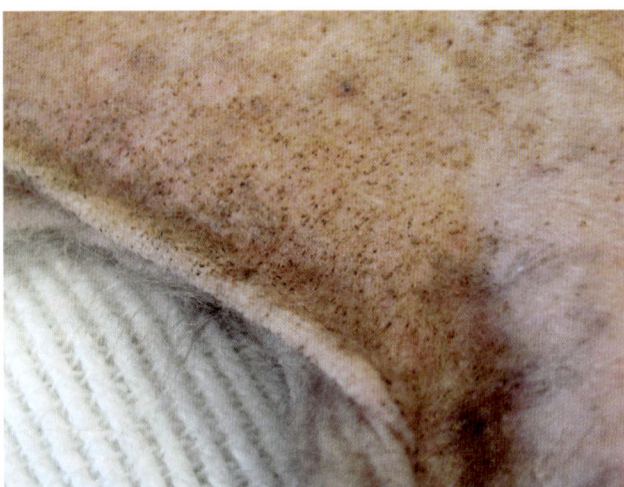

Figura 33-7: Eritema, Descamação Marrom Muito Aderente e Coloração da Pele na Região Inguinal de um Gato Cornish Rex com Crescimento Excessivo Secundário de *Malassezia*.

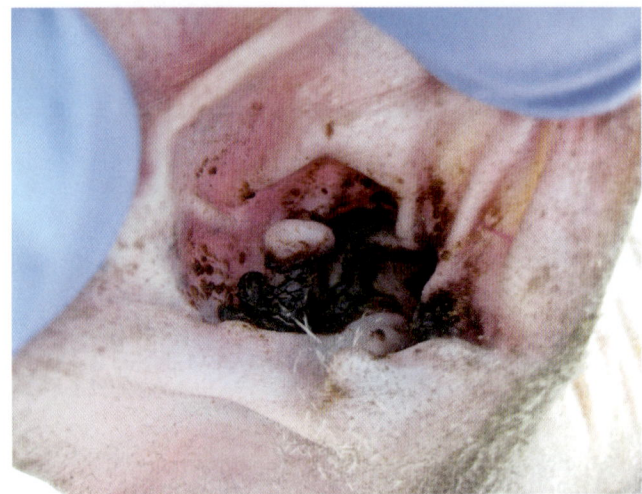

Figura 33-8: Exsudato Ceruminoso Excessivo de Coloração Marrom a Negra Associada à Otite por *Malassezia* em um Gato.

secundária do pavilhão auricular também parecem ser uma característica clínica consistente da otite por *Malassezia* em gatos, com graus variáveis de balançar de cabeça relatados pelos tutores.

DIAGNÓSTICO

O diagnóstico da dermatite e da otite por *Malassezia* é baseado nos sinais clínicos consistentes, na demonstração desses fungos na pele lesionada e na resposta à terapia antifúngica específica.[9,24,25] Os micro-organismos podem ser demonstrados a partir de amostras coletadas da pele felina por meio de cultura ou técnicas histopatológicas ou citológicas. Essas duas primeiras técnicas são muito raramente utilizadas na clínica. Embora *M. pachydermatis* cresça bem no ágar Sabouraud dextrose, as espécies lipídio-dependentes recuperadas com maior frequência em gatos não crescem neste meio. Por isso, caso a cultura seja escolhida para diagnosticar esses fungos em um paciente felino, o meio suplementado com lipídios, como o ágar Dixon modificado, deve ser usado, permitindo o crescimento das espécies lipídio-dependentes. Independentemente disso, *Malassezia* spp. são habitantes normais da pele e, assim, apenas a recuperação por cultura tem pouco valor diagnóstico. No entanto, as técnicas de cultura têm a vantagem de poder fornecer informações quantitativas, que podem ser úteis em ensaios clínicos que avaliam a eficácia de diversas modalidades terapêuticas.[11] Em relação à biópsia e à histopatologia, a *Malassezia* reside no estrato córneo e raramente ultrapassa essa camada epidérmica. Durante o processamento de rotina das amostras, essa camada comumente é destruída, levando à perda do micro-organismo e à alta taxa de resultados falso-negativos. Isto faz com que este método diagnóstico tenha sensibilidade muito baixa, sem aplicação prática em comparação à citologia.[29]

O melhor método para detecção de *Malassezia* na clínica é o exame citológico, e diversas técnicas de coleta foram usadas. Cada técnica tem suas vantagens e desvantagens. Estudos realizados em cães com e sem dermatite por *Malassezia* demonstraram que todas as técnicas geraram resultados similares. Com base na experiência e ensaios clínicos também observou-se que a natureza da lesão clínica e sua localização anatômica devem ser o critério

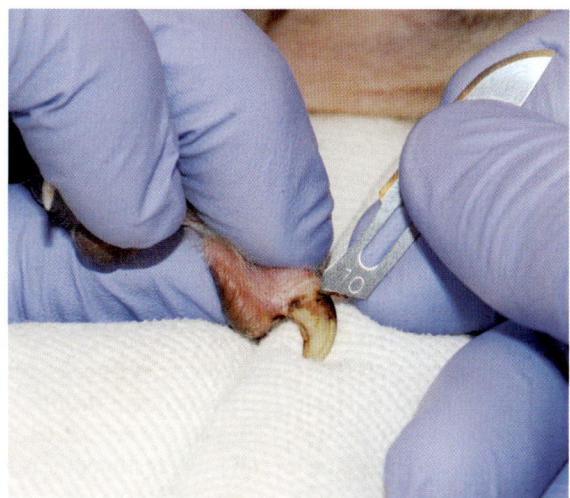

Figura 33-9: Foto demonstrando o uso da porção traseira de uma lâmina de bisturi para aquisição de amostra de raspado seco de exsudato ceráceo da porção proximal da garra para avaliação da presença de *Malassezia*.

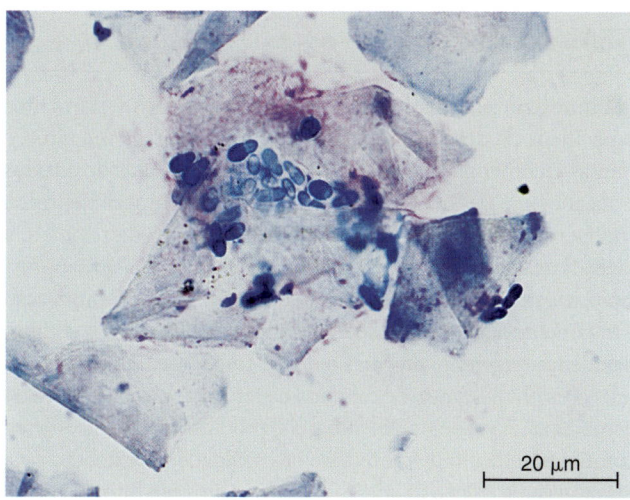

Figura 33-10: Amostra de fita adesiva preparada pela técnica de Wright modificada e observada sob imersão em óleo (aumento 1.000×), observam-se a morfologia, a incorporação variável do corante e o acúmulo ao redor de queratinócitos que são típicos das leveduras de *Malassezia*.

determinante para escolha do método de coleta.[3,24,25] Alguns dos métodos usados incluem a citologia de amostras coletada por impressão direta com lâmina de microscopia não adesiva (lesões úmidas ou seborreicas), raspados de pele seca (garras), *swabs* com pontas de algodão (regiões de dobras cutâneas ou orelhas), lâminas adesivas (Delasco®, Council Bluffs, Iowa, Estados Unidos) e fita adesiva transparente de acetato (3M® Corp., St. Paul, Minneapolis, Estados Unidos) (Fig. 33-9). Na prática clínica do autor, as duas últimas técnicas são mais comumente usadas para aquisição de amostras clínicas para avaliação da dermatite por *Malassezia*, com preferência pelo método com fita adesiva, que é eficaz independentemente da localização da lesão e das características do exsudato. Para aquisição da amostra com fita adesiva, os pelos sobrejacentes podem ser repartidos ou tricotomizados e um pedaço de fita adesiva transparente é firmemente aplicado à pele e removido; essa operação é realizada várias vezes. Após a coloração, a fita é colocada em uma lâmina de vidro e observada sob imersão em óleo.[50]

Para coleta e exame do exsudato por citologia do conteúdo das orelhas felinas, o uso de um *swab* com ponta de algodão é preferido. Para aquisição de uma amostra apropriada, o *swab* com ponta de algodão é inserido no canal auditivo para coleta do espécime do canal horizontal distal ou da região juncional, onde há o encontro dos canais horizontal e vertical. Após a obtenção, o *swab* é delicadamente rolado sobre a lâmina de vidro, tentando distribuir o material de maneira uniforme em uma camada fina. As amostras podem ser fixadas com calor; no entanto, em um único estudo acerca dos efeitos da fixação por calor de amostras de casos de otite canina por *Malassezia* foi demonstrada a ausência de efeitos óbvios sobre a aparência visual das amostras após a coloração ou nas contagens de *Malassezia* em lâminas fixadas ou não.[51] Os clínicos devem se lembrar de adquirir amostras separadas de cada orelha, mesmo se o paciente apresentar um problema unilateral, já que isto permite a comparação entre os lados e permite a detecção precoce de uma alteração no lado com acometimento menos óbvio.

As amostras são coradas com uma coloração Wright modificada, como JorVet Dip Quick Stain® (Jorgensen Laboratories, Loveland, Colorado, Estados Unidos) e examinadas à microscopia com imersão em óleo (aumento 1.000×) quanto à presença de leveduras de tamanho e formato característicos e demonstração de brotamento monopolar. A aparência do micro-organismo é descrita como "amendoim", "homem de neve" ou "pegada"; a levedura é comumente encontrada em grupos ou aderida a queratinócitos (Fig. 33-10). Uma vez que a *Malassezia* é um habitante cutâneo normal, pode ser recuperado da pele e dos canais auditivos de animais clinicamente normais. Diversos critérios foram propostos para constituir o que deve ser considerado crescimento excessivo patogênico do micro-organismo. Dentre os critérios publicados, incluem-se os seguintes:[3,24,25,52]

- A observação de 10 ou mais leveduras por 1,27 cm² de uma lâmina de vidro
- Dez micro-organismos em 15 campos aleatórios consecutivos em imersão em óleo
- Uma média de quatro micro-organismos por campo em imersão em óleo
- Uma média de um ou mais micro-organismos por campo em imersão em óleo
- Mais do que dois micro-organismos por campo em aumento 40×
- Número igual ou superior a cinco micro-organismos por campo em aumento 40× em amostras de condutos auditivos

Devido à natureza variável desses critérios, os estudos prévios nos quais foram descritas diferenças no tamanho da população em diversos sítios anatômicos, diferenças específicas às raças e existência de reações de hipersensibilidade, em que mesmo baixos números de micro-organismos podem ser causadores de doença, resultando em uma sobreposição considerável desses critérios.[9,11] Assim, o autor tem uma abordagem muito prática à interpretação dos resultados citológicos dos pacientes. Se as leveduras de *Malassezia* forem recuperadas da pele lesionada e dos canais auditivos de pacientes com sinais clínicos consistentes ou em caso de observação concomitante de células inflamatórias, o autor considera que o agente está contribuindo para a doença e institui o tratamento adequado, independentemente do número de micro-organismos encontrados.

TRATAMENTO

Há um vazio significativo na literatura acerca dos tratamentos específicos da dermatite e da otite por *Malassezia* em gatos, e muitas recomendações terapêuticas são extrapoladas de estudos realizados em cães ou de experiências sem comprovação científica. Independentemente disso, o principal elemento da terapia é a identificação e o tratamento dos fatores subjacentes que, a princípio, levam ao crescimento excessivo. A ausência de identificação e tratamento adequado da doença primária é a causa mais comum da doença recorrente ou persistente. O tratamento específico das infecções por *Malassezia* é centrado na terapia tópica, sistêmica ou combinada. A via de tratamento e o(s) produto(s) específico(s) são comumente escolhidos com base na gravidade, na extensão e na localização da lesão e na adesão ao tratamento pelo tutor e animal.

A terapia tópica é rotineiramente eficaz e pode ser realizada com diversas formulações, como xampus, cremes, pomadas, loções, *sprays*, lenços umedecidos com medicamentos ou aplicações em musse. Os ingredientes ativos comumente incorporados nesses produtos incluem miconazol, clotrimazol, cetoconazol, ácido acético, ácido bórico, tiabendazol, nistatina, climbazol e clorexidina. Em gatos, a aplicação de muitos desses produtos é associada a diversas dificuldades especiais. O principal obstáculo é seu comportamento incansável de autolimpeza, que não permite o tempo de contato adequado de muitos produtos do tipo *leave-on*; além disso, o veículo ou os ingredientes inativos podem ser tóxicos (p. ex., propilenoglicol) e os gatos tendem a não aceitar banhos. Quando prático e viável para o tutor e o gato, o autor prefere usar um xampu com nitrato de miconazol a 2% e gluconato de clorexidine a 2% (Malaseb®, Bayer HealthCare). Tal decisão é baseada nas informações da única revisão sistemática sobre intervenções na dermatite por *Malassezia* em cães. Um xampu com esses dois ingredientes ativos é a única modalidade terapêutica qualificada com boas evidências.[53] Em um estudo foram comparados os tratamentos com xampu com digliconato de clorexidina a 3% e com xampu com nitrato de miconazol a 2% e gluconato de clorexidina a 2% e foram observados resultados promissores no tratamento da dermatite canina por *Malassezia*, sugerindo-se que os xampus com clorexidina a 3% também podem ser uma boa escolha para o tratamento tópico.[54] Sem comprovação científica, os xampus com diversas concentrações de cetoconazol também foram eficazes. O banho com xampus medicamentosos é muito eficaz quando realizado duas a três vezes por semana e quando há tempo de contato adequado antes do enxágue (8 a 10 minutos). Nos gatos que não aceitam o banho, outros sistemas de liberação tópica podem ter benefício clínico. Aqueles mais comumente usados pelo autor foram os produtos em *spray* (uma a duas vezes ao dia até a resolução clínica), os lenços umedecidos com medicamentos (aplicação uma a duas vezes ao dia) e a massagem tópica com produto em musse contendo clorexidina a 3% e climbazol a 0,5% (Douxo® Chlorhexidine + Climbazole Mousse®, Sogeval Laboratories).

Estudos específicos acerca do tratamento sistêmico da dermatite por *Malassezia* em gatos foram limitados ao itraconazol de administração oral (Sporanox®, Janssen Pharmaceuticals). Em dois estudos, a administração de itraconazol em doses de 5 a 10 mg/kg, a cada 24 horas, por via oral (VO), foi sugerida como eficaz por meio da redução das contagens de leveduras e da melhora das lesões clínicas associadas.[55,56] Este resultado também foi observado em uma revisão sistemática em cães, na qual foram observadas boas evidências da administração oral de itraconazol para o tratamento da dermatite canina por *Malassezia*. Hoje, o itraconazol é o fármaco de escolha para gatos, com base nos resultados desses estudos limitados, na farmacocinética do medicamento e na tolerância geral. No entanto, o custo do produto não genérico provavelmente limitou a ampla disseminação de seu uso. Baseado em evidências observacionais sem comprovações científicas sugeriu-se que a administração de fluconazol na dose de 5 mg/kg, a cada 24 horas, VO, pode também ser uma opção razoável, já que este fármaco tem melhor margem de segurança. O uso de terbinafina em medicina veterinária está crescendo e o medicamento foi investigado em estudos-piloto para o tratamento da dermatite canina por *Malassezia*.[26,57] No entanto, devido à ausência generalizada de estudos nos quais se determinou a dosagem apropriada, a eficácia e os possíveis eventos adversos da terbinafina para gatos, esse medicamento deve ser hoje usado apenas em casos refratários ou naqueles em que eventos adversos a derivados azólicos são documentados. Embora existam relatos de uso de cetoconazol no tratamento do crescimento excessivo de *Malassezia* em gatos, seu uso é comumente desencorajado devido à possibilidade de alterações gastrintestinais e hepatotoxicidade; a griseofulvina é ineficaz no tratamento das infecções por *Malassezia*.[24,34] Por fim, surgiram novos derivados triazólicos, como o voriconazol e o posaconazol. O uso desses agentes no tratamento das infecções por *Malassezia* é limitado e possíveis reações adversas hepatotóxicas e neurotóxicas foram relatadas.[58] O autor também destaca que, embora esses fármacos sejam comumente usados no tratamento de infecções fúngicas resistentes e invasivas em seres humanos, não devem ser utilizados no tratamento de infecções por *Malassezia* em medicina veterinária. Na maioria dos casos de dermatite por *Malassezia*, o tratamento deve ser realizado por aproximadamente 30 dias, mas o intervalo mais preciso deve ser 1 semana após a resolução clínica e citológica.

Com atenção específica ao tratamento da otite por *Malassezia*, princípios similares aos da dermatite por *Malassezia* devem ser considerados para prevenção de recidivas ou persistência da infecção. O tratamento apropriado da otite por *Malassezia* depende da escolha de um agente de limpeza ótica e de um medicamento tópico eficaz. A limpeza é importante para a remoção do exsudato, impedindo a inativação dos fármacos e facilitando a penetração eficaz do medicamento escolhido por todo o canal auditivo. Existem diversos preparados comerciais para limpeza ótica e por meio de pesquisas foi evidenciado que muitos têm efeitos anti-*Malassezia* significativos.[59,60] Os produtos mais comumente usados incluem Epi-Otic Advance® (Virbac, Ft. Worth, Texas, Estados Unidos), MalAcetic ULTRA® *otic cleanser* (Dechra, Overland Park, Kansas, Estados Unidos) e T8 Keto® (Bayer HealthCare, Shawnee Mission, Kansas, Estados Unidos). Os canais auditivos devem ser limpos uma a duas vezes por semana para evitar a instilação excessiva de fluido na orelha, o que pode levar à maceração do revestimento epidérmico e à piora da função normal da barreira epidérmica. Após a resolução terapêutica, a transição à limpeza de rotina é comumente empregada como terapia de manutenção ou até a cura da causa inicial. A terapia antifúngica tópica específica também é comumente necessária e há diversos preparados óticos comerciais, incluindo aqueles contendo clotrimazol, miconazol, tiabendazol ou nistatina. Os preparados com clotrimazol ou miconazol são normalmente preferidos em relação aos últimos agentes, já que a concentração inibitória mínima mais baixa contra *Malassezia* foi demonstrada em limitados estudos *in vitro*.[61,62] Os medicamentos em gotas devem ser instilados nos canais auditivos uma ou duas vezes ao dia em volume apropriado (aproximadamente 0,5 mL). O acompanhamento em 2 a 4 semanas é recomendado para reavaliação em caso de necessidade de alterações ou terapias adicionais.

não pode ser dito para as espécies lipídio-dependentes de *Malassezia*. Os indivíduos imunocomprometidos devido à síndrome de imunodeficiência adquirida, terapia imunomoduladora ou outras doenças debilitantes apresentam maior taxa de doenças associadas a *Malassezia* lipídio-dependente.[65] Uma vez que os gatos tendem a ser colonizados por espécies lipídio-dependentes de *Malassezia*, maior consideração pode ser necessária em situações nas quais o tutor do gato é imunocomprometido, lembrando-o das práticas padrões de higiene após as interações com seu animal.

CONSIDERAÇÕES ZOONÓTICAS

M. pachydermatis foi associada a problemas em uma unidade de terapia intensiva neonatal, onde foi cultivada a partir do sangue, da urina e do líquor de pacientes com baixo peso ao nascer. A via de introdução de *M. pachydermatis* nessa unidade não foi determinada, mas há suspeita de ter ocorrido por meio de um profissional de saúde que foi portador transitório após o contato casual com um cão doméstico.[63] Morris et al.[64] demonstraram que *M. pachydermatis* pode ser detectada em 93% das mãos de tutores de cães, independentemente da presença de doença cutânea nos animais.[64] Esta evidência sustenta a importância de um bom padrão de higiene manual por profissionais de saúde, que foi creditado pela resolução dos problemas na unidade de terapia intensiva anteriormente mencionada. Apesar dessas informações, não há relatos atuais indicando que indivíduos imunocomprometidos ou portadores do vírus da imunodeficiência humana sejam mais suscetíveis à infecção por *M. pachydermatis*.[11] O mesmo

RESUMO

A otite e a dermatite felina secundária ao crescimento excessivo de *Malassezia* spp. dependentes ou não de lipídios estão sendo reconhecidas em medicina veterinária com maior frequência. As doenças primárias que levam às infecções secundárias por *Malassezia* parecem incluir as dermatites por hipersensibilidade, a acne mentoniana refratária, a dermatite facial idiopática, as infecções retrovirais e as neoplasias. Além disso, foi demonstrado que os gatos Devon Rex e Sphynx apresentam maiores taxas de colonização por *Malassezia* spp., o que provavelmente predispõem essas duas raças a uma maior taxa de infecções secundárias pelo micro-organismo. O diagnóstico clínico da otite e da dermatite por *Malassezia* em gatos é baseado na recuperação citológica do micro-organismo da pele e dos canais auditivos e com lesões compatíveis. Hoje, o tratamento é primariamente extrapolado de intervenções terapêuticas em cães e experiências sem comprovação científica; as intervenções específicas em gatos são limitadas a pequenos estudos-piloto com administração sistêmica de itraconazol.

Referências

1. Guillot J, Bond R: *Malassezia pachydermatis*: a review. *Med Mycol* 37:295-306, 1999.
2. Matousek JL, Campbell KL: Malassezia Dermatitis. *Compend Contin Educ Vet* 24:224-232, 2002.
3. Chen T, Hill PB: The biology of *Malassezia* organisms and their ability to induce immune responses and skin disease. *Vet Dermatol* 16:4-26, 2005.
4. Weidman FD:Exfoliative dermatitis in the Indian rhinoceros (*Rhinoceros unicornis*), with description of a new species: *Pityrosporum pachydermatis*. In Report of the laboratory museum comparative pathology Zoological Society, Philadelphia, 1925, Comparative Pathology Zoological Society, 36-43.
5. Gustafson B: Otitis externa in the dog. A bacteriological and experimental study. Thesis. Stockholm, 1955, Royal Veterinary College of Sweden.
6. Dufait R: *Pityrosporum canis* as the cause of canine chronic dermatitis. *Vet Med Small Anim Clin* 78:1055-1057, 1983.
7. Hay RJ: Malassezia, dandruff and seborrhoeic dermatitis: an overview. *Br J Dermatol* 165:2-8, 2011.
8. Gupta AK, Batra R, Bluhm R, et al: Skin diseases associated with *Malassezia* species. *J Am Acad Dermatol* 51:785-798, 2004.
9. Bond R: Superficial veterinary mycoses. *Clin Dermatol* 28:226-236, 2010.
10. Castellá G, DeBellis F, Bond R, et al: Molecular characterization of *Malassezia nana* isolates from cats. *Vet Microbiol* 148:363-367, 2011.
11. Bond R: Malassezia dermatitis. In Greene CE, editor: *Infectious diseases of the dog and cat*, ed 4, St Louis, 2012, Elsevier/Saunders, pp 602-606.
12. Crespo MJ, Abarca ML, Cabañes FJ: Occurrence of *Malassezia* spp. in the external ear canals of dogs and cats with and without otitis externa. *Med Mycol* 40:115-121, 2002.
13. Nardoni S, Mancianti F, Rum A, et al: Isolation of *Malassezia* species from healthy cats and cats with otitis. *J Feline Med Surg* 7:141-145, 2005.
14. Cafarchia C, Gallo S, Capelli G, et al: Occurrence and population size of *Malassezia* spp. in the external ear canal of dogs and cats both healthy and with otitis. *Mycopathologia* 160:143-149, 2005.
15. Dizotti CE, Coutinho S: Isolation of *Malassezia pachydermatis* and *M. sympodialis* from the external ear canal of cats with and without otitis externa. *Acta Vet Hung* 55:471-477, 2007.
16. Shokri H, Khosravi A, Rad M, et al: Occurrence of *Malassezia* species in Persian and domestic short hair cats with and without otitis externa. *J Vet Med Sci* 72:293-296, 2010.
17. Bond R, Anthony RM, Dodd M, et al: Isolation of *Malassezia sympodialis* from feline skin. *J Med Vet Mycol* 34:145-147, 1996.
18. Bond R, Howell SA, Haywood PJ, et al: Isolation of *Malassezia sympodialis* and *Malassezia globosa* from healthy pet cats. *Vet Rec* 141:200-201, 1997.
19. Raabe P, Mayser P, Weib R: Demonstration of *Malassezia furfur* and *M. sympodialis* together with *M. pachydermatis* in veterinary specimens. *Mycoses* 41:493-500, 1998.
20. Crespo MJ, Abarca ML, Cabañes FJ: Isolation of *Malassezia furfur* from a cat. *J Clin Microbiol* 37:1573-1574, 1999.
21. Hirai A, Kano R, Makimura K, et al: A unique isolate of *Malassezia* from a cat. *J Vet Med Sci* 64:957-959, 2002.
22. Cabañes FJ, Hernandez JJ, Castellá G: Molecular analysis of *Malassezia sympodialis*—related strains from domestic animals. *J Clin Microbiol* 43:277-283, 2005.
23. Coutinho S, Fedullo J, Corrêa S: Isolation of *Malassezia* spp. from cerumen of wild felids. *Med Mycol* 44:383-387, 2006.
24. Miller WH, Griffin CE, Campbell K: *Malassezia* dermatitis. In Muller & Kirk's small animal dermatology, ed 7, St Louis, 2013, Elsevier, 243-249.

25. Morris DO: *Malassezia* dermatitis and otitis. *Vet Clin North Am Small Anim Pract* 29:1303-1310, 1999.

26. Rosales MS, Marsella R, Kunkle G, et al: Comparison of the clinical efficacy of oral terbinafine and ketoconazole combined with cephalexin in the treatment of *Malassezia* dermatitis in dogs—a pilot study. *Vet Dermatol* 16:171-176, 2005.

27. Foster-Van Hute MA, Curtis CF, White RN: Resolution of exfoliative dermatitis and *Malassezia pachydermatis* overgrowth in a cat after surgical thymoma resection. *J Small Anim Pract* 38:451-454, 1997.

28. Godfrey DR: A case of feline paraneoplastic alopecia with secondary *Malassezia*-associated dermatitis. *J Small Anim Pract* 39:394-396, 1998.

29. Mauldin EA, Morris DO, Goldschmidt MH: Retrospective study: the presence of *Malassezia* in feline skin biopsies. *A clinicopathological study.* *Vet Dermatol* 13:7-14, 2002.

30. Turek MM: Cutaneous paraneoplastic syndrome in dogs and cats: a review of the literature. *Vet Dermatol* 14:279-296, 2003.

31. Perrins N, Gaudiano F, Bond R: Carriage of *Malassezia* spp. yeasts in cats with diabetes mellitus, hyperthyroidism and neoplasia. *Med Mycol* 45:541-546, 2007.

32. Sierra P, Guillot J, Jacob H, et al: Fungal flora on cutaneous and mucosal surfaces of cats infected with feline immunodeficiency virus or feline leukemia virus. *Am J Vet Res* 61:158-161, 2000.

33. Reche A, Daniel A, Strauss T, et al: Cutaneous mycoflora and CD4:CD8 ratio of cats infected with feline immunodeficiency virus. *J Feline Med Surg* 12:355-358, 2010.

34. Ordeix L, Galeotti F, Scarampella F, et al: *Malassezia* spp. overgrowth in allergic cats. *Vet Dermatol* 18:316-323, 2007.

35. Jazic E, Coyner KS, Loeffler DG, et al: An evaluation of the clinical, cytological, infectious and histopathological features of feline acne. *Vet Dermatol* 17:134-140, 2006.

36. Bond R, Curtis CF, Ferguson EA, et al: An idiopathic facial dermatitis of Persian cats. *Vet Dermatol* 11:35-41, 2000.

37. Crespo MJ, Abarca ML, Cabañes FJ: Otitis externa associated with *Malassezia sympodialis* in two cats. *J Clin Microbiol* 38:1263-1266, 2000.

38. Colombo S, Nardoni S, Cornegliani L, et al: Prevalence of *Malassezia* spp. yeasts in feline nail folds: a cytological and mycological study. *Vet Dermatol* 18:278-283, 2007.

39. Åhman S, Perrins N, Bond R: Carriage of *Malassezia* spp. yeasts in healthy and seborrhoeic Devon Rex cats. *Med Mycol* 45:449-455, 2007.

40. Åhman S, Bergström K: Cutaneous carriage of *Malassezia* species in healthy and seborrhoeic Sphynx cats and a comparison to carriage in Devon Rex cats. *J Feline Med Surg* 11:970-976, 2009.

41. Volk A, Belyavin C, Varjonen K, et al: *Malassezia pachydermatis* and *M. nana* predominate amongst the cutaneous mycobiota of Sphynx cats. *J Feline Med Surg* 12:917-922, 2010.

42. Bond R, Stevens K, Perrins N, et al: Carriage of *Malassezia* spp. yeasts in Cornish Rex, Devon Rex and Domestic short-haired cats: a cross-sectional survey. *Vet Dermatol* 19:299-304, 2008.

43. Bond R, Wren L, Lloyd D: Adherence of *Malassezia pachydermatis* and *Malassezia sympodialis* to canine, feline and human corneocytes in vitro. *Vet Rec* 147:454-455, 2000.

44. Cafarchia C, Otranto D: The pathogenesis of *Malassezia* yeasts. *Parassitologia* 50:65-67, 2008.

45. Morris D, Olivier B, Rosser E: Type-1 hypersensitivity reactions to *Malassezia pachydermatis* extracts in atopic dogs. *Am J Vet Res* 59:836-841, 1998.

46. Nuttal T, Halliwell R: Serum antibodies to *Malassezia* yeasts in canine atopic dermatitis. *Vet Dermatol* 12:327-332, 2001.

47. Bond R, Curtis C, Hendricks A, et al: Intradermal test reactivity to *Malassezia pachydermatis* in atopic dogs. *Vet Rec* 150:448-449, 2002.

48. Morris D, DeBoer D: Evaluation of serum obtained from atopic dogs with dermatitis attributable to *Malassezia pachydermatis* for passive transfer of immediate hypersensitivity to that organism. *Am J Vet Res* 64:262-266, 2003.

49. Bond R, Patterson-Kane J, Lloyd D: Intradermal test reactivity to *Malassezia pachydermatis* in healthy basset hounds and bassets with *Malassezia* dermatitis. *Vet Rec* 151:105-109, 2002.

50. Bensignor E, Jankowski F, Seewald W, et al: Comparison of two sampling techniques to assess quantity and distribution of *Malassezia* yeasts on the skin of Basset Hounds. *Vet Dermatol* 13:237-241, 2002.

51. Griffin J, Scott D, Erb H: *Malassezia* otitis externa in the dog: the effect of heat-fixing otic exudate for cytological analysis. *J Vet Med A Physiol Pathol Clin Med* 54:424-427, 2007.

52. Angus J: Otic cytology in health and disease. *Vet Clin North Am Small Anim Pract* 34:411-424, 2004.

53. Negre A, Bensignor E, Guillot J: Evidence-based veterinary dermatology: a systematic review of interventions for *Malassezia* dermatitis in dogs. *Vet Dermatol* 20:1-12, 2009.

54. Maynard L, Rème C, Viaud S: Comparison of two shampoos for the treatment of canine *Malassezia* dermatitis: a randomized controlled trial. *J Small Anim Pract* 52:566-572, 2011.

55. Åhman S, Perrins N, Bond R: Treatment of *Malassezia pachydermatis*-associated seborrhoeic dermatitis in Devon Rex cats with itraconazole—a pilot study. *Vet Dermatol* 18:171-174, 2007.

56. Bensignor E: Treatment of *Malassezia* overgrowth with itraconazole in 15 cats. *Vet Rec* 167:1011-1012, 2010.

57. Berger D, Lewis T, Schick A, et al: Comparison of once-daily versus twice-weekly terbinafine administration for the treatment of canine *Malassezia* dermatitis—a pilot study. *Vet Dermatol* 23:418-425, 2012.

58. Quimby J, Hoffman S, Duke J, et al: Adverse neurological events associated with voriconazole use in 3 cats. *J Vet Intern Med* 24:647-649, 2010.

59. Swinney A, Fazakerley J, McEwan N, et al: Comparative *in vitro* antimicrobial efficacy of commercial ear cleaners. *Vet Dermatol* 19:373-379, 2008.

60. Mason C, Steen S, Paterson S, et al: Study to assess *in vitro* antimicrobial activity of nine ear cleaners against 50 *Malassezia pachydermatis* isolates. *Vet Dermatol* 24:362-366, 2013.

61. Kiss G, Radvanyi S, Szigeti G: New combination for the therapy of canine otitis externa microbiology of otitis externa. *J Small Anim Pract* 38:51-56, 1997.

62. Peano A, Beccati M, Chiavassa E, et al: Evaluation of the antifungal susceptibility of *Malassezia pachydermatis* to clotrimazole, miconazole and thiabendazole using a modified CLSI M27-A3 microdilution method. *Vet Dermatol* 23:131-135, 2012, e29.

63. Chang HJ, Miller HL, Watkins N, et al: An epidemic of *Malassezia pachydermatis* in an intensive care nursery associated with colonization of health care workers' pet dogs. *N Engl J Med* 338:706-711, 1998.

64. Morris D, O'Shea K, Shofer F, et al: *Malassezia pachydermatis* carriage in dog owners. *Emerg Infect Dis* 11:83-88, 2005.

65. Tragiannidis A, Bisping G, Koehler G, et al: Minireview: *Malassezia* infections in immunocompromised patients. *Mycoses* 53:187-195, 2010.

Elizabeth Rozanski, DVM e John Rush, DVM

Testes Sanguíneos Cardíacos

Mark A. Oyama

A avaliação da função cardíaca felina se baseia tradicionalmente em o eletrocardiograma, radiografias e ecocardiografia. Essas modalidades diagnósticas consomem um tempo relativo, são caras e, no caso do ecocardiograma, podem ser de limitada disponibilidade. Testes sanguíneos cardíacos são uma área em crescimento, oferecendo vantagens importantes sobre testes diagnósticos tradicionais, incluindo baixo custo e ampla disponibilidade. A utilidade clínica de testes baseados no sangue repousa na especificidade e sensibilidade do ensaio para detectar doença cardíaca discreta e prover informação sobre a gravidade da doença, resposta ao tratamento e prognóstico.

Sensibilidade refere-se à habilidade do teste em detectar indivíduos afetados, enquanto a especificidade se refere à capacidade em detectar indivíduos não afetados pela condição em questão. Os testes clínicos muitas vezes consideram resultados como um sim ou não (i.e., binário). O parâmetro que está sendo testado pode estar acima ou abaixo de um valor de corte crítico. Isto representa um equilíbrio conflitante entre sensibilidade e especificidade. Ou seja, ganhos de sensibilidade normalmente são acompanhados por perdas de especificidade e vice-versa. A sensibilidade e especificidade são propriedades que descrevem o ensaio. O desempenho do teste em um ambiente clínico é representado por valores preditivos positivos e negativos de um ensaio (respectivamente, VPP e VPN). Esses valores representam a proporção de indivíduos que são verdadeiramente positivos quando o teste resulta positivo (VPP) ou verdadeiramente negativo quando o teste é negativo (VPN). Ao contrário da especificidade e sensibilidade, o VPP e o VPN são afetados pela prevalência da doença subjacente. Em geral o VPP de um ensaio aumenta à medida que a prevalência aumenta e diminui ao diminuir a prevalência desta. Em oposição, o VPN aumenta ao diminuir a prevalência da doença e diminui ao aumentar a prevalência. A relação entre VPP, VPN e prevalência da doença é ilustrada na Figura 34-1. Esta interpretação de um teste diagnóstico envolve não somente o resultado do teste, mas também o risco pré-teste que o indivíduo tem quanto à doença em questão.

Testes sanguíneos cardíacos são largamente aceitos em medicina e a detecção de "biomarcadores" cardíacos no sangue consiste no diagnóstico padrão para detecção de infarto agudo do miocárdio e insuficiência cardíaca congestiva (ICC).[1,2] Um biomarcador é definido como uma substância elaborada por um tecido específico, detectável na circulação e liberada proporcionalmente a um processo mórbido em particular, fornecendo informações sobre a presença e severidade do distúrbio, e é relativamente estável e fácil de se detectar por métodos laboratoriais de rotina. A detecção de biomarcadores para distúrbios de outros órgãos, que não o coração, são muito familiares na rotina. Por exemplo, a bilirrubina é comumente usada como biomarcador para detectar distúrbios hepáticos. Em gatos, o peptídeo natriurético tipo B (PNB), o peptídeo natriurético atrial (PNA) e a troponina cardíaca foi demonstrado como sendo de grande potencial como biomarcadores cardíacos.

PEPTÍDEOS NATRIURÉTICOS

Peptídeo natriurético atrial e PNB, liberados pelo miocárdio, principalmente em resposta ao elevado estresse da parede, provocam vasodilatação, diurese e natriurese. Neste contexto a atividade biológica do PNA e PNB influi no sistema renina-angiotensina-aldosterona, que também é ativado em gatos com doença cardíaca e insuficiência cardíaca. A produção de PNA ocorre primariamente no interior do miocárdio atrial, enquanto nos gatos com doença cardíaca tanto o miocárdio atrial quanto o ventricular secretam PNB.[3-5] Ambos os hormônios são produzidos incialmente como pró-hormônios e após secreção são clivados por proteases séricas em formas ativas hormonais (PNA C-terminal e PNB C-terminal), bem como uma forma inativa, a porção N-terminal (proPNA N-terminal e proPNB N-terminal). A detecção dos fragmentos N–terminal circulantes é facilitada pela longa meia-vida e alta estabilidade quando comparada com as moléculas C–terminais. Por isto, testes felinos comerciais para avaliar PNA e PNB detectam especificamente moléculas N–terminais.

Em seres humanos, os ensaios de PNA e PNB são usados para (1) detectar doenças assintomáticas em populações de risco, (2) avaliar gravidade da doença, (3) confirmar ou excluir falência cardíaca em pacientes emergentes, (4) promover prognóstico e (5) guiar o tratamento usando medidas sequenciais.[2,6,7]

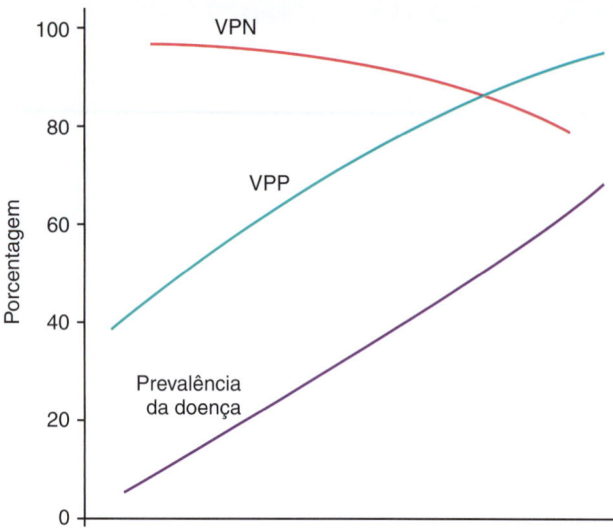

Figura 34-1: **Performance Hipotética de um Ensaio sobre uma Faixa de Valores de Prevalência da Doença.** Valor preditivo positivo (VPP), ou a proporção de indivíduos com teste positivo que são verdadeiramente positivos, aumenta à medida que a prevalência da doença aumenta. O valor preditivo negativo (VPN), ou a proporção de indivíduos com teste negativo que são verdadeiramente negativos, tende a aumentar quando a prevalência da doença diminui. Esta interpretação do ensaio depende não só do resultado do teste (positivo ou negativo), mas também da prevalência da doença na população à qual o indivíduo a ser testado pertence.

DETECÇÃO DE DOENCA CARDÍACA SUBJACENTE

Concentrações circulantes de PNA–C e PNB–C estão elevadas em gatos com doença cardíaca,[8] e concentrações plasmáticas de PNA–C correlacionam-se fortemente com pressão atrial esquerda em gatos.[9] ProPNA–NT e proPNB–NT estão similarmente elevadas nos gatos acometidos.[10] Concentrações médias (95% intervalo de confiança [IC]) de proPNA–NT em gatos saudáveis, gatos com doença cardíaca sem insuficiência e gatos com doença cardíaca com insuficiência são 682 (530 a 834) pmol/L, 1.176 (810 a 1.543) pmol/L e 1.865 (1.499 a 2231) pmol/L, respectivamente.[10] Usando um ponto de corte de 960pmol/L o teste de proPNA–NT possui 84% de sensibilidade e 82% de especificidade para distinguir controles saudáveis de gatos com doença cardíaca ou insuficiência cardíaca. Em geral o teste proPNA–NT classificou 83% de 78 gatos corretamente nesse estudo. No mesmo estudo,[10] concentrações médias (95% IC) de proPNB–NT em gatos controles saudáveis, gatos com doença cardíaca sem insuficiência e gatos com doença cardíaca com insuficiência foram 34 (11 a 56) pmol/L, 184 (111 a 257) pmol/L e 525 (437 a 612) pmol/L, respectivamente. Usando o ponto de corte em 49 pmol/L o teste proPNB–NT apresentou 100% de sensibilidade e 89% de especificidade; 96% de todos os gatos foram classificados corretamente. Assim, cada gato com doença cardíaca ou insuficiência cardíaca (n = 50) foi identificado pelo teste proPNB–NT. A detecção de doença cardíaca em gatos pelo teste proPNB–NT é adicionalmente apoiada por um estudo em 80 gatos saudáveis como controle e 86 gatos com doença cardíaca assintomática.[11] Nesta população, o ponto de corte do teste proPNB–NT foi de 40pmol/L com 90% de sensibilidade e 85% de especificidade para detectar gatos com

doença cardíaca assintomática. Esses resultados indicam que a detecção de portadores assintomáticos ou de cardiomiopatias ocultas é possível usando testes de peptídeos natriuréticos, em particular o teste proPNB–NT. Em 2013, o uso de um ensaio "*in loco*" de proPNB–NT (SNAP Feline proBNP®, IDEXX Laboratories, Westbrook, Maine) foi descrito.[12] O dispositivo utiliza o ensaio imunossorvente ligado à enzima (ELISA) para produzir dois pontos azuis na superfície do teste, e a densidade óptica relativa (i.e., intensidade) da cor dos pontos indica se a amostra do paciente contém concentração elevada ou normal de proPNB–NT baseado no valor de corte de 200pmo/L. O uso deste dispositivo "*in loco*" para avaliar rapidamente a concentração de proPNB–NT em gatos suspeitos de apresentarem doença cardíaca merece um estudo mais aprofundado.

Gatos com cardiomiopatia pré-clínica constituem uma subpopulação particularmente importante, porque, por definição, eles apresentam sinais clínicos atribuíveis à sua doença subjacente. Gatos com doença pré-clínica frequentemente escapam à detecção até apresentar sequelas evidentes (como edema pulmonar, efusão pleural ou tromboembolismo sistêmico), quando o prognóstico se torna muito pior.

Em geral, testes de triagem para doenças se beneficiam da alta sensibilidade e, quando aplicados em uma população de alto risco com prevalência relativamente alta da doença, rendem alto VPP.[13] Testes de triagem para descartar doenças se beneficiam da alta especificidade e alto VPN.

AVALIAÇÃO DA GRAVIDADE DO DISTÚRBIO

Em gatos com cardiomiopatia as concentrações circulantes de proPNA–NT e proPNB–NT correlacionam-se com índices tradicionais de gravidade da doença, como a relação entre tamanho vertebral e do coração visto em radiografias torácicas, espessura da parede ventricular esquerda e tamanho do átrio esquerdo.[10,14] Esses resultados concordam com os achados em humanos com cardiomiopatia hipertrófica (CMH).[15,16] Deve-se notar, no entanto, que a utilidade clínica precisa das concentrações circulantes de PNB para a quantificação da gravidade da doença, em um paciente *individual* é ainda um tema de grande debate.[17,18] Muito importante notar que proPNB–NT pode não detectar doenças precoces ou aquelas muito discretas (i.e., um resultado falso-negativo). São necessários mais estudos nessa população específica. A importância de se detectar a doença mais precocemente pode ser vista de diferentes maneiras. Por um lado, um resultado falso-negativo permitiria que a doença inicial em um gato passasse despercebida, e isso poderia impactar negativamente nas decisões de reprodução feitas para os animais jovens em programas de melhoramento. A este respeito, identificação e triagem de mutações genéticas causais específicas continuam a ser o padrão-ouro (Cap. 74). Por outro lado, os defensores dos testes de sangue cardíacos argumentam que o impacto de um resultado falsonegativo em um determinado animal fora das considerações reprodutivas é relativamente baixo, porque a doença muito discreta não é tipicamente associada a sinais clínicos, nem existem comprovadas intervenções médicas que alterem o curso da doença nessa fase inicial. Assim, nenhuma intervenção prática a não ser a reavaliação da doença em uma

| Tabela 34-1 | Valores de Concentração de proPNB-NT de Três Diferentes Estudos Clínicos Associados às Causas de Manifestações Respiratórias em Gatos* | | | | |

População testada	Valor de corte proPNB-NT	Sensibilidade (%)	Especificidade (%)	Valor preditivo positivo (%)	Valor preditivo negativo (%)
Os gatos com sintomas respiratórios em que é possível ou ICC ou doença respiratória primária	220[10]	94	88	NP	NP
	265[13]	90	88	92	85
	277[18]	95	85	NP	NP

NP, não publicado.

*Os valores acima do ponto de corte do ensaio indicam que é mais provável a insuficiência cardíaca congestiva, e valores abaixo do ponto de corte indicam que é mais provável a doença respiratória primária. Resultados de proPNB-NT devem ser interpretados em conjunto com outros testes de diagnóstico adequados, tais como o exame físico e radiografia. Ecocardiografia continua sendo o padrão-ouro para o diagnóstico de doenças do coração felino. Ensaio de proPNB-NT pode ser particularmente útil para decidir pela indicação de ecocardiografia para revelar a doença cardíaca subjacente ou para auxiliar na formulação de um plano de tratamento preliminar, na ausência de ecocardiografia prontamente disponível.

data posterior é normalmente realizada em gatos com doença muito discreta. Com base em estudos anteriores que indicam um elevado grau de sensibilidade e especificidade em gatos com doença moderada a grave,[10,11,14] pode-se esperar razoavelmente que uma série de testes de proPNB-NT nesses gatos possa ser utilizada para detectar a doença em progressão.

DETECÇÃO DE INSUFICIÊNCIA CARDÍACA NO GATO COM SINTOMAS RESPIRATÓRIOS

Em gatos com sintomas respiratórios, o teste de PNB auxilia na diferenciação das causas de dispneia. Em três diferentes estudos clínicos valores de proPNB-NT diferenciaram etiologias cardíacas (como ICC) de não cardíacas (como asma, pneumonia, neoplasia etc.) em gatos que apresentavam sinais respiratórios[19] (Tabela 34-1). Quando o ensaio de proPNB-NT foi adicionado a uma avaliação diagnóstica, que incluiu radiografia de tórax e eletrocardiograma (ECG), a capacidade dos profissionais para diagnosticar corretamente a causa de sinais respiratórios em gatos melhorou significativamente de 69,2% para 87%.[20] Gatos com elevação de concentração de proPNB-NT são mais relacionados à ICC e aqueles com baixas concentrações a doenças respiratórias primárias. O valor de tais testes é especialmente pertinente para pacientes que não estão estáveis o suficiente para testes de diagnóstico de rotina (p. ex., radiografia de tórax, ecocardiografia ou lavagem transtraqueal). Em um pequeno estudo, a medição da concentração de proPNB-NT no líquido pleural ajudou a diferenciar entre gatos com causas cardíacas e não cardíacas de derrame pleural.[21] Essa e outras aplicações, tais como o uso potencial de um ensaio rápido de proPNB-NT em um paciente em emergência são áreas de interesse e requerem um estudo mais aprofundado.

foi associado à sobrevida de 1 mês em gatos com ICC.[22] Nos seres humanos, no entanto, a medição de PNB tem-se provado útil na estratificação do risco e como um preditor de sobrevivência. Em um estudo[23] de 48.629 hospitalizações em pessoas com insuficiência cardíaca, PNB possuía uma forte relação linear com a mortalidade intra-hospitalar. Os pacientes com as maiores concentrações de PNB apresentaram 2,2 vezes mais probabilidade de morrer do que aqueles com os menores valores. Esse estudo incluiu um grande número (n = 18.164) de pessoas com insuficiência cardíaca, mas com a função sistólica preservada, que é semelhante às formas mais comuns de cardiomiopatias felinas (i.e., cardiomiopatia hipertrófica e restritiva). Em um estudo com pacientes humanos com CMH, Magga et al.[24] relataram que a concentração de PNB correlacionava-se com o grau de remodelação miocárdica patológica, e isso pode ajudar a explicar a correlação entre a elevada PNB e a diminuição da sobrevida.

Em gatos, a predição de sobrevida ou risco de acontecimentos patológicos, tais como ICC ou tromboembolismo é particularmente difícil. No entanto, acredita-se geralmente que tanto a gravidade da hipertrofia ventricular esquerda quanto o grau de aumento do átrio são preditivos dos resultados em gatos com doença cardíaca.[25] Por isso, os biomarcadores que são liberados em resposta ao estiramento atrial e ventricular, como proPNB-NT, podem ter valor prognóstico. O tratamento de doenças cardíacas felinas é geralmente guiado pelas manifestações clínicas e por ecocardiograma. Em pacientes humanos com CMH, concentrações progressivamente elevadas de PNB estão associadas à deterioração clínica,[26] e o tratamento baseado na mensuração de PNB pode melhorar o resultado. Em um estudo,[27] a terapia concebida especificamente para diminuir a concentração de PNB para menos de 100 ng/L resultou em uma redução de 50% de morte devido à insuficiência cardíaca ou re-hospitalização *versus* controle.

VALOR PROGNÓSTICO E GUIA PARA TRATAMENTO

Poucos dados sobre o uso de biomarcadores cardíacos como um guia para os indicadores terapêuticos ou prognósticos estão disponíveis para gatos. Um relatório indicou que o proPNB-NT

TROPONINAS CARDÍACAS

A contração do músculo cardíaco é iniciada pela libertação de íons de cálcio intracelulares e a subsequente ponte cruzada dos filamentos de actina e miosina. O complexo cardíaco troponina, que atua em conjunto com o filamento de actina, é um regulador crítico desse processo. O complexo troponina é formado por três unidades distintas, troponinas cardíacas I (cTnI), T (cTnT) e C. Durante o início da contração a troponina C cardíaca liga-se ao cálcio intracelular e alivia o efeito inibitório de cTnI sobre a actina e miosina, permitindo, portanto, iniciar a ponte cruzada. Subsequente dissociação de cálcio da troponina C efetivamente termina a contração e permite ao músculo relaxar.

Em casos de lesão cardíaca, as subunidades de troponina separam o filamento de actina, passam ao espaço intersticial e vão para a circulação geral. As isoformas cTnI e cTnT presentes no músculo cardíaco são distintas das do músculo esquelético, e a detecção de qualquer isoforma cardíaca no plasma ou no soro é um indicador altamente específico e sensível de lesão cardíaca. Embora a cinética de liberação exata de troponina do miocárdio felino seja relativamente desconhecida, as características de liberação da troponina cardíaca parecem similares na maioria das espécies de mamíferos.[28,29] Nos seres humanos, a cinética de liberação de troponina é bifásica, com liberação rápida de pequenas quantidades de troponina citosólica, seguida por uma maior e mais sustentada liberação de troponina, permitindo a detecção do aumento dos níveis de troponina dentro de 4 horas de lesão e com pico entre 12 e 48 horas. Concentrações elevadas podem persistir após o infarto agudo do miocárdio por 2 semanas.[30]

Por causa do elevado grau de homologia entre as espécies humana e espécies veterinárias,[31] a detecção da troponina felina pode ser realizada utilizando imunoensaios concebidos para a detecção de troponina humana.[32] A maioria dos estudos realizados em gatos utiliza ensaios que testam especificamente para cTnI. Apesar de resultados entre diferentes máquinas de imunoensaio comerciais não serem suscetíveis a comparações diretas, a concentração de circulação de cTnI em gatos saudáveis deve ser uniformemente baixa. Gatos saudáveis possuem concentrações de cTnI abaixo do limite de detecção de qualquer ensaio particular (tipicamente <0,03-0,05 ng/mL).[33] O tipo de amostra em particular que é utilizado (i.e., plasma, soro ou sangue total) depende do teste de cada fabricante. É importante notar que troponina elevada é indicativa de danos nas células do miocárdio, mas não é específica para qualquer etiologia específica. Assim, uma variedade de causas tem sido associada ao aumento da cTnI em gatos, incluindo cardiomiopatia,[34,35] trauma do miocárdio sem corte,[36] hipertiroidismo[37] e doença renal.[38]

Nos seres humanos, a dosagem de troponina é usada principalmente para o diagnóstico de infarto agudo do miocárdio secundário à doença aterosclerótica. Em gatos, esta causa particular de infarto do miocárdio é rara; no entanto, pequenos infartos secundários à artéria coronária e hipertrofia do miocárdio são uma característica proeminente da cardiomiopatia felina.[39,40] Infarto agudo em gatos resultaria em uma libertação bifásica de troponina semelhante àquela observada em seres humanos. Esse padrão de liberação está em contraste com os casos de doença cardíaca crônica em que a lesão miocárdica crônica de baixo nível produz concentrações de troponina leves, mas persistentemente elevadas.[41] Em pacientes humanos com doença cardíaca crônica, troponina elevada está associada ao aumento da mortalidade e à hospitalização.[42,43] Em gatos

com moderada a grave CMH, cTnI elevada está correlacionada com a espessura da parede ventricular, bem como a presença ou ausência de ICC.[34,35] Portanto, valores mais elevadas de cTnI possuem significado de maior lesão miocárdica, e é tentador especular se os valores cTnI correlacionam com a sobrevivência. Em doentes humanos, os níveis de troponina persistentemente elevados preveem a piores resultados, ao passo que a diminuição da troponina com o tratamento está associado a uma diminuição correspondente na mortalidade.[44-46] Esses dados sugerem que cTnI tem valor prognóstico e, potencialmente, poderiam ser utilizados para orientar o tratamento.

Devido à sua especificidade para o músculo cardíaco, ensaio cTnI pode auxiliar na diferenciação de causas cardíacas e não cardíacas de dispneia em gatos.[34,47] Em pacientes com insuficiência respiratória, a concentração plasmática média de cTnI em gatos com ICC foi 10 vezes maior do que nos gatos com doença respiratória primária, como a asma. A concentração plasmática de cTnI superior a 1,43 ng/mL foi 100% específica (mas apenas 58% sensível) para identificar gatos com ICC.[47] Assim, a detecção de uma muito elevada cTnI irá sinalizar de forma confiável a insuficiência cardíaca; no entanto, por causa da relativamente baixa sensibilidade, o uso deste ponto de corte irá gerar muitos resultados falso-negativos. O uso de testes sanguíneos cardíacos em combinação, como a realização de ambos os ensaios de proPNB-NT e cTnI, pode ajudar a melhorar a sensibilidade e especificidade, mas faltam estudos clínicos específicos.

Em gatos, cTnI está elevada em casos de trauma contuso do miocárdio,[36] hipertireoidismo[37] e doença renal.[38] No caso de trauma ou hipertiroidismo, a injúria celular miocárdica subjacente produzindo essas elevações é considerada limitada. Assim, os níveis de cTnI presumivelmente voltariam ao normal uma vez que a primeira condição é corrigida. Em um estudo com gatos com hipertireoidismo,[37] demonstrou-se que valores elevados de cTnI tendem a voltar ao normal após o tratamento com iodo radioativo bem-sucedido. A troponina é eliminada da circulação pelo sistema retículo-endotelial e por excreção renal. Em um pequeno estudo envolvendo gatos com azotemia, cTnI estava elevada em oito de 14 gatos (57%),[38] e esses resultados são consistentes com os casos humanos de doença renal crônica em que a troponina é elevada em cerca de 50% dos casos.

LIMITAÇÕES DOS TESTES CARDÍACOS SANGUÍNEOS

Existem muitas incógnitas sobre a aplicação clínica de peptídeo natriurético e testes de troponina cardíaca em gatos. Até o momento da edição deste livro, estudos que investigam o potencial de diagnóstico desses ensaios têm sido promissores, mas permanecem muitas limitações importantes. Como acontece com qualquer teste diagnóstico, os resultados dos exames de sangue cardíacos devem ser interpretados em conjunto com características do paciente, história, exame físico e outros resultados de testes de diagnóstico. A este respeito, testes sanguíneos para o coração devem somar-se, e não substituir, os testes de diagnóstico convencionais, tais como ECG, radiografia e ecocardiograma. Em muitos casos, os testes baseados no sangue podem ajudar a aumentar a confiança na busca de novos testes de diagnóstico; no entanto, as informações obtidas pelo peptídeo natriurético ou troponina não são substitutos para uma avaliação mais aprofundada. Coleta adequada de amostra, manuseio e transporte são particularmente importantes para o ensaio de proPNB-NT felino; é necessária a estrita observância para com as instruções do fabricante para obter resultados precisos.

Tanto para proPNB-NT quanto para troponina, pouco se conhece sobre a capacidade do ensaio para orientar a terapêutica e melhorar o resultado. Idealmente, a melhoria da função cardíaca poderia ser detectada por exames de sangue cardíaco seriados, da mesma maneira que uma melhoria da função renal é detectada pelo declínio de série dos valores de creatinina no soro. Nos seres humanos, a terapia PNB-guiada leva a um melhor resultado em pacientes com insuficiência cardíaca,[27] mas ainda estão faltando esses tipos de estudos em espécies veterinárias. Em casos de doenças renais ou da tireoide,[48] proPNB-NT e troponina podem ser falsamente elevados, e resultados devem ser interpretados com cautela. Esta limitação é particularmente pertinente para uma população mais velha de gatos nos quais é comum serem observadas doença cardíaca e renal concomitantes.

Em resumo, os testes sanguíneos cardíacos felinos representam um campo em rápido desenvolvimento a partir do qual várias indicações parecem ser razoáveis. Cardiomiopatia pré-clínica (oculta) pode ser detectada em gatos com um nível aceitável de valor preditivo positivo e negativo se forem testadas populações com maior probabilidade da doença. Teste de sangue inicial em gatos com suspeita de doença pode auxiliar a determinar quais os pacientes que devem ser submetidos a outros testes de diagnóstico, tais como ECG, radiografia ou ecocardiografia. Teste de sangue pode ajudar a determinar a etiologia dos sinais respiratórios em gatos, e uso de testes de sangue pode permitir um tratamento mais específico e pontual. Em gatos com doença cardíaca, os peptídeos natriuréticos e troponina estão correlacionados com a gravidade das alterações morfológicas e funcionais subjacentes. Mais estudos são necessários para determinar se essa relação pode prever o risco de morte ou de eventos mórbidos e se exames de sangue cardíacos podem ser usados para ajudar a tratamentos sob medida individualizados destinados a minimizar a gravidade de, ou prevenir, esses resultados.

AGRADECIMENTOS

O autor presta consultoria para, e recebeu financiamento para estudos clínicos envolvendo, proPNB-NT felino, IDEXX Laboratories, Inc., Westbrook, Maine, EUA.

Referências

1. Wu AH, Apple FS, Gibler WB, et al: National Academy of Clinical Biochemistry Standards of Laboratory Practice: recommendations for the use of cardiac markers in coronary artery diseases. *Clin Chem* 45:1104, 1999.

2. Arnold JM, Howlett JG, Dorian P, et al: Canadian Cardiovascular Society Consensus Conference recommendations on heart failure update 2007: prevention, management during intercurrent illness or acute decompensation, and use of biomarkers. *Can J Cardiol* 23:21, 2007.

3. Mifune H, Suzuki S, Noda Y, et al: Fine structure of atrial natriuretic peptide (ANP)-granules in the atrial cardiocytes in the hamster, guinea pig, rabbit, cat and dog. *Jikken Dobutsu* 41:321, 1992.

4. Biondo AW, Liu ZL, Wiedmeyer CE, et al: Genomic sequence and cardiac expression of atrial natriuretic peptide in cats. *Am J Vet Res* 63:236, 2002.

5. Biondo AW, Ehrhart EJ, Sisson DD, et al: Immunohistochemistry of atrial and brain natriuretic peptides in control cats and cats with hypertrophic cardiomyopathy. *Vet Pathol* 40:501, 2003.

6. Heart: Failure Society of America: HFSA 2006 comprehensive heart failure practice guideline. *J Card Fail* 12:e1, 2006.

7. Tang WH, Francis GS, Morrow DA, et al: National Academy of Clinical Biochemistry Laboratory Medicine practice guidelines: clinical utilization of cardiac biomarker testing in heart failure. *Circulation* 116:e99, 2007.

8. Sisson DD, Oyama MA, Solter PF: Plasma levels of ANP, BNP, epinephrine, norepinephrine, serum aldosterone, and plasma renin activity in healthy cats and cats with myocardial disease. *J Vet Intern Med* 17(438), 2003 (Abstract).

9. Hori Y, Yamano S, Iwanaga K, et al: Evaluation of plasma C-terminal atrial natriuretic peptide in healthy cats and cats with heart disease. *J Vet Intern Med* 22:135, 2008.

10. Connolly DJ, Magalhaes RJ, Syme HM, et al: Circulating natriuretic peptides in cats with heart disease. *J Vet Intern Med* 22:96, 2008.

11. Fox PR, Rush JE, Reynolds CA, et al: Multicenter evaluation of plasma N-terminal pro-brain natriuretic peptide (NT-pro BNP) as a biochemical screening test for asymptomatic (occult) cardiomyopathy in cats. *J Vet Intern Med* 25:1010, 2011.

12. Machen MC, Gordon SG, Rush JE, et al: Multi-centered investigation of a point-of-care NT-proBNP ELISA assay to detect moderate to severe occult (pre-clinical) feline heart disease in cats referred for cardiac evaluation. *J Vet Cardiol* 16:245-255, 2014.

13. Nakamura M, Tanaka F, Sato K, et al: B-type natriuretic peptide testing for structural heart disease screening: a general population-based study. *J Card Fail* 11:705, 2005.

14. Fox PR, Oyama MA, Reynolds CA, et al: Utility of plasma N-terminal pro-brain natriuretic peptide (NT-pro BNP) to distinguish between congestive heart failure and non-cardiac causes of acute dyspnea in cats. *J Vet Cardiol* 11(Suppl 1):S51, 2009.

15. Kaski JP, Tome-Esteban MT, Mead-Regan SJ, et al: B-type natriuretic peptide predicts disease severity in children with hypertrophic cardiomyopathy. *Heart* 94:1478, 2008.

16. Panou FK, Kotseroglou VK, Lakoumentas JA, et al: Significance of brain natriuretic peptide in the evaluation of symptoms and the degree of left ventricular diastolic dysfunction in patients with hypertrophic cardiomyopathy. *Hellenic J Cardiol* 47:344, 2006.

17. Binder J, Ommen SR, Chen HH, et al: Usefulness of brain natriuretic peptide levels in the clinical evaluation of patients with hypertrophic cardiomyopathy. *Am J Cardiol* 100:712, 2007.

18. Arteaga E, Araujo AQ, Buck P, et al: Plasma amino-terminal pro-B-type natriuretic peptide quantification in hypertrophic cardiomyopathy. *Am Heart J* 150:1228, 2005.

19. Wess G, Daisenberger P, Hirschberger J: The utility of NT-proBNP to differentiate cardiac and respiratory causes of dyspnea in cats. *J Vet Intern Med* 22(707), 2008 (Abstract).

20. Singletary GE, Rush JE, Fox PR, et al: Effect of NT-pro-BNP assay on accuracy and confidence of general practitioners in diagnosing heart failure or respiratory disease in cats with respiratory signs. *J Vet Intern Med* 26:542, 2012.

21. Hassdenteufel E, Henrich E, Hildebrant N, et al: Assessment of circulating N-terminal pro B-type natriuretic peptide concentration to differentiate between cardiac from non-cardiac causes of pleural effusion in cats. *J Vet Emerg Crit Care* 23:416, 2013.

22. Fox PR, Ettinger SJ, Lamb KE, et al: Evaluation of NT-pro-brain natriuretic peptide as a prognostic indicator of short-term outcome in cats with heart failure. *J Vet Intern Med* 27(637), 2013 (Abstract).

23. Fonarow GC, Peacock WF, Phillips CO, et al: Admission B-type natriuretic peptide levels and in-hospital mortality in acute decompensated heart failure. *J Am Coll Cardiol* 49:1943, 2007.

24. Magga J, Sipola P, Vuolteenaho O, et al: Significance of plasma levels of N-terminal Pro-B-type natriuretic peptide on left ventricular remodeling in non-obstructive hypertrophic cardiomyopathy attributable to the Asp175Asn mutation in the alpha-tropomyosin gene. *Am J Cardiol* 101:1185, 2008.

25. Fox PR, Liu SK, Maron BJ: Echocardiographic assessment of spontaneously occurring feline hypertrophic cardiomyopathy. *An animal model of human disease. Circulation* 92:2645, 1995.

26. Pieroni M, Bellocci F, Sanna T, et al: Increased brain natriuretic peptide secretion is a marker of disease progression in non-obstructive hypertrophic cardiomyopathy. *J Card Fail* 13:380, 2007.

27. Jourdain P, Jondeau G, Funck F, et al: Plasma brain natriuretic peptide-guided therapy to improve outcome in heart failure: the STARS-BNP Multicenter Study. *J Am Coll Cardiol* 49:1733, 2007.

28. Cummins B, Cummins P: Cardiac specific troponin-I release in canine experimental myocardial infarction: development of a sensitive enzyme-linked immunoassay. *J Mol Cell Cardiol* 19:999, 1987.

29. O'Brien PJ, Smith DE, Knechtel TJ, et al: Cardiac troponin I is a sensitive, specific biomarker of cardiac injury in laboratory animals. *Lab Anim* 40:153, 2006.

30. Mair J, Thome-Kromer B, Wagner I, et al: Concentration time courses of troponin and myosin subunits after acute myocardial infarction. *Coron Artery Dis* 5:865, 1994.

31. Rishniw M, Barr SC, Simpson KW, et al: Cloning and sequencing of the canine and feline cardiac troponin I genes. *Am J Vet Res* 65:53, 2004.

32. Langhorn R, Willesen JL, Tarnow I, et al: Evaluation of high-sensitivity assay for measurement of canine and feline serum cardiac troponin I. *Vet Clin Pathol* 42:490-498, 2013.

33. Adin DB, Milner RJ, Berger KD, et al: Cardiac troponin I concentrations in normal dogs and cats using a bedside analyzer. *J Vet Cardiol* 7:27, 2005.

34. Connolly DJ, Cannata J, Boswood A, et al: Cardiac troponin I in cats with hypertrophic cardiomyopathy. *J Feline Med Surg* 5:209, 2003.

35. Herndon WE, Kittleson MD, Sanderson K, et al: Cardiac troponin I in feline hypertrophic cardiomyopathy. *J Vet Intern Med* 16:558, 2002.

36. Kirbach B, Schober KE, Oechtering G: Diagnosis of myocardial cell injuries in cats with blunt thoracic trauma using circulating biochemical markers. *Tieraerztl Prax* 28:30, 2000.

37. Connolly DJ, Guitian J, Boswood A, et al: Serum troponin I levels in hyperthyroid cats before and after treatment with radioactive iodine. *J Feline Med Surg* 7:289, 2005.

38. Porciello F, Rishniw M, Herndon WE, et al: Cardiac troponin I is elevated in dogs and cats with azotaemic renal failure and in dogs with non-cardiac systemic disease. *Aust Vet J* 86:390, 2008.

39. Kittleson MD, Meurs KM, Munro MJ, et al: Familial hypertrophic cardiomyopathy in Maine coon cats: an animal model of human disease. *Circulation* 99:3172, 1999.

40. Cesta MF, Baty CJ, Keene BW, et al: Pathology of end-stage remodeling in a family of cats with hypertrophic cardiomyopathy. *Vet Pathol* 42:458, 2005.

41. Healey JS, Davies RF, Smith SJ, et al: Prognostic use of cardiac troponin T and troponin I in patients with heart failure. *Can J Cardiol* 19:383, 2003.

42. Metra M, Nodari S, Parrinello G, et al: The role of plasma biomarkers in acute heart failure. *Serial changes and independent prognostic value of NT-proBNP and cardiac troponin-T. Eur J Heart Fail* 9:776, 2007.

43. Horwich TB, Patel J, MacLellan WR, et al: Cardiac troponin I is associated with impaired hemodynamics, progressive left ventricular dysfunction, and increased mortality rates in advanced heart failure. *Circulation* 108:833, 2003.

44. Mueller C: Risk stratification in acute decompensated heart failure: the role of cardiac troponin. *Nat Clin Pract Cardiovasc Med* 5:680, 2008.

45. Peacock WF, De Marco T, Fonarow GC, et al: Cardiac troponin and outcome in acute heart failure. *N Engl J Med* 358:2117, 2008.

46. La Vecchia L, Mezzena G, Zanolla L, et al: Cardiac troponin I as a diagnostic and prognostic marker in severe heart failure. *J Heart Lung Transplant* 19:644, 2000.

47. Herndon WE, Rishniw M, Schrope D, et al: Assessment of plasma cardiac troponin I concentration as a means to differentiate cardiac and non-cardiac causes of dyspnea in cats. *J Am Vet Med Assoc* 233:1261, 2008.

48. Menault P, Connolly DJ, Volk A, et al: Circulating natriuretic peptide concentrations in hyperthyroid cats. *J Small Anim Pract* 53:673, 2012.

Tratamento e Prevenção do Tromboembolismo Arterial Felino

Daniel F. Hogan

INTRODUÇÃO

Tromboembolismo arterial felino (TEA) é uma condição clínica devastadora mais comumente associada à doença cardíaca subjacente (Fig. 35-1).[1-9] Um número relativamente pequeno (2,5%-6%), mas consistente de gatos com TEA associado à neoplasia na ausência de doença cardíaca, foi identificado em estudos realizados por diversos autores.[3,6,9,10] Possíveis mecanismos subjacentes poderiam envolver trombocitose paraneoplásica, hipereatividade plaquetária e embolismo tumoral.[10-13]

Tais eventos clínicos parecem ser exclusivamente devidos à TEA, que é distintamente diferente de trombose arterial (TA). Tromboembolismo arterial é o resultado da obstrução de uma artéria normal, por um fragmento de um trombo maior localizado distante do local da obstrução arterial (i.e., átrio esquerdo dilatado), ao passo que a obstrução arterial ocorre como resultado da formação de um trombo no local de obstrução arterial por causa de algum tipo de lesão endotelial (i.e., placa aterosclerótica fraturada). Os corolários humanos seriam TEA cardiogênico secundário a uma condição como a fibrilação atrial *versus* trombose arterial coronária associada à aterosclerose crônica levando ao infarto agudo do miocárdio.

A formação de trombos locais distantes do local da obstrução arterial é descrita mais frequentemente como um paradigma de risco trombótico cumulativo chamado tríade ou triângulo de Virchow. A tríade de Virchow afirma que existem três principais contribuintes para o risco de trombose: estagnação do sangue, lesão endotelial e hipercoagulabilidade. Cada um desses fatores aumenta o risco geral cumulativo de trombose, mas pode fazê-lo de forma desigual. Exemplos clínicos de estagnação do sangue incluem um átrio esquerdo dilatado por doença cardíaca subjacente e compressão vascular extramural de um tumor. A lesão endotelial é mais comumente associada à dilatação do átrio esquerdo, resultando em uma exposição de colágeno subendotelial ou fibroses, onde são iniciadas a adesão de plaquetas, agregação e ativação da cascata de coagulação. A hipercoagulabilidade é um fator mais difícil de avaliar objetivamente. Condições de hipercoagulabilidade sugeridas em gatos incluem hiper-reatividade plaquetária, aumento no fator VIII e antitrombina reduzida e proteína C.[14-16]

Em TEA, o trombo primário pode ser desalojado inteiramente ou fragmentos do trombo podem se deslocar a jusante na árvore arterial a um ponto em que a sua dimensão é maior do que o lúmen arterial, causando infarto do leito vascular distal da obstrução. Infarto cerebral, renal, esplâncnico, braquial e de aórtico terminal foram todos relatados, com infarto aórtico terminal responsável por mais de 90% dos eventos TEA em gatos.[9] O fator mais importante que contribui para o infarto parece ser a liberação de substâncias vasoativas de plaquetas ativadas, reduzindo o potencial de fluxo em torno colateral do local da obstrução arterial. Modelos experimentais têm revelado que a simples ligadura da aorta distal felina não resulta uniformemente nos sinais clínicos clássicos de infarto aórtico terminal.[17-19] Com a ligadura aórtica, o fluxo sanguíneo é mantido através de uma extensa circulação colateral no sistema vertebral e músculos epaxiais. No entanto, na presença de um trombo, essa circulação colateral está ausente, e os sinais clínicos estão presentes. Produtos liberados das plaquetas, tais como a serotonina, parecem ser os agentes primariamente responsáveis pela perda da circulação colateral. Modelos experimentais têm mostrado que a presença de serotonina foi associada à perda da circulação colateral e o pré-tratamento com ciproeptadina (um antagonista da serotonina) ou clopidogrel (um agente antiplaquetário) resultou na melhoria da circulação colateral e sinais clínicos reduzidos.[20,21] Produtos de liberação de plaquetas parecem desempenhar um papel semelhante em humanos que sofrem de acidente vascular cerebral trombótico, acidente vascular cerebral tromboembólico cardiogênico e tromboembolismo pulmonar.[22-27]

Como mencionado anteriormente, TEA é mais comumente associado à doença cardíaca subjacente e, de acordo com uma pesquisa anterior da base de dados médico veterinários, TEA ocorre em 0,1% de todos os gatos que foram apresentados para cuidados médicos em Hospitais Veterinários de Ensino na América do Norte.[28] A partir dessa mesma pesquisa, aproximadamente 6% dos gatos com doença cardíaca subjacente se apresentaram com TEA. Além disso, dois estudos retrospectivos relataram uma frequência de TEA de 12% a 17% em gatos com cardiomiopatia hipertrófica.[4,7] Tromboembolismo arterial ocorre mais comumente em machos, mas é paralelo à frequência de machos com doença miocárdica subjacente e, mais provavelmente, é responsável por esse viés sexual. Raças que parecem ter um risco aumentado incluem Ragdoll, Birman, Tonkinese, Abissínia, e Maine Coon.[9,28]

SINAIS CLÍNICOS

Sinais clínicos atribuíveis ao TEA são dependentes do leito arterial infartado. Infarto renal pode resultar em injúria renal aguda e dor renal, enquanto infarto mesentérico pode se manifestar

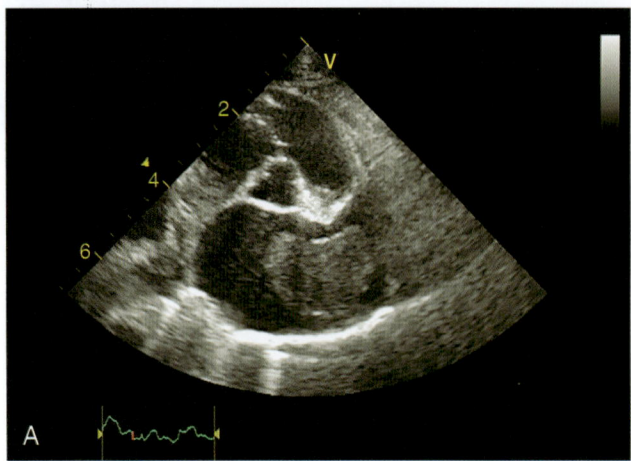

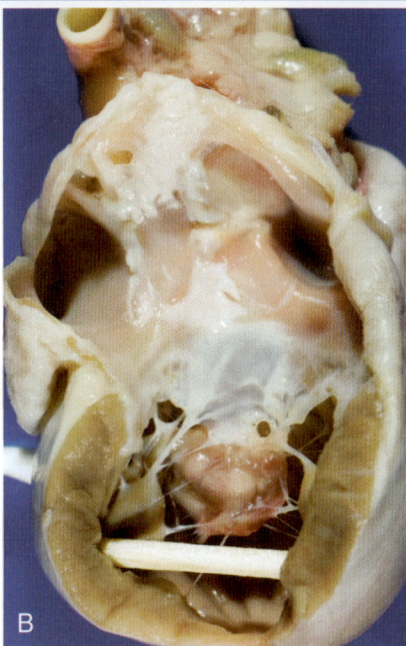

Figura 35-1: **A**, Imagem bidimensional ecocardiográfica demonstrando um grande trombo mural dentro do átrio esquerdo e aurícula de um gato com cardiomiopatia não classificada. **B**, Grande trombo *ante mortem* pode ser visto enredado em banda moderadora dentro do ventrículo esquerdo de um gato com cardiomiopatia restritiva. Note-se a grande área de fibrose ao longo do endotélio do átrio esquerdo. (Aspecto lateral esquerdo, parede lateral do átrio esquerdo removida.)

com dor abdominal e êmese. Profundos *deficit* centrais neurológicos, convulsões ou morte súbita podem ser associados a infartos cerebrais (Fig. 35-2).[29]

Infarto aórtico terminal (i.e., trombo em sela) induz neuromiopatia isquêmica dos membros pélvicos, o que resulta em paresia ou paralisia com ausência de reflexos segmentares (i.e., do neurônio motor inferior), musculatura do membro pélvico firme e muito dolorida, membros frios com coxins cianóticos e com força reduzida, ou ainda ausência completa do pulso arterial femoral (Fig. 35-3). Essas mudanças podem ser bilaterais e simétricas, bilaterais e assimétricas ou unilaterais, dependendo do grau de obstrução e circulação colateral (Fig. 35-4). Os sinais clínicos se desenvolvem de forma aguda e podem piorar ao longo das primeiras 12 a 24 horas, mas normalmente permanecem estagnados ou melhoram ao longo dos próximos dias até 3 semanas. No entanto, a melhora pode ser drasticamente rápida (i.e., 2 a 4 horas) em alguns gatos. Cerca de 50% dos gatos vai recuperar a função motora dos membros pélvicos em 4 a 6 semanas por causa do estabelecimento da circulação colateral, recanalização da aorta ou dissolução intrínseca do êmbolo.[30] Por estas razões, os proprietários devem ser encorajados a pelo menos considerar o tratamento para esses gatos e não a eutanásia imediata. Mais complicações crônicas do infarto aórtico terminal podem incluir automutilação, necrose do membro, exigindo amputação, e contratura do membro.[9] Os sinais clínicos associados ao infarto braquial são muito semelhantes aos do infarto aórtico terminal, embora eles sejam assimétricos, com o membro anterior direito mais comumente envolvido.[30]

Taquipneia ou dispneia também podem ser vistas em muitos gatos com TEA, normalmente associadas à dor ou à insuficiência cardíaca congestiva (ICC). A insuficiência cardíaca congestiva é relatada entre 44% a 66% dos gatos, embora isso seja menos comum na experiência do autor, as radiografias são solicitadas para discriminar ICC de taquipneia ou dispneia causadas pelo TEA.[3,9,31] O tratamento inadequado da taquipneia com diuréticos deve ser evitado, pois isso pode resultar em contração do volume e afetar negativamente a perfusão do tecido em risco.

TRATAMENTO

Tromboembolismo arterial resulta em sinais clínicos dramáticos e perturbadores. No entanto, o tratamento durante pelo menos 48 a 72 horas deverá ser fortemente sugerido para o tutor. Essa recomendação é baseada na experiência do autor tendo sido observado que no intervalo de 72 horas alguns gatos permanecerão estáveis ou melhorarão, enquanto outros podem piorar. Embora isto possa parecer intuitivo, a maioria dos gatos é eutanasiada antes de o tratamento ser tentado. A eutanásia pode ser realizada posteriormente nos gatos que não apresentarem melhora, mas, se realizada imediatamente, não é dada ao gato a oportunidade de manter-se estável ou melhorar. Os pontos-chave na gestão de TEA aguda são: (1) redução da formação contínua de trombos associada à embolia, (2) melhoria do fluxo sanguíneo arterial (aórtica ou colateral), (3) manejo da dor, (4) tratamento de ICC concorrente, se presente, e (5) cuidados de suporte.

Redução na Formação de Trombos

O foco aqui não é necessariamente reduzir o tamanho do trombo primário, mas em reduzir a formação contínua de trombos sobre a superfície do êmbolo no interior do lúmen arterial. A embolia irá tipicamente ativar a cascata da coagulação, aumentando ainda mais o tamanho do êmbolo, bem como induzir a liberação de substâncias vasoativas.

Heparina Não Fracionada

A heparina não fracionada (HN) é um anticoagulante e inibe as formas ativadas dos Fatores X (FXa) e II (IIa ou trombina). Idealmente, um painel de coagulação incluindo a contagem de plaquetas, tempo de protrombina (TP) e de tromboplastina

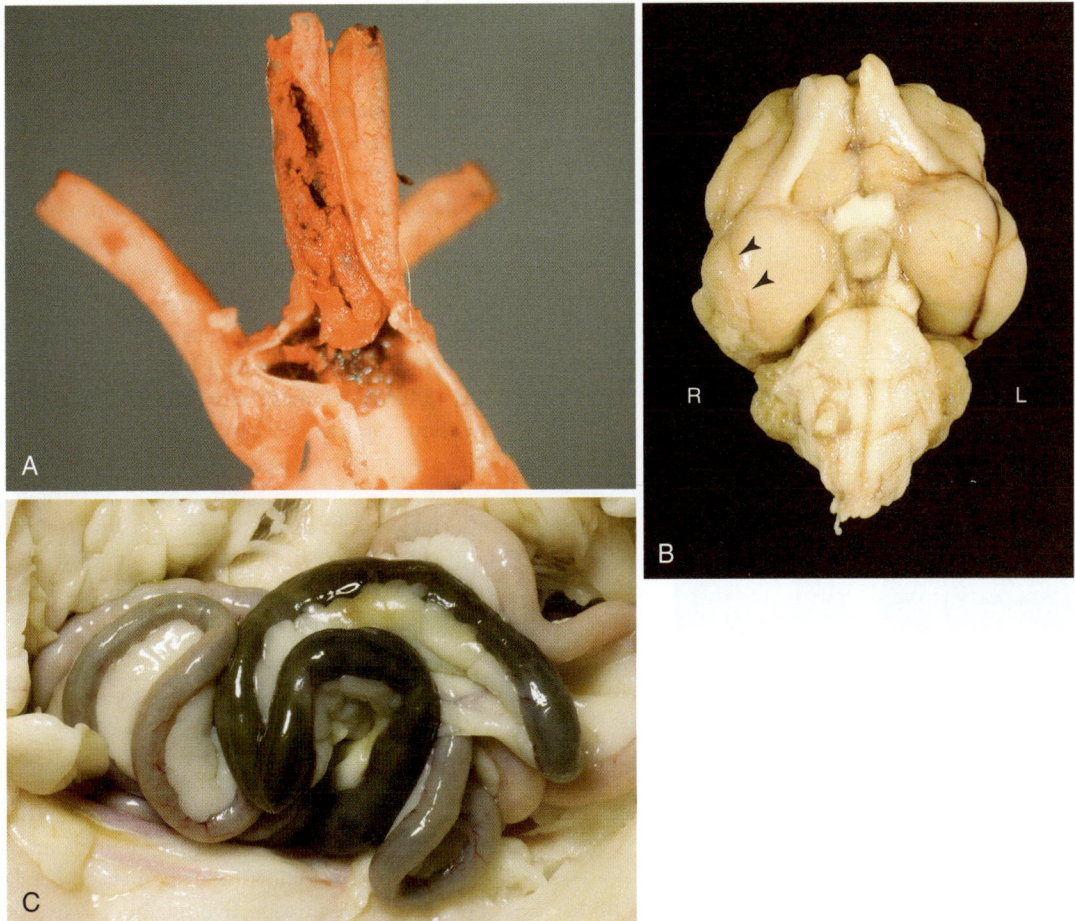

Figura 35-2: **A**, Grande êmbolo oclusivo dentro da artéria carótida comum direita. **B**, Cérebro (face ventral) do gato **A**. Reduzida vascularização ao longo do lado direito do cérebro (*pontas de seta*) por causa da embolia da artéria carótida comum direita. **C**, Imagem de necrópsia de um gato com cardiomiopatia hipertrófica, que morreu de TEA. Observe o segmento desvitalizado de jejuno secundário a um infarto esplâncnico.

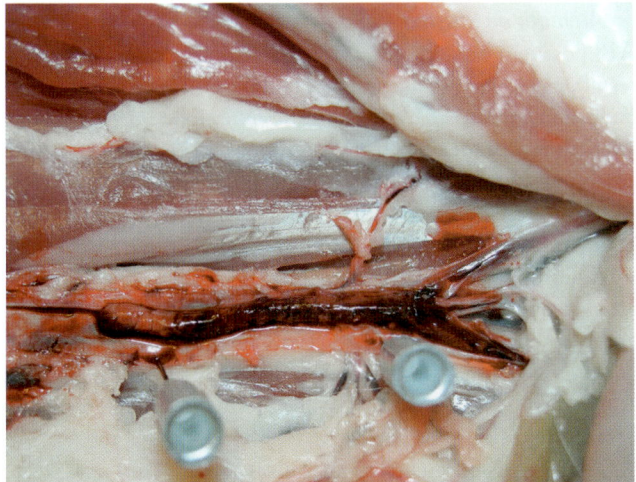

Figura 35-3: Grande êmbolo oclusivo em um felino pode ser visto na trifurcação aórtica.

parcial ativada (TTPa) deve ser obtido antes da administração de HN para monitorar a terapia. Resposta a HN em gatos com doença tromboembólica é variável, mas uma dosagem inicial com regime prudente é 250-375 Unidades Internacionais (UI)/kg por via intravenosa (IV) inicialmente, seguida de 150 a 250 UI/kg por via subcutânea (SC) a cada 6 a 8 horas.[32] Os níveis plasmáticos de HN podem não se correlacionar bem com o TTPa, mas foi sugerido um objetivo de 1,5 a 2,0 vezes o valor da linha de base do TTPa

Heparinas de Baixo Peso Molecular

As heparinas de baixo peso molecular (HBPM) são menores do que HN, mas possuem uma sequência de peptídeos que inibem o FXa, e em menor grau, o fator IIa. Esses fármacos não têm efeito no TTPa ou TP, dada a inibição reduzida de IIa. Dalteparina (Fragmin®) e enoxaparina (Lovenox®) foram usadas em gatos entre 100 e 200 UI/kg SC a cada 12 a 24 horas e de 1,0 a 1,5 mg/kg SC a cada 12 a 24 horas, respectivamente.[33,34] O custo para esses agentes é consideravelmente maior do que HN, e, na opinião do autor, eles não fornecem qualquer benefício sobre a HN para a curta duração do tratamento agudo.

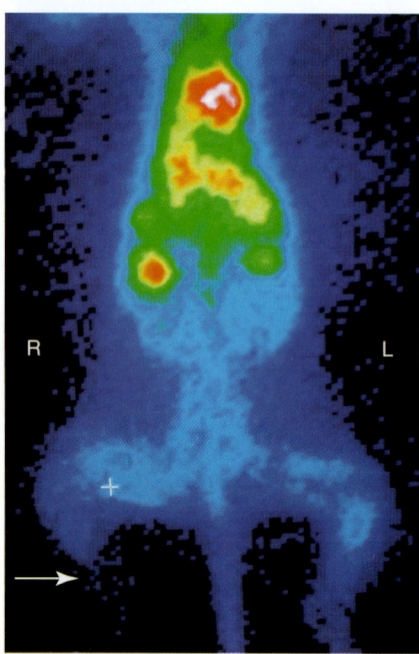

Figura 35-4: Estudo de perfusão nuclear usando tecnécio-99m livre (não ligado), demonstrando falta de perfusão distal à região tibial medial (*seta*) no membro pélvico direito de um gato aproximadamente 48 horas após um infarto da aorta terminal.

Melhoria no Fluxo de Sangue Arterial

Terapia Trombolítica

Estabelecer fluxo arterial para o órgão infartado é a meta terapêutica ideal. Isto pode ser conseguido por remoção do êmbolo, quer por meio de embolectomia ou dissolução usando trombolíticos. A utilização de equipamento de embolectomia reolítica em gatos com TEA foi avaliada em um estudo.[35] A embolia foi removida com sucesso em cinco de seis gatos com três sobreviventes, mas é pouco provável que tal abordagem seja aplicável amplamente em medicina veterinária. Trombolíticos, tais como estreptoquinase,[6,36] uroquinase[37] e ativador de plasminogênio de tecido (APt)[38-40] foram usados em gatos para dissolver êmbolos e restabelecer o fluxo aórtico. Idealmente, os trombolíticos devem ser administrados tão longo quanto possível, mas a trombólise foi observada tão tardiamente quanto 18 horas após o surgimento dos sinais clínicos iniciais. Efeitos adversos graves podem estar associados à terapia trombolítica; portanto, o uso dessas substâncias deve ser feito com algumas considerações. A retomada súbita do fluxo arterial para o tecido infartado pode resultar em risco de vida por hipercalemia e acidose metabólica (lesão de reperfusão), que podem requerer terapia imediata e agressiva. A lesão de reperfusão ocorre em 40% a 70% dos gatos que recebem a terapia trombolítica, com taxas de sobrevida que variam de 0% a 43%.[6,36,38,39] Como aproximadamente 50% dos gatos irão recuperar alguma função motora 4 a 6 semanas após um evento TEA com o tratamento conservador,[30] a relação benefício-risco para a terapia trombolítica deve ser determinada para cada gato. Embora os gatos com infarto total tenham um maior risco de lesão de reperfusão[6,38] eles são mais propensos a ter um mau resultado e, portanto, eventualmente, ter um custo-benefício mais elevado para a terapia trombolítica do que a de gatos menos severamente afetados. Trombolíticos

devem ser fortemente considerados em casos de infarto renal bilateral, cerebral ou esplâncnico, onde o restabelecimento do fluxo arterial é fundamental para a sobrevivência.

Estreptoquinase. A estreptoquinase se combina com o plasminogênio para formar um complexo ativador que converte plasminogênio na enzima proteolítica plasmina. A plasmina degrada a fibrina, o fibrinogênio, o plasminogênio, os fatores de coagulação e a estreptoquinase. O complexo estreptoquinase-plasminogênio circulante converte plasminogênio ligado à fibrina e, portanto, é considerado um ativador inespecífico de plasmina. A estreptoquinase é tipicamente administrada IV a 90.000 UI ao longo de 1 hora, seguida por uma infusão IV de 45.000 UI/hora IV durante até 8 horas. Atualmente, a estreptoquinase não está comercialmente disponível.

Em um estudo retrospectivo com 46 gatos, aproximadamente 50% dos gatos apresentaram retorno de pulso femoral em 24 horas, com retorno da função motora em 30%.[6] Sangramento espontâneo oral, retal ou de cateteres foi visto em 24% dos gatos. Transfusões foram necessárias em 27% dos gatos com sangramento e apenas 18% destes sobreviveram. Hipercalemia e lesão de reperfusão aconteceram em aproximadamente 40% dos gatos e a taxa de sobrevida global foi de 33%.

Uroquinase. A atividade da uroquinase é semelhante à da estreptoquinase, mas é considerada mais específido para fibrina A uroquinase é tipicamente administrada com uma dose de carga de 4.400 UI/kg IV administrada em mais de 10 minutos, seguida por outra de 4.400 UI/kg IV por hora durante 12 horas.[37] A uroquinase não se encontra disponível comercialmente.

Há um estudo retrospectivo relatando o uso de uroquinase em 12 gatos com TEA, nos quais o retorno do pulso foi visto em três dos 10 gatos e retorno da função motora em cinco de 9 gatos.[37] Não houve complicações hemorrágicas, mas houve hipercalemia em três dos 12 gatos. A sobrevida total à terapia com uroquinase foi de cinco dos 12 (42%), com a eutanásia como a causa de morte para todos os gatos.

Ativador do Plasminogênio Tecidual. O plasminogênio e o APt possuem cada um uma alta afinidade para a fibrina, o que resulta na sua ligação a trombos e êmbolos, em estreita proximidade. Isto confere uma conversão de plasminogênio a plasmina relativamente específica trombo/embolo do plasminogênio em plasmina. O protocolo de dosagem recomendado para o APt recombinante humano (Activase®, Genentech, San Francisco, Califórnia) é de 0,25 a 1 mg/kg por hora IV para uma dose total de 1 a 10 mg/kg.[38] Activase® é fornecido em garrafas de 50 mg e 100 mg, com um custo estimado de US$ 1.500 (dólares americanos) e US$ 3.000, respectivamente. Um gato médio não vai exigir mais do que 50 mg, e pequenas quantidades de APt podem ser compradas (Cathflo Activase®, Genentech, San Francisco, Califórnia) por cerca de US$ 100 por 2 mg.

Houve dois ensaios clínicos utilizando APt em gatos com TEA.[39,40] No estudo original,[40] o retorno de pulso foi notado dentro de 36 horas e o retorno da função motora em 48 horas. Sangramento menor foi observado em 50% dos gatos, com 33% dos gatos experimentando febre e lesão de reperfusão. A taxa de sobrevida imediata foi de 50%, com mortes atribuíveis à lesão de reperfusão e choque cardiogênico. O segundo, e mais recente estudo, envolveu 11 gatos,[39] no qual foi relatado o retorno de pulsos arteriais em 4 horas em 50% dos gatos que sobreviveram, índice que aumentou para 62% após 24 horas. Complicações ocorreram em 100% dos gatos, incluindo azotemia, sinais neurológicos, arritmias, hipercalemia, acidose e morte súbita. O estudo terminou precocemente por causa da alta taxa de complicações e a sobrevida global foi de 64% em 24 horas e 27% no momento da alta.

Melhora do Fluxo Colateral

Como foi mencionado anteriormente, a perda de fluxo aórtico terminal por si só não resulta em perfusão reduzida dos membros pélvicos ou sinais clínicos de infarto da aorta terminal, por causa da presença de uma rede circulatória colateral. No entanto, com TEA, produtos da libertação de plaquetas promovem vasoconstrição na circulação colateral e redução da perfusão. A manutenção dessa circulação colateral pode auxiliar na manutenção da perfusão para os membros pélvicos, mesmo na presença de um êmbolo da aorta. Fármacos vasodilatadores, tais como acepromazina, não deverão ser utilizados, uma vez que não são eficazes e podem piorar o quadro clínico por causar hipotensão. Ciproeptadina melhora a circulação colateral, segundo um modelo experimental de felino com TEA,[20] mas isto não foi clinicamente avaliado. Drogas antiplaquetárias podem ter um efeito benéfico sobre a circulação colateral pela inibição de plaquetas e a redução na liberação de plaquetas de substâncias vasoativas, e devem ser administradas tão rapidamente quanto possível.

Aspirina. A aspirina tem sido utilizada para reduzir a quantidade de tromboxano A2 libertado a partir de plaquetas ativadas nos felinos e melhorar o fluxo colateral em um modelo experimental de gato com infarto aórtico terminal.[41,42] No entanto, a dose de aspirina utilizada foi bastante elevada, podendo induzir à toxicidade. Dado que os efeitos antiplaquetários podem ser vistos em 20 a 50 µg/mL, e isto pode ser conseguido com uma dose de 10,5 mg/kg no gato,[43] parece prudente administrar não mais do que a dose padrão de 25 mg/kg por via oral (VO), a cada 72 horas.

Clopidogrel. Foi demonstrado que o clopidogrel (Plavix®) reduz a liberação de serotonina a partir de plaquetas ativadas em gatos e exerce um efeito vasomodulador em ratos, coelhos, cães e gatos.[21,44,45] Esse efeito vasomodulador em gatos foi demonstrado por meio da melhora da perfusão do membro pélvico e redução dos sinais clínicos de infarto aórtico terminal em um modelo experimental, utilizando uma dose de 75 mg/gato.[21] Essa dose representa uma dose de aproximadamente 16 mg/kg em um gato de tamanho médio e um aumento de quatro vezes em relação à dose diária recomendada atualmente para felinos.[46] Apesar de não ter sido avaliado em gatos, um aumento de quatro vezes na dose diária de clopidogrel em humanos resulta em inibição máxima de plaquetas em 90 minutos após a administração.[47-49] Do mesmo modo, uma dose de 10 mg/kg resultou na inibição máxima de plaquetas dentro de 90 minutos em cães.[50] Portanto, o autor recomenda a administração de 75 mg/gato de clopidogrel PO mediante a apresentação de TEA.

Tratamento da Dor

O tromboembolismo arterial muitas vezes resulta em dor severa, e há a necessidade de um controle eficaz dessa dor, que não pode ser exagerada. Embora alguns gatos possam demonstrar sinais claros e dramáticos, como vocalização e automutilação, outros podem ser mais estoicos, exibindo somente anorexia, ritmo cardíaco elevado ou ansiedade leve; assim deve-se assumir que todos os gatos estão experimentando dor clinicamente relevante. Narcóticos são analgésicos muito eficazes e são os agentes mais comumente usados. Tartarato de butorfanol (0,2 a 0,4 mg/kg SC, por via intramuscular (IM) ou IV de 1 a 4 horas), hidromorfona (0,08 a 0,3 mg/kg SC, IM ou IV de 2 a 6 horas), cloridrato de buprenorfina (0,005 a 0,01 mg/kg SC, IM, ou IV de 6 a 12 horas) e cloridrato de oximorfona (0,05 a 0,1 mg/kg SC, IM ou IV de 1 a 3 horas) têm sido amplamente utilizados em gatos e parecem proporcionar boa analgesia com poucos efeitos adversos.[51] Em casos graves ou refratários, o citrato de fentanil (4 a 10 µg/kg IV de bólus, seguido de 4 a 10 µg/kg por hora em infusão) pode ser usado.[51]

Tratamento da Insuficiência Cardíaca Congestiva Concomitante

A ICC descompensada pode ocorrer com TEA, o que complica a situação clínica.[3,6,9,31] O manejo agudo, utilizando diuréticos, oxigênio e possivelmente nitroglicerina, é importante e vai frequentemente resultar na resolução do estado congestivo. O leitor é dirigido para o Capítulo 41 para a revisão de opções de tratamento para ICC.

Cuidados de Suporte

Uma baixa temperatura retal é comumente associada ao TEA, mas geralmente está relacionada à diminuição da perfusão dos membros pélvicos e não a uma real hipotermia. Almofadas de aquecimento não devem ser utilizadas, pois pode ocorrer lesão térmica, mas cobertores ou o aumento da temperatura do ar podem ser considerados. Fluidoterapia pode ser útil para auxiliar na remoção de toxinas metabólicas, tais como potássio e ácidos orgânicos, mas taxas de infusão agressivas podem induzir ou piorar ICC. Portanto, é recomendado o uso de fluido parenteral com cautela quando considerado benéfico e em gatos sem ICC ativa. A fisioterapia para manter a flexibilidade das articulações e incentivar o fluxo colateral é recomendada, mas pode não ser possível no período inicial doloroso.

SOBREVIDA

As taxas médias de sobrevida relatadas para TEA inicial são notavelmente semelhantes, mesmo quando é usada uma terapia conservadora (37%)[3,9,31] ou trombolítica (38%).[6,37,39,40] Gatos com infarto de um único membro pélvico podem ter prognóstico dramaticamente melhor (68% a 93%) em comparação a gatos com infarto bilateral do membro pélvico (15% a 36%), independentemente da terapia utilizada.[3,6,9,31] Taxas de óbito variam de 61% a 67%, com taxas de morte natural (28% a 40%) semelhantes a taxas de eutanásia (25% a 35%).[3,6,9,31] O óbito foi significativamente associado à hipotermia,[6,9] frequência cardíaca reduzida[9] e ausência de função motora.[9] O autor acredita que as taxas de sobrevida podem melhorar rapidamente, com a redução da eutanásia imediata e há esperança recém-descoberta na redução da taxa de recorrência de TEA com antitrombóticos mais recentes (seção Prevenção do Tromboembolismo Arterial).

PREVENÇÃO DO TROMBOEMBOLISMO ARTERIAL

Prevenção primária do TEA é definida como a prevenção do primeiro evento em um gato sob risco de TEA. No entanto, não houve estudo realizado em medicina veterinária até a presente data, por isso não existem recomendações terapêuticas firmes que possam ser feitas com suporte científico. Considerando o risco trombótico cumulativo descrito pela tríade de Virchow e o julgamento clínico de cardiologistas experientes, a estagnação do sangue induzida pela dilatação do átrio esquerdo poderia conferir maior risco de TEA. Na verdade, um grande estudo retrospectivo dos gatos com cardiomiopatia hipertrófica demonstrou que os gatos que experimentaram TEA tinham um tamanho do átrio esquerdo significativamente maior do que os gatos assintomáticos ou gatos com ICC.[7] Estes achados, combinados com a experiência clínica, levaram à recomendação de que a prevenção primária deve ser considerada em gatos com evidência ecocardiográfica de moderado a marcado alargamento do átrio esquerdo. Medidas do ecocardiograma de diâmetro do átrio esquerdo sistólico final superior a 1,7 cm ou relação átrio esquerdo-aórtica superiores a 2,0[52] são exemplos de recomendações que têm sido propostas. A prevenção primária é também indicada em gatos com contraste espontâneo ou "fumaça" no átrio esquerdo ao ecocardiograma.[52] A prevenção secundária de TEA é definida como a prevenção de um evento de TEA subsequente em um gato que tem uma história de TEA. A prevenção secundária é recomendada em todos os gatos, devido à alta prevalência de recorrência de TEA, assim como as taxas de sobrevida baixas. Existe uma série de estudos retrospectivos avaliando a prevenção secundária de TEA, assim como um estudo prospectivo. A taxa de recorrência para TEA em um pequeno número de gatos que não receberam a terapia antitrombótica foi de 40%, com uma taxa de recorrência em 1 ano, de 25%,[31] ao passo que as taxas de recorrência relatadas para gatos que receberam uma gama antitrombótica foi entre 17% e 75%,[3, 6,9,31,38,53] com uma taxa de recorrência de 1 ano de 25% a 61%.[6,31,53]

Fármacos Antitrombóticos

Como a doença cardíaca subjacente raramente pode ser revertida, os agentes antitrombóticos tornaram-se um esteio para a prevenção primária e secundária de TEA. As duas principais categorias de antitrombóticos são agentes antiplaquetários e anticoagulantes.

Agentes Antiplaquetários

Esses agentes inibem alguns aspectos da função das plaquetas e impedem a formação do trombo inicial, rico em plaquetas, no local da injúria endotelial. Alguns desses agentes também apresentam alguns efeitos de vasomodulação, interferindo em substâncias vasoativas, tais como a serotonina. Esses fármacos têm sido amplamente utilizados em seres humanos para a prevenção primária e secundária de TA, e para a prevenção primária da TEA em circunstâncias específicas.

Aspirina. A aspirina acetila irreversivelmente a cicloxigenase das plaquetas, impedindo a formação de tromboxano A2, que tem propriedades pró-agregadoras e vasoconstritoras potentes. A aspirina é considerada um agente antiplaquetário modesto e indireto. O efeito profilático de aspirina em TA em seres humanos está bem estabelecido,[54] ao passo que o efeito profilático na TEA é menos claro. Foi demonstrado em alguns estudos, que a aspirina pode fornecer algum benefício para a prevenção primária em pacientes de baixo risco.[55,56] No que diz respeito à prevenção secundária de TEA em seres humanos, a aspirina é inferior a um tratamento padrão com a varfarina.[57,58]

Os efeitos farmacológicos, analgésicos e antiplaquetários da aspirina foram bem estudados no gato. Demonstrou-se que a aspirina inibe a agregação plaquetária em resposta ao ácido araquidônico,[59,60] mas o autor não foi capaz de demonstrar este efeito por agregometria de sangue total (D. F. Hogan, dados não publicados). A dose padrão de aspirina é de 25 mg/kg VO a cada 72 a 48 horas ou uma aspirina em baixa dose adulta (81 mg) no gato de tamanho médio. Os efeitos adversos são tipicamente gastrintestinais (GI), tais como a anorexia e vômitos, e têm sido relatados em até 22% dos gatos tratados.[9] O uso de um protocolo de dose baixa de aspirina (5 mg/gato VO a cada 48 horas) tem sido associado a efeitos gastrintestinais adversos reduzidos, mas não mostra o benefício do tratamento com o protocolo de dosagem de 25 mg padrão/kg.[9] A aspirina tem sido usada para a prevenção primária e secundária da TEA em gatos por mais de 30 anos, com taxas de recorrência variando de 17% a 75%,[3,9,31,38] com tempos médios de sobrevida de 117 a 192 dias.[9,31,53] Um estudo prospectivo demonstrou que a aspirina foi inferior ao clopidogrel para a prevenção secundária da TEA em gatos.[53] O custo da terapia com aspirina é extremamente baixo, e mesmo que a agregação de plaquetas possa ser utilizada para monitorar o efeito do fármaco, é raramente executado.

Clopidogrel. O clopidogrel (Plavix®) faz com que o antagonismo irreversível do receptor adenosina difosfato (ADP)$_{2Y12}$ ao longo da membrana de plaquetas. A mudança conformacional induzida pelo ADP do complexo do receptor glicoproteína IIb/IIIa é também inibida, o que reduz a ligação do fibrinogênio e o fator de von Willebrand.[61,62] O clopidogrel é um agente antiplaquetário potente e direto exibindo efeitos antiplaquetários que sejam mais potentes do que aqueles da aspirina. O clopidogrel é um pró-fármaco que deve ser submetido a biotransformação hepática em um metabólito ativo.[63-65] Demonstrou-se que o clopidogrel é mais eficaz do que a aspirina em seres humanos com TA, diminuindo as taxas de acidente vascular cerebral, infarto do miocárdio ou morte vascular.[66-68] Clopidogrel mostrou-se superior à aspirina por si só para a prevenção primária de TEA em seres humanos com a fibrilação atrial, mas a combinação de aspirina e clopidogrel foram inferiores à varfarina.[69,70]

Em um estudo farmacológico de curto prazo em gatos normais, demonstrou-se que o clopidogrel induz uma inibição de 95% na agregação de plaquetas em resposta a ADP, uma inibição de 92% da liberação de serotonina e um prolongamento de 3,9 vezes no tempo de hemorragia da mucosa oral, quando administrado em doses de 18,75 mg, 37,5 mg ou 75 mg VO por gato a cada 24 horas.[46] O efeito antiplaquetário máximo foi visto no 3° dia de administração do fármaco e cessou 7 dias após sua descontinuação. Considerando-se o efeito equipotente das doses estudadas, o protocolo de dosagem recomendada corrente para o clopidogrel é 18,75 mg/gato (um quarto do comprimido de 75 mg) VO, a cada 24 horas. Não houve efeitos adversos observados durante o estudo farmacodinâmico. O clopidogrel mostrou-se superior à aspirina para a prevenção secundária de TEA em gatos, com uma reduzida taxa de recorrência de 39% *versus* 61% em 1 ano, e um tempo de sobrevida significativamente prolongado de 443 dias *versus* 192 dias.[53] Um gato recebendo clopidogrel desenvolveu icterícia e aumento das enzimas hepáticas durante o estudo, o que em raras ocasiões também tem sido relatado em seres humanos.

Anticoagulantes

Anticoagulantes inibem a cascata de coagulação, por interferir na formação de um ou mais fatores de coagulação ativos. Esses fármacos são utilizados na gestão aguda do acidente vascular cerebral e função do miocárdio, bem como sendo a escolha preferida para a prevenção secundária de TEA em seres humanos.

Varfarina. A varfarina inibe a formação de fatores de coagulação II, VII, IX, e X, dependentes de vitamina K, bem como as proteínas anticoagulantes C e S. A varfarina tem sido considerada o fármaco de eleição para a prevenção de TEA em seres humanos com fibrilação atrial.[55-58,71-75] A hemorragia é a complicação mais comum em humanos, tendo sido relatada em ensaios clínicos uma taxa de ocorrência entre 1,3% e 2,5% de hemorragia grave e 16% a 21% para pequenas hemorragias.[55-58,71,72,74,75] A varfarina tem inúmeras interações com outros medicamentos que podem aumentar ou diminuir seu efeito anticoagulante. A terapia com varfarina é ajustada para se obter um grau desejado de anticoagulação, medido pelo TP ou pelo Índice Internacional Normalizado (IIN). Intensidade de anticoagulação média (IIN de 2 a 3) é recomendada para a prevenção de TEA em seres humanos. Um protocolo padrão para a monitorização IIN em seres humanos é fornecido diariamente durante os primeiros 5 dias, depois 3 vezes por semana, por 2 semanas. Uma vez que é determinada a dose de varfarina em estado estacionário, o IIN é medido a cada 4 a 6 semanas.

Os estudos da farmacocinética da varfarina em gatos demonstram uma resposta anticoagulante variável interindividual e intraindividual muito grande.[76] Estes sugeriram começar a dose de varfarina entre 0,06 mg/kg a 0,09 mg/kg VO a cada 24 horas.[76,77] A varfarina não é distribuída uniformemente por todo o comprimido, de modo que o comprimido deve ser esmagado e manipulado por um farmacêutico para permitir a dosagem em gatos. Embora infundada, a meta de prolongamento do TP de 1,3 a 1,6 a partir da linha de base ou um IIN de 2 a 3 tem sido considerada como a anticoagulação adequada no gato. O protocolo recomendado para monitorar a IIN ou TP no gato é a avaliação diária durante 5 a 7 dias, em seguida, pelo menos duas vezes por semana durante 2 a 3 semanas, uma vez por semana durante 2 meses e, em seguida, pelo menos uma vez a cada 6 a 8 semanas. O sangramento é visto em 13% a 20% dos gatos, com hemorragia fatal relatada em até 13% dos gatos.[3,6,34,52] A taxa de recorrência de TEA publicada para gatos que receberam varfarina varia de 42% a 53%, com estimativa de tempo médio de sobrevida de 210 a 471 dias.[3,6,52] Embora a varfarina tenha sido o fármaco de eleição para a prevenção de TEA em humanos ao longo de décadas, os problemas com a variabilidade da resposta clínica, a exigência para a monitoração frequente e complicações hemorrágicas têm geralmente limitado uma consideração secundária em gatos.

Heparinas de Baixo Peso Molecular. Como mencionado anteriormente, as HBPM inibem FXa e, em um grau muito menor, IIa. Devido à inibição reduzida de IIa, ensaios hemostáticos comuns, como a TP, TTPa, IIN e tromboelastografia, não são alterados e são ineficazes para o monitoramento do fármaco. O monitoramento terapêutico pode ser feito medindo-se a atividade antiXa, mas isso não é normalmente recomendado em seres humanos devido à fraca correlação entre a atividade antiXa e o desenvolvimento de hemorragia ou trombose. Não existe um protocolo padrão de monitoramento em gatos e, semelhantemente aos seres humanos, houve uma correlação pobre entre a atividade antiXa e de inibição de trombos em um modelo experimental em gatos.[78] Portanto, o autor não recomenda a atividade antiXa para monitorar o tratamento com HBPM. As HBPM não são inferiores à HN e são melhores do que a varfarina ou placebo na prevenção da trombose venosa profunda e embolia pulmonar em humanos.[79-83] Nos seres humanos a hemorragia é a complicação mais comum com as HBPM, com uma incidência de 5% a 27% para pequenas hemorragias e 0% a 6,5% para hemorragia grave.[79-81,84-87]

Os protocolos atuais recomendados para dalteparina e enoxaparina em gatos são de 100 a 200 UI/kg SC a cada 24 a 12 horas e de 1,0 a 1,5 mg/kg SC a cada 24 a 12 horas, respectivamente. Apesar de não existirem estudos de eficácia avaliando as HBPM com TEA em gatos, foi demonstrado em um modelo experimental de trombose venosa felina que houve uma inibição de trombos em 100%, em 4 horas, e inibição de 91% em 12 horas após a administração de 1 mg/kg de enoxaparina SC a cada 12 horas. Na prática do autor, as HBPM são administradas uma vez por dia para a prevenção de TEA. As HBPM parecem ter poucos efeitos adversos, como sangramento, que é apenas raramente relatado.[34,88] Há um estudo retrospectivo que não demonstrou nenhuma diferença significativa entre a dalteparina e a varfarina em relação à recorrência de TEA (43% *versus* 24%, respectivamente) ou ao tempo de sobrevida médio (255 dias *versus* 69 dias, respectivamente).[34] As principais limitações para as HBPM são o seu elevado custo e necessidade de injeção subcutânea.

Direção Futura dos Antitrombóticos

Inúmeros novos antitrombóticos tem sido desenvolvidos para o mercado humano. As vantagens desses novos fármacos são a excelente eficácia, sem exigência de monitorização, e risco mínimo de hemorragia.

Dabigatrano (Pradaxa®) é um inibidor direto da trombina e o primeiro fármaco que se demonstrou não ser inferior à varfarina para a prevenção de TEA associada à fibrilação atrial.[89] A maior classe de fármacos que está chegando ao mercado são os inibidores Xa. Esses fármacos inibem FXa, quer diretamente ou através de antitrombina, e foi demonstrado não serem inferiores à varfarina.[90,91] Esses fármacos não foram avaliados criticamente em gatos até a presente data. Fondaparinux (Arixtra®), um inibidor de Xa sintético que funciona através da antitrombina, foi avaliado em um pequeno número de gatos, em que a atividade anti-Xa se aproxima da obtida nos seres humanos quando administrado 0,06 mg/kg SC a cada 12 horas.[92] No entanto, esse protocolo de dose é mais caro do que o protocolo de HBPM e, por conseguinte, não tem nenhum benefício significativo. Rivaroxabano (Xarelto®) é um inibidor direto Xa administrado por via oral, que tem demonstrado inibir a coagulação de sangue de gato *in vitro*.[93] É provável que inibidores Xa tenham um efeito importante sobre a prevenção da TEA em gatos nos próximos anos. Se um medicamento disponível puder ser identificado, por via oral, não necessitar de acompanhamento, tiver efeitos adversos mínimos, for eficaz e efetivo o custo-benefício, isso será um grande avanço no campo da prevenção da TEA em gatos.

Recomendações Atuais para Antitrombóticos

As seguintes recomendações refletem o viés do autor com base em efeitos mecanísticos dos fármacos, dados comparativos em seres humanos e dados atualmente disponíveis em gatos.

Prevenção Primária

Clopidogrel. Clopidogrel (Plavix®) tem efeitos antiplaquetários mais potentes do que a aspirina e, no único ensaio clínico prospectivo de prevenção TEA em gatos, foi superior à aspirina tanto na taxa de recorrência quanto no tempo médio de sobrevida.

Prevenção Secundária

Heparinas de baixo peso molecular. Por sua ação anticoagulante, essas substâncias, teoricamente, têm melhor mecanismo de ação sobre o fluxo de sangue estagnado associado à dilatação do átrio esquerdo. Elas exibiram uma boa eficácia em seres humanos para a prevenção de trombose venosa profunda e embolia pulmonar; parecem ser seguras em gatos e, em um estudo retrospectivo, apresentaram semelhante taxa de recorrência de TEA em comparação com a varfarina. Elas são caras e necessitam de injeções SC, assim os tutores devem estar preparados, mas as injeções não são diferentes do tratamento de um gato diabético.

Clopidogrel. Os agentes antiplaquetários são considerados inferiores aos anticoagulantes na prevenção secundária da TEA em seres humanos. No entanto, se o tutor não estiver disposto a dar injeções ou o custo for uma preocupação, então clopidogrel é uma alternativa viável às HBPM.

Terapia de Combinação Heparina de Baixo Peso Molecular com Clopidogrel. Este protocolo teria propriedades antiplaquetárias e anticoagulantes combinadas e, teoricamente, teria um perfil antitrombótico reforçado. O risco de hemorragia seria teoricamente aumentado, embora o autor não tenha visto hemorragia em aproximadamente 20 a 30 gatos tratados com esse protocolo.

RESUMO

Em resumo, TEA secundária à doença cardíaca subjacente é uma condição clinicamente devastadora em gatos, com uma taxa extremamente alta de mortalidade, que é fortemente influenciada pela incapacidade em prevenir recorrências futuras. Considerando-se que o clopidogrel foi mostrado como superior à aspirina para a prevenção da recorrência, deve haver uma nova esperança para gatos com essa doença e as taxas de eutanásia imediata devem ser reduzidas. O desenvolvimento de fármacos anticoagulantes mais recentes, que possam ser administrados por via oral e não requeiram monitoração clínica, é uma grande promessa e é provável que tenha um efeito dramático sobre a gestão da TEA em um futuro próximo.

Referências

1. Harpster NK: Feline myocardial diseases. In Kirk RW, editor: *Current veterinary therapy IX*, Philadelphia, 1986, Saunders, pp 380-398.

2. Bonagura JD, Fox PR: Restrictive cardiomyopathy. In Bonagura JD, editor: *Kirk's current veterinary therapy XII*, Philadelphia, 1995, Saunders, pp 863-867.

3. Laste NJ, Harpster NK: A retrospective study of 100 cases of feline distal aortic thromboembolism: 1977-1993. *J Am Anim Hosp Assoc* 31:492, 1995.

4. Atkins CE, Gallo AM, Kurzman ID, et al: Risk factors, clinical signs, and survival in cats with a clinical diagnosis of idiopathic hypertrophic cardiomyopathy: 74 cases (1985-1989). *J Am Vet Med Assoc* 201:613, 1992.

5. Baty CJ, Malarkey DE, Atkins CE, et al: Natural history of hypertrophic cardiomyopathy and aortic thromboembolism in a family of domestic shorthair cats. *J Vet Intern Med* 15:595, 2001.

6. Moore KE, Morris N, Dhupa N, et al: Retrospective study of streptokinase administration in 46 cats with arterial thromboembolism. *J Vet Emerg Crit Care* 10:245, 2000.

7. Rush JE, Freeman LM, Fenollosa NK, et al: Population and survival characteristics of cats with hypertrophic cardiomyopathy: 260 cases (1990-1999). *J Am Vet Med Assoc* 220:202, 2002.

8. Peterson EN, Moise NS, Brown CA, et al: Heterogeneity of hypertrophy in feline hypertrophic heart disease. *J Vet Intern Med* 7:183, 1993.

9. Smith SA, Tobias AH, Jacob KA, et al: Arterial thromboembolism in cats: acute crisis in 127 cases (1992-2001) and long-term management with low-dose aspirin in 24 cases. *J Vet Intern Med* 17:73, 2003.

10. Hogan DF, Dhaliwal RS, Sisson DD, et al: Paraneoplastic thrombocytosis-induced systemic thromboembolism in a cat. *J Am Anim Hosp Assoc* 35:483, 1999.

11. John WJ, Foon KA, Patchell RA: Paraneoplastic syndromes. In DeVita VT, Hellman S, Rosenberg SA, editors: *Cancer: principles and practice of oncology*, ed 5, Philadelphia, 1997, Lippincott-Raven.

12. Bick RL, Strauss JF, Frenkel EP: Thrombosis and hemorrhage in oncology patients. *Hematol Oncol Clin North Am* 10:875, 1996.

13. McNiel EA, Ogilvie GK, Fettman MJ, et al: Platelet hyperfunction in dogs with malignancies. *J Vet Intern Med* 11:178, 1997.

14. Helenski CA, Ross JN: Platelet aggregation in feline cardiomyopathy. *J Vet Intern Med* 1:24, 1987.

15. Stokol T, Brooks M, Rush JE, et al: Hypercoagulability in cats with cardiomyopathy. *J Vet Intern Med* 23:546, 2009.

16. Hogan DF: Markers of thrombotic risk in cats. In Proceedings of the American College of Veterinary Internal Medicine Forum, Seattle, Washington, 2007.

17. Schaub RG, Meyers KM, Sande RD, et al: Inhibition of feline collateral vessel development following experimental thrombotic occlusion. *Circ Res* 39:736, 1976.

18. Butler HC: An investigation into the relationship of an aortic emboli to posterior paralysis in the cat. *J Small Anim Pract* 12:141, 1971.

19. Imhoff RK: Production of aortic occlusion resembling acute aortic embolism syndrome in cats. *Nature* 192:979, 1961.

20. Olmstead ML, Butler HC: Five-hydroxytryptamine antagonists and feline aortic embolism. *J Small Anim Pract* 18:247, 1977.

21. Hogan DF, Widmer WR, Ward MP: Clopidogrel (Plavix) and collateral vessel development in experimental feline aortic thrombosis. *J Vet Intern Med* 20:731, 2006.

22. Bisschops RH, Klijn CJ, Kappelle LJ, et al: Collateral flow and ischemic brain lesions in patients with unilateral carotid artery occlusion. *Neurology* 60:1435, 2003.

23. Kim JJ, Fischbein NJ, Lu Y, et al: Regional angiographic grading system for collateral flow: correlation with cerebral infarction in patients with middle cerebral artery occlusion. *Stroke* 35:1340, 2004.

24. Tohgi H, Takahashi S, Chiba K, et al: Cerebellar infarction. Clinical and neuroimaging analysis in 293 patients. The Tohoku Cerebellar Infarction Study Group. *Stroke* 24:1697, 1993.

25. Haimovici H: Cardiogenic embolism of the upper extremity. *J Cardiovasc Surg (Torino)* 23:209, 1982.

26. Endys J, Hayat N, Cherian G: Comparison of bronchopulmonary collaterals and collateral blood flow in patients with chronic thromboembolic and primary pulmonary hypertension. *Heart* 78:171, 1997.

27. Todd MH, Forrest JB, Cragg DB: The effects of aspirin and methysergide on responses to clot-induced pulmonary embolism. *Am Heart J* 105:769, 1983.

28. Veterinary Medical Data Base (VMDB). 1980–2003. <www.vmdb.org>. (Accessed August 2, 2014.)

29. Green HW, Hogan DF: Suspected iatrogenic paradoxical embolism in a cat. *J Am Anim Hosp Assoc* 41:193, 2005.

30. Fox PR: Feline cardiomyopathies. In Fox PR, Sisson DD, Moise NS, editors: *Textbook of canine and feline cardiology: principles and clinical practice,* ed 2, Philadelphia, 1999, Saunders.

31. Schoeman JP: Feline distal aortic thromboembolism: a review of 44 cases (1990-1998). *J Feline Med Surg* 1:221, 1999.

32. Smith SA, Lewis DC, Kellerman DL: Adjustment of intermittent subcutaneous heparin therapy based on chromogenic heparin assay in 9 cats with thromboembolism. *J Vet Intern Med* 12(200), 1998 [Abstract].

33. Goodman JS, Rozanski EA, Brown D, et al: The effects of low-molecular weight heparin on hematologic and coagulation parameters in normal cats. *J Vet Intern Med* 13(268), 1999 [Abstract].

34. DeFrancesco TC, Moore RR, Atkins CE, et al: Comparison of dalteparin and warfarin in the long-term management of feline arterial thromboembolism. *J Vet Intern Med* 17(448), 2003 [Abstract].

35. Reimer SB, Kittleson MD, Kyles AE: Use of rheolytic thrombectomy in the treatment of feline distal aortic thromboembolism. *J Vet Intern Med* 20:290, 2006.

36. Ramsey CC, Riepe RD, Macintire DK, et al. Streptokinase: a practical clot-buster? In Proceedings of the 5th International Veterinary Emergency and Critical Care Symposium, 225, 1996.

37. Whelan MF, O'Toole TE, Chan DL, et al: Retrospective evaluation of urokinase use in cats with arterial thromboembolism (four cases: 2003-2004). *J Vet Emerg Crit Care* 15:S8, 2005.

38. Pion PD, Kittleson MD: Therapy for feline aortic thromboembolism. In Kirk RW, editor: *Current veterinary therapy X,* Philadelphia, 1989, Saunders.

39. Welch KM, Rozanski EA, Freeman LM, et al: Prospective evaluation of tissue plasminogen activator in 11 cats with arterial thromboembolism. *J Feline Med Surg* 12:122, 2010.

40. Pion PD, Kittleson MD, Peterson S, et al. Thrombolysis of aortic thromboemboli in cats using tissue plasminogen activator: clinical data. In Proceedings of the American College of Veterinary Internal Medicine Forum, San Diego, California, 1987 [Abstract].

41. Schaub RG, Gates KA, Roberts RE: Effect of aspirin on collateral blood flow after experimental thrombosis of the feline aorta. *Am J Vet Res* 43:1647, 1982.

42. De Clerk F, Loots W, Somers Y, et al: 5-Hyroxytryptamine and arachidonic acid metabolites modulate extensive platelet activation induced by collagen in cats in vivo. *Br J Pharmacol* 99:631, 1990.

43. Davis LE: Clinical pharmacology of salicylates. *J Am Vet Med Assoc* 176:65, 1980.

44. Yang LH, Fareed J: Vasomodulatory action of clopidogrel and ticlopidine. *Thromb Res* 86:479, 1997.

45. Yang LH, Hoppensteadt D, Fareed J: Modulation of vasoconstriction by clopidogrel and ticlopidine. *Thromb Res* 92:83, 1998.

46. Hogan DF, Andrews DA, Green HW, et al: Antiplatelet effects and pharmacodynamics of clopidogrel in cats. *J Am Vet Med Assoc* 225:406, 2004.

47. Cadroy Y, Bossavy JP, Thalamas C, et al: Early potent antithrombotic effect with combined aspirin and a loading dose of clopidogrel on experimental arterial thrombogenesis in humans. *Circulation* 101:2823, 2000.

48. Muller I, Seyfarth M, Rudiger S, et al: Effect of a high loading dose of clopidogrel on platelet function in patients undergoing coronary stent placement. *Heart* 85:92, 2001.

49. Matsagas M, Jagroop IA, Geroulakos G, et al: The effect of a loading dose (300 mg) of clopidogrel on platelet function in patients with peripheral arterial disease. *Clin Appl Thromb Hemost* 9:115, 2003.

50. Goodwin JC, Hogan DF, Green HW: The pharmacodynamics of clopidogrel in the dog. *J Vet Intern Med* 21:609, 2007.

51. Plumb DC: *Veterinary drug handbook.* ed 7, Ames, IA, 2011, Wiley-Blackwell..

52. Harpster NK, Baty CJ: Warfarin therapy of the cat at risk of thromboembolism. In Bonagura JD, editor: *Current veterinary therapy XII,,* Philadelphia, 1995, Saunders.

53. Hogan DF: Analysis of the feline arterial thromboembolism: clopidogrel vs. aspirin trial (FAT CAT). In Proceedings of the American College of Veterinary Internal Medicine Forum, Seattle, Washington, 2013.

54. Antiplatelet Trialists' Collaboration: Collaborative overview of randomized trials of antiplatelet therapy-I: prevention of death, myocardial infarction, and stroke by prolonged antiplatelet therapy in various categories of patients, *Br Med J* 308:81, 1994.

55. Warfarin versus aspirin for prevention of thromboembolism in atrial fibrillation: stroke prevention in atrial fibrillation II study, *Lancet* 343:687, 1994.

56. Hellemons BS, Langenberg M, Lodder J, et al: Primary prevention of arterial thromboembolism in non-rheumatic atrial fibrillation in primary care: randomised controlled trial comparing two intensities of coumarin with aspirin. *Br Med J* 319:958, 1999.

57. Secondary prevention in non-rheumatic atrial fibrillation after transient ischaemic attack or minor stroke. EAFT (European Atrial Fibrillation Trial) Study Group. Lancet 342:1255, 1993.

58. Adjusted-dose warfarin versus low-intensity, fixed-dose warfarin plus aspirin for high-risk patients with atrial fibrillation: stroke prevention in atrial fibrillation III randomised clinical trial. Lancet 348:633, 1996.

59. Greene CE: Effects of aspirin and propranolol on feline platelet aggregation. *Am J Vet Res* 46:1820, 1985.

60. Behrend EN, Grauer GF, Greco DS, et al: Comparison of the effects of diltiazem and aspirin on platelet aggregation in cats. *J Am Anim Hosp Assoc* 32:11, 1996.

61. Di Minno G, Cerbone AM, Mattioli PL, et al: Functionally thrombasthenic state in normal platelets following the administration of ticlopidine. *J Clin Invest* 75:328, 1985.

62. Fareed J, Messmore HL: Clopidogrel. *Semin Thromb Hemost* 25:1, 1999.

63. Picard-Fraire C: Ticlopidine hydrochloride: relationship between dose, kinetics, plasma concentration and effect on platelet function. *Thromb Res Suppl* 4:119, 1983.

64. Savi P, Herbert JM, Pflieger AM, et al: Importance of hepatic metabolism in the antiaggregating activity of the thienopyridine clopidogrel. *Biochem Pharmacol* 44:527, 1992.

65. Savi P, Pereillo JM, Uzabiaga MF, et al: Identification and biological activity of the active metabolite of clopidogrel. *Thromb Haemost* 84:891, 2000.

66. Gent M, Blakely JA, Easton JD, et al: The Canadian American ticlopidine study (CATS) in thromboembolic stroke. *Lancet* 1:1215, 1989.

67. Hass WK, Easton JD, Adams HP Jr, et al: A randomized trial comparing ticlopidine hydrochloride with aspirin for the prevention of stroke in high-risk patients. Ticlopidine Aspirin Stroke Study Group. *N Engl J Med* 321:501, 1989.

68. CAPRIE Steering Committee: A randomised, blinded, trial of clopidogrel versus aspirin in patients at risk of ischaemic events (CAPRIE). *Lancet* 348:1329, 1996.

69. The ACTIVE Investigators: The effect of clopidogrel added to aspirin in patients with atrial fibrillation. *N Engl J Med* 360:2066, 2009.

70. ACTIVE Writing Group of the ACTIVE Investigators: Clopidogrel plus aspirin versus oral anticoagulation for atrial fibrillation in the Atrial Fibrillation Clopidogrel Trial with Irbesartan for Prevention of Vascular Events (ACTIVE W): a randomized controlled trial. *Lancet* 367:1903, 2006.

71. Petersen P, Boysen G: Godtfredsen J, et al. Placebo-controlled, randomised trial of warfarin and aspirin for prevention of thromboembolic complications in chronic atrial fibrillation. The Copenhagen AFASAK Study. *Lancet I* 175, 1989.

72. Stroke Prevention in Atrial Fibrillation Study: Final results. *Circulation* 84:527, 1991.

73. The Boston Area Anticoagulation Trial for Atrial Fibrillation Investigators: The effect of low dose warfarin on the risk of stroke in patients with nonrheumatic atrial fibrillation. *N Engl J Med* 323:1505, 1990.

74. Connolly SJ, Laupacis A, Gent M, et al: Canadian atrial fibrillation anticoagulation (CAFA) study. *J Am Coll Cardiol* 18:349, 1991.

75. Ezekowitz MD, Bridgers SL, James KE, et al: Warfarin in the prevention of stroke associated with non-rheumatic atrial fibrillation. *N Engl J Med* 327:1406, 1992.

76. Smith SA, Kraft SL, Lewis DC, et al: Plasma pharmacokinetics of warfarin enantiomers in cats. *J Vet Pharmacol Therap* 23:329, 2000.

77. Smith SA, Kraft SL, Lewis DC, et al: Pharmacodynamics of warfarin in cats. *J Vet Pharmacol Therap* 23:339, 2000.

78. Van De Wiele CM, Hogan DF, Green HW, et al: Antithrombotic effect of enoxaparin in clinically healthy cats; a venous stasis model. *J Vet Intern Med* 24:185, 2010.

79. Low-molecular-weight heparin in the treatment of patients with venous thromboembolism: The Columbus Investigators. *N Engl J Med* 337:657, 1997.

80. Agnelli G, Piovella F, Buoncristiani P, et al: Enoxaparin plus compression stockings compared with compression stockings alone in the prevention of venous thromboembolism after elective neurosurgery. *N Engl J Med* 339:80, 1998.

81. Samama MM, Cohen AT, Darmon JY, et al: A comparison of enoxaparin with placebo for the prevention of venous thromboembolism in acutely ill medical patients. Prophylaxis in Medical Patients with Enoxaparin Study Group. *N Engl J Med* 341:793, 1999.

82. Hull RD, Pineo GF, Francis C, et al: Low-molecular-weight heparin prophylaxis using dalteparin in close proximity to surgery vs warfarin in hip arthroplasty patients: a double-blind, randomized comparison. The North American Fragmin Trial Investigators. *Arch Intern Med* 160:2199, 2000.

83. Hull RD, Pineo GF, Francis C, et al: Low-molecular-weight heparin prophylaxis using dalteparin extended out-of-hospital vs in-hospital warfarin/out-of-hospital placebo in hip arthroplasty patients: a double-blind, randomized comparison. North American Fragmin Trial Investigators. *Arch Intern Med* 160:2208, 2000.

84. Klein W, Buchwald A, Hillis SE, et al: Comparison of low-molecular-weight heparin with unfractionated heparin acutely and with placebo for 6 weeks in the management of unstable coronary artery disease. Fragmin in unstable coronary artery disease study (FRIC). *Circulation* 96:61, 1997.

85. Cohen M, Demers C, Gurfinkel EP, et al: A comparison of low-molecular-weight heparin with unfractionated heparin for unstable coronary artery disease. Efficacy and Safety of Subcutaneous Enoxaparin in Non-Q-Wave Coronary Events Study Group. *N Engl J Med* 337:447, 1997.

86. Long-term low-molecular-mass heparin in unstable coronary-artery disease:: FRISC II prospective randomised multicentre study. Fragmin and fast revascularisation during instability in coronary artery disease. Investigators. *Lancet* 354:701, 1999.

87. Kontny F, Dale J, Abildgaard U, et al: Randomized trial of low molecular weight heparin (dalteparin) in prevention of left ventricular thrombus formation and arterial embolism after acute anterior myocardial infarction: the Fragmin in Acute Myocardial Infarction (FRAMI) Study. *J Am Coll Cardiol* 30:962, 1997.

88. Smith CE, Rozanski EA, Freeman LE, et al: Use of low molecular weight heparin in cats: 57 cases (1999-2003). *J Am Vet Med Assoc* 225:1237, 2004.

89. Connolly SJ, Ezekowitz MD, Yusuf S, et al: Dabigatran versus warfarin in patients with atrial fibrillation. *N Engl J Med* 361:1139, 2009.

90. Patel MR, Mahaffey KW, Garg J, et al: Rivaroxaban versus warfarin in nonvalvular atrial fibrillation. *N Engl J Med* 365:883, 2011.

91. Granger CB, Alexander JH, McMurray JJ, et al: Apixaban versus warfarin in patients with atrial fibrillation. *N Engl J Med* 365:981, 2011.

92. Fiakpui NN, Hogan DF, Whittem T, et al: Dose determination of fondaparinux in healthy cats. *Am J Vet Res* 73:556, 2012.

93. Brainard BM, Cathcart CJ, Dixon AC, et al. *In vitro* effects of rivaroxaban on feline coagulation indices. In Proceedings of the American College of Veterinary Internal Medicine Forum, Denver, Colorado, 2011.

Infecção por Vermes Pulmonares Felinos

Viktor Szatmári

O parasitismo pulmonar em gatos é encontrado em todo o mundo. Ele é causado por várias espécies. A infecção é provavelmente mais comum em gatos com exposição a hospedeiros intermediários e pode ser particularmente comum em gatos de livre circulação, que dependem de caça. Sinais clínicos mais comuns incluem tosse, taquipneia e desconforto respiratório. As radiografias torácicas comumente documentam padrão bronco intersticial broncoalveolar difuso ou irregular. O diagnóstico é mais frequentemente confirmado pela identificação de larvas pela técnica de flutuação fecal de Baermann. O tratamento com anti-helmínticos selecionados é tipicamente eficaz.

ETIOLOGIA

Aelurostrongylus abstrusus é considerado o principal parasita pulmonar felino. Vermes adultos residem nos alvéolos, dutos alveolares e bronquíolos terminais.[1-4] Os machos medem de 5 a 6 mm de comprimento e 70 µm de largura, ao passo que as fêmeas são 9 a 10 mm por 100 µm de largura.[1-4] *A. abstrusus* tem sido relatado na Ásia, Austrália, Europa e América do Norte e do Sul.[1-7] Ele pertence ao filo Nematoda (vermes redondos), ordem Estrongilídios, superfamília Metastrongyloidea e da família Angiostrongylidae.[8,9]

Troglostrongylus brevior e *Troglostrongylus subcrenatus* até agora só foram relatados na Ásia e Europa.[1,8] Semelhanças morfológicas entre a primeira fase de larvas (L1) de *A. abstrusus* e *Troglostrongylus* spp., bem como as inconsistências nas descrições, sugerem que esses vermes foram mal diagnosticados por um longo período de tempo.[9] Os adultos de *T. brevior* residem em brônquios e bronquíolos. Os machos são de 5 a 7 mm de comprimento e 294 a 365 µm de largura, ao passo que as fêmeas são de 6 a 16 mm de comprimento por 335 a 430 µm de largura.[1,8] Os adultos de *T. subcrenatus* residem na traqueia e brônquios. Os machos são de 9 a 10 mm de comprimento e 285 a 305 µm de largura, enquanto as fêmeas medem de 20 a 24 mm de comprimento por 486 a 542 µm de largura.[8] *Troglostrongylus* spp. também pertencem à superfamília Metastrongyloidea, mas para a família Crenosomatidae.[8,9]

Vermes adultos de *Eucoleus aerophilus* (sinônimo *Capillaria aerophila*) residem na traqueia e nos brônquios. Os machos possuem de 10 a 25 mm de comprimento, e as fêmeas entre 16 a 41 mm de comprimento.[10,11] Foram documentados na Ásia, Austrália, norte da Europa e América do Sul, pertence ao filo Nematoda (vermes redondos), ordem Enoplida, superfamília Trichinelloidea, e da família Trichuridae ou Capillariidae.[10-14] *E. aerophilus* pode infectar gatos, cães, raposas e humanos.[14]

Oslerus rostratus (sinônimo *Anafilaroides rostratus*) tem sido relatado na Ásia, Europa e América do Norte.[1,15,16] Os machos adultos variam de 2,1 a 3 cm de comprimento e 240 a 290 µm de largura, enquanto as fêmeas vão de 3,5 a 5 cm de comprimento e 690 µm de largura.[1,15] Eles pertencem à superfamília Metastrongyloidea e a família Filaroidae.[8]

Paragonimus kellicotti, o verme pulmonar americano, pode parasitar, entre outros, o felino, o canino e o pulmão humano.[17] Espécies *Paragonimus* são hermafroditas, e pertencem ao filo Platelmintos (vermes achatados), classe Trematódeos e família Paragonimidae.[17] O seu comprimento é de 7,5 a 12 mm, e a sua largura é de 4 a 6 mm.[17] *P. kellicotti* só pode ser encontrado em uma área restrita da América do Norte.[18] *P. westermani*, no entanto, foi descrito na Ásia e África.[19]

Toxocara cati, *Toxocara canis*, *Strongyloides felis* e *Strongyloides stercoralis* são nematoides intestinais que também podem danificar as artérias pulmonares e parênquima durante a sua migração.[20-22]

CICLO DE VIDA E PATOGÊNESE

Aelurostrongylus abstrusus

As fêmeas colocam seus ovos nos ductos alveolares.[2] Após a eclosão dos ovos, larvas L1 movem-se em direção à traqueia, onde elas são, então, expelidas e posteriormente deglutidas. Após passarem pelo trato gastrintestinal (GI) elas acabam nas fezes e no meio ambiente. Caracóis terrestres e lesmas são os hospedeiros intermediários obrigatórios.[23] Não há espécies específicas necessárias para o desenvolvimento das larvas de terceira fase infecciosa (L3). As larvas L1 penetram no tegumento muscular dos caracóis ou lesmas.[24] As larvas enrolam-se na camada muscular e um tubérculo irá se desenvolver.[24] O desenvolvimento de L3 a partir de L1 nos hospedeiros intermediários leva de 9 a 11 dias a 22° a 30°C, mas é interrompido em temperaturas abaixo de 8°C.[1,2] As larvas L1 morrem se forem ingeridas por moluscos.[24] Após um gato ingerir um caracol ou lesma com larvas L3, essas larvas são liberadas no trato GI superior do gato, onde elas perfuram a parede intestinal.[4] A ingestão de larvas L3 induz vômitos geralmente em 5 minutos, independentemente do fato de L3 isoladas ou L3 contendo hospedeiros intermediários serem absorvidas, o que ocorre mesmo em gatos anestesiados quando L3 são administradas através de um tubo no estômago.[2] O vômito, no entanto, não impede a infecção.[4] Depois de perfurar o esôfago, estômago ou duodeno, as larvas

L3 migram através de vasos sanguíneos ou vasos linfáticos para os ramos da artéria pulmonar menor, perfurando-as para entrar nos alvéolos. As larvas L3 podem atingir os pulmões dentro de 1 dia após a ingestão.[4] Catorze dias após a infecção, os adultos estão presentes, e no vigésimo oitavo dia, em pares, começam a colocar ovos.[2,4] A partir do dia 28 ao 37, larvas L1 aparecem nas fezes. O maior número pode ser encontrado 60 a 120 dias após a infecção.[1,2,7] A eliminação fecal de larvas L1 desaparece espontaneamente entre 6 e 9 meses após a infecção, mas, em alguns gatos, a excreção de larvas L1 pode persistir durante 15 meses.[7] Vermes adultos podem viver durante anos.[25]

Rãs, sapos, lagartos, cobras, pardais, galinhas, patos, camundongos e ratos são documentados como hospedeiros de transporte e paratênicos.[2,4,6] Esses hospedeiros intermediários não obrigatórios têm muitas vantagens estratégicas para o parasita: (1) hospedeiros paratênicos podem manter as larvas L3 vivas durante os meses frios, quando lesmas e caracóis são inativos, (2) os gatos preferem comer esses animais aos caracóis e lesmas, (3) a ingestão de ratos contendo larvas L3 nem sempre provoca o vômito e (4) larvas L3 podem viver em caracóis até 2 anos, mas provavelmente mais tempo nos hospedeiros paratênicos.[2,15]

A necrópsia de gatos infectados revela nódulos pálidos de 1 a 2 mm em todos os lobos pulmonares, a maioria deles contendo vermes.[2] A mucosa bronquiolar é invadida por eosinófilos, linfócitos e células plasmáticas (bronquiolite); além disso, os bronquíolos terminais e ductos alveolares apresentam hipertrofia do músculo liso.[3,26,27] As artérias e arteríolas pulmonares mostram a hipertrofia do músculo liso, o que pode causar obliteração completa da luz.[3,28] A camada muscular é invadida por eosinófilos e podem ser vistas proliferação e vacuolização das células endoteliais. Além disso pode também ser vista a fibrose perivascular e subendotelial.[3,28] Vasoconstrição prolongada, em conjunto com as alterações arteriais acima mencionadas, podem causar hipertensão pulmonar.[3,28,29]

Troglostrongylus spp. e Oslerus rostratus

Os ciclos de vida de *Troglostrongylus* spp. e *Oslerus rostratus* são comparáveis aos de *A. abstrusus*.[8,9,30] No entanto, o ciclo de vida de *T. brevior* difere do de *A. abstrusus* em vários pontos. Foi relatada a transmissão direta pela ingestão de leite ; vermes adultos desenvolvem-se nos gatinhos em 25 dias, e L1 larvas aparecem nas fezes a partir do dia 40.[31] *T. brevior* tem o menor tempo de desenvolvimento entre os metastrongiloides em moluscos: larvas L3 podem ser encontradas a partir do oitavo dia entre 22 a 27°C, e a partir do quadragésimo dia de 4 a 8°C.[1] As larvas L3 continuam a se desenvolver a baixas temperaturas quando não *A. abstrusus*, mesmo quando eles são mantidos durante 7 meses.[1,8] Caracóis podem manter a infecção ao longo da sua hibernação de inverno.[32] Ratos são documentados como hospedeiros paratênicos de *T. brevior* e *O. rostratus*.[1,15]

Eucoleus aerophilus (Sinônimo Capillaria aerophila)

E. aerophilus tem um ciclo de vida direto. As minhocas são creditadas como hospedeiros de transporte e paratênicos.[14,30] Os adultos vivem sob o epitélio brônquico e traqueal do gato,

profundamente enraizado na mucosa.[10,11,30] Os ovos são tossidos e deglutidos pelo gato e, após passagem pelo trato gastrintestinal, são excretados nas fezes.[30] Os ovos tornam-se infecciosos em 30 a 45 dias no meio ambiente.[14] A infecção ocorre após a ingestão de ovos embrionados que contêm as larvas infectantes de L1.[14,30] Os ovos eclodem no trato GI do gato e, depois da penetração da parede, as larvas migram através da corrente sanguínea ou linfa para os pulmões.[30] Os vermes atingem a maturidade sexual 3 a 6 semanas após a infecção.[14]

Paragonimus kellicotti

Para *P. kellicotti*, acredita-se que o hospedeiro definitivo habitual seja o vison, mas os gatos, cães e seres humanos também podem ser infectados.[17,18] Ovos são eliminados nas fezes do hospedeiro final. Em temperaturas abaixo de 7°C não ocorre o desenvolvimento, mas a 27°C miracídios (larvas ciliadas) desenvolvem-se em 2 a 3 semanas.[17] Se os ovos forem congelados por mais de 30 minutos, não ocorre nenhum desenvolvimento adicional.[17] Miracídios (100 por 50 µm) deixam os ovos e infectam o primeiro hospedeiro intermediário, um pequeno (1 a 5 mm de comprimento) caracol anfíbio (*Pomatiopsis lapidaria*), por penetração.[17] Os miracídios multiplicam-se no caracol e produzem cercárias (larvas caudadas) em 78 a 93 dias.[17] Cercárias deixam o caracol e infectam o segundo hospedeiro intermediário, um crustáceo (*Orcocentes* spp.), por penetração.[17,33] As cercárias chegam ao coração do crustáceo, onde eles se desenvolvem em metacercária em 46 dias.[17,33] O hospedeiro definitivo é infectado após ingerir o crustáceo infectado ou outro hospedeiro definitivo contendo vermes que ainda não tenham entrado nos pulmões.[17] As metacercárias (600 por 200 µm) são encistadas no estômago ou no duodeno e penetram a parede intestinal do hospedeiro 24 horas após a infecção oral.[17,18] Fascíolas mais imaturas (cerca de 1 mm de comprimento) movimentam-se da cavidade peritoneal ao espaço pleural entre 10 a 14 dias após a infecção, penetrando o diafragma.[18,33,34] Entre os dias 10 e 23, os vermes chegam aos pulmões por penetração da pleura visceral. Nos pulmões produzem cavidades císticas, onde eles podem ser encontrados em pares 21 dias após a infecção.[18,34] A maioria dos vermes é encontrada nos lobos pulmonares caudal e direito e, muito provavelmente por causa da proximidade desses lóbulos descendentes com o duodeno, o local da penetração.[18] As lesões pulmonares são de 10 a 15 mm de tamanho 29 a 34 dias após a infecção, e contêm fascíolas imaturas (2 a 4 mm de comprimento) rodeadas por exsudado eosinofílico.[34] No dia 39 após a infecção com os cistos pulmonares em contato com a árvore brônquica os vermes adultos começar a produzir ovos.[34] Os ovos são tossidos e deglutidos. Ovos aparecem nas fezes no trigésimo sexto dia após a ingestão de metacercária.[18,33] O verme produz 1.000 a 2.000 ovos/dia e pode viver pelo menos seis anos.[18]

Strongyloides felis

Os parasitas adultos de *S. felis* (apenas fêmeas) vivem no intestino delgado de gatos. Elas põem ovos que eclodem e se tornam larvas L1.[22] Larvas L1 são eliminadas no meio ambiente com as fezes, onde se tornam machos e fêmeas de vida livre.[22] Estes produzem novas larvas, que infectam os gatos por penetração na pele. As larvas são transportadas através da corrente sanguínea para os capilares pulmonares, onde perfuram os alvéolos, migram até a traqueia e são tossidos e deglutidos.[22] As larvas migrantes podem causar pneumonia intersticial, granulomas e vasculite.

Toxocara cati e Toxocara canis

A administração oral de ovos infectantes (contendo larvas L3) de *T. cati* pode causar alterações pulmonares graves em filhotes e em alguns gatos adultos.[20] Essas larvas têm cerca de 400 µm de comprimento e estão presentes em maior número nos pulmões 6 a 21 dias após a infecção.[20] Apesar das mudanças no lavado broncoalveolar (LBA) (60% de eosinófilos), em radiografias torácicas (padrão difuso peribrônquico e artérias pulmonares discretamente aumentadas) e na tomografia computadorizada (TC) (padrão intersticial irregular) os gatos permanecem clinicamente saudáveis.[20] Como a lesão pulmonar não é acompanhada pela presença de vermes adultos nos intestinos, a identificação da etiologia de alterações pulmonares em um caso clínico é impossível.[20] A histopatologia revela oclusão das artérias pulmonares causadas por paredes espessadas marcadamente 6 semanas após a infecção.[35] As artérias pulmonares mostram hiperplasia do músculo liso.[20] A infecção patente em gatos adultos resulta provavelmente da ingestão de um roedor hospedeiro paratênico infectado, em que o pré-requisito da migração pulmonar já tinha tido lugar.[36] As larvas, em seguida, amadurecem sem migrar para os pulmões.

A administração oral de 5.000 ovos infectantes (contendo larvas L3) de *T. canis* para gatos provoca alterações pulmonares patológicas e histopatológicas semelhantes como as de *T. cati* (i.e., granulomas eosinofílicos e hipertrofia da camada média das artérias pulmonares).[21] Acredita-se que os gatos apenas funcionem como anfitriões paratênicos para *T. canis*. Adicionalmente à endarterite eosinofílica, podem também ser encontradas bronquiolite, peribronquiolite e fibrose pleural.[21]

SINAIS CLÍNICOS

Os gatos infectados experimentalmente com baixa carga parasitária de *A. abstrusus* (menos de 1.600 larvas L3) não mostram sinais clínicos; no entanto, elevadas cargas de vermes (mais de 1.600 larvas L3) podem levar à tosse crônica, dispneia e caquexia, começando 5 semanas após a infecção.[37] Infecções silenciosas podem contribuir para mortes associadas a procedimentos anestésicos, embora o mecanismo não seja claro.[38] Infecção grave pode levar a um sopro cardíaco causado pela regurgitação em tricúspide como resultado de hipertensão pulmonar grave e, em raras ocasiões, até mesmo a ascite (M. Dirven, comunicação pessoal, 25 de novembro de 2013).[29]

A infecção por *T. brevior* pode causar dificuldade respiratória fatal em filhotes.[8,31] Infecção por *E. aerophilus* pode causar tosse crônica, mas também pode ser assintomática.[12] Há poucos relatos clínicos sobre *T. brevior* e *E. aerophilus* em gatos. *O. rostratus* parece causar quaisquer sinais clínicos não óbvios.[1,16]

Infecção por *P. kellicotti* pode ser clinicamente silenciosa, mas também pode causar tosse crônica no vigésimo nono dia após a infecção.[33] Em alguns gatos, a dispneia se desenvolve tão precocemente quanto 39 dias após a infecção, por causa de um pneumotórax espontâneo após a ruptura de uma lesão cavitária pulmonar.[33,34]

Sinais clínicos não estão presentes durante a migração pulmonar de larvas de *T. cati* e *T. canis*.[20,21]Posteriormente, os danos às artérias pulmonares pode levar a uma hipertensão pulmonar, quando a etiologia não puder ser revelada.[20] O significado clínico da infecção por *S. felis* não é claro.[22]

AVALIAÇÃO DIAGNÓSTICA

Radiografia

A obtenção de radiografia torácica é geralmente o primeiro passo do diagnóstico em qualquer gato com tosse crônica ou dispneia. Os sinais radiográficos de infecção por *A. abstrusus* são inespecíficos, e estes dependem da duração da infecção, bem como da carga parasitária.[26,39] As primeiras alterações se iniciam a partir de 5 a 6 semanas após a infecção e variam de espessamento brônquico com um padrão alveolar focal (nódulos mal definidos) a um padrão alveolar generalizado.[39] Padrões multifocais brônquicos e intersticiais não estruturados podem ser vistos em casos moderados. Em casos graves, nódulos múltiplos ao longo dos pulmões estão presentes com áreas de padrão alveolar (Fig. 36-1).[26,39] Tão precocemente quanto 11 a 17 semanas, e tão tardiamente quanto 20 a 40 semanas, ocorre a resolução parcial do padrão alveolar, mas permanecem o espessamento da parede brônquica e o aumento da opacidade intersticial.[39] A densidade intersticial é o resultado da hipertrofia do músculo liso interalveolar, da infiltração celular e da deposição de colágeno, bem como a hipertrofia da medial e hiperplasia das pequenas artérias e arteríolas.[39] A artéria lobar caudal direita pode ser ampliada a partir da sexta para além da quadragésima semana após a infecção.[39] As alterações nas

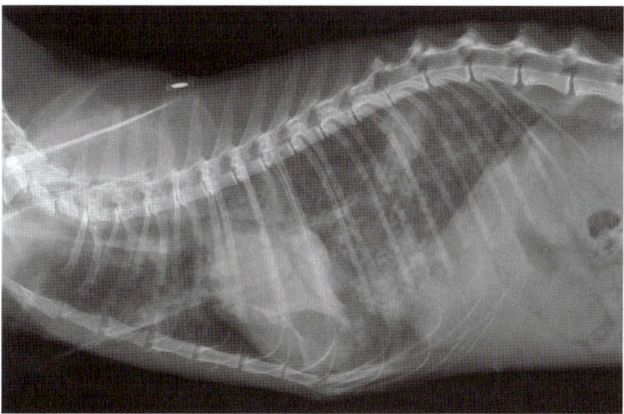

Figura 36-1: Radiografia torácica lateral de um gato de 2 anos de idade, com insuficiência respiratória grave resultante de infecção por *A. abstrusus*. Várias densidades nodulares mal definidas e infiltrados alveolares (com broncograma negativo) podem ser vistos, este último nas regiões pulmonares caudoventral e caudodorsal, sobrepondo-se à sombra cardíaca. (Cortesia da Divisão de Diagnóstico por Imagem. Utrecht University.)

radiografias e tomografias computadorizadas são semelhantes.[26] Alterações pulmonares decorrentes da infecção por *Troglostrongylus* spp. e por *E. aerophilus* podem ser semelhantes as de *A. abstrusus*. Nenhuma das alterações radiográficas é específica para a infecção por vermes pulmonares, o que exige esforços diagnósticos adicionais.

P. kellicotti provoca nódulos pulmonares sólidos com pequenas (2 a 4 cm) cavidades de ar.[33] As lesões iniciais aparecem 2 a 3 semanas após a infecção.[33] As cavidades são divididas por septos finos em várias câmaras.[33] Sessenta e cinco dias após a infecção desenvolvem-se densidades pulmonares nodulares císticas, cujos aspectos não se alteram posteriormente.[33] Pneumotórax espontâneo também pode se desenvolver.[33]

Lavado Broncoalveolar (LBA)

O exame microscópico do fluido do LBA é menos sensível do que a técnica de Baermann para a detecção de larvas L1 de *A. abstrusus*. Além disso, requer anestesia geral em um animal com um alto risco de morbidade e mortalidade relacionada ao procedimento por causa do comprometimento respiratório.[38,40] Embora os ovos ou (raramente) o verme adulto de *E. aerophilus* possam ser detectados no fluido de LAB pelo exame microscópico, o exame fecal é preferido e deve ser sempre realizado inicialmente.[12]

Exame de Fezes

Exame de fezes é um método muito bom para diagnosticar infecções pulmonares parasitárias. As desvantagens são a necessidade de um técnico bem treinado, a dificuldade de diagnosticar a infecção durante o período pré-patente, a liberação intermitente de larvas ou ovos e a contaminação da amostra com nematódeos de vida livre (conduz a resultados falso-positivos).[25] Infecções pesadas podem ser diagnosticadas pelo exame do esfregaço fecal direto, mas se nenhuma larva L1 ou ovos forem encontrados, devem ser usados os métodos que se seguem para analisar as fezes.

Técnica de Baermann

A técnica de Baermann é o método mais barato, mais sensível (após a reação em cadeia da polimerase [PCR]), não invasivo e amplamente disponível para o diagnóstico de infecções por *A. abstrusus* e *Troglostrongylus* spp. Ele utiliza a hidrotaxia positiva de larvas L1.[4,25] Primeiro, um copo com um fundo em ponta é cheio com água da torneira, e, em seguida, cerca de 5 g de fezes são envoltos em gaze e parcialmente imersos na água (Fig. 36-2). Após 18 a 24 horas em temperatura ambiente, alguns mililitros de fluido são obtidos da parte inferior do vasilhame usando uma pipeta longa. Essa amostra é colocada em uma placa de Petri e examinada ao microscópio, com uma ampliação de 40×. Características de larvas L1 de espécies pulmonares de felinos são dadas na Tabela 36-1 (Figs. 36-3 e 36-4). Para aumentar a sensibilidade devem ser examinadas amostras fecais de 3 dias consecutivos, pois contagens de larvas são altamente variáveis entre as diferentes amostras de fezes de um gato em particular e também entre os gatos.[23,41] Encontrar larvas de *Oslerus* spp. com a técnica de Baermann é improvável porque essas larvas não tendem a migrar para fora das fezes.[23]

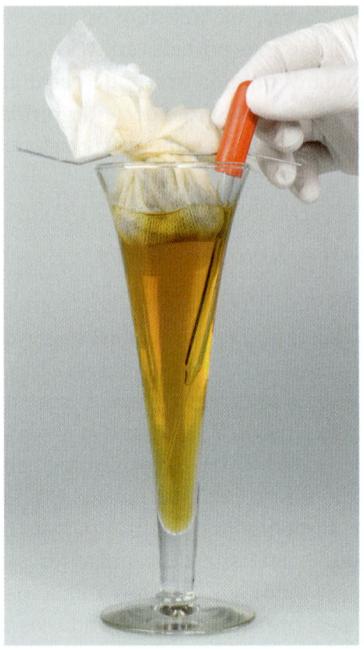

Figura 36-2: A técnica de Baermann é a melhor maneira de encontrar larvas de primeiro estágio de *A. abstrusus* e *Troglostrongylus* spp. nas fezes. Ela pode ser facilmente realizada em qualquer clínica veterinária usando uma taça de champanhe, um clipe de papel e um pedaço de gaze. Não deixar os bordos da gaze se estenderem para fora do vidro, uma vez que pode induzir a um efeito repuxado. Após 18 a 24 horas de imersão parcial das fezes (embrulhados em gaze) no copo cheio de água da torneira, uma amostra de alguns mililitros é colhida com uma pipeta longa a partir da parte inferior do copo, que, subsequentemente, é examinada em uma placa de Petri em microscópio de luz ou estereoscópio.

Nematódeos de vida livre ou parasitas de plantas, bem como suas larvas, também podem ser encontrados utilizando a técnica de Baermann caso a amostra fecal tenha sido recolhida do solo. A contaminação deve ser suspeita se as larvas encontradas estiverem fora da faixa de tamanho de larvas L1 parasitárias (i.e., 150 a 415 μm de comprimento) ou quando estágios adultos (i.e., machos com espículas ou fêmeas contendo ovos em útero) são identificados.[23] Larvas L1 não parasíticas tem um esôfago rabditiforme (i.e., com uma zona central estreita e uma bulbo terminal).[23]

A sobrevivência de larvas L1 de *A. abstrusus* nas fezes foi documentada sendo de 36 dias quando a temperatura variou de -6 a 22°C e quando o congelamento e descongelamento ocorreram muitas vezes.[42] Na temperatura de 0°C, as larvas L1 sobreviveram nas fezes durante 33 dias.[42] Na água, as larvas L1 sobreviveram a 4°C e na temperatura ambiente, durante 226 e 72 dias, respectivamente, e nas fezes em ambas as temperaturas, durante 48 dias.[42] As larvas L1 de *T. brevior* sobreviveram a 26°C em água e fezes até 7 dias, ao passo que nas fezes durante 49 dias quando mantidas a 4°C.[32]

Técnicas de Flotação

Cerca de 5 g de fezes são dispersos em 20 mL de solução de sulfato de zinco (gravidade específica 1,350) e centrifugados a 600 g durante 5 minutos. A camada superior do sobrenadante (cerca de 100 μL) é colocada sobre uma lâmina e examinada em ampliação de 20× com microscopia de luz.[14] Esse é o melhor método para encontrar os ovos de *E. aerophilus*. Os ovos são de

Tabela 36-1	Características de Larvas L1 de Parasitas Nematoides que Podem Ser Encontradas em Amostras Fecais Felinas	
Espécies	**Tamanho**	**Comentários**
A. abstrusus[1,2,8,9,30]	Comprimento: 360-415 mm (média de 399,1 ± 11,3 μm) Largura: 18-19 μm	Larvas L1 são muito móveis; o exame completo pode exigir a imobilização com agentes de calor ou químicos. A abertura oral é terminal; a cauda é ventralmente curvada ou enrolada com incisuras dorsal e ventral, uma torção ventral e um apêndice semelhante a um botão evidente (Figs. 36-3 e 36-4A)
T. brevior[1,8,9,31]	Comprimento: 300-357 μm (média 338,8 ± 15,6 μm) Largura: 16-19 μm	A abertura oral é dorsal; a cauda é ventralmente enrolada com incisuras dorsal e ventral, nenhuma torção ventral, e um apêndice semelhante a um botão menos pronunciado (Fig. 36-4B)
T. subcrenatus[8]	Comprimento médio: 280,7 μm (± 17,9 μm) Largura média: 15,5 μm (± 1,7 μm)	
O. rostratus[1,16,30]	Comprimento: 300-320 μm Largura: 17-18 μm	A cauda apresenta uma extremidade dobrada, bem como uma constrição anterior à extremidade
S. felis[22,23]	Comprimento: 217-238 μm	
S. stercoralis[22,23]	Comprimento: 290-360 μm	A cauda é reta e pontiaguda

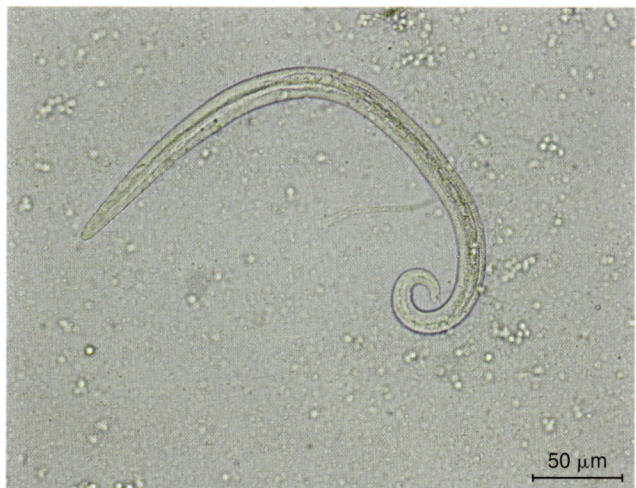

Figura 36-3: Imagem microscópica de uma larva de primeiro estágio de *A. abstrusus*. Observe a cauda enrolada ventralmente, a abertura bucal terminal e o esôfago não rabditiforme (isto é, uniforme de comprimento, sem um bulbo). (Cortesia do Dr. Rolf Nijsse, Centro de Diagnóstico Microbiológico Veterinário da Faculdade de Medicina Veterinária da Universidade de Utrecht, na Holanda.)

60 a 83 μm de comprimento por 25 a 40 μm de largura; eles têm uma morfologia semelhante a um limão, com a posição plugue bipolar assimétrica nas suas extremidades e o exterior é densamente estriado com uma rede de sulcos anastomosantes (Fig. 36-5).[10,14,30] Flotação com solução de sulfato de zinco (densidade específica 1,200) é o preferido para a técnica de Baermann quando pesquisando de larvas L1 de *Oslerus* spp.[23] No entanto, flotação é menos ideal para encontrar larvas L1 de *A. abstrusus* e *Troglostrongylus* spp. porque as larvas ficam desidratadas e danificadas em soluções hipertônicas, tornando a identificação difícil.[6,25] Soluções hipertônicas também podem danificar os ovos de *P. kellicotti*; por conseguinte, a sedimentação é o método de diagnóstico preferido para esse parasita.[33]

Com o método de flutuação tradicional, nem todos os parasitas flutuantes aderem ao lado inferior da lamela. O aparelho FLOTAC é um dispositivo cilíndrico com duas câmaras de flotação de 5 mL que supera a desvantagem do método tradicional, cortando a porção de topo da suspensão de flutuação transversalmente.[43] A técnica de FLOTAC foi criada para ser mais sensível e menos demorada do que a técnica de Baermann na detecção de larvas L1 de *A. abstrusus*.[44] O aparelho mini-FLOTAC oferece uma técnica de flotação ainda mais rápida, menos trabalhosa e mais simples, sem a necessidade de centrifugação, mas sua sensibilidade ainda precisa ser determinada.

Técnica de Sedimentação

A técnica de sedimentação é usada para encontrar ovos de *P. kellicotti*. Primeiro, as fezes são emulsionadas em água e passadas através de uma camada de gaze. Em seguida, 18,33 mL de uma emulsão fecal são misturados com 5 mL de água. Após sedimentação durante pelo menos 6 minutos, o sobrenadante é decantado e descartado. Após a adição de duas gotas de solução aquosa de azul de metileno 1: 1000, 0,1 mL de amostra é examinada por microscopia usando ampliação de 100×. Os ovos têm uma cor dourada-marrom e um único opérculo (Fig. 36-6). Seu tamanho varia de acordo com o hospedeiro: 75 a 118 μm de comprimento por 46 a 62 μm de largura.[17,33]

Técnicas Moleculares e Sorologia

Estabelecer o diagnóstico de infecção por *A. abstrusus* com um ensaio de PCR em amostras de esfregaço da faringe e amostras fecais demonstrou ser 100% específico, e mais sensível (96,6%) do que a técnica de Baermann (90%), mas ainda não era comercialmente disponível em janeiro de 2015.[45] O duplex-PCR pode detectar a infecção simultânea com *A. abstrusus* e *T. brevior* nas fezes.[46] A infecção por *E. aerophilus* pode ser detectada com

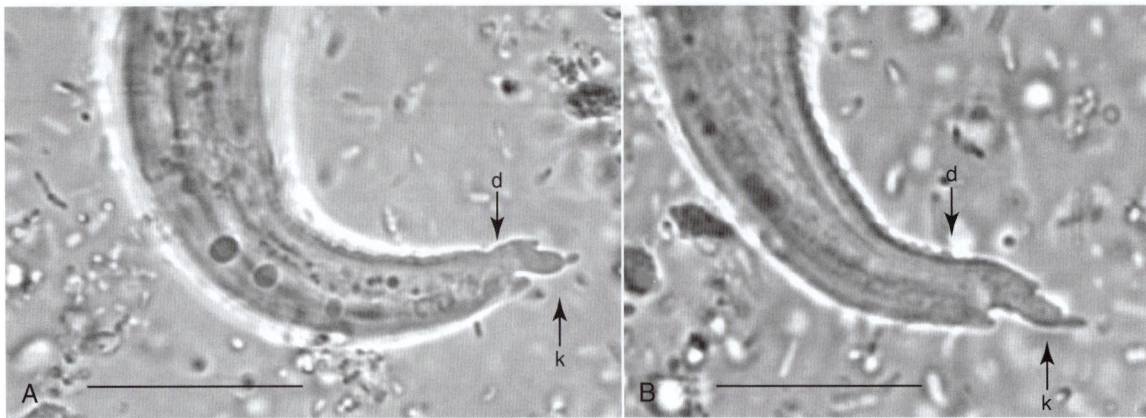

Figura 36-4: Imagens microscópicas mostram a diferença entre a morfologia da cauda de larvas de primeiro estágio de *A. abstrusus* (**A**) e *T. brevior* (**B**).[8] O bar é de 20 μm de comprimento. A larva de *A. abstrusus* tem uma torção dorsal (d) e uma extremidade terminal semelhante a um botão (k) e a larva de *T. brevior* não. (De Jefferies R, Vrhovec MG, Catalan DR: *Aelurostrongylus abstrusus* e *Troglostrongylus* sp (Nematoda: Metastrongyloidea) infections in cats inhabiting Ibiza, Espanha Vet Parasitol. 173: 344-348, 2010.)

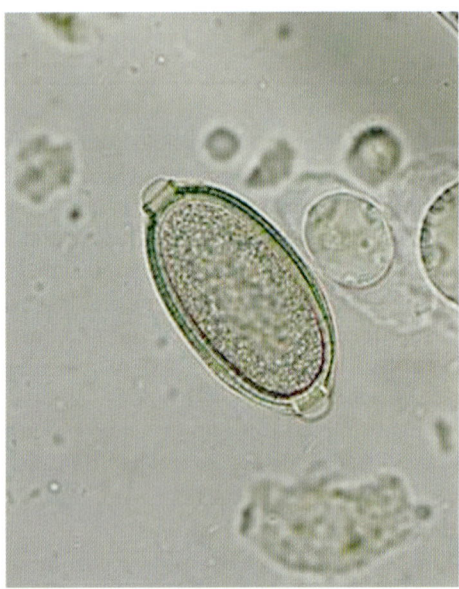

Figura 36-5: Imagem Microscópica do Ovo de *E. aerophilus* (**sinônimo** *C. aerophila*). (De Ettinger SJ, Feldman CE, editores: *Textbook of veterinary internal medicine*, vol 1, St Louis, 2010, Elsevier Saunders.)

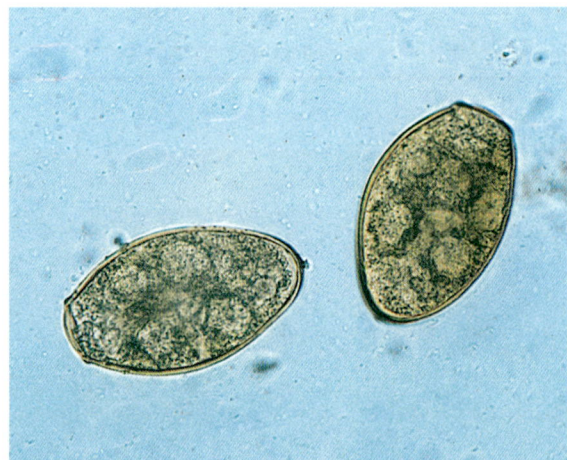

Figura 36-6: **Imagem Microscópica de Ovos de** *Paragonimus kellicotti* **encontrados com Técnica de Sedimentação.** (De Hendrix CM, Sirois M:. *Laboratory procedures for veterinary technicians*, ed 5, St Louis, 2007, Elsevier Mosby.)

um ensaio de *seminested*-PCR, a partir de fezes, com 100% de especificidade e 97% a 100% de sensibilidade.[13]

Apenas dois estudos investigaram técnicas sorológicas no diagnóstico da infecção pelo *A. abstrusus*. Devido à persistência de anticorpos por um longo período, as infecções presentes e passadas não podem ser facilmente diferenciadas.[25,47] Atualmente, nenhum ensaio comercial está disponível.

TRATAMENTO E PROGNÓSTICO

Aelurostrongylus abstrusus e *Troglostrongylus* spp.

Fenbendazol (20 mg/kg a cada 24 horas, por via oral [VO], durante 5 dias), um anti-helmíntico benzimidazólico, demonstrou ser eficaz na erradicação de *A. abstrusus* em oito filhotes.[48] A terapia foi iniciada 8 semanas após a infecção com 450 larvas L3. Depois de 2 e 4 semanas após o tratamento, as larvas L1 não foram encontradas nas fezes e a necrópsia não conseguiu revelar vermes adultos.[48] Em outro estudo foi utilizado fenbendazol (50 mg/kg a cada 24 horas, VO, durante 3 dias) em 15 gatos infectados experimentalmente.[41] Larvas L1 não foram encontradas no décimo quarto dia após o tratamento; no entanto, entre os dias 14 e 25, cinco gatos começaram a liberar larvas L1.[41] A administração de fenbendazol mais longa (p. ex., 14 dias, com 50 mg/kg a cada 24 horas, VO) erradicou os vermes com sucesso.[5] Fenbendazol administrado a sete gatinhos clinicamente saudáveis em uma sobredosagem de cinco vezes (250 mg/kg a cada 24 horas, VO), durante 9 dias consecutivos, não causou nenhuma evidência clínica, subclínica (determinada por análise bioquímica e hematológica no soro sanguíneo) ou alterações histopatológicas.[49]

Moxidectina é uma endectocida lactona macrolítica.[50] Um estudo multicêntrico controlado, cego e randomizado não mostrou quaisquer larvas L1 nas fezes 28 dias após uma única dose de solução tópica de moxidectina 1% em 12 gatos, ao passo que 12 outros gatos que receberam fenbendazol (50 mg/kg a cada 24 horas, VO, durante 3 dias), apenas 11 tornaram-se negativos no mesmo período.[51] Não houve efeitos adversos relatados em qualquer gato.

Emodepside 2,1% e/ou praziquantel 8,6% tópicos foram testados em 24 gatos naturalmente infectados em um estudo controlado, multicêntrico, cego e randomizado.[52] Doze animais foram tratados com uma dose única tópica e 12 gatos foram tratados com fenbendazol (50 mg/kg a cada 24 horas, VO, durante 3 dias). Quatro semanas após o tratamento, o número de larvas reduziu em 99% em ambos os grupos.[52]

A selamectina 45 mg tópica, aplicada duas vezes com um intervalo de 23 dias foi testada em 10 gatos infectados naturalmente.[53] Dez dias após a primeira dose, nove gatos foram negativos e 15 dias após a segunda dose, um gato ainda foi positivo. Todos os 10 gatos tornaram-se negativos 37 dias após o segundo tratamento.

A técnica de Baermann deve sempre ser realizada em amostras fecais em 3 dias consecutivos depois de completar qualquer tratamento anti-helmíntico para verificar se a infecção foi resolvida com sucesso. Um mês após a erradicação da infecção, os sinais clínicos geralmente desaparecem. As alterações radiográficas são parcialmente reversíveis, e as mudanças ecocardiográficas são totalmente reversíveis.[29]

Eucoleus aerophilus

Um estudo de campo multicêntrico e controlado investigou o efeito de moxidectina tópica em 36 gatos naturalmente infectados.[50] Uma semana após uma única dose, o número de ovos por grama de fezes reduziu em 16 gatos tratados de 152,9 (± 128,1) para 2,9 (± 12,1).[50]

Paragonimus kellicotti

Praziquantel dado a cinco gatinhos infectados experimentalmente (23 mg/kg a cada 8 horas, VO, durante 3 dias) resultou no desaparecimento de ovos das fezes no décimo primeiro dia após a terapia, e as lesões pulmonares radiográficas foram resolvidas.[19] Ressecção cirúrgica de lobo pulmonar pode ser necessária para tratar os gatos com pneumotórax e para remover o(s) cisto(s) parasita(s) rompido(s).

AGRADECIMENTOS

O autor é grato ao Dr. Rolf Nijsse por seus valiosos comentários sobre este manuscrito, à Divisão de Diagnóstico por Imagem, da Universidade de Utrecht, pela Figura 36-1 e ao Sr. Joop Fama pela fotografia.

Referências

1. Gerichter CB: Studies on the nematodes parasitic in the lungs of *Felidae* in Palestine. *Parasitology* 39:251-262, 1949.
2. Mackerras J: Observations on the life history of the cat lungworm, *Aelurostrongylus abstrusus*. *Aust J Zool* 5:188-195, 1957.
3. Hamilton JM: *Aelurostrongylus abstrusus* infestation of the cat. *Vet Rec* 75:417-422, 1963.
4. Hobmaier M, Hobmaier A: Mammalian phase of the lungworm *Aelurostrongylus abstrusus* in the cat. *J Am Vet Med Assoc* 87:191-198, 1935.
5. Grandi G, Calvi LE, Venco L, et al: *Aelurostrongylus abstrusus* (cat lungworm) infection in five cats from Italy. *Vet Parasitol* 134:177-182, 2005.
6. Scott DW: Current knowledge of aelurostrongylosis in the cat—literature review and case reports. *Cornell Vet* 63:483-500, 1973.
7. Ribeiro VM, Lima WS: Larval production of cats infected and re-infected with *Aelurostrongylus abstusus* (Nematoda: Protostrongylidae). *Revue Méd Vét* 152:815-820, 2001.
8. Brianti E, Gaglio G, Giannetto S, et al: *Troglostrongylus brevior* and *Troglostrongylus subcrenatus* (Strongylida: Crenosomatidae) as agents of broncho-pulmonar infestation in domestic cats. *Parasit Vectors* 5:178-189, 2012.
9. Otranto D, Brianti E, Dantas-Torres F: *Troglostrongylus brevior* and a nonexistent "dilemma". *Trends Parasitol* 29:517-518, 2013.
10. Holmes PR, Kelly JD: *Capillaria aerophila* in the domestic cat in Australia. *Aust Vet J* 49:472-473, 1973.
11. Lalošević V, Lalošević D, Capo I, et al: High infection rate of zoonotic Eucoleus aerophilus infection in foxes from Serbia. *Parasite* 20:1-3, 2013.
12. Barrs VR, Martin P, Nicoll RG, et al: Pulmonary cryptococcosis and *Capillaria aerophila* infection in an FIV-positive cat. *Aust Vet J* 78:154-158, 2000.
13. Di Cesare A, Castagna G, Otranto D, et al: Molecular detection of *Capillaria aerophila*, an agent of canine and feline pulmonary capillariosis. *J Clin Microbiol* 50:1958-1963, 2012.
14. Traversa D, Di Cesare A, Lia RP, et al: New insights into morphological and biological features of *Capillaria aerophila* (Trichocephalida, Trichuridae). *Parasitol Res* 109:S97-S104, 2011.
15. Seneviratna P: Studies on Anafilaroides rostratus Gerichter, 1949 in cats–II. The life cycle. *J Helminthol* 33:109-122, 1959.
16. Juste RA, Garcia AL, Mencia L: Mixed infestation of a domestic cat by *Aelurostrongylus abstrusus* and *Oslerus rostratus*. *Angew Parasitol* 33:56-60, 1992.
17. Ameel DJ: Paragonimus, its life history and distribution in North America and its taxonomy (Trematoda: Troglotrematidae). *Am J Hyg* 19:279-317, 1934.
18. Stromberg PC, Dubey JP: The life cycle of *Paragonimus kellicotti* in cats. *J Parasitol* 64:998-1002, 1978.
19. Bowman DD, Frongillo MK, Johnson RC, et al: Evaluation of praziquantel for treatment of experimentally induced paragonimiasis in dogs and cats. *Am J Vet Res* 52:68-71, 1991.
20. Dillon AR, Tillson DM, Hathcock J, et al: Lung histopathology, radiography, high-resolution computed tomography, and bronchio-alveolar lavage cytology are altered by *Toxocara cati* infection in cats and is independent of development of adult intestinal parasites. *Vet Parasitol* 193:413-426, 2013.
21. Parsons JC, Bowman DD, Grieve RB: Pathological and haematological responses of cats experimentally infected with *Toxocara canis* larvae. *Internat J Parasitol* 19:479-488, 1989.
22. Speare R, Tinsley DJ: *Strongyloides felis*: an "old" worm rediscovered in Australian cats. *Aust Vet Practit* 16:10-18, 1986.
23. Traversa D, Di Cesare A, Conboy G: Canine and feline cardiopulmonary parasitic nematodes in Europe: emerging and underestimated. *Parasit Vectors* 3:1-22, 2010.
24. Hobmaier A, Hobmaier M: The route of infestation and the site of localization of lungworms in mollusks. *Science* 80:229, 1934.
25. Traversa D, Guglielmini C: Feline aelurostrongylosis and canine angiostrongylosis: A challenging diagnosis for two emerging verminous pneumonia infections. *Vet Parasitol* 157:163-174, 2008.
26. Dennler M, Bass DA, Gutierrez-Crespo B, et al: Thoracic computed tomography, angiographic computed tomography, and pathology findings in six cats experimentally infected with *Aelurostrongylus abstrusus*. *Vet Radiol Ultrasound* 54:459-469, 2013.
27. Stockdale PHG: The pathogenesis of the lesions elicited by *Aelurostrongylus abstrusus* during its prepatent period. *Path Vet* 7:102-115, 1970.
28. Naylor JR, Hamilton JM, Weatherley AJ: Changes in the ultrastructure of feline pulmonary arteries following infection with the lungworm *Aelurostrongylus abstrusus*. *Br Vet J* 140:181-190, 1984.

29. Dirven M, Szatmári V, van den Ingh T, et al: Reversible pulmonary hypertension associated with lungworm infection in a young cat. *J Vet Cardiol* 14:465-474, 2012.

30. Traversa D, Di Cesare A: Feline lungworms: what a dilemma. *Trends Parasitol* 29:423-430, 2013.

31. Brianti E, Gaglio G, Napoli E, et al: Evidence for direct transmission of the cat lungworm *Troglostrongylus brevior* (Strongylida: Crenosomatidae). *Parasitology* 140:821-824, 2013.

32. Ramos RAN, Gianelli A, Dantas-Torres F, et al: Survival of first-stage larvae of the cat lungworm *Troglostrongylus brevior* (Strongylida: Crenosomatidae) under different conditions. *Exp Parasitol* 135:570-572, 2013.

33. Dubey JP, Stromberg PC, Toussant MJ, et al: Induced paragonimiasis in cats: clinical signs and diagnosis. *J Am Vet Med Assoc* 173:734-742, 1978.

34. Hoover EA, Dubey JP: Pathogenesis of experimental pulmonary paragonimiasis in cats. *Am J Vet Res* 39:1827-1832, 1978.

35. Weatherley AJ, Hamilton JM: Possible role of histamine in the genesis of pulmonary arterial disease in cats infected with *Toxocara cati*. *Vet Rec* 114:347-349, 1984.

36. Sprent JFA: The life history and development of *Toxocara cati* (Schrank 1788) in the domestic cat. *Parasitology* 46:54-78, 1956.

37. Hamilton JM: The number of *Aelurostrongylus abstrusus* larvae required to produce pulmonary disease in the cat. *J Com Path* 77:343-346, 1967.

38. Gerdin JA, Slater MR, Makolinski KV, et al: Post-mortem findings in 54 cases of anesthetic associated death in cats from two spay-neuter programs in New York state. *J Feline Med Surg* 13:959-966, 2011.

39. Losonsky JM, Thrall DE, Prestwood AK: Radiographic evaluation of pulmonary abnormalities after *Aelurostrongylus abstrusus* inoculation in cats. *Am J Vet Res* 44:478-482, 1983.

40. Lacorcia L, Gasser RB, Anderson G, et al: Comparison of bronchoalveolar lavage fluid examination and other diagnostic techniques with the Baermann technique for detection of naturally occurring *Aelurostrongylus abstrusus* infection in cats. *J Am Vet Med Assoc* 235:43-49, 2009.

41. Roberson EL, Burke TM: Evaluation of granulated fenbendazole (22.2%) against induced and naturally occurring helminths infections in cats. *Am J Vet Res* 41:1499-1502, 1980.

42. Hamilton JM, McCaw AW: An investigation into the longevity of first stage larvae of *Aelurostrongylus abstrusus*. *J Helminthol* 41:313-320, 1967.

43. Cringoli G: FLOTAC, a novel apparatus for a multivalent faecal egg count technique. *Parassitologia* 48:381-384, 2006.

44. Gaglio G, Cringoli G, Rinaldi L, et al: Use of the FLOTAC technique for the diagnosis of *Aelurostrongylus abstrusus* in the cat. *Parasitol Res* 103:1055-1057, 2008.

45. Traversa D, Iorio R, Otranto D: Diagnostic and clinical implications of a nested PCR specific for ribosomal DNA of the feline lungworm *Aelurostrongylus abstrusus* (Nematoda, Strongylida). *J Clin Microbiol* 46:1811-1817, 2008.

46. Annoscia G, Latrofa MS, Campbell BE, et al: Simultaneous detection of the feline lungworms Troglostrongylus brevior and Aelurostrongylus abstrusus by a newly developed duplex-PCR. *Vet Parasitol* 199:172-178, 2014.

47. Briggs KR, Yaros JP, Liotta JL, et al: Detecting *Aelurostrongylus abstrusus*-specific IgG antibody using an immunofluorescence assay. *J Feline Med Surg* 15:1114-1118, 2013.

48. Hamilton JM, Weatherley A, Chapman AJ: Treatment of lungworm disease in the cat with fenbendazol. *Vet Rec* 114:40-41, 1984.

49. Schwartz RD, Donoghue AR, Baggs RB, et al: Evaluation of the safety of fenbendazol in cats. *Am J Vet Res* 61:330-332, 2000.

50. Traversa D, Di Cesare A, Di Giulio E, et al: Efficacy and safety of imidacloprid 10%/moxidectin 1% spot-on formulation in the treatment of feline infection by *Capillaria aerophila*. *Parasitol Res* 111:1793-1798, 2012.

51. Traversa D, Di Cesare A, Di Milillo P, et al: Efficacy and safety of imidacloprid 10%/moxidectin 1% spot-on formulation in the treatment of feline aelurostrongylosis. *Parasitol Res* 105:S55-S62, 2009.

52. Traversa D, Milillo P, Di Cesare A, et al: Efficacy and safety of emodepside 2.1%/praziquantel 8.6% spot-on formulation in the treatment of feline aelurostrongylosis. *Parasitol Res* 105:S83-S89, 2009.

53. Iannino F, Iannetti L, Paganico D, et al: Evaluation of the efficacy of selamectin spot on in cats infested with *Aelurostrongylus abstrusus* (Strongylida, Filaroididae) in Central Italy cat shelter. *Vet Parasitol* 197:258-262, 2013.

Laringopatia Felina

Samantha Taylor e Andrea Harvey

As laringopatias felinas são geralmente incomuns. Entretanto, elas fazem parte de um importante grupo de distúrbios, pois os sintomas podem surgir de forma aguda, e os gatos acometidos frequentemente apresentam dispneia intensa com risco de morte, apesar de terem doença de base subjacente potencialmente tratável.[1] Isso resulta na necessidade urgente de traqueostomia em alguns casos, antes da possibilidade de realização de outros testes diagnósticos.[1,2] O comportamento sedentário dos gatos pode contribuir para a apresentação mais tardia dos sinais clínicos no curso da doença quando comparados aos cães. Além disso, sinais clínicos mais precoces, como intolerância ao exercício, que são frequentemente observados em cães, não são tão frequentes em gatos. O pronto reconhecimento, diagnóstico e tratamento são, desta forma, vitais para o sucesso no tratamento da laringopatia felina. Até há pouco tempo, havia falta de dados publicados sobre laringopatia felina, sendo que a maioria das publicações consistia em um pequeno número de gatos com distúrbios laríngeos específicos. Atualmente, existem três grandes séries de casos de diferentes partes do mundo que foram publicadas, dando origem a vastas informações sobre a importância de diferentes etiologias das laringopatias felinas, seu diagnóstico, tratamento e prognóstico.

ETIOLOGIA DA LARINGOPATIA

Em estudos do Reino Unido[3] e Austrália[5], as causas mais frequentes de laringopatias relatadas foram a paralisia laríngea (PL) e neoplasia. A laringopatia inflamatória foi a terceira etiologia mais comum nesses relatos, enquanto foi a causa mais frequentemente identificada das laringopatias em um estudo francês, correspondendo a mais de 50% dos casos.[4]

A neoplasia laríngea mais comum em gatos é o linfoma, seguida do carcinoma de células escamosas (CCE), com outras neoplasias sendo ocasionalmente observadas, incluindo adenocarcinoma, outros carcinomas e tumores de células redondas ou sarcomas. O vírus da imunodeficiência felina (FIV) parece ser relativamente prevalente em gatos com neoplasia laríngea, com cinco dos 22 casos (23%) de linfoma laríngeo em três estudos,[3,5,6] e três dos 11 casos (27%) de CCE laríngeo em dois estudos,[3,6] ocorrendo em gatos positivos para FIV. Em vários outros estudos que relatavam neoplasia laríngea, o estado retroviral não foi avaliado em todos os gatos, de modo que é possível que a prevalência da infecção por FIV em casos de neoplasia laríngea fosse ainda maior que a relatada.

A paralisia laríngea é mais comumente bilateral. Mesmo que a PL unilateral já tenha sido descrita com certa frequência, ela pode ser menos comumente reconhecida, porque é menos provável que os gatos se tornem abertamente sintomáticos. Causas subjacentes para a PL foram descritas em cerca de um terço dos casos relatados, com o trauma iatrogênico ao nervo laríngeo recorrente após tireoidectomia sendo a causa mais comum, correspondendo a cerca de 10% de todos os casos de PL. Outras causas relatadas incluem neuropatia, paralisia do carrapato, lesões em tronco encefálico, neoplasia, idiopáticas ou congênitas.

A paralisia do carrapato é uma importante causa subjacente em partes do mundo onde determinados carrapatos são encontrados. Uma série de estudos de casos australiana,[5] correspondeu a somente quatro de 29 (14%) casos de PL; entretanto, é provável que tenha sido significativamente subestimado, pois o exame laríngeo foi um critério de inclusão deste estudo, e a maioria dos gatos com paralisia do carrapato não seria submetida a exame da laringe a menos que necessitasse de entubação. É provável que a paralisia do carrapato seja de fato a causa mais comum de PL em gatos naquela região.

A laringopatia inflamatória é um grupo especialmente interessante de doenças porque é comum em gatos, e até hoje não foi identificada causa subjacente consistente ou definitiva. A natureza da inflamação nos casos descritos foi extremamente diversa, desde inflamação mista até inflamação linfoplasmocítica, neutrofílica ou granulomatosa,[1-4,6,7] sugerindo a existência de múltiplos e diversos fatores etiológicos. Em alguns estudos, o "edema" laríngeo não foi classificado como inflamatório se a citologia ou histopatologia não estivesse disponível, o que faz com que este grupo de laringopatias provavelmente tenha sido subestimado nos estudos publicados. A procura de causas infecciosas geralmente não apresentou resultados satisfatórios; nenhum organismo foi identificado com colorações especiais em casos de inflamação granulomatosa.[7] A penetração de corpos estranhos ou outros traumas foi postulada como uma possível causa, mas, interessantemente, nos casos de inflamação granulomatosa, uma estreita zona de tecido menos inflamado estava presente imediatamente abaixo do epitélio, sugerindo que a inflamação tinha se originado mais profundamente no tecido, tornando o trauma uma causa menos provável.[7] Os vírus do trato respiratório superior (TRS) são agentes etiológicos possíveis em alguns casos, e vários casos relatados apresentavam sinais clínicos concomitantes de infecção do TRS e/ou infecção por calicivírus.[1-5,8] O herpesvírus não foi identificado em nenhum dos casos relatados, mas também poderia ser uma causa incitante. Infecções bacterianas primárias ou secundárias também poderiam ocorrer.[1,3,7] Alguns casos de laringopatia inflamatória ocorreram após um procedimento que necessitou de entubação, e isso poderia ter sido uma causa incitante;[1]

entretanto, esse não foi um achado consistente. Um caso de lise regional do colágeno estava associado a um histórico de granuloma eosinofílico, e, embora não tenha sido previamente relatado na laringe, a etiologia pode ser semelhante.[1] Outras causas relatadas de laringopatia incluem espasmo laríngeo, cisto, hipoplasia, laceração e edema.

APRESENTAÇÃO

Não foi relatada até hoje predisposição sexual ou racial para a maioria das laringopatias felinas. Entretanto, gatos Birmaneses foram responsáveis por 50% dos casos de laringopatia inflamatória em um estudo,[5] e 16% em outro relato. O edema laríngeo agudo também foi relatado em dois jovens irmãos Birmaneses e, seguindo-se a repetidas avaliações da laringe após melhora do edema, a suspeita foi de hipoplasia laríngea.[3] Os autores também observaram outros gatos Birmaneses com aumento ou edema laríngeo de etiologia desconhecida. É possível que a raça seja predisposta à laringopatia inflamatória.

A variação da faixa etária dos gatos com laringopatia é ampla. A idade mediana de gatos com neoplasia laríngea é maior do que a de gatos com laringopatia inflamatória e PL; entretanto, gatos idosos podem ser igualmente acometidos por doença inflamatória ou PL. A neoplasia é muito menos provável em gatos com menos de 7 anos de idade. A faixa etária relatada para gatos acometidos por PL varia de 1 a 19 anos, com idade mediana de 10 anos, enquanto gatos com neoplasia laríngea variaram de 7 a 18 anos (mediana de 13 anos), e gatos com laringopatia inflamatória variaram de nove meses a 18 anos (mediana de 7 anos).[3,5]

ACHADOS CLÍNICOS

Os sinais clínicos mais comuns de qualquer laringopatia em gatos incluem estridor inspiratório, dispneia e disfonia com disfagia, engasgo e a tosse relatada menos frequentemente.[1,3-7] Em casos pouco usuais, uma massa palpável na região da laringe pode ser identificada, sugestiva de neoplasia daquela região (p. ex., carcinoma tireoidiano). Não foi relatada associação entre sinais clínicos e categoria da doença.[3-5]

Um histórico de disfonia e estridor inspiratório localiza a patologia na região laríngea e deve prontamente levar à investigação daquela área, mas esses sinais não estão presentes em todos os casos. Somente entre um terço e metade dos casos relatados de laringopatia eram disfônicos nas três maiores séries de casos estudadas.[3-5]

A ampla maioria dos casos de doença das vias aéreas superiores apresentará inicialmente sinais inspiratórios, mas uma obstrução fixa na área da laringe pode resultar em sinais inspiratórios e expiratórios. Sinais clínicos inespecíficos, como perda de peso, são relatados também frequentemente.[5] Alguns gatos podem apresentar tosse e espirro, e podem inicialmente ter a suspeita de doença das vias respiratórias inferiores. Casos de laringopatia associada à patologia neuromuscular podem se apresentar com sinais de fraqueza generalizada. Em localizações geográficas onde ocorre a paralisia do carrapato, a presença de

um carrapato fixado ao corpo de um gato com sinais clínicos compatíveis, como fraqueza, ataxia e midríase indicam a doença,[9] mas o carrapato nem sempre é encontrado, o que não exclui o diagnóstico; esse distúrbio deve estar no topo da lista de diagnósticos diferenciais em qualquer gato com sinais de disfunção laríngea em tais regiões geográficas.

É comum os gatos se apresentarem com distrição respiratória aguda, já que os sinais precedentes, como intolerância ao exercício, conforme relatado em cães com laringopatia, são raramente notados, e o pequeno diâmetro da glote em gatos predispõe ao desenvolvimento de severa dispneia. Apresentação aguda é mais comum em gatos com laringopatia inflamatória, pois gatos com PL e neoplasia podem apresentar um histórico mais subagudo ou crônico dos sinais clínicos.[1,3,5]

DIAGNÓSTICO

Os sinais clínicos frequentemente permitem localizar a doença na laringe, mas na maioria dos casos, não permitem a identificação de uma etiologia específica para a doença, com exceção da paralisia do carrapato,[5,9] e outras causas de doenças neuromusculares mais generalizadas. Portanto, a conclusão de um diagnóstico definitivo pode ser desafiadora. Gatos em distrição respiratória aguda são pobres candidatos para contenção para fins de procedimentos diagnósticos, e a reticência dos veterinários em anestesiar tais animais é compreensível. Entretanto, a conclusão do diagnóstico é importante para permitir o tratamento específico, e é possível em momentos nos quais técnicas menos invasivas são utilizadas. O clínico deve estar preparado para proceder realização de exames mais complexos, se necessário. A visualização direta da laringe é a avaliação diagnóstica mais útil nesses casos, e esses gatos usualmente ficam mais estáveis sob anestesia após colocação da sonda endotraqueal. Outros exames podem ser necessários e devem ser realizados conforme a gravidade da laringopatia, auxiliando na decisão de realizar traqueotomia ou traqueostomia antes da recuperação anestésica. Várias sondas endotraqueais pequenas e tubos de diâmetro pequeno, como sondas urinárias de borracha vermelha ou cateteres de polipropileno, devem estar prontos antes da anestesia tendo em vista potenciais dificuldades para intubação, e o equipamento deve estar prontamente disponível para uma traqueotomia de emergência, se for necessário. Geralmente, os testes hematológicos, bioquímicos e de urinálise não fornecem informações para o diagnóstico na laringopatia felina, mas podem identificar doenças concomitantes ou envolvimento de outros órgãos sistêmicos na patologia laríngea (p. ex., linfoma). Outros exames, como o teste de antígenos para *Cryptococcus* ou sorologia contra retrovírus, por exemplo, podem ser indicados em determinados casos. A sorologia contra o vírus da imunodeficiência felina é particularmente útil em casos de linfoma laríngeo ou CCE, dado que uma proporção significativa desses casos parece ser positiva para o FIV. Em alguns casos, a laringopatia inflamatória pode ser resultado de infecções virais respiratórias (herpesvírus ou calicivírus), e assim o teste para infecções virais pode ser apropriado, embora o estado de portador deva ser levado em consideração, e a detecção do vírus nem sempre implica uma relação causal.

Técnicas diagnósticas não invasivas, como a radiografia ou ecolaringografia, permitem a identificação de uma lesão na região da laringe na maioria dos casos, mas é importante salientar que não fornecem um diagnóstico definitivo. Procedimentos mais invasivos, como a biópsia, podem ser necessários para essa finalidade, e, na maioria dos casos, podem ser realizados de forma segura e sem deterioração clínica adicional.[3,5]

Exames de Imagem

Exames de imagem podem ser úteis em casos de doenças das vias aéreas superiores, para permitir a localização da patologia, avaliação de possíveis doenças que acometem outros locais que não a laringe (p. ex., pneumonia por aspiração em casos de PL) e como uma modalidade de exames antes de testes mais invasivos.

A radiografia é comumente utilizada na investigação de laringopatias, mas técnicas de imagem mais avançadas estão sendo investigadas (p. ex., tomografia computadorizada [TC]), à medida que se tornam cada vez mais disponíveis.

Radiografia

A radiografia pode ser útil na investigação de laringopatias, mas possui algumas limitações significativas. A sobreposição de outras estruturas de tecidos moles na região da laringe em projeções cervicais laterais pode mascarar lesões, e gatos com massas laríngeas podem apresentar radiografias cervicais normais.[3,6,10] Tumores da laringe podem ocorrer como espessamento generalizado na região laríngea em vez de uma massa discreta, resultando somente em alterações radiográficas sutis. Similarmente, gatos com laringopatia inflamatória podem mostrar sinais radiográficos de edema de tecidos moles na laringe, que podem ser indistinguíveis de lesões neoplásicas, mas novamente podem estar radiograficamente perfeitas, necessitando de outras investigações (p. ex., laringoscopia) em todos os casos.[1,3,7] A identificação de uma massa na região laríngea (Fig. 37-1) pode ser útil em casos nos quais os sinais clínicos são menos definidos. Em casos raros da presença de um corpo estranho laríngeo ou faríngeo, a radiografia pode identificar objetos radiopacos (agulhas em particular).

Todos os casos submetidos ao exame radiológico seriam beneficiados pelas imagens torácicas, além das projeções cervicais. Essas projeções podem revelar patologias torácicas associadas a laringopatia; por exemplo, a pneumonia por aspiração em casos de PL, metástases, ou uma lesão primária que afete o nervo laríngeo recorrente ou nervo vago, levando à PL. Uma projeção ventrodorsal e duas laterais torácicas devem ser avaliadas para metástases.

Ecolaringografia

A ecolaringografia é uma técnica não invasiva que necessita de contenção mínima, a qual com experiência adequada do operador, pode identificar consistentemente massas e cistos laríngeos.[3,11] A paralisia laríngea e o espessamento das pregas vocais podem também ser documentados, mas o diagnóstico requer maior habilidade e confirmação laringoscópica. Em cães com PL, a ecolaringografia não foi superior à laringoscopia direta *per os* (PO),[12] e o mesmo provavelmente é verdadeiro para gatos.

Entretanto, em casos selecionados, particularmente quando há suspeita de massa laríngea, a ecolaringografia fornece ao clínico um teste diagnóstico não invasivo e uma oportunidade de planejar investigações adicionais, como a coleta de amostras para histopatologia, conforme houver necessidade para o diagnóstico definitivo. Assim como ocorre com a imagem radiológica a similaridade entre a aparência de lesões laríngeas neoplásicas e inflamatórias significa que outros testes diagnósticos (p. ex., histopatologia) devem ser sempre realizados e quando uma massa for identificada, não deve ser assumida como sendo neoplasia.

Tomografia Computadorizada

A tomografia computadorizada não é comumente utilizada como exame de imagem das vias aéreas superiores dos felinos, mas podem identificar lesões tumorais (Fig. 37-2) ou etiologias subjacentes para a PL, e deve ser realizada em gatos

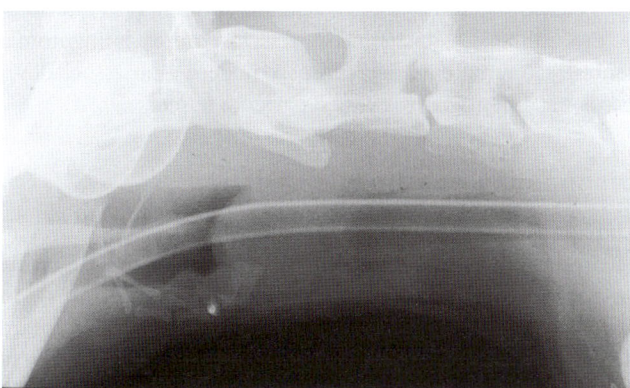

Figura 37-1: Radiografia faríngea lateral revelando uma massa de tecidos moles na região da laringe. A histopatologia subsequente confirmou carcinoma de células escamosas. (De Taylor SS, Harvey AM, Barr FJ, et al: Laryngeal disease in cats: a retrospective study of 35 cases. *J Feline Med Surg* 11:954-962, 2009.)

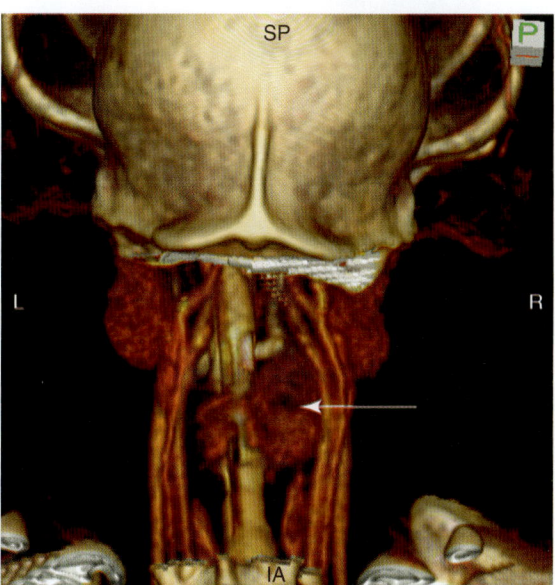

Figura 37-2: Imagem reconstruída de TC (com remoção da coluna espinhal da imagem) da região laríngea de um gato com condroma laríngeo (*seta*). (Imagem cedida cordialmente por Andrew Holloway.)

anestesiados conforme demonstrado em um estudo.[13] A tomografia computadorizada também foi utilizada para identificar uma massa tireoideana invasiva em um estudo,[5] mas falhou em identificar a PL em outros dois gatos.

No primeiro estudo,[13] gatos com tumores em vias aéreas superiores, laringotraqueíte e PL foram identificados utilizando-se a TC, com confirmação do diagnóstico com testes adicionais. Foi observado pelos autores que embora a TC possa ser útil nas investigações preliminares, o diagnóstico definitivo ainda requer técnicas que são mais invasivas, como a biópsia, já que nem todas as lesões tumorais são neoplásicas. Em cães não anestesiados com PL, a TC foi descrita como um teste diagnóstico efetivo,[14] e o mesmo pode ser verdadeiro para gatos. Entretanto, os resultados mistos mencionados previamente indicam a necessidade de exames adicionais desta modalidade de imagem nos gatos com doença das vias aéreas superiores. A TC torácica concomitante pode ser útil para identificação de patologias torácicas, e já foi avaliada em gatos conscientes.[15] Conforme foi mencionado previamente, entretanto, a anestesia para possibilitar a visualização da via aérea é usualmente mais segura nesses gatos do que a tentativa de diagnóstico com o paciente acordado.

Laringoscopia

A laringoscopia pode ser realizada via oral (VO), utilizando poucos equipamentos (um laringoscópio), e é usualmente a avaliação diagnóstica que rende os melhores resultados e de melhor custo-benefício, permitindo a visualização da laringe e observação da movimentação laríngea. Por exemplo, tumores discretos podem ser observados (Fig. 37-3), ou o espessamento difuso das cordas vocais (o que notavelmente pode indicar inflamação e neoplasia).[10] A doença observável pode ser unilateral ou bilateral, e, novamente, essa informação não

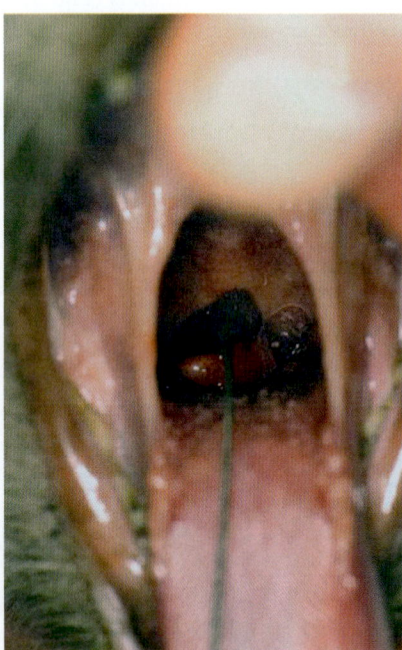

Figura 37-3: Um tumor laríngeo observado com auxílio de laringoscópio (note o guia posicionado para auxiliar a intubação). Histopatologia subsequente diagnosticou carcinoma de células escamosas laríngeo.

permite distinguir entre uma lesão inflamatória ou neoplásica.[5] De forma alternativa, um endoscópio pode ser utilizado para observar a laringe, mas essa técnica não é usualmente necessária, dada a visualização da laringe fornecida pela visualização direta. Conforme mencionado anteriormente, a laringoscopia é necessária na maioria dos casos, em conjunto com outros testes diagnósticos, em razão das limitações de exames de imagem diagnósticos. A laringoscopia permite ao operador realizar biópsias de áreas anormais da laringe ou dos tecidos moles circundantes.

Biópsia

A citologia ou a histopatologia é necessária para formular um diagnóstico definitivo em razão da similaridade na aparência de lesões inflamatórias ou neoplásicas e dos resultados relatados amplamente distintos.[1,3,5-7] Estudos prévios demonstraram resultados discordantes entre a citologia e histopatologia,[3,6] e, desta forma, é preferível a biópsia tecidual. A aspiração por agulha fina (AAF) pode ser diagnóstica em casos de neoplasias esfoliativas, mas pode ser enganosa, especialmente quando há suspeita de lesões inflamatórias. A AAF percutânea com planejamento prévio por ecolaringografia ou TC pode ser possível. Ela permite que se evite a anestesia, mas é tecnicamente mais exigente.

As amostras teciduais obtidas por VO são adequadas para o diagnóstico na maioria dos casos relatados,[1,3,5-7] e não se constituem em um grande desafio técnico para sua obtenção. Equipamentos simples podem ser utilizados, como o fórceps de biópsia por endoscopia. Uma questão compreensível é frequentemente levantada com relação às consequências da biópsia laríngea para o paciente; entretanto, foi relatado nos dois maiores estudos sobre laringopatia em gatos que não houve deterioração clínica após a biópsia.[3,5] Do contrário, em uma pequena série de casos realizada por Costello,[1] notou-se que a traqueostomia emergencial foi necessária após a biópsia na maioria dos casos. O equipamento certamente deve estar disponível para traqueostomia de urgência se houver necessidade, e os gatos devem ser monitorados atentamente durante a recuperação, na busca de qualquer deterioração do padrão respiratório. A administração de um corticosteroide de curta ação antes da obtenção da biópsia pode reduzir a morbidade após a cirurgia, mas estudos adicionais ainda são necessários.

Procedimentos que são mais invasivos, como a laringotomia ventral, são raramente necessários, e podem estar associados a riscos mais significativos para o paciente felino.

Diagnóstico da Paralisia Laríngea

O diagnóstico definitivo da PL requer laringoscopia e observação da movimentação da laringe diretamente pela laringoscopia, ecolaringografia (ver informações anteriores), ou por videoendoscopia. A ecolaringografia e a TC não foram demonstradas como sendo superiores à laringoscopia direta em cães,[12] mas elas não foram ainda diretamente comparadas em gatos. Elas permitem a avaliação sem sedação ou anestesia, evitando-se o efeito de fármacos sobre a movimentação da laringe. Para o diagnóstico da PL, a laringe deve ser observada pela cavidade oral sob um plano anestésico leve. A ausência de abdução aritenoide durante a inspiração ou movimentação laríngea paradoxal confirma o diagnóstico. O diagnóstico pode ser influenciado pela escolha do agente anestésico, e o efeito de vários agentes sobre a movimentação da laringe em gatos ainda não foi bem documentado. Um plano leve anestésico deve ser mantido durante a observação da laringe, e é fundamental que a ventilação espontânea seja mantida. Em cães, foi sugerida a utilização de doxapram para aumentar a frequência respiratória durante a laringoscopia,[16] mas o uso do doxapram não foi avaliado em casos de PL felina.

Existem evidências de que a PL adquirida seja parte de uma neuropatia periférica generalizada, em cães,[17] e, assim, todos os gatos com suspeita e confirmação de PL sem qualquer outra etiologia subjacente identificável devem, de preferência, ser submetidos a uma avaliação neurológica completa e mais exames, conforme indicado. Isso pode incluir o teste para anticorpos contra receptores de acetilcolina para miastenia *gravis*, e eletromiografia e velocidade de condução nervosa para neuropatia periférica.

TRATAMENTO DA LARINGOPATIA

Gatos com distrição respiratória aguda em razão de obstrução das vias aéreas superiores ou obstrução parcial necessitarão de tratamento emergencial (Quadro 37-1). Assim que a etiologia específica for determinada, o tratamento dirigido pode ser selecionado de acordo com cada um dos casos.

QUADRO 37-1 Tratamento da Distrição Respiratória Aguda Causada por Laringopatia

- Triagem inicial do paciente deve ser realizada imediata e eficientemente a fim de evitar mais estresse em um gato já comprometido.
- Deve ser providenciada oxigenioterapia, novamente de um modo a evitar o estresse (p. ex., tenda de oxigênio em vez de máscara).
- Sedação leve, por exemplo, com butorfanol +/- acepromazina, pode ajudar a reduzir a severidade da dispneia durante a estabilização inicial.
- Os sinais clínicos podem revelar a localização da doença nas vias aéreas superiores; mas é improvável que sejam específicos para estabelecer o diagnóstico; outros exames inevitavelmente serão necessários.
- Gatos com obstrução severa das vias aéreas superiores devem ser anestesiados para manter a via aérea, após o qual outros testes podem ser realizados.
- Equipamentos para auxiliar a intubação (p. ex., utilização de guia ou cateter urinário para facilitar a intubação) ou realizar uma traqueostomia emergencial devem estar facilmente acessíveis.
- A traqueostomia emergencial deve ser reservada para pacientes que não possam ser intubados.
- Pacientes menos gravemente afetados podem ser abordados com tratamento conservador (p. ex., com oxigenioterapia e corticosteroides) e serem submetidos a exames de imagem conscientes ou sob sedação antes de se proceder a outros exames.

Paralisia Laríngea

Em alguns casos, a causa subjacente da PL pode ser tratada com bons resultados. O tratamento da paralisia do carrapato requer uma intensidade variável do tratamento, dependendo da gravidade dos sinais clínicos, variando da administração de antissoro contra carrapatos, aplicação de *spray* de fipronil, e repouso com ou sem sedação leve, até entubação e até mesmo ventilação em casos acometidos de forma mais grave. As complicações da PL devem ser tratadas de forma agressiva (p. ex., broncopneumonia e pneumonia por aspiração).

Quando a causa primária não puder ser diretamente tratada, opções adicionais incluem o tratamento conservador ou cirúrgico. O tratamento conservador é indicado para gatos menos severamente acometidos (geralmente aqueles com PL unilateral), e inclui controle do peso e restrição de excitação e exercícios. Essa abordagem pode ser eficaz. Está associada ao tempo de sobrevida prolongado,[3,18] e talvez seja mais aplicável em gatos do que em cães, dado o estilo de vida dos gatos (p. ex., geralmente menos ativos) e diferenças no tipo de exercício (p. ex., gatos raramente realizam caminhadas).

A abordagem cirúrgica bem-sucedida em casos de PL em gatos já foi descrita,[3,5,18-20] e pode ser indicada para aqueles com comprometimento respiratório grave, o que frequentemente inclui casos de comprometimento bilateral. A lateralização unilateral da aritenoide é a técnica de escolha na maioria dos casos, e as taxas de sucesso cirúrgico são variáveis. Complicações durante e após a cirurgia são comuns. Complicações surgiram em 50% dos casos após a cirurgia em um estudo,[20] semelhantemente àquele relatado anteriormente.[19] As complicações que ocorrem durante e após a cirurgia incluem pneumonia por aspiração (mais comumente), obstrução laríngea persistente, edema laríngeo que necessita de traqueostomia em alguns casos, e menos comumente, síndrome de Horner e recidiva dos sinais de obstrução do trato respiratório superior.[3,18-21] Por causa do potencial para complicações, é aconselhado que a decisão para a realização da cirurgia seja tomada com base na intensidade dos sinais clínicos, e a lateralização bilateral aritenoide seja evitada em razão do aumento do risco de pneumonia por aspiração.[19] Outros procedimentos cirúrgicos, como a laringectomia parcial e ventriculocordectomia, também já foram relatados,[18,21] mas geralmente foram substituídos pela lateralização unilateral aritenoide.

Neoplasia Laríngea

O tratamento das neoplasias laríngeas depende amplamente do tipo de tumor diagnosticado. O tratamento de carcinomas de células escamosas e de outros tipos é usualmente paliativo e pode incluir traqueotomia permanente.[2] Intervenções cirúrgicas agressivas, usualmente com derivação do fluxo aéreo (como na laringectomia completa e traqueostomia) são raramente indicadas em medicina veterinária, embora pequenas lesões possam ser passíveis de tratamento cirúrgico.

O linfoma laríngeo pode responder à quimioterapia com protocolos incluindo ciclofosfamida, vincristina e prednisolona, e já foi relatada sobrevida a longo prazo (seção Prognóstico). Tumores responsivos à radioterapia, como o linfoma laríngeo, podem ser tratados por esse método, mas limitados relatos de resposta estão disponíveis.[6]

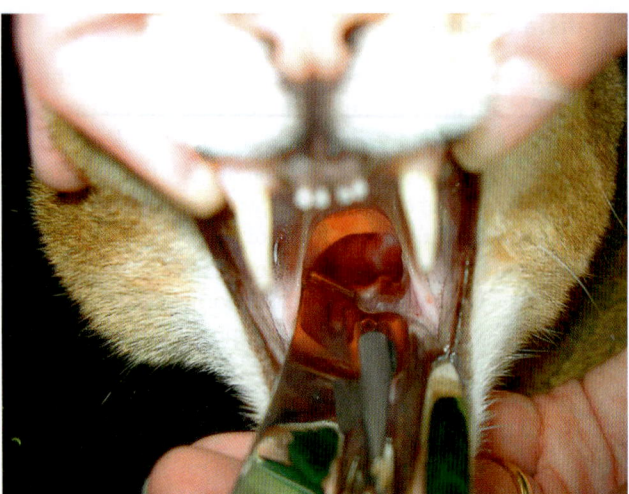

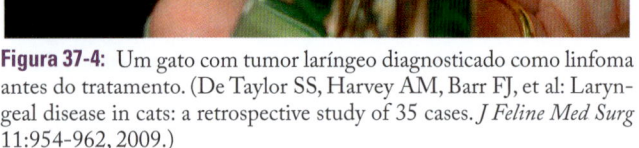

Figura 37-4: Um gato com tumor laríngeo diagnosticado como linfoma antes do tratamento. (De Taylor SS, Harvey AM, Barr FJ, et al: Laryngeal disease in cats: a retrospective study of 35 cases. *J Feline Med Surg* 11:954-962, 2009.)

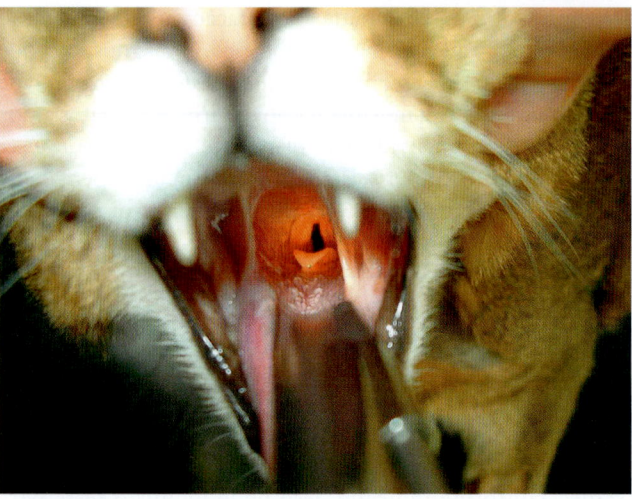

Figura 37-5: O gato na figura 37-4 com linfoma laríngeo, sete dias após início do tratamento com ciclofosfamida, vincristina e prednisolona. A laringoscopia revelou laringe normal, e o gato sobreviveu por mais 1.440 dias. (De Taylor SS, Harvey AM, Barr FJ, et al: Laryngeal disease in cats: a retrospective study of 35 cases. *J Feline Med Surg* 11:954-962, 2009.)

Inflamação Laríngea

A causa subjacente da inflamação laríngea não é usualmente identificada, e os casos são geralmente tratados sintomaticamente.

A laringite granulomatosa em três gatos foi abordada com uma combinação de tratamento médico (corticosteroides e antibióticos) e cirúrgico (excisão do tecido laríngeo) em um estudo, com resultados encorajadores.[7] A maioria dos gatos diagnosticados com inflamação laríngea em outros estudos foi tratada com combinações de corticosteroides e antibióticos com respostas favoráveis, se o gato sobreviveu ao período de obstrução aguda das vias aéreas superiores, para a qual alguns casos necessitaram de traqueostomia.[1,3,5] Mesmo que corticosteroides sejam geralmente contraindicados em casos de infecção viral do trato respiratório superior (p. ex., herpesvírus), seu uso é justificado em casos de obstrução do TRS causada por inflamação laríngea, pois eles parecem reduzir otimamente a inflamação laríngea e edema que potencialmente levam a risco de morte.[8] Devem ser feitas considerações sobre o uso de corticosteroides de curta ação quando se suspeitar ou for confirmado o diagnóstico de infecção viral.

Se houver suspeição de infecção por herpesvirus como causa da PL, pode ser indicado o tratamento com drogas antivirais, como o famciclovir,[22] mas são necessárias avaliações adicionais sobre os benefícios deste tratamento na laringopatia inflamatória.

PROGNÓSTICO

Dependendo da causa subjacente da laringopatia é possível haver sobrevida longa, como foi relatada em casos de PL, quer pelo tratamento conservador (120 a 2.520 dias; mediana 810 dias)[3] quer cirúrgico (aproximadamente 150 dias).[3,19,20]

A sobrevida relatada para casos de laringopatia inflamatória também pode ser longa.[1,3,5] Em geral, o prognóstico para gatos com PL e laringopatia inflamatória depende da gravidade dos sinais clínicos ao atendimento e das decisões sobre tratamento agressivo (possivelmente com traqueostomia) em determinado estágio. Se os gatos acometidos sobreviverem ao período agudo de tratamento ou à cirurgia, e forem evitadas as complicações pós-cirúrgicas em casos de PL, é possível uma longa sobrevida.

O prognóstico para gatos com tumores laríngeos depende do tipo de neoplasia e do tratamento escolhido. A sobrevida de gatos com carcinoma laríngeo tratados com traqueostomia é geralmente curta (2 a 281 dias),[2] com progressão da doença ou complicações da traqueostomia resultando em morte ou eutanásia. O tratamento do linfoma laríngeo com quimioterapia pode resultar em tempos de sobrevida maior (até 1.440 dias[3]; Figs. 37-4 e 37-5), e um tempo de sobrevida médio de 112 dias.[23]

Referências

1. Costello MF, Keith D, Hendrick M, et al: Acute upper airway obstruction due to inflammatory laryngeal disease in 5 cats. *J Vet Emerg Crit Care* 11:205-211, 2001.
2. Guenther-Yenke CL, Rozanski EA: Tracheostomy in cats: 23 cases (1998-2006). *J Feline Med Surg* 9:451-457, 2007.
3. Taylor SS, Harvey AM, Barr FJ, et al: Laryngeal disease in cats: a retrospective study of 35 cases. *J Feline Med Surg* 11:954-962, 2009.
4. Bertolani C, Bota I, Hernandez L: Feline laryngeal disease: 40 cases (2000-2001). In Proceeding of 21st Congress of the European College of Veterinary Internal Medicine, 2011, 248. (Abstract).
5. Lam AL, Beatty JA, Moore L, et al: Laryngeal disease in 69 cats: a retrospective multicentre study. *Aust Vet Pract* 42:321-326, 2012.
6. Jakubiak MJ, Siedlecki CT, Zenger E, et al: Laryngeal, laryngotracheal, and tracheal masses in cats: 27 cases (1998-2003). *J Am Anim Hosp Assoc* 41:310-316, 2005.
7. Tasker S, Foster DJ, Corcoran BM, et al: Obstructive laryngeal disease in three cats. *J Feline Med Surg* 1:53-59, 1999.
8. Malik R, Pearson M, Davis P, et al: Airway obstruction due to laryngeal oedema in a cat. *Aust Vet Pract* 21:64-66, 1991.
9. Schull D, Litster A, Atwell R: Tick toxicity in cats caused by *Ixodes* species in Australia: a

review of published literature. *J Feline Med Surg* 9:487-493, 2007.

10. Carlisle CH, Biery DN, Thrall DE: Tracheal and laryngeal tumors in the dog and cat: literature review and 13 additional patients. *Vet Radiol Ultrasound* 5:229-235, 1991.

11. Rudorf H, Barr F: Echolaryngography in cats. *Vet Radiol Ultrasound* 43:353-357, 2002.

12. Radlinsky MG, Williams J, Frank PM, et al: Comparison of three clinical techniques for the diagnosis of laryngeal paralysis in dogs. *Vet Surg* 38:434-438, 2009.

13. Stadler K, O'Brien R: Computed tomography of nonanesthetized cats with upper airway obstruction. *Vet Radiol Ultrasound* 54:231-236, 2013.

14. Stadler K, Hartman S, Matheson J, et al: Computed tomographic imaging of dogs with primary laryngeal or tracheal airway obstruction. *Vet Radiol Ultrasound* 52:377-384, 2011.

15. Oliveira CR, Mitchell MA, O'Brien RT: Thoracic computed tomography in feline patients without use of chemical restraint. *Vet Radiol Ultrasound* 52:368-376, 2011.

16. Jackson AM, Tobias K, Long C, et al: Effects of various anesthetic agents on laryngeal motion during laryngoscopy in normal dogs. *Vet Surg* 33:102-106, 2004.

17. Jeffery ND, Talbot CE, Smith PM, et al: Acquired idiopathic laryngeal paralysis as a prominent feature of generalised neuromuscular disease in 39 dogs. *Vet Rec* 158:17-21, 2006.

18. Schachter S, Norris CR: Laryngeal paralysis in cats: 16 cases (1990-1999). *J Am Vet Med Assoc* 216:1100-1103, 2000.

19. Hardie RJ, Gunby J, Bjorling DE: Arytenoid lateralization for treatment of laryngeal paralysis in 10 cats. *Vet Surg* 38:445-451, 2009.

20. Thunberg B, Lantz GC: Evaluation of unilateral arytenoid lateralization for the treatment of laryngeal paralysis in 14 cats. *J Am Anim Hosp Assoc* 46:418-424, 2010.

21. White RAS, Littlewood JD, Herritage ME, et al: Outcome of surgery for laryngeal paralysis in four cats. *Vet Rec* 118:103-104, 1986.

22. Malik R, Lessels NS, Webb S, et al: Treatment of feline herpesvirus-1 associated disease in cats with famciclovir and related drugs. *J Feline Med Surg* 11:40-48, 2009.

23. Taylor SS, Goodfellow MR, Browne WJ, et al: Feline extranodal lymphoma: response to chemotherapy and survival in 110 cats. *J Small Anim Pract* 50:584-592, 2009.

Hipertensão Felina

Brian A. Scansen

DEFINIÇÃO DE HIPERTENSÃO

Por definição, a hipertensão arterial sistêmica (doravante referida como hipertensão) é uma elevação da pressão sanguínea arterial (PSA) sistêmica além dos níveis normais. Portanto, estabelecer o diagnóstico de hipertensão requer conhecimento de qual é a PSA normal em determinada espécie. Em um estudo de seis gatos acordados aparentemente normais com um dispositivo telemétrico implantado, as pressões sanguíneas em repouso relatadas foram pressão sistólica de 126 ± 4 mmHg, uma pressão média de 106 ± 5 mmHg, e uma pressão diastólica de 91 ± 6 mmHg.[1] Embora o estudo tenha sido realizado com uma amostragem pequena, esses valores são comparáveis à PSA normal em outras espécies e servem como uma aproximação útil da PSA normal em gatos. Entretanto, dado o pequeno tamanho das artérias felinas e a invasividade das aferições diretas de pressão arterial, quase todas as estimativas de PSA felina em pacientes clínicos são realizadas por métodos não invasivos – seja Doppler ou oscilometria, os detalhes os quais serão descritos a seguir.

Os dispositivos oscilométricos foram avaliados para aferição da PSA em gatos aparentemente sadios com valores médios relatados de 115 a 139 mmHg para pressão sistólica, 96 a 99 mmHg para pressão média e 74 a 77 mmHg para pressão diastólica.[2,3] Com a utilização de dispositivos de ultrassom por Doppler em uma situação clínica foram obtidas aferições da PSA sistólica em gatos acordados saudáveis que variaram de 118 a 162 mmHg.[4-6] Em quase todos esses estudos, os desvios-padrões da PSA aferida são amplos, sugerindo alta variabilidade na aferição da PSA por dispositivos não invasivos atuais. Baixa concordância é também observada quando aferições não invasivas da PSA são comparadas a métodos diretos de aferição da PSA, particularmente em gatos acordados.[7,8] Em um estudo[8] em que foram comparadas aferições simultâneas da PSA direta a aferições não invasivas da PSA, oscilométricas e por Doppler em gatos acordados, o método Doppler apresentou a maior concordância com os métodos invasivos (R^2 = 0,82), enquanto o método oscilométrico esteve relativamente mal correlacionado nessa população de gatos acordados (R^2 = 0,26). Em gatos anestesiados, ambos os métodos foram satisfatórios. Tal variabilidade e falta de precisão devem ser mantidas em mente ao interpretar os resultados de aferição da PSA em gatos.

Elevações na PSA são comuns e relacionadas ao estresse e excitação, um efeito que foi chamado de *hipertensão do jaleco branco*, já que a PSA é quase sempre aferida em uma situação clínica ou hospitalar. O estresse do exame leva à vasoconstrição periférica, aumento do débito cardíaco e elevação do valor da PSA, a qual pode não refletir a PSA do animal em casa ou o verdadeiro risco das complicações oriundas da hipertensão. Tanto a variabilidade na aferição da PSA como o efeito do estresse podem ser observados em um estudo recente avaliando a PSA em 30 gatos que tiveram a pressão aferida em casa e no hospital, em que a diferença média entre a PSA aferida nesses dois locais foi do aumento de 6 mmHg, embora as diferenças individuais tenham variado de uma diminuição de 26 mmHg a um aumento de 31 mmHg.[9] A realidade da hipertensão do jaleco branco complica a aferição da PSA em gatos e requer que o veterinário interprete uma PSA de um gato no contexto da idade do animal, no ambiente no qual a aferição foi realizada, no nível de ansiedade perceptível do gato e na probabilidade de que qualquer elevação aferida na PSA seja real. Isso é discutido com maiores detalhes na seção que descreve o diagnóstico da hipertensão felina.

Em estudos com cães,[10] seres humanos[11] e gatos,[3,12,13] foi frequentemente relatada uma relação entre PSA e idade, com aumento gradativo na PSA esperada com o envelhecimento. Embora o efeito da idade sobre a PSA não seja confirmado em todos os estudos de gatos, é provável que o intervalo de referência para a pressão sanguínea nessa espécie varie em pequeno grau com a idade do animal. Intervalos de referência definitivos baseados na idade até hoje não estão disponíveis para o gato. O efeito do sexo é também pouco definido, embora um estudo tenha observado PSA sistólica maior em gatos machos quando comparados às fêmeas.[6]

A prevalência da hipertensão na população felina não é definida. Entretanto, um recente estudo prospectivo com 100 gatos adultos e idosos observou que oito de 100 gatos apresentavam PSA maior que 160 mmHg.[13] Estudos epidemiológicos da população felina avaliando amplamente a prevalência da hipertensão ainda não foram realizados.

ETIOLOGIA DA HIPERTENSÃO

A etiologia da hipertensão sistêmica é complexa e multifatorial. De forma geral, a PSA aferida em um animal reflete a interface entre débito cardíaco e resistência vascular sistêmica (PSA = débito cardíaco × resistência vascular sistêmica). Uma série de sistemas neuro-humorais locais e sistêmicos existe no organismo a fim de manter a pressão arterial normal pela variação do débito cardíaco (via modulação da frequência cardíaca e contratilidade) e resistência vascular sistêmica (via modulação da constrição e dilatação arteriolar). Quando um estado mórbido altera o balanço desses sistemas neuro-humorais, podem ocorrer aumentos patológicos na PSA.

Causas de Hipertensão Sistêmica

A hipertensão no gato parece ocorrer primariamente em situações de doença sistêmica concomitante. Condições que já foram associadas à hipertensão no gato incluem nefropatia,[2,5,12,14,15] hipertireoidismo,[5,14] hiperaldosteronismo,[16] hiperadrenocorticismo,[17] feocromocitoma,[18] anemia crônica[19] e alta ingestão de sal.[20] Dessas condições, a nefropatia parece ser a causa subjacente mais comum resultando em hipertensão em gatos, com pelo menos 60% dos gatos hipertensos apresentando azotemia ou densidade urinária inapropriada.[21] A prevalência da hipertensão entre gatos hipertireóideos é variável na literatura, variando de 10% a 20% dos gatos hipertireóideos,[22-24] aproximadamente outros 20% dos gatos desenvolvem hipertensão após tratamento do hipertireoidismo.[24] Alegou-se que a diabetes melito poderia ser a causa em alguns casos de hipertensão felina,[25] outros estudos sugeriram que não é um achado comum no gato diabético.[26] A diabetes melito em gatos também parece estar associada a um risco 10 vezes maior de morte cardíaca comparada à população normal, embora a exata patogenia envolvida com esse achado não seja clara.[27]

Conforme notado, a hipertensão do jaleco branco complica o diagnóstico da hipertensão, e esforços devem ser feitos a fim de confirmar o diagnóstico antes do tratamento ser iniciado, particularmente se não houver evidências de injúria a órgãos-alvo ou de uma condição subjacente que sabidamente possa estar associada à hipertensão. De forma interessante, uma proporção de gatos diagnosticados com hipertensão, incluindo aqueles com lesões retinais ou outras evidências de injúria a órgãos-alvo, não possuem uma clara enfermidade subjacente que justifique a elevação da PSA.[14,25] O encontro de hipertensão sem uma condição sistêmica que a cause, é comum em humanos e é chamada de hipertensão essencial ou primária. A ingestão de sal foi proposta como um mecanismo contribuinte no desenvolvimento da hipertensão essencial em seres humanos[28] e, conforme notado, foi relatada como causa de hipertensão em um gato recebendo uma dieta com altos níveis de sal.[29] Entretanto, não se observou em um estudo de curto prazo[30] sobre o aumento da ingestão de sal em gatos uma relação entre ingestão dietética de sal e PSA, e a relação entre ingestão dietética de sal e desenvolvimento de hipertensão em gatos permanece não resolvida. Anteriormente, nefropatias não azotêmicas eram propostas como uma explicação para esses casos de hipertensão sem doença concomitante evidente, mas estudos definitivos que provem tal teoria não estão disponíveis. Para o veterinário de felinos, é importante ter em mente que uma pequena porcentagem de gatos com hipertensão não apresentará uma causa prontamente identificável.

INJÚRIA A ÓRGÃOS-ALVO

A injúria a órgãos-alvo é definida como sinais clínicos ou achados diagnósticos da doença que pode estar relacionada a elevações patológicas na PSA. Aqueles órgãos com maior risco de lesão hipertensiva são olhos, cérebro, rins e coração, e a presença de lesões compatíveis com dano hipertensivo em um ou mais desses órgãos fortemente suporta um diagnóstico de hipertensão (Figs. 38-1 a 38-3). Os olhos, cérebro e rins são órgãos com redes vasculares extensas, enquanto o coração é o órgão que deve trabalhar contra uma elevação da PSA e é, portanto, afetado pela hipertensão.

No olho (Fig. 38-1), as alterações hipertensivas são manifestadas de três modos: retinopatia hipertensiva, coroidopatia hipertensiva e neuropatia óptica hipertensiva.[31] A retinopatia hipertensiva refere-se a alterações nas arteríolas retinais (p. ex., tortuosidade, tumefação), assim como ao desenvolvimento de hemorragia retinal ou edema periarteriolar (Fig. 38-1C), enquanto a coroidopatia hipertensiva reflete alterações associadas ao leito vascular coroidal, incluindo alterações ao epitélio pigmentar retinal, extravasamento de líquido na retina oriundo da coroide e desenvolvimento de descolamento retinal seroso (Figs. 38-1C e 38-1D).[31] A neuropatia óptica hipertensiva refere-se a alterações no topo do nervo óptico, incluindo papiledema na fase inicial da doença, progredindo para isquemia e eventual atrofia do disco óptico nos casos crônicos.[31] Além dessas alterações, também é possível a hemorragia na câmara anterior ou humor vítreo.[22,25,31] A oftalmopatia hipertensiva parece estar dentre as manifestações mais comuns de hipertensão, ocorrendo em praticamente metade de todos os gatos hipertensos,[15,21,22,32] e estudos sugerem que as alterações retinais na hipertensão podem ocorrer com uma PSA sistólica de 168 mmHg ou maior.[12]

Os sinais neurológicos associados à hipertensão parecem menos frequentes do que as alterações oculares, mas foram relatados em 15% dos casos em um estudo[32] e em 20% dos casos em outro.[25] As manifestações neurológicas da hipertensão ocorrem como resultado de transtornos na barreira hematoencefálica e desenvolvimento de edema cerebral, o qual pode evoluir para elevação da pressão intracraniana e até mesmo herniação cerebelar.[33,34] Os sinais neurológicos podem incluir desorientação, sinais vestibulares, ataxia, convulsões, tremores e paraparesia.[25] Embora a presença de sinais neurológicos em um gato com hipertensão documentada fortemente suporte um diagnóstico de encefalopatia hipertensiva, existem poucos relatos que correlacionem sinais clínicos a achados de exames de imagem[35] ou *post mortem*.[33]

Os efeitos colaterais renais da hipertensão podem ser de difícil distinção da disfunção renal que tipicamente ocasiona o desenvolvimento da hipertensão (Fig. 38-2). Entretanto, está claro que a hipertensão pode sobrecarregar o mecanismo autorregulatório renal, resultando na transmissão de PSA alta aos glomérulos renais, o que leva a estiramento dos capilares glomerulares, lesão endotelial, proteinúria e glomeruloesclerose progressiva, que acelera a nefropatia subjacente.[36] Em um estudo experimental, a intensidade da proteinúria foi diretamente proporcional a elevações na PSA.[37]

Os efeitos colaterais cardíacos da hipertensão refletem o aumento da pós-carga contra o qual o ventrículo esquerdo deve bombear (Fig. 38-3). Como resultado do aumento do estresse da parede ventricular esquerda pela elevação da resistência vascular sistêmica, ocorre hipertrofia ventricular esquerda concêntrica e anormalidades auscultatórias, como o ritmo de galope,

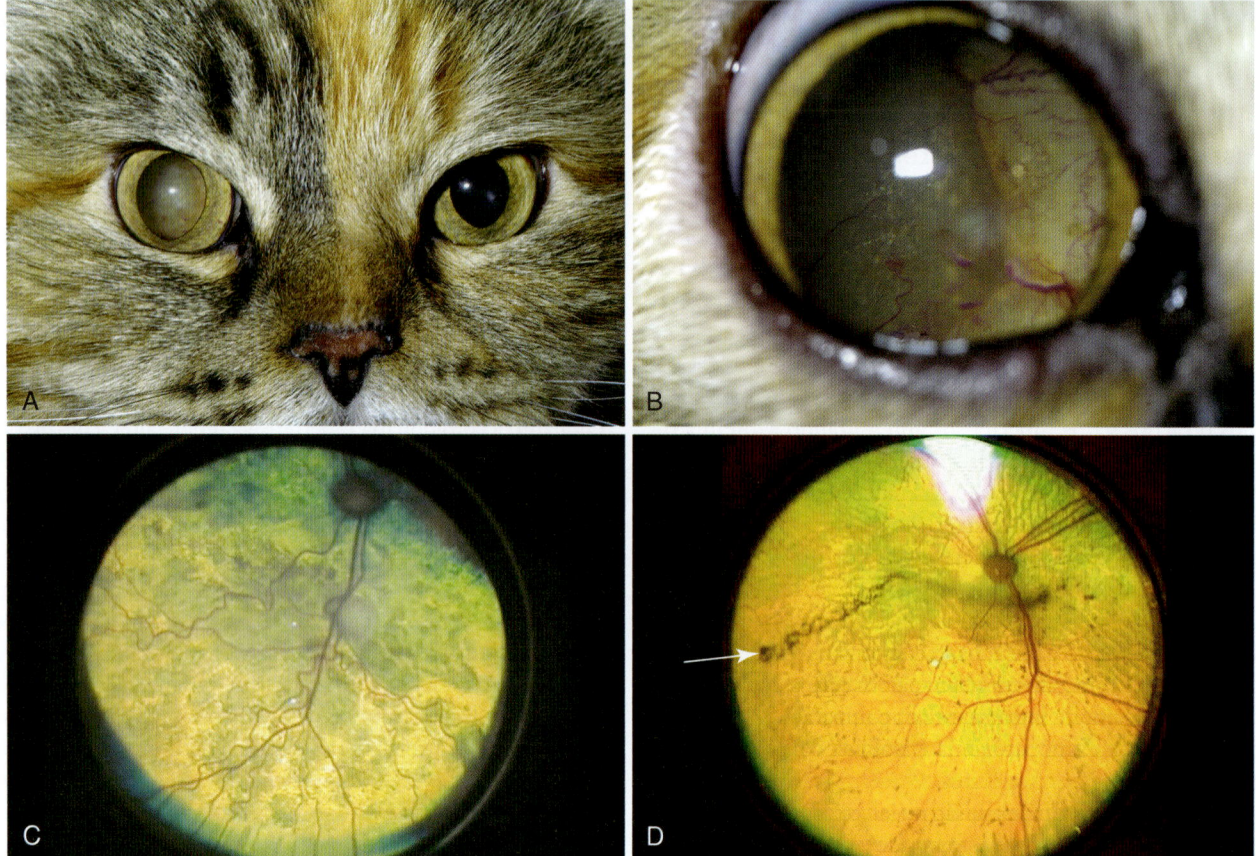

Figura 38-1: **Injúria a Órgão-alvo (Olho) por Hipertensão Felina. A,** Uma fotografia extraocular de um gato com leucocoria direita secundária a severo descolamento retinal bolhoso. **B,** Uma vista mais próxima do olho direito do mesmo gato na qual vasos retinais tortuosos são aparentes sem o auxílio de oftalmoscópio, já que a retina descolada está deslocada ao aspecto posterior da lente. **C,** Uma imagem capturada durante oftalmoscopia indireta de um fundo de olho felino em um gato hipertenso, revelando tortuosidade arteriolar, edema intrarretinal difuso, e várias áreas focais de edema sub-retinal e descolamento bolhoso. **D,** Uma imagem capturada durante oftalmoscopia indireta de um fundo de olho felino em um gato hipertenso após terapia anti-hipertensiva, revelando uma aparência enrugada do fundo de olho, conforme a retina previamente descolada sofreu religação. A área linear de pigmentação (*seta*) reflete uma área de hemorragia prévia ou pigmentação do epitélio pigmentado retinal. (Imagens gentilmente cedidas por DA Wilkie, DVM, MS. Dipl. ACVO, The Ohio State University College of Veterinary Medicine; utilizada com permissão.)

sopro cardíaco ou arritmia (Figs. 38-3 A e 38-3B). Em raros casos, gatos hipertensos podem apresentar dissecção aórtica, na qual uma laceração da camada íntima se estende para dentro da parede da aorta, dissecando a túnica média, resultando em um lúmen verdadeiro de fluxo sanguíneo cercado por um lúmen falso de dissecção (Figs. 38-3C e 38-3D). Enquanto anormalidades cardíacas ao exame físico foram relatadas em 62% dos gatos hipertensos,[32] tanto sopros funcionais como os patológicos são comuns em gatos idosos, e não são sensíveis ou específicos de um diagnóstico de hipertensão sistêmica. Foram documentadas hipertrofia ventricular esquerda e redução das dimensões internas do ventrículo esquerdo em gatos hipertensos quando comparados a gatos normotensos,[32,38] com resolução variável dessa hipertrofia após terapia.[38] Experimentalmente, a fibrose miocárdica e ativação local da angiotensina II também foram documentadas no ventrículo esquerdo de gatos com sobrecarga de pressão.[39] Embora evidências de lesão cardíaca por se tratar de órgão-alvo possam ser documentadas em gatos hipertensos, complicações com risco de morte relacionadas à

cardiopatia hipertensiva parecem incomuns. Casos de insuficiência cardíaca congestiva, arritmias malignas ou dissecção aórtica foram relatados na literatura em associação à hipertensão felina, mas são infrequentes na experiência do autor.[40]

As descrições anteriores de lesões em órgãos-alvo foram observadas em casos clínicos de hipertensão felina; entretanto, a previsão do desenvolvimento de tais lesões em certo indivíduo é desafiadora. Isso ocorre provavelmente pela relação com a variação interindividual da susceptibilidade de órgãos-alvo, variabilidade lábil e temporal da aferição da PSA e outros fatores ainda não reconhecidos. O American College of Veterinary Internal Medicine organizou um painel de especialistas a fim de formar consenso em hipertensão em cães e gatos em 2007, e esse consenso formalizou uma abordagem para prever a lesão a órgãos-alvo baseada na PSA documentada.[41] Nesta abordagem, a categorização do risco de lesão aos órgãos-alvo está relacionada à PSA aferida (Tabela 38-1). Embora esses valores sejam amplamente baseados na experiência clínica e não tenham sido derivados de estudos epidemiológicos em larga escala, eles

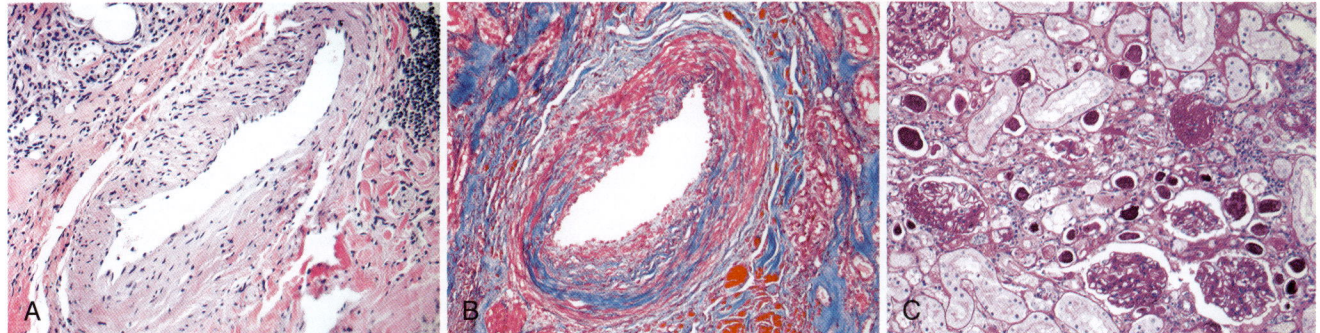

Figura 38-2: Injúria a Órgão-alvo (Rim) por Hipertensão Felina. A e **B,** Microfotografias de uma artéria arqueada renal de uma gata fêmea de 14 anos de idade, castrada, doméstica, Pelo Curto, com hipertensão (PSA sistólica de 220 mmHg no momento do diagnóstico), que havia sido tratada com amlodipina durante um ano e meio antes da eutanásia. Durante esse período, a pressão sanguínea sistólica variou entre 155 e 185 mmHg. A duplicação da lâmina elástica interna é difícil de apreciar em secções coradas rotineiramente por hematoxilina-eosina **(A),** mas a coloração por tricrômico **(B)** revela fragmentação e duplicação da lâmina profunda elástica interna até uma proliferação de células endoteliais e fibroblastos – alterações consistentes com arteriosclerose induzida por hipertensão. **C,** Uma microfotografia do córtex renal de um gato macho castrado, 6 anos de idade, doméstico, Pelo Curto, que foi diagnosticado com hipertensão (PSA sistólica de 185 mmHg), mas não foi tratado durante os oito meses antes da eutanásia. A secção corada pelo ácido periódico de Schiff destaca a esclerose segmentar e global de vários glomérulos, assim como numerosos cortes transversais de túbulos atrofiados que contêm cilindros de proteína. Essas alterações presumidamente são secundárias à transmissão da alta pressão arterial às arteríolas renais e capilares glomerulares. Além disso, há fibrose intersticial difusa discreta. (Imagens gentilmente cedidas por SM McLeland, DVM, Colorado State University College of Veterinary Medicine & Biomedical Sciences; utilizada com permissão.)

fornecem diretrizes úteis ao clínico de felinos no momento da avaliação do risco de lesão em gatos com hipertensão.

DIAGNÓSTICO DA HIPERTENSÃO FELINA

A avaliação do gato com suspeita de hipertensão deve começar com um histórico minucioso e um exame físico geral. De modo importante, os gatos com hipertensão, em sua maioria, são idosos no momento do diagnóstico, com uma idade mediana de 13 a 15 anos,[21,25,32] embora o diagnóstico tenha sido formulado em gatos de até 7 anos de idade.[25,35] Com esses resultados em mente, o diagnóstico da hipertensão em um gato jovem ou de meia-idade deve ser considerado com precaução e o resultado deve ser verificado antes da terapia. No histórico devem ser avaliados evidências de lesões a órgãos-alvo, como cegueira de início súbito, convulsões ou *deficit* neurológicos, síncope etc. Aspectos adicionais do histórico podem ser pertinentes e direcionar a investigação diagnóstica pelo fornecimento de pistas que levem à presença de outras doenças sistêmicas que podem resultar em hipertensão. Tais achados do histórico podem incluir poliúria ou polidipsia no gato com diabetes melito ou disfunção renal, sintomas de um estado hipermetabólico (p. ex., caquexia muscular, polifagia, vocalização noturna) no gato hipertireóideo, ou sinais de fraqueza muscular no gato com hiperaldosteronismo.

O exame físico do gato com suspeita de hipertensão deve focar a documentação dos parâmetros vitais, auscultação cuidadosa de todos os focos cardíacos e campos pulmonares, avaliação da presença de distensão e/ou pulso jugular, palpação do pulso femoral, inspeção das mucosas e tempo de preenchimento capilar, palpação cervical ventral buscando bócio palpável, cui-

dadosa palpação abdominal buscando alterações no formato e tamanho dos rins, e um exame oftalmológico incluindo o fundo de olho. As veias jugulares são úteis como um indicador de sobrecarga volêmica, o que causa distensão venosa jugular visível. O exame de fundo de olho é útil, porque a retina é frequentemente o mais precoce e mais facilmente visualizado órgão-alvo da hipertensão. Em um estudo na Nova Zelândia, 16% dos gatos com mais de 8 anos de idade apresentavam lesões oculares hipertensivas; a partir disso, os autores concluíram que a oftalmopatia hipertensiva ocorre com frequência suficiente para recomendar a avaliação do fundo de olho em todos os gatos geriátricos.[42] A auscultação pode revelar sopro cardíaco, ritmo de galope ou anormalidades do ritmo cardíaco. Gatos idosos (mais que 10 anos de idade) podem ocasionalmente apresentar ritmo de galope relacionado ao envelhecimento e rigidez ventricular sem cardiopatia evidente ou hipertensão documentada. Entretanto, um ritmo de galope em qualquer gato deve levar prontamente a outros testes diagnósticos que busquem cardiopatias ou hipertensão subjacentes.

A aferição da PSA no gato pode ser feita pelo monitoramento arterial direto, tipicamente pela implantação de um cateter de diâmetro 22 ou 24 na artéria podal dorsal. Entretanto, o pequeno tamanho das artérias felinas torna a colocação de um acesso arterial desafiador, mesmo em um animal anestesiado, e inviável no gato acordado. Desta forma, técnicas não invasivas são empregadas para aferição da PSA em situações clínicas. O autor prefere o estudo por Doppler utilizando um modelo Parks 811-B com detector de fluxo ultrassônico, com o gato mantido contido fisicamente em decúbito lateral (Fig. 38-4). Alguns autores sugerem a aferição da PSA em gatos em uma posição sentada ou decúbito esternal; ao fazer desta forma, é importante manter o membro no qual a PSA será aferida na altura do átrio

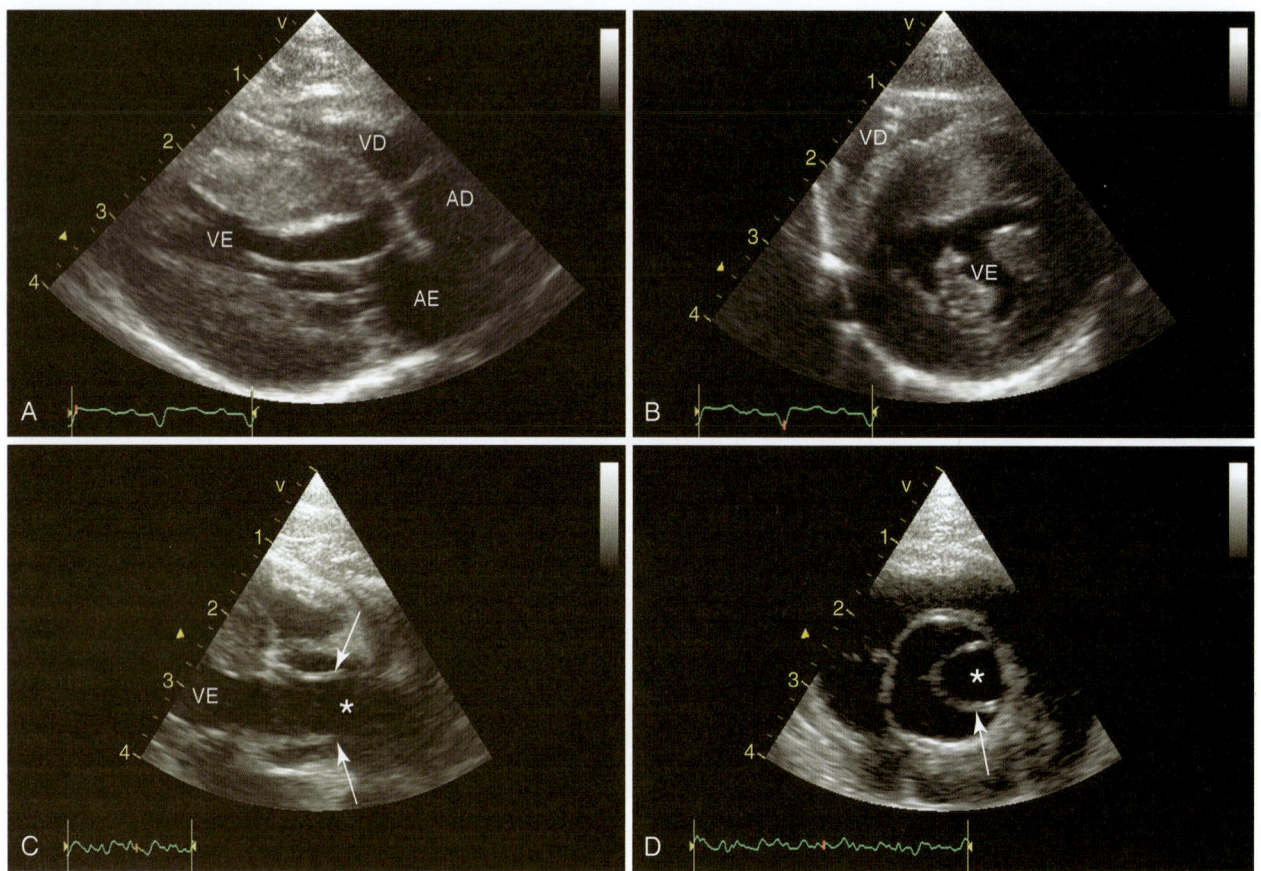

Figura 38-3: **Lesão ao Órgão-alvo Olho por Hipertensão Felina. A e B,** Um gato com 17 anos de idade foi atendido com queixa de apatia com uma PSA sistólica de 210 mmHg e um ritmo de galope proeminente; nefropatia foi detectada em exames de sangue e presumida como a causa de base para a hipertensão. Tanto nas imagens do eixo longo **(A)** como do eixo curto **(B)**, foi observada hipertrofia ventricular esquerda moderada a severa, secundária ao aumento da resistência vascular sistêmica. **C e D,** um gato com 15 anos de idade atendido com queixa de colapso agudo e vocalização. Foi aferida uma PSA de 215 mmHg ao exame, e o ecocardiograma revelou uma dissecção aórtica. Na imagem do eixo longo **(C)** da aorta, a separação da parede aórtica é observada como duas linhas distintas (*setas*). A imagem do eixo curto **(D)** da aorta ascendente revela um lúmen aórtico verdadeiro (*) separado do lúmen aórtico falso pela dissecção (*seta*), a qual começa como uma laceração íntima e se estende para dentro da túnica média. *AE,* átrio esquerdo; *VE,* ventrículo esquerdo; *AD,* átrio direito; *VD,* ventrículo direito.

Tabela 38-1	Estratificação do Risco para Lesão de Órgãos-alvo com Relação a OS (mmHg) em Gatos		
Categoria do Risco	**PS Sistólica**	**PS Diastólica**	**Risco de Lesão**
I	< 150	< 95	Mínimo
II	150-159	95-99	Discreto
III	160-179	100-119	Moderado
IV	> 179	> 119	Severo

Adaptado de Brown S, Atkins C, Bagley R, et al: Guidelines for the identification, evaluation, and management of systemic hypertension in dogs and cats. *J Vet Intern Med* 21(3):542-588, 2007.

direito, a fim de evitar alterações errôneas na PSA relacionadas à pressão hidrostática.[43] A maioria dos gatos pode ser contida confortavelmente em decúbito lateral, e essa posição é preferida pelo autor. As técnicas por Doppler mostraram-se mais precisas do que as aferições oscilométricas padrões quando comparadas à aferição direta da PSA; por esta razão, o autor prefere a aferição por Doppler da PSA em gatos conscientes.[7,8] Dados recentes utilizando a oscilometria de alta definição demonstraram boa correlação com aferições invasivas com limites razoáveis de concordância, sugerindo que esse dispositivo também pode ser útil em gatos acordados.[44] Com respeito ao membro escolhido, o autor prefere o membro torácico para a aferição por Doppler da PSA em gatos, tanto pela facilidade de aferição como pelo fato de que em estudos prévios nessa espécie foi observada uma correlação mais forte entre a PSA aferida diretamente e pelo Doppler no membro torácico do que no membro pélvico.[8] Se os métodos oscilométricos forem escolhidos, em um estudo recente observou-se a maior tolerância da aferição oscilométrica da PSA do rabo quando comparada à de membros torácicos em gatos conscientes.[45] O melhor local para aferição da PSA em gatos varia de acordo com a experiência do operador, tolerância do paciente e características do dispositivo de aferição. Sejam quais forem os métodos e locais escolhidos, é importante anotar

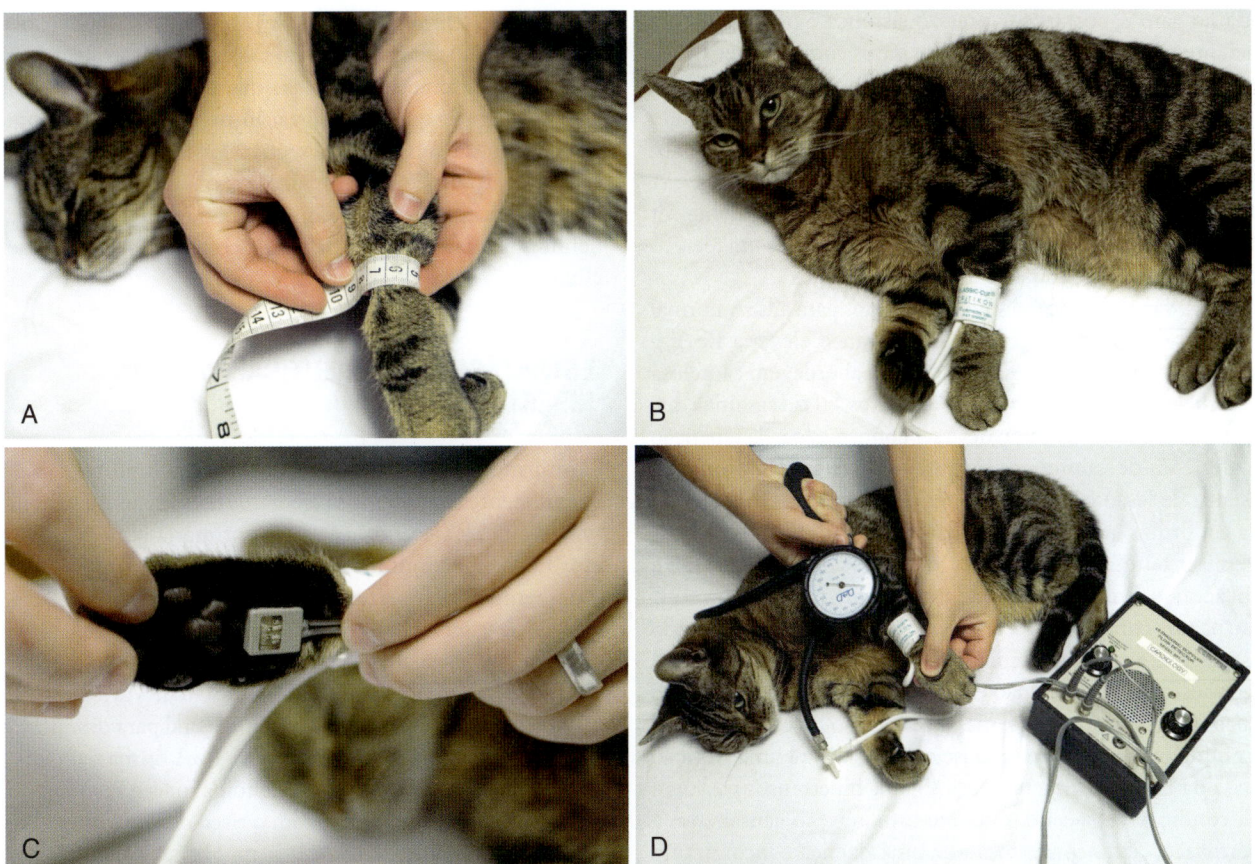

Figura 38-4: Aferição da PSA no gato pela técnica do Doppler ultrassônico. O gato deve ser posicionado em uma posição confortável que permita que o membro seja mantido na altura do átrio direito; o decúbito lateral é preferido. A circunferência do membro é medida pelo meio do antebraço **(A).** Um manguito de largura igual a 30% a 40% da circunferência do membro é escolhido e mantido firmemente ao redor do membro **(B)**. O esfignomanômetro é conectado ao manguito e o transdutor do Doppler é posicionado sobre a artéria palmar média, proximal ao coxim dos metacarpos **(C)**. O melhor contato com a pele é alcançado pela tricotomia, umedecimento do pelo com álcool e pela aplicação de gel de ultrassom. O manguito é inflado até uma pressão na qual o sinal de Doppler não possa ser mais ouvido e então lentamente esvaziado, com a pressão arterial sistólica refletida pela pressão na qual o primeiro som é ouvido **(D)**. A primeira aferição é descartada e um mínimo de três aferições consecutivas é registrado até que uma variância mínima na aferição seja observada.

ambos no registro médico e utilizar a mesma metodologia para aferições futuras no mesmo gato ao monitorar um animal durante certo período de tempo. De forma geral, cada veterinário deve selecionar um método de aferição da PSA, uma localização e posição preferidas, e então tentar aderir àquele método o maior número de vezes possível para consistência da aferição e interpretação da PSA.

Um manguito de Velcro de tamanho apropriado (tipicamente #1 ou #2 em gatos, determinado pela largura do manguito igual a aproximadamente 30% a 40% da circunferência do membro) é então posicionado ao redor do antebraço do membro torácico escolhido.[46] O pulso é encontrado por um sinal de Doppler audível no aspecto ventral do membro torácico distal, tipicamente proximal aos coxins dos metacarpos. A tricotomia do local, umedecimento com álcool e utilização de gel a fim de maximizar o contato entre a pele e o transdutor do Doppler melhoram o sinal audível do pulso. Além disso, fones de ouvido conectados à unidade do Doppler são úteis para bloquear ruídos externos ao operador e para minimizar o efeito do artefato de movimentação e sinais de Doppler com alto volume no gato.

O manguito é levemente inflado com um esfignomanômetro até que o pulso não seja mais audível, e então a pressão no manguito é gradativamente diminuída até que o pulso seja novamente audível, o que indica a PSA sistólica do gato. Esta aferição deve ser repetida aproximadamente cinco vezes até que valores consistentes sejam obtidos (variação menor que 10%); frequentemente, a primeira aferição é rejeitada, já que o gato ainda não está acostumado a ter o manguito inflado, fazendo com que a PSA possa estar falsamente elevada. Se as repetições das aferições continuarem a cair conforme o gato se torna acostumado ao procedimento, a aferição é repetida até que valores consistentes sejam obtidos.

Os dispositivos oscilométricos são, na opinião do autor, mais úteis em pacientes muito colaborativos ou sedados. Tais dispositivos são mais sensíveis à movimentação do paciente e podem fornecer falsas leituras no gato que não permanece completamente parado. O benefício dos dispositivos oscilométricos, conforme descrito anteriormente, é que eles fornecem leituras da pressão sanguínea diastólica e média, além da aferição sistólica; entretanto, a hipertensão diastólica isolada não foi descrita ainda no gato e, portanto, a pressão sistólica é provavelmente suficiente para diagnosticar todos os gatos com hipertensão. É preferível ter um ou dois técnicos dedicados apenas para realizar todas as aferições de PSA em uma dada prática, pois um estudo recente revelou a existência de uma variabilidade muito maior nas aferições realizadas por operadores menos experientes.[47] A variabilidade que é inerente à técnica pode provavelmente ser reduzida pela prática e consistência entre aferições e um técnico dedicado que realize todas as aferições de PSA.

Dada a variabilidade em valores relatados para a PSA normal e a probabilidade do efeito do jaleco branco elevar a PSA, a maioria dos especialistas recomenda uma abordagem cautelosa para o diagnóstico da hipertensão em gatos.[41] Isso significa que o diagnóstico da hipertensão deve ser confirmado pela repetição das aferições de valores consistentemente elevados e/ou pela presença de lesão causada a órgãos-alvo. Deve-se ter cuidado para confirmar que a PSA aferida seja reprodutível, e esforços devem ser feitos para minimizar o estresse do gato durante a aferição. Isso é realizado da melhor maneira no início da consulta, na sala com o cliente, assim que o gato estiver aclimatado ao ambiente, e com um técnico que seja proficiente na técnica. Reconhecidamente, isso não eliminará a hipertensão do jaleco branco para todos os gatos, mas a realização de esforços a fim de minimizar o estresse e manuseio é crítica para uma aferição precisa da PSA. Finalmente, vários gatos hipertensos possuem uma condição subjacente que tem uma relação causal com a hipertensão, e a documentação de uma doença concomitante que sabidamente esteja associada à hipertensão (seção Etiologia da Hipertensão) também é fortemente sugestiva do diagnóstico.

Assim que a hipertensão for diagnosticada, aconselha-se a realização de testes diagnósticos para doenças que têm associação com a hipertensão, assim como exames para avaliar a ocorrência de lesão em órgãos-alvo. De forma geral, isso deve incluir parâmetros renais, urinálise, painel de hormônios tireoideanos e um exame oftalmológico (incluindo fundo de olho). A terapia anti-hipertensiva é indicada se for documentada lesão aos órgãos-alvo e uma PSA maior que 160 mmHg for aferida. De modo semelhante, se uma doença que sabidamente está associada à hipertensão for documentada e uma PSA maior que 160 mmHg for aferida, a terapia para hipertensão também é justificável. Se não houver evidências de doença subjacente que explique a hipertensão, sem evidências também de lesões em órgãos-alvo, o autor recomenda uma repetição da aferição da PSA para confirmação do diagnóstico antes de ser iniciado o tratamento. O gato é reavaliado em 7 a 10 dias e a mensuração da PSA é realizada logo no início da consulta, com o cliente presente a fim de minimizar o estresse, conforme foi destacado anteriormente. Se a PSA permanecer elevada na ausência de lesão a órgãos-alvo ou houver claras evidências de uma condição subjacente, é iniciada uma discussão sobre a terapia anti-hipertensiva. De forma geral, o autor aconselha o tratamento se a PSA sistólica for maior que 180 mmHg e reavaliar a PSA durante 2 a 3 semanas seguintes para confirmar a elevação consistente, caso esteja com valores entre 160 e 180 mmHg.

Há um interesse recente sobre a cartilização de biomarcadores cardíacos na prática de pequenos animais. O peptídeo natriurético do tipo-B (BNP) é um hormônio que possui propriedades natriuréticas (eliminação de sódio) e vasodilatadoras. É liberado pelo miocárdio em resposta a estiramento, hipertrofia e hipóxia. Embora as alterações cardíacas que ocorrem na hipertensão possam sugerir que uma elevação na fração N-terminal do peptídeo natriurético pró-cerebral (NT-proBNP) seja possível no gato hipertenso, atualmente o papel da NT-proBNP na avaliação de gatos com hipertensão não é definido, já que nenhum estudo abordou de forma compreensiva esta questão clínica.

ESTRATÉGIAS TERAPÊUTICAS PARA A HIPERTENSÃO FELINA

Conforme mencionado anteriormente, a hipertensão é frequentemente documentada em gatos nefropatas ou com hipertireoidismo. É necessária a terapia primária para esses estados mórbidos, concomitante com a terapia anti-hipertensiva. O tratamento anti-hipertensivo é direcionado para a redução da resistência vascular sistêmica; a medicação atualmente preferida para gatos é o besilato de amlodipina, que é um bloqueador dos canais de cálcio com seletividade vascular. Vários estudos já documentaram a eficácia da amlodipina oral para diminuição da PSA em gatos hipertensos.[14,38,48,49] A PSA ótima para um gato tratado com amlodipina é mal definida, mas é recomendada a redução a níveis que minimizem o risco de lesão a órgãos-alvo (p. ex., PSA sistólica de 130 a 160 mmHg). A amlodipina é tipicamente administrada na dose de 0,625 miligrama/gato a cada 12 a 24 horas (praticamente 0,1 miligrama/quilograma/dia). Doses maiores são ocasionalmente necessárias para gatos com hipertensão resistente (raramente excedendo 0,3 miligrama/quilograma/dia). A administração transdérmica de amlodipina tem sido descrita nos gatos com eficácia moderada, embora não pareça ser tão efetiva como a administração oral, de tal sorte que esta é a formulação recomendada.[50]

Em outras espécies, a inibição da enzima conversora da angiotensina (ECA) é considerada a terapia de escolha para a hipertensão. Entretanto, inibidores da ECA, por si só, possuem apenas fracas propriedades anti-hipertensivas nos gatos e não devem ser utilizados como terapia única para a hipertensão sistêmica.[51,52] À medida que muitos gatos desenvolvem hipertensão sistêmica secundária à nefropatia, a inibição da ECA é frequentemente prescrita para a maioria dos gatos com hipertensão como agentes secundários por suas propriedades renoprotetoras. O benazepril é considerado por muitos clínicos como o inibidor da enzima conversora de angiotensina (IECA) de preferência para gatos com disfunção renal. A dose padrão do benazepril é de 0,5 miligrama/quilograma por via oral (VO) a cada 12 horas; entretanto, o autor frequentemente inicia com uma dose menor (0,1 a 0,2 miligrama/quilograma a cada 12 horas) em gatos com disfunção renal, chegando à dose cheia em 10 a 14 dias se a função renal permanecer estável, por meio da avaliação das concentrações de ureia nitrogenada e creatinina séricas.

Agentes bloqueadores beta-adrenérgicos também foram estudados como agentes únicos na hipertensão felina. Em um estudo com gatos hipertireóideos hipertensos, o atenolol na dose de 1 a 2 miligramas/quilograma VO a cada 12 horas foi incapaz de reduzir a PSA a menos de 160 mmHg em 70% dos gatos e, como resultado, usualmente não pode ser recomendado como terapia única para o gato hipertireóideo hipertenso.[53]

A maioria dos gatos com hipertensão pode ser controlada pelo aumento gradativo da dose de amlodipina como agente único ou pela adição de um IECA ou betabloqueador. Na hipertensão humana e canina, e raramente em gatos, é necessária a terapia com vários agentes para se obter uma pressão sanguínea menor que 160 mmHg. O autor também observou que a prazosina, um agente alfabloqueador, possui eficácia em reduzir a PSA em gatos geralmente com uma dose de 0,25 a 0,5 miligrama/gato VO a casa 8 a 12 horas. Dados experimentais também apoiam a eficácia da prazosina como um agente redutor da PSA em gatos.[54] Os proprietários de gatos que estejam consumindo dietas com altos níveis de sódio devem ser aconselhados sobre o possível efeito benéfico da troca para uma dieta com níveis moderados de sódio, embora ainda não se tenham recomendações seguras relativas ao conteúdo ideal do sódio na dieta para casos de hipertensão.

Não devemos deixar de enfatizar que o início da terapia deve ser reservado para gatos com evidências de lesão em órgãos-alvo ou para aqueles que o risco de lesão é provável (Tabela 38-1). De forma geral, isso significa que o tratamento deve ser iniciado para gatos hipertensos com retinopatia ou coroidopatia hipertensiva, hipertrofia ventricular esquerda e/ou sinais de disfunção neurológica. O tratamento para o gato sem evidências de disfunção de órgãos secundária à hipertensão é mais problemático. Assim que iniciada, a terapia anti-hipertensiva quase que certamente necessitará de medicação por toda a vida, o que faz com que o diagnóstico precise ser confirmado antes do início da terapia, como discutido anteriormente. Para o gato com uma crise hipertensiva aguda (p. ex., pressão sanguínea maior que 200 mmHg com evidência de lesão em órgãos-alvo), estratégias adicionais são necessárias, como apresentado no Capítulo 87.

PROGNÓSTICO PARA A HIPERTENSÃO FELINA

Poucos estudos já documentaram uma melhora do prognóstico para gatos tratados com medicações anti-hipertensivas. Entretanto, essa ausência de evidências pode refletir uma falta de estudos produzidos adequadamente que provem tal benefício. Ademais, pode haver melhoras na qualidade de vida durante a terapia anti-hipertensiva que são menos facilmente quantificadas, e importantes para o gato e para o cliente. Com relação à lesão de órgãos-alvo, é incomum para gatos com retinopatia ou coroidopatia hipertensiva retomarem a visão se a cegueira for documentada no atendimento; entretanto, o retorno parcial da visão ocorre em alguns gatos. A reinserção retinal parcial ou completa e resolução gradativa da hemorragia retinal e edema já foram observados.[22] Em gatos com sinais neurológicos, medicações anti-hipertensivas e terapia de suporte frequentemente resultam em melhora gradativa. Em um estudo de caso de dois gatos com achados de encefalopatia hipertensiva nos exames de imagem por ressonância magnética, a melhora neurológica foi observada em 24 a 48 horas após o início da terapia anti-hipertensiva.[35] Em gatos com cardiopatia hipertensiva, não houve correlação aparente entre a severidade da hipertrofia ventricular esquerda e sobrevida,[32] embora uma redução no grau de hipertrofia ventricular esquerda tenha sido relatada após terapia com amlodipina.[38] Em um estudo prospectivo sobre hipertensão felina, a terapia com amlodipina e redução na PSA não apresentaram um efeito significativo sobre a sobrevida.[21] Entretanto, no mesmo estudo, a terapia com amlodipina reduziu de forma significativa o grau de proteinúria nesses gatos, e foi observado que a proteinúria por si só era um fator preditor significativo da sobrevida em gatos hipertensos.[21]

RESUMO

As consequências da hipertensão sistêmica no gato podem ser devastadoras (p. ex., descolamento de retina, hifema, sequelas neurológicas, hipertrofia cardíaca, dissecção aórtica, disfunção renal progressiva). A causa mais comum de hipertensão sistêmica em gatos é a nefropatia; o hipertireoidismo também é variavelmente associado a essa condição. Causas raras incluem tumores secretores de aldosterona e hipertensão essencial (p. ex., idiopática). Todos os gatos com elevação das concentrações de hormônios tireoideanos ou doença renal, independentemente da severidade, devem ter sua PSA aferida. Ademais, qualquer gato com mais de 7 anos de idade com sopro cardíaco ou ritmo de galope deve ter sua PSA aferida a fim de descartar cardiopatia hipertensiva. Exames de fundo de olho devem ser considerados em todos os gatos com mais de 8 anos de idade, a fim de avaliar lesões oculares hipertensivas. O tratamento é iniciado em situações de lesão a órgãos-alvo ou aferições de PSA consistentemente elevadas, realizadas em vários momentos e em um ambiente minimamente estressante. O prognóstico para o controle da PSA com o passar do tempo é bom, embora benefícios relacionados à sobrevida pela terapia anti-hipertensiva em gatos ainda não tenham sido comprovados.

Referências

1. Belew AM, Barlett T, Brown SA: Evaluation of the white-coat effect in cats. *J Vet Intern Med* 13(2):134-142, 1999.
2. Mishina M, Watanabe T, Fujii K, et al: Non-invasive blood pressure measurements in cats: clinical significance of hypertension associated with chronic renal failure. *J Vet Med Sci* 60(7):805-808, 1998.
3. Bodey AR, Sansom J: Epidemiological study of blood pressure in domestic cats. *J Small Anim Pract* 39(12):567-573, 1998.
4. Sparkes AH, Caney SM, King MC, et al: Inter- and intraindividual variation in Doppler ultrasonic indirect blood pressure measurements in healthy cats. *J Vet Intern Med* 13(4):314-318, 1999.
5. Kobayashi DL, Peterson ME, Graves TK, et al: Hypertension in cats with chronic renal failure or hyperthyroidism. *J Vet Intern Med* 4(2):58-62, 1990.
6. Lin CH, Yan CJ, Lien YH, et al: Systolic blood pressure of clinically normal and conscious cats determined by an indirect Doppler method in a clinical setting. *J Vet Med Sci* 68(8):827-832, 2006.

7. Binns SH, Sisson DD, Buoscio DA, et al: Doppler ultrasonographic, oscillometric sphygmomanometric, and photoplethysmographic techniques for noninvasive blood pressure measurement in anesthetized cats. *J Vet Intern Med* 9(6):405-414, 1995.

8. Haberman CE, Morgan JD, Kang CW, et al: Evaluation of Doppler ultrasonic and oscillometric methods of indirect blood pressure measurement in cats. *Intern J Appl Res Vet Med* 2(4):279-289, 2004.

9. Quimby JM, Smith ML, Lunn KF: Evaluation of the effects of hospital visit stress on physiologic parameters in the cat. *J Feline Med Surg* 13(10):733-737, 2011.

10. Bodey AR, Michell AR: Epidemiological study of blood pressure in domestic dogs. *J Small Anim Pract* 37(3):116-125, 1996.

11. Franklin SS, Gustin Wt, Wong ND, et al: Hemodynamic patterns of age-related changes in blood pressure. The Framingham Heart Study. *Circulation* 96(1):308-315, 1997.

12. Sansom J, Rogers K, Wood JL: Blood pressure assessment in healthy cats and cats with hypertensive retinopathy. *Am J Vet Res* 65(2):245-252, 2004.

13. Paepe D, Verjans G, Duchateau L, et al: Routine health screening: findings in apparently healthy middle-aged and old cats. *J Feline Med Surg* 15(1):8-19, 2013.

14. Elliott J, Barber PJ, Syme HM, et al: Feline hypertension: clinical findings and response to antihypertensive treatment in 30 cases. *J Small Anim Pract* 42(3):122-129, 2001.

15. Syme HM, Barber PJ, Markwell PJ, et al: Prevalence of systolic hypertension in cats with chronic renal failure at initial evaluation. *J Am Vet Med Assoc* 220(12):1799-1804, 2002.

16. Ash RA, Harvey AM, Tasker S: Primary hyperaldosteronism in the cat: a series of 13 cases. *J Feline Med Surg* 7(3):173-182, 2005.

17. Brown AL, Beatty JA, Lindsay SA, et al: Severe systemic hypertension in a cat with pituitary-dependent hyperadrenocorticism. *J Small Anim Pract* 53(2):132-135, 2012.

18. Wimpole JA, Adagra CF, Billson MF, et al: Plasma free metanephrines in healthy cats, cats with non-adrenal disease and a cat with suspected phaeochromocytoma. *J Feline Med Surg* 12(6):435-440, 2010.

19. Morgan RV: Systemic hypertension in four cats: ocular and medical findings. *J Am Anim Hosp Assoc* 22:615-621, 1985.

20. Turner JL, Brogdon JD, Lees GE, et al: Idiopathic hypertension in a cat with secondary hypertensive retinopathy associated with a high-salt diet. *J Am Anim Hosp Assoc* 26:647-651, 1990.

21. Jepson RE, Elliott J, Brodbelt D, et al: Effect of control of systolic blood pressure on survival in cats with systemic hypertension. *J Vet Intern Med* 21(3):402-409, 2007.

22. Stiles J, Polzin DJ, Bistner SI: The prevalence of retinopathy in cats with systemic hypertension and chronic renal failure or hyperthyroidism. *J Am Anim Hosp Assoc* 30(6):564-572, 1994.

23. Williams TL, Peak KJ, Brodbelt D, et al: Survival and the development of azotemia after treatment of hyperthyroid cats. *J Vet Intern Med* 24(4):863-869, 2010.

24. Williams TL, Elliott J, Syme HM: Renin-angiotensin-aldosterone system activity in hyperthyroid cats with and without concurrent hypertension. *J Vet Intern Med* 27(3):522-529, 2013.

25. Maggio F, DeFrancesco TC, Atkins CE, et al: Ocular lesions associated with systemic hypertension in cats: 69 cases (1985-1998). *J Am Vet Med Assoc* 217(5):695-702, 2000.

26. Sennello KA, Schulman RL, Prosek R, et al: Systolic blood pressure in cats with diabetes mellitus. *J Am Vet Med Assoc* 223(2):198-201, 2003.

27. Little CJL, Gettinby G: Heart failure is common in diabetic cats: findings from a retrospective case-controlled study in first-opinion practice. *J Small Anim Pract* 49(1):17-25, 2007.

28. Aaron KJ, Sanders PW: Role of dietary salt and potassium intake in cardiovascular health and disease: a review of the evidence. *Mayo Clin Proc* 88(9):987-995, 2013.

29. Turner JL, Brogdon JD, Lees GE, et al: Idiopathic hypertension in a cat with secondary hypertensive retinopathy associated with a high-salt diet. *J Am Anim Hosp Assoc* 26(6):647-651, 1990.

30. Luckschander N, Iben C, Hosgood G, et al: Dietary NaCl does not affect blood pressure in healthy cats. *J Vet Intern Med* 18(4):463-467, 2004.

31. Crispin SM, Mould JR: Systemic hypertensive disease and the feline fundus. *Vet Ophthalmol* 4(2):131-140, 2001.

32. Chetboul V, Lefebvre HP, Pinhas C, et al: Spontaneous feline hypertension: clinical and echocardiographic abnormalities, and survival rate. *J Vet Intern Med* 17(1):89-95, 2003.

33. Brown CA, Munday JS, Mathur S, et al: Hypertensive encephalopathy in cats with reduced renal function. *Vet Pathol* 42(5):642-649, 2005.

34. Kent M: The cat with neurological manifestations of systemic disease. Key conditions impacting on the CNS. *J Feline Med Surg* 11(5):395-407, 2009.

35. O'Neill J, Kent M, Glass EN, et al: Clinicopathologic and MRI characteristics of presumptive hypertensive encephalopathy in two cats and two dogs. *J Am Anim Hosp Assoc* 49(6):412-420, 2013.

36. Ljutic D, Kes P: The role of arterial hypertension in the progression of non-diabetic glomerular diseases. *Nephrol Dial Transplant* 18(Suppl 5):v28-v30, 2003.

37. Mathur S, Syme H, Brown CA, et al: Effects of the calcium channel antagonist amlodipine in cats with surgically induced hypertensive renal insufficiency. *Am J Vet Res* 63(6):833-839, 2002.

38. Snyder PS, Sadek D, Jones GL: Effect of amlodipine on echocardiographic variables in cats with systemic hypertension. *J Vet Intern Med* 15(1):52-56, 2001.

39. Uechi M, Tanaka Y, Aramaki Y, et al: Evaluation of the renin-angiotensin system in cardiac tissues of cats with pressure-overload cardiac hypertrophy. *Am J Vet Res* 69(3):343-348, 2008.

40. Wey AC, Atkins CE: Aortic dissection and congestive heart failure associated with systemic hypertension in a cat. *J Vet Intern Med* 14(2):208-213, 2000.

41. Brown S, Atkins C, Bagley R, et al: Guidelines for the identification, evaluation, and management of systemic hypertension in dogs and cats. *J Vet Intern Med* 21(3):542-558, 2007.

42. Carter JM, Irving AC, Bridges JP, et al: The prevalence of ocular lesions associated with hypertension in a population of geriatric cats in Auckland, New Zealand. *N Z Vet J* 62(1):21-29, 2014.

43. Pickering TG, Hall JE, Appel LJ, et al: Recommendations for blood pressure measurement in humans and experimental animals. Part 1: Blood pressure measurement in humans: a statement for professionals from the Subcommittee of Professional and Public Education of the American Heart Association Council on High Blood Pressure Research. *Circulation* 111(5):697-716, 2005.

44. Martel E, Egner B, Brown SA, et al: Comparison of high-definition oscillometry—a non-invasive technology for arterial blood pressure measurement—with a direct invasive method using radio-telemetry in awake healthy cats. *J Feline Med Surg* 15(12):1104-1113, 2013.

45. Cannon MJ, Brett J: Comparison of how well conscious cats tolerate blood pressure measurement from the radial and coccygeal arteries. *J Feline Med Surg* 14(12):906-909, 2012.

46. Henik R, Dolson M, Wenholz L: How to obtain a blood pressure measurement. *Clin Tech Small Anim Pract* 20(3):144-150, 2005.

47. Gouni V, Tissier R, Misbach C, et al: Influence of the observer's level of experience on systolic and diastolic arterial blood pressure measurements using Doppler ultrasonography in healthy, conscious cats. *J Feline Med Surg April 29*, 2014 [Epub ahead of print].

48. Henik RA, Snyder PS, Volk LM: Treatment of systemic hypertension in cats with amlodipine besylate. *J Am Anim Hosp Assoc* 33(3):226-234, 1997.

49. Snyder PS: Amlodipine: a randomized, blinded clinical trial in 9 cats with systemic hypertension. *J Vet Intern Med* 12(3):157-162, 1998.

50. Helms SR: Treatment of feline hypertension with transdermal amlodipine: a pilot study. *J Am Anim Hosp Assoc* 43(3):149-156, 2007.

51. Brown SA, Brown CA, Jacobs G, et al: Effects of the angiotensin converting enzyme inhibitor benazepril in cats with induced renal insufficiency. *Am J Vet Res* 62(3):375-383, 2001.

52. Steele JL, Henik RA, Stepien RL: Effects of angiotensin-converting enzyme inhibition on plasma aldosterone concentration, plasma renin activity, and blood pressure in spontaneously hypertensive cats with chronic renal disease. *Vet Ther* 3(2):157-166, 2002.

53. Henik RA, Stepien RL, Wenholz LJ, et al: Efficacy of atenolol as a single antihypertensive agent in hyperthyroid cats. *J Feline Med Surg* 10(6):577-582, 2008.

54. Kellar KJ, Quest JA, Spera AC, et al: Comparative effects of urapidil, prazosin, and clonidine on ligand binding to central nervous system receptors, arterial pressure, and heart rate in experimental animals. *Am J Med* 77(4a):87-95, 1984.

Manejo Nutricional nas Cardiopatias

Lisa M. Freeman

Tradicionalmente, modificações nutricionais têm sido consideradas somente em gatos com insuficiência cardíaca congestiva (ICC), e poucas (se alguma) recomendações nutricionais já foram feitas para gatos nos estágios iniciais da cardiopatia. Entretanto, se o profissional esperar para abordar a questão da nutrição até este estágio tardio da doença, os benefícios da melhora da nutrição durante os mais longos, e mais comuns, estágios iniciais serão perdidos. A nutrição pode ter um papel no desenvolvimento da cardiopatia, de modo que é importante a cuidadosa atenção à nutrição antes mesmo que se desenvolva a cardiopatia. A modulação de determinados nutrientes (seja pela redução ou incremento das quantidades) pode ser benéfica em doenças assintomáticas. Além disso, a otimização da composição corporal, prevenindo a ingestão deficiente ou excessiva de vários nutrientes, e evitando dietas desbalanceadas nutricionalmente podem ajudar a tornar mais lenta a progressão da doença e melhorar a qualidade de vida. Portanto, a nutrição deve ser considerada como uma parte integral de todo o cuidado para *todos os estágios* das cardiopatias, desde gatos com predisposição à cardiopatia a gatos com cardiopatia assintomática, e até animais com ICC.

IMPORTANTES QUESTÕES PARA TODOS OS GATOS CARDIOPATAS

Não obstante o estágio da doença, existem algumas características gerais, porém críticas, da otimização da terapia nutricional para gatos com cardiopatias:
- Realize uma avaliação nutricional completa de cada gato em todas as visitas
- Faça recomendações nutricionais individualizadas
- Aborde todos os componentes da dieta
- Monitore o gato cuidadosamente
- Garanta comunicação clara com o cliente

Realize uma Avaliação Nutricional Completa de Todos os Gatos em Cada Visita

Uma avaliação nutricional ajuda a determinar se a dieta atual está otimizada ou quais modificações específicas podem ser benéficas para um gato com cardiopatia. Uma avaliação nutricional inclui a avaliação do gato e de sua dieta atual. A avaliação nutricional consiste em uma avaliação de triagem e, se quaisquer "bandeiras vermelhas" forem identificadas, uma avaliação mais pormenorizada.[1] Formulários padronizados sobre o histórico nutricional tornam a obtenção de informa-

ções completas mais eficiente e garantem que a informação necessária seja coletada em todos os pacientes. As informações podem ser obtidas pelo preenchimento por parte do tutor de um formulário curto sobre o histórico nutricional[2] e a avaliação física. Essa avaliação de triagem pode rapidamente identificar questões nutricionais no gato com cardiopatia que necessite de informações adicionais,[1] como:
- Dieta
  - Dietas não convencionais (p. ex., caseira, vegetariana ou crua): A menos que seja formulada por um nutricionista veterinário certificado por um conselho, dietas caseiras são quase sempre desbalanceadas nutricionalmente (incluindo dietas domésticas cozidas, vegetarianas e cruas). Dietas vegetarianas comerciais e cruas também comumente apresentam desbalanços nutricionais. Além disso, dietas com carne crua possuem diversos riscos nutricionais, de saúde, segurança e de saúde pública.[3]
  - Dietas comerciais pouco conhecidas: O controle de qualidade varia amplamente entre as empresas de alimentos para animais. Mesmo que você reconheça o fabricante e tenha confiança em sua qualidade, investigações adicionais podem ser necessárias a fim de determinar se os níveis de sódio e outros nutrientes na dieta são os melhores para um determinado gato (p. ex., com base no estadiamento da doença, manifestações clínicas, valores laboratoriais e composição corporal).
  - Alimentos para gatos desenvolvidos para "uso intermitente e suplementar": Todos os alimentos para animais que não têm necessidade de prescrição devem ser nutricionalmente completos e balanceados. Se no rótulo há a afirmação "para uso intermitente e suplementar", ele não é completo e balanceado, o que pode ser aceitável caso seja uma dieta terapêutica veterinária e esteja sendo utilizado para um propósito específico (p. ex., em um caso de nefropatia severa), mas deve ser evitado em alimentos para gatos sem necessidade de prescrição.
  - Suplementos dietéticos: Gatos cardiopatas mais provavelmente receberão suplementos dietéticos do que a população em geral.[4] Alguns suplementos dietéticos podem ser úteis para gatos cardiopatas (ver posteriormente), mas é sempre importante perguntar aos tutores se estão administrando qualquer suplemento, para que uma investigação mais aprofundada possa ser conduzida em relação a dose, controle de qualidade, efeitos colaterais ou possíveis interações com medicamentos.
  - Petiscos, guloseimas e alimentos fornecidos durante as refeições: Se os petiscos, guloseimas e alimentos

fornecidos durante as refeições compreendem mais de 10% da ingestão calórica total, é provável que o balanço nutricional da dieta geral esteja afetado de forma adversa.

- Administração de medicamentos: O questionamento sobre como os tutores administram as medicações pode revelar abordagens inadequadas (p. ex., alimentos com altos níveis de sódio, como queijos e frios sendo utilizados para esconder a medicação).

- Exame físico
  - Alterações na composição corporal são questões comuns e importantes em gatos cardiopatas ou com insuficiência cardíaca, e podem afetar negativamente o resultado e a qualidade de vida.
  - Perda de peso: Utilize uma escala consistente em cada visita a fim de identificar alterações sutis no peso corporal.
  - Escore de condição corporal (ECC) menor que 4 ou maior que 5 (em uma escala de 9 pontos):[5] Utilize um método consistente para determinar o ECC para avaliar o estado atual e alterações com o passar do tempo (seja em uma escala de 9 pontos ou 5 pontos). O ECC avalia a gordura corporal, sendo o objetivo para a maioria dos gatos o de obter uma pontuação de 4 a 5 em uma escala de 9 pontos. Entretanto, em gatos com ICC, um ECC de 5 a 6 pode ser mais desejável.
  - Perda muscular: O escore de condição muscular (ECM)[6] difere do ECC pelo fato de o primeiro avaliar a massa muscular (Fig. 39-1). Gatos podem estar muito obesos e ainda apresentar severa perda muscular, e do contrário, gatos podem estar magros e ainda ter massa muscular normal. A avaliação da massa muscular inclui o exame visual e palpação sobre os ossos temporais, escápulas, vértebras lombares e ossos pélvicos. A avaliação do ECM é importante porque gatos com ICC perdem principalmente massa muscular – comparados a animais saudáveis que perderiam gordura. A identificação precoce da perda muscular no estágio de "perda muscular discreta" é valiosa para intervenção eficaz.
- Outros
  - Presença de outras condições médicas que também requerem modificações dietéticas (p. ex., doença do trato urinário inferior de felinos, gastroenteropatias, e/ou nefropatia crônica [DRC]).

Se qualquer uma dessas questões for identificada na avaliação inicial, é recomendada uma pesquisa mais extensa a fim de obter informações adicionais necessárias para poder ser desenvolvido o melhor plano nutricional individualizado.[1]

Faça Recomendações Nutricionais Individualizadas

Sempre faça uma recomendação específica para a dieta. Mesmo que seja somente afirmar que a dieta que o gato está comendo atualmente é uma boa escolha e que o tutor está fornecendo uma quantidade apropriada para manter o gato em condição corporal ideal. É importante reforçar as escolhas nutricionais boas que o tutor esteja fazendo, pois existem muitos mitos sobre a nutrição em felinos.[7,8]

Além da importância da recomendação, é também importante desenvolvê-la especificamente para um determinado gato. Da mesma forma que não se recomendaria um inibidor da enzima conversora de angiotensina (IECA) ou furosemida para todos os gatos cardiopatas, as mesmas recomendações nutricionais não são ideais para todos os gatos. Portanto, é importante individualizar as recomendações com base não somente no estágio da doença (ver posteriormente), mas também na avaliação nutricional do gato, exame físico, resultados laboratoriais e preferências individuais por alimentos. Por exemplo, alguns gatos cardiopatas serão obesos e alguns apresentarão perda de peso corporal e massa muscular, o que afetará o perfil nutricional da melhor dieta(s). Gatos cardiopatas podem estar hipercalêmicos, normocalêmicos ou hipocalêmicos, o que também influencia a escolha da dieta. Portanto, a mesma dieta não abordará todas as necessidades de todos os gatos com cardiopatias. Doenças concomitantes também alteram a escolha da dieta e estão presentes em 56% dos gatos cardiopatas, conforme foi demonstrado em um estudo.[4] A melhor dieta é muito diferente para um gato com cardiopatia concomitante e DRC, comparado a um gato cardiopata e com urólitos de estruvita ou doença inflamatória intestinal. Em casos complicados, considere o encaminhamento do gato a um nutricionista veterinário certificado por um conselho, que pode ser encontrado através da consulta ao American College of Veterinary Nutrition[9] (http://www.acvn.org) ou European College of Veterinary and Comparative Nutrition (http://www.esvcn.eu/college).

Aborde Todos os Componentes da Dieta

Esteja certo de que abordou todos os componentes da dieta, não somente do alimento para gatos, mas também as guloseimas, alimentos fornecidos durante as refeições e utilizados para administração de medicamentos. Em alguns casos, os gatos podem estar recebendo um alimento ideal para felinos, mas estão recebendo grandes quantidades de sódio oriundas de guloseimas ou alimentos fornecidos durante as refeições. Um estudo demonstrou que mais de 30% dos gatos com cardiopatias recebiam guloseimas.[4] Portanto, uma dieta deve ser selecionada pelas propriedades nutricionais e palatabilidade desejadas, mas também é importante delinear um plano dietético geral que inclua guloseimas apropriadas, caso seja desejado pelo tutor.[10] Muitos tutores de gatos (34%) utilizam alimentos para administrar medicamentos, e os mais utilizados possuem altos níveis de sódio (p. ex., queijo, salsichas ou frios).[4] A inclusão de todas as fontes de ingestão dietética de sódio no plano dietético geral é importante para obter sucesso após modificações nutricionais.

Menos gatos (13%) comparados a cães (31%) cardiopatas recebem suplementos dietéticos,[4] mas a abordagem dessa questão com o tutor é importante, pois é comum a pesquisa na Internet em busca de tratamentos alternativos para cardiopatias. É importante estar consciente de que os suplementos dietéticos não necessitam de controle de segurança, eficácia ou qualidade antes de serem comercializados. Portanto, a seleção cuidadosa do tipo, dose e marca é importante para evitar intoxicações ou ausência completa de eficácia.

É importante *questionar especificamente* aos tutores se eles estão fornecendo suplementos dietéticos aos seus gatos, pois a

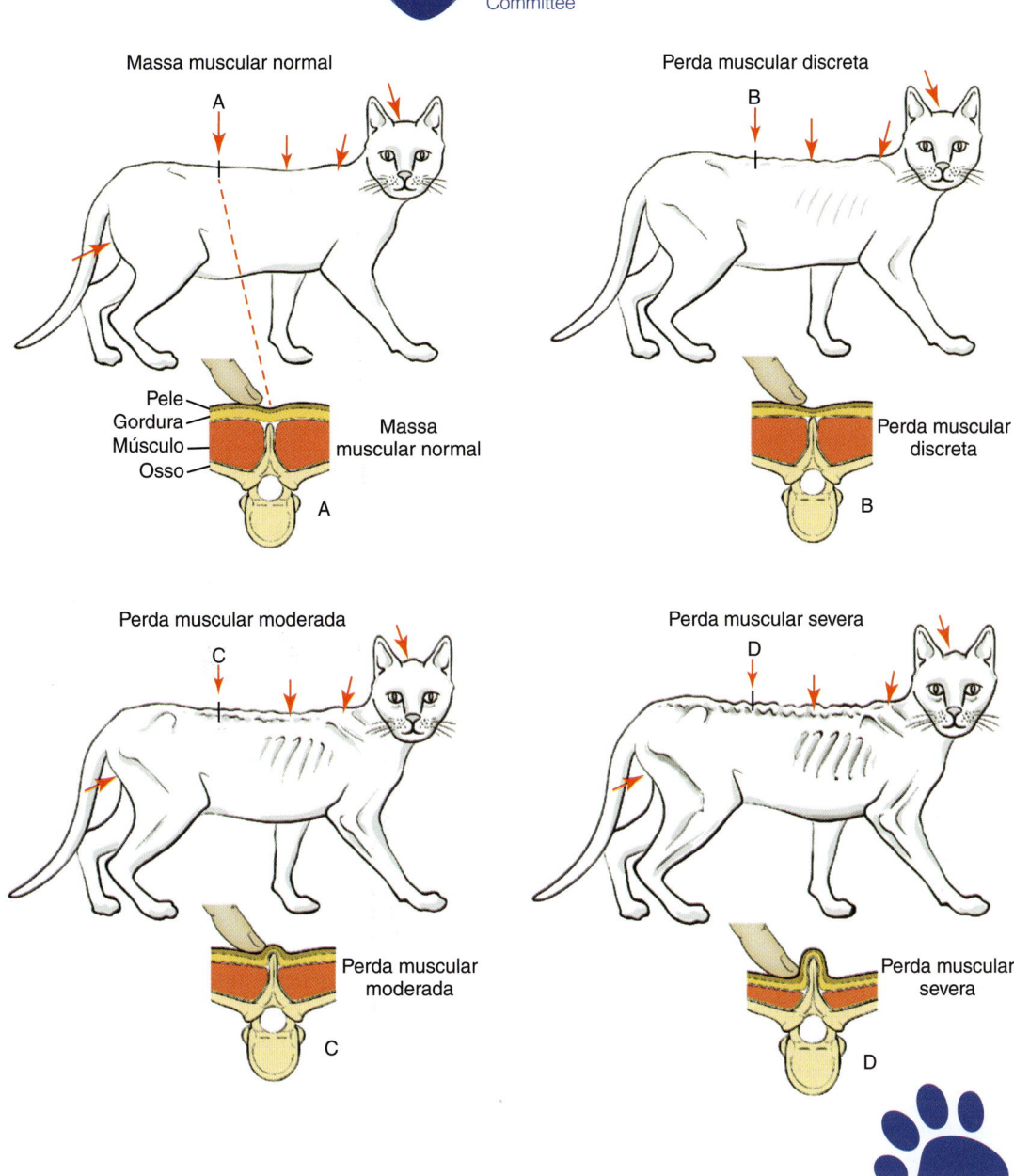

Figura 39-1: Escore de condição muscular (ECM) é avaliado pela visualização e palpação da coluna espinhal, escápulas, crânio e asas do ílio. O ECM é graduado como normal **(A)**, perda discreta **(B)**, perda moderada **(C)** ou perda severa **(D)**. Observe que os gatos podem ter significativa perda muscular mesmo se em sobrepeso ou obesos. (Global Nutrition Committee Toolkit fornecido em cortesia do World Small Animal Veterinary Association.)

utilização desses produtos é comum nesse grupo de pacientes e os riscos de efeitos colaterais ou interações são ainda mais comuns. Os tutores frequentemente não consideram suplementos dietéticos como parte da dieta ou medicação, e assim podem não oferecer essa informação a menos que sejam questionados especificamente. Como há pouca regulação governamental sobre os suplementos dietéticos, os tutores de gatos devem considerar a seleção de suplementos dietéticos para seus gatos (e para si próprios) que possuam o logo do Programa de Verificação de Suplementos Dietéticos da Convenção Farmacopeia dos Estados Unidos, caso o suplemento possa fornecer uma forma de apresentação e dose apropriadas para um gato.

Esse programa testa suplementos com relação a ingredientes, concentrações, dissolubilidade e contaminantes. Outra fonte é o Consumerlab.com (http://www.consumerlab.com; acesso em 11 de Maio, 2015), o qual realiza testes independentes com produtos de saúde e nutrição.

Monitore o Gato Cuidadosamente

Reduções no aporte alimentar podem indicar a necessidade de modificações dietéticas, mas também podem ser um sinal precoce de descompensação da cardiopatia ou necessidade do ajuste de medicamentos. O peso corporal, ECC e ECM devem ser monitorados cuidadosamente em cada visita ao veterinário e abordados caso não estejam bons. Também, é importante reavaliar a dieta para garantir que permaneça sendo a melhor para o estágio da doença do gato, valores laboratoriais e sinais clínicos. Os tutores frequentemente mudam a dieta (p. ex., alimentação do gato, guloseimas e/ou alimentos fornecidos durante as refeições), adicionam suplementos ou utilizam diferentes métodos para administração de medicamentos. Portanto, o fato de a dieta ser apropriada na visita prévia não significa que ainda é a melhor.

Garantir Comunicação Clara ao Cliente

A boa comunicação com o cliente é importante para a obtenção de resultados desejados, particularmente em gatos com cardiopatias. A discussão sobre a dieta, alimentos fornecidos durante as refeições, suplementos dietéticos e administração efetiva de medicamentos é benéfica tanto para o tutor como para a qualidade de vida do gato. Tente engajar o cliente na tomada de decisões e definição de expectativas, para que as recomendações possam abordar as preferências do gato, assim como as limitações referentes ao tempo, estilo de vida e finanças do cliente.

Os tutores parecem muito mais dispostos a alterar os fatores dietéticos (p. ex., dieta, guloseimas e/ou suplementos) do que uma medicação. Portanto, é relativamente comum ter vários aspectos da dieta alterados de uma visita para a seguinte. Esse é o motivo para ser importante a realização de uma avaliação nutricional inicial e fazer recomendações específicas em todas as visitas (mesmo que somente para dizer que o tutor está fazendo tudo da melhor forma). A demonstração ao cliente e as instruções de como administrar efetivamente medicações e avaliar a condição corporal, ECC e ECM são benéficas para o comprometimento do cliente nos cuidados com o gato.

Dicas de Comunicação

Algumas dicas para comunicação com o tutor do gato são:
- Para gatos com ICC, avise ao tutor sobre a possibilidade de apetite variável ou cíclico, e tenha várias opções dietéticas apropriadas disponíveis para o tutor oferecer.
- Discuta especificamente (e demonstre, se necessário) métodos apropriados para administração de medicamentos.
- Faça com que tutores com capacidade para pesquisar na Internet busquem tópicos sobre nutrição[7] e sites úteis[10] para ajudá-los a evitar os diversos mitos comuns sobre alimentação de animais.

OBJETIVOS NUTRICIONAIS BASEADOS NO ESTÁGIO DA DOENÇA

Dependendo do estágio da doença, existem alguns objetivos específicos que deveriam ser considerados. Entretanto, os objetivos para todos os gatos com cardiopatias são:
- Manter a melhor condição corporal possível
- Evitar deficiências nutricionais
- Evitar excessos nutricionais
- Evitar interações entre medicações e nutrientes
- Considerar a administração de certos nutrientes em níveis acima daqueles necessários para as necessidades nutricionais (i.e., farmacologia nutricional)

Alimentando o Gato com Risco de Cardiopatia

Um dos desafios na cardiopatia é a ampla variação fenotípica entre gatos com cardiomiopatias – alguns gatos apresentam cardiomiopatia hipertrófica (CMH) assintomática, a qual nunca progride, enquanto outros possuem rápida progressão da doença com morte precoce. Tal variação fenotípica também ocorre em pessoas com CMH. Mutações genéticas já foram identificadas em metade das pessoas com CMH, mas a expressão fenotípica da doença é altamente variável – mesmo em pessoas dentro da mesma família com a mesma mutação genética. A causa dessa disparidade fenotípica é desconhecida, mas modificadores ambientais, especialmente interações entre genes e nutrientes, podem desempenhar um papel importante. Deficiências e excessos nutricionais durante o período *in utero* e pós-natal inicial influenciam o sistema cardiovascular através de alterações no sistema hormônio de crescimento/fator de crescimento semelhante à insulina-1 (IGF-1) e no metabolismo da glicose. Essas interações entre genes e nutrientes sugerem que o fenótipo da doença cardíaca com base genética pode ser modificável dependendo do início precoce da nutrição ou outros fatores ambientais.

Nosso grupo já demonstrou que gatos com CMH são significativamente maiores (i.e., peso corporal, comprimento e largura da cabeça, e comprimento umeral e vertebral) do que os controles saudáveis.[11,12] Além disso, gatos com CMH apresentaram concentrações maiores de IGF-1 comparados a controles sadios.[12] A obesidade também esteve associada significativamente à CMH em um estudo controlado de casos com gatos Maine Coon[12], mas não em um estudo com gatos de outras raças.[11] Além disso, no estudo com gatos Maine Coon,[12] o peso corporal aos 6 e 12 meses era significativamente maior em gatos com CMH quando comparados aos indivíduos controle, sugerindo que o maior tamanho já estava presente em uma idade mais precoce. Tais dados sugerem uma relação entre nutrição precoce, tamanho corporal e CMH.

Um grande número de informações adicionais é necessário nesta área. Por exemplo, ainda é incerto se o período de crescimento *in utero* ou se a nutrição pós-natal e crescimento têm influência maior. Até que essa informação seja mais clara, recomendações gerais podem ser feitas para gatos jovens. Embora tais recomendações possam não prevenir a cardiopatia, elas são boas para todos os gatos e podem também ajudar a reduzir o risco de outras condições médicas (p. ex., obesidade, diabetes melito e osteoartrite).

Recomendações para os Períodos *In Utero* e de Crescimento em Gatos

Matrizes

* Alimente as matrizes com um alimento para gatos produzido por um fabricante bem conhecido e de boa reputação durante o período de gestação e lactação.[8] A alimentação durante esse período deve ser nutricionalmente completa e balanceada para o crescimento ou todos os estágios de vida (se formulada para atender a Association of American Feed Control Officials [AAFCO] Cat Food Nutrient Profiles) ou para gestação e lactação (se testados por testes de alimentação, o que é o ideal).
* Mantenha a matriz em estado corporal bom durante a gestação (5 em uma escala de 9 pontos).

Filhotes

* Forneça uma alimentação feita por um fabricante bem conhecido e de boa reputação durante o crescimento (até 1 ano de idade).[8] A alimentação durante esse período deve ser nutricionalmente completa e balanceada para o crescimento ou todos estágios de vida (se formulada para atender a AAFCO Cat Food Nutrient Profiles) ou para crescimento (se testados por testes de alimentação, o que é o ideal).
* Mantenha os filhotes em bom estado corporal do desmame até a vida adulta (e mais além; 4 a 5 em uma escala ECC de 9 pontos).[5]
* Encoraje os clientes a fornecer refeições (fornecendo uma quantidade medida de comida duas a três vezes por dia), em vez de fornecer alimentação *ad libitum*. Poucos gatos comem *ad libitum* e permanecem em bom estado corporal.
* Reduza a ingestão calórica do filhote no momento da castração, pois os requerimentos energéticos diminuem 15% a 20% nesse período.
* Realize uma avaliação nutricional em cada visita (i.e., histórico dietético completo, ECC, ECM, e peso corporal). Faça recomendações nutricionais específicas em todas as visitas, mesmo que somente para dizer que o tutor está fazendo tudo da melhor forma. Se a dieta não for a melhor (p. ex., muitas guloseimas, dieta não convencional, mais de 5 na escala de ECC de 9 pontos), faça recomendações específicas para uma alimentação mais apropriada e/ou ajuste da quantidade de alimento.
* Se o filhote estiver tendendo a sobrepeso durante a fase de crescimento, não mude para a alimentação de um gato "adulto" antes que o gato tenha um 1 de idade. Em vez disso, mude para uma alimentação com menor densidade calórica (alimentos de filhotes podem variar de 281 kcal/copo a mais de 600 kcal/copo).
* Considere o encaminhamento de casos desafiadores a um nutricionista veterinário certificado por um conselho.[9]

Gato com Doença Assintomática

Nas décadas de 1960 e 1970, dietas com índices muito baixos de sódio eram recomendadas quando um sopro cardíaco era inicialmente detectado. Depois, a crença predominante era de que a restrição severa de sódio podia não ser ideal nesse estágio em razão da ativação precoce do sistema renina-angiotensina-aldosterona, e isso levou à ideia de que nenhuma modificação nutricional poderia ou deveria ser feita para animais com cardiopatia assintomática. Entretanto, pesquisas mais recentes indicam que a modificação dietética na fase inicial da cardiopatia poderia ser benéfica, e o manejo nutricional de gatos com cardiopatia assintomática não deveria ser ignorado. Por exemplo, um estudo (Freeman et al., dados não publicados) revelou que gatos com CMH assintomática selecionados aleatoriamente para receber uma das três dietas durante 6 meses apresentaram respostas significativamente diferentes em variáveis bioquímicas e ecocardiográficas. As dietas variaram em relação ao conteúdo de carboidratos, densidade calórica e ingredientes. Ainda não se sabe se as modificações nutricionais podem retardar a progressão em gatos com cardiopatia assintomática, mas essas observações são promissoras.

A restrição severa de sódio não é recomendada em estágios iniciais (assintomáticos) da cardiopatia. Na cardiopatia precoce, o objetivo deve ser o de evitar a ingestão excessiva de sódio e educar o tutor sobre guloseimas e alimentos fornecidos durante as refeições com altos níveis de sódio. O autor aconselha os tutores de gatos com cardiopatia assintomática a evitar dietas ricas em sódio (mais que 100 mg de sódio/100 kcal de dieta) e a evitar guloseimas e alimentos fornecidos durante as refeições com altos níveis de sódio. Entretanto, esse é um momento oportuno para começar a falar ao tutor sobre os padrões nutricionais gerais do animal (i.e., o alimento do gato, guloseimas, alimentos fornecidos durante as refeições e como as medicações devem ser ministradas), pois geralmente é muito mais fácil instituir modificações alimentares (p. ex., um grau de restrição de sódio) quando o gato está assintomático. Além disso, os tutores algumas vezes realizam uma grande "pesquisa" na Internet quando seus gatos são inicialmente diagnosticados com cardiopatia e podem realizar alterações alimentares significativas ou começar a administrar suplementos dietéticos nesse momento. A maioria dos tutores não sabe quais alimentos possuem altos ou baixos níveis de sódio. Essa informação não está disponível nos rótulos de alimentos para gatos ou guloseimas; e mesmo quando está listado em alimentos humanos, é difícil para os tutores determinarem quanto de sódio é muito para um gato. Portanto, é importante fornecer informações específicas e claras sobre os alimentos apropriados para gatos, guloseimas, alimentos fornecidos durante as refeições e métodos para administrar medicamentos.

Além da restrição discreta de sódio, outro objetivo importante é alcançar ou manter a melhor condição corporal. Os objetivos para a condição corporal em animais com ICC podem ser diferentes (ver posteriormente), mas na cardiopatia assintomática, os veterinários devem avaliar a condição corporal do animal, ECC e ECM em todas as visitas, como parte de uma triagem nutricional. Um ECC de 4 a 5 em uma escala de 9 pontos deve ser o objetivo. Se o gato estiver acima da condição corporal ótima (i.e., mais de 5 em uma escala de 9 pontos), um programa de perda de peso gradativa e abrangente deve ser instituído com cuidadoso monitoramento.

A adequada ingestão proteica é recomendada para gatos com cardiopatia, a menos que haja nefropatia severa concomitante. A quantidade mínima pela AAFCO para proteínas em gatos adultos é de 6,5 g de proteína/100 kcal de dieta.[13] Alimentos de gatos que não necessitam de prescrição possuem quantidades bem acima da recomendada, algumas das marcas mais novas de "alimentos com altos índices proteicos/baixos índices de carboidratos" possuindo quantidades de proteína bem acima de 13,0 g de proteína/100 kcal de dieta. No gato saudável, não existem benefícios documentados de dietas com níveis altos de proteína, dietas com baixos índices de carboidrato, e pouco se sabe sobre os efeitos do fornecimento a longo prazo dessas dietas. Entretanto, a garantia da ingestão proteica adequada deve ser um objetivo em gatos cardiopatas.

Embora a cardiomiopatia dilatada (CMD) não seja comumente observada em gatos, a deficiência de taurina e CMD podem ainda ocorrer, particularmente em gatos alimentados com dietas vegetarianas, dietas caseiras nutricionalmente desbalanceadas, alimentos comerciais que são desenvolvidos para "utilização intermitente ou suplementar" ou alimentos produzidos por pequenas empresas que não possuem práticas de controle de qualidade rigorosas. Demonstrou-se em um estudo que alimentos vegetarianos comerciais para gatos eram deficientes em taurina, mesmo quando o rótulo afirmava que o alimento era nutricionalmente completo e balanceado.[14] A obtenção de um histórico nutricional completo pode identificar gatos que recebem dietas que poderiam predispô-los à deficiência de taurina (assim como uma variedade de outras deficiências).

Neste momento, não existem suplementos dietéticos em que foram demonstrados benefícios para gatos cardiopatas assintomáticos. Entretanto, o suplemento que pode apresentar o maior potencial são os ácidos graxos ômega-3. Além de serem uma fonte de calorias e ácidos graxos essenciais, a gordura também pode ter efeitos significativos sobre a função imune, produção de mediadores inflamatórios e hemodinâmica.[15] Os ácidos graxos ômega-3, ácido eicosapentaenoico (EPA) e ácido docosahexaenoico (DHA), são normalmente encontrados em concentrações muito baixas nas membranas celulares comparados aos ácidos graxos ômega-6, mas podem ser aumentados por um alimento ou suplemento enriquecido por ácidos graxos ômega-3. O benefício de ter uma maior concentração de ácidos graxos ômega-3 nas membranas é que os produtos da quebra dos ácidos graxos ômega-3 (eicosanoides) são mediadores inflamatórios menos potentes do que os eicosanoides derivados dos ácidos graxos n-6. Isso diminui a produção de citocinas e outros mediadores inflamatórios. O óleo de peixe também reduz a produção de citocinas inflamatórias, fator de necrose tumoral (TNF) e interleucina-1 (IL-1). Os efeitos anti-inflamatórios, antiarrítmicos e antitrombóticos dos ácidos graxos ômega-3 podem ter benefícios importantes em gatos cardiopatas. A suplementação com ácidos graxos ômega-3 pode reduzir a perda muscular e aumentar o apetite através de seus efeitos anti-inflamatórios, e estudos já demonstraram benefícios em cães pela suplementação com ácidos graxos ômega-3.[16-18]

Embora estudos já tenham sido conduzidos em gatos com ácidos graxos ômega-3 para avaliar os efeitos sobre a coagulação,[19,20] pouco trabalho foi desenvolvido para determinar se a suplementação com ácidos graxos ômega-3 poderia ter benefícios semelhantes em gatos como em seres humanos e cães. Embora já se tenha demonstrado que cães com ICC apresentam uma deficiência relativa de ácidos graxos ômega-3 (o que pode ser corrigido por suplementação),[16] um estudo recente revelou que gatos cardiopatas de fato possuem concentrações séricas de ácidos graxos ômega-3 significativamente *maiores*, particularmente DHA.[21] Outros estudos auxiliarão a ter uma melhor compreensão sobre o papel da suplementação com ácidos graxos ômega-3 e outros nutrientes para modificação nutricional em gatos cardiopatas em estágio inicial.

Gato com Insuficiência Cardíaca Congestiva

Composição Corporal

Quando ocorre ICC, surgem questões nutricionais adicionais para o gato com cardiopatia. A manutenção da melhor condição corporal é de fundamental importância no animal com ICC. Embora a obesidade ainda possa estar presente nesse estágio, animais com ICC comumente começam a apresentar perda de peso. Essa perda de peso, ou caquexia cardíaca, é diferente da que é observada em um animal saudável no qual é perdida principalmente a gordura. Em um animal com ICC, o principal tecido perdido é a massa corporal magra. O termo *caquexia* não necessariamente se equipara a um paciente terminal emaciado; há um espectro de intensidade da caquexia. Nos estágios iniciais, ela pode ser muito sutil e pode até mesmo ocorrer em gatos obesos (i.e., um gato pode ter excesso de estoques de gordura, mas ainda perder massa corporal magra). A perda de massa corporal magra é inicialmente notada nos músculos epaxiais, glúteos, escapulares ou temporais. A caquexia cardíaca pode ocorrer com qualquer causa subjacente de ICC (p. ex., CMH, CMD, cardiomiopatia restritiva, cardiopatia congênita), mas tipicamente não ocorre até que a ICC tenha se instalado. A perda muscular marcante em gatos é observada mais comumente quando já ocorreu efusão pleural recorrente. A perda de massa corporal magra na caquexia cardíaca é um processo multifatorial causado por anorexia, aumento de requerimentos energéticos e um aumento na produção de citocinas inflamatórias, como TNF e IL-1. Essas citocinas causam anorexia, aumento das necessidades energéticas e aumento do catabolismo da massa corporal magra. Além disso, o TNF e IL-1 também causam hipertrofia e fibrose dos miócitos cardíacos, e possuem efeitos inotrópicos negativos. A caquexia cardíaca é um achado comum em gatos com ICC e possui um efeito deletério sobre a força, função imune e sobrevida; assim, é importante reconhecer a caquexia em um estágio inicial para melhores oportunidades de manejá-la efetivamente.[22]

O manejo nutricional de gatos com caquexia cardíaca consiste principalmente em fornecer calorias e proteínas adequadas, e modular a produção de citocinas. Uma das questões mais importantes para o manejo da anorexia (perda completa de apetite) ou hiporexia (perda parcial de apetite ou alterações na preferência por alimentos) é melhorar o tratamento médico. Um sinal precoce de piora da ICC ou da necessidade de ajuste dos medicamentos é a redução da ingestão alimentar em um gato que estava se alimentando bem até então. Os efeitos colaterais dos medicamentos, como azotemia secundária aos IECAs ou utilização excessivamente zelosa de diuréticos, também podem causar anorexia ou hiporexia, de modo que as drogas e posologia atuais devam ser reconsideradas. A ICC recorrente é outra causa de redução da ingestão alimentar, assim deve-se considerar a obtenção de radiografia torácica. O fornecimento de uma dieta mais palatável pode auxiliar na melhora do apetite (p. ex., troca de um alimento seco para um alimento úmido, alteração por uma marca diferente ou ter uma dieta caseira cozida balanceada formulada por um nutricionista veterinário). Também pode ser útil a utilização de flavorizantes para aumentar a ingestão alimentar (p. ex., carnes ou peixes cozidos em casa, não frios ou atum enlatado). A modulação da produção de citocinas também pode ser benéfica para o manejo da caquexia cardíaca. A suplementação com óleo de peixe, que possui altos níveis de ácidos graxos ômega-3, pode diminuir a produção de citocinas inflamatórias e melhorar a caquexia.

Conforme a ICC progride, a caquexia cardíaca se torna mais comum; assim é crítico manter a ingestão calórica e proteica adequadas. Isso pode ser um desafio, pois o apetite na ICC severa é cíclico, e os tutores devem ser avisados que o apetite pode ser altamente variável. Além da melhora do tratamento médico, o oferecimento de diversas opções de alimentos apropriados para gatos pode ser muito útil. Palatabilizantes também podem ser muito úteis para gatos com ICC severa (p. ex., carne ou peixe cozidos sem sal, não frios). O encorajamento de tutores para tentar oferecer alimentos em temperaturas diferentes pode aumentar a ingestão alimentar em alguns animais (p. ex., aquecida *versus* temperatura ambiente). A suplementação com ácidos graxos ômega-3 também pode ser benéfica em alguns animais nos quais o apetite está reduzido. Outras dicas que podem aumentar a ingestão alimentar incluem o fornecimento de refeições menores e mais frequentes, alimentação com as dieta(s) recomendada(s) no prato do tutor ou colocação da(s) dieta(s) recomendada(s) em um frasco de petiscos. O autor geralmente tenta recomendar diversas dietas para que o tutor possa determinar qual é a mais palatável para o gato.

Ao contrário do gato saudável, a obesidade pode verdadeiramente estar associada a um efeito protetor assim que se desenvolver a ICC – isso é conhecido como *obesidade paradoxal*.[23] Embora exista uma série de razões hipotéticas para a obesidade paradoxal, o benefício da obesidade na ICC ocorre provavelmente devido mais à *ausência* de caquexia, em vez da obesidade *per se*, dados os efeitos adversos associados à caquexia. Entretanto, mesmo em gatos com ICC, um ECC acima de 7 ainda estava associado à sobrevida mais curta.[23] Portanto, o autor recomenda a manutenção do ECC em 5 a 6 em uma escala de 9 pontos para gatos com ICC.

Proteína

A restrição proteica é de fato prejudicial ao gato com ICC, pois pode contribuir para a perda de massa corporal magra e desnutrição. Animais com ICC não devem sofrer restrição proteica a menos que haja nefropatia severa concomitante. Embora dietas renais restritas em proteínas sejam algumas vezes recomendadas para gatos cardiopatas porque essas dietas frequentemente (mas nem sempre) possuem restrição moderada de sódio, essa *não* é uma prática recomendada. A menos que a doença renal avançada concomitante indique o contrário, dietas fornecidas a gatos com cardiopatias devem atingir as necessidades mínimas felinas (6,5 g de proteína/100 kcal da dieta); isso é particularmente importante para gatos com ICC e perda muscular.

Embora a CMD induzida por deficiência de taurina seja incomum, ainda deve haver suspeita sempre que o diagnóstico de CMD for estabelecido. Um histórico nutricional completo deve ser obtido, pois gatos que estejam recebendo uma dieta vegetariana, caseira, desbalanceada, ou outra não convencional possuem maior risco de apresentarem deficiência de taurina. A taurina plasmática e do sangue total devem ser analisadas em gatos com CMD, e o tratamento com taurina (125 a 250 mg por via oral [VO] a cada 12 horas) deve ser iniciado concomitantemente ao tratamento médico. Se o gato estiver recebendo uma dieta não convencional, o tutor deve ser aconselhado a trocar por um alimento comercial baseado em carne, nutricionalmente balanceado e bem conhecido.

Gordura

Os efeitos anti-inflamatórios, antiarrítmicos e antitrombóticos dos ácidos graxos ômega-3 podem ser benéficos em animais cardiopatas, embora as diferenças metabólicas em gatos comparados a cães tornem mais difícil saber se a suplementação em um determinado gato será benéfica. Apesar da falta de evidências em gatos, vários tutores desejam suplementar com ácidos graxos ômega-3, e a suplementação pode ser particularmente útil em gatos com redução do apetite ou perda muscular. A melhor dose de ácidos graxos ômega-3 ainda não foi determinada; entretanto, o autor atualmente recomenda uma dose diária de óleo de peixe que forneça 40 mg/kg de EPA e 25 mg/kg de DHA para gatos com ICC. A maioria dos alimentos para gatos não atinge essa dose, o que faz com que a suplementação seja frequentemente necessária. Os suplementos com óleo de peixe variam em suas concentrações de EPA e DHA, o que faz com que o autor recomende uma cápsula de 1 g que contenha 180 mg de EPA e 120 mg de DHA. Nessa concentração, o óleo de peixe pode ser administrado em uma dose de uma cápsula por 10 libras (4,5 kg) de peso corporal. A cápsula pode ser administrada inteira (embora seja muito grande) ou o óleo pode ser removido da cápsula e dado como guloseima ou misturado ao alimento. Deve ser observado que caso o tutor não consiga administrar a cápsula intacta, o gato será exposto ao sabor muito forte do óleo de peixe. Embora alguns gatos pareçam gostar do sabor, outros não apreciam. Aos gatos que não gostam do sabor, a administração de ácidos graxos ômega-3 deve ser descontinuada devido aos efeitos adversos sobre a ingestão alimentar. Os suplementos de óleo de peixe devem conter vitamina E como um antioxidante, mas outros nutrientes não devem ser incluídos para evitar intoxicações. Óleo de fígado de bacalhau e linhaça não devem ser utilizados para fornecer ácidos graxos ômega-3. O óleo de fígado de bacalhau possui altos níveis de vitamina A e D, o que pode causar intoxicação com essa dose, enquanto gatos são incapazes de converter ácidos graxos ômega-3 presentes na linhaça em EPA e DHA.

Sódio

Na década de 1960, quando poucas medicações estavam disponíveis para o tratamento de animais com ICC, a restrição dietética de sódio era um dos poucos métodos de redução do acúmulo de líquido. Entretanto, com a atual disponibilidade de medicamentos mais novos e eficazes, o papel da restrição severa de sódio não é mais claro, embora um grau de moderação de sódio seja apropriado. O autor atualmente recomenda restrição moderada de sódio (i.e., menos que 80 mg de sódio/100 kcal de dieta) para gatos com ICC; embora conforme piora a ICC, a restrição adicional de sódio pode ser útil se for difícil controlar apenas com as medicações.

A maioria dos tutores desconhece o conteúdo de sódio dos alimentos para gatos e humanos, e precisa de instruções bastante específicas com relação aos alimentos apropriados para gatos, guloseimas aceitáveis com baixos níveis de sal e métodos para administração de medicamentos. Os tutores também devem ser aconselhados sobre alimentos específicos a evitar, como alimentos para bebês, queijos, incluindo queijos "líquidos", defumados e frios (p. ex., presunto, carne em conserva, salame, embutidos, bacon e salsichas), e a maioria dos alimentos e guloseimas para gatos.

Não existem atualmente dietas terapêuticas veterinárias comercializadas especificamente para gatos cardiopatas. Dietas desenvolvidas para gatos nefropatas algumas vezes são recomendadas para gatos com cardiopatias, mas o autor é contra esta prática em razão da restrição proteica (em graus variados) inerentes a essas dietas. Tenha cuidado em não recomendar dietas não categorizadas para gatos com cardiopatias. Se uma dieta desenvolvida para gatos idosos tem de ser utilizada, é muito importante observar as características de determinado produto. Como não há uma definição legal para dietas para animais idosos, os níveis de calorias, proteína, sódio e outros nutrientes podem variar dramaticamente dentre produtos oriundos de diferentes empresas. O conteúdo de sódio de alimentos para gatos idosos pode variar de 64 a 346 mg de sódio/100 kcal de dieta;[24] o mínimo recomendado pela AAFCO para gatos é de 50 mg de sódio/100 kcal da dieta.

Potássio e Magnésio

O potássio e o magnésio são nutrientes de importância em gatos cardiopatas, pois a depleção desses eletrólitos pode causar arritmias cardíacas, diminuição da contratilidade miocárdica e fraqueza muscular, e pode potencializar os efeitos adversos das medicações cardíacas. Gatos com ICC podem ter concentrações baixas, normais ou altas de potássio, dependendo da gravidade da doença e das medicações que estão sendo administradas. As medicações que podem contribuir à hipercalemia incluem IECAs e espironolactona, enquanto outras medicações podem levar à hipocalemia (p. ex., diuréticos de alça). Além disso, as dietas felinas possuem uma ampla variação de conteúdo de potássio, o que faz com que a utilização de uma apropriada para cada paciente seja importante (p. ex., evitar dietas com altos níveis de potássio seria recomendado para gatos com hipercalemia). Consequentemente, o potássio sérico deve ser monitorado, especialmente a medida que mais medicações forem administradas a um gato com ICC. Modificações dietéticas recomendadas relacionadas ao potássio dependerão das medi-

cações atualmente administradas e das concentrações séricas de potássio. As concentrações séricas de magnésio também devem ser mensuradas, mas os clínicos devem estar conscientes de que as concentrações séricas de magnésio são um indicador relativamente ruim dos estoques totais corporais de magnésio. Todavia, as avaliações seriadas em um determinado paciente podem ser úteis, especialmente em pacientes com arritmias ou naqueles submetidos a altas doses de diuréticos. Dietas ricas em magnésio ou com suplementos orais de magnésio devem ser utilizadas em gatos com hipomagnesemia. As considerações dessas interações entre drogas e pacientes são importantes em gatos com ICC, principalmente conforme são adicionadas mais medicações.

Vitaminas B

Se altas doses de diuréticos estiverem sendo administradas, a suplementação com vitamina B pode ser indicada, particularmente se houver anorexia ou hiporexia.

Pérolas Clínicas para Gatos com Cardiopatias

1. Realizando mudanças: Faça todas as alterações dietéticas gradativamente durante um período de 3 a 7 dias. Entretanto, as principais alterações dietéticas não devem ser feitas enquanto o gato estiver em estado crítico ou hospitalizado. Usualmente é melhor esperar vários dias até que a condição do gato esteja melhor para então iniciar a alteração, a fim de reduzir o risco de aversões à comida. Também é importante instruir o tutor a notificar o veterinário caso o gato não coma as quantidades adequadas da nova alimentação, para que outras opções possam ser desenvolvidas. Alguns gatos aceitam melhor a transição para novos alimentos, pela mistura da alimentação antiga com a nova em proporções variadas durante o período de 3 a 7 dias (gradativamente reduzindo a quantidade da alimentação antiga e aumentando a quantidade da nova dieta, até que o gato tenha passado completamente para a nova dieta). Entretanto, para outros gatos, um modo preferível de transição é oferecer as duas dietas (i.e., a antiga e a nova) lado a lado durante vários dias, para garantir que o gato esteja comendo bem a nova dieta antes da remoção da alimentação antiga.

2. Guloseimas: É importante fazer recomendações específicas aos tutores com relação às guloseimas dos gatos que são apropriadas (e aquelas que não devem ser fornecidas), caso os tutores queiram fornecê-las. Alimentos a serem evitados incluem a maioria dos petiscos comerciais para gatos (a menos que especificamente tenham determinados baixos índices de sódio), alimentos de bebê, defumados e frios, peixes em conserva e a maioria dos queijos. Guloseimas aceitáveis (em quantidades limitadas) incluem petiscos para gatos que têm determinados baixos índices de sódio (menos que 5 mg de sódio/petisco). Note que mesmo petiscos e alimentos com baixos índices de sódio podem fornecer grandes doses de sódio se administrados em grandes quantidades.

3. Administração de medicamentos: Também é importante prover ao tutor métodos apropriados para a administração de medicamentos, pois gatos dificilmente aceitam comprimidos e muitos alimentos comuns utilizados para administrar medicações possuem altos níveis de sódio. Os tutores podem ser

ensinados a administrar o comprimido sem utilizar alimentos (seja com as mãos ou utilizando um dispositivo desenvolvido para tal propósito, como um administrador de comprimidos). De outra maneira, dietas como alimentos enlatados para gatos com baixos níveis de sódio ou carne cozida em casa (cozida sem sal, e não preparada para consumo no almoço) podem ser utilizadas. Vários tutores acreditam que reservar um alimento enlatado saboroso com baixos níveis de sódio somente para administração de medicamentos pode tornar a vida mais fácil. Petiscos para administração de comprimidos também podem ser utilizados, mas esteja certo em verificar o conteúdo de sódio e de outros nutrientes importantes de determinada marca para um dado paciente. Isso se torna particularmente importante se muitos desses petiscos forem utilizados por dia para a administração de medicamentos. Finalmente, uma medicação líquida manipulada pode ser considerada, embora a farmacocinética das medicações possa ser significativamente alterada pela manipulação.

4. Dicas para aumentar a palatabilidade: Gatos com ICC frequentemente apresentam apetites variáveis (i.e., eles podem comer bem um alimento por uma semana, para então parar de comer aquela dieta, e somente se alimentarão se for oferecido um novo alimento). Embora reduções no apetite em um gato que estava se alimentando bem possam indicar a necessidade de reavaliação e ajuste de medicamentos, algumas vezes o fornecimento de um diferente alimento aumentará novamente o apetite. A comunicação com o tutor sobre essas questões, antes que ocorram, pode ajudar a reduzir a ansiedade, e é importante oferecer ao tutor estratégias específicas para abordar o problema (e determinar quando trazer o gato para reavaliação). Sopas caseiras com baixos níveis de sódio (p. ex., carne aviária, bovina ou de peixe) podem aumentar a palatabilidade. A maioria das sopas compradas em mercados possui altos níveis de sódio, mesmo que possuam a indicação de "baixo sódio" em seus rótulos. Pequenas quantidades de frango, carne bovina ou peixe cozidos podem ser adicionados à alimentação. Ácidos graxos ômega-3 frequentemente aumentarão o apetite em gatos com ICC; entretanto, os efeitos levarão várias semanas para ocorrer. Se a ICC estiver bem controlada e se as doses dos fármacos teoricamente estiverem apropriadas (p. ex., sem hipotensão, bradicardia ou hipotermia), estimulantes de apetite podem então ser considerados (p. ex., mirtazapina). Gatos com ICC frequentemente preferem alimentos aquecidos, mas encoraje os tutores a experimentar e determinar qual temperatura do alimento funciona melhor para seus gatos. Alguns vezes o oferecimento em um prato de comida ao gato (em vez da vasilha usual) e em um local na casa que seja diferente do local comum pode melhorar o apetite.

Referências

1. WSAVA Nutritional Assessment Guidelines Task Force Members, Freeman L, Becvarova I, et al: WSAVA nutritional assessment guidelines. J Small Anim Pract 52(7):385-396, 2011.

2. World Small Animal Veterinary Association (WSAVA) Global Nutrition Committee: Short diet history form. (PDF online): <http://www.wsava.org/sites/default/files/Diet%20History%20Form.pdf>. Accessed May 11, 2015.

3. Freeman LM, Chandler ML, Hamper MA, et al: Current knowledge about the risks and benefits of raw meat based diets. J Am Vet Med Assoc 243:1549-1558, 2013.

4. Torin DS, Freeman LM, Rush JE: Dietary patterns of cats with cardiac disease. J Am Vet Med Assoc 230:862-867, 2007.

5. BCS chart for cats: World Small Animal Veterinary Association Global Nutrition Committee Nutrition Toolkit. <http://www.wsava.org/nutrition-toolkit>. Accessed August 6, 2014.

6. World Small Animal Veterinary Association (WSAVA) Global Nutrition Committee: Muscle condition score chart. (PDF online): <http://www.wsava.org/sites/default/files/Muscle%20condition%20score%20chart-Cats.pdf>. Accessed May 11, 2015.

7. World Small Animal Veterinary Association (WSAVA) Global Nutrition Committee: The savvy cat owner's guide: nutrition on the internet. (PDF online): <http://www.wsava.org/sites/default/files/nutrition%20on%20the%20internet%20cats.pdf>. Accessed May 11, 2015.

8. World Small Animal Veterinary Association (WSAVA) Global Nutrition Committee: Selecting the best food for your pet. (PDF online): <http://www.wsava.org/sites/default/files/Recommendations%20on%20Selecting%20Pet%20Foods.pdf>. Accessed May 11, 2015.

9. American College of Veterinary Nutrition. <http://www.acvn.org>. Accessed August 6, 2014.

10. Cummings Veterinary Medical Center at Tufts University: HeartSmart: information on pets with heart disease. <http://vet.tufts.edu/heartsmart>. Accessed May 11, 2015.

11. Yang VK, Freeman LM, Rush JE: Morphometric measurements and insulin-like growth factor in normal cats and cats with hypertrophic cardiomyopathy. Am J Vet Res 69:1061-1066, 2008.

12. Freeman LM, Rush JE, Meurs KM, et al: Body size and metabolic differences in Maine Coon cats with and without hypertrophic cardiomyopathy. J Feline Med Surg 15:74-80, 2013.

13. Association of American Feed Control Officials: 2013 official publication, West Lafayette, IN, 2012, Association of American Feed Control Officials, Inc.

14. Gray CM, Sellon RK, Freeman LM: Nutritional adequacy of two vegan diets for cats. J Am Vet Med Assoc 225:1670-1675, 2004.

15. Freeman LM: Beneficial effects of omega-3 fatty acids in cardiovascular disease. J Small Anim Pract 51:462-470, 2010.

16. Freeman LM, Rush JE, Kehayias JJ, et al: Nutritional alterations and the effect of fish oil supplementation in dogs with heart failure. J Vet Intern Med 12:440-448, 1998.

17. Slupe JL, Freeman LM, Rush JE: The relationship between body weight, body condition, and survival in dogs with heart failure. J Vet Intern Med 22:561-565, 2008.

18. Smith CE, Freeman LM, Rush JE, et al: Omega-3 fatty acids in Boxer dogs with arrhythmogenic right ventricular cardiomyopathy. J Vet Intern Med 21:265-273, 2007.

19. Bright JM, Sullivan PS, Melton SL, et al: The effects of n-3 fatty acid supplementation on bleeding time, plasma fatty acid composition, and in vitro platelet aggregation in cats. J Vet Intern Med 8:247-252, 1994.

20. Saker KE, Eddy AL, Thatcher CD, et al: Manipulation of dietary (n-6) and (n-3) fatty acids alters platelet function in cats. J Nutr 128:2645S-2647S, 1998.

21. Hall DJ, Freeman LM, Rush JE, et al: Comparison of serum fatty acid concentrations in cats with cardiomyopathy and healthy controls. J Feline Med Surg 16:631-636, 2013.

22. Freeman LM: Cachexia and sarcopenia: Emerging syndromes of importance in dogs and cats. J Vet Intern Med 26:3-17, 2012.

23. Finn E, Freeman LM, Rush JE, et al: The relationship between body weight, body condition, and survival in cats with heart failure. J Vet Intern Med 24:1369-1374, 2010.

24. Hutchinson D, Freeman LM: Optimal nutrition for older cats. Compend Contin Educ Vet 33(5):e1-e3, 2011.

Genética da Cardiopatia Felina

Kathryn M. Meurs

A cardiopatia felina pode ocorrer como resultado de uma série de diferentes etiologias, incluindo nutricionais, infecciosas, endócrinas e hereditárias – dentre outras.[1] Este capítulo se concentra sobre o que é conhecido sobre cardiopatias hereditárias em gatos.

CARDIOPATIA CONGÊNITA

A cardiopatia congênita em felinos é relativamente incomum; e embora alguma predisposição racial tenha sido sugerida como descrito posteriormente, a etiologia hereditária ainda não foi comprovada para qualquer defeito.

Displasia Valvar Mitral

A displasia valvar mitral é o defeito congênito mais comum no gato.[2] É caracterizada por uma valva mitral formada anormalmente que resulta tipicamente em insuficiência valvar mitral secundária, e sobrecarga atrial e ventricular esquerda.[3] Embora a etiologia da displasia valvar mitral seja desconhecida, observou-se em um estudo que ela é frequentemente diagnosticada em gatos da raça Sphynx, o que pode sugerir uma possível etiologia hereditária.[4] Seis de 16 gatos dessa raça com esse defeito também possuíam defeito septal atrial ou ventricular.

Fibrose Endomiocárdica

A fibrose endomiocárdica é uma cardiopatia congênita incomum caracterizada por dilatação atrial e ventricular esquerda com evidente espessamento endocárdico. Foi demonstrada como sendo hereditárias nas raças Siamês e Birmanês, assim como em uma colônia de gatos Pelo Curto domésticos.[5,6] O modo de hereditariedade não é conhecido.

CARDIOMIOPATIA

A cardiomiopatia é a forma mais comuns de cardiopatia no gato.[1] Existem várias diferentes formas de cardiomiopatia, incluindo hipertrófica, restritiva, não classificada, dilatada e arritmogênica.[1] Em seres humanos, foi descoberto que as formas hipertrófica, dilatada, restritiva e arritmogênica eram de etiologia hereditária.[7] Entretanto, até o presente momento, somente a forma hipertrófica da cardiomiopatia já foi determinada como hereditária no gato.[4,8-15] Foi previamente demonstrado que a cardiomiopatia dilatada está frequentemente asso-

ciada a uma etiologia nutricional (i.e., deficiência de taurina), embora existam algumas evidências de que também possa haver influências genéticas.[16,17]

Cardiomiopatia Hipertrófica

A cardiomiopatia hipertrófica (CMH) é a forma mais comum da cardiomiopatia no gato.[1] É uma doença miocárdica de início na fase adulta sabidamente hereditária no Maine Coon, Ragdoll, Pelo Curto Britânico e Sphynx.[4,8-12] Vários relatos também existem em gatos de raças mistas para CMH familial.[13-15] Mutações genéticas causadoras foram agora identificadas tanto em Ragdolls como em Maine Coons.[8,9] Uma série de pequenas famílias de gatos com diversos indivíduos acometidos já foi observada em algumas raças adicionais, incluindo o Norueguês da Floresta, Pelo Curto Americano, Siberiano, Bengal e Scottish Fold. Isso sugere que a CMH também seja uma doença hereditária nessas raças, embora estudos genéticos conclusivos ainda não tenham sido realizados. Um *site* útil e frequentemente atualizado para veterinários e criadores de gatos interessados em desenvolvimentos futuros da CMH familiar felina, assim como em outras doenças hereditárias felinas, é mantido pela International Cat Care (http://www.icatcare.org/advice/cat-breeds/inherited-disorders-cats).

Cardiomiopatia Hipertrófica do Maine Coon

Uma forma familiar de CMH em gatos da raça Maine Coon foi relatada pelo Dr. Mark Kittleson na Universidade de Davis na California, em 1999.[11] Estudos raciais demonstraram que era um traço dominante autossômico, conforme definido pelos seguintes critérios: machos e fêmeas eram relativamente acometidos de igual forma, todo indivíduo afetado possuía pelo menos um parente também acometido e o traço foi observado em todas as gerações.

No Maine Coon, uma mutação genética (A31P) já foi identificada no gene da proteína C de ligação à miosina (MYBPC3).[8] A proteína C de ligação à miosina é uma proteína sarcomérica cardíaca envolvida na contração cardíaca. Mutações nesse gene também são frequentemente implicadas na CMH familiar humana.[7] No gato Maine Coon, a mutação é uma alteração simples de par de base, de guanina para citosina (Fig. 40-1) no 31° códon do gene. A mutação altera os aminoácidos altamente conservados produzidos a partir de alanina em prolina. Além disso, a alteração no aminoácido presumivelmente muda a estrutura da proteína C de ligação à miosina nessa região e altera a capacidade da proteína cardíaca em interagir com outras proteínas contráteis.[8] Animais acometidos podem carrear a mutação genética em uma cópia do gene

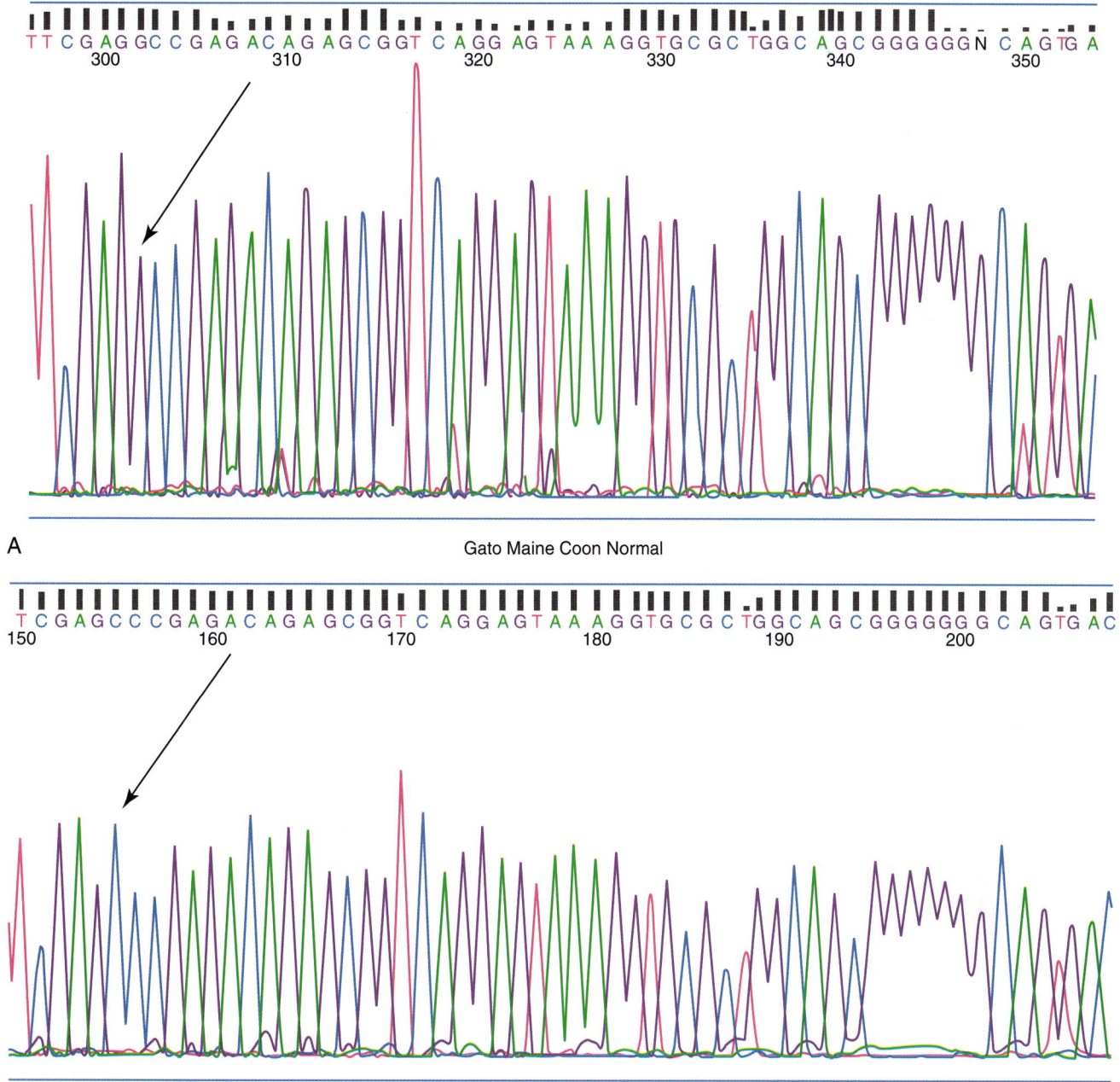

A   Gato Maine Coon Normal

B   Gato Maine Coon Positivo Homozigoto

Figura 40-1: No gato Maine Coon, a mutação sabidamente causadora é uma alteração de par de base simples no gene da proteína C de ligação à miosina, de uma guanina **(A)** para uma citosina **(B)**, no 31° códon do gene. A mutação altera os aminoácidos altamente conservados que são produzidos a partir de alanina em prolina.

(heterozigoto) ou em ambas as cópias (homozigoto) do gene. Gatos heterozigotos possuem uma chance de 50% de passar adiante a mutação genética para a prole. Isso não significa que 50% de uma ninhada de filhotes tenha a mutação, mas sim que cada filhote possui uma chance de 50% de ter esta mutação. Uma ninhada pode de fato ter de 0 a 100% dos filhotes nascidos com a mutação. Gatos homozigotos passam adiante a mutação a 100% de seus filhotes.

Embora um segundo gene causador para CMH tenha sido relatado em gatos Maine Coon, posteriormente foi observado que essa variante (A74T) era normal na população de felinos e não causadora da enfermidade. Não há valor em testar a variante A74T.[18]

Um aspecto muito importante, mas pouco compreendido, da hereditariedade da CMH no gato é que a doença parece ser herdada com penetrância incompleta.[8,19,20] Isso significa que gatos que possuem a mutação apresentarão níveis diferentes de severidade da doença dependendo da "penetrância" do traço naquele gato em especial. Mesmo dentro da mesma ninhada, dois irmãos podem ter a mesma mutação, mas um pode apresentar uma forma mais severa da doença do que o outro. Alguns gatos com a mutação podem nunca apresentar de fato uma forma clínica da doença. Gatos Maine Coon homozigotos possuem uma penetrância maior do traço e provavelmente têm maior chance de desenvolverem a doença.[19] De fato, as probabilidades para gatos homozigotos foram estimadas em 26,4 (i.e., gatos que são homozigotos para a mutação são 26 vezes mais predispostos em desenvolver a doença do que gatos sem a mutação).[20] Além disso, eles podem desenvolver uma forma mais severa da CMH e podem apresentar sinais clínicos antes dos 4 anos de idade.[8] Gatos que são heterozigotos para a mutação apresentam maior chance de desenvolver à doença (probabilidade de 1,8) do que gatos sem a mutação, mas muito menos provavelmente do que gatos homozigotos.[20] Gatos heterozigotos podem desenvolver a enfermidade em uma idade mais avançada e apresentar sinais mais discretos. Conforme mencionado anteriormente, uma pequena porcentagem de gatos, mesmo homozigotos, com a mutação, podem nunca demonstrar sinais clínicos da doença devido à penetrância incompleta. É provável a existência de fatores modificadores genéticos e ambientais que afetam a expressão e penetrância da doença, mas ainda não foram confirmados

A prevalência da mutação na população de Maine Coons foi estimada entre 30% a 40%, sendo a maioria dos gatos com a mutação heterozigotos positivos.[19,21,22] Devido à alta frequência da mutação na raça, devem ser feitas recomendações cuidadosas a criadores para diminuir gradativamente a prevalência da mutação na raça. Tentativas de diminuir rapidamente a prevalência da mutação em uma linhagem familiar podem ter efeitos negativos sobre a raça pela alteração do *pool* genético. Sugestões para recomendações a proprietários de gatos com a mutação serão descritas posteriormente na seção Recomendações para Criadores.

Embora a mutação em Maine Coons surja frequentemente nessa população, ela é bastante específica da raça. É muito incomumente observada em outras raças e improvavelmente está associada à CMH em outras raças de felinos – a menos que estejam intimamente relacionadas à raça Maine Coon. Muito raramente, foram observadas mutações em um pequeno número de Siberianos, Ragdolls e Pelo Longo Britânico.[19,21]

Cardiomiopatia Hipertrófica em Gatos Ragdoll

Uma mutação de substituição também foi identificada no gene da proteína C de ligação à miosina em gatos Ragdoll.[9] Embora identificada no mesmo gene, a mutação em Ragdoll está em um local muito diferente daquele que ocorre em Maine Coon. O gato Ragdoll possui uma mutação de substituição de uma citosina em uma timina (Fig. 40-2) no 820° códon do gene, enquanto a mutação em Maine Coon está localizada no 31° códon. Dada essa localização diferente, é extremamente improvável que as mutações em gatos Maine Coon e Ragdoll tenham sido herdadas de um ancestral em comum; em vez disso, mais provavelmente trata-se de duas mutações recentes que se desenvolveram independentemente.

Embora o modo de hereditariedade dessa mutação no Ragdoll ainda não tenha sido identificado por meio de estudos raciais, é mais provável que também seja um traço autossômico dominante. Assim como em Maine Coons, gatos Ragdolls que são homozigotos para a mutação parecem ser muito mais severamente afetados do que gatos que são heterozigotos para a mutação.[23] Gatos homozigotos mais provavelmente sucumbirão à cardiopatia do que gatos heterozigotos ou sem mutação.

A mutação em Ragdolls também parece ser muito específica da raça.[20]

Cardiomiopatia Hipertrófica em Outras Raças de Gatos

O gato Sphynx foi reconhecido como uma raça acometida pela forma familial da CMH, tanto na Europa como na América do Norte.[4,10] Em Sphynx, tanto machos como fêmeas foram frequentemente afetados com uma idade média de início de quatro anos (variação de 1 a 10 anos).[4] Embora estudos raciais extensos não tenham sido realizados, foi sugerido um padrão autossômico dominante de hereditariedade.[4,10]

Foi relatado que o gato Pelo Curto Britânico possui uma forma familial de CMH com idade média de início de 2,7 anos. O modo de hereditariedade não é conhecido, embora quase metade dos gatos afetados possuíam pelo menos um parente acometido, o que é consistente com um traço autossômico dominante.[12]

Nem o Sphynx ou o Pelo Curto Britânico possuem a mutação do Maine Coon ou do Ragdoll.[24]

Parece haver exemplos de CMH familial em outras raças de felinos, incluindo; Norueguês da Floresta, Pelo Curto Americano, Siberiano, Bengal e Scottish Fold, dentre outros, embora estudos raciais extensos ainda não tenham sido realizados. Não existem evidências de que qualquer uma dessas raças compartilhe as mesmas mutações que o Maine Coon ou Ragdoll, e o teste buscando mutações nessas raças provavelmente não será útil. Pode haver algum benefício em realizar testes de DNA nos gatos acometidos pertencentes a raças que possuem uma relação familial conhecida com raças Maine Coon ou Ragdoll.

Causas Adicionais da Cardiomiopatia Hipertrófica no Maine Coon e Ragdoll

Infelizmente, nem todos os gatos da raça Maine Coon ou Ragdoll com CMH possuem uma dessas mutações identificadas. A causa da doença nesses casos individuais é ainda desconhecida. Em seres humanos, existem mais de 400 mutações genéticas que levam ao desenvolvimento de CMH; portanto, é provável que gatos possam ter várias causas genéticas (e causas não genéticas) também.[7]

Testes de Mutação

Testes genéticos estão agora disponíveis para avaliação das respectivas mutações em Maine Coon e Ragdoll, submetendo-se uma amostra de DNA a um laboratório de testes genéticos de reputação. Amostras de DNA de boa qualidade podem ser obtidas a partir de uma amostra sanguínea submetida em um tubo de ácido etileno-diamina-tetracético (EDTA) ou pelo esfregaço das gengivas do gato com um *swab* bucal especial, embora muitos laboratórios aceitem até mesmo amostras submetidas em haste flexível normal de algodão. O esfregaço gengival é particularmente útil para o teste de filhotes jovens nos quais pode ser difícil obter uma amostra sanguínea. Ademais, um proprietário pode realizar o esfregaço gengival em casa sem o estresse de um gato adulto feroz e enviar os *swabs* diretamente ao laboratório.

Assim que a amostra for fornecida ao laboratório, ela pode ser analisada de diversas maneiras. O padrão-ouro para o teste é realizar o sequenciamento baseado na reação em cadeia de polimerase (PCR) para visualização de fato da sequência de DNA.

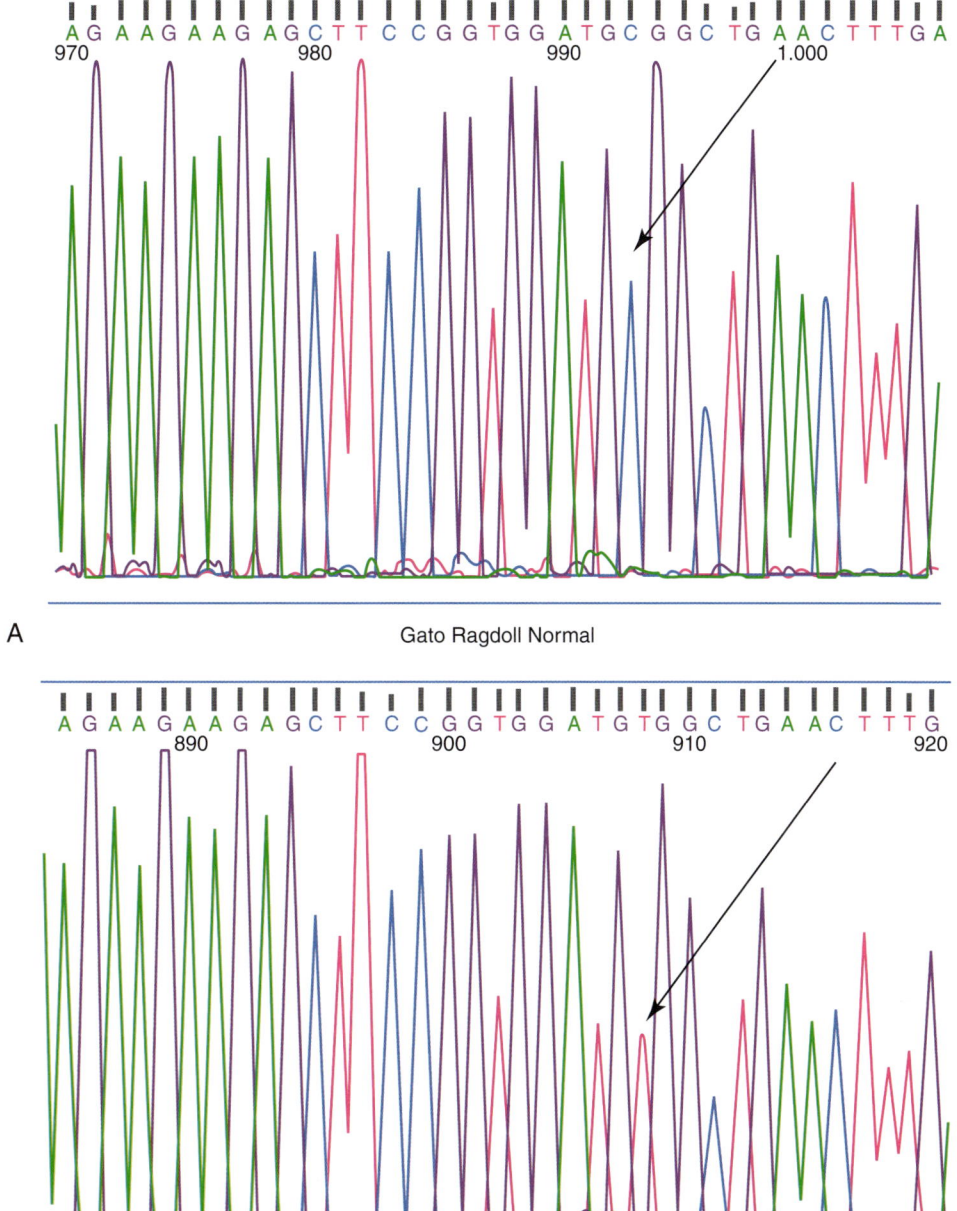

Figura 40-2: No gato Ragdoll, a mutação sabidamente causadora está no mesmo gene que a mutação no Maine Coon (proteína C de ligação à miosina), mas em uma localização diferente. O gato Ragdoll possui uma mutação de substituição de uma citosina (**A**) para uma timina (**B**), no 820° códon do gene.

Os resultados do teste devem indicar se o gato é negativo, heterozigoto positivo ou homozigoto positivo para a mutação. Gatos que são negativos não apresentam a mutação. Isso não significa que algum dia eles não possam desenvolver CMH; simplesmente quer dizer que eles não desenvolverão a forma da doença causada por aquela mutação genética específica. Embora tenha sido demonstrado que as mutações descritas sejam a causa de CMH em vários gatos Maine Coon e Ragdoll, existem alguns gatos que são positivos ao exame ecocardiográfico para CMH que não possuem nenhuma dessas mutações conhecidas e provavelmente apresentarão a doença devido a outras causas de origem familial ou diversa.

Recomendações aos Criadores

Devido à aparente prevalência relativamente alta das mutações conhecidas para CMH em ambas as raças (acima de 30%), seria estupidez recomendar que todos os gatos com as mutações fossem removidos dos programas de criação. Uma redução de 30% dos animais de criação de um *pool* genético fechado e de raça pura pode alterar dramaticamente a característica genética dessas raças. Ademais, deve ser enfatizado que nem todos os gatos que apresentam a mutação, particularmente se heterozigotos, desenvolverão uma forma clínica da doença em razão da penetrância variável da enfermidade. Portanto, recomendações para o aconselhamento de proprietários sobre os resultados de seus testes genéticos poderiam ser as seguintes:

Negativo. Um resultado de teste negativo indica que aquele gato não carreia a conhecida mutação genética que pode levar à CMH. Como existem outras possíveis causas de CMH, isso não significa que esse gato nunca possa desenvolver a doença. Somente significa que ele não desenvolverá a doença a partir da mutação testada.

Heterozigoto Positivo. Gatos heterozigotos positivos possuem uma cópia do gene normal e uma cópia do gene mutado. Esses gatos podem desenvolver a doença, mas muitos não desenvolvem. Se desenvolverem, geralmente ocorrerá em uma idade mais tardia. Portanto, em alguns casos nos quais o gato possua outros traços excepcionais, pode ser razoável considerar manter o gato em um programa de criação. Nessas situações, o gato deve ser avaliado anualmente com um ecocardiograma por um cardiologista a fim de avaliar qualquer evidência de cardiomiopatia. A procriação somente deverá ser considerada se o gato parecer não apresentar a doença e somente com um gato negativo. A prole desse cruzamento entre um heterozigoto positivo e um negativo deve ser avaliada para a mutação, e se possível, um filhote sem a mutação com características desejáveis dos pais deve ser selecionado para substituir o parente positivo para a mutação na colônia de criação. Após algumas poucas gerações, isso diminuirá a prevalência da mutação da doença na população, felizmente sem alterar de forma marcante a característica genética da raça.

Entretanto, se houver evidências de cardiomiopatia na avaliação anual, o gato deve ser removido do programa de criação para a saúde do gato assim como para manter a mutação fora da linhagem sanguínea.

Com essa abordagem, há certamente um risco substancial de nascimento de outros gatos heterozigotos positivos e desenvolvimento da doença por esses indivíduos. Entretanto, em ambas as raças, os gatos heterozigotos positivos apresentam menor penetrância da doença, fazendo com que sejam muito menos predispostos a desenvolver a doença. Ademais, tal abordagem permitirá que o *pool* genético da raça seja de certa forma preservado.

Deve ser salientado que essa é uma doença que se inicia na vida adulta, e que alguns gatos serão selecionados para procriação com base em uma avaliação ecocardiográfica sem quaisquer alterações em um determinado ano, somente para serem diagnosticados com a doença no próximo ano. Portanto, tal abordagem deve somente ser utilizada para gatos excepcionais, e eles devem ser clinicamente avaliados para a doença a cada ano. Se eles desenvolverem a doença clínica, não devem ser mais mantidos no programa de procriação.

Homozigotos Positivos. As recomendações atuais do autor para ambas as raças envolvem a não utilização de gatos que sejam homozigotos para a mutação para propósitos de criação, pois eles certamente passarão a mutação a todas as suas proles, e eles possuem maior risco de desenvolvimento da doença.

Referências

1. MacDonald K: Myocardial disease. In Ettinger SJ, Feldman EC, editors: *Textbook of veterinary internal medicine*, ed 7, St Louis, 2010, Elsevier, pp 1328-1342.
2. MacDonald K: Congenital heart disease in puppies and kittens. *Vet Clin North Am Small Anim Pract* 36:503-531, 2006.
3. Oyama MA, Sisson DD, Thomas WP, et al: Myocardial disease. In Ettinger SJ, Feldman EC, editors: *Textbook of veterinary internal medicine*, ed 7, St Louis, 2010, Elsevier, pp 1250-1299.
4. Chetboul V, Petit A, Gouni V, et al: Prospective echocardiographic and tissue Doppler screening of a large Sphynx cat population: reference ranges, heart disease prevalence and genetic aspects. *J Vet Cardiol* 14:497-509, 2012.
5. Zook BC, Paasch LH: Endocardial fibroelastosis in Burmese cats. *Am J Pathol* 106:435-438, 1982.
6. Fox PR: Feline cardiomyopathies. In Fox PR, Sisson DD, Moise NS, editors: *Textbook of canine and feline cardiology*, ed 2, Philadelphia, 1999, Saunders, pp 621-678.
7. Cahill TJ, Ashrafian H, Watkins H: Genetic cardiomyopathies causing heart failure. *Circ Res* 113:660-675, 2013.
8. Meurs KM, Sanchez X, David RM, et al: Identification of a missense mutation in the cardiac myosin binding protein C gene in a family of Maine Coon cats with hypertrophic cardiomyopathy. *Hum Mol Genet* 14:3587-3593, 2005.
9. Meurs KM, Norgard MM, Ederer MM, et al: A substitution mutation in the myosin binding protein C gene in Ragdoll cats. *Genomics* 90:261-264, 2007.
10. Silverman SJ, Meurs KM, Stern JA: Hypertrophic cardiomyopathy in the Sphynx cat: a retrospective evaluation of phenotype and etiology. *J Feline Med Surg* 14:246-249, 2012.
11. Kittleson MD, Meurs KM, Munro MJ, et al: Familial hypertrophic cardiomyopathy in Maine Coon cats: an animal model of human disease. *Circulation* 24:3172-3180, 1999.
12. Granstro S, Nyberg MT, Godiksen M, et al: Prevalence of hypertrophic cardiomyopathy in a cohort of British Shorthair cats in Denmark. *J Vet Intern Med* 25:866-871, 2011.
13. Nakagawa K, Takemura N, Machida N, et al: Hypertrophic cardiomyopathy in a mixed breed cat family. *J Vet Med Sci* 64:619-621, 2002.
14. Kraus MS, Calvert CA, Jacobs GJ: Hypertrophic cardiomyopathy in a litter of five mixed-breed cats. *J Am Anim Hosp Assoc* 35:293-296, 1999.
15. Baty CJ, Malarkey DE, Atkins CE, et al: Natural history of hypertrophic cardiomyopathy and aortic thromboembolism in a family of domestic shorthair cats. *J Vet Intern Med* 15:595-599, 2001.
16. Pion PD, Kittleson MD, Thomas WP, et al: Clinical findings in cats with dilated cardiomyopathy and relationship of findings to taurine deficiency. *J Am Vet Med Assoc* 15:267-285, 1992.
17. Lawler DF, Templeton AJ, Monti KL: Evidence for genetic involvement in feline dilated cardiomyopathy. *J Vet Intern Med* 7:383-387, 1993.
18. Longeri M, Ferrari P, Knafelz P, et al: Myosin-binding protein C DNA variants in domestic cats (A31P, A74T, R820W) and their association with hypertrophic cardiomyopathy. *J Vet Intern Med* 27:275-285, 2013.
19. Mary J, Chetboul V, Sampedrano CC, et al: Prevalence of the MYBPC3-A31P mutation in a large European feline population and association with hypertrophic cardiomyopathy in the Maine Coon breed. *J Vet Cardiol* 12:155-161, 2010.
20. Longeri M, Ferrari P, Knafelz P, et al: Myosin-Binding Protein C DNA variants in domestic cats (A31P, A74T, R820W) and their association with hypertrophic cardiomyopathy. *J Vet Intern Med* 27:275-285, 2013.
21. Fries R, Heaney AM, Meurs KM: Prevalence of the myosin binding protein C in Maine Coon cats. *J Vet Intern Med* 22:893-896, 2008.
22. Casamian-Sorrosal D, Chong SK, Fonfara S, et al: Prevalence and demographics of the MYBPC3-mutations in ragdolls and Maine coons in the British Isles. *J Small Anim Pract* 55(5):269-273, 2014.
23. Borgeat KA, Casamian D, Helps CR, et al: Outcome of 174 ragdoll cats tested for the myosin binding protein C3 mutation. *J Vet Intern Med* 27:683, 2013.
24. Meurs KM, Norgard MM, Kuan M, et al: Analysis of eight sarcomeric candidate genes for feline hypertrophic cardiomyopathy mutations in cats with hypertrophic cardiomyopathy. *J Vet Intern Med* 23:840-843, 2009.

Atualização no Tratamento da Cardiomiopatia Felina

Sonya G. Gordon

As cardiomiopatias constituem-se em doenças primárias do miocárdio que são caracterizadas por uma série de fenótipos, os quais podem ou não ser progressivos e, assim, podem ou não levar ao desenvolvimento de sinais clínicos. Outras condições comórbidas, como a hipertensão sistêmica e hipertireoidismo, podem mimetizar a cardiomiopatia felina e/ou contribuir para a progressão, se deixadas sem tratamento em gatos com cardiomiopatia e, assim, devem sempre ser excluídas em animais com cardiomiopatia conhecida ou suspeita. Os sinais clínicos iniciais associados a cardiomiopatias felinas incluem aqueles associados à insuficiência cardíaca congestiva (ICC), síncope ou tromboembolismo arterial (TEA). O tratamento e a prevenção do TEA é abordado no Capítulo 35. Já este capítulo se refere predominantemente ao tratamento e potencial prevenção de sinais de ICC (p. ex., dispneia, taquipneia, fraqueza e colapso) com ênfase em áreas em que novos dados foram publicados.

CLASSIFICAÇÃO DA DOENÇA/INSUFICIÊNCIA CARDÍACA

As diretrizes do Consenso do American College of Veterinary Internal Medicine (ACVIM) para o diagnóstico e tratamento da cardiopatia valvar crônica canina contemplaram um esquema de estadiamento para cardiopatias e insuficiência cardíaca em 2009.[1] Desde esse período, outros ampliaram a utilização desse esquema de graduação para inclusão do estadiamento da cardiomiopatia dilatada canina[2] e cardiomiopatias felinas.[3] O esquema de graduação da ACVIM, de forma geral, quando adaptado para gatos, reconhece que alguns gatos aparentemente sadios possuem ou estão em maior risco de desenvolvimento de cardiomiopatia e que alguns destes possuem risco de ICC ou TEA, e podem ser identificados com base no conhecimento da resenha (p. ex., idade, sexo e raça) e alterações observadas no exame físico (p. ex., presença de sopro, som cardíaco em ritmo de galope, e/ou arritmia). A utilização dessa informação para identificar gatos "em risco" facilita o desenvolvimento de recomendações para tutores com relação às abordagens mais sagazes do ponto de vista financeiro para avaliação de cardiomiopatias em gatos aparentemente sadios. Esse grupo de gatos é incluído no estágio A. É importante reconhecer que nem todos os gatos com sopros cardíacos ou outras anormalidades auscultatórias apresentam cardiomiopatia e, desta forma, outros testes são necessários para estabelecer um diagnóstico de cardiomiopatia. Muitos sopros cardíacos são benignos (p. ex., devido à obstrução

dinâmica da via de saída ventricular direita) ou inocentes (i.e., sem etiologia identificável com base no ecocardiograma). Gatos em estágio A não possuem sinais de cardiopatia ou insuficiência e não são atualmente reconhecidos como cardiopatas, mas simplesmente possuem alguma espécie de "pistas" identificadas pela resenha e/ou exame físico que os colocam sob maior risco de cardiopatia. A predisposição genética é reconhecida em algumas raças de gatos, e o papel da genética na cardiopatia felina é abordado no Capítulo 40.

O estágio B inclui todos os gatos que sabidamente apresentam cardiomiopatia (tipicamente com base no ecocardiograma), mas que não apresentam sinais ou sintomas atuais ou prévios de doença ou insuficiência cardíaca. Esse grupo pode ser estratificado em estágio B1 e estágio B2, com base na presença e magnitude de alterações estruturais e/ou funcionais do coração. Os gatos são categorizados como estágio B1 se o remodelamento cardíaco for discreto e estágio B2 se as alterações cardiovasculares forem moderadas a severas. Embora essas categorias sejam de certa forma subjetivas, a maioria dos observadores poderia usar a presença e a magnitude do aumento atrial esquerdo, a magnitude da hipertrofia ventricular esquerda, o grau de disfunção sistólica, e a presença ou gravidade de obstrução da via de saída ventricular esquerda (OVSVE) para auxiliar na classificação dos estágios B1 ou B2.

O estágio C inclui todos os gatos que atualmente possuem ou historicamente apresentavam sinais clínicos como consequência de cardiopatias. Os sintomas da ICC incluem dispneia, taquipneia, ortopneia e tosse infrequente. O diagnóstico de ICC deve ser estabelecido pelo histórico e exame físico, combinados a radiografia torácica, ecocardiograma e talvez avaliação de biomarcadores (níveis sanguíneos da fração N-terminal do peptídeo natriurético cerebral [NT-proBNP] e/ou troponina cardíaca-I). Gatos acometidos apresentam edema pulmonar, efusão pleural, efusão pericárdica ou menos comumente ascite observada em combinação com cardiopatia em grau suficiente para ser a causa de congestão. É importante reconhecer que gatos em estágio C permanecem nesse estágio mesmo que o tratamento resolva completamente os sinais clínicos da ICC.

Gatos classificados como estágio D estavam inicialmente em estágio C, mas já houve a progressão da cardiopatia; e apesar da terapia apropriada (p. ex., furosemida, inibidor da enzima conversora de angiotensina [IECA], e/ou pimobendan), eles continuam a sofrer com os sinais clínicos da congestão. Este é o estágio refratário da insuficiência cardíaca, e fármacos menos comumente utilizados são frequentemente adicionados nesse estágio para controlar os sinais de ICC. Um resumo desse esquema de classificação adaptado da insuficiência cardíaca pode ser observado na Figura 41-1. As vantagens da utilização de um esquema de classificação desta natureza são a de que fornece um quadro útil para discutir cardiopatias com colegas e clientes, e fornece um jeito fácil de desenvolver e comunicar recomendações específicas para cada estágio. Uma visão geral das recomendações específicas para cada estágio pode ser vista na Figura 41-2 e Tabela 41-1. Os medicamentos comumente utilizados em gatos com cardiomiopatia são apresentados na Tabela 41-2.

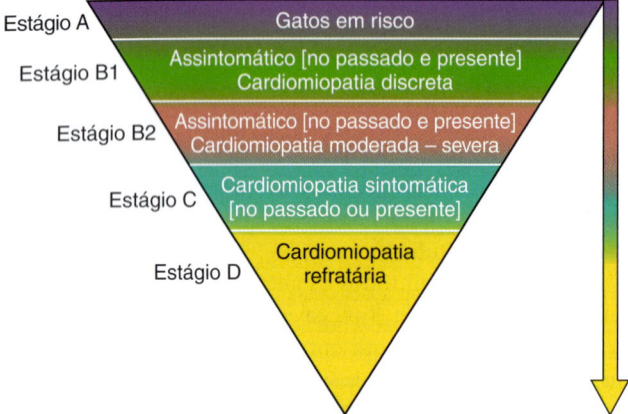

Figura 41-1: Esquema de classificação da cardiomiopatia felina. (Modificação do Esquema de Classificação da Insuficiência Cardíaca Congestiva pelo American College of Veterinary Internal Medicine: Atkins C, Binaural J, Hettinger S, et al: Guidelines for the diagnosis and treatment of canine chronic valvular heart disease. *J Vet Intern Med* 23(6):1142-1150, 2009; Gordon SG, Estrada AH: *The ABCDs of small animal cardiology: a practical manual*, Guelph, 2013, LifeLearn.)

ESTRATÉGIAS DIAGNÓSTICAS, TERAPÊUTICAS E DE ACOMPANHAMENTO BASEADAS NA CLASSIFICAÇÃO

Utilizando o esquema de classificação já definido mencionando gatos com cardiomiopatia, recomendações diagnósticas, terapêuticas e de monitoramento específicas podem ser oferecidas. Até certo ponto, tais recomendações seguem os padrões de práticas do autor, mas vários cardiologistas veterinários seguem um plano semelhante em suas práticas clínicas. A ênfase é colocada em tópicos para os quais novas informações clinicamente relevantes foram recentemente publicadas.[4-10] Algumas das recomendações são baseadas em achados ecocardiográficos ou resultados laboratoriais. Para detalhes específicos com relação ao diagnóstico ecocardiográfico da cardiomiopatia felina e a utilidade da NT-proBNP, consulte os Capítulos 46 e 34, respectivamente.

Diagnóstico, Tratamento e Monitoramento de Pacientes em Estágio A – Gatos em Risco de Ter ou Desenvolver Cardiomiopatia

Em vários relatos recentes documentou-se que 10% a 15% de gatos presumivelmente sadios possuem evidências de doença cardiovascular. Nem todos esses gatos desenvolverão ICC, mas o conjunto de gatos que poderiam desenvolver doença cardiovascular é bastante grande. Gatos com sopro, ritmo de galope ou outras arritmias cardíacas; aqueles que possuem um parente próximo com cardiomiopatia; e aqueles com predisposição genética para cardiomiopatia são claramente candidatos para outros exames que busquem doença cardiovascular. Há uma série de testes diagnósticos disponíveis a fim de avaliar ou de

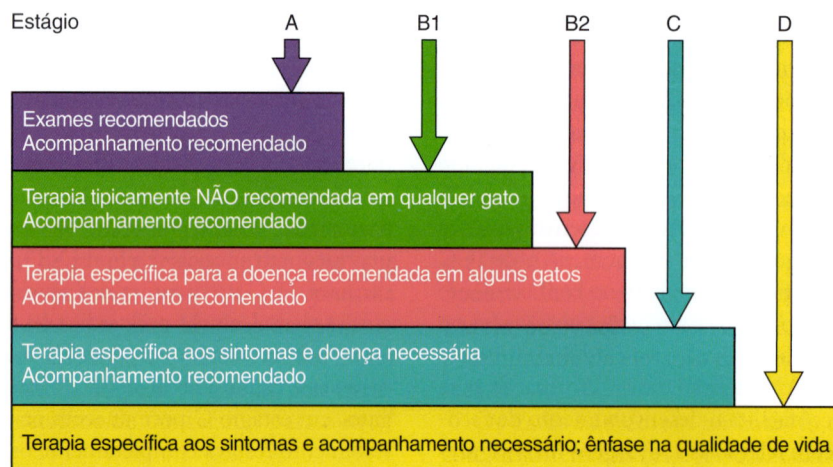

Figura 41-2: Estratégias diagnósticas, terapêuticas e de acompanhamento baseadas na classificação da cardiomiopatia. (Modificação do Esquema de Classificação da Insuficiência Cardíaca Congestiva pelo American College of Veterinary Internal Medicine: Atkins C, Binaural J, Hettinger S, et al: Guidelines for the diagnosis and treatment of canine chronic valvular heart disease. *J Vet Intern Med* 23(6):1142-1150, 2009; Gordon SG, Estrada AH: *The ABCDs of small animal cardiology: a practical manual*, Guelph, 2013, LifeLearn.)

Tabela 41-1	**Resumo das Recomendações sobre Diagnóstico, Tratamento e Acompanhamento Baseados no Estadiamento**		
Estágio	**Diagnóstico**	**Terapia**	**Acompanhamento**
A	Diagnóstico definitivo*: Ecocardiograma§ Triagem: NT-proBNP (Cap. 34)	Nenhuma	Reavaliação: Tipicamente a cada ano
B1	Diagnóstico definitivo*‡: Ecocardiograma§ Radiografias torácicas	Tipicamente nenhuma	Reavaliação: A cada 6 a 12 meses
B2	Diagnóstico definitivo*‡†: Ecocardiograma§ Radiografias torácicas	Nenhum Antitrombótico se houver aumento atrial esquerdo significativo Sem evidência de OVSVE no ecocardiograma; considerar um IECA Evidência de OVSVE no ecocardiograma; considerar atenolol ± IECA	Orientação do cliente: Sinais de ICC e TEA FRR Reavaliação: A cada quatro a oito meses Mais cedo se os sinais clínicos ocorrerem ou se a FRR for maior que 30 respirações/ min
C	Diagnóstico definitivo*‡†: Radiografias torácicas Ecocardiograma§ Resposta à terapia de ICC	Sem evidência de OVSVE no ecocardiograma; Pleurocentese conforme necessidade, furosemida, IECA, antitrombótico, pimobendan† Evidência de OVSVE no ecocardiograma; Pleurocentese conforme necessidade, furosemida, IECA, antitrombótico†	Orientação do cliente: Sinais de ICC e TEA FRR Reavaliação: A cada 3 a 4 meses Mais cedo se houver alterações importantes na medicação ou estado clínico Mais cedo se os sinais clínicos ocorrerem ou se a FRR for maior que 30 respirações / minuto
D	Conforme a necessidade, baseado nos sinais clínicos existentes que estejam contribuindo para a pobre qualidade de vida	O mesmo que estágio C, com ajustes apropriados da dose ± adicionar pimobendan Adição de outras medicações de acordo com a avaliação caso a caso, conforme a necessidade Descontinuação de medicações pode ser indicada em alguns casos	Conforme a necessidade; semelhante ao estágio C

IECA, inibidor da enzima conversora de angiotensina; TEA, tromboembolismo arterial; ICC, insuficiência cardíaca congestiva; FRR, frequência respiratória em repouso/dormindo; OVSVE, obstrução da via de saída ventricular esquerda; NT-proBNP, fração N-terminal do peptídeo natriurético cerebral.
*Outras condições (p. ex., hipertensão sistêmica e hipertireoidismo) podem mimetizar a cardiomiopatia felina e/ou contribuir para a progressão se deixadas sem tratamento, por serem comorbidades em gatos com cardiomiopatia, e devem sempre ser descartadas em gatos com cardiomiopatia conhecida ou suspeita.
†Listada em ordem de prioridade.
‡Testes auxiliares podem ser indicados em casos individuais (p. ex., radiografias torácicas/projeções ortogonais, eletrocardiograma, exames de sangue de rotina, e/ou urinálise).
§Ecocardiograma com Doppler, de preferência.

realizar a triagem de gatos suspeitos de ter uma forma assintomática da cardiomiopatia. O ultrassom cardíaco (ecocardiograma) é considerado o padrão-ouro. Outras estratégias de triagem, em particular a utilização de biomarcadores cardíacos, como a NT-proBNP, podem fornecer informações adicionais quando o ultrassom cardíaco não estiver disponível ou não for aceito pelo tutor. Radiografias torácicas e eletrocardiograma (ECG) não são testes de triagem bons para cardiomiopatia devido à sua baixa sensibilidade e não devem ser utilizados em substituição a exames mais definitivos. A aferição da pressão arterial sanguínea ou testes de função tireoideana podem ser indicados em gatos idosos quando a cardiopatia se torna um diagnóstico diferencial. Não há terapia recomendada para gatos em estágio A. A avaliação periódica, por ecocardiograma ou exames do peptídeo natriurético, pode ser indicada em gatos com uma conhecida predisposição à cardiomiopatia, mesmo se o exame ecocardiográfico atual estiver dentro da normalidade.

Pacientes em Estágio B1 – Gatos Assintomáticos com Mínimo Remodelamento Secundário à Cardiomiopatia

Por definição, gatos em estágio B1 não apresentam sinais clínicos evidentes de ICC, e a identificação é tipicamente o resultado da avaliação dos gatos em estágio A.

Tabela 41-2	Fármacos Tipicamente Utilizados no Tratamento da Cardiomiopatia Felina	
Droga	**Dose**	**Comentários**
Atenolol	VO: 1,0-2,5 mg/kg a cada 12 horas, ou 6,25-12,5 mg/gato a cada 12 horas	A frequência cardíaca almejada no hospital é de aproximadamente 160 batimentos por minuto Não iniciar diante de um quadro de ICC É necessário o aumento titulado até a dose almejada A dose pode precisar ser reduzida ou descontinuada em gatos que desenvolvem ICC A redução titulada da dose é recomendada; a descontinuação abrupta deve ser evitada Efeitos adversos: possível bradicardia, hipotensão, e novo ou recorrente quadro de ICC
Benazepril	VO: 0,25-0,5 mg/kg a cada 12 horas, ou 0,5 mg/kg a cada 24 horas	Iniciar no limite inferior da dose e aumentar até a dose máxima com monitoramento da função renal e potássio sérico, além da pressão sanguínea Efeitos adversos: possível azotemia, insuficiência renal aguda e hipercalemia
Diltiazem	Formulação regular: VO: 7,5 mg/gato a cada 8 horas Liberação sustentada: VO: 30-60 mg/gato a cada 12-24 horas	As formulações de liberação sustentada não podem ser feitas em suspensão Efeitos adversos: possível hiporexia e êmese pelas formulações de liberação sustentada; possível hipotensão e bradicardia com todas as formulações
Enalapril	VO: 0,25-0,5 mg/kg a cada 12 horas, ou 0,5 mg/kg a cada 24 horas	Iniciar no limite inferior da dose e aumentar até a dose máxima com monitoramento da função renal e potássio sérico, além da pressão sanguínea Efeitos adversos: possível azotemia, insuficiência renal aguda e hipercalemia
Furosemida	Parenteral: 0,5-2,0 mg/kg a cada 1 a 8 horas IV/IM/SC TIC: 0,25-0,6 mg/kg/h VO: 1-2 mg/kg a cada 12 a 24 horas, até uma dose diária máxima total de 4-6 mg/kg	Para administração parenteral, a posologia depende da resposta à terapia Bólus iniciais são indicados tipicamente a cada 2 horas, e depois a cada 6 a 8 horas Compostos em suspensão a partir de comprimidos são tipicamente mais bem tolerados do que elixir comercial à base de álcool Efeitos adversos: possível azotemia, insuficiência renal, hipotensão, hipocloremia, hipocalemia e hiponatremia
Pimobendan	VO: 0,625-1,25 mg/gato a cada 12 horas	Não reformular em suspensão Relativamente contraindicada em gatos com OVSVE Efeitos adversos: Não foram consistentemente relatados; taquicardia e hipotensão possíveis em gatos com OVSVE
Espironolactona	VO: 1-2 mg/kg a cada 12 a 24 horas	Fraco efeito diurético Pode ter efeitos antifibróticos que são cardioprotetores Pode ajudar a limitar a severidade da hipocalemia Efeitos adversos: possíveis escoriações faciais

ICC, insuficiência cardíaca congestiva; TIC, taxa de infusão contínua; IM, intramuscular; IV, intravenoso; OVSVE, obstrução da via de saída ventricular esquerda; VO, via oral; SC, subcutâneo.

Diagnóstico de Pacientes em Estágio B1

O diagnóstico definitivo da cardiomiopatia em estágio B1 necessita de um ecocardiograma (de preferência com estudo Doppler). Embora a definição de mínimo remodelamento secundário à cardiomiopatia seja subjetiva, esses gatos são tipicamente caracterizados por tamanho atrial esquerdo normal ou com mínimos aumentos, discretos incrementos na espessura septal interventricular e/ou da parede livre ventricular esquerda, mínimas evidências de OVSVE, e talvez disfunção discreta da função diastólica. Em alguns casos, o ecocardiograma pode não ser capaz de discriminar entre animais normais e com discreta cardiomiopatia, especialmente em gatos com mais de 9 anos de idade, nos quais as alterações ecocardiográficas relacionadas à idade podem ser difíceis de diferenciar de uma forma discreta de cardiomiopatia. De forma geral, o estabelecimento de um diagnóstico de cardiomiopatia em estágio B1 representa um desafio clínico e é necessária significativa habilidade ecocardiográfica. Outros exames podem ser indicados a fim de avaliar órgãos sistêmicos que podem estar afetados pelo tratamento da cardiopatia (p. ex., exames de sangue rotineiros e/ou urinálise) ou contribuir para a progressão da doença/insuficiência cardíaca (p. ex., testes de função tireoideana e/ou aferição da pressão sanguínea).

Tratamento de Pacientes em Estágio B1

Para gatos com cardiomiopatia em estágio B1, o tratamento quase nunca é recomendado, a menos que uma causa subjacente (p. ex., hipertireoidismo, hipertensão sistêmica, e/ou deficiência de taurina) seja identificada. Certos gatos com cardiomiopatia discreta podem apresentar progressão rápida, mesmo que vários gatos apresentem progressão lenta da cardiopatia. Assim, recomenda-se o monitoramento programado para avaliar a piora da cardiopatia.

Monitoramento de Pacientes em Estágio B1

Tipicamente, a reavaliação para gatos em estágio B1 inclui um ecocardiograma a cada 6 a 12 meses. Intervalos de 6 meses ou menores são recomendados tipicamente em gatos jovens (com menos de 5 anos de idade) de raças puras com predisposição reconhecida à cardiomiopatia.

Pacientes em Estágio B2 – Gatos Assintomáticos com Moderado a Severo Remodelamento Secundário à Cardiomiopatia

Por definição, gatos em estágio B2 não apresentam sinais evidentes de ICC, e a identificação ocorre tipicamente pelo resultado de exames de rotina de pacientes em estágio A ou como consequência de reavaliação de gatos em estágio B1.

Diagnóstico de Pacientes em Estágio B2

O diagnóstico definitivo da cardiomiopatia em estágio B2 necessita de um ecocardiograma (de preferência com estudo Doppler). Embora a definição de moderado a severo remodelamento secundário à cardiomiopatia seja subjetiva, esses gatos são tipicamente caracterizados por alguma combinação de aumento atrial esquerdo, espessamento regional ou difuso (hipertrofia) das paredes ventricular esquerda e músculos papilares, evidências de fibrose miocárdica, alteração da função contrátil ventricular esquerda, evidências de OVSVE, ou disfunção diastólica. O número e o tipo dessas anormalidades podem depender de acordo com a forma da cardiomiopatia e grau de progressão da doença. O estabelecimento de um diagnóstico definitivo pode finalmente influir nas recomendações terapêuticas, embora para muitos cardiologistas o grau de aumento atrial esquerdo, a severidade da hipertrofia ventricular esquerda ou a magnitude da OVSVE sejam os fatores que mais provavelmente podem influir nas recomendações terapêuticas. Outros exames podem ser indicados a fim de avaliar órgãos sistêmicos que podem estar afetados pelo tratamento da cardiopatia (p. ex., exames de sangue rotineiros e/ou urinálise) ou contribuir para a progressão da doença/ insuficiência cardíaca (p. ex., testes de função tireoideana e/ ou aferição da pressão sanguínea).

Tratamento de Pacientes em Estágio B2

Como o(s) primeiro(s) sinal(is) de cardiopatias em gatos pode(m) estar associados a risco de morte, há frequentemente uma urgência em iniciar o tratamento quando a cardiopatia é descoberta. Infelizmente, com a possível exceção de cardiomiopatia secundária à deficiência de taurina, não existem evidências publicadas demonstrando que o início de qualquer medicação em gatos assintomáticos com cardiomiopatia possa prolongar o tempo de vida sem sintomas e/ou a sobrevida. A decisão de tratar deve ser considerada à luz da capacidade do tutor e vontade de medicar de forma crônica o gato, e a tolerância deste ao(s) medicamento(s).

Embora não tenha ainda sido demonstrado que IECAs (p. ex., enalapril e benazepril) reduzam a hipertrofia ventricular esquerda ou prolonguem a sobrevida em gatos com ICC secundária a uma série de cardiomiopatias, já foi comprovado que são relativamente seguros e bem tolerados. Vários veterinários cardiologistas recomendam o início de IECAs em gatos em estágio B2 com aumento atrial esquerdo moderado a marcante, independentemente da forma da cardiomiopatia, pois o sistema renina angiotensina será provavelmente ativado conforme o gato se aproxima do quadro de ICC. A terapia antitrombótica empírica é de certa forma frequentemente iniciada em gatos em estágio B2 com aumento atrial esquerdo moderado a marcante, naqueles com contraste espontâneo (fumaça) no átrio esquerdo, ou naqueles com redução da função atrial esquerda, pois já foi demonstrado que tais achados estão associados ao aumento do risco de TEA (Cap. 35).

A cardiomiopatia mais comum diagnosticada no gato é a cardiomiopatia hipertrófica (CMH). Gatos com CMH podem ser subdivididos naqueles sem OVSVE e aqueles com OVSVE; esta é algumas vezes referida como *cardiomiopatia obstrutiva hipertrófica (CMOH)*. A obstrução da via de saída ventricular esquerda pode ser uma consequência da movimentação anterior sistólica (MAS) da valva mitral e/ou hipertrofia no topo do septo interventricular que esteja causando uma obstrução à ejeção do sangue para fora do ventrículo esquerdo. A obstrução da via de saída ventricular esquerda pode ocorrer por outras formas de cardiomiopatias e por doenças da valva mitral, mas é mais comumente observada em gatos com CMH. Historicamente, betabloqueadores foram frequentemente utilizados para tratar gatos com CMH em estágio B2, especialmente naqueles gatos com OVSVE ou em gatos com taquicardia ou arritmias ventriculares. A premissa para tal estratégia terapêutica é baseada em parte pela extrapolação de pacientes humanos com CMH e sinais clínicos durante excitação ou exercício. Em gatos, foi demonstrado que o atenolol, um beta-1 bloqueador específico, atenua a severidade da OVSVE e reduz a regurgitação mitral associada, limita o consumo de oxigênio miocárdico e limita a hipertrofia progressiva em determinados casos. Entretanto, algumas questões foram levantadas sobre o bloqueio de receptores beta que poderia resultar em descompensação da ICC e aumento potencial do risco de TEA, como consequência da disfunção sistólica atrial esquerda. A publicação de um estudo clínico de coorte, prospectivo, observacional, aberto e não randômico, forneceu algumas evidências bastante necessárias com relação ao efeito da terapia com atenolol a longo prazo em gatos com CMH pré-clínica (estágio B) com ou sem obstrução (CMOH).[6] Embora tenha havido algumas limitações citadas nesse estudo, não houve diferença significativa na mortalidade por todas as causas e na mortalidade cardíaca entre gatos com

CMH que foram tratados com atenolol contra aqueles que não foram tratados. A porcentagem de gatos que morreu e o momento do óbito para gatos que morreram durante o estudo no grupo tratado com atenolol foi de 45% e de 1.133 ± 503 dias (mediana ± desvio-padrão); e no grupo não tratado, foi de 38% e 1.043 ± 659 dias. A idade e o tamanho atrial esquerdo foram os únicos preditores do resultado em cinco anos. Nesse estudo, o atenolol foi bem tolerado sem efeitos adversos reconhecidos. Os resultados desse estudo sugerem que a utilização do atenolol provavelmente seja bem tolerada, embora não esteja associada a qualquer prolongamento óbvio da sobrevida em gatos com CMH pré-clínica (estágio B). Outros estudos são necessários nessa área.

Bloqueadores dos canais de cálcio, como o diltiazem, também foram utilizados para o tratamento de CMH em estágio B2 não caracterizados por OVSVE. Os bloqueadores dos canais de cálcio enquanto classe podem melhorar diretamente o relaxamento, e foi relatado em um estudo que o diltiazem reduz a severidade da hipertrofia ventricular em gatos com CMH. Entretanto, a formulação de liberação não sustentada requer administrações a cada 8 horas, e a formulação de liberação sustentada frequentemente causa complicações gastrintestinais (GI) clinicamente significativas, incluindo hiporexia e êmese, e ainda necessita de administração a cada 12 horas. Por estas razões, o diltiazem geralmente não é o agente de escolha para o tratamento de CMH no gato.

O papel potencial do manejo nutricional de gatos em estágio B2 é abordado no Capítulo 39.

Monitoramento de Pacientes em Estágio B2

Dado o potencial para progressão de pacientes em estágio B2 para estágio C, a orientação do cliente e o acompanhamento programado permanecem os pilares do manejo independentemente de o tratamento ser iniciado ou não.

A orientação ao cliente deve incluir informações com relação aos potenciais sinais clínicos com ênfase naqueles que poderiam estar associados ao TEA ou ICC, como claudicação, fraqueza, paralisia, dor, comportamento anormal, síncope, perda de peso, aumento do esforço respiratório, taquipneia e tosse (rara). A aferição da frequência respiratória em repouso (ou dormindo, de preferência) pelo tutor é amplamente utilizada no cão como uma ferramenta sensível a fim de identificar o início ou recidiva da ICC.[4] Embora não tenha sido comprovado que seja útil da mesma forma no gato, há razões para acreditar que possa ser, e os valores de referência para gatos normais adultos já foram relatados (menos que 30 movimentos por minuto).[5] Gatos com frequência respiratória em repouso repetidamente maior do que 30 movimentos/minuto são anormais e provavelmente requerem reavaliação por parte de seus veterinários.[5] Existe uma série de aplicativos grátis para *smartphones* que foram desenvolvidos para facilitar a aferição pelo tutor da frequência respiratória em repouso/dormindo. As frequências respiratórias em repouso/dormindo devem ser aferidas regularmente (diária ou semanalmente) em um gato em estágio B2. Tipicamente, avaliações mais frequentes são recomendadas aos gatos os quais são julgados estarem sob maior risco de desenvolvimento de ICC em um futuro próximo (p. ex., nos próximos 3 a 6 meses).

Reavaliações periódicas para acompanhar a progressão da doença e detectar sinais precoces de descompensação devem ser recomendadas. Tipicamente, agendamentos desse tipo são marcados a cada 4 a 8 meses com intervalos mais curtos sendo preferidos nos casos mais avançados. Além de um histórico minucioso e exame físico, uma série de outros testes diagnósticos pode ser valiosa, incluindo radiografias torácicas, ecocardiograma, pressão sanguínea, aferição de NT-proBNP, exames de sangue de rotina e ECG.

Pacientes em Estágio C – Gatos com Sinais Prévios ou Atuais de Insuficiência Cardíaca Atribuíveis à Cardiomiopatia

Por definição, gatos em estágio C atualmente têm ou previamente apresentaram sinais de ICC atribuíveis à cardiopatia.

Diagnóstico de Pacientes em Estágio C

O diagnóstico definitivo da cardiomiopatia em estágio C é feito em um gato com sinais clínicos apropriados (p. ex., distrição respiratória, dispneia ou ortopneia, aumento da frequência respiratória em repouso, fraqueza ou colapso) em combinação com evidências radiográficas torácicas que suportem o quadro de ICC, ou outras evidências conclusivas de ICC (p. ex., distensão jugular com efusão pleural por transudato modificado e evidências ecocardiográficas de cardiopatia avançada). Em gatos severamente comprometidos, quando os melhores testes diagnósticos não são realizados ou quando os resultados dos testes de rotina são ambíguos, a resposta ao tratamento emergencial para a ICC pode ser utilizada para estabelecer o diagnóstico. Um exame ultrassonográfico breve e rápido, na gaiola, em um gato dispneico pode ajudar a determinar se há líquido suficiente para justificar a realização de toracocentese, ou se há aumento atrial esquerdo. Outros testes diagnósticos podem ser realizados a fim de auxiliar no estabelecimento do diagnóstico (p. ex., ecocardiograma completo e/ou determinação do NT-proBNP), estadiar a severidade da cardiopatia (p. ex., ecocardiograma, aferição da pressão sanguínea, e/ou ECG) e avaliar os órgãos sistêmicos que possam ser afetados pelo tratamento da cardiopatia (p. ex., exames de sangue rotineiros e/ou urinálise) ou contribuir para a progressão da doença/insuficiência cardíaca (p. ex., testes de função tireoidana e/ou aferição da pressão sanguínea).

Tratamento de Pacientes em Estágio C

A insuficiência cardíaca congestiva está associada à significativa morbidade e causa risco de morte; assim, sempre é recomendada a instituição do tratamento. Assim como ocorre em muitas doenças felinas, existem poucas publicações baseadas em evidências que relatam os melhores métodos para tratar a ICC em gatos, o que faz com que a abordagem terapêutica seja empírica e baseada na experiência clínica. Um pilar da terapia da ICC em gatos com efusão pleural de volume moderado a severo é a pleurocentese a fim de aliviar os sinais da distrição respiratória associados à efusão pleural.

A furosemida é o diurético mais frequentemente utilizado para o tratamento da ICC. A furosemida é usualmente administrada por via parenteral (intravenosa, intramuscular ou subcutânea) para ICC aguda, e por via oral para a abordagem crônica da insuficiência cardíaca. A dose e posologia são ajustadas conforme a necessidade, até que seja administrada uma dose suficiente que resolva os sinais de congestão (p. ex., edema pulmonar e/ou efusão pleural). Para a ICC aguda descompensada, a furosemida pode ser administrada em 0,5 a 2,0 mg/kg por via parenteral e repetida a cada 2 horas conforme a necessidade, até que a dispneia comece a melhorar. A dose geralmente precisa ser reduzida assim que a frequência respiratória e o esforço estiverem melhores. Em gatos com desenvolvimento ou piora da azotemia, aumento do hematócrito ou elevação dos sólidos totais, a dose da furosemida pode precisar ser mantida por 1 a 2 dias a fim de se evitar hemoconcentração excessiva. De forma semelhante, a dose oral crônica frequentemente requer um grau de experimentação, pois a dose de furosemida em gatos pode variar de 1 mg/kg a cada 48 horas até 2 a 4 mg/kg a cada 12 horas; a dose diária crônica total máxima não deve exceder 4 a 6 mg/kg. A ICC crônica em gatos é também frequentemente tratada com um IECA (p. ex., enalapril, benazepril ou lisinopril), em parte para amenizar a suprarregulação antecipada do sistema renina-angiotensina-aldosterona. Ademais, dado que a maioria dos gatos em ICC possui aumento atrial e, desta forma, possui maior risco de desenvolvimento de TEA, o início de uma terapia antitrombótica é usualmente recomendado assim que a ICC for diagnosticada. Para a maioria dos veterinários, essa combinação de medicamentos (furosemida, IECA e antitrombóticos) é considerada como a terapia padrão para ICC no gato e empregada independentemente da forma da cardiomiopatia.

Se os resultados de um ecocardiograma estiverem disponíveis, e eles confirmarem a presença de disfunção sistólica ventricular sem OVSVE, então (com base em publicações recentes) o pimobendan pode ser adicionado à terapia padrão da ICC. O fármaco é usualmente bem tolerado, e relatos observacionais indicam o potencial benefício empírico em gatos com disfunção sistólica ventricular óbvia ao ecocardiograma.[8,9] A dose oral mediana crônica relatada é de aproximadamente 0,25 mg/kg a cada 12 horas, variando de 0,18 a 0,35 mg/kg.[7-10] Um estudo farmacocinético em felinos relatou que após uma única dose oral de pimobendan (média ± desvio-padrão; 0,28 mg/kg ± 0,04) ele foi rapidamente absorvido com uma meia-vida de absorção de 0,2 ± 0,08 hora (média ± desvio-padrão) e uma meia-vida de eliminação de 1,3 ± 0,2 hora. A concentração plasmática máxima foi alta e prevista pelo modelo ocorrendo após 0,9 hora da administração da droga.[10] É mais difícil tomar a decisão de adicionar o pimobendan a um plano terapêutico em gatos cujo ecocardiograma não identifique disfunção sistólica e de utilizar o fármaco em gatos com OVSVE documentada (p. ex., CMOH). Teoricamente, uma substância com ação inotrópica positiva e propriedades vasodilatadoras poderia piorar a fisiologia associada à OVSVE, ocasionando possivelmente hipotensão, piora da obstrução ou aumento da regurgitação mitral. Um estudo retrospectivo da utilização do pimobendan em gatos, em conjunto com uma série de terapias concomitantes, incluiu gatos com diversas formas de cardiomiopatia, alguns sem evidências ecocardiográficas óbvias de disfunção sistólica ventricular.[7] Somente cinco de 170 gatos apresentaram efeitos colaterais importantes (i.e., agitação incomum [$n = 2$], anorexia [$n = 1$], êmese [$n = 1$] ou constipação [$n = 1$]). Em somente um gato o efeito colateral foi considerado severo o suficiente (agitação incomum) para interromper o uso de pimobendan, e

a agitação foi resolvida quando a droga foi descontinuada.[7] A ausência de um grupo controle em todos os três estudos retrospectivos sobre o pimobendan impede quaisquer comentários definitivos sobre se o pimobendan influencia favoravelmente o tempo de sobrevida.[7-9] Entretanto, o pimobendan parece ser bem tolerado em gatos com ICC devido ao fato de que a maioria das formas de cardiomiopatia não está associada à OVSVE, independentemente da presença ou ausência de disfunção sistólica ventricular. Entretanto, a segurança em gatos com OVSVE (p. ex., CMOH) não pode ser afirmada com base em dados disponíveis, pois foram relatados muitos poucos casos de gatos tratados com OVSVE. Em um dos estudos retrospectivos, um gato com OVSVE secundária à MAS da valva mitral apresentou taquicardia e hipotensão duas horas após a dose inicial oral de pimobendan, quadro que cessou após a descontinuação da droga.[8] Assim, com dados adicionais pendentes, a utilização de pimobendan para o tratamento da ICC caracterizada por OVSVE deve ser realizada com precaução e provavelmente utilizada predominantemente como terapia de resgate (p. ex., pacientes em estágio D). Da mesma forma, em gatos sem diagnóstico ecocardiográfico, a OVSVE não pode ser descartada; assim, o pimobendan deve ser reservado para o estágio D neste caso também. Se utilizado, os sinais vitais e pressão sanguínea devem ser aferidos 1 a 2 horas após administração da primeira dose.

Alguns gatos com ICC podem ter sido previamente tratados com atenolol para OVSVE, e alguns gatos com ICC apresentam OVSVE no momento do diagnóstico da ICC. Se o atenolol foi previamente iniciado no estágio B2, ele pode ser continuado no estágio C, embora haja necessidade de redução de 50% da dose, se a ICC for severa. Se o controle da ICC se tornar difícil, alguns gatos podem não apresentar OVSVE no momento da ocorrência da ICC, o que ocorre provavelmente devido à dilatação ventricular. A descontinuação do atenolol com ecocardiograma subsequente para averiguar se a OVSVE foi resolvida após descontinuação da droga é uma abordagem possível nesses pacientes. O atenolol não deve ser descontinuado abruptamente, se possível. A maioria dos veterinários cardiologistas recomendaria que o atenolol não deve ser iniciado em presença de ICC ativa. Se o atenolol for requerido como uma terapia adjunta em um gato em estágio C da cardiomiopatia, ele deve ser iniciado de preferência assim que o gato estiver livre dos sinais clínicos de ICC (p. ex., sem evidências de edema pulmonar ativo, efusão pleural ou efusão pericárdica). Da mesma forma, se gatos com ICC já tiverem sido previamente tratados com diltiazem, este pode ser mantido enquanto permanecer a hipertrofia ventricular significativa e o fármaco for bem tolerado pelo gato. O início do diltiazem como terapia adjunta em um gato com CMH em estágio C deve somente ser realizado assim que o gato estiver estável sob terapias mais padronizadas.

Todas as opções terapêuticas devem ser consideradas com base na capacidade e vontade do tutor de medicar a forma crônica o gato, e a tolerância deste ao(s) medicamento(s). A furosemida e os IECAs podem ser manipulados em uma série de formulações (mas não transdérmicas). Não existem dados que apoiem a biodisponibilidade oral ou estabilidade do pimobendan manipulado. O importante papel do manejo nutricional é abordado no Capítulo 39.

Monitoramento de Pacientes em Estágio C

Dado o potencial para recidiva da ICC e progressão da doença, a orientação ao cliente e o monitoramento programado são críticos para o sucesso do tratamento da ICC. Gatos em estágio C devem ter as frequências respiratórias avaliadas diariamente em casa. O desenvolvimento de novos sinais clínicos, ou uma elevada frequência respiratória em casa (maior que 30 movimentos respiratórios/minuto), sugere a necessidade de reavaliação. Reavaliações periódicas, a cada 3 a 4 meses, devem ser recomendadas mesmo se o gato permanecer livre de sinais clínicos e aparentemente estável aos olhos do tutor. Essas visitas fornecem uma oportunidade de acompanhar a progressão da doença e detectar sinais precoces de descompensação ou complicações do tratamento da ICC, assim como é uma oportunidade de avaliação do comprometimento do tutor. De forma infrequente, determinados gatos podem sofrer estresse durante as visitas ou viagens, levando à descompensação da ICC. Nesses gatos, a limitação da frequência de visitas pode ser apropriada. De forma geral, se alterações significativas forem realizadas nas medicações, ou após descompensação clínica, uma reavaliação deve ser realizada em 7 a 14 dias para verificar melhora clínica ou valores de função renal ou eletrólitos. Dependendo de cada indivíduo, exames de reavaliação (p. ex., radiografias torácicas, ecocardiograma, aferição da pressão sanguínea, exames de sangue de rotina e ECG) podem ser periodicamente indicados.

Pacientes em Estágio D – Gatos com Sinais Clínicos Recorrentes de Cardiomiopatia Apesar do Tratamento Padrão

O estágio D é definido como a ICC que progrediu de um estágio C, e é agora refratária à terapia padrão para ICC e necessita de medicações ou manejo adicionais. Estratégias diagnósticas são semelhantes àquelas previamente discutidas no estágio C. Recomendações diagnósticas específicas são baseadas nos sinais clínicos que estejam afetando de forma adversa alguns aspectos da qualidade de vida, mas frequentemente incluem radiografias torácicas, ecocardiograma e exames laboratoriais. Estratégias terapêuticas podem envolver a descontinuação de medicações que poderiam estar associadas a efeitos colaterais, escalonamento de doses dos medicamentos atualmente empregados, utilização de medicações que são menos comumente utilizadas em gatos, e a tentativa de encontrar novas maneiras de fornecer medicamentos aos tutores que têm dificuldades de manterem o compromisso com o tratamento e que estejam lidando com anorexia e caquexia (Cap. 39). Se o pimobendan ainda não foi iniciado, este, provavelmente, é o momento de tentar utilizar essa droga. Para gatos que já estejam recebendo o pimobendan, pode ser realizado um teste com uma dose maior. Em gatos com sinais recorrentes de congestão, doses maiores de furosemida podem ser utilizadas (até 2 a 3 mg/kg a cada 8 a 12 horas), ou pode ser tentada a substituição de uma ou mais doses orais diárias de furosemida por injeções subcutâneas. A espironolactona pode ser adicionada, embora esse fármaco possa não ser bem tolerado por todos os gatos (i.e., efeitos colaterais dermatológicos ou GI). A hipocalemia contribuindo para a letargia e fraqueza pode ser abordada pela adição de espironolactona e/ou suplementação por potássio. O sildenafil pode ser tentado em determinados casos, especialmente em gatos com hipertensão pulmonar documentada. Não há terapia padrão recomendada para esse estágio, mas em vez disso há uma oportunidade de adequar as estratégias terapêuticas a fim de limitar os sinais clínicos em cada paciente e discutir possíveis resultados com o tutor. A consulta com um veterinário cardiologista sempre tem valor, mas no estágio D pode ser de particular benefício.

Referências

1. Atkins C, Binaural J, Hettinger S, et al: Guidelines for the diagnosis and treatment of canine chronic alular heart disease. *J Vet Intern Med* 23(6):1142-1150, 2009.
2. Bonagura J, Gordon SG, Luethy M, et al. The ABCDs of canine cardiology, *The Cardiac Education Group* (website): <http://www.cardiaceducationgroup.org/recommendations/abcd-chart>,.(Accessed May 12, 2015).
3. Gordon SG, Estrada AH: *The ABCDs of small animal cardiology: a practical manual*. Guelph, 2013, LifeLearn.
4. Schober KE, Hart TM, Stern JA, et al: Effects of treatment on respiratory rate, serum natriuretic peptide concentration, and Doppler echocardiographic indices of left ventricular filling pressure in dogs with CHF secondary to degenerative mitral valve disease and dilated cardiomyopathy. *J Am Vet Med Assoc* 239(4):468-479, 2011.
5. Ljungvall I, Rishniw M, Porciello J, et al: Sleeping and resting respiratory rates in healthy adult cats and cats with subclinical heart disease. *J Feline Med Surg* 16(4):281-290, 2014.
6. Schober KE, Zientek J, Li X, et al: Effect of treatment with atenolol on 5-year survival in cats with preclinical (asymptomatic) hypertrophic cardiomyopathy. *J Vet Cardiol* 15(2):93-104, 2013.
7. Macgregor JM, Rush JE, Laste NJ, et al: Use of pimobendan in 170 cats (2006-2010). *J Vet Cardiol* 13(4):251-260, 2011.
8. Gordon SG, Saunders AB, Roland RM, et al: Effect of oral administration of pimobendan in cats with CHF. *J Am Vet Med Assoc* 241(1):89-94, 2012.
9. Hambrook LE, Bennett PF: Effect of pimobendan on the clinical outcome and survival of cats with non-taurine responsive dilated cardiomyopathy. *J Feline Med Surg* 14(4):233-239, 2012.
10. Hanzlicek AS, Gehring R, Kukanich B, et al: Pharmacokinetics of oral pimobendan in healthy cats. *J Vet Cardiol* 14(4):489-496, 2012.

Imagens Radiográficas e por Tomografia Computadorizada do Tórax Felino

Robert T. O'Brien

Os exames de imagem torácica constituem-se em uma parte importante da avaliação clínica de um gato com suspeita de doença cardiopulmonar. A decisão sobre o momento e qual a modalidade a ser realizada estão sofrendo modificações conforme novas tecnologias permitem a adoção de métodos mais sofisticados mais precocemente no curso dos cuidados do paciente. Embora a radiografia permaneça como a modalidade mais comum durante um bom tempo ainda, a tomografia computadorizada (TC) fornece oportunidades de melhorar os exames convencionais. Como foi descrito aqui, a TC permite a visualização das vias aéreas superiores e pulmões sem a necessidade de introdução de um cateter permanente em qualquer momento.[1,2] A pesquisa por TC também pode ser útil para a avaliação do tamanho do átrio esquerdo.[3,4] Com acesso intravenoso, a angiografia por TC fornece uma caracterização melhor de várias doenças de fundo vascular.

Este capítulo revisa a base radiográfica comum dos exames de imagem intratorácicos. As vantagens e desvantagens das imagens convencionais são discutidas em comparação com modalidades adicionais. A utilidade da TC e ultrassom é discutida na relevante localização anatômica. A discussão sobre ecocardiograma está além do escopo deste capítulo, mas a comparação da aparência radiográfica e tomográfica do coração e insuficiência cardíaca é discutida. Mais detalhes sobre as imagens ecocardiográficas podem ser encontrados no Capítulo 46.

MODALIDES DE IMAGEM

A radiografia tem sido o pilar das modalidades de imagem torácica. A maioria dos clínicos é capaz de utilizar os dados derivados de uma radiografia de maneira positiva e produtiva. A radiografia é especialmente valiosa para a doença pulmonar. Entretanto, existem diversas limitações para a utilidade da radiografia em situações clínicas, especialmente em situações emergenciais. A frequente necessidade de projeções ortogonais requer o manuseio que pode causar estresse ao paciente felino em distrição respiratória. O tempo para realização de duas ou mais projeções radiográficas é maior do que pode ser necessário para outras modalidades, como ecocardiograma focado ou TC. Várias doenças levam ao ocultamento das margens com estruturas circundantes, incluindo líquido pleural livre, pneumopatias alveolar e grandes lesões em massa. Isso limita nossa capacidade de observar estruturas adjacentes, incluindo o coração e os órgãos mediastinais, através da radiografia torácica. Gordura mediastinal pode tornar pouco visíveis as margens cardíacas, o que afeta nossa capacidade de julgar de forma precisa o tamanho cardíaco[5] (Fig. 42-1).

A ultrassonografia torácica frequentemente supera várias, se não todas, as limitações previamente descritas para a radiografia. O ultrassom é utilizado com sucesso como parte do exame físico emergencial no gato dispneico. Um exame ultrassonográfico focal buscando líquido livre pleural ou aumento do átrio esquerdo parece ser necessário precocemente no plano diagnóstico, assumindo-se que o paciente pode tolerar mais manuseio e que o clínico possui suficiente aptidão para realizar imagens ultrassonográfica focais de forma eficiente. Em várias situações emergenciais, os clínicos possuem um conjunto variável de habilidades com o ultrassom. A habilidade ultrassonográfica mais básica é a detecção de grandes volumes de líquido pleural livre, o qual pode ser drenado tanto para propósitos diagnósticos como terapêuticos. Com maior habilidade, é possível a realização de um ecocardiograma muito limitado a fim de avaliar o tamanho do átrio esquerdo. Uma varredura mais extensa pode fornecer caracterização adicional do líquido pleural livre, pneumopatias alveolar e lesões em massa. E quando essas condições coexistentes estiverem presentes, o ultrassom pode se valer dessas lesões como uma janela para fornecer imagens clinicamente úteis do espaço mediastinal e coração. O ecocardiograma é o padrão-ouro para a imagem do coração. Adicionalmente, o ultrassom constitui-se no melhor método não apenas para examinar a imagem da lesão, mas também para guiar a agulha de biópsia ou drenagem da lesão. Dadas a sinergia e a natureza complementar dessas duas modalidades e maior conforto com essas duas técnicas, não podemos ver imediatamente a vantagem da imagem por TC.

Em pacientes não emergenciais de rotina, nenhuma outra modalidade fornece a soma de informações providas pela combinação de radiografia e ultrassonografia. Entretanto,

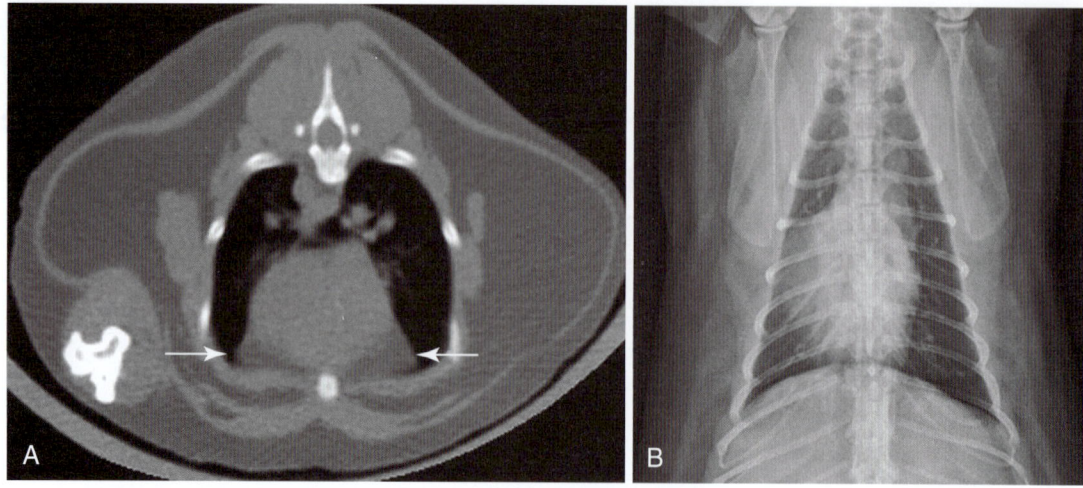

Figura 42-1: Tomografia computadorizada em plano transverso **(A)** e radiografia ventrodorsal (VD) de gato obeso **(B)**. Note a gordura mediastinal (*setas*) que aumentaria artificialmente uma aferição da soma vertebral cardíaca em uma radiografia VD.

ambas as modalidades apresentam várias limitações em situações clínicas emergenciais. Primeiro, ambas necessitam de contenção substancial do paciente, o que é frequentemente imprudente no paciente felino estressado. Ambas necessitam de considerável tempo, mesmo que estudos limitados ou escaneamentos parciais possam fornecer valiosas informações. Ambas as técnicas requerem conhecimento técnico para aquisição e interpretação das imagens. Mesmo com o advento da telerradiologia e tele-ecocardiografia, várias dessas limitações dependem da habilidade do operador que está obtendo o conjunto de imagens – e não do fornecimento de interpretação pelo especialista. A questão apresentada em nosso ambiente clínico era a seguinte: Há alguma modalidade de imagem que (1) fornece qualidade excelente das imagens pulmonares e pode ajudar a diferenciar cardiopatias primárias ou pneumopatias secundárias contra outras formas de doença intratorácica levando à distrição respiratória e (2) fornece imagens de forma muito rápida – com mínimo ou nenhum manuseio ou contenção do paciente – e é, portanto, útil nos primeiros minutos ou horas de avaliação clínica de qualquer paciente felino, independentemente do nível de distrição respiratória?

A tomografia computadorizada pode prover vários desses aspectos, especialmente em uma situação emergencial. Dependendo do sistema disponível, a TC pode escanear o gato todo dentro de alguns segundos.[1,2] Os sistemas multifatias da TC fornecem imagens rápidas com resoluções muito altas e formam a base de um conjunto de imagens que também permite a revelação da imagem de projeções planares adicionais (p. ex., sagital, dorsal) e conjuntos de imagens tridimensionais que mimetizam uma endoscopia virtual (p. ex., laringoscopia, broncoscopia).[6] Ademais, um estudo recente demonstrou potencial para avaliação da relação átrio esquerdo: aorta (AE:Ao) de gatos utilizando TC[3,4] (Fig. 42-2).

O aumento das imagens multifatiadas por TC com um dispositivo limitador de movimentos que minimize o manuseio é necessário para a obtenção de imagens de gatos em distrição respiratória. Com base em diversas pesquisas e projetos

clínicos, este autor observou que a maioria dos gatos com distrição respiratória é mais tolerante a espaços limitados do que a maioria dos gatos normais. Várias instituições já criaram novos dispositivos que limitam a contenção, alguns dos quais fornecem um ambiente rico em oxigênio e visualização do paciente durante o exame de TC.[2] Os aspectos de imagem da TC serão contrastados e comparados às imagens convencionais para cada localização anatômica nas subseções subsequentes. É possível que as práticas com acesso a equipamento multifatias de alta velocidade, um dispositivo de contenção compatível e um técnico altamente experiente observem que a capacidade de obter imagens de um gato alerta com contenção limitada se compara favoravelmente à radiografia e à ultrassonografia de rotina a partir de uma perspectiva diagnóstica.

O CORAÇÃO

Utilizando critérios subjetivos ou objetivos, a radiografia é insensível e inespecífica para cardiomegalia em gatos. Vários gatos apresentam doença importante constatada ao ecocardiograma, mas o coração parece ser de tamanho normal pela radiografia. De forma semelhante, se não for considerada a gordura no mediastino, o tamanho da silhueta cardíaca parecerá grande em gatos obesos sem aumento cardíaco.[6] Se o operador considerar a condição corporal, as radiografias podem ser utilizadas com maior precisão. A avaliação subjetiva do aumento cardíaco é desafiadora; entretanto, uma margem cardíaca caudal em "lordose" (formato côncavo) em uma projeção lateral está comumente associada ao aumento atrial esquerdo. O sistema de escala vertebral cardíaca (VHS) tem sido utilizado com variados relatos de sucesso em gatos. O gato normal possui um limite superior de 8,0 vértebras (comprimento e largura combinados) na projeção lateral e 3,9 vértebras com base na largura do coração na projeção ventrodorsal (VD).[7] Um recente manuscrito reiterou o princípio de que a aferição do coração em uma projeção lateral

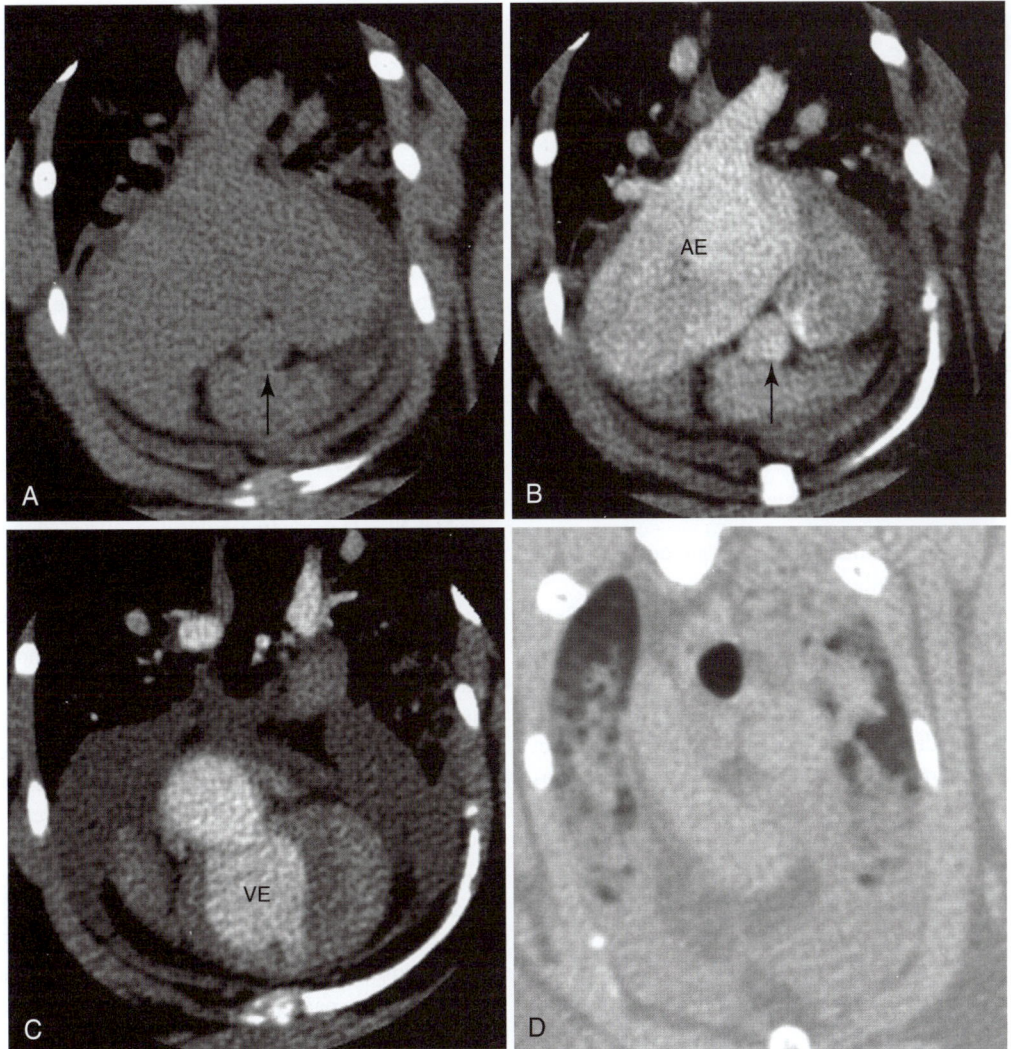

Figura 42-2: Imagens de tomografia computadorizada (TC) de um gato com cardiomiopatia restritiva. Note a aorta bem delimitada (*seta preta*) na imagem da TC **(A)**. Em imagens tomográficas pós-contraste, note o átrio esquerdo *(AE)* aumentado comparado ao tamanho da aorta (*seta preta*) **(B)** e espessura normal da parede livre ventricular esquerda *(VE)* **(C)**. Note o edema pulmonar severo concomitante na imagem pulmonar destacada **(D)**.

apresenta algumas limitações.[8] Neste estudo, 22% dos gatos com aumento cardíaco possuíam um VHS menor que 8,1 e um diagnóstico altamente específico de cardiomegalia só foi obtido somente utilizando-se um VSH maior que 9,3. Na opinião deste autor, a utilização do sistema VHS na projeção VD é clinicamente útil. Um VHS maior que 4,0 é altamente específico para cardiomegalia, assumindo que a gordura mediastinal possa ser considerada.[9]

Se as radiografias são frequentemente equívocas com relação à cardiomegalia, poderíamos fazer melhor sem o ecocardiograma? Informações preliminares indicam que a TC pode ser mais útil do que a radiografia. Em gatos, há uma densidade de gordura persistente circundando a aorta na altura da valva aórtica, permitindo a diferenciação entre o átrio esquerdo e a aorta[4] (Fig. 42-2). Mesmo sem a correção para a obliquidade e o plano ecocardiográfico não tradicional das imagens, boa correlação foi observada entre o ecocardiograma e a relação AE:Ao na TC.[3] A TC também forneceu

excelente definição dos pulmões e espaços mediastinal e pleural, somando à informação derivada desse estudo bastante rápido (aproximadamente 10 segundos). A adição de uma fase de contraste angiográfica na TC ao estudo forneceu informações da espessura da parede ventricular esquerda. Esse estudo foi realizado com um scanner multifatias de TC (16 fatias) e utilizando um dispositivo de limitação de movimentos especial (VetMouse Trap®).

PULMÕES

A radiografia constitui-se no pilar para a caracterização da doença pulmonar. O método mais comum e tradicional da interpretação do pulmão é a "abordagem padrão". Os padrões utilizados para caracterização da doença em radiografias incluem alveolar, bronquial, intersticial estruturado e intersticial não estruturado. Após a definição de um padrão

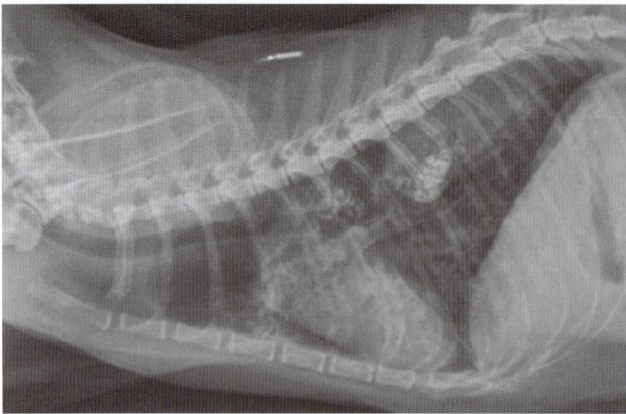

Figura 42-3: Radiografia lateral de um gato com carcinoma broncogênico. Note o padrão alveolar difuso em vários lobos com evidências de mineralização.

vem a caracterização de uma distribuição, o que pode ter valor ao redefinir a categorização da doença.

O padrão alveolar pode ser, ao mesmo tempo, o padrão que mais comumente deixa de ser reconhecido e o padrão clinicamente significativo mais prevalente em gatos. Isso significa que as doenças que causam este padrão não são frequentemente listadas como diagnósticos diferenciais, limitando desta forma o valor da radiografia. Qualquer doença que preencha os alvéolos causará ocultação das margens com estruturas adjacentes, como a parede bronquial (causando broncogramas aéreos), vasos pulmonares, coração e diafragma. Broncogramas aéreos não são componentes necessários de um padrão alveolar, mas eles são úteis quando presentes. Os diferenciais para um padrão alveolar são evocados utilizando o acrônimo "HELP" (i.e., hemorragia, edema, linfoma [ou outra neoplasia pulmonar], pneumonia).

De particular interesse é a prevalência de padrões alveolares difusos multifocais em gatos (Fig. 42-3). Esse padrão e distribuição são bastante comuns e podem ser causados por edema pulmonar cardiogênico, pneumonia infecciosa atípica ou neoplasia pulmonar primária. Os três são indistinguíveis a menos que lesões concomitantes, como cardiomegalia, estejam presentes.[10] A mineralização dentro dessas lesões não é observada em casos de edema cardiogênico e poderia limitar os diferenciais a lesões infiltrativas mais crônicas. A confiança em caracterizar um gato com insuficiência cardíaca congestiva, com base no tamanho do átrio esquerdo e lesões pulmonares concomitantes compatíveis, é substancialmente maior com a TC ou ecocardiograma focado do que com a radiografia apenas (Fig. 42-2).

Conforme os gatos envelhecem, há uma certa prevalência e variável intensidade da mineralização distrófica das paredes brônquicas, e assim a avaliação de um padrão bronquial pode se tornar perigosa. Em outras palavras, "quanta mineralização é o bastante?". O autor utiliza aspectos clínicos para balancear a interpretação da imagem tanto quanto as imagens por si sós. Sinais clínicos mais severos (p. ex., tosse), esforço respiratório mais intenso, e a falta de quaisquer outras lesões em imagens torácicas ou cervicais laterais sugerem um diagnóstico de doença das vias aéreas inferiores. Os achados radiográficos clássicos para a doença das vias aéreas inferiores

são frequentemente listados como hiperinflação (na manifestação severa aguda) ou padrão bronquial difuso moderado a severo. Entretanto, o autor também adiciona uma aparência radiográfica "normal" à lista de possibilidades para um gato afligido por uma doença das vias aéreas inferiores. Achados adicionais de doença das vias aéreas inferiores incluem colapso de lobo pulmonar (Fig. 42-4) e bronquiectasia. O colapso de lobo pulmonar, se intenso e crônico, toma a aparência de uma linha de fissura pleural frequentemente sem desvio mediastinal. A bronquiectasia e formação de *plugs* brônquicos concomitantes são fatores importantes que afetam o prognóstico.

Lesões intersticiais estruturadas são basicamente massas. Variando em tamanho de um grão de milho (i.e., padrão miliar) até uma massa muito grande, os diferenciais para lesões intersticiais estruturadas podem ser listados utilizando o acrônimo "CHANG" (i.e., cisto, hematoma, abscesso, neoplasia, granuloma). Em gatos, os diferenciais mais prevalentes parecem ser granuloma e neoplasia.

Tradicionalmente, o último padrão tem sido o mais comumente aplicado, apesar de poder ser o menos prevalente em gatos. Semelhantemente ao padrão bronquial, uma certa quantidade de fibrose pulmonar é uma alteração normal do envelhecimento. Assim, muitos clínicos descrevem uma avaliação de padrão "bronquial intersticial discreto" em vez de aceitar o padrão como um evento normal relacionado à idade. Novamente, o desafio é avaliar corretamente "quanto é o bastante?". O padrão intersticial não estruturado, como um padrão independente, é bastante incomum em gatos. Relata-se que o linfoma possui esse padrão, assim como o edema discreto. Entretanto, sabendo que todo edema se inicia adjacente aos capilares no espaço intersticial, o autor acredita que gatos com edema pulmonar clinicamente relevante também possuam um componente alveolar. O autor e colegas recentemente encontraram alguns gatos com formas de fibrose pulmonar sem uma causa subjacente conhecida. Esses gatos possuem um padrão intersticial reticular difuso bastante intenso (Fig. 42-5).

O ultrassom é incomumente utilizado como um teste inicial para avaliar os pulmões, buscando doenças parenquimatosas. O ultrassom é especialmente útil quando há efusão pleural para avaliar a cavidade torácica em busca de anormalidades pulmonares concomitantes. A diferenciação de várias formas de doença pulmonar infiltrativa é muito difícil pelo ultrassom. Há muito pouco na literatura que nos torne confiantes de que a descrição ultrassonográfica por si só forneça um diagnóstico diferencial priorizado. Entretanto, o ultrassom é o padrão-ouro para guiar a drenagem de efusões e biópsias minimamente invasivas de lesões tumorais.

A TC fornece vantagens sobre os exames de imagem convencionais na busca por doenças pulmonares? Em um estudo, a TC foi superior às radiografias para a caracterização de lesões pulmonares e para a caracterização de lesões pulmonares concomitantes em gatos com líquido pleural livre.[1] Nesse estudo, o valor da TC foi auxiliado pela combinação de imagens tradicionais e contrastadas. A tomografia computadorizada aumentou a sensibilidade para detecção de lesões pulmonares, embora o significado clínico de lesões muito pequenas ou doença muito discreta possa ser debatido.

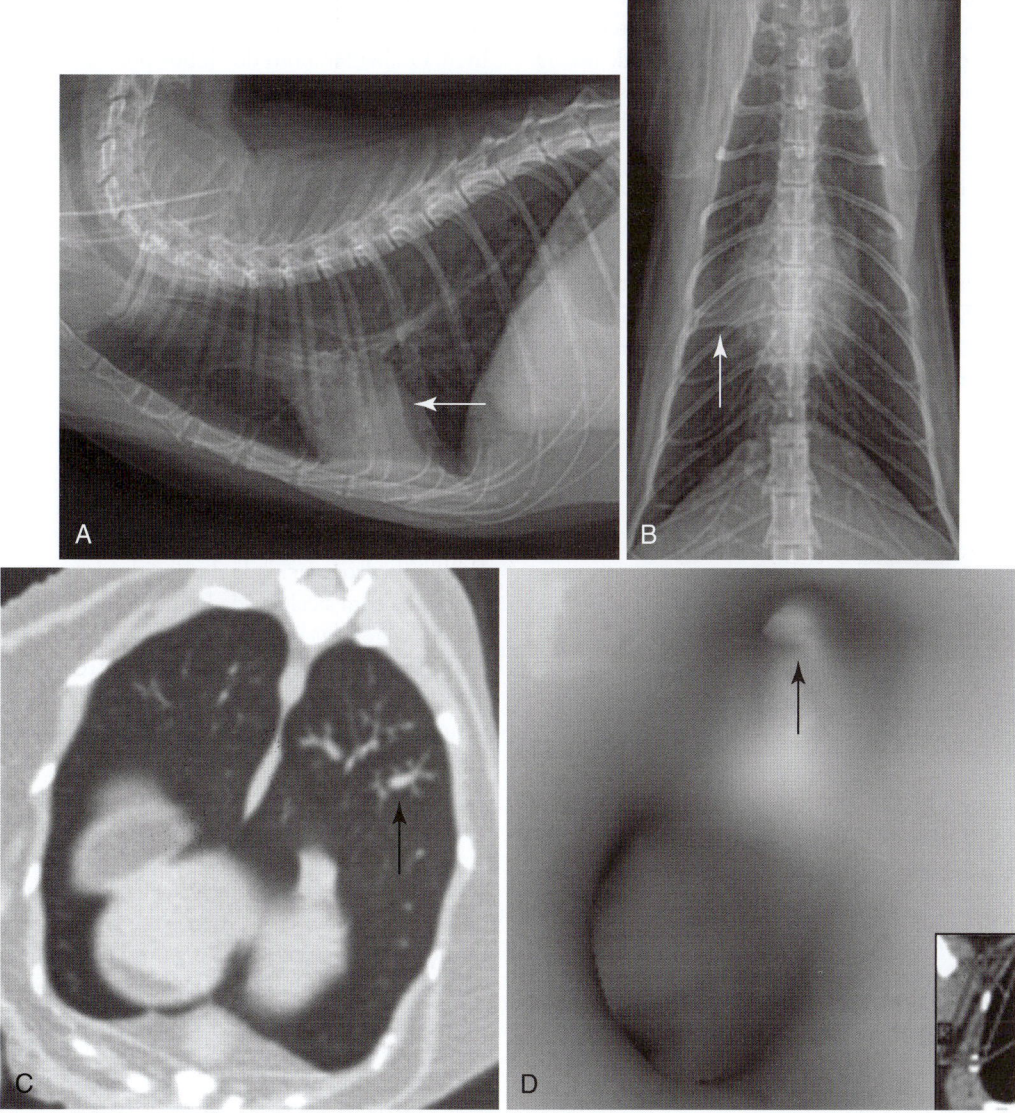

Figura 42-4: Imagens radiográficas (**A** e **B**) e por tomografia computadorizada (TC) (**C** e **D**) de gato com asma. Note o colapso do lobo pulmonar médio direito (*setas brancas*) nas radiografias (**A** e **B**) e volume interno tridimensional fornecido (*seta preta*) (**D**). Note os brônquios espessados com lúmen com *plugs* (*seta preta*) na imagem em plano transverso pela TC (**C**).

Nesse mesmo relato de gato com sinais relacionados ao sistema respiratório, a TC foi superior para caracterização de pneumopatias, incluindo a detecção de enfisema regional (densidade pulmonar regional menor que -900 Hounsfield) em gatos com doença das vias aéreas inferiores. Novamente, o significado clínico dessas lesões não foi conhecido. A tomografia computadorizada parece ser a melhor modalidade para detecção e caracterização do espessamento das paredes bronquiais, *plugs* bronquiais e colapso pulmonar (Fig. 42-4). Provavelmente o aspecto mais importante desse estudo clínico foi a determinação dos atributos clínicos positivos da TC. A imagem por tomografia computadorizada foi realizada mais precocemente e com menos estresse perceptível em gatos com distrição respiratória quando comparada à radiografia. Em um dispositivo para limitação dos movimentos, as imagens foram obtidas sem qualquer morbidade percebida. Embora muitos conjuntos de imagens apresentassem planos de imagens originais não tradicionais (oblíqua transversa), a

TC forneceu imagens mais detalhadas e informações mais precisas quando comparadas à radiografia. Como uma ferramenta para a obtenção de imagens de gatos em distrição respiratória, os clínicos na instituição do autor frequentemente preferem a TC à radiografia. A única desvantagem da imagem por TC, dependendo da tabela de preços do hospital, é o custo para o cliente.

ESPAÇO PLEURAL

A radiografia é bastante sensível para detecção de líquido livre pleural moderado a severo. Entretanto, pequenos volumes podem ser ocultos ou confundidos com outras enfermidades. As características radiográficas da efusão pleural incluem (1) linhas de fissura pleural (líquido entre duas camadas de pleura visceral), (2) retração do pulmão a partir da parede corporal (líquido entre pleura visceral e parietal), (3) alargamento do mediastino (líquido entre pleura visceral e mediastinal) e (4) ocultação das margens. Infelizmente, essas características são compartilhadas por várias outras doenças. Linhas de fissura são observadas como alterações normais relacionadas à idade (fibrose pleural) e são com frequência erroneamente identificadas como atelectasia severa de lobos pulmonares (especialmente no lobo médio direito). Os lobos pulmonares estão retraídos a partir da parede torácica em gatos muito obesos por tecido adiposo. O alargamento do mediastino ocorre por diversas causas, incluindo massas mediastinais. Finalmente, a ocultação das margens é observada em todas essas causas de padrão alveolar e em algumas lesões tumorais grandes. Embora bastante raras, lesões tumorais pleurais são usualmente ocultas em radiografias.

A radiografia pode fornecer frequentemente informações clínicas adicionais além do mero diagnóstico de líquido pleural livre. O abaulamento dos lobos pulmonares pode ser patológico. Vários lobos pulmonares normais apresentam margens abauladas (p. ex., o aspecto cranial dos lobos craniais e margens ventrais da maioria dos lobos). Entretanto, as margens caudodorsais do lobo caudal devem ser muito angulares, e o ângulo deve ser ainda mais agudo quando o pulmão sofrer retração pelo líquido pleural livre. Portanto, o abaulamento das margens pulmonares caudodorsais é um sinal de pleurite fibrosante (i.e., pleurite restritiva) (Fig. 42-6). Os diagnósticos diferenciais mais comuns incluem quilotórax e piotórax, embora qualquer acúmulo crônico de líquido possa predispor à deposição de fibrina. Testes mais profundos, como citologia do líquido e avaliação de lesões cardíacas e mediastinais concomitantes, devem ser realizados a fim de alcançar diagnósticos subjacentes.

O ultrassom é superior para detecção, caracterização e fornecimento de meios para obtenção do líquido livre pleural. Embora a ecogenicidade do líquido nem sempre esteja correlacionada com a celularidade, um líquido muito ecogênico com lesões ecogênicas lineares está associado a acúmulos de líquido inflamatório crônicos. O ultrassom frequentemente fornece informações valiosas sobre causas subjacentes de líquido livre pleural, incluindo lesões pulmonares, mediastinais, de parede corporal ou cardíacas primárias.

Uma das grandes vantagens da obtenção de imagens por TC é a possibilidade de caracterizar lesões separadas, porém concomitantes. A tomografia computadorizada é amplamente superior à radiografia para "visualizar através do líquido". Para que este benefício seja verdadeiro, é frequentemente necessária a adição de contraste. Sem o ganho por contraste, um pulmão colapsado e infiltrado pode ter a mesma atenuação da efusão pleural. Com o ganho pelo contraste, o pulmão apresentará maior atenuação, fornecendo diferenciação entre o pulmão e líquido circundante (Fig. 42-7). De forma semelhante, vários corpos estranhos possuem valores de atenuação maiores do que os tecidos moles circundantes, permitindo a identificação da causa do piotórax (Fig. 42-8).

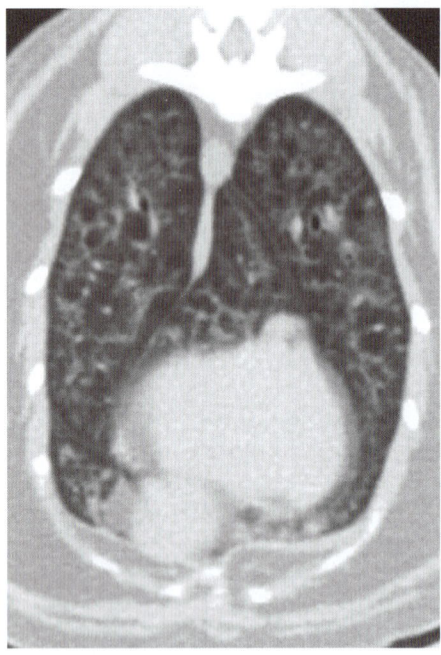

Figura 42-5: Imagem em plano transverso por tomografia computadorizada de gato com fibrose idiopática. Note o padrão pulmonar intersticial reticular e difuso severo.

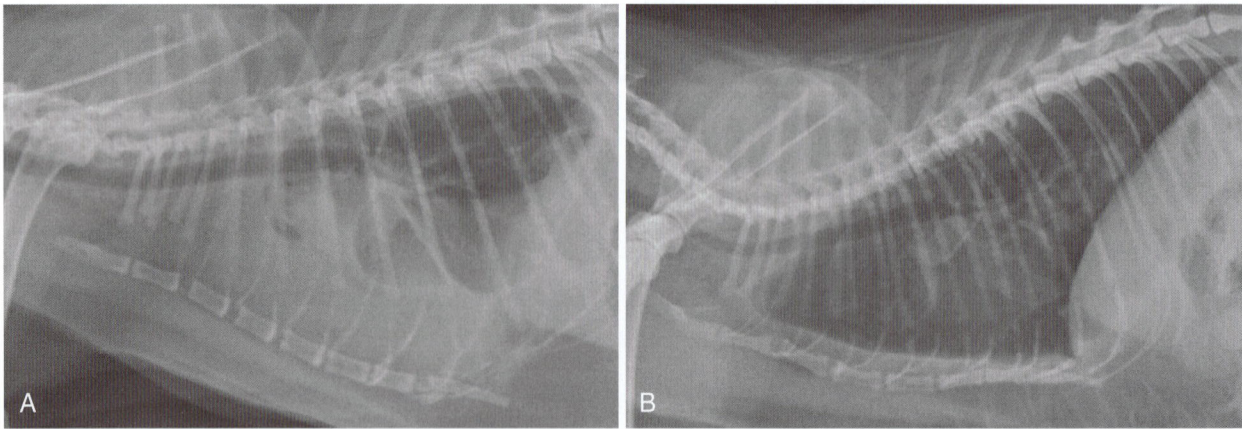

Figura 42-6: Imagens radiográficas em projeção lateral pré (**A**) e pós-toracocentese (**B**) de gato com pleurite fibrosante secundária a quilotórax crônico. Note a ausência de expansão pulmonar na imagem pós-toracocentese (**B**) e pneumotórax iatrogênico.

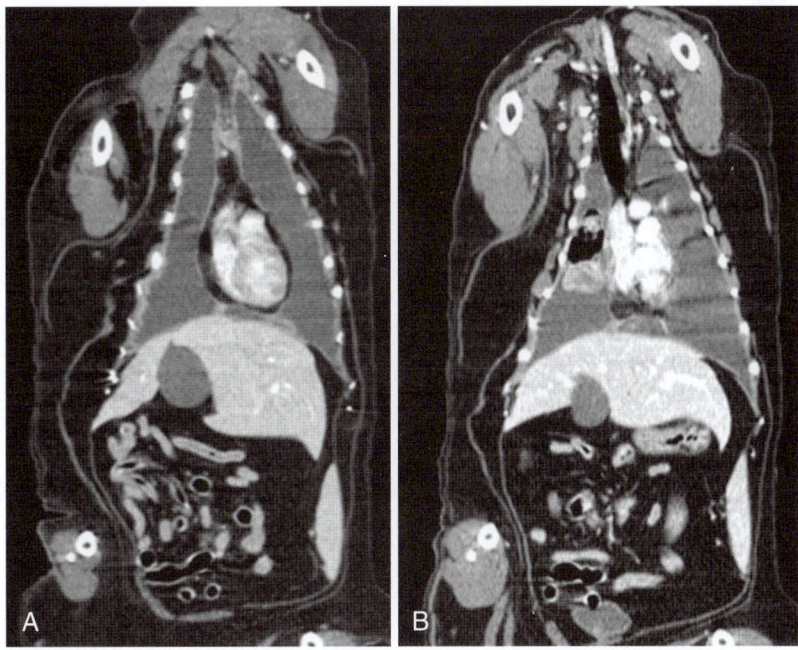

Figura 42-7: **A** e **B,** imagens de reconstrução multiplanar em plano dorsal por tomografia computadorizada de um gato com carcinoma broncogênico e líquido livre pleural. Note a massa evidenciada por contraste no pulmão direito.

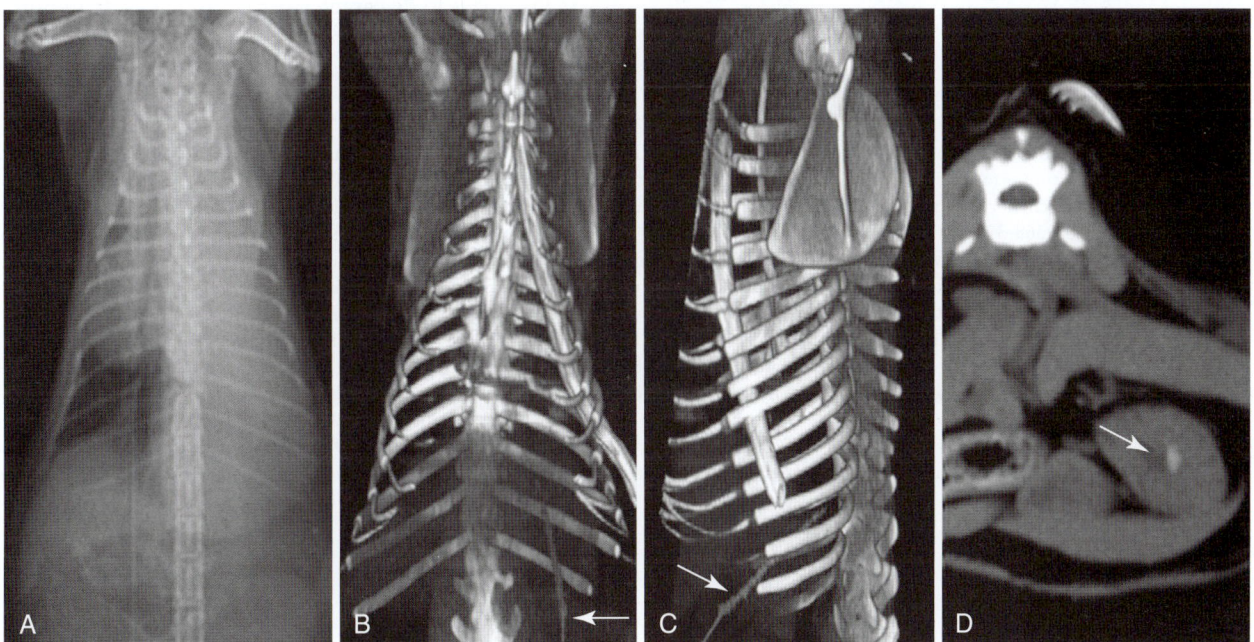

Figura 42-8: Radiografia ventrodorsal **(A)** pré-toracocentese e imagens por tomografia computadorizada após implantação de tubo torácico **(B** até **D)** de um gato com piotórax devido ao corpo estranho de madeira (bastão) penetrante. Note o objeto estranho linear em imagens de reconstrução tridimensionais **(B** e **C,** *setas brancas*) originadas do lúmen gástrico (**D,** *seta branca*).

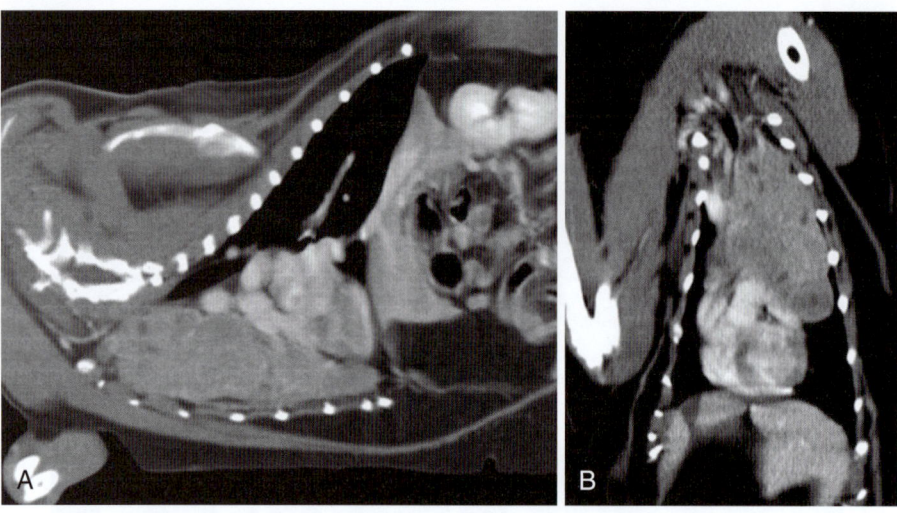

Figura 42-9: **A** e **B,** imagens reconstruídas por tomografia computadorizada de uma grande massa mediastinal (timoma) em um gato.

MASSAS MEDIASTINAIS

O diagnóstico radiográfico de uma massa mediastinal depende do tamanho e localização da massa. Tumores no mediastino ventral (p. ex., linfonodos ou cistos esternais) são detectados em tamanhos menores do que massas de tamanho semelhante localizadas mais dorsalmente, especialmente em projeções laterais. O linfonodo esternal está tipicamente localizado dorsalmente à junção das segunda e terceira esternebras e possui particular menção devido à origem de drenagem incomum. O linfonodo esternal drena o abdome cranial, espaço pleural, diafragma, parede corporal e pericárdio. Lesões no mediastino craniomedial podem ser ocultas até que alcancem um tamanho moderado e causem alargamento e formato convexo das margens esquerda e direita em projeções VD e dorsoventrais, além de desvio ventral da margem mediastinal em projeções laterais. O ultrassom é uma ferramenta muito útil para confirmar uma lesão mediastinal e guiar procedimentos intervencionais. Conforme previamente notado, a TC é superior à radiografia para caracterização do tamanho das estruturas normais e lesões no mediastino (Fig. 42-9). A angiografia por tomografia computadorizada é frequentemente de muito valor para visualização de características vasculares de tumores ou lesões vasculares primárias.

Referências

1. Oliveira CR, Mitchell MA, O'Brien RT: Thoracic computed tomography in feline patients without use of chemical restraint. *Vet Radiol Ultrasound* 52(4):368-376, 2011.
2. Oliveira CR, Ranallo FN, Pijanowski GJ, et al: The VetMousetrap: a device for computed tomographic imaging of the thorax of awake cats. *Vet Radiol Ultrasound* 52(1):41-52, 2011.
3. O'Brien RT, O'Brien MA, Rapoport G: *Comparison of microdose computed tomographic cardiac angiography and echocardiography in cats with cardiomyopathy.* Portugal, 2013, Cascais.
4. Rodriguez KT, O'Brien MA, Hartman SK, et al: Microdose computed tomographic cardiac angiography in normal cats. *J Vet Cardiol* 16:19-25, 2014.
5. Litster AL, Buchanan JW: Radiographic and echocardiographic measurement of the heart in obese cats. *Vet Radiol Ultrasound* 41(4):320-325, 2000.
6. Stadler K, O'Brien RT: Computed tomography of nonanesthetized cats with upper airway obstruction. *Vet Radiol Ultrasound* 54(3):231-236, 2013.
7. Litster AL, Buchanan JW: Vertebral scale system to measure heart size in radiographs of cats. *J Am Vet Med Assoc* 216(2):210-214, 2000.
8. Sleeper MM, Roland R, Drobatz KJ: Use of the vertebral heart scale for differentiation of cardiac and noncardiac causes of respiratory distress in cats: 67 cases (2002-2003). *J Am Vet Med Assoc* 242(3):366-371, 2013.
9. Litster AL, Buchanan JW: Radiographic and echocardiographic measurement of the heart in obese cats. *Vet Radiol Ultrasound* 41(4):320-325, 2000.
10. O'Brien RT: *Thoracic radiology for the small animal practitioner.* Jackson, WY, 2001, Teton NewMedia.

Dirofilariose Felina

SeungWoo Jung e Ray Dillon

EPIDEMIOLOGIA E CICLO DE VIDA

A *Dirofilaria immitis* (*D. immitis*) encontra-se disseminada por todo o mundo em gatos nos quais a dirofilariose canina já foi observada. Gatos possuem maior risco em áreas endêmicas onde ocorrem picadas repetidas por mosquitos infectados. Gatos domésticos e errantes possuem risco semelhante para infecção. Não existe diferença em relação à prevalência entre gatos machos e fêmeas, embora em infecções experimentais, gatos machos possuam uma tendência de maior carga de vermes do que fêmeas quando infectadas com um número igual de larvas.[1] Quando os mosquitos portadores de microfilárias se alimentam em um gato, o terceiro estágio larval infectante (L3) penetra no gato através da ferida da picada. O L3 sofre mutação até os quarto e quinto estágios (L4 e L5, respectivamente) e migram para as artérias pulmonares como adultos imaturos, aproximadamente 70 a 90 dias após a infecção.[2] A frequência da infecção por vermes do coração completamente maduros em felinos adultos se correlaciona com aquela de cães na mesma área geográfica, mas com uma menor incidência.[3] Estudos sorológicos de gatos selecionados randomicamente utilizando um teste comercial para anticorpos contra a dirofilariose felina observaram uma prevalência de anticorpos de 4,2% a 15,9%.[2,4] Razões para a menor prevalência de formas adultas do verme do coração no gato incluem uma resistência inata e baixa susceptibilidade do hospedeiro à *D. immitis*.[5] A crença de que os vermes do coração adultos em gatos possuem uma expectativa de vida menor foi baseada em estudos experimentais limitados. Entretanto, pela avaliação de gatos infectados utilizando testes de antígenos e ecocardiograma, Venco et al. demonstraram que gatos mantidos por proprietários e infectados com a forma madura adulta do verme do coração necessitaram de aproximadamente 4 anos ou mais para esterilizar a infecção.[6]

Uma vez infectado, a resistência natural do gato resulta em um período menor da microfilaremia patente. Experimentalmente, a porcentagem de L3 infectantes que se desenvolvem em vermes adultos é menor em gatos do que em cães.[7] A carga de vermes adultos causando sinais clínicos é menor no gato (usualmente 1 a 9 vermes) do que no cão. O tempo médio para que as larvas infectantes se desenvolvam em

microfilárias circulantes em infecções felinas experimentais é de cerca de 8 meses.[7] Assim, a microfilaremia é incomum (menos que 20%), inconsistente e transitória em gatos (1 a 2 meses), e números muito baixos são usualmente produzidos.[7] O período de desenvolvimento comparável no cão é de 5 a 6,5 meses. O verme do coração adulto imaturo possui somente 1 a 2 cm de comprimento quando chega às artérias pulmonares 70 a 90 dias após a infecção.[5] Há maior mortalidade pelo L5 que chega nas artérias pulmonares distais no gato em comparação com o cão. A alta mortalidade por formas adultas imaturas do verme do coração está associada à intensa resposta pulmonar, bronquial e parenquimatosa, a qual foi chamada de doença respiratória associada à dirofilária (DRAD); (Fig. 43-1).[7] A patologia pulmonar residual relacionada à DRAD persiste mesmo após a morte de vermes imaturos. Assim, várias infecções pelo verme do coração em gatos podem ser diagnosticadas erroneamente como asma felina.

Quando as infecções por dirofilárias positivas são definidas pela presença de vermes adultos completamente maduros, a prevalência em gatos é menos comum do que em infecções pelo verme do coração em cães. Entretanto, se avaliada pelas doenças respiratórias secundárias aos vermes adultos imaturos, então a incidência da dirofilariose no cão e no gato é tipicamente idêntica para qualquer área.[1-4]

FISIOPATOLOGIA E CARACTERÍSTICAS CLÍNICAS

A dirofilariose em gatos é caracterizada por reação brônquica e intersticial pulmonar eosinofílica associada a adultos imaturos (3 a 6 meses após a infecção), alterações pulmonares crônicas associadas a vermes adultos maduros (6 meses a 4 anos após infecção) e distrição respiratória aguda associada à morte de vermes de qualquer idade. A chegada inicial de adultos imaturos nos pequenos vasos pulmonares está associada a uma intensa reação pulmonar eosinofílica e lesão brônquica crônica, resultando em sinais clínicos com 3 a 4 meses após a infecção.[8] Essas respostas iniciais são documentadas não somente em gatos que desenvolvem vermes adultos completamente maduros 6 meses após a infecção, como também naqueles que nunca

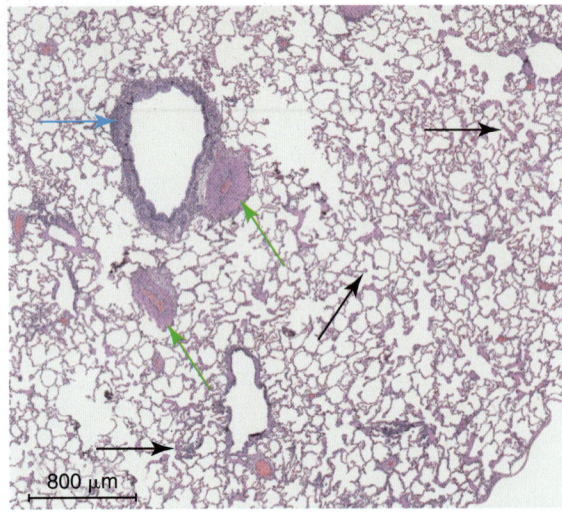

Figura 43-1: Histopatologia pulmonar consistente com doença respiratória associada à dirofilariose em um gato com infecção oculta; note as severas lesões intersticiais peribrônquicas (*seta azul*), hipertrofia arterial pulmonar (*setas verdes*) e fibrose intersticial (*setas pretas*). Coloração por hematoxilina-eosina.

desenvolveram infecções pela forma adulta madura do verme do coração.[9] Lesões associadas à DRAD são iniciadas por larvas imaturas precocemente, de 70 a 90 dias após a infecção.[7] As lesões na DRAD são caracterizadas por fibrose peribrônquica, miofibroblastos intersticiais positivos para actina e fibrose de estruturas alveolares (Fig. 43-1).[10] Hipertrofia muscular, endarterite vilosa e infiltrados celulares adventícios são achados histopatológicos comuns em todas as artérias pulmonares, embora as artérias pulmonares caudais sejam mais frequentemente identificadas radiograficamente.[11] Entretanto, raramente ocorre hipertensão pulmonar, e a insuficiência cardíaca congestiva do lado direito não é frequente, indicando que é incomum a ocorrência de *cor pulmonale* severa. Um estudo de reatividade do anel brônquico relatou aumento das relações parede-lúmen em bronquíolos e arteríolas periféricas em gatos acometidos por dirofilariose, e diminuição da reposta dos bronquíolos à contração ou relaxamento.[12] A doença respiratória nesses gatos foi mais atribuível à doença pulmonar intersticial infiltrativa e redução do *clearance* de muco e *debris* inflamatórios em vez da reatividade substancialmente maior da parede bronquiolar, conforme proposto em modelos de asma.[12] Um estudo subsequente demonstrou que um homogenado de vermes do coração por si só em gatos que não apresentavam dirofilariose diminuiu a contração e o relaxamento do anel brônquico normal, o que sugere uma resposta inata direta do pulmão aos produtos do verme do coração.[11]

Wolbachia são bactérias Gram-negativas que residem dentro do corpo da *D. immitis* e pertencem à ordem *Rickettsiales*.[13] Tanto em infecções experimentais como naturais em gatos, os anticorpos circulantes contra uma importante proteína de superfície da *Wolbachia* surgem dentro de 2 meses após a exposição às larvas infectantes.[14] Foi postulado que a *Wolbachia* ocasiona uma resposta inflamatória aguda nos brônquios, vasos e parênquima.[15] A liberação da bactéria após a morte dos vermes revelou causar suprarregulação de citocinas pró-inflamatórias, recrutamento de neutrófilos e um aumento em

imunoglobulinas específicas, embora o papel dessa bactéria intracelular por si mesma na patogenia da dirofilariose felina seja incerto.[16,17] Cães com dirofilariose tratados com doxiciclina para *Wolbachia* e melarsomina para *D. immitis* apresentaram menos alterações pulmonares do que cães tratados apenas com melasormina.[18]

As características clínicas da dirofilariose são inespecíficas, mas frequentemente incluem tosse ou êmese intermitentes, e tais sinais estão mais comumente associados à chegada de formas imaturas do verme do coração nos pulmões ou morte das formas adultas. A chegada inicial de L5 nas artérias pulmonares distais induz infiltrados pulmonares difusos e frequentemente pneumonia eosinofílica.[19] Os sinais clínicos associados a essa fase aguda se tornam mais amenos conforme os vermes sofrem maturação, mas as lesões histopatológicas são aparentes mesmo naqueles gatos que sofrem remissão da infecção. Gatos acometidos por infecções pela forma adulta do verme do coração apresentam uma regulação dos macrófagos intravasculares pulmonares que suprimem a reação inflamatória no pulmão.[8] A maioria dos gatos com infecções pela forma adulta do verme do coração será assintomática durante a maior parte da infecção. A morte dos vermes adultos, entretanto, pode induzir doença aguda potencialmente fatal. Em um estudo linear com gatos oriundos de proprietários acometidos por vermes adultos, aproximadamente 75% dos gatos eliminou essas infecções sem qualquer doença que causasse risco de morte durante um período de observação de 48 meses.[6] Todavia, aproximadamente 20% dos gatos morreram em resposta à forma adulta do verme do coração nesse estudo. A morte de pelo menos um verme adulto pode causar colapso circulatório agudo, distrição respiratória clinicamente significativa e morte do gato infectado.

Anorexia e letargia podem ser os únicos sinais presentes. Em infecções crônicas, êmese ou sinais respiratórios predominam. Em um estudo regional que contou com gatos oriundos de proprietários atendidos em clínicas veterinárias com tosse ou êmese intermitentes, 40% possuíam anticorpos para a dirofilariose felina.[20] Quando ocorre êmese, tende a ser esporádica e não relacionada à alimentação. A liberação de mediadores inflamatórios e estimulação da zona do gatilho quimiorreceptor foram postuladas como a causa do vômito.[2]

TESTES DIAGNÓSTICOS

Em razão da baixa carga de vermes, o diagnóstico definitivo da dirofilariose felina é frequentemente desafiador. Sopro cardíaco ou som de galope podem ser auscultados sobre a região do esterno.[21] A intolerância ao exercício e insuficiência cardíaca congestiva direita são raras, embora a efusão pleural e até mesmo quilotórax já tenham sido documentados. A eosinofilia periférica é transitória, e depende do estágio das larvas infectantes, ocorrendo mais comumente 4 a 7 meses após a infecção, e não se correlaciona com uma citologia de lavado broncoalveolar (LBA) eosinofílico.[22] A ausência de eosinofilia não exclui o diagnóstico de dirofilariose felina, mas a presença de eosinofilia e basofilia associadas é altamente sugestiva. O diagnóstico clínico da doença precoce, no gato, é difícil neste estágio, porque a lesão radiográfica envolve um padrão bronquial difuso a intersticial.[21]

A bioquímica sérica e urinálise estão geralmente normais.[22] Hiperglobulinemia ocorre em alguns gatos, mas não de forma consistente ou previsível.

Como a microfilaremia é caracterizada pela curta duração e baixa carga, a maioria dos gatos com dirofilariose não está microfilarêmico no momento da avaliação.[1,7] Um exame de sangue positivo para microfilárias é improvável, mas quando presente permite estabelecer o diagnóstico. A acurácia diagnóstica é maior quando grande volume sanguíneo é avaliado por testes de concentração, como os testes modificados de Knott ou técnicas de filtro. Mesmo após repetição dos exames, a maioria dos gatos com dirofilariose não apresenta microfilaremia (infecção oculta).

Dada à alta incidência da infecção oculta no gato, testes sorológicos podem ser valiosos. Títulos positivos são detectados cerca de 2 a 3 meses após a infecção, mesmo se o L4 morrer e nunca se tornar L5, pois os anticorpos são produzidos pelo gato em resposta à migração precoce de L3 ou L4.[23] A maioria dos gatos apresentará anticorpos durante 3 a 6 meses após a infecção. Se todos os adultos imaturos induzirem DRAD e morrerem, o título de anticorpos se tornará gradativamente negativo durante os próximos 3 a 8 meses.[19] A maioria dos gatos com a forma adulta madura do verme do coração apresentará anticorpos durante o tempo de duração da infecção. Geralmente, gatos apresentarão títulos de anticorpos negativos 6 a 9 meses após eliminação de todos os vermes adultos.

Um resultado de anticorpos positivo indica que um gato foi infectado por L3, o L3 sofreu mutação para L4, e o parasita viveu por pelo menos 2 a 3 meses.[23] Vermes adultos podem ou não se desenvolver a partir da infecção. Quando a utilização de macrolídeos como medicação preventiva for iniciada 30 dias após a infecção, as larvas podem viver tempo suficiente para iniciar uma resposta positiva de anticorpos e ainda serem mortas pelo macrolídeo sem o desenvolvimento de adultos imaturos nas artérias pulmonares. Isso causa uma resposta positiva de anticorpos em gatos submetidos à terapia preventiva após a temporada de mosquitos, embora o gato não apresente dirofilariose. O tratamento com medicamentos preventivos pelo menos 1 mês antes da infecção matará as larvas infectantes antes da ocorrência de níveis detectáveis de anticorpos, e gatos submetidos à prevenção durante todo o ano não devem apresentar anticorpos mesmo se picados por um mosquito com larvas infectantes.[11] Entretanto, por uma série de razões, ocasionalmente um gato com formas adultas completamente maduras do verme do coração não apresentará anticorpos em nenhuma plataforma diagnóstica. Gatos infectados podem também produzir anticorpos contra a proteína de superfície da *Wolbachia*.[14,16] Entretanto, testes sorológicos para *Wolbachia* não possuem vantagens diagnósticas clínicas sobre testes de anticorpos contra o verme do coração, pois ambos se tornam positivos durante a migração subcutânea de L4 para L5.

A utilização do ensaio imunoabsorvente ligado à enzima para a detecção de antígenos a fim de confirmar infecções tem sido útil. Como os testes de antígenos são específicos para glicoproteínas principalmente associadas ao trato reprodutivo das fêmeas adultas completamente maduras dos vermes, resultados falsos negativos são comuns. O teste de antígenos é geralmente

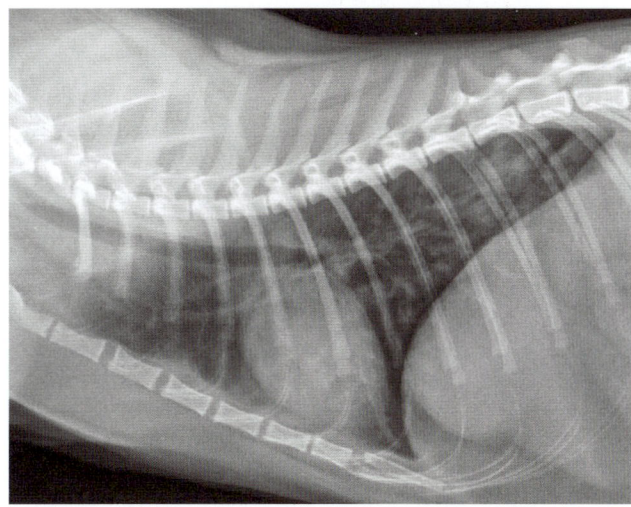

Figura 43-2: Radiografia lateral direita obtida 110 dias após infecção por L3 em um gato que não recebeu tratamento preventivo; note o aumento das artérias pulmonares e o aumento da densidade intersticial.

positivo se houver três ou mais fêmeas maduras do verme. Resultados falsos negativos podem ser observados em infecções sexualmente imaturas (menos do que 7 meses de idade), baixa carga de vermes ou infecções por machos ao teste de antígenos, e 3 a 6 meses após morte dos vermes adultos imaturos, eles também serão negativos aos testes de anticorpos.[8,19] Gatos com dirofilariose pela forma adulta ativa geralmente apresentam resultados negativos para antígenos porque a infecção pela forma adulta classicamente envolve baixo número de vermes. Assim, um teste positivo para antígenos pode ser considerado diagnóstico, mas um resultado negativo não descarta a dirofilariose.

A citologia eosinofílica (maior do que 16% das células nucleadas) no fluido do LBA está associada a estágios migratórios pré-cardíacos do verme do coração, chegada de adultos imaturos em artérias pulmonares, infecções pela forma adulta e morte de vermes adultos. A resposta eosinofílica mais intensa ocorre tipicamente 3 a 6 meses após a infecção e é intermitente em infecções crônicas. A eosinofilia periférica não se correlaciona com a citologia eosinofílica do LBA. Ademais, a citologia eosinofílica no LBA foi demonstrada em gatos que foram experimentalmente infectados, apesar de estarem sendo submetidos à terapia preventiva.[24]

A radiografia é um teste adjunto útil em gatos com alto índice de suspeita de dirofilariose. As alterações parenquimatosas pulmonares são inespecíficas e podem mudar rapidamente em gatos infectados. Essas alterações incluem infiltrados intersticiais, doença peribrônquica e aumento das artérias pulmonares associado a densidades perivasculares (Fig. 43-2).[25] O sinal radiográfico mais consistente é o aumento das artérias pulmonares, embora tal achado não seja específico da dirofilariose. Esse achado é mais proeminente em lobos pulmonares caudais na projeção ventrodorsal. Artérias pulmonares diminuídas ou tortuosas são ocasionalmente observadas, mas não tão comumente como em cães. A doença respiratória associada à dirofilariose formada por adultos imaturos que não evoluem para infecções formadas por adultos apresentam lesões radiográficas idênticas às observadas em gatos com dirofilariose pela forma adulta

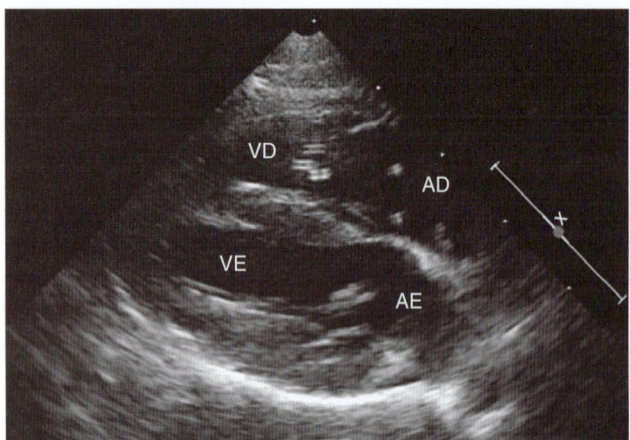

Figura 43-3: Ecocardiograma paraesternal direito visualizando vermes adultos demonstrados como ecogenicidades de linhas duplas no lado direito do coração. *AE*, átrio esquerdo; *VE*, ventrículo esquerdo; *AD*, átrio direito; *VD*, ventrículo direito.

madura. Ademais, as alterações histopatológicas no parênquima pulmonar, bronquíolos e artéria pulmonar são indistinguíveis.

O aumento da artéria pulmonar caudal pode desaparecer mesmo na presença de vermes adultos no decorrer de um período de vários meses à medida que a doença inflamatória inicial cede. A angiografia não seletiva pode demonstrar artérias pulmonares aumentadas e oclusão pulmonar. Alterações cardíacas, como aumento do coração direito em radiografias, são raras. No gato com sinais respiratórios, a dirofilariose deve ser diferenciada de infecção por *Aelurostrongylus abstrusus*, *Paragonimus kellicotti*, *Toxocara cati*, bronquite, asma, efusão pleural, edema pulmonar e outros distúrbios sistêmicos.[26,27] Em particular, infecções por vermes pulmonares e vermes redondos podem mimetizar manifestações clínicas e alterações radiográficas observadas na dirofilariose (p. ex., infiltrados parenquimatosos pulmonares, padrão bronquial e aumento das artérias pulmonares).[27]

Quando vermes adultos estão presentes no ventrículo direito ou artéria pulmonar principal, eles são prontamente detectáveis pelo ecocardiograma. Linhas hiperecoicas paralelas, representando uma imagem da cutícula do verme, podem ser observadas nas artérias pulmonares proximais, ventrículo direito ou raramente no átrio direito (Fig. 43-3).[23,25] Vermes nas artérias pulmonares mais distais frequentemente não podem ser visualizados. Tentativas de distinguir entre vermes viáveis e mortos não alcançaram sucesso. A detecção de um desvio de eixo direito ou hipertrofia ventricular direita é raramente presente em um eletrocardiograma com seis derivações superficiais. Batimentos ventriculares ectópicos e outras arritmias ocorrem raramente.

PREVENÇÃO

A melhor estratégia de prevenção é a de submeter os gatos à administração de um produto preventivo mensal o mais precocemente quanto possível e continuar a administração por toda a vida. A prescrição de preventivos durante todo o ano ou pelo menos a recomendação de métodos de prevenção antes da temporada

prevista de transmissão evitará a dirofilariose e também deve ocasionar resultados de testes de anticorpos negativos mesmo quando o gato for picado por um mosquito com larvas infectantes. O reservatório para a infecção seriam os mosquitos que estão se alimentando ativamente em animais de vida livre infectados ou cães desprotegidos. A infecção por *D. immitis* pode ser prevenida com uma lactona macrocíclica formulada para administração mensal (p. ex., ivermectina, milbemicina, selamectina ou moxidectina).[28] Todos os fármacos profiláticos podem ser administrados em gatos sem testes prévios de dirofilariose. Isso ocorre porque um diagnóstico negativo definitivo não é simples, as microfilárias não são frequentes nos gatos e os fármacos podem ser administrados de forma segura em gatos com vermes adultos. A maioria dos agentes preventivos também possui um amplo espectro de ação contra uma variedade de endoparasitas e ectoparasitas.

Em gatos, medicações preventivas para dirofilariose devem ser consideradas para prevenir a infecção patente e também a HARD. Quando gatos foram infectados experimentalmente por vermes na fase L3 e tratados mensalmente com selamectina 28 dias após a infecção, o tratamento com essa substância preveniu o desenvolvimento de formas adultas do verme, mas esses gatos ainda sofreram soroconversão para um estado positivo para anticorpos.[29] Um estudo demonstrou que gatos tratados previamente com selamectina 32 e 2 dias antes da infecção por L3 não desenvolveram HARD, e esse tratamento preveniu a soroconversão para títulos positivos de anticorpos contra o verme do coração. A implicação clínica do estudo é que a eliminação eficaz das larvas do verme com preventivos da dirofilariose iniciados pelo menos um mês antes do risco de infecção pode prevenir a soroconversão dos anticorpos e ocorrência de HARD.[24,30]

ABORDAGEM CLÍNICA

A decisão de tratar a dirofilariose felina é geralmente complicada pela natureza imprevisível da doença e pelos riscos do tratamento.[22] A morte dos vermes adultos induzida pelo fármaco frequentemente resulta em distrição respiratória aguda em gatos.[1] O dicloridrato de melarsomina não deve ser administrado a gatos porque ainda não foi determinado nenhum protocolo seguro. O alívio dos sintomas de tosse ou êmese com corticosteroides é geralmente eficaz, mas não prevenirá os sinais clínicos agudos associados à morte dos vermes adultos. O manejo conservador dos vermes adultos permite a morte espontânea no decurso de meses a anos, com o risco residual de crise aguda. A maioria dos gatos tolerará a eliminação eventual dos vermes adultos. Embora a morte natural dos vermes adultos possa estar associada a sinais respiratórios severos, a maioria dos gatos se recuperará sem complicações mais graves. Nos casos de sinais clínicos intermitentes, os tutores devem ser orientados sobre a natureza dos sinais agudos relacionados à morte do verme. A prednisolona (1 a 2 mg/kg por via oral, diariamente por 10 dias) pode ser utilizada de forma eficaz em alguns gatos infectados para tratamento da tosse e êmese; entretanto, as lesões radiográficas usualmente progridem, e a distrição respiratória aguda e a morte não são prevenidas.

O surgimento dos sinais respiratórios agudos é uma verdadeira emergência que necessita de cuidado imediato, incluindo oxigenioterapia, repouso, pequenos volumes de fluido intravenoso e corticosteroides injetáveis. Esse tratamento pode melhorar os sinais clínicos e radiográficos em 24 horas na maioria dos gatos com dispneia e colapso com risco de morte. Entretanto, mortes súbitas não são incomuns na ausência de quaisquer sinais clínicos prévios.

Como a *Wolbachia* é considerada uma complicação em potencial da inflamação pulmonar no curso da doença pela filária, a eliminação pela antibioticoterapia pode ser benéfica.[31] A terapia combinada de ivermectina e doxiciclina demonstrou efeitos microfilaricidas e adulticidas contra *D. immitis* em cães experimentalmente infectados.[32] O tratamento com doxiciclina em combinação com medicamentos preventivos mensais pode, assim como no cão, diminuir a expectativa de vida dos vermes adultos no gato. Se esse método for tentado, o tutor deve ser aconselhado sobre o risco de constrições esofágicas que as cápsulas ou comprimidos de doxiciclina poderiam causar, a menos que administrados com uma quantidade de alimento ou água.

Procedimentos invasivos para remoção dos vermes adultos devem ser reservados para os gatos nos quais os vermes tenham sido visualizados pelo ecocardiograma, pois as complicações, como trauma vascular, hemorragia e ruptura dos vermes, resultando em reação anafilática aguda e morte no período transcirúrgico, são possíveis. A remoção dos vermes por venotomia jugular foi utilizada com sucesso por endoscopia, cateter Swan-Ganz ou fórceps de Ishihara.[33] Nós de sutura de algodão na porção final de um cateter urinário de borracha vermelha com 5 French têm sido utilizados com sucesso para manter os vermes presos para extração, e é um método seguro quando o acesso por fluoroscopia não for possível. A remoção dos vermes por incisão ventricular direita, arteriotomia pulmonar ou atriotomia direita utilizando oclusão do influxo venoso total também obteve sucesso.[34,35]

RESUMO

A dirofilariose ainda é um problema significativo em gatos em razão das complicações, como a DRAD, distrição respiratória e morte súbita. A confirmação diagnóstica usualmente requer uma combinação de testes, e o tratamento é geralmente limitado ao alívio dos sinais clínicos. O papel emergente da *Wolbachia* na patogenia da dirofilariose oferece o potencial para uma terapia mais moderna que pode reduzir a taxa de complicação, assim como os efeitos adversos associados ao tratamento. A ideia equivocada de que a dirofilariose é menos comum no gato do que no cão levou a um reconhecimento menor de doenças respiratórias causadas por vermes imaturos. Além disso, a doença respiratória associada à DRAD e dirofilariose é frequentemente negligenciada ou atribuída erroneamente à infecção por vermes pulmonares, infecção causada por vermes redondos migratórios ou asma. Vermes adultos possuem uma longevidade mais curta no gato do que no cão, e a recuperação espontânea é sempre possível. Entretanto, a eliminação das larvas do verme do coração por medicamentos preventivos antes que eles alcancem os pulmões pode prevenir as manifestações clínicas e patológicas associadas à HARD e infecções pelo verme adulto. Portanto, a melhor abordagem para a dirofilariose é a utilização de medicamentos preventivos administrados antes da temporada de transmissão ou durante todo o ano.

Referências

1. Litster AL, Atwell RB: Feline heartworm disease: a clinical review. *J Feline Med Surg* 10:137-144, 2008.
2. Dillon AR: Feline dirofilariasis. *Vet Clin North Am Small Anim Pract* 14:1185-1199, 1984.
3. Levy JK, Snyder PS, Taveres LM, et al: Prevalence and risk factors for heartworm infection in cats from northern Florida. *J Am Anim Hosp Assoc* 39:533-537, 2003.
4. Lorentzen L, Caola AE: Incidence of positive heartworm antibody and antigen tests at IDEXX Laboratories: trends and potential impact on feline heartworm awareness and prevention. *Vet Parasitol* 158:183-190, 2008.
5. Donahoe JM: Experimental infection of cats with *Dirofilaria immitis*. *J Parasitol* 61:599-605, 1975.
6. Venco L, Genchi C, Genchi M, et al: Clinical evolution and radiographic findings of feline heartworm infection in asymptomatic cats. *Vet Parasitol* 158:232-237, 2008.
7. Dillon AR, Brawner WR, Grieve RB, et al: The chronic effects of experimental *Dirofilaria immitis* infection in cats. *Semin Vet Med Surg* 2:72-77, 1987.
8. Dillon AR, Warner AE, Brawner W, et al: Activity of pulmonary intravascular macrophages in cats and dogs with and without adult *Dirofilaria immitis*. *Vet Parasitol* 158:171-176, 2008.
9. Maia FC, McCall JWVA Jr, et al: Structural and ultrastructural changes in the lungs of cats *Felis catus* (Linnaeus, 1758) experimentally infected with *D. immitis* (Leidy, 1856). *Vet Parasitol* 176:304-312, 2011.
10. Holmes RA, Clark JN, Casey HW, et al. Histopathologic and radiographic studies of the development of heartworm pulmonary vascular disease in experimentally infected cats. In Proceedings of the Heartworm Symposium '92, Batavia, 1992, American Heartworm Society, pp 81-89.
11. Dillon AR, Tillson DM, Wooldridge AA, et al: Effects of intravenous and subcutaneous heartworm homogenate from doxycycline-treated and untreated donor dogs on bronchial reactivity and lung in cats. *Vet Parasitol* 206:14-23, 2014.
12. Wooldridge AA, Dillon AR, Tillson DM, et al: Isometric responses of isolated intrapulmonary bronchioles from cats with and without adult heartworm infection. *Am J Vet Res* 73:439-446, 2012.
13. Sironi M, Bandi C, Sacchi L, et al: Molecular evidence for a close relative of the arthropod endosymbiont Wolbachia in a filarial worm. *Mol Biochem Parasitol* 74:223-227, 1995.
14. Morchon R, Ferreira AC, Martin-Pacho JR, et al: Specific IgG antibody response against antigens of *Dirofilaria immitis* and its Wolbachia endosymbiont bacterium in cats with natural and experimental infections. *Vet Parasitol* 125:313-321, 2004.
15. Garcia-Guasch L, Caro-Vadillo A, Manubens-Grau J, et al: Is Wolbachia participating in the bronchial reactivity of cats with heartworm associated respiratory disease? *Vet Parasitol* 196:130-135, 2013.
16. Taylor MJ, Cross HF, Ford L, et al: Wolbachia bacteria in filarial immunity and disease. *Parasite Immunol* 23:401-409, 2001.
17. Kramer L, Grandi G, Leoni M, et al: Wolbachia and its influence on the pathology and immunology of *Dirofilaria immitis* infection. *Vet Parasitol* 158:191-195, 2008.
18. Kramer L, Grandi G, Passeri B, et al: Evaluation of lung pathology in *Dirofilaria immitis*-experimentally infected dogs treated with doxycycline or a combination of doxycycline and ivermectin before administration of melarsomine dihydrochloride. *Vet Parasitol* 176:357-360, 2011.

19. Dillon AR, Brawner AR, Robertson-Plouch CK, et al: Feline heartworm disease: correlations of clinical signs, serology, and other diagnostics—results of a multicenter study. *Vet Ther* 1:176-182, 2000.

20. Browne LE, Carter TD, Levy JK, et al: Pulmonary arterial disease in cats seropositive for *Dirofilaria immitis* but lacking adult heartworms in the heart and lungs. *Am J Vet Res* 66:1544-1549, 2005.

21. Atkins CE, DeFrancesco TC, Coats JR, et al: Heartworm infection in cats: 50 cases (1985-1997). *J Am Vet Med Assoc* 217:355-358, 2000.

22. Donahoe JM, Kneller SK, Lewis RE: Hematologic and radiographic changes in cats after inoculation with infective larvae of *Dirofilaria immitis*. *J Am Vet Med Assoc* 168:413-417, 1976.

23. Murray MJ: Canine and feline dirofilariasis. *Compendium* 30:442-443, 2008.

24. Dillon AR, Tillson DM, Wooldridge AA, et al: Effect of pre-cardiac and adult stages of *Dirofilaria immitis* in pulmonary disease of cats: CBC, bronchial lavage cytology, serology, radiographs, CT images, bronchial reactivity, and histopathology. *Vet Parasitol* 206:24-37, 2014.

25. Calvert CA, Mandell CP: Diagnosis and management of feline heartworm disease. *J Am Vet Med Assoc* 180:550-552, 1982.

26. Naylor JR, Hamilton JM, Weatherley AJ: Changes in the ultrastructure of feline pulmonary arteries following infection with the lungworm Aelurostrongylus abstrusus. *Br Vet J* 140:181-190, 1984.

27. Dillon AR, Tillson DM, Hathcock J, et al: Lung histopathology, radiography, high-resolution computed tomography, and bronchio-alveolar lavage cytology are altered by *Toxocara cati* infection in cats and is independent of development of adult intestinal parasites. *Vet Parasitol* 15 193(4):413-426, 2013.

28. Bowman DD, Atkins CE: Heartworm biology, treatment, and control. *Vet Clin North Am Small Anim Pract* 39:1127-1158, 2009.

29. Dillon AR, Blagburn B, Tillson DM, et al: Immature heartworm infection produces pulmonary parenchymal, airway, and vascular disease in cats. *J Vet Intern Med* 21:608-609, 2007.

30. Little SE, Raymond MR, Thomas JE, et al: Heat treatment prior to testing allows detection of antigen of *Dirofilaria immitis* in feline serum. *Parasit Vectors* 13(7):1, 2014.

31. Rossi MI, Paiva J, Bendas A, et al: Effects of doxycycline on the endosymbiont Wolbachia in *Dirofilaria immitis* (Leidy, 1856)—naturally infected dogs. *Vet Parasitol* 174:119-123, 2010.

32. Bazzocchi C, Mortarino M, Grandi G, et al: Combined ivermectin and doxycycline treatment has microfilaricidal and adulticidal activity against *Dirofilaria immitis* in experimentally infected dogs. *Int J Parasitol* 38:1401-1410, 2008.

33. Borgarelli M, Venco L, Piga PM, et al: Surgical removal of heartworms from the right atrium of a cat. *J Am Vet Med Assoc* 211:68-69, 1997.

34. Iizuka T, Hoshi K, Ishida Y, et al: Right atriotomy using total venous inflow occlusion for removal of heartworms in a cat. *J Vet Med Sci* 71:489-491, 2009.

35. Small MT, Atkins CE, Gordon SG, et al: Use of a nitinol gooseneck snare catheter for removal of adult *Dirofilaria immitis* in two cats. *J Am Vet Med Assoc* 233:1441-1445, 2008.

Abordagem das Doenças Cardiorrespiratórias Felinas em Abrigos

Martha Smith-Blackmore

CUIDADOS COM OS ANIMAIS EM ABRIGOS

Abrigo de animais é o local onde se prestam cuidados aos animais "não desejados" pela sociedade. A diversidade das instalações influencia o modo pelo qual os gatos serão abrigados. Os cuidados aos gatos podem ser dispensados em construções de tijolo e reboco, como em uma instalação municipal de apreensão ("canil") ou em uma organização de bem-estar animal sem fins lucrativos de caráter particular. Iniciativas populares pouco estruturadas estão tendo um papel cada vez maior em salvar a vida desses gatos, e essa atividade pode acontecer em lares adotivos privados ou outras estruturas pouco convencionais de "abrigo". A medicina de abrigos é considerada a prática da medicina veterinária nesta ampla variedade de locais para abrigos de animais. Na prática da medicina de abrigos, uma especialidade veterinária singular e que vem recentemente crescendo, o foco deve estar simultaneamente na saúde da população e na saúde e cuidados com o animal individual.

Veterinários e gestores dos programas de abrigo devem trabalhar em conjunto a fim de distribuir apropriadamente os recursos disponíveis para o cuidado dos animais abrigados dentro das limitações de cada estrutura em particular. Alguns sugerem ser a medicina de abrigo análoga ao manejo de um rebanho, mas essa não parece ser o caso. A principal diferença da ciência da saúde de um rebanho é a que, em um abrigo de animais, os gatos são oriundos de diversos locais e continuamente admitidos. Não existe o benefício do processo de manejo de "todos dentro, todos fora".

Nem todos os abrigos de animais podem conseguir custear um veterinário na equipe. Em algumas comunidades, o aconselhamento veterinário está completamente indisponível para o abrigo de animais. Mas, frequentemente, um veterinário na comunidade trabalha como um consultor para a instituição ou faz visitas regulares ao abrigo. Nessas situações, protocolos padronizados são geralmente estabelecidos para direcionar a equipe do abrigo na tomada de decisões.

A população de gatos presentes em abrigos para cuidados é tão diversa como a variedade de abrigos engajados em cuidar desses animais. As condições de saúde (p. ex., prenhez, infecções retrovirais ou parasitismo) podem desafiar o sistema imune, tornando-os mais vulneráveis a doenças infecciosas.

RECOMENDAÇÕES CARDIOPULMONARES PARA FELINOS EM ABRIGOS

Por causa da variedade de situações e de populações felinas, é difícil fazer recomendações específicas abrangentes para políticas de saúde em abrigos felinos para propiciar as melhores condições de saúde cardiorrespiratória aos felinos. Idealmente, cada abrigo de animal deve trabalhar intimamente com um veterinário do abrigo ou com um que possua treinamento específico em abrigos a fim de desenvolver a melhor abordagem para a saúde dos indivíduos em uma determinada situação, bem como as políticas para a população.[1]

As alocações de recursos básicos necessários incluem a vacinação de animais no momento da admissão, esterilização cirúrgica, tratamento de parasitas e implante de *microchips*. Algumas instalações realizam rotineiramente testes para retrovírus e dirofilariose, enquanto outras somente o farão em animais sintomáticos. Outras instituições utilizam evidências de doenças como um mecanismo de triagem e seleção para identificação de indivíduos que deverão permanecer em quarentena ou ser submetidos à eutanásia. Em razão disso, alguns abrigos evitam totalmente a realização de testes diagnósticos e a tomada de decisões é baseada na aparência clínica e adaptabilidade. Se a incidência da doença for baixa, a realização do teste em todos os gatos admitidos para uma infecção em particular ou doença cardiopulmonar pode desviar recursos que poderiam ser redirecionados para impacto positivo maior sobre a população. A alocação necessária de recursos básicos para todos os animais admitidos reduz os recursos disponíveis para o diagnóstico e tratamento de indivíduos que apresentem sinais de doenças cardíacas e respiratórias.[2]

CUIDADOS NO ABRIGO PARA ATENUAR DOENÇAS INFECCIOSAS DO TRATO RESPIRATÓRIO SUPERIOR FELINO

O desafio respiratório número um para gatos abrigados é representado pelas doenças infecciosas do trato respiratório superior. O herpesvírus felino (HVF) e calicivírus felino (CVF), os agentes que mais frequentemente causam infecção respiratória superior (IRS) em gatos, são ubíquos e altamente infecciosos.[3] O vírus frequentemente já está presente no gato, e a expressão e liberação viral ocorrem em razão de mudanças importantes na vida.[4] A mudança para um abrigo é radical e estressante independentemente do quão aconchegante for a instalação, seja o gato um errante que foi apanhado das ruas ou um animal que foi renunciado de um ambiente doméstico.

A vacinação no momento da admissão com uma vacina com vírus vivo modificado, em conjunto com a redução do estresse, evitando a superpopulação, a manutenção do tempo de permanência (TDP) dentro da instalação pelo menor período possível, e a utilização de métodos de limpeza e desinfecção apropriados são os meios pelos quais os abrigos de animais podem, mais eficientemente, prevenir a expressão e a transmissão de doenças respiratórias infecciosas dentro das instalações.[5]

Vacinação no Momento da Admissão

O rápido início da proteção contra HVF e CVF é crítico para gatos admitidos em um abrigo. A administração de uma vacina viva modificada deve ser providenciada para todos os gatos no momento da admissão ou até mesmo antes, se possível.[6] As vacinas possibilitam atenuar os sinais de doenças respiratórias, mas não as previnem completamente. A decisão de utilizar uma vacina intranasal ou parenteral deve ser tomada, considerando-se os recursos do abrigo. A vacinação da panleucopenia pela via intranasal não é apropriada em abrigos,[7] o que faz com que um abrigo possa ou não desejar separar os componentes respiratórios para administração intranasal.

A interferência com os anticorpos maternos não é uma questão importante, pois as vacinas intranasais ativam a imunidade local; portanto, a vacinação intranasal contra HVF e CVF pode ser útil para a população de filhotes jovens.[8] Em abrigos de animais, as vacinações são indicadas em uma idade mais jovem e devem ser administradas em intervalos mais curtos, comparados aos esquemas adotados para os gatos domésticos.[6] Sintomas transitórios e discretos de IRS podem ocorrer após administração da vacina pela via intranasal. As vacinas serão administradas pela equipe do abrigo, e não necessariamente por técnicos veterinários, o que faz com que o treinamento deva cobrir o básico sobre o manuseio, homogeneização, administração e armazenamento das vacinas. A vacinação deve ser iniciada já com 4 a 6 semanas de idade e ser repetida a cada 2 a 3 semanas até as 16 semanas de idade.[6] Quando possível, filhotes com menos de 8 semanas de idade devem ser mantidos em lares adotivos, longe da exposição inevitável no ambiente do abrigo.

Vacinar Diante de Sintomas da Doença

Todos os filhotes e gatos adultos do abrigo devem ser vacinados no momento da admissão, independentemente da condição física. Se o sistema imune do gato estiver tão enfraquecido de tal sorte que uma vacina com vírus modificado possa causar a doença, a exposição a uma ampla variedade de patógenos infecciosos presentes na maioria dos abrigos causará doenças sérias e podem até mesmo matar o gato. De forma geral, se um gato não puder ser seguramente vacinado, ele não deve ser admitido e mantido em um abrigo de animais. Os gatos que estão com lesões ou doentes no momento da vacinação inicial devem ser revacinados quando saudáveis, pelo menos duas semanas depois.[6]

Vacinas Não Essenciais

A vacinação rotineira de gatos abrigados contra outros agentes respiratórios, como *Bordetella bronchiseptica* e *Chlamydophila felis*, provou ter benefícios limitados.[6] A associação entre um resultado positivo de cultura ou reação em cadeia de polimerase para esses agentes e a doença em gatos abrigados é inconsistente. Essas vacinas devem apenas ser consideradas se os patógenos tiverem sido demonstrados como um problema atual pelos sinais clínicos na população e confirmados por exames laboratoriais. Pode ser apropriado introduzir a vacina por um período limitado de tempo para quebrar um ciclo de transmissão da doença dentro do abrigo de gatos. A vacinação contra *B. bronchiseptica* deve ser utilizada onde há um potencial de contato direto ou indireto entre gatos e cães no mesmo local – mais apropriadamente quando cães possuem um histórico recente ou atual de doença respiratória infecciosa. Mais informações sobre as estratégias de imunização para gatos em abrigo são encontradas no Capítulo 70 (conteúdo disponibilizado apenas na web e em inglês).

Redução do Estresse

Estresse negativo ou desconforto (a seguir denominados simplesmente como "estresse") têm de ser apreciados como o principal fator contribuinte para a ocorrência da doença respiratória em abrigos de gatos.[9] Foi demonstrado em um estudo que gatos com altos índices de estresse durante a primeira semana no abrigo eram 5,6 vezes mais predispostos a desenvolver IRS do que gatos com baixos índices de estresse. Instalações mal projetadas constituem-se em uma das maiores deficiências observadas em abrigos de animais (Fig. 44-1); o estresse resultante possui um impacto substancialmente negativo sobre a saúde física e mental. Infelizmente, sinais de estresse em gatos são sutis e podem ser difíceis de serem avaliados sem a observação cuidadosa por pessoas bem treinadas. Como o estresse pode ser difícil de ser avaliado em determinados indivíduos, a melhor abordagem é assumir que se um gato está em um abrigo de animais, está estressado, e medidas devem ser tomadas para auxiliar o gato a acomodar-se com esse estresse.

Instalações existentes podem ser modificadas a fim de melhorar o bem-estar felino (p. ex., criar buracos entre as gaiolas) para aumentar o espaço disponível e criar unidades de multicompartimentos. Um segundo benefício de gaiolas com compartimentos duplos para a redução do estresse é que minimiza o transtorno do ambiente dos gatos durante a limpeza da gaiola. A possibilidade de se esconder diminui significativamente o estresse do gato;[10] oferendas simples, como sacos de papel ou caixas de sapato beneficiarão os gatos a se ajustarem ao ambiente do abrigo. Poleiros elevados também ajudam a dar opções e um senso de controle sobre o ambiente (Fig. 44-2).

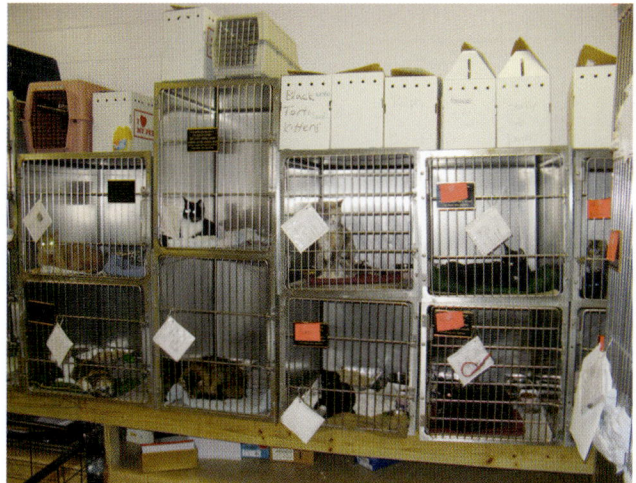

Figura 44-1: Abrigos felinos estressantes possuem espaço insuficiente para permitir a separação entre as áreas de alimentação, evacuação e repouso. Gatos necessitam de espaços suficientemente grandes para acomodar locais para se esconderem (p. ex., sacos de papel ou caixa grande o suficiente para se encobrir), para ter caixas de areia grandes o suficiente para acomodar confortavelmente todo o seu corpo, e devem ter pontos altos para se manterem em poleiros. Gatos devem ser capazes de se virar livremente e de se manterem em pé, sentar, esticar e mover suas cabeças com facilidade – tudo isso sem encostar a cabeça no alto do recinto – e deitar em uma posição confortável com membros e cauda estendidos. Uma falta de separação entre os recintos principais aumenta o estresse e o risco de disseminação de doenças infecciosas. (Cortesia de Dra. Brenda Griffin.)

A utilização de um difusor de ferormônio facial felino sintético em salas de abrigos para felinos, ou o uso de um *spray* de feromônio facial felino sintético em um pano, colocado no recinto principal dos gatos, pode também auxiliar na redução do estresse.[11] Outras características estressantes dos abrigos animais são níveis elevados de ruídos, incluindo ventilação forçada, utilização de mangueiras de pressão, portões metálicos dos gatis, tigelas metálicas de comida e materiais de construção não porosos. Gatos são particularmente afetados adversamente pelo som de latidos de cães.[9]

Manejo do Ar

Separar a troca de ar para áreas de abrigos felinos é uma prioridade menor na redução da transmissão viral, pois gatos não eliminam facilmente aerossóis com seus patógenos respiratórios por grandes distâncias.[12,13] A fim de prevenir a transmissão de gotículas com vírus respiratórios quando as gaiolas estão uma em frente à outra, elas devem ser espaçadas pelo menos 120 centímetros. A ventilação adequada a fim de fornecer boa qualidade do ar, entretanto, é essencial. O entendimento deve ser de que a boa ventilação reduz a presença de pelos no ambiente, os quais atuam como fômites, e fornece ar saudável para respirar. A redução de componentes da parede celular oriundos de bactérias sob a forma de aerossóis na poeira e irritantes químicos (p. ex., amônia e alvejante) reduz a inflamação respiratória associada, o que predispõe os gatos à infecção. Entretanto, mesmo ótimos sistemas de ventilação não superarão os efeitos prejudiciais de instalações inadequadas.

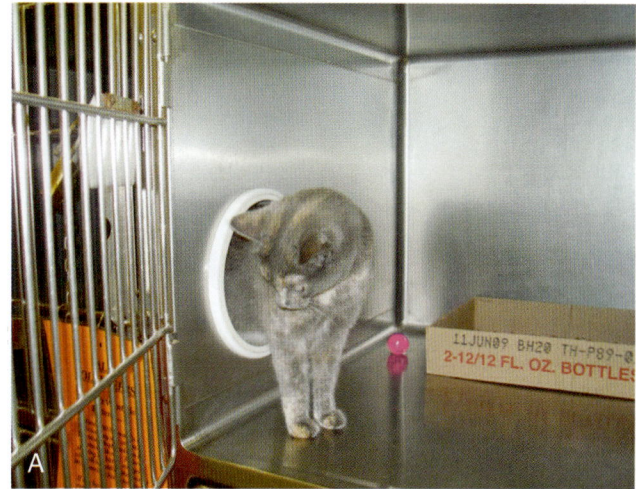

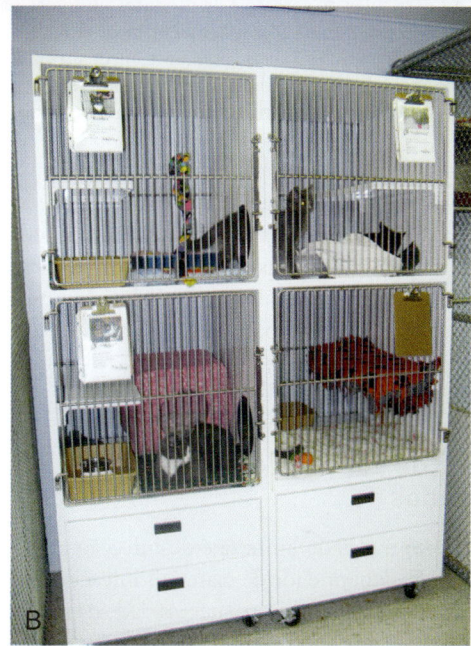

Figura 44-2: A, Gaiolas de aço inox ou de fibras de vidro de tamanho insuficiente podem ser modificadas para permitir que gatos tenham compartimentos duplos disponíveis, aumentando de forma significativa assim o espaço e diminuindo o estresse. **B,** Unidades de alojamentos para gatos estão cada vez mais disponíveis comercialmente, com características que diminuem o estresse dos animais. Elas são elevadas com espaço para armazenamento e utensílios de limpeza embaixo e possuem tamanho suficiente para permitir que o gato tenha opções e, portanto, um senso de controle sobre o ambiente. (Cortesia de Dra. Brenda Griffin.)

Tempo de Permanência

Quanto mais tempo um gato permanecer em um abrigo animal é mais provável que adoeça com doenças respiratórias infecciosas.[14] Quanto maior o tempo médio de permanência em um abrigo animal para uma população de gatos, maior a incidência de doenças respiratórias. É mandatório que o TDP seja administrado para ser o mais curto possível a fim de manter a população de gatos da forma mais saudável. Ao analisar um surto de doença infecciosa do trato respiratório em gatos abrigados, o TDP deve ser examinado; se estiver aumentado acima da média da TDP usual para aquela instalação, a razão para essa alteração deve ser averiguada. Gargalos no

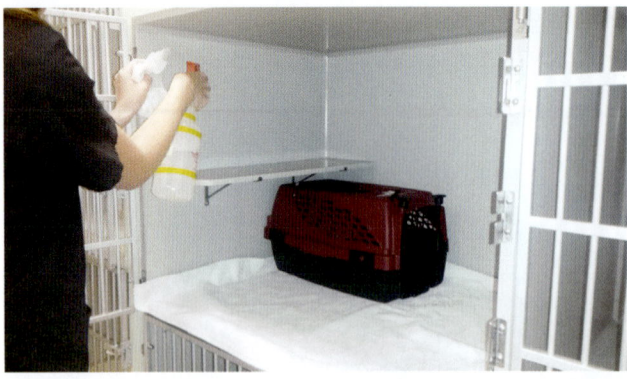

Figura 44-3: A limpeza focal deve ser utilizada para arrumar um recinto principal enquanto o mesmo gato é mantido dentro daquela gaiola. O gato deve ser capaz de se esconder durante a atividade de limpeza em uma caixa dentro da gaiola. Deve-se ter cuidado para minimizar a formação de partículas de aerossóis de produtos químicos para segurança respiratória da equipe e gatos. Também, deve-se ter cuidado para aplicar os agentes de limpeza silenciosamente ou, de forma alternativa, um frasco de esguicho que produza um feixe pode ser utilizado, pois gatos ficam estressados pelo barulho do *spray*. (Cortesia do Dr. Brian DiGangi.)

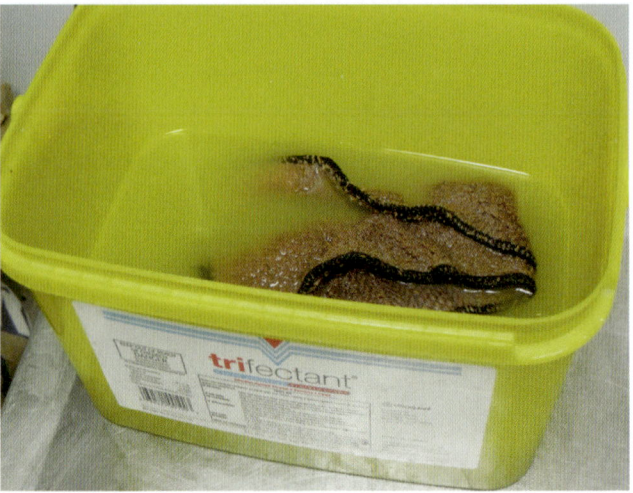

Figura 44-4: Métodos de limpeza com pano e balde criam uma "sopa" tóxica de patógenos potencialmente infecciosos. Se o mesmo pano e líquido forem utilizados em cada gaiola, há um risco de disseminação da doença em vez do efeito desejado de redução da doença. (Cortesia do Dr. Brian DiGangi.)

fluxo populacional tipicamente incluem a espera por exame, a mudança para adoção ou saída para castração; todo esforço deve ser feito para remover as restrições ao fluxo. Estadias mais longas também significam abrigos mais lotados; quanto mais lotado um abrigo, menos espaço e cuidados estarão disponíveis para cada gato.

Métodos de Limpeza e Desinfecção Apropriados

Técnicas apropriadas de limpeza e desinfecção em abrigos de gatos reduzem a quantidade de materiais infecciosos no abrigo, e devem levar em consideração a necessidade da menor quantidade possível de fatores estressantes no dia a dia do gato. Como regra geral, o principal recinto do gato pode ter "limpeza focal" durante todo o tempo de permanência do gato (Fig. 44-3). Esse processo é o de remoção de debris visíveis e substituição da areia e cama sujos, sem a introdução de agentes de limpeza ou de desinfecção químicos. Isso minimiza o estresse e permite que o gato permaneça com seu próprio cheiro de ambiente familiar. O processo de limpeza deve ser feito silenciosa e eficientemente, com esforço conjunto para não levantar poeira ao trocar a areia da caixa ou cama. Toalhas de papel e frascos de esguicho (que produzem um feixe do desinfetante em vez de um *spray* são preferidos) podem ser utilizados para limpeza de manchas de comida, muco ou fezes. Esponjas ou panos e baldes nunca devem ser utilizados durante a limpeza de gaiolas, pois transmitirão organismos infecciosos de um recinto para outro[15] (Fig. 44-4).

Cada gaiola deve ser vigorosamente limpa e desinfetada após a saída do seu ocupante. Deve-se ter atenção para esfregar todo o material biológico das paredes da gaiola, assoalho, teto e especialmente da porta, onde há muitas fendas para manutenção de *debris*, o que é frequentemente subestimado. Os desinfetantes devem ser escolhidos com base nos agentes de doenças infecciosas presentes no abrigo. Agentes de amônia

quaternária são de amplo espectro e fazem um bom trabalho na desinfecção geral. As superfícies devem permanecer úmidas com o desinfetante apropriado durante o período de tempo especificado pelo fabricante, usualmente 10 minutos. Durante um período de surto de CVF, o desinfetante deve ser alterado para um que inative agentes não envelopados.[16] O alvejante é mais efetivo, mas também é um irritante do sistema respiratório e agente corrosivo. Um desinfetante alternativo que está ganhando espaço em abrigos animais é o peróxido de hidrogênio acelerado, pois possui uma série de benefícios desinfetantes do alvejante sem os efeitos indesejáveis corrosivos e irritantes.[17] Vários abrigos rotineiramente mudam os tipos de desinfetantes, a fim de garantir o maior espectro de ação de desinfecção.

É importante lembrar-se de desinfetar tigelas de comida, escovas, caixas de areia, caixas de transporte, brinquedos, roupas e as mãos entre os gatos. Novamente, itens limitados ao recinto principal dos gatos não precisam ser desinfetados todos os dias, mas quando houver um aumento na incidência de doenças respiratórias em um abrigo de gatos, itens compartilhados devem ser examinados como uma possível fonte de disseminação. Áreas comuns e objetos frequentemente tocados por pessoas (p. ex., telefones e maçanetas) devem ser desinfetados nos períodos em que ocorrem surtos de doenças. Rodos compridos devem ser utilizados para coletar a areia, pelos soltos e *debris* do assoalho, pois isso elimina a possibilidade de elevação da poeira que é inerente à limpeza seca.[18]

Os gatos não devem ter contato com superfícies úmidas com desinfetantes (Fig. 44-5). A exposição oral a compostos de amônia quaternária pode causar ulceração que mimetiza as úlceras do CVF.[19] Deve haver esta suspeita quando gatos que possuem úlceras orais estão relutantes em comer, mas não apresentam febre ou secreção nasal ou ocular. Os fenóis nunca devem ser usados como um método de desinfecção apropriado para utilização em abrigos de gatos, pois são hepatotóxicos.[20]

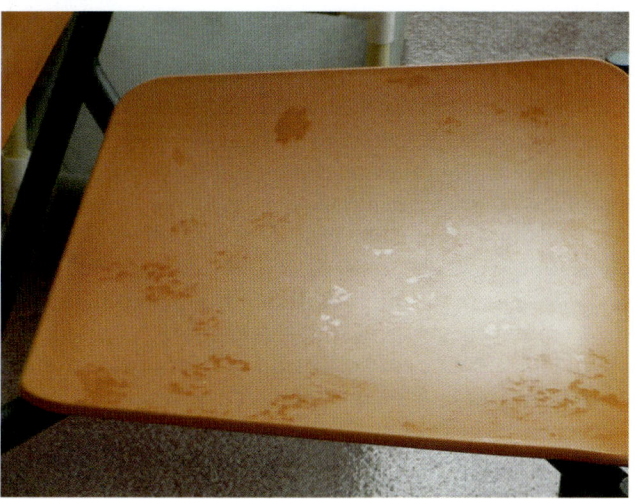

Figura 44-5: Se os gatos andam sobre superfícies úmidas, eles vão deixar um rastro de umidade por todos os locais. Se a fonte de umidade for um desinfetante, o gato estará exposto à toxina durante a limpeza. Se for permitido que os gatos se exercitem no chão após a conclusão da limpeza, o assoalho deve ser seco e, dependendo da incidência da doença naquele determinado abrigo, deve ser limpo entre a troca dos gatos. (Cortesia do Dr. Brian DiGangi.)

O Que Não Funciona

A desinfecção sem limpeza prévia é ineficaz; todas as superfícies a serem desinfetadas devem aparentar estarem perfeitamente limpas antes da aplicação do desinfetante. Os desinfetantes não atuam na presença de materiais biológicos. Alguns equipamentos de limpeza a vapor não garantem que as superfícies alcancem temperaturas suficientemente altas, e na maioria dos casos as superfícies não são expostas por tempo suficiente para atingir a desinfecção verdadeira. A limpeza a vapor pode ser eficaz se o equipamento correto for utilizado apropriadamente, mas tal equipamento e treinamento da equipe são raros em abrigos de animais. Luzes ultravioletas podem inativar bactérias e vírus do ar, mas elas não limpam o ar de irritantes em partículas ou vapor. Além disso, como a fonte de doença respiratória de origem infecciosa para os gatos de abrigos tende a ser autógena ou transmitida por fômites, a aquisição de luz ultravioleta não se constitui usualmente no melhor gasto de recursos.[21]

LIDANDO COM INFECÇÕES DO TRATO RESPIRATÓRIO SUPERIOR

Testes de reação em cadeia de polimerase para IRS em abrigos de gatos indicam que a vasta maioria dos casos está relacionada à infecção por HVF e/ou CVF.[22] Os gatos podem portar HVF por toda a vida e sofrer recidivas em períodos de estresse. De forma semelhante, podem ser transmissores saudáveis do CVF por períodos prolongados de tempo, o que faz com que um nicho de infecção "cavalo de Troia" esteja frequentemente presente dentro de uma população em qualquer momento. Gatos com sinais predominantemente oculares, particularmente aqueles com úlceras de córnea, muito mais provavelmente têm uma infecção por HVF.[23] Por outro lado, gatos com ulceração oral (p. ex., glossite, faringite, inflamação das fauces ou estomatite) mais provavelmente estão infectados por CVF.[24] Outros importantes agentes incluem espécies de *Bordetella*, *Chlamydophila* e *Mycoplasma*. A diferenciação entre as causas de IRS pode ser mais importante ao organizar o protocolo de limpeza e desinfecção do que a resposta aos cuidados.

Apesar de nossos melhores esforços para diminuir as causas incitantes de doenças infecciosas do trato respiratório superior entre gatos de abrigos, isto sempre permanecerá como um desafio nessas instalações. Gatos com dificuldade respiratória ou boca ou garganta dolorida têm de escolher entre comer, beber, limpar-se e respirar. Por esta razão, vários gatos com doenças virais ou outras pneumopatias terão uma aparência desgrenhada e podem estar anoréticos ou desidratados. A equipe deve ser treinada para observar os hábitos de alimentação, hidratação e limpeza, além da caixa de areia, como parte da avaliação do bem-estar animal; e suprir as demandas do gato doente deve ser prioridade.

Cuidados de Enfermagem

Independentemente da etiologia da IRS em gatos, a terapia de suporte é a parte mais essencial do cuidado com gatos durante o período de doença. Os olhos devem ser mantidos limpos de secreções e lubrificados com um lubrificante ocular à base de hidrogel (p. ex., GenTeal®, Alcon®) quatro vezes por dia.[25] Essa solução solúvel em água não causa irritação ocular que pode ser observada em gatos ao utilizar pomadas oculares à base de petróleo. Oxitetraciclina (p. ex., Terramicina®) e outras pomadas oftálmicas à base de petróleo podem causar conjuntivite de contato em gatos; o tratamento contínuo pode perpetuar a quemose após a resolução do componente infeccioso e pode causar até mesmo anafilaxia.[26]

As narinas devem ser mantidas limpas de secreções. Gatos incapazes de cheirar sua comida frequentemente não terão vontade de comer.[27] Eles parecerão faminto, abordarão a comida quando esta for oferecida, mas após tentar sentir o cheiro da comida, não comerão. Alguns gatos comerão quando encorajados, após uma sessão de limpeza, ou quando a comida for esquentada para aumentar o cheiro. O simples esmagamento do alimento seco com os dedos no prato de comida estimulará alguns gatos a começar a comer. Gatos que não estiverem comendo serão beneficiados com a administração de fluidos subcutâneos; gatos bem hidratados produzirão uma secreção mucosa mais úmida e manterão o funcionamento do aparato mucociliar mais efetivo.[28] As úlceras orais são muito dolorosas; medicações analgésicas e solução de sucralfato oral podem ajudar o gato a voltar a comer.[29]

Antibióticos

Os antibióticos são frequentemente considerados o fator menos importante ao lidar com IRS em abrigos de gatos. O estresse adicional induzido pelo manuseio necessário para a administração de medicamentos pode ser mais prejudicial do que benéfico. Os antibióticos somente devem ser administrados aos gatos após se tornarem evidentes os sintomas de infecção bacteriana secundária, com a presença de secreções purulentas. A doxiciclina é o antibiótico mais frequentemente utilizado em gatos abrigados com IRS secundária bacteriana. Esse antibiótico tende a ser eficaz contra espécies de *Bordetella*, *Chlamydophila* e *Mycoplasma*, comumente cultivadas a partir de tratos respiratórios superiores de gatos abrigados.[30] Possui os benefícios operacionais e financeiros de uma única administração diária e historicamente de um relativo baixo custo. Uma formulação líquida manipulada é recomendada a fim de evitar o risco de constrição esofágica associada a formulações em comprimidos ou cápsulas.[31]

Cuidados com os Filhotes

As mães em geral aceitarão prontamente os filhotes de outras ninhadas; entretanto, a mistura das ninhadas é arriscada em abrigos.[32] Os filhotes podem estar portando um agente causador de uma enfermidade sem aparentes sinais clínicos. Quando as ninhadas são misturadas, superinfecções podem ser introduzidas, levando a doenças respiratórias graves, algumas vezes ocorrendo na forma de pneumonia fulminante ou até mesmo letal. Sempre que possível, os filhotes devem ser transferidos para lares adotivos fora do abrigo a fim de reduzir a exposição a agentes infecciosos causadores de doenças.[33]

Áreas de Permanência

A fim de reduzir o risco e impacto de surtos de doenças infecciosas, o abrigo de felinos deve ser dividido em pelo menos três seções ou zonas individuais (p. ex., área de quarentena para gatos admitidos, instalações de isolamento para gatos doentes ou potenciais transmissores de doenças, e acomodação para gatos aparentemente sadios).[34] Gatos adultos que já foram vacinados e observados no abrigo durante duas semanas, que estão livres de sinais clínicos de doenças do trato respiratório e que são socialmente dóceis podem ser introduzidos no grupo ou colônia.[35]

O Exame de Admissão

Como o abrigo é um local onde testes diagnósticos mais especializados não são comumente realizados, é essencial o cuidadoso exame clínico para descartar ou diagnosticar e localizar doenças cardiorrespiratórias em gatos de abrigo. Radiografias, ecocardiograma, eletrocardiograma e monitoração da pressão sanguínea são todos considerados testes diagnósticos complexos no caso de um abrigo animal. Se não houver veterinário na equipe ou se o número de animais admitidos exceder a capacidade da equipe veterinária, pessoas leigas devem ser treinadas para a detecção da doença. Gatos que apresentem sintomas de doenças devem ser encaminhados para atendimento veterinário. Os sinais clínicos que apontam para doenças cardiorrespiratórias em gatos incluem secreção nasal, aparência desgrenhada ou despenteada, tosse, ruído respiratório, taquipneia, dispneia e intolerância ao exercício. Se eles não puderem ser tratados apropriadamente, gatos com taquipneia, dispneia ou intolerância ao exercício devem ser eutanasiados em vez de permitir que sofram sem tratamento. Alguns médicos veterinários mantêm protocolos terapêuticos para serem implementados pela equipe quando sinais de doenças infecciosas do trato respiratório superior forem notados. Qualquer gato que não responda ao tratamento preliminar deve ser encaminhado para avaliação por um veterinário.

DISTÚRBIOS CARDÍACOS

Sopros cardíacos indicam turbulência dentro do coração ou de grandes vasos.[36] O hematócrito e a avaliação de proteína sérica total devem ser considerados como parte do plano diagnóstico quando um sopro for detectado em um filhote assintomático. A anemia que acompanha várias doenças de felinos jovens pode estar associada ao sopro devido à diminuição da viscosidade sanguínea.[37] Embora cardiopatias congênitas devam ser sempre suspeitadas quando um sopro for detectado em um filhote, alguns desses apresentam sopros inocentes que desaparecem até os 6 meses de idade. Esses sopros fisiológicos "inocentes" ocorrem devido a disparidades no tamanho dos grandes vasos que estão recebendo o volume sanguíneo ejetado pelo coração em crescimento. Sopros fisiológicos tendem a ser discretos (usualmente grau I a III/VI) e no início ou meio da sístole, de alta frequência.[38] O ponto de intensidade máxima ocorre geralmente na base cardíaca esquerda ou no esterno, e eles tendem a não irradiar extensivamente. Sopros cardíacos que são particularmente altos (mais intensos que III/VI); associados ao frêmito palpável; sopros que contêm um componente diastólico; aqueles associados a uma arritmia, ritmo de galope, pulsos arteriais ou coloração de mucosas anormais; e aqueles resultando em aumento cardíaco nas radiografias mais provavelmente resultarão de cardiopatias adquiridas, como cardiomiopatia, hipertireoidismo, hipertensão sistêmica ou dirofilariose felina.[40] A anemia também deve ser excluída como um fator contributório ao sopro cardíaco em um gato adulto. A incidência de sopros cardíacos relatada em gatos aparentemente saudáveis pode chegar a 21% até 50%.[41]

O diagnóstico de cardiopatias pode ser desafiador em um abrigo devido à disponibilidade limitada de recursos e o alto custo de alguns exames cardíacos (p. ex., ecocardiograma). Radiografias torácicas podem ser úteis para triagem de cardiomegalia ou alterações pulmonares em gatos com cardiopatia significativa. Infelizmente, a natureza concêntrica da hipertrofia em gatos com cardiomiopatia hipertrófica limita a utilidade de radiografias torácicas, pois a forma mais comum de cardiopatia felina não resulta em cardiomegalia radiográfica apreciável até que haja notável sobrecarga atrial esquerda.[42]

Um teste recentemente desenvolvido, fração N-terminal de peptídeo natriurético pró-cerebral (NT-proBNP), pode ter alguma utilidade na identificação de gatos com sopros inocentes ou cardiopatia discreta, comparados a gatos com cardiopatias mais severas.[43] Um teste comercial está disponível para este biomarcador cardíaco, e a concentração de NT-proBNP acima de 100 a 200 picomoles/litro está frequentemente associada à cardiopatia significativa. Além disso, um *kit* de teste rápido relativamente barato para NT-proBNP foi desenvolvido (SNAP Feline proBNP Test®, IDEXX Laboratories, Westbrook, ME). Esse teste pode ser comprovado como uma abordagem econômica para avaliação de gatos com sopros cardíacos. O teste ajuda a diferenciar quais gatos provavelmente apresentarão cardiopatia moderada a severa daqueles que não apresentam alterações clínicas significativas relacionadas ao coração. Um veterinário do abrigo poderia utilizar esse teste em gatos adultos com sopros cardíacos a fim de determinar quais gatos possuem baixo risco de terem alterações patológicas em seus corações e quais poderiam ser beneficiados por outros testes cardíacos. Se gatos com sopro forem colocados para adoção sem a realização de outros exames, os tutores devem estar cientes da possibilidade de cardiopatia significativa antes da adoção.

PARASITAS CARDIOPULMONARES

Vermes pulmonares e formas larvais migratórias de parasitas gastrointestinais (GI) podem corresponder a uma proporção significativa de doenças respiratórias em gatos.[44] As larvas de vários ascarídeos GI em migração pelos pulmões induzem inflamação pulmonar e incluem *Toxocara cati* (verme redondo felino) e *Ancylostoma tubiforme* (verme em gancho felino). Esses vermes têm estado presentes em populações de abrigos felinos em aproximadamente 30% dos estudos com pesquisas nacionais.[45] A infecção por vermes pulmonares felinos é abordada no Capítulo 36.

A dirofilariose é outra preocupação em abrigos, especialmente porque está relacionada à adoção de gatos com a parasitose. Foi demonstrado que a *Dirofilaria immitis* causa a doença respiratória associada à dirofilariose (DRAD) em gatos.[46] A dirofilariose ocorre quando um mosquito carreando larvas infectantes da dirofilária de tamanho microscópico, pica um cão. Os sinais clínicos se desenvolvem quando os vermes adultos imaturos entram nas artérias pulmonares, o que pode resultar em inflamação aguda dos vasos ou do parênquima pulmonar. Como os gatos não são os hospedeiros definitivos de *D. immitis*, os vermes podem não alcançar a maturidade, e a inflamação pulmonar e a fibrose podem ocorrer mesmo se a infecção nunca for patente.[47] Gatos com DRAD apresentam tosse, sintomas análogos à asma, dispneia e letargia. Quando se inicia a degeneração de vermes mortos, pode causar inflamação dos pulmões e tromboembolismo pulmonar.

Abordagens para os exames de detecção da dirofilariose nos animais de abrigos variam amplamente, dependendo da prevalência da dirofilariose naquela região do mundo e na disponibilidade dos recursos financeiros para a realização desses exames no abrigo.[48] Testes atuais baseados na pesquisa de antígenos não detectarão vermes machos, mas serão capazes de detectar uma única fêmea madura do verme do coração em gatos.[49] Como a carga média de parasitas em um gato é de somente um ou dois vermes, aproximadamente 30% das infecções ocorrerão somente por vermes machos, e assim não serão detectadas pelo teste de antígenos.[50] O teste de anticorpos detectará vermes machos e fêmeas, assim como as larvas de quarto estágio e

vermes juvenis.[51] Infelizmente, pesquisas com gatos com dirofilariose confirmada por necrópsia mostram que a sensibilidade do teste varia entre 50% e 80% apenas.[52] Um exame negativo de anticorpos não descarta a dirofilariose, mas diminui o índice de suspeição. Um teste positivo para antígenos indica a presença de pelo menos um verme fêmea adulto. Um teste positivo para anticorpos indica que o gato foi infectado em algum momento, mais provavelmente nos 18 meses anteriores,[50] e o animal pode ou não portar atualmente vermes do coração vivos. Pesquisas com necrópsias de gatos abrigados revelaram a prevalência das infecções por vermes do coração adultos em 5% a 15% da taxa da infecção em cães desprotegidos em uma determinada área.[53]

Como o exame de gatos para dirofilariose para propósitos de triagem diagnóstica é ambíguo, a utilização racional de recursos em abrigos é administrar medicação preventiva em todos os gatos. A Sociedade Americana de Dirofilariose recomenda a prevenção do verme do coração para todos os gatos, mesmo aqueles que vivem apenas em ambientes domésticos sem acesso à rua, durante todo o ano. A prevenção da dirofilariose em gatos, com um dos fármacos de escolha de comprovada eficácia preventiva, é recomendada para gatos que vivem em regiões endêmicas de dirofilariose do país. Abrigos em áreas endêmicas devem iniciar medicações preventivas em filhotes com 8 semanas de idade, além de administrar medicação preventiva para todos os gatos.[49] A dirofilariose felina é abordada em mais detalhes no Capítulo 43.

RESUMO

Considerando-se a variedade de situações de abrigos de gatos, o aconselhamento veterinário deve ser customizado para a situação em particular, população e recursos disponíveis. Alguns princípios gerais que possibilitam propiciar a melhor saúde cardiorrespiratória felina incluem a vacinação no momento da admissão com vacinas vivas modificadas, ênfase em reduzir o estresse, administração de anti-helmínticos de amplo espectro, e avaliação cuidadosa de cada gato como um indivíduo dentro do contexto da população a ser manejada. Independentemente de quem fez a avaliação do gato a ser adotado (um veterinário ou a equipe do abrigo), a comunicação transparente dos achados (e de quem realizou a avaliação) é essencial em conjunto com as possíveis implicações e resultados. Esse diálogo aberto cria confiança com possíveis adotantes e ajuda a tornar as adoções mais duradouras e melhores. A importância do estabelecimento de uma relação com um médico veterinário particular deve ser enfatizada ao novo tutor no momento da adoção.

Referências

1. Newbury SP, Blinn MK, Bushby PA, et al. Guidelines for standards of care in animal shelters, The Association of Shelter Veterinarians (PDF online): <http://www.sheltervet.org/assets/docs/shelter-standards-oct2011-wforward.pdf>. Accessed May 14, 2015
2. Hurley KF, Pesavento P: Disease Recognition and Diagnostic Testing. In Miller L, Zawistowski S, editors: *Shelter medicine for veterinarians and staff*, ed 2, Ames, IA, 2012, Wiley-Blackwell, pp 329.
3. Scarlett JM: Feline upper respiratory disease. In Miller L, Hurley KF, editors: *Infectious disease management in animal shelters*, Ames, IA, 2009, Wiley-Blackwell, pp 125.
4. Binns SH, Dawson S, Speakman AJ, et al: A study of feline upper respiratory tract disease with reference to prevalence and risk factors for infection with feline calicivirus and feline herpesvirus. *J Feline Med Surg* 2:123-133, 2000.
5. Miller L: A blend of science and art: what every shelter should know about shelter medicine. *Animal Sheltering* Jan/Feb:49-51, 2007.
6. Scherk MA, Ford RB, Gaskell RM, et al: 2013 American Association of Feline Practitioners Feline Vaccination Advisory Panel Report. *J Feline Med Surg* 15(9):785-808, 2013.

7. Schultz RD: A commentary on parvovirus vaccination. *J Feline Med Surg* 11:163-164, 2009.

8. Edinboro CH, Janowitz LK, Guptill-Yoran L, et al: A clinical trial of intranasal and subcutaneous vaccines to prevent upper respiratory infection in cats at an animal shelter. *Feline Pract* 27(6):7-13, 1999.

9. McCobb EC, Patronek GJ, Marder AM, et al: Assessment of stress levels among cats in four animal shelters. *J Am Vet Med Assoc* 226(4):548-555, 2005.

10. Griffin B:: Wellness. In Miller L, Hurley KF, editors: *Infectious disease management in animal shelters*, Ames, IA, 2009, Blackwell, pp 17-38.

11. Beck A: Use of pheromones to reduce stress in sheltered cats. *J Feline Med Surg* 15:829-830, 2013.

12. Gaskell RM, Povey RC: Transmission of feline viral rhinotracheitis. *Vet Rec* 111:359-362, 1982.

13. Wardley RC, Povey RC: Aerosol transmission of feline caliciviruses: an assessment of its epidemiological importance. *Br Vet J* 133:504-508, 1977.

14. Dinnage JD, Scarlett JM, Richards JR: Descriptive epidemiology of feline upper respiratory tract disease in an animal shelter. *J Feline Med Surg* 11(10):816-825, 2009.

15. Smith M: Operational guide: sanitation and disease control in the shelter environment, Denver, CO, 2010, American Humane Association. (PDF online): <http://www.americanhumane.org/assets/pdfs/animals/operational-guides/op-guide-diseasecontrol.pdf>. Accessed May 13, 2015.

16. Schorr-Evans EM, Poland A, Johnson WE, et al: An epizootic of highly virulent feline calicivirus disease in a hospital setting in New England. *J Feline Med Surg* 5(4):217-226, 2003.

17. Omidbakhsh N, Sattar SA: Broad-spectrum microbicidal activity, toxicologic assessment, and materials compatibility of a new generation of accelerated hydrogen peroxide-based environmental surface disinfectant. *Am J Infect Control* 34:251-257, 2006.

18. Sansone EB, Losikoff AM, Pendleton RA: Sources and dissemination of contamination in material handling operations. *Am Ind Hyg Assoc J* 38(9):433-442, 1977.

19. Hurley KF: When is a virulent calicivirus really a virulent calicivirus? *Animal Sheltering Nov*:53-56, 2007.

20. Aronson AL: Chemical poisonings in small animal practice. *Vet Clin North Am* 2(2):379-395, 1972.

21. Petersen CA, Dvorak G, Spickler AR: Maddie's infection control manual for animal shelters, Des Moines, IA, 2008, Center for Food Security and Public Health, Iowa State University, College of Veterinary Medicine.

22. Burns RE, Wagner DC, Leutenegger CM, et al: Histologic and molecular correlation in shelter cats with acute upper respiratory infection. *J Clin Microbiol* 49(7):2454-2460, 2011.

23. Gaskell R, Dawson S, Radford AD, et al: Feline herpesvirus. *Vet Res* 38(2):337-354, 2007.

24. Coyne KP, Dawson S, Radford AD, et al: Long-term analysis of feline calicivirus prevalence and viral shedding patterns in naturally infected colonies of domestic cats. *Vet Microbiol* 118(1-2):12-25, 2006.

25. Glaze MB: Feline conjunctival and corneal disease. In Proceedings of the Northeast Veterinary Conference, 2004.

26. Hume-Smith KM, Groth AD, Rishniw M, et al: Anaphylactic events observed within 4 h of ocular application of an antibiotic-containing ophthalmic preparation: 61 cats (1993-2010). *J Feline Med Surg* 13(10):744-751, 2011.

27. Tanaka A, Wagner D, Kass P, et al: Associations among weight loss, stress, and upper respiratory tract infection in shelter cats. *J Am Vet Med Assoc* 240(5):570-576, 2012.

28. Gaskell RM, Dawson S, Radford A: Feline respiratory disease. In Greene CE, editor: *Infectious diseases of the dog and cat*, ed 4, St Louis, 2012, Elsevier/Saunders, pp 155.

29. Plumb DC: *Sucralfate. In Plumb's veterinary drug handbook*. ed 7, Ames, IA, 2011, Wiley.

30. Bannasch MJ, Foley JE: Epidemiologic evaluation of multiple respiratory pathogens in cats in animal shelters. *J Feline Med Surg* 7(2):109-119, 2005.

31. German AJ, Cannon MJ, Dye C, et al: Oesophageal strictures in cats associated with doxycycline therapy. *J Feline Med Surg* 7(1):33-41, 2005.

32. Smith-Blackmore M, Newbury S: Foster care. In Miller L, Hurley KF, editors: *Infectious disease management in animal shelters*, Ames, IA, 2009, Wiley-Blackwell, pp 498.

33. Levy JK: Breeding and rescue catteries— managing infectious disease in kittens. In Proceedings of the International Society of Feline Medicine, 2013.

34. Möstl K, Egberink H, Addie D, et al: Prevention of infectious diseases in cat shelters: ABCD guidelines. *J Feline Med Surg* 15(7):546-554, 2013.

35. Griffin BG: Feline care in the animal shelter. In Miller L, Hurley KF, editors: *Infectious disease management in animal shelters*, Ames, IA, 2009, Wiley-Blackwell, pp 174.

36. Kittleson MD: *The approach to the feline patient with a cardiac auscultatory abnormality. In Small animal cardiovascular medicine textbook*. Mosby, 1998, St Louis.

37. Rentko VT, Cotter SM: Feline anemia: the classifications, causes, and diagnostic procedures. *Vet Med* 85(6):584, 1990.

38. Johnson L: *Clinical canine and feline respiratory medicine*. Ames, IA, 2010, Wiley-Blackwell.

39. Durham EH: A review of congenital heart disease. In Proceedings of the Western Veterinary Conference, 2013.

40. Côté E, Manning AM, Emerson D, et al: Assessment of the prevalence of heart murmurs in overtly healthy cats. *J Am Vet Med Assoc* 225:384-388, 2004.

41. Drourr LT, Gordon SG, Roland RM: Prevalence of heart murmurs and occult heart disease in apparently healthy adult cats. In ACVIM Forum Proceedings, 2010, p 159.

42. Paige CF, Abbott JA, Elvinger F, et al: Prevalence of cardiomyopathy in apparently healthy cats. *J Am Anim Hosp Assoc* 234(11):1398-1403, 2009.

43. Fox PR, Rush JE, Reynolds CA, et al: Multicenter evaluation of plasma N-terminal pro-brain natriuretic peptide (NT-pro BNP) as a biochemical screening test for asymptomatic (occult) cardiomyopathy in cats. *J Vet Intern Med* 25(5):1010-1016, 2011.

44. Bowman DD: Pulmonary disease from canine- and feline-associated intestinal helminths. In ACVIM Forum Proceedings, 2012.

45. Hill S, Lappin MR, Cheney J, et al: Prevalence of enteric zoonotic agents in cats. *J Am Vet Med Assoc* 216:687-692, 2000.

46. Blagburn BL, Dillon RA: Feline heartworm disease: solving the puzzle. *Vet Med* 102(3 Suppl):7-14, 2007.

47. Dingman P, Levy JK, Kramer LH, et al: Association of Wolbachia with heartworm disease in cats and dogs. *Vet Parisitol* 170(1-2):50-60, 2010.

48. Dunn KF, Levy JK, Colby KN, et al: Diagnostic, treatment, and prevention protocols for feline heartworm infection in animal sheltering agencies. *Vet Parasitol* 176(4):342-349, 2011.

49. Atkins C, Carithers D, Clyde E, et al. Current feline guidelines for the diagnosis, prevention, and management of heartworm *(Dirofilaria immitis)* infection in cats, American Heartworm Society (PDF online): <https://www.heartwormsociety.org/images/pdf/2014-AHS-Feline-Guidelines.pdf>. Accessed May 14, 2015.

50. Nelson CT: Heartworm disease. In Miller L, Hurley KF, editors: *Infectious disease management in animal shelters*, Ames, IA, 2009, Wiley-Blackwell, pp 341-347.

51. Berdoulay P, Levy JK, Snyder PS, et al: Comparison of serological tests for the detection of natural heartworm infection in cats. *J Am Anim Hosp Assoc* 40(5):376-384, 2001.

52. Nelson CT, Young TS: Incidence of Dirofilaria immitis in shelter cats from southeast Texas. In Seward RL, editor: *Recent advances in heartworm disease: symposium '98*, Batavia, IL, 1998, American Heartworm Society.

53. Levy JK, Snyder PS, Taveres LM, et al: Prevalence and risk factors for heartworm infection in cats from northern Florida. *J Am Anim Hosp Assoc* 39(6):533-537, 2003.

Doença de Vias Respiratórias Inferiores Em Felinos

Elizabeth Rozanski

A doença respiratória é comum em gatos e pode ser classificada baseando-se em sua localização (superior, inferior, parenquimal ou espaço pleural) ou de acordo com a etiologia (p. ex. tumor nasal, insuficiência cardíaca congestiva, quilotórax etc.). O primeiro passo é localizar a lesão e então classificar a causa específica. O tratamento para uma causa específica é preferível ao simples cuidado de suporte e tipicamente produz melhores resultados. A doença de vias respiratórias inferiores felina (ou "asma") é uma causa comum de desconforto respiratório e/ou tosse em gatos.[1-3] Não se sabe o número verdadeiro de gatos afetados, mas estima-se que esteja entre 1% e 5% da população felina. Entretanto, a tosse, que é mais comum do que o desconforto respiratório ostensivo, é comumente mal interpretada como "bolas de pelo" de modo que a verdadeira prevalência de doença de vias respiratórias não é conhecida e pode ser bem mais alta. Comumente os proprietários de gatos com doença de vias aéreas inferiores identificam sinais análogos em outros gatos que são posteriormente incorporados à família, de modo que a percepção do autor é de que o número de gatos afetados é maior do que geralmente se estima. O dado importante é que a doença de vias aéreas inferiores *raramente* é identificada como um problema novo em gatos geriátricos; uma suspeita de doença de vias aéreas inferiores em gatos idosos deveria ser confirmada e as doenças mais nefastas devem ser descartadas.

SINAIS CLÍNICOS

Os sinais clínicos de doença de vias respiratórias inferiores mais comumente incluem a tosse, mas pode haver desconforto respiratório periódico.[1-3] A tosse ocasional, talvez uma vez por semana, pode não merecer uma avaliação mais cuidadosa, porém a tosse mais frequente, ou qualquer desconforto respiratório, deve ser prontamente investigada. A natureza independente dos gatos pode dificultar o completo conhecimento da frequência dos sinais clínicos. A respiração asmática pode ser audível ou pode ser identificada à auscultação. A doença de vias respiratórias inferiores resulta em espessamento das vias aéreas inferiores e subsequente dificuldade na expiração. Isso pode ser difícil de ser observado em gatos em virtude de sua frequência respiratória relativamente alta, porém em gatos com um evidente prolongamento da expiração ou com esforço expiratório deve-se suspeitar de doença de vias aéreas inferiores.

DIAGNÓSTICO DIFERENCIAL

Gatos com tosse têm mais frequentemente doença de vias aéreas inferiores. A tosse em gatos deve ser diferenciada de bolas de pelo pela ausência de vômito de pelos (p. ex., nunca ter sido encontrado bolas de pelo apesar de frequentes e aparentes tentativas de "tossi-las") e pela falta de resposta a medicações para bolas de pelo. Adicionalmente, a maioria dos gatos com tosse terá uma sensibilidade traqueal aumentada à palpação e apresentará uma breve tosse produtiva após a aplicação de uma leve pressão na traqueia. A doença cardíaca é uma causa incomum de tosse em gatos, mas é comum a coexistência de doença de vias aéreas e a cardiomiopatia. Dentre outros diagnósticos diferenciais para tosse estão a verminose pulmonar (Cap. 36) ou cardíaca, infecções bacterianas (p. ex. *Bordetella bronchiseptica*), tumores traqueais ou pulmonares e, raramente, efusão pleural.

O desconforto respiratório agudo pode também ser um sinal que se apresenta em gatos com doença de vias aéreas inferiores e outras causas de desconforto respiratório como doença de vias aéreas superiores, doença parenquimatosa e doença do espaço pleural devem ser excluídas. Dentre as doenças comuns das vias aéreas superiores estão as massas ou paralisia de laringe e a doença nasal.[4] A obstrução de vias aéreas superiores deveria resultar em uma inspiração prolongada, embora ela possa ser confundida com esforço respiratório, e frequentemente se ouve um "chiado", que pode inadvertidamente suportar a hipótese de doença de vias aéreas inferiores.

Dentre as doenças parenquimatosas primárias estão a insuficiência cardíaca congestiva, mas também o trauma, as infecções atípicas (p. ex., toxoplasmose) e a neoplasia. Dentre as doenças do espaço pleural estão insuficiência cardíaca congestiva, neoplasia, quilotórax, piotórax, peritonite infecciosa felina e pneumotórax ou instabilidade da parede torácica (como feridas de mordida).

FISIOLOGIA

A função pulmonar normal depende da mecânica pulmonar e trocas gasosas adequadas. *Mecânicas pulmonares* são definidas como propriedades mecânicas do sistema pulmonar e constitui-se de taxa de frequência do fluxo aéreo, pressões das vias aéreas e volumes pulmonares. A complacência representa a distensibilidade dos pulmões e reflete primariamente o parênquima pulmonar; a baixa complacência está associada a entidades clínicas como contusões pulmonares e edema. A complacência pulmonar geralmente não é afetada pela doença de vias aéreas inferiores. A resistência pulmonar representa primariamente a facilidade de fluxo aéreo; a maior parte da resistência de vias aéreas (devido às ramificações das vias aéreas) está nas vias aéreas maiores. A doença de vias aéreas inferiores deveria aumentar a resistência das vias aéreas. Ela resulta em estreitamento do lúmen e subsequente aumento da resistência devido à broncoconstrição (tipicamente reversível), aumento do muco e/ou hipertrofia de musculatura lisa nas vias aéreas.

As trocas gasosas podem estar dificultadas pela limitação de fluxo e seria esperado que isso resultasse em hipoxemia; entretanto, os gases arteriais raramente são mensurados em gatos com desconforto respiratório. A oximetria de pulso e a análise de dióxido de carbono ao final da expiração podem ser substitutas para hemogasometria, mas podem também ser imprecisas e difíceis de se obter no gato com desconforto respiratório.

BRONQUITE CRÔNICA *VERSUS* ASMA

A doença de vias aéreas felina é frequentemente considerada um espectro, com alguns gatos apresentando uma síndrome mais consistente com a asma verdadeira, com broncoconstrição reversível em resposta a alérgenos inalados, e outros gatos apresentando uma síndrome clínica mais similar à bronquite crônica com tosse, excesso de muco e espessamento bronquial.[5] Gatos com doença mais semelhante à asma, com broncoconstrição verdadeira, têm maior chance de desenvolver o desconforto respiratório e maior chance de responder a broncodilatadores. Considera-se que a asma tenha um lavado broncoalveolar (LBA) mais eosinofílico, enquanto a bronquite crônica estará associada a um LBA contendo neutrófilos não degenerados. Entretanto, clinicamente pode ser desafiador diferenciar as duas síndromes. Um estudo envolvendo o uso de biomarcadores não conseguiu distinguir a asma da bronquite crônica com base na presença desses biomarcadores no LBA.[5]

CAUSAS

Na maioria dos gatos, a causa subjacente envolvendo o desenvolvimento de doença de vias aéreas inferiores permanece indeterminada. As alterações típicas da asma felina são a limitação de fluxo reversível, produção excessiva de muco e remodelação das vias aéreas. Acredita-se que reações locais de hipersensibilidade do tipo I nas vias aéreas podem induzir essas alterações. A subsequente reexposição ao antígeno presente no ar resulta em respostas locais nas vias aéreas, incluindo a liberação de histamina e leucotrienos pelos mastócitos e a degranulação de eosinófilos. Em gatos asmáticos, a participação dos eosinófilos é considerada especialmente determinante no desenvolvimento da asma verdadeira, mas assim como na maioria dos sistemas biológicos, os eosinófilos podem também suprimir algumas respostas inflamatórias locais.[3] Existem relatos de que os gatos Siameses respondem por grande parcela dos casos de doença de vias aéreas inferiores, mas não está claro se este é um aumento verdadeiro ou se os gatos Siameses simplesmente têm maior probabilidade de serem levados ao atendimento veterinário.[3] As infecções respiratórias virais são uma causa comum de asma em crianças e bebês geneticamente suscetíveis. Embora as infecções respiratórias virais sejam comuns em filhotes, não se sabe o papel que tais infecções respiratórias podem ter sobre o posterior desenvolvimento de doença de vias aéreas inferiores em gatos. Na maioria dos casos, suspeita-se que a doença de vias aérea inferiores represente uma alergia a algum alérgeno inalado, mais ainda não está claro como ou por que um específico gato se torna sensibilizado. Alguns gatos parecem piorar de maneira sazonal, enquanto outros parecem ter sinais clínicos ao longo de todo o ano. Certos gatos parecem reagir a areias felinas mais poeirentas ou à presença de poluição em ambiente fechado, incluindo a fumaça de tabaco ou perfumes de ambiente. Alguns gatos com doença de vias aéreas inferiores também parecem ter rinite crônica, embora essa síndrome não tenha sido formalmente avaliada como foi em humanos.[6] Os testes alérgicos raramente são feitos em gatos com suspeita de asma, mas um estudo piloto em gatos mostrou uma alta taxa de repostas positivas ao teste dérmico.[7] Ensaios de dosagem sérica de imunoglobulina E (IgE) têm uma confiabilidade variável em gatos e deve-se ter cuidado na interpretação dos resultados.[8]

Experimentalmente, os gatos podem ser sensibilizados a vários antígenos, tais como grama Bermuda ou *Ascaris suum*, e uma síndrome clínica similar à doença de vias aéreas inferiores pode ser estimulada pela reexposição.[9] Embora os modelos experimentais sejam úteis para elucidar alguns aspectos mecânicos da doença de vias aéreas inferiores, a validação de quaisquer resultados em casos de ocorrência natural em um ambiente doméstico pode ser mais útil clinicamente.

O pneumotórax espontâneo secundário foi relatado em gatos com doença de vias aéreas inferiores. O tratamento médico é tipicamente adequado, mas deve-se ter cuidado para monitorar cuidadosamente e tratar agressivamente a doença inflamatória subjacente.[10]

DIAGNÓSTICO POR IMAGEM

As radiografias torácicas são o pilar principal do diagnóstico, e os gatos acometidos apresentam um padrão bronquial e broncointersticial (Fig. 45-1). A interpretação das radiografias também pode indicar hiperinflação devido ao aprisionamento de ar e ocasionalmente colapso do lobo pulmonar medial direito em

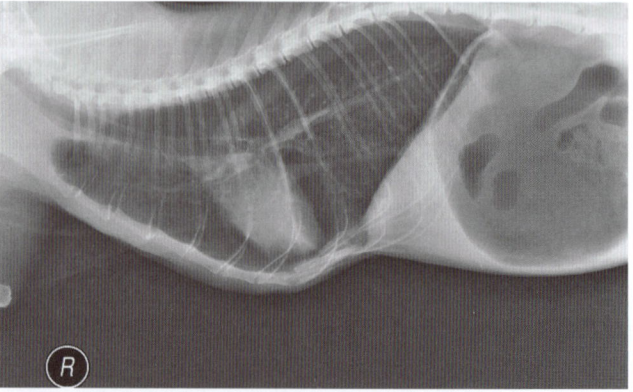

Figura 45-1: **Radiografia Torácica Lateral de um Gato com Doença de Vias Aéreas Inferiores Severa.** Observe especificamente a hiperinflação pronunciada e o padrão bronquial.

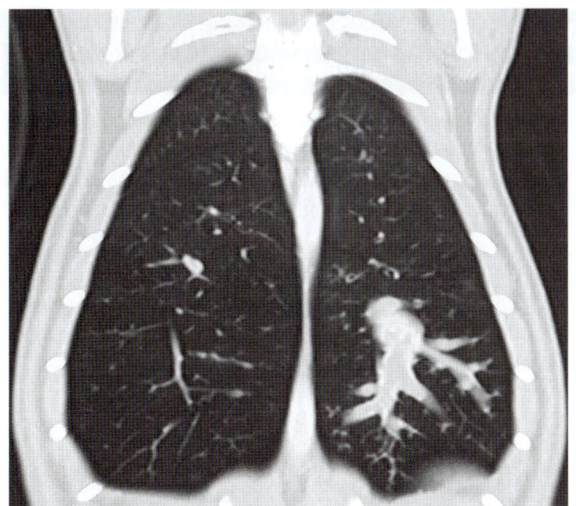

Figura 45-2: **Reconstrução de Escaneamento por Tomografia Computadorizada de um Gato com Doença Bronquial Severa, com Bronquiectasia.**

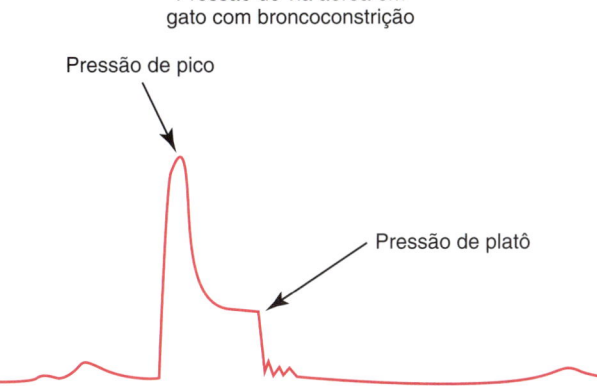

Pressão de via aérea em gato com broncoconstrição

Pressão de pico

Pressão de platô

Figura 45-3: Broncoconstrição Severa (Resistência Aumentada) como Demonstrado por uma Grande Diferença na Pressão Pico-a-Platô, Mensurada Utilizando um Ventilador de Unidade de Terapia Intensiva Comercial (Puritan Bennet 840).

virtude do tamponamento por muco. Acredita-se que os gatos com doença grave de vias aéreas ocasionalmente tenham doença metastática. A doença torácica metastática, como vista em cães, é menos comum em gatos. A tomografia computadorizada (TC) também pode ser utilizada para documentar a doença de vias aéreas, mas até o momento não tem sido comumente utilizada para esse propósito em gatos em função do custo, disponibilidade e da necessidade de anestesia (Fig. 45-2). Uma câmara de contenção (VetMouse Trap®) tem sido introduzida com a finalidade de permitir a TC em gatos acordados e seu uso é discutido no Capítulo 42.

A função pulmonar, e especificamente a resistência de vias aéreas, será afetada pela doença de vias aéreas inferiores. A resistência de vias aéreas aumenta em virtude do estreitamento das vias aéreas pela hipertrofia de musculatura lisa e excesso de muco. A broncoconstrição, quando presente, também provocará o aumento da resistência de vias aéreas. Historicamente, a função pulmonar tem sido difícil de se mensurar no ambiente clínico, mas com a chegada de ventiladores de terapia intensiva tem se tornado mais fácil mensurar a função pulmonar usando algoritmos incorporados (Fig. 45-3).

OUTROS TESTES DIAGNÓSTICOS

Os testes laboratoriais de rotina comumente são de pouca relevância nos gatos com doença de vias aéreas inferiores, mas devem ser realizados para excluir doenças sistêmicas. Além disso, como existe a possibilidade de esses gatos serem tratados com glicocorticoides, é prudente avaliar a existência de hiperglicemia e o potencial para resistência insulínica. Indica-se a realização do teste para antígeno e anticorpo para verme do coração em áreas endêmicas, mesmo em gatos que vivem em ambientes fechados. Deve-se fazer também o teste de sedimentação fecal de Baermann para avaliar a presença de vermes pulmonares. Gatos mais velhos podem ser avaliados para hipertiroidismo, que poderia dificultar o controle de um paciente previamente bem controlado.

A citologia traqueal (e talvez o cultivo) pode ser feita para avaliar os gatos quanto à eosinofilia de vias aéreas, e a falta de outras causas para o desconforto respiratório (p. ex., infecção, neoplasia etc.). Foram feitos estudos para avaliar os biomarcadores no LBA em gatos com asma e bronquite crônica, mas os resultados iniciais se mostraram desapontadores no que se refere à possibilidade de distinguir a asma da bronquite crônica.[5] A broncoscopia pode ser útil para uma avaliação mais completa das vias aéreas e para a colheita de amostras. A citologia de vias aéreas é realizada coletando-se o material por lavado traqueal ou broncoalveolar sob anestesia leve. Resumidamente, o gato deve ser pré-oxigenado. Geralmente usa-se o propofol, embora qualquer outro protocolo seja aceitável. O gato deve ser intubado com o uso de um tubo endotraqueal estéril e o material para a citologia de vias aéreas é colhido pela infusão de solução fisiológica estéril. O volume a ser infundido varia de 3 a 20 mL no total. Geralmente não se deve colher amostra citológica de gatos que apresentam desconforto respiratório evidente, já que o procedimento pode piorar temporariamente a função respiratória e em raros casos pode estar associado a complicações severas.

TRATAMENTO

A terapia aguda inclui a terapia de suplementação de oxigênio, glicocorticoides e broncodilatadores. Os gatos com doença de vias aéreas devem melhorar em 4 a 6 horas a partir do início do tratamento. Alguns gatos não convertem facilmente a prednisona em prednisolona, de modo que a prednisolona é preferível em gatos com doença de vias aéreas inferiores. Em um cenário de emergência, o tratamento geralmente inclui 2 a 4 mg/gato de dexametasona por via intravenosa (IV) ou 5 a 10 mg/gato de prednisolona por via oral, bem como a suplementação de oxigênio, preferencialmente por meio de uma gaiola de oxigênio, se houver. Como o desconforto respiratório tipicamente está associado à broncoconstrição, a terapia com albuterol inalatório (1 a 2 bombadas a cada 6 horas) ou a terbutalina parenteral (0,01mg/kg por via subcutânea) geralmente é benéfica.

Ocasionalmente, pode ser um desafio determinar se o desconforto respiratório é originário das vias aéreas ou cardiogênico (p. ex., edema pulmonar); em casos de dúvida, pode-se aplicar uma única dose de furosemida (2 a 4 mg/kg IV). O ideal é que seja feita uma rápida avaliação por ecocardiografia; entretanto, o uso do marcador cardíaco peptídeo natriurético cerebral N-terminal pode ser útil para estabelecer ou excluir um diagnóstico de falência cardíaca, particularmente agora que este está disponível como teste ambulatorial. Em gatos em que não se pode descartar a possibilidade de infecções bacterianas, podem ser administrados antibióticos, embora a infecção pulmonar seja rara em gatos.

A terapia crônica inclui a remoção de quaisquer fatores desencadeantes identificáveis e glicocorticoides, seja por via oral ou por inalação. Por causa da falta de cooperação voluntária do paciente, a terapia por aerossol requer o uso de máscara facial e espaçador (p. ex., Aerokat®, Trudell Medical, London e Ontario). A nasofaringe felina é muito menor e mais complexa do que a de humanos, o que resulta nas medicações aerossolizadas sendo depositadas na passagem nasal, e subsequentemente podem ser deglutidas. Um estudo feito por Schulmann et al. com radiofármacos aerossolizados mostrou que houve deposição do radiofármaco no pulmão, embora na maioria dos gatos os fármacos também tenham sido visualizados no estômago.[11]

Em um estudo feito por Cohn et al., os glicocorticoides inalatórios afetaram o eixo hipotalâmico hipofisário, embora tenha havido efeitos limitados no sistema imune.[12] O efeito diabetogênico dos glicocorticoides inalatórios não foram avaliados até o momento em gatos, embora eles aumentem o risco para diabetes em humanos.

Existem muitos produtos disponíveis como glicocorticoides inalatórios, embora a maioria dos estudos tenha usado a fluticasona. Como uma quantidade desconhecida de fármaco atinge as vias aéreas, não se sabe a dose apropriada de início. Um estudo em gatos defendeu uma dose inicial de fluticasona de 44 µg/gato duas vezes ao dia, enquanto outros pesquisadores sugerem 110 µg/gato duas vezes ao dia até um máximo de 440 µg/gato duas vezes ao dia.[1,13,14] Existem também combinações de produtos como a fluticasona e o beta-2 agonista de longa duração salmeterol (Advair®); um estudo feito por Leemans mostrou maior eficácia em um modelo experimental de felino com asma com o uso dessa combinação.[13] Mais comumente, a terapia com glicocorticoide por via oral é mantida por cerca de 10 a 14 dias, com uma sobreposição estreita quando a terapia com inalatório é iniciada.

Dentre as possíveis vantagens das medicações inalatórias estão menos efeitos sistêmicos e limitação de potenciais complicações. As potenciais desvantagens incluem a necessidade de tratamento diário, treinamento do gato para aceitar o tratamento e o alto custo atual da fluticasona. Se um gato não responder bem à terapia com glicocorticoide por via oral, é muito provável que haja uma resposta ao tratamento por inalação.

Deve ser discutida a possibilidade de entrar com a terapia com glicocorticoides inalatórios com os proprietários de todos os gatos afetados, com forte recomendação para o seu uso em gatos com diabetes ou cardiomiopatia. Os clientes devem ser informados sobre as opções de medicações inalatórias pelo seu veterinário clínico, que pode efetivamente aconselhá-los no caso específico de seu gato. Outras opções terapêuticas, tais como a terapia com células-tronco ou a dessensibilização podem se tornar disponíveis nos próximos anos, conforme o conhecimento sobre a doença de vias aéreas inferiores felina se expandir. Os pontos-chave para a terapia da doença de vias aéreas inferiores em felinos estão resumidos no Quadro 45-1.

Para os gatos que não apresentam uma boa resposta aos glicocorticoides, é prudente reavaliar a complacência, bem como

---

> **QUADRO 45-1 Pontos-chave na Terapia da Doença de Vias Aéreas Inferiores de Felinos**
>
> 1. Limitar a exposição a irritantes das vias aéreas no ambiente.
> 2. Esteroides orais: prednisolona 5 mg/gato a cada 12 horas por 10 dias, depois baixar até 2,5 a 5 mg/gato uma vez ao dia. É provável que os gatos precisem de terapia por toda a vida, e o objetivo NÃO é desmamar o paciente da medicação, mas sim controlar a inflamação das vias aéreas.
> 3. Esteroides inalatórios: a fluticasona 110 a 220 µg a cada 12 horas, usando máscara para felino e espaçador (p. ex. Aerokat®) pode ser substituída por glicocorticoides orais. Neste caso, a fluticasona e a prednisolona oral podem ser fornecidas juntas por cerca de 14 dias e, depois disso, a prednisolona oral é reduzida e descontinuada.
> 4. Se houver suspeita de infecção bacteriana (incomum), prescrever doxiciclina ou azitromicina.
> 5. Pode ser promovida a broncodilatação em um cenário agudo, tanto com terbutalina injetável (0,01 mg/kg por via subcutânea) como com albuterol inalatório.
> 6. Se houver desconforto respiratório, tratar com dexametasona 1 a 4 mg/gato, um beta-2 agonista como o albuterol e suplementação de oxigênio até que a crise se resolva e, então, iniciar ou continuar a terapia de manutenção com esteroide.

considerar a possibilidade de outros diagnósticos. A ciclosporina tem sido descrita como uma possível opção terapêutica, na dose de 10 mg/kg por via oral a cada 12 horas, com melhora na hiper-responsividade das vias aéreas e evidência de melhora da inflamação citológica.[3] A ciclosporina é um potente agente imunossupressor. Os níveis de fármaco devem ser monitorados e ajustados de acordo com a necessidade.

O QUE NÃO FUNCIONA

Várias drogas foram testadas em modelos experimentais para asma em gatos, mas não se mostraram benéficas. Entre estas estão a ciproeptadina, cetirizina e zafirlucaste.[3] Foram apresentados dados, na forma de resumo, mostrando que o maropitant (Cerenia®, Zoetis®) também foi ineficiente em gatos de pesquisa.[15]

O FUTURO DA TERAPIA

Opções terapêuticas para gatos com asma de difícil controle têm sido desenvolvidas e avaliadas. Embora na maioria dos casos não seja identificado um alérgeno específico, nos casos de doença grave, deve-se empreender uma busca específica por alérgenos, incluindo testes dérmicos ou avaliação de IgE. Em gatos de pesquisa, a imunoterapia para alérgenos específicos tem sido avaliada e tem demonstrado bons resultados.[16] Resumidamente, o gato é rapidamente dessensibilizado ao alérgeno específico pela exposição a concentrações rapidamente crescentes. Essa terapia imunológica de corrida não foi testada ainda em gatos de estimação, mas pode ser uma oportunidade animadora nos casos em que um antígeno em particular puder ser identificado. Há quase 20 anos, um estudo avaliou o efeito da hipossensibilização em gatos com alergia com base em um teste radio-alergosorbente (RAST) e identificou que muitos gatos (86,1%)

tiveram melhora com a imunoterapia.[17] Para aqueles gatos severamente afetados, essa poderia ser uma opção terapêutica.

O óleo de peixe, especificamente ácidos graxos poli-insaturados ômega 3, tem mostrado reduzir a hipersensibilidade das vias aéreas em um modelo experimental de asma felina e pode ter um papel como adjuvante na terapia.[18] Um artigo recente descreveu o benefício terapêutico em gatos de pesquisa que receberam masitinib, um inibidor da tirosina cinase, mas isso não foi avaliado em pacientes clínicos.[19] O masitinib é associado a efeitos colaterais em gatos, então seu perfil de segurança deve ser cuidadosamente considerado antes do uso.

A terapia com células-tronco representa uma avenida animadora na terapêutica veterinária. Poucos estudos em gatos experimentalmente asmáticos demonstraram apenas benefícios de menor importância no controle do remodelamento das vias aéreas.[20] Entretanto, mais estudos estão em andamento, e em última instância as células-tronco podem ser úteis. As células-tronco agem primariamente modulando a inflamação, então é provável que sejam mais úteis para o controle de longo prazo da doença do que como medicação de curto prazo durante a crise.

Quando se avalia um gato com um novo quadro de asma de difícil controle, é prudente reavaliar o gato; ocasionalmente, gatos com doença de vias aéreas de curso longo acabam desenvolvendo outra síndrome como uma massa na laringe ou falência cardíaca.

RESUMO

A doença de vias aéreas inferiores felina representa uma mistura heterogênea de doenças de vias aéreas inferiores; alguns gatos apresentam um fenótipo mais propenso à "asma",

---

QUADRO 45-2 Aspectos Principais sobre a Doença de Vias Aéreas Inferiores em Gatos

1. A doença de vias aéreas inferiores felina é incomum em filhotes e rara como um diagnóstico novo em gatos geriátricos.
2. A terapia de longo prazo com esteroides é o tratamento mais efetivo se o fator subjacente que desencadeia não puder ser removido.
3. A fluticasona inalatória é uma forma efetiva e interessante de terapia, mas não funciona imediatamente. Assim, a terapia conjunta com prednisolona oral é necessária por pelo menos 14 dias quando a medicação inalatória é iniciada. São necessários mais estudos para avaliar sua eficácia clínica.
4. Os broncodilatadores devem ser administrados de acordo com os sinais clínicos e não diariamente.
5. A tosse é o sinal clínico mais comum.

---

com broncoconstrição aguda, e outros apresentam mais um quadro de "bronquite crônica", com tosse e excesso de muco nas vias aéreas. Os esforços diagnósticos devem ser direcionados para a exclusão de outras possíveis causas da tosse ou do desconforto respiratório. Deve-se fazer esforço para limitar a exposição a aeroalérgenos controláveis no ambiente doméstico e também direcionado à prevenção do desenvolvimento de infecção respiratória. A terapia gira em torno do uso de esteroides anti-inflamatórios, sendo ambas as formas oral ou inalatória aceitáveis. Os aspectos principais sobre a doença de vias aéreas inferiores em gatos estão resumidos no Quadro 45-2.

Referências

1. Padrid P: Use of inhaled medications to treat respiratory diseases in dogs and cats. *J Am Anim Hosp Assoc* 42(2):165-169, 2006.
2. Corcoran BM, Foster DJ, Fuentes VL: Feline asthma syndrome: a retrospective study of the clinical presentation in 29 cats. *J Small Anim Pract* 36(11):481-488, 1995.
3. Venema CM, Patterson CC: Feline asthma what's new and where might clinical practice be heading? *J Feline Med Surg* 12(9):681-692, 2010.
4. Reed N, Gunn-Moore D: Nasopharyngeal disease in cats: 2: Specific conditions and their management. *J Feline Med Surg* 14(5):317-326, 2012.
5. Nafe LA, DeClue AE, Lee-Fowler TM, et al: Evaluation of biomarkers in bronchoalveolar lavage fluid for discrimination between asthma and chronic bronchitis in cats. *Am J Vet Res* 71(5):583-591, 2010.
6. Navarro A, Valero A, Juliá B, et al: Coexistence of asthma and allergic rhinitis in adult patients attending allergy clinics: ONEAIR study. *J Investig Allergol Clin Immunol* 18(4):233-238, 2008.
7. Moriello KA, Stepien RL, Henik RA, et al: Pilot study: prevalence of positive aeroallergen reactions in 10 cats with small-airway disease without concurrent skin disease. *Vet Dermatol* 18(2):94-100, 2007.
8. Delgado C, Lee-Fowler TM, DeClue AE, et al: Feline-specific serum total IgE quantitation in normal, asthmatic and parasitized cats. *J Feline Med Surg* 12(12):991-994, 2010.
9. Norris Reinero CR, Decile KC, et al: An experimental model of allergic asthma in cats sensitized to house dust mite or Bermuda grass allergen. *Int Arch Allergy Immunol* 135(2):117-131, 2004.
10. Mooney E, Rozanski EA, King R, et al: Spontaneous pneumothorax in 35 cats (2001-2010). *J Feline Med Surg* 14(6):384-391, 2012.
11. Schulman RL, Crochik SS, Kneller SK, et al: Investigation of pulmonary deposition of a nebulized radiopharmaceutical agent in awake cats. *Am J Vet Res* 65(6):806-809, 2004.
12. Cohn LA, DeClue AE, Reinero CR: Endocrine and immunologic effects of inhaled fluticasone propionate in healthy dogs. *J Vet Intern Med* 22(1):37-43, 2008.
13. Leemans J, Kirschvink N, Clercx C, et al: Effect of short-term oral and inhaled corticosteroids on airway inflammation and responsiveness in a feline acute asthma model. *Vet J* 192(1):41-48, 2012.
14. Cohn LA, DeClue AE, Cohen RL, et al: Effects of fluticasone propionate dosage in an experimental model of feline asthma. *J Feline Med Surg* 12(2):91-96, 2010.
15. Grobman M, Dodam JR, Outi H, et al. Acute and chronic neurokinin-1 antagonism fail to dampen airflow limitation or airway eosinophilia in asthmatic cats. In *Proceedings from the 32nd Annual Veterinary Comparative Respiratory Society Meeting*, Kennett Square, Pennsylvania, Oct 2014.
16. Reinero CR, Byerly JR, Berghaus RD, et al: Rush immunotherapy as an experimental model of feline allergic asthma. *Vet Immunol Immunopathol* 110:141-153, 2006.
17. Halliwell RE: Efficacy of hyposensitization in feline allergic diseases based upon results of in vitro testing for allergen-specific immunoglobulin E. *J Am Anim Hosp Assoc* 33(3):282-288, 1997.
18. Leemans J, Cambier C, Chander T, et al: Prophylactic effects of omega-3 polyunsaturated fatty acids and luteolin on airway hyperresponsiveness and inflammation in cats with experimentally-induced asthma. *Vet J* 184(1):111-114, 2010.
19. Lee-Fowler TM, Guntur V, Dodam J, et al: The tyrosine kinase inhibitor Mastinib blunts airway inflammation and improves associated lung mechanics in a feline model of chronic allergic asthma. *Int Arch Allergy Immunol* 158:369-374, 2012.
20. Trzil J, Masseau I, Webb TL, et al. Long term evaluation of mesenchymal stem cell therapy in a feline model of chronic allergic asthma. *Clin Exp Allergy* 2014. Epub ahead of print [November 30, 2014].

Exame Ultrassonográfico para Diagnóstico e Estadiamento da Cardiomiopatia Felina

Virginia Luis Fuentes

A cardiomiopatia é muito comum em gatos. Estudos recentes sugerem que cerca de 15% dos gatos aparentemente saudáveis são acometidos.[1,2] Felizmente, muitos gatos permanecem clinicamente normais, mas alguns gatos desenvolvem sinais de insuficiência cardíaca congestiva (ICC) ou de tromboembolismo aórtico e, em outros gatos, a morte súbita pode ser o primeiro sinal.[3,4] O termo *cardiomiopatia* é usado para se referir a condições primárias que afetam o miocárdio, incluindo tanto doenças idiopáticas do miocárdio como aquelas de etiologia conhecida (p. ex., de causa nutricional ou genética).[5,6] O miocárdio também pode ser afetado por inúmeras doenças sistêmicas, tais como o hipertiroidismo,[7,8] a hipertensão[9] e o hipersomatotropismo.[10] O reconhecimento dessas causas de doença do miocárdio é extremamente importante, pois é necessário o tratamento da doença subjacente para o manejo ideal da doença.

A ecocardiografia é o método mais importante para classificar o fenótipo das cardiomiopatias, usando uma combinação de mensurações morfológicas e funcionais, tais como a espessura da parede ventricular, diâmetro das câmaras, função sistólica do ventrículo esquerdo (VE) e padrões de preenchimento diastólico. A cardiomiopatia hipertrófica (CMH) é a cardiomiopatia mais comum e se caracteriza pelo aumento na espessura da parede do VE ($\geq$ 6 mm) no final da diástole. A cardiomiopatia restritiva (CMR) é menos comum e é associada à espessura de parede de VE e função sistólica normais, porém com aumento de ambos os átrios e um padrão restritivo de preenchimento diastólico. A cardiomiopatia dilatada (CMD) é incomum e tem como principal característica a disfunção sistólica global do VE. A cardiomiopatia arritmogênica do ventrículo direito (CAVD) resulta na dilatação do átrio direito e do ventrículo direito e frequentemente está associada às arritmias. Existe um grau de sobreposição entre as categorias fenotípicas, de modo que a classificação nem sempre é consistente entre diferentes clínicos. À medida que se compreende melhor a base genética da cardiomiopatia em humanos, há um crescente reconhecimento de que a expressão fenotípica pode ser altamente variável mesmo entre indivíduos com a mesma mutação. Para os clínicos de felinos, uma prioridade mais lógica é identificar os gatos com um fenótipo que carregue um alto risco de mortalidade cardíaca, em vez de focar a classificação "correta" do tipo de cardiomiopatia.

FATORES PROGNÓSTICOS

A ecocardiografia é uma ferramenta extremamente valiosa para se chegar ao diagnóstico nos gatos com cardiomiopatia. A associação entre o aumento do átrio esquerdo (AE) e um prognóstico reservado foi reconhecida há tempo em gatos com cardiomiopatia.[4,11] A disfunção atrial esquerda (i.e., redução da função contrátil de AE) também é um marcador útil de risco para morte cardíaca, embora este dado tenha sido menos amplamente relatado.[12,13] Outros marcadores ecocardiográficos de prognóstico incluem a disfunção sistólica de VE, a hipertrofia VE extrema (> 9 mm), a presença de ecocontraste espontâneo ou de trombo, a hipocinesia de parede de VE e um padrão de preenchimento diastólico restritivo.[12] A presença de obstrução dinâmica na via de saída do ventrículo esquerdo (OVSVE) não tem sido associada a um prognóstico pior em gatos, ao contrário do que ocorre em paciente humanos com CMH.[11,14]

Embora a ultrassonografia seja uma das ferramentas mais poderosas disponíveis para identificar os gatos de "alto risco", a ecocardiografia em gatos envolve muitos desafios: os gatos nem sempre colaboram, o coração felino apresenta um alvo ecocardiográfico pequeno e suas doenças são difíceis de serem caracterizadas. Alguns aspectos da ecocardiografia em felinos são inevitavelmente limitados àqueles com treinamento extensivo e longa experiência (ou seja, os cardiologistas veterinários), mas existem outras unidades ecocardiográficas muito úteis que podem ser adquiridas por qualquer pessoa disposta a dedicar o tempo e prática necessários.

TÉCNICAS ECOCARDIOGRÁFICAS EM GATOS

Equipamento

Os aparelhos de ecocardiografia utilizados para obter a imagem do coração felino deveriam ser habilitados para uma

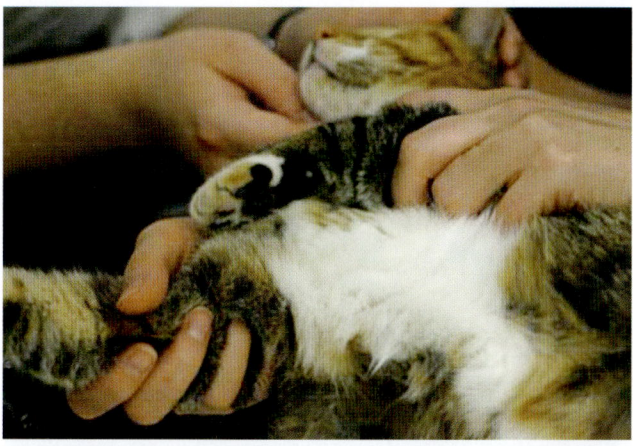

Figura 46-1: Método preferencial para contenção de gato cooperativo em decúbito lateral utilizando uma mesa com recorte, com a probe posicionada na parede direita do tórax de baixo para cima. Observe o membro torácico direito sendo "empurrado" para frente por cima do cotovelo. Para gatos com desconforto respiratório ou menos cooperativos, pode ser necessário examinar o gato em estação ou sentado.

alta taxa de janelas de modo a lidar com as altas frequências cardíacas dos gatos. Este é um fator limitante especialmente para equipamentos mais antigos e mais básicos quando se pretende mensurar a espessura de parede do VE utilizando a ecocardiografia bidimensional (2D) e não chega a ser um problema para os equipamentos mais novos. Transdutores de alta frequência (entre 5 e 10 MHz) são necessários para se obter a resolução adequada, e transdutores setoriais com matriz de múltiplos elementos (*phased-array*) com uma abertura quadrada são os ideais, pois o uso de sondas curvilíneas pode resultar em sombreamento das costelas nas imagens do eixo menor.

Preparo do Paciente/Contenção

Não é necessário fazer a tricotomia em todos os gatos se forem usadas copiosas quantidades de álcool e gel de ultrassom. Com uma contenção gentil, a maioria dos gatos pode ser examinada sem sedação. Muitos clínicos preferem posicionar o gato em decúbito lateral usando uma mesa com corte para permitir o acesso à parede torácica inferior. A maioria dos gatos tolera melhor o decúbito lateral se o membro torácico que estiver por baixo for empurrado para frente, proximal ao cotovelo, em vez de puxado cranialmente (Fig. 46-1). Para os gatos menos cooperativos, pode ser preferível deixar que o gato escolha uma posição, porque a imobilidade do paciente é o mais importante. O ideal é que os cabos da eletrocardiografia (ECG) sejam colocados durante o exame, mas se isso não for comprometer a colaboração do paciente. Se for auscultada uma arritmia, a ECG pode sempre ser gravada separadamente. Algumas vezes pode ser necessária a sedação, mas deve-se utilizar um protocolo que não afete as dimensões das câmaras cardíacas ou a função sistólica.[15] Algumas vezes apenas o butorfanol (0,25 mg/kg por via intramuscular) já é sufíciente para melhorar a tolerância do paciente.

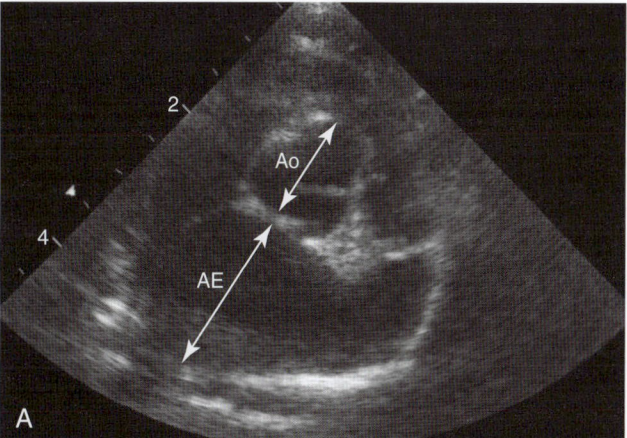

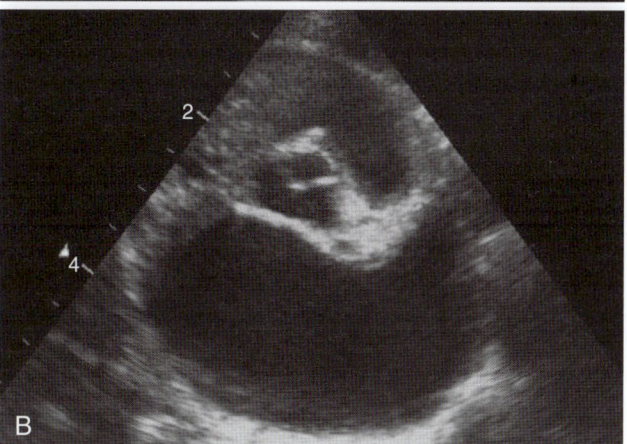

Figura 46-2: Vistas paraesternais direitas de eixo curto ao nível aórtico (Ao)/atrial esquerdo (AE) em dois gatos com cardiomiopatia. **A,** Mostra um gato com relação *AE:Ao* normal. **B,** Mostra um gato com AE dilatado.

Protocolo de Exame Ecocardiográfico

Bidimensional e Modo-M

A informação prognóstica mais essencial pode ser obtida pelas vistas paraesternais direitas utilizando-se a ecocardiografia 2D. As vistas mais valiosas são aquelas que incluem o AE, tais como as vistas paraesternais direitas de eixo longo e uma vista paraesternal direita de eixo curto em nível da válvula aórtica (Fig. 46-2). O modo-M pode ser útil para avaliar a função sistólica de VE (Fig. 46-3) e também para avaliar a função do AE (Fig. 46-4). Ele é menos útil para avaliar a espessura de parede do VE, pois é difícil posicionar o cursor do modo-M sem incluir os músculos papilares e os falsos-tendões frequentemente mimetizam as fronteiras endocardiais, confundindo a mensuração precisa das paredes do VE.

Ecocardiografia Doppler

Uma experiência adicional é necessária para a ecocardiografia Doppler e o aumento no valor prognóstico para as cardiomiopatias felinas pode não compensar o treinamento adicional que seria necessário. A ecocardiografia com Doppler colorido pode auxiliar a localizar a fonte de sopros, que frequentemente são associados a obstruções dinâmicas das vias de saída de ventrículos direito ou esquerdo, embora em gatos com um sopro

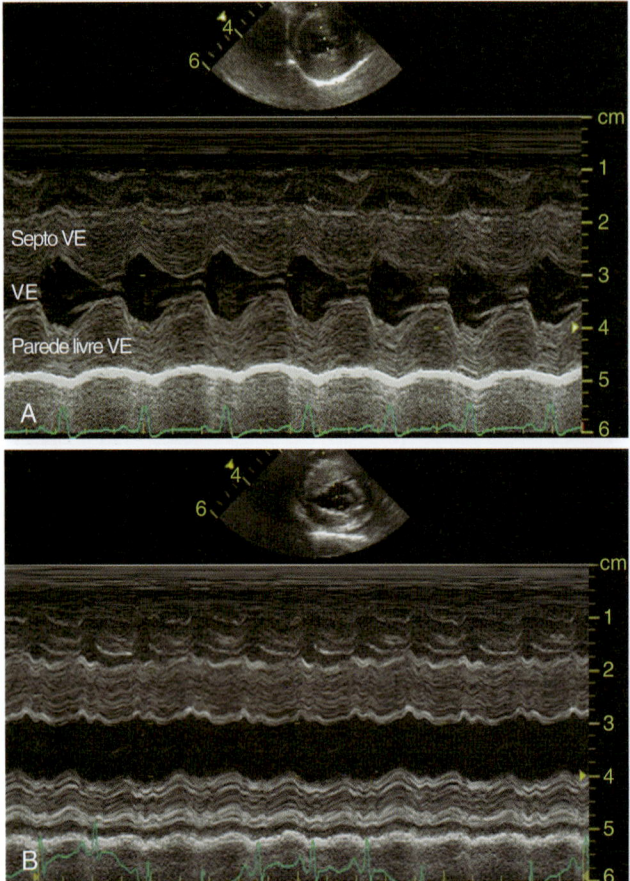

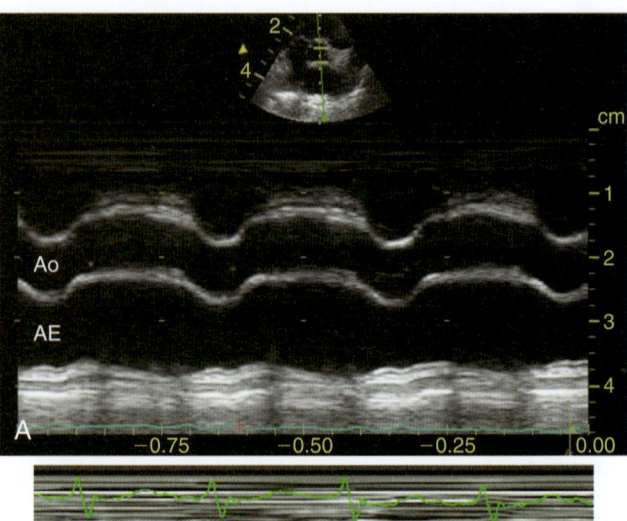

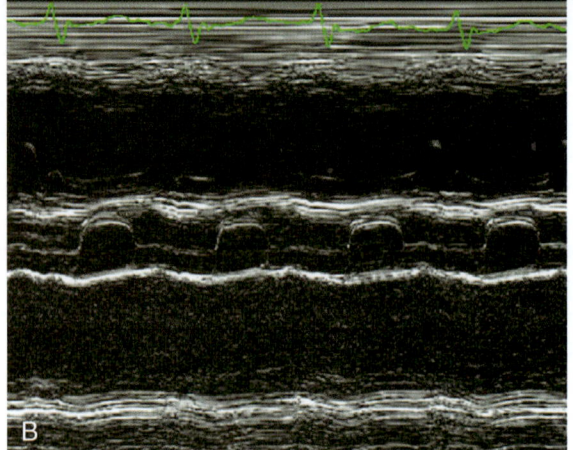

Figura 46-3: **A** e **B**, Imagens em modo-M do ventrículo esquerdo de dois gatos com cardiomiopatia hipertrófica. **B**, Este gato teve a função sistólica ventricular esquerda (VE) reduzida, que é associada a um pior prognóstico.

Figura 46-4: Imagens em modo-M de átrio esquerdo (AE) e aorta (Ao) em dois gatos com cardiomiopatia hipertrófica. **A**, Este gato tem função e tamanho de *AE* normais. **B**, Este gato tem dilatação e disfunção contrátil de AE.

funcional a origem às vezes permaneça nebulosa. O Doppler espectral pode ser utilizado para gravar a velocidade de fluxo sanguíneo, para estimar os gradientes de pressão de um lado a outro das vias de saída do VE com OVSVE. Assume-se que deve resultar em um gradiente de pressão mais alto quando há aumento do trabalho do miocárdio e maior risco de isquemia, embora as implicações clínicas da OVSVE em gatos não estejam claras. O tratamento com atenolol não afetou as taxas de sobrevida em 5 anos em um estudo feito com gatos com CMH.[16] Em pacientes humanos com CMH e obstrução dinâmica, apenas os indivíduos sintomáticos são tratados.[14] Não se sabe se os gatos com OVSVE sofrem de dores no peito associadas à isquemia do miocárdio, e é possível que alguns sinais não sejam percebidos no gato.

É necessário um nível ainda maior de habilidades ecocardiográficas para investigar os padrões de preenchimento diastólico. A ecocardiografia Doppler pode ajudar a identificar os gatos com suspeita de pressões de preenchimento de VE elevadas pela demonstração de um padrão de preenchimento restritivo (no qual a maioria do preenchimento de VE ocorre precocemente na diástole). O uso de técnicas mais avançadas de imagem ecocardiográfica (p. ex., Doppler tecidual e imagens por pressão) tem sido relatado em gatos com cardiomiopatia, porém seu valor prognóstico não foi comprovado.[17-20]

PAPEL DA ECOCARDIOGRAFIA *VERSUS* OUTROS TESTES DIAGNÓSTICOS

O valor da ecocardiografia em relação a outros testes depende das habilidades técnicas e interpretativas do ecocardiografista. Em mãos experientes, a ecocardiografia é geralmente a ferramenta mais valiosa para avaliar gatos com cardiomiopatia em quase todos os cenários. Para o ecocardiografista novato, pode ser suficiente restringir o foco para o tamanho do AE e a presença de efusão pleural. Qualquer que seja o nível de habilidade e experiência do operador, é importante interpretar os achados ecocardiográficos no contexto dos outros testes diagnósticos (incluindo os achados do exame físico). Indiscutivelmente, entre os testes adjuvantes mais importantes estão aqueles para doenças sistêmicas que afetam o miocárdio (p. ex., anemia, hipertiroidismo e hipertensão) e que requerem um diagnóstico definitivo para que seja instituído o tratamento apropriado, pois o manejo focaliza mais a doença sistêmica subjacente do que o coração.

A ecocardiografia pode ser usada para auxiliar na diferenciação das causas cardíacas das não cardíacas de desconforto respiratório e, com níveis crescentes de habilidades ecocardiográficas, entre os gatos saudáveis e gatos com cardiomiopatias ocultas. A escolha por outros testes diagnósticos, pela ecocardiografia *in loco* ou o encaminhamento a um cardiologista, depende do nível de experiência do ecocardiografista disponível, bem como da questão clínica específica e das possibilidades financeiras do tutor.

O Gato com Distrição Respiratório: Determinando a Insuficiência Cardíaca Congestiva ou a Doença Respiratória

As decisões sobre o manejo de gatos com desconforto respiratório frequentemente se baseiam em um rápido exame físico com o uso criterioso de exames de imagem. A ecocardiografia oferece inúmeras vantagens na avaliação do gato dispneico e necessita de mínima manipulação do paciente quando comparada à radiografia convencional. Nos casos em que o exame clínico fornece evidências convincentes de ICC, tais como a presença de som de galope com crepitação pulmonar e taquipneia, o tratamento com diuréticos pode ser iniciado imediatamente.

O ultrassom pode ser usado para identificar a presença de fluido pleural e pode até ser usado para ajudar a aumentar a suspeita de edema pulmonar quando linhas-B estão presentes (artefato do tipo cauda de cometa). A prioridade diagnóstica nos gatos com suspeita de ICC não é necessariamente obter um diagnóstico cardíaco ou determinar se a doença cardíaca está presente, mas sim determinar *se a doença cardíaca está presente em suficiente magnitude para resultar em sinais clínicos de ICC*. A maioria dos gatos com edema pulmonar ou efusão pleural por cardiomiopatia tem aumento de AE, de modo que a avaliação do tamanho do AE é de fundamental importância. Uma vista paraesternal direita de eixo curto permite uma comparação entre os diâmetros de AE e da Aorta (Ao); a relação AE:Ao não deveria exceder 1:6 na diástole (Fig. 46-2). Um AE aumentado nessa vista ou em uma vista paraesternal direita de eixo longo (Fig. 46-5) fornece evidências que suportam a ICC como causa do desconforto respiratório, tendo ou não alterações ventriculares características de um dos principais fenótipos de cardiomiopatia.

Uma alternativa à ecocardiografia ou à radiografia (desde que uma amostra de sangue possa ser obtida com segurança) é um teste rápido para peptídeo natriurético cerebral N-terminal (NT-proBNP), que identifica gatos com baixo risco de ICC se as concentrações plasmáticas forem menores que 100 pmol/L (pacientes negativos no teste rápido). Em gatos com desconforto respiratório e concentrações de NT-proBNP abaixo deste valor, devem-se aprofundar as investigações para doenças respiratórias.

Mais informações sobre a abordagem do gato com desconforto respiratório são disponibilizadas no Capítulo 76.

O Gato Assintomático com Sopro Cardíaco

Determinando o Sopro Funcional ou a Doença Cardíaca Estrutural

Os sopros sistólicos funcionais (ou inocentes) são muito comuns em gatos, e em gatos jovens adultos os sopros funcionais podem ser mais comuns do que os sopros patológicos. Deve-se descartar a anemia e sempre mensurar a pressão sanguínea e as concentrações séricas de tiroxina em gatos mais velhos com sopro. Na ausência de outros sinais sugestivos de doença cardíaca

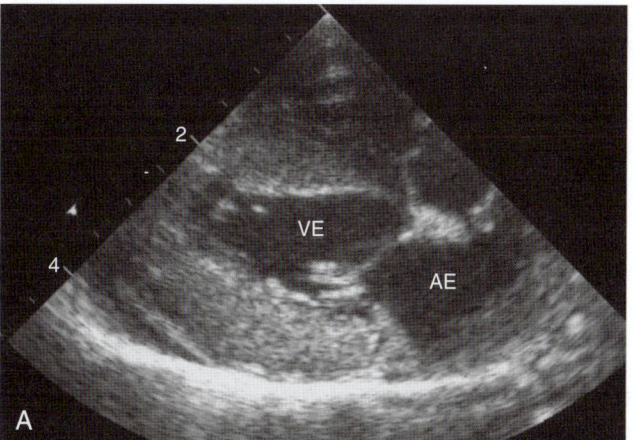
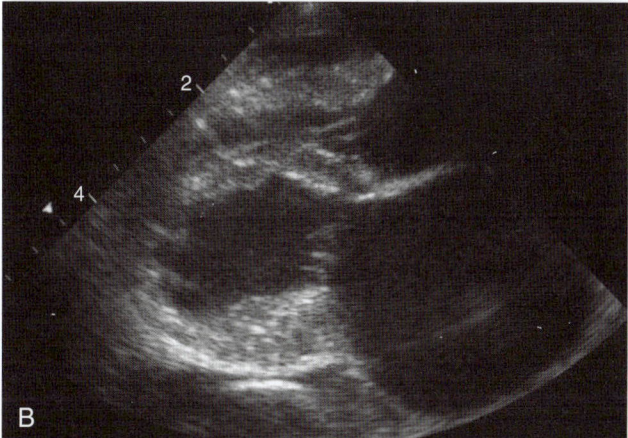

Figura 46-5: Vista paraesternal direita de eixo longo em dois gatos com cardiomiopatia. **A,** Este gato tem hipertrofia substancial de ventrículo esquerdo (*VE*) porém forma e tamanho normais de átrio esquerdo (*AE*). Gatos como este parecem ter um risco relativamente baixo de insuficiência cardíaca congestiva (ICC) ou tromboembolismo aórtico, mas ainda podem ter risco de morte súbita. **B,** Este gato tem hipertrofia menos severa de VE mas aumento severo de AE. O risco de ICC ou tromboembolismo aórtico é provavelmente alto.

(como som de galope ou arritmia), outros testes são necessários para diferenciar os gatos normais daqueles com diversas formas de cardiomiopatia. Pode-se considerar o uso de biomarcadores como uma ferramenta de escaneamento inicial para doença cardíaca; concentrações elevadas de NT-proBNP ou troponina cardíaca do tipo I aumentam as suspeitas, mas a ecocardiografia é o teste padrão-ouro. *A identificação da doença do miocárdio leve pode ser desafiadora e requer habilidades ecocardiográficas substanciais.* A hipertrofia focal leve do VE facilmente passa despercebida. Muitos gatos com CMH e sopro terão OVSVE associada ao movimento sistólico anterior da válvula mitral, o que é mais bem observado pela visualização de uma imagem retrógrada paraesternal direita de eixo longo em câmera lenta, mas ainda assim, facilmente passa despercebido.

Felizmente, na maioria das situações, um gato com hipertrofia leve de VE e tamanho normal de AE não é manejado de maneira muito diferente de um gato normal. Gatos como esses parecem ter baixo risco de ICC ou tromboembolismo aórtico e frequentemente (embora nem sempre) toleram bem a anestesia geral ou fluidoterapia sem desenvolvimento de ICC. A obstrução dinâmica da via de saída do ventrículo esquerdo parece ser bem tolerada por muitos gatos, e ainda não se identificou um subgrupo que se beneficie do tratamento para reduzir os gradientes de pressão das vias de saída. De maneira geral, o prognóstico permanece favorável para gatos com ICC e tamanho normal de AE, embora ainda haja um risco de morte súbita. Atualmente não conhecemos nenhuma terapia que diminua tal risco.

O principal grupo em que é importante diferenciar os gatos normais daqueles com uma forma "branda" de cardiomiopatia é o de reprodutores com *pedigree*. Esses devem ser submetidos a uma pesquisa de ICC feita por um cardiologista veterinário.

Doença Cardíaca Estrutural: Determinando o Alto Risco ou Baixo Risco de Insuficiência Cardíaca Congestiva/Tromboembolismo Aórtico

Embora possa haver um sopro em gatos com cardiomiopatias avançadas, alguns gatos intensamente comprometidos são completamente normais ao exame físico e assim permanecem até que são trazidos com ICC ou tromboembolismo aórtico, o que é preocupante. Um som de galope ou uma arritmia audível podem na verdade ser melhores indicadores de um gato de "alto risco" do que um sopro cardíaco.[12] Dentre os fatores ecocardiográficos independentemente associados ao alto risco de ICC ou tromboembolismo aórtico estão o aumento de AE, diminuição da função contrátil de AE, disfunção sistólica de VE e extrema hipertrofia de VE.[12] Dentre os achados ecocardiográficos

adicionais em gatos de "alto risco" estão a presença de ecocontraste espontâneo (ou trombo) e hipocinesia regional da parede do VE, que é frequentemente associada à substituição por fibrose no VE (presumivelmente por dano isquêmico). Embora não se conheça nenhuma medicação que diminua o risco de ICC em gatos de "alto risco", pode valer a pena considerar o uso de terapia antitrombótica em uma tentativa de reduzir o risco de tromboembolismo aórtico (Cap. 35).

RESUMO

A ecocardiografia continua sendo o teste padrão-ouro para avaliar a cardiomiopatia em gatos, ainda que ela seja altamente dependente da experiência e treinamento do operador. Embora frequentemente sejam necessárias habilidades ecocardiográficas especializadas para a identificação de doença sutil do miocárdio, tais gatos geralmente têm bom prognóstico; em animais não reprodutores, o mais importante é descartar anemia, hipertensão e hipertiroidismo. Problemas clínicos mais comuns e mais importantes são identificar a ICC em gatos com desconforto respiratório e identificar os gatos com cardiomiopatia oculta que tenham alto risco de complicações cardíacas futuras. Esses gatos frequentemente podem ser identificados com o uso de ecocardiografia 2D, sendo que a avaliação do tamanho do AE desempenha um papel determinante.

Referências

1. Paige CF, Abbott JA, Elvinger F, et al: Prevalence of cardiomyopathy in apparently healthy cats. *J Am Vet Med Assoc* 234:1398-1403, 2009.
2. Wagner T, Fuentes VL, Payne JR, et al: Comparison of auscultatory and echocardiographic findings in healthy adult cats. *J Vet Cardiol* 12:171-182, 2010.
3. Atkins CE, Gallo AM, Kurzman ID, et al: Risk factors, clinical signs, and survival in cats with a clinical diagnosis of idiopathic hypertrophic cardiomyopathy: 74 cases (1985-1989). *J Am Vet Med Assoc* 201:613-618, 1992.
4. Rush JE, Freeman LM, Fenollosa NK, et al: Population and survival characteristics of cats with hypertrophic cardiomyopathy: 260 cases (1990-1999). *J Am Vet Med Assoc* 220:202-207, 2002.
5. Maron BJ, Towbin JA, Thiene G, et al: Contemporary definitions and classification of the cardiomyopathies: an American Heart Association Scientific Statement from the Council on Clinical Cardiology, Heart Failure and Transplantation Committee; Quality of Care and Outcomes Research and Functional Genomics and Translational Biology Interdisciplinary Working Groups; and Council on Epidemiology and Prevention. *Circulation* 113:1807-1816, 2006.
6. Elliott P, Andersson B, Arbustini E, et al: Classification of the cardiomyopathies: a position statement from the european society of cardiology working group on myocardial and pericardial diseases. *Eur H J* 29:270-276, 2008.

7. Weichselbaum RC, Feeney DA, Jessen CR: Relationship between selected echocardiographic variables before and after radioiodine treatment in 91 hyperthyroid cats. *Vet Radiol Ultrasound* 46:506-513, 2005.
8. Menaut P, Connolly DJ, Volk A, et al: Circulating natriuretic peptide concentrations in hyperthyroid cats. *J Small Anim Pract* 53:673-678, 2012.
9. Sampedrano CC, Chetboul V, Gouni V, et al: Systolic and diastolic myocardial dysfunction in cats with hypertrophic cardiomyopathy or systemic hypertension. *J Vet Intern Med* 20(5):1106-1115, 2006.
10. Peterson ME, Taylor RS, Greco DS, et al: Acromegaly in 14 cats. *J Vet Intern Med* 4:192-201, 1990.
11. Payne J, Luis Fuentes V, Boswood A, et al: Population characteristics and survival in 127 referred cats with hypertrophic cardiomyopathy (1997 to 2005). *J Small Anim Pract* 51:540-547, 2010.
12. Payne JR, Borgeat K, Connolly DJ, et al: Prognostic indicators in cats with hypertrophic cardiomyopathy. *J Vet Intern Med* 27:1427-1436, 2013.
13. Linney CJ, Dukes-McEwan J, Stephenson HM, et al: Left atrial size, atrial function and left ventricular diastolic function in cats with hypertrophic cardiomyopathy. *J Small Anim Pract* 55:198-206, 2014.
14. Maron BJ, Maron MS, Wigle ED, et al: The 50-year history, controversy, and clinical implications of left ventricular outflow tract obstruction in hypertrophic cardiomyopathy from

idiopathic hypertrophic subaortic stenosis to hypertrophic cardiomyopathy. *J Am Coll Card* 54:191-200, 2009.
15. Ward JL, Schober K, Luis Fuentes V, et al: Effects of sedation on echocardiographic variables of left atrial and left ventricular function in healthy cats. *J Fel Med Surg* 14:678-685, 2012.
16. Schober KE, Zientek J, Li X, et al: Effect of treatment with atenolol on 5-year survival in cats with preclinical (asymptomatic) hypertrophic cardiomyopathy. *J Vet Cardiol* 15:93-104, 2013.
17. Koffas H, Dukes-McEwan J, Moran CM: Myocardial velocities measured by pulsed Doppler Tissue Imaging (DTI) in normal cats and cats with hypertrophic cardiomyopathy. *J Vet Intern Med* 16:627, 2002.
18. MacDonald KA, Kittleson MD, Kass PH, et al: Tissue Doppler imaging in Maine Coon cats with a mutation of myosin binding protein C with or without hypertrophy. *J Vet Intern Med* 21:232-237, 2007.
19. Carlos Sampedrano C, Chetboul V, Mary J, et al: Prospective echocardiographic and tissue Doppler imaging screening of a population of Maine Coon cats tested for the A31P mutation in the myosin-binding protein C gene: a specific analysis of the heterozygous status. *J Vet Intern Med* 23:91-99, 2009.
20. Wess G, Sarkar R, Hartmann K: Assessment of left ventricular systolic function by strain imaging echocardiography in various stages of feline hypertrophic cardiomyopathy. *J Vet Intern Med* 24:1375-1383, 2010.

Joseph W. Bartges, DVM

CAPÍTULO
47

Doença Renal Crônica: Uma Atualização

Scott A. Brown

ESTADIAMENTO DA DOENÇA RENAL CRÔNICA

Os membros da International Renal Interest Society (IRIS) propuseram que os termos *falência renal crônica* e *insuficiência renal crônica* fossem substituídos por *doença renal crônica* (DRC) e que fosse utilizado um sistema de estadiamento para facilitar o manejo de pacientes felinos com DRC.[1] Este esquema de classificação se baseia em um processo de três passos:

1. Estabelecer um diagnóstico de uma doença crônica (mais de 3 meses) que acomete o rim.
2. Determinar o estágio da doença em um gato euvolêmico.
3. Subestadiar o paciente com base na avaliação de proteinúria e pressão sanguínea.

O termo DRC se refere a qualquer processo patológico no qual haja uma perda de tecido renal funcional em decorrência de um processo prolongado (geralmente maior que 2 meses de duração) e geralmente progressivo. A doença renal crônica geralmente produz alterações drásticas também na estrutura dos rins, embora a correlação entre alterações estruturais e funcionais nesse órgão seja imprecisa. Isto ocorre parcialmente por causa da extraordinária reserva funcional renal; gatos podem sobreviver por longos períodos de tempo (meses a anos) com apenas uma pequena fração do tecido renal inicial, talvez tão pequena quanto 10%. Assim, a DRC frequentemente permanece latente por muitos meses ou anos até que se torne clinicamente aparente.

A maioria das DRCs dos felinos não são reversíveis e, uma vez adquiridas, a DRC raramente se resolve. Embora a doença congênita cause um aumento transitório na incidência de DRC em gatos com menos de 3 anos de idade, a prevalência de DRC aumenta com o avanço da idade a partir dos 5 a 6 anos. Em populações geriátricas avaliadas em instituições de referência, a DRC foi observada em até 35% dos gatos.[2-3] A doença renal crônica é comum na prática clínica,[4] e é a doença metabólica mais comum em gatos, com a estimativa razoável da prevalência de DRC na população felina em geral sendo de 1% a 3%.

ESTABELECENDO O DIAGNÓSTICO DE DOENÇA RENAL CRÔNICA

O primeiro passo no esquema de estadiamento da IRIS é estabelecer um diagnóstico de DRC. Qualquer doença que acomete os rins de um gato provavelmente altera tanto a estrutura como a função renal. É a adequação das funções renais, entretanto, que dita o impacto dessa doença no paciente. Embora o rim possua muitas funções biológicas de importância para um gato, a função renal mais básica e central é a filtração, e a taxa de filtração glomerular (TFG) serve como o padrão-ouro para a avaliação da função renal em gatos. É geralmente justo supor que o nível da maioria das funções renais acompanha paralelamente as alterações na TFG em um paciente clinicamente doente.

Há uma variedade de sinais clínicos e fatores de risco que podem levar um clínico a suspeitar de que um gato tenha DRC, tais como poliúria, polidipsia, perda de peso, inapetência, inatividade, pelos mal cuidados, vômito, doença odontológica e halitose. Interessantemente, esses sinais clínicos também podem anunciar o desenvolvimento subsequente de DRC.[5] A presença de uma TFG reduzida é um teste altamente confiável, contudo deve-se ressaltar de que reduções na TFG podem ser causadas por fatores renais, pré-renais e pós-renais e que a função renal pode não ser perdida em decorrência de uma doença renal aguda (DRA, antigamente conhecida como *falência renal aguda*) ou DRC. No laboratório de pesquisa, a TFG é avaliada pela depuração urinária de substâncias marcadoras, como inulina ou creatinina. Em pacientes clínicos, os testes de depuração urinária geralmente não são práticos, e a mensuração do desaparecimento do plasma de uma substância marcadora de depuração renal como creatinina, inulina, iohexol ou ácido pentético, após sua administração intravenosa, pode fornecer uma estimativa aproximada da TFG.[6-11]

Além da creatinina e da ureia, há biomarcadores sanguíneos promissores para a estimativa da TFG. Em particular, a cistatina C[12] e a dimetil-arginina simétrica[13] podem ser úteis em gatos com DRC, particularmente para aqueles que estão perdendo massa magra, o que é uma alteração comum nos estágios mais

QUADRO 47-1   Diagnóstico de Doença Renal[i]

Alterações que Determinam a Presença de uma Doença Renal

Azotemia renal
Alterações estruturais nos rins
Infecção renal

Alterações Sugestivas da Presença de Doença Renal

Aumentos seriados na concentração sérica de creatinina (≥0,3 mg/dL [23 μmol/L]) dentro dos níveis de referência
Densidade urinária diminuída sem outras explicações (<1.035)
Proteinúria renal persistente

[i]A distinção entre a lesão renal aguda (antigamente conhecida como *falência renal aguda*) e a doença renal crônica (DRC) geralmente se baseia na duração da doença, sendo a DRC qualquer doença renal presente por 3 meses ou mais.

avançados da DRC, e em decorrência deste fato, a concentração da creatinina sérica diminui sem uma alteração na TFG.

A IRIS reconhece que na maioria dos pacientes clínicos, a TFG é avaliada pela mensuração da creatinina. A ureia é de menor utilidade pois sofre influência de vários fatores não renais, incluindo a ingestão de proteínas, função hepática e a taxa de fluxo urinário, fazendo com que a creatinina seja um indicador melhor da TFG. Classicamente, a DRC em gatos era diagnosticada pela presença de azotemia renal (creatinina aumentada) acompanhada de densidade urinária diminuída (<1,035) (Quadro 47-1). A natureza ampla dos valores de referência para a creatinina levou à afirmação muito simplificada de que três quartos dos néfrons devem ter sido destruídos para que a creatinina (e a ureia) aumente acima dos valores de referência. Esses "75%" são indicativo do quanto a TFG precisaria diminuir em um gato médio para que os exames desse gato saíssem da ampla faixa de referência, mas esse número não se aplica a medidas seriadas em um mesmo indivíduo. Existe uma forte correlação entre a creatinina (ou a ureia) e a TFG; e em um dado gato, qualquer lesão estrutural que reduza a TFG irá quase sempre se refletir em um aumento na creatinina, inicialmente dentro dos valores de referência. Aumentos na creatinina de um paciente que não sejam de origem pré-renal ou pós-renal e que excedam 0,3 mg/dL (23 μmol/L) são sugestivos de uma TFG em declínio e da presença de uma doença renal, mesmo quando a creatinina permanece dentro da faixa de referência.

Na DRC felina em fase inicial, quando não há azotemia e sinais clínicos, o diagnóstico de DRC é, às vezes, feito por acaso, como resultado de um exame de imagem, laparotomia ou urinálise feito por outros motivos. Alterações estruturais percebidas pela palpação, radiografia, ultrassonografia ou histopatologia são geralmente tidas como diagnósticas de DRC. A urinálise pode fornecer pistas para a presença de doença renal. Uma infecção urinária restrita aos rins é um exemplo disto. Um indicador precoce potencialmente útil da presença de DRC é uma densidade urinária inferior a 1,035, apesar de uma desidratação. Gatos com DRC em fase inicial frequentemente apresentam densidade urinária inferior a 1,020. Entretanto, gatos com DRC em fase inicial, e alguns com DRC de qualquer severidade, podem reter a habilidade de concentrar a urina a uma densidade

maior ou igual a 1,035. Enquanto a mensuração da densidade é um teste simples e prontamente disponível, a interpretação de uma densidade baixa pode ser complicada pela presença de condições que levem à retenção de solutos no fluido tubular (p. ex., administração de diuréticos e diabetes melito), diabetes insipidus central, e diabetes insipidus nefrogênica (p. ex., hiperadrenocorticismo, hipercalcemia e doenças que causem septicemia). Recentemente foram desenvolvidos testes que são ao mesmo tempo sensíveis e específicos para identificação de proteinúria em gatos.[14] Dentre estes estão a relação proteína/creatinina na urina (UPC), e testes de albuminúria específicos para felinos. A habilidade para identificar a proteinúria renal persistente com esses testes é promissora para a identificação da DRC em fase inicial.[14] A presença de proteinúria renal persistente em gatos é sugestiva da presença de doença renal.

O estadiamento e o tratamento recomendado pela IRIS para DRA e para o estadiamento e manejo da DRC pela IRIS diferem; este capítulo aborda apenas a DRC. A distinção entre DRA e DRC se baseia na duração da doença, com a DRC geralmente sendo definida como qualquer doença renal que esteja presente por 3 meses ou mais. Embora a DRA possa progredir para DRC, ela é geralmente identificada logo (menos de 2 semanas) após a lesão. Histórico, exame físico, hemograma e exames de imagem renal também são úteis na distinção entre DRA e DRC. Algumas alterações sugestivas de DRC, tais como a presença de osteodistrofia renal, podem auxiliar no estabelecimento do diagnóstico, mas geralmente não são úteis na identificação da presença de um caso mascarado de DRC.

AVALIAÇÃO INICIAL DE ANIMAIS COM DOENÇA RENAL CRÔNICA

Para todos os animais com DRC, um histórico e exame físico completos devem ser acompanhados de uma bateria completa de exames laboratoriais que inclua exames bioquímico e hematológico, urinálise com exame do sedimento e cultivo bacteriano aeróbio da urina. A menos que esses testes indiquem a presença de inflamação do trato urinário, hemorragia ou infecção, testes específicos para quantificar a magnitude da proteinúria (tipicamente a UPC) também devem ser feitos. Deve-se fazer também radiografia e/ou ultrassonografia abdominal exploratórias e mensuração de pressão sanguínea. Essa bateria inicial de exames permite que o veterinário determine o estágio e subestágio da doença, que levam a considerações diagnósticas e terapêuticas apropriadas.

ESTABELECENDO O ESTÁGIO DA DOENÇA RENAL CRÔNICA DO PACIENTE

A doença renal crônica em gatos frequentemente progride de forma contínua desde um estágio inicial não azotêmico (DRC IRIS estágio 1) para uremia terminal (DRC IRIS estágio 4). Em muitos gatos com DRC, a taxa de progressão é notavelmente lenta. Os veterinários são obrigados a abordar os problemas específicos e as necessidades do paciente que caracterizam a doença do animal e isto varia de estágio para

Tabela 47-1	Estadiamento da Doença Renal Crônica em Felinos Segundo a International Renal Interest Society			
Creatinina*	**Estágio 1: Doença Renal Crônica Não Azotêmica**	**Estágio 2: Azotemia Renal Leve**	**Estágio 3: Azotemia Renal Moderada**	**Estágio 4: Azotemia Renal Grave**
(µmol/L)	<140	140 a 250	251 a 440	>440
(mg/dL)	<1,6	1,6 a 2,8	2,9 a 5,0	>5,0

*Creatinina sérica mensurada em paciente euvolêmico com função renal estável.

Tabela 47-2	Pressão Sanguínea: Subestadiamento da Doença Renal Crônica em Felinos			
	RISCO DE LESÃO FUTURA EM ÓRGÃOS-ALVO			
	Risco Mínimo	**Risco Baixo**	**Risco Moderado**	**Risco Alto**
Pressão sanguínea (mmHg)				
Sistólica	<150	150-159	160-179	≥180
Diastólica	<95	95-99	100-119	≥120
Subestágio IRIS	Normotenso	Hipertensão limítrofe	Hipertensão	Hipertensão severa

IRIS, International Renal Interest Society.

estágio. O estadiamento de um animal com um diagnóstico estabelecido de DRC se baseia na mensuração de creatinina em um paciente bem hidratado com função renal estável utilizando um sistema de classificação de quatro estágios (Tabela 47-1).[1] Como será descrito posteriormente, o estadiamento permite o estabelecimento de um prognóstico individualizado e uma abordagem para procedimentos diagnósticos e terapêuticos que seja sob medida para a severidade da doença.

PROGNÓSTICO

O estadiamento de DRC da International Renal Interest Society permite que o veterinário ofereça informações prognósticas de acordo com o estágio. A sobrevida média em um estudo com 208 gatos com DRC variou drasticamente entre pacientes com DRC estágio 2 (sobrevida média de 1.151 dias), estágio 3 (679 dias) e estágio 4 (35 dias) segundo a classificação da IRIS.[15] Assim como em outras espécies, a lesão renal que melhor se correlaciona com a progressão da DRC é a fibrose intersticial;[16] e hiperfosfatemia, anemia e proteinúria são positivamente correlacionadas com a extensão da fibrose intersticial renal em gatos. Em geral, dentre os fatores prognósticos negativos em gatos com DRC estão a presença de proteinúria renal persistente (alta UPC), hipertensão sistêmica e agravamento da hiperfosfatemia e da anemia.[16-19] Em gatos com DRC, o fator de crescimento fibroblástico 23 (FGF-23) é positivamente correlacionado com o paratormônio e com os níveis séricos de fosfato e inversamente relacionado ao hematócrito. Níveis elevados de FGF-23 predizem o desenvolvimento de azotemia em gatos geriátricos,[20-22] e assim parece que o FGF-23 é outro fator de prognóstico negativo em gatos com DRC. O papel do estresse oxidativo como causa da progressão da doença, como se verifica em cães,[23] permanece incerto em gatos.[24] Alguns desses fatores de prognóstico negativo – notavelmente proteinúria, hipertensão, hiperfosfatemia, FGF-23 aumentada e anemia – podem ser tanto preditores como causadores da progressão da DRC em felinos.

SUBESTADIAMENTO DA DOENÇA RENAL CRÔNICA COM BASE NA PRESSÃO SANGUÍNEA

Gatos com DRC frequentemente exibem aumento da pressão arterial sistêmica.[25,26] O consenso do American College of Veterinary Internal Medicine (ACVIM) definiu hipertensão sistêmica como sendo qualquer elevação da pressão sanguínea que cause lesões aos órgãos-alvo (LOA) e definiu faixas de pressão sanguínea associadas a risco mínimo, baixo, moderado e severo de lesões aos órgãos-alvo (Tabela 47-2).[25] Os órgãos-alvo preocupantes no caso de gatos com LOA associados são os rins (progressão da DRC, proteinúria), olhos (cegueira, hemorragia intra-ocular, descolamento de retina, tortuosidade de vasos da retina), cérebro (convulsões, depressão) e o sistema cardiovascular (insuficiência cardíaca congestiva, ruptura de vasos). A hipertrofia ventricular esquerda (HVE) é comumente observada em gatos hipertensos, embora haja controvérsia se ela é verdadeiramente uma LOA ou se é simplesmente uma alteração adaptativa. Não obstante, a presença de HVE em um gato com DRC deve ser considerada como uma evidência presuntiva de hipertensão clinicamente significativa até que se prove o contrário. A hipertensão sistêmica é ligada a glomerulosclerose em gatos com DRC[16] e é um fator prognóstico negativo. A IRIS recomenda que a pressão sanguínea seja mensurada, utilizando-se equipamento e método individualizado para cada prática clínica, em todos os gatos com DRC e que os órgãos-alvo sejam cuidadosamente avaliados para a presença de LOA. Embora alguns dispositivos forneçam tanto a pressão sistólica como a diastólica, o estadiamento é mais frequentemente feito com base nas mensurações de pressão sistólica, pois uma evidência recente sugere que a hipertensão sistólica possa ser o fator determinante mais importante de LOA em outras espécies.[27] No Capítulo 38 há mais informações sobre a hipertensão em gatos.

SUBESTADIAMENTO DA DOENÇA RENAL CRÔNICA COM BASE NA PROTEINÚRIA

Recentemente, passou-se a acreditar que a perda de proteína pelos rins não é apenas um marcador de severidade da doença renal, mas também possua valor prognóstico e potencialmente seja uma causa de injúria renal.[14,19] Atualmente, é sabido que a proteinúria (UPC >0,4) está associada a um risco aumentado de desenvolvimento de DRC terminal em gatos[28,29] e que existe um risco aumentado de mortalidade em gatos idosos quando a proteinúria está presente (UPC >0,2). A proteinúria está associada à presença de hipertensão intraglomerular[30] mesmo quando a lesão renal primária não envolve os glomérulos, o que parece ser o caso mais comum em gatos. Além disso, por meio de estudos em diversas espécies foi demonstrado que as terapias que reduzem a magnitude da proteinúria são geralmente renoprotetoras.

O subestadiamento com base na proteinúria torna necessário que se siga uma abordagem de diversos passos.[14] Proteinúria positiva em urinálise com avaliação de rotina por fita reagente é frequentemente o primeiro passo, e por causa dos frequentes falso-positivos, a maioria dos laboratórios de patologia clínica fazem uma contraprova da proteinúria positiva na fita reagente com um teste de precipitação ácida (p. ex., método ácido sulfossalicílico). O clínico deveria avaliar cuidadosamente o sedimento urinário e outros dados do paciente para determinar se causas pré-renais (p. ex., hemólise) ou pós-renais (p. ex., inflamação, hemorragia ou infecção) podem estar causando a proteinúria. Caso ainda se suspeite de uma proteinúria renal, então se deve fazer um teste mais específico (UPC ou teste de albuminúria específico para a espécie). Quando se monitora um paciente felino com proteinúria renal é importante determinar se a proteinúria é transitória ou persistente (pelo menos dois testes com intervalo de 2 semanas). Se houver proteinúria renal persistente em um paciente com DRC, o manejo a partir daí geralmente se baseia na UPC (Tabela 47-3). Embora não seja

útil para cultivo de urina, amostras de urina fresca, cuidadosamente coletadas e adequadamente armazenadas podem ser utilizadas para monitorar alterações na UPC de um paciente. Existe uma grande variação individual na UPC e, assim, é útil fazer um *pool* de múltiplas amostras de urina, colhidas ao longo de 2 a 3 dias e armazenadas em refrigerador, para limitar a influência dessa variação sobre o manejo do paciente. No entanto, uma alteração de pelo menos 50% na UPC de um paciente deve ser observada antes que se possa concluir que a magnitude da proteinúria mudou (p. ex., como evidência de uma resposta positiva à terapia).

AVALIAÇÃO RENAL E TERAPIA ESPECÍFICA

Toda DRC é causada por uma doença renal primária. Em gatos com DRC inicial (DRC estágios 1 e 2 segundo a IRIS), a identificação da doença renal primária é um objetivo importante (Fig. 47-1). Dentre os exemplos de avaliação renal que podem ser apropriadas nesses estágios iniciais estão os exames de imagem renal (estudos radiográficos sem e/ou com contraste, ultrassonografia), urinálise com testes específicos para proteinúria e cultivo urinário e análise histopatológica de fragmentos obtidos por biópsia renal. Dentre os casos reconhecidos de DRC que podem ser diagnosticados com esta abordagem estão as doenças do compartimento macrovascular (p. ex., hipertensão sistêmica, coagulopatias, hipoperfusão crônica), do compartimento microvascular (p. ex., hipertensão sistêmica e glomerular, glomerulonefrite, distúrbios de desenvolvimento, defeitos congênitos de colágeno, amiloidose), do compartimento intersticial (p. ex., pielonefrite, neoplasias, uropatia obstrutiva, nefrite alérgica e imunomediada) e do compartimento tubular (p. ex., defeitos de reabsorção tubular, nefrotoxicidade crônica de baixo grau, uropatia obstrutiva). Essas condições podem ser adquiridas ou hereditárias. Diversas raças são acometidas de DRC hereditária que pode ter achados clínicos e histopatológicos patognomônicos; entre elas estão Abissínios (amiloidose medular)[31,32] e Persas (doença renal policística).[33,34]

A terapia específica é definida como um tratamento direcionado à eliminação da doença renal primária. O objetivo da terapia específica é reduzir a injúria causada pela doença renal primária para prevenir a progressão da DRC até os estágios mais avançados. Dentre os exemplos de terapias específicas (Tabela 47-4) estão a antibioticoterapia nos casos de DRC causada por pielonefrite, os anti-hipertensivos para gatos com nefropatia hipertensiva, a restrição de cálcio na dieta para animais com nefropatia hipercalcêmica, as medicações imunossupressoras para glomerulonefrite por deposição de

Tabela 47-3	Proteinúria: Subestadiamento da Doença Renal Crônica em Felinos*		
	SUBESTÁGIO - INTERNATIONAL RENAL INTEREST SOCIETY		
	Não Proteinúrico	**Proteinúria limítrofe**	**Proteinúrico**
Relação proteína-creatinina urinária	<0,2	0,2 a 0,4	>0,4

*Se a proteína urinária não for mensurada, o paciente é categorizado como subestágio de risco não determinado (S-RND).

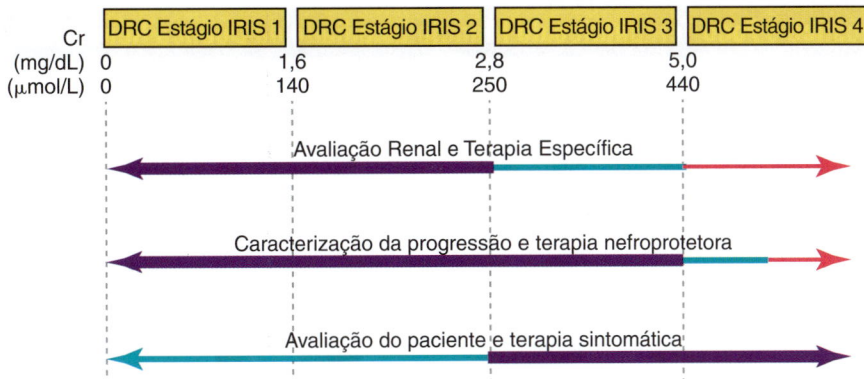

Figura 47-1: Ênfase diagnóstica e terapêutica nos diferentes estágios da doença renal crônica (*DRC*) em felinos. Uma vez que o diagnóstico de DRC é estabelecido, a International Renal Interest Society (*IRIS*) recomenda que se faça o estadiamento da doença (Tabela 47-1) com base na mensuração da concentração de creatinina sanguínea (*Cr*) em paciente que esteja hidratado e com função renal estável e, então, que se faça o subestadiamento com base na pressão sanguínea (Tabela 47-2) e na proteinúria (Tabela 47-3). Há três conjuntos de diagnósticos e considerações terapêuticas relacionados, com a importância de cada conjunto sendo refletida pela espessura da seta correspondente neste diagrama. O texto traz mais detalhes.

imunocomplexos e a cirurgia para uropatias obstrutivas. Não obstante, muito pouco se sabe sobre a prevalência das doenças renais primárias em gatos e, como resultado, a biópsia e a terapia específica são raramente empregadas nessa espécie.

A fibrose intersticial e as alterações de tamanho e forma dos rins ocorrem na maioria dos animais com DRC estágios 3 ou 4, segundo a classificação da IRIS, independentemente da doença renal primária que iniciou o processo.[35,36] A severidade da fibrose intersticial é positivamente correlacionada à magnitude da diminuição da TFG e negativamente correlacionada ao prognóstico. Dentre os fatores associados ao aumento da fibrose intersticial em gatos estão a hiperfosfatemia, a proteinúria e a anemia.[16] A nefrite intersticial crônica, também conhecida como *fibrose tubulointersticial crônica*, corresponde à aparência morfológica dos rins com DRC estágios 3 ou 4 segundo a IRIS, de qualquer causa e é improvável que a avaliação renal (p. ex., a biópsia) forneça pistas que ajudem a identificar a causa primária. Consequentemente, para gatos nos estágios 3 e 4 da doença, a avaliação renal e a terapia específica são de baixa prioridade.

AVALIAÇÃO DA PROGRESSÃO E TERAPIA NEFROPROTETORA

Uma consideração crítica no tratamento de gatos com DRC é a natureza progressiva da doença.[37] Como a única terapia efetiva para uremia terminal (fluidoterapia intensiva, transplante renal e/ou diálise) geralmente tem um custo proibitivo, um objetivo da terapia deveria ser prevenir a progressão da DRC entre os estágios da classificação IRIS até o estágio de uremia terminal. Há diversas razões para que a função renal se deteriore progressivamente em um animal com DRC. Como descrito anteriormente, no estágio 1 e no início do estágio 2, o objetivo da terapia específica é minimizar as lesões que decorrem da doença renal primária. Entretanto, há dois tipos adicionais de processos que contribuem para a destruição progressiva do tecido renal nos estágios medianos da DRC (estágios 2 para 3): (1) anormalidades causadas pela interrupção dos mecanismos homeostáticos renais (p. ex., complicações de disfunções renais tais como hipertensão sistêmica e hiperfosfatemia) e (2) alterações não adaptativas no tecido renal remanescente (p. ex., hipertensão glomerular e proteinúria associada).[30] Esses dois tipos de processos são comuns às DRCs de qualquer causa e levam a um ciclo vicioso de lesão renal autoperpetuante, referido como *progressão inerente*. Intervenções terapêuticas podem modificar as adaptações renais e limitar a extensão de algumas complicações da disfunção renal, teoricamente limitando a injúria renal progressiva por meio da interrupção do ciclo vicioso.

Embora a taxa de declínio progressivo da função renal varie, após estudos realizados até o momento foi sugerido que a progressão inerente ocorra em todos os animais nos estágios 2 e 3 segundo a IRIS, ainda que muito lentamente em muitos gatos. A caracterização da taxa de progressão da DRC por determinações seriadas de creatinina é uma alta prioridade neste momento (Fig. 47-1). Medidas que podem tornar mais lenta a progressão inerente são referidas como *terapias nefroprotetoras* (Tabela 47-4), e entre elas estão a restrição dietética de fosfato,[38,39] agentes anti-hipertensivos em animais com pressão sanguínea elevada,[40-42] terapia anti-proteinúrica[43,44] e terapia dietética.[45] Embora alguns recomendem a incorporação de modificações, tais como um ligante de fosfato e suplementação com óleo de peixe, à dieta de manutenção felina em casos de DRC estágio 2, esta abordagem não foi testada e há evidência[45] de que uma dieta renal seja apropriada para esse estágio. Em qualquer caso, dentre as alterações dietéticas instituídas na DRC estágios 2 a 4 geralmente incluem-se a redução da ingestão de fosfato,[38] a suplementação com óleo de peixe[46] e (com base em estudos feitos em cães[23]) a adição de antioxidantes à dieta. Há evidência[47] de que a administração de calcitriol diminui a velocidade da progressão em cães com DRC estágios 3 a 4 e geralmente essa abordagem é frequentemente recomendada também para gatos nesses estágios. Quando fornecido, o calcitriol é iniciado em gatos normocalcêmicos com fosfato sérico menor que 6,0 mg/dL (1,9 mmol/L) em uma dosagem ultrabaixa (2,5 ng/kg por via oral, fornecido uma vez ao dia, separado das refeições).

Tabela 47-4	Diagnóstico e Foco Terapêutico do Manejo Estadiado da Doença Renal Crônica em Felinos		
Processo	**Foco Primário no(s) Estágio(s) IRIS**	**Avaliações Diagnósticas**	**Considerações Terapêuticas**
Doença renal primária	DRC Estágio IRIS 1 a 2	**Avaliação renal** Palpação renal Radiografia Ultrasssonografia Urinálise com avaliação do sedimento ± quantificação da proteína urinária Biópsia renal	**Terapias Específicas (Exemplos)** Antibióticos para pielonefrite Anti-hipertensivos para nefropatia hipertensiva Medicação imunossupressora para glomerulonefrite por deposição de imunocomplexos
Perda progressiva da função renal	DRC Estágio IRIS 2 a 3	**Avaliação da Progressão** Mensurações seriadas da creatinina	**Terapias Nefroprotetoras** Restrição dietética de fosfato, ligantes de fosfato intestinal Terapia anti-hipertensiva (posteriormente) Terapia antiproteinúrica (posteriormente) Suplementação dietética com AGPI n-3 Calcitriol Antioxidantes na dieta
Uremia	DRC Estágio IRIS 3 a 4	**Avaliação do Paciente** Histórico Exame físico Escore de condição corporal Exames hematológicos Perfil bioquímico Urinálise Cultivo urinário	**Terapias Sintomáticas** "Dieta renal" formulada para doença renal em felinos Manejo dos distúrbios ácido-base e eletrolíticos Antieméticos, estimulantes de apetite Darbepoietina Fluidoterapia Calcitriol Tratar fatores pós-renais como urólitos, quando identificados Colocação de sondas para alimentação Terapia de substituição renal
Pressão sanguínea elevada	DRC Estágio IRIS 1 a 4	Mensurações seriadas da pressão sanguínea	**Terapias Anti-hipertensivas** Bloqueadores dos canais de cálcio (p. ex., amlodipina 0,25-0,50 mg/kg uma vez ao dia por via oral) iECA (p. ex., enalapril ou benazepril 0,5 mg/kg uma ou duas vezes ao dia por via oral) BRA (p. ex., telmisartan 1-3 mg/kg uma vez ao dia por via oral)
Proteinúria	DRC Estágio IRIS 1 a 4	Urinálise com análise do sedimento Cultura urinária Relação proteína-creatinina urinária Testes específicos para albumina	**Terapias Antiproteinúricas** iECA ou bloqueador do receptor da angiotensina (dose conforme mencionada) Restrição dietética de proteína ("dieta renal") Suplementação dietética de AGPI n-3 (dieta renal ± 0,25 g/Kg de óleo de peixe contendo AGPI n-3)

iECA, Inibidor da enzima conversora de angiotensina; *BRA*, bloqueador do receptor da angiotensina; *DRC*, doença renal crônica, *IRIS, International Renal Interest Society*; *AGPI*, ácido graxo poli-insaturado.

O controle da hiperfosfatemia é amplamente aceito como sendo a terapia nefroprotetora em gatos com DRC.[48] Os ajustes na terapia se baseiam nas mensurações da concentração sérica de fosfato e o objetivo do tratamento varia de acordo com o estadiamento IRIS (Tabela 47-5), sendo que há evidências que sugerem que o objetivo terapêutico é atingir a menor concentração sanguínea possível de fosfato. Embora gatos com DRC estágio 1 geralmente não necessitem de intervenções terapêuticas e, quando necessário, geralmente a adição de um ligante de fosfato à dieta de manutenção do felino ou o uso de uma dieta especialmente formulada ("renal") são eficientes. Nos estágios 2 a 4, indica-se o uso de uma dieta

especial renal. Se a restrição dietética de fosfato não for efetiva, para manter o nível desejado de fosfato sérico dentro de 2 a 3 meses, devem-se administrar géis ligantes de fosfato contendo lantânio, sais de cálcio ou alumínio junto com as refeições (p. ex., dose inicial de sais de cálcio e alumínio de 30 mg/kg, aumentada conforme a necessidade para obtenção do efeito desejado, até no máximo 180 mg/kg). Agentes ligantes de fosfato contendo cálcio devem ser utilizados com cuidado em gatos que estejam recebendo calcitriol. Em doentes a partir do final do estágio 2 e nos estágios 3 e 4, a adição de um agente ligante de fosfato geralmente é necessária para alcançar a concentração-alvo de fosfato sérico.

Tabela 47-5	Alvos Terapêuticos para o Manejo da Hiperfosfatemia em Gatos com Doença Renal Crônica	
DRC Estágio IRIS	**Fosfato Sérico Desejado**	**Opções de Manejo**
1	2,5-4,5 mg/dL (0,81-1,45 mmol/L)	Dieta normal ± ligante de fosfato ou restrição dietética de fosfato
2	2,5-5,0 mg/dL (0,81-1,61 mmol/L)	Restrição dietética de fosfato ("dieta renal") e/ou ligante de fosfato
3	2,5-4,5 mg/dL (0,81-1,45 mmol/L)	Restrição dietética de fosfato e ligante de fosfato
4	2,5-6,0 mg/dL (0,81-1,94 mmol/L)	Restrição dietética de fosfato e ligante de fosfato

DRC, Doença renal crônica; *IRIS*, International Renal Interest Society

Aproximadamente 20% dos gatos com DRC apresentam elevação da pressão sanguínea, que pode ser observada em qualquer estágio da IRIS da doença. Essa alteração não é eficientemente controlada pelo fornecimento de uma dieta com baixos níveis de sal. Em gatos com pressão na categoria de moderado a alto risco e naqueles na categoria de baixo risco, porém apresentando lesões (LOA) oculares ou em sistema nervoso central, a terapia anti-hipertensiva é apropriada (Tabela 47-2). A menos que seja necessária terapia de emergência (p. ex., cegueira aguda devido ao descolamento de retina), é importante documentar a ocorrência de pressão sanguínea elevada em pelo menos duas ocasiões, pois essa terapia é geralmente para o resto da vida. Em virtude da importância da manutenção da perfusão renal em animais com DRC, os agentes anti-hipertensivos usualmente utilizados são os vasodilatadores. Os agentes mais comumente utilizados são os bloqueadores de canais de cálcio (BCCs), especialmente o besilato de amlodipina (0,25 a 0,5 mg/kg, VO, uma vez ao dia). Entre outros podem ser mencionados também os inibidores da enzima conversora de angiotensina (iECAs) como enalapril ou benazepril (0,5 a 1,0 mg/kg, VO, a cada 12 ou 24 horas) e os bloqueadores do receptor da angiotensina (BRAs) tais como a telmisartan (1 a 3 mg/kg, VO, uma vez ao dia). Embora geralmente se concorde que o agente inicial mais apropriado seja a amlodipina, alguns autores recomendam a coadministração de um inibidor do sistema renina-angiotensina-aldosterona (iECA ou BRA), pois os BCCs ativam o sistema renina-angiotensina-aldosterona. Embora estes possam ser coadministrados nas dosagens recomendadas, é importante incluir um BCC como parte da terapia inicial em gatos (particularmente no subestágio PA3).[49] Um agente iECA ou BRA deveria certamente ser adicionado se a dosagem máxima de amlodipina (0,5 mg/kg, VO, uma vez ao dia) for ineficiente ou se a proteinúria persistir (UPC >0,4). No Capítulo 38 há mais informações sobre diagnóstico e manejo da hipertensão em felinos. A instituição de terapia anti-hipertensiva e qualquer ajuste de dosagem devem ser acompanhados com uma reavaliação de creatinina, pressão sanguínea e UPC, após 5 a 10 dias. Embora seja razoável concluir que os melhores marcadores de eficácia da terapia anti-hipertensiva sejam a redução na pressão sanguínea (preferivelmente caindo pelo menos uma categoria de risco; Tabela 47-2) e a redução na

UPC (preferivelmente <0,4), a UPC é o melhor indicador isolado de sucesso terapêutico (ou de insucesso).

A proteinúria confere um prognóstico pior quando a UPC excede 0,4 em gatos com DRC. Se a proteinúria de tal magnitude for persistente e de origem renal em um gato com DRC, o clínico deveria considerar a possibilidade de terapia antiproteinúrica (p. ex., iECA ou BRA, dieta com pouca proteína e/ou suplementação com ácido graxo poli-insaturado ômega-2 n-3 [AGPI]). Nesta situação, a terapia antiproteinúrica é considerada nefroprotetora e é, assim, de alta prioridade nos estágios 2 e 3. As dietas de formulação renal já são suplementadas com AGPI n-3. Se as medidas mencionadas anteriormente não reduzirem a magnitude da proteinúria até que a UPC atinja o alvo de 0,4, cada quilo da dieta deve ser ainda suplementado com 0,25 g de óleo de peixe contendo AGPI n-3. Devem ser feitas determinações seriadas do nível de proteinúria por meio de uma urinálise completa e mensurações de UPC para avaliar o sucesso dessa abordagem. O objetivo terapêutico é uma UPC menor que 0,4.

Em cães[50,51] e, em menor extensão, em gatos[45,46] existe uma razão para a inclusão de AGPI n-3 na dieta de pacientes com DRC nos estágios 2 e 3, independentemente dos valores de pressão sanguínea ou UPC. Isto pode ser feito tanto pela utilização de fórmulas dietéticas renais como pela adição de AGPI n-3 (como mencionado anteriormente). Embora a terapia nefroprotetora seja uma prioridade na DRC estágios 2 e 3, ela se torna cada vez menos importante no estágio 4 à medida que o foco da terapia se torna o manejo das complicações da uremia (mais informações na próxima seção).

Geralmente deve-se evitar o uso de agentes com potencial de nefrotoxicidade, tais como antibióticos aminoglicosídeos, em pacientes com DRC. Foi evidenciados em estudos, de modo bem interessante, que os fármacos anti-inflamatórios não esteroidais (AINEs) não reduziram a TFG em gatos normais[52] ou naqueles com função renal diminuída.[53] Além disso, os resultados de investigações clínicas recentes sustentam que esses agentes podem ser utilizados com segurança em gatos afetados[54] e, ainda mais, que doses baixas de AINEs (p. ex., meloxicam a 0,015 até 0,033 mg/kg VO uma vez ao dia) podem, na verdade, diminuir a taxa de progressão da DRC em felinos.[55] Até que sejam conduzidos estudos clínicos prospectivos, cegos e com grupos controle e placebo, o uso de

AINEs como terapia nefroprotetora parece ter pouca garantia. Entretanto, pode ser que esses agentes sejam realmente menos nefrotóxicos em gatos com DRC do que se pensava anteriormente.

AVALIAÇÃO DO PACIENTE E TERAPIA SINTOMÁTICA

Deve-se, de maneira forte e prospectivamente, procurar fazer avaliações do paciente, incluindo esforços para identificar as complicações em desenvolvimento (p. ex., hipertensão sistêmica, distúrbios da homeostase de potássio, acidose metabólica, proteinúria, anemia e infecções bacterianas do trato urinário), durante todas as visitas de rotina, independentemente do estágio IRIS da doença.

À medida que a DRC progride até o estágio 4, as consequências clínicas da redução da TFG se tornam aparentes e a avaliação completa do paciente seguida de terapia sintomática apropriada (Tabela 47-4) se tornam cada vez mais importantes (Fig. 47-1). Inicialmente, a uremia causa êmese ocasional e letargia. Conforme a DRC progride no estágio 4 (geralmente após muitos meses ou anos em gatos), sinais como anorexia, perda de peso, desidratação, ulcerações orais, êmese e diarreia podem se tornar mais frequentes e severos. A perda dentária, maxila e mandíbula deformável ou fraturas patológicas podem ser observadas com a osteodistrofia secundária renal, embora não sejam achados frequentes em gatos. No exame físico e nos estudos de imagem de animais com DRC nos estágios 3 e 4 geralmente observam-se rins pequenos e irregulares, embora possam ser observados rins de tamanho normal a aumentado em gatos com tumores, hidronefrose ou glomerulonefrite. Nos estágios finais 3 e 4 as membranas mucosas ficam pálidas devido à presença de anemia normocrômica, normocítica arregenerativa.

A terapia sintomática é uma alta prioridade nesse momento. Como a restrição dietética de proteína pode aliviar alguns dos sinais da uremia, deve-se fornecer uma alimentação com proteínas de alta qualidade (p. ex., proteína do ovo) em uma concentração de 2,8 a 3,8 g/kg/dia. As dietas comerciais formuladas para gatos com DRC geralmente seguem essa recomendação. Os gatos com DRC em estágio 4 frequentemente exibem distúrbios do equilíbrio ácido-base e eletrolíticos; esses devem ser agressivamente tratados. Embora as dietas renais comerciais sejam suplementadas com potássio e álcalis, a hipocalemia e acidemia são achados comuns em gatos com DRC em estágio 4. Se o animal estiver acidêmico (bicarbonato plasmático menor que 18 mEq/L [18 mmol/L]), pode-se administrar citrato de potássio ou bicarbonato de sódio, por via oral, até o efeito desejado. A suplementação com potássio (1 a 3 mEq/kg/dia) pode ser necessária para manter a eucalemia, particularmente em gatos com poliúria ou inapetentes. Os objetivos terapêuticos são atingir os níveis de referência para potássio e bicarbonato, sem efeitos benéficos conhecidos da suplementação adicional de potássio ou álcalis uma vez que esses níveis tenham sido atingidos.

A hiperacidez gástrica e os efeitos adversos das toxinas urêmicas na mucosa gástrica levam a erosões e ulcerações na mucosa, que contribuem para a inapetência e êmese. A administração de um inibidor da bomba de prótons (p. ex., omeprazol 1 mg/kg, VO, uma vez ao dia) ou de um antagonista de receptor H2 de histamina, como a famotidina (0,5 mg/kg, VO, a cada 6 a 12 horas) ou a ranitidina (2 mg/kg VO a cada 8 a 12 horas), pode diminuir a acidez gástrica e, assim, aumentar o apetite e reduzir a frequência de vômitos. Outros antieméticos como agentes pró-cinéticos (p. ex., metoclopramida na dose de 0,2 mg/kg, VO, a cada 8 a 12 horas), derivados da fenotiazina (p. ex., meclizina) e/ou maropitant (1 mg/kg, VO, uma vez ao dia) podem ser úteis no manejo de gatos urêmicos. Esteroides anabolizantes, tais como a oximetolona ou nandrolona, têm sido administrados para estimular a produção de hemácias em animais que estão anêmicos, mas essa abordagem não é eficaz. A eritropoietina recombinante humana (p. ex., darbepoetina alfa, 1 a 2 mcg/kg SC, inicialmente uma vez por semana, com a dose ajustada a cada 2 a 3 semanas até o efeito depois que o hematócrito atingir a faixa desejada de 25% a 35% com administração suplementar de ferro e determinações semanais de hematócrito)[56,57] geralmente é eficaz para estimular a produção de hemácias (a resposta sustentada foi observada em 56% dos gatos em um estudo).[58] Pode-se observar um aumento de 30 mmHg na pressão sistólica em gatos que respondem à administração de eritropoietina recombinante.[58] A darbepoetina tem uma meia-vida mais longa do que a eritropoietina e parece ter menor probabilidade de induzir a formação de anticorpos. A administração é recomendada para animais que demonstrem sinais clínicos aparentes de anemia (p. ex., fraqueza, falta de sociabilidade e letargia não atribuíveis a outros fatores), o que genericamente ocorre com hematócrito menor ou igual a 20%.

Na DRC em estágio 3 avançado ou estágio 4, as formulações dietéticas em lata são geralmente preferíveis para reduzir a desidratação. Além disso, a fluidoterapia com soluções poliônicas ou 5% de dextrose, administrada por via intravenosa (IV) ou subcutânea (SC) no hospital ou SC em casa pelos tutores (10 a 50 mL/kg, a cada 1 a 3 dias), pode ser benéfica em gatos com sinais intermitentes de uremia. O hiperparatireoidismo renal secundário pode contribuir para a uremia em gatos e o calcitriol pode ser um adjuvante útil para a restrição dietética de fosfato e para o uso de ligantes de fosfato intestinal para lidar com tal condição. O uso de agentes farmacológicos para estímulo do apetite é apropriado no estágio 4 avançado. Em particular, a mirtazapina (dose inicial de 2 mg/gato, VO, a cada 2 dias) pode ser eficaz tanto como estimulante de apetite como antiemético.[59,60] O uso da ciproeptadina (0,5 a 1 mg/gato, VO, uma vez ao dia) também tem sido indicado como estimulante de apetite na DRC estágio 4, embora sua eficácia não tenha sido estabelecida. Os veterinários deveriam estar preparados para aconselhar os tutores a respeito das abordagens para melhorar a ingestão de alimentos; dentre os conselhos pode-se citar o uso de preparações renais diversificadas, o aquecimento do alimento, palatabilizantes, e os prós e contras das dietas caseiras. Gatos com DRC podem desenvolver ureterólitos e a possibilidade de uropatia obstrutiva deveria ser considerada em qualquer gato com DRC que desenvolva um súbito e inesperado aumento na creatinina. A instalação de sondas para alimentação, tais como tubos de gastrostomia percutânea por endoscopia ou sonda nasogástrica, pode ser uma abordagem eficaz para o manejo de gatos com inapetência crônica no estágio 4 avançado da DRC. A terapia de substituição renal (p. ex., transplante renal e/ou diálise) deveria ser discutida com os tutores na fase inicial do estágio 4 para ser implementada em uma fase mais tardia do estágio 4.

A avaliação do paciente e a terapia sintomática são de menor prioridade nos estágios iniciais da doença (1 e 2). Entretanto, como mencionado anteriormente, a hipertensão sistêmica, a proteinúria e as infecções do trato urinário são três problemas clínicos, com os quais os pacientes podem se deparar em qualquer estágio da doença.

ACOMPANHAMENTO DO PACIENTE

As avaliações programadas dos gatos com DRC deveriam incluir um histórico e exame clínico completos, painel bioquímico completo, hematologia, urinálise, avaliação de UPC e pressão sanguínea e cultivo aeróbio de urina realizado anualmente. Deve-se perceber que a hipertensão sistêmica, a proteinúria e as infecções do trato urinário podem ser observadas em qualquer estágio IRIS da doença. Nos estágios 1 e 2, avaliações anuais podem ser suficientes. No estágio 3,

independentemente do estado de saúde do animal, deveriam ser realizadas avaliações semestrais. Os animais urêmicos no estágio 3 avançado e os animais no estágio 4 deveriam ser avaliados cada 1 a 3 meses. Os gatos com função renal instável, lesões oculares ou em sistema nervoso central ou aqueles que estejam sofrendo ajustes no tratamento devem ser avaliados com maior frequência.

RESUMO

O manejo apropriado de um gato com DRC requer um claro entendimento do diagnóstico e das prioridades terapêuticas associadas ao estágio da doença no momento em que o animal se apresenta (Fig. 47-1). No início do curso da doença (DRC em estágio 1), é importante que se faça uma avaliação criteriosa dos rins para identificar o processo primário da doença e que se opte pela terapia específica para eliminar essa doença. Nos estágios intermediários (2 e 3), a progressão inerente e a terapia nefroprotetora são primordiais. No estágio terminal da DRC, no estágio 4, o veterinário deve priorizar a avaliação mais frequente do paciente com instituição de terapia sintomática apropriada.

Referências

1. Elliott J, Watson A: Chronic kidney disease: staging and management. In Bonagura J, Twedt D, editors: *Current veterinary therapy X.I.V*, St Louis, 2009, Saunders/Elsevier, pp 883-892.
2. Polzin DJ, Osborne CA: Update: conservative medical management of chronic renal failure. In Kirk RW, editor: *Current veterinary therapy IX*, Philadelphia, 1986, Saunders, pp 1167-1173.
3. Krawiec D, Gelberg H: Chronic renal disease in cats. In Kirk RW, editor: *Current veterinary therapy X*, Philadelphia, 1989, Saunders, pp 1170-1173.
4. Lund E, Armstrong P, Kirk C, et al: Health status and population characteristics of dogs and cats examined at private veterinary practices in the United States. *J Am Vet Med Assoc* 214:1336-1342, 1999.
5. Greene JP, Lefebvre SL, Wang M, et al: Risk factors associated with the development of chronic kidney disease in cats evaluated at primary care veterinary hospitals. *J Am Vet Med Assoc* 244:320-327, 2014.
6. Labato MA, Ross LA: Plasma disappearance of creatinine as a renal function test in the dog. *Res Vet Sci* 50:253-258, 1991.
7. Finch NC, Heiene R, Elliott J, et al: A single sample method for estimating glomerular filtration rate in cats. *J Vet Intern Med* 27:782-790, 2013.
8. Brown SA, Finco DR, Boudinot D, et al: Evaluation of a single injection method, using iohexol, for estimating glomerular filtration rate in cats and dogs. *Am J Vet Res* 57:105-110, 1996.
9. Moe L, Heiene R: Estimation of glomerular filtration rate in dogs with 99m-Tc-DTPA and iohexol. *Res Vet Sci* 52:138, 1995.
10. Heiene R, Moe L: Pharmacokinetic aspects of measurement of glomerular filtration rate in

the dog: a review. *J Vet Intern Med* 12:401-414, 1998.
11. Finch NC, Syme HM, Elliott J, et al: Glomerular filtration rate estimation by use of a correction formula for slope-intercept plasma iohexol clearance in cats. *Am J Vet Res* 72:1652-1659, 2011.
12. Almy FS, Christopher MM, King DP, et al: Evaluation of cystatin C as an endogenous marker of glomerular filtration rate in dogs. *J Vet Intern Med* 16:45-51, 2002.
13. Jepson RE, Syme HM, Vallance C, et al: Plasma asymmetric dimethylarginine, symmetric dimethylarginine, l-arginine, and nitrite/nitrate concentrations in cats with chronic kidney disease and hypertension. *J Vet Intern Med* 22:317-324, 2008.
14. Lees GE, Brown SA, Elliott J, et al: Assessment and management of proteinuria in dogs and cats: 2004 ACVIM Forum Consensus Statement (small animal). *J Vet Intern Med* 19:377-385, 2005.
15. Boyd LM, Langston C, Thompson K, et al: Survival in cats with naturally occurring chronic kidney disease (2000-2002). *J Vet Intern Med* 22:1111-1117, 2008.
16. Chakrabarti S, Syme HM, Brown CA, et al: Histomorphometry of feline chronic kidney disease and correlation with markers of renal dysfunction. *Vet Pathol* 50:147-155, 2013.
17. Chakrabarti S, Syme HM, Elliott J: Clinicopathological variables predicting progression of azotemia in cats with chronic kidney disease. *J Vet Intern Med* 26:275-281, 2012.
18. King JN, Tasker S, Gunn-Moore DA, et al: Prognostic factors in cats with chronic kidney disease. *J Vet Intern Med* 21:906-916, 2007.

19. Syme HM, Markwell PJ, Pfeiffer D, et al: Survival of cats with naturally occurring chronic renal failure is related to severity of proteinuria. *J Vet Intern Med* 20:528-535, 2006.
20. Finch NC, Geddes RF, Syme HM, et al: Fibroblast growth factor 23 (FGF-23) concentrations in cats with early nonazotemic chronic kidney disease (CKD) and in healthy geriatric cats. *J Vet Intern Med* 27:227-233, 2013.
21. Geddes RF, Elliott J, Syme HM: The effect of feeding a renal diet on plasma fibroblast growth factor 23 concentrations in cats with stable azotemic chronic kidney disease. *J Vet Intern Med* 27:1354-1361, 2013.
22. Geddes RF, Finch NC, Elliott J, et al: Fibroblast growth factor 23 in feline chronic kidney disease. *J Vet Intern Med* 27:234-241, 2013.
23. Brown SA: Oxidative stress and chronic kidney disease. *Vet Clin North Am Small Anim Pract* 38:157-166, 2008.
24. Krofic Zel M, Tozon N, Nemec Svete A: Plasma and erythrocyte glutathione peroxidase activity, serum selenium concentration, and plasma total antioxidant capacity in cats with IRIS stages I-IV chronic kidney disease. *J Vet Intern Med* 28:130-136, 2014.
25. Brown S, Atkins C, Bagley R, et al: Guidelines for the identification, evaluation, and management of systemic hypertension in dogs and cats. *J Vet Intern Med* 21:542-558, 2007.
26. Syme HM, Barber PJ, Markwell PJ, et al: Prevalence of systolic hypertension in cats with chronic renal failure at initial evaluation. *J Am Vet Med Assoc* 220:1799-1804, 2002.
27. Mentari E, Rahman M: Blood pressure and progression of chronic kidney disease: importance

of systolic, diastolic, or diurnal variation. *Curr Hypertens Rep* 6:400-404, 2004.

28. Syme HM, Elliott J: Urinary protein excretion in cats with renal failure and/or hypertension. *J. Vet Int Med* 17(405A), 2003.

29. Syme HM, Elliott J: Relation of survival time and urinary protein excretion in cats with renal failure and/or hypertension. *J. Vet Int Med* 17(405A), 2003.

30. Brown SA: Renal pathophysiology: lessons learned from the canine remnant kidney model. *J Vet Emerg Crit Care (San Antonio)* 23:115-121, 2013.

31. Boyce J, DiBartola SP, Chew DJ, et al: Familial renal amyloidosis in Abyssinian cats. *Vet Pathol* 21:33-38, 1984.

32. DiBartola SP, Reiter JA, Cornacoff JB, et al: Serum amyloid A protein concentration measured by radial immunodiffusion in Abyssinian and non-Abyssinian cats. *Am J Vet Res* 50:1414-1417, 1989.

33. Pedersen KM, Pedersen HD, Haggstrom J, et al: Increased mean arterial pressure and aldosterone-to-renin ratio in Persian cats with polycystic kidney disease. *J Vet Intern Med* 17:21-27, 2003.

34. Bonazzi M, Volta A, Gnudi G, et al: Prevalence of the polycystic kidney disease and renal and urinary bladder ultrasonographic abnormalities in Persian and Exotic Shorthair cats in Italy. *J Feline Med Surg* 9:387-391, 2007.

35. Perico N, Codreanu I, Schieppati A, et al: The future of renoprotection. Kidney Int Suppl S95–S101, 2005.

36. Schnaper HW: Renal fibrosis. *Methods Mol Med* 117:45-68, 2005.

37. Finco DR, Brown SA, Brown CA, et al: Progression of chronic renal disease in the dog. *J Vet Intern Med* 13:516-528, 1999.

38. Ross LA, Finco DR, Crowell WA: Effect of dietary phosphorus restriction on the kidneys of cats with reduced renal mass. *Am J Vet Res* 43:1023-1026, 1982.

39. Brown SA, Finco DR, Crowell WA, et al: Beneficial effect of moderate phosphate restriction in partially nephrectomized dogs on a low protein diet. *Kidney Int* 31:380, 1987.

40. Jacob F, Polzin DJ, Osborne CA, et al: Association between initial systolic blood pressure and risk of developing a uremic crisis or of dying in dogs with chronic renal failure. *J Am Vet Med Assoc* 222:322-329, 2003.

41. Mathur S, Brown CA, Dietrich UM, et al: Evaluation of a technique of inducing hypertensive renal insufficiency in cats. *Am J Vet Res* 65:1006-1013, 2004.

42. Mathur S, Syme H, Brown CA, et al: Effects of the calcium channel antagonist amlodipine in cats with surgically induced hypertensive renal insufficiency. *Am J Vet Res* 63:833-839, 2002.

43. Grauer G, Greco D, Gretzy D, et al: Effects of enalapril treatment versus placebo as a treatment for canine idiopathic glomerulonephritis. *J Vet Intern Med* 14:526-533, 2000.

44. Gunn-Moore D: Influence of proteinuria on survival time in cats with chronic renal insufficiency. *J. Vet Int Med* 17(405A), 2003.

45. Ross SJ, Osborne CA, Kirk CA, et al: Clinical evaluation of dietary modification for treatment of spontaneous chronic kidney disease in cats. *J Am Vet Med Assoc* 229:949-957, 2006.

46. Plantinga EA, Everts H, Kastelein AM, et al: Retrospective study of the survival of cats with acquired chronic renal insufficiency offered different commercial diets. *Vet Rec* 157:185-187, 2005.

47. Polzin D, Ross S, Osborne C: Calcitriol. In Bonagura J, Twedt D, editors: *Current veterinary therapy XIV*, St Louis, 2009, Saunders/Elsevier, pp 892-895.

48. Elliott J, Rawlings JM, Markwell PJ, et al: Survival of cats with naturally occurring chronic renal failure: effect of dietary management. *J Small Anim Pract* 41:235-242, 2000.

49. Elliott J, Barber PJ, Syme HM, et al: Feline hypertension: clinical findings and response to antihypertensive treatment in 30 cases. *J Small Anim Pract* 42:122-129, 2001.

50. Brown SA, Brown CA, Crowell WA, et al: Beneficial effects of chronic administration of dietary omega-3 polyunsaturated fatty acids in dogs with renal insufficiency. *J Lab Cin Med* 131:447-455, 1998.

51. Brown SA, Brown CA, Crowell WA, et al: Effects of dietary polyunsaturated fatty acid supplementation in early renal insufficiency in dogs. *J Lab Clin Med* 135:275-286, 2000.

52. Goodman LA, Brown SA, Torres BT, et al: Effects of meloxicam on plasma iohexol clearance as a marker of glomerular filtration rate in conscious healthy cats. *Am J Vet Res* 70:826-830, 2009.

53. Surdyk KK, Brown CA, Brown SA: Evaluation of glomerular filtration rate in cats with reduced renal mass and administered meloxicam and acetylsalicylic acid. *Am J Vet Res* 74:648-651, 2013.

54. Gowan RA, Baral RM, Lingard AE, et al: A retrospective analysis of the effects of meloxicam on the longevity of aged cats with and without overt chronic kidney disease. *J Feline Med Surg* 14:876-881, 2012.

55. Gowan RA, Lingard AE, Johnston L, et al: Retrospective case-control study of the effects of long-term dosing with meloxicam on renal function in aged cats with degenerative joint disease. *J Feline Med Surg* 13:752-761, 2011.

56. Cowgill LD: Clinical experience and the use of recombinant human erythropoietin in uremic dogs and cats. *In Proceedings of 9th ACVIM Forum*:147-149, 1991.

57. Cowgill LD, James KM, Levy JK, et al: Use of recombinant human erythropoietin for management of anemia in dogs and cats with renal failure. *J Am Vet Med Assoc* 212:521-528, 1998.

58. Chalhoub S, Langston CE, Farrelly J: The use of darbepoetin to stimulate erythropoiesis in anemia of chronic kidney disease in cats: 25 cases. *J Vet Intern Med* 26:363-369, 2012.

59. Quimby JM, Lunn KF: Mirtazapine as an appetite stimulant and anti-emetic in cats with chronic kidney disease: a masked placebo-controlled crossover clinical trial. *Vet J* 197:651-655, 2013.

60. Quimby JM, Gustafson DL, Lunn KF: The pharmacokinetics of mirtazapine in cats with chronic kidney disease and in age-matched control cats. *J Vet Intern Med* 25:985-989, 2011.

Fosfato e o Rim

Rosanne E. Jepson

HOMEOSTASIA DO FÓSFORO

O fósforo é encontrado no corpo em forma orgânica (p. ex., fosfolipídios ou fosfoésteres) ou inorgânica (p. ex., ácido orto-fosfórico e pirofosfórico), e é um importante componente de muitas estruturas e funções celulares. Aproximadamente, 85% do fósforo corporal total estão presentes em uma forma orgânica como hidroxiapatita no osso ($Ca_{10}[PO_4]_6OH_2$), com mais 14% localizados intracelularmente. Somente 1% do fosfato orgânico é ativo extracelularmente e no soro. O fosfato orgânico compreende aproximadamente dois terços do fosfato sérico total e o restante é fosfato inorgânico (p. ex., H_3PO_4, $H_2PO_4^-$, HPO_4^{2-}). Oitenta e cinco por cento do fosfato inorgânico circulam não ligados em uma forma ionizada, 10% estão ligados à proteína e 5% estão complexados com cálcio ou magnésio.[1,2] Os analisadores laboratoriais tipicamente quantificam o fósforo inorgânico total com concentrações plasmáticas de fósforo normais variando de 2,5 a 6,0 mg/dL (0,81 a 1,94 mmol/L), dependendo da idade do paciente e do instrumento específico usado para a mensuração.[2-4]

A homeostasia do fósforo não está bem determinada, mas está associada à regulação recíproca do cálcio, e é dependente do hormônio paratireóideo (PTH) e do calcitriol (1,25-di--hidroxicolecalciferol, cuja abreviação é 1,25[OH]₂D).[2,5] Sugeriu-se com base em evidência científica recente que a regulação independente do fósforo por compostos referidos como *fosfatoninas*, por exemplo o fator de crescimento fibroblástico 23 (FGF-23). Na condição de saúde, o fósforo corporal total líquido é controlado pelos três principais sistemas orgânicos: intestino, ossos e rins. A absorção intestinal ativa do fosfato inorgânico ocorre predominantemente no duodeno via cotransportador de sódio-fosfato tipo IIb (NaPi-IIb) sob controle direto de calcitriol.[6] O hormônio paratireóideo também aumenta indiretamente a absorção intestinal de fósforo estimulando a atividade de 1α-hidroxilase e aumentando a produção de calcitriol.[6] Cálcio e fósforo podem ser rapidamente mobilizados do osso para o compartimento de fluido extracelular e o calcitriol e PTH agem de maneira sinergística para estimular a atividade osteoclástica, a reabsorção óssea e portanto a liberação de cálcio e fósforo das reservas esqueléticas.[2]

Os rins são os reguladores primários do equilíbrio neutro de fosfato e são capazes de realizar esse papel pela modulação da reabsorção e excreção tubular do fosfato. Íons fosfato inorgânico livres e complexados são filtrados pelos glomérulos sendo até 80% a 95% reabsorvidos dentro do túbulo proximal e uma porção menor, questionável, é reabsorvida dentro do túbulo distal.[2] A capacidade de reabsorção dos túbulos proximais reflete as concentrações séricas de fósforo. Durante períodos de hipofosfatemia, quase 100% dos íons fosfato são reabsorvidos do filtrado tubular, enquanto na normofosfatemia ou hiperfosfatemia, a reabsorção de íons fosfato é proporcional às concentrações séricas de fosfato e acaba sendo dependente da taxa de filtração glomerular (TFG).[2,7] O transporte de fosfato através da membrana celular apical dos túbulos proximais ocorre contra o gradiente eletroquímico via cotransportadores de sódio-fosfato tipo II (NaPi-IIa e NaPi-IIc) localizados na borda em escova. Aproximadamente 80% da reabsorção de fosfato ocorrem via NaPi-IIa, com os restantes 20% via NaPi-IIc.[2] Esse processo ativo de captação de fosfato é uma etapa limitadora de velocidade, sendo o fosfato subsequentemente transportado para a corrente sanguínea por um transportador de fosfato que utiliza o gradiente eletroquímico.[2]

A expressão do NaPi-IIa no túbulo proximal está sob o controle do fosfato, do PTH e dos fatores fosfatúricos (p. ex., FGF-23). Um aumento do fosfato inorgânico intestinal resulta em um rápido aumento da excreção renal fracionada de fósforo.[6,8] Esse efeito é independente das concentrações plasmáticas de fosfato, PTH e fatores fosfatúricos (p. ex., FGF-23) e acredita-se que seja o resultado de uma suposta "fosfatonina entérica".[6,8] O hormônio paratireóideo aumenta a endocitose do NaPi-IIa dentro dos lisossomos para degradação e, portanto, aumenta a excreção de fosfato urinário. Finalmente, as fosfatoninas (p. ex., FGF-23) têm um importante papel na regulação renal do fosfato. O fator de crescimento fibroblástico 23 diminui a expressão de NaPi-IIa dentro do túbulo proximal, resultando na fosfatúria.[9-11] O fator de crescimento fibroblástico 23 também diminui a atividade da 1α-hidroxilase, diminuindo a produção de calcitriol, o que tem um efeito líquido de redução da absorção intestinal de fósforo e liberação de fósforo do osso.[12,13]

Fator de Crescimento Fibroblástico 23

O fator de crescimento fibroblástico 23 é produzido pelos osteoblastos e osteócitos. Os efeitos fisiológicos de FGF-23 ocorrem pela interação com complexos receptores (FGFR1, FGFR3c e FGFR4) com subsequente sinalização intracelular dependente da coexpressão de uma β-glicuronidase

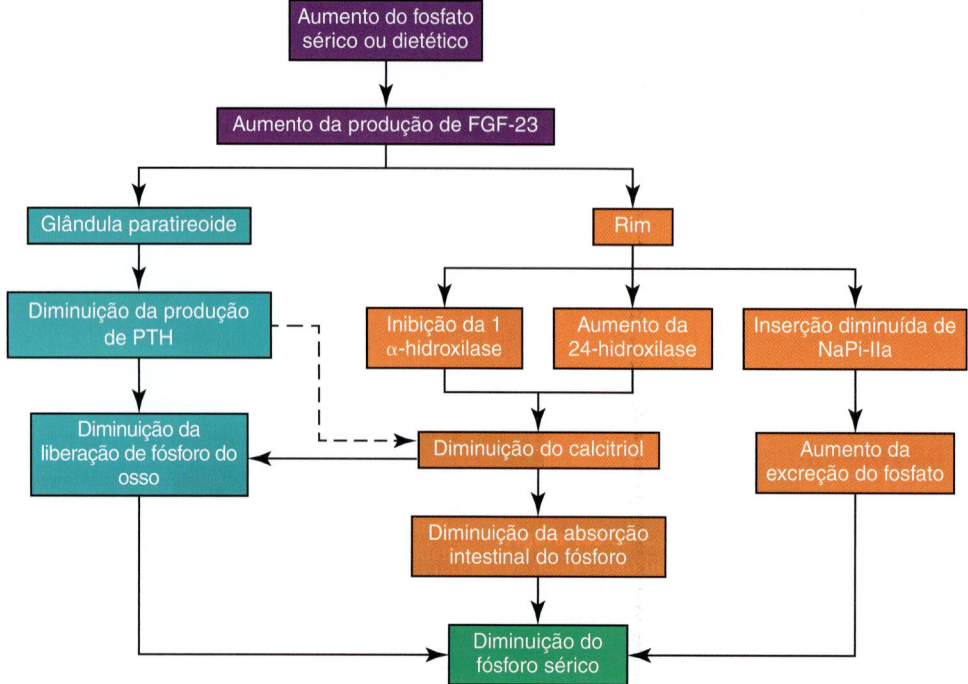

Figura 48-1: Papel do fator de crescimento fibroblástico23 *(FGF-23)* na regulação fósforo na saúde. *NaPi-IIa,* Cotransportador de sódio-fosfato tipo IIa; *PTH,* hormônio paratireóideo.

transmembrana, α-klotho (αK1). O FGF-23 liga-se mais avidamente aos seus receptores na presença de αK1, e a expressão tecidual limitada de αK1 dentro da paratireoide, rins e pituitária contribui para a especificidade tecidual das ações do FGF-23.[10,14] As principais funções fisiológicas do FGF-23 são a regulação negativa da transcrição e a tradução do NaPi-IIa promovendo fosfatúria e diminuição da produção de calcitriol.[11] Essa última ação ocorre por meio da inibição da 1α-hidroxilase necessária para a conversão de calcidiol (25-hidroxicolecalciferol) em calcitriol e pela estimulação da atividade da 24-hidroxilase necessária para a inativação do calcidiol para 24,25(OH)$_2$-colecalciferol. O fator de crescimento fibroblástico 23 também tem um efeito inibidor sobre a produção de PTH (Fig. 48-1).[10,14] Os fatores que regulam a produção de FGF-23 não são completamente conhecidos; no entanto, por meio de estudos sustenta-se a hipótese de que a maior ingestão de fosfato pela dieta estimula a produção de FGF-23 e que existe um circuito de *feedback* negativo entre o FGF-23 e o calcitriol.[13,15,16] O fator de crescimento fibroblástico 23 é uma molécula de baixo peso (32 quilodáltons), livremente filtrada pelo rim com potencial para acúmulo em pacientes com função renal reduzida.[17]

HIPERFOSFATEMIA E HIPERPARATIREOIDISMO SECUNDÁRIO RENAL

Fisiopatologia

Com a perda de massa funcional, a capacidade renal de excreção do fósforo é prejudicada. Crescentes concentrações plasmáticas de fosfato resultam em uma relativa redução do cálcio ionizado, o que estimula a produção de PTH pela lei de ação das massas.

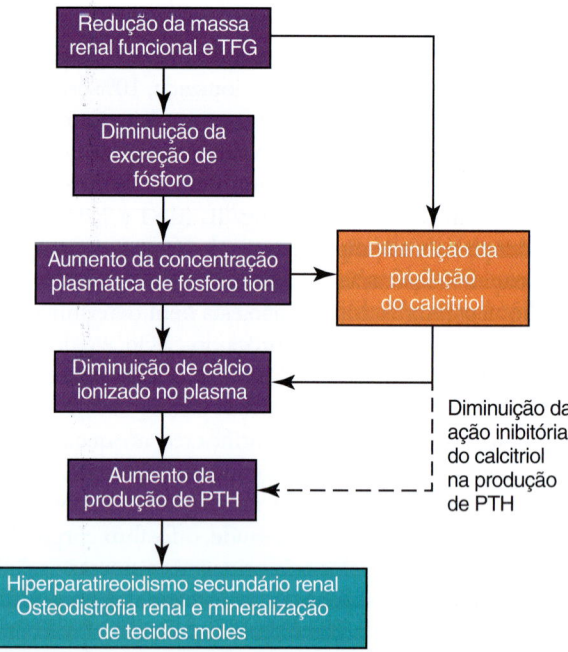

Figura 48-2: Hiperparatireoidismo secundário renal e a hipótese da "troca". *TFG,* Taxa de filtração glomerular; *PTH,* hormônio paratireóideo.

Crescentes concentrações de fósforo inorgânico podem também estimular diretamente a produção de PTH. Embora permaneça uma reserva renal funcional suficiente, o efeito final das concentrações aumentadas de PTH é a excreção renal de fosfato. Com a perda tubular progressiva e a redução da TFG total, a excreção renal de fósforo é comprometida, levando à retenção de fósforo. A "troca" para manutenção da excreção de fosfato pelos néfrons remanescentes se dá com o aumento crônico do PTH (Fig. 48-2) e o desenvolvimento de hiperparatireoidismo secundário renal.

O calcitriol e o cálcio ionizado têm uma influência negativa na transcrição do gene do PTH. A disponibilidade reduzida de calcitriol é um fator importante na produção descontrolada de PTH. A perda de massa renal funcional diminui a disponibilidade de 1α-hidroxilase para a produção de calcitriol, e o aumento das concentrações de fósforo tem um efeito inibitório direto na atividade da 1α-hidroxilase. A menor disponibilidade de calcitriol limita a liberação de cálcio do osso e a absorção pelo trato gastrintestinal (GI), produzindo um estímulo adicional para a produção de PTH. Na doença renal crônica (DRC), o aumento da produção de PTH sustenta a síntese de calcitriol por meio da suprarregulação de 1α-hidroxilase de tal forma que as concentrações de calcitriol são mantidas inicialmente diante do aumento crônico do PTH.

O fator de crescimento fibroblástico 23 tem um papel na redução precoce da produção do calcitriol na DRC devido a uma ação inibitória do FGF-23 sobre a 1α-hidroxilase.[18] É proposta uma hipótese atualizada da "troca" que incorpora o FGF-23 na regulação do fósforo. Nos estágios iniciais da DRC, o FGF-23 aumentado tem um efeito fosfatúrico. O FGF-23 aumentado inibe a atividade da 1α-hidroxilase, diminuindo a produção do calcitriol e limitando a absorção intestinal de fósforo e sua liberação óssea. O FGF-23 aumentado tem uma ação inibitória direta sobre a produção de PTH. Nos estágios iniciais da DRC, o aumento da concentração do FGF-23 atua de forma a manter a normofosfatemia e limitar o desenvolvimento de hiperparatireoidismo secundário renal (Fig. 48-3).[19-21]

Nos estágios finais da DRC, o FGF-23 continua a aumentar devido à excreção renal reduzida com declínio da TFG e como uma consequência das crescentes concentrações de fósforo, que estimulam a produção de FGF-23. Desenvolve-se resistência ao FGF-23 no órgão terminal, secundária à reduzida expressão de receptores do FGF e αK1, de tal forma que se perde a ação inibitória do FGF-23 sobre o PTH. Neste último estágio da doença, crescentes concentrações de fósforo, deficiência de calcitriol e perda da ação inibitória do FGF-23 promovem a síntese de PTH, levando finalmente ao desenvolvimento de sinais clínicos do hiperparatireoidismo secundário renal (Fig. 48-4).[14,19,21]

Prevalência na Doença Renal Crônica Felina

Hiperfosfatemia é uma anormalidade bioquímica comumente reconhecida em gatos com DRC.[22,23] Em estudos histopatológicos iniciais, demonstrou-se evidência de hiperplasia de glândula paratireoide em gatos com DRC avançada e a correlação entre a duração da doença clínica, o peso da glândula paratireoide e a gravidade de quaisquer alterações ósseas como consequência de osteodistrofia renal.[24] Elliott et al. avaliaram a evidência de hiperparatireoidismo secundário renal em 80 gatos com DRC.[25] Os animais foram divididos em três grupos com base na consideração de terem DRC compensada (DRC sem características clínicas ou históricas, mas confirmada em avaliações bioquímica e de urina com creatinina plasmática média de 2,6 mg/dL [229 μmol/L]), urêmicos (histórico compatível, exame físico e avaliações bioquímicas e de creatinina urinária de 3,6 mg/dL [316 μmol/L]) ou em estágio terminal (mostrando sinais clínicos de doença em estágio terminal e com sobrevida de

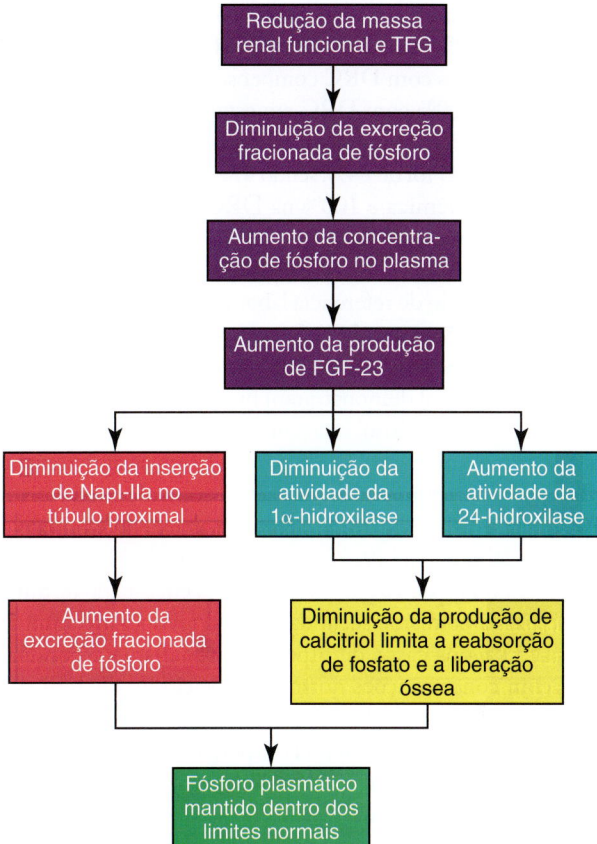

Figura 48-3: Uma atualização na hipótese de "troca" incorporando o fator de crescimento fibroblástico 23 *(FGF-23)* no início da doença renal crônica (DRC). *TFG,* Taxa de filtração glomerular; *NaPi-II*a, cotransportador sódio-fosfato tipo IIa.

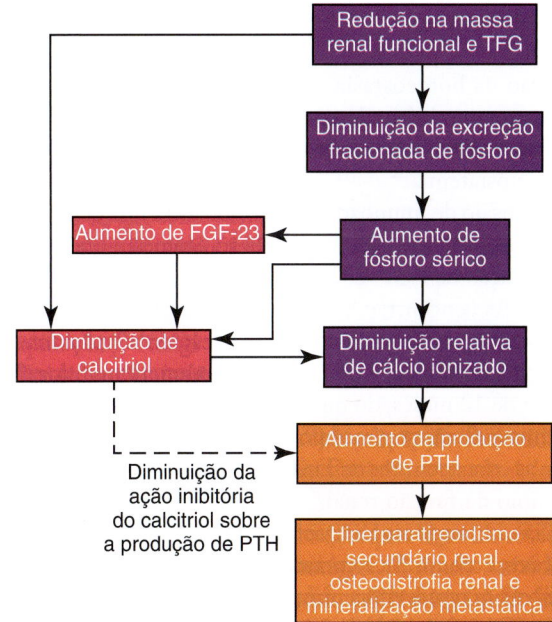

Figura 48-4: Uma atualização na hipótese de "troca" incorporando o fator crescimento fibroblástico 23 *(FGF-23)* na doença renal crônica em estágio terminal. *TFG,* Taxa de Taxa de filtração glomerular; *PTH,* hormônio paratireóideo.

menos de 21 dias após o diagnóstico com creatinina média de 10,3 mg/dL [909 μmol/L]). A hiperfosfatemia foi identificada em 20% dos gatos com DRC compensada, em 49% com DRC urêmica e em 100% com DRC em estágio terminal em gatos. A prevalência geral de hiperparatireoidismo em gatos diagnosticados com DRC foi de 84%, sendo 47% na DRC compensada, 87% na DRC urêmica e 100% na DRC em estágio terminal, demonstrando aumento das concentrações de PTH. As concentrações de cálcio ionizado no sangue foram variáveis, estando abaixo do intervalo de referência laboratorial em 14% dos gatos com DRC urêmica e em 56% dos gatos com DRC em estágio terminal. No entanto, 9% dos gatos urêmicos e 6% dos gatos em estágio terminal demonstraram hipercalcemia ionizada. As concentrações de calcitriol estavam significativamente diminuídas nos grupos urêmicos (17 ± 3 pg/mL) e em estágio terminal (6 ± 2 pg/mL) comparados aos gatos-controle saudáveis de mesma idade (28 ± 3 pg/mL), e estavam abaixo do intervalo de referência laboratorial (9-57 pg/mL) em 35% (11 de 31) dos gatos, incluindo 8 de 10 gatos com doença em estágio terminal. O hiperparatireoidismo secundário renal foi documentado em 9 gatos (13% dos casos de hiperparatireoidismo secundário renal) com concentrações normais de cálcio total e ionizado, calcitriol ($n = 3$) e fosfato plasmático.[25] Com base nesse estudo, a prevalência de hiperfosfatemia e hiperparatireoidismo secundário renal aumenta com o declínio da função renal enquanto a prevalência de hiperparatireoidismo secundário renal é mais alta do que a hiperfosfatemia em qualquer estágio da DRC. Além disso, foi demonstrado em um estudo recente que as concentrações de PTH são significativamente mais altas em gatos não azotêmicos, que sabidamente desenvolvem azotemia em um período de 12 meses (mediana: 82,8 pg/mL, variação: 14,11-3.269,24 pg/mL), do que em gatos que permanecem não azotêmicos no mesmo período de tempo (mediana: 44,37 pg/mL, variação: 7,62-265,22 pg/mL). O hiperparatireoidismo foi identificado em 19,4% de gatos não azotêmicos que continuaram a desenvolver azotemia dentro de 12 meses.[26] Evidenciou-se por meio dos resultados desse estudo que a alteração na homeostasia do fosfato e o hiperparatireoidismo ocorrem no início do curso da DRC, geralmente antes do início dos sinais de azotemia, e precedem o desenvolvimento de hiperfosfatemia.[26]

Um ensaio de imunoadsorção ligado à enzima desenvolvido para amostras humanas, disponibilizado comercialmente para a quantificação de FGF-23, foi validado para uso com o plasma felino.[27] As concentrações do fator de crescimento fibroblástico 23 demonstraram ser significativamente mais altas em gatos não azotêmicos que desenvolveram azotemia em um período de 12 meses, do que naqueles que permaneceram não azotêmicos durante o mesmo período. Após o diagnóstico de DRC, as concentrações de FGF-23 continuam a aumentar com o declínio da função renal.[27,28] Além disso, as concentrações de FGF-23 foram significativamente mais altas em gatos com DRC nos Estágios 2 e 3 da International Renal Interest Society (IRIS) quando suas concentrações plasmáticas de fosfato excederam o valor-alvo da IRIS para o fosfato, em comparação com os gatos normofosfatêmicos no mesmo estágio da IRIS.[27] Esses dados em conjunto indicam que, similarmente à situação em humanos, a alteração do FGF-23 ocorre no início do curso

da DRC e que não apenas a TFG, mas também as concentrações de fósforo provavelmente são determinantes das alterações do FGF-23 em gatos.[29,30] Com base em estudos realizados até o momento, parece provável que PTH e FGF-23 são importantes na regulação do fosfato em gatos com DRC, e são parte integrante do desenvolvimento de hiperparatireoidismo secundário renal. No entanto, a relação temporal total entre PTH, FGF-23, fosfato, cálcio e calcitriol em gatos necessita de mais estudos para ser estabecida.

Consequências, Associações e Resultados Clínicos

A presença de hiperfosfatemia por si só pode não estar diretamente associada a sinais clínicos aparentes e, no entanto, as consequências clínicas dessa anormalidade como um marcador de hiperparatireoidismo secundário renal podem ser significativas. As manifestações clínicas que ocorrem como consequência da hiperfosfatemia podem incluir mineralização metastática de tecido mole e, embora raramente relatada nos estágios avançados da DRC, osteodistrofia renal (Fig. 48-5).[22]

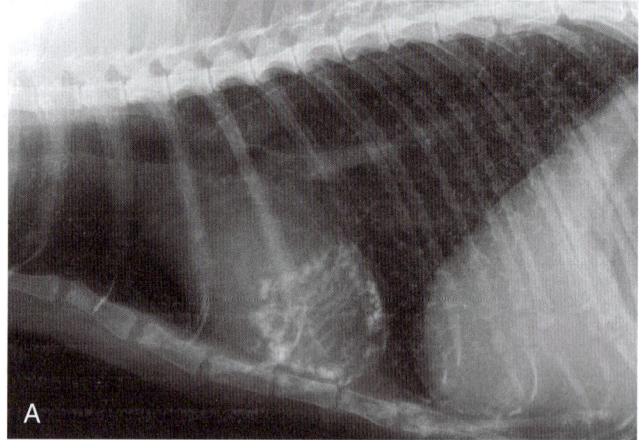

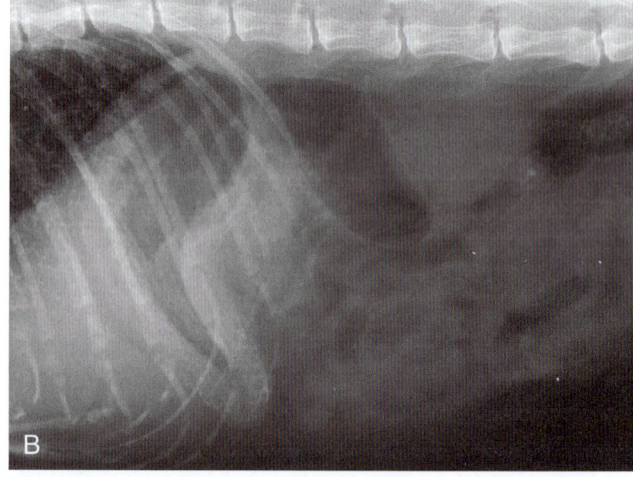

Figura 48-5: Radiografias laterais torácica (**A**) e abdominal (**B**) de um gato macho, doméstico, Pelo Curto, castrado, de 12 anos de idade, com doença renal crônica. Há calcificação metastática no miocárdio, aorta, artérias abdominais e mucosa gástrica. (Reproduzida com permissão de Lamb CR: *Self-assessment picture tests in veterinary medicine: diagnostic imaging of the dog and cat*, London, 1994, Mosby-Year Book Europe.)

O aumento de volume das glândulas paratireoides pode também ser identificado em gatos com DRC e ocasionalmente, se for acentuado, pode ser confundido com a presença de um bócio. O exame *post mortem* de 74 gatos com DRC identificou desmineralização óssea em 9,8% e mineralização de tecido mole em 9,3% dos gatos.[2] O processo de mineralização metastática é particularmente evidente em órgãos secretores de prótons, como o rim e o estômago, mas também relata-se que afeta a túnica média da aorta torácica e abdominal, fígado e vasos pulmonares.[22] A mineralização do tecido mole ocorre com maior frequência quando o produto fósforo-cálcio excede 70 mg²/dL² em conjunto com concentrações elevadas de PTH, embora o cálcio total possa estar dentro do intervalo de referência. Propõe-se que a nefrocalcinose contribua para a progressão da doença renal porque a deposição dos produtos de cálcio dentro do interstício pode iniciar uma resposta inflamatória que exacerba a nefrite tubulo intersticial, fibrose e atrofia tubular. Em um estudo recente, foi realizada a análise histopatológica dos rins de 80 gatos com função renal variável e foi identificada mineralização tubular em aproximadamente 50% deles com DRC nos Estágios 2 e 3 da IRIS e de 58% com DRC no Estágio 4 da IRIS.[31] A mineralização metastática das patas também é relatada, e geralmente aparece como nódulos intactos ou ulcerados no espaço interdigital ou coxins, causando desconforto e claudicação.[32,33] Em um único relato de caso documentou-se a resolução da calcificação metastática da pata com o tratamento apropriado do hiperparatireoidismo secundário renal, 179 dias após o diagnóstico.[33]

A sobrevida dos gatos com DRC de ocorrência natural foi associada às concentrações séricas de fósforo.[34,35] As concentrações de fósforo também foram identificadas como um fator de risco de DRC progressiva em gatos e definido como o aumento da creatinina plasmática acima de 25%, de tal forma que o aumento do fósforo plasmático de 1 mg/dL (0,32 mmol/L) foi associado ao aumento de 41% no risco de progressão da doença.[36] Além disso, a restrição dietética de fosfato e o controle de hiperparatireoidismo secundário renal melhoraram a sobrevida dos gatos com DRC.[37,38]

Na medicina humana, o PTH é considerado uma toxina urêmica que contribui para uma série de outras manifestações clínicas e mecanismos fisiolopatológicos que afetam a progressão da DRC, incluindo fragilidade osmótica das hemácias, inibição da respiração mitocondrial com efeitos adversos sobre a função miocárdica, velocidade do nervo motor prejudicada e tolerância à glicose.[39] O PTH aumentado pode afetar o sistema imune com efeitos diretos sobre a função celular de linfócitos e polimorfonucleares.[39] Essas ações adicionais do PTH em gatos com DRC não foram exploradas.

Metas e Tratamento

As metas da IRIS para o controle do fosfato em gatos com DRC são amplamente aceitas (Tabela 48-1).[40] Essas diretrizes foram propostas inicialmente por um grupo de veterinários nefrologistas com base nas evidências e diretrizes defendidas na medicina humana (Kidney Disease Outcome Quality Initiative) em conjunto com informações disponíveis a partir de estudos em medicina veterinária.[37,38,41,42] As metas de fosfato da IRIS

Tabela 48-1	Estadiamento da International Renal Interest Society com Base nas Concentrações Séricas de Creatinina e Metas para o Controle de Fosfato em Gatos			
	CONCENTRAÇÃO DE CREATININA		**CONCENTRAÇÃO META DE FÓSFORO**	
Estágio IRIS	**mg/dL**	**µmol/L**	**mg/dL**	**mmol/L**
2	1,6-2,7	140-249	<4,5	<1,45
3	2,8-4,9	250-440	<5,0	<1,6
4	>4,9	>440	<6,0	<1,9

IRIS, International Renal Interest Society.

refletem não apenas a obtenção de uma concentração plasmática de fósforo dentro do intervalo de referência laboratorial, mas também, nos estágios iniciais de DRC, as concentrações de fósforo devem estar entre o valor intermediário e o limite inferior do intervalo de referência. A justificativa para essa meta mais limitada reflete que nem todos os gatos estarão hiperfosfatêmicos ao diagnóstico de DRC azotêmica, e apesar disso uma proporção desses gatos normofosfatêmicos terão evidências de hiperparatireoidismo secundário renal.[26] Embora as metas da IRIS sejam baseadas no controle das concentrações de fosfato, o PTH e o FGF-23 elevados podem ser marcadores secundários da alteração na homeostasia do fosfato nos estágios iniciais da DRC. No entanto, permanece desconhecido se a normalização do PTH ou potencialmente do FGF-23 seria uma meta terapêutica clinicamente superior ao uso do fosfato.

Restrição de Fosfato na Dieta

Quando a excreção urinária fracionada de fósforo estiver comprometida devido ao declínio da função renal, a restrição da absorção intestinal de fosfato pode ser usada para regular as concentrações do fosfato sérico. O uso de uma dieta renal restrita em fosfato é considerado o padrão atual de cuidados para gatos normofosfatêmicos e hiperfosfatêmicos com DRC em Estágios 2 a 4 da IRIS. Dietas renais disponibilizadas comercialmente alcançam a restrição do fosfato por meio da limitação da proteína. Além disso, as dietas renais geralmente são suplementadas em potássio, ácidos graxos poli-insaturados, vitaminas do complexo B, antioxidantes e fibra solúvel; podem ser restritas em sódio e geralmente destinam-se a ter um efeito neutro sobre o equilíbrio ácido-base.[40] Nos estágios iniciais da DRC, a restrição de fosfato dietético somente pode ser suficiente para o controle de hiperfosfatemia e hiperparatireoidismo secundário renal. No entanto, nos estágios avançados, pode ser necessário o uso adicional de ligantes de fosfato. Atualmente não existe dados publicados que sustentem o uso de uma dieta restrita em fosfato para gatos não azotêmicos, não proteinúricos com DRC em Estágio 1 da IRIS.

Evidência de que a alimentação com uma dieta restrita em fosfato reduziu significativamente as concentrações de fosfato foi observada em um estudo experimental sobre nefrectomia.[41] Gatos que receberam a dieta restrita em fosfato mantiveram concentrações plasmáticas de fósforo entre 4,0 e 5,0 mg/dL (1,3 a 1,6 mmol/L) e foi demonstrado um efeito renoprotetor em termos de redução da fibrose renal, mineralização e infiltrados de células mononucleares, comparados aos gatos que consumiram uma dieta de manutenção.[41] Similarmente, em um estudo, no qual foi avaliada a ocorrência natural de DRC felina, demonstrou-se que a oferta de uma dieta renal com restrição de fosfato resultou em significativo declínio nas concentrações plasmáticas de fosfato e PTH durante um período de estudo de 5 meses, mas sem qualquer impacto significativo sobre as concentrações de calcitriol.[43] Em contrapartida, os gatos que continuaram a ser alimentados com uma dieta comercial de manutenção para adultos demonstraram persistência da hiperfosfatemia e aumento significativo das concentrações de PTH.[43]

O uso de uma dieta restrita de fosfato demonstrou melhorar a sobrevida dos gatos com DRC.[37,38,44] Em um estudo não cego, não randomizado, os gatos (*n* = 29) que foram alimentados com uma dieta restrita em fosfato tiveram tempos de sobrevida significativamente maiores (mediana: 633 dias) comparados aos gatos (*n* = 21) que se recusaram a comer a dieta renal e, portanto, foram mantidos em dietas de manutenção para adultos (mediana: 264 dias), mesmo sendo equiparados, à entrada no estudo, por idade, peso corporal, hematócrito, creatinina plasmática, fosfato e concentrações de PTH.[37] Em outro estudo randomizado de maneira cega, gatos com DRC em Estágios 2 e 3 da IRIS foram acompanhados no período em que receberam dieta renal restrita em fosfato ou dieta de manutenção para adultos.[38] Uma proporção significativamente maior de gatos alimentados com a dieta de manutenção apresentou episódios urêmicos (26%, 6 de 23) ou morreram (22%, 5 de 23) durante os 24 meses de acompanhamento, comparados aos gatos que consumiram a dieta renal (episódios urêmicos 0%, 0 de 22; morreram 0%, 0 de 22 gatos).[38]

Em um estudo recente, observou-se que uma dieta renal restrita também regula a produção de FGF-23 em gatos com DRC.[45] Gatos hiperfosfatêmicos alimentados com uma dieta restrita em fosfato demonstraram significativa redução de fósforo plasmático, PTH e concentrações de FGF-23, enquanto os gatos normofosfatêmicos com DRC demonstraram um significativo declínio nas concentrações de FGF-23 sem significativa alteração no fosfato ou PTH.[45] São necessários mais estudos para determinar se a modulação de FGF-23 confere qualquer vantagem clínica na sobrevida ou se no futuro o FGF-23 poderá ser um alvo útil para a regulação de hiperparatireoidismo secundário renal.[45]

As concentrações de fósforo devem ser monitoradas em gatos que iniciaram uma dieta renal restrita em fosfato. Devido à presença da retenção de fosfato pelo corpo, o efeito geral da introdução de uma dieta restrita em fosfato pode não ser evidente até o paciente estar consumindo a dieta por várias semanas.[43] As concentrações plasmáticas de fosfato devem ser avaliadas 3 a 4 semanas após a introdução de uma dieta restrita em fosfato. Se a restrição dietética de fosfato não permitir que se alcance a meta da IRIS para o fosfato, então os ligantes de fosfato devem ser introduzidos e usados em conjunto com a dieta restrita em fosfato. O monitoramento seriado das concentrações plasmáticas de fósforo deve ser realizado em base quase

mensal até serem atingidas as metas, então cada 2 a 4 meses para assegurar o contínuo controle de fosfato.

Ligantes de Fosfato

Nos estágios finais da DRC, os ligantes de fosfato, além de uma dieta renal restrita de fosfato, podem ser necessários para atender às metas da IRIS (Tabela 48-1). Os cátions presentes nos ligantes de fosfato complexam-se com o fosfato dietético formando um composto insolúvel, reduzindo a absorção intestinal de fosfato e aumentando assim a excreção fecal de fosfato. Os ligantes de fosfato trabalham otimamente quando administrados com alimento e idealmente devem ser administrados em doses divididas com cada refeição. Existem poucos estudos publicados disponíveis, nos quais o papel, a segurança e a eficácia dos ligantes de fosfato na DRC felina foram avaliados, embora seja amplamente aceito que seu uso é benéfico. Os ligantes de fosfato usados geralmente na prática clínica felina incluem hidróxido/acetato de alumínio, carbonato de cálcio (± quitosana), carbonato de lantânio octa-hidratado e cloridratro/carbonato de sevelamer (Tabela 48-2). Raramente, pode ser necessário o uso de mais de um ligante de fosfato a fim de evitar a toxicidade relacionada a agentes individuais.

Sais de Alumínio. Os sais de alumínio (hidróxido de alumínio ou carbonato de alumínio) são eficazes e baratos (Tabela 48-2). O sucralfato, que contém um complexo de hidróxido de alumínio e sacarose sulfatada, tem sido usado empiricamente, embora em nenhum estudo esse produto tenha sido avaliado como um ligante de fosfato. O uso de sais de alumínio na medicina humana é limitado pela preocupação referente à toxicidade do alumínio, com sinais clínicos que incluem osteomalacia, doença óssea adinâmica, anemia microcítica e sinais neurológicos como consequência de encefalopatia associada.[42,46,47] Os efeitos colaterais da administração de hidróxido de alumínio não foram sistematicamente investigados em pacientes veterinários, mas o consenso clínico é o de que raramente ocorrem, embora a constipação seja ocasionalmente identificada. Em um única série de casos, foi documentada a toxicidade do alumínio em dois cães que apresentaram sinais clínicos de tetraparesia, reduzida resposta de ameaça, ausência de reflexos patelares e de retirada, e evidência de microcitose no hemograma completo.[48] As concentrações séricas de alumínio estavam acentuadamente aumentadas em ambos os pacientes, e as doses relatadas nessa série de casos excederam as variações da dose publicada para os pacientes com DRC.

Sais de Cálcio. Os ligantes de fosfato à base de cálcio (p. ex., carbonato de cálcio e acetato de cálcio) têm sido usados em gatos (Tabela 48-2). A afinidade do carbonato de cálcio pelo fosfato é dependente de pH, sendo mais eficaz em um ambiente ácido. Deve-se considerar, portanto, a hora da administração, particularmente quando os pacientes estão recebendo terapia concomitante com antiácido.[49] O acetato de cálcio é referido como mais eficaz do que o carbonato de cálcio e tem uma ação superior através de uma variação mais ampla de pH.[50] A terapia com antiácido pode, portanto, ser menos preocupante com esse agente. No entanto, deve-se ter cuidado ao administrar ligantes de fosfato à base de cálcio porque a elevada ingestão deste elemento pode contribuir para o desenvolvimento de hipercalcemia.[51] Esse efeito foi descrito na medicina humana contribuindo

Tabela 48-2	Ligantes de Fosfato Comumente Usados na Doença Renal Crônica Felina	
Fármaco*	**Dosagem**	**Comentário**
Hidróxido de alumínio	30-90 mg/kg/dia, VO, em doses divididas	Pode causar constipação Toxicidade por alumínio com altas doses
Quitosana e carbonato de cálcio	1 g/5 kg, a cada12 horas, VO	Pode causar constipação Monitorar para hipercalcemia
Carbonato de cálcio	30-90 mg/kg/dia, VO, em doses divididas	Pode causar constipação Monitorar para hipercalcemia Eficácia influenciada pelo pH
Acetato de cálcio	60-90 mg/kg/dia, VO, em doses divididas	Pode causar constipação Eficácia menos influenciada pelo pH Monitorar para hipercalcemia
Carbonato de lantânio octa-hidratado	400-800 mg/gato/dia, VO, em doses divididas	Também contém caulim e vitamina E Efeitos colaterais gastrintestinais com doses acima das recomendadas
Carbonato de lantânio	12,5-25 mg/kg/dia, VO, em doses divididas	Efeitos colaterais gastrintestinais com doses acima das recomendadas
Cloridrato de sevelamer	90-160 mg/kg/dia, VO, em doses divididas	Cápsulas são higroscópicas Pode causar constipação

VO, via oral.
*Todos os ligantes de fosfato devem ser administrados em doses divididas com cada refeição.

para um elevado produto cálcio-fosfato e, como consequência, ocorre a calcificação vascular e de tecidos mole .[51-53] Os ligantes de fosfato à base de cálcio devem idealmente ser evitados em pacientes com hipercalcemia idiopática ou renal e naqueles pacientes com evidência anterior de nefrolitíase/ureterolitíase de oxalato de cálcio. Os pacientes que recebem ligantes de fosfato à base de cálcio devem ser cuidadosamente monitorados para o desenvolvimento de hipercalcemia, ou devem ser usados agentes ligantes alternativos de fosfato. Ipakitine/Epakitin® (Vétoquinol) contendo a combinação de carbonato de cálcio (10%), quitosana (8% de extrato do exoesqueleto de crustáceos) e lactulose (82%) é licenciado como aditivo alimentar na Europa e nos Estados Unidos. Devido à presença de carbonato de cálcio nesse produto, deve-se ter cuidado igualmente no que se refere ao monitoramento das concentrações de cálcio.

Compostos de Lantânio. O carbonato de lantânio tem sido usado como um ligante de fosfato na medicina humana particularmente para os pacientes com doença renal em estágio terminal e até o momento possui um alto perfil de segurança para esse uso.[46,54] O carbonato de lantânio liga o fosfato em uma faixa muito ampla de pH (pH de 1 a 7), conferindo-lhe um longo período de atividade dentro do trato GI. A absorção de lantânio através do trato intestinal é extremamente baixa sendo em parte absorvido e subsequentemente submetido à excreção hepática e biliar em vez de renal.[55,56] Na Europa, o carbonato de lantânio octa-hidratado (Renalzin®, Bayer; Tabela 48-2) é licenciado como um aditivo alimentar sendo o produto administrado em forma de pasta. Renalzin® também contém caulim e vitamina E com os benefícios especulados de ligar as toxinas urêmicas e de ter atividade antioxidante, respectivamente, embora não haja publicações nas quais foram documentados os benefícios dessas substâncias adicionais. Quando o carbonato de lantânio

octa-hidratado foi administrado a gatos saudáveis que recebiam uma dieta de manutenção, ocorreu um aumento dose-dependente na excreção fecal do fosfato e diminuição na excreção urinária do fosfato, embora nenhuma alteração na concentração de fosfato sérico tenha sido observada nesses gatos saudáveis.[57,58] O dioxicarbonato de lantânio, quando administrado a gatos jovens saudáveis em crescimento, não causou alterações na morfologia óssea, embora o vômito seja relatado em doses mais altas.[59]

Compostos de Sevelamer. O cloridrato e o carbonato de sevelamer são polímeros orgânicos que ligam o fosfato. Não são absorvidos sistemicamente no trato intestinal e são totalmente excretados por via fecal. Informações sobre o uso de compostos à base de sevelamer em gatos são limitadas.[58] Os efeitos colaterais relatados em pacientes humanos com DRC incluem constipação e, em altas doses, a possibilidade de absorção prejudicada de ácido fólico e vitaminas lipossolúveis. O cloridrato de sevelamer pode contribuir para a acidose metabólica levando ao desenvolvimento do carbonato de sevelamer para limitar esse efeito.[60] Um benefício adicional relatado sobre compostos de sevelamer na medicina humana é sua capacidade de ligar e sequestrar ácidos biliares, modificando o perfil lipídico.[61] Entretanto, nenhum desses efeitos potenciais de compostos de sevelamer foram investigados em gatos.

Com a introdução de qualquer ligante de fosfato, o monitoramento das concentrações de fósforo sérico e, no caso de ligantes de fosfato contendo cálcio, das concentrações de cálcio, é importante. Isto pode ser realizado inicialmente a cada 3 a 4 semanas com ajuste da dose até a meta desejada, estabelecida pela IRIS para o fosfato, e subsequentemente a cada 2 a 4 meses dependendo da gravidade e taxa de progressão da DRC. Os ligantes de fosfato podem ter um efeito variável na absorção de outros medicamentos no trato intestinal. Portanto, os medicamentos devem ser administrados de preferência 1 hora antes ou mais de 3 horas após a administração de um ligante de fosfato.

A alta concentração de fósforo nas dietas de manutenção para gatos comercialmente disponíveis significa que o controle de fósforo com o uso isolado de ligantes de fosfato, quando se oferece essa dieta, é desafiador.[58] Além disso, o uso de ligantes de fosfato em conjunto com a dieta de manutenção não proporciona as vantagens nutricionais adicionais que são amplamente incorporadas às dietas renais comercialmente disponíveis. Em um único estudo foi avaliado o uso de Ipakitine/Epakitin® em combinação com a dieta de manutenção em gatos (*n* = 10) submetidos à nefrectomia experimental com ressecção na região da 11/12ª costela.[62] Em um estudo longitudinal com duração de 112 dias, os gatos receberam dieta de manutenção sozinha ou em combinação com o ligante de fosfato. Os gatos apresentavam função renal estável conforme avaliado por mensuração da ureia e creatinina sérica, fluxo de plasma renal e TFG pela duração do estudo e foram classificados com DRC em Estágios 1 e 2 da IRIS. Durante o período de administração de Ipakitine/Epakitin®, foi demonstrada significativa diminuição das concentrações séricas de fósforo e PTH, em comparação com a oferta isolada da dieta de manutenção, embora as metas da IRIS para o fosfato não tenham sido alcançadas.[62] As concentrações de hormônio paratireóideo também permaneceram significativamente aumentadas, em comparação com os níveis pré-nefrectomia.[62] Após um período de eliminação de 3 meses do medicamento do organismo, seis gatos foram então estudados por mais 1 ano, recebendo Ipakitine/Epakitin® por 9 meses com realização de monitoramento bioquímico e de TFG. Os animais mantiveram DRC estável em Estágios 1 e 2 da IRIS, e as concentrações de fosfato ficaram significativamente reduzidas durante os 9 meses da administração de Ipakitine/Epakitin®, alcançando metas da IRIS para o fosfato em 6 e 9 meses.[62] Até o momento, estudos não foram conduzidos para avaliar a eficácia dos ligantes de fosfato em combinação com dietas de manutenção para gatos adultos ou idosos para permitir o controle das concentrações de fosfato em estágios avançados da DRC, portanto pode-se considerar que a sua eficácia seja limitada.

Terapia com Calcitriol

A terapia com calcitriol é proposta como uma terapia adjuvante para pacientes com hiperparatireoidismo secundário renal, nos quais a combinação de restrição dietética de fosfato e ligantes de fosfato falham em controlar a produção de PTH ou em manter as concentrações de calcitriol. As concentrações reduzidas de calcitriol na DRC ocorrem como consequência de redução da massa renal funcional e ação inibitória das concentrações crescentes de fosfato e FGF-23 sobre a atividade da 1α-hidroxilase, que é necessária para a síntese do calcitriol.[20] O calcitriol tem uma ação inibitória na transcrição do gene e na produção do PTH e, portanto, a redução persistente na concentração de calcitriol pode contribuir para a secreção sustentada, autônoma, de PTH, uma situação algumas vezes referida como *hiperparatireoidismo terciário*.[40] O calcitriol exógeno pode ser administrado para combater os efeitos de uma diminuição relativa ou absoluta da concentração de calcitriol. Apesar da percepção de que os efeitos da terapia com calcitriol se relacionam à regulação do PTH, em estudos recentes realizados em pacientes humanos sugeriu-se que os efeitos benéficos podem ser mais diversificados e incluem a supressão da produção de renina e hipertrofia ventricular esquerda, preservação da citoarquitetura de fenda do diafragma limitando a albuminúria, diminuição do fator β de transformação de crescimento e, portanto, a fibrose renal, e contribuição para a manutenção do sistema imune.[63]

Em medicina humana, a terapia com calcitriol é amplamente usada no tratamento da osteodistrofia renal, e metanálises confirmam que o uso do calcitriol ou de análogos da vitamina D diminui significativamente as concentrações do PTH tanto em pacientes com DRC em diálise, como naqueles em pré-diálise.[64,65] Em pacientes humanos com DRC, baixas concentrações de calcitriol foram significativamente associadas à mortalidade de todas as causas e progressão da DRC.[66,67] Em uma série de estudos foi demonstrado o significativo benefício da terapia com calcitriol em termos de desaceleração da progressão para doença renal em estágio terminal e melhora da sobrevida.[68,69]

Com base em uma pesquisa de veterinários, relata-se que uma série de benefícios clínicos ocorra em cães e gatos com a terapia com calcitriol, incluindo mais atividade e melhora do apetite e interação social dos animais.[70] Além disso, em um estudo clínico controlado, randomizado, realizado na Universidade de Minnesota, a terapia com calcitriol demonstrou aumentar a sobrevida de cães com DRC em Estágios 3 e 4 da IRIS.[71] Até o momento, os dados publicados no uso de terapia com calcitriol em gatos são muito limitados. Por meio de estudo clínico de 1 ano, não publicado, randomizado, controlado, realizado na Universidade de Minnesota não foi demonstrada uma vantagem na taxa de sobrevida para os gatos com DRC em Estágios 2, 3 ou 4 da IRIS.[71] No entanto, a curta duração do acompanhamento realizado nesse estudo para uma doença que em geral é lentamente progressiva e cuja sobrevida pode ser prolongada, pode ter limitado a capacidade de se obter com esse estudo um significativo impacto da terapia com calcitriol em gatos. Em um único estudo publicado, avaliou-se a terapia com calcitriol administrado diariamente (2 ng/kg/dia via oral [VO]) e intermitentemente (8,75 ng/kg a cada 84 horas [duas vezes por semana] VO) em gatos normais saudáveis (*n* = 10) e naqueles com DRC (*n* = 10).[72] Os gatos receberam essas doses de calcitriol por um período de 14 dias com um período de eliminação do fármaco de 7 dias entre eles. Embora as concentrações de PTH tenham sido significativamente maiores em gatos com DRC, comparados aos gatos-controle, não houve significativa alteração na concentração de PTH com a terapia diária ou intermitente com calcitriol em cada grupo.[72] Uma recomendação para o uso de terapia com calcitriol em gatos, portanto, não pode ser realizada com base na nos estudos atualmente disponíveis, e mais estudos são indicados para explorar essa via de terapia.

Todavia, há informação disponível referente ao uso de calcitriol em gatos, e são descritas empiricamente melhoras clínicas em termos de comportamento e qualidade de vida.[20,71,73] Uma importante limitação é a disponibilidade das formulações de calcitriol apropriadas para uma dosagem para pacientes pequenos. A superdosagem deve ser evitada para prevenir a hipercalcemia induzida por calcitriol e suas consequências secundárias, em particular a mineralização metastática renal e vascular. O calcitriol é disponibilizado em cápsulas ou alternativamente em solução oral pediátrica (Rocaltrol®, Roche; 250 ng ou 500 ng em cápsulas, solução 1 mcg/mL). Nos Estados Unidos e Canadá, pode-se manipular o calcitriol em farmácias conceituadas permitindo uma acurada dosagem para pequenos animais. A disponibilidade de uma mensuração confiável de PTH também pode ser uma limitação.

O cuidadoso monitoramento é necessário porque hiperfosfatemia, hipercalcemia e um elevado produto de cálcio × fósforo são contraindicações para a administração de calcitriol. Portanto, os pacientes devem ser cuidadosamente estabilizados e o controle adequado da hiperfosfatemia deve ser realizado, de acordo com as metas da IRIS (<6 mg/dL [<1,94 mmol/L]), por meio de restrição dietética de fosfato e ligantes de fosfato antes da administração de calcitriol. As doses de calcitriol descritas para gatos variam de 2,5 a 5 ng/kg/dia com a recomendação de a administração ser iniciada no limite mais inferior do intervalo da dose; então, a resposta à terapia deve ser monitorada e a dose deve ser aumentada, se necessário. É necessário o cuidadoso monitoramento das concentrações de fósforo, cálcio ionizado e PTH, bem como da função renal

(p. ex., 2, 5, e 8 semanas após a introdução da terapia com calcitriol e após cada ajuste de dose).[20,40,73] Cuidadosos ajustes da dose de calcitriol devem ser efetuados com incrementos de aproximadamente 1 ng/kg/dia, caso se observe uma resposta inadequada. A dose de calcitriol não deve exceder 5 ng/kg/dia tendo-se por objetivo final a normalização das concentrações de PTH sem induzir hipercalcemia.[20,40,73] A terapia vitalícia com calcitriol será necessária se as reduções especuladas da progressão da doença renal e a vantagem do prolongamento da sobrevida forem alcançadas.

A fim de limitar a absorção de cálcio e fósforo e diminuir o risco de hipercalcemia associada ao calcitriol, este deve ser administrado em momentos diferentes das refeições (p. ex., a última coisa à noite) e não deve ser administrado com ligantes de fosfato à base de cálcio. A terapia com calcitriol deve ser descontinuada se for documentada hipercalcemia. Se a reintrodução for considerada, uma dose reduzida ou um esquema de dosagem intermitente podem ajudar a limitar o desenvolvimento da hipercalcemia relacionada ao calcitriol. Em medicina humana, o uso dos análogos de calcitriol é defendido para a redução do risco da hipercalcemia associada ao calcitriol. O uso desses análogos não foi avaliado na medicina veterinária.[20]

Referências

1. DiBartola SP, Willard MD: Disorders of phosphorus: hypophosphatemia and hyperphosphatemia. In DiBartola SP, editor: *Fluid, electrolyte and acid base disorders in small animal practice*, ed 3, St Louis, 2006, Saunders/Elsevier, pp 195-209.

2. Schropp DM, Kovacic J: Phosphorus and phosphate metabolism in veterinary patients. *J Vet Emerg Crit Care* 17(2):127-134, 2007.

3. Pineda C, Aguilera-Tejero E, Guerrero F, et al: Mineral metabolism in growing cats: changes in the values of blood parameters with age. *J Feline Med Surg* 15(10):866-871, 2013.

4. Bates JA: Phosphorus: a quick reference. *Vet Clin North Am Small Anim Pract* 38(3):471-475, 2008.

5. Guyton AC, Hall JE: Parathyroid hormone, calcitonin, calcium, phosphate metabolism, vitamin D, bone and teeth. In Hall JE, editor: *Guyton and Hall textbook of medical physiology*, ed 12, Philadelphia, 2011, Saunders/Elsevier, pp 955-973.

6. Marks J, Debnam ES, Unwin RJ: The role of the gastrointestinal tract in phosphate homeostasis in health and chronic kidney disease. *Curr Opin Nephrol Hypertens* 22(4):481-487, 2013.

7. Guyton AC, Hall JE: Renal regulation of potassium, calcium, phosphate, magnesium; integration of renal mechanisms for control of blood volume and extracellular fluid volume. In Hall JE, editor: *Guyton and Hall textbook of medical physiology*, ed 12, Philadelphia, 2011, Saunders/Elsevier, pp 367-369.

8. Berndt T, Thomas LF, Craig TA, et al: Evidence for a signaling axis by which intestinal phosphate rapidly modulates renal phosphate reabsorption. *Proc Natl Acad Sci U S A* 104(26):11085-11090, 2007.

9. Shimada T, Urakawa I, Yamazaki Y, et al: FGF-23 transgenic mice demonstrate hypophosphatemic rickets with reduced expression of sodium phosphate cotransporter type IIa. *Biochem Biophys Res Comm* 314(2):409-414, 2004.

10. Bhattacharyya N, Chong WH, Gafni RI, et al: Fibroblast growth factor 23: state of the field and future directions. *Trends Endocrinol Metab* 23(12):610-618, 2012.

11. Baum M, Schiavi S, Dwarakanath V, et al: Effect of fibroblast growth factor-23 on phosphate transport in proximal tubules. *Kidney Int* 68(3):1148-1153, 2005.

12. Shimada T, Hasegawa H, Yamazaki Y, et al: FGF-23 is a potent regulator of vitamin D metabolism and phosphate homeostasis. *J Bone Miner Res* 19(3):429-435, 2004.

13. Antoniucci DM, Yamashita T, Portale AA: Dietary phosphorus regulates serum fibroblast growth factor-23 concentrations in healthy men. *J Clin Endocrinol Metab* 91(8):3144-3149, 2006.

14. Wolf M: Update on fibroblast growth factor 23 in chronic kidney disease. *Kidney Int* 82(7):737-747, 2012.

15. Ferrari SL, Bonjour J-P, Rizzoli R: Fibroblast growth factor-23 relationship to dietary phosphate and renal phosphate handling in healthy young men. *J Clin Endocrinol Metab* 90(3):1519-1524, 2005.

16. Collins MT, Lindsay JR, Jain A, et al: Fibroblast growth factor-23 is regulated by 1α,25-dihydroxyvitamin D. *J Bone Miner Res* 20(11):1944-1950, 2005.

17. Isakova T, Xie H, Yang W, et al: Fibroblast growth factor 23 and risks of mortality and end-stage renal disease in patients with chronic kidney disease. *JAMA* 305(23):2432-2439, 2011.

18. Gutierrez O, Isakova T, Rhee E, et al: Fibroblast growth factor-23 mitigates hyperphosphatemia but accentuates calcitriol deficiency in chronic kidney disease. *J Am Soc Nephrol* 16(7):2205-2215, 2005.

19. Geddes RF, Finch NC, Syme HM, et al: The role of phosphorus in the pathophysiology of chronic kidney disease. *J Vet Emerg Crit Care* 23(2):122-133, 2013.

20. De Brito Galvao JF, Nagode LA, Schenck PA, et al: Calcitriol, calcidiol, parathyroid hormone, and fibroblast growth factor-23 interactions in chronic kidney disease. *J Vet Emerg Crit Care* 23(2):134-162, 2013.

21. Quarles LD: Role of FGF23 in vitamin D and phosphate metabolism: implications in chronic kidney disease. *Exp Cell Res* 318(9):1040-1048, 2012.

22. Dibartola SP, Rutgers HC, Zack PM, et al: Clinicopathologic findings associated with chronic renal disease in cats: 74 cases (1973-1984). *J Am Vet Med Assoc* 190(9):1196-1202, 1987.

23. Lulich JP, Osborne CA, O'Brien TD, et al: Feline renal failure: questions, answers, questions. *Compend Cont Educ Pract Vet* 14(2):127-152, 1992.

24. Lucke VM: Renal disease in the domestic cat. *J Pathol Bacteriol* 95(1):67-91, 1968.

25. Elliott J, Barber PJ: Feline chronic renal failure: calcium homeostasis in 80 cases diagnosed between 1992 and 1995. *J Small Anim Pract* 39(3):108-116, 1998.

26. Finch NC, Syme HM, Elliott J: Parathyroid hormone concentration in geriatric cats with various degrees of renal function. *J Am Vet Med Assoc* 241(10):1326-1335, 2012.

27. Geddes RF, Finch NC, Elliott J, et al: Fibroblast growth factor 23 in feline chronic kidney disease. *J Vet Intern Med* 27(2):234-241, 2013.

28. Finch NC, Geddes RF, Syme HM, et al: Fibroblast growth factor 23 (FGF-23) concentrations in cats with early nonazotemic chronic kidney disease (CKD) and in healthy geriatric cats. *J Vet Intern Med* 27(2):227-233, 2013.

29. Levin A, Bakris GL, Molitch M, et al: Prevalence of abnormal serum vitamin D, PTH, calcium, and phosphorus in patients with chronic kidney disease: results of the study to evaluate early kidney disease. *Kidney Int* 71(1):31-38, 2007.

30. Isakova T, Wahl P, Vargas GS, et al: Fibroblast growth factor 23 is elevated before parathyroid hormone and phosphate in chronic kidney disease. *Kidney Int* 79(12):1370-1378, 2011.

31. Chakrabarti S, Syme HM, Brown CA, et al: Histomorphometry of feline chronic kidney disease and correlation with markers of renal dysfunction. *Vet Pathol* 50(1):147-155, 2012.

32. Bertazzolo W, Toscani L, Calcaterra S, et al: Clinicopathological findings in five cats with paw calcification. *J Feline Med Surg* 5(1):11-17, 2003.

33. Jackson HA, Barber PJ: Resolution of metastatic calcification in the paws of a cat with successful dietary management of renal hyperparathyroidism. *J Small Anim Pract* 39:495-497, 1998.

34. King JN, Tasker S, Gunn-Moore DA, et al: Prognostic factors in cats with chronic kidney disease. *J Vet Intern Med* 21(5):906-916, 2007.

35. Boyd LM, Langston C, Thompson K, et al: Survival in cats with naturally occurring chronic kidney disease (2000-2002). *J Vet Intern Med* 22(5):1111-1117, 2008.

36. Chakrabarti S, Syme HM, Elliott J: Clinicopathological variables predicting progression of azotemia in cats with chronic kidney disease. *J Vet Intern Med* 26(2):275-281, 2012.

37. Elliott J, Rawlings JM, Markwell PJ, et al: Survival of cats with naturally occurring chronic renal failure: effect of dietary management. *J Small Anim Pract* 41(6):235-242, 2000.

38. Ross SJ, Osborne CA, Kirk CA, et al: Clinical evaluation of dietary modification for the treatment of spontaneous chronic kidney disease in cats. *J Am Vet Med Assoc* 229(6):949-957, 2006.

39. Rodriguez M, Lorenzo V: Progress in uremic toxin research: parathyroid hormone, a uremic toxin. *Semin Dial* 22(4):363-368, 2009.

40. Polzin DJ: Chronic kidney disease. In Ettinger SJ, Feldman EC, editors: *Textbook of veterinary internal medicine, vol 2*, ed 7, St Louis, 2010, Saunders/Elsevier, pp 1990-2021.

41. Ross LA, Finco DR, Crowell WA: Effects of dietary phosphorus restriction on the kidneys of cats with reduced renal mass. *Am J Vet Res* 43(6):1023-1026, 1982.

42. Eknoyan G, Levin A, Levin NW: Bone metabolism and disease in chronic kidney disease. *Am J Kidney Dis* 42(Suppl 3):1-201, 2003.

43. Barber PJ, Rawlings JM, Markwell PJ, et al: Effect of dietary phosphate restriction on renal secondary hyperparathyroidism in the cat. *J Small Anim Pract* 40:62-70, 1999.

44. Plantinga EA, Everts H, Kastelein J, et al: Retrospective study of the survival of cats with acquired chronic renal insufficiency offered different commercial diets. *Vet Rec* 157:185-187, 2005.

45. Geddes RF, Elliott J, Syme HM: The effect of feeding a renal diet on plasma fibroblast growth factor 23 concentrations in cats with stable azotemic chronic kidney disease. *J Vet Intern Med* 27:1354-1361, 2013.

46. Hutchison AJ: Oral phosphate binders. *Kidney Int* 75(9):906-914, 2009.

47. Cannata Andía JB, FernándezMartín JL: The clinical impact of aluminium overload in renal failure. *Nephrol Dial Transplant* 17(Suppl 2):9-12, 2002.

48. Segev G, Bandt C, Francey T, et al: Aluminum toxicity following administration of aluminum-based phosphate binders in 2 dogs with renal failure. *J Vet Intern Med* 22(6):1432-1435, 2008.

49. Cervelli MJ, Shaman A, Meade A, et al: Effect of gastric acid suppression with pantoprazole on the efficacy of calcium carbonate as a phosphate binder in haemodialysis patients. *Nephrol* 17(5):458-465, 2012.

50. Schaefer K, Scheer J, Asmus G, et al: The treatment of uraemic hyperphosphatemia with calcium acetate and calcium carbonate: a comparative study. *Nephrol Dial Transplant* 6(3):170-175, 1991.

51. Braun J, Asmus HG, Hozer H, et al: Long-term comparison of a calcium-free phosphate binder and calcium carbonate-phosphorus metabolism and cardiovascular calcification. *Clin Nephrol* 62(2):104-115, 2004.

52. Goodman WG, London G, Amann K, et al: Vascular calcification in chronic kidney disease. *Am J Kid Dis* 43(3):572-579, 2004.

53. Navaneethan SD, Palmer SC, Craig JC, et al: Benefits and harms of phosphate binders in CKD: a systematic review of randomized controlled trials. *Am J Kid Dis* 54(4):619-637, 2009.

54. Persy VP, Behets GJ, Bervoets AR, et al: Lanthanum: a safe phosphate binder. *Semin Dial* 19(3):195-199, 2006.

55. Albaaj F, Hutchison AJ: Lanthanum carbonate (Fosrenol®): a novel agent for the treatment of hyperphosphataemia in renal failure and dialysis patients. *Int J Clin Pract* 59(9):1091-1096, 2005.

56. Damment SJP: Pharmacology of the phosphate binder, lanthanum carbonate. *Ren Fail* 33(2):217-224, 2011.

57. Schmidt B, Dribusch U, Delport P, et al: Tolerability and efficacy of the intestinal phosphate binder Lantharenol in cats. *BMC Vet Res* 8(1):14, 2012.

58. Kidder AC, Chew D: Treatment options for hyperphosphatemia in feline CKD: what's out there? *J Feline Med Surg* 11(11):913-924, 2009.

59. Nunamaker EA, Sherman JG: Oral administration of lanthanum dioxycarbonate does not alter bone morphology of normal cats. *J Vet Pharmacol Ther* 35(2):193-197, 2012.

60. Pai AB, Shepler BM: Comparison of sevelamer hydrochloride and sevelamer carbonate: risk of metabolic acidosis and clinical implications. *Pharmacotherapy* 29(5):554-561, 2009.

61. Braunlin W, Zhorov E, Guo A, et al: Bile acid binding to sevelamer HCl. *Kidney Int* 62(2):611-619, 2002.

62. Brown SA, Rickertsen M, Sheldon S: Effects of an intestinal phosphorus binder on serum phosphorus and parathyroid hormone concentration in cats with reduced renal function. *Intern J Appl Res Vet Med* 6(3):155-160, 2008.

63. Melamed ML, Thadhani RI: Vitamin D therapy in chronic kidney disease and end stage renal disease. *Clin J Am Soc Nephrol* 7(2):358-365, 2012.

64. Palmer SC, McGregor DO, Craig JC, et al: Vitamin D compounds for people with chronic kidney disease requiring dialysis. *Cochrane Database Syst Rev*(4), 2009, CD005633.

65. Palmer SC, McGregor DO, Craig JC, et al: Vitamin D compounds for people with chronic kidney disease not requiring dialysis. *Cochrane Database Syst Rev*(4), 2009, CD00008175.

66. Ravani P, Malberti F, Tripepi G, et al: Vitamin D levels and patient outcome in chronic kidney disease. *Kidney Int* 75(1):88-95, 2008.

67. Drechsler C, Verduijn M, Pilz S, et al: Vitamin D status and clinical outcomes in incident dialysis patients: results from the NECOSAD study. *Nephrol Dial Transplant* 26(3):1024-1032, 2011.

68. Kovesdy CP, Ahmadzadeh S, Anderson JE, et al: Association of activated vitamin D treatment and mortality in chronic kidney disease. *Arch Intern Med* 168(4):397-403, 2008.

69. Shoben AB, Rudser KD, de Boer IH, et al: Association of oral calcitriol with improved survival in nondialyzed CKD. *J Am Soc Nephrol* 19(8):1613-1619, 2008.

70. Nagode LA, Chew DJ, Podell M: Benefits of calcitriol therapy and serum phosphorus control in dogs and cats with chronic renal failure. Both are essential to prevent or suppress toxic hyperparathyroidism. *Vet Clin North Am Small Anim Pract* 26(6):1293-1330, 1996.

71. Polzin DJ: Chronic kidney disease in small animals. *Vet Clin North Am Small Anim Pract* 41(1):15-30, 2011.

72. Hostutler RA, DiBartola SP, Chew DJ, et al: Comparison of the effects of daily and intermittent-dose calcitriol on serum parathyroid hormone and ionized calcium concentrations in normal cats and cats with chronic renal failure. *J Vet Intern Med* 20(6):1307-1313, 2006.

73. Korman RM, White JD: Feline CKD: current therapies—what is achievable? *J Feline Med Surg* 15(1 Suppl):29-44, 2013.

Doença Renal Crônica: Terapia com Células-tronco

Jessica M. Quimby

MEDICINA REGENERATIVA

O termo *medicina regenerativa* se refere ao processo de utilizar tecidos vivos para reparar ou substituir órgãos que estão funcionalmente lesionados. A terapia com células-tronco, em particular, é um campo novo e inovador de pesquisa científica e de aplicação clínica que parece promissor para uma variedade de doenças na medicina veterinária e também na medicina humana. Nos últimos anos houve um crescente interesse sobre o potencial das células-tronco de adultos em auxiliar no tratamento de muitas doenças, tanto por suas propriedades regenerativas como por sua aparente habilidade para alterar o ambiente em tecidos lesados ou doentes. Em particular, as células-tronco adultas, denominadas *células-tronco mesenquimais* (MSC, do inglês *mesenchymal stem cell*), podem migrar para as áreas acometidas e podem ser capazes de dar suporte ao crescimento de outras células-tronco, bem como de modular a resposta do sistema imunológico. Este tipo de terapia pode, portanto, ser útil na doença renal aguda (DRA) e na doença renal crônica (DRC).

Célula-tronco é um termo genérico que se refere a qualquer célula não especializada que seja capaz de se autorrenovar em longo prazo por meio de divisão celular e que possa ser induzida a se diferenciar em uma célula funcional, especializada. As células-tronco são geralmente divididas em dois grupos: células-tronco embrionárias e células-tronco adultas. Células-tronco adultas podem ser obtidas a partir de diferentes tecidos, como medula óssea, ossos, tecido adiposo e músculos. A obtenção de células-tronco adultas não vai de encontro com questões éticas e essas células são mais comumente obtidas a partir da medula óssea ou de tecido adiposo. Na maioria dos estudos, a célula-tronco envolvida é na verdade a MSC, ou célula estromal mesenquimal. Células-tronco mesenquimais são multipotentes, mas não pluripotentes, ou seja, essas células podem se diferenciar em alguns, ou "múltiplos", mas não em todos os tipos de tecidos.[1]

FONTES DE CÉLULAS-TRONCO MESENQUIMAIS

As células-tronco mesenquimais podem ser isoladas virtualmente de qualquer tecido do corpo. Em gatos, dentre as fontes de MSCs até então exploradas para expansão e utilidade clínica estão medula óssea, tecido adiposo e tecidos das membranas fetais descartadas após ovário-histerectomias de fêmeas gestantes.[2-5] A fonte tecidual com maior potencial de proliferação de MSCs parece variar de espécie para espécie,[6,7] e um estudo recente em gatos comparou as capacidades proliferativas de MSCs de diferentes fontes.[4] Além de terem um procedimento de colheita relativamente mais fácil, as MSCs derivadas de tecido adiposo (aMSCs) foram superiores no que se refere ao potencial proliferativo do que as MSCs derivadas da medula óssea (bmMSCs, do inglês *bone marrow MSC*) e são consideradas pela maioria dos pesquisadores como sendo a fonte preferida para gatos.[4] Embora foram utilizadas bmMSCs na maioria dos estudos de terapias com MSCs em casos de DRC e DRA em modelos roedores, uma eficácia semelhante foi evidenciada com o uso de aMSCs em estudos mais recentes.[8,9] A caracterização e as propriedades imunológicas também parecem ser similares entre as fontes,[10] em estudos mais recentes sugeriu-se uma vantagem adicional do uso de aMSCs para indicações imunomoduladoras.[11]

Dois tipos de produtos das MSCs estão sendo atualmente investigados como uma nova terapia para DRC em gatos; células aMSC expandidas em cultivo e a fração vascular estromal (FVE), ou aMSC não expandida. A fração vascular estromal é o produto inicial do processamento de tecido adiposo e é o tipo de produto celular produzido por processadores nos centros de terapia e por várias companhias privadas. Embora os processos de isolamento e expansão em cultivo permitam que o produto com aMSC expandida tenha uma população mais pura de MSCs, o produto com FVE contém diferentes tipos celulares. Acredita-se que dentre estes estejam as MSCs, bem como uma mistura de linfócitos B e T, células endoteliais, fibroblastos, macrófagos, pericitos e pré-adipócitos.[12] Atualmente, não há informações suficientes sobre a FVE para que se possa determinar se um produto celular com uma mistura de tipos celulares seja vantajoso ou desvantajoso em termos terapêuticos. As MSCs expandidas em cultivo (tanto bmMSC, como aMSC) são o tipo predominantemente utilizado na literatura com modelos roedores; entretanto, em estudos mais recentes com roedores o potencial terapêutico do produto celular FVE começou a ser explorado e apresentou resultados promissores.[13,14]

As células-tronco que são obtidas do paciente, com a intenção de administrá-las de volta ao mesmo paciente, são denominadas *MSCs autólogas*. As células-tronco que são obtidas de doadores saudáveis, para serem administradas a um paciente clínico, são denominadas *MSCs alogênicas*. A comparação entre células autólogas e células alogênicas quanto à eficácia ainda é controversa. Embora as MSCs alogênicas sejam imunologicamente privilegiadas por não ser esperado que estas incitem uma resposta imune, de acordo com alguns autores, essas células podem não ser tão eficazes quanto as autólogas.[15] O que se discute é que as MSCs autólogas podem sobreviver por mais tempo no corpo em comparação com as MSCs alogênicas, o que poderia fazer com que sua eficácia fosse reduzida mais tardiamente. A menor eficácia das MSCs alogênicas em comparação com a das MSCs autólogas foi observada em um estudo com DRA em roedores.[15] Entretanto, as células MSCs alogênicas têm sido amplamente utilizadas em pesquisas com transferência experimental de células-tronco, incluindo testes clínicos em humanos, com resultados positivos.[15,16] Dentre as vantagens de se utilizar MSCs alogênicas estão a de poupar o paciente de ser submetido ao procedimento de colheita, bem como a possibilidade de se utilizar MSCs de doadores jovens e saudáveis. Estudos recentes realizados em humanos e roedores sustentaram o ponto de vista de que as MSCs obtidas de indivíduos jovens e saudáveis apresentam maior potencial proliferativo e maior potencial terapêutico do que aquelas obtidas de indivíduos idosos e debilitados.[17-20]

CARACTERIZAÇÃO DAS CÉLULAS-TRONCO MESENQUIMAIS

As células-tronco mesenquimais são aderentes ao plástico e assumem uma morfologia semelhante à de fibroblastos durante o cultivo (Fig. 49-1). Proliferam facilmente em cultivo e podem ser criopreservadas sem perda do fenótipo ou do potencial de diferenciação,[21] mas ainda não há investigação suficiente para se afirmar que a criopreservação altere a capacidade imunomoduladora dessas células. A caracterização dos marcadores de superfície celular, por meio de citometria de fluxo, as diferencia das células hematopoiéticas, porém nenhuma molécula verdadeiramente única das MSCs foi identificada.[22] Em sua maioria, as MSCs felinas apresentaram-se CD44-positivas, CD90-positivas, CD105-positivas, CD45-negativas e HLA-DR-negativas. Esses marcadores são semelhantes em bmMSCs e aMSCs.[2,4,22-24] Em parte, a falta de marcadores definitivos provavelmente reflete a linhagem diversa das MSCs e o fato de que cada população de MSCs reflete em algum grau as características do tecido do qual deriva. Mais importante, as células-tronco tanto do tecido adiposo como da medula óssea possuem a habilidade de se diferenciar em tipos celulares de diferentes linhagens, tais como adipócitos, condrócitos e osteócitos, demonstrando seu potencial multipotente (Fig. 49-2).[1,22]

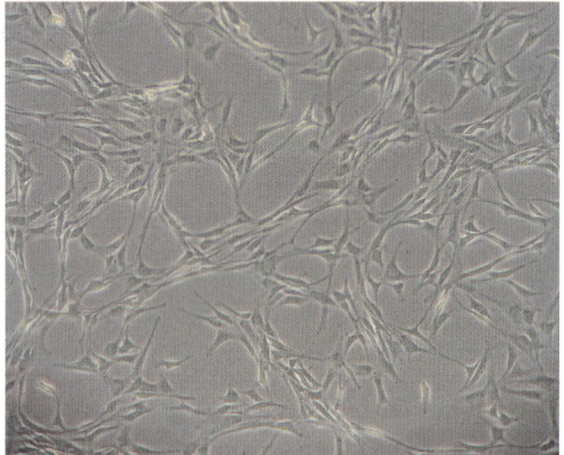

Figura 49-1: Fenótipo de células-tronco mesenquimais derivadas de tecido adiposo felino. As células-tronco são aderentes ao plástico e assumem uma morfologia semelhante à de fibroblasto durante o cultivo (aumento 10×).

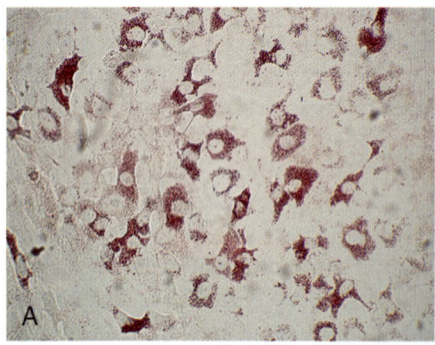 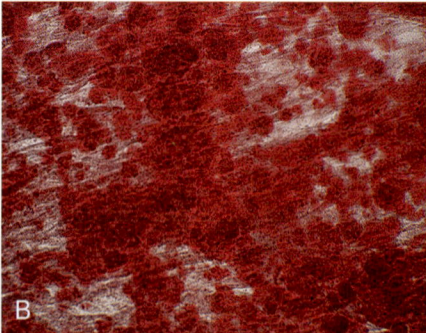 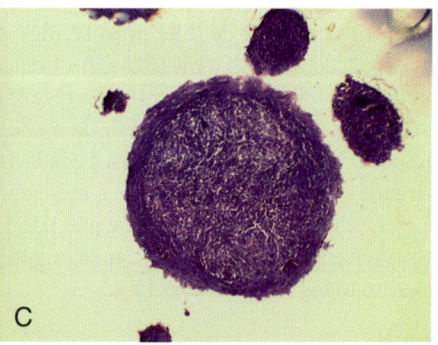

Figura 49-2: Diferenciação tri-linhagem de células-tronco mesenquimais derivadas de tecido adiposo felino (aMSCs). **A**, aMSCs formaram vacúolos lipídicos intracelulares quando incubadas em meio para diferenciação em adipócitos por 21 dias (Aumento 20×). **B**, aMSCs coradas positivamente para cálcio com Alizarina Red após a diferenciação em fenótipo osteocítico após 21 dias de incubação em meio de diferenciação (Aumento 20×). **C**, Criossecção de *pellets* da matriz cartilaginosa (corada com Azul de Toluidina) formada por aMSCs quando expostas ao meio para diferenciação condrocítica por 21 dias (Aumento 10×).

PROPRIEDADES IMUNOLÓGICAS DA CÉLULA-TRONCO MESENQUIMAL

As células-tronco mesenquimais claramente modulam respostas imunológicas, como demonstrado tanto por meio de estudos *in vitro*, como por estudos *in vivo*.[25,26] Por exemplo, MSCs são células pobremente apresentadoras de antígenos e não expressam complexo principal de histocompatibilidade classe II (MHC, do inglês *major histocompatibility complex*) ou moléculas coestimulatórias e expressam apenas baixos níveis de moléculas de MHC classe I.[1] Assim, as MSCs são altamente não imunogênicas e podem ser transferidas para receptores totalmente alogênicos e, ainda assim, mediar seus efeitos imunológicos.[27] Entre suas outras propriedades imunológicas, as MSCs inibem a proliferação de linfócitos e a produção de citocinas, suprimem a função das células dendríticas e alteram a produção de citocinas por essas células e diminuem a produção de interferon gama pelas células *natural killer*.[1] Em estudos *in vitro*, demonstrou-se que as MSCs podem produzir fatores de crescimento, citocinas e mediadores anti-inflamatórios, os quais poderiam ajudar a manter ou melhorar a função renal e suprimir a inflamação intrarrenal.[16,28,29] A habilidade das MSCs para suprimir a inflamação parece ser mediada tanto pelos fatores secretados, quanto por contato direto com as células inflamatórias.[16,29] Essas propriedades das MSCs poderiam potencialmente ser aproveitadas para fins terapêuticos.

TERAPIA COM CÉLULAS-TRONCO MESENQUIMAIS PARA DOENÇA RENAL CRÔNICA: MODELOS ROEDORES

Frequentemente, surge a questão do benefício gerado pelo uso da terapia com MSC para o manejo da DRC em gatos. O potencial da terapia com MSC foi evidenciado por, literalmente, dúzias de estudos, nos quais se investigou a terapia com MSC em modelos roedores de doença renal, embora na maioria dos estudos, os modelos de proteção de curto prazo na DRA foram os mais utilizados.[14,28,30-32] Na maioria desses estudos, evidenciou-se que a administração de bmMSC ou aMSC (tanto produtos expandidos em cultivo, como FVE) pode ajudar a preservar a função renal frente às lesões agudas (p. ex., lesão isquêmica, lesão tóxica e obstrução) e pode também reduzir a lesão tubular e a fibrose.[14,28,30-32] A incorporação de pequenos números de MSCs ao parênquima renal também foi observada em diversos estudos.[31,33,34] Levantou-se a hipótese de que algumas dessas MSCs podem, na verdade, se diferenciar em células epiteliais funcionais dos túbulos renais, embora tal teoria ainda permaneça controversa. Outros pesquisadores propuseram que os efeitos parácrinos das MSCs injetadas sejam mais importantes do que os efeitos diretos da incorporação celular aos rins.[28,35] Assim, os dados disponíveis indicam que a administração sistêmica de MSCs pode ajudar a melhorar ou estabilizar a função renal na DRA por diversos mecanismos.

A terapia com MSC em modelos roedores para DRC foi avaliada em um número menor de estudos.[23,24,36-41] Os modelos roedores para DRC são mais comumente criados a partir de uma nefrectomia parcial (5/6), e uma das limitações desse modelo é que frequentemente a terapia com MSC é administrada em um tempo relativamente curto após a nefrectomia (dias a semanas). Na maioria dos estudos com modelos roedores de DRC, a administração tanto de bmMSC, quanto a de aMSC resultou em um efeito nefroprotetor significativo, incluindo a redução do infiltrado inflamatório intrarrenal, diminuição da fibrose e glomerulosclerose.[23,24,36,40,41] Diversas vias de administração – intraparenquimal, subcapsular, intravenosa (IV) – foram avaliadas e todas parecem ser eficazes. A administração de injeções múltiplas repetidas de MSCs parece ser ainda mais efetiva do que injeções isoladas.[23,26]

Um pequeno número de MSCs administradas foi observado alojado no parênquima renal em diversos estudos,[23,24,36,39] mas, assim como ocorre na DRA, acredita-se que o mecanismo de ação seja de natureza parácrina.[23] Os efeitos da MSC parecem advir tanto das capacidades anti-inflamatórias quanto da proteção da integridade vascular, mediada por fator de crescimento endotelial (VEGF, do inglês *vascular endothelial growth factor*).[23,36,37,39,41] É de conhecimento que as moléculas e citocinas pró-fibróticas e citocinas pró-inflamatórias, especificamente o fator de transformação do crescimento beta, a proteína quimiotática de monócitos 1 e a interleucina 6 (IL-6) estão diminuídas em roedores tratados com MSC, particularmente quando são administradas múltiplas injeções.[23,26] Demonstrou-se que as citocinas anti-inflamatórias (p. ex., IL-10 e fator de proteção vascular VEGF) aumentam como resultado da terapia com MSC.[36,37,39,41] Embora o imenso potencial da terapia com MSC para a DRC tenha sido evidenciado nesses estudos, os resultados obtidos com modelos roedores devem ser avaliados com cuidado porque a administração de MSCs imediatamente após a nefrectomia cirúrgica pode não ser representativa da doença de ocorrência natural de longa duração.

TERAPIA COM CÉLULAS-TRONCO MESENQUIMAIS PARA DOENÇA RENAL CRÔNICA: ESTUDOS CLÍNICOS EM FELINOS

Até o presente momento, enquanto este livro está sendo editado, existem poucos trabalhos publicados sobre terapia com MSC em cães e gatos. Uma série de estudos-piloto em gatos com DRC foi conduzida no Center for Immune and Regenerative Medicine na Colorado State University,[3,42] e um estudo clínico está atualmente em andamento no Animal Medical Center em Nova York.[43] O progresso desses estudos está resumido aqui para fornecer uma visão geral do atual estado de conhecimento no que se refere aos estudos clínicos em felinos.

Os estudos realizados na Colorado State University objetivaram a avaliação da segurança e eficácia da administração intrarrenal de MSCs autólogas expandidas em cultivo em gatos com DRC. No primeiro estudo piloto foi investigada a aplicabilidade da terapia intrarrenal com MSC.[42] Seis gatos (dois saudáveis e quatro com DRC) receberam uma injeção intrarrenal unilateral única de bmMSC ou aMSC autólogas, guiada por ultrassom. Dados mínimos e a taxa de filtração glomerular

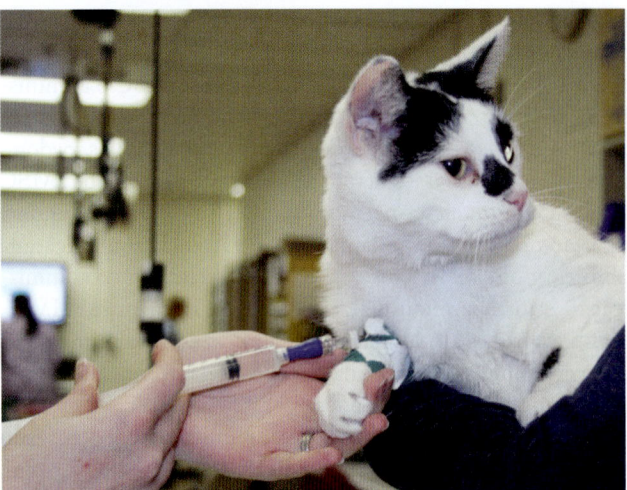

Figura 49-3: Gato com doença renal crônica estável recebendo infusão intravenosa de células-tronco mesenquimais derivadas de tecido adiposo alogênico.

(TFG) avaliada por cintilografia nuclear foram determinados antes do tratamento e aos 7 e 30 dias após a injeção. A injeção intrarrenal não induziu efeitos adversos imediatos ou tardios. Dois gatos com DRC em estágio 3 que receberam aMSCs apresentaram uma melhora modesta na TFG e um pequeno decréscimo na concentração sérica de creatinina. Concluiu-se que as MSCs puderam ser transferidas para gatos com segurança por injeção intrarrenal guiada por ultrassom, mas que deveriam ser investigadas vias e fontes alternativas para a terapia com MSC, pois o número de sedações e intervenções necessárias para essa abordagem provavelmente limitaria a sua utilização clínica. Outra informação obtida durante este estudo piloto foi a relativa dificuldade de expandir em cultivo as MSCs obtidas de pacientes idosos.

Em uma segunda série de estudos piloto, investigou-se a aplicabilidade da terapia IV com MSC alogênicas expandidas em cultivo.[3] O objetivo desses estudos foi avaliar a aplicabilidade de um produto celular comercialmente disponível. Gatos com DRC estável e sem doenças concomitantes foram incluídos nesses estudos e receberam uma infusão IV, a cada 2 semanas, de aMSCs alogênicas criopreservadas obtidas de gatos jovens, saudáveis e livres de patógenos (Fig. 49-3). Os gatos no estudo piloto 1 receberam 2×10^6 aMSCs criopreservadas em cada infusão; os gatos no estudo piloto 2 receberam 4×10^6 aMSCs criopreservadas em cada infusão e os gatos no estudo piloto 3 receberam 4×10^6 aMSCs cultivadas a partir de tecido adiposo criopreservado. Durante o período de tratamento, foram monitorados os parâmetros perfil bioquímico, hemograma completo, urinálise, proteína urinária, TFG e concentração urinária de citocinas. Os gatos no estudo 1 apresentaram poucos efeitos adversos pelas infusões de aMSC e houve um decréscimo significativo nas concentrações séricas de creatinina durante o período experimental; entretanto, aparentemente o grau de decréscimo provavelmente não foi clinicamente relevante.

Os efeitos adversos da infusão de aMSCs criopreservadas observados nos gatos do estudo 2 foram vômito durante a infusão (dois de cinco gatos) e aumento da frequência e do esforço respiratório (quatro de cinco gatos). Os gatos do estudo

3, que receberam aMSC cultivadas a partir de tecido adiposo criopreservado, não apresentaram nenhum efeito adverso. Os parâmetros creatinina sérica, citocinas urinárias e TFG não foram significativamente alterados nos animais dos estudos 2 ou 3, embora alguns gatos individualmente tenham sofrido alterações potencialmente significativas, incluindo alguns dos que apresentaram efeitos adversos. Com base nos resultados desses três estudos piloto, aparentemente o uso de doses mais altas de aMSC retiradas diretamente da criopreservação foi a fonte dos efeitos adversos relacionados com o tratamento no estudo piloto 2, já que o uso de doses similares de aMSCs cultivadas a partir de tecido adiposo criopreservado não produziu nenhum efeito adverso. A explicação mais provável para tal reação é uma reação inflamatória instantânea mediada pelo sangue (IBMIR, do inglês *instant blood-mediated inflammatory reaction*), que resulta em aglutinação das células conforme estas entram em contato com o sangue e em tromboembolismo pulmonar.[44] O fenômeno IBMIR foi descrito anteriormente com células criopreservadas em humanos e tem sua severidade aumentada de acordo com a dose e com o número de passagens.[44] A reação têm pode resultar em lise das MSCs administradas e consequente baixa eficácia. Embora todas as células utilizadas no estudo 2 tivessem o mesmo número de passagens 3 que aquelas utilizadas nos outros dois estudos piloto, a reação foi observada somente no estudo piloto em que as células foram diretamente retiradas da criopreservação e utilizadas na dose mais alta. No estudo piloto 3, não houve complicações durante ou após a administração de aMSCs cultivadas a partir de tecido adiposo criopreservado. Assim, concluiu-se que a administração de uma dose mais alta de aMSCs retiradas diretamente da criopreservação, ainda que tenham sido cuidadosamente lavadas, foi a fonte das reações tóxicas observadas, e por isso não se recomenda essa forma de administração. Para explorar mais profundamente o potencial da terapia com MSC para a DRC felina, está em andamento um teste clínico controlado com grupo placebo, no qual foi objetivada a avaliação da eficácia de MSCs alogênicas expandidas a partir de tecido adiposo criopreservado e administradas repetidamente em uma dosagem de células/kg. Não foram observados efeitos adversos nos gatos que participaram desse teste. O acompanhamento de longo prazo dos gatos que participaram em todos os estudos clínicos ainda está em andamento e vai fornecer informações adicionais sobre os efeitos da terapia com MSC na progressão da doença.

Os estudos conduzidos no Animal Medical Center, em Nova York, objetivaram a avaliação da segurança e eficácia da terapia com MSCs não expandidas autólogas por via intra-arterial em gatos com DRC.[43] Nesses estudos, os gatos foram tratados com fração vascular estromal (FVE) autóloga injetada dentro da artéria renal por meio de técnicas minimamente invasivas guiadas por imagem radiológica. Esse método de administração é particularmente vantajoso, pois evita a captação inicial das células-tronco por outros órgãos e fornece um número maior de células diretamente ao tecido renal doente. Quando as MSCs são administradas por via IV (geralmente pela veia cefálica), as células passam primeiro pelo leito capilar pulmonar e, provavelmente, nem toda a dose administrada atinge os rins. Além disso, as MSCs têm a habilidade de se dirigir a qualquer tecido inflamado ou lesado, e como os pacientes idosos provavelmente têm muitas comorbidades, as células podem se direcionar para tecidos não renais.

A segurança e a eficácia do sistema de aplicação intra-arterial estão atualmente sendo avaliadas em um estudo piloto em andamento delineado para ocorrer em duas etapas. Na etapa 1, seis gatos com DRC estável em estágio 3 receberam injeções intra-arteriais unilaterais de MSCs e foram acompanhados por 3 meses. Não foram observados efeitos adversos no fluxo sanguíneo renal ou na creatinina como resultado da injeção intra-arterial. A duração média do procedimento de injeção intra-arterial foi de 37,5 minutos (intervalo: 25-75 minutos). O tempo médio de hospitalização foi de 1,5 dia (intervalo: ¼ a 3 dias). Dois gatos tiveram evidência de embolismo parcial de artéria renal no momento da administração da MSC, sem consequências clínicas. Observou-se uma pequena melhora na creatinina sérica, mas o decréscimo provavelmente não teve significância clínica. Outros parâmetros, incluindo a TFG estimada pela depuração do iohexol e a proteinúria, não sofreram alteração após 3 meses. Estabilidade da doença, sem indicativo de progressão foi observado no acompanhamento de longo prazo dos gatos utilizados nessa primeira etapa (atualmente 2,5 anos pós-tratamento). Na segunda etapa, os gatos serão incluídos em um teste randomizado com controle placebo, no qual os efeitos da administração de MSCs na artéria renal serão comparados com os efeitos da administração IV de MSCs e com um grupo placebo. Esses gatos serão acompanhados por um período de 3 anos. Esse teste está atualmente em andamento e, assim, os dados a respeito da eficácia ainda não estão disponíveis.

Além dos dois testes clínicos, foram colhidos dados de um grupo de gatos com DRC e obstrução ureteral que receberam terapia com MSCs não expandidas por via IV no momento em que a obstrução foi abordada cirurgicamente. As únicas complicações observadas foram dois gatos que vomitaram após a administração das células, porém sem consequências clínicas. Percebeu-se que a creatinina sérica melhorou após a resolução da obstrução ureteral e injeção de MSC, conforme esperado. Ainda é necessária a comparação com gatos que tenham sido submetidos apenas à resolução cirúrgica da obstrução e ao acompanhamento de longo prazo para que se possa avaliar a eficácia do procedimento.

RESUMO

Os campos da terapia com células-tronco e medicina regenerativa estão expandindo rapidamente. A medicina veterinária está prestes a assumir um papel principal nesses campos, pois há inúmeras doenças inflamatórias crônicas em animais de companhia, para as quais o tratamento com células-tronco poderia ser adequado. Dentre os desafios enfrentados por esses campos emergentes estão a padronização dos protocolos de tratamento e a adesão a princípios rígidos de medicina baseada em evidências quando dos relatos desses estudos e de suas conclusões. No entanto, é provável que a terapia com células-tronco dê passos significativos na mudança de paradigmas no que se refere ao tratamento de um número importante de doenças em felinos em um futuro relativamente próximo.

Referências

1. Reinders ME, Fibbe WE, Rabelink TJ: Multipotent mesenchymal stromal cell therapy in renal disease and kidney transplantation. *Nephrol Dial Transplant* 25:17-24, 2010.
2. Martin DR, Cox NR, Hathcock TL, et al: Isolation and characterization of multipotential mesenchymal stem cells from feline bone marrow. *Exp Hematol* 30:879-886, 2002.
3. Quimby JM, Webb TL, Habenicht LM, et al: Safety and efficacy of intravenous infusion of allogeneic cryopreserved mesenchymal stem cells for treatment of chronic kidney disease in cats: results of three sequential pilot studies. *Stem Cell Res Ther* 4:48, 2013.
4. Webb TL, Quimby JM, Dow SW: *In vitro* comparison of feline bone marrow–derived and adipose tissue–derived mesenchymal stem cells. *J Feline Med Surg* 14:165-168, 2012.
5. Iacono E, Cunto M, Zambelli D, et al: Could fetal fluid and membranes be an alternative source for mesenchymal stem cells (MSCs) in the feline species? A preliminary study. *Vet Res Commun* 36:107-118, 2012.
6. Kisiel AH, McDuffee LA, Masaoud E, et al: Isolation, characterization, and *in vitro* proliferation of canine mesenchymal stem cells derived from bone marrow, adipose tissue, muscle, and periosteum. *Am J Vet Res* 73:1305-1317, 2012.
7. Ribitsch I, Burk J, Delling U, et al: Basic science and clinical application of stem cells in veterinary medicine. *Adv Biochem Eng Biotechnol* 123:219-263, 2010.
8. Kim JH, Park DJ, Yun JC, et al: Human adipose tissue–derived mesenchymal stem cells protect kidneys from cisplatin nephrotoxicity in rats. *Am J Physiol Renal Physiol* 302:F1141-F1150, 2012.
9. Furuichi K, Shintani H, Sakai Y, et al: Effects of adipose-derived mesenchymal cells on ischemia-reperfusion injury in kidney. *Clin Exp Nephrol* 16:679-689, 2012.
10. Strioga M, Viswanathan S, Darinskas A, et al: Same or not the same? Comparison of adipose tissue–derived versus bone marrow–derived mesenchymal stem and stromal cells. *Stem Cells Dev* 21:2724-2752, 2012.
11. Ivanova-Todorova E, Bochev I, Mourdjeva M, et al: Adipose tissue–derived mesenchymal stem cells are more potent suppressors of dendritic cells differentiation compared to bone marrow–derived mesenchymal stem cells. *Immunol Lett* 126:37-42, 2009.
12. Gimble JM, Bunnell BA, Guilak F: Human adipose-derived cells: an update on the transition to clinical translation. *Regen Med* 7:225-235, 2012.
13. Riordan NH, Ichim TE, Min WP, et al: Non-expanded adipose stromal vascular fraction cell therapy for multiple sclerosis. *J Transl Med* 7:29, 2009.
14. Yasuda K, Ozaki T, Saka Y, et al: Autologous cell therapy for cisplatin-induced acute kidney injury by using non-expanded adipose tissue–derived cells. *Cytotherapy* 14:1089-1100, 2012.
15. Togel F, Zhang P, Hu Z, et al: VEGF is a mediator of the renoprotective effects of multipotent marrow stromal cells in acute kidney injury. *J Cell Mol Med* 13:2109-2114, 2009.
16. McTaggart SJ, Atkinson K: Mesenchymal stem cells: immunobiology and therapeutic potential in kidney disease. *Nephrology (Carlton)* 12:44-52, 2007.
17. Scruggs BA, Semon JA, Zhang X, et al: Age of the donor reduces the ability of human adipose-derived stem cells to alleviate symptoms in the experimental autoimmune encephalomyelitis mouse model. *Stem Cells Transl Med* 2:797-807, 2013.
18. Lei L, Liao W, Sheng P, et al: Biological character of human adipose-derived adult stem cells and influence of donor age on cell replication in culture. *Sci China C Life Sci* 50:320-328, 2007.
19. Kretlow JD, Jin YQ, Liu W, et al: Donor age and cell passage affects differentiation potential of murine bone marrow–derived stem cells. *BMC Cell Biol* 9:60, 2008.

20. Wang J, Liao L, Wang S, et al: Cell therapy with autologous mesenchymal stem cells-how the disease process impacts clinical considerations. *Cytotherapy* 15:893-904, 2013.

21. Martinello T, Bronzini I, Maccatrozzo L, et al: Canine adipose-derived-mesenchymal stem cells do not lose stem features after a long-term cryopreservation. *Res Vet Sci* 91:18-24, 2011.

22. Schaffler A, Buchler C: Concise review: adipose tissue–derived stromal cells—basic and clinical implications for novel cell-based therapies. *Stem Cells* 25:818-827, 2007.

23. Semedo P, Correa-Costa M, Antonio Cenedeze M, et al: Mesenchymal stem cells attenuate renal fibrosis through immune modulation and remodeling properties in a rat remnant kidney model. *Stem Cells* 27:3063-3073, 2009.

24. Cavaglieri RC, Martini D, Sogayar MC, et al: Mesenchymal stem cells delivered at the subcapsule of the kidney ameliorate renal disease in the rat remnant kidney model. *Transplant Proc* 41:947-951, 2009.

25. English K, Barry FP, Mahon BP: Murine mesenchymal stem cells suppress dendritic cell migration, maturation and antigen presentation. *Immunol Lett* 115:50-58, 2008.

26. McIntosh KR, Frazier T, Rowan BG, et al: Evolution and future prospects of adipose-derived immunomodulatory cell therapeutics. *Expert Rev Clin Immunol* 9:175-184, 2013.

27. Togel F, Cohen A, Zhang P, et al: Autologous and allogeneic marrow stromal cells are safe and effective for the treatment of acute kidney injury. *Stem Cells Dev* 18:475-485, 2009.

28. Togel F, Weiss K, Yang Y, et al: Vasculotropic, paracrine actions of infused mesenchymal stem cells are important to the recovery from acute kidney injury. *Am J Physiol Renal Physiol* 292:F1626-F1635, 2007.

29. Barry FP, Murphy JM, English K, et al: Immunogenicity of adult mesenchymal stem cells: lessons from the fetal allograft. *Stem Cells Dev* 14:252-265, 2005.

30. Semedo P, Wang PM, Andreucci TH, et al: Mesenchymal stem cells ameliorate tissue damages triggered by renal ischemia and reperfusion injury. *Transplant Proc* 39:421-423, 2007.

31. Morigi M, Imberti B, Zoja C, et al: Mesenchymal stem cells are renotropic, helping to repair the kidney and improve function in acute renal failure. *J Am Soc Nephrol* 15:1794-1804, 2004.

32. Little MH, Rae FK: Review article: Potential cellular therapies for renal disease: can we translate results from animal studies to the human condition? *Nephrology (Carlton)* 14:544-553, 2009.

33. Kim SS, Park HJ, Han J, et al: Improvement of kidney failure with fetal kidney precursor cell transplantation. *Transplantation* 83:1249-1258, 2007.

34. Kitamura S, Yamasaki Y, Kinomura M, et al: Establishment and characterization of renal progenitor like cells from S3 segment of nephron in rat adult kidney. *FASEB J* 19:1789-1797, 2005.

35. Togel F, Yang Y, Zhang P, et al: Bioluminescence imaging to monitor the *in vivo* distribution of administered mesenchymal stem cells in acute kidney injury. *Am J Physiol Renal Physiol* 295:F315-F321, 2008.

36. Lee SR, Lee SH, Moon JY, et al: Repeated administration of bone marrow–derived mesenchymal stem cells improved the protective effects on a remnant kidney model. *Ren Fail* 32:840-848, 2010.

37. Villanueva S, Ewertz E, Carrion F, et al: Mesenchymal stem cell injection ameliorates chronic renal failure in a rat model. *Clin Sci (Lond)* 121:489-499, 2011.

38. Kirpatovskii VI, Kazachenko AV, Plotnikov EY, et al: Functional aftereffects of intraparenchymatous injection of human fetal stem and progenitor cells to rats with chronic and acute renal failure. *Bull Exp Biol Med* 141:500-506, 2006.

39. Choi S, Park M, Kim J, et al: The role of mesenchymal stem cells in the functional improvement of chronic renal failure. *Stem Cells Dev* 18:521-529, 2009.

40. Ninichuk V, Gross O, Segerer S, et al: Multipotent mesenchymal stem cells reduce interstitial fibrosis but do not delay progression of chronic kidney disease in collagen4A3-deficient mice. *Kidney Int* 70:121-129, 2006.

41. Villanueva S, Carreno JE, Salazar L, et al: Human mesenchymal stem cells derived from adipose tissue reduce functional and tissue damage in a rat model of chronic renal failure. *Clin Sci (Lond)* 125:199-210, 2013.

42. Quimby JM, Webb TL, Gibbons DS, et al: Evaluation of intrarenal mesenchymal stem cell injection for treatment of chronic kidney disease in cats: a pilot study. *J Feline Med Surg* 13:418-426, 2011.

43. Berent A: *Selective renal intra-arterial and non-selective intravenous delivery of autologous mesenchymal-derived stem cells in canine and feline patients with acute and chronic kidney disease.* Seattle, WA, 2013, ACVIM Forum.

44. Moll G, Rasmusson-Duprez I, von Bahr L, et al: Are therapeutic human mesenchymal stromal cells compatible with human blood? *Stem Cells* 30:1565-1574, 2012.

Doença Renal Aguda

Cathy Langston e Adam Eatroff

ETIOLOGIA E FISIOPATOLOGIA

A doença renal aguda (DRA) é tradicionalmente classificada em etiologias hemodinâmicas (pré-renais), parenquimais renais (intrínsecas) e pós-renais. Embora conceitualmente essas categorias proporcionem um sistema para a compreensão da fisiopatologia de vários insultos renais, a relevância clínica dessa taxonomia é questionável, porque a DRA geralmente é o resultado de doença sistêmica, extrarrenal e de lesões renais específicas. Em um trabalho recente foi questionado se a azotemia secundária à depleção de volume resulta realmente em lesão renal por si só ou se representa uma resposta renal fisiológica apropriada (i.e., acentuada redução na filtração glomerular) em decorrência da necessidade de conservação do fluido extracelular.[1] Além disso, o diagnóstico de azotemia hemodinâmica (pré-renal) geralmente é retrospectivo, limitando sua utilidade clínica. No entanto, em pessoas, a azotemia hemodinâmica (referida como *azotemia transitória*) está associada a *odds ratio* mais alta para mortalidade, similar à da azotemia persistente.[2] Embora etiologias pós-renais de DRA sejam tipicamente reconhecidas como alterações estruturais ou funcionais no trato urinário que impedem o fluxo urinário, os processos fisiopatológicos que resultam em uremia podem não ser relacionados à função excretória renal (p. ex., ruptura do trato urinário inferior) ou podem englobar múltiplos componentes desse esquema de classificação. Por exemplo, no caso de obstrução ureteral, a azotemia pode ser o resultado não apenas de bloqueio do fluxo urinário da pelve renal, mas também a resposta renal inadequada a essa obstrução, consistindo em intensa vasoconstrição arteriolar e influxo de células inflamatórias.[3] A resposta inflamatória à obstrução ureteral pode, por si só, produzir significativa lesão parenquimal renal intrínseca suficientemente grave para afetar a função excretória renal.

Classicamente, o curso clínico da DRA prossegue através de quatro fases: a fase de início, a fase de extensão, a fase de manutenção e a fase de recuperação. Essas fases são definidas por modelos experimentais de DRA e podem não ser representativas da natureza multifatorial da doença. Nos casos clínicos de DRA, o processo fisiopatológico que resulta em disfunção renal geralmente é multifatorial, com componentes isquêmicos, inflamatórios, tóxicos e sépticos sobrepostos em muitos casos; a divisão da DRA nessas fases tem pouca utilidade clínica.

Existem muitas possíveis etiologias de DRA felina (Quadro 50-1). As etiologias encontradas, diagnosticadas ou discutidas com mais frequência em medicina felina serão discutidas nas seções a seguir.

Obstrução Ureteral

A obstrução do trato urinário superior se tornou uma causa comum de DRA felina nos últimos 20 anos. O diâmetro interno do ureter felino é de aproximadamente 0,4 mm, o que torna essa estrutura altamente propensa à obstrução, devido a estenose, cálculos intraluminais, inflamação ou edema mural, espasmo muscular ou compressão extramural.[4,5] Embora nefrólitos e ureterólitos de oxalato de cálcio sejam relacionados com mais frequência às lesões obstrutivas,[6] o surgimento de cálculos sanguíneos,[7] inflamação e fibrose com hipertrofia da musculatura lisa da parede ureteral (estenoses)[8] e ureteres circuncavais[9] tornaram as técnicas avançadas de imagens fundamentais para a acurada identificação pré-cirúrgica da causa da obstrução ureteral. Essas informações podem indicar se há a necessidade do encaminhamento do paciente para instituições selecionadas para intervenções específicas (p. ex., *bypass* ureteral subcutâneo [SC]). A fisiopatologia da DRA secundária à obstrução ureteral é complexa, e a maioria das informações disponíveis foi obtida de outras espécies diferentes do gato.[3,10] Os processos fisiopatológicos compartilhados por várias espécies incluem vasoconstrição, influxo de células inflamatórias e a liberação de enzimas proteolíticas, e recrutamento de fibroblastos com resultante fibroplasia.

Intoxicação por Lírio

As espécies dos gêneros *Lilium* e *Hemerocallis* têm sido implicadas na DRA felina de gravidade variável. Embora nem o princípio tóxico nem a dose tóxica tenham sido claramente estabelecidos, foi sugerido em um relato que a fração aquosa das flores e folhas dessa planta é tóxica e que a ingestão de uma única flor pode causar DRA clinicamente aparente.[11] A pancreatite foi implicada como um fator complicador em modelos experimentais, assim como clinicamente e no momento da necrópsia,[12] mas ainda precisa ser determinado se a pancreatite precede a DRA, ou se é uma consequência desta ou se ocorre independentemente. Os primeiros relatos de intoxicação por lírio descreveram um mau prognóstico.[12,13] No entanto, estudos mais recentes sugeriram que a azotemia se desenvolve com pouca frequência secundária à exposição ao lírio.[14,15] Na experiência dos autores, a DRA secundária à intoxicação por lírio que resulta em anúria acarreta um mau prognóstico.

Pielonefrite

Na experiência dos autores, o diagnóstico diferencial citado com mais frequência para a DRA (isolada ou sobreposta à doença

QUADRO 50-1 Lista de Etiologias para a Doença Renal Aguda em Felinos

Nefrotoxinas

Agentes Antimicrobianos
Aminoglicosídeos
Aztreonam
Carbapenens
Cefalosporinas
Penicillinas
Polimixinas
Quinolonas
Rifampicina
Sulfonamidas
Tetraciclinas
Vancomicina

Agentes Antifúngicos
Anfotericina B

Drogas Antineoplásicas
Cisplatina e carboplatina
Doxorrubicina
Metotrexato

Agentes Antivirais
Aciclovir
Foscarnet

Agentes Antiprotozoários
Dapsona
Pentamidina
Sulfadiazina
Tiacetarsamida
Sulfametoxazol-trimetoprima

Drogas Imunossupressoras
Azatioprina
Inibidores de calcineurina (p. ex., ciclosporina, tacrolimo)
Interleucina-2

Agentes Terapêuticos Diversos
Acetaminofeno
Alopurinol
Inibidores da enzima conversora de angiotensina
Antidepressivos
Apomorfina
Cimetidina
Deferoxamina
Dextran-40
Diuréticos
Ácido e-aminocaproico
Acido etilenodiaminetetracético
Fármacos redutores de lipídios
Lítio
Metoxiflurano
Anti-inflamatórios não esteroidais
Penicilamina

Acidificantes urinários contendo fósforo
Estreptoquinase
Antidepressivos tricíclicos
Análogos da vitamina D

Compostos endógenos
Hemoglobina
Mioglobina (p. ex., trauma/rabdomiólise)

Metais Pesados
Antimônio
Arsênico
Sais de bismuto
Cádmio
Cromo
Cobre
Ouro
Chumbo
Mercúrio
Níquel
Prata
Tálio
Urânio

Compostos Orgânicos
Tetracloreto de carbono e outros hidrocarbonetos clorados
Clorofórmio
Etilenoglicol
Herbicidas
Pesticidas
Solventes

Agentes Não Terapêuticos Diversos
Veneno de abelha
Difosfonato
Antagonistas de cálcio
Nitrato de gálio
Drogas ilícitas
Lírios
Cogumelos
Agentes de radiocontraste
Veneno de cobra
Fluoreto de sódio
Fertilizante superfosfato
Rodenticidas contendo vitamina D

QUADRO 50-1 Lista de Etiologias para a Doença Renal Aguda em Felinos *(Cont.)*

Insultos Não Nefrotóxicos

Diminuição do Débito Cardíaco/Isquemia
Depleção de volume
Insuficiência cardíaca congestiva
Arritmia
Parada cardíaca
Tamponamento cardíaco
Sobrecarga de fluido
Anestesia profunda
Cirurgia extensa
Trombose de vaso renal
Hiperviscosidade/policitemia
Síndrome hepatorrenal

Infecciosas
Pielonefrite bacteriana/fúngica
Leptospirose
Peritonite infecciosa felina
Endocardite bacteriana

Imunomediadas/Inflamatórias
Glomerulonefrite aguda
Lúpus eritematoso sistêmico
Rejeição de transplante renal
Vasculite
Síndrome da resposta inflamatória sistêmica
Sepse
Coagulação intravascular disseminada

Obstrutivas
Obstrução ureteral
Obstrução uretral

Miscelânea
Linfoma
Reação à transfusão sanguínea
Insolação/hipertermia
Hipertensão maligna
Neoplasia
Hipercalcemia

renal crônica [DRC] preexistente) é a pielonefrite. Para o diagnóstico definitivo de pielonefrite é necessária à identificação de bactérias na urina coletada por pielocentese, mas esse procedimento raramente é realizado devido aos riscos associados de urorretroperitônio, uroperitônio ou urossepse. Portanto, esse diagnóstico geralmente é estabelecido com base na aparência ultrassonográfica das pelves renais com ou sem cultura bacteriana positiva de urina obtida por cistocentese. O uso de dimensões pélvicas renais para o diagnóstico de pielonefrite é problemático por várias razões. Primeiro, parece haver uma grande sobreposição nas dimensões pélvicas renais entre os gatos saudáveis e aqueles com várias doenças renais, incluindo a pielonefrite.[16] Segundo, a associação entre dilatação pélvica renal e pielonefrite foi desenvolvida principalmente por um estudo experimental em que a pielonefrite foi induzida em gatos por ligadura do ureter e injeção intravenosa de *Escherichia coli*.[17] Finalmente, em outras espécies (particularmente em humanos), os critérios para a obtenção de imagens para a pielonefrite tipicamente não incluem o grau de dilatação pélvica renal que é aceito como a confirmação desse distúrbio na medicina veterinária.[18] Por essas razões, apesar de sua ubiquidade como um diagnóstico presuntivo de DRA, a real incidência e a importância dessa doença na população felina são desconhecidas atualmente.

Leptospirose

Embora a DRA felina geralmente não esteja associada à leptospirose, há relatos de azotemia aguda associada a títulos positivos de aglutinação microscópica para sorogrupos específicos de *Leptospira* spp.[19] Além disso, demonstrou-se por pesquisas sorológicas a exposição à *Leptospira spp.* em uma significativa proporção de gatos domésticos.[20,21] Esses dados, juntamente com o fato de que os gatos frequentemente caçam roedores que servem de reservatórios de muitas leptospiras patogênicas, sugerem o papel da leptospirose como uma causa de DRA felina emergente, e devem ser reexaminados.[22]

EPIDEMIOLOGIA

Faltam dados epidemiológicos caracterizando a DRA felina. A informação disponível é limitada às séries de casos e aos relatos baseados em observações pessoais dos centros de referência com altos números de casos. Além disso, é provável que os dados epidemiológicos variem, dependendo da etiologia da DRA. Por exemplo, a população de pacientes suscetíveis a obstruções ureterais unilaterais que resultam em complicações urêmicas (i.e., tipicamente gatos de meia-idade a idosos com DRC subjacente) provavelmente é diferente da população em maior risco de DRA secundária à exposição ao lírio (i.e., gatos jovens, curiosos). Finalmente, os limitados dados disponíveis caracterizando a DRA felina foram gerados em instituições únicas com limitada variação demográfica e geográfica de paciente e cliente. Portanto, as generalizações referentes às características epidemiológicas de DRA felina devem ser interpretadas com cuidado.

Além das dificuldades inerentes à caracterização de uma síndrome com amplas características etiológicas e epidemiológicas, a ausência de uma definição padrão de DRA e o amplo espectro da lesão (que varia de lesão subcelular clinicamente indetectável à insuficiência excretória fulminante) impediram o progresso na compreensão da extensão dessa doença. A recente padronização da definição e a estratificação da gravidade da DRA na medicina humana não apenas permitiram estudos

Tabela 50-1	**Esquema de Graduação da International Renal Interest Society para a Doença Renal Aguda**	
Grau†	**Creatinina**	**Descrição Clínica**
Estágio I	<1,6 mg/dL (<140 µmol/L)	DRA não azotêmica
		DRA documentada: Evidência histórica, clínica, laboratorial ou imagens de DRA; oligúria/anúria clínica; responsividade de volume* *e/ou* Aumento não azotêmico progressivo na creatinina sérica ≥0,3 mg/dL (≥26,4 µmol/L) dentro de 48 horas Oligúria mensurada (<1 mL/kg/h) ou anúria por mais de 6 horas
Estágio II	1,7-2,5 mg/dL (141-220 µmol/L)	DRA leve DRA documentada e azotemia estática ou progressiva Aumento azotêmico progressivo na creatinina sérica ≥0,3 mg/dL (≥26,4 µmol/L) dentro de 48 horas, ou responsividade ao volume* Oligúria mensurada (<1 mL/kg/h) ou anúria por mais de 6 horas
Estágio III	2,6-5,0 mg/dL (221-439 µmol/L)	DRA moderada a grave
Estágio IV	5,1-10,0 mg/dL (440-880 µmol/L)	DRA documentada e gravidade crescente de azotemia e falha funcional
Estágio V	>10,0 mg/dL (>880 µmol/L)	

DRA, doença renal aguda.

*Responsividade ao volume é um aumento na produção urinária >1 mL/kg/h por mais de 6 horas e/ou diminuição da creatinina sérica até o basal por mais de 48 horas.

†Cada estágio de DRA é ainda subestadiado com base da produção urinária atual como oligúrico ou não oligúrico e na necessidade de terapia de substituição renal.

epidemiológicos mais aplicáveis, mas também a extração de resultados clinicamente mais significativos em vários estudos clínicos. Os dois esquemas aceitos de forma mais ampla para a definição e classificação da DRA humana são os esquemas Risk Injury Failure End-Stage Kidney Disease (RIFLE) e Acute Kidney Injury Network (AKIN), sendo o último desenvolvido pela modificação do primeiro, com o intuito de melhorar a sensibilidade de detecção de DRA.[23,24] Ambas as séries de critérios parecem ter desempenhos igualmente bons quando são avaliadas tanto a sensibilidade de detecção da DRA quanto a capacidade preditiva de resultados adversos; portanto, esses esquemas se tornaram aceitos dentro da comunidade de nefrologia humana como os meios padrão para a definição da DRA para caracterização epidemiológica. Com base nos vários obstáculos que impedem a aplicação desses esquemas para a população felina, Cowgill propôs recentemente um esquema de estadiamento veterinário destinado à aplicação à população veterinária (Tabela 50-1).[25] Esse esquema proposto ainda precisa ser validado quanto à utilidade clínica em gatos.

HISTÓRICO, SINAIS CLÍNICOS E EXAME FÍSICO

As alterações comuns incluem letargia, vômito, diarreia e anorexia, mas esses sinais são inespecíficos e podem ser resultantes de uma variedade de doenças extrarrenais. Oligúria, anúria ou poliúria podem ser observadas. Quando um paciente está poliúrico, pode estar presente polidipsia compensatória, ou a ingestão de água pode estar reduzida devido à anorexia. Quando os pacientes são acometidos gravemente, relatos de convulsões, síncope e dispneia podem ofuscar os sinais mais clássicos de apresentação associados à DRA.

O exame físico evidencia poucas alterações específicas de DRA, além de rins aumentados e dolorosos. No entanto, a renomegalia e a dor renal estão presentes de modo inconsistente, e em alguns casos em que a DRC subjacente está presente concomitantemente, os rins apresentam-se pequenos. A desidratação é um achado comum no momento da apresentação inicial, especialmente nos gatos com DRA sobreposta à DRC. No entanto, é comum a avaliação imprecisa do estado de hidratação pelos parâmetros do exame físico, e muitos pacientes eu-hidratados e super-hidratados são erroneamente classificados como desidratados. Outros achados podem estar presentes, como halitose, dilatação dos vasos da esclera, bradicardia, contusão cutânea, edema periférico, melena e diarreia. A ulceração e necrose da mucosa oral são comuns em pacientes com uremia grave. Essas alterações podem ocorrer em decorrência do fenômeno de calcifilaxia urêmica ou estomatite urêmica. Embora a distribuição anatômica e as lesões histológicas variem nesses dois processos, a aparência macroscópica pode ser semelhante (i.e., ulceração).[26,27] Mais estudos se justificam para melhor caracterização dessas lesões, porque o tratamento apropriado pode variar. Muitas das alterações do exame físico anteriormente mencionadas podem ser secundárias à uremia, ao processo primário de doença que resulta em DRA (p. ex., coagulação intravascular disseminada, vasculite) ou à lesão concomitante de órgão extrarrenal (p. ex., pancreatite). Hipotermia é uma alteração frequente, e na ausência de choque circulatório acredita-se que esteja associada à alteração do ponto de ajuste termorregulatório hipotalâmico secundário à influência de uremia.[28] Normotermia ou hipertermia podem ser sugestivas de uma etiologia infecciosa, inflamatória ou imunomediada.

Um dilema diagnóstico geralmente associado à avaliação inicial do paciente felino refere-se à determinação da existência de um componente crônico subjacente à DRA. A presença de

DRC subjacente pode ter sérias implicações na determinação do prognóstico do paciente e do potencial para recuperação renal, podendo influenciar na disposição do tutor do gato em procurar um tratamento intensivo geralmente necessário para maximizar a probabilidade de um resultado positivo. Contudo, os dados clinicopatológicos que caracterizam a função renal anterior frequentemente não estão disponíveis, o que tornam as alterações sutis do histórico e do exame físico vitais para a avaliação da probabilidade da DRC de base. A gordura corporal e a condição muscular podem proporcionar a percepção da cronicidade da doença renal ou extrarrenal. A cuidadosa palpação dos rins pode auxiliar na avaliação do tamanho e formato renais (p. ex., muitas vezes, rins com pequenos ou com contornos irregulares são detectados em associação à DRC). Os meios mais sensíveis para avaliar essas características é a visualização por radiografia ou ultrassonografia. Embora o uso de imagens, técnicas clinicopatológicas e (raramente) histopatologia renal possam ser úteis nos casos em que a DRC subjacente não está prontamente aparente, muitos casos de DRA felina com um componente crônico de base podem ser identificados pelo questionamento completo ao tutor e pelo exame físico.

DIAGNÓSTICO

Como a maioria dos casos de DRA felina se manifesta com o severo declínio da função excretória renal, o diagnóstico é feito tipicamente com base em uma única avaliação ou em avaliações seriadas da creatinina e/ou da concentração de ureia no sangue total, soro ou plasma. Portanto, as técnicas de diagnóstico discutidas nas seções a seguir são empregadas para determinar a etiologia, as opções apropriadas de tratamento e o prognóstico da DRA já identificada.

Testes Laboratoriais

Embora as alterações no hemograma completo geralmente sejam inespecíficas na DRA, alterações sutis em vários componentes da série vermelha e branca podem ser úteis para a compreensão sobre cronicidade, etiologia e prognóstico. Embora a anemia possa ser decorrente de múltiplas causas, essa anormalidade tem importantes implicações tanto para a determinação da cronicidade como para o planejamento das opções de tratamento, por exemplo, a hemodiálise. Embora a anemia possa ser uma complicação tanto da doença renal aguda, quanto da DRC, é encontrada com maior frequência e geralmente é mais grave (i.e., hematócrito inferior a 20%) nos casos em que há um componente crônico de base. Um gato com anemia moderada a grave necessitará de transfusão de hemácias durante um curso extenso de tratamento, devido à necessidade de coletas seriadas de amostras de sangue. Portanto, a disponibilidade de doador de produtos sanguíneos, assim como da tipagem sanguínea e os testes de reação cruzada, devem ser determinados próximo ao momento da apresentação inicial. Embora geralmente se observe anormalidades compatíveis com resposta inflamatória ou ao estresse na análise das células brancas, alterações como a presença de um desvio à esquerda (bastonetes circulantes) podem indicar inflamação clinicamente mais significativa, como a síndrome da resposta inflamatória sistêmica (com ou sem sepse concomitante).

O painel bioquímico sérico ou plasmático pode auxiliar na compreensão das manifestações extrarrenais ou das consequências da DRA, assim como da presença de doença multissistêmica. A gravidade da azotemia depende da etiologia e duração da DRA. A relação entre ureia e creatinina pode ser alta na hemorragia gastrintestinal (GI) ou na desidratação, ou ser baixa nos estágios iniciais da DRA. O grau de hiperfosfatemia tipicamente reflete o da hipercreatinemia com poucas exceções (p. ex., intoxicação aguda por etilenoglicol, animal juvenil em crescimento, síndrome da realimentação). As concentrações de cálcio ionizado estão normais ou baixas, desde que a hipercalcemia não seja a causa da DRA. A intoxicação por etilenoglicol causa uma profunda hipocalcemia ionizada, devido à hiperfosfatemia grave e quelação do cálcio pelo oxalato. O ânion *gap* geralmente é alto secundário à retenção de ácidos orgânicos e inorgânicos, mas pode estar normal no curso inicial da doença, ou caso a hipoalbuminemia esteja presente. Um alto ânion *gap* sem (ou antes de) a presença de azotemia confirma a intoxicação nos casos de suspeita de exposição ao etilenoglicol. O ânion *gap* é calculado pela fórmula*:

$$\hat{A}nion\,gap = \left(Na^+ + K^+\right) - \left(HCO_3^- + Cl^-\right)$$

O ânion *gap* normal é de aproximadamente 13 a 27 mEq/L.

A urinálise pode dar informações referentes à etiologia e à gravidade da DRA. Deve-se ter o cuidado, porém, de examinar a urina logo após a coleta para evitar alterações causadas por artefatos na composição bioquímica e celular. A densidade específica da urina geralmente é isostenúrica (1.007 a 1.015) nos casos de insuficiência intrínseca. Uma tira reagente de urina pode revelar uma combinação de glicosúria (sem hiperglicemia), proteinúria, bilirrubinúria e hemoglobinúria, dependendo da etiologia de base. Deve-se ter o cuidado de obter o histórico completo, como a possiblidade de administração de vários medicamentos (p. ex., ácido ascórbico, cefalexina, enrofloxacina) que pode interferir nos resultados de certos ensaios destinados a detectar glicosúria.[29,30] Geralmente, a proteinúria está presente, mas a gravidade qualitativa (tira reagente) e quantitativa (relação proteína:creatinina na urina) podem variar em uma etiologia específica. A avaliação da proteinúria por meio de tira reagente tem limitado valor em gatos, devido à discordância com a relação de proteína:creatinina na urina.[31] O pH urinário geralmente é ácido, a não ser que haja uma infecção bacteriana do trato urinário (ITU) concomitante. A cuidadosa avaliação microscópica do sedimento urinário pode revelar piúria (sugestiva de nefrite), hemácias dismórficas (sugestivas de doença glomerular, um diagnóstico incomum no gato) ou cilindros (mais frequentemente granulares, porém raramente são observados cilindros de leucócitos e hemácias). Na medicina humana, a eosinúria foi associada à nefrite intersticial aguda (secundária à reação medicamentosa). No entanto, foi demonstrado em publicações mais recentes que essa alteração não apresenta características satisfatórias que tornem o teste útil para a identificação dessa etiologia específica.[32] Os cristais de oxalato de cálcio presentes em grandes números sustentam a

---

*Na^+, Sódio; K^+, potássio; HCO_3^-, bicarbonato; Cl^-, cloreto.

presença de intoxicação por etilenoglicol, embora poucos cristais de oxalato possam estar presentes na urina de pacientes saudáveis. A cristalúria é um artefato comum *in vitro*, a qual é secundária ao armazenamento prolongado de urina antes da análise.[33] Uma modificação da coloração de Romanowsky , a qual pode ser utilizada *in-house*, geralmente é útil para a avaliação detalhada da morfologia de leucócitos e hemácias, assim como para a identificação das bactérias. Uma cultura bacteriana da urina é importante para confirmar a presença de uma ITU e guiar a terapia antimicrobiana.

Exames de Imagens

Uma silhueta renal normal ou renomegalia pode ser observada em radiografias abdominais, mas a hidronefrose não pode ser detectada por radiografia. Os urólitos podem ser aparentes, desde que o seu tamanho esteja acima do limite de detecção (tipicamente 3 a 4 mm de diâmetro). Embora a radiografia e a ultrassonografia sejam tipicamente complementares (cálculos ureterais que podem ser obscurecidos por gás ou ingesta durante a ultrassonografia geralmente podem ser detectados por radiografia), a ultrassonografia quase sempre fornece mais informações.

Nos casos de DRA sem um componente subjacente crônico, pela ultrassonografia abdominal geralmente observam-se rins normais ou aumentados com arquitetura parenquimal normal. Como muitos pacientes (especialmente os geriátricos) com DRA têm DRC de base, alterações ultrassonográficas (como diminuição da definição corticomedular, cistos, infartos, rins de tamanho pequeno e contorno irregular) são significativas e devem ser consideradas fatores importantes para a formulação do prognóstico a longo prazo. A presença de alterações ultrassonográficas compatíveis com DRC não impede a possibilidade de uma lesão aguda sobreposta e, portanto, o potencial para, pelo menos, uma recuperação renal parcial. Da mesma forma, a arquitetura renal ultrassonográfica normal não descarta a possibilidade de DRC. O fluido perirrenal é observado com frequência em uma variedade de etiologias de DRA, podendo também ser visto secundariamente à sobrecarga de volume. A aspiração e análise do fluido perirrenal tipicamente não são compensatórias, porque o fluido pode ser viscoso, resultando em impossibilidade de coletar um volume suficiente para análise.[34] O espessamento hipoecoico subcapsular renal foi descrito em gatos submetidos à punção aspirativa com agulha fina (PAAF) ou biópsia renal com agulha. A presença desse espessamento tem um valor preditivo positivo razoavelmente alto para a identificação de linfoma renal (80,9%), mas o valor preditivo negativo (66,7%) também é alto, o que não permite que o linfoma seja descartado na ausência desse achado.[35]

A ultrassonografia das pelves renais e ureteres é a ferramenta mais prática para se diagnosticar as obstruções ureterais. O diâmetro pélvico renal sempre deve ser mensurado no plano transverso desde a ponta da papila renal até o aspecto mais proximal do ureter (Fig. 50-1A), porque essa convenção permite uma metodologia consistente para a avaliação de estudos ultrassonográficos seriados. A mensuração do diâmetro pélvico renal no plano sagital pode ser problemática porque a periferia

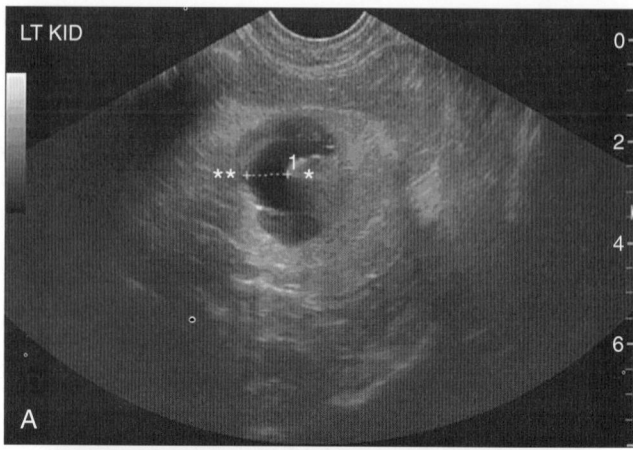

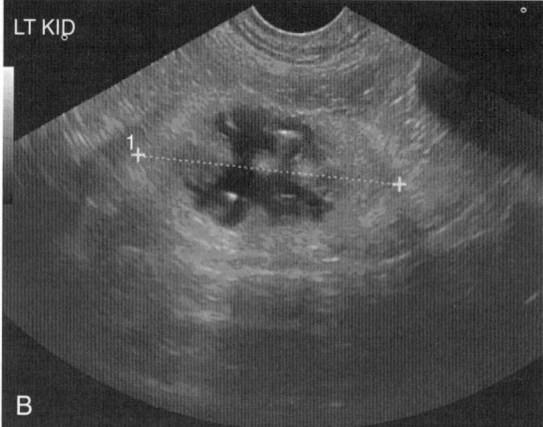

Figura 50-1: A, Diâmetro pélvico renal mensurado no plano transverso. A mensuração do diâmetro pélvico renal foi de 0,83 cm da ponta da papila renal *(*)* até a porção mais proximal do ureter *(**)*. **B,** O mesmo rim observado no plano sagital. Observe a irregularidade da margem pélvica renal.

da pelve renal pode ser irregular, quando avaliada sob esse ponto de vista (Fig. 50-1B). Em um estudo recente em cães e gatos, uma largura pélvica renal igual ou superior a 13 mm apresentou especificidade de 100% para a identificação da obstrução do fluxo renal de saída.[16] Exames seriados são ocasionalmente necessários em pacientes nos quais há forte suspeita de obstrução ureteral, mas o diâmetro pélvico renal inicial não confirma uma obstrução. A documentação de uma largura pélvica renal aumentada durante horas a dias sustenta fortemente uma obstrução ureteral aguda.

Ocasionalmente, um pielograma intravenoso (IV) pode auxiliar na identificação de doenças pélvica, ureteral e cística, especialmente as lesões renais obstrutivas que não são imediatamente aparentes nas pesquisas radiográficas ou ultrassonográficas. Além disso, pode dar informações referentes à função renal do rim contralateral. Por exemplo, se a captação de radiocontraste não for detectável no parênquima renal ou sistema coletor, a probabilidade de uma taxa de filtração glomerular (TFG) substancial nesse rim é baixa. Se a TFG em um rim obstruído estiver abaixo de um determinado limiar, historicamente identificada por uma concentração creatinina maior que 3,5 mg/dL (267 µmol/L),[36] um pielograma IV resultará em um estudo inadequado devido à má captação do contraste. A pielografia anterógrada pode ser a melhor escolha para detecção de lesões ureterais obstrutivas, porque essa técnica não depende de uma adequada TFG para a conveniente distribuição do material de contraste.[37] A tomografia computadorizada (TC) ou as imagens por ressonância magnética podem acrescentar informações sobre arquitetura renal e caracterizam melhor a obstrução. Essas técnicas também eliminam os problemas associados à sobreposição de tecido mole e osso, assim como artefato de sombreamento encontrado quando o trato GI sobrejacente está preenchido com gás. Como recentemente é maior a disponibilidade de aquisição de imagem de alta velocidade em muitas plataformas de TC, essa técnica provavelmente se tornará o método padrão de aquisição de imagens nos estudos com contraste.

Outras Modalidades de Diagnóstico

A mensuração da TFG (p. ex., via *clearance* de iohexol, *clearance* de creatinina endógena ou cintilografia) tem limitada aplicabilidade na identificação inicial da DRA clínica, porque o grau de comprometimento na TFG quase sempre é detectável por marcadores substitutos, como a concentração sérica ou plasmática de creatinina. Tipicamente, após o diagnóstico de DRA por concentrações séricas ou plasmáticas de creatinina e ureia, nenhum teste adicional é útil para a confirmação de presença de comprometimento renal ou maior caracterização do grau do comprometimento. Embora procedimentos mais avançados (p. ex., cintilografia nuclear, TC com contraste) possam fornecer mais informações caracterizando a TFG de cada rim, essas técnicas podem ser dispendiosas e não se encontram prontamente disponíveis.

A citologia do tecido obtido por PAAF tem limitada utilidade nos casos de DRA, mas pode ajudar na detecção de uma etiologia infiltrativa. Os casos de linfossarcoma felino são frequentemente diagnosticados com base na PAAF percutânea do rim. Ocasionalmente, resultados falso-negativos são obtidos por análise citológica sendo necessária histopatologia para confirmar o diagnóstico. O diagnóstico de amiloidose glomerular e peritonite infecciosa felina necessita de técnicas citológicas especiais (p. ex., coloração vermelho do Congo ou imunocitoquímica para coronavírus, respectivamente), e essas técnicas de diagnóstico não foram rigorosamente avaliadas. O risco de hemorragia secundária à PAAF dos rins é baixo, mas possível, especialmente quando está presente a disfunção plaquetária.

Amostras histopatológicas podem ser obtidas por meio de biópsia percutânea por agulha guiada por ultrassonografia, laparoscopia ou biópsia cirúrgica em cunha. A histopatologia pode confirmar uma etiologia suspeitada (p. ex., intoxicação por etilenoglicol, linfossarcoma renal) ou revelar alterações inespecíficas. Quando não é possível distinguir clinicamente a DRA da DRC em estágio final, a histopatologia (particularmente a coloração tricrômica de Masson) pode ajudar na avaliação da gravidade da fibrose e proporcionar a compreensão do potencial para recuperação renal. O risco de hemorragia significativa secundária à biópsia percutânea renal é alto em gatos devido ao pequeno tamanho de seus rins. Esse risco é intensificado quando a uremia é grave e a disfunção plaquetária está presente.[38]

TERAPIA

O tratamento de DRA destina-se primariamente a abordar a causa de base (se for possível sua identificação e tratamento) e em medidas de suporte para minimizar as sequelas clínicas da uremia (Tabela 50-2). Não existem opções farmacológicas disponíveis que resultem confiavelmente na melhora da função renal excretória e regulatória. Quando são abordadas as causas tratáveis de DRA e a terapia médica convencional é insuficiente para controlar as consequências da uremia, devem ser consideradas as terapias de substituição renal (p. ex., hemodiálise intermitente, terapia contínua de substituição renal, diálise peritoneal ou transplante renal).

Abordando a Causa de Base

Existem poucas etiologias da DRA que podem ser abordadas com uma manobra específica que resulta diretamente na melhora da função excretória renal. Felizmente, uma das causas mais comuns da DRA felina, a obstrução ureteral, pode ser abordada cirúrgica ou (em casos selecionados) endoscopicamente. A restauração da patência ureteral pode ser alcançada com a remoção cirúrgica dos ureterólitos (ureterotomia) ou, nos casos em que existe a preocupação com reobstrução, a colocação de *stents* ureterais com tamanhos específicos para o paciente felino. Todavia, existe potencial para obstrução e/ou migração de *stent*. Além disso, em alguns casos, a presença de uma estenose ureteral impede a colocação do *stent*. Uma alternativa aos *stents* ureterais é a colocação de um dispositivo de *bypass* ureteral SC.[39] Esse dispositivo consiste em uma sonda de nefrostomia e uma sonda de cistostomia, sendo ambas tunelizadas SC e conectada a um portal SC (Fig. 50-2). Esse dispositivo permite a aspiração de urina, assim como pode ser lavado completamente para manter a patência e realizar estudos radiográficos com contraste positivo.

Tradicionalmente, obstruções ureterais são abordadas cirurgicamente, mas um estudo recente descrevendo o tratamento de DRA com hemodiálise intermitente documentou a resolução espontânea de obstrução ureteral em gatos com o suporte de hemodiálise somente. Nesse estudo, oito dos 13 gatos com obstruções ureterais, que não foram tratados cirurgicamente, sobreviveram por mais de 365 dias após a alta hospitalar.[40] Os resultados desse estudo contrastam com os obtidos em um estudo anterior, no qual documentou-se uma taxa de sucesso mais baixa para o tratamento médico de gatos com obstrução ureteral. O último estudo, porém, descreveu gatos com obstruções ureterais secundárias a cálculos ureterais, enquanto o primeiro estudo não diferenciou entre doença obstrutiva causada por cálculos *versus* causas alternativas (p. ex., estenose, espasmo, edema etc.).[41] Com base nos resultados desses dois estudos, os autores não recomendam a cirurgia de retirada de cálculos em gatos com DRA grave secundária a cálculos ureterais, mas consideram cuidados de suporte (com métodos convencionais ou terapia de substituição renal), que são uma opção quando os cálculos ureterais não foram documentados por radiografia ou ultrassonografia.

Tabela 50-2	**Indicações, Doses, Efeitos Adversos e Comentários para Fármacos Frequentemente Usados em Casos de Doença Renal Aguda**			
Fármaco	**Indicação**	**Dosagem**	**Efeitos Adversos**	**Comentários**
Furosemida	Sobrecarga de fluido, oligúria/anúria, hipercalemia	2 a 5 mg/kg bólus, IV, pode ser repetido três a cinco vezes; 0,5 a 1 mg/kg/h, TIC se a produção urinária aumentar após o bólus	Ototoxicidade; depleção de volume (improvável se o paciente for monitorado)	Os resultados frequentemente não são satisfatórios nos casos de DRA grave, mas os efeitos adversos são mínimos, então usar na DRA anúrica
Insulina regular	Hipercalemia	0,5 unidade/kg, IV ou IM, pode ser repetida a cada 4 a 6 horas, desde que seja evitada a hipoglicemia	Hipoglicemia	Efeito hipocalêmico modesto e transitório; dextrose IV deve ser administrada concomitante com, e após, a administração de insulina
Dextrose	Hipercalemia; prevenção de hipoglicemia após administração de insulina	Bólus IV de 2 g/unidade de insulina administrada; bólus seguido de TIC (a concentração de dextrose e a taxa de administração é dependente das concentrações seriais de glicose sanguínea, o estado de hidratação do paciente, e acessibilidade do acesso central)	Hiperglicemia, hiperosmolaridade, hiponatremia, flebite com altas concentrações de dextrose	A dextrose deve ser diluída para evitar flebite; frequentes alterações da TIC da dextrose geralmente necessárias com base nas medidas de glicose sanguínea
Gluconato de cálcio (10%)	Hipercalemia; hipocalcemia sintomática	0,5 a 1,5 mL/kg de solução a 10% ou 50 a 150 mg/kg, IV lentamente, até o efeito, enquanto monitora o ECG; pode ser repetido	Piora da bradicardia e alterações no ECG; hipercalcemia; mineralização do tecido mole	ECG deve ser monitorado durante a administração; não afetará a concentração extracelular de potássio; efetivo na rápida normalização do ECG, mas resultados transitórios; administração de grandes volumes pode contribuir para a mineralização do tecido mole
Bicarbonato de sódio	Acidemia grave	1/4 a 1/3 do *deficit* de base por mais de 30 a 60 minutos, seguida por 1/4 adicional nas 4 a 6 horas subsequentes; dosagem adicional com base na gasometria seriada	Acidose paradoxal do sistema nervoso central, hipernatremia, sobrecarga de fluido, hipocloremia; pode causar ou exacerbar hipocalemia se o paciente for poliúrico; pode exacerbar hipocalcemia	Requer cuidadoso monitoramento dos gases sanguíneos e dos eletrólitos para um tratamento eficaz e prevenção de efeitos adversos
Albuterol (inalatório)	Hipercalemia	Quatro nebulizações; 90 microgramas via aparelho Aerokat®; repetição a cada 1 a 4 horas, se necessário	Taquicardia, tremores, hiperexcitabilidade	Os efeitos adversos são incomuns nessa dose; efeitos observados em 1 a 2 horas mas podem ser necessárias múltiplas doses; os efeitos podem ser mantidos (várias horas); recomendado somente para a hipercalemia muito aguda
Sulfonato sódico de poliestireno	Hipercalemia	2 g/kg ao dia VO ou por tubo de alimentação, dividida em três a quatro doses ao dia; a dose pode ser ajustada até o efeito	Hipernatremia, constipação, necrose colônica	Raramente usada exceto em pacientes em diálise crônica

DRA, Doença renal aguda; ECG, eletrocardiograma; IM, via intramuscular; IV, intravenosa; TIC, taxa de infusão contínua; VO, via oral.

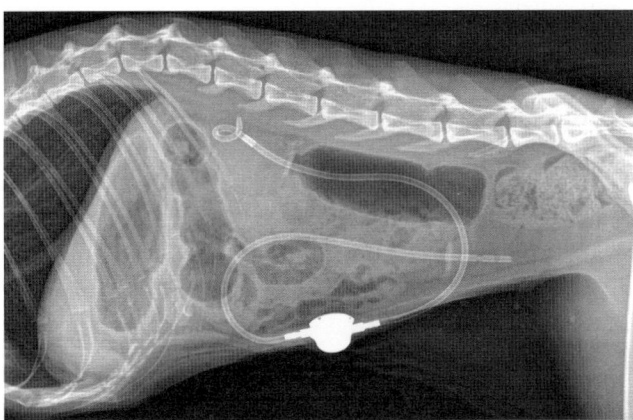

Figura 50-2: Esta radiografia lateral representa a colocação adequada de um dispositivo subcutâneo de *bypass* ureteral. O cateter (*pigtail*) de drenagem está preso na pelve renal direita e o cateter fenestrado, com *cuff* inflado, permite a drenagem de urina através do ápice da bexiga. Os dois cateteres são conectados a um portal de acesso de titânio.

Fluidoterapia

O objetivo da fluidoterapia parenteral é restaurar (a fase de ressuscitação) e manter o equilíbrio normal dos fluidos em todos os compartimentos do corpo. Para assegurar uma adequada perfusão tecidual, os *déficit* de líquido extracelular devem ser corrigidos com uma solução poli-iônica balanceada. O suporte coloidal também pode ser considerado para reduzir a quantidade total de fluido administrado, se houver suspeita de oligúria ou anúria secundária a *déficit* graves na perfusão renal, embora não tenha sido documentado qualquer benefício desse procedimento sobre a terapia cristaloide na medicina humana ou veterinária.[42] Historicamente, considera-se que os coloides sintéticos tenham uma proporção de equivalência volumétrica de 1:4 com parados aos cristaloides.[43] No entanto, sugere-se por meio de evidências científicas que o benefício real de poupar o volume geral de coloides é muito menor.[44] Além disso, a evidência compilada em múltiplas metanálises em humanos sugere que as soluções coloidais sintéticas possam ter um efeito deletério não apenas sobre a função renal, mas na sobrevida geral, especialmente em pacientes em sepse.[45,46] Por essas razões, a opinião do autor é a de que os coloides devem ser usados com cuidado e considerados apenas na fase de ressuscitação da fluidoterapia. Na fase de ressuscitação, deve-se utilizar uma terapia direcionada para restaurar os marcadores de perfusão (p. ex., pressão sanguínea, concentração venosa de lactato, saturação venosa de oxigênio) com metas estabelecidas a serem alcançadas em 24 horas. Se a oligúria ou anúria estiver presente e persistir apesar dos parâmetros dos marcadores de perfusão estarem normais, a administração adicional de fluido deve ser suspensa para evitar a sobrecarga de fluido. A prevenção da sobrecarga de fluido (tipicamente definida como acúmulo superior a 10% do peso corporal) é essencial, porque há ampla evidência documentando a associação entre sobrecarga de fluido e piores resultados clínicos em humanos[47-50] e, mais recentemente, em cães.[51] Os benefícios de um plano restritivo de administração de fluido estão se tornando evidentes não apenas na DRA, mas em uma variedade de estados de doença. Em humanos com

DRA, a prevenção da sobrecarga de fluido está associada a risco reduzido de mortalidade. Além disso, nas doenças frequentemente observadas em concomitância com a DRA, como a lesão pulmonar aguda, um plano restritivo de fluido foi associado a melhores parâmetros de oxigenação e um número maior de dias livres da unidade de cuidados intensivos e do ventilador.[52] Em pacientes submetidos a várias cirurgias abdominais, as complicações foram significativamente reduzidas com regimes restritivos de fluido.[53]

Uma fluidoterapia agressiva que resulta em aumento de volume geralmente tem o efeito de diminuir as concentrações séricas ou plasmáticas de creatinina. Embora historicamente a fluidoterapia agressiva tenha sido elogiada como um meio eficaz de realizar a diurese de toxinas urêmicas, a relação entre essa estratégia de tratamento e o efeito é mais complexa. Em um estudo recente conduzido em humanos demonstrou-se que as alterações nas concentrações séricas de creatinina foram diretamente proporcionais ao grau de acúmulo de fluido em pacientes com DRA, sugerindo que as alterações nas concentrações séricas de creatinina sejam diretamente relacionadas às alterações no volume de distribuição da creatinina.[54] Portanto, as alterações na concentração sérica de creatinina associadas à administração de fluido além do necessário para restauração da perfusão renal normal (quando alterada por *déficit* de volume) provavelmente são o resultado da diluição dessa creatinina, e não do aumento da excreção renal.

A administração de fluido de manutenção (tanto de volume como de composição) deverá ser guiada pelo volume e composição da urina produzida, assim como por contínuas perdas sensíveis (p. ex., de vômito, diarreia e produzida por sucção gástrica) e perda insensível (p. ex., pela respiração, fezes). Muitos pacientes oligúricos ou anúricos não necessitam de fluidoterapia parenteral, porque a carga da quantidade de líquido que acompanha o tratamento como a administração de nutrição parenteral ou enteral (alimentos enlatados são tipicamente compostos por 80% a 90% de água), antibióticos IV (frequentemente diluídos) e a solução fisiológica utilizada para lavar o cateter IV repõem de forma suficiente o que foi perdido por vias sensíveis e insensíveis. Estima-se que as perdas insensíveis variem entre 12 e 29 mL/kg/dia[55,56] e sejam dependentes de vários fatores, como o nível de atividade do paciente, doença subjacente e temperatura corporal. Deve-se fornecer cuidadosa atenção às mudanças no peso corporal do paciente, porque é mais provável que as flutuações muito agudas no peso corporal se devam a alterações no equilíbrio de fluidos e não a alterações dos conteúdos de músculo magro ou de gordura. Altas taxas de fluido de manutenção são defendidas historicamente para os pacientes que produzem urina, com base na justificativa de que a administração de alto volume de fluido além daquele que é necessário para restaurar a volemia normal, irá melhorar a TFG. No entanto, não existem evidências de apoio a essa conduta e, na experiência do autor, essa prática muitas vezes é inútil para a restauração da TFG e geralmente resulta em sobrecarga de fluido. A sobrecarga de fluido concomitante com oligúria ou anúria é uma clara indicação para diálise.

O monitoramento do estado de hidratação para evitar a sobrecarga de volume é um processo contínuo que deve ser repetido com frequência. Esforços devem ser realizados para a adesão ao monitoramento dos parâmetros objetivos de mensuração (p. ex., peso corporal, concentração de lactato venoso, produção de urina) do estado de hidratação, porque os parâmetros subjetivos (p. ex., turgor da pele, produção de saliva) são imprecisos e muitas vezes sofrem interferência de outras variáveis além do estado de hidratação. O peso corporal deve ser mensurado duas a seis vezes ao dia para avaliar as tendências de acúmulo ou falta de fluido. A mensuração da pressão venosa central tradicionalmente é recomendada como um marcador substituto da pré-carga cardíaca e, portanto, do estado de hidratação. No entanto, é necessária uma completa compreensão das limitações dessa técnica para a interpretação apropriada, porque a correlação entre pressão venosa central e volume sanguíneo (assim como as manifestações clínicas de sobrecarga de fluido) é ruim.[57,58]

Diuréticos

O uso de diuréticos no tratamento de DRA é um tópico controverso tanto na medicina humana como na veterinária.[59,60] Muitos dos benefícios dos diuréticos usados com maior frequência na DRA em animais, como a furosemida e o manitol, só foram teorizados ou demonstrados em modelos experimentais de DRA. De fato, há pouca ou nenhuma evidência clínica em medicina humana ou veterinária de que os diuréticos melhoram os resultados na DRA estabelecida. Foi postulado que a capacidade de responder aos diuréticos é um marcador de lesão renal menos grave associada a um melhor prognóstico. No entanto, o aumento da produção urinária após a administração de diurético não coincide necessariamente com maior excreção de soluto urêmico e, portanto, não exclui a necessidade da terapia de substituição renal, caso persistam uremia severa e anormalidades ácido-base e eletrolíticas. Como na medicina veterinária as terapias de substituição renal não estão prontamente disponíveis, a administração de diurético tem um grande papel no manejo do volume. A conversão de um estado oligúrico ou anúrico para a produção normal de urina ou poliúria pode aumentar a possibilidade de prevenir ou tratar a sobrecarga de fluido e, portanto, permite a administração das medicações e da alimentação necessárias que, de outra forma, contribuiriam para a sobrecarga de fluido.

Nenhuma classe de diuréticos foi superior à outra. Entretanto, o uso de diuréticos de alça predomina tanto em pacientes humanos como veterinários com DRA devido à eficácia e margem de segurança relativamente alta desses medicamentos, comparados aos diuréticos osmóticos. Existem vários efeitos adversos potenciais associados à administração de manitol. O manitol é tipicamente administrado em concentrações que variam de 20% a 25%, correspondendo a osmolalidades de 1.100 a 1.373 mOsm/L, e essa alta osmolalidade pode contribuir para a sobrecarga de fluido por promover o movimento de água do espaço intracelular para o extracelular. Além disso, a administração de manitol foi associada ao desenvolvimento de uma lesão morfológica nos túbulos renais denominada de *nefrose osmótica*.[61] Essa lesão é caracterizada por edema e vacuolização dos túbulos renais e é resultante de disfunção e obstrução destes. Doses cumulativas de aproximadamente 200 g/pessoa/dia foram associadas a essa lesão, mas quando a função renal basal é normal, a dose tóxica parece ser significativamente mais alta.[62] Ao extrapolar a dose de 200 g para uma pessoa de 70 kg para um paciente felino de 5 kg, a dosagem cumulativa em g/kg frequentemente encontrada em muitos livros-textos veterinários (bólus de 0,25 a 1 g/kg por um número variável de vezes, seguido por 1 a 2 mg/kg/min em infusão constante) atinge a dose nefrotóxica humana. Por essas razões, o autor não recomenda o uso de manitol como diurético para DRA.

Equilíbrio Ácido-base

A acidose metabólica é uma complicação frequente na DRA de gravidade variável e se deve à incapacidade de um néfron lesionado em excretar íons hidrogênio e reabsorver íons bicarbonato, assim como acidose láctica secundária à perfusão tecidual comprometida (i.e., ou falta ou excesso de volume). Depois de restaurada a perfusão, a provisão de álcalis suplementar, geralmente na forma de bicarbonato de sódio parenteral, deve ser considerada caso persista a acidemia grave (pH inferior a 7,2; bicarbonato inferior a 12 mmol/L). A dosagem de bicarbonato pode ser calculada pela fórmula:

$$0,3 \times \text{peso corporal} \, (\text{kg}) \times \textit{deficit} \text{ de base} = \text{bicarbonato} \, (\text{mEq})$$

onde o *deficit* de base = 24 mEq/L – concentração de bicarbonato do paciente.

Um terço a um quarto da dose é tipicamente administrado IV em bólus lento, e um quarto adicional é administrado tipicamente nas 4 a 6 horas subsequentes. Embora a fórmula precedente forneça um sistema para estimar a dosagem apropriada de bicarbonato, a osmolalidade do bicarbonato das formulações prontamente disponíveis deve ser considerada na formulação e dosagem desse fármaco. Por exemplo, a concentração de bicarbonato de sódio usada com maior frequência é 8,4% (2.000 mOsm/L). A carga osmótica administrada com essa formulação é considerável, e os volumes necessários para corrigir os distúrbios ácido-base podem resultar facilmente em hipernatremia. Portanto, uma estratégia alternativa para a administração dessa medicação é a diluição em água estéril e a administração IV na taxa desejada de manutenção de fluido parenteral (desde que o paciente não seja anúrico ou gravemente poliúrico). Na experiência do autor, essa prática permite a correção gradual (mais de 24 horas) da acidemia e evita a administração rápida de uma grande carga de soluto. Nos casos de oligúria ou anúria, é difícil para prover álcalis parenteral suplementar sem provocar alterações de soluto e fluido. Nesses casos, a hemodiálise é indicada para corrigir distúrbios ácido-base. Com essa modalidade de tratamento, a provisão de bicarbonato é realizada por meio de difusão do ânion através da membrana de diálise, sem a administração concomitante de uma carga de sódio ou fluido.

A administração de bicarbonato, por injeção IV ou por hemodiálise a um paciente hipoventilado, ou a rápida administração de grandes cargas de bicarbonato podem aumentar mais a pressão parcial de dióxido de carbono e levar à acidose paradoxal do sistema nervoso central.[63,64] Esse fenômeno se deve à capacidade de difusão do dióxido de carbono através da barreira hematoencefálica, enquanto a molécula carregada de bicarbonato se difunde através dessa barreira com menos prontidão.

Apesar de benefícios potenciais, múltiplas vias e relativa facilidade da administração de bicarbonato, é importante notar que, assim como na terapia com diuréticos, não há evidência em forma de estudos controlados randomizados que sustentem a suplementação de álcalis na DRA humana.[65]

Equilíbrio Eletrolítico

A hipercalemia pode ser uma complicação da DRA com risco de morte imediato e é secundária ao declínio da função excretória renal. Células excitáveis se tornam refratárias à repolarização, resultando assim em diminuição da condução tanto do tecido cardíaco como do neuromuscular. As alterações eletrocardiográficas típicas incluem bradicardia; ondas T altas; intervalos QT encurtados; complexos QRS amplos; e ondas P pequenas, amplas ou ausentes. No entanto, anormalidades eletrocardiográficas são variáveis e difíceis de predizer com base no grau de hipercalemia. É provável que a acidemia e a hipocalcemia concomitantes potencializem o efeito de hipercalemia na condução cardíaca. Portanto, a abordagem a essas anormalidades pode atenuar os efeitos adversos da hipercalemia. A hipercalemia grave pode levar a fibrilação ou paralisação ventricular. Há uma variedade de tratamentos farmacológicos disponíveis no caso de hipercalemia grave, mas essas terapias agem para translocar o potássio para o espaço intracelular ou para aumentar o potencial de membrana em repouso para permitir a repolarização das células excitáveis, em vez de aumentar a excreção de potássio. A eficácia desses tratamentos é tipicamente modesta e transitória. Somente a provisão de terapia de substituição renal ou a restauração da função excretória renal natural pode reduzir significativamente a sobrecarga de potássio na DRA fulminante.

A expansão do espaço extracelular com um fluido que não contém potássio (p. ex., cloreto de sódio a 0,9%) pode ser suficiente para, pelo menos, corrigir parcialmente a hipercalemia. Essa manobra deve ser implementada em casos de suspeita de depleção de volume, mas deve ser usada com cuidado, ou não ser usada, se o paciente for anúrico ou apresentar sobrecarga de volume. Apesar de evidências recentes sustentarem o uso de cristaloides balanceados (contendo potássio) para o tratamento de obstrução uretral felina, essa prática não é recomendada no caso de lesão parenquimal intrínseca (azotemia renal). Drobatz e Cole não foram capazes de demonstrar uma diferença na taxa de declínio das concentrações sanguíneas de potássio em gatos tratados com cloreto de sódio a 0,9% e Normosol-R® após a restauração da patência uretral.[66] Os resultados desse estudo não devem ser extrapolados para pacientes felinos com DRA intrínseca, porque esses pacientes não dispõem de uma via excretória para o potássio. Portanto, a provisão de um fluido com potássio na concentração de 5 mEq/L é muito menos eficaz para diluir a concentração extracelular de potássio do que um fluido que não contém potássio.

A administração de insulina regular é um tratamento farmacológico comum para hipercalemia. A insulina aumenta a síntese de subunidades da bomba de sódio/potássio-adenosina trifosfatase (Na^+/K^+-ATPase), recruta a bomba para a membrana da célula plasmática e ativa as bombas já localizadas na membrana plasmática para estimular a translocação intracelular de potássio.[67] A redução de potássio pelo efeito da insulina regular, pode ser observada 15 minutos após a administração,[68-70] mas o efeito é tipicamente modesto (declínio de 1 a 2 mmol/L) e transitório (readministração é frequentemente necessária dentro de 3 a 4 horas). Um efeito adverso potencialmente catastrófico associado à administração de insulina regular é a hipoglicemia, assim a dextrose deve ser administrada em concomitância com a insulina regular. Se a sobrecarga de fluido não estiver presente, recomenda-se a administração de dextrose a uma taxa de infusão contínua após o bólus inicial. A avaliação frequente da concentração de glicose sanguínea é imperativa, uma vez que a dextrose é metabolizada mais rapidamente do que a insulina, e geralmente é necessária a readministração da dextrose.

Os sais de cálcio geralmente são administrados IV para aumentar o potencial de limiar das células polarizadas,[71] permitindo assim a despolarização em altas concentrações de potássio extracelular. Os efeitos estabilizadores de membrana dos sais de cálcio são rápidos e dramáticos; porém, os efeitos benéficos são até mais transitórios do que os da insulina regular. A readministração é tipicamente necessária dentro de 1 hora.[72] O paciente deve ser monitorado por eletrocardiograma durante a administração para identificar piora da bradicardia, intervalo QT encurtado, onda T alargada ou alterações na amplitude ST. Se qualquer dessas alterações for identificada, deve-se descontinuar a infusão de cálcio. O gluconato de cálcio é melhor em relação ao cloreto de cálcio devido à possibilidade de ocorrer graves lesões pelo extravasamento durante a administração de cloreto de cálcio. O gluconato de cálcio também pode causar lesões de extravasamento (embora menos graves), assim deve-se ter o cuidado de assegurar a patência do cateter IV antes da administração. Finalmente, existem preocupações teóricas referentes à promoção da precipitação de fosfato de cálcio-fósforo e a mineralização tecidual que pode ocorrer com a repetida administração dos sais de cálcio.

O albuterol, um fármaco beta-2 agonista que é administrado pela via inalatória, é usado frequentemente pelos autores como tratamento de primeira escolha para hipercalemia emergente, com efeito dentro de 15 a 30 minutos e duração de 2 a 3 horas. Os fármacos beta-2 agonistas exercem um efeito hipocalêmico pela ativação das bombas de Na^+/K^+-ATPase ligadas à membrana. O albuterol nebulizado, em combinação com a insulina IV, com ou sem gluconato de cálcio IV, é considerado o tratamento de escolha na medicina humana;[73] e com o desenvolvimento de máscaras e espaçadores destinados especificamente para gatos, é possível a liberação controlada do fármaco por via inalatória. O uso de albuterol inalatório elimina muitos dos efeitos adversos associados à administração sistêmica de fármacos beta-agonistas, e estudos experimentais demonstraram uma grande margem de segurança[74,75] com doses que foram empiricamente reconhecidas como eficazes. O albuterol inalado não contribui para a carga de volume como ocorre com muitos outros medicamentos.

O sulfonato de poliestireno de sódio é uma resina de troca catiônica administrada oralmente por meio de uma sonda de alimentação enteral, ou por enema colônico, e é o único tratamento além da terapia de substituição renal que remove o potássio do corpo. Dentro do lúmen GI, o sulfonato de poliestireno de sódio troca os íons sódio por íons potássio. A administração via enema ou o uso de formulações contendo sorbitol aumenta o risco de necrose e perfuração colônicas em pacientes humanos. Nos casos em que a hipercalemia não possa ser controlada com uma terapia mais agressiva (i.e., terapia de substituição renal), o uso de sulfonato de poliestireno de sódio pode ser benéfico, especialmente no período interdiálises. Um período de latência de 1 a 3 dias após o início da terapia deve ser permitido antes que se possa determinar o efeito máximo de uma dose em particular.

Historicamente, acredita-se que o bicarbonato de sódio promova a translocação intracelular de potássio via troca de íons hidrogênio. No entanto, evidência recente sugere que os efeitos hipocalêmicos do bicarbonato de sódio sejam o resultado da promoção de caliurese,[76] e provavelmente é independente de uma alteração do pH sanguíneo.[77] A caliurese, porém, pode ser difícil de alcançar em um paciente em que a função da maioria dos néfrons esteja lesionada ou comprometida. Apesar disso, a correção da acidemia pode atenuar os efeitos deletérios da hipercalemia sobre a condução cardíaca. Os diuréticos de alça podem promover a caliurese no néfron distal pela promoção do fluxo tubular. Embora a conversão de um estado oligúrico para o de aumento da produção urinária auxilia no controle dos excessos eletrolíticos (como a hipercalemia), os autores trataram vários pacientes cuja hipercalemia persistiu apesar da retomada da produção urinária. Além disso, os diuréticos de alça não são um meio confiável para aumentar a produção de urina nos casos de DRA anúrica. Por essas razões, o bicarbonato de sódio e a furosemida não são recomendados como tratamentos independentes da DRA hipercalêmica emergente.

Embora a hipocalcemia ionizada ocorra frequentemente na DRA, os sinais clínicos (p. ex., tetania) associados a esse problema são raros. As concentrações de cálcio ionizado devem ser avaliadas e continuamente monitoradas, independentemente da administração ou não de sais de cálcio suplementares, uma vez que as concentrações ionizadas de cálcio podem influenciar a tendência às arritmias cardíacas. Quando ocorrem manifestações de hipocalcemia (p. ex., complicações neurológicas arritmias), deve ser usada a dose mínima de cálcio suplementar que controla os sinais clínicos para minimizar a precipitação com o fósforo. Assim como no tratamento da hipercalemia, o eletrocardiograma deve ser monitorado cuidadosamente durante a infusão.

Anormalidades eletrolíticas adicionais podem estar presentes ou se desenvolver durante o curso da doença, sendo as mais comuns a hiponatremia e a hiperfosfatemia. A hiponatremia pode ser resultante de perdas GI ou urinárias, com ou sem a contribuição da excreção diminuída de água livre. A hiponatremia, se grave (menos de 120 mmol/L), pode resultar em sequelas neurológicas. Em pacientes humanos doentes em estado crítico, a hiponatremia é identificada como um mau prognóstico.[78,79] No entanto, essa associação não foi realizada em gatos. A hiponatremia é encontrada frequentemente na rotina prática do autor e supostamente está associada à profunda natriurese que tipicamente acompanha a poliúria da fase de recuperação (especialmente nos casos em que a patência ureteral é restabelecida após uma obstrução), ou quando houve agressiva suplementação com água via sondas de alimentação enteral. Esse fenômeno foi documentado em um gato ao qual se administrou água por via enteral através da sonda de esofagostomia e em um gato ao qual se administrou dextrose a 5% em água

por via SC.[80] Se a perda de fluido estiver ocorrendo em volumes suficientes para exigir a reposição enteral ou parenteral, deve-se ter o cuidado de investigar a composição eletrolítica do fluido perdido ou monitorar com atenção as concentrações sanguíneas dos eletrólitos do paciente para que seja administrado um fluido de reposição com uma composição apropriada.

A hiperfosfatemia contribui para a acidose renal e o hiperparatireoidismo secundário.[81] No entanto, o uso de fármacos ligantes de fosfato não demonstrou que melhora o resultado em casos de DRA em humanos ou em felinos. Além disso, a administração do hidróxido de alumínio (o fármaco ligante de fosfato mais usado em medicina veterinária) pode resultar em intoxicação aguda por alumínio, que se manifesta como encefalopatia, uma condição que pode não ser reconhecível de imediato em um paciente gravemente acometido por DRA.[82] Portanto, os fármacos ligantes de fosfato contendo alumínio devem ser usados com cuidado na DRA. Os autores recomendam a suspensão dos fármacos ligantes de fosfato durante a fase inicial da investigação diagnóstica e terapia, e que se considere a administração desses medicamentos somente quando o estado geral do paciente for estável.

Suporte Nutricional

O suporte nutricional é um componente importante, mas geralmente negligenciado, dos cuidados de suporte para a DRA. O suporte nutricional pode ser limitado pela necessidade de restrição de potássio não essencial e administração de fluidos enterais ou parenterais (p. ex., anúria). A alimentação enteral é o método preferido de fornecimento de nutrientes, mas geralmente é limitada por vômito e obstrução intestinal. Para os pacientes sem vômito, sondas esofágicas, gástricas e jejunais de alimentação podem ser usadas. Se não for possível controlar o vômito, deve-se considerar a nutrição parenteral parcial ou total. A administração de nutrição parenteral pode representar um difícil desafio para a regulação da osmolalidade plasmática e das concentrações de eletrólitos. Além disso, essa via de provisão nutricional necessita da aplicação de um acesso central, o que também aumenta o risco de complicações sépticas.[83,84] Em pacientes anúricos ou oligúricos, a nutrição parenteral total ou parcial pode constituir uma contraindicação relativa, a não ser que haja um método de remoção de excesso de fluido e de soluto (p. ex., terapias de substituição renal).

A composição ideal da dieta para os pacientes veterinários com DRA não foi determinada. Os autores não têm conhecimento de qualquer dieta específica que seja apropriada em todos os cenários de DRA. De preferência, pacientes devem ser avaliados para os seguintes fatores, porque cada um pode influenciar na escolha da dieta a ser oferecida: necessidade de uma dieta líquida para o fornecimento através da sonda, disponibilidade da substituição renal para ajudar a atenuar a carga obrigatória de volume, o equilíbrio eletrolítico e a disponibilidade de alimentação assistida (p. ex., sonda de esofagostomia ou gastrostomia). As orientações para humanos não apoiam a restrição de proteína para os pacientes com DRA.[85,86] Além disso, alguns estados de doença associados à DRA promovem um estado hipercatabólico e, portanto, podem resultar em necessidades proteicas maiores que as necessidades de manutenção estabelecidas. Os pacientes tratados com diálise podem de fato necessitar de mais proteína do que os pacientes com doença extrarrenal, devido à perda de aminoácidos no dialisado/filtrado. A restrição de proteína com o objetivo de limitar a geração de solutos urêmicos tem sido defendida tradicionalmente na medicina veterinária. Contudo, um equilíbrio negativo de proteína pode interferir no reparo/recuperação renal. Portanto, as dietas de prescrição comercializadas para os pacientes felinos com DRC podem não ser apropriadas para aqueles com DRA.

Os pacientes propensos à sobrecarga de volume e que estejam com sondas de alimentação devem ser alimentados com uma dieta calórica mais densa em termos calóricos e que passe pelo tubo a fim de minimizar a quantidade do fluido administrado. Algumas dietas de recuperação disponibilizadas comercialmente têm concentração calórica de aproximadamente 2 kcal/mL e passam facilmente através da maioria dos tubos de alimentação de 14 French. A maioria das outras dietas comerciais (incluindo as dietas renais de prescrição) devem ser diluídas e misturadas com água para que se alcance uma consistência que passe pelo tubo de alimentação. Muitos pacientes com DRA são hiponatrêmicos devido às perdas GI e renais; a administração de grandes volumes de fluido enteral hipotônico na forma de uma dieta renal diluída pode exacerbar a hiponatremia e causar graves sequelas neurológicas. As dietas de recuperação tipicamente têm alto conteúdo de proteína e potássio, podendo o último ser problemático em pacientes hipercalêmicos. O mesmo problema existe também na maioria das dietas renais de prescrição para felinos.

Com base na complexidade associada à escolha de uma dieta comercial adequada e para assegurar a adequada provisão de quantidades apropriadas de minerais, vitaminas e aminoácidos e ácidos graxos essenciais, e também pela dificuldade na formulação e preparação das dietas personalizadas caseiras ou hospitalares, os autores tipicamente administram dietas de recuperação através de tubos de alimentação como opção de primeira escolha para o suporte nutricional. Hipercalemia, se presente, é abordada com sulfonato sódico de poliestireno e terapia de substituição renal, se disponível.

Terapia de Substituição Renal/Diálise

A terapia de substituição renal extracorpórea (hemodiálise intermitente e terapia de substituição renal contínua) está sendo usada com frequência cada vez maior para o controle de desequilíbrios ácido-base, eletrolítico e de fluidos, assim como nas manifestações urêmicas de DRA. Como os detalhes referentes ao uso dessa modalidade de tratamento estão além do escopo deste capítulo, o leitor deve consultar as publicações que descrevem os aspectos técnicos dessa terapia, embora alguns fatores específicos ao tratamento de gatos sejam mencionados adiante.[87-90] A terapia de substituição renal extracorpórea é o meio mais eficiente para tratar as sequelas urêmicas, ácido-base, eletrolíticas e relacionadas aos fluidos presentes nos casos de DRA. Em casos fulminantes, as terapias farmacológicas disponíveis são, na melhor das hipóteses, não totalmente eficazes na reversão das complicações anteriormente mencionadas e seus efeitos são transitórios.

Um dos maiores determinantes da facilitação da aplicação da terapia de substituição renal extracorpórea é o tamanho do paciente e o volume sanguíneo associado. Portanto, o tratamento do paciente felino possui alguns importantes problemas referentes à regulação do volume sanguíneo e necessidades de hemotransfusão. Em primeiro lugar, o tamanho do circuito extracorpóreo determina a quantidade de sangue que deve circular externamente ao corpo do paciente durante o tratamento. Os menores circuitos atualmente em uso em medicina veterinária são de aproximadamente 60 mL. Em um gato de 5 kg com uma concentração normal de hemácias, a remoção desse volume de sangue não deve contribuir muito para a instabilidade cardiovascular geral. No entanto, a remoção desse volume sanguíneo pode ser catastrófica em um paciente menor (p. ex., 2,5 kg) que esteja anêmico. Em segundo lugar, a composição química de algumas das membranas de fibras disponíveis afeta a tendência de coagulação sanguínea ou de adesão do sangue às fibras. Se um grande volume de sangue do paciente permanecer dentro das fibras após as tentativas de retorná-lo para o paciente no final do tratamento, uma perda sanguínea significativa acompanhará cada procedimento. Por essas razões, os autores recomendam que qualquer instituição que forneça terapias de substituição renal extracorpóreas para gatos tenha acesso generoso aos doadores de sangue. E, finalmente, os circuitos extracorpóreos devem ser preparados tendo por base um cristaloide, coloide ou produto sanguíneo antes do tratamento. A solução de base representa uma carga de volume obrigatória para iniciar o tratamento. Portanto, a ultrafiltração (remoção da água plasmática) *pelo menos* do circuito extracorpóreo deve ser realizada para manter um equilíbrio neutro de fluido durante o tratamento, a não ser que o clínico planeje descartar o sangue presente no circuito após a conclusão do tratamento. A ultrafiltração de qualquer volume de água plasmática pode ser difícil em pacientes hemodinamicamente instáveis.

Considerações Adicionais de Tratamento

A terapia antiemética é recomendada para todos os pacientes com DRA grave, independentemente de estarem ou não com vômito. Está além do escopo deste capítulo a discussão em detalhes das opções antieméticas, mas os autores preferem o uso de antagonistas 5-HT3 ou antagonistas de neurocinina-1, uma vez que se constatou que os primeiros são superiores à metoclopramida na prevenção de vômito e náusea em pacientes humanos urêmicos.[91]

O uso de fármacos antissecretores (p. ex., antagonistas do receptor de histamina-2 [H2], inibidores da bomba de prótons) foi recomendado para os pacientes com DRA. Embora a gastrite urêmica e a doença da mucosa relacionada ao estresse sejam preocupações em pacientes humanos com DRA, a produção de ácido gástrico e o pH intragástrico não são compatíveis com um estado de hipersecreção.[92] Apesar disso, devido à alta incidência de hemorragia do trato GI em pacientes humanos com DRA (presumivelmente relacionada à combinação de lesão urêmica e doença da mucosa relacionada ao estresse) e sua associação à mortalidade,[93] fármacos antissecretores devem ser considerados em pacientes de alto risco. Em um estudo de metanálise recente, demonstrou-se a superioridade dos inibidores da bomba de prótons *versus* antagonistas do receptor H2 na prevenção de hemorragia da mucosa relacionada ao estresse.[94] Esses resultados, em combinação com o potencial para acúmulo de antagonistas do receptor H2 em pacientes com função renal diminuída, favorecem o uso de inibidores da bomba de prótons. O sucralfato é usado com frequência para gastroproteção, mas em estudos conduzidos com humanos demonstrou-se que até a administração a curto prazo dessa droga a pacientes com DRA pode resultar em concentrações tóxicas de alumínio.[95,96]

A dopamina é um tratamento farmacológico para DRA que caiu em desuso por parte dos nefrologistas humanos e veterinários. Inicialmente, a dopamina foi defendida por causar um aumento do fluxo sanguíneo renal. Seu benefício, em gatos, porém, foi posto em dúvida, uma vez que se acreditava originalmente que esses animais não possuíssem receptores dopamínicos renais, um conceito respaldado pela ausência de alterações na produção urinária, na excreção de sódio ou na TFG em gatos aos quais se administrou infusão de dopamina em baixa dose.[97] Todavia, um suposto receptor dopamínico (DA-1) foi identificado no córtex renal felino.[98] Independentemente dessa recente descoberta, o efeito da dopamina nos rins de felinos foi avaliado por meio da administração de infusões IV e intra-arterial, sugeriu-se que o aumento do fluxo sanguíneo renal não se deve aos efeitos renais da dopamina, mas a efeitos cardiovasculares sistêmicos.[99] Além disso, o aumento observado no fluxo urinário provavelmente se deve à combinação desses efeitos sistêmicos com uma alteração da função tubular renal.[99] Fenoldopam é um fármaco que foi alvo recente de estudo como uma opção de tratamento farmacológico da DRA felina, porque os receptores DA-1 felinos apresentam maior afinidade por esse fármaco *versus* dopamina.[98] Embora uma infusão prolongada de fenoldopam tenha aumentado a depuração de creatinina e a produção de urina em gatos saudáveis,[100] os autores não têm conhecimento de qualquer evidência de eficácia na conversão de um estado oligúrico ou anúrico nos casos clínicos de DRA felina. Os autores não recomendam esse fármaco como um tratamento de primeira escolha, porque o custo, a eficácia indeterminada e as propriedades farmacocinéticas desconhecidas na DRA felina são as principais desvantagens do seu uso.

PROGNÓSTICO

Existem informações escassas disponíveis referentes ao prognóstico de DRA felina. Em um estudo com 32 gatos foi documentada uma taxa de sobrevida de 53%, tendo aproximadamente 50% dos sobreviventes permanecido com DRC, apesar de as etiologias obstrutivas de DRA terem sido excluídas da análise.[101] Em outro estudo, avaliou-se a sobrevida em gatos com DRA tratados com hemodiálise intermitente, e foram documentadas taxas de sobrevida de 50% no momento da alta, de 48% em 30 dias após a alta e de 38% em 365 dias após a alta.[40] Considerando que os pacientes tratados com diálise mais provavelmente apresentarão disfunção renal mais grave e mais complicações associadas à DRA, pode-se deduzir que a diálise oferece um benefício à sobrevida nesses casos.

Referências

1. Payen D, Legrand M: Can we identify prerenal physiology and does it matter? *Contrib Nephrol* 174:22-32, 2011.

2. Uchino S, Bellomo R, Bagshaw SM, et al: Transient azotaemia is associated with a high risk of death in hospitalized patients. *Nephrol Dial Transplant* 25:1833-1839, 2010.

3. Capelouto CC, Saltzman B: The pathophysiology of ureteral obstruction. *J Endourol* 7:93-103, 1993.

4. Kochin EJ, Gregory CR, Wisner ER, et al: Evaluation of a method of ureteroneocystostomy in cats. *J Am Vet Med Assoc* 202:257-260, 1993.

5. Mathews K: Ureters. In Tobias KM, Johnston SA, editors: *Veterinary surgery small animal*, ed 1, Philadelphia, 2012, Saunders, pp 1962-1977.

6. Kyles AE, Hardie EM, Wooden BG, et al: Clinical, clinicopathologic, radiographic, and ultrasonographic abnormalities in cats with ureteral calculi: 163 cases (1984-2002). *J Am Vet Med Assoc* 226:932-936, 2005.

7. Westropp JL, Ruby AL, Bailiff NL, et al: Dried solidified blood calculi in the urinary tract of cats. *J Vet Intern Med* 20:828-834, 2006.

8. Zaid MS, Berent AC, Weisse C, et al: Feline ureteral strictures: 10 cases (2007-2009). *J Vet Intern Med* 25:222-229, 2011.

9. Steinhaus J, Berent A, Weiss C, et al: Circumcaval ureters in twenty-one cats. *J Vet Intern Med* 27:731, 2013.

10. Vaughan ED Jr, Marion D, Poppas DP, et al: Pathophysiology of unilateral ureteral obstruction: studies from Charlottesville to New York. *J Urol* 172:2563-2569, 2004.

11. Rumbeiha WK, Francis JA, Fitzgerald SD, et al: A comprehensive study of Easter lily poisoning in cats. *J Vet Diagn Invest* 16:527-541, 2004.

12. Langston CE: Acute renal failure caused by lily ingestion in six cats. *J Am Vet Med Assoc* 220:49-52, 2002.

13. Hall JO: Nephrotoxicity of Easter lily (*Lilium longiflorum*) when ingested by the cat. *J Vet Intern Med* 6:121, 1992 (Abstract).

14. Bennett AJ, Reineke EL: Outcome following gastrointestinal tract decontamination and intravenous fluid diuresis in cats with known lily ingestion: 25 cases (2001-2010). *J Am Vet Med Assoc* 242:1110-1116, 2013.

15. Slater MR, Gwaltney-Brant S: Exposure circumstances and outcomes of 48 households with 57 cats exposed to toxic lily species. *J Am Anim Hosp Assoc* 47:386-390, 2011.

16. D'Anjou MA, Bedard A, Dunn ME: Clinical significance of renal pelvic dilatation on ultrasound in dogs and cats. *Vet Radiol Ultrasound* 52:88-94, 2011.

17. Kelly DF, Lucke VM, McCullagh KG: Experimental pyelonephritis in the cat. 1. Gross and histological changes. *J Comp Pathol* 89:125-139, 1979.

18. Rollino C, Beltrame G, Ferro M, et al: Acute pyelonephritis in adults: a case series of 223 patients. *Nephrol Dial Transplant* 27:3488-3493, 2012.

19. Arbour J, Blais MC, Carioto L, et al: Clinical leptospirosis in three cats (2001-2009). *J Am Anim Hosp Assoc* 48:256-260, 2012.

20. Lapointe C, Plamondon I, Dunn M: Feline leptospirosis serosurvey from a Quebec referral hospital. *Can Vet J* 54:497-499, 2013.

21. Markovich JE, Ross L, McCobb E: The prevalence of leptospiral antibodies in free roaming cats in Worcester County, Massachusetts. *J Vet Intern Med* 26:688-689, 2012.

22. Hartmann K, Egberink H, Pennisi MG, et al: Leptospira species infection in cats: ABCD guidelines on prevention and management. *J Feline Med Surg* 15:576-581, 2013.

23. Bellomo R, Ronco C, Kellum JA, et al: Acute renal failure—definition, outcome measures, animal models, fluid therapy and information technology needs: the Second International Consensus Conference of the Acute Dialysis Quality Initiative (ADQI) Group. *Crit Care* 8:R204-R212, 2004.

24. Mehta RL, Kellum JA, Shah SV, et al: Acute Kidney Injury Network: report of an initiative to improve outcomes in acute kidney injury. *Crit Care* 11:R31, 2007.

25. Cowgill LD, Langston CE: Acute kidney disease. In Bartges JW, Polzin DJ, editors:

Nephrology and urology of small animals, Ames, IA, 2011, Wiley-Blackwell, pp 472-523.

26. Sowers KM, Hayden MR: Calcific uremic arteriolopathy: pathophysiology, reactive oxygen species and therapeutic approaches. *Oxid Med Cell Longev* 3:109-121, 2010.

27. Antoniades DZ, Markopoulos AK, Andreadis D, et al: Ulcerative uremic stomatitis associated with untreated chronic renal failure: report of a case and review of the literature. *Oral Surg Oral Med Oral Pathol Oral Radiol Endod* 101:608-613, 2006.

28. Ash SR: An explanation for uremic hypothermia. *Int J Artif Organs* 14:67-69, 1991.

29. Rotblatt MD, Koda-Kimble MA: Review of drug interference with urine glucose tests. *Diabetes Care* 10:103-110, 1987.

30. Rees CA, Boothe DM: Evaluation of the effect of cephalexin and enrofloxacin on clinical laboratory measurements of urine glucose in dogs. *J Am Vet Med Assoc* 224:1455-1458, 2004.

31. Syme HM: Proteinuria in cats. Prognostic marker or mediator? *J Feline Med Surg* 11:211-218, 2009.

32. Perazella MA, Markowitz GS: Drug-induced acute interstitial nephritis. *Nat Rev Nephrol* 6:461-470, 2010.

33. Sturgess C, Hesford A, Owen H, et al: An investigation into the effects of storage on the diagnosis of crystalluria in cats. *J Feline Med Surg* 3:81-85, 2001.

34. Holloway A, O'Brien R: Perirenal effusion in dogs and cats with acute renal failure. *Vet Radiol Ultrasound* 48:574-579, 2007.

35. Valdes-Martinez A, Cianciolo R, Mai W: Association between renal hypoechoic subcapsular thickening and lymphosarcoma in cats. *Vet Radiol Ultrasound* 48:357-360, 2007.

36. Biery DN: Upper urinary tract. In O'Brien TR, editor: *Radiographic diagnosis of abdominal disorders in dogs and cats*, Davis, 1981, Covell Park Vet, pp 481-542.

37. Adin CA, Herrgesell EJ, Nyland TG, et al: Antegrade pyelography for suspected ureteral obstruction in cats: 11 cases (1995-2001). *J Am Vet Med Assoc* 222:1576-1581, 2003.

38. Vaden SL, Levine JF, Lees GE, et al: Renal biopsy: a retrospective study of methods and complications in 283 dogs and 65 cats. *J Vet Intern Med* 19:794-801, 2005.

39. Berent A, Weisse C, Wright M, et al: The use of a subcutaneous ureteral bypass device for ureteral obstructions in cats. *Vet Surg* 39:E30, 2010.

40. Eatroff AE, Langston CE, Chalhoub S, et al: Long-term outcome of cats and dogs with acute kidney injury treated with intermittent hemodialysis: 135 cases (1997-2010). *J Am Vet Med Assoc* 241:1471-1478, 2012.

41. Kyles AE, Hardie EM, Wooden BG, et al: Management and outcome of cats with ureteral calculi: 153 cases (1984-2002). *J Am Vet Med Assoc* 226:937-944, 2005.

42. Finfer S, Bellomo R, Boyce N, et al: A comparison of albumin and saline for fluid resuscitation in the intensive care unit. *N Engl J Med* 350:2247-2256, 2004.

43. Hughes D, Boag A: Fluid therapy with macromolecular plasma volume expanders. In Dibartola S, editor: *Fluid, electrolyte, and acid-base disorders in small animal practice*, ed 4, St Louis, 2012, Elsevier, pp 647-664.

44. Hartog CS, Bauer M, Reinhart K: The efficacy and safety of colloid resuscitation in the critically ill. *Anesth Analg* 112:156-164, 2011.

45. Zarychanski R, Abou-Setta AM, Turgeon AF, et al: Association of hydroxyethyl starch administration with mortality and acute kidney injury in critically ill patients requiring volume resuscitation: a systematic review and meta-analysis. *JAMA* 309:678-688, 2013.

46. Serpa Neto A, Veelo DP, Peireira VG, et al: Fluid resuscitation with hydroxyethyl starches in patients with sepsis is associated with an increased incidence of acute kidney injury and use of renal replacement therapy: a systematic review and meta-analysis of the literature. *J Crit Care* 29(1):e1-7, 2013, 185.

47. Modem V, Thompson M, Gollhofer D, et al: Timing of continuous renal replacement therapy and mortality in critically ill children. *Crit Care Med* 42(4):943-953, 2014.

48. Sutherland SM, Zappitelli M, Alexander SR, et al: Fluid overload and mortality in children receiving continuous renal replacement therapy: the prospective pediatric continuous renal replacement therapy registry. *Am J Kidney Dis* 55:316-325, 2010.

49. Bouchard J, Soroko SB, Chertow GM, et al: Fluid accumulation, survival and recovery of kidney function in critically ill patients with acute kidney injury. *Kidney Int* 76:422-427, 2009.

50. Heung M, Wolfgram DF, Kommareddi M, et al: Fluid overload at initiation of renal replacement therapy is associated with lack of renal recovery in patients with acute kidney injury. *Nephrol Dial Transplant* 27:956-961, 2012.

51. Mobley A, Sullivan L: Retrospective determination of fluid overload in critically ill dogs. *J Vet Emerg Crit Care* 22, 2012.

52. Wiedemann HP, Wheeler AP, Bernard GR, et al: Comparison of two fluid-management strategies in acute lung injury. *N Engl J Med* 354:2564-2575, 2006.

53. Bundgaard-Nielsen M, Secher NH, Kehlet H: "Liberal" vs. "restrictive" perioperative fluid therapy—a critical assessment of the evidence. *Acta Anaesthesiol Scand* 53:843-851, 2009.

54. Macedo E, Bouchard J, Soroko SH, et al: Fluid accumulation, recognition and staging of acute kidney injury in critically-ill patients. *J Crit Care* 14:R82, 2010.

55. Hamlin R, Tashjian R: Water and electrolyte intake and output of feces in healthy cats. *Vet Med Small Anim Clin* 59:746, 1964.

56. Thrall B, Miller L: Water turnover in cats fed dry rations. *Feline Pract* 6:10, 1976.

57. Marik P, Barram M, Vahid B: Does central venous pressure predict fluid responsiveness? A systemic review of the literature and the tale of seven mares. *Chest* 134:172-178, 2008.

58. Reems MM, Aumann M: Central venous pressure: principles, measurement, and interpretation. *Compend Contin Educ Vet* 34:E1, 2012.

59. Bagshaw SM, Bellomo R, Kellum JA: Oliguria, volume overload, and loop diuretics. *Crit Care Med* 36:S172-S178, 2008.

60. Bagshaw SM, Delaney A, Haase M, et al: Loop diuretics in the management of acute renal failure: a systematic review and meta-analysis. *Crit Care Resusc* 9:60-68, 2007.

61. Dickenmann M, Oettl T, Mihatsch MJ: Osmotic nephrosis: acute kidney injury with accumulation of proximal tubular lysosomes due to administration of exogenous solutes. *Am J Kidney Dis* 51:491-503, 2008.

62. Dorman HR, Sondheimer JH, Cadnapaphornchai P: Mannitol-induced acute renal failure. *Medicine (Baltimore)* 69:153-159, 1990.

63. Kindig NB, Sherrill DS, Shapiro JI, et al: Extracorporeal bicarbonate space after bicarbonate or a bicarbonate-carbonate mixture in acidotic dogs. *J Appl Physiol (1985)* 67:2331-2334, 1989.

64. Shapiro JI, Whalen M, Kucera R, et al: Brain pH responses to sodium bicarbonate and Carbicarb during systemic acidosis. *Am J Physiol* 256:H1316-H1321, 1989.

65. Hewitt J, Uniacke M, Hansi NK, et al: Sodium bicarbonate supplements for treating acute kidney injury. *Cochrane Database Syst Rev*(6), 2012, CD009204.

66. Drobatz K, Cole S: The influence of crystalloid type on acid-base and electrolyte status of cats with urethral obstruction. *J Vet Emerg Crit Care* 18:355-361, 2008.

67. Sweeney G, Klip A: Regulation of the Na⁺/K⁺-ATPase by insulin: why and how? *Mol Cell Biochem* 182:121-133, 1998.

68. Li Q, Zhou MT, Wang Y, et al: Effect of insulin on hyperkalemia during anhepatic stage of liver transplantation. *World J Gastroenterol* 10:2427-2429, 2004.

69. Allon M, Copkney C: Albuterol and insulin for treatment of hyperkalemia in hemodialysis patients. *Kidney Int* 38:869-872, 1990.

70. Allon M, Shanklin N: Effect of bicarbonate administration on plasma potassium in dialysis patients: interactions with insulin and albuterol. *Am J Kidney Dis* 28:508-514, 1996.

71. Bisogno JL, Langley A, Von Dreele MM: Effect of calcium to reverse the electrocardiographic effects of hyperkalemia in the isolated rat heart: a prospective, dose-response study. *Crit Care Med* 22:697-704, 1994.

72. Weisberg LS: Management of severe hyperkalemia. *Crit Care Med* 36:3246-3251, 2008.

73. Mahoney BA, Smith WA, Lo DS, et al: Emergency interventions for hyperkalemia. *Cochrane Database Syst Rev*(2), 2005, CD003235.

74. Leemans J, Kirschvink N, Bernaerts F, et al: A pilot study comparing the antispasmodic effects of inhaled salmeterol, salbutamol and ipratropium bromide using different aerosol devices on muscarinic bronchoconstriction in healthy cats. *Vet J* 180:236-245, 2009.

75. Reinero CR, Delgado C, Spinka C, et al: Enantiomer-specific effects of albuterol on airway inflammation in healthy and asthmatic cats. *Int Arch Allergy Immunol* 150:43-50, 2009.

76. Carlisle EJ, Donnelly SM, Ethier JH, et al: Modulation of the secretion of potassium by accompanying anions in humans. *Kidney Int* 39:1206-1212, 1991.

77. Fraley DS, Adler S: Correction of hyperkalemia by bicarbonate despite constant blood pH. *Kidney Int* 12:354-360, 1977.

78. Funk GC, Lindner G, Druml W, et al: Incidence and prognosis of dysnatremias present on ICU admission. *Intensive Care Med* 36:304-311, 2010.

79. Stelfox HT, Ahmed SB, Khandwala F, et al: The epidemiology of intensive care unit-acquired hyponatraemia and hypernatraemia in medical-surgical intensive care units. *Crit Care* 12:R162, 2008.

80. Lee JY, Rozanski E, Anastasio M, et al: Iatrogenic water intoxication in two cats. *J Vet Emerg Crit Care* 23:53-57, 2013.

81. Druml W, Schwarzenhofer M, Apsner R, et al: Fat soluble vitamins in patients with acute renal failure. *Miner Electrolyte Metab* 24:220-226, 1998.

82. Segev G, Bandt C, Francey T, et al: Aluminum toxicity following administration of aluminum-based phosphate binders in two dogs with renal failure. *J Vet Intern Med* 22:1432-1435, 2008.

83. Wylie MC, Graham DA, Potter-Bynoe G, et al: Risk factors for central line-associated bloodstream infection in pediatric intensive care units. *Infect Control Hosp Epidemiol* 31:1049-1056, 2010.

84. Peter JV, Moran JL, Phillips-Hughes J: A metaanalysis of treatment outcomes of early enteral versus early parenteral nutrition in hospitalized patients. *Crit Care Med* 33:213-220, 2005, discussion 260-261.

85. Fiaccadori E, Cremaschi E: Nutritional assesment and support in acute kidney injury. *Curr Opin Crit Care* 15:474-480, 2009.

86. Gervasio JM, Garmon WP, Holowatyj M: Nutrition support in acute kidney injury. *Nutr Clin Pract* 26:374-381, 2011.

87. Langston C: Hemodialysis. In Bartges J, Polzin D, editors: *Nephrology and urology of small animals*, Ames, IA, 2011, Blackwell, pp 354-400.

88. Bloom CA, Labato MA: Intermittent hemodialysis for small animals. *Vet Clin North Am Small Anim Pract* 41:115-133, 2011.

89. Acierno MJ: Continuous renal replacement therapy. In Bartges JW, Polzin DJ, editors: *Nephrology and urology of small animals*, Ames, IA, 2011, Wiley-Blackwell, pp 286-292.

90. Acierno MJ: Continuous renal replacement therapy in dogs and cats. *Vet Clin North Am Small Anim Pract* 41:135-146, 2011.

91. Ljutic D, Perkovic D, Rumboldt Z, et al: Comparison of ondansetron with metoclopramide in the symptomatic relief of uremia-induced nausea and vomiting. *Kidney Blood Press Res* 25:61-64, 2002.

92. Wesdorp RI, Falcao HA, Banks PB, et al: Gastrin and gastric acid secretion in renal failure. *Am J Surg* 141:334-338, 1981.

93. Fiaccadori E, Maggiore U, Clima B, et al: Incidence, risk factors, and prognosis of gastrointestinal hemorrhage complicating acute renal failure. *Kidney Int* 59:1510-1519, 2001.

94. Barkun AN, Bardou M, Pham CQ, et al: Proton pump inhibitors vs. histamine 2 receptor antagonists for stress-related mucosal bleeding prophylaxis in critically ill patients: a meta-analysis. *Am J Gastroenterol* 107:507-520, 2012, quiz 521.

95. Thorburn K, Samuel M, Smith EA, et al: Aluminum accumulation in critically ill children on sucralfate therapy. *Pediatr Crit Care Med* 2:247-249, 2001.

96. Mulla H, Peek G, Upton D, et al: Plasma aluminum levels during sucralfate prophylaxis for stress ulceration in critically ill patients on continuous venovenous hemofiltraiton: a randomized, controlled trial. *Crit Care Med* 29:267-271, 2001.

97. Wohl JS, Schwartz DD, Flournoy WS, et al. Renal hemodynamic and diuretic effects of low-dose dopamine in the cat. *Seventh International Veterinary Emergency and Critical Care Symposium* 14-24, 2000.

98. Flournoy WS, Wohl JS, Albrecht-Schmitt TJ, et al: Pharmacologic identification of putative D1 dopamine receptors in feline kidneys. *J Vet Pharmacol Ther* 26:283-290, 2003.

99. Wassermann K, Huss R, Kullmann R: Dopamine-induced diuresis in the cat without changes in renal hemodynamics. *Naunyn Schmiedebergs Arch Pharmacol* 312:77-83, 1980.

100. Simmons JP, Wohl JS, Schwartz DD, et al: Diuretic effects of fenoldopam in healthy cats. *J Vet Emerg Crit Care* 16:96-103, 2006.

101. Worwag S, Langston CE: Acute intrinsic renal failure in cats: 32 cats (1997-2004). *J Am Vet Med Assoc* 232:728-732, 2008.

Atualização sobre Urolitíase Felina

Amanda Callens e Joseph W. Bartges

ETIOPATOGÊNESE

Urolitíase refere-se à presença de urólitos (cálculos) localizados em qualquer parte do sistema urinário. A formação de urólito não é uma doença específica, mas resulta de distúrbios de base que promovem a precipitação de minerais na urina. Esses fatores incluem influências genéticas, ambientais e nutricionais. A formação, dissolução e prevenção de urólitos envolvem processos fisioquímicos complexos. Os principais fatores incluem: (1) supersaturação da urina que resulta em formação de cristal (nucleação); (2) o efeito dos inibidores da nucleação mineral, agregação e crescimento de cristais; (3) agrupamento de cristaloides; (4) efeitos dos promotores de agregação e crescimento de cristais; (5) efeitos de matriz não cristalina; e (6) tempo suficiente de retenção de urina, ou trânsito retardado, para que o processo ocorra.[1] A formação de urólito começa com cristalúria microscópica e se as condições forem favoráveis, cristais microscópicos se agregam para formar os urólitos.

A importante força impulsionadora por trás da formação de urólitos é a supersaturação da urina com substâncias calculogênicas. A fase inicial da formação de urólitos envolve o aumento da supersaturação da urina seguido de precipitação de substâncias calculogênicas. A fase inicial é chamada de *nucleação* e envolve a formação de um agrupamento cristalino. O crescimento desse agrupamento depende da capacidade de permanência do cristal na urina, do pH urinário, da duração da supersaturação da urina e da presença de outros fatores de risco, como infecção.[2]

Os urólitos podem atravessar o trato urinário sem intervenção, dissolver-se espontaneamente dependendo da composição, aumentar de tamanho e/ou de número, ou tornarem-se inativos. O comportamento do urólito e as repercussões associadas à urolitíase geralmente irão determinar a ação necessária para diagnósticos ou tratamento.

LOCALIZAÇÃO DE URÓLITOS E SINAIS CLÍNICOS

Cistólitos e Uretrólitos

A doença do trato urinário inferior dos felinos tem muitas causas, incluindo doença relacionada aos cristais. Há muitos minerais que podem se precipitar para formar urólitos, porém mais de 80% dos urólitos em gatos são causados pelo fosfato de amônio e magnésio (estruvita) ou oxalato de cálcio monoidratado ou di-hidratado.[3] Os tampões uretrais ocorrem somente em gatos machos, e ocorrem em aproximadamente 20% dos gatos machos com obstrução do trato urinário inferior.[4] Esses tampões contêm no mínimo 45% de matriz e quantidades variáveis de mineral. O tipo mais comum de mineral encontrado nos tampões uretrais é o fosfato de amônio e magnésio (estruvita). Os componentes da matriz incluem mucoproteínas, proteínas séricas, debris celulares e partículas virais. Em gatos machos, os tampões uretrais de matriz cristalina podem representar uma fase intermediária entre doença inflamatória do trato urinário inferior e formação de urólitos.[5]

Os sinais clínicos pela presença de urólitos do trato urinário inferior incluem disúria, micção inapropriada, polaciúria e hematúria. A presença de cistólitos pode não estar associada aos sinais clínicos. Pode ocorrer obstrução uretral; sendo a estrangúria o sinal clínico predominante sem passagem de urina. A obstrução total geralmente é precedida de polaciúria, vocalização durante a micção, micção inapropriada e hematúria. Nos casos graves e prolongados, os gatos podem se tornar urêmicos e ocorrerem sinais, como letargia extrema e vômito. O diagnóstico de obstrução uretral inclui uma história de estrangúria sem passagem de urina e palpação de uma bexiga urinária grande e firme. Deve-se ter cuidado ao palpar esses pacientes porque a bexiga urinária pode estar distendida há um longo tempo, e a palpação pode resultar em laceração vesical ou ruptura e uroabdome.

Nefrolitíase e Ureterolitíase

Os urólitos do trato urinário superior correspondem a uma pequena porcentagem dos urólitos em gatos. Esses cálculos podem ser encontrados acidentalmente nas radiografias obtidas por outras razões, porque frequentemente não estão associados aos sinais clínicos. Os sinais clínicos quando presentes incluem vômito, anorexia, letargia e hematúria; ocasionalmente é encontrada dor não localizada à palpação abdominal.[6] Um rim grande pode ser palpado devido à hidronefrose secundária à obstrução ureteral.

Anormalidades bioquímicas associadas aos cálculos do trato urinário superior incluem hipercalemia, hipercalcemia, hiperfosfatemia, anemia, azotemia e leucocitose.[6] Na urinálise, hematúria, piúria, proteinúria e cristalúria podem ser notadas. A cultura de urina e o teste de sensibilidade aos antibióticos são imperativos porque se estima que um terço dos gatos com cálculos do trato urinário superior tenham infecção do trato urinário (ITU) concomitante.[7]

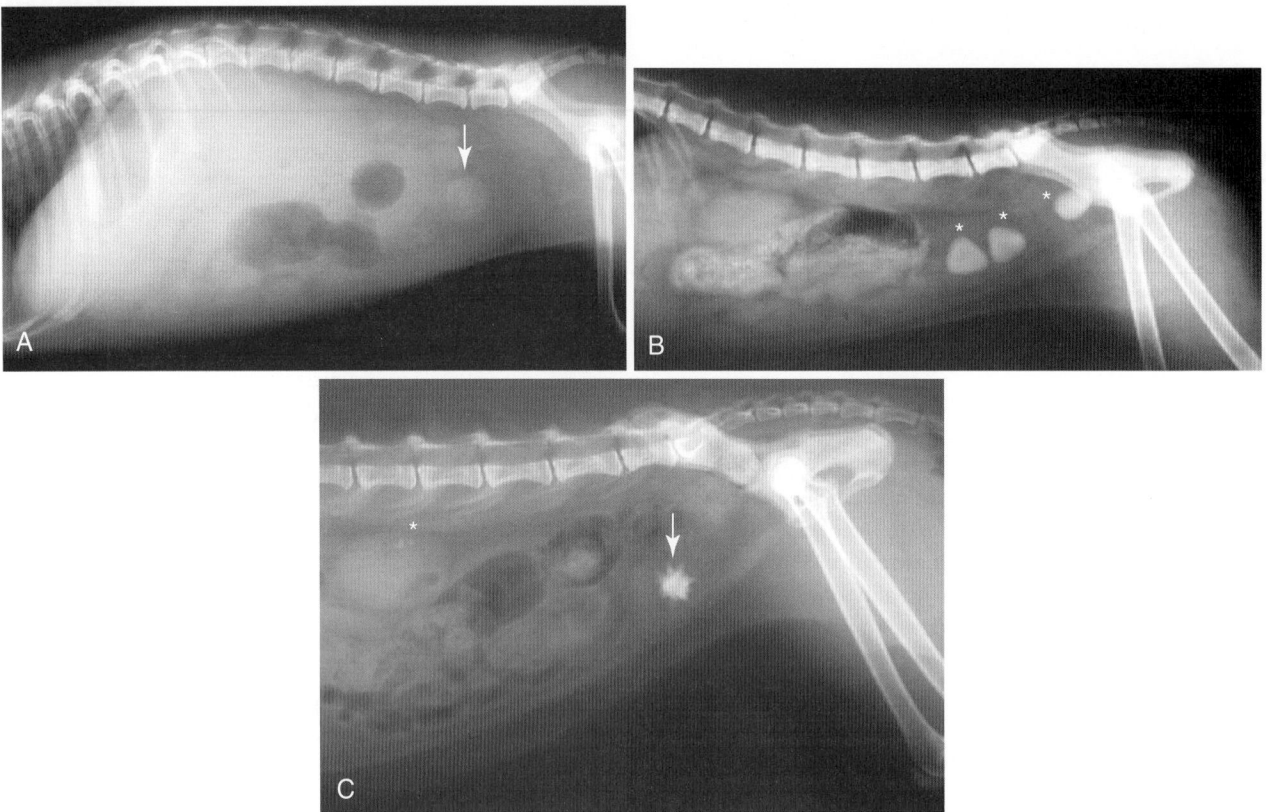

Figura 51-1: **Aparência Radiográfica dos Urólitos de Estruvita e de Oxalato de Cálcio. A,** Radiografia abdominal lateral de um gato macho, doméstico, Pelo Curto, castrado, quatro anos de idade, mostra um único urocistólito redondo, radiopaco e estéril, composto por estruvita (*seta branca*). **B,** Radiografia abdominal lateral de uma fêmea, doméstica, Pelo Curto, 16 semanas de idade, mostra três urocistólitos radiopacos de estruvita induzidos por infecção; dois têm formato piramidal, e o outro possui forma retangular (*asteriscos*). **C,** Radiografia abdominal lateral de um gato macho, doméstico, Pelo Curto, castrado, 8 anos de idade, mostra um urocistólito de oxalato de cálcio desidratado (*seta*). A mineralização renal também está presente (*asterisco*).

DIAGNÓSTICO DE URÓLITOS

Os exames de imagem são a ferramenta diagnóstica mais definitiva para a detecção de urólitos. A radiografia abdominal é geralmente a primeira modalidade de imagem diagnóstica usada para detectar urólitos radiopacos (Fig. 51-1). A ultrassonografia pode ser usada para detectar urólitos, incluindo os que são radiolucentes (Fig. 51-2); porém, é menos útil para determinar o conteúdo mineral, quantificar e identificar a localização dos urólitos.[8] Com a cistografia de duplo contraste (Fig. 51-3) a bexiga é distendida com ar e uma pequena quantidade de meio de contraste positivo é injetada na bexiga através de um cateter uretral para formar uma "poça". Então, o paciente é girado de modo a cobrir a mucosa da bexiga para que os urólitos possam ser visualizados como defeitos de preenchimento radiolucentes na região de contraste positivo.[9] Essas técnicas de imagens abdominais são usadas para verificar a presença e a localização, o número, o tamanho, o formato e a densidade dos urólitos.

Em pacientes com suspeita de distúrbios do trato urinário, a urinálise é uma parte importante de avaliação diagnóstica. A cristalúria pode ser uma alteração presente importante (Fig. 51-4). Os cristais não confirmam a presença de urólitos, mas sugerem supersaturação cristalina.[3] A alteração da temperatura devido ao tempo transcorrido entre a coleta de urina e a urinálise pode provocar a formação de cristais na urina, resultando em cristalúria falso-positiva.[10] Portanto, em pacientes com suspeita de urolitíase, a urina recém-coletada deve ser avaliada.[11]

A densidade específica e o pH da urina podem ajudar a avaliar o ambiente químico da bexiga urinária. O ambiente químico da urina determina a formação de urólitos e pode sugerir que tipo de urólito está presente. A elevada densidade específica da urina sugere um aumento na concentração dos precursores dos cálculos.[1] Os urólitos de oxalato de cálcio, purinas e cistina se formam tipicamente na urina com um pH inferior a 7,0, enquanto os cálculos de estruvita se formam tipicamente em urina com pH superior a 7,0.[11]

A cultura de urina e o teste de sensibilidade aos antibióticos são indicados porque as ITUs podem ocorrer secundariamente em pacientes com urolitíase.[12] Os fatores contribuintes para isso incluem lesões à mucosa induzidas pelos cálculos, eliminação incompleta de urina ou captura de micro-organismos no cálculo.

Quando os urólitos são encontrados, é importante obter um perfil bioquímico. Os resultados da bioquímica do sangue podem algumas vezes sugerir a presença de doenças subjacentes, como a hipercalcemia, que pode predispor os pacientes à formação de urólitos.[13] Como os cálculos ocasionalmente causam

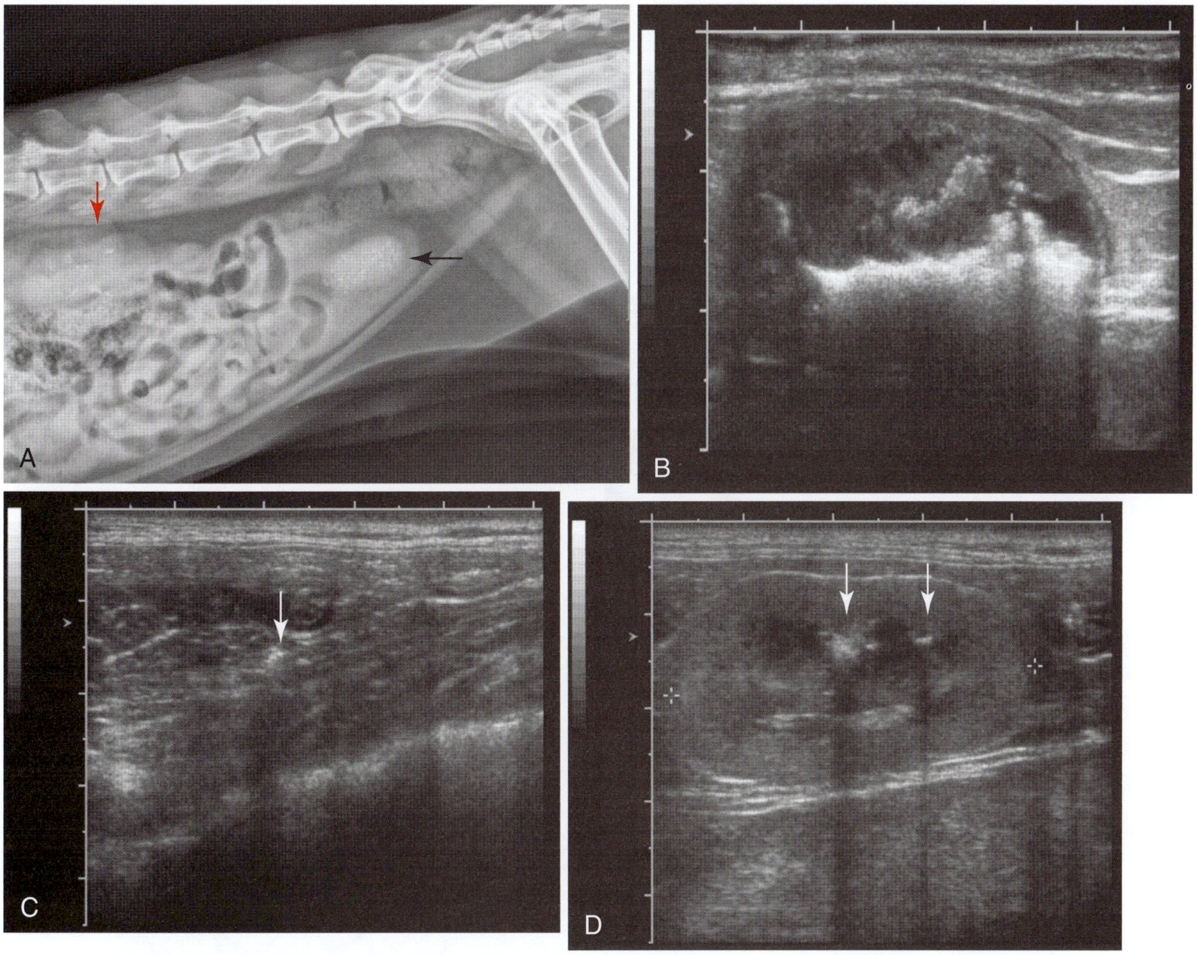

Figura 51-2: Imagens de um Gato Macho, Doméstico, Pelo Curto, Castrado, 14 Anos de Idade, com Urolitíase. **A,** Nefroureterólitos (*seta vermelha*) e urocistólitos (*seta preta*) na radiografia abdominal lateral. **B,** Os urocistólitos aparecem como objetos sombreados hiperecoicos na imagem ultrassonográfica da bexiga urinária. **C,** Ureterólito (*seta branca*) no ureter esquerdo proximal. **D,** Nefrólitos (*setas brancas*) no rim esquerdo na imagem ultrassonográfica.

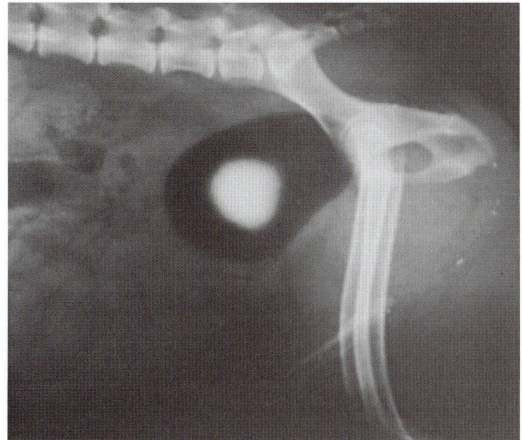

Figura 51-3: Cistograma com Contraste Duplo.

obstrução, as concentrações de eletrólitos, minerais, creatinina e ureia sanguínea devem ser monitoradas. Os cálculos de urato podem ser causados por doença hepática subjacente, particularmente anomalias vasculares congênitas; portanto, a função hepática deve ser determinada em pacientes com suspeita ou com urólitos de urato confirmados.

DESCRIÇÃO DOS URÓLITOS

A determinação da composição dos urólitos é essencial para prevenir a sua recorrência. Embora muitos tipos de urólitos tenham uma aparência característica, supor a composição pela aparência não é confiável e sujeito a erro.[14] Todos os urólitos removidos ou eliminados devem ser analisados para determinar a composição mineral, o que ajuda no desenvolvimento de um plano bem-sucedido de tratamento e prevenção. Os resultados da análise dos urólitos descrevem a composição química dos diferentes componentes do urólito. Nos casos de recorrência, os urólitos devem ser submetidos novamente à análise, porque a composição mineral pode mudar de um episódio a outro.[14]

O urólito é composto primariamente por um ou mais minerais em combinação com pequenas quantidades de matriz orgânica. A composição dos urólitos pode ser entremeada a misturas irregulares de minerais em todo o cálculo ou os minerais são depositados em camadas. As diferentes camadas do cálculo são agrupamento, pedra, casca e cristais de superfície. O agrupamento é a área evidente de início de crescimento de um cálculo. A pedra refere-se à maior porção do urólito. A casca é o material que circunda o corpo do cálculo, e os cristais de superfície são

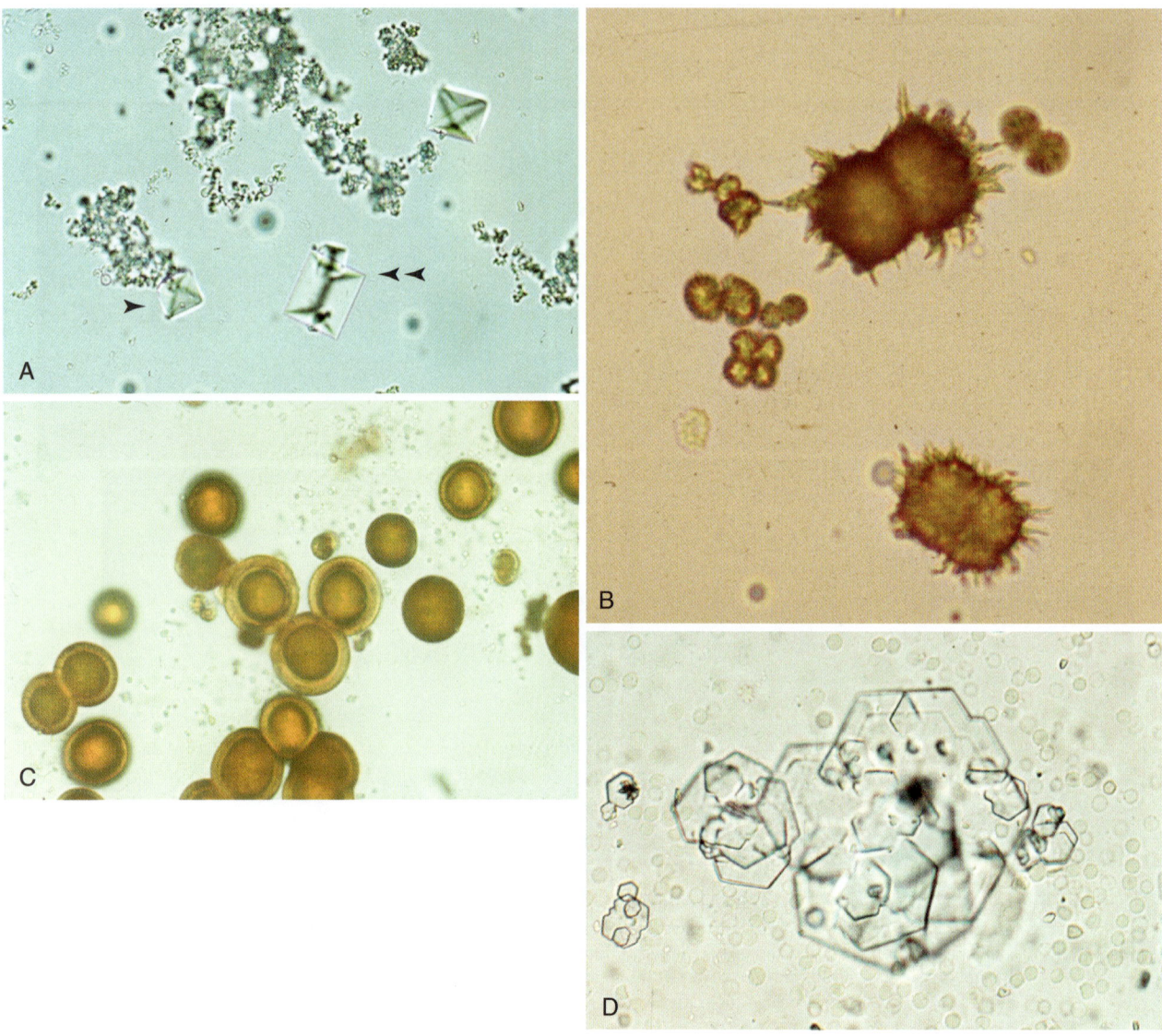

Figura 51-4: Cristalúria. A, Cristais de estruvita (*dupla ponta de seta*) e oxalato de cálcio (*única ponta de seta*) em uma amostra de urina coletada de um gato macho, doméstico, Pelo Curto, castrado, 6 anos de idade. **B,** Cristais de urato de amônio em uma amostra de urina coletada de um gato macho, doméstico, Pelo Curto, castrado, 1,5 ano de idade. **C,** Cristais de xantina em uma amostra de urina coletada de um gato macho, doméstico, Pelo Curto, castrado, 2 anos de idade. **D,** Cristais de cistina em amostra de urina coletada de um gato macho, doméstico, Pelo Curto, castrado, 1 ano de idade.

uma cobertura incompleta da superfície externa do cálculo.[12] O urólito pode ser definido como cálculo de um só tipo de mineral, como misto se a sua composição consistir em mais de um tipo de mineral ou como composto, se houver camadas minerais.

TRATAMENTO DA UROLITÍASE

Os urólitos podem resultar em obstrução uretral. Geralmente a obstrução uretral está associada à azotemia, hipercalemia, acidose metabólica e desidratação. O tratamento da obstrução uretral envolve o alívio da obstrução e a correção dos desequilíbrios metabólicos o mais rápido possível. Se as obstruções uretrais forem recorrentes, a uretrostomia perineal poderá ser considerada; porém, esse procedimento está associado ao aumento do risco de doença do trato urinário inferior e ITUs bacterianas.[15]

O tratamento dos ureterólitos obstrutivos é necessário apenas quando estes se tornam problemáticos. As indicações para intervenção incluem ITUs recorrentes apesar do tratamento apropriado, hidronefrose, diminuição da função renal, dor ou azotemia progressiva. O tratamento dos urólitos do trato urinário superior apresenta problemas porque a maioria dos cálculos do trato urinário superior é de oxalato de cálcio, que não têm dissolução potencial. Além disso, a cirurgia ureteral em gatos está associada a risco, incluindo lesão irreparável aos ureteres e rins.[16] A determinação de quando os benefícios da cirurgia ureteral e renal superam os riscos é difícil. Os métodos não invasivos iniciais para gatos com disfunção renal e ureterolitíase destinam-se a corrigir os desequilíbrios bioquímicos e a restaurar o volume de fluidos, podendo promover a migração dos cálculos para o interior da bexiga urinária.[16] Geralmente uma intervenção mais invasiva é determinada pela taxa de disfunção renal progressiva, presença de desconforto no paciente e risco associado ao método intervencional. Mais informações sobre técnicas de derivação urinária podem ser encontradas no Capítulo 88.

Tratamento Cirúrgico

A detecção dos cálculos não indica necessariamente a intervenção cirúrgica; no entanto, a obstrução do fluxo de saída urinário, o aumento de tamanho e/ou de número dos cálculos, sinais clínicos persistentes e a falta de resposta à terapia são indicações para a remoção dos cálculos.[12] A cirurgia é necessária em pacientes com cálculos que não se dissolvem e com sinais clínicos. Técnicas cirúrgicas abertas tradicionais estão disponíveis para o tratamento de urolitíase, incluindo cistotomia e nefrotomia. A nefrotomia tem sido associada a complicações e diminuição da taxa de filtração glomerular mesmo em animais saudáveis.[17]

Técnicas Minimamente Invasivas

Existem várias opções de tratamentos minimamente invasivos para a remoção de cálculos da bexiga e uretra. Estas incluem a urohidropropulsão de eliminação, remoção cistoscópica de cálculos transuretrais com ou sem o uso de litotripsia a *laser* e remoção cistoscópica de cálculos assistida por minilaparotomia também chamada de cistolitotomia percutânea.

Na remoção assistida por cateter ou urohidropropulsão de eliminação dos cálculos, o paciente é sedado ou anestesiado, enche-se a bexiga com solução cristaloide estéril e um cateter é passado em seu interior por via transuretral. Em gatos, utiliza-se um cateter de 3,5 Fr ou 5 Fr, dependendo do tamanho do paciente. Durante a retirada do cateter, os conteúdos da bexiga são aspirados enquanto a bexiga é agitada por meio de palpação e manipulação ou girando-se o corpo do paciente. Isso é difícil na maioria dos gatos devido ao tamanho limitado da uretra, especialmente em gatos machos. Na urohidropropulsão de eliminação, o paciente é mantido na vertical, enquanto a bexiga distendida é comprimida manualmente (Fig. 51-5).[18] Nos gatos machos, urólitos com tamanho de até cerca de 1 mm podem ser retirados enquanto na maioria das fêmeas, urólitos com tamanho de até cerca de 5 mm podem ser removidos. Esses métodos são usados para eliminação e coleta de pequenos cálculos para análise a fim de planejar outros tratamentos. Essas técnicas não terão sucesso, porém, se um paciente felino apresentar obstrução uretral, uma vez que essa situação indica que há pelo menos um urólito grande demais para passar pela uretra.

Para as técnicas intervencionistas de tratamento da urolitíase são necessárias a endoscopia, a fluoroscopia e/ou a ultrassonografia para realização de procedimentos diagnósticos e terapêuticos minimamente invasivos. Essas modalidades são usadas para visualizar, guiar e ganhar acesso ao trato urogenital. As técnicas intervencionistas são atraentes devido à sua natureza minimamente invasiva, tempos de anestesia mais curtos, reduzida morbidade e mortalidade perioperatórias, além de tempos de recuperação mais rápidos.[19] As desvantagens dessas técnicas incluem sua natureza tecnicamente desafiadora, bem como a necessidade de equipamento especializado e de treinamento apropriado.

A cistolitotomia percutânea é um procedimento no qual a bexiga é temporariamente presa à linha alba incisada e que permite a remoção cistoscópica do cálculo através de uma incisão

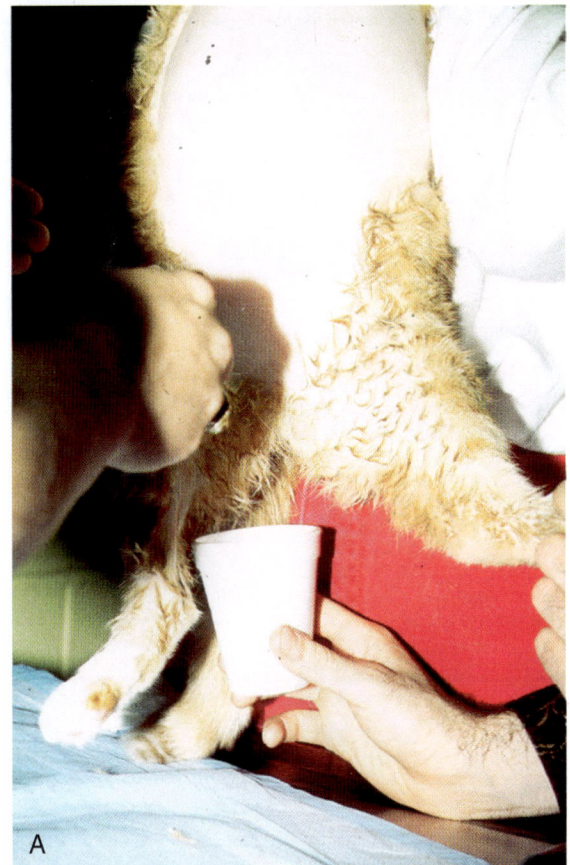

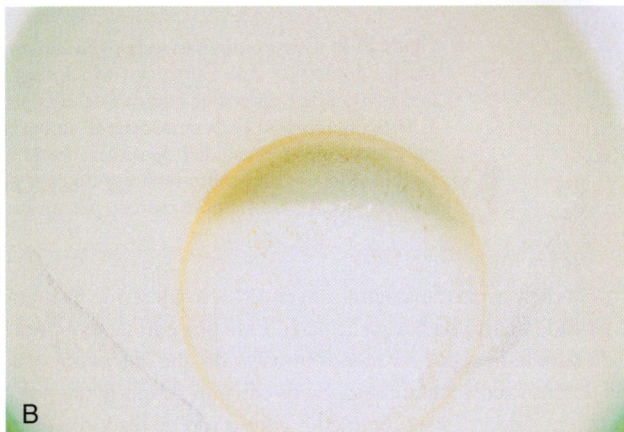

Figura 51-5: Uro-hidropropulsão de Eliminação. Na uro-hidropropulsão de eliminação, o gato é mantido em posição vertical depois que a bexiga urinária é distendida por infusão de fluido através de um cateter transuretral. **A,** O cateter transuretral é removido e a bexiga urinária é delicadamente agitada segurando-a pela parede abdominal. **B,** A bexiga urinária é comprimida delicadamente induzindo a micção e a eliminação dos urocistólitos.

perfurante na bexiga urinária (Fig. 51-6).[20] Esse método é efetivo, seguro e eficiente para o tratamento dos urocistólitos.[20] A cistoscopia produz imagens magnificadas da bexiga urinária distendida com fluido, permitindo a identificação de anormalidades como estenoses, massas e cálculos.[21,22] Esse é o procedimento minimamente invasivo de escolha para os gatos machos, porque o diâmetro de sua uretra limita a inserção de um cistoscópio com um canal de operação. As técnicas cistoscópicas são mais eficientes do que os procedimentos cirúrgicos, diminuindo o risco de trauma e contaminação abdominal.[21,22]

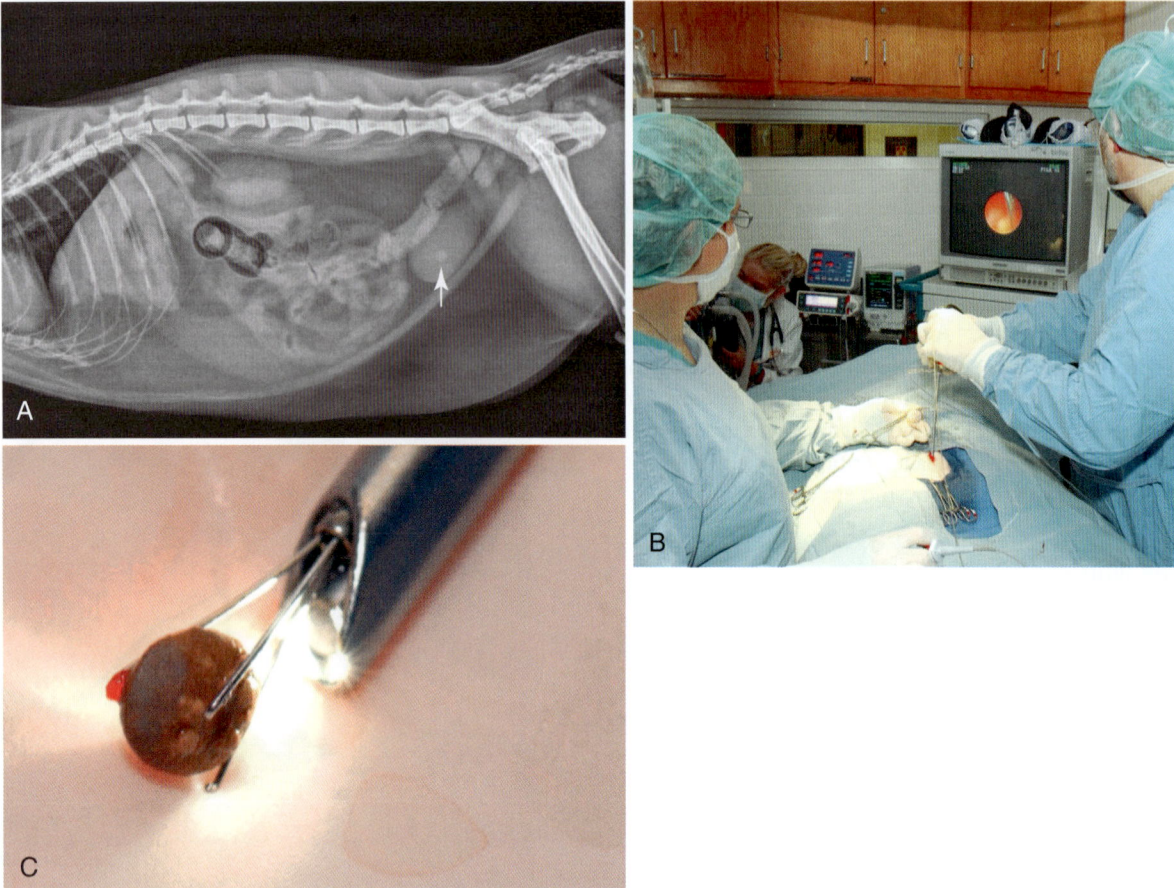

Figura 51-6: **Cistotomia Assistida por Minilaparotomia. A,** Radiografia abdominal lateral de um gato macho, doméstico, Pelo Curto, castrado, 8 anos de idade com um único urocistólito (*seta branca*). **B,** A bexiga urinária é apreendida através de uma pequena incisão e ancorada por sutura à parede corporal. É feita uma incisão perfurante através da bexiga e um cistoscópio rígido é inserido. Os urocistólitos são retirados com o uso de dispositivos de extração. A cistoscopia proporciona magnificação e melhor visualização. O urocistólito sendo preso com pinça Nitinol de quatro pontas e projetado no monitor endoscópico. **C,** Urocistólito retirado pelo procedimento.

Na cistoscopia transuretral, um cistoscópio é inserido na uretra e passado dentro da bexiga urinária. Esse procedimento é preferido para fêmeas por ser menos invasivo do que outros métodos de diagnóstico e tratamento. Se os cálculos forem pequenos o suficiente, poderão ser removidos com o uso de dispositivos de retirada de cálculos, como cestas de extração e pinças. No caso de cálculos grandes, pode-se utilizar litotripsia, se disponível (Fig. 51-7).[22] A litotripsia usa uma fibra *laser* que é passada através de um canal de operação do cistoscópio. A fibra emite luz no comprimento de onda infravermelho para fragmentar os cálculos.[23] Os fragmentos resultantes são removidos por via transuretral. Esse procedimento é possível apenas em fêmeas devido ao tamanho limitado da uretra do gato macho e impossibilidade de inserção de um cistoscópio grande o suficiente no canal de operação.

Tratamento Médico

Estruvita

Os cristais ou os urólitos de fosfato de amônio e magnésio hexa-hidratado, são referidos com mais frequência como estruvita. Para a formação de estruvita, a urina deve estar supersaturada com magnésio, amônio e íons fosfato.[12] O aumento das concentrações urinária de magnésio, amônio e fosfato podem ser o resultado de uma ITU com um micro-organismo produtor de urease ou sem a presença de infecção. Quando não há micro-organismos presentes, são denominados urólitos estéreis de estruvita e quando os micro-organismos estão presentes, são denominados urólitos de estruvita induzidos por infecção.

Urólitos Estéreis de Estruvita. Os urólitos estéreis de estruvita se formam com igual frequência em gatos machos e fêmeas e, com mais frequência, em gatos de 1 a 8 anos de idade.[12] Alcalúria, urina concentrada e aumento das concentrações urinárias de magnésio, íons amônio e fosfato são fatores de risco para formação de urólitos estéreis de estruvita. Esses urólitos são tratáveis com dissolução médica. A dissolução envolve alimentação com uma dieta baixa em magnésio, fosfato e proteína que também induz uma urina ácida e diluída.[24] A prevenção de cálculos estéreis de estruvita envolve a indução de um pH urinário ácido, diminuição da densidade específica da urina e redução das concentrações urinárias de magnésio, amônio e fósforo.[25,26] O aumento do consumo de água pode diminuir o risco de formação de urolitíase reduzindo a concentração de substâncias calculogênicas na urina. Estão disponíveis dietas comerciais que promovem esses fatores.

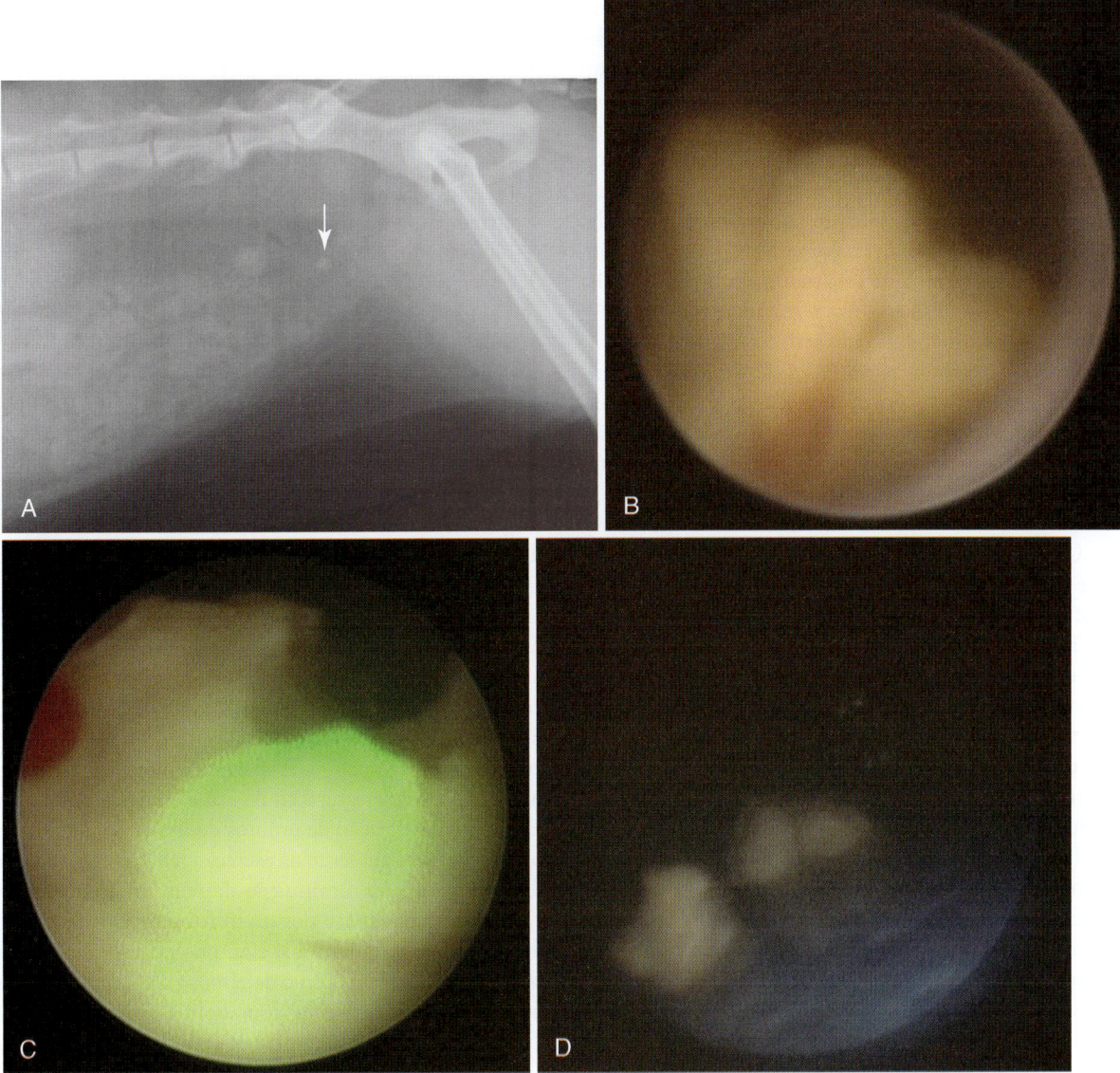

Figura 51-7: Cistoscopia Transuretral e Litotripsia a *Laser* de Holmium:YAG (Ho:YAG) para a Remoção de um Urocistólito de Oxalato de Cálcio em uma Fêmea, Doméstica, Pelo Curto, Castrada, 10 Anos de Idade. **A,** Radiografia abdominal lateral mostrando um urocistólito (*seta branca*). **B,** Aparência do urocistólito por imagens cistoscópicas. **C,** Usando um *laser* Ho:YAG, o urocistólito é fragmentado em pedaços menores. A luz verde é o feixe de mira. **D,** Os fragmentos do urocistólito recuperados após a litotripsia a *laser* Ho:YAG do urocistólito.

Urólitos de Estruvita Induzidos por Infecção. Os urólitos de estruvita induzidos por infecção ocorrem com mais frequência em gatos muito jovens ou idosos. A força impulsionadora por trás da produção desses cálculos é a produção de uma enzima por bactérias, a urease (mais comumente produzida por *Staphylococcus* spp., porém ocasionalmente *Enterococcus* spp. ou *Proteus* spp.). A dieta tem mínima influência sobre a formação de urólitos de estruvita induzidos por infecção. Ocorre dissolução potencial dos cálculos de estruvita induzidos por infecção com a oferta de uma dieta de dissolução e administração de antimicrobianos apropriados com base na cultura de urina e teste de sensibilidade a antibióticos.[24] Tanto a dieta como os antimicrobianos devem ser administrados durante todo o processo de dissolução e por duas semanas adicionais após a documentação radiográfica da dissolução do urólito. Quando se formam urólitos induzidos

por infecção, bactérias são capturadas na matriz do cálculo, e à medida que este se dissolve, essas bactérias são liberadas na urina. Sem a terapia antimicrobiana, as bactérias podem vicejar e interromper o processo de dissolução. Se a dissolução não for bem-sucedida, a causa poderá ser a seleção inadequada do antimicrobiano, um nível não terapêutico de antimicrobianos, dieta inapropriada ou má adesão do cliente. Para a prevenção de urólitos de estruvita induzidos por infecção não é necessária mudança da dieta, porque a força impulsionadora desse urólito é a infecção bacteriana. A prevenção tem por foco a prevenção da infecção e o tratamento precoce das ITUs.[27]

Oxalato de Cálcio

A formação de urólitos de oxalato de cálcio ocorre quando a urina está supersaturada com ácido oxálico e cálcio. A formação desses urólitos é complexa e pouco compreendida. Existem fatores metabólicos conhecidos por aumentar a probabilidade de formação de urólito de oxalato de cálcio. Estes incluem hipercalcemia, hipercalciúria e acidose metabólica.

A hipercalcemia está associada ao aumento do risco de formação de oxalato de cálcio em gatos devido ao desenvolvimento de hipercalciúria. A hipercalciúria pode resultar da maior absorção de cálcio gastrintestinal (GI), do comprometimento da reabsorção renal de cálcio ou da excessiva reabsorção de cálcio esquelético.[26] A acidose metabólica resulta em hipercalciúria devido ao maior metabolismo ósseo, resultando em aumento das concentrações de cálcio ionizado sérico e, portanto, maior excreção de cálcio no trato urinário. A função do inibidor cristalino também está alterada com urina ácida. As concentrações de citrato urinário são diminuídas com um baixo pH urinário via maior reabsorção do citrato no túbulo proximal.[26] O oxalato de cálcio é menos solúvel em urina ácida, quando comparado à urina alcalina.[25] O produto final metabólico de ácido ascórbico (vitamina C) e numerosos aminoácidos derivados de fontes dietéticas é o ácido oxálico. Quando combinado com íons de sódio e potássio, o ácido oxálico forma sais solúveis; porém, quando combinado com íons de cálcio, sais insolúveis são formados. Concentrações aumentadas de ácido oxálico podem promover a formação de oxalato de cálcio. Há um risco maior de formação de urólito de oxalato de cálcio quando há diminuição do volume de urina.

Não existem protocolos médicos atuais que promovam a dissolução de urólitos de oxalato de cálcio. Portanto, o único método para a resolução do cálculo é a remoção física. Depois que os cálculos são detectados, protocolos nutricionais e/ou médicos devem ser considerados para prevenir outros urólitos ou para evitar a recorrência no caso de remoção desses. A recorrência de urólitos de oxalato de cálcio é significativa em pacientes nos quais não são usados protocolos de prevenção do cálculo.[28] Os fatores metabólicos que sabidamente aumentam a formação de oxalato de cálcio devem ser alterados quando possível, incluindo diminuição das concentrações de cálcio e ácido oxálico na urina, aumento das concentrações de inibidores de oxalato de cálcio, indução da alcalúria e diminuição da densidade específica da urina.[12,26]

O aumento do volume urinário é imperativo na prevenção de urólitos de oxalato de cálcio. As concentrações urinárias de compostos calculogênicos diminuem com o aumento do volume urinário. O aumento do consumo de água diminui as concentrações de urina e aumenta o tempo de trânsito de urina e a frequência da eliminação urinária, diminuindo o período de tempo em que as substâncias calculogênicas permanecem no trato urinário. Aumentar a ingestão de água é a maneira mais fácil de diminuir as concentrações de urina, e em gatos a maneira mais direta de fazer isso é pela oferta de alimento enlatado. Uma densidade específica de 1.030 ou menor é o objetivo nesses pacientes. Em gatos que se recusam a comer alimento enlatado, a adição de flavorizantes à água de bebida, o uso de fontes de água corrente ou purificada e adição de água à ração seca são métodos que podem ser utilizados para aumentar o consumo de água. Algumas dietas contêm cloreto de sódio para induzir a diurese e aumentar o consumo de água.

É preciso ter cuidado ao considerar as alterações na dieta em gatos com urolitíase por oxalato de cálcio. O consumo de dietas acidificadas é um fator de risco para a formação de cálculo de oxalato de cálcio.[29] O citrato de potássio geralmente é incluído medicamentosamente ou em dietas usadas para a prevenção de oxalato de cálcio. Na urina, complexos solúveis são formados quando o ácido cítrico se combina com o cálcio. Isso diminui as concentrações de cálcio iônico.[30] O ácido cítrico também inibe diretamente a nucleação de cristais de cálcio e oxalato. O citrato suplementar, quando oxidado, produz bicarbonato, resultando em alcalinização da urina. O fósforo da dieta não deve ser restrito em pacientes com urolitíase por oxalato de cálcio. A diminuição do fósforo na dieta pode aumentar a produção de vitamina D_3, que promove a absorção de cálcio e hipercalciúria.

Purinas

Uratos. Urólitos de urato são observados ocasionalmente em gatos. A maioria ocorre em gatos com menos de 4 anos de idade. Os urólitos de urato podem ocorrer como resultado de disfunção hepática em associação a anomalias vasculares portais.[31] Os gatos acometidos geralmente têm menos de 1 ano de idade. Também podem ocorrer na ausência de doença hepática, e recebe a denominação de urolitíase idiopática por uratos. Os urólitos de purina incluem urato ácido de amônio, xantina e ácido úrico mono-hidratado. Dietas ricas em purina e proteínas animais são as principais fontes de purinas exógenas em pacientes veterinários. As purinas endógenas são sintetizadas no fígado. A supersaturação de urina com ácido úrico é necessária para a formação de urólitos de urato. A hiperuricosúria é promovida pelo aumento da excreção renal, excesso de produção de ácido úrico ou diminuição da reabsorção de ácido úrico. Em gatos, a urolitíase por urato foi relacionada aos defeitos de reabsorção tubular renal e anomalias vasculares portais. É provável que o metabolismo defeituoso da purina seja uma causa de hiperuricosúria em gatos com urolitíase idiopática por urato.[26] O pH urinário é um fator fisiológico importante para promover a cristalúria por urato. Quando o pH da urina é maior que 5,5, o ácido úrico se converte em urato. Mais provavelmente os urólitos de urato se formam na urina supersaturada de ácido úrico e pH urinário baixo.[32] Os gatos com cálculos de urato podem apresentar enzimas hepáticas elevadas na análise bioquímica ou valores anormais nos testes de função hepática. Os urólitos de urato geralmente são radiolucentes e pode ser necessária cistografia com contraste ou ultrassonografia para sua detecção.

Não foram desenvolvidos protocolos médicos para promover a dissolução do urato de amônio em gatos. Todavia, a dissolução com o uso de uma dieta com baixo teor de purina e alopurinol (um inibidor da xantina oxidase) tem sido bem-sucedida em alguns gatos.[32]

A prevenção da recorrência ocorre pelo tratamento das causas de base, por exemplo, com a colocação de um constritor ameroide para anomalias portovasculares extra-hepáticas. Para os gatos com urólitos idiopáticos por urato, a modificação da dieta é o tratamento primário. Esses gatos devem ser alimentados com dietas restritas em purinas que promovem urina alcalina. Os inibidores da xantina oxidase em gatos podem causar efeitos colaterais, incluindo desconforto GI, leucopenia, trombocitopenia, hepatite e insuficiência renal. Portanto, seu uso é reservado à doença altamente recorrente.[32]

Xantina. Os urólitos de xantina raramente são relatados em gatos (0,14% dos urólitos analisados no Minnesota Urolith Center). Esses cálculos são compostos tipicamente de xantina pura, e sua ocorrência é relatada em gatos com menos de 5 anos de idade com distribuição aproximadamente uniforme entre machos e fêmeas. Geralmente, urólitos de xantina ocorrem em números múltiplos, mas seu tamanho é inferior a 5 mm; e são radiolucentes. Em um estudo não publicado (J.W. Bartges, comunicação pessoal, 2014), a excreção de ácido úrico urinário foi similar entre oito gatos formadores de urólito de xantina e os gatos saudáveis (2,09 ± 0,8 mg/kg/dia *versus* 1,46 ± 0,56 mg/kg/dia); porém, a excreção urinária de xantina (2,46 ± 1,17 mg/kg/dia) e a excreção urinária de hipoxantina (0,65 ± 0,17 mg/dia) foram mais altas nos gatos formadores de urólitos (e não foram detectáveis na urina de gatos saudáveis). Não existe um protocolo médico de dissolução de urólitos de xantina em felinos. A prevenção envolve a alimentação com uma dieta alcalinizante restrita em proteína. Sem medidas preventivas, os urólitos de xantina geralmente recidivam em 3 a 12 meses após sua remoção. Em um estudo observacional não publicado (J.W. Bartges, comunicação pessoal, 2014), 10 gatos com confirmação por análise quantitativa de urólitos de xantina consumiram uma dieta alcalinizante restrita em proteína e realizada por pelo menos 2 anos; somente um animal teve recorrência até o momento.

A xantina é um produto do metabolismo da purina e é convertida em ácido úrico pela enzima xantina oxidase.[33]

A xantinúria hereditária raramente é um distúrbio reconhecido em humanos caracterizado pela deficiência de xantina oxidase.[34] Como consequência, quantidades anormais de xantina são excretadas na urina como um importante produto final do metabolismo da purina. Por ser a xantina a menos solúvel das purinas excretadas naturalmente na urina, a xantinúria pode ser associada à formação de urólitos. Uma anormalidade metabólica precisa não foi identificada em gatos; contudo, é provável um defeito familiar ou congênito na atividade da xantina oxidase.

Cistina

Os urólitos de cistina ocorrem raramente em gatos, sendo responsáveis por menos de 0,2% dos urólitos analisados pelo Minnesota Urolith Center; a maioria ocorre em gatos de meia-idade e idosos. A patogênese da formação de urólitos de cistina em gatos é desconhecida, mas é provável que seja uma tubulopatia proximal hereditária.[35] Não existe um protocolo médico de dissolução de urólitos de cistina em felinos. Além disso, aumentando-se o volume de urina, a solubilidade da cistina aumentará exponencialmente acima de um pH de 7,2.[26] A oferta de uma dieta alcalinizante com baixo teor de proteína, que induz a diurese parece lógica para o tratamento. O citrato de potássio pode ser administrado para induzir alcalúria. A farmacoterapia contendo tiol, como 2-mercaptoproprionil-glicina e D-penicilamina, não foi avaliada em gatos.

Referências

1. Bartges JW: Urinary saturation testing. In Bartges J, Polzin DJ, editors: *Nephrolgy and urology of small animals*, West Sussex, UK, 2011, Wiley-Blackwell, pp 75-85.
2. Elliott DA: Nutrition management of the lower urinary tract conditions. In Ettinger S, Feldman E, editors: *Textbook of veterinary internal medicine*, St Louis, 2010, Saunders, pp 696-701.
3. Osborne CA, Lulich JP, Kruger JM, et al: Analysis of 451,891 canine uroliths, feline uroliths, and feline urethral plugs from 1981 to 2007: perspectives from the Minnesota Urolith Center. *Vet Clin North Am Small Anim Pract* 39:183-197, 2009.
4. Kruger JM, Osborne CA, Goyal SM, et al: Clinical evaluation of cats with lower urinary tract disease. *J Am Vet Med Assoc* 199:211-216, 1991.
5. Osborne CA, Lulich JP, Kruger JM, et al: Feline urethral plugs. Etiology and pathophysiology. *Vet Clin North Am Small Anim Pract* 26:233-253, 1996.
6. Kyles AE, Hardie EM, Wooden BG, et al: Clinical, clinicopathologic, radiographic, and ultrasonographic abnormalities in cats with ureteral calculi: 163 cases (1984-2002). *J Am Vet Med Assoc* 226:932-936, 2005.
7. Markovich J, Labato M: Medical management of nephroliths and ureteroliths. In Bonagura JD, Twedt DC, editors: *Kirk's current veterinary therapy*, St Louis, 2014, Elsevier, pp 892-896.
8. Hecht S, Henry GA: Ultrasonography of the urinary tract. In Bartges J, Polzin DJ, editors: *Nephrology and urology of small animals*, Ames, 2011, Wiley-Blackwell, pp 128-145.
9. Feeney DA, Anderson KL: Radiographic imaging in urinary tract disease. In Bartges J, Polzin DJ, editors: *Nephrology and urology of small animals*, West Sussex, UK, 2011, Wiley-Blackwell, pp 97-127.
10. Sturgess CP, Hesford A, Owen H, et al: An investigation into the effects of storage on the diagnosis of crystalluria in cats. *J Feline Med Surg* 3:81-85, 2001.
11. Langston C, Gisselman K, Palma D, et al: Diagnosis of urolithiasis. *Compend Contin Educ Vet* 30:447-450, 2008, 452-444.
12. Lulich JP, Osborne CA, Albasan H: Canine and feline urolithiasis: diagnosis, treatment, and prevention. In Bartges J, Polzin DJ, editors: *Nephrology and urology of small animals*, West Sussex UK, 2011, Wiley-Blackwell, pp 687-706.
13. Gisselman K, Langston CE, Douglas P, et al: Calcium oxalate urolithiasis. *Compend Contin Educ Vet* 31:496-502, 2009.
14. Koehler LA, Osborne CA, Buettner MT, et al: Canine uroliths: frequently asked questions and their answers. *Vet Clin North Am Small Anim Pract* 39:161-181, 2009.
15. McLoughlin MA: Complications of lower urinary tract surgery in small animals. *Vet Clin North Am Small Anim Pract* 41:889-913, 2011.
16. Kyles AE, Hardie EM, Wooden BG, et al: Management and outcome of cats with ureteral calculi: 153 cases (1984-2002). *J Am Vet Med Assoc* 226:937-944, 2005.
17. King MD, Waldron DR, Barber DL, et al: Effect of nephrotomy on renal function and morphology in normal cats. *Vet Surg* 35:749-758, 2006.
18. Lulich JP, Osborne CA: Voiding urohydropropulsion. In Bartges J, Polzin DJ, editors: *Nephrology and urology of small animals*, West Sussex, UK, 2011, Wiley-Blackwell, pp 375-378.
19. Berent A, Weisse C: Interventional strategies for urinary disease. In Bonagura JD, Tweardy DJ, editors: *Kirk's current veterinary therapy*, St Louis, 2014, Elsevier, pp 884-892.
20. Bartges J, Sura P, Callens A: Minilaparotomy-assisted cystoscopy for urocystoliths. In Bonagura JD, Twedt DC, editors: *Kirk's current veterinary therapy*, St Louis, 2014, Elsevier, pp 906-909.
21. Rawlings C: Diagnostic rigid endoscopy: otoscopy, rhinoscopy, and cystoscopy. *Vet Clin North Am Small Anim Pract* 39:849-868, 2009.
22. Rawlings C: Surgical views: endoscopic removal of urinary calculi. *Compend Contin Educ Vet* 31:476-484, 2009.
23. Adams LG, Berent AC, Moore GE, et al: Use of laser lithotripsy for fragmentation of uroliths in dogs: 73 cases (2005-2006). *J Am Vet Med Assoc* 232:1680-1687, 2008.

24. Osborne CA, Lulich JP, Kruger JM, et al: Medical dissolution of feline struvite urocystoliths. *J Am Vet Med Assoc* 196:1053-1063, 1990.

25. Bartges JW, Kirk CA, Cox SK, et al: Influence of acidifying or alkalinizing diets on bone mineral density and urine relative supersaturation with calcium oxalate and struvite in healthy cats. *Am J Vet Res* 74:1347-1352, 2013.

26. Bartges JW, Kirk CA: Nutrition and lower urinary tract disease in cats. *Vet Clin North Am Small Anim Pract* 36:1361-1376, 2006.

27. Pressler B, Bartges JW: Urinary tract infection. In Ettinger SJ, Feldman EC, editors: *Textbook of small animal internal medicine*, ed 7, St Louis, 2010, Elsevier Saunders, pp 2036-2047.

28. Lulich JP, Osborne CA, Lekcharoensuk C, et al: Effects of diet on urine composition of cats with calcium oxalate urolithiasis. *J Am Anim Hosp Assoc* 40:185-191, 2004.

29. Kirk CA, Ling GV, Franti CE, et al: Evaluation of factors associated with development of calcium oxalate urolithiasis in cats. *J Am Vet Med Assoc* 207:1429-1434, 1995.

30. Pak CY, Fuller C, Sakhaee K, et al: Long-term treatment of calcium nephrolithiasis with potassium citrate. *J Urol* 134:11-19, 1985.

31. Bartges JW, Cornelius LM, Osborne CA: Ammonium urate uroliths in dogs with portosystemic shunts. In Bonagura JD, editor: *Current veterinary therapy X.I.I.I*, Philadelphia, 1999, Saunders, pp 872-874.

32. Gnanandarajah J, Lulich JP, Albasan H, et al: Purine uroliths. In August J, editor: *Consultations in feline internal medicine*, St Louis, 2010, Saunders, pp 499-508.

33. Bartges JW, Osborne CA, Lulich JP, et al: Canine urate urolithiasis. Etiopathogenesis, diagnosis, and management. *Vet Clin North Am Small Anim Pract* 29:161-191, 1999.

34. Holmes EWJ, Mason DHJ, Goldstein LI, et al: Xanthine oxidase deficiency: Studies of a previously unreported case. *Clin Chem* 20:1076-1079, 1974.

35. DiBartola SP, Chew DJ, Horton ML: Cystinuria in a cat. *J Am Vet Med Assoc* 198:102-104, 1991.

Infecção do Trato Urinário

Shelly Olin e Joseph W. Bartges

ETIOLOGIA E EPIDEMIOLOGIA

A infecção do trato urinário (ITU) ocorre quando há comprometimento dos mecanismos de defesa do hospedeiro e um micro-organismo virulento adere-se, multiplica-se e persiste em uma porção do trato urinário. As defesas do hospedeiro incluem micção normal, estruturas anatômicas, a barreira mucosa, propriedades da urina e imunocompetência sistêmica (Quadro 52-1). Com mais frequência, as ITUs são causadas por bactérias, mas os fungos e vírus também podem infectar o trato urinário. As ITUs podem envolver mais de um local anatômico, e a infecção deve ser categorizada como do trato urinário superior (i.e., rins e ureteres) *versus* trato urinário inferior (i.e., bexiga, uretra e vagina).

A ITU bacteriana é incomum em gatos jovens com doença do trato urinário inferior, mas a doença é um importante problema para gatos geriátricos.[1,2] Gatos idosos podem estar em maior risco de desenvolvimento de ITU bacteriana por causa das defesas diminuídas do trato urinário. Não se tem conhecimento se as defesas prejudicadas são intrínsecas ao processo de envelhecimento ou são secundárias aos distúrbios comuns em gatos geriátricos. Parece razoável levantar a hipótese de que as comorbidades de gatos idosos (p. ex., doença renal crônica [DRC], diabetes melito e hipertireoidismo) comprometam os mecanismos normais de defesa.

PATOGÊNESE

A maioria das ITUs bacterianas ocorre como consequência da migração ascendente dos patógenos através do trato genital e da uretra para a bexiga, ureteres e para um ou ambos os rins. As bactérias retais, perineais e genitais servem como os principais reservatórios da infecção.[3,4]

O trato urinário superior com maior frequência é infectado por micro-organismos ascendentes e não pelas vias hematogênicas. O tecido cortical renal parece ser mais resistente à infecção do que o tecido medular. A maioria das bactérias hematogênicas não atinge a medula renal, porque o sangue circulante deve atravessar os capilares glomerulares localizados no córtex antes de alcançar a medula. No entanto, a obstrução ou o trauma do trato urinário podem aumentar o risco de disseminação hematogênica do trato urinário pela interferência na microcirculação renal.[5]

Isolados Microbianos

As bactérias que mais frequentemente causam ITUs são similares em cães e gatos. As infecções por *Escherichia coli* são mais comuns, sendo responsáveis por um terço a metade de todas as culturas positivas de urina.[6,7] Cocos Gram-positivos são o segundo maior grupo de uropatógenos; *Staphylococcus* spp., *Streptococcus* spp. e *Enterococcus* spp. respondem por um quarto a um terço dos isolados recuperados.[6,7] Os gatos podem ser infectados por uma única cepa de *Staphylococcus*, *Staphylococcus felis*, e sistemas comerciais de identificação fenotípica podem não diferenciar *S. felis* de outras espécies de *Staphylococcus* coagulase-negativas.[8,9] Em um estudo, constatou-se que *S. felis* foi o terceiro isolado mais comum de ITU baseado em sequenciamento de DNA do gene 16S ribossomal (106, 19,8% [*n* = 25] dos isolados bacterianos cultivados); desta forma, sugeriu-se que *S. felis* é a espécie estafilocócica mais comum causadora de ITU em gatos.[8]

As bactérias que são responsáveis por um quarto a um terço restante de ITU bacteriana em cães e gatos incluem *Proteus*, *Klebsiella*, *Pasteurella*, *Pseudomonas*, *Corynebacterium* e vários outros que em geral raramente são observados.[7] O papel de *Mycoplasma* spp. e *Ureaplasma* spp. em ITUs em gatos não está bem definido. As espécies de *Mycoplasma* são isoladas da urina de cães com sinais clínicos atribuíveis ao trato urinário inferior em menos de 5% das amostras; portanto, discute-se se as espécies de *Mycoplasma* estão ou não associadas à doença do trato urinário em gatos.[6,10-12] De modo semelhante às infecções em cães, um único patógeno bacteriano é isolado de aproximadamente 75% das ITUs bacterianas em gatos, sendo 20% das ITUs causadas por duas espécies coinfectantes e aproximadamente 5% são causadas por três espécies.[6,13,14]

Fatores de Virulência Microbiana

O estabelecimento de ITU depende da virulência e do número de micro-organismos bem como de sua interação com as defesas de hospedeiro. Além de ganhar acesso ao trato urinário, os micro-organismos devem aderir-se e colonizar a superfície uroepitelial. Nem todos os micro-organismos, particularmente as bactérias, são patogênicos. Por exemplo, dentre as várias centenas ou mais de sorotipos de *E. coli*, menos de 20 são correlacionadas com a maioria das ITUs bacterianas.

E. coli é o uropatógeno bacteriano mais comum em humanos, cães e gatos, e sua virulência (uropatogenicidade) tem sido estudada extensivamente.[15-19] A capacidade de se aderir ao uroepitélio por meio de adesões é um dos principais determinantes da patogenicidade de *E. coli* uropatogênica.[16] Numerosos fatores de virulência codificados por genes foram identificados em cepas de *E. coli* uropatogênicas caninas e felinas, incluindo adesinas, toxinas, sideróforos e coberturas polissacarídicas (Quadro 52-2).[17-19] A uropatogenicidade de outros micro-organismos é menos conhecida.

509

QUADRO 52-1 Defesas do Hospedeiro Normal contra Infecção do Trato Urinário

I. Micção normal
   A. Volume urinário adequado
   B. Eliminação urinária frequente
   C. Eliminação urinária completa
II. Estruturas anatômicas
   A. Zonas de alta pressão uretral
   B. Características da superfície do uroepitélio
   C. Peristaltismo uretral
   D. Secreções prostáticas (fração antibacteriana, imunoglobulinas)
   E. Comprimento uretral
   F. Válvulas ureterovesicais
   G. Peristaltismo ureteral
   H. Células mesangiais glomerulares
   I. Suprimento e fluxo de sangue renal extensos
III. Barreiras de defesa mucosa
   A. Produção de anticorpos
   B. Camada superficial de glicosaminoglicanos
   C. Propriedades antimicrobianas da mucosa intrínseca
   D. Esfoliação de células uroteliais
   E. Micro-organismos comensais do trato urogenital distal
IV. Propriedades antimicrobianas da urina
   A. pH urinário extremo (alto ou baixo)
   B. Hiperosmolalidade
   C. Alta concentração de ureia
   D. Ácidos orgânicos
   E. Carboidratos de baixo peso molecular
   F. Mucoproteínas de Tamm-Horsfall
V. Imunocompetência sistêmica

Adaptado de Osborne CA, Lees GE: Bacterial infections of the canine and feline urinary tract. In Osborne CA, Finco DR, editors: *Canine and feline nephrology and urology*, Baltimore, 1995, Williams & Wilkins, pp 759-797.

SINAIS CLÍNICOS

As ITUs bacterianas podem ser sintomáticas ou assintomáticas. A infecção bacteriana do trato urinário inferior geralmente está associada a sinais clínicos similares aos de outras doenças do trato urinário inferior. Esses sinais incluem, mas não se limitam, a polaciúria, disúria, estrangúria, hematúria e micção inapropriada. A infecção bacteriana dos rins pode estar associada à hematúria; caso se desenvolva septicemia, o gato pode estar sistemicamente doente. Além disso, a ITU superior pode causar ITU recorrente inferior.

DIAGNÓSTICO

Urinálise

A urinálise deve ser realizada como parte rotineira de um banco de dados mínimo em gatos idosos ou doentes. Uma urinálise completa envolve a determinação da densidade específica da urina usando um refratômetro, análise bioquímica com fitas reagentes de testes colorimétricos urinários, bem como exame

QUADRO 52-2 Fatores Selecionados que Podem Aumentar a Virulência (Uropatogenicidade) de Bactérias Causadoras de Infecção do Trato Urinário

I. *Escherichia coli*
   A. Fímbrias adesivas
      1. Organelas filamentosas proteináceas que se projetam da superfície bacteriana
      2. Tipos específicos de fímbrias (fímbrias p) aumentam a capacidade de uma bactéria em permanecer aderente ao uroepitélio apesar da ação de limpeza do sistema urinário (p. ex., adesinas: fímbrias tipo I, P, S, F1C,)
   B. Toxinas
      1. Hemolisina
         a) Aumenta a quantidade de ferro livre disponível para o crescimento bacteriano
         b) Pode causar lesão tecidual
      2. Fator necrosante citotóxico tipo-1
   C. Sideróforos (quelantes de ferro)
      1. Aerobactina
         a) Proteína ligante do ferro
         b) Facilita o crescimento bacteriano
   D. Plasmídeos R
      1. Promovem resistência a agentes antimicrobianos (p. ex., betalactamases de espectro estendido)
   E. Polissacarídeos
      1. Certos antígenos O (somático)
         a) Outra porção de polissacarídeo do envelope bacteriano
         b) Protege contra morte mediada por complemento
         c) Marcador indireto de virulência (estudos humanos)
      2. Certos antígenos K (capsulares)
         a) A cápsula circunda a bactéria
         b) Pode inibir a fagocitose e atividade bactericida mediada por complemento
         c) Aumento da resistência à inflamação favorece a persistência das bactérias no tecido
II. *Proteus* spp., *Staphylococcus* spp. e algumas espécies de *Klebsiella*
   A. Fatores de adesão
   B. Atividade da urease
      1. Enzima bacteriana que hidrolisa ureia em amônia
      2. Amônia lesiona diretamente o uroepitélio
      3. A urease promove a produção de urólitos de fosfato de amônio-magnésio, que servem como focos de infecção
   C. Plasmídeos R
III. *Pseudomonas* spp.
   A. Cápsula pesada de polissacarídeo mucoide previne a adesão do anticorpo
   B. Plasmídeos R

microscópico de sedimento urinário. A cistocentese é o método preferido de coleta de urina para avaliar um paciente para ITU. Na ITU, a densidade específica da urina é variável dependendo de a infecção envolver o trato urinário superior ou haver uma doença associada. A análise da tira reagente geralmente, mas nem sempre, revela hematúria e proteinúria. A esterase leucocitária (células sanguíneas brancas) e as tiras reagentes de teste para nitrito (bactérias) não são confiáveis e não devem ser usadas como indicadores de ITU bacteriana em gatos.[20]

O exame de sedimento urinário deve ser uma parte rotineira da urinálise completa. Números significativos de leucócitos (>5 por campo de maior aumento), juntamente com hematúria e proteinúria, em amostra coletada de maneira adequada sugere inflamação. A detecção de bacteriúria significativa em amostras com piúria indica inflamação ativa associada a uma infecção. Bactérias em formato de bastonetes podem ser identificadas em preparações não coradas de sedimento urinário caso estejam presentes mais de 10.000 bactérias/mL, mas podem não ser consistentemente detectadas se estiverem presentes em números menores. Os cocos são difíceis de detectar no sedimento urinário se os seus números forem inferiores a 100.000 bactérias/mL. As bactérias são mais difíceis de identificar em urina diluída, tornando o diagnóstico de ITU um desafio diante de poliúria. A falha em detectar bactérias ao exame do sedimento urinário não exclui sua presença ou descarta uma ITU. Por outro lado, a ITU bacteriana pode existir sem inflamação concomitante se as defesas do hospedeiro estiverem comprometidas (p. ex., infecção pelo vírus da leucemia felina).[13,21] O sedimento urinário pode ser corado com colorações de Wright, de Gram ou pelo novo azul de metileno, auxiliando detecção de bactérias. Embora a detecção de bactérias no sedimento urinário sugira ITU bacteriana, a infecção deve ser verificada por cultura de urina.

Cultura de Urina

A cultura positiva de urina de uma amostra obtida por cistocentese é o padrão-ouro para diagnosticar ITU bacteriana. Uma cultura quantitativa de urina inclui o isolamento e a identificação do micro-organismo e determinação do número de bactérias (unidades formadoras de colônias [UFCs] por unidade de volume). A quantificação das bactérias permite a interpretação do significado de sua presença em uma amostra de urina. Deve-se ter cuidado ao interpretar culturas quantitativas de urina obtidas por meio do fluxo urinário natural ou por compressão manual da bexiga; as amostras da urina eliminada pelas vias naturais podem estar contaminadas pela uretra, vagina ou pelo ambiente. A urina coletada da caixa de areia não reabsorvível do gato é a amostra menos desejável para cultura.

O processamento da amostra logo após a coleta de urina produz ótimos resultados. Se o processamento imediato (dentro de 30 minutos) não for possível, então a amostra poderá ser armazenada em um recipiente estéril, seco, transparente (p. ex., um tubo de soro com tampa vermelha), e a amostra deverá ser refrigerada. A cultura de urina refrigerada é mais acurada quando realizada dentro de 24 horas.

Testes Adicionais

A maioria dos gatos com ITU bacteriana tem infecções complicadas; portanto, muitas vezes são necessários outros testes laboratoriais e estudos por imagens. Além da urinálise e cultura de urina, uma base de dados mínima inclui hemograma completo e perfil bioquímico com eletrólitos. Outras escolhas lógicas são as mensurações dos hormônios tireoideanos e a detecção dos retrovírus, assim como radiografias e ultrassonografia abdominais.

DIAGNÓSTICOS DIFERENCIAIS

Diagnósticos diferenciais para infecção bacteriana do trato urinário inferior em gatos incluem urolitíase, cistite idiopática, neoplasia e distúrbios comportamentais (Fig. 52-1). Os sinais do trato urinário superior, incluindo renomegalia, dor renal, hematúria ou doença renal podem ser causados por ITU ou muitos outros distúrbios renais primários. As causas de doença renal são muitas e geralmente é impossível determinar o papel, se houver, da ITU bacteriana no desenvolvimento ou progressão da DRC em gatos. Se a renomegalia estiver presente, diagnósticos diferenciais devem incluir peritonite infecciosa felina, neoplasia (mais notavelmente linfossarcoma), hidronefrose devido à obstrução ureteral e doença renal policística.

TRATAMENTO

Seleção Antimicrobiana

Os fármacos antimicrobianos são o fundamento do tratamento de ITU. O agente antimicrobiano selecionado deve ser (1) fácil de administrar; (2) associado a poucos efeitos adversos, se existirem; (3) barato; e (4) capaz de alcançar concentrações terapêuticas na urina (e concentrações teciduais no caso de infecção renal ou prostática) que excedam em pelo menos quatro vezes a concentração inibitória mínima (CIM) do uropatógeno. Na maioria dos casos, o agente antimicrobiano deve ser escolhido com base em testes de suscetibilidade do uropatógeno.

Os usos exagerados e impróprios de fármacos antimicrobianos podem resultar na emergência de micro-organismos resistentes, uma situação que tem implicações para o sucesso do tratamento de infecções no paciente, assim como para a saúde

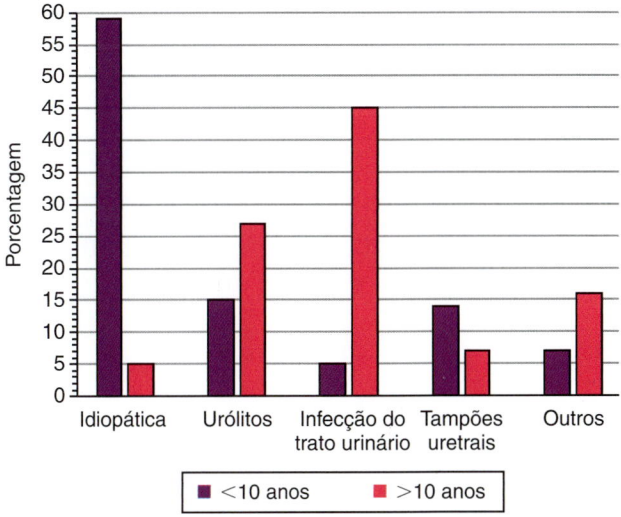

Figura 52-1: Causas dos sinais do trato urinário inferior em gatos.

humana e veterinária. Os pacientes com ITU não complicada e aqueles com sinais clínicos graves o suficiente para merecer terapia antes dos resultados da cultura de urina e do teste de sensibilidade devem receber um antimicrobiano de amplo espectro com excelente penetração na urina. Os antimicrobianos de primeira escolha sugeridos para ITUs não complicadas incluem amoxicilina, cefalexina ou sulfonamida-trimetoprima (Tabela 52-1). Infelizmente, muitos veterinários escolhem evitar esses fármacos, porque estes necessitam de mais de duas doses ao dia, sendo mais provável que as bactérias sejam resistentes a esses fármacos do que os agentes de segunda linha, ou a frequência dos efeitos adversos é maior do que com o uso de outros antimicrobianos. Apesar disso, o uso de betalactâmicos potencializados (i.e., amoxicilina/clavulanato), fluoroquinolonas ou cefalexina de liberação extendida (i.e., cefovecina) é inapropriado para a maioria das ITUs não complicadas e deve ser reservado para infecções complicadas ou resistentes (Tabela 52-2).

O uso de fluoroquinolonas para o tratamento empírico de ITU bacteriana é particularmente desencorajado devido à resistência natural de muitos micro-organismos Gram-positivos a essa classe de antimicrobianos e ao desenvolvimento de resistência de muitos micro-organismos Gram-negativos, incluindo *E. coli*, a essa classe de fármacos.[22] Observou-se em estudos uma

Tabela 52-1	Sumário de Opções de Antimicrobianos de Primeira Escolha para Infecções do Trato Urinário em Gatos
Infecção	**Opções de Fármacos de Primeira Linha**
ITU não complicada	Amoxicilina, sulfonamida-trimetoprima
Complicadas	Selecionados com base nos resultados da cultura e antibiograma, mas considerar inicialmente o uso da amoxicilina ou sulfonamida-trimetoprima
Bacteriúria subclínica	Terapia antimicrobiana não recomendada, a não ser em casos de alto risco de ascensão da infecção, então tratar como para ITU complicada
Pielonefrite	Iniciar com uma fluoroquinolona realizando reavaliações baseadas em cultura e antibiograma

ITU, Infecção do trato urinário.
Adaptada de Weese J, Blondeau JM, Boothe D, et al: Antimicrobial use guidelines for treatment of urinary tract disease in dogs and cats: antimicrobial guidelines Working Group of the International Society for Companion Animal Infectious Diseases, *Vet Med Int Article ID* 263768:1-9, 2011.

Tabela 52-2	Opções de Tratamento Antimicrobiano para Infecção do Trato Urinário em Gatos	
Fármaco	**Dosagem**	**Comentários**
Amicacina	10 a 14 mg/kg, a cada 24 h, IV/IM/SC	Não recomendado para uso de rotina, mas pode ser útil para tratamento de organismos resistentes a múltiplos fármacos. Potencialmente nefrotóxico. Evitar em animais com insuficiência renal.
Amoxicilina	11 a 15 mg/kg, a cada 8 h, VO	Boa opção de primeira escolha. Excretada na urina predominantemente na forma ativa se a função renal normal estiver presente. Ineficaz contra bactérias produtoras de betalactamase.
Amoxicilina/clavulanato	12,5 a 25 mg/kg a cada 12 h, VO (dose baseada na combinação de amoxicilina + clavulanato)	Não está estabelecido se há alguma vantagem sobre a amoxicilina somente.
Ampicilina		Não recomendada por causa da má biodisponibilidade oral. Amoxicilina é preferida.
Cefovecina	8 mg/kg, injeção única SC. Pode ser repetida uma vez após 7 a 14 dias.	Só deve ser usada em situações quando o tratamento oral for problemático. Enterococos são resistentes. Dados farmacocinéticos estão disponíveis para apoiar seu uso em gatos por uma duração de 21 dias. A longa duração da excreção na urina torna difícil interpretar os resultados da cultura pós-tratamento.
Cefpodoxima proxetil	5 a 10 mg/kg, a cada 24 h, VO	Enterococos são resistentes.
Ceftiofur	2,2 mg/kg, a cada 24 h, SC	Enterococos são resistentes.
Cefalexina, Cefadroxil	12 a 25 mg/kg, a cada 12 h, VO	Enterococos são resistentes. A resistência pode ser comum em *Enterobacteriaceae* em algumas regiões.
Cloranfenicol	12,5 a 20 mg/kg, a cada 12 h, VO	Reservado para as infecções resistentes a múltiplos fármacos com menos opções. A mielossupressão pode ocorrer, particularmente com a terapia a longo prazo. Evitar o contato por humanos por causa da anemia aplástica idiossincrática rara.
Ciprofloxacina	30 mg/kg, a cada 24 h, VO	Usado algumas vezes por causa do custo mais baixo do que o da enrofloxacina. Biodisponibilidade menor e mais variável do que enrofloxacina, marbofloxacina e orbifloxacina. Difícil de justificar sobre as fluoroquinolonas aprovadas. Recomendações de dosagem são empíricas.
Doxiciclina	3 a 5 mg/kg, a cada 12 h, VO	Altamente metabolizada e excretada pelo trato intestinal, assim os níveis urinários podem ser baixos. Não recomendada para uso de rotina.

Tabela 52-2	Opções de Tratamento Antimicrobiano para Infecção do Trato Urinário em Gatos *(Cont.)*	
Fármaco	**Dosagem**	**Comentários**
Enrofloxacina	5 mg/kg, a cada 24 h, VO	Excretado na urina predominantemente na forma ativa. Utilizar apenas para ITUs documentadas resistentes. Limitada eficácia contra enterococos. Associado a risco de retinopatia em gatos. Não exceder 5 mg/kg/dia.
Imipenem-cilastatina	5 mg/kg, a cada 6 a 8 h, IV/IM	Utilizar apenas para o tratamento de infecções resistentes a múltiplos fármacos, particularmente aqueles causados por *Enterobacteriaceae* ou *Pseudomonas aeruginosa*. Recomendar consulta com um veterinário especialista em doença urinária ou infecciosa ou veterinário farmacologista antes do uso.
Marbofloxacina	2,7 a 5,5 mg/kg, a cada 24 h, VO	Excretada na urina predominantemente na forma ativa. Utilizar apenas para infecções documentadas como resistentes, mas é uma boa escolha de primeira linha para pielonefrite. Limitada eficácia contra enterococos.
Meropenem	8,5 mg/kg, a cada 12 h, SC ou a cada 8 h, IV	Reservar para tratamento de infecções resistentes a múltiplos fármacos, particularmente aqueles causados por *Enterobacteriaceae* ou *Pseudomonas aeruginosa*. Recomendar consulta com um veterinário especialista em doença urinária ou infecciosa ou veterinário farmacologista antes do uso.
Nitrofurantoína	4,4 a 5 mg/kg, a cada 8 h, VO	Boa opção de segunda escolha para infecção simples não complicada, particularmente quando estão envolvidos patógenos resistentes a múltiplos fármacos.
Orbifloxacina	Comprimidos: 2,5 a 7,5 mg/kg, a cada 24 h, VO Suspensão oral: 7,5 mg/kg, a cada 24 h, VO	Excretado na urina predominantemente na forma ativa.
Pradofloxacina	5 mg/kg, a cada 24 h, VO*	
Sulfadiazina-trimetoprima	15 mg/kg, a cada 12 h, VO Nota: A dosagem é baseada na concentração total de sulfadiazina + trimetoprima	Boa opção de primeira escolha. Preocupações com efeitos adversos idiossincráticos e imunomediados em alguns pacientes, especialmente com terapia prolongada. Efeitos adversos em gatos incluem anorexia, leucopenia, anemias e potencialmente hepatotoxicidade.

Adaptada de Weese J, Blondeau JM, Boothe D, et al: Antimicrobial use guidelines for treatment of urinary tract disease in dogs and cats: antimicrobial guidelines Working Group of the International Society for Companion Animal Infectious Diseases, *Vet Med Int Article ID* 263768:1-9, 2011.
IM, Via intramuscular; *ITU*, infecção do trato urinário; *IV*, via intravenosa; *SC*, via subcutânea; *VO*, via, oral.
*Dose extrapolada em estudos anteriores.[24]

resistência cruzada variável entre diferentes gerações de fluoroquinolonas, exceto pradofloxacina (Veraflox®, Bayer). Depois de desenvolver a resistência à fluoroquinolona, uma geração posterior de fármacos pode não ser benéfica para tratar a infecção por um micro-organismo resistente.[23] *In vitro*, pradofloxacina, uma fluoroquinolona de terceira geração, superou outras fluoroquinolonas em termos de potência e eficácia; enrofloxacina foi a segunda menos potente que a ciprofloxacina apenas. Alterações moleculares da pradofloxacina permitem maior atividade bactericida e menos propensão ao desenvolvimento de resistência pelos micro-organismos.[22-24] Essas características tornam a pradofloxacina uma escolha atraente para isolados ou patógenos suscetíveis, nos quais nunca se usou fluoroquinolona, e com reduzida suscetibilidade à fluoroquinolona.[23,25] Atualmente, a pradofloxacina é licenciada apenas para infecções de pele em felinos nos Estados Unidos, enquanto a licença europeia inclui uma ampla gama de indicações para cães e gatos. Em um estudo clínico prospectivo (*n* = 78) constatou-se que pradofloxacina foi eficaz e bem tolerada para ITU bacteriana em felinos.[25] Em estudos experimentais, gatos tratados com doses 6 a 10 vezes a dose recomendada não apresentaram toxicidade retiniana.[26]

Infecção Não Complicada

As ITUs bacterianas não complicadas são infecções do trato inferior nas quais não foi identificada uma anormalidade estrutural, neurológica ou funcional. Nas ITUs não complicadas, geralmente, o tratamento é bem-sucedido com um curso de 10 a 14 dias de um agente antimicrobiano apropriado. Se o antimicrobiano adequado for escolhido e administrado na dosagem e frequência apropriadas, os sinais clínicos devem se resolver dentro de 48 horas. Além disso, os resultados de uma urinálise completa devem melhorar nesse mesmo período de tempo. Se possível, deve-se realizar uma cultura de urina 5 a 7 dias após o término da terapia antimicrobiana. Infecções não complicadas são raras em gatos por causa de sua natural resistência às ITUs bacterianas, então tipicamente há uma causa predisponente.

Infecções Complicadas

Muitos gatos têm causas predisponentes identificáveis de ITU bacteriana (p. ex., DRC, diabetes melito etc.) e deve-se considerar que tenham uma ITU bacteriana complicada. Os antimicrobianos são administrados geralmente por 4 a 6 semanas. A urina deve ser avaliada na primeira semana de tratamento para resposta à terapia antes de descontinuá-la. Após a terapia antimicrobiana, o tratamento profilático com antibióticos pode ser necessário a fim de controlar a ITU bacteriana difícil de erradicar ou frequentemente recorrente (mais informações posteriormente).

Infecção Recorrente

Recidiva

A *recidiva* é definida como a recorrência de ITU bacteriana devido ao mesmo micro-organismo. Geralmente, as recidivas ocorrem dentro de dias a semanas da descontinuação da terapia antimicrobiana e se devem à falha na erradicação do micro-organismo. As possíveis causas incluem má adesão do tutor ao tratamento, uso de um agente antimicrobiano inadequado ou administração de um agente antimicrobiano apropriado, mas em dosagem, frequência ou duração inadequadas. Alternativamente, o micro-organismo pode estar profundamente enraizado no trato urinário, como na pielonefrite crônica. A *E. coli* uropatogênica pode permanecer quiescente nas células epiteliais da bexiga do hospedeiro por algum tempo antes da recrudescência. Uma cultura de urina deve ser avaliada antes da reinstituição da terapia antimicrobiana. Além disso, são indicadas outras avaliações diagnósticas para causas predisponentes ou foco de infecção.

Refratária

A infecção refratária é similar à recidiva da infecção, mas há uma cultura persistentemente positiva durante o tratamento apesar da suscetibilidade *in vitro* a um antimicrobiano. A bacteriúria não é eliminada durante ou após o tratamento.[29]

Reinfecção

A *reinfecção* é definida como uma recorrência causada por um micro-organismo diferente daquele inicialmente presente. As reinfecções ocorrem geralmente em período posterior (semanas a meses) após o término da terapia antimicrobiana. Embora possam estar presentes fatores de risco predisponentes, alguns animais que foram reinfectados podem não apresentar fatores de risco identificáveis. Se as reinfecções forem infrequentes, cada episódio pode ser tratado como ITU bacteriana não complicada. Porém, se as reinfecções ocorrerem com uma frequência superior a três episódios por ano, então se considera o tratamento dos animais para ITU bacteriana complicada. Além disso, a terapia antimicrobiana profilática pode ser indicada.

Não existem bons estudos nos quais foi avaliada a terapia antimicrobiana profilática em animais com frequentes reinfecções. Antes da realização do tratamento profilático, a cultura de urina e o teste de suscetibilidade aos antibióticos devem ser realizados para assegurar a erradicação da ITU bacteriana. Para a profilaxia a longo prazo, é selecionado um fármaco que é excretado em alta concentração na urina e sendo improvável que cause efeitos adversos. Geralmente uma fluoroquinolona, uma cefalosporina ou um antimicrobiano betalactâmico são escolhidos. O agente antimicrobiano é administrado em aproximadamente um terço da dose terapêutica diária imediatamente depois que o paciente eliminar urina, momento este em que o fármaco e seus metabólitos serão retidos no trato urinário por 6

a 8 horas (tipicamente à noite). O fármaco é administrado por no mínimo 6 meses. Amostras de urina, de preferência coletadas por cistocentese (não por cateterização, porque isso pode induzir ITU bacteriana), são coletadas a cada 4 a 8 semanas para urinálise e cultura quantitativa de urina. Se a amostra estiver livre de infecção, então o tratamento profilático é continuado. Caso seja identificada uma ITU bacteriana, a infecção ativa (persistente) é tratada como uma ITU bacteriana complicada antes de retornar a uma estratégia profilática. Se não ocorrer uma ITU bacteriana persistente após 6 meses de terapia antimicrobiana profilática, então o tratamento pode ser descontinuado e o paciente deve ser monitorado para reinfecção.

Superinfecção

A superinfecção ocorre quando um segundo micro-organismo bacteriano é isolado, enquanto o animal está recebendo terapia antimicrobiana. Muitas vezes, esse micro-organismo mostra um alto grau de resistência a antimicrobianos. A ITU bacteriana que ocorre em um animal recebendo terapia antimicrobiana, com sonda uretral, é um exemplo de superinfecção.

Bacteriúria Assintomática

A bacteriúria assintomática é uma alteração comum e geralmente benigna em mulheres saudáveis. Os fatores de risco incluem gravidez, diabetes melito, lesão da medula espinal, cateter urinário de espera e ser um idoso residente em casa de repouso. Mulheres com bacteriúria assintomática têm episódios sintomáticos mais frequentes, mas o tratamento antimicrobiano não diminui o número dos episódios. Por meio de estudos clínicos em humanos não se evidenciou um benefício do tratamento, e as complicações potenciais do tratamento incluem reações medicamentosas adversas e o desenvolvimento de resistência antimicrobiana.[27] Em um estudo veterinário, aproximadamente 10% a 15% dos gatos apresentados por hipertireoidismo, diabetes melito ou DRC apresentavam bacteriúria assintomática.[28] Não existem estudos prospectivos comparando resultados clínicos em gatos com e sem tratamento antimicrobiano para bacteriúria assintomática. O tratamento não é recomendado para bacteriúria assintomática, a não ser que haja alto risco de infecção ascendente ou sistêmica (p. ex., pacientes imunocomprometidos, DRC etc.).[29]

Terapias Auxiliares

Uma série de estratégias tem sido usada em humanos para prevenir ITU bacteriana recorrente, incluindo extratos de oxicoco, D-manose, hipurato de metenamina e probióticos gastrintestinais (GI). Estudos controlados randomizados são necessários para respaldar a eficácia e segurança dessas terapias em espécies veterinárias antes de serem recomendadas para uso clínico comum.[29]

Proantocianidina, o "ingrediente ativo" do oxicoco, altera a expressão genotípica ou fenotípica das fímbrias, o que subsequentemente inibe a adesão de *E. coli* às células epiteliais da bexiga e vaginal humanas. Em uma metanálise (*n* = 1.049), humanos suplementados com produtos de oxicoco apresentaram menos episódios de ITUs por um período de 12 meses comparados ao placebo.[30] Existem poucos estudos veterinários a respeito em cães saudáveis e nenhum estudo em felinos.[31,32] Além disso, a qualidade e a potência são variáveis entre os produtos de venda livre; o ideal seria que cada formulação fosse testada na espécie de interesse. O consenso do Antimicrobial Guidelines Working Group da International Society for Companion Animal Infectious Diseases é o de que há evidência insuficiente respaldando o uso de extrato de oxicoco para prevenção de ITUs recorrentes em cães e gatos.[29]

A D-manose é usada empiricamente para prevenir a ITU recorrente, mas não existem estudos de sua eficácia clínica em pacientes veterinários. O açúcar D-manose liga-se competitivamente às fímbrias-manose em certas cepas de *E. coli*, o que inibe a adesão dela ao uroepitélio. Existem poucos dados disponíveis para outras bactérias que podem expressar fímbrias-manose. Em um pequeno estudo clínico não cego, randomizado (*n* = 308) com duração de 6 meses, mulheres que receberam D-manose tiveram significativa redução dos episódios de ITU recorrente em comparação ao placebo.[33]

Hipurato de metenamina é um antisséptico urinário que é convertido em formaldeído em um ambiente ácido (pH urinário < 5,5). A metenamina é mal tolerada pelos pacientes felinos. Desconforto gastrintestinal com mais frequência é relatado como evento adverso. Faltam estudos de sua segurança, eficácia e de dosagem apropriada.

O microbioma GI tem efeitos imunomodulatórios em todo o corpo, e acredita-se que a alteração do microbioma impacte a resposta imune em locais distantes. Além disso, o microbioma GI pode impactar a microflora vaginal. Alterações da microflora vaginal podem ter um papel no estabelecimento da ITU. Por exemplo, mulheres com ITU recorrente geralmente apresentam depleção de espécies de *Lactobacillus* vaginais, enquanto a extensa colonização vaginal por *Lactobacillus* spp. está associada a números reduzidos de ITU recorrente.[34] Os probióticos no mercado variam por espécie, potência (número de UFCs) e viabilidade bacteriana. Estudos prospectivos são necessários para avaliar o papel dos probióticos para a doença do trato urinário inferior em espécies veterinárias.

PREVENÇÃO

Infecção Iatrogênica

Os mecanismos normais de defesa do hospedeiro são eficazes na prevenção da ITU bacteriana; mas não são impenetráveis. As defesas normais do hospedeiro podem ser sobrecarregadas se forem introduzidas grandes quantidades de um uropatógeno virulento no trato urinário durante procedimentos diagnósticos e terapêuticos. A ITU bacteriana iatrogênica é uma complicação comum de cateteres urinários de espera, especialmente se for utilizado um sistema aberto.

Em um estudo clínico, a infecção se desenvolveu em 52% dos cães e gatos com cateteres urinários de espera; o risco de infecção aumentou com a duração da cateterização.[35] O uso de cateteres urinários de espera durante a diurese ou a administração de corticosteroide é particularmente perigoso. O risco de infecção se agrava se o paciente tiver doença preexistente do trato urinário.

ITUs bacterianas iatrogênicas podem ser prevenidas (1) evitando-se o uso indiscriminado de cateteres urinários, (2) usando-se um sistema fechado de coleta quando cateteres urinários de espera são utilizados, (3) tendo cuidado com o uso de cateteres urinários de espera quando os pacientes são submetidos à diurese, (4) evitando-se os cateteres de espera em pacientes que são imunossuprimidos ou que estão recebendo medicamentos imunossuprissivos como glicocorticoides, (5) utilizando-se de forma adequada os antimicrobianos durante a cateterização urinária e (6) utilizando-se técnicas diagnósticas e terapêuticas que minimizam o trauma e a contaminação microbiana do trato urinário. Embora pareça lógico administrar agentes antimicrobianos enquanto um cateter urinário de espera é inserido, para tentar diminuir a infecção iatrogênica, a prática é fortemente desencorajada. A administração oral ou parenteral concomitante de agentes antimicrobianos durante a cateterização uretral de espera reduz a frequência do desenvolvimento de ITU bacteriana; porém, promove o desenvolvimento de ITU causada por bactérias resistentes a múltiplos fármacos.[35]

Não é necessário tratar a bacteriúria associada a um cateter de espera se não houver evidência clínica ou citológica de infecção. Não há evidência que sustente a cultura urinária de rotina ou a cultura da ponta do cateter urinário após sua remoção em pacientes assintomáticos; essas culturas não predizem o desenvolvimento de infecção associada ao cateter.[29] Em contraste, a cultura urinária é sempre indicada para um paciente com sinais clínicos de ITU, febre de origem indeterminada ou citologia urinária anormal (i.e., hematúria, piúria). Se o paciente desenvolver novos sinais clínicos ou febre após a colocação de um cateter urinário, então, idealmente, o cateter urinário deve ser removido e realizada cistocentese para produzir uma amostra para cultura depois do enchimento da bexiga. Alternativamente, o cateter urinário original é substituído e uma amostra de urina é coletada através do segundo cateter. É menos ideal a obtenção da amostra de urina pelo cateter original, e nunca se deve usar uma amostra obtida do saco de coleta.[29]

Para os pacientes que desenvolvem ITU associada ao cateter, o tratamento terá mais probabilidade de sucesso se for possível a remoção do cateter. A infecção poderá ser tratada como não complicada, se não houver histórico de infecção recorrente e não houver comorbidades relevantes. Por outro lado, a infecção deverá ser tratada como complicada com base na cultura e sensibilidade usando um antimicrobiano apropriado por 4 a 6 semanas.[29]

Erradicação das Causa(s) Subjacente(s)

Embora os agentes antimicrobianos sejam o fundamento do tratamento da ITU bacteriana, devem ser empregados de maneira lógica. A ITU bacteriana ocorre em associação com o comprometimento dos mecanismos de defesa do hospedeiro, que pode ser transitório ou permanente. O comprometimento transitório geralmente resulta no desenvolvimento de uma ITU simples não complicada; porém, o comprometimento permanente resulta no desenvolvimento de ITU complicada. A avaliação da correção ou controle do(s) comprometimento(s) dos mecanismos de defesa do hospedeiro é importante no tratamento da ITU, especialmente no caso de ITU recorrente.

INFECÇÃO NÃO BACTERIANA DO TRATO URINÁRIO

Fúngica

A ITU fúngica é rara em gatos. Fungúria pode decorrer de infecções primárias do trato urinário inferior, ou secundária pela eliminação de elementos fúngicos na urina em animais com infecções sistêmicas. O diagnóstico de ITU fúngica ocorre com maior frequência pela identificação de elementos fúngicos durante o exame rotineiro do sedimento ou concentrado urinário. Os sinais clínicos são indistinguíveis da ITU bacteriana ou de outras causas de doença do trato urinário inferior.

A ITU fúngica primária mais frequentemente ocorre pela infecção por *Candida* spp., um habitante comensal da mucosa genital, do trato respiratório superior e do trato GI em gatos.[36,37] *Candida albicans* é a espécie identificada com mais frequência, seguida por *Candida glabrata* e *Candida tropicalis*. Outros fungos onipresentes também podem ocasionalmente causar ITU fúngica primária, incluindo *Aspergillus* spp. e *Cryptococcus* spp. Assim como na ITU bacteriana, a ITU fúngica ocorre devido a falhas temporárias ou permanentes na imunidade local ou sistêmica do trato urinário inferior. Nos dois maiores estudos retrospectivos de ITU fúngica em cães e gatos, as doenças concomitantes identificadas com mais frequência foram diabetes melito, neoplasia no trato urinário inferior (particularmente carcinoma de células transicionais) e orifícios do trato urinário, incluindo sondas de uretrostomia perineal ou de cistotomia.[36,37] Condições adicionais, que podem predispor ao desenvolvimento de ITUs fúngicas (e particularmente por *Candida*), incluem antimicrobianos ou corticosteroides administrados dentro de 1 mês, neoplasia não urogenital e doenças urogenitais não ocasionadas por *Candida*.

O tratamento dos animais com ITU fúngica envolve correção ou controle da causa ou causas predisponentes e administração de fármacos antifúngicos. O fluconazol é recomendado como tratamento inicial na maioria das pacientes em razão de sua alta margem de segurança, da sensibilidade da maioria das cepas de *Candida* spp. ao fármaco, além da excreção da forma ativa do fármaco na urina em altas concentrações. É mais provável que *Candida* spp. em vez da *C. albicans* sejam resistentes ao fluconazol sendo recomendado um teste de sensibilidade antifúngico para determinar se uma dose mais alta de fluconazol é apropriada ou outro fármaco deve ser usado. Embora a anfotericina B seja excretada por via renal e alcance altas concentrações na urina, não é usada com frequência, porque é administrada por via parenteral e é nefrotóxica. Outros fármacos antifúngicos utilizados com frequência para doenças fúngicas, incluindo itraconazol e cetoconazol, não são excretados por via renal na forma ativa.

As ITUs fúngicas primárias devem sempre ser tratadas como infecções complicadas, com um mínimo de 6 a 8 semanas de terapia antifúngica e monitoramento regular durante e depois de cessar a terapia. As culturas devem ser refeitas no caso de infecções que não respondem completamente ao fluconazol e realizados testes de sensibilidade aos antifúngicos. Alguns isolados suscetíveis podem responder à administração intravesicular de clotrimazol a 1% ou anfotericina B.[38-40] A alcalinização urinária foi proposta historicamente como terapia adjuvante em pacientes com ITU fúngica, porque o aumento do pH urinário pode inibir o crescimento fúngico. No entanto, atualmente isto não é indicado para o tratamento de ITUs fúngicas em humanos, e sua eficácia é questionável em pacientes veterinários.

A ITU fúngica secundária ocorre devido à eliminação de organismos na urina em pacientes com infecções sistêmicas. As espécies de *Cryptococcus* são as mais comuns em gatos.[41] Esses pacientes devem ser tratados com agentes antifúngicos padrão recomendados para infecções sistêmicas.

Viral

Embora os vírus estejam associados à doença do trato urinário em humanos, seu papel na doença do trato urinário em cães e gatos é desconhecido. A infecção viral do trato urinário inferior pode ser uma causa de doença do trato urinário inferior em gatos.[42]

Referências

1. Lekcharoensuk C, Osborne CA, Lulich JP: Epidemiologic study of risk factors for lower urinary tract diseases in cats. *J Am Vet Med Assoc* 218:1429-1435, 2001.

2. Bartges JW, Barsanti JA: Bacterial urinary tract infections in cats. In Bonagura JD, editor: *Current veterinary therapy XIII*, Philadelphia, 2001, Saunders, pp 880-882.

3. Johnson JR, Kaster N, Kuskowski MA, et al: Identification of urovirulence traits in *Escherichia coli* by comparison of urinary and rectal *E. coli* isolates from dogs with urinary tract infection. *J Clin Microbiol* 41:337-345, 2003.

4. Osborne CA, Caywood DD, Johnston GR, et al: Perineal urethrostomy versus dietary management in prevention of recurrent lower urinary tract disease. *J Small Anim Pract* 32:296-305, 1991.

5. Bartges JW, Finco DR, Polzin DJ, et al: Pathophysiology of urethral obstruction. *Vet Clin North Am Small Anim Pract* 26:255-264, 1996.

6. Ling GV, Norris CR, Franti CE, et al: Interrelations of organism prevalence, specimen collection method, and host age, sex, and breed among 8,354 canine urinary tract infections (1969-1995). *J Vet Intern Med* 15:341-347, 2001.

7. Barsanti JA: Genitourinary infections. In Greene CE, editor: *Infectious diseases of the dog and cat*, ed 4, St Louis, 2012, Elsevier/Saunders, pp 1013-1031.

8. Litster A, Moss SM, Honnery M, et al: Prevalence of bacterial species in cats with clinical signs of lower urinary tract disease: recognition of *Staphylococcus felis* as a possible feline urinary tract pathogen. *Vet Microbiol* 121:182-188, 2007.

9. Litster A, Thompson M, Moss S, et al: Feline bacterial urinary tract infections: an update on an evolving clinical problem. *Vet J* 187:18-22, 2011.

10. Jang SS, Ling GV, Yamamoto R, et al: Mycoplasma as a cause of canine urinary tract infection. *J Am Vet Med Assoc* 185:45-47, 1984.

11. Ulgen M, Cetin C, Senturk S, et al: Urinary tract infections due to *Mycoplasma canis* in dogs. *J Vet Med A Physiol Pathol Clin Med* 53:379-382, 2006.

12. Abou N, Houwers DJ, van Dongen AM: PCR-based detection reveals no causative role for *Mycoplasma* and *Ureaplasma* in feline lower urinary tract disease. *Vet Microbiol* 116:246-247, 2006.

13. Bartges JW, Blanco L: Bacterial urinary tract infections in cats. *Compend Stand Care* 3:1-5, 2001.

14. Davidson AP, Ling GV, Stevens F, et al: Urinary tract infection in cats: a retrospective study (1977-1989). *California Vet* 46:32-34, 1992.

15. Oluoch AO, Kim CH, Weisiger RM, et al: Nonenteric Escherichia coli isolates from dogs: 674 cases (1990-1998). *J Am Vet Med Assoc* 218:381-384, 2001.

16. Ghanbarpour R: Detection of β-lactamase and urovirulence genes in *Escherichia coli* serogroups isolated from urinary tract infection in cats. *Comp Clin Pathol* 22:591-596, 2013.

17. Siqueira AK: Virulence factors in *Escherichia coli* strains isolated from urinary tract infection and pyometra cases and from feces of healthy dogs. *Res Vet Sci* 86:206-210, 2009.

18. Senior DF, deMan P, Svanborg C: Serotype, hemolysin production, and adherence characteristics of strains of *Escherichia coli* causing urinary tract infection in dogs. *Am J Vet Res* 53:494-498, 1992.

19. Yuri K, Nakata K, Katae H, et al: Serotypes and virulence factors of *Escherichia coli* strains isolated from dogs and cats. *J Vet Med Sci* 61:37-40, 1999.

20. Vail DM, Allen TA, Weiser G: Applicability of leukocyte esterase test strip in detection of canine pyuria. *J Am Vet Med Assoc* 189:1451-1453, 1986.

21. Barsanti JA, Brown J, Marks A, et al: Relationship of lower urinary tract signs to seropositivity for feline immunodeficiency virus in cats. *J Vet Intern Med* 10:34-38, 1996.

22. Boone D, Smaha T, Carpenter M, et al: Antimicrobial resistance and pharmacodynamics of canine and feline pathogenic *E. coli* in the United States. *J Am Anim Hosp Assoc* 48:379-389, 2012.

23. Liu X, Booth DM, Jin Y, et al: *In vitro* potency and efficacy favor later generation fluoroquinolones for treatment of canine and feline *Escherichia coli* uropathogens in the United States. *World J Microbiol Biotechnol* 29:347-354, 2013.

24. Lees P: Pharmacokinetics, pharmacodynamics and therapeutics of pradofloxacin in the dog and cat. *J Vet Pharmacol Ther* 36:209-221, 2013.

25. Litster A, Moss S, Honnery M, et al: Clinical efficacy and palatability of pradofloxacin 2.5% oral suspension for the treatment of bacterial lower urinary tract infections in cats. *J Vet Intern Med* 21:990-995, 2007.

26. Messias A, Gekeler F, Wegener A, et al: Retinal safety of a new fluoroquinolones, pradofloxacin, in cats: assessment with electroretinography. *Doc Ophthalmol* 116:177-191, 2008.

27. Nicolle LE: Asymptomatic bacteriuria: review and discussion of the IDSA guidelines. *Int J Antimicrob Agents* 28:S42-S48, 2006.

28. Litster AL, Moss S, Platell J, et al: Urinary tract infections in cats with hyperthyroidism, diabetes mellitus and chronic kidney disease. *J Feline Med Surg* 9:124-132, 2009.

29. Weese J, Blondeau JM, Boothe D, et al: Antimicrobial use guidelines for treatment of urinary tract disease in dogs and cats: antimicrobial guidelines Working Group of the International Society for Companion Animal Infectious Diseases. *Vet Med Int Article ID* 263768:1-9, 2011.

30. Gupta K, Chou M, Howell A, et al: Cranberry products inhibit adherence of p-fimbriated *Escherichia coli* to primary cultured bladder and vaginal epithelial cells. *J Urol* 177:2357-2360, 2007.

31. Howell AB, Griffin DW, Whalen MO, et al: Inhibition of p-fimbriated *Escherichia coli* adhesion in an innovational ex-vivo model in dogs receiving a bioactive cranberry tablet (Crananidin). *J Vet Intern Med* 24:660, 2010 (Abstract).

32. Smee N, Grauer GF, Schermerhorn T: Investigations into the effect of cranberry extract on bacterial adhesion to canine uroepithelial cells. *J Vet Intern Med* 25:722-723, 2011 (Abstract).

33. Kranjcec B, Papes D, Altrac S, et al: D-mannose powder for prophylaxis of recurrent urinary tract infections in women: a randomized clinical trial. *World J Urol* 32(1):79-84, 2014.

34. Petricevic L, Unger FM, Viernstein H, et al: Randomized, double-blind, placebo-controlled study of oral lactobacilli to improve the vaginal flora of postmenopausal women. *Eur J Obstet Gynecol Reprod Biol* 141:54-57, 2008.

35. Barsanti JA, Blue J, Edmunds J: Urinary tract infection due to indwelling bladder catheters in dogs and cats. *J Am Vet Med Assoc* 187:384-388, 1985.

36. Jin Y, Lin D: Fungal urinary tract infections in the dog and cat: a retrospective study (2001-2004). *J Am Anim Hosp Assoc* 41:373-381, 2005.

37. Pressler BM, Vaden SL, Lane IF, et al: *Candida* spp. urinary tract infections in 13 dogs and seven cats: predisposing factors, treatment, and outcome. *J Am Anim Hosp Assoc* 39:263-270, 2003.

38. Forward ZA, Legendre AM, Khalsa HD: Use of intermittent bladder infusion with clotrimazole for treatment of candiduria in a dog. *J Am Vet Med Assoc* 220:1496-1498, 2002, 1474-1495.

39. Toll J, Ashe CM, Trepanier LA: Intravesicular administration of clotrimazole for treatment of candiduria in a cat with diabetes mellitus. *J Am Vet Med Assoc* 223:1156-1158, 2003, 1129.

40. Pressler BM: Urinary tract infections—fungal. In Polzin DJ, Bartges JW, editors: *Nephrology and urology of small animals*, Ames, IA, 2011, Blackwell, pp 717-724.

41. Gerds-Grogan S, Dayrell-Hart B: Feline cryptococcosis: a retrospective evaluation. *J Am Anim Hosp Assoc* 33:118-122, 1997.

42. Kruger JM, Osborne CA, Venta PJ, et al: Viral infections of the feline urinary tract. *Vet Clin North Am Small Anim Pract* 26(2):281-296, 1996.

Cistite Idiopática Felina

Jodi L. Westropp e C.A. Tony Buffington

Os sinais atribuíveis ao trato urinário inferior (TUI) estão entre as razões mais comuns para que os gatos sejam apresentados aos veterinários para receber cuidados de saúde. Esses sinais podem incluir estrangúria, hematúria, periúria, disúria ou uma combinação destas. Os diferenciais que o clínico deve considerar para esses sinais clínicos incluem urolitíase, infecção do trato urinário (ITU), neoplasia do trato urinário e anormalidades anatômicas do TUI. Quando não é possível diagnosticar uma causa subjacente, a doença geralmente é referida como cistite (intersticial) idiopática felina (CIF). O nome desse grupo de doenças passou por várias mudanças ao longo dos anos. Em 1984, Osborne et al.[1] recomendaram que a substituição do termo, cujo uso era então comum, "síndrome urológica felina (SUF)", "seria de considerável valor porque ajudaria a eliminar a abordagem estereotipada ao tratamento e prevenção da síndrome urológica felina que está atualmente em voga". Esses pesquisadores "sugeriram que o termo SUF fosse substituído por termos descritivos pertencentes ao local (uretra, bexiga etc.), causas (bactérias, parasitas, neoplasias, distúrbios metabólicos, formas idiopáticas etc.), alterações morfológicas (inflamação, neoplasia etc.) e mecanismos fisipatológicos (uropatia obstrutiva, dissinergia reflexa etc.), sempre que possível. Desse modo, é mais provável que a mesma terminologia e abordagem ao diagnóstico e tratamento usadas para outras espécies (cães, humanos etc.) também o sejam para gatos."

Essa recomendação é, no mínimo, tão importante hoje quanto na época em que foi escrita originalmente e repetida 12 anos depois, em 1996.[2] Infelizmente, o capítulo de 1984 foi intitulado "Doença do Trato Urinário Inferior em Felinos com Causas Heterogêneas," o que aparentemente foi uma consequência não intencional da substituição de um acrônimo, "SUF", por outro, "DTUIF" (doença do trato urinário inferior dos felinos). É provável que esses termos sejam retirados, uma vez que se sugeriu por pesquisas atuais que esses sinais podem refletir uma doença que acomete a bexiga ou TUI e *não* um problema intrínseco ao próprio TUI.

Atualmente, pesquisadores e clínicos estão olhando para além da bexiga e considerando o indivíduo como um todo ao avaliar esses casos. Essa alteração veio como resultado de estudos que utilizaram gatos com sinais de TUI (STUI) graves e recorrentes (e comorbidades variáveis) como um modelo de síndrome de dor crônica em humanos, denominada de cistite intersticial (CI). Como na medicina veterinária, as denominações para descrever a síndrome humana também estão em movimento e incluem síndrome da bexiga dolorosa/CI, síndrome da hipersensibilidade da bexiga e síndrome da dor na bexiga. Portanto, nomes como SUF ou DTUIF para descrever STUI recorrente podem ser supersimplificados e focados no órgão terminal e não na compreensão atual dessa doença. Foi proposta a denominação como "síndrome de Pandora" para alguns desses gatos por pelo menos duas razões. Primeira, esta denominação não identifica qualquer causa ou órgão específico, e segunda parece capturar a consternação e a controvérsia associadas à identificação de tantos problemas além do órgão de interesse de qualquer subespecialidade em particular.[3]

Por meio de pesquisas clínicas em expansão sobre CI foram identificadas influências genéticas[4] e epigenéticas,[5] documentou-se que o período de tempo para o aparecimento de distúrbios comórbidos geralmente ocorre antes dos STUI[2] e demonstrou-se novamente a extensão do envolvimento sistêmico na maioria dos pacientes. Há evidências acumuladas de que problemas adicionais fora do TUI geralmente estão presentes em gatos, similarmente aos humanos.[3] Essas evidências levaram à reconsideração da(s) causa(s) da síndrome em gatos, assim como o considerável debate sobre a denominação mais apropriada, abordagem diagnóstica e recomendações de tratamento. Independentemente do nome usado para essa "síndrome", o clínico deve adotar uma abordagem "global" ao obter o histórico, realizando os exames físicos e considerando diagnósticos e terapêuticas pertinentes ao controle dos sinais clínicos do paciente. No entanto, para evitar confusão neste capítulo, os autores ainda se referem a essa síndrome como CIF porque esta era a denominação em uso no momento em que os resultados foram publicados.

FATORES DE RISCO PARA CISTITE INTERSTICIAL FELINA

Os gatos com CIF podem ser apresentados por uma ocorrência inicial de sinais clínicos e podem não retornar para os cuidados em razão de uma melhora presumida na condição, ou retornar com sinais recorrentes da doença. Ambos os sexos parecem ser acometidos igualmente. Embora a CIF possa ser obstrutiva ou não obstrutiva em sua apresentação, a obstrução uretral é muito mais comum em gatos machos, não sendo descrita diferença entre machos intactos e castrados.[8] Além dos eventos genéticos e dos possíveis eventos adversos da vida, outros fatores de risco para CIF foram observados, os quais incluem peso corporal excessivo, diminuição da atividade, casas com múltiplos gatos e confinamento em ambientes internos.[9] Os fatores de estresse ambiental, como o conflito com outro gato na casa, também foram identificados como fatores de risco.[10]

HISTOPATOLOGIA

Histologicamente, a CIF pode ser classificada em duas formas diferentes, não ulcerativa (tipo I) e ulcerativa (tipo II). Gatos com CIF quase sempre apresentam a forma não ulcerativa; no entanto, as clássicas úlceras de Hunner (tipo II) observadas em humanos raramente são descritas em gatos.[11] É possível que a etiopatogênese dessas duas formas de CIF seja diferente. Em humanos com CI, aqueles com úlceras de Hunner (cerca de 10% dos pacientes) apresentam mais infiltrados celulares mononucleares nas áreas perineural e perivascular da bexiga e podem apresentar espongiose e desprendimento urotelial.[12] Esses pacientes geralmente também são mais velhos e parecem responder à cistectomia. Em contrapartida, o subtipo não ulcerativo, mais comum (cerca de 90% dos pacientes), não apresenta infiltrados celulares inflamatórios e pode estar associado a anormalidades neuroendócrinas (discussão posterior). Foi demonstrado em pesquisa sobre a bexiga em gatos com CIF crônica que as alterações histopatológicas geralmente são inespecíficas e podem incluir um urotélio intacto ou lesionado com edema submucoso, dilatação dos vasos sanguíneos submucosos com neutrófilos marginados, hemorragia submucosa e algumas vezes aumento da densidade dos mastócitos.[13] Anormalidades histopatológicas geralmente não são específicas de CIF, e as lesões presentes não são patognomônicas da doença. Portanto, biópsias da bexiga não são recomendadas rotineiramente para gatos com suspeita de CIF.

PESQUISA SOBRE ETIOLOGIA INFECCIOSA DA CISTITE INTERSTICIAL FELINA

O papel dos vírus foi e continua a ser avaliado em gatos que apresentam CIF.[14,15] Os calicivírus felinos (FCVs), FCV-U1 e FCV-U2, são os mais estudados. A presença de calicivírus felino na urina foi detectada em gatos, nos quais foi descrita DTUIF e naqueles com infecções do trato respiratório superior; no entanto, seu significado etiológico não foi determinado.[16] Por meio de resultados sorológicos sugeriu-se uma maior exposição ao FCV em gatos com DTUIF, em comparação com os controles. Uma fraca associação entre soropositividade para *Bartonella* spp. e CIF também foi descrita.[17] Portanto, permanece desconhecida, neste momento, qual a relação, se houver, desses agentes infecciosos com a etiopatogênese dos STUI na CIF, e pelo conhecimento dos autores, seu(s) papel(éis), se existirem, nas manifestações sistêmicas da síndrome não foram descritos.

Embora os micro-organismos no TUI geralmente não possam causar CIF ou CI, isto não significa que esses patógenos não tenham associação com os STUI. Em um relato com 134 gatos na Noruega avaliados para STUI, observou-se bacteriúria que excedia 10^3 unidades formadoras de colônias (UFC)/mL

em 44 (33%) gatos, e que excedia 10^3 UFC/mL em 33 gatos (25%), isoladamente ou apresentando combinações variáveis de cristais e urólitos.[18] Por meio desses resultados sugeriu-se uma prevalência de bacteriúria acima da descrita anteriormente, o que fez com que os autores especulassem que a presença de bactérias na urina poderia ser resultado das diferenças entre os casos diagnosticados em diferentes tipos de instituições veterinárias. No entanto, essa prevalência pode representar diferenças geográficas na distribuição da ITU. Em humanos, em um estudo foi encontrada evidência de ITU, nos últimos 2 anos, em 38% dos pacientes estudados com síndrome da bexiga dolorosa/CI, embora,[7] "...o domínio da infecção não estivesse associado a quaisquer aumentos dos sintomas." Também se especula que anormalidades intrínsecas do TUI o tornam mais vulnerável à colonização microbiana,[19] o que pode ser compatível com a observação de maior risco de ITU bacteriana em pacientes com CIF e CI.

ANORMALIDADES SISTÊMICAS E DA BEXIGA NA CISTITE INTERSTICIAL FELINA

Foi proposto que as próprias células uroteliais podem ser alvos de vários estímulos, incluindo adenosina trifosfato e óxido nítrico, o que pode potencializar a inflamação e exacerbar os sinais clínicos.[20] As próprias células uroteliais podem ser alvos desses mediadores e potencializar essa inflamação. Os neurônios sensoriais da bexiga (e os que não são da bexiga) em gatos com CIF exibem maior excitabilidade aos estímulos físicos e químicos, em comparação com os gatos não acometidos.[21] As interações simpatoneurais-epiteliais parecem ter um papel importante na permeabilidade. Birder et al.,[22] demonstraram que a aplicação de norepinefrina a secções da bexiga urinária induziu a liberação de óxido nítrico do epitélio vesical. A aplicação de capsaicina resultou na liberação de óxido nítrico do epitélio, assim como do tecido nervoso na bexiga urinária. Em face dos relatórios de que o óxido nítrico pode aumentar a permeabilidade no urotélio[23,24] (e em outro lugar[25,26]), sugeriu-se por meio desses resultados que algumas das alterações com mediação simpática na permeabilidade podem ser influenciadas pela norepinefrina por meio desse mecanismo.

Em humanos que apresentam STUI, geralmente são realizadas avaliações urodinâmicas para descartar outras doenças do trato urinário, como bexiga hiperativa, que podem ser responsáveis pelos sinais clínicos. Embora a diminuição da complacência da bexiga tenha sido observada em gatos com CIF, nenhuma evidência de contrações vesicais espontâneas (bexiga superativa) foi notada em fêmeas com CIF quando avaliadas por cistometrogramas.[27] No entanto, elevadas pressões de fechamento uretral foram observadas em gatos com CIF, comparados aos saudáveis, apesar da ausência de sinais clínicos no momento em que os estudos foram realizados.

Uma variedade de anormalidades foi identificada em corpos celulares do gânglio da raiz dorsal tanto dos neurônios identificados na bexiga como dos neurônios que não são da bexiga de gatos com CIF.[21] As células dos gatos acometidos foram 30% maiores, expressavam perfis neuropeptídicos alterados e exibiram correntes induzidas por capsaicina lentamente dessensibilizantes, relacionadas ao aumento da fosforilação mediada por proteína quinase C do receptor de potencial transitório vaniloide 1. Alterações semelhantes foram observadas nas células do gânglio da raiz dorsal ao longo da medula espinal lombossacral (L4-S3), o que sugere anormalidades disseminadas da função do neurônio sensorial.

Os sinais clínicos de CIF podem aumentar e diminuir, e parecem ser exacerbados por fatores de estresse internos e externos. No cérebro, aumentos significativos na imunorreatividade à tirosina hidroxilase (TH), a enzima limitante da síntese da catecolamina, foram identificados no lócus cerúleo, núcleo pontino[28] e no núcleo paraventricular do hipotálamo[29] dos gatos com CIF. Além disso, o estresse crônico pode aumentar a atividade da TH no lócus cerúleo,[30] com aumentos acompanhantes na saída autonômica.[31] O lócus cerúleo contém o maior número de neurônios noradrenérgicos; é a fonte mais importante de norepinefrina do sistema nervoso central no felino (e no humano). Ele está envolvido em funções cerebrais, como vigilância, resposta ao estímulo sensorial e analgesia, e parece mediar respostas viscerais ao estresse.[32] O aumento da imunorreatividade à TH observado no lócus cerúleo de gatos com CIF pode proporcionar uma pista para a observação de que os sinais clínicos da CIF em gatos seguem um curso que aumenta e diminui, e pode ser agravado por fatores de estresse ambientais.[33,34]

A resposta de sobressalto acústico é um reflexo do tronco cerebral em resposta a estímulos altos inesperados que está amplificada em gatos com CIF. A resposta de sobressalto acústico em gatos com CIF é maior e bem diferente daquela apresentada pelos gatos saudáveis durante situações estressantes, mais evidente ainda em gatos com CIF do que em gatos saudáveis, mesmo quando adaptados a condições melhores de abrigo.[35]

A liberação de norepinefrina local induzida por estímulo aumentado da bexiga[36] pode levar à dessensibilização dos alfa-2-adrenoceptores centrais em gatos com CIF.[37] No tronco cerebral (particularmente a área do lócus cerúleo), os α-2-agonistas inibem a liberação de norepinefrina, enquanto na medula espinal inibem a transmissão da entrada nociceptiva do cérebro.[38] A dessensibilização funcional dos receptores α-2 adrenérgicos em gatos acometidos também foi identificada por avaliação de sua resposta ao agonista seletivo do receptor α-2-adrenérgico, medetomidina, tanto em estudos *in vivo* como *in vitro*.[36,37]

Além do sistema nervoso simpático, anormalidades no eixo hipotalâmico-pituitário-adrenal (HPA) também foram observadas em gatos com CIF. Após a administração de uma alta dose (125 μg) de hormônio adrenocorticotrópico sintético, os gatos com CIF apresentaram uma diminuição significativa nas respostas do cortisol sérico em comparação com os gatos saudáveis.[39] Embora nenhuma anormalidade adrenal óbvia tenha sido identificada por meio da histopatologia, observou-se pela análise morfométrica que as áreas que compreendem as zonas fasciculada e reticular foram significativamente menores em seções das glândulas dos gatos com CIF do que nos gatos saudáveis. Portanto, parece que embora o sistema simpatoneural esteja totalmente ativado nesse distúrbio, o componente adrenocortical do eixo HPA não está.

ESTUDOS EPIGENÉTICOS

Em pesquisa recente, sugeriu-se que um mecanismo subjacente à sensibilização do sistema de resposta ao estresse envolve um processo denominado modulação epigenética da expressão genética (Fig. 53-1).[40] A modulação epigenética da expressão genética é um mecanismo candidato proeminente à exagerada responsividade ao estresse observada em gatos com CIF, pois foi observada na prole de fêmeas prenhes expostas aos fatores de estresse, além de resultar em alterações neuroendócrinas a longo

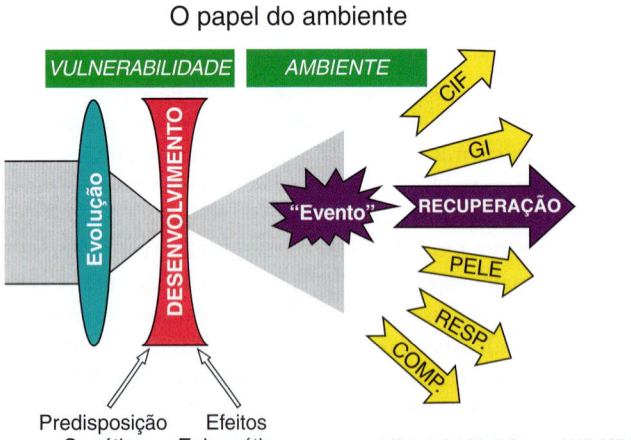

O papel do ambiente

Figura 53-1: Hipótese para as Influências Epigenéticas e Ambientais em Gatos. Dependendo das condições, as trajetórias de desenvolvimento podem ser modificadas por combinações variáveis de predisposições genéticas e eventos epigenéticos durante o período de desenvolvimento. O ambiente pode ainda modificar a trajetória do gato. Muitos gatos também experimentam "eventos" durante o início da vida, como infecção ou trauma dos quais a maioria se recupera. Em um subgrupo, porém, a recuperação não ocorre, este pode continuar a desenvolver uma variedade de resultados adversos. (Adaptada de Kirkengen AL, Ulvestad E: Heavy burdens and doença complexa – an integrated perspective. *Tidsskr Nor Lageforen* 2007;127:3228–3231.) *CIF*, Cistite idiopática felina (intersticial); *COMP*, comportamental; *GI*, gastrintestinal;.

prazo.[41] É importante ressaltar que por meio de pesquisa em roedores[42] e gatos[33,37,43] demonstrou-se que o enriquecimento ambiental efetivo pode abrandar muitos efeitos da adversidade no início da vida.

COMORBIDADES

Em um estudo com gatos saudáveis e gatos com CIF verificou-se que os fatores de estresse ambiental resultaram em aumento do número de comportamentos de doença (p. ex., vômito, letargia e anorexia) em gatos com CIF quando os resultados foram controlados por outros fatores.[44] Além disso, gatos com CIF apresentam uma combinação variável de distúrbios comórbidos,[9,45-47] como problemas comportamentais, endócrinos, cardiovasculares e gastrintestinais. Portanto, é imperativo que um exame físico completo e um histórico ambiental detalhado sejam realizados nesses gatos e que o exame não se concentre inteiramente na bexiga. A maioria dos humanos com CI também sofre de combinações variáveis de distúrbios comórbidos que acometem uma variedade de outros sistemas corporais. Esses pacientes com CIF e CI apresentam combinações variáveis de outros distúrbios comórbidos levantando a questão de qual é a extensão em que uma diferente etiologia acomete cada órgão *versus* a extensão em que algum distúrbio acomete todos os órgãos, e então respondem de maneiras características próprias.

IMPLICAÇÕES CLÍNICAS DA PESQUISA

Com base nas evidências disponíveis até o momento, alguns gatos avaliados para STUI crônicos poderiam apresentar, em vez disso, a "síndrome de Pandora". Devido aos distúrbios comórbidos algumas vezes encontrados em gatos com vários distúrbios crônicos, parecem prováveis outras apresentações da síndrome. Com base nessas observações, e no atual conhecimento limitado dos muitos fatores potencialmente envolvidos, uma razoável estratégia diagnóstica para gatos com sinais clínicos crônicos atribuíveis a um sistema orgânico em particular pode ser a condução de uma investigação abrangente do histórico, ambiente e função de outro sistema orgânico do animal. Dados adicionais de suporte podem incluir evidência de experiência adversa inicial (p. ex., ser órfão ou abandonado), presença de sinais relacionados em membros da família, aumento e diminuição dos sinais relacionados à ameaça ambiental e ausência de evidência de uma causa alternativa. A evidência da presença desses fatores adicionais sustentaria um diagnóstico de "síndrome de Pandora", enquanto a evidência de ausência desses fatores indicaria um distúrbio órgão-específico.

ABORDAGEM AO PACIENTE

Biomarcadores Diagnósticos

Ao escolher os testes diagnósticos apropriados para um gato que apresenta STUI, vários fatores devem ser considerados, incluindo o número de episódios que o gato apresentou esses sinais clínicos e sua gravidade, e até quanto o tutor está disposto ou pode gastar com o gato. Não existe atualmente um teste diagnóstico bem aceito para CIF. Em humanos, vários marcadores como fator antiproliferativo e fator epidérmico de crescimento[48] ligado à heparina foram investigados, mas estes não estão disponíveis para a rotina clínica. Similarmente, os biomarcadores também foram investigados em gatos. A diminuição do fator trevo 2 foi documentada tanto em gatos obstruídos como em não obstruídos com CIF. Os pesquisadores sugeriram que isto reflete o comprometimento da capacidade para reparo da bexiga e resposta imune, assim como maior suscetibilidade à inflamação.[49] O mesmo grupo de pesquisadores também observou que as concentrações de fibronectina estavam aumentadas na urina de gatos com CIF.[50] A fibronectina está envolvida na adesão e migração celular, cicatrização de feridas e estabilização de coágulo. Esses biomarcadores podem estar alterados devido às alterações secundárias que ocorrem na bexiga, particularmente quando está presente a obstrução uretral.

Em humanos e gatos, a presença das alterações sugere a utilidade potencial da microespectroscopia infravermelha como um biomarcador sérico no diagnóstico de CIF.[51] Foram encontradas diferenças nos compostos intermediários do triptofano e seus metabólitos em gatos (e em humanos) com CI. Esses dados foram analisados em gatos que foram diagnosticados com CIF, mas que podiam não apresentar sinais clínicos no momento da amostragem. Esse teste ainda foi capaz de diferenciar CIF dos gatos-controle. É interessante notar que a via da quinurenina para o metabolismo do triptofano parece ter um papel na biopatologia de uma variedade de estados de humor alterados. Entretanto, a especificidade do teste diagnóstico deve ainda ser avaliada, e no momento este teste não é disponibilizado para uso comercial. Portanto, atualmente a CIF permanece como um diagnóstico de exclusão.

Testes Diagnósticos

Como aproximadamente 20% dos gatos que apresentam STUI têm cálculos císticos, a radiografia abdominal é recomendada. A ultrassonografia abdominal dos gatos com obstrução uretral geralmente não é tão útil por não ser possível obter boas imagens da uretra. Se um gato apresentar obstrução uretral, devem ser obtidas radiografias abdominais antes da cistocentese descompressiva, desde que o animal esteja estável. A urinálise e a cultura bacteriana da urina devem ser avaliadas pelo menos uma vez, porém a maioria dos gatos jovens saudáveis sob outros aspectos não apresenta cistite bacteriana verdadeira. No entanto, culturas bacterianas aeróbias da urina devem ser avaliadas em gatos com STUI submetidos a cateterizações anteriores ou à uretrostomia perineal, uma vez que esses procedimentos aumentam a incidência de ITUs bacterianas. Testes diagnósticos avançados, como cistouretrografia com contraste, ultrassonografia abdominal e até cistoscopia, podem ser realizados para os casos recorrentes desde que com a certeza de não estar presente nenhuma outra doença que possa ser responsável pelos sinais clínicos. Um

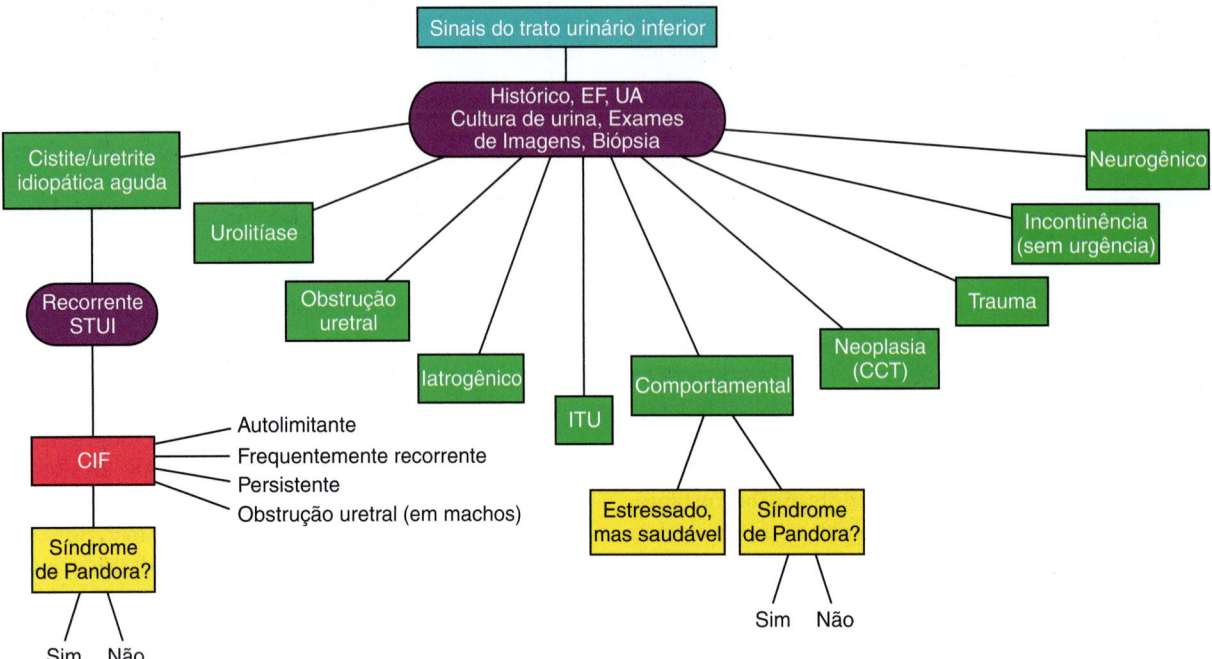

Figura 53-2: Um algoritmo diagnóstico para avaliar gatos com sinais do trato urinário inferior. *CCT*, carcinoma de células transicionais; *CIF*, Cistite idiopática felina (intersticial); *EF*, exame físico; *ITU*, infecção do trato do urinário; *STUI*, sinais do trato urinário inferior; *UA*, urinálise.

algoritmo diagnóstico para a avaliação de gatos com STUI é apresentado na Figura 53-2.

TRATAMENTO INICIAL

Embora aparentemente alguns casos de CIF presumida possam se resolver rapidamente sem recidivas, o clínico deve estar ciente de que as necessidades ambientais do paciente provavelmente não estão sendo atendidas. Além da alteração ambiental (discussão posterior), deve ser providenciada terapia analgésica para o tratamento inicial de STUI. Deve-se proporcionar analgesia com narcóticos como buprenorfina transmucosa oral (0,01 mg/kg, a cada 8 a 12 horas), butorfanol (0,2 mg/kg, por via subcutânea [SC] ou oral [VO], a cada 8 a 12 horas), ou adesivo de fentanil, dependendo da intensidade da dor. Fármacos anti-inflamatórios não esteroidais também foram descritos para essa doença, com resultados variáveis. Por causa do risco de reduções do fluxo sanguíneo para os rins associado à desidratação e ao potencial de lesão renal aguda, esses medicamentos podem aumentar o risco de resultados adversos. Além disso, não foi verificado o seu benefício para os humanos com CI e não são recomendados de rotina.

TRATAMENTO CRÔNICO

Alterações Ambientais

Não existe atualmente cura para gatos com CIF; as opções de tratamento visam à recuperação clínica, mantendo-se mínimos os sinais clínicos em gatos, e aumentando sua sobrevida livre de doença. Após a realização do diagnóstico de CIF,

um histórico ambiental completo e também a anotação de todas as outras comorbidades presentes devem ser obtidos para que o clínico possa direcionar o tutor para que todas as necessidades ambientais do gato sejam atendidas. Um programa em que um membro da equipe veterinária (enfermeiro/ técnico) trabalhe com esses pacientes sempre quer for necessário, pode ajudar a assegurar que os tutores compreendam o processo de doença o suficiente para se sentirem confortáveis em tratar a doença de seu gato.

A abordagem terapêutica com a educação do cliente e modificações ambientais multimodais (MAM) parece serem benéficas para muitos gatos com CIF. A abordagem MAM à terapia envolve a obtenção de um histórico ambiental completo, incluindo, mas não se limitando a, os tópicos apresentados no Quadro 53-1. Um formulário para a obtenção de um histórico detalhado do paciente e fontes adicionais para o cliente e o veterinário podem ser encontrados *on-line* em http://indoorpet. osu.edu. As diretrizes para atender às necessidades ambientais dos gatos foram publicadas pela American Association of Feline Practitioners e a International Society of Feline Medicine.[52]

O tutor deve completar o questionário para todos os gatos da casa. O clínico pode então revisar a lista e identificar problemas que possam estar contribuindo para os sinais clínicos do gato. Após completar o questionário, o técnico pode revisá-lo com o tutor e orientar as modificações úteis.[53,54] Inicialmente, apenas uma ou duas mudanças devem ser recomendadas para não sobrecarregar o tutor ou o gato. Deve-se observar um adequado tratamento da caixa de areia, devendo ser providenciado um plano MAM estruturado. O objetivo é certificar-se de que sejam atendidas as necessidades ambientais do gato. Em um estudo, constatou-se que a terapia MAM apresentou sucesso na maioria dos gatos com CIF após o período de 1 ano, com base em alterações anteriores, nas quais as concentrações de

QUADRO 53-1 Questionário *Mínimo* para Determinar se as Necessidades Ambientais do Gato Estão Sendo Atendidas

1. Onde o gato foi obtido?
2. Número de gatos na casa
   - Conflito entre gatos é um problema?
   - Número e tipo de outros animais de estimação?
   - Número de membros da família?
5. Tamanho e tipo do ambiente que o gato vive
6. Caixas de areia
   - Número de caixas de areia?
   - Com que frequência é feita a limpeza?
   - Com que frequência a areia é trocada?
   - Localização na casa?
   - Tipo de caixa de areia usada?
   - Profundidade da caixa de areia preferida pelo gato?
7. Alimentação
   - Tipo de ração (incluindo marca do produto, enlatada *versus* seca)?
   - Localização dos comedouros?
   - Preferências de alimentos?
   - Está presente a competição pelo alimento na casa?
8. Atividade de brincadeira e repouso
   - Brincadeiras preferidas?
   - Há espaço na casa disponível para brincar?
   - Tipo de brincadeira preferido?
9. Estado interno e externo do abrigo
10. Áreas preferidas de repouso ou esconderijo
11. Mudanças na casa
12. Preocupações comportamentais
    - Agressão?
    - Medo?
    - Nervosismo?
    - Ansiedade da separação?
13. Outros comportamentos de doenças ou doenças presentes

catecolaminas diminuíram e os sinais clínicos melhoraram após as modificações ambientais.[43]

Como parte da terapia MAM, modificações na dieta podem ser indicadas e devem ser discutidas com os clientes. Aumentar a ingestão de água com alimentação enlatada, ou outros métodos, como caldos ou dispensadores automáticos de água, pode ou não ser benéfica para gatos com CIF. Alguns levantaram a hipótese de que a água adicionada pode ajudar a diluir os estimulantes "nocivos" potenciais na urina, como ureia e cloreto de potássio. O cloreto de potássio foi usado como um marcador diagnóstico para CI em pacientes humanos,[55] porque tem-se especulado, mas nunca foi demonstrado, que a concentração de potássio na urina tenha um papel na fisiopatologia da CI. Para alguns gatos, a comida enlatada ou a adição de dieta úmida nas formas descritas anteriormente podem ser uma forma de melhora ambiental, que pode ter um efeito positivo sobre os sinais clínicos do gato. A acidificação da urina com o uso de alimentos secos não teve valor no tratamento dos gatos com CIF; porém, se estiver presente pronunciada cristalúria por estruvita em um gato macho obstruído, pode ser indicada uma dieta formulada para a dissolução da estruvita. Finalmente, a obesidade pode ser um fator de risco para CIF, e a implementação de um programa de terapia para obesidade pode ser benéfica.[56] Todas as necessidades e doenças concomitantes do gato, se presentes, devem ser consideradas ao fazer recomendações dietéticas e ambientais.

Feromônios

Feromônios são ácidos graxos que transmitem informações altamente específicas entre os animais da mesma espécie. Embora os exatos mecanismos de ação sejam desconhecidos, supostamente os feromônios induzem alterações no sistema límbico e hipotálamo que modificam o estado emocional do animal. Feliway® (Ceva Animal Health, St. Louis, Missouri) é uma fração sintética do feromônio facial felino (F3) de ocorrência natural. Relata-se que o tratamento com esse feromônio reduz a quantidade de ansiedade experimentada pelos gatos em circunstâncias não familiares, uma resposta que pode ou não ser[57] útil para aqueles com CIF e para os outros que experimentam problemas relacionados à ansiedade.[58] Em um estudo piloto avaliou-se o uso do Feliway® em gatos com CIF e relatou-se diminuição no número de dias em que os sinais clínicos foram exibidos, embora esse resultado não foi significativo ($p = 0,06$).[59] Feliway® pode ser adquirido em formulação em *spray* ou como difusor ambiental. O *spray* pode ser usado em áreas onde é mantida a caixa de areia, ou borrifado nas caixas de transporte 10 a 15 minutos antes do transporte do animal. Os difusores ambientais podem ser colocados em ambientes destinados a gatos, o que pode ajudar a diminuir a ansiedade e os sinais clínicos de CIF.

Farmacoterapia

Uma variedade dos fármacos foi experimentada em gatos com CIF, mas faltam estudos prospectivos, randomizados, adequadamente cegos e controlados por placebo para confirmar a eficácia clínica das medicações. Se a terapia MAM e, possivelmente, o feromônio falharem no controle dos sinais, pode-se considerar o uso de medicamentos. Esses fármacos não devem ser usados em gatos na apresentação inicial para o manejo dos STUIs, mas devem ser considerados apenas se as necessidades ambientais dos animais forem abordadas, não devendo ser interrompidos abruptamente.

Amitriptilina (2,5 a 7,5 mg/gato, VO, a cada 24 horas), um antidepressivo tricíclico (ATC), foi avaliada em um estudo aberto não controlado por placebo. O fármaco pareceu reduzir os sinais clínicos em alguns gatos com CIF refratária grave.[60] Pode ser necessário administrar esse fármaco ou clomipramina, outro ATC (0,25 a 0,5 mg/kg, VO, a cada 24 horas) por pelo menos uma semana ou mais antes de se notar um efeito benéfico. Se não forem observadas melhoras clínicas, ou for muito estressante (para o tutor ou para o gato) medicar o animal, esses fármacos devem ser diminuídos gradualmente por um período de 1 a 2 semanas. Os efeitos dos ATCs podem incluir sedação, letargia, ganho de peso e retenção de urina. Pela possibilidade de retenção de urina, recomenda-se o monitoramento do gato para urolitíase, caso o paciente desenvolva novamente os sinais clínicos após receber essa classe de fármacos por um período extenso. Fluoxetina (0,5 a 1 mg/kg, VO, a cada 24 horas) é um inibidor seletivo de recaptação de serotonina (ISRS). Demonstrou-se que esse fármaco diminui os sinais de marcação com urina em gatos.[61] Esse fármaco também não deve ser interrompido abruptamente. Os efeitos colaterais de ISRS podem incluir mudanças de comportamento, como ansiedade e distúrbios do sono. Muitos fármacos são usados *off label* para CIF, porque sua indicação de bula é para outras indicações e o consentimento do tutor deve ser obtido antes da terapia.

O polissulfato sódico de pentosana é um derivado carboidrato semissintético similar aos glicosaminoglicanos que também é aprovado para humanos com CI. Em um estudo multicêntrico, cego, controlado por placebo realizado em gatos não foram observadas diferenças significativas à comparação de polissulfato sódico de pentosana com placebo.[62] No entanto, todos os grupos apresentaram benefício clínico, sugerindo um forte efeito "placebo". Toda medicação foi fornecida ao gato junto com uma guloseima; os autores desse estudo levantaram a hipótese de que a melhora da interação e das necessidades ambientais do animal podem ter contribuído inadvertidamente para os resultados positivos observados em todos os grupos. Resultados similares foram relatados em dois outros estudos nos quais se avaliou a terapia com glicosaminoglicano em gatos com CIF.[63,64]

TRATAMENTO DO GATO COM CISTITE INTERSTICIAL FELINA CRÔNICA

O clínico e o tutor devem compreender que a CIF não se limita a alterações relacionadas unicamente à bexiga. Como a CIF pode ser uma condição crônica em alguns gatos, a excelente comunicação do tutor em conjunto com a terapia MAM, os cuidados com as necessidades ambientais do gato e, possivelmente, a utilização de agentes farmacológicos podem ser benéficos para o tratamento da CIF crônica. Alguns gatos podem manter sua predisposição a esse distúrbio e, se expostos a um fator de estresse significativo, os sinais clínicos podem recorrer. Os analgésicos podem ser usados a curto prazo se o animal apresentar sinais clínicos recorrentes. O trabalho contínuo com o tutor e o gato pode produzir resultados positivos, e o encorajamento para reforçar esses comportamentos durante os sucessos pode ser benéfico, como ocorre em qualquer condição médica crônica.

RESUMO

A terminologia usada para descrever o que atualmente é referido como CIF certamente deve ser abordada, à medida que as pesquisas nessa área progridem e se adquire uma compreensão melhor da fisiopatologia de base. Isto é importante porque, não se tendo como foco a etiologia da bexiga segundo os sinais clínicos, o clínico poderá implementar uma abordagem "global" de tratamento nas circunstâncias apropriadas. A intervenção precoce pode ajudar a evitar a progressão de um episódio inicial para a doença crônica. Além disso, uma melhor compreensão dessa doença (e de como denominá-la) pode ajudar as empresas de rações para animais de estimação a elaborar dietas de prescrição para um distúrbio específico do TUI, como a urolitíase por estruvita ou por oxalato de cálcio, ajudando-as a realizar campanhas de marketing utilizando uma terminologia mais acurada para se referir às muitas doenças que afetam o TUI em gatos.

Referências

1. Osborne CA, Johnston GR, Polzin DJ, et al: Redefinition of the feline urologic syndrome: feline lower urinary tract disease with heterogeneous causes. *Vet Clin North Am Small Anim Pract* 134:409-438, 1984.
2. Osborne CA, Kruger JM, Lulich JP: Feline lower urinary tract disorders: definition of terms and concepts. *Vet Clin North Am Small Anim Pract* 20:169-179, 1996.
3. Buffington CA: Idiopathic cystitis in domestic cats—beyond the lower urinary tract. *J Vet Intern Med* 25:784-796, 2011.
4. Dimitrakov J, Guthrie D: Genetics and phenotyping of urological chronic pelvic pain syndrome. *J Urol* 181:1550-1557, 2009.
5. Buffington CA: Developmental influences on medically unexplained symptoms. *Psychother Psychosom* 78:139-144, 2009.
6. Warren JW, Howard FM, Cross RK, et al: Antecedent nonbladder syndromes in case-control study of interstitial cystitis/painful bladder syndrome. *Urology* 73:52-57, 2009.
7. Nickel JC, Shoskes D, Irvine-Bird K: Clinical phenotyping of women with interstitial cystitis/painful bladder syndrome: a key to classification and potentially improved management. *J Urol* 182:155-160, 2009.

8. Hostutler RA, Chew DJ, DiBartola SP: Recent concepts in feline lower urinary tract disease. *Vet Clin North Am Small Anim Pract* 35:147-170, 2005, vii.
9. Buffington CA: External and internal influences on disease risk in cats. *J Am Vet Med Assoc* 220:994-1002, 2002.
10. Buffington CA, Westropp JL, Chew DJ, et al: Risk factors associated with clinical signs of lower urinary tract disease in indoor-housed cats. *J Am Vet Med Assoc* 228:722-725, 2006.
11. Clasper M: A case of interstitial cystitis and Hunner's ulcer in a domestic shorthaired cat. *N Z Vet J* 38:158-160, 1990.
12. Peeker R, Fall M: Toward a precise definition of interstitial cystitis: further evidence of differences in classic and nonulcer disease. *J Urol* 167:2470-2472, 2002.
13. Buffington CA, Chew DJ, Woodworth BE: Animal model of human disease—feline interstitial cystitis. *Comparat Pathol Bull* 29, 1997.
14. Fabricant CG, King JM, Gaskin JM, et al: Isolation of a virus from a female cat with urolithiasis. *J Am Vet Med Assoc* 158:200-201, 1971.
15. Kruger JM, Osborne CA, Goyal SM, et al: Clinical evaluation of cats with lower urinary

tract disease. *J Am Vet Med Assoc* 199:211-216, 1991.
16. Kruger JM, Osborne CA: The role of viruses in feline lower urinary tract disease. *J Vet Intern Med* 4:71-78, 1990.
17. Sykes JE, Westropp JL, Kasten RW, et al: Association between Bartonella species infection and disease in pet cats as determined using serology and culture. *J Feline Med Surg* 12:631-636, 2010.
18. Eggertsdottir AV, Lund HS, Krontveit R, et al: Bacteriuria in cats with feline lower urinary tract disease: a clinical study of 134 cases in Norway. *J Feline Med Surg* 9:458-465, 2007.
19. Keay SK, Warren JW: Is interstitial cystitis an infectious disease? *Int J Antimicrob Agents* 19:480-483, 2002.
20. Birder LA, Barrick S, Roppolo JR, et al: Feline interstitial cystitis results in mechanical hypersensitivity and altered ATP release from bladder Urothelium. *Am J Physiol Renal Physiol* 285:F423-F429, 2003.
21. Sculptoreanu A, de Groat WC, Buffington CA, et al: Abnormal excitability in capsaicin-responsive DRG neurons from cats with feline interstitial cystitis. *Exp Neurol* 193:437-443, 2005.

22. Birder LA, Nealen ML, Kiss S, et al: Beta-adrenoceptor agonists stimulate endothelial nitric oxide synthase in rat urinary bladder urothelial cells. *J Neurosci* 22:8063-8070, 2002.

23. Jezernik K, Romih R, Mannherz HG, et al: Immunohistochemical detection of apoptosis, proliferation and inducible nitric oxide synthase in rat urothelium damaged by cyclophosphamide treatment. *Cell Biol Int* 27:863-869, 2003.

24. Oter S, Korkmaz A, Oztas E, et al: Inducible nitric oxide synthase inhibition in cyclophosphamide induced hemorrhagic cystitis in rats. *Urol Res* 32:185-189, 2004.

25. Kubes P: Nitric oxide modulates epithelial permeability in the feline small intestine. *Am J Physiol* 262:G1138-G1142, 1992.

26. Cals-Grierson MM, Ormerod AD: Nitric oxide function in the skin. *Nitric Oxide* 10:179-193, 2004.

27. Wu CH, Buffington CA, Fraser MO, et al: Urodynamic evaluation of female cats with idiopathic cystitis. *Am J Vet Res* 72:578-582, 2011.

28. Reche AJ, Buffington CA: Increased tyrosine hydroxylase immunoreactivity in the locus coeruleus of cats with interstitial cystitis. *J Urol* 159:1045, 1998.

29. Welk KA, Buffington CA: *Effect of interstitial cystitis on central neuropeptide in receptor immunoreactivity in cats.* Columbus, 2003, Thesis, Department of Human Anatomy, The Ohio State University.

30. Sands SA, Strong R, Corbitt J, et al: Effects of acute restraint stress on tyrosine hydroxylase mRNA expression in locus coeruleus of Wistar and Wistar-Kyoto rats. *Brain Res Mol Brain Res* 75:1-7, 2000.

31. Goldstein DS: *Catecholamines, and cardiovascular disease.* New York, 1995, Oxford, pp 234–266.

32. Valentino RJ, Miselis RR, Pavcovich LA: Pontine regulation of pelvic viscera: pharmacological target for pelvic visceral dysfunctions. *Trends Pharmacol Sci* 20:253-260, 1999.

33. Westropp JL, Kass PH, Buffington CA: Evaluation of the effects of stress in cats with idiopathic cystitis. *Am J Vet Res* 67:731-736, 2006.

34. Buffington CA, Pacak K: Increased plasma norepinephrine concentration in cats with interstitial cystitis. *J Urol* 165:2051-2054, 2001.

35. Hague DW, Stella JL, Buffington CA: Effects of interstitial cystitis on the acoustic startle reflex in cats. *Am J Vet Res* 74:144-147, 2013.

36. Buffington CA, Teng B, Somogyi GT: Norepinephrine content and adrenoceptor function in the bladder of cats with feline interstitial cystitis. *J Urol* 167:1876-1880, 2002.

37. Westropp JL, Kass PH, Buffington CA: *In vivo* evaluation of alpha(2)-adrenoceptors in cats with idiopathic cystitis. *Am J Vet Res* 68:203-207, 2007.

38. Stevens CW, Brenner GM: Spinal administration of adrenergic agents produces analgesia in amphibians. *Eur J Pharmacol* 316:205-210, 1996.

39. Westropp JL, Welk K, Buffington CA: Small adrenal glands in cats with feline interstitial cystitis. *J Urol* 170(6):2494-2497, 2003.

40. Jensen P: Transgenerational epigenetic effects on animal behaviour. *Prog Biophys Mol Biol* 113:447-454, 2013.

41. Reynolds RM, Labad J, Buss C, et al: Transmitting biological effects of stress *in utero*: implications for mother and offspring. *Psychoneuroendocrinology* 38:1843-1849, 2013.

42. Russo SJ, Murrough JW, Han MH, et al: Neurobiology of resilience. *Nat Neurosci* 15:1475-1484, 2012.

43. Buffington CA, Westropp JL, Chew DJ, et al: Clinical evaluation of multimodal environmental modification (MEMO) in the management of cats with idiopathic cystitis. *J Feline Med Surg* 8:261-268, 2006.

44. Stella JL, Lord LK, Buffington CA: Sickness behaviors in response to unusual external events in healthy cats and cats with feline interstitial cystitis. *J Am Vet Med Assoc* 238:67-73, 2011.

45. Buffington CA: Comorbidity of interstitial cystitis with other unexplained clinical conditions. *J Urol* 172:1242-1248, 2004.

46. Buffington CA, Westropp JL, Chew DJ: A case-control study of indoor-housed cats with lower urinary tract signs. *J Am Vet Med Assoc* 228:722-725, 2006.

47. Freeman LM, Brown DJ, Smith FW, et al: Magnesium status and the effect of magnesium supplementation in feline hypertrophic cardiomyopathy. *Can J Vet Res* 61:227-231, 1997.

48. Erickson DR, Xie SX, Bhavanandan VP, et al: A comparison of multiple urine markers for interstitial cystitis. *J Urol* 167:2461-2469, 2002.

49. Lemberger SI, Dorsch R, Hauck SM, et al: Decrease of Trefoil factor 2 in cats with feline idiopathic cystitis. *BJU Int* 107:670-677, 2011.

50. Lemberger SI, Deeg CA, Hauck SM, et al: Comparison of urine protein profiles in cats without urinary tract disease and cats with idiopathic cystitis, bacterial urinary tract infection, or urolithiasis. *Am J Vet Res* 72:1407-1415, 2011.

51. Rubio-Diaz DE, Pozza ME, Dimitrakov J, et al: A candidate serum biomarker for bladder pain syndrome/interstitial cystitis. *Analyst* 134:1133-1137, 2009.

52. Ellis SL, Rodan I, Carney HC, et al: AAFP and ISFM feline environmental needs guidelines. *J Feline Med Surg* 15:219-230, 2013.

53. Herron ME, Buffington CA: Environmental enrichment for indoor cats. *Compend Contin Educ Vet* 32:E4, 2010.

54. Herron ME, Buffington CA: Environmental enrichment for indoor cats: implementing enrichment. *Compend Contin Educ Vet* 34:E3, 2012.

55. Parsons CL, Greenberger M, Gabal L, et al: The role of urinary potassium in the pathogenesis and diagnosis of interstitial cystitis. *J Urol* 159:1862-1867, 1998.

56. Michel K, Scherk M: From problem to success: feline weight loss programs that work. *J Feline Med Surg* 14:327-336, 2012.

57. Frank D, Beauchamp G, Palestrini C: Systematic review of the use of pheromones for treatment of undesirable behavior in cats and dogs. *J Am Vet Med Assoc* 236:1308-1316, 2010.

58. Griffith CA, Steigerwald ES, Buffington CA: Effects of a synthetic facial pheromone on behavior of cats. *J Am Vet Med Assoc* 217:1154-1156, 2000.

59. Gunn-Moore DA, Cameron ME: A pilot study using synthetic feline facial pheromone for the management of feline idiopathic cystitis. *J Feline Med Surg* 6:133-138, 2004.

60. Chew DJ, Buffington CA, Kendall MS, et al: Amitriptyline treatment for severe recurrent idiopathic cystitis in cats. *J Am Vet Med Assoc* 213:1282-1286, 1998.

61. Hart BL, Cliff KD, Tynes VV, et al: Control of urine marking by use of long-term treatment with fluoxetine or clomipramine in cats. *J Am Vet Med Assoc* 226:378-382, 2005.

62. Chew DJ, Bartges JW, Adams LG, et al: Randomized, placebo-controlled clinical trial of pentosan polysulfate sodium for treatment of feline interstitial (idiopathic) cystitis. *J Vet Intern Med* 23:690, 2009.

63. Gunn-Moore DA, Shenoy CM: Oral glucosamine and the management of feline idiopathic cystitis. *J Feline Med Surg* 6:219-225, 2004.

64. Wallius BM, Tidholm AE: Use of pentosan polysulphate in cats with idiopathic, non-obstructive lower urinary tract disease: a double-blind, randomised, placebo-controlled trial. *J Feline Med Surg* 11:409-412, 2009.

Carcinoma de Células Escamosas em Gatos

Suzanne Murphy

O epitélio estratificado escamoso forma a maior parte da pele, reveste a cavidade oral, língua e esôfago, além de formar o leito ungueal e os coxins. O carcinoma de células escamosas (CCE) responde por 15% dos tumores de pele nos felinos e ao menos 70% dos tumores malignos orais.[1] O CCE é visto nos gatos mais velhos com uma idade média de 10 a 12 anos. As causas subjacentes do CCE estão relacionadas com a área envolvida. O comportamento do tumor e as escolhas adequadas para o tratamento variam de acordo com a localização anatômica envolvida e, por estas razões, este capítulo considera separadamente o CCE oral, o CCE cutâneo e aqueles que ocorrem em outros locais.

CARCINOMA DE CÉLULAS ESCAMOSAS ORAIS

O câncer oral responde por 3% a 10% de todos os tumores nos felinos, sendo que o CCE é o câncer mais comum neste local.[2,3] Os gatos podem ser apresentados para avaliação clínica com diversos sinais, incluindo dor, salivação em excesso, sangramento oral, anorexia, perda dentária (especialmente com a dentição restante em boas condições), disfagia, ausência da capacidade de se alimentar e se lamber, perda de peso e halitose. Frequentemente, uma área inflamada ulcerada anormal pode ser observada na boca (Fig. 54-1). Os diagnósticos diferenciais incluem granuloma eosinofílico, estomatite linfocítica-plasmocítica, doença periodontal severa e outros tumores orais.[3]

Comportamento

O CCE oral nos felinos é uma doença extremamente agressiva localmente e pode surgir em qualquer superfície mucosa na cavidade oral. Frequentemente, ele não é observado até que a doença esteja avançada, parcialmente devido à dificuldade em examinar a boca de gatos conscientes e, em parte, devido ao fato de, poderem surgir, comumente, na região sublingual. Caso envolva a gengiva, ele se estende frequentemente em direção ao osso subjacente. Se abordado de maneira conservadora, ele geralmente leva ao óbito ou à eutanásia em média

33 dias após a biópsia devido à progressão local da doença.[4] Infelizmente, mesmo quando o tratamento inclui procedimentos cirúrgicos radicais, radioterapia e quimioterapia adjuvante, as taxas de sobrevida maiores do que um ano tipicamente respondem por menos de 10% dos casos, da mesma forma como ocorre no tratamento conservador.[4,5]

A ocorrência de doença metastática é frequentemente relatada como sendo baixa, apesar de em 49 gatos com doença avançada (identificada como um tumor primário com 2 cm^3 a 74,5 cm^3 em tamanho), 31% possuírem doença metastática nos linfonodos submandibulares e 10% apresentarem evidência de uma possível metástase torácica.[6]

Etiologia

Nos seres humanos, acredita-se que os papilomavírus estejam associados a aproximadamente 25% dos CCEs orais, ao passo que 75% são causados por outros carcinógenos, tais como o tabaco e o álcool.[7] Em um estudo epidemiológico caso-controle com 148 gatos foram avaliados os efeitos de diversos fatores externos, incluindo a ingestão de atum na dieta e alimentação excessiva utilizando alimentos enlatados, sobre o risco relativo (RR) para o desenvolvimento de CCE oral. A fumaça de tabaco no ambiente (FTA) e pesticidas derivados de coleiras antipulgas, que os gatos podem ingerir ao lamber sua pelagem, também foram incluídos no estudo. A ingestão de alimentos enlatados estava relacionada a um RR de 3,6, enquanto a ingestão de atum enlatado estava associada a um RR de 4,7. A fumaça de tabaco no ambiente estava vinculada a um aumento no risco sem resultados estatísticos significativos, com uma sugestão de risco maior para gatos expostos por 5 anos ou mais e para os animais que vivem com mais do que um fumante.[8] Em um subgrupo desses gatos expostos a FTA foi observada expressão aumentada da proteína tumoral p53.[9] A nicotina e a cotinina foram encontradas em níveis significativos na urina de gatos expostos a FTA, corroborando os achados de que gatos estão sendo expostos a carcinógenos originados no tabaco, mesmo que o efeito dessa assimilação pelo organismo dos animais não seja claro.[10]

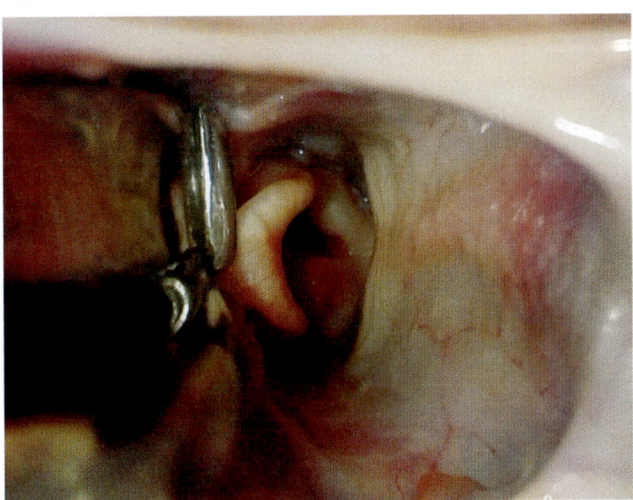

Figura 54-1: Um carcinoma de células escamosas laríngeo.

O papel controverso dos papilomavírus na carcinogênese do CCE será discutido posteriormente.

Diagnóstico e Estadiamento

Os tumores orais frequentemente estão inflamados, infectados ou necróticos. Consequentemente, a aspiração com agulha fina (AAF) não é uma técnica útil para se obter o diagnóstico. Uma biópsia intraoral ampla deve ser realizada utilizando-se uma lâmina de bisturi ou a técnica de *punch*, angulando-se profundamente em direção ao interior da lesão de modo a evitar uma amostragem que contemple somente inflamação. Qualquer sangramento pode ser controlado com uso de eletrocautério ou por meio de pressão digital. A biópsia não deve ser realizada utilizando-se o eletrocautério devido ao fato de as células neoplásicas na borda da lesão serem destruídas pela técnica, fazendo com que a arquitetura tecidual possa ser distorcida. Radiografias intraorais podem ser utilizadas como parte do estadiamento clínico e para auxiliar no delineamento da extensão das margens cirúrgicas, apesar de ser importante lembrar que as radiografias subestimam a extensão da lise óssea. Radiografias torácicas podem ser obtidas no mesmo momento para avaliar a ocorrência de metástases pulmonares, apesar de ser um evento incomum. Imagens transversais podem ser de maior valor do que radiografias de rotina para a avaliação da extensão local e a distância do tumor, apesar de não existirem estudos documentados que descrevam a utilização de ressonância magnética nesses casos. O único estudo que realizou uma avaliação por meio de tomografia computadorizada (TC) nos gatos com CCE oral não foi capaz de identificar metástases em linfonodos de maneira confiável, apesar de o número de "eventos" (metástases) no estudo ter sido baixo.[3]

A tomografia por emissão de pósitrons (PET) também foi utilizada com 2-[^{18}F]-fluoro-2-desoxix-D-glicose (^{18}F-FDG) em uma série de 12 gatos com CCE oral em combinação com a TC de modo a auxiliar no planejamento radioterápico estereostático. A hipótese foi de que, tal como nos cânceres de cabeça e pescoço dos seres humanos, a PET deveria potencializar a TC por meio do delineamento metabólico de áreas ativas de tumor que não foram identificadas se a radioterapia tivesse sido planejada baseando-se somente nos resultados isolados da TC.[11] O mesmo grupo de gatos foi avaliado para verificar se a PET contribuiu para o estadiamento por meio da identificação de linfonodos com incorporação excessiva de ^{18}F-FDG, o que pode ser suspeito para metástase nos casos em que a TC não identificasse alterações. Duas lesões metastáticas foram identificadas com a PET em situações nas quais a TC utilizada de maneira isolada não foi capaz de revelar.[12] Apesar de essa técnica possuir limitações práticas no momento, ela poderá ser mais amplamente utilizada na rotina prática no futuro.

O estadiamento é definido pelo sistema TNM da Organização Mundial da Saúde (OMS), no qual *T* se refere ao tamanho e infiltração do tumor primário, *N* diz respeito ao fato de os linfonodos que drenam a região estarem ou não acometidos e *M* se refere a identificação ou não de metástases a distância. Esse sistema foi adaptado da medicina e publicado há mais de 30 anos para utilização nos animais domésticos (Tabela 54-1).

Opções de Tratamento

As opções de tratamento dependem da localização do tumor na cavidade oral. A intervenção cirúrgica como tratamento isolado é limitada para tumores na mandíbula e na maxila, assim como para pequenos tumores na língua. A glossectomia parcial é passível de ser realizada em gatos, apesar de, na prática, muitos pacientes não serem candidatos para a cirurgia pelo fato de eles possuírem tumores sublinguais com impossibilidade de obtenção de margens cirúrgicas aceitáveis. A *glossectomia total*, definida como a remoção inteira da porção livre da língua ou mais de 75% da língua, não é uma opção para os gatos devido ao fato de ela comprometer a qualidade de vida profundamente por meio da interferência na deglutição.[13] O estudo mais amplo sobre intervenção cirúrgica avaliou o desfecho em 42 gatos tratados com mandibulectomia rostral parcial ou completa unilateral ou bilateral.[14] Metade dos gatos (21 de um total de 42 animais) tinha CCE, incluindo oito felinos com tumores em estádio T3. Doze felinos foram tratados com mandibulectomia unilateral, cinco animais foram tratados com mandibulectomia bilateral rostral e quatro gatos tiveram mais de 50% de um dos lados da mandíbula removidos. Mesmo assim, as margens estavam comprometidas em nove casos, sendo o tempo médio de sobrevida (TMS) para todos os 21 gatos de 217 dias. Deve-se notar que três de oito recidivas locais ocorreram em gatos que possuíam margens livres avaliadas por meio de histopatologia. Dos gatos utilizados nesse estudo, 72% apresentavam-se disfágicos imediatamente após a intervenção cirúrgica, enquanto 12% nunca mais se alimentaram após o procedimento. Apesar disso, 83% dos tutores mostraram-se felizes com a sua decisão de realizar o tratamento. A localização do tumor é importante pelo fato de ditar se a extensão da ressecção é praticável. Por exemplo, gatos com tumores rostrais no estudo mencionado tiveram um TMS de 911 dias.

A radioterapia de raios externos utilizada isoladamente não é uma opção de tratamento durável para o CCE, independentemente da localização do tumor ou do protocolo. Os tumores respondem inicialmente, porém recidivam rapidamente.[15] Um protocolo acelerado com utilização de frações diárias únicas de 4,8 Gy até uma dose total de 48 Gy em 21 gatos com estádio

Tabela 54-1	Classificação da Organização Mundial da Saúde para Tumores Orais em Cães e Gatos

Estádio	Descrição Clínica

T: Tumor primário

Tis	Tumor *in situ* (pré-invasivo, não invasor)
T1	Tumor com diâmetro máximo menor que dois centímetros
a	Com evidência de invasão óssea
b	Sem evidência de invasão óssea
T2	Tumor com diâmetro máximo entre dois e quatro centímetros
a	Sem evidência de invasão óssea
b	Com evidência de invasão óssea
T3	Tumor com diâmetro máximo acima de quatro centímetros
a	Sem evidência de invasão óssea
b	Com evidência de invasão óssea

N: Linfonodos Regionais

N0	Sem evidências de envolvimento de linfonodos regionais
N1	Linfonodos ipsolaterais móveis
a	Linfonodos não considerados como contendo crescimento*
b	Linfonodos considerados como contendo crescimento*
N2	Linfonodos bilaterais ou contralaterais móveis*
a	Linfonodos não considerados como contendo crescimento*
b	Linfonodos considerados como contendo crescimento
N3	Linfonodos fixos

M: Metástase a Distância

M0	Sem evidências de metástase a distância
M1	Metástase a distância detectada, especificar localização(ões)

Grupos de Estadiamento no Sistema TNM

Estádio	Tumor Primário (T)	Linfonodos Regionais (N)	Metástase (M)
I	T1	N0, N1a, N2a	M0
II	T2	N0, N1a, N2a	M0
III	T3	N0, N1a, N2a	M0
	Qualquer T	N1b	M0
IV	Qualquer T	N2b, N3	M0
	Qualquer T	Qualquer N	M0

*(-), Histologicamente negativo; (+), histologicamente positivo.

T1N0M0 a T3N0M0 resultou em TMS de 174 dias, com os gatos com estádio T1 apresentando uma sobrevida livre de progressão média de 590 dias.[16] De maneira semelhante, um protocolo com utilização de 14 frações de 3,5 Gy em 9 dias promoveu um TMS de 86 dias,[17] enquanto um protocolo paliativo de cinco frações se quatro Gy por dia promoveu um TMS de 120 dias.[18] Um grupo de 12 gatos os quais foram submetidos a radioterapia estereostática teve um TMS de 106 dias.[19] O

etanidazol foi utilizado como um fármaco radiossensibilizante e, apesar de a maioria dos gatos ter atingindo uma resposta clínica, o TMS (112 dias) não houve aumento importante do TMS (112 dias).[20]

O CCE tonsilar, por sua vez, é relativamente incomum nos gatos, com poucos estudos que focam essa localização específica. Nos cães, o CCE tonsilar é considerado a variante mais agressiva, porém demonstrou-se em um estudo que gatos com CCE tonsilar respondem bem à radioterapia. Neste estudo, o TMS foi de cerca de 2 anos, ao passo que gatos com CCE em outras localizações na cavidade oral viveram em média menos de 5 meses quando tratados da mesma maneira.[21]

O estrôncio-90 é um isótopo radioativo que produz radiação beta. A plesioterapia com estrôncio-90 foi testada em dois casos de CCE oral. Ela é aplicada diretamente em uma lesão utilizando um aplicador oftálmico desenhado para utilização em seres humanos que incorpora um disco impregnado com o isótopo. O disco toca a lesão por um período de tempo calculado, dependendo da dose de radiação a ser administrada. Os resultados não foram claros por causa da utilização de múltiplos tratamentos e porque a recorrência foi uma das características em um dos gatos.[22] O estrôncio-90 foi utilizado como um tratamento único em um caso de CCE extenso, porém superficial na superfície ventral da língua. Isto foi extremamente exitoso, visto que o gato se apresentou bem e vivo por mais de 2 anos após o tratamento (S. Verganti, dados não publicados).

Estudos que utilizaram diversos fármacos citotóxicos em associação com radioterapia de raios externos também mostraram melhora relativamente discreta na sobrevida. Os fármacos citotóxicos utilizados e os protocolos de radioterapia são descritos na Tabela 54-2.

A mitoxantrona foi utilizada como tratamento único em 32 gatos e promoveu uma remissão completa (RC) por 60 dias e três respostas parciais por até 60 dias, com resultados semelhantes aos reportados quando na utilização de doxorrubicina e ciclofosfamida.[23]

Sabe-se que o CCE oral expressa ciclooxigenase (COX)-2 em variáveis graus. Em um estudo, a COX-1 foi mais obviamente expressa no tecido neoplásico do que no tecido normal adjacente.[26] Existem ensaios clínicos não publicados avaliando a resposta a medicamentos anti-inflamatórios não esteroidais (AINEs) administrados isoladamente, apesar de a sobrevida global avaliada em um estudo prático no Reino Unido ter sido maior quando os AINEs foram administrados.[4]

Indicadores Prognósticos

Diversos marcadores prognósticos em potencial foram avaliados, incluindo a graduação histopatológica, índice mitótico (IM), escore do marcador de proliferação tumoral Ki67, estado do receptor de fator de crescimento epidérmico (RFCE) e densidade microvascular (DMV, uma mensuração morfológica da vascularização).[2,19,27,28] Em um estudo realizado por Bergkvist et al., um escore menor do que a média para Ki67 no estudo de coorte foi correlacionado com um tempo de sobrevida maior.[2] Neste estudo, os gatos foram divididos em grupos com eutanásia precoce ou tardia. O escore de Ki67 foi correlacionado significativamente com o tempo de sobrevida no grupo com

Tabela 54-2	**Desfecho nos Estudos que Utilizaram Fármacos Citotóxicos em Associação com a Radioterapia com Raios Externos para o Tratamento do Carcinoma de Células Escamosas Orais**			
Estudo	**Número de Gatos**	**Protocolo de Radioterapia com Raios Externos**	**Protocolo Médico**	**Desfecho**
Ogilvie et al.[23]	11	44-65 Gy em 10-15 frações	Mitoxantrona em diferentes doses	73% de RC ILD: 170 dias
Jones et al.[24]	8	Seis frações de 6 Gy	Gencitabina administrada na dose de 25 mg/m^2 duas vezes por semana	25% de RC 50% de RP TMS: 111,5 dias
Fidel et al.[21]	31	14 frações de 3,5 Gy administradas em um período de 9 dias	Carboplatina administrada na dose de 90-100 mg/m^2 no dia 1 e 4,5	TMS para todos os gatos de 163 dias Gatos com tumores tonsilares ou na bochecha apresentaram sobrevida longa com uma sobrevida média de 724 dias
Marconato et al.[25]	6	Duas frações diárias, 5 dias consecutivos até 48 Gy	Bleomicina, piroxicam e talidomida fornecida em todos os casos	50% de RC para 759 dias, 458 dias e 362 dias para esses três gatos Dois morreram de outras causas, um com 51 dias em RC, o outro com 82 dias em RC Um gato apresentou metástases após 144 dias

RC, Remissão completa; *ILD*, intervalo livre de doença; *Gy*, Gray; *TMS*, tempo médio de sobrevida; *RP*, resposta parcial.

eutanásia tardia. A baixa expressão de Ki67 foi definida como uma expressão abaixo do nível médio (54,6%). A alta expressão de Ki67 foi definida como a expressão acima do nível médio. Um escore alto foi significativamente associado a um tempo de sobrevida menor. Em outro estudo, o Ki67, o IM, a DMV e a expressão de EGFR não foram significativamente correlacionados com o prognóstico.[27] Entretanto, nesse estudo, houve uma ampla variedade de tratamentos fornecidos à pequena coorte de gatos, fato este que pode ter gerado confusão no estudo e, em contraste ao estudo de Bergkvist et al., a sobrevida média foi de 10 dias e meio.

Em um estudo com gatos tratados com radioterapia estereostática, aqueles animais que apresentaram uma maior DMV apresentaram um TMS comparado aos pacientes com DMV menor.[19] O fato de os tumores terem sido identificados expressando EGFR em diversos estudos pode gerar uma oportunidade de intervenção terapêutica no futuro.[2,27,28]

CARCINOMA DE CÉLULAS ESCAMOSAS CUTÂNEO

O CCE cutâneo pode ser dividido em duas apresentações distintas. O raro carcinoma de células escamosas *in situ* multicêntrico Bowenoide (CISB) é observado no tronco e nos membros de gatos mais velhos, independentemente de sua pigmentação cutânea. O CCE induzido por radiação solar, por sua vez, é muito mais comum e é observado quase que exclusivamente na cabeça. A pelagem e a pele pigmentada funcionam como barreira física aos efeitos do sol, fazendo com que os CCEs cutâneos sejam observados em áreas não pigmentadas e com pouca pelagem, tais como a pina da orelha, as pálpebras e o plano nasal de gatos brancos ou com manchas brancas (Fig. 54-2). Raças que possuem pelos longos, siameses e gatos com marcas semelhantes estão protegidos. É comum observar múltiplas lesões no mesmo gato

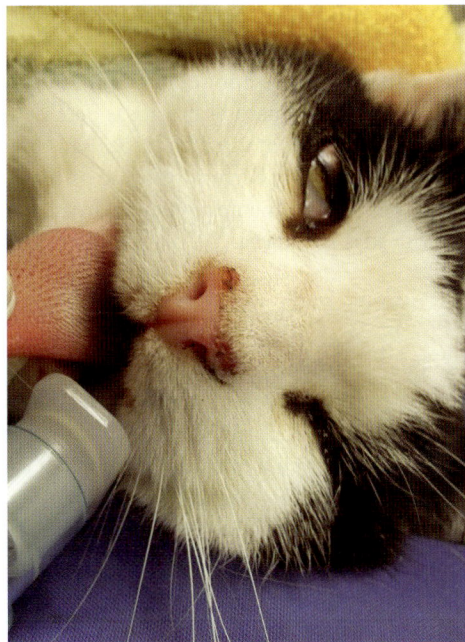

Figura 54-2: Aparência típica de um carcinoma de células escamosas no plano nasal.

em diferentes estágios de desenvolvimento desde uma alteração actínica e um carcinoma *in situ* até doenças de estádio avançado que envolvem todas as áreas vulneráveis, visto que toda a pele foi exposta aos mesmos raios ultravioletas (UV) ao longo de um período de tempo semelhante. As lesões se apresentam como áreas eritematosas que não cicatrizam e cobertas de crostas. O tutor frequentemente acredita que o gato se envolveu em uma briga e se machucou. Entretanto, a lesão se ulcera e evolui para uma cratera que não cicatriza. As orelhas frequentemente se tornam espessadas e se curvam antes da formação de crostas.

Tabela 54-3	Papilomavírus Identificado no Carcinoma de Células Escamosas dos Felinos		
Estudo	**Vírus Identificado**	**Método de Identificação**	**Número de Sítios Tumorais Investigados**
Munday et al.[30]	72% de lesões de FDPV2 protegidas da radiação UV	PCR	45 expostos à radiação UV (42% positivos para PV) 25 protegidos da radiação UV (76% positivos para PV)
O'Neill et al.[31]	50% FDPV2 50% mais consistente com HPV	PCR	12 CISB (58% positivos para PV) 39 CCEs cutâneos (23% positivos) 35 CCEs não cutâneos (5% positivos)
Anis et al.[32]	70% FDPV2 30% HPV	Caracterização do gene L1	5/10 amostras eram CCEs cutâneos 3/10 amostras eram carcinomas in situ 1/10 amostras era de pele displásica 1/10 amostras era um CCE oral Todos eram positivos para PV
Munday et al.[7]	FDPV2 em 27 de 33 animais FDPV-MY2 em 6 de 33 animais Algumas lesões tiveram dois vírus identificados FDPV-MY2 agora é sequenciado como FCaPV3[31]	PCR	Todos eram CCEs no plano nasal Vírus identificado em 63% dos casos
Ravens et al.[33]	FDPV2	Hibridação in situ fluorescente	Caso incomum de CISB que progrediu e gerou um CCE metastático

CISB, Carcinoma *in situ* Bowenoide; *FDPV2*, papilomavírus tipo 2 de *Felis domesticus*; *FDPV-MY2*, papilomavírus de *Felis domesticus*; *HPV*, papilomavírus humano; *PCR*, reação em cadeia da polimerase; *PV*, papilomavírus; *CCE*, carcinoma de células escamosas; *UV*, ultravioleta.

Em contraste, o CISB se apresenta como múltiplas áreas superficiais de placas eritematosas crostosas bem delimitadas, as quais podem ser pigmentadas. As lesões são distribuídas em ambos os sítios com cobertura pilosa e os locais menos recobertos e na pele variavelmente pigmentada, mas usualmente não são identificadas na cabeça.

Etiologia

Acredita-se que a causa da maioria dos CCEs cutâneos seja a exposição crônica à radiação UV. Nos seres humanos, os beta-papilomavírus são hipoteticamente relacionados como cofatores em conjunto com a radiação UV como a causa para o CCE cutâneo.[29] Diversos estudos investigaram a presença de papilomavírus no CCE felino em diferentes localizações anatômicas, obtendo resultados diferentes que podem ser encontrados descritos na Tabela 54-3.

Os papilomavírus são vírus pequenos de DNA de dupla fita. Existem 30 gêneros diferentes. Os papilomavírus tendem a ser espécie-específicos. O papilomavírus tipo 1 de *Felis domesticus* (FDPV1), o papilomavírus tipo 2 de *Felis domesticus* (FDPV2) e o papilomavírus tipo 3 de *Felis catus* (FCaPV3)[34] foram identificados nos gatos acometidos, porém sequências relacionadas com os papilomavírus humano e bovino também foram encontradas associadas às lesões de diferentes tipos histológicos que afetam os gatos.[35] O significado da presença de papilomavírus nos tumores é adicionalmente complicado pelo fato de que a pele normal dos felinos pode albergar esses vírus.[30] Não se sabe até que ponto os papilomavírus podem estar associados à predisposição de gatos ao desenvolvimento de CCE ou até que ponto o tecido tumoral lesionado funciona como um bom meio de cultivo para os papilomavírus colonizarem o local *após* o CCE surgir.[29] As lesões de CISB

foram descritas como mais comumente associadas à infecção com papilomavírus do que outras formas de CCE, mais especificamente pelo FDPV2.[30]

Existem evidências de que papilomavírus induzem um percentual dos CCEs orais nos seres humanos. Nos CCEs orais dos humanos, o aumento na expressão da proteína p16 é indicativa de etiologia associada ao papilomavírus, além do fato do aumento na expressão de p16 poder indicar perda das funções normais de supressor tumoral da proteína do retinoblastoma.[30] Em gatos, o DNA de papilomavírus foi detectado em baixa porcentagem de CCEs orais em dois estudos, porém este achado é de significado desconhecido.[31,36] A p16 foi identificada por imuno-histoquímica no CISB e em alguns CCEs induzidos pela radiação solar, porém não no CCE oral.[7,30]

Diagnóstico e Comportamento

Para ambos os tipos de CCE cutâneo, métodos confiáveis para se estabelecer o diagnóstico incluem biópsia por *punch*, uma biópsia excisional ou uma biópsia incisional. A aspiração com agulha fina não é satisfatória devido à possibilidade de obter amostras indicativas de inflamação e infecção secundária. Nos casos de CCE com suspeita de indução por radiação solar, múltiplas áreas de biópsia podem ser necessárias para se obter o diagnóstico. Algumas áreas podem ser displásicas, porém outras podem ser cancerosas. O CCE cutâneo desenvolve metástase lentamente. O tumor pode se disseminar para os linfonodos que drenam a região e para os pulmões. Portanto, o estadiamento do CCE cutâneo deveria envolver radiografias torácicas e investigação dos linfonodos regionais por meio de biópsia com AAF. Em termos práticos, o tamanho do tumor primário e sua localização são provavelmente mais importantes para o prognostico do que o baixo risco de doença metastática. O

Tabela 54-4	**Classificação da Organização Mundial da Saúde para os Tumores com Origem Epidérmica ou Dérmica em Cães e Gatos (Excluindo Linfoma ou Mastocitoma)**
Estádio	**Descrição Clínica**

T: Tumor primário

Tis	Carcinoma pré-invasivo (carcinoma *in situ*, não invasor)
T0	Sem evidências de tumor
T1	Tumor menor do que 2 cm no diâmetro máximo, superficial ou exofítico
T2	Tumor com 2 a 5 cm no diâmetro máximo ou com invasão mínima, independentemente do tamanho da lesão
T3	Tumor com mais de 5 cm no diâmetro máximo ou com invasão subcutânea, independentemente do tamanho da lesão
T4	Tumor que invade outras estruturas, como fáscia muscular, osso ou cartilagem

N: Linfonodos Regionais

N0	Sem evidências de envolvimento de linfonodos regionais
N1	Linfonodos ipsolaterais móveis
a	Linfonodos nos quais não se considera a presença de crescimentos*
b	Linfonodos nos quais se considera a presença de crescimentos*
N2	Linfonodos bilaterais ou contralaterais móveis
a	Linfonodos nos quais não se considera a presença de crescimentos*
b	Linfonodos nos quais se considera a presença de crescimento*
N3	Linfonodos fixos

M: Metástase a Distância

M0	Sem evidências de metástase a distância
M1	Metástase a distância detectada, – especificar local(is) (incluindo linfonodos além do local onde o tumor primário está localizado)

*(-), Histologicamente negativo; (+), histologicamente positivo.

estadiamento deve ser discutido com o tutor caso a descoberta de doença metastática altere significativamente o planejamento do tratamento, particularmente caso o tratamento seja caro, consuma tempo ou se apresente cosmeticamente desafiador. Para os casos de CISB, as lesões não invadiram a membrana basal (por definição), de modo que a doença metastática não é um problema. Entretanto, até 17% dos casos progridem para um CCE de estádio avançado, e alguns casos possuem lesões invasivas concomitantes. Entretanto, somente um caso relatado desenvolveu metástase a distância, com o gato sendo tratado com prednisona.[33] O estadiamento é definido pelo sistema TNM da OMS, o qual é descrito na Tabela 54-4.

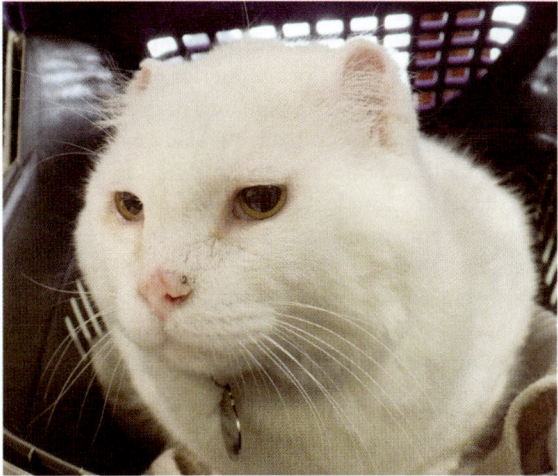

Figura 54-3: Um gato que foi submetido à pinectomia bilateral. Note o desenvolvimento de lesão no plano nasal.

Opções de Tratamento

As opções de tratamento para os dois tipos de CCE variam. Para o CISB, as opções geralmente são cirúrgicas, nas quais as técnicas cirúrgicas muito superficiais com margens estreitas podem geralmente resultar na cura. Se existirem muitas lesões para serem tratadas cirurgicamente ou se elas estiverem localizadas em regiões difíceis de serem tratadas, o imiquimod, um imunomodulador que possui efeitos antitumorais e antivirais, pode ser utilizado. O imiquimod tem sido utilizado como um preparado em pasta a 5% para o tratamento da ceratose actínica, carcinoma de células basais e verrugas genitais nos seres humanos. Em um estudo com 12 gatos que tinham CISB, todos os gatos responderam ao tratamento com essa preparação. Nove gatos desenvolveram novas lesões durante o estudo, as quais também responderam ao tratamento.[37] O tratamento foi realizado tanto diariamente quanto três vezes durante a semana para a maioria dos gatos, com efeitos iguais. Eritema e descamação foram notados como efeitos adversos em três casos, assim como neutropenia e níveis elevados de alanina aminotransferase sérica foram notadas em um gato, a qual foi resolvida com a interrupção temporária do tratamento.[37]

O imiquimod foi utilizado em um caso de CCE induzido por radiação solar na pina da orelha e tem sido utilizado no tratamento da ceratose solar nos seres humanos.[38,39] Entretanto, existem muitas opções de tratamento disponíveis para o CCE cutâneo induzido por radiação solar, e a escolha do tratamento depende da localização e estádio do tumor primário, considerando-se as instalações disponíveis localmente. A cirurgia, a terapia fotodinâmica (TFD), a crioterapia, a diatermia, a plesioterapia e a radioterapia com raios externos foram todas utilizadas com sucesso variável.

Para tumores envolvendo a pina da orelha, a cirurgia geralmente é o tratamento de eleição. Uma margem de um centímetro de tecido normal é recomendada para garantir uma maior chance de se obter margens cirúrgicas completamente livres. Para potencializar o reparo da pele, as bordas da pele podem ser dispostas de maneira oposta, de modo a ocultar a cartilagem. A melhor maneira de se conseguir tal efeito é remover a pina da orelha com uma técnica em formato de "V" (Fig. 54-3). Para o

CCE da pálpebra, é recomendada a cirurgia com 4 a 5 mm de margens livres.[40] Isto frequentemente significa uma ressecção completa da pálpebra. A pálpebra inferior pode ser substituída com um enxerto do lábio na pálpebra para preencher a área deficitária, porém a ressecção adequada da pálpebra superior com a manutenção de sua função é mais desafiadora. Em um estudo, cinco gatos com lesões na pálpebra inferior removidas cirurgicamente com margens livres apresentaram períodos livres de doença de 319 dias (intervalo: 95 a 1.510 dias).[41] Em outro estudo com cinco gatos (com seis pálpebras tratadas), todos os gatos estavam vivos e livres de doença por mais de 12 meses.[42]

Para os tumores no plano nasal, as opções de tratamento dependem do estadiamento do tumor primário. Tumores mais invasivos (estádios T3 ou T4) podem ser tratados com sucesso somente com cirurgia ou radioterapia com raios externos. A maneira mais bem-sucedida para se tratar esses tumores é a remoção do tecido neoplásico com uma margem de 5 mm de tecido normal.[40] A nosectomia pode ser desafiadora cosmeticamente, apesar de a maioria dos gatos se apresentar funcionalmente bem. As lesões mais superficiais (estádios Tis*, T1 ou T2) podem ser tratadas com sucesso utilizando-se a TFD, a criocirurgia, a plesioterapia com estrôncio-90 ou com radioterapia com raios externos.[43-51]

A terapia fotodinâmica envolve a utilização de uma substância fotossensibilizadora, a qual preferencialmente deve ser assimilada pelas células tumorais. Essa substância é ativada pela luz de um determinado comprimento de onda e mata as células tumorais com pouco efeito *bystander*. O tratamento tópico com um creme fotossensibilizador, o ácido 5-aminolevulínico, promoveu uma taxa de remissão de 85% em um estudo com 55 gatos, porém com uma taxa de recorrência de 51% e um intervalo livre de doença de 157 dias.[43] Em um estudo com 61 gatos, a utilização intravenosa de substâncias fotossensibilizadoras promoveu uma taxa de remissão de 49% (61% controlado até um ano), enquanto em outro estudo com 18 gatos foi demonstrada uma taxa de remissão de 100% (75% controlado até 1 ano).[44] O fator limitante é a capacidade da luz em penetrar no interior do tumor, com tumores superficiais respondendo melhor em todos os três estudos.

A criocirurgia foi utilizada com desfechos mistos, provavelmente devido ao fato de as margens cirúrgicas não poderem ser adequadamente avaliadas. Novamente, este é um tratamento com efeitos benéficos restritos aos tumores superficiais (T1 e T2). Um intervalo livre de doença (ILD) médio de 254 dias foi relatado em um estudo com 11 gatos que apresentavam lesões na pina da orelha e plano nasal.[45] Em outro estudo, 102 gatos foram tratados, obtendo-se um tempo médio de remissão de 26,7 meses, com os CCEs na orelha e pálpebras respondendo com mais sucesso ao tratamento. Neste estudo, 17 de 102 gatos apresentaram recorrência com média de 6,6 meses após o tratamento.[46]

Em um estudo realizado na Nova Zelândia, 34 gatos com lesões que acometiam 50% ou menos do plano nasal foram tratados com curetagem e diatermia utilizando-se uma técnica de três ciclos. Desses gatos, 16 apresentavam somente alterações actínicas, nove apresentavam carcinomas *in situ* e outros sete apresentavam CCEs invasores. O acompanhamento médio dos animais foi de até 18 meses, com 94% dos gatos apresentando-se livres de doença após um ano.[47]

A plesioterapia com estrôncio-90 constitui-se em um tratamento de muito sucesso, cosmeticamente interessante, porém só é útil para as lesões com estádios Tis, T1 e T2, visto que a radiação beta possui penetração de apenas alguns milímetros. Em um estudo, 13 de 15 gatos tratados atingiram RC com um TMS de 692 dias. Os dois gatos que não responderam inicialmente foram tratados com sucesso em um segundo curso.[48] Em outro estudo com 49 gatos foi demonstrado RC em 88% dos animais com um TMS de 1.071 dias.[49]

A radioterapia com raios externos também tem sido utilizada como tratamento isolado. A ortovoltagem, a megavoltagem, a irradiação com raios de prótons e de elétrons foram utilizadas em CCEs de plano nasal com resultados semelhantes, novamente com tumores em estádio T1 respondendo melhor ao tratamento do que aqueles com estádios mais avançados. Gatos com CCEs T1 apresentaram uma chance de 85% de estarem vivos após um ano do tratamento quando comparados aos gatos que apresentavam CCEs T3, estes com 45% de chance de estarem vivos após 1 ano.[50] Em outro estudo, 16 de 17 gatos com estádio T2b (seis gatos), T1b (cinco gatos) e T1a e T2a (três gatos cada) apresentaram ILD médio de 414 dias. Nesse estudo, os elétrons foram utilizados para atingir uma dose total de 48 Gy, a qual foi administrada em dez frações de 4,8 Gy cada em 5 dias consecutivos.[51] A utilização da terapia de captura de nêutrons pelo boro foi relatada em três gatos com controle parcial de seus tumores.[52]

Existem poucos relatos da utilização de fármacos citotóxicos no tratamento do CCE cutâneo, tanto utilizados isoladamente quanto em combinação com radioterapia. Em um estudo, tumores avançados no plano nasal (um em estádio T2, dois em estádio T3 e três em estádio T4) foram tratados com carboplatina intralesional e radioterapia por ortovoltagem. Todos os seis gatos apresentaram uma resposta completa com tempo de progressão variando de 52 a 562 dias. Quatro dos seis gatos ainda estavam em RC até o fim do estudo.[53] A carboplatina intralesional suspensa em uma emulsão de óleo de semente de gergelim foi utilizada isoladamente para tratar 23 gatos, sendo que 73% atingiram RC após um ano, com 55% livres de progressão.[54] Seis de nove gatos tratados com eletroquimioterapia utilizando-se bleomicina intralesional apresentaram uma RC que durou até 3 anos.[55]

COX-2 foi identificada por imuno-histoquímica nos CCEs cutâneos e orais, apesar de o papel da COX-2 nesses tumores não ser completamente compreendida até o momento.[56] A ceratose actínica nos seres humanos é tratada com inibidores de COX-2, sugerindo-se assim que a utilização de tais fármacos possa ser útil na medicina veterinária, porém estudos ainda são necessários.[57]

Indicadores Prognósticos

Marcadores prognósticos têm sido avaliados de modo a auxiliar na determinação do desfecho dos CCEs cutâneos, incluindo o escore de Ki67, a positividade para EGFR e a imunocoloração com p16. Um alto escore de Ki67 foi associado a uma resposta

---

*Tumor *in situ*.

duradoura à radioterapia em um estudo com 17 gatos.[51] Em outro estudo, o estado do EGFR foi investigado por meio de imuno-histoquímica em 19 amostras de biópsia fixados em formalina, tendo os tumores identificados como positivos para EGFR um desfecho pior, um ILD e um tempo de sobrevida menores.[58] A imunorreação positiva acentuada para p16 foi associada a uma sobrevida maior nos gatos com CCEs de plano nasal.[7]

CARCINOMA DE CÉLULAS ESCAMOSAS EM OUTRAS LOCALIZAÇÕES

O carcinoma de células escamosas foi identificado em relatos de caso acometendo diversos órgãos, incluindo a pelve renal,[59] o limbo esclerocorneano do olho,[60] o coto uterino de uma gata castrada,[61] pulmões e esôfago.[62] Entretanto, o local mais comumente acometido, excluindo-se a cavidade oral e a pele, é o dos dígitos. O carcinoma de células escamosas foi o tumor maligno mais comumente identificado em uma investigação patológica e foi associado a um TMS de 73 dias, apesar de ter sido baseado em dados de somente sete gatos.[63] Nesse estudo, múltiplos dígitos nas patas dos membros torácicos ou tanto dos membros torácicos quanto pélvicos foram acometidos em quatro de 15 gatos.

RESUMO

A maioria dos casos de CCE possui um baixo risco de metástase, porém necessita ser identificado prontamente para se obter uma maior chance de cura. Isto é particularmente verdadeiro no CCE oral e no CCE cutâneo que ocorre na pálpebra e no plano nasal, para os quais as opções de tratamento e o desfecho cosmético e funcional são bastante dependentes da localização e do estádio do tumor primário ao diagnóstico. Os CCEs orais são frustrantes em relação ao seu tratamento, visto que eles são frequentemente identificados tardiamente no curso da doença ou em uma localização na qual não há possibilidade de tratamento definitivo. Novas abordagens são desesperadamente necessárias para melhorar o desfecho da doença nesses gatos. Em contraste, o CCE cutâneo é com frequência, curável.

Referências

1. Liptak JM, Withrow SJ: Cancer of the gastrointestinal tract. In Withrow SJ, Vail DM, editors: *Withrow & MacEwen's small animal clinical oncology*, ed 5, St Louis, 2013, Saunders/Elsevier, pp 381.
2. Bergkvist GT, Argyle DJ, Morrison L, et al: Expression of epidermal growth factor receptor (EGFR) and Ki67 in feline oral squamous cell carcinomas (FOSCC). *Vet Comp Oncol* 9:106-117, 2011.
3. Gendler A, Lewis JR, Reetz JA, et al: Computed tomographic features of oral squamous cell carcinoma in cats: 18 cases (2002-2008). *J Am Vet Med Assoc* 236:319-325, 2010.
4. Hayes AM, Adams VJ, Scase TJ, et al: Survival of 54 cats with oral squamous cell carcinoma in United Kingdom general practice. *J Small Anim Pract* 48:394-399, 2007.
5. Moore AS, Ogilvie GK: Tumors of the alimentary tract. In Ogilvie GK, Moore AS, editors: *Feline oncology*, ed 1, Trenton, NJ, 2001, Veterinary Learning Systems, pp 271-291.
6. Soltero-Rivera MM, Krick EL, Reiter AM, et al: Prevalence of regional and distant metastasis in cats with advanced oral squamous cell carcinoma: 49 cases (2005-2011). *J Feline Med Surg* 16:164-169, 2014.
7. Munday JS, French AF, Gibson IR, et al: The presence of p16 CDKN2A protein immunostaining within feline nasal planum squamous cell carcinomas is associated with an increased survival time and the presence of papillomaviral DNA. *Vet Pathol* 50:269-273, 2013.
8. Bertone ER, Snyder LA, Moore AS: Environmental and lifestyle risk factors for oral squamous cell carcinoma in domestic cats. *J Vet Intern Med* 17:557-562, 2003.
9. Snyder LA, Bertone ER, Jakowski RM, et al: p53 expression and environmental tobacco smoke exposure in feline oral squamous cell carcinoma. *Vet Pathol* 41:209-214, 2004.
10. McNiel EA, Carmella SG, Heath LA, et al: Urinary biomarkers to assess exposure of cats to environmental tobacco smoke. *Am J Vet Res* 68:349-353, 2007.
11. Yoshikawa H, Randall EK, Kraft SL, et al: Comparison between 2-(18) F-fluoro-2-deoxy-D-glucose positron emission tomography and contrast-enhanced computed tomography for measuring gross tumor volume in cats with oral squamous cell carcinoma. *Vet Radiol Ultrasound* 54:307-313, 2013.
12. Randall EK, Kraft SL, Yoshikawa H, et al: Evaluation of ^{18}F-FDG PET/CT as a diagnostic imaging and staging tool for feline oral squamous cell carcinoma. *Vet Comp Oncol*, 2013 [Epub ahead of print].
13. Liptak JM, Lascelles BDX: Oral tumors. In Kudnig S, Seguin B, editors: *Veterinary surgical oncology*, ed 1, Ames, IA, 2012, Wiley Blackwell, pp 164.
14. Northrup NC, Selting KA, Rassnick KM, et al: Outcomes of cats with oral tumors treated with mandibulectomy: 42 cases. *J Am Anim Hosp Assoc* 42:350-360, 2006.
15. Bregazzi VS, LaRue SM, Powers BE, et al: Response of feline oral squamous cell carcinoma to palliative radiation therapy. *Vet Radiol Ultrasound* 42:77-79, 2001.
16. Poirier VJ, Kaser-Hotz B, Vail DM, et al: Efficacy and toxicity of an accelerated hypofractionated radiation therapy protocol in cats with oral squamous cell carcinoma. *Vet Radiol Ultrasound* 54:81-88, 2013.
17. Fidel JL, Sellon RK, Houston RK, et al: A nine-day accelerated radiation protocol for feline squamous cell carcinoma. *Vet Radiol Ultrasound* 48:482-485, 2007.
18. McDonald C, Looper J, Greene S: Response rate and duration associated with a 4Gy 5 fraction palliative radiation protocol. *Vet Radiol Ultrasound* 53:358-364, 2012.
19. Yoshikawa H, Ehrhart EJ, Charles JB, et al: Assessment of predictive molecular variables in feline oral squamous cell carcinoma treated with stereotactic radiation therapy. *Vet Comp Oncol*, 2013 [Epub ahead of print].
20. Evans SM, LaCreta F, Helfand S, et al: Technique, pharmacokinetics, toxicity, and efficacy of intratumoral etanidazole and radiotherapy for treatment of spontaneous feline oral squamous cell carcinoma. *Int J Radiat Oncol Biol Phys* 20:703-708, 1991.
21. Fidel J, Lyons J, Tripp C, et al: Treatment of oral squamous cell carcinoma with accelerated radiation therapy and concomitant carboplatin in cats. *J Vet Intern Med* 25:504-510, 2011.
22. Nagata K, Selting KA, Cook CR, et al: 90Sr therapy for oral squamous cell carcinoma in two cats. *Vet Radiol Ultrasound* 52:114-117, 2011.
23. Ogilvie GK, Moore AS, Obradovich JE, et al: Toxicoses and efficacy associated with administration of mitoxantrone to cats with malignant tumors. *J Am Vet Med Assoc* 202:1839-1844, 1993.
24. Jones PD, de Lorimier LP, Kitchell BE, et al: Gemcitabine as a radiosensitizer for nonresectable feline oral squamous cell carcinoma. *J Am Anim Hosp Assoc* 39:463-467, 2003.
25. Marconato L, Buchholz J, Keller M, et al: Multimodal therapeutic approach and interdisciplinary challenge for the treatment of unresectable head and neck squamous cell carcinoma in six cats: a pilot study. *Vet Comp Oncol* 11:101-112, 2013.
26. Hayes A, Scase T, Miller J, et al: COX-1 and COX-2 expression in feline oral squamous cell carcinoma. *J Comp Pathol* 135:93-99, 2006.

27. Yoshikawa H, Ehrhart EJ, Charles JB, et al: Immunohistochemical characterization of feline oral squamous cell carcinoma. *Am J Vet Res* 73:1801-1806, 2012.

28. Looper JS, Malarkey DE, Ruslander D, et al: Epidermal growth factor receptor expression in feline oral squamous cell carcinomas. *Vet Comp Oncol* 4:33-40, 2006.

29. Munday JS, Kiupel M: Papillomavirus-associated cutaneous neoplasia in mammals. *Vet Pathol* 47:254-264, 2010.

30. Munday JS, Gibson I, French AF: Papillomaviral DNA and increased p16CDKN2A protein are frequently present within feline cutaneous squamous cell carcinomas in ultraviolet-protected skin. *Vet Dermatol* 22:360-366, 2011.

31. O'Neill SH, Newkirk KM, Anis EA, et al: Detection of human papillomavirus DNA in feline premalignant and invasive squamous cell carcinoma. *Vet Dermatol* 22:68-74, 2011.

32. Anis EA, O'Neill SH, Newkirk KM, et al: Molecular characterization of the L1 gene of papillomaviruses in epithelial lesions of cats and comparative analysis with corresponding gene sequences of human and feline papillomaviruses. *Am J Vet Res* 71:1457-1461, 2010.

33. Ravens PA, Vogelnest LJ, Tong LJ, et al: Papillomavirus-associated multicentric squamous cell carcinoma in situ in a cat: an unusually extensive and progressive case with subsequent metastasis. *Vet Dermatol* 24:642-645, 2013.

34. Munday JS, Dunowska M, Hills SF, et al: Genomic characterization of *Felis catus* papillomavirus-3: a novel papillomavirus detected in a feline Bowenoid in situ carcinoma. *Vet Microbiol* 165:319-325, 2013.

35. Egberink H, Thiry E, Möstl K, et al: Feline viral papillomatosis: ABCD guidelines on prevention and management. *J Feline Med Surg* 15:560-562, 2013.

36. Munday JS, Howe L, French A, et al: Detection of papillomaviral DNA sequences in a feline oral squamous cell carcinoma. *Res Vet Sci* 86:359-361, 2009.

37. Gill VL, Bergman PJ, Baer KE, et al: Use of imiquimod 5% cream (Aldara) in cats with multicentric squamous cell carcinoma in situ: 12 cases (2002-2005). *Vet Comp Oncol* 6:55-64, 2008.

38. Peters-Kennedy J, Scott DW, Miller WH Jr: Apparent clinical resolution of pinnal actinic keratoses and squamous cell carcinoma in a cat using topical imiquimod 5% cream. *J Feline Med Surg* 10:593-599, 2008.

39. Samrao A, Cockerell CJ: Pharmacotherapeutic management of actinic keratosis: focus on newer topical agents. *Am J Clin Dermatol* 14:273-277, 2013.

40. Ayres SA, Liptak JM: Head and neck tumors. In Kudnig S, Seguin B, editors: *Veterinary surgical oncology*, ed 1, Ames, IA, 2012, Wiley Blackwell, pp 87-94.

41. Schmidt K, Bertani C, Martano M, et al: Reconstruction of the lower eyelid by third eyelid lateral advancement and local transposition cutaneous flap after "en bloc" resection of squamous cell carcinoma in 5 cats. *Vet Surg* 34:78-82, 2005.

42. Hunt GB: Use of the lip-to-lid flap for replacement of the lower eyelid in five cats. *Vet Surg* 35:284-286, 2006.

43. Bexfield NH, Stell AJ, Gear RN, et al: Photodynamic therapy of superficial nasal planum squamous cell carcinomas in cats: 55 cases. *J Vet Intern Med* 22:1385-1389, 2008.

44. Buchholz J, Wergin M, Walt H, et al: Photodynamic therapy of feline cutaneous squamous cell carcinoma using a newly developed liposomal photosensitizer: preliminary results concerning drug safety and efficacy. *J Vet Intern Med* 21:770-775, 2007.

45. Lana SE, Ogilvie GK, Withrow SJ, et al: Feline cutaneous squamous cell carcinoma of the nasal planum and the pinnae: 61 cases. *J Am Hosp Assoc* 33:329-332, 1997.

46. Clarke RE: Cryosurgical treatment of feline cutaneous squamous cell carcinoma. *Aust Vet Pract* 21:148-153, 1991.

47. Jarrett RH, Norman EJ, Gibson IR, et al: Curettage and diathermy: a treatment for feline nasal planum actinic dysplasia and superficial squamous cell carcinoma. *J Small Anim Pract* 54:92-98, 2013.

48. Goodfellow M, Hayes A, Murphy S, et al: A retrospective study of (90) strontium plesiotherapy for feline squamous cell carcinoma of the nasal planum. *J Feline Med Surg* 8:169-176, 2006.

49. Hammond GM, Gordon IK, Theon AP, et al: Evaluation of strontium Sr 90 for the treatment of superficial squamous cell carcinoma of the nasal planum in cats: 49 cases (1990-2006). *J Am Vet Med Assoc* 231:736-741, 2007.

50. Théon AP, Madewell BR, Shearn VI, et al: Prognostic factors associated with radiotherapy of squamous cell carcinoma of the nasal plane in cats. *J Am Vet Med Assoc* 206:991-996, 1995.

51. Melzer K, Guscetti F, Rohrer Bley C, et al: Ki67 reactivity in nasal and periocular squamous cell carcinomas in cats treated with electron beam radiation therapy. *J Vet Intern Med* 20:676-681, 2006.

52. Trivillin VA, Heber EM, Rao M, et al: Boron neutron capture therapy (BNCT) for the treatment of spontaneous nasal planum squamous cell carcinoma in felines. *Radiat Environ Biophys* 47:147-155, 2008.

53. de Vos JP, Burm AG, Focker BP: Results from the treatment of advanced stage squamous cell carcinoma of the nasal planum in cats, using a combination of intralesional carboplatin and superficial radiotherapy: a pilot study. *Vet Comp Oncol* 2:75-81, 2004.

54. Théon AP, VanVechten MK, Madewell BR: Intratumoral administration of carboplatin for treatment of squamous cell carcinomas of the nasal plane in cats. *Am J Vet Res* 57:205-211, 1996.

55. Spugnini EP, Vincenzi B, Citro G, et al: Electrochemotherapy for the treatment of squamous cell carcinoma in cats: a preliminary report. *Vet J* 179:117-120, 2009.

56. Bardagí M, Fondevila D, Ferrer L: Immunohistochemical detection of COX-2 in feline and canine actinic keratoses and cutaneous squamous cell carcinoma. *J Comp Pathol* 146:11-17, 2012.

57. Zhan H, Zheng H: The role of topical cyclooxygenase-2 inhibitors in skin cancer: treatment and prevention. *Am J Clin Dermatol* 8:195-200, 2007.

58. Sabattini S, Marconato L, Zoff A, et al: Epidermal growth factor receptor expression is predictive of poor prognosis in feline cutaneous squamous cell carcinoma. *J Feline Med Surg* 12:760-768, 2010.

59. Gómez Selgas A, Scase TJ, Foale RD: Unilateral squamous cell carcinoma of the renal pelvis with hydronephrosis in a cat. *J Feline Med Surg* 16:183-188, 2014.

60. Scurrell EJ, Lewin G, Solomons M, et al: Corneolimbal squamous cell carcinoma with intraocular invasion in two cats. *Vet Ophthalmol* 16:151-154, 2013.

61. Hayashi A, Tanaka H, Tajima T, et al: A spayed female cat with squamous cell carcinoma in the uterine remnant. *J Vet Med Sci* 75:391-393, 2013.

62. Berube D, Scott-Moncrieff JC, Rohleder J, et al: Primary esophageal squamous cell carcinoma in a cat. *J Am Anim Hosp Assoc* 45:291-295, 2009.

63. Wobeser BK, Kidney BA, Powers BE, et al: Diagnoses and clinical outcomes associated with surgically amputated feline digits submitted to multiple veterinary diagnostic laboratories. *Vet Pathol* 44:362-365, 2007.

Distúrbios dos Plasmócitos

Paul Mellor

Em termos clássicos, um plasmócito é um linfócito B completamente diferenciado, ao passo que uma célula de mieloma é uma progênie neoplásica transformada. Estas são definições simplistas, visto que os distúrbios dos plasmócitos (DP) compreendem um complexo grupo com um espectro diverso de condições benignas a cânceres conhecidos como distúrbios relacionados aos mielomas (DRMs).[1]

O mieloma múltiplo (MM) é o genitor primário dos DP. Relatado pela primeira vez em seres humanos em 1844, é um câncer que se tornou sinônimo de envolvimento esquelético.[2] Foi formulada a hipótese de um modelo de transformação em múltiplas etapas para o mieloma nos seres humanos. Acredita-se que a célula do mieloma se origina em um linfócito B pós-germinal somaticamente mutado e com troca em seu isotipo que corresponde a um plasmócito de vida longa.[3] Plasmócitos intramedulares desenvolvem instabilidade em seu cariótipo e geram clone(s) imortalizado(s). Conforme o número de clones aumenta, torna-se evidente um DRM pré-maligno na medula óssea. À medida que os clones celulares evoluem, há uma transição morfológica com características de células cancerosas de mieloma simultaneamente ao desenvolvimento de mieloma múltiplo e eventual extensão e formação de metástases extramedulares.[4]

Os critérios diagnósticos historicamente utilizados nos pacientes humanos que enfatizam a centralidade do envolvimento ósseo foram amplamente adotados no diagnóstico do mieloma em felinos.

Vários outros distúrbios plasmocitários, tanto neoplásicos como não neoplásicos, foram identificados ao longo do tempo. Três distúrbios em particular fornecem uma imagem ampla do plano de fundo histórico dos DP, a dizer: plasmocitoma extramedular (PEM), gamopatia monoclonal de significado indeterminado (GMSI) e amiloide/amiloidose associada a imunoglobulinas (AAI).

Os plasmocitomas extramedulares são tumores de plasmócitos que surgem nos tecidos e que não acometem a medula óssea. Nos seres humanos, eles são considerados tumores raros que respondem por aproximadamente 5% de todos os DRMs, podendo progredir para um MM em uma pequena proporção dos pacientes.[5]

Dificuldade na distinção diagnóstica ocorre não somente para os diferentes tipos de DRM, mas também dentre os DPs não neoplásicos, pré-neoplásicos e neoplásicos. Kyle[6] introduziu o termo "gamopatia monoclonal de significado indeterminado" (GMSI), no ano de 1978, após observar que uma parte dos pacientes humanos com uma proteína monoclonal e sem neoplasias discerníveis apresentavam um risco maior de desenvolver um DRM como o MM, a macroglobulinemia de Waldenström e a AAI.

No ano de 1971, foi estabelecido que as fibrilas de material amiloide na amiloidose primária eram compostas por cadeias leves de imunoglobulinas (Ig).[7] Observe-se que as biópsias obtidas de pacientes com AAI tipicamente demonstram deposição significativa de proteínas alteradas (amiloide), porém a detecção de plasmócitos pode não ser evidente ou se apresentam em baixa densidade no tecido de interesse e em outros lugares, tais como a medula óssea. Em termos históricos gerais, a AAI tem sido talvez mais frequentemente considerada dentro do contexto de doenças com alteração na conformação de proteínas (seção Patologia das Doenças de Deposição de Proteínas) e menos em associação com os DRMs.

Os primeiros autores a descrever um caso de mieloma nos felinos foram Holzworth e Meier em 1957.[8] Desde então, mais de 130 casos de diferentes DRMs em gatos foram documentados sob forma de estudos de casos e pequenas séries de casos.[9-61] Muitos foram relatados sob o prisma do mieloma tal qual definido para os seres humanos. Entretanto, aparentemente o envolvimento extramedular pode ser mais comum em gatos, fazendo com que os critérios diagnósticos na espécie devessem ser revisados.[1,62] A série de casos mais ampla relatada descreve 26 gatos.[1,62]

EPIDEMIOLOGIA

Em três séries amplas de neoplasias nos felinos, as DRMs responderam por 0,0012% ($n = 3248$),[14] 0,0025% ($n = 395$)[18] e até 0,9% ($n = 1491$)[46] de todas as malignidades. Para comparação, os DRMs respondem por pouco mais de 1% de todos os tumores em cães e em seres humanos.[63] Dentro do subgrupo de neoplasias hematológicas, os DRMs respondem por 1,9% ($n = 670$) dos gatos e por 10% dos seres humanos acometidos.[46,64]

A distribuição por sexo relatada para os felinos com DRM é de 50% de fêmeas e 50% de machos em um estudo, e de 44% de fêmeas e 56% de machos em outro.[1,46] Para fins comparativos, em seres humanos os mielomas são mais comuns nos indivíduos do sexo masculino (61%).[65]

Nos gatos, a maioria dos casos de DRM tem sido documentada nos gatos da raça Pelo Curto Americano (pelo curto doméstico) e em gatos mais velhos (médias relatadas de 12 a 14 anos de idade, com uma variação entre 4 e 18 anos de idade).[1,46]

ETIOLOGIA

A etiologia dos DRMs felinos é relativamente pouco explorada. Em um estudo, o registro médico completo foi obtido para todos os gatos relatados e avaliados especificamente em busca de evidências de histórico ou ocorrência concomitante de estímulo antigênico crônico. Somente dois dos 24 gatos apresentavam evidências de inflamação crônica.[1] No mesmo estudo, o histórico vacinal completo dos pacientes foi avaliado, sem indicação de associação com DRM.[1]

Em geral, 37 casos de DRM nos felinos foram avaliados em busca de peritonite infecciosa felina (PIF), incluindo a identificação sorológica do coronavírus felino, a qual foi negativa ou apresentou baixo título. A presença do vírus da leucemia felina foi avaliada em 47 casos tanto por meio do ensaio de imunoadsorção enzimática (ELISA) para o antígeno p27 quanto por imunofluorescência direta, com somente um dos testes em um dos casos apresentando-se positivo.[59] De modo similar, o teste ELISA para anticorpos contra o vírus da imunodeficiência felina foi realizado em 44 gatos, revelando dois casos com resultados positivos em teste único.[50,56] O papel da infecção crônica no desenvolvimento de alguns DRMs nos felinos não pode ser descartado. Por exemplo, a infecção de camundongos suscetíveis com o vírus da leucemia murina de Abelson e outros construtos retrovirais acelera o desenvolvimento de neoplasias de plasmócitos.[66] Nos pacientes humanos com DRM, a maioria dos casos não possui etiologia bem definida. Entretanto, foram relatadas conexões entre DRMs e radiações ionizantes,[67] produtos derivados do petróleo,[68] óleo mineral medicinal,[69] vírus Epstein-Barr isoladamente ou em combinação com o vírus da imunodeficiência humana,[70,71] assim como fatores hereditários.[72]

CARACTERÍSTICAS CLÍNICAS

Gatos com DRM podem não apresentar sinais clínicos no momento da avaliação clínica, de modo que a investigação diagnóstica pode ser realizada, tendo como base os resultados incidentais em uma rotina de análise hematológica. Sinais clínicos inespecíficos descritos no mieloma felino incluem letargia, fraqueza, apetite reduzido, vômito e diarreia.[1] De modo alternativo, diversas manifestações clínicas podem ser observadas, tendo sua patogênese resumida como:

(i) problemas focais atribuídos ao local de infiltração de plasmócitos ou células de mieloma (uma lesão invasiva ou o desenvolvimento de um tumor) tais como lise óssea, organomegalia ou formação de um tumor.

(ii) problemas focais atribuídos a consequências de produção de proteínas por clones de um plasmócito (i.e., deposição focal de Ig ou amiloide de cadeia leve).

(iii) problemas sistêmicos atribuídos a consequências da produção de proteínas por plasmócitos (p. ex., insuficiência renal, imunoparesia humoral recíproca, coagulopatia, hiperviscosidade, amiloidose ou doenças de deposição de Ig).

(iv) problemas sistêmicos atribuídos ao dano originado de uma infiltração celular disseminada das células de mieloma (p. ex., hipercalcemia derivada de osteólise multifocal).

As seguintes características clínicas são comumente associadas ao mieloma: anemia, disfunção renal, hipercalcemia, envolvimento intramedular, envolvimento extramedular, hiperviscosidade, sinais de comprometimento nervoso, coagulopatia, imunossupressão e outros sinais clínicos.

Anemia

Uma anemia arregenerativa normocítica normocrômica é comum nos felinos com DRM (46% a 75% nas séries de casos mais amplas).[1,48] A patogênese da anemia pode ser multifatorial, incluindo alteração no microambiente da medula óssea, mieloptise, hipoeritropoietinemia em associação a disfunções renais relacionadas ao mieloma, perda de sangue devido a coagulopatias e anemia hemolítica imunomediada.[73,74]

Disfunção Renal

A insuficiência renal ocorreu em 21% a 25% dos felinos com DRM nas duas séries de casos mais amplas reportadas, tendo sua patogênese caracterizada como multifatorial.[1,48] A nefrite intersticial se origina a partir do desenvolvimento de agrupamentos de cadeias leves.[75] A hipercalcemia associada ao mieloma e à hiperviscosidade podem induzir insuficiência renal. AAI renal foi relatada.[17] Um relato consistente com uma doença de depósito de Ig não congofílica, que gerou insuficiência renal, foi descrito recentemente.[76] Proteinúria também foi relatada, a qual pode se originar devido a uma glomerulopatia intercorrente.[1] A utilização de medicamentos (p. ex., bifosfonatos, anti-inflamatórios não esteroidais e alguns quimioterápicos) podem exacerbar a insuficiência renal.

Hipercalcemia

A hipercalcemia foi relatada em 8% a 20% dos casos de DRM nos felinos.[1,48] Lise óssea induzida por neoplasias é um mecanismo-chave na patogênese do processo.[77] Os níveis elevados de peptídeo relacionado ao hormônio da paratireoide (PTH-rP) também devem ser levados em consideração em alguns DRM, tal como o descrito para o linfoma nos felinos.[78] De modo ideal, o cálcio ionizado sempre deve ser mensurado uma vez que ele é um elemento funcionalmente ativo no plasma sanguíneo.

Envolvimento Intramedular

Dor óssea devido à osteólise tem sido uma característica-chave na compreensão histórica do MM nos seres humanos. Entretanto, em contraste a este fato, ela pode não ser uma característica comum em felinos com DRM.[1] Em uma série de DRMs em felinos, foram descritas claudicação e/ou dor esquelética, além da evidência radiográfica de lise óssea.[11,48] A avaliação da dor óssea é difícil de ser realizada nos felinos, sendo provavelmente subestimada tanto pelos tutores dos animais como pelos clínicos veterinários.

Envolvimento Extramedular

O envolvimento extramedular é frequentemente aparente no momento da apresentação inicial de um felino com DRM.[1] Essa característica entra em contraste com a apresentação em seres humanos, nos quais o envolvimento extramedular raramente é uma característica prontamente detectável, sendo, ao contrário, um achado geralmente associado à progressão metastática da doença a partir do compartimento intramedular.[79] O baço, o fígado e a pele são órgãos comumente acometidos nos gatos, porém o envolvimento de uma ampla variedade de sistemas e órgãos, tanto de maneira isolada como em combinação com um doença multicêntrica (incluindo a medula óssea), foram descritos nos felinos.[1,48]

Hiperviscosidade

O risco de síndrome de hiperviscosidade (SHV) aumenta com a elevação nos níveis séricos de proteína monoclonal. Ele também aumenta com alguns tipos de proteína monoclonal (p. ex., mais comumente com IgM, porém também com IgA e algumas subclasses de IgG).[80] A síndrome da hiperviscosidade pode causar sinais de comprometimento neurológico, alterações visuais como cegueira devido a hemorragias retinais ou descolamento da retina, insuficiência renal, cardiomiopatia hipertrófica, insuficiência cardíaca, doença tromboembólica e diátese hemorrágica.[13,19,24,28,31,56,59]

Sinais de Comprometimento Nervoso

Sinais de comprometimento nervoso central foram descritos em 13% dos gatos com DRM.[1] Uma ampla variedade de sinais neuropáticos foi relatada, incluindo alterações comportamentais, convulsões, tremores, ataxia e paresia.[24-27,31,32,46,58] A patogênese da maioria das manifestações clínicas de neuropatia é atribuída ao efeito do tumor, seja ele intracraniano, na medula espinhal ou devido a uma compressão nervosa. Hiperviscosidade, hipercalcemia, envolvimento da meninge e neuropatias periféricas também foram descritas como causas em potencial para os sinais de comprometimento nervoso.

Coagulopatia

Proteínas séricas monoclonais interferem na função da cascata de coagulação, do endotélio vascular e das plaquetas. A hiperviscosidade e o fluxo capilar reduzido exacerbam os problemas de coagulação. Tanto hemorragias quanto alterações trombóticas podem ser observadas.[81] Distúrbios hemorrágicos que incluem epistaxe, sangramento oral, melena, hifema e hemorragias reinais foram documentados nos felinos com DRM.[1,29,48,56]

Imunossupressão

Diversos mecanismos que levam à redução nas imunidades celular e humoral foram descritos nos pacientes humanos com mieloma. Estes incluem alterações numéricas e funcionais nas células dendríticas, linfócitos T e células assassinas naturais (*natural killer*). A imunoparesia humoral recíproca (níveis reduzidos de Igs policlonais como resultado de níveis elevados de proteína sérica monoclonal) predispõe pacientes a infecções por bactérias encapsuladas, em particular organismos associados à pneumonia.[82] Muitos tratamentos para o mieloma pioram essa imunossupressão. Infecções constituem a principal causa associada à morte e a causa principal de morbidade em

pacientes humanos com mieloma.[83] Imunossupressão e infecção são provavelmente subdiagnosticadas nos pacientes felinos. Infecções graves ou fatais foram relatadas em alguns pacientes felinos com DRM (p. ex., infecção no trato respiratório, sepse, infecções fúngicas graves e piotórax).[17,19,24,36,48,58]

Outras Manifestações Clínicas

Diversos outros sinais clínicos foram relatados em associação às DRMs em felinos, incluindo constipação em um caso com presença de tumores de plasmócitos obstruindo o intestino delgado,[45] alteração na coloração iridal devido a envolvimento intraocular,[45] efusão pleural,[28,30,36] facial edema,[19] linfadenomegalia,[48] glaucoma com envolvimento iridal[35] e descarga nasal crônica com envolvimento sinonasal.[53]

INVESTIGAÇÃO DIAGNÓSTICA

As investigações iniciais acompanham os aspectos apresentados pelos pacientes com DP, os quais como foi previamente relatado podem apresentar uma ampla variedade de sinais clínicos. O caminho até o diagnóstico é tipicamente percorrido de duas formas, como se segue: descoberta de hiperglobulinemia e investigação de uma lesão ou tumor.

Descoberta de Hiperglobulinemia

O próximo estágio da avaliação para o adequado diagnóstico é a análise por eletroforese das proteínas séricas (EPS, ver seção Patologia Clínica das Gamopatias). Independentemente de as globulinas que têm seus níveis aumentados serem poli ou monoclonais, os pacientes devem ter seu histórico e avaliação clínica revisitados tanto nos casos com elevações "significativas" como naqueles em que há a demonstração de elevações progressivas ao longo do tempo. Devem ser realizados esforços para identificar e localizar possíveis lesões associadas a hiperglobulinemia. Além disso, mesmo que a EPS indique uma proteína monoclonal, devem ser realizadas biópsia de lesões em tecidos moles (particularmente do fígado, baço ou de tumores cutâneos), lesões esqueléticas e/ou a amostragem da medula óssea, incluindo aspirações e biopsias com trefinas.

Investigação de uma Lesão ou Tumor

A lesão pode ser macroscopicamente visível ou ser identificada por meio do diagnóstico por imagem de organomegalia ou de uma lesão no esqueleto. De modo geral, a lesão de interesse deve ser amostrada, embora julgamento clínico individual seja utilizado nos casos em que seja necessário ou desejável um sítio de amostragem substituto associado a menor risco de morbidade. Os procedimentos diagnósticos são iniciados pela tentativa de realizar uma avaliação citológica ou histopatológica de lesões plasmocitárias e/ou com deposição de material amiloide. No primeiro caso, é essencial demonstrar a presença ou ausência de clonalidade dos plamócitos no tecido de interesse (ver seção Alcançando um Diagnóstico Patológico de Distúrbios Relacionados ao Mieloma). Em se tratando de lesões semelhantes à amiloidose, a tipagem do material amiloide confirma o diagnóstico de AAI.

Tabela 55-1	Procedimentos Investigativos que Podem Ser Utilizados no Diagnóstico dos Distúrbios de Plasmócitos
Exames	**O que Procurar**
Exame oftálmico	Hemorragia na retina, distensão ou tortuosidade de vasos retinais, aneurismas
Pressão sanguínea	Sinais oculares apropriados na ausência de hipertensão é consistente com a síndrome da hiperviscosidade
Hematologia	Anemia, trombocitopenia, plasmócitos na circulação periférica
Bioquímica	Hiperglobulinemia, azotemia, hipercalcemia, função hepática
Descartar PIF	Título de coronavírus, glicoproteína ácida alfa-1 em conjunto com outras características do quadro clínico, além da análise tecidual
Gamopatia sérica	Eletroforese de proteínas séricas e imunoeletroforese ou imunofixação – permitindo a quantificação da concentração de paraproteína, assim como a identificação do tipo de Ig
Perfil de imunoglobulinas	Quantificação de IgA, IgG e IgM
Antígeno de FeLV e anticorpos antiFIV	Confirmar resultados positivos no teste com um segundo exame
Microbiologia – sangue e/ou outras culturas	Quando infecção intercorrente é clinicamente suspeita nos pacientes imunossuprimidos
Viscosidade sanguínea	Pode ser considerada para o monitoramento (p. ex., pacientes submetidos à plasmaferese)
Urinálise	Microscopia (contagem de leucócitos), cultura bacteriana
Cadeias leves de Ig na urina	Eletroforese de proteínas na urina ou imunofixação
Razão proteína: creatinina urinária	A PCU combinada com a evidência de presença de cadeias leves de Ig na urina é bastante sugestiva de amiloidose renal
Radiografias esqueléticas de rotina	Lesões líticas, osteoporose, fraturas por compressão, lesões osteoescleróticas
Radiografias abdominais de rotina	Aumento de volume de órgãos/tumores
Ultrassonografia abdominal	Aumento de volume/distorção da arquitetura normal de um órgão (em particular do fígado/baço) ou a presença de tumores
Ressonância magnética	A RM é recomendada (em vez da tomografia computadorizada) em pacientes com suspeita de mieloma com alterações à radiografia convencional, assim como em pacientes com plasmocitomas aparentemente solitários (ósseo ou extramedular)[90]
Perfil de coagulação antes da biópsia	Trombocitopatia e tempos de coagulação alterados como resultado de hiperglobulinemia
Citologia	Aspirados de medula óssea, aspirados de órgãos alterados utilizando-se agulha fina, tumores no fígado ou no baço, imunomorfologia de linfócitos B
Histopatologia	Fragmento de medula óssea (biópsia com agulha grossa), biópsia tecidual de órgãos alterados/tumores, imunomorfologia de linfócitos B, substância amiloide
Imuno-histoquímica ou imuno-citoquímica	Indicação da clonalidade, expressão de um tipo único de cadeia leve ou pesada
Reação em cadeia da polimerase	Indicação da clonalidade[151]

FeLV, vírus da leucemia felina; *PIF*, peritonite infecciosa felina; *FIV*, vírus da imunodeficiência felina; *Ig*, imunoglobulina; *PCU*, razão proteína: creatinina urinária; *RM*, ressonância magnética.

Uma vez suspeitando-se de um DP, os pacientes devem ter reavaliado qualquer alteração clínica importante. Por exemplo, suspeita-se de hiperviscosidade? A síndrome da hiperviscosidade é um diagnóstico clínico baseado na demonstração de níveis séricos elevados de proteína monoclonal em conjunto com os sinais clínicos apropriados, em particular sinais oftálmicos. Enquanto a viscosidade pode ser mensurada no soro, plasma ou sangue total, ela não é tipicamente utilizada para o diagnóstico sendo, em vez disso, utilizada no monitoramento de pacientes submetidos à plasmaferese.[84] Em casos de suspeita de SHV, existem sinais de comprometimento nervoso ou alterações cardiovasculares tais como sopro cardíaco em

associação à cardiomiopatia hipertrófica? Se houver suspeita de que a ingestão de água e/ou a eliminação de urina estejam anormais, deve ser avaliada a função renal, o estado do cálcio e a urinálise? Se o animal estiver pálido, alguma anemia foi caracterizada? Caso tenha sido relatada hemorragia, a coagulação foi avaliada? Poderia a dor óssea ser uma possibilidade no paciente, com ou sem as evidências de lesão óssea nas imagens obtidas? Qual é o nível de confiança para a ocorrência de uma lesão solitária, ou existe(m) evidência(s) de envolvimento multifocal? Avaliações adicionais por meio de diagnóstico por imagem são indicadas? Uma descrição dos exames que podem ser utilizados nos pacientes com DRM é fornecida na Tabela 55-1.

PATOLOGIA CLÍNICA DAS GAMOPATIAS

As gamopatias (ou hiperglobulinemias) podem ser amplamente divididas em aumentos nas concentrações proteicas de caráter policlonal ou monoclonal. Os aumentos policlonais em globulinas estão associados aos distúrbios inflamatórios com envolvimento de plasmócitos, não se considerando geralmente que esses pacientes possuam uma DRM. As proteínas monoclonais (também conhecidas como proteínas M ou proteínas do mieloma e um subgrupo de paraproteínas) são Igs que tipicamente apresentam estrutura e cargas normais, mas que podem se apresentar em quantidades excessivas, visto que elas constituem uma característica-chave da DRM.[85] Relatou-se que a EPS padrão em gel de agarose de alta resolução foi capaz de identificar uma proteína monoclonal em 82% dos pacientes com MM.[86] Entretanto, níveis baixos de proteína monoclonal podem ser ocultados nas regiões beta e gama em uma EPS de rotina. Ao longo do tempo, os exames eletroforéticos foram incrementados (p. ex., eletroforese capilar em zona). Além disso, uma combinação de exames é utilizada para incrementar a confiabilidade diagnóstica para os DP.[87] A eletroforese de proteínas séricas detectará níveis monoclonais tão baixos quanto 500 mg/L, enquanto a imunofixação detecta níveis extremamente baixos como 150 mg/L, porém os imunoensaios nefelométricos mais recentes para detecção de cadeias leves de imunoglobulinas livres no soro (CLLS) são capazes de detectar menos de um miligrama por litro. A quantificação de CLLS é recomendada atualmente nos pacientes humanos com DRM com propósitos diagnósticos, prognósticos e monitoramento.[88] Observe-se que mesmo quando as técnicas padrão de eletroforese detectam uma alteração quantitativa, elas não podem identificar uma proteína monoclonal sempre de maneira confiável e diferenciá-la de, por exemplo, uma gamopatia oligoclonal restrita. Consequentemente, a eletroforese por imunofixação é utilizada como um teste padrão-ouro para a confirmação da presença de uma proteína monoclonal e para distinguir uma cadeia leve de uma cadeia pesada. Uma coleta de urina em 24 horas para a realização de eletroforese proteica na urina, a quantificação proteica e a imunofixação são exames adicionais frequentemente utilizados na investigação de gamopatias monoclonais nos seres humanos.[89]

Apesar de a maioria dos casos de hiperglobulinemia poder ser comumente associada tanto com gamopatias poli quanto monoclonais, essa dicotomia não é universal. Casos de pacientes humanos com gamopatias biclonais e triclonais têm sido descritos, em sua maioria com a confirmação da ocorrência de uma neoplasia linfoproliferativa concomitante. Entretanto, algumas delas possuem significado indeterminado, enquanto outros pacientes apresentavam doenças não hematológicas.[90,91]

Nos felinos, casos de hiperglobulinemia são, ainda, tipicamente avaliados por eletroforese padrão em gel de agarose. A utilização da eletroforese capilar em zona e da imunoeletroforese (porém não da imunofixação) foi recentemente descrita como abordagem nos casos de DRM nos felinos.[18,21]

A maioria dos casos de hiperglobulinemia nos felinos se apresenta como uma gamopatia policlonal. A causa subjacente para uma gamopatia policlonal pode ser incluída em uma variedade extensa de distúrbios que possuem um componente plasmocitário inflamatório ou reativo.[93]

As gamopatias monoclonais nos gatos são mais frequentemente associadas a DRM e/ou linfoma.[1,19,26,36,48] Gamopatias monoclonais foram descritas em raros casos de PIF, estomatite linfocítica-plasmocítica e anaplasmose.[19,40,92-94] Entretanto, o rigor do diagnóstico nesses últimos relatos é relativamente incerto (quando descrito, se baseou somente em histopatologia ou hematopatologia, sem outros testes confirmatórios realizados posteriormente). Além disso, existe a possibilidade de um viés na determinação de associações por coincidência.[95] É de se notar que as paraproteinemias biclonais foram relatadas em felinos com DRM.[1,12,38]

A complexidade da evolução, a precisão da análise e a interpretação das gamopatias observadas nos pacientes humanos não estão disponíveis para felinos. Alguns relatos na literatura que compreendem gamopatias monoclonais e biclonais nos felinos em associação com DRM podem estar incorretos na ausência de utilização de eletroforese por imunofixação e confirmação de um DRM clonal no tecido de interesse. Adicionalmente, existem quatro casos relatados na literatura de felinos que apresentavam diagnóstico de DRM com base na histopatologia, sem a demonstração da clonalidade do tecido, tendo em vez disso uma gamopatia policlonal.[26,58,62] Elas podem ser causadas por intercorrência de DRM com outro processo de doença que induz gamopatia policlonal, porém é mais provável que sejam incorretamente diagnosticadas, refletindo uma alteração plasmocitária reativa ou inflamatória. Elas não são consideradas nesta revisão.

PATOLOGIA DE PLASMÓCITOS E DISTÚRBIOS PLASMOCITÁRIOS

Morfologia Celular

As características morfológicas básicas de um plasmócito maduro (também denominados plasmócitos terminalmente diferenciados, células de Marschalko ou células plasmáticas) são as seguintes: citoplasma acentuadamente basofílico devido à quantidade elevada de conteúdo ribonucleoproteico, acroplasma (ou halo claro perinuclear, uma área focal com pouca coloração) representando o aparelho de Golgi, núcleo em posição excêntrica, além de um arranjo de cromatina que lembra um padrão em "roda de carroça". Variações na morfologia dos plasmócitos têm sido claramente determinadas nos seres humanos. Plasmocitoide é um termo utilizado para descrever (1) quaisquer variações inespecíficas nas características de plasmócitos maduros, além de (2) aparência de células com origem diferente das dos linfócitos B que apresentam aparência de plasmócitos. Células linfoplasmocitoides apresentam uma mistura de características de linfócitos e plasmócitos maduros em sua aparência, tipicamente com um citoplasma menos basofílico. Células em flama e/ou tesaurócitos possuem uma coloração vermelha a violácea em seu citoplasma atribuída ao acúmulo acentuado de carboidratos associados à Ig no interior das cisternas do retículo endoplasmático rugoso.[96] As células Mott contêm múltiplos corpúsculos de Russel no citoplasma (inclusões de Ig).[97] Pró-plasmócitos são maiores do que plasmócitos maduros, apresentam anisocitose acentuada, maturação nuclear e citoplasmática assincrônica, além de nucléolos pequenos indistintos.[98] Plasmoblastos são maiores do que plasmócitos maduros, com anisocitose mais acentuada, uma pequena área estreita de citoplasma visível, halo perinuclear não aparente ou menos distinto, relação N:C aumentada, um núcleo grande e imaturo arredondado a ovalado excêntrico com anisocariose e um ou mais nucléolos proeminentes.[98] Células gigantes de mieloma binucleadas, trinucleadas e multinucleadas também podem ser observadas.[99]

Na literatura que contempla os DRMs nos felinos, muitos relatos citopatológicos e histopatológios simplesmente descrevem a neoplasia como uma lesão que contém plasmócitos. Outros relatos forneceram mais detalhes, sendo que virtualmente todos as características de descrição utilizadas no mieloma dos seres humanos foram usadas nos gatos, incluindo plasmócitos maduros (do tipo Marschalko),[64] plasmocitoide,[14,25,39] linfoplasmocioide,[23,50,59] células em flama,[48] corpúsculos de Russel,[64] células Mott,[53] pró-plasmócitos,[64] plasmoblastos[64] e células gigantes multinucleadas do mieloma.[78,94] Exemplos citopatológicos e histopatológicos dessas células podem ser verificados no *Website do Mieloma Veterinário*.[100]

Obtendo um Diagnóstico Patológico de Distúrbios Relacionados ao Mieloma

Realizado de maneira isolada, a avaliação de uma célula plasmocitoide única ou mesmo de grupos de plasmócitos nem sempre permite ao citopatologista ou histopatologista definir que essas células são provenientes de um mieloma (ou seja, que sofreu transformação neoplásica). Alterações morfológicas progressivas no interior dos plasmócitos (desenvolvendo, por último, características de plasmoblastos) possuem uma clara relação com o acúmulo de aberrações citogenéticas e com doenças clínicas progressivas.[101,102] Porém, essas alterações morfológicas não se instalam de maneira uniforme. Populações morfologicamente diversas de plasmócitos podem ser observadas em uma mesma biópsia. Consequentemente, um *diagnóstico provisório* de um DRM é estabelecido pela somatória de múltiplas observações incluindo o tecido lesionado e perilesional e algumas alterações celulares, da densidade de plasmócitos e da identificação das características morfológicas dos plasmócitos descritas anteriormente, além das proporções relativas dessas células. Nos tecidos moles, a presença de alterações relacionadas com tumores fornece uma maior confiabilidade ao diagnóstico provisório. No interior da medula óssea, apesar de uma obliteração quase completa da cavidade medular por plasmócitos ser ocasionalmente observada é mais comum identificar variados graus de densidade plasmocitária, sendo necessário um ponto de corte de 10% ou mais de infiltração para o diagnóstico.[103]

A demonstração da monoclonalidade no tecido de interesse permanece como o padrão-ouro no componente patológico do diagnóstico dessa neoplasia hematopoiética (p. ex., os pacientes podem apresentar GMSI e um tumor de células redondas sem relação com o quadro que pode ser interpretado equivocadamente como uma DRM). A demonstração da policlonalidade no tecido de interesse implica a presença de uma população de plasmócitos reativos ou inflamatórios. A clonalidade pode ser investigada por meio de diversas técnicas. A imuno-histoquímica e a imunocitoquímica permitem a demonstração da clonalidade quando a expressão de uma única cadeia leve de Ig é revelada, compreendendo as técnicas mais comumente utilizadas em medicina veterinária. Técnicas alternativas incluem a citometria de fluxo, testes bioló-

gicos moleculares tais como a reação em cadeia da polimerase e o *Southern blot*, além de arranjos citogenéticos e avaliações epigenéticas.[89,104-108] Em termos práticos, a presença confirmada de AAI também pode ser utilizada como um marcador substituto de clonalidade, porém é importante ter consciência de que em alguns raros pacientes podem ser observados resultados discordantes.[109,100]

Em algumas das séries publicadas sobre DRM em felinos houve a utilização de critérios de inclusão insuficientemente rigorosos, com alguns pacientes diagnosticados com DRM com base somente na histopatologia, sem realização de eletroforese do soro ou da urina, além de quaisquer outras formas de avaliação da clonalidade.[26,36,48] Na prática médico-veterinária, frequentemente há uma suposição clínica pragmática de DRM caso a avaliação patológica de rotina que utiliza a coloração de hematoxilina e eosina (H&E) ou a citopatologia forneçam um diagnóstico consistente com DRM, isto combinado com uma indicação indireta de clonalidade (i.e., a detecção de proteína monoclonal no soro ou urina). Entretanto, foi relatada a importância da confirmação clonal no tecido de interesse nos gatos com DRM. Em um estudo, 34 amostras histopatológicas com um diagnóstico original de DRM realizado por diferentes patologistas certificados, oriundas de diferentes instituições de ensino e laboratórios foram submetidas à revisão por um grupo independente de patologistas certificados que avaliaram os cortes histológicos corados com H&E e com colorações histoquímicas e imuno-histoquímicas adicionais. Somente 56% (*n* = 19) desses casos eventualmente demonstraram ser DRMs clonais por restrição de cadeia leve.[64] Alguns dos casos de felinos excluídos não possuíam origem em linfócitos B apesar da aparência plasmocitoide (em vez disso, comprovou-se que se tratavam de neoplasias histiocíticas ou mastocitomas). A morfologia celular está ligada à função, e outras células linfoides não B que possuem demanda acentuada de produção de proteínas (p. ex., não Ig) podem apresentar uma aparência plasmocitoide. Outros exemplos incluem células dendríticas plasmocitoides, histiócitos, células luminais dos ductos das glândulas salivares e células mioepiteliais.[110-114]

Classificação Patológica e Graduação

Nos pacientes humanos não existe padrão aceito internacionalmente para a categorização morfológica dos DRMs, porém uma característica principal da maior parte dos sistemas de classificação propostos é a divisão em tumores bem diferenciados, de grau intermediário e pouco diferenciados, dependendo das proporções dos tipos celulares, observando desde plasmócitos maduros até plasmoblastos pouco diferenciados. A graduação do tumor possui importância prognóstica.[115,116] Geralmente, existe uma boa concordância entre as categorizações citológica e histológica nos tumores.[64,98]

Sistemas de classificação morfológica tumoral foram utilizadas apenas em duas séries de casos com DRM apresentando clonalidade confirmada em felinos.[41,64] Na série mais ampla de casos de DRM nos felinos documentada até o momento, os tumores foram classificados como bem diferenciados (menos do que 15% de plasmoblastos, com o restante composto por células de mieloma maduras, pró-plasmócitos ou linfócitos), de grau intermediário (15% a 49% de plasmoblastos) ou pouco diferenciados (mais do que 50% de plasmoblastos). Uma correlação

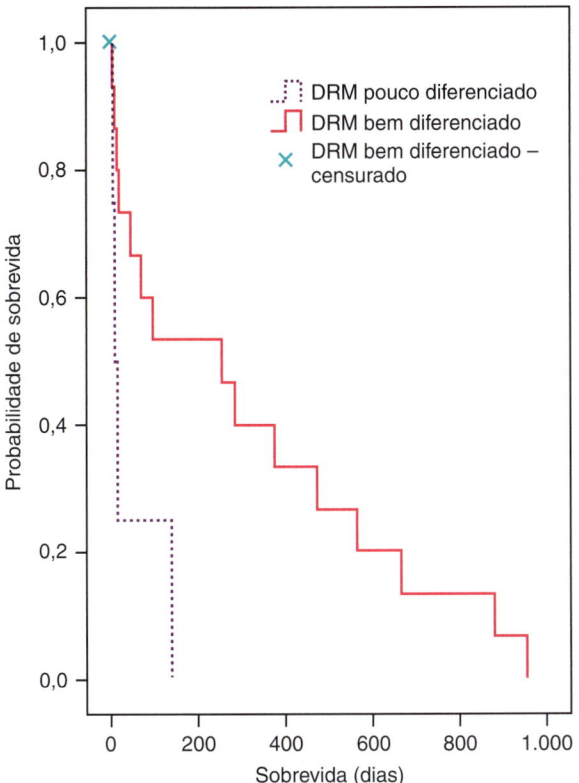

Figura 55-1: Curvas de Kaplan-Meier para distúrbios relacionados ao mieloma (DRMs) pouco diferenciados em relação a DRMs bem diferenciados.[64] (Redesenhado de; Mellor PJ, Haugland S, Smith KC, Powell RM, Archer J, Scase TJ, et al. Histopathologic, immunohistochemical, and cytologic analysis of feline myeloma-related disorders: further evidence form primary extramedullary development in the cat. Vet Pathol Online. 2008; 45(2): 159-73.)

entre a morfologia e a sobrevida foi comprovada com resultados estatisticamente significativos. Gatos com tumores bem diferenciados apresentaram tempo de sobrevida médio maior em comparação aos animais com tumores pouco diferenciados (254 contra 14 dias [Fig. 55-1]).[64]

PATOLOGIA DAS DOENÇAS DE DEPOSIÇÃO DE PROTEÍNAS – AMILOIDOSE E DOENÇA DE DEPÓSITO DE IMUNOGLOBULINA

A amiloidose compreende um subgrupo de doenças conformacionais de proteínas que compartilham um mecanismo fisiopatológico, a proteotoxicidade. Isto ocorre por causa do efeito tóxico dos precursores da substância amiloide para as células, assim como o dano para a estrutura e função dos órgãos devido a uma deposição massiva de fibrilas amiloides no espaço extracelular. Biópsias devem revelar deposições de material amiloide confirmado como tal por meio da coloração do vermelho do Congo, a qual gera uma birrefringência verde sob microscopia de luz polarizada. A substância amiloide pode então ser classificada em diferentes tipos, fato este que historicamente tem sido realizado utilizando-se colorações histoquímicas e imuno-histoquímicas, apesar de mais recentemente essas técnicas terem sido suplantadas pela microdissecção a *laser* com espectrometria de massa (MDL/MS).[117] A tipagem permite

uma categorização precisa da substância amiloide. Diversas proteínas amiloidogênicas foram descobertas, porém somente um grupo é relevante para o DRM – a AAI.[118] Historicamente, as doenças do tipo AAI têm sido amplamente consideradas de maneira separada do DRM. Mesmo recentemente, a AAI é descrita por alguns autores como um DP não proliferativo e não neoplásico.[119] Entretanto, um trabalho atual confirma os aspectos compartilhados da patogênese no que diz respeito a aberrações citogenéticas subjacentes, assim como em relação ao desfecho em subgrupos de pacientes humanos, sugerindo que a AAI é um DRM neoplásico com baixa proliferação.[120,121]

Nos DP dos felinos, foi relatada a amiloidose confirmada por microscopia de luz, porém a confirmação do tipo de amiloide (para Ig) tem sido inconsistente. Tanto formas sistêmicas quanto locais de AAI foram sugeridas nos felinos.[46,48,70,71,79,81,94] A tipagem precisa da substância amiloide nos gatos (incluindo imuno-histoquímica e MDL/MS) pode ser conduzida com assistência de laboratórios médicos de patologia humana (Paul Mellor, observações não publicadas).

Doenças de deposição de imunoglobulinas monoclonais (DDIM) são raras nos seres humanos. Elas são caracterizadas pela deposição de moléculas de Ig monoclonais nas membranas basais e, em contraste com a amiloidose, os depósitos são não fibrilares e negativos para a coloração de vermelho do Congo.[122] A deposição de Ig não congofílica foi descrita nos gatos, porém a DDIM ainda não foi relatada na literatura especializada de felinos.[76]

DISTÚRBIO DE PLASMÓCITOS NOS FELINOS – DIAGNÓSTICOS EXISTENTES NA LITERATURA PUBLICADA

A literatura especializada de felinos esboça a diversidade das apresentações dos DP nos gatos. Os distúrbios de plasmócitos são descritos algumas vezes utilizando-se termos e critérios diagnósticos confusos, com os fatores relevantes sendo realçados posteriormente. A Tabela 55-2 ressalta uma variedade de diagnósticos e critérios diagnósticos existentes para os DP nos gatos.

Distúrbios de Plasmócitos Policlonais

A plasmocitose reativa e uma pletora de doenças inflamatórias contêm números menores ou maiores de plasmócitos policlonais ou de células policlonais, particularmente na espécie felina. A pododermatite plasmocitária, a dermatite nasal plasmocitária e a estomatite-faringite plasmocitária são distúrbios inflamatórios que contêm plasmócitos nos felinos.[123-127] Alguns gatos apresentam uma combinação dos distúrbios anteriormente discriminados.[128,129] Uma gamopatia policlonal concomitante foi relatada em alguns casos associados aos três distúrbios.[130] Não foi demonstrada etiologia infecciosa, suspeitando-se de uma patogênese imunomediada.[131] Somente dois gatos apresentaram uma possível conexão com DRM. Em um relato de um único caso de estomatite felina, uma proteína monoclonal foi identificada no soro e na urina do animal. Entretanto, a validade desse relato é questionável, haja vista a inexistência de provas que confirmem ou descartem a clonalidade na biópsia tecidual, assim como o fato de não ter sido realizada a exclusão de DRM

Tabela 55-2	Esquema de Diagnóstico Tradicional para os Distúrbios de Plasmócitos, com Nomenclatura Diagnóstica Alternativa e Critérios Diagnósticos Resumidos
Nome Principal (Nomes Alternativos em Itálico)	**Critérios Diagnósticos Tipicamente Aplicados aos Gatos**
Distúrbios plasmocitários	
Pododermatite plasmocitária	Sinais clínicos com histopatologia/citologia, gamopatia policlonal +/-, note que a demonstração da policlonalidade no interior do tecido é desejável para confirmação acadêmica
Dermatite nasal plasmocitária	Tal como acima
Estomatite-faringite plasmocitária (*estomatite plasmocitária, estomatite linfocítica-plasmocítica*)	Tal como acima
Gamopatia monoclonal de significado indeterminado (*gamopatia monoclonal de significado incerto, paraproteinemia, gamopatia monoclonal, gamopatia monoclonal benigna, hipergamaglobulinemia monoclonal*)	EPS de proteínas monoclonais sem evidências iniciais de sinais clínicos, ausência de alterações hematológicas ou bioquímicas, bem como radiográficas no que diz respeito a lesões ósseas líticas, além de < 10% de conteúdo plasmocitário na medula[48]
Distúrbios plasmocitários pré-neoplásicos	
Mieloma latente (*mieloma indolente, mieloma assintomático*)	Não é formalmente descrito na literatura nos felinos; entretanto, ao menos um caso relatado na espécie é consistente com sua descrição[48]
Distúrbios plasmocitários malignos – Distúrbios relacionados ao mieloma	
Mieloma múltiplo (*sarcoma de plasmócitos, tumor de plasmócitos, mieloma plasmocitário, mieloma de células reticulares, doença de Kahler, mielomatose*)	Critérios variáveis utilizados historicamente; exemplo típico – ao menos dois dos seguintes critérios: (1) gamopatia monoclonal, (2) evidência radiográfica de osteólise, (3) proteinúria de Bence Jones, (4) > 5% plasmócitos medulares[26]
Mieloma múltiplo sintomático	Não relatado nos felinos na literatura especializada disponível
Mieloma não secretor e oligosecretor	Relatado de maneira inadequada nos felinos na literatura especializada disponível
Plasmocitoma extramedular solitário (*plasmocitoma de tecidos moles,* plasmocitoma *extraósseo,* cutâneo, não cutâneo)	Critérios variáveis utilizados historicamente; exemplo típico – formação neoplásica de plasmócitos em tecidos moles sem evidências primárias de acometimento da medula óssea[1]
Plasmocitoma extramedular solitário múltiplo	Critérios estritos indefinidos nos felinos na literatura especializada disponível
Plasmocitoma ósseo solitário	Critérios diagnósticos nos felinos com rigor inadequado na literatura especializada disponível
Plasmocitoma ósseo solitário múltiplo	Não relatado nos felinos na literatura especializada disponível
Macroglobulinemia da imunoglobulina M (*macroglobulinemia de Waldenström, linfoma linfoplasmocitário, imunocitoma*)	Critérios estritos indefinidos nos felinos na literatura especializada disponível[59]
Linfoma secretor de imunoglobulina	Baseado somente na descrição morfológica (histopatologia/citopatologia)
Mieloma osteoesclerótico (*síndrome POEMS, doença de Castleman multicêntrica, síndrome de Crowe-Fukase, síndrome de Takatsuki*)	Não relatado nos felinos na literatura especializada disponível
Leucemia de plasmócitos (*mieloma com disseminação leucêmica*)	Critérios variáveis utilizados historicamente; exemplo típico – > 20% plasmócitos na circulação periférica ou > 2 x 10^9 células/L[49]
Distúrbios plasmocitários clonais de baixa proliferação que agem como doenças de deposição de proteínas	
Amiloidose por imunoglobulinas	Critérios diagnósticos com rigor inadequado na literatura especializada em felinos

POEMS, polineuropatia, organomegalia, endocrinopatia, gamopatia monoclonal e alterações cutâneas; *EPS*, eletroforese das proteínas séricas.

concomitante em localizações alternativas.[93] No segundo caso, foi relatada a doença em um gato com pododermatite que desenvolveu, subsequentemente, uma amiloidose sistêmica. Não foi realizada tipagem na amiloidose (para confirmar origem em Ig), assim como não foi excluída a possibilidade de um DRM concomitante em localizações alternativas.[123]

Granulomas plasmocitários (mais comumente conhecidos como pseudotumores inflamatórios nos felinos ou tumor inflamatório miofibroblástico) contêm plasmócitos policlonais; porém, são clínica e patologicamente prontamente discerníveis de outros DPs e DRMs.[132,133]

Distúrbios de Plasmócitos Monoclonais

Gamopatia Monoclonal de Significado Indeterminado, Gamopatia Monoclonal Benigna e Mieloma Latente

A gamopatia monoclonal de significado indeterminado refere-se à presença de uma proteína monoclonal sérica sem evidências clínicas ou investigativas de um mieloma (Tabela 55-2 para critérios diagnósticos). A proporção de pessoas saudáveis com GMSI aumenta com a idade. Em um estudo com acompanhamento de longo prazo de pacientes humanos com GMSI, aproximadamente 75% dos pacientes não apresentaram evolução para o MM clássico.[8,134] Esses pacientes podem ser descritos como indivíduos que apresentaram gamopatia monoclonal benigna somente no momento da morte ou que sua morte estava associada a causas não relacionadas a um mieloma. Entretanto, apesar do fato de a maioria dos pacientes com GMSI não desenvolver outros sintomas de mieloma durante seu período de vida, espera-se que a maioria ou todos eles apresentem um distúrbio plasmocitário clonal. Em estudos citogenéticos realizados isoladamente, clone(s) de plasmócito(s) foram demonstrados em 77% dos pacientes com GMSI.[135] Acredita-se que todos os pacientes humanos com mieloma progridam a partir de uma GMSI, para um mieloma latente (mieloma assintomático) até um mieloma (Tabela 55-2 para critérios diagnósticos).

A gamopatia monoclonal de significado indeterminado foi primeiramente relatada nos gatos no ano de 1977, apesar de o rigor na exclusão de DRM não ser conhecido já que investigações clínicas estão ausentes neste relato.[40] A GMSI foi relatada em um gato de 4 anos de idade com gamopatia monoclonal sem evidências de sinais clínicos ou mesmo outras alterações (hematológicas, bioquímicas, evidências radiográficas de lesões líticas, evidências ultrassonográficas de lesões, proteinúria de cadeia leve), além de ter menos de 10% de conteúdo plasmocitário na medula. Esse gato desenvolveu mieloma aos 9 anos de idade.[48] Os detalhes da progressão da doença não foram documentados no relato, porém a expectativa é de que o gato tenha tido uma evolução a partir da GMSI para um mieloma latente até formar um mieloma.

Mieloma Múltiplo

Casos clássicos de MM foram descritos nos gatos, com infiltração plasmocitária acentuada nos ossos, evidência radiográfica de lise óssea e presença de proteínas monoclonais detectáveis no soro e/ou urina.[1,26,28,29,32,40,48,54] Os critérios diagnósticos são fornecidos na Tabela 55-2. Entretanto, tem havido alguma confusão na literatura mais recente no que diz respeito aos critérios diagnósticos para o MM nos gatos. Por exemplo, gatos foram relatados com MM apesar das evidências patológicas de *ausência* de infiltração na medula óssea, tendo, em vez disso, envolvimento extramedular.[36,46] De modo geral, na literatura especializada em felinos, dados os critérios diagnósticos históricos, possivelmente há uma tendência a relatar um viés nos casos de MM que envolviam lesões ósseas à radiografia. Quando se avalia a literatura publicada nos anos anteriores a 2005, 75 casos de todos os tipos de DRM haviam sido descritos, dos quais 36 apresentavam detalhes clínicos das inves-

tigações diagnósticas (em sua maioria publicados como relatos de caso ou séries de pequenos casos). Destes, 22 casos foram explicitamente descritos como MM, dos quais somente seis (27%) apresentaram lesões ósseas radiograficamente evidentes – uma proporção notavelmente baixa em comparação ao que se observa nos seres humanos, nos quais 80% dos casos de MM apresentam osteólise detectável radiograficamente.[136] No ano de 2005, foram publicadas duas séries mais amplas de casos clínicos. Em uma das séries relatada em uma única instituição, 38,3% dos casos de MM apresentaram lesões ósseas radiograficamente evidentes.[48] Em outra série produzida em um hospital veterinário com um viés ortopédico, a proporção foi de 71,4%.[26] Entretanto, no ano de 2006, em uma série de casos clínicos descritos em um estudo multidepartamental multicêntrico, os autores propuseram que os DRMs felinos apresentavam lesões ósseas radiográficas poucas vezes detectáveis (8%), hipótese avaliada com suporte estatístico adicional.[1] As conclusões geradas são limitadas devido à característica retrospectiva de todos esses estudos, pela falha em se obter radiografias convencionais completas do esqueleto em todos os casos e pelas comparações imperfeitas realizadas. Entretanto, dada a literatura preexistente e os achados dos autores, é provável que poucos casos de DRM nos felinos tenham apresentando osteólise clássica radiograficamente detectável quando se compara com a proporção nos pacientes humanos.

Plasmocitoma Extramedular

O envolvimento de tecidos moles pode ocorrer por disseminação metastática a partir de um mieloma intramedular por via hematógena, pela extensão direta originada em uma doença esquelética (que surge a partir de uma lesão medular focal que invade o osso cortical e com infiltração adjacente de tecidos moles) e por infiltração de áreas traumatizadas (incluindo locais de injeção subcutânea, colocação de cateter intravenoso, cirurgia e fratura patológica).[137-139] Entretanto, um PEM primário (verdadeiro) é uma neoplasia monoclonal de plasmócitos que surge *de novo* nos tecidos moles sem evidências de acometimento concomitante da medula óssea (Tabela 55-2). Existem evidências de que o tecido extramedular pode ser um local primário mais comum para o desenvolvimento das células de mieloma do que o compartimento intramedular nos gatos.[1,64]

Existem relatos patológicos de tumores cutâneos nos felinos com DRM,[14,39,41] porém relativamente poucos acompanharam clinicamente os animais de maneira ampla de modo a permitir um diagnóstico de plasmocitoma extramedular cutâneo (PEMC –Tabela 55-2). Alguns PEMCs felinos se apresentavam como tumores solitários, não associados a sinais sistêmicos ou hiperglobulinemia, com a excisão cirúrgica resultando em sobrevida longa.[1] Isto é semelhante ao comportamento biológico tipicamente observado em outras espécies, nas quais os PEMCs geralmente não são secretores, possuem um curso benigno e a excisão cirúrgica é curativa.[79,140] Raramente, os PEMCs apresentam um curso maligno com progressão do mieloma tanto em humanos como em cães.[79,141] Em contraste, existem diversos relatos de DRM nos quais os felinos com neoplasias cutâneas de plasmócitos exibiram sinais sistêmicos, tinham proteínas monoclonais demonstráveis, foram acometidos por infiltração de plasmócitos em múltiplos órgãos e tiveram um desenvolvimento tumoral rápido.[1,15,19,27,49]

Plasmocitomas extramedulares extracutâneos (PEMEC) são aparentemente comuns em gatos, respondendo por 50% dos casos de DRM que tinham tanto a análise da medula óssea quanto avaliação abdominal em uma série de casos.[1] Relatos ocasionais de PEMEC nos felinos descreveram tumores isolados que apresentavam sinais localizados, sem evidências de envolvimento sistêmico ou hiperglobulinemia (p. ex., no interior do trato da uveal ou nos seios nasais).[35,45,53] Entretanto, a maioria dos casos de PEMEC nos felinos tinha apresentado sinais de doença sistêmica, a presença simultânea de proteína monoclonal e metástases tardias ou desenvolvimento em múltiplas localizações.[1,27,42,48,56,61] Tipicamente, o fígado e/ou o baço são infiltrados. Outras localizações na qual se observou infiltração foram os rins, o trato gastrintestinal, linfonodos, estômago, a região epidural, a órbita ocular e o espaço retroperitoneal. Na ampla série de casos clínicos confirmados de DRM nos felinos, foi demonstrada a hipótese de que gatos com DRM comumente apresentam acometimento extramedular em contraste aos pacientes humanos com DRM (67% *versus* 5%, respectivamente, $p < 0,001$).[1]

Mieloma Não Secretor

Um único gato com diagnóstico patológico de neoplasia de plasmócitos na úvea e no linfonodo mandibular em conjunto com expressão celular de IgG confirmada por imuno-histoquímica não tinha gamopatia monoclonal, avaliada unicamente por eletroforese de proteínas séricas, mas não foram realizados estudos séricos e urinários adicionais para proteína monoclonal.[45] Critérios diagnósticos mais rigorosos são necessários para o estabelecimento de um diagnóstico de mieloma não secretor (Tabela 55-2). Em menos de 3% dos pacientes humanos diagnosticados com uma DRM, estes são descritos como sendo mielomas não secretores.[142] Estudos imuno-histoquímicos demonstraram a presença de proteínas monoclonais citoplasmáticas no interior dos plasmócitos na maioria desses pacientes (p. ex., produção intacta de Ig).[143] Nos seres humanos, pacientes com mielomas não secretores verdadeiros possuem proteína monoclonal indetectável no soro e na urina quando avaliados por meio de qualquer um dos métodos previamente mencionados (incluindo CLLS).[103,144]

Plasmocitoma Ósseo Solitário

Os pacientes com plasmocitoma ósseo solitário (POS) apresentam uma lesão única que contém plasmócitos monoclonais no tecido ósseo, porém sem evidências da presença de células de mieloma em qualquer outro local. Tipicamente, esses pacientes apresentam sintomas localizados (p. ex., dor óssea associada com a lesão), apesar de alguns pacientes apresentarem deformidades ósseas indolores, sinais de comprometimento nervoso em associação com compressões ou lesão(ões) descobertas de maneira acidental durante a obtenção de radiografias de rotina que possuíam outros objetivos diagnósticos. O plasmocitoma ósseo solitário é um DRM raro. A evolução clínica de POS para MM é conhecida, apesar de uma das características-chave dos pacientes com POS ser o curso natural lento no que diz respeito à progressão da doença. Visto que os métodos de diagnósticos têm avançado ao longo do tempo, os critérios diagnósticos para o POS mudaram. Por exemplo, muito mais pacientes foram descobertos com proteínas monoclonais com o advento de técnicas diagnósticas mais sensíveis para a avaliação. Pacientes que se julgava estarem com POS foram reclassificados

como tendo MM pela descoberta de lesões ósseas adicionais não detectáveis nas radiografias esqueléticas de rotina utilizando-se ressonância magnética (RM).[145] Os critérios diagnósticos atuais para o POS são fornecidos na Tabela 55-2. Dois casos de felinos com POS foram relatados.[44] Ambos os gatos apresentavam lesões espinhais únicas que estavam associadas a sinais de comprometimento nervoso. Ambos foram tratados, atingindo-se remissões prolongadas por vários anos com a utilização de tratamento radioterápico em um dos casos e de quimioterapia antineoplásica no outro.

Macroglobulinemia de Imunoglobulina M

Nos seres humanos, a macroglobulinemia de Waldenström é o subgrupo mais comum das macroglobulinemias de IgM comparativamente raras. Ela foi raramente relatada em gatos.[40,60] Em um felino no qual foi realizado estudo com maiores detalhes de investigação diagnóstica, incluindo achados *post mortem*, foram observadas células linfoplasmocitoides secretoras de IgM somente no fígado, sem evidências de infiltração da medula óssea.[59]

Linfoma Secretor de Imunoglobulinas

Alguns pacientes apresentam tanto fatores de risco para o desenvolvimento quanto sinais clínicos de uma disfunção do tipo DRM (p. ex., gamopatia ou amiloidose), porém não apresentam células com as características típicas de um plasmócito ou mesmo células plasmocitoides (caracterizadas por meio de avaliação citopatológica, histopatologia, imunocitoquímica ou imuno-histoquímica, citometria de fluxo etc.), tendo seus tumores classificados como linfomas.

Diversos casos de felinos foram descritos na literatura como linfomas secretores de Ig (porém com descrições patológicas limitadas que variam desde células linfoides até células linfoplasmocitárias).[19,33,34,40,50,146]

Leucemia Plasmocítica

A leucemia plasmocítica (LP) é um DRM raro e agressivo caracterizado pela presença de plasmócitos circulantes (Tabela 55-2). Observa-se que as condições não neoplásicas, tais como a sepse severa, podem ocasionalmente resultar em elevações transitórias de plasmócitos circulantes.[147] Consequentemente, a demonstração da monoclonalidade é necessária para a definição diagnóstica assim como para outros DRMs (p. ex., por meio de citometria de fluxo, imunocitoquímica, preparados de citoinclusão para imuno-histoquímica ou outras técnicas moleculares). Ela é classificada como LPs primárias quando se apresenta *de novo* nos pacientes com histórico prévio de DRM ou como LPs secundárias, quando observadas como uma transformação leucêmica de um DRM progressivo preexistente. A LP primária constitui uma entidade clinicopatológica com achados citogenéticos e moleculares diferentes.[147] A leucemia de plasmócitos foi relatada em três gatos, com dois dos relatos fornecendo uma boa descrição clínica de LP secundária.[49,55]

UMA SUGESTÃO DE RECLASSIFICAÇÃO DOS DISTÚRBIOS DE PLASMÓCITOS

A partir dos apontamentos anteriores, pode ser observado que os DRMs formam um grupo complexo de distúrbios. Nos seres humanos existem distúrbios adicionais que envolvem a patologia de plasmócitos e gamopatias que ainda não foram descritas na literatura especializada nos felinos. Nas últimas duas décadas, houve um movimento para classificar os pacientes humanos em uma nova categoria: "Mieloma Múltiplo Sintomático". Este novo diagnóstico acomoda pacientes com diagnóstico de doença intramedular ou extramedular ou ambos (Tabela 55-2). O mieloma múltiplo sintomático também se aplica quando os pacientes estão demonstrando sinais de lesão terminal de órgão relacionada ao mieloma. Pode existir propósito em reclassificar os DRMs na medicina veterinária, empregando um sistema que potencialmente facilite uma maior consistência na investigação diagnóstica e classificação. O sistema proposto tem um papel central para o diagnóstico patológico, porém com um foco alterado, mais centrado no paciente, incorporando explicitamente uma gama mais ampla de problemas clínicos relacionados com mieloma. Um sistema que incorpora outros distúrbios linfoproliferativos nos DRM quando eles possuem alterações funcionais relacionadas com proteínas (p. ex., pacientes com linfoma que produzem proteína monoclonal, ou pacientes com AAI ou DDIM). Por fim, este sistema é baseado na combinação da estratificação do diagnóstico e do risco. Este último ponto em particular é valoroso na classificação quando existem limites indistintos entre as categorias diagnósticas tradicionais de DRM as quais podem ser observadas nos pacientes de qualquer espécie. Os pacientes podem ser assintomáticos com proliferação celular discreta (gamopatia monoclonal benigna ao momento do óbito), clinicamente alterados com proliferação celular discreta (amiloidose de imunoglobulina) ou clinicamente alterados com proliferação celular acentuada (mieloma múltiplo). Além disso, plasmócitos clonais podem apresentar uma gama diversa de comportamento no mesmo paciente durante o curso de sua vida.

No novo sistema proposto, um distúrbio de plasmócito pode ser subclassificado como um distúrbio relacionado ao mieloma tipicamente pela combinação de (I) citopatologia ou histopatologia, (II) uma demonstração da clonalidade no tecido de interesse e (III) evidência de problemas clínicos atribuíveis ao DRM. Assim, o aspecto distinto de um DRM é um julgamento em relação à transição do comportamento neoplásico (Tabela 55-3) que resulta em problemas simultâneos locais ou sistêmicos clinicamente relevantes. O diagnóstico de "suspeita de DRM" pode ser estabelecido na ausência de evidências celulares de infiltração por plasmócitos ou por AAI confirmada pela demonstração da presença de proteína monoclonal no soro ou na urina (preferivelmente por meio de imunofixação) sem outra possibilidade diagnóstica para a presença da proteína monoclonal. DRM suspeitada é uma categorização pré-neoplásica em uma parte dos pacientes. Os exemplos incluem GMSI e mieloma latente. No momento do óbito de um paciente devido a causas não relacionadas ao mieloma, essas condições podem nunca ter progredido para apresentar um comportamento neoplásico (em termos de dano patológico evidente ou problemas clínicos relevantes atribuíveis ao DRM). Mesmo assim, eles são distúrbios clonais, fazendo com que seja racional continuar o monitoramento de tais pacientes considerando-se o risco conhecido do desenvolvimento de neoplasias.

Em resumo, o novo sistema de classificação proposto categoriza os pacientes de acordo com o fato de a doença ser aparentemente solitária ou multifocal, avalia as características patológicas e descreve os efeitos da doença no que diz respeito à produção e/ou deposição de proteína monoclonal, assim como quaisquer problemas clínicos relevantes observados no paciente. Essa avaliação pode ser resumida ao mnemônico "APPP" (Área, Patologia, Proteína, Problemas). A partir disso, os pacientes podem ser estratificados de acordo com sua "taxa de risco de progressão".

A área (ou localização anatômica) determina a(s) localização(ões) da(s) área(s) acometida(s). Também:

(a) lesões multifocais (uma lesão osteolítica única mais um ponto de medula óssea [não associada a evidências clínicas ou de imagem de uma lesão] demonstrando mais de 10% de conteúdo plasmocitário, idealmente nos dois locais), duas ou mais lesões osteolíticas com prova de infiltração plasmocitária em ao menos uma das lesões, lesões intramedulares e extramedulares confirmadas por biópsia ou duas ou mais biópsias que confirmam lesões extramedulares;

(b) lesão aparentemente solitária (classificada dessa maneira com auxílio de técnicas de imagem e/ou outros métodos de investigação utilizados para avaliar a ausência de outras lesões), ou;

(c) sem lesão exata (p. ex., sem evidências de lesão nos exames de imagem e medula óssea com conteúdo plasmocitário menor do que 10% classificada desta maneira devido à técnica utilizada para amostragem, tais como a aspiração de dois locais e o uso de trefina).

É avaliada a patologia celular e, quando apropriado, é determinado o grau de diferenciação das células: (a) bem diferenciadas, (b) de diferenciação intermediária ou (c) pouco diferenciadas (plasmoblastos). Pode ser que uma lesão submetida a uma biópsia apresente um conteúdo plasmocitário discreto (p. ex., em algumas lesões com deposição localizada de substância amiloide ou da GMSI) ou conteúdo plasmocitário mínimo (amiloidose sistêmica).

A produção ou deposição de proteínas inclui: (a) proteína monoclonal (sérica ou na urina) e tipo de Ig, (b) AAI, (c) DDIM ou (d) proteína monoclonal indetectável (com caracterização dependente do tipo de técnica utilizada para avaliar as proteínas monoclonais).

Os problemas-chave atribuíveis aos DRMs surgem em órgãos lesionados ou tecidos alterados. Isto pode compreender o seguinte:

(a) Problemas principais sistêmicos ou multifocais. Apesar de outros mecanismos patogênicoss poderem estar presentes, os problemas sistêmicos devem ser atribuídos principalmente ao mieloma ou AAI e incluem, mas não estão limitados a: insuficiência renal, SHV, coagulopatia, anemia e hipercalcemia. Problemas multifocais nos órgãos incluem lesões osteolíticas múltiplas ou fragilidade ou rompimento de tecidos moles.

(b) Problemas principais localizados tais como osteólise solitária, ruptura isolada de um órgão ou sinais de compressão focal que resultam em lesão ou fragilidade em um órgão.

(c) Sem problemas principais. O paciente pode tanto estar aparentemente assintomático como apresentar sinais clínicos limitados (não incluindo os problemas principais locais ou sistêmicos atribuíveis aos DRMs previamente descritos).

A consideração final é a de que uma "taxa de risco de progressão" global baseada no comportamento prévio e natural do DRM permite uma categorização "geral" do risco de progressão da doença (Tabela 55-3). Em medicina veterinária, esta estratificação será uma estimativa grosseira, porém o

Tabela 55-3	Esquema de Classificação de Mellor para Distúrbios Relacionados ao Mieloma				
Área	**Patologia**	**Proteína Monoclonal no Soro/Urina**	**Problemas Atribuíveis ao DRM**	**Classificação de Mellor Baseado na Localização e na Taxa de Risco de Progressão**	**Exemplo(s) Tradicional(is)**
Local único	Positivo para substância amiloide e patologia proeminente, tipicamente com conteúdo plasmocitário mínimo	Geralmente negativo, porém baixa positividade também pode ocorrer	Nenhum	DRM **solitário** – **baixa** taxa de risco de progressão	Amiloidose cutânea primária devido a imunoglobulinas
Local único	Plasmócitos (BD ou Int) e/ou positividade para substância amiloide (somente em uma única localização). Sem DDIM	Negativo, baixa positividade ou positivo	Nenhum	DRM **solitário** – **média** taxa de risco de progressão	PEMC ou PEMEC ou macroglobulinemia de IgM ou POS ou amiloidoma
Local único	Plasmócitos (BD ou Int) e/ou positividade para substância amiloide (somente em uma única localização). Sem DDIM	Tal como acima	Sim (porém sem insuficiência de órgão vital	DRM **solitário** – **alta** taxa de risco de progressão	Tal como acima
Local único	Tal como acima, porém os plasmócitos podem ser PD, BD ou Int caso acompanhados por insuficiência de um órgão vital (ver sinais)	Tal como acima	Sim (até incluir ou incluindo insuficiência de órgão vital)	DRM **solitário** –taxa de risco de progressão **muito alta**	Tal como acima
Sem lesão claramente definida	Medula negativa; sem lesão nos tecidos moles; Sem substância amiloide; sem DDIM	Baixa positividade ou positivo	Nenhum	**Suspeita** de DRM **multifocal – baixa** taxa de risco de progressão	GMSI
Lesão(ões) pode(m)/não pode(m) ser definida(s)	Medula negativa; ou medula positiva sem infiltração em outros órgãos ou a infiltração nos tecidos moles é incerta (p. ex., fígado com plasmócitos nos espaços sinusoidais); sem substância amiloide; sem DDIM	Positivo com evidências recentes de aceleração no aumento dos níveis	Nenhum	**Suspeita** de DRM **multifocal** – taxa **moderada** de risco de progressão	Mieloma latente
Duas ou mais lesões	Total ≥ 2 Plasmócitos (BD ou INT) na medula, ≥ 2 no(s) local(is) no(s) tecido(s) mole(s) ou medula mais local (is) no(s) tecido(s) mole(s) e/ou positividade para substância amiloide (órgão (s) interno (s)) e/ou positividade para DDIM	Geralmente positivo (porém pode ser negativo nos mielomas não secretores, na amiloidose e nos casos de DDIM	Sim (porém sem insuficiência de órgãos vitais	DRM **multifocal** – taxa de risco de progressão **alta**	MM, PEM, mielomas intra e extramedular simultâneos, macroglobulinemia de IgM, amiloidose de Ig sistêmica, DDIM
Duas ou mais lesões	Tal como o anterior, porém com plasmócitos PD, BD ou Int caso acompanhados da insuficiência de um órgão vital (ver sinais)	Tal como acima	Sim (até incluir ou incluindo insuficiência de órgão vital)	DRM **multifocal** – taxa de risco de progressão **muito alta**	Tal como acima
Sangue	Sangue positivo para plasmócitos ou outras células leucêmicas secretoras de Ig (≥ 5%)	Geralmente positivo	Sim (até incluir ou incluindo insuficiência de órgão vital)	DRM **multifocal** – taxa de risco de progressão **muito alta**	Leucemia de plasmócitos e leucemias secretoras de Ig (primárias ou secundárias)

Tabela 55-3	**Esquema de Classificação de Mellor para Distúrbios Relacionados ao Mieloma** *(Cont.)*				
Área	**Patologia**	**Proteína Monoclonal no Soro/Urina**	**Problemas Atribuíveis ao DRM**	**Classificação de Mellor Baseado na Localização e na Taxa de Risco de Progressão**	**Exemplo(s) Tradicional(is)**
Duas ou mais lesões	Positividade para substância amiloide e achados patológicos proeminentes, tipicamente com conteúdo mínimo de plasmócitos; medula óssea geralmente negativa, porém pode ser positiva (qualquer grau de diferenciação)	Geralmente positivo	Sim – incluindo insuficiência de órgão(s) vital(is)	DRM **multifocal** – taxa de risco de progressão **muito alta**	Amiloide de Ig sistêmica
Duas ou mais lesões	Deposição de Ig monoclonal – geralmente em ambos os rins – porém com conteúdo plasmocitário intralesional mínimo; outros órgãos podem ser acometidos pela deposição de Ig; infiltração de plasmócitos na medula óssea e/ou tecidos moles podem ser positivos ou negativos (e de qualquer grau de diferenciação)	Geralmente positivo	Sim – incluindo insuficiência de órgão (s) vital (is)	DRM **multifocal** – taxa de risco de progressão **muito alta**	DDIM

Este é um novo esquema combinado de diagnóstico e estadiamento baseado no padrão "APPP" (Área, Patologia, Proteína, Problemas), permitindo aos pacientes ser amplamente estratificados de acordo com sua "taxa de risco de progressão". Este novo sistema é desenhado para facilitar a promoção de uma maior consistência na investigação diagnóstica, esclarecer a classificação e assistir na tomada de decisões terapêuticas.
Observações:
Na coluna da patologia: BD = tumores bem diferenciados, Int = tumores de diferenciação intermediária, PD = tumores pouco diferenciados. Uma medula negativa implica < 10% de plasmócitos na medula óssea, ao passo que (a) uma medula foi adequadamente amostrada em, preferivelmente, duas localizações anatômicas separadas e (b) preferivelmente ao menos um aspirado e uma biópsia com trépano foram obtidos. Uma medula positiva implica > 10% de plasmócitos na medula observados em uma amostra de medula óssea obtida por meio de qualquer técnica de obtenção.
A substância amiloide deve ser caracterizada como do tipo imunoglobulina. DDIM – os depósitos devem ser caracterizados como não amiloides.
A coluna da proteína: "Geralmente negativo" ou "geralmente positivo" refere-se à ausência ou à presença de um padrão monoclonal acentuado na eletroforese padrão de proteínas a partir de amostras séricas ou de urina. "Baixa positividade" se refere à presença de um padrão monoclonal discretamente acentuado detectado tanto por avaliação dos traços densitométricos originais na eletroforese padrão de proteínas quanto por meio de técnicas de avaliação mais sensíveis (consulte o texto para mais detalhes) quando os níveis totais de globulinas séricas estão somente discretamente elevados ou dentro dos limites normais.
Na coluna dos problemas: observar o texto para a descrição dos problemas-chave atribuíveis aos DRMs que surgem em um órgão ou tecido lesionado (distribuição sistêmica, multifocal ou focal/local). A insuficiência de um órgão vital (p. ex., os rins ou o fígado) pode se apresentar de maneira crônica ou crônico-ativa. A insuficiência de um órgão vital nem sempre inclui comprometimento de um órgão capsular visceral levando à ruptura capsular e hemorragia (p. ex., tal como ocorre em um baço infiltrado).
PEMC, plasmocitoma extramedular cutâneo; *PEM,* plasmocitoma extramedular; *Ig,* imunoglobulina; *GMSI,* gamopatia monoclonal de significado indeterminado; *DDIM,* doenças de deposição de imunoglobulinas monoclonais; *MM,* mieloma múltiplo; *DRM,* distúrbio relacionado ao mieloma; *PEMEC,* plasmocitoma extramedular extracutâneo; *POS,* plasmocitoma ósseo solitário.

sistema deve provar-se adaptável aos diagnósticos adicionais e aos critérios de estratificação ao longo do tempo (p. ex., "APPPO", no qual a inclusão do "O" para "outro" permite a consideração de características prognósticas independentes, tais como a albumina sérica, a microglobulina beta-2, a citogenética etc., tal qual utilizado nos seres humanos).[148] Exemplos de casos e abordagem diagnóstica são fornecidos na Tabela 55-4. Por meio da estratificação dos pacientes utilizando esse método – de acordo com a etapa de evolução de sua doença – esse novo sistema pode se provar útil no auxílio da tomada de decisões no que diz respeito ao tratamento (Tabela 55-3).

TRATAMENTO E DESFECHO

O tratamento dos DPs policlonais não é relatado aqui. Existem poucos dados relacionados ao tratamento dos DRMs em felinos. O tratamento de DRMs suspeitos ou confirmados é ditado pela estratificação sugerida previamente.

Lesões Solitárias

Baseado nas seções anteriores que descrevem as características para o diagnóstico, é importante ser claro que as lesões

Tabela 55-4	Exemplos de Casos da Abordagem Diagnóstica nos Pacientes com uma DRM Categorizada pelo Método APPP e pela Classificação de Mellor

Exemplo 1

	Área	Patologia	Proteína Monoclonal no Soro/Urina	Problemas Atribuíveis ao DRM
Notas:	Lesão cutânea isolada	Lesão cutânea de plasmócitos – bem diferenciada; contém substância amiloide intralesional	Baixa positividade	Nenhum
Métodos de caracterização	Avaliação radiográfica completa do esqueleto negativa, ultrassonografia abdominal negativa	Imuno-histoquímica confirma clonalidade Ig amiloide confirmada por MDL/MS Medula óssea negativa na avaliação em dois locais utilizando tanto o trépano quanto aspiração por agulha fina; biópsia do fígado utilizando agulha grossa, negativa para substância amiloide	EPS somente EPU negativa	Sem sinais clínicos relevantes; sem problemas principais hematológicos ou na avaliação bioquímica sérica
Classificação (de Mellor e Tradicional)		**DRM aparentemente solitário – taxa de risco de progressão moderada**, (PEMC com substância amiloide intralesional)		

Exemplo 2

	Área	Patologia	Proteína Monoclonal no Soro/Urina	Problemas Atribuíveis ao DRM
Notas:	1) Suspeita de esplenomegalia 2) Osteólise	1) Aspirados citológicos esplênicos – lesão plasmocitária – bem diferenciada 2) Amostragem de medula óssea – limítrofe (cerca de 8%-10% de conteúdo plasmocitário)	Proteína monoclonal	Sim
Métodos de caracterização	Exame clínico, ultrassonográfico e radiográficos suspeitos com esplenomegalia moderada. Avaliação radiográfica completa do esqueleto – lesão osteolítica espinhal solitária, RM da coluna espinhal – múltiplas lesões osteolíticas vertebrais	Imunocitoquímica confirma clonalidade de aspirados esplênicos Medula óssea Lesões osteolíticas vertebrais – aquisição de amostras com qualidade abaixo da desejada, características limítrofes para a positividade relacionada ao conteúdo plasmocitário, locais de difícil acesso – por isso, não se realiza repetição da coleta Úmero (local não lesionado) – aspirado e trefina. Positivo limítrofe	EPS e EPU positivos	Anemia Provável dor espinhal associada a múltiplas lesões osteolíticas
Classificação (de Mellor e Tradicional)		**DRM multifocal provável* - alta taxa de risco de progressão,** (possível combinação e plasmocitoma extramedular e intramedular)		

No primeiro exemplo, o paciente apresenta um tumor cutâneo; no segundo, o paciente apresenta um tumor abdominal e se descobre subsequentemente uma lesão osteolítica com auxílio dos exames de imagem.

*Provável – com base na patologia foi confirmado somente em um local, porém há risco de envolvimento de múltiplos locais dadas as lesões observadas nos estudos de imagem.

APPP, Área, Patologia, Proteína, Problemas; PEMC, plasmocitoma extramedular cutâneo; IgG, imunoglobulina G; MDL/MS, microdissecção a laser com espectrometria de massa; DRM, distúrbio relacionado ao mieloma; RM, ressonância magnética; EPS, eletroforese de proteína sérica; EPU, eletroforese de proteína na urina.

aparentemente solitárias devem ser avaliadas com ceticismo e com um bom conhecimento acerca da diversidade das apresentações possíveis que culminam em um diagnóstico de DRM, além do planejamento de exames investigativos suficientemente sensíveis para tal. De maneira geral, muitas lesões solitárias podem ser controladas com a utilização de um tratamento local (com exceções – ver posteriormente nesta seção e na Tabela 55-3). Entretanto, todos os tutores devem ser informados de que, no geral, existem níveis remanescentes de risco de progressão da doença após o tratamento local para um DRM solitário.

Nos casos em que a taxa de risco de progressão é lenta (Tabela 55-3), tais como uma amiloidose localizada, uma biópsia incisional é indicada. Isto pode resultar em remissão a longo prazo ou cura.[35]

Nos casos em que a taxa de risco de progressão é moderada (Tabela 55-3), tais como o PEM, a excisão cirúrgica pode ser considerada para propósitos de confirmação diagnóstica e para o tratamento, quando apropriado. Um benefício estatisticamente significativo na sobrevida foi demonstrado nos gatos submetidos a cirurgia quando comparado com os felinos que não receberam tratamento ou glicocorticoides de maneira isolada.[1,64] Diversos tratamentos cirúrgicos, incluindo excisão cirúrgica de tumores cutâneos, esplenectomia e enucleação foram relatados na literatura especializada nos felinos, sendo que respostas geralmente positivas foram relatadas em casos apropriadamente selecionados. Por exemplo, em um processo típico de tomada de decisões clínicas, é possível se suspeitar de um plasmocitoma solitário no baço com base na descoberta de proteína monoclonal no soro/urina devido a evidências ultrassonográficas de alteração estrutural esplênica, indicações citopatológicas de plasmócitos bem diferenciados e ausência de evidência radiográfica de lesões ósseas (baseado em avaliação radiográfica completa do esqueleto). Testes adicionais podem incluir aspirados esplênicos para realização de imunocitoquímica ou citometria de fluxo ou reação em cadeia da polimerase para rearranjos de receptores antigênicos, assim como testes de imagem (p. ex., RM ou tomografia por emissão de pósitrons com fluorodesoxiglicose em concomitância com aspirados de medula óssea e realização de biópsia com trépano). Caso não haja posterior envolvimento de novos locais, realiza-se uma esplenectomia. Este paradigma acompanha as melhores evidências atuais existentes para os pacientes humanos – de que os PEM verdadeiramente solitários localizados em áreas acessíveis devem ser completamente removidos.[79] Entretanto, nas áreas de acesso cirúrgico difícil (p. ex., o trato respiratório superior ou o trato digestório) a radioterapia como método de tratamento isolado é o de eleição.[79] Órgãos viscerais solitários os quais são difusamente infiltrados e que não podem ser excisados de maneira segura ou irradiados (p. ex., nos plasmocitomas com infiltração hepática difusa) podem ser tratados com quimioterapia tal como realizado para outros casos de mieloma (seção Lesões Multifocais).

O plasmocitoma ósseo solitário (confirmado) é classificado como moderado para a taxa de risco de progressão. Ele também pode ser tratado otimamente por meio de radioterapia por megavoltagem local.[44]

Um DRM solitário enquadrado no grupo com alto risco de progressão (p. ex., um PEM pouco diferenciado – Tabela 55-3) deve ser abordado com cautela no que diz respeito à utilização de um tratamento local de maneira isolada. Deve-se suspeitar da possibilidade de existência de lesões não diagnosticadas e/ou uma transição mais rápida para um mieloma multifocal. Os riscos do tratamento local devem ser considerados no que diz respeito ao potencial de morbidade do paciente em relação ao possível ganho terapêutico.

Lesões Multifocais

A gamopatia monoclonal de significado indeterminado é um exemplo de uma suspeita de DRM presumivelmente multifocal com risco de progressão lenta na qual somente monitorar o paciente é um procedimento apropriado. A extrapolação dos dados atuais disponíveis em seres humanos para o mieloma latente demonstra que ele deve ser somente monitorado, apesar de ensaios para tratamentos em estágios precoces estarem sendo realizados.[149] Em doenças multifocais, nas quais a taxa de risco de progressão é alta (Tabela 55-3), a quimioterapia sistêmica é adequada. Quando a taxa de risco de progressão é classificada como "muito alta" e o DRM é acompanhado pela insuficiência de um órgão, as opções de quimioterapia e as dosagens devem ser consideradas com cuidado.

Na literatura especializada nos felinos, muitos relatos individuais descrevem a utilização de uma ampla gama de opções que vão desde o não tratamento até a utilização de esteroides de maneira isolada ou, mais comumente, a combinação de protocolos de quimioterapia incluindo o melfalano e a prednisolona (a combinação mais comumente utilizada), o COP (ciclofosfamidada, vincristina e prednisolona) ou permutações que incluem dexametasona, clorambucil, lomustina e L-asparaginase. Na literatura, respostas geralmente positivas à quimioterapia têm sido documentadas. Entretanto, é importante ter cuidado na utilização do melfalano em gatos. Um regime histórico típico tem sido a administração de 2 mg em forma de tabletes a cada 4 dias (equivalendo a aproximadamente 8 mg por milímetro quadrado para um gato de quatro quilos). Entretanto, a mielossupressão pode ser cumulativa, e em alguns indivíduos isto resultou em doenças graves acompanhadas por uma neutropenia acentuada. A recomposição dos quimioterápicos é recomendada de modo a permitir uma dosagem adequada. Tanto a descrição qualitativa quanto a avaliação estatística do efeito do tratamento na sobrevida foram publicados em uma série de DRM nos felinos, a qual demonstrou um benefício significativo na sobrevida nos gatos que receberam quimioterapia em combinação em relação aos gatos que não receberam tratamento ou glicocorticoides de maneira isolada.[1,64] Novos tratamentos, tais como a utilização isolada de dexametasona, a talidomida e seus derivados e outros fármacos antimieloma de nova geração podem ser apropriados em determinados gatos em recidiva, porém não existem dados no momento que deem suporte a isso.

Existe falta de dados sobre o tratamento dos casos confirmados de AAI sistêmica em felinos. Nos seres humanos, o tratamento é direcionado contra o clone de plasmócitos e resulta em um prognóstico melhor para os pacientes com AAI.[150]

Tratamentos Adjuvantes e de Suporte

As complicações dos distúrbios relacionados ao mieloma incluem hipercalcemia, insuficiência renal, anemia, lise óssea, dor óssea, fraturas patológicas do osso ou colapso ósseo, síndrome de hiperviscosidade, coagulopatia, doença tromboembólica e infecção, as quais podem ser tratadas por um conjunto de terapias adjuvantes. Existem poucos dados sobre os DRMs nos felinos. Relatos foram descritos utilizando a plasmaférese para aliviar os efeitos da insuficiência cardíaca congestiva resultante de SHV em três gatos.[13] O uso de bifosfonatos para controlar a hipercalcemia ou sinais relacionados ao comprometimento ósseo não foram descritos com detalhes em gatos, porém o conhecimento sobre tal fato pode facilitar o tratamento.

Monitoramento

Na suspeita de DRM lenta ou moderadamente progressiva (GMSI e mieloma latente), os tutores devem ser informados dos sinais clínicos do mieloma, plasmocitoma extramedular e da amiloidose que podem se desenvolver ao longo do tempo. Avaliações laboratoriais da globulina total e/ou a quantificação no soro e/urina de proteína monoclonal devem ser consideradas em intervalos de 3 a 6 meses ou, mais frequentemente, caso haja suspeita de uma doença com progressão mais rápida. Novas lesões ósseas ou organomegalia visceral podem se desenvolver ocasionalmente na ausência de um aumento nos níveis de proteína monoclonal, de modo que, no caso de um evento de suspeita clínica apropriada, novos exames de imagem devem ser conduzidos. Avaliações adicionais (p. ex., bioquímica sérica e hematopatologia) são úteis na detecção de uma insuficiência iminente de um órgão ou do aumento no conteúdo plasmocitário no sangue periférico relacionado ao desenvolvimento de leucemia secundária.

Nos pacientes com DRM secretor os quais estão sendo submetidos a uma quimioterapia combinada, alguma melhora nos sinais clínicos sempre pode ser esperada dentro de, geralmente, 2 a 4 semanas de tratamento. Em um estudo, dos pacientes felinos com DRM que responderam à quimioterapia, metade alcançou normoglobulinemia dentro desse período de tempo.[1]

Prognóstico

A perspectiva relacionada à resposta inicial da quimioterapia combinada nos DRMs nos felinos é boa. Em um estudo, 85% dos animais responderam (redução dos sinais clínicos e diminuição concomitante nos níveis séricos de globulina).[1] Um retorno à qualidade de vida pode ser esperado na maioria desses pacientes.

Entretanto, o prognóstico a longo prazo é invariavelmente sombrio. Os gatos que não receberam tratamento ou com glicocorticoides como único fármaco utilizado, apresentaram um tempo médio de sobrevida (TMS) de menos de 1 mês e meio. Isto é estatisticamente pior quando se compara aos gatos que receberam uma quimioterapia combinada (TMS de 9,4 meses). O subgrupo de animais que responderam à quimioterapia (aqueles que apresentaram melhor clínica e reduziram sua globulinemia) apresentou uma sobrevida média de 12,4 meses.

Referências

1. Mellor PJ, Haugland S, Murphy S, et al: Myeloma-related disorders in cats commonly present as extramedullary neoplasms in contrast to myeloma in human patients: 24 cases with clinical follow-up. *J Vet Intern Med* 20(6):1376-1383, 2006.
2. Solly S: Remarks on the pathology of mollities ossium with cases. *Med Chir Trans* 27:435-461, 1844.
3. Seidl S, Kaufmann H, Drach J: New insights into the pathophysiology of multiple myeloma. *Lancet Oncol* 4(9):557-564, 2003.
4. Hallek M, Bergsagel PL, Anderson KC: Multiple myeloma: increasing evidence for a multistep transformation process. *Blood* 91(1):3-21, 1998.
5. Kapadia SB, Desai U, Cheng VS: Extramedullary plasmacytoma of the head and neck. A clinicopathologic study of 20 cases. *Medicine* 61(5):317-329, 1982.
6. Kyle RA: Monoclonal gammopathy of undetermined significance. Natural history in 241 cases. *Am J Med* 64(5):814-826, 1978.
7. Alexiou C, Kau RJ, Dietzfelbinger H, et al: Extramedullary plasmacytoma. *Cancer* 85(11):2305-2314, 1999.
8. Holzworth J, Meier H: Reticulum cell myeloma in a cat. *Cornell Vet* 47(2):302-316, 1957.
9. Glenner GG, Terry W, Harada M, et al: Amyloid fibril proteins: proof of homology with immunoglobulin light chains by sequence analyses. *Science* 172(3988):1150-1151, 1971.
10. Woodruff RK, Whittle JM, Malpas JS: Solitary plasmacytoma. I: Extramedullary soft tissue plasmacytoma. *Cancer* 43(6):2340-2343, 1979.
11. Appel SL, Moens NMM, Abrams-Ogg ACG, et al: Multiple myeloma with central nervous system involvement in a cat. *J Am Vet Med Assoc* 233(5):743-747, 2008.
12. Bienzle D, Silverstein DC, Chaffin K: Multiple myeloma in cats: variable presentation with different immunoglobulin isotypes in two cats. *Vet Pathol* 37(4):364-369, 2000.
13. Boyle TE, Holowaychuk MK, Adams AK, et al: Treatment of three cats with hyperviscosity syndrome and congestive heart failure using plasmapheresis. *J Am Anim Hosp Assoc* 47(1):50-55, 2011.
14. Breuer W, Colbatzky F, Platz S, et al: Immunoglobulin-producing tumours in dogs and cats. *J Comp Pathol* 109(3):203-216, 1993.
15. Carothers MA, Johnson GC, DiBartola SP, et al: Extramedullary plasmacytoma and immunoglobulin-associated amyloidosis in a cat. *J Am Vet Med Assoc* 195(11):1593-1597, 1989.
16. Carpenter JL, Andrews LK, Holzworth J: Tumours and tumour like lesions. *Diseases of the cat: medicine and surgery*, Philadelphia, 1987, Saunders, pp 406–596.
17. Drazner FH: Multiple myeloma in the cat. *Compend Contin Educ Pract Vet* 4:206-216, 1982.
18. Dunbar MD, Lyles S: Hemophagocytic syndrome in a cat with multiple myeloma. *Vet Clin Pathol* 42(1):55-60, 2013.
19. Dust A, Norris AM, Valli VEO: Cutaneous lymphosarcoma with IgG monoclonal gammopathy, serum hyperviscosity and hypercalcemia in a cat. *Can Vet J* 23(8):235-239, 1982.
20. Engle GC, Brodey RS: A retrospective study of 395 feline neoplasms. *J Am Anim Hosp Assoc* 5(1):21-31, 1969.
21. Facchini RV, Bertazzolo W, Zuliani D, et al: Detection of biclonal gammopathy by capillary zone electrophoresis in a cat and a dog with plasma cell neoplasia. *Vet Clin Pathol* 39(4):440-446, 2010.
22. Fan TM, Kitchell BE, Dhaliwal RS, et al: Hematological toxicity and therapeutic efficacy of lomustine in 20 tumor-bearing cats: critical assessment of a practical dosing regimen. *J Am Anim Hosp Assoc* 38(4):357-363, 2002.
23. Farrow BR, Penny R: Multiple myeloma in a cat. *J Am Vet Med Assoc* 158(5):606-611, 1971.
24. Forrester SD, Greco DS, Relford RL: Serum hyperviscosity syndrome associated with multiple myeloma in two cats. *J Am Vet Med Assoc* 200(1):79-82, 1992.
25. Greenberg MJ, Schatzberg SJ, DeLahunta A, et al: Intracerebral plasma cell tumor in a cat: a case report and literature review. *J Vet Intern Med* 18(4):581-585, 2004.
26. Hanna F: Multiple myelomas in cats. *J Feline Med Surg* 7(5):275-287, 2005.
27. Harbison ML: Plasma cell myeloma and plasmacytoma. *Diseases of the cat—medicine and surgery*, Philadelphia, 1987, Saunders, pp 442–444.

28. Hawkins EC, Feldman BF, Blanchard PC: Immunoglobulin A myeloma in a cat with pleural effusion and serum hyperviscosity. *J Am Vet Med Assoc* 188(8):876-878, 1986.

29. Hay LE: Multiple myeloma in a cat. *Aust Vet Pract* 8(1):45-48, 1978.

30. Hickford FH, Stokol T, vanGessel YA, et al: Monoclonal immunoglobulin G cryoglobulinemia and multiple myeloma in a domestic shorthair cat. *J Am Vet Med Assoc* 217(7):1029-1033, 2000, 1007–1008.

31. Hribernik TN, Barta O, Gaunt SD, et al: Serum hyperviscosity syndrome associated with IgG myeloma in a cat. *J Am Vet Med Assoc* 181(2):169-170, 1982.

32. Jacobs T: Multiple myeloma in a cat with paraparesis. *Feline Pract [Internet]* 22(4):28-32, 1994 <http://agris.fao.org/agris-search/search/display.do?f=1995/US/US95176.xml;US9516155> (Accessed November 28, 2013.).

33. Kagawa Y, Yamashita T, Maetani S, et al: Cutaneous lymphoplasmacytic lymphoma with systemic metastasis in a cat. *J Vet Med Sci* 73(9):1221-1224, 2011.

34. Kehoe JM, Hurvitz AI, Capra JD: Characterization of three feline paraproteins. *J Immunol* 109(3):511-516, 1972.

35. Kershaw O, Linek J, Linke RP, et al: Intraocular ALλ amyloidoma with plasma cell neoplasia in a cat. *Vet Ophthalmol* 14(Suppl 1):88-92, 2011.

36. King AJ, Davies DR, Irwin PJ: Feline multiple myeloma: literature review and four case reports. *Aust Vet Pract* 32(4):146-151, 2002.

37. Kyriazidou A, Brown PJ, Lucke VM: Immunohistochemical staining of neoplastic and inflammatory plasma cell lesions in feline tissues. *J Comp Pathol* 100(3):337-341, 1989.

38. Larsen AE, Carpenter JL: Hepatic plasmacytoma and biclonal gammopathy in a cat. *J Am Vet Med Assoc* 205(5):708-710, 1994.

39. Lucke VM: Primary cutaneous plasmacytomas in the dog and cat. *J Small Anim Pract* 28(1):49-55, 1987.

40. MacEwen EG, Hurvitz AI: Diagnosis and management of monoclonal gammopathies. *Vet Clin North Am* 7(1):119-132, 1977.

41. Majzoub M, Breuer W, Platz SJ, et al: Histopathologic and immunophenotypic characterization of extramedullary plasmacytomas in nine cats. *Vet Pathol* 40(3):249-253, 2003.

42. Mandel NS, Esplin DG: A retroperitoneal extramedullary plasmacytoma in a cat with a monoclonal gammopathy. *J Am Anim Hosp Assoc* 30(6):603-605, 1994, <http://agris.fao.org/agris-search/search/display.do?f=1996/US/US96248.xml;US9555014> (Accessed November 28, 2013.).

43. McDonald WJ, Burton SA, Fuentealba IC: Plasma cell myeloma producing an immunoglobulin A paraprotein in a cat. *Can Vet J* 35(3):157, 1994.

44. Mellor P, Polton G, Brearley M, et al: Solitary plasmacytoma of bone in two successfully treated cats. *J Feline Med Surg* 9(1):72-77, 2007.

45. Michau TM, Proulx DR, Rushton SD, et al: Intraocular extramedullary plasmacytoma in a cat. *Vet Ophthalmol* 6(2):177-181, 2003.

46. Mills JN, Eger CE, Robinson WF, et al: A case of multiple myeloma in a cat. *J Am Anim Hosp Assoc* 18(1), 1982.

47. Mitcham SA, McGillivray SR, Haines DM: Plasma cell sarcoma in a cat. *Can Vet J* 26(3):98-100, 1985.

48. Patel RT, Caceres A, French AF, et al: Multiple myeloma in 16 cats: a retrospective study. *Vet Clin Pathol* 34(4):341-352, 2005.

49. Radhakrishnan A, Risbon RE, Patel RT, et al: Progression of a solitary, malignant cutaneous plasma-cell tumour to multiple myeloma in a cat. *Vet Comp Oncol* 2(1):36-42, 2004.

50. Rosenberg M, Hohenhaus A, Matus R: Monoclonal gammopathy and lymphoma in a cat infected with FIV. *J Am Anim Hosp Assoc* 27:335-337, 1991.

51. Rowland PH, Linke RP: Immunohistochemical characterization of lambda light-chain-derived amyloid in one feline and five canine plasma cell tumors. *Vet Pathol* 31(3):390-393, 1994.

52. Saar C, Saar U, Opitz M, et al: Paraproteinemic reticuloses in the cat. Report on a case of plasma cell reticulosis and a case of macroglobulinemia. *Berl Münch Tierärztl Wochenschr* 86(1):11-15, 1973.

53. Schöniger S, Bridger N, Allenspach K, et al: Sinonasal plasmacytoma in a cat. *J Vet Diagn Invest* 19(5):573-577, 2007.

54. Sheafor SE, Gamblin RM, Couto CG: Hypercalcemia in two cats with multiple myeloma. *J Am Anim Hosp Assoc* 32(6):503-508, 1996.

55. Takeuchi Y, Iizuka H, Kanemitsu H, et al: Myeloma-related disorder with leukaemic progression in a cat. *J Feline Med Surg* 12(12):982-987, 2010.

56. Ward DA, McEntee MF, Weddle DL: Orbital plasmacytoma in a cat. *J Small Anim Pract* 38(12):576-578, 1997.

57. Webb J, Chary P, Northrup N, et al: Erythrophagocytic multiple myeloma in a cat. *Vet Clin Pathol* 37(3):302-307, 2008.

58. Weber NA, Tebeau CS: An unusual presentation of multiple myeloma in two cats. *J Am Anim Hosp Assoc* 34(6):477-483, 1998.

59. Williams DA, Goldschmidt MH: Hyperviscosity syndrome with IgM monoclonal gammopathy and hepatic plasmacytoid lymphosarcoma in a cat. *J Small Anim Pract* 23(6):311-323, 1982.

60. Yamada T, Ogura A, Inoue J, et al: A case of feline macroglobulinemia. *Nihon Juigaku Zasshi* 45(3):395-399, 1983.

61. Zikes CD, Spielman B, Shapiro W, et al: Gastric extramedullary plasmacytoma in a cat. *J Vet Intern Med* 12(5):381-383, 1998.

62. Eastman CA: Plasma cell tumours in a cat. *Feline Pract* 24:26-30, 1996.

63. Mukaratirwa S: Feline nasal and paranasal sinus tumours: clinicopathological study, histomorphological description and diagnostic immunohistochemistry of 123 cases. *J Feline Med Surg* 3(4):235-245, 2001.

64. Mellor PJ, Haugland S, Smith KC, et al: Histopathologic, immunohistochemical, and cytologic analysis of feline myeloma-related disorders: further evidence for primary extramedullary development in the cat. *Vet Pathol* 45(2):159-173, 2008.

65. Priester WA, McKay FW: The occurrence of tumors in domestic animals. *Natl Cancer Inst Monogr* 54:1-210, 1980.

66. Potter M: Neoplastic development in plasma cells. *Immunol Rev* 194:177-195, 2003.

67. Ichimaru M, Ishimaru T, Mikami M, et al: Multiple myeloma among atomic bomb survivors in Hiroshima and Nagasaki, 1950-76: relationship to radiation dose absorbed by marrow. *J Natl Cancer Inst* 69(2):323-328, 1982.

68. Speer SA, Semenza JC, Kurosaki T, et al: Risk factors for acute myeloid leukemia and multiple myeloma: a combination of GIS and case-control studies. *J Environ Health* 64(7):9-16, 2002, quiz 35-36.

69. Doody MM, Linet MS, Glass AG, et al: Leukemia, lymphoma, and multiple myeloma following selected medical conditions. *Cancer Causes Control* 3(5):449-456, 1992.

70. Aguilera NS, Kapadia SB, Nalesnik MA, et al: Extramedullary plasmacytoma of the head and neck: use of paraffin sections to assess clonality with in situ hybridization, growth fraction, and the presence of Epstein-Barr virus. *Mod Pathol* 8(5):503-508, 1995.

71. Dong HY, Scadden DT, de Leval L, et al: Plasmablastic lymphoma in HIV-positive patients: an aggressive Epstein-Barr virus-associated extramedullary plasmacytic neoplasm. *Am J Surg Pathol* 29(12):1633-1641, 2005.

72. Grosbois B, Jego P, Attal M, et al: Familial multiple myeloma: report of fifteen families. *Br J Haematol* 105(3):768-770, 1999.

73. Munshi NC, Anderson KC: Plasma cell neoplasms. *DeVita, Hellman, and Rosenberg's Cancer: principles & practice of oncology*, ed 8, Philadelphia, 2008, Lippincott Williams & Wilkins, pp 2305–2342.

74. Friedland M, Schaefer P: Myelomatosis and hemolytic anemia. *Hemolytic anemia, a rare complication of multiple myeloma, is successfully managed by splenectomy. R I Med J* 62(12):469-471, 1979.

75. Solomon A, Weiss DT, Kattine AA: Nephrotoxic potential of Bence Jones proteins. *N Engl J Med* 324(26):1845-1851, 1991.

76. Cavana P, Capucchio MT, Bovero A, et al: Noncongophilic fibrillary glomerulonephritis in a cat. *Vet Pathol* 45(3):347-351, 2008.

77. Oyajobi BO: Multiple myeloma/hypercalcemia. *Arthritis Res Ther* 9(Suppl 1):S4, 2007.

78. Bolliger AP, Graham PA, Richard V, et al: Detection of parathyroid hormone-related protein in cats with humoral hypercalcemia of malignancy. *Vet Clin Pathol* 31(1):3-8, 2002.

79. Soutar R, Lucraft H, Jackson G, et al: Guidelines on the diagnosis and management of solitary plasmacytoma of bone and solitary extramedullary plasmacytoma. *Br J Haematol* 124(6):717-726, 2004.

80. Kwaan HC: Hyperviscosity in plasma cell dyscrasias. *Clin Hemorheol Microcirc* 55(1):75-83, 2013.

81. Coppola A, Tufano A, Di Capua M, et al: Bleeding and thrombosis in multiple myeloma and related plasma cell disorders. *Semin Thromb Hemost* 37(8):929-945, 2011.

82. Nucci M, Anaissie E: Infections in patients with multiple myeloma in the era of high-dose therapy and novel agents. *Clin Infect Dis* 49(8):1211-1225, 2009.

83. Paradisi F, Corti G, Cinelli R: Infections in multiple myeloma. *Infect Dis Clin North Am* 15(2):373-384, 2001, vii–viii.

84. Stone MJ, Bogen SA: Role of plasmapheresis in Waldenström's macroglobulinemia. *Clin Lymphoma Myeloma Leuk* 13(2):238-240, 2013.

85. Kyle RA: The monoclonal gammopathies. *Clin Chem* 40(11):2154-2161, 1994.

86. Kyle RA: Sequence of testing for mono-clonal gammopathies. *Arch Pathol Lab Med* 123(2):114-118, 1999.

87. Vermeersch P, Van Hoovels L, Delforge M, et al: Diagnostic performance of serum free light chain measurement in patients suspected of a monoclonal B-cell disorder. *Br J Haematol* 143(4):496-502, 2008.

88. Dispenzieri A, Kyle R, Merlini G, et al: International Myeloma Working Group guidelines for serum-free light chain analysis in multiple myeloma and related disorders. *Leukemia* 23(2):215-224, 2009.

89. Dimopoulos M, Kyle R, Fermand JP, et al: Consensus recommendations for standard investigative workup: report of the International Myeloma Workshop Consensus Panel 3. *Blood* 117(18):4701-4705, 2011.

90. Grosbois B, Jégo P, de Rosa H, et al: Triclonal gammopathy and malignant immunoproliferative syndrome. *Rev Méd Interne* 18(6):470-473, 1997.

91. Kyle RA, Robinson RA, Katzmann JA: The clinical aspects of biclonal gammopathies. *Review of 57 cases. Am J Med* 71(6):999-1008, 1981.

92. Taylor SS, Tappin SW, Dodkin SJ, et al: Serum protein electrophoresis in 155 cats. *J Feline Med Surg* 12(8):643-653, 2010.

93. Lyon KF: Feline lymphoplasmacytic stomatitis associated with monoclonal gammopathy and Bence-Jones proteinuria. *J Vet Dent* 11(1):25-27, 1994.

94. Tarello W: Microscopic and clinical evidence for Anaplasma (Ehrlichia) phagocytophilum infection in Italian cats. *Vet Rec* 156(24):772-774, 2005.

95. Bida JP, Kyle RA, Therneau TM, et al: Disease associations with monoclonal gammopathy of undetermined significance: a population-based study of 17,398 patients. *Mayo Clin Proc* 84(8):685-693, 2009.

96. Maldonado JE, Bayrd ED, Brown AL Jr: The flaming cell in multiple myeloma. A light and electron microscopy study. *Am J Clin Pathol* 44(6):605-612, 1965.

97. Alanen A, Pira U, Lassila O, et al: Mott cells are plasma cells defective in immunoglobulin secretion. *Eur J Immunol* 15(3):235-242, 1985.

98. Wutke K, Várbíró M, Rüdiger KD, et al: Cytological and histological classification of multiple myeloma. *Haematologia (Budap)* 14(3):315-329, 1981.

99. Di Guglielmo R: Unusual morphologic and humoral conditions in the field of plasmocytoms and M-dysproteinemia. *Acta Med Scand Suppl* 445:206-211, 1966.

100. Mellor PJ: Veterinary Myeloma Website <http://www.vin.com/Projects/Myeloma/M07711.htm>.(Accessed October 24, 2015.).

101. Garand R, Avet-Loiseau H, Accard F, et al: t(11;14) and t(4;14) translocations correlated with mature lymphoplasmacytoid and immature morphology, respectively, in multiple myeloma. *Leukemia* 17(10):2032-2035, 2003.

102. Weh HJ, Bartl R, Seeger D, et al: Correlations between karyotype and cytologic findings in multiple myeloma. *Leukemia* 9(12):2119-2122, 1995.

103. International Myeloma Working Group: IMWG criteria for the diagnosis of myeloma and guidelines for the diagnostic work-up of myeloma <http://myeloma.org/ArticlePage.action?articleId=2970>. (Accessed October 24, 2015.).

104. Chesi M, Kuehl WM, Bergsagel PL: Recurrent immunoglobulin gene translocations identify distinct molecular subtypes of myeloma. *Ann Oncol* 11(Suppl 1):131-135, 2000.

105. Chi J, Ballabio E, Chen XH, et al: MicroRNA expression in multiple myeloma is associated with genetic subtype, isotype and survival. *Biol Direct* 6:23, 2011.

106. Kosmas C, Stamatopoulos K, Stavroyianni N, et al: Molecular analysis of immunoglobulin genes in multiple myeloma. *Leuk Lymphoma* 33(3-4):253-265, 1999.

107. Kumar S, Kimlinger T, Morice W: Immunophenotyping in multiple myeloma and related plasma cell disorders. *Best Pract Res Clin Haematol* 23(3):433-451, 2010.

108. Nadiminti K, Zhan F, Tricot G: Cytogenetics and chromosomal abnormalities in multiple myeloma-a review. *Clon Transgen* 2(114):2, 2013.

109. Hoshii Y, Kiyama M, Cui D, et al: Immunohistochemical study of immunoglobulin light chain amyloidosis with antibodies to the immunoglobulin light chain variable region. *Pathol Int* 56(6):324-330, 2006.

110. Kaul E, Pilichowska M, Vullaganti M, et al: Twists and turns of determining amyloid type and amyloid-related organ damage: discordance and clinical skepticism in the era of proteomic typing. *Amyloid* 21(1):62-65, 2014.

111. Kuwabara H, Uda H, Miyabe K, et al: Malignant plasmacytoid myoepithelioma of the palate: histological observations compared to benign predominant plasmacytoid myoepithelial cells in pleomorphic adenoma of the palate. *Ultrastruct Pathol* 22(2):153-160, 1998.

112. Ogawa Y, Kishino M, Atsumi Y, et al: Plasmacytoid cells in salivary-gland pleomorphic adenomas: evidence of luminal cell differentiation. *Virchows Arch* 443(5):625-634, 2003.

113. Soumelis V, Liu Y-J: From plasmacytoid to dendritic cell: morphological and functional switches during plasmacytoid pre-dendritic cell differentiation. *Eur J Immunol* 36(9):2286-2292, 2006.

114. Vital C, Vital A, Lagueny A, et al: Subacute inflammatory polyneuropathy: two cases with plasmacytoid histiocytes in the endoneurium. *Ultrastruct Pathol* 22(5):377-383, 1998.

115. Carter A, Hocherman I, Linn S, et al: Prognostic significance of plasma cell morphology in multiple myeloma. *Cancer* 60(5):1060-1065, 1987.

116. Greipp PR, Raymond NM, Kyle RA, et al: Multiple myeloma: significance of plasmablastic subtype in morphological classification. *Blood* 65(2):305-310, 1985.

117. Rosenzweig M, Landau H: Light chain (AL) amyloidosis: update on diagnosis and management. *J Hematol Oncol* 4(1):1-8, 2011.

118. Cohen AD, Comenzo RL: Systemic light-chain amyloidosis: advances in diagnosis, prognosis, and therapy. *Hematology Am Soc Hematol Educ Program* 2010(1):287-294, 2010.

119. Gertz MA: Immunoglobulin light chain amyloidosis: 2013 update on diagnosis, prognosis, and treatment. *Am J Hematol* 88(5):416-425, 2013.

120. Dinner S, Witteles W, Witteles R, et al: The prognostic value of diagnosing concurrent multiple myeloma in immunoglobulin light chain amyloidosis. *Br J Haematol* 161(3):367-372, 2013.

121. Kourelis TV, Kumar SK, Gertz MA, et al: Coexistent multiple myeloma or increased bone marrow plasma cells define equally high-risk populations in patients with immunoglobulin light chain amyloidosis. *J Clin Oncol* 31(34):4319-4324, 2013.

122. Nasr SH, Valeri AM, Cornell LD, et al: Renal monoclonal immunoglobulin deposition disease: a report of 64 patients from a single institution. *Clin J Am Soc Nephrol* 7(2):231-239, 2012.

123. Dias Pereira P, Faustino AMR: Feline plasma cell pododermatitis: a study of 8 cases. *Vet Dermatol* 14(6):333-337, 2003.

124. Taylor JE, Schmeitzel LP: Plasma cell pododermatitis with chronic footpad hemorrhage in two cats. *J Am Vet Med Assoc* 197(3):375-377, 1990.

125. Bensignor E, Merven F: Nasal plasma cell dermatitis in cats. *Vet Dermatol* 22(3):286, 2011.

126. Declercq J, De Bosschere H: Nasal swelling due to plasma cell infiltrate in a cat without plasma cell pododermatitis. *Vet Dermatol* 21(4):412-414, 2010.

127. White SD, Rosychuk RA, Janik TA, et al: Plasma cell stomatitis-pharyngitis in cats: 40 cases (1973-1991). *J Am Vet Med Assoc* 200(9):1377-1380, 1992.

128. Declercq J, De Man M: Plasma cell pododermatitis and nasal swelling. *Vlaams Diergeneeskd Tijdschr* 71:277-281, 2002.

129. Scott DW: Feline dermatology 1979-1982: introspective retrospections. *J Am Anim Hosp Assoc* 20:537-564, 1984.

130. Gruffydd-Jones TJ, Orr CM, Lucke VM: Foot pad swelling and ulceration in cats: a report of five cases. *J Small Anim Pract* 21(7):381-389, 1980.

131. Bettenay SV, Lappin MR, Mueller RS: An immunohistochemical and polymerase chain reaction evaluation of feline plasmacytic pododermatitis. *Vet Pathol* 44(1):80-83, 2007.

132. Patnana M, Sevrukov AB, Elsayes KM, et al: Inflammatory pseudotumor: the great mimicker. *AJR Am J Roentgenol* 198(3):W217-W227, 2012.

133. Van der Woerdt A: Orbital inflammatory disease and pseudotumor in dogs and cats. *Vet Clin North Am Small Anim Pract* 38(2):389-401, 2008.

134. Kyle RA: Benign" monoclonal gammopathy—after 20 to 35 years of follow-up. *Mayo Clin Proc* 68(1):26-36, 1993.

135. Schmidt-Hieber M, Gutiérrez ML, Pérez-Andrés M, et al: Cytogenetic profiles in multiple myeloma and monoclonal gammopathy of undetermined significance: a study in highly purified aberrant plasma cells. *Haematologica* 98(2):279-287, 2013.

136. International Myeloma Working Group: Criteria for the classification of monoclonal gammopathies, multiple myeloma and related disorders: a report of the International Myeloma Working Group. *Br J Haematol* 121(5):749-757, 2003.

137. De Larrea CF, Rosiñol L, Cibeira MT, et al: Extensive soft-tissue involvement by plasmablastic myeloma arising from displaced humeral fractures. *Eur J Haematol* 85(5):448-451, 2010.

138. Rosenblum MD, Bredeson CN, Chang CC, et al: Subcutaneous plasmacytomas with tropism to sites of previous trauma in a multiple myeloma patient treated with an autologous bone marrow transplant. *Am J Hematol* 72(4):274-277, 2003.

139. Bladé J, Larrea CF, de Rosiñol L, et al: Soft-tissue plasmacytomas in multiple myeloma: incidence, mechanisms of extramedullary spread, and treatment approach. *J Clin Oncol* 29(28):3805-3812, 2011.

140. Clark GN, Berg H, Engler SJ, et al: Extramedullary plasmacytomas in dogs: results of surgical excision in 131 cases. *J Am Anim Hosp Assoc* 28:105-111, 1992.

141. Lester SJ, Mesfin GM: A solitary plasmacytoma in a dog with progression to a disseminated myeloma. *Can Vet J* 21(10):284-286, 1980.

142. Lonial S, Kaufman JL: Non-secretory myeloma: a clinician's guide. *Oncology (Williston Park, N. Y.)* 27(9):924-928, 2013, 930.

143. Turesson I, Grubb A: Non-secretory or low-secretory myeloma with intracellular kappa chains. Report of six cases and review of the literature. *Acta Med Scand* 204(6):445-451, 1978.

144. Drayson M, Tang LX, Drew R, et al: Serum free light-chain measurements for identifying and monitoring patients with nonsecretory multiple myeloma. *Blood* 97(9):2900-2902, 2001.

145. Dimopoulos MA, Moulopoulos LA, Maniatis A, et al: Solitary plasmacytoma of bone and asymptomatic multiple myeloma. *Blood* 96(6):2037-2044, 2000.

146. Brockley LK, Heading KL, Jardine JE, et al: Polyostotic lymphoma with multiple pathological fractures in a six-month-old cat. *J Feline Med Surg* 14(4):285-291, 2012.

147. Fernández de Larrea C, Kyle RA, Durie BGM, et al: Plasma cell leukemia: consensus statement on diagnostic requirements, response criteria and treatment recommendations by the International Myeloma Working Group. *Leukemia* 27(4):780-791, 2013.

148. Kyle R, Rajkumar S: Criteria for diagnosis, staging, risk stratification and response assessment of multiple myeloma. *Leukemia* 23(1):3-9, 2009.

149. Rajkumar SV, Lacy MQ, Kyle RA: Monoclonal gammopathy of undetermined significance and smoldering multiple myeloma. *Blood Rev* 21(5):255-265, 2007.

150. Merlini G, Seldin DC, Gertz MA: Amyloidosis: pathogenesis and new therapeutic options. *J Clin Oncol* 29(14):1924-1933, 2011.

151. Werner JA, Woo JC, Vernau W, et al: Characterization of feline immunoglobulin heavy chain variable region genes for the molecular diagnosis of B-cell neoplasia. *Vet Pathol* 42(5):596-607, 2005.

Sarcomas de Tecidos Moles em Gatos

Katherine A. Skorupski

PATOGÊNESE E EPIDEMIOLOGIA

Os sarcomas de tecido mole em gatos podem ocorrer de maneira esporádica ou podem ser induzidos por vacinações e outras injeções. Uma associação entre a vacinação e o desenvolvimento de sarcomas nos felinos foi inicialmente proposta no ano de 1991 por patologistas veterinários da Universidade da Pensilvânia os quais notaram um aumento no número de reações vacinais e da submissão de amostras classificadas como sarcomas de tecidos moles em gatos.[1,2] Essa descoberta se seguiu à promulgação de uma lei que obrigava a vacinação contra a raiva em gatos na Pensilvânia, assim como ao desenvolvimento e divulgação de vacinas para raiva e para o vírus da leucemia felina (FeLV) produzidas com vírus inativados. Estudos epidemiológicos subsequentes confirmaram essa associação entre a aplicação de vacinas e o desenvolvimento de sarcomas no local da administração.[3,4] A prevalência relatada para esses tumores varia consideravelmente entre estudos, porém é estimada em aproximadamente 1 em cada 10.000 gatos vacinados.[5,6] O tempo entre a vacinação e a detecção do tumor é extremamente variável, porém pode ser de 4 semanas até 10 anos com um tempo médio de desenvolvimento de 11 meses.[3,7] Estudos iniciais sugeriram que as vacinas para a raiva e FeLV eram as maiores responsáveis pelo desenvolvimento de tumores em gatos, porém estudos de acompanhamento de pacientes felinos demonstraram que até um terço dos casos pode estar relacionado com vacinas para rinotraqueíte, calicivírus e panleucopenia.[2,8-10]

A inflamação incitada pela vacinação aparenta ter um papel central no desenvolvimento de sarcomas em gatos.[2-6] Acredita-se que a patogênese dos sarcomas associados a vacinas esteja relacionada com a transformação maligna de fibroblastos e miofibroblastos induzida pela reação inflamatória e imunitária contra o componente vacinal. Respostas inflamatórias contra vacinas envolvem diversos fatores de crescimento, incluindo o fator de crescimento derivado de plaquetas, o fator de crescimento transformador β (TGF-β). Sabe-se que tais substâncias estimulam a divisão celular nos miofibroblastos e contribuem para a transformação maligna. Essa teoria é sustentada pela presença de um componente inflamatório significativo frequentemente visível no interior e ao redor desses tumores, assim como pela identificação desses fatores de crescimento nos sarcomas associados a vacinas, porém não nos sarcomas esporádicos.[7-9] Acredita-se que os adjuvantes vacinais, incluindo o hidróxido de alumínio, contribuem significativamente para a reação inflamatória exacerbada que leva ao desenvolvimento tumoral nos gatos após a vacinação.[4] Macrófagos contendo material azul-acinzentado foram identificados em alguns tumores e avaliações ultraestruturais provaram que esse material é o adjuvante de alumínio.[8,9] Evidências adicionais de que gatos podem ser predispostos a respostas inflamatórias que levam ao desenvolvimento de neoplasias podem ser verificadas devido à existência de sarcomas oculares nos felinos que ocorrem após o trauma ocular ou após uma uveíte crônica.[11] Mutações que resultam na superexpressão da proteína tumoral p53 também foram documentadas nos sarcomas associados a vacinas, teorizando-se que ela pode apresentar um papel central na transformação maligna dos fibroblastos seguindo a vacinação.[12-14] A proteína p53 deriva do gene *TP53*, um gene supressor tumoral que possui um importante papel na regulação do ciclo celular, sendo que as células que possuem disfunções em *TP53*/p53 progridem ao longo do ciclo celular de maneira desregulada, levando ao desenvolvimento de neoplasia.

Existem evidências que sugerem que injeções não vacinais e implantes também podem induzir sarcomas nos gatos. Dois estudos identificaram a associação de injeção com corticosteroides de ação prolongada e o desenvolvimento de sarcomas.[4,15] Adicionalmente, relatos individuais descrevem tumores que se desenvolveram após a injeção de meloxicam, de lufenuron e ao redor de material de sutura não absorvível, de um *microchip* de identificação, de uma esponja cirúrgica retida e de uma via de acesso subcutânea.[16-22] Essas alegações não foram confirmadas através de estudos epidemiológicos rigorosos.

Sarcomas de tecidos moles esporádicos (não associados a vacinas) em gatos são comumente observados na cavidade oral, na cabeça, nas extremidades inferiores ou nos dígitos. Apesar de existirem vestígios na aparência histológica e na localização do tumor, não é sempre possível determinar definitivamente quando um sarcoma é esporádico ou quando é um sarcoma associado à vacinação, especialmente quando um histórico de vacinação completo não está disponível. Entretanto, diferenciar se um sarcoma é esporádico ou associado à vacinação não é clinicamente importante, considerando-se que a abordagem diagnóstica e terapêutica não difere significativamente entre eles.

PATOLOGIA E COMPORTAMENTO BIOLÓGICO

O tipo histológico mais comum de sarcoma nos tecidos moles associado à vacinação é o fibrossarcoma, representando aproximadamente metade dos tumores. Outros histotipos incluem o histiocitoma fibroso maligno, o osteossarcoma extraesquelético, rabdomiossarcoma, condrossarcoma e sarcoma indiferenciado.[8,9,23-25] A aparência histológica dos sarcomas

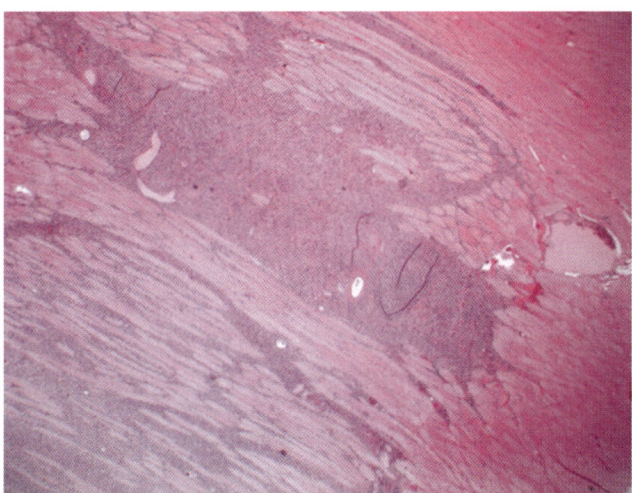

Figura 56-1: Histologia de um sarcoma de aplicação demonstra a presença de feixes de infiltração na periferia do tumor. Tecido muscular circundante normal é observado na cor rósea e o tecido tumoral se apresenta na cor roxa nesta amostra corada com hematoxilina e eosina. (Imagem cedida pelo Dr. Michael Kent, médico veterinário, mestre, diplomado pelo Colégio Americano de Medicina Interna Veterinária, diplomado pelo American College of Veterinarian Radiology, Universidade da Califórnia, Davis, Estados Unidos.)

associados à vacinação varia de acordo com o tipo, porém características comuns incluem a presença de células gigantes multinucleadas, inflamação linfo-folicular associada e presença de macrófagos contendo material adjuvante cinza-azulado.[8,9,23] Quando comparado com a histologia dos sarcomas de tecidos moles que se apresentam em locais onde não houve injeção prévia, os sarcomas em locais de aplicação são observados mais frequentemente na hipoderme, se mostram pouco diferenciados, apresentam alto grau de malignidade, possuem taxas de mitose elevadas, contemplam amplas áreas de necrose e se caracterizam por inflamação linfocítica peritumoral mais acentuada.[23-25] A distribuição do grau tumoral varia em cada estudo, porém entre 28% e 51% dos sarcomas de aplicação são relatados como de alto grau.[23,26]

Os sarcomas felinos são bastante invasivos localmente, tal como pode ser observado pela presença de feixes de infiltração ao redor dos tecidos nos exames de imagem e nas amostras histopatológicas (Fig. 56-1). Esses feixes podem se infiltrar antes dos planos teciduais e se alongar por distâncias significativas além do tumor palpável. Metástases a distância, geralmente para os pulmões, ocorrem em aproximadamente 25% dos gatos com sarcomas associados à vacinação em algum momento do curso da doença.[27-31] Apesar de as informações serem limitadas, aparenta ser mais provável a ocorrência de metástase nos gatos com tumores histologicamente de alto grau (grau III).[32]

AVALIAÇÃO DIAGNÓSTICA

A maioria dos gatos é levada para a clínica após o tutor observar um inchaço com aumento de volume ou de um nódulo abaixo da pele. Os sarcomas felinos, particularmente os maiores, podem apresentar um componente cístico facilmente confundido pelos tutores como um abcesso ou como um seroma.[23] Apesar de a vacinação recente poder ser relatada pelo tutor, nem sempre este

é o caso porque pode ocorrer um intervalo significativo entre a vacinação e o desenvolvimento do tumor. Por essa razão, a ausência de vacinação recente não pode descartar essa potencial etiologia. A Força-Tarefa do Sarcoma Vacinal Felino (VAFSTF) foi formada no ano de 1996 para desenvolver políticas que aumentassem a consciência e diminuíssem o impacto desses tumores nos gatos de estimação.[33] O VAFSTF recomendou aos veterinários a utilização da "regra 3-2-1" para auxiliar no diagnóstico de nódulos subcutâneos nos gatos com histórico de vacinação conhecido e para ajudar na diferenciação dos sarcomas de reações vacinais. Essa regra compreende a biópsia de todos os tumores presentes nos locais de vacinação 3 meses após a vacinação ou com mais de 2 cm de diâmetro em qualquer período de tempo ou com aumento no volume, 1 mês após a vacinação.[33]

A biópsia histológica é preferida em detrimento da aspiração com agulha fina devido ao componente inflamatório dos tumores poder mascarar o diagnóstico da neoplasia nas amostras aspiradas.[34] Uma biópsia incisional é recomendada em vez da excisional por causa das margens cirúrgicas extremamente amplas necessárias para a remoção com sucesso dos sarcomas associados à vacinação. Além disso, estudos demonstraram que a primeira cirurgia constitui-se na melhor chance de remoção bem-sucedida do tumor. Sabe-se que uma biópsia excisional pequena seguida por uma reexcisão ampla resulta em um prognóstico pior para o paciente do que uma ampla ressecção única. Radiografias torácicas são recomendadas antes de instituir o tratamento, para pesquisar metástases pulmonares.

TRATAMENTO

Cirurgia

Uma excisão ampla é recomendada como o primeiro passo no tratamento tanto dos sarcomas de tecidos moles associados ou não a vacinação. O diagnóstico por imagem avançada utilizando tomografia computadorizada ou ressonância magnética é recomendado para o planejamento cirúrgico, dada a natureza acentuadamente invasiva desses tumores e seus feixes pequenos infiltrativos que podem não ser palpáveis, mas que podem ser frequentemente observados por meio de imagens avançadas.[36,37] Demonstrou-se que a palpação usada isoladamente subestima significativamente as margens cirúrgicas necessárias para uma excisão completa.

Quando os sarcomas associados à vacinação foram reconhecidos, em um primeiro momento foi feita a recomendação de que se realizasse cirurgia com plano de remoção de 2 a 3 cm ao redor do tumor palpável. Entretanto, as taxas de recorrência eram muito altas quando essa orientação era utilizada.[27,33,37] Em um estudo recente foi observada uma taxa de somente 14% de recorrência utilizando-se uma orientação que recomenda a remoção de 5 cm de margens laterais ao redor do tumor e dois planos de fáscias em profundidade.[30] Dependendo da localização do tumor, a remoção dessa quantidade de tecido pode requerer ressecção de grandes quantidades de tecido muscular e/ou osso e necessita de reconstrução significativa do defeito cirúrgico (Fig. 56-2). Na localização interescapular, é geralmente necessária a remoção de porções da escápula e/ou processos espinhosos dorsais. Em locais nos flancos, pode ser necessária a ressecção da

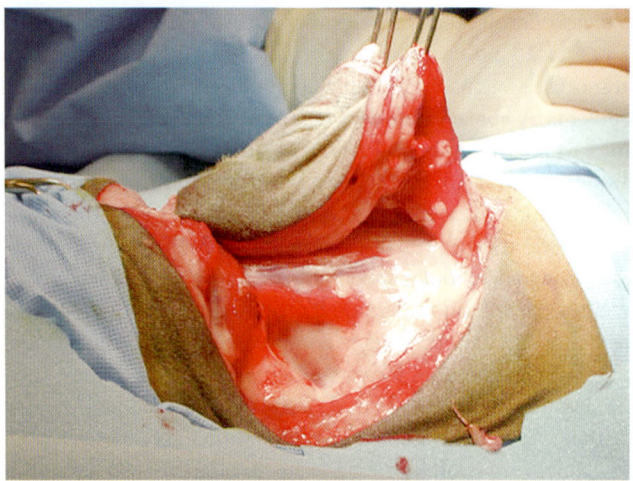

Figura 56-2: Fotografia intraoperatória de um gato que está sendo submetido a uma ressecção em bloco de um sarcoma vacinal na região interescapular caudal. A cabeça do gato está localizada à esquerda na fotografia e a escápula pode ser observada projetando-se em posição imediatamente caudal à porção mais cranial do defeito cirúrgico. (Imagem cedida pelo Dr. Michael Kent, médico veterinário, mestre, diplomado pelo American College of Veterinary Internal Medicine e American College of Veterinarian Radiology, Universidade da Califórnia, Davis, Estados Unidos.)

parede corporal. Nos membros, a amputação frequentemente é a melhor maneira de garantir a remoção completa do sarcoma. A ressecção deve ser realizada em bloco sem a incisão de tecido que é potencialmente contaminado pelo tumor. Deve-se tomar cuidado para posicionar as cicatrizes em planos que podem ser facilmente irradiados nos pós-operatório, se houver necessidade. Drenos cirúrgicos devem ser evitados sempre que possível. Se não puderem ser evitados, os drenos devem ser colocados de maneira que sejam exteriorizados através da incisão principal em vez de ser dispostos através de tecidos distantes dissecados, o que pode propiciar a disseminação de tecido tumoral microscópico além do campo cirúrgico. A posição do dreno pode influir significativamente no planejamento da radioterapia, expandindo o campo de irradiação consideravelmente (e possíveis riscos de complicação), caso o dreno tenha sua exteriorização em um tecido distante. De maneira ideal, o cirurgião deve possuir experiência com ressecções agressivas e reconstrução. Isto é enfatizado por um estudo que demonstrou que gatos que foram submetidos a cirurgias realizadas por cirurgiões especialistas experientes apresentaram um controle local dos sarcomas mais duradouro do que felinos tratados cirurgicamente por veterinários generalistas.[27]

Uma avaliação rigorosa das margens cirúrgicas deve ser requisitada quando uma amostra tecidual for enviada a um laboratório de patologia. Infelizmente, mesmo quando as margens cirúrgicas são relatadas pelo patologista como livres de tecido tumoral, a recorrência dos sarcomas é relatada em 31% a 42% dos gatos acometidos.[31,35] A razão para isso não é clara, porém pode ser pela existência de pequenos feixes que se projetam a partir da margem da amostra enviada para análise e que não estão incluídas no preparado pelo laboratório de patologia. A marcação metódica do tecido removido pelo cirurgião previamente à submissão do material ao patologista pode potencializar a confiabilidade da avaliação das margens cirúrgicas. Essa marcação deve incluir a coloração das superfícies de corte com múltiplas cores de tinta que

se correlacionam com uma descrição redigida que informa qual cor corresponde a qual porção. Caso o cirurgião seja informado sobre o fato da necessidade de a excisão ser completada em uma determinada região, a localização deve ser marcada com um fio de sutura, e uma avaliação especial do tecido deve ser requisitada.

O desfecho nos gatos tratados somente com cirurgia tem melhorado com a implementação de orientações que recomendam margens cirúrgicas mais amplas. Foi relatado que a sobrevida após a cirurgia realizada de maneira isolada resulta em um intervalo livre de doença (ILD) e tempos de sobrevida menores do que um ano.[27,35] No ano de 2005, Dillon et al. relataram um tempo médio de sobrevida de 608 dias em 42 gatos tratados cirurgicamente em uma instituição de referência, e, no ano de 2011, Phelps et al. relataram um tempo médio de sobrevida de 901 dias após a cirurgia realizada com cinco centímetros de margem.[30,38] Nenhum desses estudos relatou o ILD médio na população de estudo como um todo.

Radioterapia

Exceto nos casos de tumores nos membros distais, nos quais a amputação resultou em margens cirúrgicas amplas, a radioterapia deve ser considerada como um complemento para a excisão cirúrgica dos sarcomas associados a vacinas. Foram descritos tratamentos com fótons, elétrons, ambos ou por meio de braquiterapia. A dosagem na radioterapia com raios externos varia de acordo com a publicação, porém o intervalo de doses administradas varia desde 48 até 63 Gy administrados em 16 a 21 frações de 3,0 a 4,0 Gy.[26,28,29,39-41] Tem havido algum debate sobre o momento mais adequado da radioterapia em relação ao tratamento cirúrgico nos sarcomas associados a vacinas, se antes ou após. A maioria das publicações sugere que não há diferença significativa na evolução do paciente, dependendo do tempo de irradiação, porém uma publicação observou que os gatos submetidos à irradiação pré-operatória apresentavam um tempo de sobrevida menor (mediana em 310 dias) quando comparados com gatos submetidos à irradiação pós-operatória (mediana em 705 dias).[41] Outros estudos demonstraram que gatos com sarcomas mais volumosos apresentavam tempos de sobrevida menores do que os observados em gatos com tumores de menor tamanho.[30,38] Isto levou os autores do estudo comparativo a sugerir que pode ter havido um viés de seleção no qual os gatos com tumores maiores eram provavelmente submetidos à irradiação pré-operatória em uma tentativa para diminuir o tumor e tornar mais fácil sua excisão. É necessária avaliação prospectiva comparando-se a irradiação pré-operatória e pós-operatória é necessária para explorar melhor este aspecto do tratamento.

Quimioterapia

A quimioterapia pode ser utilizada em gatos com sarcomas associados a vacinas como um complemento à cirurgia e à radioterapia; após a cirurgia quando a irradiação não for uma opção ou como um tratamento paliativo de tumores volumosos quando nem a cirurgia nem a radioterapia são praticáveis. O papel da quimioterapia após um tratamento local agressivo permanece obscuro devido ao fato de que o desfecho da doença não foi diretamente comparado no que diz respeito à ausência ou à realização de tratamento quimioterápico. A maioria das publicações relata a utilização de quimioterapia em combinação com cirurgia e radioterapia, tornando difícil a avaliação do papel da quimioterapia isoladamente em relação à postergação ou prevenção da recorrência ou à extensão dos tempos de sobrevida.[28,29,31,39,40] Apesar de se esperar que a quimioterapia reduza o risco de metástase nos gatos com sarcomas, é difícil provar seu benefício sem um estudo prospectivo de larga escala, considerando-se que aproximadamente um em cada quatro gatos com esses tumores desenvolvem metástase.[28,31]

A doxorrubicina, isoladamente ou em combinação com a ciclofosfamida, tem sido utilizada no tratamento dos sarcomas felinos e está associada a uma taxa de resposta de 50% para uma mediana de 125 dias nos gatos com doença mensurável.[42] A doxorrubicina e a doxorrubicina encapsulada em lipossomo foram utilizadas no pós-operatório de gatos com sarcomas vacinais e resultaram em um ILD médio de 388 dias, o qual se mostrou significativamente aumentado em comparação ao ILD médio de 93 dias do grupo-controle de gatos que foram submetidos somente à cirurgia.[43] Em contrapartida, outro estudo não demonstrou diferença nas taxas de recorrência, metástase ou sobrevida entre gatos tratados somente com cirurgia quando comparado com gatos tratados com cirurgia e quimioterapia com doxorrubicina.[44] A doxorrubicina também foi utilizada em diversos estudos em combinação com cirurgia e radioterapia, porém é difícil determinar qual papel o tratamento teve no desfecho do quadro mórbido no paciente.[28,29,31,39,40]

Carboplatina, ifosfamida e lomustina também foram utilizadas para tratar os sarcomas associados a vacinas em gatos. Em um estudo de fase I com carboplatina, quatro de 24 (17%) gatos com sarcomas alcançaram remissão parcial como resultado do tratamento.[45] A carboplatina também foi utilizada no tratamento adjuvante após cirurgia e radioterapia, porém é difícil determinar seu efeito nesse planejamento.[31] O tratamento com ifosfamida nos gatos com sarcoma vacinal foi associado a uma taxa de resposta de 41% e uma duração de resposta média de 70 dias, em 27 gatos com tumores metastáticos recorrentes não operáveis.[46] O tratamento com lomustina em uma população semelhante de 28 gatos com doença mensurável resultou em uma taxa de resposta de 25% e uma duração de resposta média de 83 dias.[47] O papel da quimioterapia no tratamento dos sarcomas felinos permanece obscuro, porém existem evidências de que gatos com tumores de alto grau estão sob risco aumentado de metástase.[32] A quimioterapia sistêmica pode retardar ou prevenir metástase nessa população e deve, portanto, ser considerada em gatos com tumores de alto grau.

Eletroquimioterapia

A eletroquimioterapia, que é a utilização de pulsos elétricos para aumentar a permeabilidade celular a quimioterápicos, foi relatada no tratamento dos sarcomas felinos.[48-50] A bleomicina e a cisplatina são os agentes quimioterápicos mais comumente utilizados e tal método tem sido utilizado para o tratamento isolado de tumores e em combinação com ressecção cirúrgica. As regressões tumorais nessa técnica foram relatadas em um estudo recente sobre a utilização de eletroquimioterapia para o tratamento de fibrossarcomas com excisão parcial, tendo sido demonstrado um ILD mais longo nos gatos tratados com cirurgia e eletroquimioterapia em comparação aos gatos tratados somente com cirurgia.[48,50] São necessários estudos adicionais sobre o papel da eletroquimioterapia

pós-cirúrgica em gatos com sarcomas vacinais. Mais informações sobre a eletroquimioterapia estão disponíveis no Capítulo 58.

Imunoterapia

A imunoterapia na forma de administração de interleucina-2 felina como DNA magnético ou em poxvírus recombinante de canários foi estudada em alguns poucos gatos com sarcoma associado a vacinas.[51,52] O tempo, a frequência e as vias de administração do tratamento variaram nesses estudos, porém ambos administraram o tratamento intratumoral ou ao redor do tumor ou leito tumoral em uma tentativa de estimular uma resposta imunitária contra as células do câncer. O estudo no qual foi realizada administração de DNA magnético utilizou magnetofecção para introduzir o DNA no paciente e foi conduzido como um estudo de fase I para determinação de dosagens e segurança. São necessários estudos adicionais sobre a eficácia desse método de administração.[52] Observou-se que a probabilidade de os gatos tratados com a formulação de poxvírus de canários desenvolverem recorrência tumoral após cirurgia e radioterapia era significativamente menor do que nos controles (28% contra 61%).[51] Essa formulação foi licenciada para distribuição na Europa e é projetada para o tratamento de gatos com fibrossarcomas com tamanho entre 2 e 5 cm em diâmetro sem metástases adicionalmente à cirurgia e à radioterapia.[53]

Terapia Combinada

Existem muitos estudos publicados que descrevem o desfecho nos gatos tratados com uma combinação de cirurgia e radioterapia com e sem associação de quimioterapia.[*] Apesar dos resultados diferentes entre os estudos, os ILDs e os tempos de sobrevida geralmente aumentaram desde o momento em que o tumor foi reconhecido pela primeira vez (Tabela 56-1). Isto pode ser explicado pelo aumento no conhecimento sobre a existência e sobre o comportamento invasivo dos sarcomas associados a vacinas, a melhora na disponibilidade e qualidade dos métodos de diagnóstico por imagem pré-operatórios, o aumento no número de cirurgiões treinados na ressecção desses tumores acentuadamente invasivos e o aumento na disponibilidade de programas de planejamento de irradiação e de sistemas de administração bastante confiáveis. A literatura mais recente sugere que os gatos tratados agressivamente podem se beneficiar de um ILD prolongado em torno de 2 a 3 anos, enquanto outros gatos podem ser curados.[†] A causa principal para falha no tratamento é a recorrência local, documentada em 42% dos gatos tratados com cirurgia e radioterapia.[28,29,31,39] Metástases também podem ocorrer em cerca de 25% dos gatos com um tempo médio para desenvolvimento de metástase de aproximadamente 300 dias.[27-31]

PROGNÓSTICO E FATORES PROGNÓSTICOS

O prognóstico dos gatos com sarcomas de tecidos moles é altamente dependente de o controle local adequado ser ou não ser atingido. Em alguns gatos, isto pode ser possível com a cirurgia realizada

---

*†26, 28, 29, 31, 39, 40, 41.

Tabela 56-1	Resumo das Publicações que Relatam o Prognóstico nos Gatos com Sarcomas Vacinais Tratados com Cirurgia e Radioterapia com Intuito de Cura Com ou Sem Quimioterapia			
Referência	**Ano da Publicação**	**Número de Gatos**	**Mediana do Intervalo Livre de Doença**	**Mediana do Tempo de Sobrevida**
Cronin et al.[28]	1998	33	398 dias	600 dias
Cohen et al.[29]	2001	78	405 dias	730 dias
Bregazzi et al.[39]	2001	25	661 dias	701 dias
Kobayashi et al.[31]	2002	92	584 dias	NR
Hahn et al.[40]	2007	71	234 dias	771 dias
Mayer et al.[41]	2009	24	NR	310 dias
Mayer et al.[41]	2009	55	NR	705 dias
Eckstein et al.[26]	2009	46	1.110 dias	1.290 dias

NR, Não relatado.

como tratamento único, porém muitos necessitam de tratamento com cirurgia e radioterapia para se conseguir um controle tumoral por um longo período de tempo. Os fatores que foram associados ao prognóstico em gatos com sarcomas vacinais incluem a localização do tumor, seu tamanho, a habilidade e o treinamento do cirurgião que realiza a ressecção do tumor, o número de cirurgias realizadas antes da ressecção definitiva do tumor, as margens cirúrgicas, o grau tumoral e a ocorrência de anemia.[26-32,35,38,40] Por exemplo, considere o seguinte:

- Gatos com tumores localizados nos membros apresentam um ILD mais longo do que gatos com tumores localizados no tronco (mediana de 325 dias contra 66 dias, respectivamente).[27]
- Gatos com tumores com diâmetro menor do que 2 cm apresentaram uma mediana do tempo de sobrevida de 643 dias comparado com 558 dias para gatos com tumores com tamanho entre 2 e 5 cm e 394 dias para gatos com tumores maiores do que 5 cm.[38]
- Gatos submetidos a excisões em uma instituição de referência apresentaram um ILD (mediana de 274 dias) mais longo do que gatos submetidos à cirurgia por um veterinário generalista (mediana de 66 dias).[27]
- Gatos submetidos a uma única cirurgia apresentaram uma mediana para o ILD de 469 dias comparado com 345 dias em gatos submetidos a mais do que uma cirurgia.[29]
- Gatos com células tumorais detectáveis na margem cirúrgica apresentaram uma mediana para o ILD de 112 dias comparado com 700 dias para gatos com margens livres.[28]
- Três de três gatos com tumores de grau III desenvolveram metástase em um estudo comparado com 16% dos gatos com tumores de grau I ou II.[32]
- Em um estudo observou-se que gatos com hematócrito (Ht) menor do que 25% apresentaram uma mediana da sobrevida de 308 dias após a cirurgia e radioterapia, comparado com 760 dias nos gatos com um Ht maior.[41]
- Demonstrou-se que a expressão de p53 no tumor também é fator preditivo do desfecho do tratamento. Em um estudo, gatos que apresentaram marcação citoplasmática para um anticorpo antip53 apresentaram um tempo de recorrência tumoral menor (mediana de 135 dias) do que gatos com marcação nuclear (mediana de 325 dias).[12]

PREVENÇÃO E REDUÇÃO DO RISCO

Visto que o tratamento dos sarcomas vacinais pode ser oneroso e frustrante, também é importante focar a prevenção em gatos que se encontram sob risco. As recomendações do VAFSTF e outros incluem vacinar o menos frequentemente possível enquanto ainda for possível ter proteção adequada contra doenças infecciosas.[33] Isto inclui utilizar vacinas aprovadas para um período de administração não mais frequentemente do que 3 anos, além de evitar a vacinação para FeLV em gatos domiciliados os quais não estão expostos a gatos que possam carrear o vírus. Demonstrou-se que a aplicação de mais do que uma vacina por local de injeção aumenta o risco de desenvolvimento tumoral, de tal modo que tal prática deva ser evitada.[4] As diretrizes do VAFSTF também incluem a recomendação para a utilização de vacinas sem adjuvante quando estas estão disponíveis, partindo do pressuposto de que tais vacinas possuem menor risco de incitação para o desenvolvimento tumoral do que suas contrapartes que possuem adjuvantes em sua composição. Até o momento existem informações epidemiológicas limitadas que comparam o risco das vacinas com e sem adjuvante, porém um recente estudo comparou o desenvolvimento tumoral após a aplicação de vacinas com micro-organismos inativados, vacinas recombinantes e vacinas com micro-organismos vivos modificados.[15] Os autores observaram que os gatos com sarcomas nos membros pélvicos apresentavam uma probabilidade significativamente menor de terem recebido vacinas recombinantes do que aquelas com micro-organismos inativados, sugerindo que vacinas sem adjuvantes podem, de fato, ser mais seguras. Em contrapartida, não houve diferença entre os tipos de vacinas aplicadas na região interescapular. Em ambas as localizações, documentou-se que os sarcomas se desenvolveram nos locais onde as vacinas recombinantes e com micro-organismos vivos modificados foram aplicadas, indicando que essas vacinas não são isentas de risco. Estudos adicionais ainda são necessários para determinar como reduzir mais o risco de desenvolvimento de tumores após a vacinação dos gatos.

Para maximizar a chance de um sarcoma vacinal surgir em uma localização na qual a cirurgia pode ser curativa, as vacinas podem ser administradas por via subcutânea e o mais distal possível nos membros ou na cauda.[10,54] Os tumores localizados

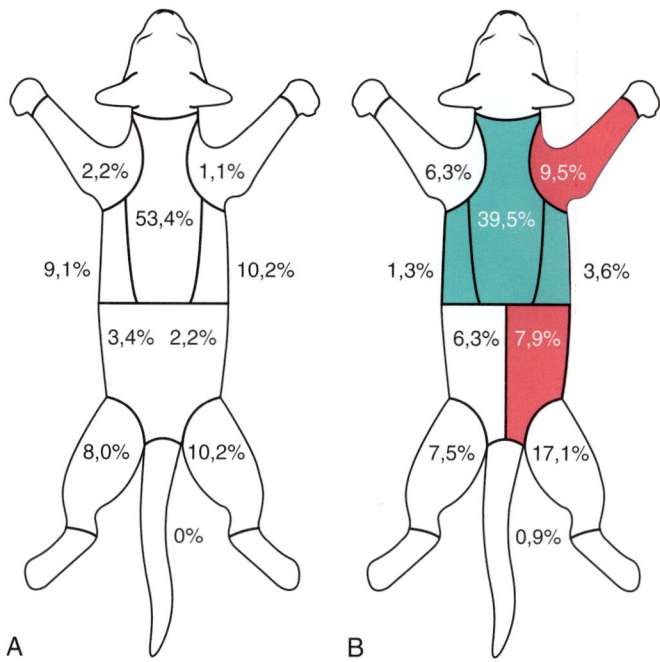

Figura 56-3: Alteração na localização dos sarcomas vacinais diagnosticados nos gatos ao longo do tempo. **A**, Esta ilustração identifica a frequência de tumores diagnosticados em cada localização entre os anos de 1990 e 1996. **B**, Esta ilustração identifica a frequência de tumores diagnosticados entre os anos de 1996 e 2006. As localizações de *cor vermelha* marcam locais que apresentaram um aumento significativo na frequência tumoral ao longo do tempo, enquanto as localizações de *cor azul* marcam as localizações que apresentaram uma diminuição significativa na frequência tumoral ao longo do tempo. (Shaw SC, Kent MS, Gordon IK, et al: Temporal changes in characteristics of injection-site sarcomas in cats: 392 cases (1990-2006). *J Am Vet Med Assoc* 234:376-280, 2009; imagem cedida pelo Dr. Steve Shaw, médico veterinário, diplomado pelo American College of Veterinary Internal Medicine, Sage Centers for Veterinary Specialty and Emergency Care, Campbell, Califórnia, Estados Unidos.)

nessas regiões frequentemente podem ser tratados efetivamente por meio de amputação sem a necessidade de radioterapia. O VAFSTF também relatou uma recomendação contrária à vacinação na região interescapular e, em vez disso, recomendou padronizar as diretrizes para que vacinas individuais sejam realizadas nos membros. A vacina contra a raiva deve ser injetada na porção distal do membro pélvico direito, contra o FeLV na porção distal do membro pélvico esquerdo e outras vacinas no membro torácico direito. Como resultado dessas recomendações, uma mudança na localização tumoral foi documentada, com diminuição na frequência de tumores na região interescapular e na lateral do tórax e com aumento na frequência de tumores nos membros e no abdome lateral (Fig. 56-3).[10] Acredita-se que o aumento no número de sarcomas localizados na lateral do abdome de gatos seja devido à injeção de vacinas as quais desejava-se aplicar no subcutâneo dos membros pélvicos, que é móvel e cobre a lateral do abdome em um gato agachado, podendo ter sido injetada equivocadamente. É necessário cuidado para vacinar os gatos nos membros em sua porção distal de modo a evitar esse fenômeno, o qual pode resultar no

desenvolvimento de tumores difíceis de serem excisados completamente. As recomendações atuais para as vacinações nos felinos e uma atualização sobre as estratégias de redução do risco para os sarcomas de aplicação podem ser encontradas no Relatório do Painel Consultivo para a Vacinação de Felinos dos Veterinários de Felinos, disponível em http://www.catvet.com.

RESUMO

Os sarcomas nos gatos ocorrem em geral secundários à aplicação de vacinas, sendo que esses tumores são bastante invasivos nos tecidos adjacentes. O tratamento desejável consiste em uma excisão cirúrgica ampla, caso possível, ou de uma excisão seguida de radioterapia adjuvante. Os gatos tratados agressivamente com frequência se beneficiam de tempos de sobrevida mais longos após o tratamento. Os veterinários podem possuir um papel central na redução da incidência e do impacto dos sarcomas vacinais por meio da escolha cuidadosa de protocolos de vacinação e ao administrar as vacinas em localizações que favoreçam possíveis cirurgias.

Referências

1. Hendrick MJ, Goldschmidt MH: Do injection site reactions induce fibrosarcomas in cats? *J Am Vet Med Assoc* 199:968, 1991.
2. Hendrick MJ, Goldschmidt MH, Shofer FS, et al: Postvaccinal sarcomas in the cat: epidemiology

and electron probe microanalytical identification of aluminum. *Cancer Res* 52:5391-5394, 1992.
3. Kass PH, Barnes WG, Spangler WL, et al: Epidemiologic evidence for a causal relation between vaccination and fibrosarcoma

tumorigenesis in cats. *J Am Vet Med Assoc* 203:396-405, 1993.
4. Kass PH, Spangler WL, Hendrick MJ, et al: Multicenter case-control study of risk factors associated with development of

vaccine-associated sarcomas in cats. *J Am Vet Med Assoc* 223:1283-1292, 2003.

5. Gobar GM, Kass PH: World wide web-based survey of vaccination practices, postvaccinal reactions, and vaccine site-associated sarcomas in cats. *J Am Vet Med Assoc* 220:1477-1482, 2002.

6. Coyne MJ, Reeves NC, Rosen DK: Estimated prevalence of injection-site sarcomas in cats during 1992. *J Am Vet Med Assoc* 210:249-251, 1997.

7. Hendrick MJ: Historical review and current knowledge of risk factors involved in feline vaccine-associated sarcomas. *J Am Vet Med Assoc* 213:1422-1423, 1998.

8. Hendrick MJ, Books JJ: Postvaccinal sarcomas in the cat: histology and immunohistochemistry. *Vet Pathol* 31:126-129, 1994.

9. Hendrick MJ, Shofer FS, Goldschmidt MH, et al: Comparison of fibrosarcomas that developed at vaccination sites and at nonvaccination sites in cats: 239 cases (1991-1992). *J Am Vet Med Assoc* 205:1425-1429, 1994.

10. Shaw SC, Kent MS, Gordon IK, et al: Temporal changes in characteristics of injection-site sarcomas in cats: 392 cases (1990-2006). *J Am Vet Med Assoc* 234:376-380, 2009.

11. Dubielzig RR, Everitt J, Shadduck JA, et al: Clinical and morphologic features of post-traumatic ocular sarcomas in cats. *Vet Pathol* 27:62-65, 1990.

12. Hershey AF, Dubielzig RR, Padilla ML, et al: Aberrant p53 expression in feline vaccine-associated sarcomas and correlation with prognosis. *Vet Pathol* 42:805-811, 2005.

13. Nambiar PR, Haines DM, Ellis JA, et al: Mutational analysis of tumor suppressor gene p53 in feline vaccine site-associated sarcomas. *Am J Vet Res* 10:1277-1281, 2000.

14. Nambiar PR, Jackson ML, Ellis JA, et al: Immunohistochemical detection of tumor suppressor gene p53 protein in feline injection site-associated sarcomas. *Vet Pathol* 38:236-238, 2001.

15. Srivastav A, Kass PH, McGill LD, et al: Comparative vaccine-specific and other injectable-specific risks of injection-site sarcomas in cats. *J Am Vet Med Assoc* 241:595-602, 2012.

16. Carminato A, Vascellari M, Marchioro W, et al: Microchip-associated fibrosarcoma in a cat. *Vet Dermatol* 22:565-569, 2011.

17. Buracco P, Martano M, Morello E, et al: Vaccine-associated-like fibrosarcoma at the site of a deep nonabsorbable suture in a cat. *Vet J* 163:105-107, 2002.

18. Esplin DG, Bigelow M, McGill LD, et al: Fibrosarcoma at the site of lufenuron injection in a cat. *Vet Cancer Soc Newsletter* 23:8, 1999.

19. Munday JS, Banyay K, Aberdein D, et al: Development of an injection site sarcoma shortly after meloxicam injection in an unvaccinated cat. *J Feline Med Surg* 13:988-991, 2011.

20. McLeland SM, Imhoff DJ, Thomas M, et al: Subcutaneous fluid port-associated soft tissue sarcoma in a cat. *J Feline Med Surg* 15:917-920, 2013.

21. Haddad JL, Goldschmidt MH, Patel RT: Fibrosarcoma arising at the site of a retained surgical sponge in a cat. *Vet Clin Pathol* 39:241-246, 2010.

22. Daly MK, Saba CF, Crochik SS, et al: Fibrosarcoma adjacent to the site of microchip implantation in a cat. *J Feline Med Surg* 10:202-205, 2008.

23. Couto SS, Griffery SM, Duarte PC, et al: Feline vaccine-associated fibrosarcoma: morphologic distinctions. *Vet Pathol* 39:33-41, 2002.

24. Doddy FD, Glickman LT, Glickman NE, et al: Feline fibrosarcomas at vaccination sites and non-vaccination sites. *J Comp Pathol* 114:165-174, 1996.

25. Abertein D, Munday JS, Dyer CB, et al: Comparison of the histology and immunohistochemistry of vaccination-site and non-vaccination-site sarcomas from cats in New Zealand. *N Z Vet J* 55:203-207, 2007.

26. Eckstein C, Guscetti F, Roos M, et al: A retrospective analysis of radiation therapy for the treatment of feline vaccine-associated sarcoma. *Vet Comp Oncol* 7:54-68, 2009.

27. Hershey AE, Sorenmo KU, Hendrick MJ, et al: Prognosis for presumed feline injection-site sarcoma after excision: 61 cases (1986-1996). *J Am Vet Med Assoc* 216:58-61, 2000.

28. Cronin K, Page RL, Spodnick G, et al: Radiation therapy and surgery for fibrosarcoma in 33 cats. *Vet Radiol Ultrasound* 39:51-56, 1998.

29. Cohen M, Wright JC, Brawner WR, et al: Use of surgery and electron beam irradiation, with or without chemotherapy, for treatment of vaccine-associated sarcomas in cats: 78 cases (1996-2000). *J Am Vet Med Assoc* 219:1582-1589, 2001.

30. Phelps HA, Kuntz CA, Milner RJ, et al: Radical excision with five-centimeter margins for the treatment of feline injection-site sarcomas: 91 cases (1998-2001). *J Am Vet Med Assoc* 239:97-106, 2011.

31. Kobayashi T, Hauck ML, Dodge R, et al: Preoperative radiotherapy for vaccine associated sarcoma in 92 cats. *Vet Radiol Ultrasound* 43:473-479, 2002.

32. Romanelli G, Marconato L, Olivero D, et al: Analysis of prognostic factors associated with injection-site sarcomas in cats: 57 cases (2001-2007). *J Am Vet Med Assoc* 232:1193-1199, 2008.

33. Romatowski J: Recommendations of the Vaccine-Associated Feline Sarcoma Task Force. *J Am Vet Med Assoc* 210:890, 1997.

34. Borjesson D: Cytology of sarcomas. *Vet Cancer Soc Newsletter* 23:2, 1999.

35. Davidson EB, Gregory CR, Kass PH: Surgical excision of soft tissue fibrosarcomas in cats. *Vet Surg* 26:265-269, 1997.

36. McEntee MC, Samii VF, Madewell BR, et al: Contrast-enhanced computed tomography for treatment planning of feline vaccine-associated sarcomas; preliminary findings. In Proceedings of the 19th Annual Meeting of the Veterinary Cancer Society, 1999, 62.

37. Travetti O, di Giancamillo M, Stefanello D, et al: Computed tomography characteristics of fibrosarcoma—a histologic subtype of feline injection-site sarcoma. *J Feline Med Surg* 15:488-493, 2013.

38. Dillon CJ, Mauldin GN, Baer KE: Outcome following surgical removal of nonvisceral soft tissue sarcomas in cats: 42 cases (1992-2000). *J Am Vet Med Assoc* 227:1955-1957, 2005.

39. Bregazzi VS, LaRue SM, McNiel E, et al: Treatment with a combination of doxorubicin, surgery, and radiation versus surgery and radiation alone for cats with vaccine-associated sarcomas: 25 cases (1995-2000). *J Am Vet Med Assoc* 218:547-550, 2001.

40. Hahn KA, Endicott MM, King GK, et al: Evaluation of radiotherapy alone or in combination with doxorubicin chemotherapy for the treatment of cats with incompletely excised soft tissue sarcomas: 71 cases (1989-1999). *J Am Vet Med Assoc* 231:742-745, 2007.

41. Mayer MN, Treuil PL, LaRue SM: Radiotherapy and surgery for feline soft tissue sarcoma. *Vet Radiol Ultrasound* 50:669-672, 2009.

42. Barber LG, Sorenmo KU, Cronin KL, et al: Combined doxorubicin and cyclophosphamide chemotherapy for nonresectable feline fibrosarcoma. *J Am Anim Hosp Assoc* 36:416-421, 2000.

43. Piorier VJ, Thamm DH, Kurzman ID, et al: Liposome-encapsulated doxorubicin (Doxil) and doxorubicin in the treatment of vaccine-associated sarcoma in cats. *J Vet Intern Med* 16:726-731, 2002.

44. Martano M, Morello E, Ughetto M, et al: Surgery alone versus surgery and doxorubicin for the treatment of feline injection-site sarcomas: a report on 69 cases. *Vet J* 170:84-90, 2005.

45. Kisseberth WC, Vail DM, Yaissle J, et al: Phase I clinical evaluation of carboplatin in tumor-bearing cats: a Veterinary Cooperative Oncology Group study. *J Vet Intern Med* 22:83-88, 2008.

46. Rassnick KM, Rodriguez CO, Khanna C, et al: Results of a phase II clinical trial on the use of ifosamide for treatment of cats with vaccine-associated sarcomas. *Am J Vet Res* 67:517-523, 2006.

47. Saba CF, Vail DM, Thamm DH: Phase II clinical evaluation of lomustine chemotherapy for feline vaccine-associated sarcoma. *Vet Comp Oncol* 10:283-291, 2012.

48. Mir LM, Devauchelle P, Quintin-Colonna F, et al: First clinical trial of cat soft-tissue sarcomas treatment by electrochemotherapy. *Br J Cancer* 76:1617-1622, 1997.

49. Spugnini EP, Baldi A, Vincenzi B, et al: Intraoperative versus postoperative electrochemotherapy in high grade soft tissue sarcomas: a preliminary study in a spontaneous feline model. *Cancer Chemother Pharmacol* 59:375-381, 2007.

50. Spugnini EP, Renaud SM, Buglioni S, et al: Electrochemotherapy with cisplatin enhances local control after surgical ablation of fibrosarcoma in cats: an approach to improve the therapeutic index of highly toxic chemotherapy drugs. *J Transl Med* 9:152, 2011.

51. Jourdier TM, Moste C, Bonnet MC, et al: Local immunotherapy of spontaneous feline fibrosarcomas using recombinant poxviruses expressing interleukin 2 (IL2). *Gene Ther* 10:2126-2132, 2003.

52. Jahnke A, Hirschberger J, Fischer C, et al: Intra-tumoral gene delivery of feIL-2, feIFN-gamma and feGM-CSF using magnetofection as a neoadjuvant treatment option for feline fibrosarcomas: a phase-I study. *J Vet Med A Physiol Pathol Clin Med* 54:599-606, 2007.

53. European Medicines Agency. Oncept IL-2. European Medicines Agency (website): <http://www.ema.europa.eu/ema/index.jsp?curl=pages/medicines/veterinary/medicines/002562/vet_med_000273.jsp&mid=WC0b01ac058001fa1c>, Accessed June 13, 2015.

54. Hendricks CG, Levy JK, Tucker SJ, et al: Tail vaccination in cats: a pilot study. *J Feline Med Surg* 16:275-280, 2014.

Uma Revisão e Atualização sobre o Linfoma Gastrintestinal em Gatos

Ericka L. Krick e Karin U. Sorenmo

HISTÓRICO, FATORES DE RISCO, ETIOLOGIA E EPIDEMIOLOGIA

O linfoma é a neoplasia gastrintestinal (GI) mais comum nos gatos.[1] Nosso entendimento sobre este subgrupo do linfoma nos felinos evoluiu ao longo das últimas décadas e corre paralelo com a alteração na epidemiologia dos linfomas associados ao vírus da leucemia felina (FeLV), assim como ao aumento no reconhecimento da diversidade histológica e biológica dessa doença.[2-4] As primeiras publicações dos linfomas nos gatos relataram uma forte associação causal com o FeLV, sendo relatado que em até 70% dos gatos os linfomas testados eram positivos para o FeLV.[5] Nestes estudos, a prevalência de infecção variou significativamente de acordo com a localização anatômica. Gatos mais jovens com linfoma no mediastino comumente eram infectados pelo FeLV, ao passo que gatos mais velhos com linfoma GI eram mais frequentemente negativos para o FeLV.[6,7] O linfoma também é uma malignidade geralmente associada à infecção pelo vírus da imunodeficiência felina (FIV). Entretanto, comparado ao risco associado ao FeLV, a infecção pelo FIV é significativamente menor, com um risco aumentado de cinco vezes para o linfoma associado ao FIV contra seis vezes para o linfoma associado ao FeLV.[8]

A prevalência de infecção pelo FeLV diminuiu substancialmente desde a década de 1980, com a maioria dos gatos com linfoma diagnosticados atualmente sendo negativos para o FeLV.[2] Apesar do declínio na infecção pelo FeLV e, consequentemente, uma diminuição no desenvolvimento de linfomas associados ao FeLV, a incidência global de linfoma não diminuiu, ocorrendo, na verdade, o inverso. Um estudo realizado na Universidade da Califórnia, em Davis, ao longo de duas décadas (1980 e 1990) relatou que a incidência de linfoma dobrou durante esse período de tempo, porém menos do que 2% dos casos diagnosticados nos últimos 3 anos de estudo eram positivos para o FeLV.[2] Um aumento significativo no número de gatos diagnosticados com linfoma GI contribuiu para esse aumento. Tal alteração pode ser devida a uma combinação de fatores que incluem, mas não se limitam, ao aumento no conhecimento sobre a doença, uma utilização mais rotineira de biópsias endoscópicas e cirúrgicas que permitem uma confirmação histopatológica e molecular necessária, alterações na atitude dos tutores e um aumento global no encaminhamento dos gatos para hospitais de referência. Apesar disso, é possível que outros fatores, incluindo ambientais e a dieta, assim como outras influências ainda não reconhecidas, contribuam para esse aumento.

A etiologia dos linfomas nos felinos não é completamente compreendida. Muitos pesquisadores sugeriram que a estimulação antigênica crônica gerada pela dieta ou pela ingestão de carcinógenos ambientais (incluindo a exposição a resíduos de tabaco da fumaça devido ao hábito de se lamber) pode levar a uma expansão de linfócitos inflamatórios ou reativos, resultando em mutações tumorigênicas e expansão clonal subsequente.[9-11] Portanto, o linfoma pode representar o estágio final de uma continuidade histopatológica que vai desde a doença inflamatória intestinal (DII) até um linfoma maligno. Essa patogênese é biologicamente possível, especialmente nos gatos com linfomas de pequenas células (LPC; Tabela 57-1), tendo suporte em evidências clínicas e histopatológicas. Por exemplo, os sinais clínicos geralmente são crônicos com progressão lenta, alguns casos possuem evidências de inflamação multifocal e linfoma simultâneos no intestino, o diagnóstico de DII pode preceder o diagnóstico de linfoma e, em alguns casos, requer exames moleculares ou de clonalidade para diferenciar entre as duas condições.[9]

HISTOPATOLOGIA E COMPORTAMENTO BIOLÓGICO

O linfoma gastrintestinal representa uma doença histológica e biologicamente diversa caracterizada por características morfológicas distintas com uma amplitude grande no que diz respeito ao seu desfecho.[3] A literatura prévia sobre o linfoma felino não diferenciou entre os tipos celulares ou características histológicas, de modo que todos os casos foram agrupados em conjunto e tratados como uma só doença. As informações sobre o desfecho da doença nesses estudos sugeriram, entretanto, que a doença é heterogênea e apresenta diferentes respostas ao tratamento. A importância clínica da diferenciação entre o linfoma de grandes células (LGC) e o LPC se tornou aparente devido a uma publicação-chave do ano de 1999 na qual gatos com LPC GI foram tratados com clorambucil e prednisona, ao passo que cães com LGC receberam o protocolo padrão baseado em ciclofosfamida, vincristina e prednisona (COP).[4] Os resultados demonstraram que gatos com LPC apresentam sobrevida significativamente maior do que gatos com LGC, apesar de receberem um protocolo menos agressivo. Diversos estudos de seguimento clínico documentaram resultados semelhantes e, atualmente, os protocolos com clorambucil e prednisona se tornaram o padrão de cuidados para o LPC GI (ver posteriormente).[9,12-14] Essa diversidade histológica e biológica foi reconhecida nas pessoas com linfoma por décadas e deu origem à criação de sistemas de

Tabela 57-1	Resumo Simplificado da Classificação e Características do Linfoma Gastrintestinal Felino*				
Tipo/Tamanho do Linfoma	**Histologia e Classificação da Organização Mundial da Saúde**	**Citologia**	**Linfócitos T ou B**	**Localização**	**Comportamento Biológico**
Pequeno a intermediário < 2 x hemácias	IM baixo Mucosa (sem invasão através da lâmina própria, epiteliotropismo difuso/multifocal) OMS: EALCT tipo II	População monomórfica de pequenas células; necessita de biópsia ± PCR-RRA	Linfócitos T	Intestino delgado	Indolente
Grandes células > 2 x hemácias	IM alto Inclui LGG[†] Lesão transmural OMS: EALCT tipo I	Predominância de células grandes ou blastos; podem ser diagnósticas	Linfócitos T	Intestino delgado	Agressivo
Grandes células > 2 x hemácias	IM alto Células grandes OMS: Difuso, células B grandes Centroblástico	Células grandes ou blastos; podem ser diagnósticas	Linfócitos B	Estômago/intestino delgado Junção ileocecocólica	Agressivo

EALCT, Enteropatia associada ao linfoma de células T; *LGG*, linfócitos grande granular; *IM*, índice mitótico; *PCR-RRA*, reação em cadeia da polimerase para rearranjo de receptor antigênico; *OMS*, Organização Mundial da Saúde.
*Notar a exceção relacionada ao tamanho e comportamento da EALCT transmural de pequenas células do tipo I discutida no texto.
[†]Muito agressivo.

classificação, tais como a Formulação de Trabalho do Instituto Nacional de Câncer (FT-INC) dos Estados Unidos, seguida do sistema de Linfoma Euro-Americana Revisada.[15,16] No ano 2000, Valli et al.[3] utilizaram o sistema FT-INC para caracterizar e classificar 602 casos de linfoma felino. De maneira semelhante aos seres humanos e outros animais domésticos, uma longa lista de subtipos histológicos foi descrita nos gatos. Esses subtipos foram agrupados em três categorias principais utilizando os mesmos critérios descritos na FT-INC original: (1) baixo grau, (2) grau intermediário e (3) alto grau. Não houve tentativas de correlacionar o desfecho com o grau, nesse estudo. Entretanto, a maioria dos subtipos incluídos nas categorias de baixo grau eram LPCs e a maioria dos tumores de alto grau eram linfomas blásticos ou LGC (Figs. 57-1 e 57-2). Atualmente, o sistema de classificação da Organização Mundial da Saúde (OMS) é utilizado para caracterizar e graduar os linfomas felinos. De maneira semelhante às limitações associadas com o sistema da FT-INC, pouco se sabe sobre a associação entre os subtipos da OMS, o grau e o desfecho. Entretanto, um estudo recente forneceu algum esclarecimento e orientação clínica.[11] Utilizando o sistema de classificação da OMS, os autores desse estudo demonstraram que os linfomas felinos GI se estratificam em três categorias principais:[11]

1. Enteropatia associada ao linfoma de células T (EALCT) do tipo II, o qual é o tipo predominante, consiste em linfócitos T pequenos a intermediários que se originam no tecido linfoide associado às mucosas, sendo comuns diversos graus de epiteliotropismo, com os linfócitos malignos tipicamente não invadindo a submucosa.

2. EALCT tipo I, que inclui os casos com infiltração transmural dos linfócitos T malignos com tamanho variável. Entretanto, os tipos com células grandes são mais comuns do que os de pequenas células (11 de 19 contra oito de 19, respectivamente). Os linfomas de linfócitos grandes granulares (LGG) são incluídos nessa categoria.

3. O linfoma difuso de grandes células B, também caracterizado pelo envolvimento transmural.

Gatos com linfoma de células T (predominantemente de pequenas células) na mucosa (tipo II) apresentaram uma sobrevida significativamente maior do que gatos com linfomas de células T (predominantemente de grandes células) transmural (tipo I), com uma sobrevida de 29 meses contra 1,5 mês, respectivamente. A sobrevida também foi menor em gatos com linfoma de células B grandes.[11] Esses resultados validam a prática da utilização do termo *pequenas células* para implicar um comportamento indolente e *grandes células* para implicar o comportamento agressivo e, assim, simplificar as decisões acerca do tratamento nos gatos com linfomas GI (Tabela 57-1). Uma notável exceção para essa abordagem simplificada é o subconjunto relativamente raro de casos de LPC com envolvimento transmural. De acordo com a OMS, esses tipos estão inclusos no subtipo EALCT tipo I e possuem uma sobrevida menor.[11] Biópsias de espessura total são necessárias para identificar esses casos, podendo ser difícil ou impossível ao clínico reconhecer os linfomas de pequenas células com EALCT tipo I nos casos avaliados por meio de biópsias endoscópicas superficiais. O sistema de classificação por tamanho é baseado no tamanho de linfócitos em relação ao tamanho das hemácias. Os pequenos linfócitos são uma vez e meia maiores que as hemácias, os linfócitos intermediários são uma vez e meia a duas vezes maiores do que as hemácias e os grandes linfócitos possuem tamanhos maiores do que o dobro do tamanho das hemácias. O comportamento dos linfócitos de células com tamanho intermediário não foi bem caracterizado e, portanto, continua a se constituir em um desafio terapêutico em termos da escolha do protocolo adequado. Entretanto, de acordo com uma recente publicação sobre a utilização do sistema de classificação da OMS, a maior parte desses linfomas de células intermediárias são agrupados como EALCT tipo II e, como tal, possuem um comportamento indolente.[11]

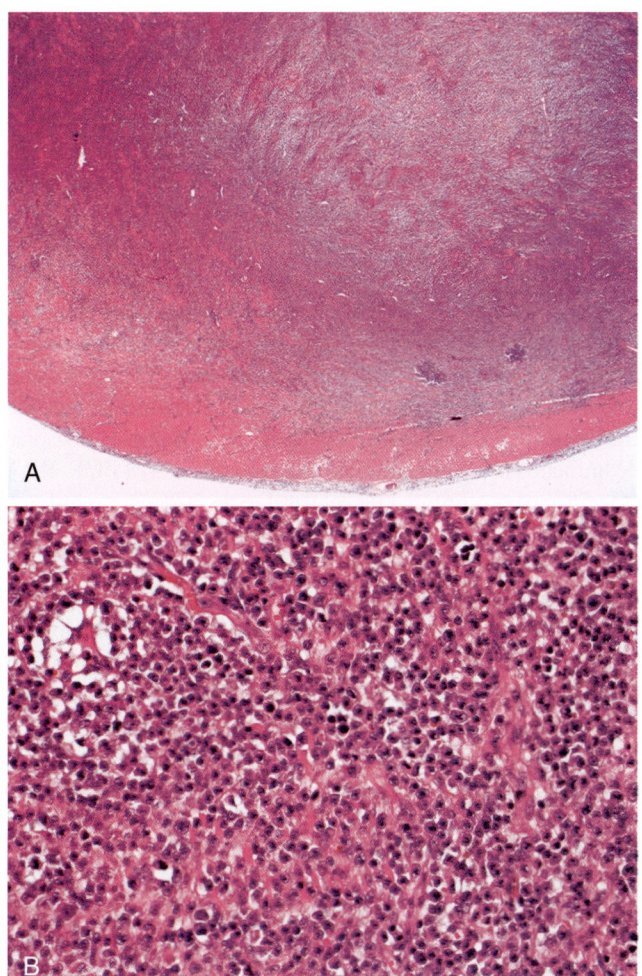

Figura 57-1: A, A parede do intestino delgado está expandida e obliterada por lençóis de células neoplásicas (Intestino delgado, hematoxilina e eosina [H&E], aumento de 20×.) **B,** As células individuais são grandes (núcleos com diâmetro de uma a duas vezes o tamanho de uma hemácia) com núcleos arredondados a ovalados de formato irregular e com nucléolos centrais proeminentes. As figuras mitóticas são numerosas, frequentemente com mais de 10 observáveis em um único campo de maior aumento. (Intestino delgado, H&E, aumento de 400×.) (**A e B,** Cedido por Amy Durham, Médica Veterinária, diplomada pelo American College of Veterinary Pathologists, Universidade da Pensilvânia.)

A localização anatômica no trato GI e a distribuição/extensão da doença na parede intestinal também estão relacionadas com o tipo celular e o prognóstico. De modo geral, o linfoma é uma doença que ocorre de maneira predominante no intestino delgado, com o jejuno sendo acometido mais frequentemente do que o duodeno nos casos de LPC.[1,3,11] Adicionalmente ao intestino delgado, a mucosa gástrica e a junção ileocecocólica também estão envolvidos nos linfomas de células B grandes. O envolvimento do cólon é relativamente raro em casos com ambos os tipos celulares. As camadas superficiais do intestino delgado são mais frequentemente acometidas nos casos de LPC.[11] Muitos apresentam diversos níveis de epiteliotropismo, enquanto a extensão através da lâmina própria (envolvimento transmural) pode ocorrer, porém é mais comum nos casos de LGCs. Os LGCs são tumores transmurais maiores e podem ser linfomas de células B ou T.[11]

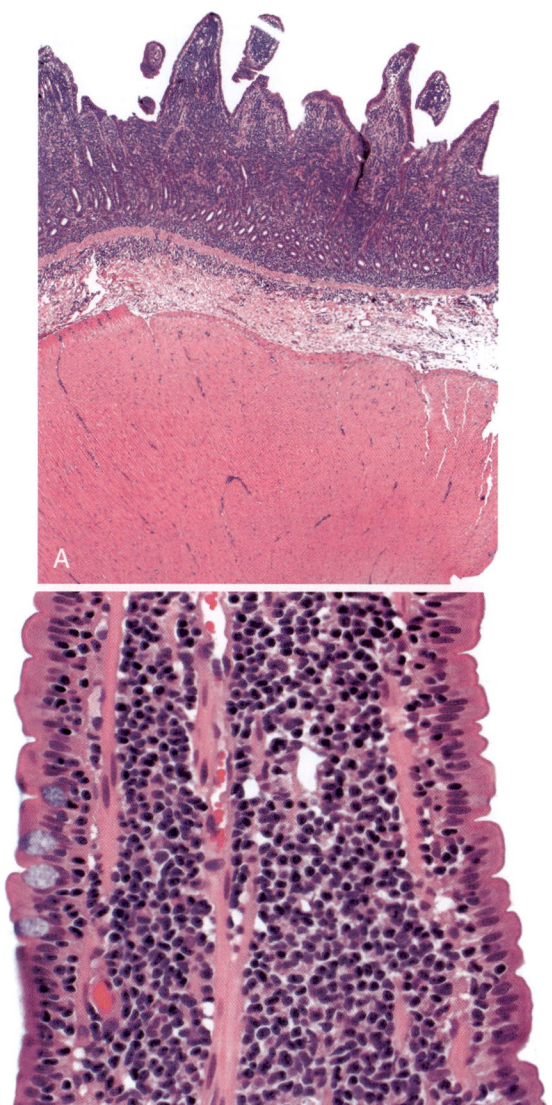

Figura 57-2: A, Células neoplásicas expandem a lâmina própria, ampliam as vilosidades e separam as criptas. As células se estendem para além da muscular da mucosa e infiltram a submucosa. (Intestino delgado, hematoxilina e eosina [H&E], aumento de 20×.) **B,** Os linfócitos neoplásicos são pequenos (núcleos com diâmetro igual ao tamanho de uma hemácia), com citoplasma escasso e núcleos hipercromáticos, arredondados a ovalados, com endentações ocasionais. Estas células colonizam o epitélio da mucosa. As mitoses são raras. (Intestino delgado, H&E, aumento de 400×.) (**A e B,** Cedido por Amy Durham, Médica Veterinária, diplomada pelo American College of Veterinary Pathologists, Universidade da Pensilvânia.)

A informação que diz respeito à prevalência relativa de LPC GI em relação ao LGC GI é inconsistente e potencialmente equivocada. A maioria dos artigos que descreve as características histológicas dos linfomas no trato GI era de séries de casos baseadas em biópsias e não incluíam gatos diagnosticados e tratados com base no diagnóstico citológico isolado, consequentemente superestimando a incidência relativa do LPC. Um estudo mais recente, em que tanto os diagnósticos baseados na histopatologia quanto na citopatologia foram incluídos, sugere que o LPC ainda é o tipo celular de linfoma mais comum no trato GI, enquanto somente 28% de todos os casos eram de LPC.[17]

SINAIS CLÍNICOS, EXAMES DIAGNÓSTICOS E ESTADIAMENTO

Sinais clínicos comuns nos gatos com linfoma GI incluem letargia, falta de apetite, perda de peso, vômito e/ou diarreia. Apesar de os sinais clínicos serem semelhantes nos gatos com LGC e LPC, a cronicidade e a severidade são frequentemente diferentes. Os gatos com LGC tendem a ter o início dos sinais clínicos mais rapidamente e mais graves, ao passo que os gatos com LPC frequentemente possuem sinais clínicos menos severos e com um histórico indolente. É mais provável que os gatos com LPC GI apresentem espessamento intestinal, enquanto os gatos com LGC GI tendem a apresentar tumores pequenos e linfadenopatia mais significativa comparado com os gatos com LPC, frequentemente apresentando tumores abdominais palpáveis. As alterações ultrassonográficas observadas nos gatos com LPC são frequentemente semelhantes às observadas nos animais com DII, com o espessamento da camada muscular tendo sido associado ao LPC em vez da DII em um estudo.[18] Entretanto, em um estudo prospectivo mais recente não foi encontrada diferença na espessura da camada muscular entre gatos com LPC e DII, apesar de ambos os grupos de gatos possuírem espessamento de tal camada em comparação a gatos saudáveis.[19] A perda da estratificação das camadas na parede intestinal foi documentada nos gatos com linfoma GI.[20] O sucesso da citologia ou da biópsia histológica para a obtenção do diagnóstico definitivo depende do tipo de linfoma (Tabela 57-1). Se houver suspeita clínica de linfoma, mas os resultados da citologia não forem diagnosticados, deve ser considerada uma biópsia histológica.

Tanto amostras obtidas por biópsia endoscópica quanto a de espessura total são utilizadas para estabelecer o diagnóstico de linfoma GI (particularmente LPC) nos gatos, existindo vantagens e desvantagens em ambas as técnicas. A endoscopia é menos invasiva e dispendiosa do que a cirurgia aberta e a laparoscopia abdominal exploratória. Entretanto, o tamanho das amostras é menor, fazendo com que áreas acometidas possam não ser amostradas nos casos de doenças focais ou desiguais e nos casos nos quais a mucosa não está acometida.[9] Além disso, pode ser difícil acessar o jejuno, que é o local mais comum para o LCP no intestino delgado.[1,3,11] As biópsias intestinais de espessura total foram comparadas com as biópsias endoscópicas em um estudo prospectivo por Evans et al.,[21] demonstrando-se que os LPCs eram mais comumente diagnosticados utilizando a biópsia de espessura total em comparação com amostras de biópsia endoscópica. Quando somente as amostras duodenais eram comparadas, a diferença nos resultados histopatológicos (LCP contra DII) obtidos a partir das técnicas de biópsia endoscópica e de espessura total foi estatisticamente significativa. Amostras obtidas em locais diferentes do trato GI, incluindo biópsias dos linfonodos mesentéricos podem ser obtidas durante uma cirurgia exploratória abdominal. Apesar de existir um risco de deiscência associada às biópsias de espessura total, um estudo retrospectivo recente reportou uma baixa incidência de complicações no período perioperatório que se seguiu à realização de biópsias GIs de espessura total nos gatos com linfoma.[22] O risco de complicações pós-cirúrgicas após a liberação do ambiente hospitalar ainda não foi documentado.

A diferenciação entre a DII e o LPC pode ser desafiadora com base somente na histopatologia. A imuno-histoquímica e a reação em cadeia da polimerase para o rearranjo de receptores antigênicos (PCR-RRA) pode ser adicionalmente utilizada para aumentar as chances de distinguir entre as duas condições. As lâminas citológicas e o tecido fixado em formalina podem ser utilizados para a PCR-RRA. A maioria dos gatos com LPC possui linfoma de células T, porém a população de linfócitos na DII também é composta predominantemente por linfócitos T.[11,23] Consequentemente, a avaliação da clonalidade da população de linfócitos pode ser um exame mais útil quando se tenta distinguir entre as duas doenças.[24] As populações clonais podem ser detectadas com a PCR-RRA para confirmar a suspeita clínica de linfoma. Infelizmente, a sensibilidade da detecção de uma população clonal de linfócitos nos gatos com linfoma GI utilizando a PCR-RRA é de 78% para o linfoma de células T e de 50% para o linfoma de células B.[11,25] É importante, portanto, avaliar o quadro clínico completo e não somente confiar em um teste diagnóstico isolado.

Um sistema de estadiamento modificado para o linfoma felino que avalia especificamente as lesões GI foi desenvolvido.[26] A confiabilidade desse sistema de estadiamento na predição do desfecho da doença é controversa, com mais informações sendo apresentadas posteriormente neste capítulo durante a discussão dos fatores prognósticos. De acordo com esse sistema de estadiamento, os gatos com lesões GIs operáveis são considerados no Estádio II (de cinco), ao passo que os gatos com lesões inoperáveis são considerados Estádio III. Essa definição introduz subjetividade no estadiamento e não necessariamente leva o tamanho em consideração, visto que localizações anatômicas específicas são frequentemente consideradas como um fator quando se acessa a possibilidade de ressecção de um tumor intestinal. Além disso, é mais provável que os gatos com LPC apresentem envolvimento intestinal difuso e, consequentemente, uma doença inoperável, ao passo que gatos com LGC possuem maior probabilidade de apresentar tumores solitários, possivelmente tumores passíveis de excisão e, portanto, assinalados como de um estádio mais baixo. Vale a pena observar que o sistema de estadiamento atual dos linfomas felinos foi publicado no ano de 1986. Como os estudos mais recentes não encontraram significância prognóstica para tal sistema de estadiamento,[26-32] a distribuição anatômica alterada do linfoma felino[2] e o fato de a cirurgia ser infrequentemente realizada como parte do tratamento de rotina para o linfoma GI, existe uma necessidade essencial de um sistema de estadiamento revisado e mais preciso para o linfoma felino.

SUBTIPOS E RECOMENDAÇÕES DE TRATAMENTO

Diversas variedades distintas do linfoma foram documentadas no trato GI dos gatos. Estes subtipos variam em sua morfologia celular, comportamento clínico e recomendações para o plano terapêutico (Figs. 57-3 e 57-4).

Linfoma de Grandes Células

O linfoma de grandes células tem sido o mais reconhecido, e muito da literatura disponível, especialmente na era do FeLV, é exclusivo dessa variedade. Entretanto, muitas publicações

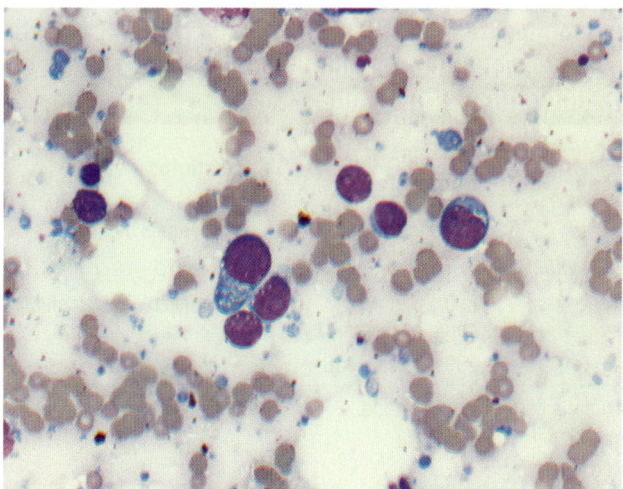

Figura 57-3: **Gato, tumor intestinal: Linfoma de grandes células** (LGC; objetiva de 40×). Os linfócitos neoplásicos são grandes (12 a 18 μm em diâmetro) e contêm vacúolos intracitoplasmáticos pequenos e discretos. Esta aparência citológica é mais comumente associada ao LPC de origem intestinal nos gatos. (Cedido por Roberta DiTerlizzi, Médica Veterinária, diplomada pelo American College of Veterinary Pathologists, Patologia Clínica, Universidade da Pensilvânia).

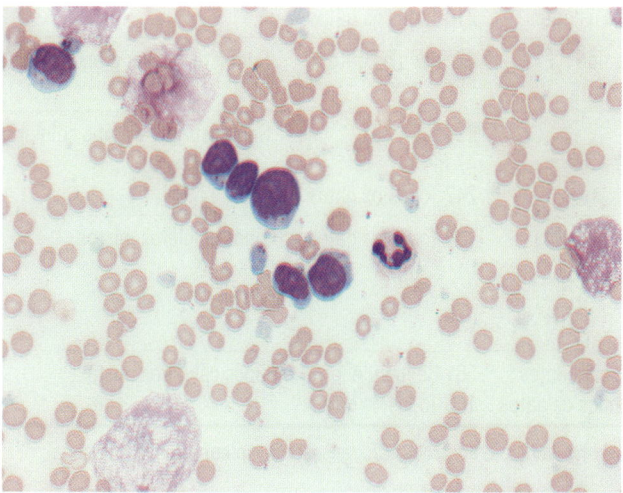

Figura 57-4: **Gato, tumor intestinal: Linfoma linfocítico granular** (objetiva de 40×). Os linfócitos neoplásicos são grandes (12 a 16 μm em diâmetro) e contêm grânulos intracitoplasmáticos delicados em cor vermelho-arroxeada, o que é característico desta variante do linfoma. (Cedido por Roberta DiTerlizzi, Médica Veterinária, diplomada pelo American College of Veterinary Pathologists, Patologia Clínica, Universidade da Pensilvânia).

nas décadas de 1980 e 1990 não especificam o tipo celular e provavelmente incluíram casos de LPC e LGC. As taxas de resposta e o desfecho relatados nesses estudos são geralmente muito melhores do que aquelas mais recentemente relatadas, sendo provavelmente associadas devido a inclusão de gatos com LPC.

Diversos estudos com gatos com LGC incluem gatos com envolvimento GI, porém a maioria deles é retrospectiva e contém números relativamente pequenos de gatos com linfoma GI (Tabela 57-2). Entretanto, mais recentemente, os resultados de dois estudos prospectivos sobre linfoma felino foram publicados.[30,33] Ambos incluíram tanto casos GIs como de outras localizações. Não foi relatada diferença na sobrevida entre os casos de linfoma GI e nas outras localizações em ambos os estudos. Esses achados foram confirmados por um amplo estudo retrospectivo posteriormente publicado sobre linfomas compostos predominantemente por células grandes e intermediárias (*n* = 96).[34]

Somente dois estudos relataram especificamente a utilização de quimioterapia baseada no protocolo COP ou em um protocolo baseado em ciclofosfamida, doxorrubicina, vincristina e prednisona (CHOP) no linfoma GI felino. Ambos esses pequenos estudos retrospectivos foram publicados há mais de 15 anos, porém permanecem como os únicos estudos que relatam a quimioterapia baseada em CHOP e COP especificamente para gatos com linfoma GI.[29,35] As taxas de resposta foram de 39% (COP) e 95% (CHOP). Entretanto, o primeiro estudo requereu respostas que durassem ao menos 4 semanas, ao passo que não houve tal requerimento para o último estudo. A mediana da duração da remissão completa foi de 213 e 276 dias, enquanto a mediana da sobrevida global foi de 50 e 280 dias, respectivamente. Essa sobrevida pode ser ilusória, haja vista que se notou que três dos 28 gatos apresentavam LPC inseridos no grupo de gatos tratados com COP,[35] enquanto não foi feita distinção entre o LGC e o LPC no grupo de gatos tratados com CHOP.[29] Baseado nesses resultados, alguém pode concluir que a quimioterapia baseada no protocolo CHOP é superior ao protocolo COP. Entretanto, é importante notar que a informação acerca do tipo celular não foi incluída no segundo estudo.

Se COP é superior a CHOP no tratamento de LCL GI não pode ser respondida pelo esmiuçamento e comparação de dados de estudos retrospectivos e não randomizados; somente um estudo bem planejado, prospectivo, randomizado e com adequado poder pode solucionar essa controvérsia.

Os protocolos padrão COP e CHOP contêm vincristina, a qual possui atividade bem documentada em relação ao tratamento do linfoma, porém também é associada à toxicidade GI significativa. Isto pode ser particularmente problemático no linfoma GI, visto que nos pacientes os primeiros sinais clínicos incluem vômito, diarreia, obstrução ileal e mal-estar. Um estudo randomizado mostrou que o protocolo COP baseado em vimblastina foi mais bem tolerado do que o protocolo padrão COP baseado em vincristina, mantendo, entretanto, eficácia semelhante.[33] Essa abordagem com protocolo COP modificado pode ser uma opção interessante para os gatos que não toleram a vincristina ou que possuem sinais clínicos de comprometimento GI devido ao linfoma.

A eficácia da doxorrubicina no tratamento de gatos com linfoma de alto grau é menor do que a reportada para cães com linfoma. Nos gatos tratados com a doxorrubicina como agente único, taxas de resposta de 26% e 32% foram documentadas.[36,37] Todavia, a doxorrubicina ainda pode apresentar um papel no linfoma felino. Um estudo prospectivo randomizado (em todas as localizações anatômicas, incluindo o trato GI) foi observado que os gatos tratados com uma quimioterapia de manutenção baseada na doxorrubicina após indução com COP apresentaram uma remissão significativamente mais longa do que gatos aleatórios que receberam quimioterapia de manutenção com COP (281 *versus* 83 dias).[31] A manutenção com doxorrubicina também foi mais bem tolerada do que o protocolo COP nesse estudo.

| Tabela 57-2 | Taxas de Respostas, Duração da Remissão e Tempos de Sobrevida Relatados para Gatos Tratados com Protocolos Quimioterápicos Baseados em Ciclofosfamida, Vincristina, Prednisona e Ciclofosfamida, Doxorrubicina, Vincristina, Prednisona |

Protocolo	Número de Gatos	Taxa de Resposta	Duração Média das Respostas	Mediana da Sobrevida (dias)	Comentários
COP[35] Retrospectivo	28 (somente GI)	32% RC 7% RP	213 RC 260, 149 RP	50 Todos os gatos	Tipos celulares mistos
CHOP[29] Retrospectivo	21 (somente GI)	38% RC 57% RP	276,5* RC 75,3% RP	290,5 RC 220,5 RP 280 Todos os gatos	Sem distinção de tipo celular
COP e então COP ou doxorrubicina[31] ERP	38 (localizações diversas)	47% RC após indução com COP	83 COP manutenção 281 Doxorrubicina manutenção	Não relatada	Sem distinção de tipo celular
CHOP[48] Retrospectivo	61 (13 abdominais)	80% RC 3,3% RP	112 RC	187 RC 116 Todos os gatos	Tipos celulares mistos
COP[32] Retrospectivo	61 (11 GI)	75,4% RC 13,1% RP 63,6% RC para GI	251 RC 245 RC GI	266 Todos os gatos 191 Para GI	Sem distinção de tipo celular
CHOP[49] Retrospectivo	38 (16 GI)	47% RC 37% RP	654 RC 114 RP 156 todos os gatos	654 RC 122 RP 210 Todos os gatos	Tipos celulares mistos
CHOP[47] Retrospectivo	61 (13 GI)	43% RC	Não relatada	62 Todos os gatos	Somente células grandes
CHOP[30] Prospectivo	23 (5 GI)	74% RC 17% RP	264 RC 23 RP	296 RC 47 RP 242 Todos os gatos	Sem distinção de tipo celular
COP[33] Braço de vincristina relatado ERP	40 (17 GI)	11% RC 56% RP	48 Todos os gatos (SLP)	139 Todos os gatos	Tipos celulares mistos
COP[34] Retrospectivo	114 (57 GI)	47,4% resposta clínica	364 Respondedores 65,5% Todos os gatos	581 Respondedores 108 Todos os gatos	Tipos celulares mistos

CHOP, Ciclofosfamida, doxorrubicina, vincristina e prednisona; *COP*, ciclofosfamida, vincristina e prednisona; *CR*, resposta completa; *GI*, gastrintestinal; *SLP*, sobrevida livre de progressão; *RP*, resposta parcial; *ERP*, ensaio randomizado prospectivo.
*Duração da resposta e dos tempos de sobrevida convertidos pelos autores em dias a partir das semanas.

A radioterapia utilizada de maneira isolada ou em combinação com quimioterapia foi avaliada nos gatos com linfoma. Em um estudo retrospectivo foi examinado o efeito da irradiação em metade do corpo em associação com ou na ausência de quimioterapia nos gatos com neoplasias de origem hematopoiética.[38] Dos seis gatos com linfoma GI presentes no estudo e com doença mensurável no momento do tratamento radioterápico, três apresentaram uma resposta completa. Todos os gatos eventualmente morreram com um linfoma progressivo com uma sobrevida que variou de 18 a 1.201 dias. A variedade de tipos tumorais e protocolos de quimioterapia nesse estudo torna difícil se obterem conclusões significativas sobre a eficácia e tolerância a tal tratamento nos gatos com linfoma GI. Entretanto, um estudo piloto prospectivo que focou os gatos com linfoma GI e multicêntrico abdominal forneceu informações adicionais.[39] Todos os oito gatos do estudo receberam um protocolo de quimioterapia de 6 semanas baseado em

CHOP seguido de irradiação da cavidade abdominal. Somente os gatos em remissão completa após o protocolo CHOP foram submetidos à radioterapia. As toxicidades relacionadas ao tratamento foram discretas, com os gatos permanecendo em remissão ao menos 266 dias após o tratamento. Todos esses gatos responderam ao protocolo quimioterápico com CHOP. Entretanto, é possível que a amostra possua um viés devido ao fato de os gatos possuírem linfomas responsivos ao tratamento.

Um subtipo relativamente raro de linfoma GI nos gatos é o linfoma de LGG (Fig. 57-4). Os linfomas de LGG são caracterizados por um comportamento biológico agressivo e pela rápida progressão para etapas terminais. As células são distinguidas de outras células nos linfomas baseados na presença de grânulos intracitoplasmáticos azurofílicos, podendo ser compostos por células grandes ou pequenas. Estudos sugeriram que a origem da maioria das células nesse subtipo de linfoma se encontra nas células assassinas naturais ou nos linfócitos T citotóxicos,[40-42] com o relato mais recente confirmando

Tabela 57-3	Protocolos de Quimioterapia Publicados sobre o Tratamento do Linfoma de Pequenas Células Gastrintestinais em Gatos				
Número de Gatos	**Programa da Prednis(ol)ona**	**Programa do Clorambucil**	**Taxa de Resposta**	**Duração da Remissão (dias)**	**Sobrevida (dias)**
50[4]	Prednisolona 10 mg PO a cada 24 horas	15 mg/m^2 PO a cada 24 horas por 4 dias a cada 3 semanas	69% RC (somente avaliada esta resposta)	488 RC*	518*
41[12]	Prednisona 5 a 10 mg a cada 12 ou 24 horas	2 mg PO a cada 48 a 72 horas	56% RC 39% RP	897 RC 428 RP	704
17[13]	Prednisolona 3 mg/kg PO a cada 24 horas até RC, então 1 a 2 mg/kg a cada 24 horas	15 mg/m^2 PO a cada 24 horas por 4 dias a cada 3 semanas	76% RC (somente avaliada esta resposta)	576*	454*
28[14]	Ambas, variando desde 1 mg/kg a cada 48 horas até 2 mg/kg a cada 24 horas por uma semana, então todos reduzidos a 1 mg/kg PO a cada 48 horas	20 mg/m^2 PO a cada 2 semanas	96% Remissão clínica	786	Não relatada

RC, Resposta completa; *PO*, *per os* (via oral); *RP*, resposta parcial.
*Duração da remissão e tempos de sobrevida convertidos pelos autores em dias a partir de dados em meses.

a origem nas células T citotóxicas para a maioria dos linfomas de LGG nos gatos.[40] Alguns estudos relataram que o linfoma de LGG acomete mais comumente os intestinos e os linfonodos abdominais.[41-43] Relativamente, poucos estudos relatam o tratamento nesses gatos. Os tempos de sobrevida de menos de 3 meses são comumente reportados. Entretanto, a maioria dos gatos nesses estudos não recebeu tratamento citotóxico.[40,43-45] Um artigo relata especificamente sobre o desfecho do tratamento quimioterápico baseado em protocolos COP e CHOP em 23 gatos com linfoma de LGG, com tempos de sobrevida de 57 dias e um caso de resposta completa, além de seis casos de resposta parcial.[44]

Linfoma de Pequenas Células

O tratamento padrão para este tipo de linfoma nos gatos é um protocolo terapêutico combinado de prednisona ou prednisolona com clorambucil.[4,12-14] Ambos os fármacos são administrados por via oral. Diversos protocolos diferentes de prednisona ou prednisolona com clorambucil foram publicados (Tabela 57-3). Mielossupressão e toxicidade GI foram relatadas em associação ao clorambucil, porém tais toxicidades geralmente são discretas a moderadas.[4,13,14] Outras toxicidades, tais como mioclonia e convulsões, também foram documentadas.[46] A elevação idiossincrásica das enzimas hepatocelulares relacionadas à administração de clorambucil nos gatos foi documentada pelos autores. Consequentemente, os autores incorporaram, em sua instituição, o monitoramento das enzimas hepáticas no protocolo de prednisona ou prednisolona com clorambucil para gatos com LPC. Tal elevação nas enzimas hepáticas é reversível com a interrupção da utilização do fármaco, porém frequentemente retorna quando o tratamento é novamente realizado, de modo que tratamentos alternativos são considerados nos gatos que apresentam esse efeito colateral.

De acordo com um estudo, 78% dos gatos com LPC são deficientes em cobalamina no momento do diagnóstico, de modo que a mensuração da cobalamina sérica é recomendada como parte da rotina de estadiamento para esses gatos, com sua suplementação sendo indicada nos gatos deficientes.[12]

AVALIAÇÃO DA RESPOSTA

A avaliação da resposta ao tratamento nos gatos com linfoma GI permanece desafiadora. Atualmente, não existe método padrão para avaliar a resposta nos gatos com linfoma GI. A maioria dos estudos que contempla tanto LGC GI quanto LPC GI é retrospectiva e utiliza diferentes métodos, adicionando dificuldade na comparação do resultado dos diferentes protocolos terapêuticos.

A maioria dos gatos está clinicamente doente no momento do diagnóstico de linfoma, com a resolução ou melhora nos sinais clínicos podendo fornecer informações úteis, porém possivelmente subjetivas. Infelizmente, os sinais clínicos associados ao linfoma progressivo frequentemente são semelhantes à toxicidade clínica da quimioterapia, podendo então não ser precisos, de modo a permitir confiar somente nos parâmetros clínicos.

Critérios objetivos, tais como a palpação ou mensuração dos tumores e/ou linfonodos aumentados de volume em combinação com achados clínicos frequentemente são utilizados na tomada de decisões relacionadas a gatos com LGC. Para gatos com tumores pequenos ou espessamento difuso da parede intestinal, exames de imagem podem ser realizados para repetir a mensuração das lesões. A ultrassonografia abdominal é mais comumente utilizada para essas avaliações e fornece uma medida objetiva do tamanho tumoral ou do espessamento e estratificação das camadas da parede intestinal. Entretanto, os gatos com LGC podem ser difíceis de serem avaliados utilizando a ultrassonografia. A lesão visível pela imagem nesses pacientes frequentemente é sutil, consistindo em espessamento intestinal discreto a moderado, perda da estratificação das camadas e linfadenopatia sem lesão tumoral focal que permita mensuração em mais do que uma dimensão. Muitos desses gatos também apresentam DII concomitante e linfadenopatia e espessamento intestinal associados. Consequentemente, os critérios de resposta objetivos tradicionais não são úteis e não podem ser aplicados nesses gatos. Como resultado disso, critérios subjetivos baseados nas alterações dos sinais clínicos são fortemente utilizados quando se acessa a resposta dos gatos com LGC GI. De fato, a avaliação da resposta baseada somente na melhora clínica foi associada ao desfecho da doença nos gatos com LPC.[4,12,13]

O peso corporal também foi avaliado nos gatos com linfoma GI como um marcador substituto para a resposta ao tratamento. Apesar de o peso corporal ser um parâmetro clínico, é uma medida objetiva simples que é parte da rotina de avaliação física e não incorre em incômodo ou custo adicional quando realizado em cada visita. Tanto o peso base quanto o escore da condição corporal são fatores prognósticos nos gatos com linfoma, tendo a alteração no peso ao longo do tempo sido associada à sobrevida nos gatos com LGC. Isto sugere que o peso corporal e a condição corporal podem ser marcadores substitutos promissores da resposta e tolerância ao tratamento.[47-49] Adicionalmente ao peso corporal e ao escore da condição corporal, foi proposto em um artigo um sistema de pontuação específico para a gordura e massa muscular para os gatos com linfoma.[47] Tanto a gordura como a massa muscular foram pontuados em uma escala de quatro pontos que avalia localizações anatômicas específicas: costelas e gordura abdominal para massa gorda e músculos temporais, membros pélvicos e escápula para massa muscular. A massa gorda estava reduzida em 60% dos gatos, ao passo que a massa muscular estava reduzida em 91% dos gatos. Esses achados também enfatizam a importância do tratamento de suporte dos gatos submetidos à quimioterapia de indução, assim como do monitoramento seriado do peso corporal e de outros parâmetros da condição corporal.

FATORES PROGNÓSTICOS

Fatores prognósticos há muito documentados para o linfoma felino incluem o estado da infecção pelo FeLV, a localização anatômica, o subestágio e a resposta ao tratamento.[26-30,32,36,50,51] Nenhum dos fatores prognósticos relatados para o linfoma nos gatos são específicos para a localização gastrintestinal, de modo que esta parte do capítulo focaliza os fatores que são clinicamente aplicáveis ao linfoma GI felino. Um dos fatores prognósticos mais significativos do linfoma em gatos é o tipo celular, especificamente se LPC ou LGC. Taxas de resposta, progressão livre de doença maior e sobrevida global maiores são relatadas para o LPC em relação ao LGC (Tabelas 57-2 e 57-3).

Poucos fatores prognósticos foram documentados especificamente para gatos com LPC GI. A letargia foi especificamente associada a uma diminuição na probabilidade de resposta e com menor duração de resposta.[4,13] Vômito e diarreia também foram relacionados a uma diminuição significativa na probabilidade de resposta, menor duração de resposta e menor sobrevida.[4] Níveis diminuídos de cobalamina sérica foram associados a uma menor duração na remissão por meio de análises univariadas, mas não multivariadas, em um estudo.[12]

O efeito do estádio da doença no prognóstico (utilizando o sistema de estadiamento modificado para o linfoma felino) foi documentado de maneira inconsistente. O estádio clínico foi prognóstico para a resposta ao tratamento e sobrevida nos estudos mais antigos,[26,28] porém estudos retrospectivos e prospectivos mais recentes não confirmaram tal associação.[27,29-32]

Gatos que apresentaram respostas completas ou parciais à quimioterapia tiveram melhora no desfecho de sua doença quando comparados com gatos que não responderam tão bem quanto os primeiros, tal como era de se esperar. Em um estudo em que se descreve o tratamento de gatos com linfoma GI observou-se que a resposta ao tratamento era o único fator associado à duração da remissão.[29] Em outro artigo recente que descreve o resultado da quimioterapia baseado no protocolo COP em uma grande população de gatos com linfoma (nem todos no trato GI) foi relatado especificamente que a resposta após o primeiro ciclo de tratamento era significativamente associada ao tempo de sobrevida (Tabela 57-2).[34] Esse artigo foi o primeiro a fornecer informações relacionadas ao momento específico para a avaliação da resposta e indica que as alterações nos protocolos de tratamento podem ser razoavelmente precoces no curso do tratamento de gatos que não apresentam resposta.

O imunofenótipo é um fator prognóstico forte no linfoma canino, sendo que os linfomas de células T estão associados a um pior prognóstico. Essa associação não foi documentada nos gatos, porém é necessário avaliar o contexto do tamanho das células neoplásicas. Tal como notado previamente, os LPC tendem a ter origem nos linfócitos T, estando associados a um prognóstico significativamente melhor do que no LGC (independentemente do fenótipo).[11] Estudos adicionais são necessários para determinar até que ponto existe diferença no prognóstico de gatos com LGC compostos por linfócitos B ou T.

Diversos estudos documentaram o aumento nos níveis de proteínas de fase aguda específicas nos gatos com câncer, incluindo o linfoma, e é possível que esses níveis possam apresentar um impacto no estadiamento da doença e prognóstico no futuro.[52-54] Observou-se que o aumento no amiloide A sérico associado a uma variedade de doenças neoplásicas e não neoplásicas nos gatos está relacionado a uma menor sobrevida quando comparado com gatos que apresentam valores sem elevação nos níveis.[52] Em um estudo que incluiu um maior número de gatos com diversos tipos tumorais, gatos com câncer apresentaram níveis séricos elevados de glicoproteína ácida alfa-1 em comparação com gatos saudáveis. Não foram observadas diferenças significativas entre os gatos com câncer de acordo com o tipo tumoral, apesar de gatos com tumores de células redondas (em sua maioria linfoma) apresentarem em média, o maior.[53] A glicoproteína ácida alfa-1 sérica foi maior em nove gatos com linfoma quando comparada a 25 gatos-controle saudáveis, porém mensurações seriadas nos gatos com linfoma não demonstraram qualquer relação entre os níveis séricos e a resposta tumoral ou tempo de sobrevida.[54] Esses estudos demonstraram uma associação entre o câncer e o aumento nas proteínas de fase aguda nos gatos, sendo necessárias mais pesquisas para determinar como utilizar tal informação no cenário clínico.

PROTOCOLOS DE RESGATE

A grande maioria dos gatos tratados para linfoma, especialmente aqueles com LGC ou LPC, irá apresentar recidivas ou necessitar de um tratamento de resgate. As informações relacionadas com a eficácia das terapias de resgate nos linfomas felinos são escassas, com somente duas publicações com o propósito específico de discutir sobre a avaliação da resposta à quimioterapia de resgate disponíveis. Ambos os estudos são retrospectivos e incluem gatos tanto com LGC quanto LPC. De modo inverso ao que se poderia esperar, ambos os estudos relataram uma duração de resposta significativamente maior nos gatos com LPC em comparação aos gatos com LGC, mesmo que os fármacos utilizados, doxorrubicina e lomustina, fossem tradicionalmente utilizados para tratar linfomas agressivos de células grandes nos cães, de modo que uma melhor resposta fosse esperada nos gatos com LGC.

O primeiro estudo descreve os resultados nos gatos tratados com doxorrubicina ou em um protocolo de resgate baseado em doxorrubicina. Respostas objetivas (i.e., respostas parciais ou respostas completas) foram notadas em cinco de 23 gatos.[55] Todos aqueles que responderam bem ao protocolo apresentavam linfoma de células pequenas a intermediárias, sem nenhum caso de LGC.

O segundo estudo avaliou a utilização da lomustina (CCNU) nos gatos com linfoma em recidiva. Nesse estudo, tanto mensurações objetivas quanto subjetivas (tais como palpação, melhora nos parâmetros sanguíneos e nos sinais clínicos notados pelos proprietários) foram utilizados para determinar a sobrevida livre de progressão.[56] Portanto, é possível que a progressão mais lenta associada ao LPC e a tolerância relativa a CCNU possam contribuir para as melhoras notadas nesse estudo em particular.

Além disso, dois dos estudos que avaliaram a eficácia do clorambucil nos gatos com LPC também incluíram informação sobre a quimioterapia de resgate e a resposta ao tratamento de resgate com ciclofosfamida nos gatos que não responderam ao clorambucil. Ambos relataram um benefício significativo. Todos os sete gatos tratados com ciclofosfamida em resgate responderam ao tratamento em um estudo. As taxas e a duração da resposta não foram relatadas em outro estudo, porém os autores observaram que "o resgate aumentou a vida de alguns dos gatos".[4,14]

A eficácia da radioterapia abdominal sobre a recidiva de linfoma em 11 gatos foi documentada em um estudo.[57] Tanto os casos de LPC quanto de LGC foram incluídos. As respostas foram relatadas em 10 dos 11 gatos, não sendo observada diferença significativa entre os tipos celulares. A mediana da sobrevida após a radioterapia foi de 214 dias, a qual é substancialmente maior do que a relatada para qualquer protocolo de quimioterapia de resgate publicado. É importante ter cuidado na interpretação de tais resultados. Somente alguns poucos gatos foram avaliados e todos os gatos apresentavam ou respostas parciais ou completas a tratamentos quimioterápicos prévios. Apesar disso, os resultados são intrigantes e despertam interesse por novas investigações.

Na experiência dos autores, recidivas que ocorrem após a finalização do ciclo de tratamento quimioterápico ou durante a fase de manutenção de um protocolo podem ser revertidas simplesmente por meio do reinício do protocolo original ou pela intensificação do protocolo atual. A intensificação pode ser conseguida tanto por meio da redução nos intervalos de tratamento ou pela administração simultânea de outros fármacos. O COP é frequentemente administrado como um protocolo sequencial – COP(s) – no qual a administração de vincristina e ciclofosfamida ocorre sequencialmente em uma base de semanas alternadas.[28,34] Uma versão mais intensa, COP(c), é conseguida quando a vincristina e a ciclofosfamida são administradas de maneira simultânea na mesma semana, de maneira semelhante ao protocolo Cotter original.[58]

Na experiência dos autores, os gatos que toleram COP(s) podem tolerar o protocolo COP(c) e respondem favoravelmente a este simples ajuste e à intensificação do COP.

A L-asparaginase possui um histórico longo e bem estabelecido no tratamento do linfoma e é frequentemente utilizada em adição à quimioterapia baseada no COP e no CHOP nos gatos.[28-30,33-35,49-51] Foi relatado que a L-asparaginase possui uma taxa de resposta de 30% nos linfomas não tratados, porém não representa um protocolo de resgate por si só devido ao fato de haver limites no que diz respeito à frequência na qual pode ser administrada com eficácia, sendo o benefício na duração tipicamente menor.[59] Entretanto, ela pode ser particularmente útil em um paciente que necessita de quimioterapia devido a uma doença de progressão rápida mas que também necessita de mais tempo de recuperação em razão de uma quimioterapia realizada previamente. A L-asparaginase é bem tolerada e pode auxiliar o paciente a "aguentar" até o momento em que está pronto para o próximo protocolo de resgate.

Tal como pode ser refletido a partir da informação anterior, não existem publicações que documentem protocolos de resgate efetivos nos gatos com LGC GI em recidiva. Esse grupo de gatos é o subgrupo na qual esta necessidade é maior. Muitos gatos com LGC não respondem à indução com protocolos baseados no COP e CHOP, com uma mediana de resposta de duração relativamente menor do que nos pacientes que apresentam tal resposta. Apesar da falta de evidências publicadas, muitos oncologistas veterinários, incluindo os autores, fornecem uma quimioterapia de resgate nos gatos com LGC e utilizam protocolos semelhantes àqueles publicados com informações sobre os linfomas caninos. Alguns ajustes na dosagem e na programação de administração podem ser necessários quando se utilizam tais "protocolos caninos" em gatos, podendo ser uma prática realizada de melhor maneira se realizada sob supervisão de um oncologista veterinário treinado.

A maioria dos gatos com LGC em recidiva progride e se torna resistente contra todas as tentativas de resgate de maneira relativamente rápida. É importante informar os tutores dos animais sobre esse resultado e estabelecer um entendimento mútuo de que o objetivo do tratamento é prolongar a vida do animal com qualidade. O tratamento contínuo em um gato doente com poucas esperanças de conseguir benefício e com risco crescente de náusea, anorexia e mal-estar não é consistente com tal objetivo. Descontinuar o tratamento é algo difícil tanto para o clínico quanto para o tutor, porém algumas vezes a interrupção da quimioterapia pode fornecer ao gato um período com qualidade de vida razoável apesar de viver com um linfoma progressivo. É fundamental que as medicações de suporte, tais como antieméticos e estimulantes de apetite, e a hidratação adequada sejam mantidas durante esse período para aliviar o desconforto associado à doença.

A Figura 57-5 fornece o algoritmo dos autores para a abordagem quimioterápica de resgate e as consequentes decisões. A radioterapia abdominal de resgate não foi incluída neste algoritmo. Os dados são promissores, porém é importante notar que esse estudo envolveu casos em sua primeira recidiva, o que pode representar um passo mais agressivo do que a maioria dos clínicos gostaria de dar, especialmente quando outros medicamentos estão disponíveis para serem utilizados. Estudos adicionais são necessários para realizar uma avaliação

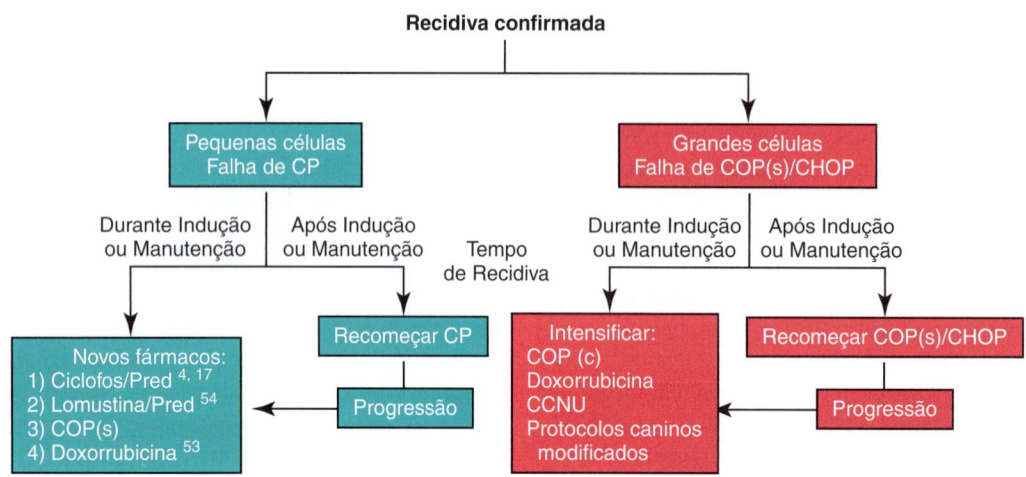

Figura 57-5: **Algoritmo para decisão acerca do tratamento de quimioterapia de resgate para gatos com linfoma gastrintestinal.** *CCNU*, Lomustina; *CHOP*, ciclofosfamida, doxorrubicina, vincristina, prednis(ol)ona; *COP*, ciclofosfamida, vincristina, prednisona; *COP(c)*, vincristina e ciclofosfamida são administradas simultaneamente na mesma semana; *COP(s)*, vincristina e ciclofosfamida são administradas sequencialmente em semanas alternadas; *CP*, clorambucil e prednis(ol)ona; *Ciclofos*, ciclofosfamida; *Pred*, prednis(ol)ona.

da segurança e para produzir diretrizes para a seleção adequada de pacientes para esse tipo de tratamento de resgate.

O FUTURO

À medida em que houve aumento no conhecimento sobre o linfoma GI felino, novos desafios surgiram relacionados ao diagnóstico, estadiamento e tratamento dessa doença. Novas avaliações de subtipos de linfoma menos comuns, tais como o linfoma de células intermediárias, poderiam resultar em estimativas prognósticas e recomendações de tratamento mais precisas para esses pacientes. Apesar de a maioria dos gatos com LPC possuir um prognóstico favorável com o tratamento padrão, a taxa de resposta e a sobrevida dos gatos com LGC permanecem ruins. Um sistema de estadiamento atualizado que poderia predizer o desfecho da doença nos gatos com LGC, combinado com um método clínico útil e preciso para mensurar as respostas que envolvem avaliações clínicas objetivas e padronizadas, assim como a avaliação de novas estratégias de tratamento, são essenciais para o nosso entendimento acerca da doença. O entendimento sobre o papel do peso corporal e do escore da condição corporal no prognóstico e na avaliação da resposta é um assunto emergente, sendo necessários estudos futuros que elucidem os mecanismos de base e potenciais mediadores alvos da caquexia. Ensaios randomizados controlados são necessários para determinar um protocolo quimioterápico otimizado para o linfoma felino, sendo as estratégias de tratamento com abordagem em duas frentes para eliminar a doença enquanto se fornece um tratamento de suporte adequado particularmente importantes para os gatos com linfoma GI. É um fato bem documentado que a resposta ao tratamento nos gatos com linfoma está associada a tempos de sobrevida maiores. Consequentemente, um dos futuros desafios é o desenvolvimento de estratégias que melhorem a taxa de resposta.

Referências

1. Risetto K, Villamil JA, Selting KA, et al: Recent trends in feline intestinal neoplasia: an epidemiological study of 1,129 cases in the veterinary medical database from 1964 to 2004. *J Am Anim Hosp Assoc* 47:28-36, 2011.

2. Louwerens M, London CA, Pedersen NC, et al: Feline lymphoma in the post-feline leukemia virus era. *J Vet Intern Med* 19:329-335, 2005.

3. Valli VE, Jacobs RM, Norris A, et al: The histological classification of 602 cases of feline lymphoproliferative disease using the National Cancer Institute working formulation. *J Vet Diagn Invest* 12(4):295-306, 2000.

4. Fondacaro JV, Richter KP, Carpenter JL: Feline gastrointestinal lymphoma: 67 cases (1988-1996). *Eur J Comp Gastroenterol* 4(2):5-11, 1999.

5. Hardy WD Jr, McClelland AJ, Zuckerman EE, et al: Development of virus non producer lymphosarcomas in pet cats exposed to FeLV. *Nature* 288:90, 1980.

6. Hardy WD Jr, Zuckerman EE, MacEwen EG, et al: A feline leukemia virus-and sarcoma virus-induced tumor-specific antigen. *Nature* 270:249-251, 1977.

7. Hardy WD Jr: Hematopoietic tumors of cats. *J Am Anim Hosp Assoc* 17:921-940, 1981.

8. Shelton GH, Grant CK, Cotter SM, et al: Feline immunodeficiency virus and feline leukemia virus infections and their relationships to lymphoid malignancies in cats: a retrospective study. *J Acquir Immune Def Syndrome* 3:623-630, 1990.

9. Kiupel M, Scedley RC, Pfent C, et al: Diagnostic algorithm to differentiate lymphoma from inflammation in feline small intestinal biopsy samples. *Vet Pathol* 48:212-222, 2011.

10. Bertone ER, Snyder LA, Moore AS: Environmental tobacco smoke and risk of malignant lymphoma in pet cats. *Am J Epidemiol* 156:268-273, 2002.

11. Moore PF, Rodriguez-Bertos A, Kass PH: Feline gastrointestinal lymphoma: mucosal architecture, immunophenotype, and molecular clonality. *Vet Pathol* 49:658-668, 2012.

12. Kiselow MA, Rassnick KM, McDonough SP, et al: Outcome of cats with low-grade lymphocytic lymphoma: 41 cases (1995-2005). *J Am Vet Med Assoc* 232:405-410, 2008.

13. Lingard AE, Briscoe K, Beatty JA, et al: Low-grade alimentary lymphoma: clinicopathological findings and response to treatment in 17 cases. *J Feline Med Surg* 11:692-700, 2009.

14. Stein TJ, Pellin M, Steinberg H, et al: Treatment of feline gastrointestinal small cell lymphoma with chlorambucil and glucocorticoids. *J Am Anim Hosp Assoc* 246:413-417, 2010.

15. National Cancer Institute: National Cancer Institute sponsored study of classifications of non-Hodgkin's lymphomas: summary and description of a working formulation for clinical usage. The Non-Hodgkin's Lymphoma Pathologic Classification Project. *Cancer* 9:2112-2135, 1982.

16. Harris N, Jaffe E, Stein H, et al: A revised European-American classification of lymphoid neoplasma: a proposal for the international lymphoma study group. *Blood* 84:1361-1392, 1994.

17. Russel KJ, Beatty JA, Dhand N, et al: Feline low-grade alimentary lymphoma, how common is it? *J Feline Med Surg* 14(12):910-912, 2012.

18. Zwingenberger AL, Marks SL, Baker TW, et al: Ultrasonographic evaluation of the muscularis propria in cats with diffuse small intestinal lymphoma or inflammatory bowel disease. *J Vet Intern Med* 24:289-292, 2010.

19. Daniaux LA, Laurenson MP, Marks SL, et al: Ultrasonographic thickening of the muscularis propria in feline small intestinal small cell T cell lymphoma and inflammatory bowel disease. *J Feline Med Surg* 16(2):89-90, 2014.

20. Grooters AM, Biller DS, Ward H, et al: Ultrasonographic appearance of feline alimentary lymphoma. *Vet Radiol Ultrasound* 35:468-472, 1994.

21. Evans SE, Bonczynski JJ, Broussard JD, et al: Comparison of endoscopic and full-thickness biopsy specimens for diagnosis of inflammatory bowel disease and alimentary tract lymphoma in cats. *J Am Vet Med Assoc* 229:1447-1450, 2006.

22. Smith AL, Wilson AP, Hardie RJ, et al: Perioperative complications after full-thickness gastrointestinal surgery in cats with alimentary lymphoma. *Vet Surg* 40:849-852, 2011.

23. Carreras JK, Goldschmidt M, Lamb M, et al: Feline epitheliotropic intestinal malignant lymphomas: 10 cases (1997-2000). *J Vet Intern Med* 17:326-331, 2003.

24. Avery AC: Molecular diagnostics of hematologic malignancies in small animals. *Vet Clin Small Anim* 42:97-110, 2012.

25. Moore PF, Woo JC, Vernau W, et al: Characterization of feline T cell receptor gamma (TCRG) variable region genes for the molecular diagnosis of feline intestinal T cell lymphoma. *Vet Immunol Immunopathol* 106:167-178, 2005.

26. Mooney SC, Hayes AA: Lymphoma in the cat: an approach to diagnosis and management. *Semin Vet Med Surg (Small Animal)* 1:51-57, 1986.

27. Vail DM, Moore AS, Ogilvie GK, et al: Feline lymphoma (145 cases): Proliferation indices, CD3 immunoreactivity and their association with prognosis in 90 cats receiving therapy. *J Vet Intern Med* 12:349-354, 1998.

28. Mooney SC, Hayes AA, MacEwen EG, et al: Treatment and prognostic factors in lymphoma in cats: 103 cases (1977-1981). *J Am Vet Med Assoc* 194:696-699, 1989.

29. Zwahlen CH, Lucroy MD, Kraegel SA, et al: Results of chemotherapy for cats with alimentary malignant lymphoma: 21 cases (1993-1997). *J Am Vet Med Assoc* 213:1144-1149, 1998.

30. Simon D, Eberle N, Laacke-Singer L, et al: Combination chemotherapy in feline lymphoma: treatment outcome, tolerability, and duration in 23 cats. *J Vet Intern Med* 22:394-400, 2008.

31. Moore AS, Cotter SM, Frimberger AE, et al: A comparison of Doxorubicin and COP for maintenance of remission in cats with lymphoma. *J Vet Intern Med* 10:372-375, 1996.

32. Teske E, van Straten G, van Noort R, et al: Chemotherapy with cyclophosphamide, vincristine, and prednisolone (COP) in cats with malignant lymphoma: new results with an old protocol. *J Vet Intern Med* 16:179-186, 2002.

33. Krick EL, Cohen RB, Gregor TP, et al: Prospective clinical trial to compare vincristine and vinblastine in a COP-based protocol for lymphoma in cats. *J Vet Intern Med* 27:134-140, 2013.

34. Waite AHK, Jackson K, Gregor TP, et al: Retrospective study of 114 cases of feline lymphoma treated with a weekly COP-based protocol: 1998-2008. *J Am Vet Med Assoc* 242:1104-1109, 2013.

35. Mahoney OM, Moore AS, Cotter SM, et al: Alimentary lymphoma in cats: 28 cases (1988-1993). *J Am Vet Med Assoc* 207:1593-1598, 1995.

36. Kristal O, Lana SE, Ogilvie GK, et al: Single agent chemotherapy with doxorubicin for feline lymphoma: a retrospective study of 19 cases (1994-1997). *J Vet Intern Med* 15:125-130, 2001.

37. Peaston AE, Maddison JE: Efficacy of doxorubicin as an induction agent for cats with lymphosarcoma. *Aust Vet J* 77:422-424, 1999.

38. Husbands BD, McNiel EA, Modiano JF: Initial evaluation of safety of wide-field irradiation in the treatment of hematopoietic neoplasia in the cat. *Vet Radiol Ultrasound* 51:688-698, 2010.

39. Williams LE, Pruitt AF, Thrall DE: Chemotherapy followed by abdominal cavity irradiation for feline lymphoblastic lymphoma. *Vet Radiol Ultrasound* 51:681-687, 2010.

40. Roccabianca P, Vernau W, Caniatti M, et al: Feline large granular lymphocyte (LGL) lymphoma with secondary leukemia: primary intestinal origin with predominance of a CD3/CD8(alpha)(alpha) phenotype. *Vet Pathol* 43:15-28, 2006.

41. Endo Y, Cho KW, Nishigaki K, et al: Clinicopathological and immunological characteristics of six cats with granular lymphocyte tumors. *Comp Immunol Microbiol Infect Dis* 21:27-42, 1998.

42. Darbes J, Majzoub M, Breuer W, et al: Large granular lymphocyte leukemia/lymphoma in six cats. *Vet Pathol* 35:370-379, 1998.

43. McEntee MF, Horton S, Blue J, et al: Granulated round cell tumor of cats. *Vet Pathol* 30:195-203, 1993.

44. Krick E, Little L, Patel R, et al: Description of clinical and pathologic findings, treatment and outcome of feline large granular lymphoma (1996-2004). *Vet Comp Oncol* 6:102-110, 2008.

45. Wellman ML, Hammer AS, DiBartola SP, et al: Lymphoma involving large granular lymphocytes in cats: 11 cases (1982-1991). *J Am Vet Med Assoc* 201:1265-1269, 1992.

46. Benitah N, de Lorimier LP, Gaspar M, et al: Chlorambucil-induced myoclonus in a cat with lymphoma. *J Am Anim Hosp Assoc* 39:283-287, 2003.

47. Baez JL, Michel KE, Sorenmo K, et al: A prospective investigation of the prevalence and prognostic significance of weight loss and changes in body condition in feline cancer patients. *J Feline Med Surg* 9:411-417, 2007.

48. Krick EL, Moore RH, Cohen RB, et al: Prognostic significance of weight changes during treatment of feline lymphoma. *J Feline Med Surg* 13:976-983, 2011.

49. Hadden AG, Cotter SM, Rand W, et al: Efficacy and toxicosis of VELCAP-C treatment of lymphoma in cats. *J Vet Intern Med* 22:153-157, 2008.

50. Malik R, Gabor LJ, Foster SF, et al: Therapy for Australian cats with lymphosarcoma. *Aust Vet J* 79:808-817, 2001.

51. Milner RJ, Peyton J, Cooke K, et al: Response rates and survival times for cats with lymphoma treated with the University of Wisconsin-Madison chemotherapy protocol: 38 cases (1996-2003). *J Am Vet Med Assoc* 227:1118-1122, 2005.

52. Tamamoto T, Ohno K, Takahashi M, et al: Serum amyloid A as a prognostic marker in cats with various diseases. *J Vet Diagn Invest* 25:428-432, 2013.

53. Correa SS, Mauldin GN, Mauldin GE, et al: Serum alpha 1-acid glycoprotein concentration in cats with lymphoma. *J Am Anim Hosp Assoc* 37:153-158, 2001.

54. Selting KA, Ogilvie GK, Lana SE, et al: Serum alpha 1-acid glycoprotein concentrations in healthy and tumor-bearing cats. *J Vet Intern Med* 14:503-506, 2000.

55. Oberthaler KT, Mauldin E, McManus PM, et al: Rescue therapy with doxorubicin-based chemotherapy for relapsing or refractory lymphoma: a retrospective study of 23 cases. *J Feline Med Surg* 11:259-265, 2009.

56. Dutelle AL, Bulman-Fleming JC, Lewis CA, et al: Evaluation of lomustine as a rescue agent for cats with resistant lymphoma. *J Feline Med Surg* 10:694-700, 2012.

57. Parshley DL, LaRue SM, Kitchell B, et al: Abdominal irradiation as a rescue therapy for feline gastrointestinal lymphoma: a retrospective study of 11 cats (2001-2008). *J Feline Med Surg* 13:63-68, 2011.

58. Cotter SM: Treatment of lymphoma and leukemia with cyclophosphamide, vincristine, and prednisone: II. Treatment of cats. *J Am Anim Hosp Assoc* 19:166-171, 1983.

59. LeBlanc AK, Cox SK, Kirk CA, et al: Effects of L-asparaginase on plasma amino acid profiles and tumor burden in cats with lymphoma. *J Vet Intern Med* 21:760-763, 2007.

Eletroquimioterapia na Oncologia Felina

Enrico P. Spugnini

A eletroquimioterapia (EQT) é um tratamento local de alta eficiência que combina a utilização de agentes quimioterápicos com pulsos elétricos quadrados ou bifásicos de alta voltagem (acima de 1.000 V/cm) baixa (100 μs).[1] Os pulsos elétricos aumentam a permeabilidade celular e potencializam a assimilação de quimioterápicos lipofóbicos (tais como a cisplatina e a bleomicina) para o interior do citoplasma das células neoplásicas (Fig. 58-1). Esta nova estratégia anticâncer potencializa a eficiência local desses medicamentos, consequentemente diminuindo as dosagens quimioterápicas necessárias e seus efeitos colaterais.[2,3] A eletroquimioterapia, utilizada com alta voltagem com campo elétrico direto (1.300 V/cm) e sob curta duração (100 μs ou 50 + 50 μs no caso dos pulsos bifásicos), aumenta significativamente a citotoxicidade do fármaco lipofóbico bleomicina, por meio de quebras em fitas simples e duplas de DNA.[4,5] Estudos em fase pré-clínica e clínica demonstraram a alta eficiência antitumoral da EQT, assim como outras vantagens desse tratamento, tais como as necessidades de baixas concentrações de medicamentos (secundárias ao rearranjo de proteínas de membrana; Fig. 58-2) e toxicidade sistêmica baixa.[6-8]

FUNDAMENTOS DA ELETROQUIMIOTERAPIA

A aplicação de campos elétricos intensos e curtos com ondas apropriadas leva à criação de vias aquosas (eletroporos) na membrana celular, um fenômeno conhecido como *eletroporação*. Esta alteração transitória na estabilidade da membrana permite que moléculas, íons e água passem livremente do exterior para o interior do citoplasma e vice-versa.[9] A eletroporação é reversível caso a membrana retorne ao estado normal após o final da exposição ao campo elétrico, o que ocorre quando a célula é capaz de bombear os íons de cálcio para fora da membrana e sequestrá-los para o interior do retículo endoplasmático ou sarcoplasmático.[9,10] Caso os poros não possam ser revertidos, o processo se torna irreversível e leva a célula à morte por meio da ativação de vias de apoptose ou necrose mediadas por cálcio.[10]

A exposição a um campo elétrico curto deve ser considerada como um estresse complexo aplicado à célula.[11] De modo a permitir um melhor entendimento, pode-se dividir a eletroporação em cinco fases: indução, expansão, estabilização, liberação e efeito de memória.[12] Essas fases acontecem em microssegundos, milissegundos, segundos e horas, respectivamente. A célula pode ser imaginada como se estivesse rodeada por um meio de condução, possuindo um citoplasma condutor com os dois compartimentos separados por uma bicamada lipídica, que nada mais é do que a membrana celular.

Ao longo dos anos, a eletroporação tem sido demonstrada como um procedimento efetivo e prático de se administrar medicamentos ou outras moléculas, tais como construtos gênicos, para o interior da célula. Os fatores que influenciam a eficiência da EQT são: (1) tamanho, formato e composição do eletrodo; (2) força do campo elétrico; (3) duração do pulso; (4) formato do pulso; (5) número total de pulsos aplicados; e (6) frequência do pulso.[9,10,13] Os eletroporadores atualmente disponíveis utilizados na oncologia veterinária são:

- Cliniporator® (Igea, Itália): Utilizado para o tratamento do câncer nos cães
- Onkodisruptor® (desenvolvido pelo autor deste capítulo e produzido pela Biopulse, Itália): Utilizado em cães, gatos, animais exóticos e cavalos
- ELECTRO vet S13® (Beta Tech, França): Utilizado nos cavalos

A Figura 58-3 apresenta exemplos de pulsos quadrados e bifásicos atualmente adotados na oncologia veterinária.

ELETROQUIMIOTERAPIA PARA O TRATAMENTO DO SARCOMA DE TECIDOS MOLES NOS FELINOS

O primeiro estudo sobre a EQT foi idealizado como sendo o tratamento para os gatos com sarcoma de tecidos moles recorrentes após radioterapia e remoção cirúrgica.[14] Os pacientes receberam bleomicina isoladamente ou em combinação com um implante de células secretoras de interleucina-1 de maneira aleatória, seguido da aplicação de seis pulsos quadrados únicos sob voltagem de 1.300 V/cm. Um grupo-controle, composto por animais não tratados com tutores que declinaram novos tratamentos, também foi incluído. Respostas objetivas se limitaram a somente uma remissão parcial, a qual pode ser uma consequência dos tratamentos anteriores que podem ter suscitado uma quimiorresistência ou uma fibrose massiva secundária ao tratamento no local do tumor que impediu uma

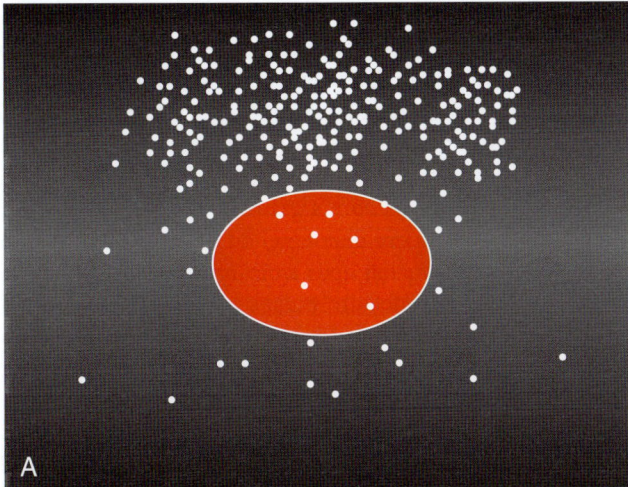

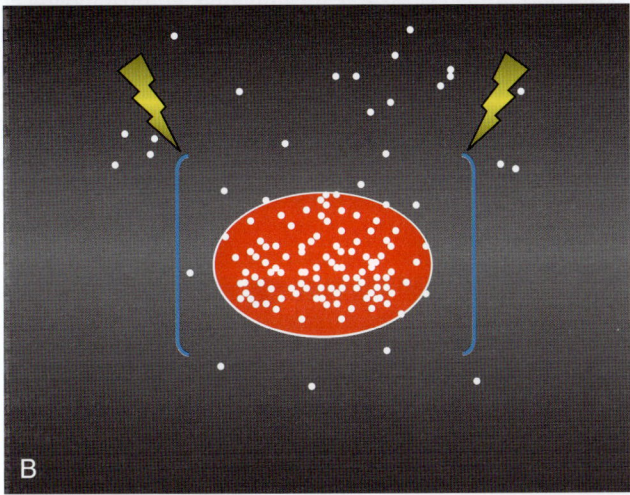

Figura 58-1: Representação esquemática dos diferentes padrões de captação das moléculas quimioterápicas lipofóbicas (*pontos brancos*) pelas células tumorais na ausência de eletroporação (**A**) e seguindo-se à aplicação de pulsos permeabilizadores (**B**). (Modificado a partir de Spugnini EP, Citro G, D'Avino A, et al: Potential role of electrochemotherapy for the treatment of soft tissue sarcoma: first insights from preclinical studies in animals. *Int J Biochem Cell Biol* 40:159, 2008.)

avaliação correta da resposta tumoral.[15] Após este estudo piloto, dois estudos de fase I/II foram conduzidos em animais de companhia para avaliar a eficácia da EQT como tratamento de primeira linha nos pacientes com carcinomas e sarcomas inoperáveis, incluindo diversos sarcomas de tecidos moles nos felinos. No primeiro estudo, os animais foram tratados com cisplatina intralesional em conjunto com pulsos elétricos quadrados, ao passo que no segundo estudo os tumores foram tratados utilizando rajadas de pulsos bifásicos associados à bleomicina intralesional. A segunda técnica permitiu menores tempos de tratamento, consequentemente reduzindo a morbidade no paciente enquanto se manteve a eficiência.[16,17] A taxa de resposta global em ambas as investigações foi de cerca de 80%. Esses estudos apontaram para a necessidade de eletrodos dedicados para o tratamento de tumores sólidos grandes e para o obstáculo representado pelo tecido conjuntivo para uma permeabilização adequada particularmente nos tumores com origem mesenquimal.[17] Este último fator pode ser a explicação (i.e., fibrose massiva mimetizando o crescimento tumoral) para os resultados ruins obtidos em um estudo prévio, sugerindo-se que a utilização desse método para recorrências pós-cirúrgicas pode não ser tão efetivo quanto a utilização da EQT como um tratamento de primeira linha. Após essa fase preliminar, diversos estudos foram realizados para desenvolver protocolos específicos de EQT nos gatos com sarcomas de tecidos moles de modo a sobrepujar a impedância elétrica tumoral. A estratégia mais fácil foi a remoção do tumor com realização posterior imediata de uma EQT adjuvante.

ELETROQUIMIOTERAPIA ADJUVANTE PARA O TRATAMENTO DOS SARCOMAS DE TECIDOS MOLES

Um amplo estudo recrutou 72 gatos com sarcomas de aplicação para avaliar e comparar a eficiência da EQT intraoperatória em relação à EQT pós-operatória e, ainda, em relação

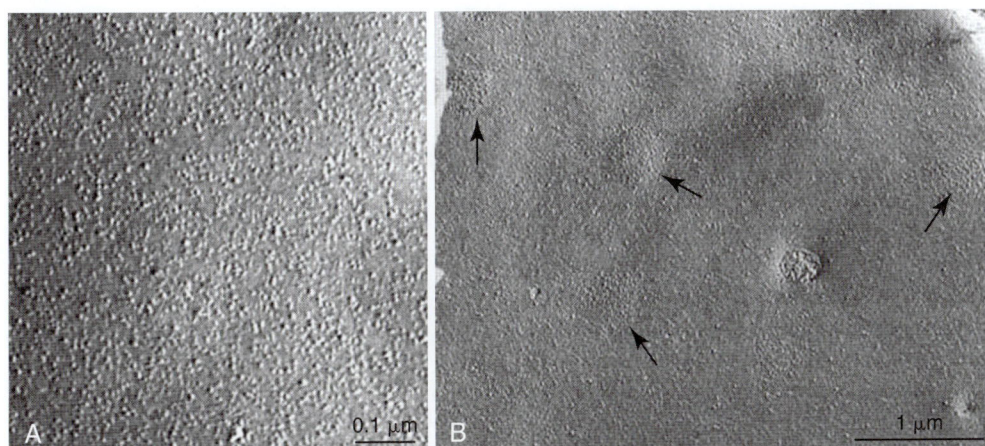

Figura 58-2: Modificações ultraestruturais induzidas pela eletroporação em xenotransplantes do melanoma amelanótico murino M14. **A**, Tumor não tratado. **B**, Tumor após eletroporação. Notar o agrupamento de proteínas transmembrana (*setas*). (Modificado a partir de Spugnini EP, Arancia G, Porrello A, et al: Ultrastructural modifications of cell membranes induced by "electroporation" on melanoma xenografts. *Microsc Res Tech* 70:1041, 2007.)

Pulso quadrado

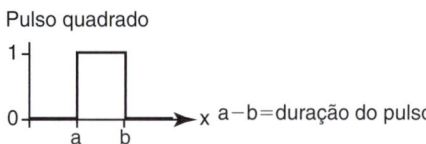

Emissão de rajadas de pulsos bifásicos em onda

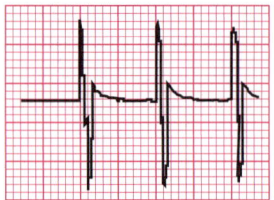

Figura 58-3: Uma representação esquemática dos pulsos quadrado (*superior*) e bifásico (*inferior*) utilizados atualmente em oncologia veterinária como parte dos protocolos de eletroquimioterapia.

à cirurgia realizada de maneira isolada.[18] Os gatos foram agrupados em dois coortes diferentes de EQT com base no comportamento tumoral: (1) gatos com sarcomas volumosos (maiores do que 5 cm em diâmetro) ou de crescimento rápido foram agrupados na coorte de EQT intraoperatória, na qual a EQT foi realizada imediatamente após a remoção do tumor, ao passo que (2) gatos com sarcomas de tamanho menor (menos do que 5 cm em diâmetro) ou de crescimento lento foram tratados 2 semanas após a cirurgia.[18] A eletroporação foi realizada utilizando oito pulsos bifásicos que duraram 50 + 50 µs com 800 V/cm (para EQT intraoperatória) ou 1.300 V/cm de voltagem (no caso de EQT pós-operatória) e 1 hertz de frequência. O tratamento foi realizado utilizando-se um arranjo de agulhas ou eletrodos em compasso de calibre. Para o último, a aderência foi maximizada utilizando um gel eletrocondutor (Fig. 58-4). Para aumentar a probabilidade de distribuição homogênea da bleomicina seguindo múltiplas injeções quimioterápicas no leito tumoral, os gatos foram tratados previamente com 300 Unidades Internacionais de hialuronidase por cinco minutos antes da quimioterapia local para dissolver os remanescentes de tecido conjuntivo após a remoção tumoral. Uma segunda sessão de EQT foi realizada

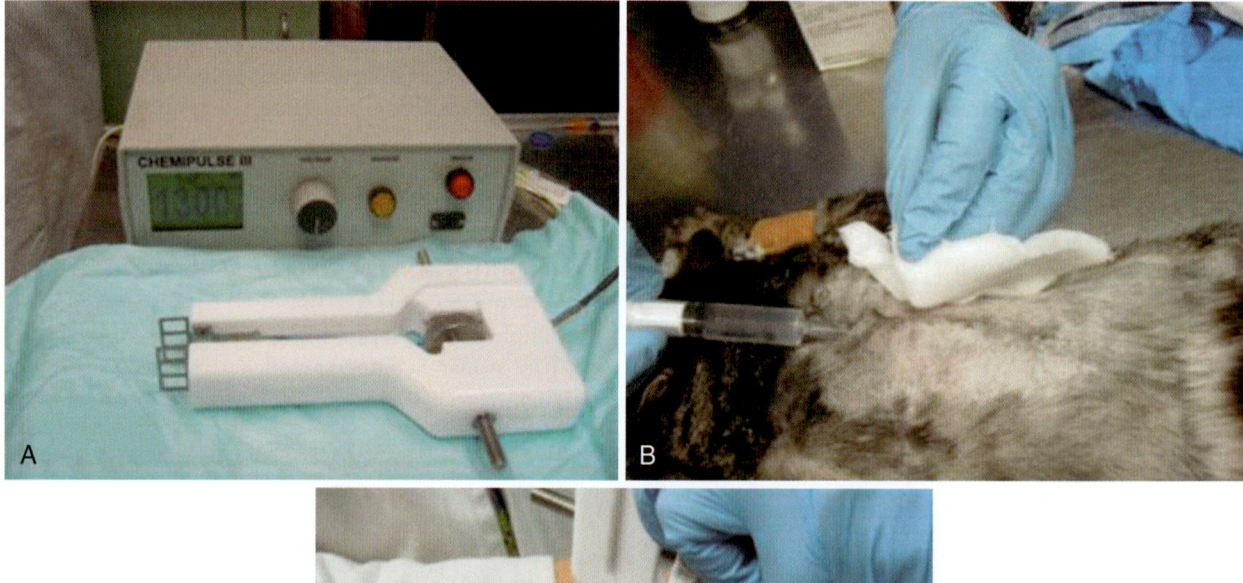

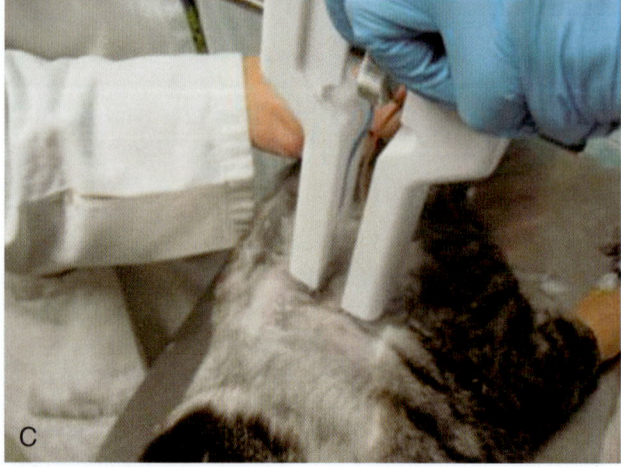

Figura 58-4: Uma sessão de eletroquimioterapia pós-operatória em um gato após a remoção de um sarcoma de tecidos moles. **A,** Um eletroporador de segunda geração com eletrodo com compassos de calibre autoclaváveis. **B,** A injeção local do agente quimioterápico no leito tumoral. **C,** A aplicação dos pulsos permeabilizadores com os compassos de calibre dos eletrodos.

uma semana depois, em ambos os grupos de tratamento. O tempo médio para a recorrência foi de 12 a 19 meses para as duas coortes de EQT, ao passo que o grupo-controle teve recorrência em uma média de 4 meses, tal como relatado previamente.[19] Nesse estudo foram identificados dois fatores prognósticos para gatos tratados com EQT: (1) tratamento anterior e (2) tamanho tumoral. Mais especificamente, para a fase de doença macroscópica, gatos com campos de tratamento menores do que 25 cm^2 apresentaram um tempo de remissão mais longo do que gatos com leito tumoral maior que 25 cm^2 (mediana de 16 e 5 meses, respectivamente). Apesar de o número de paciente tratados previamente ser muito baixo para atingir significância estatística, na fase de doença microscópica (pós-operatória), gatos que não haviam sido tratados previamente se apresentaram melhores do que os pacientes tratados antecipadamente (medianas de remissão de 33 e 5 meses, respectivamente). Por fim, gatos na coorte de EQT microscópica com campos tumorais menores do que 10 cm^2 apresentaram remissões mais longas (46 meses) do que aqueles com áreas tumorais mais amplas (10 meses). Os efeitos colaterais da EQT adjuvante se restringiram a inflamação local e deiscência nas feridas em três gatos.

A eletroquimioterapia pode não ser aplicável ao tratamento de pacientes que receberam radioterapia prévia no local do tratamento. O fenômeno de memória da radiação é uma complicação do tratamento do câncer que envolve vermelhidão, lembrando uma queimadura grave, que pode ocorrer em uma área previamente irradiada seguindo-se a administração de diversos agentes quimioterápicos, incluindo a doxorrubicina, bleomicina ou cisplatina.[20] Um gato tratado com cirurgia e EQT com cisplatina seguindo-se a um curso completo de radioterapia adjuvante apresentou um fenômeno de memória da radiação grave.[20] A utilização sistêmica de cisplatina é contraindicada nos gatos devido à sua toxicidade pulmonar aguda fatal. Entretanto, um protocolo de EQT baseado em cisplatina injetada localmente foi utilizado para tratar 64 gatos com sarcomas, comparando-se os resultados com os de um grupo-controle de 14 gatos tratados somente com cirurgia.[21] Neste relato foi demonstrada uma elevada taxa de controle (70%) para o tratamento do grupo sem toxicidades sistêmicas. O controle da doença foi maior nos gatos que receberam EQT (intervalo livre de doença de 666 dias contra 180 dias no grupo-controle), não sendo observada toxicidade sistêmica. A inflamação local foi observada em três gatos e queimaduras cutâneas (com um centímetro de comprimento e um milímetro de largura) secundárias à aplicação do eletrodo foram observadas em sete gatos. A ausência de efeitos colaterais nos gatos tratados com injeção local de cisplatina (um fármaco reconhecidamente letal nos gatos) se deu presumivelmente devido à assimilação rápida do fármaco para o interior das células sob o efeito da EQT e implica em que uma utilização mais ampla dessa técnica pode ser possível no futuro, aumentando as escolhas de fármacos disponíveis para a EQT. Houve uma menor incidência de metástases (menos que 2%) relatada nos pacientes tratados por meio desse método, a qual é menor do que a reportada para gatos tratados com cirurgia de maneira isolada.[22] As razões para isto são especulações, porém incluem uma possível modulação da resposta imunitária seguindo uma morte tumoral por apoptose.[18,21,23]

LINFOMA FELINO

O linfoma é uma doença sistêmica e, consequentemente, o tratamento localizado geralmente apresenta apenas efeito paliativo. A EQT baseada na bleomicina foi avaliada para o controle local do linfoma. Três gatos (um com linfoma retrobulbar, outro com cervical e um com nasal) atingiram remissão completa em 635, 180 e 730 dias, respectivamente.[24] Dois desses gatos desenvolveram linfomas em locais diferentes, sendo que um apresentou recorrência local que não foi responsiva a um tratamento posterior com EQT. De maneira geral, o tratamento foi bem tolerado e os efeitos colaterais ficaram limitados a uma inflamação local transitória e desconforto (especialmente em locais sensíveis, tais como o espaço retrobulbar). Os dois gatos que apresentaram essa complicação discreta se recuperaram em 48 horas sem a necessidade de qualquer tratamento. Esses resultados indicam que a EQT pode apresentar um efeito paliativo no tratamento de linfoma localizado em estágio avançado.

CARCINOMA DE CABEÇA E PESCOÇO EM FELINOS

O carcinoma de células escamosas (CCE) actínico no plano nasal é muito comum em regiões com níveis elevados de radiação solar e nos locais onde se permite que os gatos saiam de casa durante o dia. Frequentemente existe um tempo longo entre a indução do tumor (seguindo-se a uma ceratose actínica) e a progressão tumoral, tornando o controle dessas neoplasias um desafio significativo em medicina veterinária como consequência do estágio avançado da doença dos pacientes no momento do primeiro atendimento veterinário. A EQT com pulsos bifásicos baseada em bleomicina foi utilizada para o tratamento de CCE no plano nasal de gatos.[25] O tratamento resultou em uma taxa de resposta total (respostas completa e parcial) de 100% com 77% de respondedores completos. Os efeitos colaterais são limitados a um eritema transitório, inchaço e inflamação focal. Mais recentemente, a EQT foi descrita no tratamento dos carcinomas de cabeça e pescoço (não incluindo gatos com CCE oral). Neste relato, uma coorte de gatos tratados com bleomicina intravenosa (IV) seguida de eletroporação foi comparada com outra coorte de gatos tratados somente com bleomicina IV. A eletroquimioterapia resultou em um aumento do controle local em 90% dos respondedores completos, ao passo que nos controles se obteve uma taxa de resposta de 30%. O tempo médio de recorrência no grupo da EQT foi de 60 semanas contra duas semanas no grupo controle. Esta diferença foi estatisticamente significativa.[26] Um gato com CCE nasal avançado tratado com EQT é apresentado na Figura 58-5.

A ELETROQUIMIOTERAPIA EM TUMORES FELINOS INCOMUNS

O primeiro caso de um tumor incomum tratado com EQT foi o de um hemangiopericitoma torácico em um gato que foi tratado com eletroporação adjuvante baseada em bleomicina,

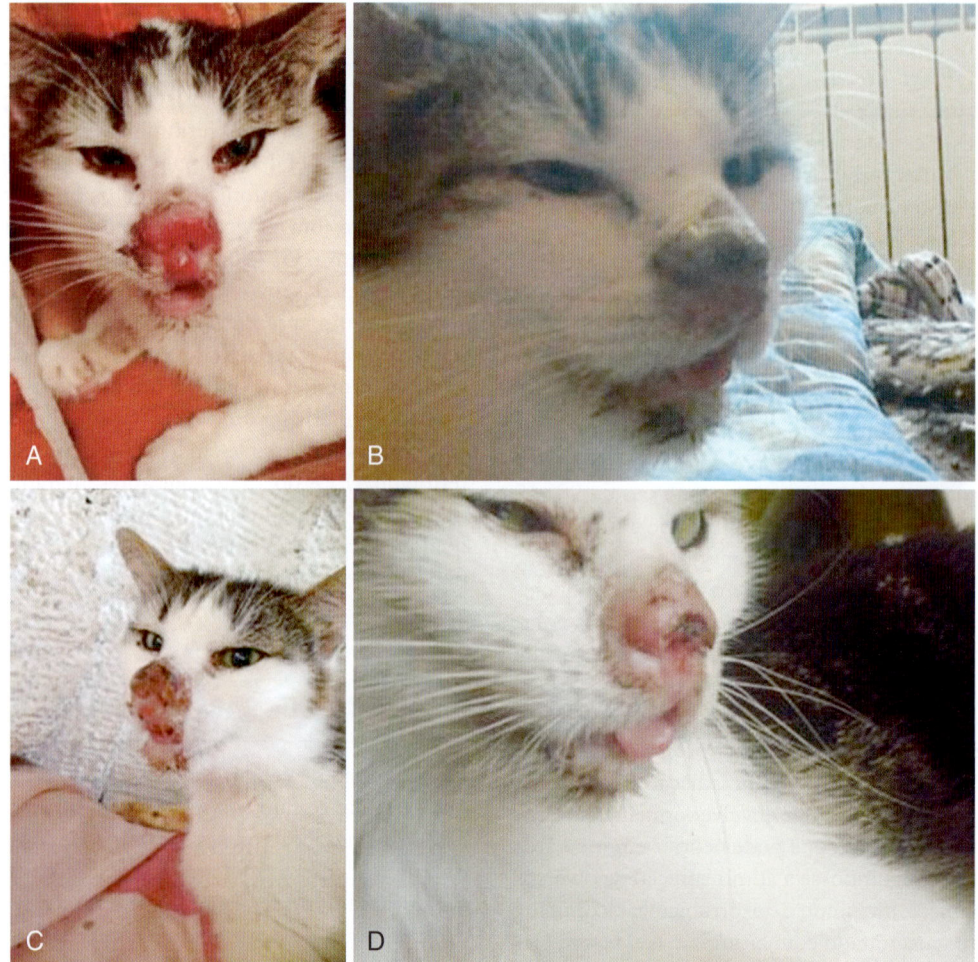

Figura 58-5: Eletroquimioterapia (EQT) para o tratamento de um carcinoma de células escamosas actínico em um gato. **A,** Paciente durante sua apresentação inicial. **B,** Paciente após a primeira sessão de EQT. Notar a necrose local e inflamação. **C,** Paciente após uma segunda sessão de EQT; uma escara ampla no local do tumor gera uma respiração com estertor. **D,** Paciente após a escara ter sido removida; a maior parte do plano nasal aparenta estar em estágio avançado de reparação.

obtendo-se um controle local excedendo 2 anos.[27] Um gato com ganglioneuroblastoma apendicular também foi tratado com EQT utilizando-se aplicação local de bleomicina como medicamento de primeira eleição e EQT com cisplatina como resgate, resultando em um controle tumoral prolongado e preservação do membro.[28] Por fim, um gato com rabdomiossarcoma facial bilateral foi tratado com uma EQT adjuvante baseada em cisplatina, obtendo um controle tumoral além de um ano.[29]

PROTOCOLOS DE ELETROQUIMIOTERAPIA ATUALMENTE ADOTADOS EM ONCOLOGIA FELINA

Os protocolos atuais envolvem pré-medicação com sedativos, tais como o butorfanol, medetomidina e cetamina utilizados de acordo com as orientações dos fabricantes. Após a sedação, o nível de anestesia é aumentado utilizando-se anestésicos IV tais como o propofol e o tiopental. Para a EQT intraoperatória, o gato é anestesiado com isofluorano. Quando o nível de sedação desejado é alcançado, é administrada uma dose sistêmica ou intralesional de um agente anticâncer (após a administração local de hialuronidase). A decisão entre a administração local ou sistêmica de fármacos anticâncer se baseia na toxicidade sistêmica e no grau de infiltração tumoral nos planos profundos. Para a administração local, a dose do medicamento é calculada em mg/cm^2, ao passo que para a administração sistêmica a dose do fármaco é calculada em mg/m^2. Cinco minutos após a administração do quimioterápico, pulsos permeabilizadores são aplicados utilizando-se eletrodos inseridos no tumor ou aderidos à sua superfície ou ao leito tumoral exposto. A aderência externa dos eletrodos na lesão é maximizada com a utilização de um gel eletrocondutor. Os dois tipos de onda atualmente utilizados são a quadrada e a bifásica, sendo que as ondas bifásicas são mais frequentemente utilizadas. No protocolo-padrão utilizado pelo autor deste capítulo, uma rajada de oito pulsos bifásicos que dura $50 + 50\,\mu s$ cada, com intervalos interpulsos de $1\,\mu s$, é aplicada com contagem de 1.300 V/cm (800 V/cm para a EQT intraoperatória), 1 hertz de frequência com a utilização de eletrodos com compassos de calibre ou com arranjos de agulhas. O tratamento é repetido após 1 ou 2 semanas por um total de duas vezes quando realizada EQT adjuvante ou até que a resposta completa seja atingida ou a progressão tumoral seja documentada, nos casos de tumores mensuráveis tratados com EQT como primeira escolha.

RESUMO

A eletroquimioterapia é um novo tratamento anticâncer que tem ganhado popularidade devido à sua eficiência consistente, facilidade de administração, toxicidade mínima e baixo custo. A eletroquimioterapia pode ser particularmente aplicável no tratamento paliativo e compassivo de tumores que ocorrem em uma colônia de gatos devido às limitações financeiras das associações que tomam conta deles. Para tumores sólidos localizados (não metastáticos) em gatos de tutores privados, apesar de a cirurgia permanecer como a base norteadora do tratamento, a EQT está se tornando mais comum como uma primeira opção adjuvante devido ao número limitado de sessões que são requisitadas, sem a necessidade de internação. Estudos em curso e os futuros ajudarão a determinar a utilidade da EQT no tratamento das formas mais agressivas de câncer nos felinos.

Referências

1. Spugnini EP, Citro G, D'Avino A, et al: Potential role of electrochemotherapy for the treatment of soft tissue sarcoma: first insights from preclinical studies in animals. *Int J Biochem Cell Biol* 40:159-163, 2008.

2. Shankayi Z, Firoozabadi SM: Antitumor efficiency of electrochemotherapy by high and low frequencies and repetitive therapy in the treatment of invasive ductal carcinoma in BALB/c mice. *Cell J* 14:110-115, 2012.

3. Spugnini EP, Fanciulli M, Citro G, et al: Preclinical models in electrochemotherapy: the role of veterinary patients. *Future Oncol* 8:829-837, 2012.

4. Tounekti O, Pron G, Belehradek J Jr, et al: Bleomycin, an apoptosis-mimetic drug that induces two types of cell death depending on the number of molecules internalized. *Cancer Res* 53:5462-5469, 1993.

5. Pron G, Mahrour N, Orlowski S, et al: Internalisation of the bleomycin molecules responsible for bleomycin toxicity: a receptor-mediated endocytosis mechanism. *Biochem Pharmacol* 57:45-56, 1999.

6. Tounekti O, Kenani A, Foray N, et al: The ratio of single- to double-strand DNA breaks and their absolute values determine cell death pathway. *Br J Cancer* 84:1272-1279, 2001.

7. Sersa G, Miklavcic D, Cemazar M, et al: Electrochemotherapy in treatment of tumours. *Eur J Surg Oncol* 34:232-240, 2008.

8. Spugnini EP, Arancia G, Porrello A, et al: Ultrastructural modifications of cell membranes induced by "electroporation" on melanoma xenografts. *Microsc Res Tech* 70:1041-1050, 2007.

9. Dotsinky I, Mudrov N, Mudrov T: Technical aspects of the electrochemotherapy. In Spugnini EP, Baldi A, editors: *Electroporation in laboratory and clinical investigations*, ed 1, New York, 2012, Nova Science, pp 45.

10. Gissel H, Raphael C, Gehl J: Electroporation and cellular physiology. In Kee SJ, Gehl J, Lee EW, editors: *Clinical aspects of electroporation*, ed 1, New York, 2011, Springer, pp 9.

11. Vernhes MC, Cabanes PA, Teissie J: Chinese hamster ovary cells sensitivity to localized electrical stresses. *Bioelectrochem Bioenerg* 48:17-25, 1999.

12. Teissie J, Golzio M, Rols MP: Mechanisms of cell membrane electropermeabilization: a minireview of our present (lack of?) knowledge. *Biochim Biophys Acta* 1724(3):270-280, 2005.

13. Porrello A, Giansanti A: Mathematical-physical modeling and biomedical optimization of cell electropermeabilization: an overview. In Spugnini EP, Baldi A, editors: *Electroporation in laboratory and clinical investigations*, ed 1, New York, 2012, Nova Science, pp 1.

14. Mir LM, Devauchelle P, Quintin-Colonna F, et al: First clinical trial of cat soft-tissue sarcomas treatment by electrochemotherapy. *Br J Cancer* 76:1617-1622, 1997.

15. Mocellin S, Rossi CR, Brandes A, et al: Adult soft tissue sarcomas: conventional therapies and molecularly targeted approaches. *Cancer Treat Rev* 32:9-27, 2006.

16. Tozon N, Sersa G, Cemazar M: Electrochemotherapy: potentiation of local antitumour effectiveness of cisplatin in dogs and cats. *Anticancer Res* 21:2483-2488, 2001.

17. Spugnini EP, Porrello A: Potentiation of chemotherapy in companion animals with spontaneous large neoplasms by application of biphasic electric pulses. *J Exp Clin Cancer Res* 22:571-580, 2003.

18. Spugnini EP, Baldi A, Vincenzi B, et al: Intraoperative versus postoperative electrochemotherapy in high grade soft tissue sarcomas: a preliminary study in a spontaneous feline model. *Cancer Chemother Pharmacol* 59:375-381, 2007.

19. Hershey AE, Sorenmo KU, Hendrick MJ, et al: Prognosis for presumed feline vaccine-associated sarcoma after excision: 61 cases (1986-1996). *J Am Vet Med Assoc* 216:58-61, 2000.

20. Spugnini EP, Dotsinsky I, Mudrov N, et al: Electrochemotherapy-induced radiation recall in a cat. *In Vivo* 22:751-753, 2008.

21. Spugnini EP, Renaud SM, Buglioni S, et al: Electrochemotherapy with cisplatin enhances local control after surgical ablation of fibrosarcoma in cats: an approach to improve the therapeutic index of highly toxic chemotherapy drugs. *J Transl Med* 9:152, 2011.

22. Romanelli G, Marconato L, Olivero D, et al: Analysis of prognostic factors associated with injection-site sarcomas in cats: 57 cases (2001-2007). *J Am Vet Med Assoc* 232:1193-1199, 2008.

23. Spugnini EP, Baldi F, Mellone P, et al: Patterns of tumor response in canine and feline cancer patients treated with electrochemotherapy: preclinical data for the standardization of this treatment in pets and humans. *J Transl Med* 5:48, 2007.

24. Spugnini EP, Citro G, Mellone P, et al: Electrochemotherapy for localized lymphoma: a preliminary study in companion animals. *J Exp Clin Cancer Res* 26:343-346, 2007.

25. Spugnini EP, Vincenzi B, Citro G, et al: Electrochemotherapy for the treatment of squamous cell carcinoma in cats: a preliminary report. *Vet J* 179:117-120, 2009.

26. Spugnini EP: Electroporation enhances bleomycin efficacy in cats with advanced head and neck carcinoma. In *Proceedings of the Second World Veterinary Cancer Congress*, Paris, 2012, p. 34.

27. Baldi A, Spugnini EP: Thoracic haemangiopericytoma in a cat. *Vet Rec* 159:598-600, 2006.

28. Spugnini EP, Citro G, Dotsinsky I, et al: Ganglioneuroblastoma in a cat: a rare neoplasm treated with electrochemotherapy. *Vet J* 178:291-293, 2008.

29. Spugnini EP, Filipponi M, Romani L, et al: Electrochemotherapy treatment for bilateral pleomorphic rhabdomyosarcoma in a cat. *J Small Anim Pract* 51:330-332, 2010.

Carcinoma Mamário Felino

Beth Overley-Adamson e Jennifer Baez

EPIDEMIOLOGIA E FATORES DE RISCO

Epidemiologia

Após tumores de pele e hematopoiéticos, os tumores mamários são os tipos de neoplasia mais frequentes nas fêmeas dos gatos domésticos, respondendo por 17% dos tumores em felinos.[1-3] A incidência relatada é de 25,4 a cada 100.000 gatos do sexo feminino por ano, apesar de haver uma variação geográfica a qual provavelmente possui relação com as diferentes práticas de castração e cuidados com os animais.[1,4,5] Os tumores mamários são mais comuns nas fêmeas felinas de meia idade com diagnóstico estabelecido em média aos 10 a 12 anos de idade.[1,6,7] A raça tem sido variavelmente considerada como um fator de risco nos gatos. O Siamês e o Pelo Curto Americano foram relatados como associados a um risco aumentado, sendo relatado que os Siameses apresentam tumores mamários em idades significativamente menores do que as observadas nas outras raças no momento do diagnóstico.[3,8,9]

Fatores de Risco

O fator de risco mais significativo é a exposição a hormônios sexuais femininos endógenos, assim como em outras espécies. As gatas apresentam um risco significativamente alto de desenvolver tumores mamários, sendo que as fêmeas felinas não castradas possuem um risco sete vezes maior para tal do que as gatas castradas.[10-12] De maneira semelhante ao que se observa na espécie canina, a exposição prolongada aos hormônios ovarianos aumenta o risco de desenvolvimento de tumores mamários, de sorte que a ováriohisterectomia (OH) realizada durante o primeiro ano de vida do animal reduz o risco de maneira significativa. Em um estudo, gatas castradas antes dos 6 meses de idade apresentaram risco de 9% para o desenvolvimento de tumores mamários, ao passo que animais castrados entre 6 e 12 meses de idade apresentavam um risco de 14% para o desenvolvimento de carcinomas mamários, isto comparado aos animais não castrados.[10] Colocado de maneira diferente, ocorrem reduções de 91% e de 86% nos gatos submetidos à OH antes dos 6 meses e entre 6 e 12 meses

de idade, respectivamente. Foi observada redução mínima ou nenhuma redução no risco nos gatos castrados após um ano de idade.

O uso prolongado de hormônios exógenos com fins contraceptivos (p. ex., acetato de megestrol, acetato de medroxiprogesterona), para tratar doenças de pele ou para controlar a agressividade também tem sido implicado no desenvolvimento de tumores de mama nos gatos. Estudos demonstraram que os progestágenos induzem alterações no tecido glandular mamário nos felinos, sendo que a hiperplasia fibroepitelial é a alteração glandular mais comumente associada ao uso desses fármacos no curto prazo.[13,14] Em um estudo, gatos tratados com progestágenos apresentaram um risco relativo de desenvolvimento de tumores mamários de 3,4 em comparação com os animais que não receberam tratamento com progestágenos.[12] Além disso, enquanto a maioria dos tumores de mama ocorrem nas fêmeas felinas, aproximadamente 3% ocorre em gatos machos, muitos dos quais com histórico de exposição à progestágenos exógenos.[3,13,15] Em um estudo, 36% (oito de 22) de machos felinos apresentavam histórico de administração de progestágeno.[15]

ANATOMIA RELEVANTE

Gatas possuem quatro pares de glândulas mamárias que incluem dois pares de glândulas torácicas e dois pares de glândulas abdominais.[16] Raramente, glândulas mamárias supranumerárias podem ser observadas na região inguinal.[17] Relatos indicam que as glândulas torácicas drenam cranialmente para os linfonodos axilares, enquanto as abdominais drenam caudalmente para os linfonodos inguinais superficiais.[17] Entretanto, também se sabe que as glândulas centrais (as segundas glândulas torácicas e as primeiras glândulas abdominais) ocasionalmente drenam de maneira bidirecional, enquanto as glândulas torácicas e as primeiras glândulas abdominais também podem drenar para o linfonodo esternal cranial.[17,18] Tais padrões de drenagem devem ser considerados tanto para o estadiamento quanto para o planejamento do tratamento (Fig. 59-1).

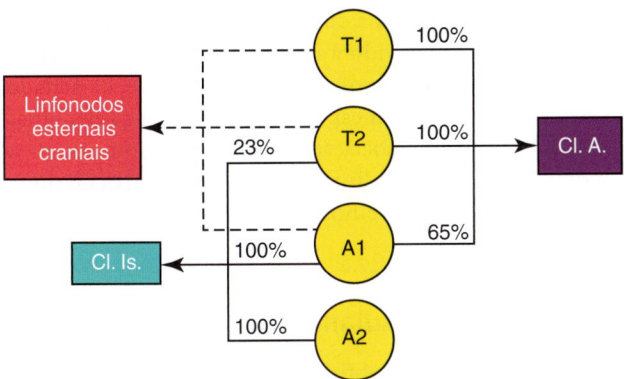

Figura 59-1: **Padrões de Drenagem Linfática nas Glândulas Mamárias dos Gatos.** *Cl. A.*, Centro linfático axilar; *Cl. Is.*, Centro linfático inguinal superficial. (Retirado de Raharison F, Sautet J: Lymph node drainage of the mammary glands in female cats. *J Morphol* 267:292-299, 2006.) T, torácico; A, abdominal

BIOLOGIA TUMORAL

Características Histopatológicas

De todos os tumores mamários felinos, 85% a 95% são malignos. Entretanto, lesões benignas também ocorrem.[19] Lesões hiperplásicas e displásicas incluem a hiperplasia fibroepitelial, a hiperplasia lobular e a ectasia ductal mamária.[19,20] O mais comum nos gatos é uma condição com associação hormonal denominada hiperplasia fibroepitelial (também chamada de alteração fibroadenomatosa e hipertrofia fibroadenomatosa), a qual pode ser induzida pela administração de progestágenos endógenos tanto nas fêmeas quanto nos machos, ou devido à progesterona luteínica nas gatas prenhes.[21] Em contraste com as lesões malignas da glândula mamária, as lesões benignas – tais como a hiperplasia fibroepitelial – geralmente são observadas nas gatas mais jovens não castradas. Entretanto, diferentemente dos tumores benignos e malignos, a hiperplasia fibroepitelial geralmente regride no final da gestação ou quando o uso de progestágenos é cessado.[19,20] Outras lesões benignas da glândula mamária felina incluem o adenoma, o adenoma ductal, o fibroadenoma e o papiloma intraductal.[19]

A maioria das lesões mamárias malignas nos felinos é tumor epitelial simples, porém sarcomas e outros tumores não epiteliais, tais como o mastocitoma e o linfoma, podem ocorrer na região mamária ocasionalmente.[19,22,23] A maioria dos carcinomas mamários dos felinos (CMFs) se desenvolve a partir do epitélio luminal dos ductos e alvéolos mamários.[19] Os tumores mistos que possuem componentes tanto luminais epiteliais quanto células mioepiteliais são raros.[24,25] Os carcinomas mamários felinos podem ser do tipo tubulopapilar, sólido, cribriforme ou anaplásico.[19,24,25] Tipos menos comuns incluem o carcinoma rico em lipídeos, o carcinoma mucinoso, o carcinoma de células fusiformes e o carcinoma com diferenciação escamosa.[16,19,24,25] O carcinoma inflamatório, uma entidade clínica e não histopatológica, foi relatado, porém é muito menos frequente que nos cães.[26]

Hormônios

O risco de desenvolvimento de tumor de mama nos gatos aparentemente é determinado, em sua maioria, pela exposição a hormônios sexuais femininos, porém o papel preciso que esses hormônios possuem na tumorigênese não é conhecido.[27] Entre as espécies mamíferas, os hormônios sexuais femininos são necessários para o desenvolvimento das glândulas mamárias, sabendo-se que esses hormônios podem agir como mitógenos que induzem a proliferação do epitélio ductal.[28,29] Relatos em outras espécies sugeriram que o estrógeno e seus metabólitos podem apresentar efeitos genotóxicos diretos no tecido mamário, sendo que a progesterona aumenta a produção de fatores de crescimento e de receptores de fator de crescimento na glândula mamária os quais são implicados na tumorigênese mamária.[28-31] É provável que tanto a exposição hormonal quanto as vias relacionadas aos fatores de crescimento tenham seus papéis no desenvolvimento de tumores mamários nos felinos de maneira semelhante ao que ocorre em outras espécies, porém outros fatores possivelmente também contribuam para tal.

Dados Comparativos

Foi demonstrado em estudos que a expressão de receptores hormonais é menos frequente nos CMFs quando comparados com os cânceres de mama em cães ou em seres humanos.[32-35] No câncer das mulheres, os receptores de estrógeno (RE) e receptores de progesterona (RP) são expressos em 70% a 80% dos casos, ao passo que 15% a 20% são negativos tanto para RP quanto para RE.[36] Em contraste, poucos CMFs expressam RE (7% a 22%) e RP (aproximadamente 33%).[32-34,37] Consequentemente, estudos comparativos têm focado nos subgrupos de câncer de mama dos seres humanos que são negativos para receptores hormonais. Esses tumores negativos para receptores hormonais também são frequentemente negativos para a expressão do receptor de fator de crescimento epidérmico humano-2 (HER2). Esses tumores compreendem um subgrupo particularmente agressivo de cânceres de mama nos seres humanos conhecidos como tumores de mama triplo-negativos (TMTN).[38] Além da avaliação da expressão de receptores hormonais, em estudos comparativos foi avaliada a expressão de HER2 nos CMFs e, apesar de os resultados se apresentarem extremamente variáveis entre os estudos,[39] nos estudos em felinos no qual foi usado o ensaio HercepTest® aprovado para os seres humanos pela Food and Drug Administration dos Estados Unidos da América foram relatados taxas de expressão de HER2 semelhantes àquelas observadas nos seres humanos (16% a 17%).[38,40] Em um desses estudos relatou-se que 58% dos CMFs avaliados eram cânceres triplo-negativos, tal como é observado nos TMTN nos seres humanos. Consequentemente, os CMFs podem funcionar como um modelo comparativo para avaliar os métodos de tratamento para um subgrupo agressivo de câncer de mama para os quais não há terapias-alvo efetivas.[38]

Em outro estudo CMFs foram avaliados quanto a superexpressão da proteína-alvo de rapamicina nos mamíferos (mTOR).[41] A superexpressão da proteína-alvo de rapamicina nos mamíferos nos cânceres de mama hormônio-independentes nas mulheres, tais como o TMTN, formam a base para o desenvolvimento do inibidor de mTOR rapamicina. O estudo avaliou 58 CMFs e seis linhagens celulares de CMF por *Western blotting*.[41] Os resultados demonstraram que 53% dos tumores felinos eram triplo-negativos (negativo para RE, RP e HER2), e aqueles que expressavam mTOR mais provavelmente eram amostras triplo-negativas, dando suporte à possibilidade de utilização do carcinoma mamário felino como um modelo comparativo útil para futura avaliação de terapias-alvo.

Por fim, sabe-se que mutações em *BRCA1* e *BRCA2* podem aumentar o risco de câncer de mama na mulher. Os genes *BRCA1* e *BRCA2* humanos produzem proteínas supressoras tumorais envolvidas no reparo do DNA. Genes *BRCA1* e *BRCA2* não funcionais aumentam o risco de câncer de mama e ovário, estando presentes em 5% a 10% do câncer de mama nas mulheres.[42] Foram avaliados em um estudo mutações em *BRCA1* e *BRCA2* nos CMFs, porém não foram encontradas mutações ou perdas alélicas nesses genes.[38] Entretanto, o tamanho da amostra pode ter sido muito pequeno.[38] Além disso, a disfunção nos genes *BRCA1* e *BRCA2* pode surgir por outras vias, tais como mutações em diferentes porções do gene ou por meio de silenciamento epigenético.[38] Outros testes serão necessários para esclarecer o papel de *BRCA1* e *BRCA2* nos tumores felinos.

INFORMAÇÕES CLÍNICAS

Histórico e Apresentação

O histórico do paciente frequentemente inclui a utilização crônica de progestágenos, estado reprodutivo intacto (animal não castrado) ou ovariectomia tardia. As neoplasias geralmente são observadas como tumores circunscritos pequenos nas glândulas mamárias, sendo que 60% dos gatos possuem mais de um tumor na avaliação clínica.[8] Os mamilos associados podem estar edemaciados e podem exsudar um líquido transparente a translúcido amarelo-amarronzado. Tumores maiores podem se apresentar inflamados ou com ulcerações secundárias a traumas ou à necrose induzida pelo próprio tumor, apesar de os verdadeiros carcinomas inflamatórios serem raros nos gatos.[26] Os pacientes também podem apresentar edema, exsudação e

desconforto secundários a êmbolos tumorais localizados nas artérias femorais e devido à diminuição do retorno venoso proveniente das veias femorais.[43] Infelizmente, os achados da avaliação física são inespecíficos para doença benigna e maligna. Entretanto, associação às papilas mamárias, ulceração tumoral ou presença de linfadenomegalia – particularmente nos pacientes mais velhos – levariam a uma suspeita de malignidade.

Diagnóstico e Estadiamento

O diagnóstico pode ser obtido por meio de citologia ou biópsia tecidual. Visto que a mastectomia radical é geralmente o procedimento cirúrgico de eleição nos CMFs, o diagnóstico de malignidade deve ser preferencialmente estabelecido antes do tratamento definitivo, seja por meio de biópsia tecidual ou citologia.[43] O estadiamento é imperativo para todos os pacientes com tumores malignos, especialmente naqueles com tumores maiores (mais do que 2 a 3 cm em diâmetro) ou tumores de alto grau. Os locais mais comuns de metástase são os linfonodos regionais (axilar, inguinal), pulmões e fígado.[44] O estadiamento deve incluir exame físico minucioso, hemograma completo, bioquímica sérica, urinálise, avaliação citológica e/ou histopatológica de todos os tumores, avaliação dos linfonodos via palpação e citologia, e biópsia tecidual, além de três projeções radiográficas ou tomografia computadorizada (TC). A TC é o método de estadiamento torácico preferido para os pacientes submetidos a tratamento cirúrgico amplo por ser um exame mais sensível. Uma ultrassonografia abdominal também é recomendada para avaliar a saúde geral e para buscar por metástases hepáticas, renais, esplênicas e nodais.

Os carcinomas mamários felinos são categorizados em um sistema de quatro estádios baseado no tamanho do tumor, presença ou ausência de metástase nos linfonodos regionais e presença ou ausência de metástase a distância.[19,45] Tumores no estádio I possuem diâmetro menor do que 2 cm e não apresentam evidências de disseminação. Os tumores em estádio II são maiores (2 a 3 cm em diâmetro) e não há evidências de disseminação. Os tumores em estádio III apresentam metástase nos linfonodos regionais ou tamanho maior (mais do que 3 cm em diâmetro) independentemente do estado dos linfonodos. Os tumores em estádio IV apresentam metástase a distância e podem apresentar qualquer tamanho, independentemente do estado dos linfonodos (Tabela 59-1).

Tabela 59-1	Estadiamento dos Cânceres de Mama em Felinos		
Estádio	**Tamanho Tumoral**	**Estado do Linfonodo**	**Metástase a Distância**
Estádio I	T1 < 2 cm	N0	M0
Estádio II	T2 2-3 cm	N0	M0
Estádio III	T1 ou T2 T3 > 3 cm	N1 (positivo) N0 ou N1	M0
Estádio IV	Qualquer um	Qualquer um	M1

Retirado de McNeill CJ, Sorenmo KU, Shofer FS, et al: Evaluation of adjuvant doxorubicin-based chemotherapy for the treatment of feline mammary carcinoma, *J Vet Intern Med* 23:123-129, 2009.

FATORES PROGNÓSTICOS

Fatores Clínicos

O prognóstico é reservado para a maioria dos gatos, sendo a morte geralmente causada por efeitos clínicos secundários à progressão da doença local (doença localizada na cadeia mamária) ou devido à disseminação metastática para órgãos vitais. Em média, o tempo entre o diagnóstico do tumor e o óbito é de cerca de 10 a 12 meses,[46] porém os fatores prognósticos vistos precocemente podem ajustar as expectativas de desfecho para os casos individuais.

Tabela 59-2	Fatores Prognóstico para os Tumores Mamários Felinos
Fator	**Detalhes**
Tamanho tumoral	Diâmetro > 3 cm – TMS 21-24 meses Diâmetro < 3 cm– TMS 4-12 meses
Estádio clínico	Estádio I – TMS 29 meses Estádio II – TMS 12,5 meses Estádio III – TMS nove meses Estádio IV – TMS um mês
Extensão da cirurgia	Mastectomia radical reduz a taxa de recidiva comparado com a mastectomia conservadora ou nodulectomia/lumpectomia
Grau histopatológico	Bem diferenciado – 100% de sobrevida um ano após a cirurgia Pouco diferenciado – 0% de sobrevida um ano após a cirurgia
Índice mitótico	< 2 figuras de mitose por campo de maior aumento associado à sobrevida mais longa

TMS, tempo médio de sobrevida.

O tamanho tumoral tem se mostrado o fator prognóstico mais consistente nos estudos. Os pacientes com CMFs de estádio I (aqueles com menos de 8 cm^3 em volume ou 2 cm em diâmetro e sem evidência de metástases) apresentaram tempos médios de sobrevida (TMSs) maiores do que 2 anos quando submetidos somente ao tratamento cirúrgico.[46,47] Os pacientes com CMFs maiores do que 27 cm^3 em volume ou 3 cm em diâmetro apresentaram TMSs de 4 a 12 meses.[47–49] Os tempos médios de sobrevida para os gatos com tumores que possuem diâmetro entre 2 e 3 cm são mais variáveis entre os estudos, porém um estudo mais amplo relatou um TMS de 24 meses (Tabela 59-2).[47–49]

O estado do linfonodo também influi no prognóstico e os CMFs com linfonodos regionais positivos apresentam desfechos significativamente piores.[47–50] Em um estudo com 92 pacientes com CMF, todos os animais com metástase nodal (estádio III) morreram em até 9 meses após o diagnóstico (Fig. 59-2).[51]

Também se demonstrou que o estádio clínico no momento da apresentação para avaliação física influi no prognóstico, com tempos médios de sobrevida para gatos com doença em estádios I, II, III e IV relatados como de 29, 12,5, 9 meses e 1 mês, respectivamente (Tabela 59-2).[9]

Fatores Histológicos

Um sistema de graduação semelhante ao utilizado em cães e em seres humanos foi aplicado aos CMFs e se provou ser prognóstico tanto para a sobrevida quanto para o intervalo livre de doença (ILD).[51–53] A graduação tumoral se baseia em um sistema que pontua a formação tubular, o pleomorfismo nuclear e a contagem mitótica. Em um estudo, a taxa de óbito após um ano da realização da cirurgia nos gatos com carcinomas mamários bem diferenciados foi de 0%, ao passo que a taxa foi de 100% nos pacientes com tumores pouco diferenciados após

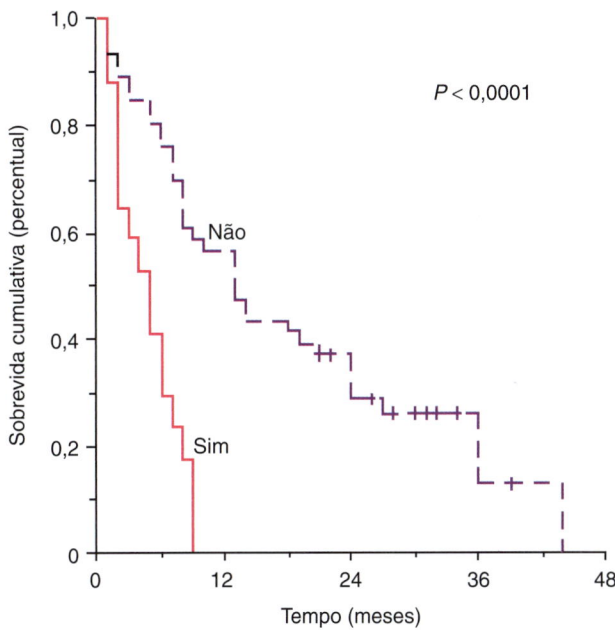

Figura 59-2: **Curvas de Sobrevida de Kaplan-Meier de Acordo com o Estado do Linfonodo.** Gatas com metástase nos linfonodos (linfonodos positivos) durante a avaliação clínica (*n* = 17, linha contínua) apresentaram um tempo de sobrevida global menor do que as gatas com linfonodos negativos (*n* = 47, linha tracejada). (Retirado de Seixas, F, Palmeira, C, Pires, MA, et al: Grade is an independent prognostic factor for feline mammary carcinomas: a clinicopathologic and survival analysis. *Vet J.* 187:65-71, 2011.)

um ano da cirurgia (Tabela 59-2).[52] Outro estudo relacionou o grau do tumor tanto com o ILD quanto com a sobrevida global.[51] Nesse estudo, a taxa de óbito relacionada ao tumor após um ano da cirurgia foi de 0% para o grau I, 30% para o grau II e de 90% para os tumores de grau III. As taxas de sobrevida livre de progressão após um ano da realização da cirurgia foram de 100% para tumores de grau I, 50% para tumores de grau II e 6% para os de grau III. A sobrevida média global para os gatos com tumores de grau III foi de 6 meses e de 36 meses para os tumores de grau I. O grau histológico foi fortemente correlacionado com a idade do paciente (gatos mais jovens apresentaram tumores de grau I) e com o tamanho do tumor (tumores maiores tenderam a ser de maior grau histológico).[51] Invasão linfática, invasão vascular, metástase nodal e o índice mitótico também estão correlacionados com o tempo de sobrevida.[51,52] Diversos outros fatores foram avaliados (Ki67, regiões organizadoras nucleolares argirofílicas, antígeno nuclear de células em proliferação, receptores hormonais, superexpressão de HER2, expressão de ciclooxigenase-2, expressão de AKT), porém eles ainda necessitam ter demonstrada sua utilidade na rotina clínica.[54–64]

TRATAMENTO

Cirurgia

A cirurgia deve ser o tratamento primário de eleição para os CMFs em ausência de doença metastática a distância, sendo o procedimento cirúrgico recomendado a mastectomia radical da cadeia unilateral ou bilateral, dependendo da extensão da doença.[45,47] Existe uma alta taxa de recorrência locorregional quando os tratamentos mais conservadores são utilizados.[45] Estudos demonstram que a mastectomia da cadeia melhora significativamente a sobrevida livre de doença e reduz a necessidade de cirurgias nas recorrências.[47] A sobrevida global não teve uma melhora significativa quando a mastectomia da cadeia foi realizada, porém a sobrevida global é uma medida mais subjetiva visto que ela varia baseada na percepção do tutor sobre a qualidade de vida do paciente e no desejo do tutor em eutanasiar o paciente quando ele está em sofrimento. Dada a natureza agressiva dessa doença e das vias de drenagem linfática conhecidas para o CMF, a recomendação para uma mastectomia de cadeia faz sentido, tanto para propósitos de qualidade de vida quanto em concordância com os princípios de tratamento do câncer,.[64] Além disso, para os tumores com aderência na parede corporal e na fáscia muscular, deve ser realizada uma ressecção em bloco.[65] A mastectomia bilateral das cadeias geralmente é realizada em duas etapas a não ser que o cirurgião acredite que exista tecido suficiente para realizar a remoção das duas cadeias de uma vez só. Nessas cirurgias mais amplas, os linfonodos associados também devem ser removidos e avaliados separadamente quanto à histologia. Como o envolvimento dos linfonodos altera significativamente o prognóstico desses gatos, é importante realizar esforços para avaliar os linfonodos drenantes por citologia ou histopatologia. A orientação ultrassonográfica também pode ser utilizada para identificar linfonodos, e o mapeamento dos linfonodos já foi descrito em gatos.[66,67]

Tratamento Sistêmico

A literatura atual dá suporte à recomendação de que tumores pequenos (menos de 2 cm de diâmetro) de baixo grau, com estadiamento negativo, que são tratados adequadamente por cirurgia, não necessitam de tratamento adjuvante para se obter uma sobrevida mais longa.[45,47] Entretanto, as recomendações padrão para o tratamento dos CMFs ainda não foram formuladas.

Terapias hormonais direcionadas atualmente empregadas em medicina para os seres humanos não são comumente utilizadas em medicina veterinária e não foram avaliadas nos pacientes felinos, em parte porque a avaliação laboratorial da expressão de receptores de estrógeno, receptores de progesterona e da superexpressão de HER2 não são rotina para os CMFs. Além disso, considerando-se que muitos CMFs são negativos para estes marcadores moleculares, é pouco provável que a utilização de terapias-alvo se tornem comuns na prática felina. A maior parte dos estudos de tratamento realizados até hoje focaram, em vez disso, a utilização de quimioterápicos convencionais.

A doxorrubicina é o fármaco quimioterápico mais estudado para o tratamento do CMF. Nos casos de neoplasias consideradas como CMFs de estádios III e IV, o tratamento baseado em doxorrubicina resultou em respostas tumorais objetivas em cerca de 50% dos casos relatados.[53,68,69] Esses estudos forneceram a base lógica para testar os protocolos baseados em doxorrubicina também no planejamento pós-operatório, assumindo-se que a taxa de resposta de tumores microscópicos ou adjuvantes seria tão boa quanto no estado macroscópico. A Tabela 59-3 sumariza os fatores prognósticos, as orientações para o tratamento sistêmico baseado nesses fatores e a robustez das evidências de suporte.

Infelizmente, há necessidade de estudos que demonstrem claramente os benefícios do tratamento adjuvante. Isto pode ser porque não há benefício, porém é mais provável que avaliações adicionais sejam necessárias para uma acurada determinação. Atualmente, não existem estudos prospectivos randomizados de tratamento para orientar as recomendações. Um estudo com 23 gatos com CMF em estádio III ou menor demonstrou um TMS de 460 dias com cirurgia e um protocolo que utilizou doxorrubicina e meloxicam. Entretanto, não foi utilizado nenhum grupo controle para comparação, e assim nenhuma conclusão pode ser obtida quanto aos benefícios de um tratamento em relação ao outro.[70] Em outro estudo realizado em 76 gatos com CMFs em estádio III ou menor foi relatado um TMS de 448 dias. Entretanto, esse estudo também não utilizou um grupo-controle.[71] Uma população controle contemporânea foi utilizada em um estudo retrospectivo multi-institucional que incluiu 73

Tabela 59-3	Fatores Prognósticos e Indicações para a Quimioterapia Adjuvante com Nível de Evidências de Suporte em Gatos com Tumores Mamários Malignos			
Tamanho Tumoral	**Envolvimento dos Linfonodos**	**Parâmetros Histopatológicos**	**Indicação para Quimioterapia - (Não) ou + (Sim)**	**Nível de Evidências***
< 2 cm / 8 cm³	Negativo	Carcinoma	−	− 1
			− +[†]	+ 3
2-3 cm / 8-27 cm³	Negativo	Carcinoma	−	− 3
			+[†]	+ 3
> 3 cm / 27 cm³	Negativo	Carcinoma	+	1, 2, 3
Qualquer um	Positivo	Carcinoma	+	2, 3, 5

*Nível de evidência 1: ensaio randomizado prospectivo; nível 2: ensaio não randomizado, prospectivo; nível 3: estudo retrospectivo; nível 5: extrapolação de estudos do câncer de mama em seres humanos. Menos (dá suporte à quimioterapia), mais (contrário à quimioterapia).
[†]Invasão vascular e alto grau foram identificados como fatores prognósticos independentes em análises multivariadas.
Retirado de Sorenmo KU, Worley DR, Goldschmidt MH: Tumors of the mammary gland. Em *Withrow and MacEwen's Small Animal Clinical Oncology*, 5[t] edição, Saint Louis, 2013, Elsevier/Saunders, 550 pp.

Tabela 59-4	Análise do Efeito da Cirurgia *versus* Cirurgia Associada à Quimioterapia nos Tempos de Sobrevida para o Carcinoma Mamário Felino

Procedimento cirúrgico	CIRURGIA ISOLADA			CIRURGIA + QUIMIOTERAPIA ADJUVANTE BASEADA EM DOXORRUBICINA			Valor de *P*
	Número de Gatos	TS (Dias)	IC 95%	Número de Gatos	TS (Dias)	IC 95%	
Local	24	1.406	454-NA	16	729	496-NA	0,47
Radical	13	414	203-NA	20	892	616-1.998	0,16
Radical Unilateral	10	414	266-NA	8	1.998	NA	0,03
Radical Bilateral	3	NA	67-NA	12	761	476-1751	0,90

Resultados mostram a mediana de dias com intervalos de confiança (CI) de 95%. *P* < 0,05 considerado como estatisticamente significativo.
NA, mediana do tempo de sobrevida não atingida (mais da metade dos gatos foram contados ao final do estudo); *TS*, tempo de sobrevida.
Retirado de McNeill CJ, Sorenmo KU, Shofer FS, et al: Evaluation of adjuvant doxorubicin-based chemotherapy for the treatment of feline mammary carcinoma. *J Vet Intern Med* 23:123-129, 2009.

gatos com CMFs em estádio III ou inferior, não tendo sido observadas diferenças significativas na sobrevida entre os animais tratados com um protocolo adjuvante baseado em doxorrubicina e aqueles que não foram.[45] Entretanto, havia um subgrupo de gatos tratados com mastectomia da cadeia e quimioterapia adjuvante baseada em doxorrubicina que apresentou sobrevida maior do que os pacientes tratados com mastectomia de maneira isolada (1.998 contra 414 dias) (Tabela 59-4).[45] A conclusão apresentada foi a de que nem todos os pacientes com CMF se beneficiarão do tratamento quimioterápico, porém alguns subgrupos o farão. Para testar tal hipótese, é necessária a realização de ensaios randomizados prospectivos. Apesar de esses dados poderem tornar as recomendações de tratamentos confusas em algumas situações, parece ser mais apropriado recomendar a mastectomia em cadeia para o controle de doenças localizadas e o tratamento adjuvante baseado em doxorrubicina para os tumores maiores, clínica ou histologicamente de grau mais alto, além daqueles que apresentam linfonodos positivos.

Referências

1. Dorn CR, Taylor DO, Frye FL, et al: Survey of animal neoplasms in Alameda and Contra Costa Counties, California. I. Methodology and description of cases. *J Natl Cancer Inst* 40:295-305, 1968.
2. Dorn CR, Taylor DO, Schneider R, et al: Survey of animal neoplasms in Alameda and Contra Costa Counties, California. II. Cancer morbidity in dogs and cats from Alameda County. *J Natl Cancer Inst* 40:307-318, 1968.
3. Hayes HM Jr, Milne KL, Mandell CP: Epidemiological features of feline mammary carcinoma. *Vet Rec* 108:476-479, 1981.
4. Vascellari M, Baioni E, Ru G, et al: Animal tumour registry of two provinces in northern Italy: incidence of spontaneous tumours in dogs and cats. *BMC Vet Res* 5:39, 2009.
5. Egenvall A, Bonnett BN, Haggstrom J, et al: Morbidity of insured Swedish cats during 1999-2006 by age, breed, sex, and diagnosis. *J Feline Med Surg* 12:948-959, 2010.
6. Johnston SD, Kustritz MVR, Olson PNS: Disorders of the mammary gland of the queen. In Johnston SD, Kustritz MVR, Olson PNS, editors: *Canine and feline theriogenology*, Philadelphia, 2001, Saunders, pp 474-485.
7. Kustritz MV: Determining the optimal age for gonadectomy of dogs and cats. *J Am Vet Med Assoc* 231:1665-1675, 2007.
8. Hayes AA, Mooney S: Feline mammary tumors. *Vet Clin North Am Small Anim Pract* 15:513-520, 1985.

9. Ito T, Kadosawa T, Mochizuki M, et al: Prognosis of malignant mammary tumor in 53 cats. *J Vet Med Sci* 58:723-726, 1996.
10. Overley B, Shofer FS, Goldschmidt MH, et al: Association between ovarihysterectomy and feline mammary carcinoma. *J Vet Intern Med* 19:560-563, 2005.
11. Misdorp W: Progestagens and mammary tumours in dogs and cats. *Acta Endocrinol (Copenh)* 125(Suppl 1):27-31, 1991.
12. Misdorp W, Romijn A, Hart AA: Feline mammary tumors: a case-control study of hormonal factors. *Anticancer Res* 11:1793-1797, 1991.
13. Weijer K, Head KW, Misdorp W, et al: Feline malignant mammary tumors. I. Morphology and biology: some comparisons with human and canine mammary carcinomas. *J Natl Cancer Inst* 49:1697-1704, 1972.
14. Loretti AP, Ilha MR, Ordas J, et al: Clinical, pathological and immunohistochemical study of feline mammary fibroepithelial hyperplasia following a single injection of depot medroxyprogesterone acetate. *J Feline Med Surg* 7:43-52, 2005.
15. Skorupski KA, Overley B, Shofer FS, et al: Clinical characteristics of mammary carcinoma in male cats. *J Vet Intern Med* 19:52-55, 2005.
16. Silver IA: The anatomy of the mammary gland of the dog and cat. *J Small Anim Pract* 7:689-696, 1966.
17. Raharison F, Sautet J: Lymph drainage of the mammary glands in female cats. *J Morphol* 267:292-299, 2006.

18. Raharison F, Sautet J: The topography of the lymph vessels of mammary glands in female cats. *Anat Histol Embryol* 36:442-452, 2007.
19. Hayden DW, Nielsen SW: Feline mammary tumours. *J Small Anim Pract* 12:687-698, 1971.
20. Misdorp W, Else R, Hellmen E, et al: *Histological classification of mammary tumors of the dog and the cat*. Washington, DC, 1999, American Registry of Pathology.
21. Hayden DW, Barnes DM, Johnson KH: Morphologic changes in the mammary gland of megestrol acetate-treated and untreated cats: a retrospective study. *Vet Pathol* 26:104-113, 1989.
22. Withrow SJ, Vail DM, Page R: *Withrow and MacEwen's small animal clinical oncology (Kindle Location 31795)*. Elsevier Health Sciences, 2013, Kindle Edition.
23. Zappulli V, Caliari D, Rasotto R, et al: Proposed classification of the feline "complex" mammary tumors as ductal and intraductal papillary mammary tumors. *Vet Pathol* 50:1070-1077, 2013.
24. Seixas F, Palmeira C, Pires MA, et al: Are complex carcinoma of the feline mammary gland and other invasive mammary carcinoma identical tumours? Comparison of clinicopathologic features, DNA ploidy and follow-up. *Res Vet Sci* 84:428-433, 2008.
25. Seixas F, Pires MA, Lopes CA: Complex carcinomas of the mammary gland in cats: pathological and immunohistochemical features. *Vet J* 176:210-215, 2008.
26. Perez-Alenza MD, Jimenez A, Nieto AI, et al: First description of feline inflammatory

mammary carcinoma: clinicopathological and immunohistochemical characteristics of three cases. *Breast Cancer Res* 6:R300-R307, 2004.

27. Withrow SJ, Vail DM, Page R: *Withrow and MacEwen's small animal clinical oncology (Kindle Location 31718)*. Elsevier Health Sciences, 2013, Kindle Edition.

28. Russo J, Russo IH: The role of estrogen in the initiation of breast cancer. *J Steroid Biochem Mol Biol* 102:89-96, 2006.

29. Okoh V, Deoraj A, Roy D: Estrogen-induced reactive oxygen species-mediated signalings contribute to breast cancer. *Biochim Biophys Acta* 1815:115-133, 2011.

30. Mol JA, Lantinga-van Leeuwen IS, van Garderen E, et al: Mammary growth hormone and tumorigenesis—lessons from the dog. *Vet Q* 21:111-115, 1999.

31. van Garderen E, Schalken JA: Morphogenic and tumorigenic potentials of the mammary growth hormone/growth hormone receptor system. *Mol Cell Endocrinol* 197:153-165, 2002.

32. Rutteman GR, Blankenstein MA, Minke J, et al: Steroid receptors in mammary tumours of the cat. *Acta Endocrinol (Copenh)* 125(Suppl 1):32-37, 1991.

33. Millanta F, Calandrella M, Bari G, et al: Comparison of steroid receptor expression in normal, dysplastic, and neoplastic canine and feline mammary tissues. *Res Vet Sci* 79:225-232, 2005.

34. de las Mulas JM, van Niel M, Millán Y, et al: Immunohistochemical analysis of estrogen receptors in feline mammary gland benign and malignant lesions: comparison with biochemical assay. *Domest Anim Endocrinol* 18:111-125, 2000.

35. Mulas JMD, Van Niel M, Millán Y, et al: Progesterone receptors in normal, dysplastic and tumourous feline mammary glands. Comparison with oestrogen receptors status. *Res Vet Sci* 72:153-161, 2002.

36. Zafrani B, Aubriot MH, Mouret E, et al: High sensitivity and specificity of immunohistochemistry for the detection of hormone receptors in breast carcinoma: comparison with biochemical determination in a prospective study of 793 cases. *Histopathology* 37:536-545, 2000.

37. Hamilton JM, Else RW, Forshaw P: Oestrogen receptors in feline mammary carcinoma. *Vet Rec* 99:477-479, 1976.

38. Wiese DA, Thaiwong T, Yuzbasiyan-Gurkan V, et al: Feline mammary basal-like adenocarcinoma: a potential model for human triple-negative breast cancer (TNBC) with basal-like subtype. *BMC Cancer* 13:403, 2013.

39. Rasotto R, Caliari D, Castagnaro M, et al: An immunohistochemical study of HER-2 expression in feline mammary tumours. *J Comp Pathol* 144:170-179, 2011.

40. Ordas J, Millan Y, Dios R, et al: Proto-oncogene HER2 in normal, dysplastic and tumorous feline mammary glands: an immunohistochemical and chromogenic in situ hybridization study. *BMC Cancer* 7:179-184, 2007.

41. Maniscalco L, Millan Y, Lussich S, et al: Activation of mammalian target of rapamycin (mTOR) in triple negative feline mammary carcinomas. *BMC Vet Res* 9:80, 2013.

42. Campeau PM, Foulkes WD, Tischkowitz MD: Hereditary breast cancer: new genetic developments, new therapeutic avenues. *Hum Genet* 124:31-42, 2008.

43. Giménez F, Hecht S, Craig LE, et al: Early detection, aggressive therapy: optimizing the management of feline mammary masses. *J Feline Med Surg* 12:214-224, 2010.

44. Hahn KA, Adams WH: Feline mammary neoplasia: biological behavior, diagnosis, and treatment alternatives. *Feline Pract* 25:5-11, 1997.

45. McNeill CJ, Sorenmo KU, Shofer FS, et al: Evaluation of adjuvant doxorubicin-based chemotherapy for the treatment of feline mammary carcinoma. *J Vet Intern Med* 23:123-129, 2009.

46. Lana SE, Rutteman GR, Withrow SJ: Tumors of the mammary gland. In Withrow SJ, Vail DM, editors: *Small animal clinical oncology*, St Louis, 2007, Elsevier, pp 619-636.

47. MacEwen EG, Hayes AA, Harvey HJ, et al: Prognostic factors for feline mammary tumors. *J Am Vet Med Assoc* 185:201-204, 1984.

48. Ito T, Kadosawa T, Mochizuki M, et al: Prognosis of malignant mammary tumor in 53 cats. *J Vet Med Sci* 58:723-726, 1996.

49. Viste JR, Myers SL, Singh B, et al: Feline mammary adenocarcinoma: tumor size as a prognostic indicator. *Can Vet J* 43:33-37, 2002.

50. Weijer K, Hart AA: Prognostic factors in feline mammary carcinoma. *J Natl Cancer Inst* 70:709-710, 1983.

51. Seixas F, Palmeira C, Pires MA, et al: Grade is an independent prognostic factor for feline mammary carcinomas: a clinicopathological and survival analysis. *Vet J* 187:65-71, 2011.

52. Castagnaro M, Casalone C, Bozzetta E, et al: Tumour grading and the one-year post-surgical prognosis in feline mammary carcinomas. *J Comp Pathol* 119:263-275, 1998.

53. Jeglum KA, deGuzman E, Young KM: Chemotherapy of advanced mammary adenocarcinoma in 14 cats. *J Am Vet Med Assoc* 187:157-160, 1985.

54. Millanta F, Lazzeri G, Mazzei M, et al: MIB-1 labeling index in feline dysplastic and neoplastic mammary lesions and its relationship with postsurgical prognosis. *Vet Pathol* 39:120-126, 2002.

55. Birner P, Oberhuber G, Stani J, Austrian Breast & Colorectal Cancer Study Group: et al: Evaluation of the United States Food and Drug Administration-approved scoring and test system of HER2 protein expression in breast cancer. *Clin Cancer Res* 7:1669-1675, 2001.

56. Preziosi R, Sarli G, Benazzi C, et al: Multiparametric survival analysis of histological stage and proliferative activity in feline mammary carcinomas. *Res Vet Sci* 73:53-60, 2002.

57. Dias Pereira P, Carvalheira J, Gartner F: Cell proliferation in feline normal, hyperplastic and neoplastic mammary tissue—an immunohistochemical study. *Vet J* 168:180-185, 2004.

58. Castagnaro M, Casalone C, Ru G, et al: Argyrophilic nucleolar organiser regions (AgNORs) count as indicator of post-surgical prognosis in feline mammary carcinomas. *Res Vet Sci* 64:97-100, 1998.

59. Millanta F, Calandrella M, Citi S, et al: Overexpression of HER-2 in feline invasive mammary carcinomas: an immunohistochemical survey and evaluation of its prognostic potential. *Vet Pathol* 42:30-34, 2005.

60. Millanta F, Citi S, Della Santa D, et al: COX-2 expression in canine and feline invasive mammary carcinomas: correlation with clinicopathological features and prognostic molecular markers. *Breast Cancer Res Treat* 98:115-120, 2006.

61. Millanta F, Silvestri G, Vaselli C, et al: The role of vascular endothelial growth factor and its receptor Flk-1/KDR in promoting tumour angiogenesis in feline and canine mammary carcinomas: a preliminary study of autocrine and paracrine loops. *Res Vet Sci* 81:350-357, 2006.

62. Maniscalco L, Iussich S, de las Mulas JM, et al: Activation of AKT in feline mammary carcinoma: a new prognostic factor for feline mammary tumours. *Vet J Med* 25:297-302, 2011.

63. Preziosi R, Sarli G, Benazzi C, et al: Detection of proliferating cell nuclear antigen (PCNA) in canine and feline mammary tumours. *J Comp Pathol* 113:301-313, 1995.

64. Morris J: Mammary tumors in the cat: size matters, so early intervention saves lives. *J Feline Med Surg* 15:391, 2013.

65. Withrow SJ, Vail DM, Page R: *Withrow and MacEwen's small animal clinical oncology (Kindle Locations 31857-31858)*. Elsevier Health Sciences, 2013, Kindle Edition.

66. Wong JH, Cagle LA, Morton DL: Lymphatic drainage of skin to a sentinel lymph node in a feline model. *Ann Surg* 214:637-641, 1991.

67. Patsikas MN, Papadopoulou PL, Charitanti A, et al: Computed tomography and radiographic indirect lymphography for visualization of mammary lymphatic vessels and the sentinel lymph node in normal cats. *Vet Radiol Ultrasound* 51:299-304, 2010.

68. Mauldin GN, Matus RE, Patnaik AK, et al: Efficacy and toxicity of doxorubicin and cyclophosphamide used in the treatment of selected malignant tumors in 23 cats. *J Vet Intern Med* 2:60-65, 1988.

69. Stolwijk JA, Minke JM, Rutteman GR, et al: Feline mammary carcinomas as a model for human breast cancer. II. Comparison of in vivo and in vitro adriamycin sensitivity. *Anticancer Res* 9:1045-1048, 1989.

70. Borrego JF, Cartagena JC, Engel J: Treatment of feline mammary tumours using chemotherapy, surgery and a COX-2 inhibitor drug (meloxicam): a retrospective study of 23 cases (2002-2007). *Vet Comp Oncol* 7:213-221, 2009.

71. Novosad CA, Bergman PJ, O'Brien M, et al: Retrospective evaluation of adjunctive doxorubicin for the treatment of feline mammary gland adenocarcinoma: 67 cases. *J Am Anim Hosp Assoc* 42:110-120, 2006.

Portas de Acesso Vascular nos Gatos

Alane Kosanovich Cahalane

Uma porta de acesso vascular (PAV) é um dispositivo médico implantável que permite o acesso percutâneo repetido aos vasos sanguíneos, que foi inicialmente desenvolvido para a administração de medicamentos quimioterápicos nos pacientes humanos com câncer.[1-3] Em medicina veterinária, as PAVs têm sido utilizadas tanto no ambiente clínico quanto em pesquisa para permitir a obtenção de amostras sanguíneas ou a administração de medicamentos.[4-9] O desenho da PAV veterinária é muito parecido com os das PAVs utilizadas na área médica humana, consistindo em uma via de injeção e um cateter com agulhas com pontas do tipo Huber específicas para a via de acesso. Devido à simplicidade da colocação e à versatilidade das PAVs, sua utilização está se tornando mais comum em medicina veterinária. Os potenciais benefícios desse acesso venoso central permanente através de um sistema implantado no subcutâneo (SC) incluem taxas diminuídas de infecção bacteriana e redução no desconforto quando comparadas com a colocação de cateter intravenoso (IV) tradicional. É importante salientar que nos pacientes em quimioterapia que necessitam de venopunção ou cateterização IV, as PAVs podem auxiliar na manutenção da patência vascular, na redução da incidência de flebite e na minimização do extravasamento de medicamentos.[4,5] Portas de acesso vascular foram utilizadas com sucesso em diversas espécies animais, incluindo porcos, furões, coelhos, cães e gatos.[4-10]

As portas de acesso vascular estão disponíveis em diversos tamanhos para utilização em medicina veterinária. Em gatos, geralmente são utilizados cateteres de 4 a 5 Fr e uma via de tamanho pequeno ou médio. A base da via é composta por titânio ou por plástico (polioximetileno) com um eixo ou septo centralizado de silicone autovedante. O eixo é desenhado para tolerar repetidas punções sem danos ao silicone, utilizando uma agulha com ponta do tipo Huber. A base de titânio ou plástico da via possui orifícios preexistentes para a colocação das suturas. Um adaptador simples emerge a partir da lateral da base da via para a conexão ao cateter (Fig. 60-1). Diversos tamanhos de vias e cateteres, assim como a informação sobre o fabricante, são disponibilizados na Tabela 60-1. Variações nas PAVs básicas incluem uma câmara dupla e vias de baixo perfil, assim como nos cateteres Groshong®. Os cateteres Groshong® (Bard Access Systems, Salt Lake City, Utah, Estados Unidos) contêm uma válvula de três vias que permite infusão e retirada, porém fecha quando o fluxo não está presente, prevenindo fluxo não intencional de sangue ou ar através do cateter, minimizando, assim, o risco de oclusão por coágulo. Atualmente, relatos sobre a utilização de vias e cateteres alternativos nos pacientes veterinários não estão disponíveis.

O cateter de silicone ou poliuretano é radiopaco, flexível e liso com uma abertura simples cônica em uma das pontas para acesso ao lúmen vascular. A ponta vascular do cateter possui marcadores de profundidade para garantir que um comprimento adequado do cateter seja colocado no interior do vaso. O restante do cateter pode ser cortado de modo a se obter um comprimento customizado para um paciente específico antes de anexá-lo à base adaptadora da via. Uma vez o cateter aderido à base, um dispositivo de fechamento é deslocado por sobre a conexão para travá-lo no local (Fig. 60-2).

A agulha com ponta do tipo Huber (Fig. 60-3) possui uma ponta cônica curvada que perfura a via de acesso sem o risco de rasgá-la ou de capturar partes do silicone em seu interior. As agulhas do tipo Huber estão disponíveis com 19, 20 e 22 gauge e com 2 a 2,5 cm de comprimento. A ponta Luer fêmea pode ser conectada e fixada em seringas, tampas e extensores de cateteres. Agulhas do tipo Huber com extensores aderidos também estão disponíveis e podem ser obtidos junto ao mesmo fabricante das PAVs.

Agulhas hipodérmicas padrão não devem ser utilizadas para puncionar o septo de silicone, porque podem ocorrer alterações irreversíveis ao septo. Em uma situação de emergência na qual agulhas do tipo Huber não estão disponíveis e outro local de acesso venoso não possa ser utilizado, a ponta da agulha hipodérmica pode ser manualmente curvada em direção ao seu bisel utilizando uma pinça hemostática estéril. Apesar de o encurvamento da agulha poder prevenir a captação de silicone no septo para o interior da agulha, essa técnica não é recomendada para uso na rotina.

APLICAÇÕES CLÍNICAS

Portas de acesso vascular fornecem acesso SC permanente ao sistema venoso central via veias jugular ou femoral. As aplicações clínicas incluem injeções repetidas de medicamentos, tais como agentes quimioterápicos, sedação para radioterapia, fluidoterapia IV, tratamento antibiótico prolongado ou nutrição parenteral. As PAVs também podem ser utilizadas para retirada repetida de sangue, tal como na avaliação sanguínea seriada de pacientes em tratamento para neoplasias ou com doença renal. Em um estudo recente também se avaliou a utilização das PAVs para a obtenção de sangue total a partir de gatos doadores para transfusão.[8] Adicionalmente, apesar de existirem poucos cenários clínicos relevantes, as PAVs colocadas em artérias foram utilizadas com sucesso em cenários de pesquisa no monitoramento da pressão sanguínea sistêmica.[11]

Tabela 60-1	Fabricantes de Portas de Acesso Vascular			
Fabricante	**Nome da Porta**	**Material da Porta**	**Diâmetro da Porta**	**Material e Tamanho dos Cateteres**
Norfolk Vet Products*	CompanionPort®	Titânio	Grande (Le Grande): 24,3 mm Média (Le Port): 21 mm Pequena (Le Petite): 19 mm	Silicone de 7,0 Fr Silicone de 5,0 Fr Silicone de 4,0 Fr
Cook Medical	Vital Port®	Titânio	Padrão: 30 mm Pequeno: 24,1 mm Mini: 19 mm	Silicone de 6,5 Fr Silicone de 6,5 Fr Silicone de 5,0 Fr
Smiths Medical*	Port-a-Cath®, Preclinical MiniPort®, P.A.S. Port Elite®	Titânio		Silicone ou poliuretano de 3,0 a 9,0 Fr
Bard Access Systems*	PowerPort®	Titânio ou plástico	13 tipos diferentes de portas, variedade ampla de tamanhos	Cateter de poliuretano de 8,0 Fr Cateter de silicone de 9,6 Fr Cateter Groshong® de 8,0

*Fabricante de portas de acesso vascular específicas para utilização na medicina veterinária.

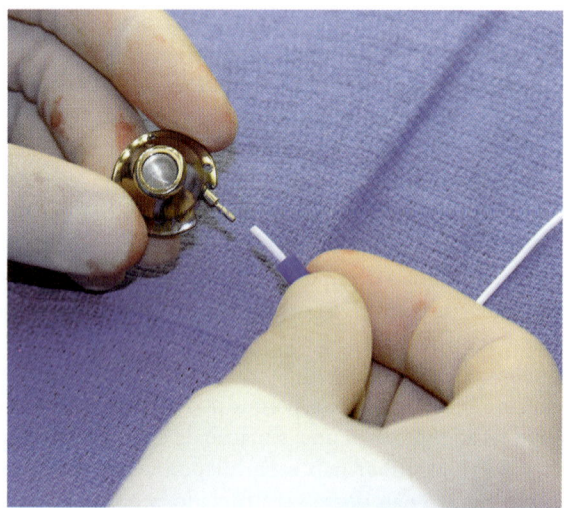

Figura 60-1: Componentes do sistema da porta de acesso vascular: eixo da porta, do cateter e a trava azul. (Cedido por James A. Flanders.)

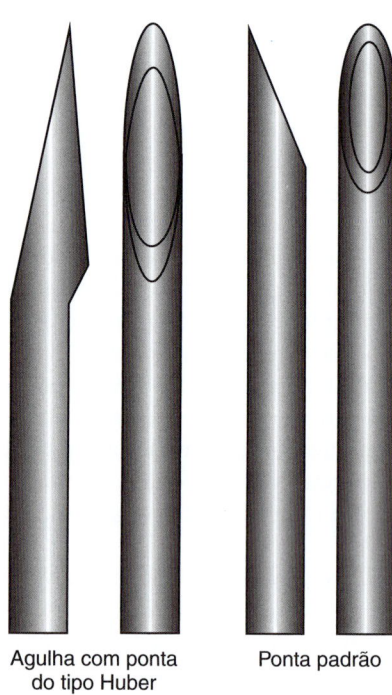

Agulha com ponta do tipo Huber   Ponta padrão

Figura 60-3: Ilustração esquemática das agulhas com ponta do tipo Huber e das agulhas com ponta padrão. Note a ponta curvada da agulha com ponta do tipo Huber que previne a captação de material não intencional da base de silicone. (Cedido por Norfolk Vet Products.)

A decisão de colocar uma PAV depende do processo mórbido, do plano de tratamento, do desejo do tutor e do estado do paciente. A anestesia geral é usualmente necessária para sua colocação. Contraindicações para a colocação das vias incluem coagulação intravascular disseminada, bacteremia, septicemia ou endotoxemia.[12]

COLOCAÇÃO DE PORTAS DE ACESSO VASCULAR

É necessária uma abordagem cirúrgica para aplicar a base da porta no animal. A inserção do cateter pode ser realizada pela técnica de Seldinger minimamente invasiva ou pela abordagem cirúrgica das veias jugular ou femoral. Todas as portas

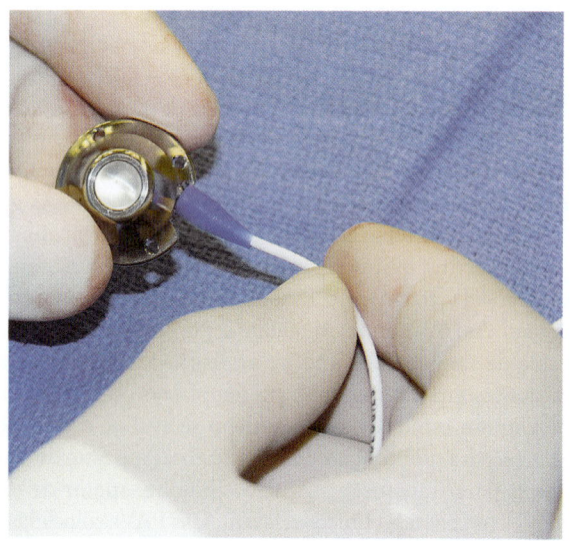

Figura 60-2: Porta de acesso vascular montada antes de sua colocação cirúrgica. (Cedido por James A. Flanders.)

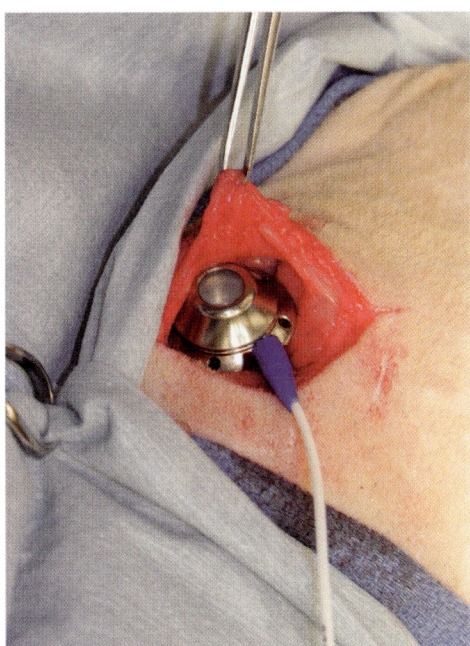

Figura 60-4: Fotografia intraoperatória de uma porta sendo colocada no subcutâneo. (Cedido por James A. Flanders.)

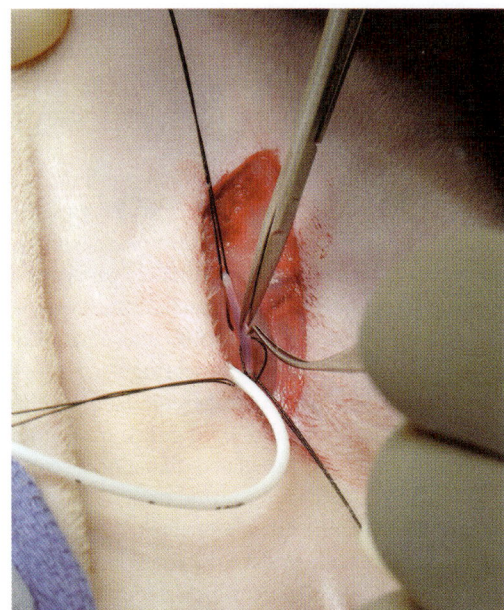

Figura 60-5: Isolamento da veia femoral antes da venotomia para a colocação cirúrgica da porta de acesso vascular. (Cedido por James A. Flanders.)

e cateteres devem ser inspecionados e testados antes de sua colocação.

Colocação da Porta de Acesso Vascular na Veia Jugular

Para a implantação da porta na veia jugular, o paciente anestesiado é colocado em decúbito lateral e uma ampla região (incluindo o sulco jugular, a musculatura epaxial e a escapula dorsal) é tricotomizada e esterilizada tanto para a inserção do cateter quanto para a colocação da porta. O comprimento necessário do cateter deve ser mensurado com base nas radiografias pré-operatórias e estimativa intraoperatória. A fluoroscopia intraoperatória é útil para documentar o nível correto de inserção do cateter, porém não é necessária para a colocação da PAV com sucesso. Uma incisão na pele de 3 a 5 cm de comprimento é realizada ao longo da musculatura cervical dorsolateral. Uma bolsa subcutânea é formada, expondo a fáscia muscular subjacente (Fig. 60-4). A bolsa deve ser grande o suficiente para albergar completamente a base da porta, além de ser posicionada de modo que a incisão de pele seja cranial ou caudal à porta, e não diretamente sobre ela. A base da porta deve ser fixada firmemente na musculatura ou na fáscia muscular, até a gordura SC, utilizando fios de sutura não absorvíveis monofilamentados. A sutura na gordura SC aumenta o risco de migração da porta. As suturas podem ser colocadas previamente através de orifícios de fixação pré-produzidos na base da porta, sendo então amarradas ou colocadas e amarradas sequencialmente. O conector deve ser apontado em direção ao cateter e, de modo geral, curvas apertadas e torções devem ser evitadas. Caso necessário, utilize fios de sutura não absorvíveis em pontos simples separados para reduzir o espaço morto no interior da bolsa da porta para prevenir a formação de seroma.

Em uma abordagem cirúrgica, uma incisão de pele longitudinal com 1 a 3 cm de comprimento é realizada diretamente por sobre a veia jugular – separada da incisão da porta. É realizada

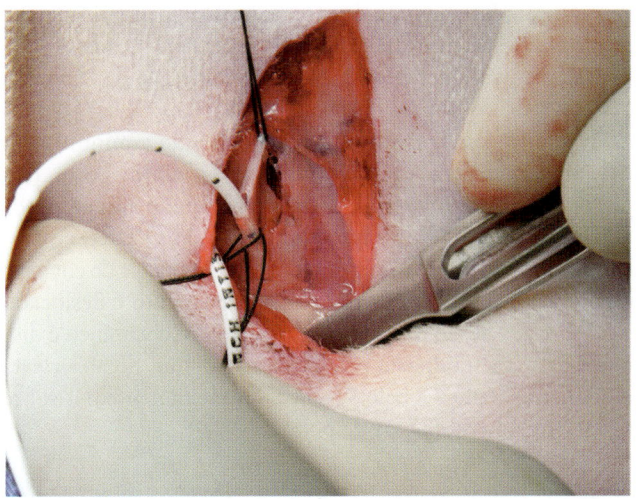

Figura 60-6: Inserção do cateter na veia femoral. (Cedido por James A. Flanders.)

a dissecção cuidadosa para isolar e deixar livres aproximadamente 2 cm do vaso do tecido circundante. Suturas de reparo (o autor prefere seda 3-0) são colocadas nos aspectos cranial e caudal do segmento da veia e são utilizadas para ocluir parcial e temporariamente o fluxo sanguíneo. Com a utilização de pinças vasculares ou oftálmicas para estabilizar a veia, tesouras Íris ou uma lâmina de tamanho 11 são utilizadas para realizar uma pequena incisão (0,2 cm) em direção ao interior da veia (Fig. 60-5). O cateter é inserido no interior do vaso na direção do fluxo sanguíneo para acesso central (Fig. 60-6). Caso um alargamento do local da venotomia seja necessário, tesouras de ponta fina são utilizadas para distendê-lo longitudinalmente, tomando cuidado para não romper o vaso. Uma vez o cateter avançado até seu comprimento desejado, as suturas de reparo são cuidadosamente ligadas ao redor do cateter. O cateter é lavado com solução salina estéril para garantir que as ligaduras não causem oclusão do lúmen. Tenha um assistente paramentado para o auxiliar a colocar uma pressão suave nas suturas de reparo gerando uma oclusão venosa temporária durante a venotomia e inserção do cateter. Essa técnica auxilia na prevenção do refluxo de sangue para a área da cirurgia.

Para uma abordagem minimamente invasiva (Seldinger),[13] insere-se uma agulha de 18 gauge conectada a uma seringa com solução salina heparinizada estéril (100 unidades/mL) diretamente no interior do vaso. O sangue é aspirado para garantir que a agulha esteja no interior do lúmen vascular, infundindo-se então a agulha e retirando-se a seringa. Um fio guia é passado através da agulha no nível do átrio direito na veia jugular, removendo-se então a agulha. Um dilatador vascular com bainha introdutora (*Peel-away*) é passado por sobre o fio guia e inserido no vaso. Uma vez dentro do lúmen vascular, o dilatador vascular e o fio são removidos, deixando a bainha introdutora no local. O cateter é passado através da bainha introdutora até o comprimento previamente mensurado. Radiografia e fluoroscopia podem ser utilizadas para documentar o nível de colocação do cateter no interior da veia cava cranial, aproximando-se, mas não penetrando, do átrio direito. As alças do introdutor são então apertadas e puxadas, removendo a bainha do vaso. Um dispositivo de tunelização é passado pelo local a partir da porta para ter sua saída no local de venopunção, com a ponta do cateter sendo passada por via SC para conectá-la à porta, tal como previamente descrito.

Independentemente do método de colocação do cateter, a extremidade do cateter localizado na porta pode ser cortada até atingir o comprimento desejado de modo a minimizar o excesso e a tunelização do SC no local da base da porta. Isto pode ser realizado com a utilização de uma pequena pinça hemostática ou um dispositivo de tunelização. O cateter é deslocado por sobre todo o comprimento do adaptador de conexão da porta, sendo que o dispositivo de travamento é deslocado por sobre a conexão para segurá-la. O tecido subcutâneo é disposto de maneira oposta pela utilização de um fio absorvível monofilamentado e a pele é fechada rotineiramente por sobre a jugular e o local da base da porta.

Colocação de Porta de Acesso Vascular Femoral

Para a colocação de uma PAV na veia femoral esquerda, o paciente é colocado em decúbito lateral esquerdo e todo o membro e a lateral do corpo são tricotomizados e preparados. O procedimento para a produção de uma bolsa SC é por venotomia femoral ou pela colocação de cateter Seldinger tal qual foi descrito previamente para a veia jugular. A bolsa SC que irá albergar a porta de injeção pode ser colocada por sobre a asa esquerda do ílio ou na porção caudal da parede torácica esquerda (Fig. 60-7). Após a colocação do cateter no interior da veia femoral, o cateter é tunelizado no subcutâneo a partir da região inguinal até o local da base da porta de maneira ipsolateral no paciente. Excessos no cateter podem ser curvados no tecido SC próximo à porta de modo a auxiliar na prevenção de oclusão temporária relacionada ao posicionamento do paciente durante a utilização da PAV.

Um colar elisabetano deve ser utilizado no período pós-operatório para prevenir automutilação ou irritação. A aplicação de gelo nas incisões por 24 horas após a cirurgia pode

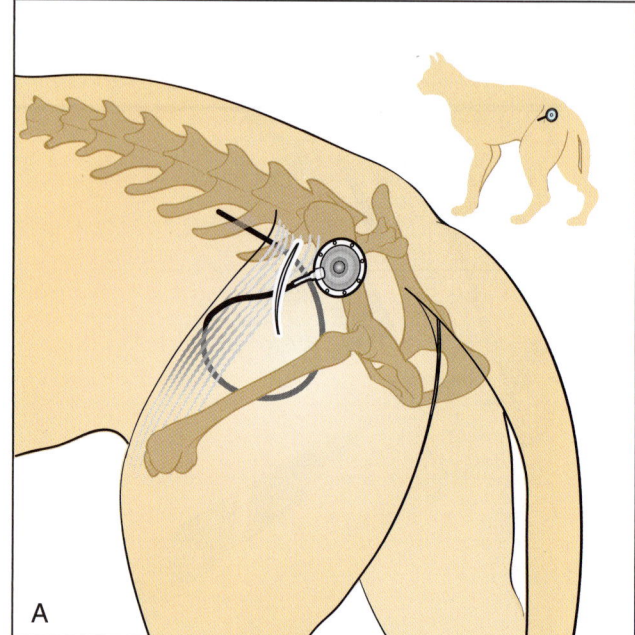

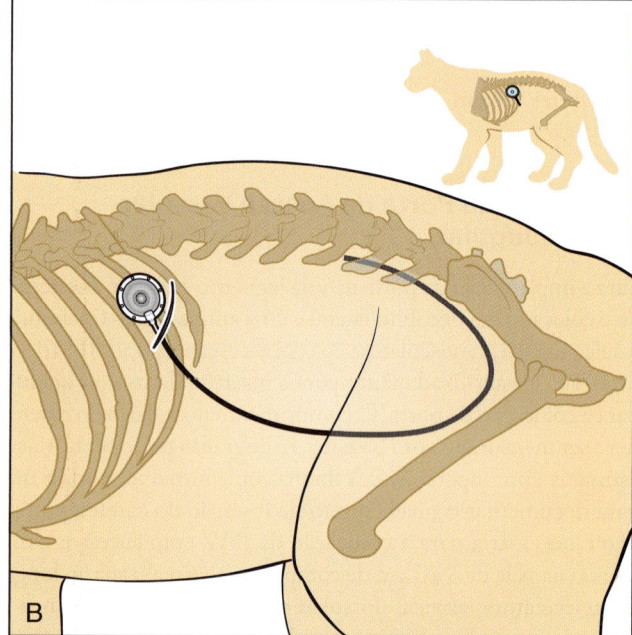

Figura 60-7: **A**, ilustração esquemática da localização da porta sobre a asa do ílio. **B**, ilustração esquemática da localização da porta sobre o tórax caudal. (Cedido por Kenneth M. Rassnick.)

prevenir a formação de seroma. Caso haja desenvolvimento de seroma inicia-se a aplicação de calor. O protocolo padrão para a remoção de suturas cutâneas deve ser seguido se houver necessidade.

UTILIZAÇÃO DA PORTA DE ACESSO VASCULAR

Em cada utilização da PAV deve ser realizada higienização das mãos e o local da porta deve ser assepticamente preparado. A utilização de luvas e máscaras estéreis é recomendada para cada utilização. A pele localizada sobre a porta deve ser preparada utilizando-se uma solução baseada em clorexidina

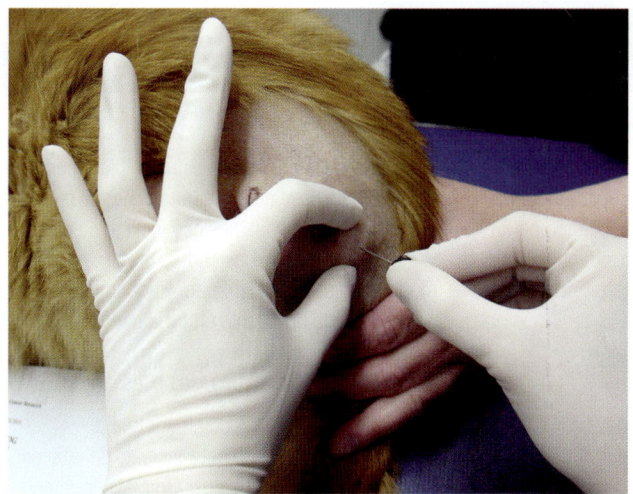

Figura 60-8: Porta de acesso vascular em um gato submetido à quimioterapia. Note que a porta está estabilizada na mão enluvada do profissional, entre o polegar e o dedo indicador. (Cedido por Kenneth M. Rassnick.)

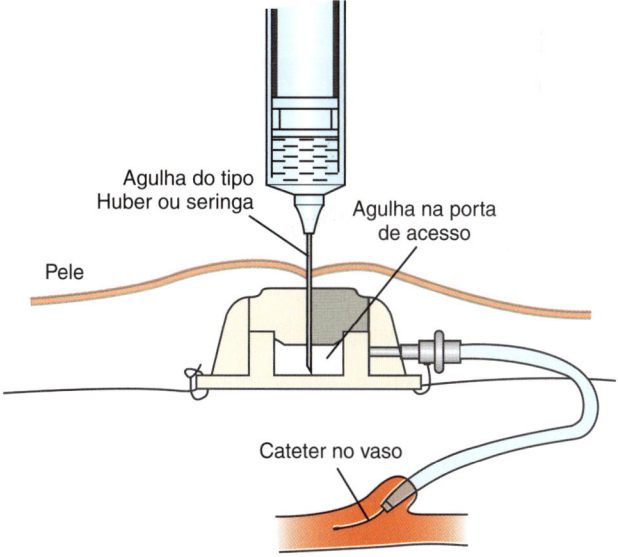

Figura 60-9: Ilustração esquemática de um ponto de inserção de agulha com ponta do tipo Huber no ponto de acesso vascular. (Cedido por Norfolk Vet Products.)

ou iodopovidona. Assim como em qualquer preparo cirúrgico, aplica-se a solução na pele de maneira circular começando do centro e difundindo para a porção externa. Um mínimo de três mechas de algodão deve ser utilizado.

Após a preparação do campo operatório, os seguintes passos são seguidos para acessar a porta para infusão:[14]

1. A porta é estabilizada entre os dedos polegar e indicador enluvados do cirurgião (Fig. 60-8). O centro da porta, definido como o ponto central entre o polegar e o dedo indicador, é visualizado e palpado.
2. A agulha com ponta do tipo Huber é inserida na pele com pressão firme e consistente sob ângulo de 90 graus. A agulha é avançada até um "clique" firme ser sentido, correspondendo ao contato da agulha com a base da porta (Fig. 60-9). Uma falha na inserção da agulha na base da porta poderia resultar em um vazamento SC dos conteúdos a serem injetados ou de sangue que está sendo retirado. O manuseio ou a inclinação

Tabela 60-2	Volumes de Preenchimento Aproximados das Portas CompanionPort® com Cateteres de 30 Centímetros
Descrição da Porta e do Cateter	**Volume de Preenchimento Aproximado**
Porta pequena (Le Petite) com cateter de 4 Fr com 30 cm	0,20 mL
Porta média (Le Port) com cateter de 5 Fr com 30 cm	0,40 mL
Porta grande (Le Grande) com cateter de 7 Fr com 30 cm	1,23 mL

Cedido por Norfolk Vet Products.

da agulha uma vez que ela está no interior da porta pode danificar o septo da porta.

3. Uma seringa de 10 mL ou maior é acoplada à agulha com ponta do tipo Huber e aspirada para retirar a solução de bloqueio utilizada previamente. Seringas menores criam uma pressão maior e podem danificar a porta ou o cateter. Ao menos 1 mL de sangue deve ser retirado para confirmar a patência da PAV e a colocação apropriada da agulha.
4. Descartar o primeiro 1 mL de sangue.
   a. Para a infusão, é acoplada uma nova seringa com solução salina estéril e a salina é infundida lentamente, utilizando-se um movimento pulsátil suave. A infusão do tratamento então é administrada, seguida por uma nova infusão de solução salina estéril.
   b. Para a retirada ou doação de sangue, uma nova seringa vazia é acoplada e a amostra é então coletada, seguida por uma nova infusão de solução salina.
5. Um bloqueio com solução salina heparinizada sob concentração sugerida de 100 unidades/mL é utilizado para minimizar o risco de formação de coágulo no interior do cateter. Os volumes de preenchimento aproximados estão listados na Tabela 60-2.
6. Para a remoção da agulha com ponta do tipo Huber, a porta é apoiada com o polegar e o dedo indicador do cirurgião para prevenir tensão excessiva na sua conexão à parede corporal.

POTENCIAIS COMPLICAÇÕES

Um guia para resolução de problemas relacionados à PAV pode ser encontrado na Tabela 60-3. Complicações associadas à utilização e colocação de PAVs incluem obstrução, infecção, desconexão da porta do cateter, ruptura do cateter, formação de seroma e deslocamento da porta.[15,16] Um relato de caso recente descreve a ocorrência de piotórax associado ao deslocamento de um fragmento de cateter da PAV que embolizou através da circulação pulmonar em um paciente humano.[17] Em uma revisão de 172 casos (46 gatos e 126 cães), complicações importantes (definidas como a perda permanente da patência da PAV, ruptura do cateter, ruptura da sutura, infecção e deiscência na

Tabela 60-3	Orientações para Resolução de Problemas Associados à Utilização de Portas de Acesso Vascular		
Problema	**Sinal**	**Possíveis Causas**	**Possível Solução**
Dificuldade em infundir ou aspirar a PAV	Resistência ou incapacidade em infundir Infusões gravitacionais lentas A retirada do sangue a partir da porta é lenta ou não é possível de ser realizada	Agulha do tipo Huber pode não estar inserida completamente Cateter pode estar ocluído pela parede do vaso, coágulo ou fibrina, ou o cateter pode estar torcido	Ter certeza de que a agulha está completamente inserida na base da porta; rotacionar ou remover e reinserir a agulha, mas não inclinar ou dobrar Mudar o paciente de posição Infundir solução salina heparinizada utilizando uma seringa de 10 mL, alterando infusão e aspiração Utilizar agente fibrinolítico, se necessário
Dor no local da PAV	Reação dolorosa do paciente durante palpação ou visualização de descarga vinda a partir do local da porta	Local da porta pode estar infectado Agulha pode ter sido retirada da porta, causando injeção de líquido ou medicamento no subcutâneo	Checar a temperatura e o hemograma do paciente na busca de outros sinais de infecção Se estiver presente uma descarga, avaliá-la pela citologia e/ou cultura bacteriana

PAV, Porta de acesso vascular.

Tabela 60-4	Visão Geral das Complicações Associadas a Portas de Acesso Vascular Relatadas em 46 Gatos
Complicações Associadas com Portas de Acesso Vascular	**Número de Gatos**
Complicações Importantes (10%)	
Perda permanente da patência da PAV	4
Remoção negligente do cateter	3
Ruptura do cateter	0
Ruptura da sutura	0
Infecção	0
Deiscência na incisão	0
Complicações Menores (21%)	
Dificuldade em acessar a PAV	0
Formação de seroma	1
Perda temporária da patência da PAV	9

PAV, Porta de acesso vascular.
Retirado de Culp WT, Mayher PD, Reese MS, et al.: Complications associated with use of subcutaneous vascular access ports in cats and dogs undergoing fractioned radiotherapy: 172 cases (1996-2007), *J Am Vet Med Assoc* 236:1322-1327, 2010.

Tabela 60-5	Dosagem de Agentes Fibrinolíticos	
Fármaco	**Dosagem**	**Infusão**
Fator ativador de plasminogênio*	2 mg/gato	Em 2 mL de NaCl 0,9%, injetado via acesso
Estreptocinase†	90.000 UI/gato	Injetado via acesso

UI, Unidades internacionais
*Cathflo® Activase®, Genetech Inc., São Francisco, Califórnia, Estados Unidos
†Streptase®, Hoechst Marion Roussel Inc., Distribuido pela Astra Estados Unidos

Em um estudo em que se avaliou a utilização das PAVs para a retirada de sangue em 14 gatos saudáveis foram observadas diferenças significativas nas concentrações de potássio, proteína total e albumina entre as amostras de venopunção e aquelas obtidas por meio das PAVs.[18] A diferença nessas variáveis está provavelmente relacionada à hemólise nas amostras obtidas por meio das portas. Entretanto, no estudo foram avaliadas somente amostras obtidas 10 semanas após a colocação da porta. Em outro estudo no qual foi avaliada a utilização das PAVs para a doação de sangue em gatos foram comparadas amostras obtidas de maneira convencional com aquelas obtidas por meio de portas a cada 6 a 8 semanas, por 6 meses.[9] Nesse estudo, não foram detectadas diferenças nos níveis de albumina e potássio. Apesar do nível presumível de hemólise, a morfologia das hemácias não indicou alterações nas amostras obtidas por meio da porta. De modo similar, não foram demonstradas alterações nas contagens de leucócitos.

A complicação mais comumente relatada tanto em pacientes humanos quanto veterinários com PAVs é a oclusão, particularmente a perda da capacidade de obtenção de amostras.[4,9,17] O cateter da porta de acesso vascular pode se tornar completa ou parcialmente obstruído, mesmo quando o veterinário utiliza técnicas de bloqueio com heparina. Pode ocorrer formação

incisão) ocorreram em 10,5% dos pacientes (Tabela 60-4).[5] Complicações menores, definidas como a dificuldade de acesso à PAV, formação de seroma e perda temporária da patência da PAV, ocorreram em 20,9% dos pacientes. PAVs femorais estiveram associadas a uma taxa 17,20 vezes maior de complicações menores do que PAVs jugulares. Devido à grande movimentação na região do cateter, a formação de seroma pode ocorrer mais provavelmente nos pacientes com PAVs nas veias femorais do que naqueles com PAVs jugulares.

de trombo no interior do cateter. Além disso, o cateter pode desenvolver uma capa de fibrina em sua porção aberta, presumivelmente relacionada ao trauma endotelial e inflamação. A camada de fibrina pode resultar em bloqueio da infusão, mas não da obtenção de amostras a partir da PAV. A oclusão pode ser resolvida com a utilização de agentes fibrinolíticos, tais como a estreptoquinase ou, preferivelmente, ativador do plasminogênio tecidual (Tabela 60-5). Entretanto, tais medicamentos apresentam potencial de geração de efeitos colaterais com risco de vida, sendo necessário ter cuidado extremo ao recomendar sua utilização. A utilização de medicamentos que inibem a agregação plaquetária, como o clopidogrel, foi sugerida como uma medida profilática nos pacientes com PAVs. Entretanto, estudos clínicos ainda necessitam ser realizados. Apesar de os cateteres maiores poderem ser menos suscetíveis a obstrução por trombos, sua utilização pode resultar no aumento da possibilidade de trauma endotelial e, consequentemente, em risco aumentado para a formação de acúmulos de fibrina. Estudos adicionais são indicados para determinar o melhor método de seleção do tamanho do cateter e para a profilaxia da formação de trombos.

A infecção pode ocorrer no período pós-cirúrgico imediato ou tardio no curso da utilização da PAV. A preparação estéril da pele antes da utilização da PAV é crítica para a prevenção da infecção. Pacientes com infecções associadas a PAVs podem apresentar febre, letargia, inchaço no local da porta ou outros sinais generalizados de sepse. A remoção da PAV é indicada caso se suspeite ou confirme uma infecção associada à porta ou ao cateter, ou se bactéria ou sepse estiverem presentes. Terapia antimicrobiana baseada em cultura e sensibilidade é a melhor abordagem, porém a utilização de medicamentos de amplo espectro pode ser indicada para melhorar o estado clínico antes de a amostra para cultura ser obtida durante a cirurgia.

Caso a remoção da PAV seja necessária, deve ser realizada uma abordagem através da incisão prévia. Dissecções retilíneas ou em curva podem ser utilizadas para acessar a porta através da cápsula fibrosa que a circunda. O cateter é removido e se coloca pressão no local do vaso por um mínimo de 15 minutos para prevenir o refluxo de sangue. Alternativamente, o vaso pode ser ligado.

De modo geral, a satisfação do cliente com a PAV é alta.[4] As preocupações dos tutores relacionadas aos pacientes veterinários com PAVs femorais incluíam a aparência da porta, o desconforto perceptível relacionado com a PAV e o mal funcionamento da PAV. Consequentemente, educar os clientes acerca da aparência da porta e das possíveis complicações é importante antes de se colocar uma PAV.

RESUMO

As PAVs podem fornecer um acesso venoso central confiável e seguro nos animais de estimação. A região jugular é o local mais comumente utilizado e pode resultar em menos complicações relacionadas com a PAV. Entretanto, a veia femoral pode ser utilizada nos pacientes que necessitam de radioterapia ou cirurgia de cabeça e pescoço ou que possuem problemas de comportamento que possam dificultar uma manipulação segura da região da cabeça e pescoço. A técnica de colocação deve ser baseada nas preferências e experiência do cirurgião. Tanto técnicas cirúrgicas quanto minimamente invasivas são passíveis de realização. Os cuidados relacionados com a PAV são simples. Entretanto, a utilização de uma infusão de salina heparinizada e de uma técnica asséptica são críticas para a manutenção bem-sucedida da PAV por um longo tempo.

Referências

1. Dalton MJ: The vascular access port: a subcutaneously implanted drug delivery depot. *Lab Anim* 14:21-30, 1985.
2. Lokich JJ, Bothe A, Benotti P, et al: Complications and management of implanted venous access catheters. *J Clin Oncol* 3:710-717, 1985.
3. Gyves JW, Ensminger WD, Niederhuber JE, et al: A totally implanted injection port system for blood sampling and chemotherapy administration. *J Am Med Assoc* 251:2538-2541, 1984.
4. Cahalane AK, Rassnick KM, Flanders JA: Use of vascular access ports in femoral veins of dogs and cats with cancer. *J Am Vet Med Assoc* 231:1354-1360, 2007.
5. Culp WT, Mayhew PD, Reese MS, et al: Complications associated with use of subcutaneous vascular access ports in cats and dogs undergoing fractionated radiotherapy: 172 cases (1996-2007). *J Am Vet Med Assoc* 236:1322-1327, 2010.
6. Perry-Clark LM, Meunier LD: Vascular access ports for chronic serial infusion and blood sampling in New Zealand white rabbits. *Lab Anim Sci* 41:495-497, 1991.
7. Webb AI, Bliss JM, Herbst LH: Use of vascular access ports in the cat. *Lab Anim Sci* 44:491-494, 1994.
8. Aubert I, Abrams-Ogg AC, Sylvestre AM, et al: The use of vascular access ports for blood collection in feline blood donors. *Can J Vet Res* 75:25-34, 2011.
9. Morrison JA, Lauer SK, Baldwin CJ, et al: Evaluation of the use of subcutaneous implantable vascular access ports in feline blood donors. *J Am Vet Med Assoc* 230:855-861, 2007.
10. Rassnick KM, Gould WJ III, Flanders JA: Use of a vascular access system for administration of chemotherapeutic agents to a ferret with lymphoma. *J Am Vet Med Assoc* 206:500-504, 1995.
11. Zwijnenberg RJ, del Rio CL, Cobb RM, et al: Evaluation of oscillometric and vascular access port arterial blood pressure measurement techniques versus implanted telemetry in anesthetized cats. *Am J Vet Res* 72:1015-1021, 2011.
12. Kock HJ, Pietsch M, Krause U, et al: Implantable vascular access systems: experience in 1500 patients with totally implanted central venous port systems. *World J Surg* 22:12-16, 1998.
13. Valentini F, Fassone F, Pozzebon A, et al: Use of totally implantable vascular access port with mini-invasive Seldinger technique in 12 dogs undergoing chemotherapy. *Res Vet Sci* 94:152-157, 2013.
14. Norfolk Vet Products: CompanionPort Accessing and Maintenance Guide. <http://www.norfolkvetproducts.com/PDF'S/CompanionPort%20accessing%20guide.pdf>,.(Accessed June 1, 2015.).
15. Sariego J, Bootorabi B, Matsumoto T: Major long-term complications in 1,422 permanent venous access devices. *Am J Surg* 165:249-251, 1993.
16. Mayer MN, Grier CK, Yoshikawa H, et al: Complications associated with the use of vascular access ports in dogs receiving external beam radiation therapy. *J Am Vet Med Assoc* 233:96-103, 2008.
17. Oduntan O, Turner J: Empyema thoracis due to intrapleural migration of retained vascular catheter. *Ann Thorac Surg* 95:123-125, 2013.
18. Henry CJ, Russell LE, Tyler JW, et al: Comparison of hematologic and biochemical values for blood samples obtained via jugular venipuncture and via vascular access ports in cats. *J Am Vet Med Assoc* 220:482-485, 2002.

P. Jane Armstrong, DVM and Angela Witzel, DVM

Material Complementar disponível em inglês em

www.evolution.com.br

Nas páginas inicais do livro você tem o código de acesso on-line e gratuito ao conteúdo abaixo.

Material Complementar em inglês disponível em

www.evolution.com.br

Nas páginas inicais do livro você tem o código de acesso on-line e gratuito ao conteúdo abaixo.

Tony Johnson, DVM e Gretchen Statz, DVM

Abordagem de Emergência ao Desconforto Respiratório: Coração *Versus* Pulmão

Elisa Mazzaferro

Os gatos que manifestam desconforto respiratório frequentemente são um desafio diagnóstico e terapêutico. Em alguns casos, os sinais clínicos de respiração com a boca aberta e um padrão rápido e superficial podem ser simplesmente devido ao estresse da contenção física, como quando o gato é colocado em uma caixa de transporte e transportado ao hospital para uma visita de rotina. Em um estudo com gatos com respirações rápidas e superficiais e dificuldade respiratória, a administração de um sedativo melhorou a frequência respiratória e a facilidade de respiração, sugerindo que a respiração rápida e superficial, em alguns gatos, pode ser parcialmente decorrente de estresse.[1] Em muitos casos, no entanto, o cliente transporta o gato para a clínica com a queixa principal de aumento da frequência ou esforço respiratório, ou de outros sinais não específicos, como letargia, inapetência ou vômitos. O desafio é primeiro localizar anatomicamente a lesão no sistema respiratório superior ou inferior, sem causar ou piorar o estresse do paciente. Uma vez que o problema foi localizado, testes diagnósticos podem auxiliar na determinação da causa da lesão. O desafio diagnóstico é que a dificuldade respiratória não é somente uma causa respiratória; então, é importante determinar se o paciente tem doença cardíaca concomitante. Em um estudo com 90 gatos atendidos em um hospital de emergência, com sinais clínicos de desconforto respiratório, 38% apresentavam doença cardíaca, 32% doença respiratória e 20% doença neoplásica.[2] Em outro estudo, o uso de radiografia e os parâmetros de exame físico não foram suficientes para que os veterinários conseguissem estabelecer um diagnóstico de causas cardíacas *versus* não cardíacas de desconforto respiratório em gatos.[3]

TRIAGEM E TERAPIAS INICIAIS

Qualquer gato que manifestar sinais de dificuldade respiratória deve ser colocado em uma caixa com oxigênio suplementar (fração do oxigênio inspirado de 40%) e necessita ficar em repouso enquanto o clínico observa o padrão respiratório do paciente e, ao mesmo tempo, obtém um histórico médico do cliente. Se uma caixa de oxigênio não estiver disponível, o oxigênio pode ser fornecido sob demanda com uma linha de extensão de oxigênio acoplada a uma máscara frouxa e colocada perto do focinho do paciente, se tolerado. Outras formas de suplementação de oxigênio, como oxigênio nasal ou fornecido por meio de um capacete específico para pets (*hood oxigen*), geralmente não são bem toleradas por gatos com quadros emergenciais de desconforto respiratório. Enquanto o animal está recebendo oxigênio, a manipulação deve ser mínima para evitar estresse. Quando possível, a observação do padrão respiratório do paciente, juntamente com o exame físico, pode direcionar o clínico a escolher os testes diagnósticos e as intervenções terapêuticas mais apropriados.

SINAIS CLÍNICOS E ALTERAÇÕES DE EXAME FÍSICO

As doenças das vias aéreas superiores incluem doença nasofaríngea e doença laríngea (Quadro 76-1). Espirros e congestão nasal com ou sem secreção nasal ou epistaxe podem se manifestar com rinite bacteriana, viral ou fúngica, neoplasia, pólipos ou corpos estranhos nasofaríngeos. Os gatos podem apresentar sinais de congestão nasal grave com estertor ou sibilos altos ou estridor inspiratório com pólipos nasofaríngeos ou paralisia laríngea que resulta em obstrução das vias aéreas superiores. Em caso de obstrução da via aérea superior, provavelmente o paciente demonstra respiração lenta e profunda. A cianose pode estar presente. Em algumas situações, o cliente pode descrever uma alteração na capacidade do paciente em ronronar, vocalizar ou engolir comida ou água, ou pode descrever episódios de engasgos ou tosse.

Os sinais clínicos associados a doenças nas vias respiratórias inferiores, nos alvéolos ou no espaço pleural estão normalmente associados ao padrão respiratório rápido e superficial. Os gatos podem ficar em posição ortopneica que ajuda a melhorar o esforço respiratório, pois a cabeça e o pescoço ficam estendidos e os cotovelos abduzidos, afastados da lateral do tórax. As respirações rápidas e superficiais costumavam ser chamadas de *padrão respiratório restritivo*. Mais recentemente, foram realizados

QUADRO 76-1 Causas de Dificuldade Respiratória em Gatos

Estenose de narinas
Rinite
- Bacteriana
- Viral
- Fúngica

Pólipo nasofaríngeo
Neoplasia
- Linfoma
- Adenocarcinoma
- Outras

Paralisia laríngea
Alteração anatômica laríngea congênita
Massas laríngeas
- Cistos laríngeos
- Neoplasia
  - Carcinoma de célula escamosa
  - Linfoma
  - Tumor de células redondas
  - Adenocarcinoma

Massas orofaríngeas
- Neoplasia
- Corpo estranho
- Granuloma

Traqueal
- Neoplasia
- Corpo estranho
- *Cuterebra*
- Outros parasitas
- Massas extraluminais

Doenças das vias aéreas inferiores
  Bronquite crônica/asma
  Inalação de fumaça
Espaço pleural
  Efusão pleural
  - Quilo
  - Neoplasia
  - Hemorragia
  - Piotórax
  - Peritonite infecciosa felina
  - Transudato modificado

  Hérnia diafragmática
  Fratura de costela
  Pneumotórax
Doença do parênquima pulmonar
  Pneumonia
  Edema pulmonar — cardiogênico
  Edema pulmonar — não cardiogênico
  Hemorragia
  Tromboembolismo pulmonar
  Parasitas pulmonares
  Torção do lobo pulmonar
Mediastínica
  Hemorragia
  Neoplasia
  - Linfoma
  - Timoma
Cistos

Adaptado de: Swift et al, 2009, Zekas et al 2002, Bordelon et al 2009, Fijuta et al, 2004; Burgu et al 2004, Brown et al 2010; Rudorf H et al, 1999 Taylor et al 2009, Hambrook et al 2012.

esforços em fornecer mais descrições quanto à visualização do desconforto respiratório do animal. A respiração síncrona está associada ao movimento para fora e à expansão dos pulmões, tórax e abdome durante a inspiração, e o movimento para dentro do tórax e do abdome durante a expiração.[1] Do modo oposto, a respiração dissíncrona ou inversa é descrita como um movimento para fora do tórax e para dentro do abdome durante a inalação.[1] Em outro estudo, esse padrão foi descrito como respiração paradoxal.[4] Nesse estudo, a sensibilidade e a especificidade da respiração paradoxal em gatos com doença no espaço pleural foram de 90% e 58%, respectivamente, sugerindo que a presença de respiração paradoxal deve despertar no clínico uma forte suspeita de doença do espaço pleural e devem ser escolhidos testes diagnósticos para tal, como a avaliação torácica com ultrassonografia na avaliação do traumatismo (TFAST®, do inglês *Thoracic-Focused Assessment with Sonography for Trauma*)[5], radiografias torácicas ou toracocentese diagnóstica. Em outro estudo com 103 gatos com desconforto respiratório, a presença de respiração paradoxal combinada com diminuição dos sons pulmonares na ausculta foi de mais de 99% sensível na detecção de enfermidades do espaço pleural.[1] No mesmo estudo, confirmou-se que a dificuldade respiratória expiratória estava associada a enfermidades das vias aéreas inferiores; entretanto, a obstrução das vias aéreas superiores secundárias à asma

grave também foi documentada como causadora desse padrão.[6] Os sons pulmonares úmidos, ou crepitações pulmonares, estão comumente associados à doença do parênquima, como edema pulmonar, contusões pulmonares ou, menos frequentemente, pneumonia. A presença ou a ausência de sopro pode sugerir a presença de doença cardíaca com insuficiência cardíaca congestiva esquerda. Entretanto, a presença de efusão pleural ou a gravidade das crepitações pulmonares podem dificultar ou impossibilitar a ausculta do sopro. É importante observar que no exame físico, os gatos com doença cardíaca podem não ter sopros e os gatos com sopros não necessariamente apresentam doenças cardíacas. Em um estudo no qual se avaliaram ecocardiogramas realizados em 103 gatos de estimação aparentemente saudáveis, os sopros cardíacos foram detectados em 16 (15,5%) dos gatos e somente cinco dos 16 apresentavam cardiomiopatia.[7] No mesmo estudo, a cardiomiopatia foi identificada em 16 outros gatos que não apresentavam sopro detectável na ausculta. Em outros estudos, nos quais foram avaliadas a frequência de sopros em gatos saudáveis, demonstrou-se que se um sopro foi detectado em gatos considerados saudáveis no exame físico, a doença cardíaca estrutural foi encontrada em 53% a 88% destes, por meio de ecocardiogramas.[8,9,10] Portanto, recomenda-se atualmente que a presença de um sopro seja investigada em mais detalhes em todos os gatos saudáveis.

TESTE DIAGNÓSTICO

TFAST® e VetBLUE®

Quando uma máquina de ultrassom estiver disponível, os exames TFAST® e o exame de ultrassom pulmonar veterinário (VetBLUE®, do inglês *Veterinary Bedside Lung Ultrasound Examination*) podem ser usados para diagnosticar o pneumotórax, a efusão pleural e a efusão pericárdica no gato com desconforto respiratório.[11] As imagens ultrassonográficas podem ser frequentemente obtidas sem o estresse da contenção necessária para radiografias torácicas. Com o paciente em decúbito lateral ou esternal, a lateral do tórax pode ser avaliada com um ultrassom para determinar se ar, fluido ou consolidação pulmonar estão presentes antes da toracocentese.

Radiografias

As radiografias torácicas são uma das ferramentas diagnósticas mais importantes disponíveis para os clínicos quando um gato apresenta desconforto respiratório. As radiografias devem ser realizadas somente após um exame físico cuidadoso e detalhado e, frequentemente, após a implementação das terapias apropriadas para estabilizar o desconforto respiratório do paciente. Por exemplo, sons pulmonares abafados com dificuldade respiratória na ausência de trauma são comumente associados à efusão pleural. Fazer uma toracocentese antes da radiografia pode ser diagnóstica e terapêutica em muitos gatos e pode aliviar os sinais de dificuldade respiratória. A administração de furosemida a um gato com suspeita de edema pulmonar, ou um corticosteroide de ação curta e um broncodilatador a um gato com suspeita de doença das vias aéreas inferiores, pode ajudar a estabilizar o paciente antes de se obter as radiografias.

As projeções padrões da radiografia torácica em gatos são lateral esquerda e direita e ventrodorsal ou dorsoventral. Em muitos casos, as projeções dorsoventrais podem ser menos estressantes para o animal que as ventrodorsais; no entanto, pode ser muito desafiador obter uma imagem perfeitamente reta. As projeções dorsoventral e ventrodorsal de feixe horizontal demonstraram ser mais sensíveis que as radiografias padrão dorsoventrais ou ventrodorsais na detecção do grau de efusão pleural e do pneumotórax em gatos.[12] A radiografia de feixe horizontal lateral com o animal em suspensão é útil quando houver suspeita de massa mediastínica, mesmo após a toracocentese.[13] As alterações radiográficas características de efusão pleural, edema pulmonar, pneumotórax, hérnia diafragmática e doenças das vias aéreas inferiores são demonstradas nas Figuras 76-1 a 76-6. Quando não houver uma causa óbvia de dificuldade respiratória localizada nas vias aéreas inferiores e pulmões, a escala cardíaca vertebral (ECV) pode ser útil para diferenciar as causas cardíacas e não cardíacas de esforço respiratório em gatos.[14] Para avaliar a ECV, as mensurações do eixo longo e curto do coração são obtidas em uma radiografia torácica lateral (Fig. 76-7). As mensurações do eixo longo e curto são, em seguida, colocadas na vértebra torácica, iniciando na borda cranial da T4. O número de corpos vertebrais que estão incluídos desde a borda cranial até a caudal de cada

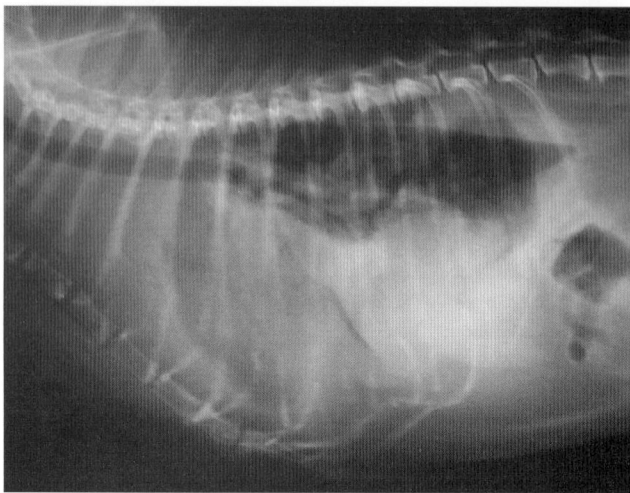

Figura 76-1: Radiografia torácica lateral de um gato com efusão pleural. Observa-se a densidade do tecido mole/fluido obscurecendo o mediastino cranial e a silhueta cardíaca e lobos pulmonares em "folha" no tórax dorsocaudal.

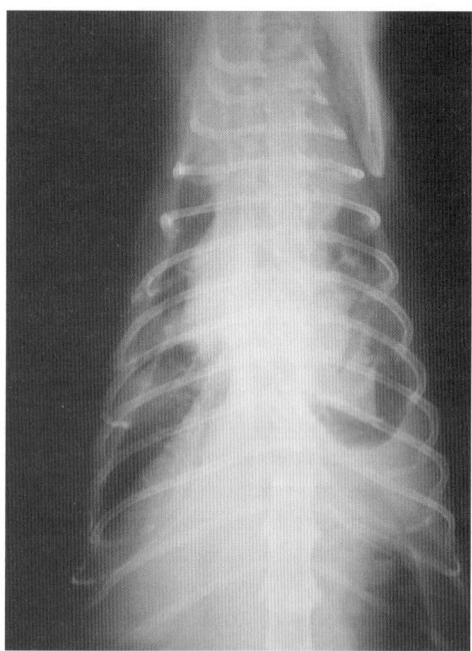

Figure 76-2: Radiografia torácica ventrodorsal de um gato com efusão pleural. Observa-se a opacidade do tecido mole/fluido lateral aos pulmões em ambos os lados, causando retração dos pulmões para longe da parede corpórea lateral.

mensuração é registrado, e as duas mensurações somadas para totalizar a escala cardíaca vertebral. A ECV normal em gatos sem evidência de doença cardíaca é menor que 8,0.[15] Uma ECV maior que 8,0 vértebras evidencia a necessidade de mais investigações por meio de ecocardiograma e de biomarcadores séricos para a doença cardíaca, além disso, uma ECV maior que 9,3 é muito sensível e específica para a presença de doença cardíaca.[14]

O edema pulmonar pode se manifestar secundário a causas cardíacas e não cardíacas, e é observado como um padrão radiográfico intersticial intenso a alveolar. Com doença cardíaca, pode ser observado edema peri-hilar com vasos lobares proeminentes

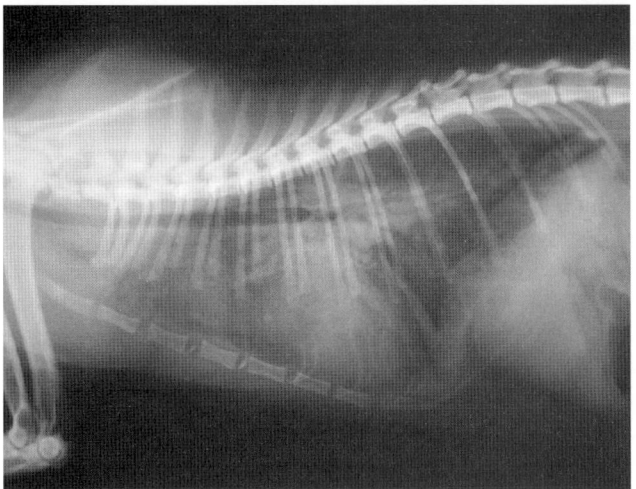

Figura 76-3: Radiografia torácica lateral de um gato com insuficiência cardíaca congestiva. Observa-se a cardiomegalia com infiltrados peri-hilar aumentados e caudal ao coração.

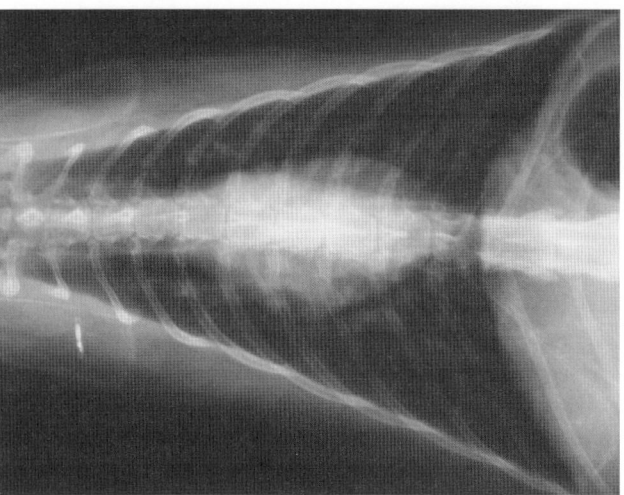

Figura 76-6: Radiografia torácica ventrodorsal de um gato com doença das vias aéreas inferior/bronquite. Observa-se as várias imagens de "roscas" — brônquios espessos e padrão bronquiolar consistente com espessura e inflamação das vias aéreas.

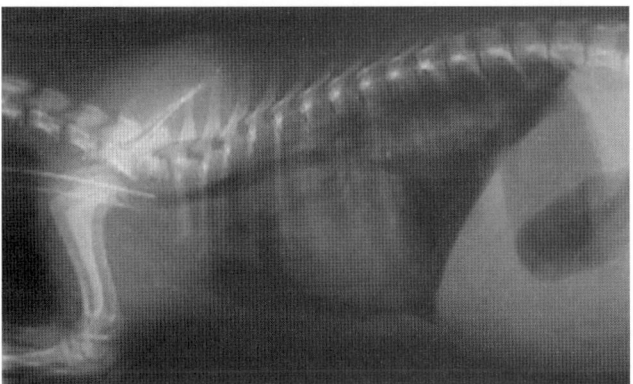

Figura 76-4: Radiografia torácica lateral de um gato com pneumotórax. Observa-se a elevação da silhueta cardíaca, longe do esterno, e a retração dos lobos pulmonares em relação ao diafragma e aos corpos vertebrais ventrais.

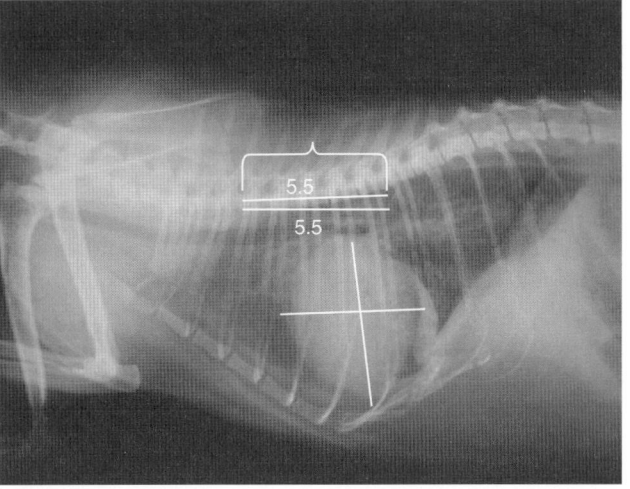

Figura 76-7: Radiografia torácica lateral de um gato com cardiomegalia. Para realizar uma escala cardíaca vertebral (ECV), primeiro desenha-se uma linha na base do coração, no ponto mais largo. Em seguida, desenha-se uma linha da carina até o ápice do coração. Ambas as linhas devem ser sobrepostas, iniciando na borda cranial da quarta vértebra torácica. Nesse caso, cada linha é igual ao comprimento de 5,5 vértebras torácicas, com um ECV combinado total de 11, consistente com cardiomegalia grave.

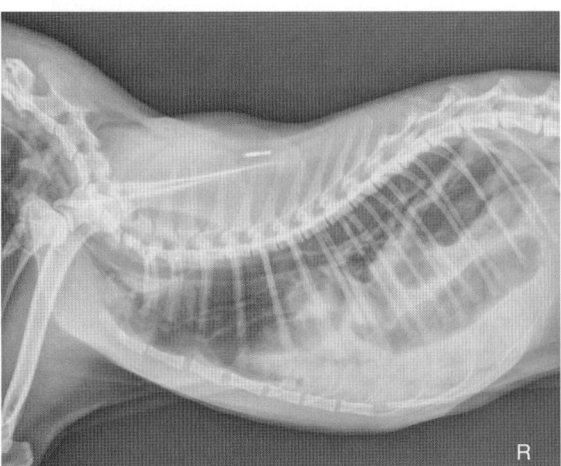

Figura 76-5: Radiografia torácica lateral de um gato com hérnia diafragmática. Observa-se a falta de delineamento difragmático ventralmente, com densidade de tecido mole (fígado) e ar (dentro do intestino delgado) no tórax caudoventral.

e padrão intersticial irregular que se expande à medida que piora o edema. É importante ressaltar que essas alterações podem não estar presentes em gatos, e o edema pulmonar observado com a doença cardíaca pode estar em qualquer local dos pulmões. Nos casos de edema pulmonar não cardiogênico, no entanto, como o observado em lesões com cabos elétricos ou obstrução das vias aéreas, o edema estará presente nos campos pulmonares dorsocaudais. A localização do edema, juntamente com as mensurações de ECV e a avaliação cuidadosa da cavidade oral do paciente em relação a queimaduras podem ajudar a diferenciar as causas cardíacas e não cardíacas do edema pulmonar. Os

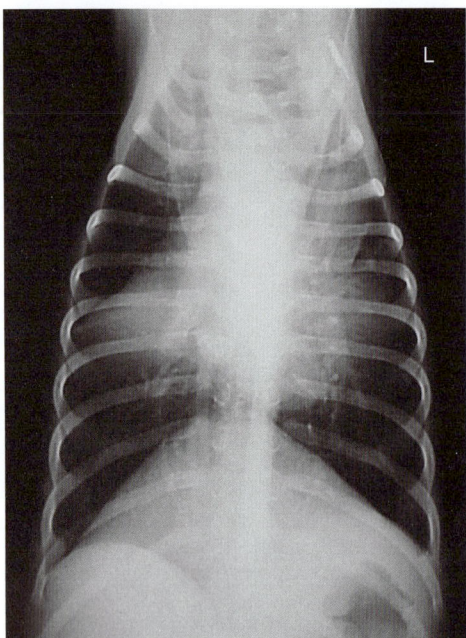

Figura 76-8: Radiografia torácica ventrodorsal de um gato com doença das vias aéreas inferiores e consolidação do lobo pulmonar médio direito. Diferentemente da pneumonia por aspiração, a obstrução do brônquio principal que supre o lobo pulmonar médio direito pelo muco provoca consolidação e falta de padrão alveolar.

padrões pulmonares intersticiais a alveolares também podem ser observados em animais com pneumonia.

A aparência radiográfica das doenças das vias aéreas inferiores, como asma, pode ser bem clássica, com deslocamento caudal do diafragma na projeção lateral, diafragma em forma de tenda na projeção dorsoventral ou ventrodorsal e marcações bronquiolares em "rosca" ou "trilho de trem" associadas ao espessamento bronquiolar. Outros sinais também podem ser observados, como padrões pulmonares intersticiais não estruturados e opacidades do tecido mole nos campos pulmonares.[16] Em uma pequena porcentagem de gatos com doença das vias aéreas inferiores, o lobo pulmonar médio direito pode estar com atelectasia secundária ao plugue de muco no brônquio, o que pode causar confusão com pneumonia por aspiração em alguns casos (Fig. 76-8).

DOENÇA LARÍNGEA

Em geral, a doença laríngea em gatos é menos comum que em cães. Os sinais clínicos da doença laríngea incluem alterações na voz ou ao ronronar, disfagia, tosse, engasgo ou estridor inspiratório.[17] As causas de doença laríngea (Quadro 76-1) pode incluir neoplasia, paralisia laríngea, trauma, granuloma, inflamação, corpos estranhos e cistos laríngeos.[17] Os gatos com doença das vias aéreas superiores frequentemente apresentam estridor inspiratório e um padrão respiratório lento e profundo, associado à cianose. No momento da apresentação, quando o desconforto respiratório for localizado no sistema respiratório superior, sedativos de curta duração (p. ex., butorfanol 0,2 a 0,4 mg/kg, por via intravenosa [IV], subcutânea [SC] ou intramuscular

[IM], com ou sem midazolam 0,2 mg/kg IV, IM, SC) podem ser administrados enquanto o gato recebe oxigênio suplementar. Se a sedação isoladamente for insuficiente para melhorar o status respiratório do gato, um cateter IV deve ser colocado e um anestésico de ação rápida (p. ex., propofol 4 a 6 mg/kg, IV, até obter o efeito desejado) deve ser administrado para permitir a intubação. No momento da intubação, o uso de um laringoscópio ou um ecolaringoscópio pode permitir a visualização das cartilagens aritenoides e da laringe, desta forma possibilitando a avaliação da presença da paralisia laríngea *versus* uma massa ou corpo estranho na laringe.[17] Se a sedação estiver muito profunda e não for possível determinar se a paralisia laríngea é primária ou provocada pelo efeito dos sedativos, o doxapram sódico (2,2 mg/kg, IV, dose única) pode ser administrado para antagonizar os efeitos da sedação. Se ocorrer abdução aritenoide após a administração do doxapram, a causa do desconforto respiratório ou o estridor não é devido à paralisia laríngea. A paralisia laríngea pode ser unilateral ou bilateral. Em gatos com paralisia laríngea bilateral, a lateralização unilateral da aritenoide pode ser realizada, resultando em um tempo de sobrevida média de 157 dias.[17] Nos gatos com paralisia laríngea unilateral, o manejo clínico conservador com restrição de exercícios e perda de peso é favorável e foi associado a um intervalo de sobrevida de 300 a 2.520 dias.[17]

A presença de uma massa ou assimetria nas pregas vocais pode ser característica de neoplasia, doença granulomatosa ou cistos.[17] Aspirados com agulha fina podem não ser suficientes para obter uma amostra diagnóstica;[17] portanto, as biópsias do tecido acometido devem ser realizadas para ajudar no estabelecimento de um diagnóstico preciso. Após a laringoscopia e a coleta de amostra, as perguntas a seguir devem ser levadas em consideração:

• A extubação é possível e tem chances de ser bem-sucedida?
• Um glicocorticoide de curta duração irá aliviar o edema laríngeo (se presente)?
• Uma traqueostomia temporária deve ser realizada?

Dependendo da etiologia, as massas podem responder à quimioterapia, aos antibióticos, aos glicocorticoides ou a uma possível radioterapia. Se um cisto estiver presente, a aspiração ou a remoção cirúrgica deste pode ser curativa.[17] Se for escolhida a extubação, o gato deve ser observado cuidadosamente e monitorado com oxigênio suplementar, conforme necessário, até que tenha sido determinada a ausência de sinais residuais de esforço respiratório. Se houver recidiva do estridor inspiratório, e um tratamento definitivo, como a lateralização da aritenoide ou a remoção cirúrgica de uma massa, não puder ser realizado, o paciente deve ser reintubado até o momento da intervenção cirúrgica emergente ou de uma traqueostomia temporária. A terapia com heliox, uma mistura de hélio e oxigênio, poderia ser benéfica no fornecimento de oxigênio aos pacientes com obstrução nas vias aéreas superiores.[18] No Capítulo 37 há mais informações sobre a doença laríngea felina.

PNEUMONIA

Em geral, a pneumonia em gatos é menos comum do que em cães. A pneumonia por aspiração é mais comumente observada como um padrão intersticial a alveolar no lobo pulmonar médio direito. As causas infecciosas de pneumonia também são possíveis. Diferentemente dos cães, os gatos com causas infecciosas de pneumonia raramente tossem.[19,20] Idealmente, as amostras de vias aéreas obtidas por lavado broncoalveolar ou lavado transoral ou endotraqueal estéril devem ser obtidas para citologia, cultura bacteriana e teste de suscetibilidade, antes de instituir a antibioticoterapia de amplo espectro. Houve um relato de um diagnóstico de toxoplasmose obtido por análise do lavado broncoalveolar de um gato com desconforto respiratório e febre.[21] Se a broncoscopia não estiver disponível, o lavado transoral ou transtraqueal pode ser realizado. O paciente é colocado em anestesia leve com uma combinação de midazolam (0,2 mg/kg, IV) e propofol (4 a 6 mg/kg, IV, até obter o efeito desejado) e a colocação de um tubo endotraqueal é realizada. As amostras estéreis podem ser então obtidas para citologia e cultura, conforme descrito.[22] O clínico deve ponderar os possíveis riscos de broncoconstrição aguda, dessaturação de oxigênio, hipóxia e parada cardíaca com os benefícios potenciais e resultados diagnósticos antes de realizar qualquer procedimento invasivo que possa causar mais deterioração do paciente. Em muitos casos de pneumonia, mais de um organismo bacteriano está presente, incluindo o *Mycoplasma spp.*[19,23,24]

DOENÇA DO ESPAÇO PLEURAL

As radiografias torácicas são geralmente suficientes para o diagnóstico de pneumotórax, hérnia diafragmática, fraturas de costela ou efusão pleural. A doença do espaço pleural deve ser considerada em qualquer paciente que apresente padrão respiratório restritivo ou dissíncrono associado a sons cardíacos e pulmonares abafados. Nessas situações, a toracocentese pode ser diagnóstica e terapêutica.

Para realizar uma toracocentese, uma grande área quadrada de pelo deve ser tricotomizada em ambas as laterais do tórax. Se considerarmos o tórax do gato como uma caixa, um quadrado no centro da caixa é o correspondente à área a ser tricotomizada (Fig. 76-9). Após a antissepsia, uma agulha, ou escalpe

ou cateter pode ser introduzido no espaço pleural no centro da área raspada para remover o ar ou fluido. Na maioria dos casos, o ar estará localizado mais dorsalmente (no terço dorsal do tórax) e o fluido estará mais ventralmente (no terço ventral do tórax), a menos que haja bolsões de ar. Ambos os lados do tórax devem ser aspirados até que não haja mais ar ou fluido e o gato não demonstrar sinais de desconforto respiratório. Embora alguns gatos possam tolerar a toracocentese sem sedação, o estresse combinado com a dificuldade respiratória e a toracocentese podem piorar a dificuldade respiratória; portanto, a sedação, conforme descrita previamente, deve ser realizada. O desconforto respiratório será aliviado significativamente em muitos gatos quando uma parte do fluido tiver sido removida. Frequentemente não é necessário, nem possível, remover todo o fluido ao mesmo tempo antes de o gato demonstrar intolerância ao procedimento. Quando o status clínico do paciente estiver estabilizado, tentativas adicionais de toracocentese podem ser realizadas, se necessário. Em casos de pneumotórax, se a pressão negativa não puder ser obtida, ou se o ar livre se reacumular de modo frequente ou rápido, a colocação de um dreno torácico deve ser considerada. As complicações decorrentes da toracocentese são raras, mas incluem pneumotórax (risco aumentado se efusão prolongada e pleurite fibrosante estiverem presentes [Cap. 84]), hemorragia e infecção.

Sempre que possível, os drenos torácicos devem ser colocados enquanto o gato estiver em anestesia geral e entubado. Todo o tórax lateral deve ser tricotomizado, da entrada torácica caudalmente à última costela e dorsal e ventralmente até a linha média. Após a assepsia, a pele no tórax lateral deve ser puxada cranioventralmente até o cotovelo. Em seguida, uma pequena incisão é feita sobre o aspecto dorsal do décimo espaço intercostal. Uma pinça hemostática pode ser usada para dissecção romba da fáscia e dos músculos intercostais, entrando na cavidade pleural, onde o dreno torácico deve ser inserido. O dreno torácico deve ser direcionado cranialmente até ficar entre o quarto e quinto espaço intercostal. Finalmente, a pele é liberada e o dreno fixado no local com sutura (Figs. 76-10 a 76-17).

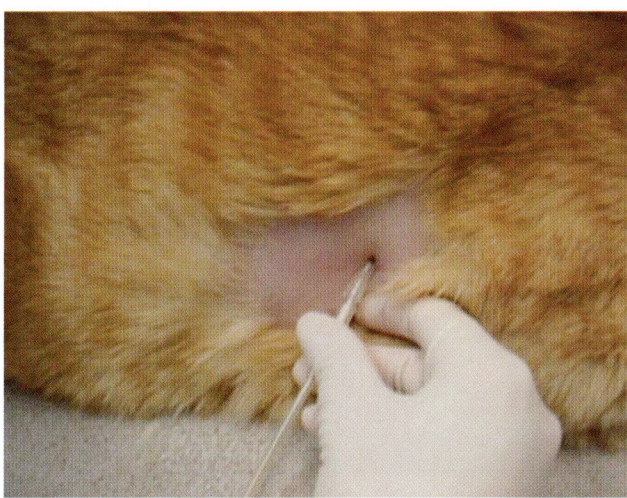

Figura 76-9: Fotografia de um clínico realizando toracocentese em um gato. Observa-se a área tricotomizada correspondente a um quadrado no centro do tórax e a agulha inserida no meio do quadrado.

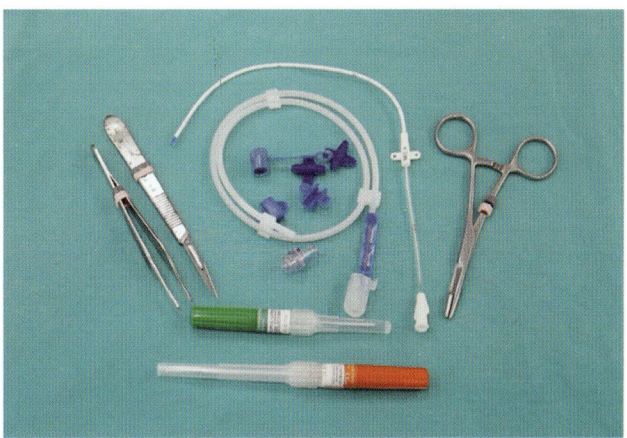

Figura 76-10: Fotografia dos componentes de um cateter com um fio guia para drenagem torácica. Os componentes do kit do cateter incluem um fio J, cateter de drenagem torácica longo, cateter introdutor através de agulha e os equipamentos necessários para suturar o cateter na posição correta. (Foto cortesia de Vetvine® e MILA International, Inc.)

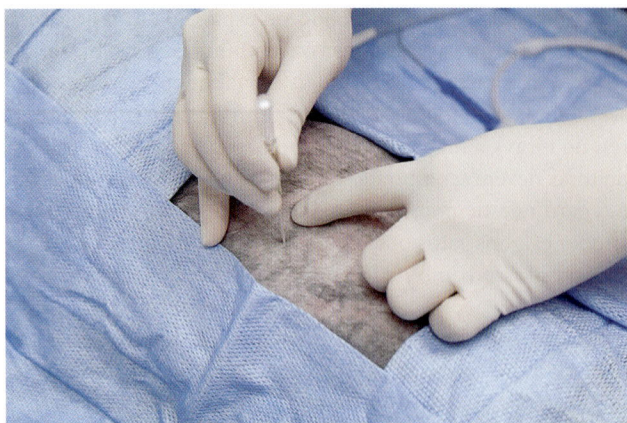

Figura 76-11: Um cateter através de agulha é inserido na lateral do tórax no nono ao décimo primeiro espaço intercostal. A agulha é removida antes da introdução do fio J pelo canhão do cateter, para dentro do tórax. (Foto cortesia de Vetvine® e MILA International, Inc.)

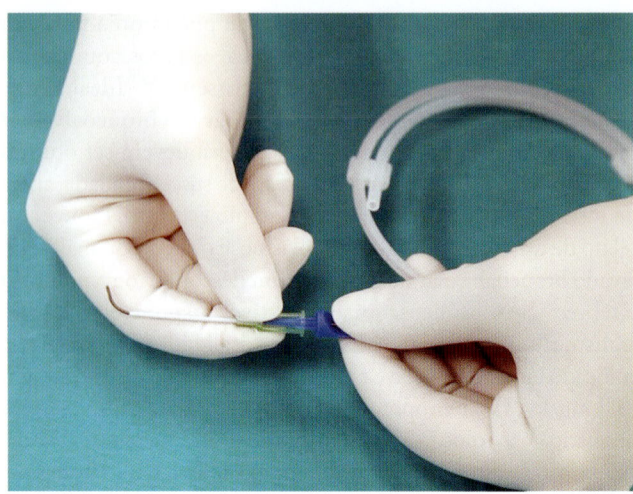

Figura 76-12: Foto do fio J, que está curvado na extremidade para evitar a penetração iatrogênica no pulmão ou coração, quando inserido no tórax. O fio J é colocado no canhão azul para facilitar a introdução no canhão do cateter através do fio. (Foto cortesia de Vetvine® e MILA International, Inc.)

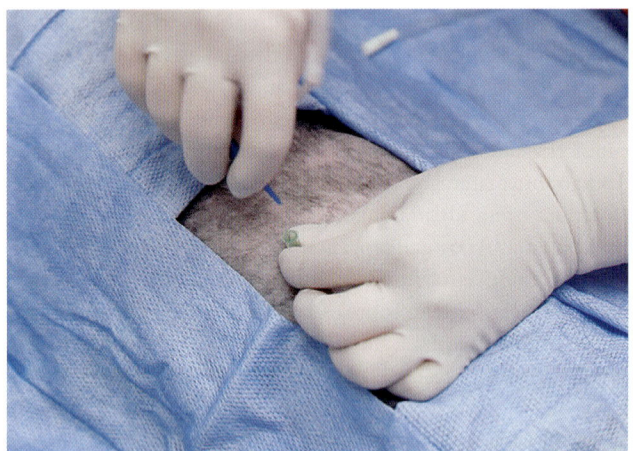

Figura 76-13: O fio J é inserido no cateter. (Foto cortesia de Vetvine® e MILA International, Inc.)

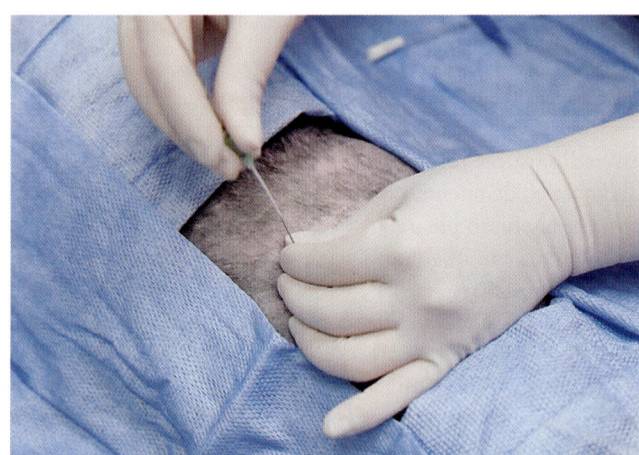

Figura 76-14: O cateter é removido do tórax através do fio J, deixando o fio J no lugar. (Foto cortesia de Vetvine® e MILA International, Inc.)

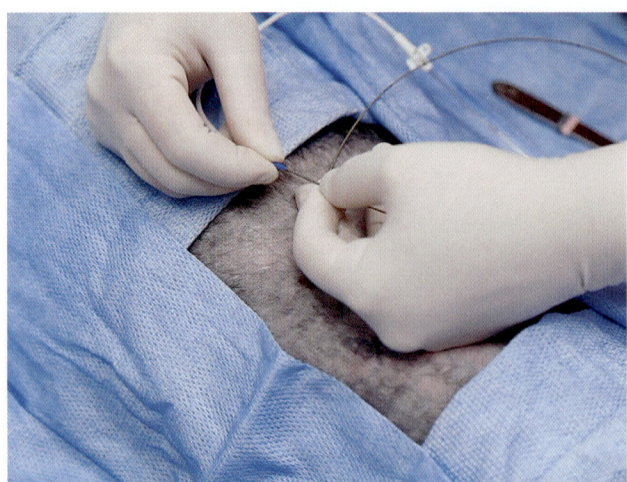

Figura 76-15: O cateter longo é colocado através do fio J. (Foto cortesia de Vetvine® e MILA International, Inc.)

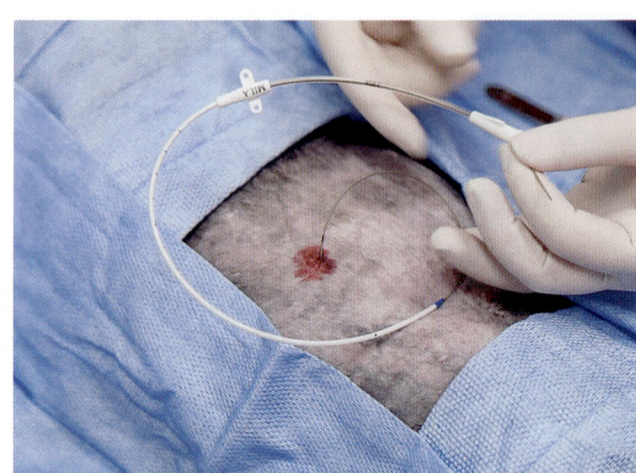

Figura 76-16: O fio J é removido na porta superior do cateter; em seguida, o cateter longo é introduzido para dentro do tórax. O fio J é, em seguida, removido do tórax, deixando o cateter longo no local. (Foto cortesia de Vetvine® e MILA International, Inc.)

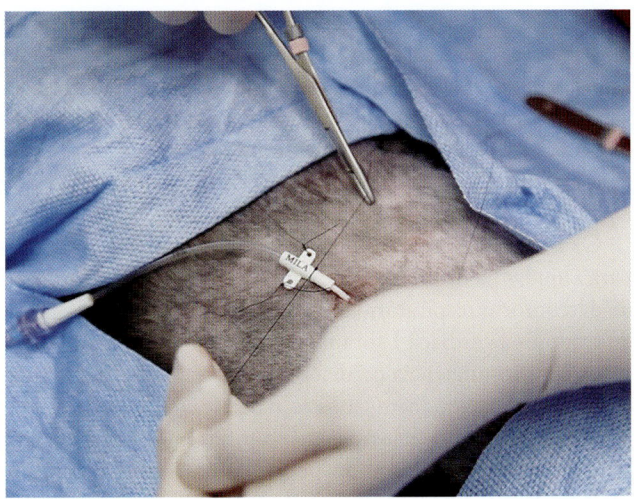

Figura 76-17: O cateter é fixado no local com a sutura. (Foto cortesia de Vetvine® e MILA International, Inc.)

Tabela 76-1	Características de Efusão Pleural no Gato		
Classe	Proteína Total (g/dL)	Contagem de Células Nucleadas (células/μL)	Diagnósticos Diferenciais
Transudato	<2,5	<1.000	Insuficiência cardíaca congestiva Estado hipo-oncótico Sobrecarga de volume de fluido intravascular
Transudato modificado	2,5 a 3,5	500-10.000	Insuficiência cardíaca congestiva Neoplasia Quilotórax
Exsudato	>3,5	>5.000	Peritonite infecciosa felina Neoplasia Quilotórax Piotórax

Muitos casos de efusão pleural são tratados com toracocentese intermitente e terapia para a doença primária subjacente. Em alguns casos de efusão pleural crônica, no qual uma etiologia subjacente não pode ser definitivamente tratada (p. ex., efusão quilosa idiopática), os sistemas de acesso à cavidade pleural (p. ex., PleuralPort®, Norfolk Vet Products, Skokie, IL) têm sido usados para drenagem torácica recorrente.[25] Após a coleta, a amostra deve ser enviada para contagem de eritrócitos, análise citológica e cultura para bactérias aeróbias e anaeróbias. As características de vários tipos de efusão pleural estão listadas na Tabela 76-1. Em algumas situações (p. ex., efusões quilosas, insuficiência cardíaca congestiva e neoplasia), a contagem de células nucleadas e a concentração de proteína são insuficientes para fazer um diagnóstico de transudato *versus* exsudato.[26,27] A mensuração de triglicerídeos, colesterol e novos biomarcadores como lactato desidrogenase (LDH) e a relação de proteína total na efusão:proteína total sérica podem ser úteis para o estabelecimento de um diagnóstico mais preciso na diferenciação de transudatos de exsudatos.[27] A concentração de triglicerídeos na efusão quilosa é significativamente maior que a concentração de triglicerídeos séricos e a relação colesterol:triglicerídeos no fluido pleural é muito menor na efusão quilosa se comparado com as não quilosas.[28] Nos gatos, a proteína total no fluido pleural maior que 3,5 g/dL (35 g/L) e LDH maior que 226 UI/L são usados para caracterizar um exsudato.[27] A mensuração da concentração de albumina sérica ou da pressão osmótica coloidal pode ajudar a diferenciar o estado hipo-oncótico da doença cardíaca, se um ecocardiograma não estiver imediatamente disponível. Na ausência de vasculite, as efusões pleurais não são formadas devido a motivos puramente oncóticos, até que o nível de albumina sérica esteja menor que 1,5g/dL (15 g/L).[29]

As efusões pleurais com odor ruim em gatos são características de piotórax até que o contrário seja comprovado. Os odores podem estar ausentes na pleurite protozoária, fúngica e bacteriana.[26,30] As bactérias mais comumente isoladas em gatos com piotórax são patógenos anaeróbios (*Peptostreptococcus anaerobius*, *Bacteroides* spp., *Fusobacterium* spp., *Porphyromonas* spp., *Prevotella* spp., mais raramente *E. coli*), patógenos não entéricos (*Pasteurella* spp., *Actinobacillus ureae*, *Actinomyces* spp., *Staphylococcus intermedius*) e *Enterococcus faecalis*[31]; entretanto, devido aos possíveis isolados bacterianos atípicos são necessárias cultura aeróbia e anaeróbia com teste de suscetibilidade em todas as amostras.[32]

A análise citológica das efusões pleurais na própria clínica pode ser muito recompensadora se os neutrófilos degenerados e as bactérias intra e extracelulares estiverem presentes no piotórax, ou se linfoblastos estiverem presentes em caso de linfoma. As efusões quilosas frequentemente têm aparência leitosa a rosada-leitosa, embora possam ser translúcidas se o paciente estiver com inapetência. Sem treinamento avançado e experiência na interpretação citológica, a diferenciação das células mesoteliais reativas de carcinoma ou mesotelioma pode ter a interpretação errada e não permitir que o clínico ofereça um protocolo de tratamento preciso ou prognóstico potencial para terapia. Por esse motivo, todas as efusões pleurais devem ser investigadas internamente e enviadas para um laboratório de referência externo para interpretação confirmatória.

TRAUMA

O trauma é uma causa comum de desconforto respiratório em gatos, especialmente nos que têm acesso ao ambiente externo. Os gatos que vivem dentro de casa também são suscetíveis ao trauma provocado por outros animais na casa ou por queda de alturas. Além disso, os gatos são conhecidos por mascarar os sinais clínicos até que não sejam mais capazes de ocultar o desconforto; portanto, um aparecimento agudo dos sinais clínicos de desconforto respiratório não é patognomônico para trauma. Os gatos com trauma apresentam sinais localizados nas vias aéreas superiores e na cabeça, com respiração por boca aberta, sangue na cavidade oral, epistaxe, anisocoria, abrasões corneanas, hemorragia na esclera e/ou ferimentos na pele.

O trauma no tórax pode levar a fraturas de costela, hérnia diafragmática, contusões pulmonares e pneumotórax. Se houver suspeita de doença do espaço pleural, a toracocentese deve ser realizada antes do exame radiográfico, sempre que possível, para aliviar os sinais de desconforto respiratório. Se houver fraturas de costela, a analgesia sistêmica (p. ex., infusão constante de fentanil a 2-4 mcg/kg/hora ou buprenorfina a 0,01 mg/kg, IV, a cada 6 a 8 horas) e bloqueios locais na região das costelas podem ser realizados (com 0,25 mg/kg de lidocaína ou 0,25 mg/kg de bupivacaína administrado na parte dorsocaudal de cada costela fraturada, a cada 8 horas com uma dose máxima de 1 mg/kg). Embora os opioides e os agentes locais anestésicos sejam seguros para uso em gatos com trauma torácico, o uso de anti-inflamatórios não esteroidais e corticosteroides são contraindicados, pois as perfusões renal e gastrintestinal (GI) podem estar prejudicadas em qualquer animal vítima de trauma e com hipotensão, pois podem provocar ulceração gastrintestinal oxigenação renal diminuída e insuficiência renal. Em casos raros, dias a semanas após o evento traumático, os gatos podem apresentar sinais clínicos de desconforto respiratório e pneumotórax secundário à avulsão traqueal.[33]

DOENÇA CARDÍACA

Os gatos com doença cardíaca podem manifestar desconforto respiratório secundário à efusão pleural, edema pulmonar ou ambos. Conforme mencionado previamente, pode ser difícil fazer um diagnóstico certo de causas cardíacas e não cardíacas de esforço respiratório. Em um caso agudo, um gato com sinais clínicos de crepitação pulmonar, ortopneia e um padrão respiratório rápido, superficial e restritivo com sopro cardíaco pode ser considerado com doença cardíaca e insuficiência cardíaca congestiva, até que se comprove o contrário.[2] A furosemida (2 a 4 mg/kg, IV, IM) deve ser administrada, juntamente com oxigênio suplementar. Alguns gatos também precisarão de butorfanol (0,2 a 0,4 mg/kg, IV ou IM) para aliviar a ansiedade provocada pelo desconforto respiratório. A furosemida pode ser repetida várias vezes; no entanto, a administração repetida pode estar associada à hipocalemia significativa em gatos. Além disso, a administração excessiva de furosemida pode resultar em uma acentuada diminuição no volume de fluido intravascular circulante, fazendo com que a pressão de preenchimento ventricular e o volume sistólico diminuam, e o débito cardíaco seja então reduzido a tal ponto que piore a hipotensão sistêmica. Quando os sinais clínicos de dificuldade respiratória tiverem melhorado, as radiografias torácicas e exames de sangue (hemograma completo, painel de bioquímica sérica, tiroxina sérica total e amostras para biomarcadores cardíacos) podem ser obtidos. É importante reconhecer que as elevações na ureia e creatinina são alterações comuns em gatos com doença cardíaca, mesmo na ausência da terapia diurética. O débito cardíaco diminuído com hipotensão sistêmica resulta em perfusão renal diminuída e, consequentemente, azotemia pré-renal. A fluidoterapia e os diuréticos devem ser cuidadosamente equilibrados juntamente com medicamentos inotrópicos, quando possível, para maximizar o volume de fluido intravascular e o débito cardíaco, para aumentar a pressão sanguínea sistêmica e manter a perfusão de órgãos vitais. Se possível, um ecocardiograma deve ser realizado para ajudar a determinar a causa exata da insuficiência cardíaca e ajudar a avaliar a escolha do medicamento e a resposta do paciente à terapia. Além disso, a colocação de um cateter venoso central na veia jugular e o monitoramento das pressões venosas centrais podem ajudar a orientar a fluidoterapia. Como um guia geral, a pressão venosa central não deve se elevar para mais de 5 cm de água em qualquer período de 24 horas para evitar a piora do edema pulmonar nos pacientes acometidos.

Os biomarcadores cardíacos são ferramentas promissoras para a ajudar na distinção entre causas cardíacas e não cardíacas de desconforto respiratório em gatos. Em um estudo, os níveis de troponina cardíaca I foram significativamente maiores em gatos com insuficiência cardíaca congestiva, mais de 50% das vezes, se comparados com gatos com doença respiratória primária, como causa de dificuldade respiratória.[34] Mais comumente, o fragmento N-terminal do peptídeo natriurético cerebral (NT-proBNP) e o fragmento N-terminal do peptídeo natriurético atrial foram observados mais altos em gatos com doença cardíaca se comparado a causas não cardíacas de desconforto respiratório[35] e esses marcadores também podem ser úteis na distinção de causas não cardíacas de efusão pleural.[36] Em um estudo, o NT-proBNP maior ou igual a 49 pmol/L foi 100% sensível e 89,3% específico na indicação de doença cardíaca.[35] Usando um valor de corte ideal, o NT-proBNP maior ou igual a 258 pmol/L é muito sensível em diferenciar entre efusão pleural secundária à insuficiência cardíaca congestiva e efusão pleural por causas não cardíacas.[36] No Capítulo 34, há mais informações sobre os biomarcadores cardíacos.

DOENÇA DAS VIAS RESPIRATÓRIAS INFERIORES

Os gatos com doença das vias aéreas inferiores, mais comumente conhecidas como asma, também podem manifestar sinais clínicos de dificuldade respiratória. Em tais situações, o paciente apresentará um padrão respiratório rápido, superficial e dissíncrono, bem como sibilos pulmonares e, em muitos casos, estarão normotérmicos ou hipertérmicos, enquanto os gatos com insuficiência cardíaca congestiva estarão frequentemente hipotérmicos.[37] Em alguns casos, os sons pulmonares podem estar normais. A palpação cuidadosa da traqueia pode provocar tosse, podendo abrir as vias aéreas antes fechadas e permitir o fluxo turbulento pelo muco dentro do brônquio fechado. Esse fluxo será auscultado como sibilos. Em uma situação de emergência, glicocorticoides de ação rápida (p. ex., dexametasona e fosfato sódico de dexametasona a 0,25 mg/kg, IV ou IM) juntamente com um broncodilatador (p. ex., 0,01 mg/kg de terbutalina, IM ou SC; ou 4 a 8 mg/kg de aminofilina, SC; ou albuterol por inalador dosimetrado) podem ser administrados para aliviar os sinais de desconforto respiratório. Nos casos mais graves de asma, um paciente pode precisar de intubação até que os glicocorticosteroides e os broncodilatadores façam efeito.

RESUMO

Todos os gatos com desconforto respiratório devem ser colocados em oxigênio suplementar e observados durante a coleta do histórico. O exame físico, juntamente com técnicas diagnósticas não invasivas, como ultrassom, podem ser utilizados para diferenciar as causas intratorácicas de dificuldade respiratória. A toracocentese pode ser necessária antes da radiografia de pacientes de emergência com efusão pleural ou pneumotórax. Após a estabilização cuidadosa, em alguns casos com decisões para tratar a insuficiência cardíaca congestiva ou a doença das vias aéreas inferiores, outros testes diagnósticos, incluindo exames de sangue, citologia ou cultura do fluido ou das vias aéreas, e biomarcadores peptídeos podem ser usados para se estabelecer um diagnóstico definitivo de causas cardíacas *versus* pulmonares primárias da dificuldade respiratória. Uma abordagem em etapas, permitindo tempo para que o gato repouse entre os exames diagnósticos, é prudente em qualquer paciente com desconforto respiratório.

Referências

1. Sigrist NE, Adamik KN, Doherr MG, et al: Evaluation of respiratory parameters at presentation as clinical indicators of the respiratory localization in dogs and cats with respiratory disease. *J Vet Emerg Crit Care* 21:13-23, 2011.

2. Swift S, Dukes-McEwan J, Fonfara S, et al: Aetiology and outcome in 90 cats presenting with dyspnea in a referral population. *J Small Anim Pract* 50:466-473, 2009.

3. Singletary GE, Rush JE, Fox PR, et al: Effect of NT-pro-BPN assay on accuracy and confidence of general practitioners in diagnosing heart failure or respiratory disease in cats with respiratory signs. *J Vet Int Med* 26:542-546, 2012.

4. Le Boedec K, Arnaud C, Chetboul V, et al: Relationship between paradoxical breathing and pleural diseases in dyspneic dogs and cats: 389 cases (2001-2009). *J Am Vet Med Assoc* 240:1095-1099, 2012.

5. Lisciandro GR: Abdominal and thoracic focused assessment with sonography for trauma, triage, and monitoring in small animals. *J Vet Emerg Crit Care* 21:104-122, 2011.

6. Davis A, Khorzad R, Whelan M: Dynamic upper airway obstruction secondary to severe feline asthma. *J Am Anim Hosp Assoc* 49:142-147, 2013.

7. Paige CF, Abbott JA, Elvinger F, et al: Prevalence of cardiomyopathy in apparently healthy cats. *J Am Vet Med Assoc* 234:1398-1403, 2009.

8. Cote E, Manning AM, Emerson D, et al: Assessment of the prevalence of heart murmurs in overtly healthy cats. *J Am Vet Med Assoc* 225:384-388, 2004.

9. Nakamura RK, Rishniw M, King MK, et al: Prevalence of echocardiographic evidence of cardiac disease in apparently healthy cats with murmurs. *J Feline Med Surg* 13:266-271, 2011.

10. Dirven MJ, Cornelissen JM, Barendse MA, et al: Cause of heart murmurs in 57 apparently healthy cats. *Tijdschr Diergeneeskd* 135:840-847, 2010.

11. Boysen S, Lisciandro GR: The use of ultrasound for dogs and cats in the emergency room: AFAST & TFAST. *Vet Clin North Am Small Anim Pract* 43:773-797, 2013.

12. Lynch KC, Oliveira CR, Matheson JS, et al: Detection of pneumothorax and pleural effusion with horizontal beam radiography. *Vet Radiol Ultrasound* 53:38-43, 2012.

13. Kealy JK: The thorax. In Kealy JK, editor: *Diagnostic radiology of the dog and cat*, ed 2, Philadelphia, 1987, Saunders, pp 233.

14. Sleeper MM, Roland R, Drobatz KJ: Use of the vertebral heart scale for differentiation of cardiac and noncardiac causes of respiratory distress in cats: 67 cases (2002-2003). *J Am Vet Med Assoc* 242:366-371, 2013.

15. Lister AL, Buchanan JW: Vertebral scale system to measure heart size in radiographs of cats. *J Am Vet Med Assoc* 216:210-214, 2000.

16. Gadbois J, d'Anjou M-A, Dunn M, et al: Radiographic abnormalities in cats with feline bronchial disease and intra- and interobserver variability in radiographic interpretation: 40 cases (1999-2006). *J Am Vet Med Assoc* 234(3):367-375, 2009.

17. Taylor SS, Harvey AM, Barr FJ, et al: Laryngeal disease in cats: a retrospective study of 35 cases. *J Feline Med Surg* 11:954-962, 2009.

18. Byers CG, Romeo K, Johnson TS, et al: Helium-oxygen gas-carrier mixture (heliox): a review of physics and potential applications in veterinary medicine. *J Vet Emerg Crit Care* 18:586-593, 2008.

19. MacDonald ES, Norris CR, Berghaus RB, et al: Clinicopathologic and radiographic features and etiologic agents in cats with histologically confirmed pneumonia: 39 cases (1991-2000). *J Am Vet Med Assoc* 223(1142), 2003.

20. Cote E: CH: 22 Pneumonia. In Silverstein DC, Hopper K, editors: *Small animal critical care medicine*, ed 2, St Louis, 2015, Elsevier/Saunders, pp 120-126.

21. Brownee L, Sellon RK: Diagnosis of naturally occurring toxoplasmosis by bronchoalveolar lavage in a cat. *J Am Anim Hosp Assoc* 37:251-255, 2001.

22. Finke MD: Transtracheal wash and bronchoalveolar lavage. *Top Companion Anim Med* 28:97-102, 2013.

23. Brady CA: Bacterial pneumonia in dogs and cats. In King LG, editor: *Textbook of respiratory disease in dogs and cats*, St Louis, 2004, Elsevier, pp 412-421.

24. Sauve V, Drobatz KJ, Shokek AB, et al: Clinical course, diagnostic findings and necropsy diagnosis in dyspneic cats with primary pulmonary parenchymal disease: 15 cats (1996-2002). *J Vet Emerg Crit Care* 15:38, 2005.

25. Brooks AC: Hardie Ruse of the PleuralPort Device for management of pleural effusion in six dogs and four cats. *Vet Surg* 40:935-941, 2011.

26. Beatty J, Barrs V: Pleural effusion in the cat, a practical approach to determining aetiology. *J Feline Med Surg* 12:693-707, 2010.

27. Zoia A, Slater LA, Heller J, et al: A new approach to pleural effusion in cats: markers for distinguishing transudates from exudates. *J Feline Med Surg* 11:847-855, 2009.

28. Fossum TW, Jacobs RM, Birchard SJ: Evaluation of cholesterol and triglyceride concentrations in differentiating chylous from nonchylous pleural effusions in dogs and cats. *J Am Vet Med Assoc* 188:49-51, 1986.

29. Guyton AC, Hall JE: The body fluid compartments: extracellular fluids, interstitial fluid and edema. In Guyton AC, Hall JE, editors: *Textbook of medical physiology*, ed 11, Philadelphia, 2006, Saunders, pp 291-305.

30. Barrs VR, Beatty JA: Feline pyothorax- new insights into an old problem part I, aetiopathologenesis and diagnostic investigation. *Vet J* 179:163-170, 2009.

31. Walker AL, Jang SS, Hirsh DC: Bacteria isolated with pyothorax in dogs and cats: 98 cases (1989-1998). *J Am Vet Med Assoc* 216:359-363, 2000.

32. Barrs VR, Allan GS, Martin P, et al: Feline pyothorax: a retrospective study of 27 cases in Australia. *J Feline Med Surg* 7:211-222, 2005.

33. Worth AJ, Row WD, Machon RG: Radiographic appearance of acute tracheal avulsion in two cats. *Aust Vet Pract* 32:160-166, 2002.

34. Herndon WE, Rishniw M, Schrope D, et al: Assessment of plasma cardiac troponin I concentration as a means to differentiate cardiac and noncardiac causes of dyspnea in cats. *J Am Vet Med Assoc* 233:1261-1264, 2008.

35. Connolly DJ, Soares Magalhaes RJ, Syme HM, et al: Circulating natriuretic peptides in cats with heart disease. *J Vet Int Med* 22:96-105, 2008.

36. Hassdenteufel E, Henrich E, Hildebrandt N, et al: Assessment of circulating N-terminal pro-B type natriuretic peptide concentration to differentiate between cardiac from noncardiac causes of pleural effusion in cats. *J Vet Emerg Crit Care* 23:416-422, 2013.

37. Goutal CM, Keir I, Kenney S, et al: Evaluation of acute congestive heart failure in dogs and cats: 145 cases (2007-2008). *J Vet Emerg Crit Care* 20:330-337, 2010.

Diagnósticos e Terapêuticas Atuais para Hipercoagulabilidade Felina

Selena Lane e Benjamin Brainard

A hemostasia em condições normais depende de um equilíbrio entre os fatores sanguíneos pró-coagulantes e anticoagulantes, bem como das contribuições dos componentes celulares, como o endotélio vascular e as plaquetas. As alterações na hemostasia normal também ocorrem por alterações na função de um (ou vários) componente(s) e podem levar à hipocoagulabilidade clínica e à hemorragia ou à hipercoagulabilidade e à doença trombótica ou tromboembolítica.

Os distúrbios de sangramento *hipo*coagulável são menos comumente relatados no paciente felino, em comparação aos cães. As coagulopatias herdadas no gato incluem hemofilia A,[1] hemofilia B,[2] deficiência de fator X,[3] deficiência de fator XII (fator de Hageman),[4,5] doença de von Willebrand,[6] coagulopatia dependente de vitamina K de gatos da raça Devon Rex[7] e deficiência do *pool* de armazenamento de plaquetas como parte da síndrome de Chediak-Higashi em gatos Persa da cor azul fumaça.[8] Além disso, os defeitos na função da plaqueta com suspeita de origem congênita foram descritos em dois gatos Pelo Curto domésticos não aparentados.[9] A trombocitopatia adquirida em gatos tem sido associada à uremia, à doença hepática e à administração de medicamentos anti-inflamatórios não esteroidais, embora a trombocitopenia tenha sido descrita como secundária à coagulação intravascular disseminada (CID), à neoplasia e à trombocitopenia imunomediada. O sangramento devido à trombocitopenia pode ser observado em pacientes felinos por causa da ausência de produção de plaquetas pela medula óssea ou secundário ao consumo ou à destruição das plaquetas. A trombocitopenia imunomediada primária é relativamente rara em gatos, com a maioria dos processos destrutivos imunomediados ocorrendo secundário às infecções (como pelo vírus da leucemia felina) ou neoplasia. As deficiências adquiridas de fatores de coagulação são comumente reconhecidas no ambiente clínico e podem estar associadas à CID, ingestão de antagonistas de vitamina K, doença hepática,[10,11] doença gastrintestinal (GI)[11,12] ou neoplasia.[13]

Ao contrário de pacientes felinos com distúrbios de sangramento, há poucas informações na literatura veterinária sobre a incidência, a etiologia e o tratamento da *hiper*coagulabilidade em gatos. No entanto, a hipercoagulabilidade e a doença tromboembólica são reconhecidas como sequelas de complicação de distúrbios cardíacos, endócrinos, inflamatórios e neoplásicos. A compreensão da fisiopatologia da formação do trombo e a capacidade de diagnosticar e tratar os gatos acometidos são limitadas. Investigações adicionais sobre as origens de condições hipercoaguláveis, das técnicas diagnósticas para hipercoagulabilidade e trombose, bem como a utilidade de medicamentos tromboprofiláticos e antitrombóticos são necessárias. Além disso, a pesquisa de abordagens de trombectomia invasiva e alternativa podem ajudar a melhorar o desfecho para os gatos acometidos por trombose ou tromboembolismo.

FORMAÇÃO DO TROMBO

Durante a hemostasia normal, o fluxo sanguíneo contínuo é mantido por toda a vasculatura, enquanto a coagulação e a formação de trombo controladas ocorrem em locais de trauma ou ferimento nos vasos. Após o vaso cicatrizar, o trombo é desfeito por mecanismos endógenos. A formação anormal do trombo pode ocorrer como resultado de vários processos de doença subjacentes, sendo que todos eles alteram o equilíbrio hemostático ao influenciar um ou mais componentes da tríade de Virchow. Em 1856, Rudolph Virchow descreveu essas três condições associadas à formação de trombose em pacientes humanos: (1) hipercoagulabilidade sistêmica, (2) lesões endoteliais e (3) alterações no fluxo sanguíneo (como estase ou alto cisalhamento).[14] Os trombos podem ser formados na circulação arterial ou venosa e podem permanecer *in situ* ou viajar para outro local no corpo como um tromboembolo. A trombose arterial ocorre em condições de estresse com alto cisalhamento, normalmente após danos à parede do vaso, que expõe o colágeno subendotelial e ativa a passagem de plaquetas. Esse tipo de trombo rico em plaquetas é conhecido como *trombo branco*, porque é principalmente composto de uma mistura de agregados plaquetários e fibrina.[15,16] A formação do trombo venoso está associada a condições de baixo cisalhamento e estase sanguínea, com um endotélio intacto, resultando principalmente da ativação de fatores solúveis de coagulação. Os trombos venosos (trombos vermelhos) são compostos principalmente de fibrina e eritrócitos.[16,17] O tromboembolismo arterial (TEA) em gatos com doença cardíaca subjacente é uma situação única, com a formação de trombo ocorrendo no coração (provavelmente em áreas de fluxo sanguíneo alterado ou baixo no átrio esquerdo) e, em seguida, se tornando TEA à medida que o trombo sai do lado esquerdo do coração. A trombose venosa e o tromboembolismo subsequente estão associados à morbidade e à mortalidade consideráveis em humanos; no entanto, os trombos venosos são menos comumente associados à população veterinária, sendo esse fato devido a diferenças entre as espécies na estrutura plaquetária, anatomia vascular, circulação não bípede e genética.[18]

ETIOLOGIA E CONDIÇÕES PREDISPONENTES QUE LEVAM À HIPERCOAGULABILIDADE

A hipercoagulabilidade, ou a trombofilia, pode ser herdada ou adquirida em pequenos animais. Os distúrbios herdados associados à hipercoagulabilidade em gatos não foram bem descritos e como também não o foram as predisposições raciais. As raças de gatos propensas ao desenvolvimento de cardiomiopatia hipertrófica (HCM, do inglês *Hypertrophic Cardiomyopathy*), como Ragdoll e Maine Coon, podem ter risco aumentado de tromboembolismo, embora isso possa ser secundário às alterações no fluxo sanguíneo cardíaco que ocorrem com a HCM.[19] Uma família de gatos Pelo Curto doméstico, todos diagnosticados com HCM assintomática e hereditária, demonstraram ter uma taxa de ocorrência de 75% de TEA;[20] no entanto, uma predisposição para TEA não foi encontrada em outro estudo com gatos Maine Coon com HCM hereditária.[21] (No Capítulo 35 há mais informações sobre TEA em gatos com doença cardíaca.)

Os cateteres permanentes venosos ou arteriais podem resultar em lesão endotelial, e casos de trombose ou tromboembolismo pulmonar (TEP) associados ao cateter de hemodiálise foram descritos em gatos.[22,23] Os cateteres venosos ou arteriais permanentes também foram usados experimentalmente para induzir a trombose em gatos e podem oferecer uma superfície para ativação da cascata de coagulação intrínseca.[24] A incidência e risco clínicos reais para trombose associada aos cateteres intravenosos (IV) nos cenários de tratamento clínico são desconhecidos, mas é prudente limitar o tempo de permanência do cateter. A neoplasia vascular pode lesionar diretamente ou infiltrar os vasos, e a vasculite associada a outras doenças sistêmicas (como sepse, pancreatite, infecção ou doença imunomediada) também podem predispor os gatos à formação de trombo secundária à lesão endotelial e à hipercoagulabilidade. Ocasionalmente, o trombo tumoral pode ocluir o fluxo sanguíneo nos vasos ou se soltar e resultar em tromboembolia.

A hipercoagulabilidade adquirida em gatos foi descrita como secundária a doenças sistêmicas, incluindo doença cardíaca, hipertireoidismo, doenças inflamatórias e infecciosas, distúrbios de perda de proteína e neoplasia.[25,26] Os gatos acometidos pela doença cardíaca podem ter agregação plaquetária anormal,[27,28] podendo levar ao risco aumentado de formação de trombo nessa população de pacientes. Em vários estudos conduzidos em humanos indicou-se uma associação de hipercoagulabilidade e hipofibrinólise com hipertireoidismo, o que é uma doença endócrina comum em gatos mais velhos.[29-32] O aspecto adrenérgico aumentado e o estado hipermetabólico induzido pelo hipertireoidismo aumentam a probabilidade de hipercoagulabilidade nesses pacientes. Em estudos conduzidos em humanos demonstrou-se um aumento na atividade do fator VIII, IX e XI em pacientes hipertireóideos que apresentaram eventos tromboembólicos.[29-31] A atividade anormal do fator de coagulação desaparece após a terapia apropriada e com o retorno do paciente ao estado eutireóideo, corroborando ainda mais a noção de que o hipertireoidismo pode resultar em hipercoagulabilidade.[29,31,32] A atividade do fator de coagulação em gatos hipertireóideos ainda não foi avaliada, porém os gatos com doença cardíaca relacionada ao hipertireoidismo ("cardiomiopatia tireotóxica") são predispostos a eventos tromboembólicos, bem como a alterações na agregação plaquetária e na fibrinólise.[27,33] Em outro estudo no qual o TEA em gatos foi avaliado, vários gatos com hipertireoidismo apresentaram corações ecocardiograficamente normais, sugerindo que a doença tireoidiana representa um fator de risco para TEA, independentemente dos efeitos cardíacos do hipertireoidismo.[26] Estudos adicionais avaliando o efeito do hipertireoidismo na coagulação felina são necessários.

Em humanos, a hipercoagulabilidade associada à gestação é considerada protetora contra a possibilidade de hemorragia significativa durante o parto. A gestação em gatas também demonstrou resultar em estado de hipercoagulabilidade conforme avaliada por tromboelastografia (TEG);[34] entretanto, mais estudos são necessários para caracterizar a relação entre essas alterações e as complicações associadas à gestação e para comparar essas alterações com outras medidas de coagulação.

Doença de perda de proteína, como a nefropatia perdedora de proteína (NPP) ou enteropatia protetora de proteína (EPP), pode levar à hipercoagulabilidade e à formação de trombo. A proteinúria leva à hipoalbuminemia e à policitemia, diminuindo o volume do plasma, aumentando o contato e a agregação plaquetária. Adicionalmente, há perda contínua de fatores anticoagulantes endógenos, como antitrombina (AT), proteína C e proteína S. Em um estudo retrospectivo, 29 gatos com TEP foram avaliados, quase 30% desses gatos tinham NPP ou EPP.[23] A prevalência e a morbidade verdadeiras associadas à doença tromboembólica em gatos acometidos por distúrbios perdedores de proteína são desconhecidas, e estudos posteriores nessa área são indicados.

O tromboembolismo pulmonar, que é relativamente raro em gatos, tem sido associado a muitas doenças, incluindo a doença cardíaca congestiva, infecção por dirofilárias, neoplasia, CID, EPP ou NPP, anemia hemolítica imunomediada, pancreatite e sepse.[23,35-36] A administração de corticosteroide também pode predispor ao estado hipercoagulável. Há poucos relatos de PTE em gatos; no entanto, o distúrbio parece ter uma fisiopatologia semelhante em humanos e uma relação a condições predisponentes em gatos, se comparado a cães e humanos.

A formação de trombo é uma complicação da neoplasia e uma causa frequente de morbidade e mortalidade em pacientes humanos com câncer.[37-38] As células tumorais podem produzir e secretar substâncias pró-coagulantes/fibrinolíticas e citocinas inflamatórias, que podem levar a um estado pró-trombótico nos pacientes acometidos. Outros mecanismos associados à neoplasia que aumentam a formação de trombo incluem a promoção da inflamação, metabolismo anormal de proteína, lesões endoteliais por meio de invasão vascular e estase sanguínea nos tumores vasculares grandes. Adicionalmente, a quimioterapia, a cirurgia ou outros tratamentos anticâncer podem aumentar o risco de complicações tromboembólicas.[37] Em um estudo baseado em TEG realizado em cães com vários tipos de neoplasia foi evidenciado que 50% dos cães com neoplasia maligna apresentavam hipercoagulação, o que foi significativamente maior do que em cães com neoplasia epitelial benigna.[39]

Embora estudos de agregação de plaquetas tenha observado um aumento da função das plaquetas em cães com malignidade,[40] estudos comparáveis em gatos não foram publicados. Uma trombocitose paraneoplásica, considerada resultante de tromboembolismo aórtico, foi relatada em um gato com carcinoma broncoalveolar.[41] A trombocitose tem sido associada à doença tromboembólica paraneoplásica em humanos com neoplasia do pâncreas, pulmão e trato GI.[42] No entanto, este é o único relato publicado desse fenômeno paraneoplásico em gatos.

AVALIAÇÃO DO ESTADO DE COAGULAÇÃO

O teste de coagulação tradicional baseado em plasma é mais útil para detecção de estados *hipo*coaguláveis. O tempo de protombina (TP) avalia a integridade das vias extrínsecas e comuns (Fig. 77-1) e é realizado pela adição do fator tecidual e de fosfolipídeo a uma amostra de plasma citratado recalcificado. O tempo de tromboplastina parcial ativada (TTPa) avalia a via intrínseca e é iniciado pela adição de um ativador de contato forte (p. ex., caulim) e fosfolipídeo ao plasma citratado recalcificado.[43] Dependendo da metodologia, o valor limite desses testes (formação de fibrina) pode ser avaliado por meios ópticos ou mecânicos. As alterações nesses testes podem estar associadas a um único fator de deficiência (p. ex., hemofilia A) ou a um fator de depleção devido à doença, toxina ou ausência de fator de produção. As atividades específicas do fator de coagulação também podem ser mensuradas em laboratórios específicos. A concentração de fibrinogênio plasmático também pode ser mensurada no plasma citratado por vários ensaios diferentes e pode ser um parâmetro útil para testar os pacientes em risco de hipercoagulabilidade.[43]

A função plaquetária em gatos pode ser avaliada usando vários ensaios diferentes. Esses ensaios são indicados para avaliar os efeitos da farmacoterapia ou para descrever as alterações da função das plaquetas. A maneira mais específica de avaliar a função plaquetária é usando a agregometria plaquetária. O padrão-ouro para agregometria é por transmissão de luz (ou óptica) (ATL), que é um método espectrofotométrico que usa um plasma rico em plaquetas (PRP) para observar as respostas das plaquetas a agonistas específicos, como adenosina difosfato (ADP) e colágeno. Devido à tendência de as plaquetas felinas serem ativadas com a manipulação da amostra, é difícil preparar um PRP adequado para ATL. Por este motivo, o estudo das plaquetas felinas tem como alvo a agregometria do sangue total (ou impedância), que usa sangue total citratado e um circuito de resistência para avaliar a reação de plaquetas aos agonistas. Embora esse método seja conveniente, pois não exige grandes quantidades de sangue e pode ser realizado com processamento mínimo da amostra, as interações entre eritrócitos, leucócitos e plaquetas podem ter vários desfechos. Outros testes que avaliam especificamente a função plaquetária não foram extensivamente avaliados em gatos. Esses métodos incluem o analisador de função plaquetária (PFA-100®) e o analisador de plaquetas IMPACT®.[44]

A coagulação também inicia a fibrinólise, a dissolução endógena dos coágulos de fibrina por meio da ação do plasminogênio. Os produtos da fibrinólise são liberados na circulação e podem ser mensurados como produtos de degradação de fibrina (fibrinogênio) (PDFs) ou dímeros D. A elevação desses produtos pode ser indicativo de coagulação e fibrinólise existente. Os dímeros D são mais específicos para identificação de formação de coágulos e decomposição, pois são gerados pela quebra das redes (ligação cruzada) de fibrina, enquanto os PDFs podem ser gerados por decomposição de fibrinogênio circulante ou da rede de fibrina.

Embora a avaliação de aspectos individuais da coagulação (p. ex., contribuições do fator solúvel e das plaquetas) possa auxiliar a identificar alterações, a coagulação *in vivo*

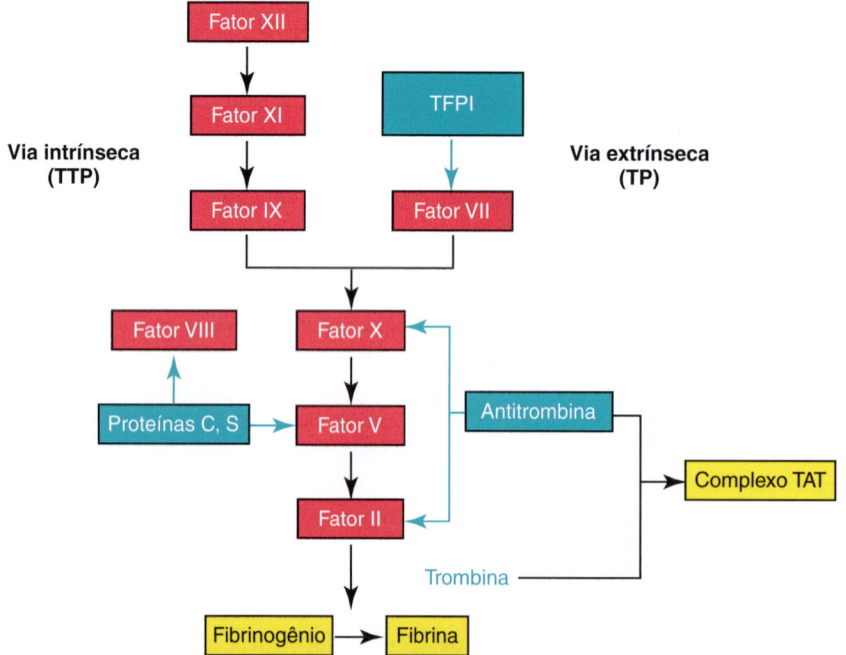

Figura 77-1: Vias intrínsecas e extrínsecas de hemostasia secundária. *TAT*, trombina-antitrombina; *TFPI*, inibidor da via do fator tecidual; *TP*, tempo de protrombina; *TTP*, tempo de tromboplastina parcial.

é um processo que integra os componentes celulares e solúveis para a formação de um coágulo. Por este motivo, houve o ressurgimento do interesse em metodologias que avaliam a coagulação, porque esta ocorre no sangue total. O teste de coagulação viscoelástica exibe a alteração na viscosidade, pois o sangue líquido se transforma em um coágulo gelatinoso e as metodologias incluem TEG® (Haemonetics, Braintree, MA) e Sonoclot® (Sienco, Inc., Arvada, CO). Embora esses ensaios tenham sido avaliados em cães, cavalos e outras espécies de animais, não foram extensivamente avaliados para a descrição da coagulação felina. Parte do problema do uso do TEG® em gatos é a dificuldade de reproduzir os traçados e, em especial, a aparição ocasional de traçados que parecem indicar fibrinólise significativa. As possibilidades para a variabilidade observada nos resultados do TEG® em amostras de gatos inclui ativação plaquetária ou do fator de ativação durante a coleta de amostra ou uma resposta de retração de plaqueta robusta que causa traçados pseudofibrinolíticos. O uso de diferentes ativadores para a análise não melhorou de forma confiável a variabilidade do teste, mas estudos adicionais nessa direção podem tornar esses testes úteis para avaliação da coagulação do sangue total felino.

DIAGNÓSTICO DE HIPERCOAGULABILIDADE

O diagnóstico definitivo do estado de hipercoagulabilidade é difícil em pacientes veterinários. As avaliações hemostáticas de rotina (como a análise da contagem plaquetária, TP e TTPa) são indicadores não sensíveis de risco tromboembólico. A maioria dos testes de coagulação de rotina é geralmente inalterada em gatos que apresentam doença tromboembólica. Em um estudo realizado em gatos com TEA, a maioria dos gatos apresentou valores de TP e TTPa dentro do intervalo de referência.[45] Em pacientes veterinários, os fatores que refletem os estados hipercoaguláveis incluem AT proteína C e proteína S diminuídos no plasma.[46] Além disso, o plasminogênio diminuído e o ativador de plasminogênio tecidual com aumento do inibidor do ativador de plasminogênio tipo 1 podem predispor o gato a um estado pró-coagulante. Os aumentos nos complexos trombina e antitrombina indicam que a formação de trombina é contínua e pode servir de indicação para um estado hipercoagulável.[46,47] As elevações nos dímeros D circulantes foram atribuídas a coagulopatias de consumo em gatos com doença hepática[47-49] e outras condições, mesmo se os dímeros D elevados não tivessem sido encontrados em gatos com cardiomiopatia com outros marcadores de hipercoagulabilidade ou em outros coortes de gatos com CID.[50]

TERAPIAS ANTITROMBÓTICAS

Indicações de Uso

Os pequenos animais podem desenvolver trombose macrovascular ou microvascular, em associação a uma variedade de condições patológicas, incluindo a doença cardíaca, a neoplasia e a doença inflamatória ou a infecciosa. Em humanos, há muitas evidências relacionadas ao uso da heparina, aspirina

e antagonistas de vitamina K para muitas condições associadas à trombose e ao tromboembolismo. As terapias antitrombóticas que foram descritas nos pacientes felinos consistem principalmente no uso de heparinas, aspirina e clopidogrel, mas o desfecho baseado em evidência é limitado para o uso desses medicamentos como tromboprofilaxia. Devido aos efeitos colaterais indesejados e à necessidade de monitoramento frequente desses medicamentos com janelas terapêuticas relativamente estreitas, a atenção está focalizada no desenvolvimento de medicamentos antitrombóticos eficientes e seguros. Os medicamentos discutidos nas seções a seguir têm uso clínico amplo em humanos, mas a eficácia clínica e a farmacocinética desses medicamentos em populações clínicas e experimentais de gatos ainda precisam ser estudadas (Tabela 77-1). As diretrizes clínicas para o manejo de doença tromboembólica aguda em gatos, bem como a terapia de manutenção para gatos com TEA ou risco de TEA, estão resumidas nos Quadros 77-1 e 77-2.

QUADRO 77-1 Tromboembolismo Arterial: Diretrizes Gerais para Tratamento

- Descartar insuficiência cardíaca: Tratar com oxigênio, diuréticos e outros medicamentos para problemas cardíacos, conforme indicado para doença cardíaca subjacente ou arritmias
- Analgesia: Opioides sistêmicos (bólus IV intermitente ou ITC)
- Anticoagulantes: Opções terapêuticas para quadros agudos
  - HNF: 75-200 UI/kg, IV, uma vez, em seguida 250 a 300 UI/kg, SC, a cada 8 horas[52]
  - HNF: 30 UI/kg IV uma vez, em seguida 20 a 40 UI/kg/hora, via ITC, titulada em níveis de TTPa ou anti-FXa (reservada para gatos com trombose aguda)
  - HBPM:
    - Dalteparina (Fragmin®): 100 UI/kg, SC, a cada 4 a 12 horas[67,72]
    - Enoxaparina (Lovenox®): 0,75 mg/kg, SC, a cada 6 horas[74]
  - Clopidogrel (Plavix®): 18,75 mg/gato, VO, a cada 24 horas[86]
- Anticoagulantes: Terapia de manutenção
  - Continuar o clopidogrel na mesma dose indefinitivamente
  - Considerar continuar a HBPM pelo primeiro mês, se as finanças e o esquema de dosagem forem possíveis

FXa, fator Xa; *HBPM*, heparina de baixo peso molecular; *HNF*, heparina não fracionada; *ITC*, infusão por taxa constante; *IV*, via intravenosa; *SC*, via subcutânea; *TTPa*, Tempo de tromboplastina parcial ativada; UI, unidade internacional; *VO*, via oral.

QUADRO 77-2 Tromboprofilaxia para Gatos com Risco de Tromboembolismo Arterial

- Clopidogrel (Plavix®): 18,75 mg/gato, VO, a cada 24 horas[86]
- Dalteparina (Fragmin®): 100 UI/kg, SC, a cada 4 a 12 horas[67,72]
- Considerar os inibidores orais de FXa (estudos clínicos adicionais pendentes) como rivaroxaban (Xarelto®),[79] apixaban (Eliquis®)[83]

FXa, Fator Xa; *SC*, via subcutânea, UI, unidade internacional; *VO*, via oral.

Tabela 77-1	**Resumo de Medicamentos Atuais e Novos Antitrombóticos e Tromboprofiláticos para Gatos**		
Medicamento	**Mecanismo de ação**	**Dosagem**	**Comentários**
Varfarina	Inibe a síntese de fatores de coagulação dependentes de vitamina K	Tromboprofilaxia: 0,06 a 0,09 mg/kg/dia, VO[51] Antitrombótico: 0,5 mg/gato/dia, VO[52]	Baixo custo É necessário monitoramento frequente Alto risco de sangramento Geralmente não recomendada para tromboprofilaxia
HNF	Liga-se à AT, inativa a trombina e o FXa	Para tratamento de TEA: 75 a 500 UI/kg, IV, uma vez, depois 250 a 300 UI/kg, SC, a cada 8 horas[52]	Baixo custo Resposta variável de acordo com a dose É necessário monitoramento e ajustes frequentes da dose
HBPMs • Dalteparina • Enoxaparina	Inibe o FXa	Dalteparina: 100 UI/kg, SC, a cada 4 a 12 horas[67,72] Enoxaparina: 1 mg/kg, SC, a cada 6 a 12 horas[63,67]	Moderado baixo custo Os gatos têm duração mais curta da atividade anti-FXa com HBPM, então precisam de administrações mais frequentes[63] Monitoramento via ensaio de atividade anti-FXa[63-64]
Fondaparinux	Inibe o FXa	Tromboprofilaxia: 0,06 mg/kg, SC, a cada 12 horas[76] Antitrombótico: 0,2 mg/kg, SC, a cada 12 horas[76]	Caro São necessários estudos de eficácia clínica
Rivaroxaban Apixaban	Inibe o FXa	Rivaroxaban: 0,5 a 1 mg/kg, VO, a cada 12 a 24 horas[79] Apixaban: não determinado	Administração oral São necessários estudos de eficácia clínica Protocolos terapêuticos não estabelecidos no momento
Aspirina	Inibidor da ciclo-oxigenase	Tromboprofilaxia: 81 mg/gato, a cada 72 horas[69] 5 mg/gato, VO, a cada 72 horas[26]	Nenhum estudo corrobora o uso como medicamento tromboprofilático eficaz Pode causar efeitos colaterais no GI
Clopidogrel e Ticlopidina	Liga-se ao receptor P2Y$_{12}$ de ADP	Clopidogrel: 18,75 mg/gato, VO, a cada 24 horas[86] Ticlopidina: 500 mg/gato/dia, VO[90]	Clopidogrel: seguro e de baixo custo Estudos de eficácia clínica são necessários Ticlopidina: anorexia e vômito dose dependentes[90]
Abciximabe e Tirofiban	Antagonistas do receptor plaquetário GPIIb/IIIa	Abciximabe: 0,25 mg/kg, em bólus IV, em seguida ITC de 0,125 µg/kg/min[93] Tirofiban: 100 µg/kg, em bólus IV, em seguida ITC de 5 µg/kg/min[96]	Baixo custo Injeção IV, somente via ITC Não prontamente disponível Abciximabe: são necessários mais estudos de segurança e eficácia clínica Tirofiban: uso não recomendado

ADP, adenosina difosfato; *AT*, antitrombina; *FXa*, fator Xa; *GI*, gastrintestinal; *GPIIb/IIIa*, glicoproteína IIb/IIIa; *HBPM*, heparina de baixo peso molecular; *HNF*, heparina não fracionada; *ITC*, infusão de taxa constante; *IV*, via intravenosa; *SC*, via subcutânea; *TEA*, tromboembolismo arterial; *VO*, via oral.

ANTICOAGULANTES

As terapias anticoagulantes são usadas principalmente em pacientes com risco de desenvolvimento de trombose e tromboembolismo venosos. Os anticoagulantes inibem a geração de fibrina ao interferirem na cascata de coagulação e são indicados para profilaxia ou terapia de pacientes clínicos com trombose ou tromboembolismo documentados ou para aqueles com risco de formação de trombo.

Antagonistas da Vitamina K (Varfarina)

A varfarina é um dos medicamentos antitrombóticos mais antigos usados na medicina humana e grandes evidências identificando os esquemas de dosagem e monitoramento em vários estados de doença humana corroboram seu uso.

Mecanismo de Ação

A varfarina interfere na conversão cíclica de epóxido de vitamina para vitamina K. As proteínas de coagulação dependentes de vitamina K (fatores II, VII, IX e X) e as glicoproteínas (proteína C e proteína S) são inativas quando inicialmente sintetizadas. Durante a ativação, a forma reduzida de vitamina K, a vitamina KH_2 ou hidroquinona, é oxidada como epóxido de vitamina K e, em seguida, reciclada para vitamina K pela epóxido redutase de vitamina K. A varfarina bloqueia a atividade da epóxido redutase de vitamina K, causando a depleção dos depósitos de vitamina K do organismo e eventualmente inibe a síntese de todos os fatores nessa via.[51]

Farmacocinética e Farmacodinâmica

Os gatos saudáveis têm janela terapêutica estreita de concentração estável de varfarina e há uma variação interindividual bem acentuada na resposta dos gatos à varfarina, muito semelhante aos humanos. As doses iniciais recomendadas para gatos saudáveis variam de 0,06 a 0,09 mg/kg/dia.[51] No entanto, uma dose tão alta quanto 0,5 mg/gato/dia foi usada para tratamento de estados de doença hipercoaguláveis e prevenção de TEA em gatos.[52] Os tabletes de varfarina não devem ser fracionados para alcançar a dosagem em gatos, pois os enantiômeros ativos não são igualmente distribuídos dentro dos tabletes e há risco elevado de overdose e subdose do medicamento.[53]

Monitoramento

Os ajustes de dose da terapia com varfarina necessitam de monitoramento frequente de TP. A dose ideal para cada paciente e a quantidade de medicamento para obter um prolongamento do TP são altamente individualizadas. Em geral, um alvo terapêutico é o prolongamento de TP para 1,5 vez o TP de referência; no entanto, há variabilidade na sensibilidade de TP reagente e esse valor pode ser diferente de acordo com o equipamento. Devido a essa variabilidade, na medicina humana, o TP é registrado em segundos e relatado como uma relação do TP do paciente em relação ao TP normal médio do laboratório (TP do paciente/TP de controle), que é a razão normalizada internacional (INR).[54] Uma INR de 2,0 a 3,0, ou prolongamento de TP de 1,5 a 2 vezes o normal, foi recomendada como a variação terapêutica alvo para a terapia de varfarina em gatos, com base na extrapolação das recomendações para monitoramento de varfarina em síndromes trombóticas humanas[55] e em estudos farmacocinéticos e farmacodinâmicos sobre o uso de varfarina em gatos saudáveis. O monitoramento de INR ou TP deve ser realizado diariamente na primeira semana de terapia, ou até que a faixa terapêutica seja obtida e mantida por, no mínimo, 2 dias consecutivos; em seguida é monitorada de duas a três vezes por semana, por 2 semanas; e depois progressivamente com menor frequência, dependendo da estabilidade dos resultados de TP.[54]

Efeitos Adversos e Considerações ao Cliente

Os efeitos adversos da varfarina incluem hemorragia grave e possivelmente fatal. A hemorragia pode se manifestar como hemoperitônio, hemartrose, sangramento gastrintestinal hematomas subcutâneos (SC), epistaxe e sangramento excessivo por feridas traumáticas ou cirúrgicas. Esse sangramento pode ser revertido com a administração de vitamina K1 enteral ou parenteral (fitonadiona) ou pela transfusão de plasma fresco congelado ou armazenado. A recorrência do tromboembolismo foi relatada em 10 dos 23 gatos (43%) com tromboembolismo cardiogênico tratados com o regime profilático de varfarina, e foi associada à morte súbita em três dos 23 gatos (12%); além disso, episódios de sangramento foram observados em cinco dos 23 gatos (20%).[56] A varfarina tem alta ligação com proteínas (mais de 96,5%) em gatos, por isso o uso concomitante de outros medicamentos com alta ligação às proteínas ou uso em pacientes hipoalbuminêmicos pode resultar em alterações dos efeitos anticoagulantes esperados.[53] A cinética da varfarina pode ser influenciada também por alterações na dieta, e é importante que os gatos em tratamento com varfarina recebam um esquema de dieta rigoroso. O monitoramento frequente da terapia com varfarina pode ser dispendioso para os clientes, embora o medicamento propriamente dito seja de baixo custo. Devido à falta de evidência em relação à tromboprofilaxia eficiente e à maior sobrevida em longo prazo em gatos com risco de doença tromboembólica, além da janela terapêutica estreita, a varfarina não é recomendada uma droga tromboprofilática.

Heparinas

A heparina é um dos principais medicamentos anticoagulantes usados na medicina veterinária. A heparina é eficaz e relativamente segura em muitos estados patológicos, e por meio de vários estudos clínicos e experimentais a dosagem apropriada e os protocolos de monitoramento foram estabelecidos em humanos. São necessárias mais pesquisas em pacientes veterinários para elucidar o uso mais apropriado da heparina em gatos e cães, incluindo o tipo de heparina indicada e qual dose é mais eficiente para os vários processos da doença.

Mecanismos de Ação

A heparina produz o seu maior efeito coagulante ao aumentar a inibição mediada por AT da síntese e atividade dos fatores Xa (FXa) e IIa (FIIa, trombina). A heparina também provoca a liberação do inibidor da via do fator tecidual (TFPI) da superfície da célula endotelial no sangue, aumentando ainda mais da taxa de inativação de FXa.[57] A heparina se liga à AT por meio de um pentassacarídeo de alta afinidade, presente em um terço das moléculas de heparina. Isso resulta em uma alteração de conformação que leva à ativação de AT que, em seguida, inativa a trombina e o FXa. Ao inativar a trombina, a heparina não somente previne a formação de fibrina, mas também diminui a ativação de plaquetas e fatores V e VIII, induzidos pela trombina.[58]

Dependendo do tamanho, da estrutura e da carga das moléculas de heparina, incluindo o comprimento dos resíduos de sacarídeo, as heparinas variam no aprimoramento da atividade de AT em relação às enzimas-alvo. As moléculas curtas (i.e., as heparinas de baixo peso molecular [HBPMs]) têm a capacidade de se ligar ao FXa, mas não são longas o bastante para alcançar o local de ligação de heparina na trombina, por isso as HBPMs têm uma atividade relativamente maior contra o FXa do que contra a trombina. A heparina não fracionada (HNF) é uma mistura de heparinas com uma grande variação no comprimento das caudas de polissacarídeos. A despolimerização da HNF em fragmentos de menor peso molecular resulta em várias alterações em suas propriedades, incluindo a menor capacidade de se ligar eficientemente à trombina, melhor previsibilidade das respostas às doses e ligação reduzida às células endoteliais.[59]

Monitoramento

A terapia com heparina deve ser monitorada atentamente para evitar os efeitos adversos associados à anticoagulação excessiva e garantir que o paciente esteja atingindo as concentrações plasmáticas terapêuticas. Os testes de monitoramento incluem o TTPa, tempo de coagulação ativada (TCA) e atividade antiFXa. O TTPa é o teste diagnóstico mais usado para o monitoramento da terapia com heparina. Por meio de estudos iniciais na medicina humana, sugeriu-se que em pessoas com as mensurações de TTPa iguais a 1,5 a 2,5 vezes o valor médio do controle de TTPa, o risco de recorrência de tromboembolismo foi reduzido.[60] Além disso, os valores de TTPa elevados maiores que 2,5 vezes o controle foram relacionados com uma alta incidência de sangramento em humanos.[61] Em estudos experimentais realizados com cães, evidenciou-se que o monitoramento da terapia com heparina em cães por TTPa deve ser específico ao reagente, devido a variações no prolongamento de TTPa, conforme mensuração por diferentes reagentes.[62] No entanto, não há estudos comparáveis em gatos e nenhum clínico está disponível neste momento. Não há estudos na medicina veterinária nos quais o desfecho do tratamento foi validado com tempos de prolongamento de TTPa como alvo do monitoramento em cães e gatos. O prolongamento das aferições de TCA por 15 a 20 segundos também foi usado para monitoramento da terapia com HNF; entretanto, esses alvos terapêuticos foram novamente extrapolados da literatura humana[59] e são preditivos variavelmente das concentrações de heparina plasmática. Por meio da análise dos parâmetros de TEG® em gatos em tratamento com HNF ou HBPM evidenciou-se que a atividade anti-Xa está significativamente correlacionada aos parâmetros de TEG® somente nos gatos que receberam HNF, sugerindo-se que TEG® não seja um meio confiável de monitoramento dos gatos em tratamento com HBPM.[63]

Devido ao prolongamento de TTPa pelas HBPMs e as heparinas sintéticas, bem como a disponibilidade dos novos inibidores orais de FXa, outros métodos de avaliação da atividade da heparina *in vivo* são necessários, principalmente pela mensuração direta da inibição do FXa. O uso de ensaios de atividade anti-FXa, em vez dos testes de triagem de coagulação, oferece uma base mais consistente de comparações entre as espécies e os esquemas de tratamento. Há estudos em humanos e cães para desenvolvimento de valores terapêuticos desejados de atividade anti-FXa da HNF.[64-65] No entanto, a atividade anti-FXa para tromboprofilaxia não foi avaliada em gatos, sendo necessários mais estudos nessa população de pacientes. Um ensaio cromogênico modificado para a atividade anti-FXa foi descrito em cães e gatos.[63-64] A faixa de atividade anti-FXa de 0,5 a 0,75 UI (Unidade Internacional)/mL provocou o prolongamento do TTPa para 1,5 a 2,5 vezes a média do ensaio em amostras de gatos tratados com HNF.[64] Esses resultados foram comparáveis com os alvos terapêuticos desejados de 0,3 a 0,7 UI/mL. Em humanos, a análise da atividade anti-FXa 4 horas após a administração do medicamento é recomendada para monitorar o pico da atividade de HBPM.[66] No entanto, o pico da atividade anti-FXa em gatos foi descrito como ocorrendo 2 horas após a administração.[63,67] Estudos adicionais baseados em aferições de desfecho específicas são indicados para confirmar a faixa terapêutica ideal e o intervalo de dose para a atividade anti-FXa em gatos.

Heparina Não Fracionada

A heparina não fracionada é rapidamente absorvida dos tecidos subcutâneos e o início da ação é logo após a injeção IV. A ligação da HNF às proteínas plasmáticas e às células contribui para a farmacocinética variável do medicamento em diferentes espécies, sendo que a biodisponibilidade da heparina SC pode variar de acordo com as alterações nas proteínas de fase aguda e inflamatórias durante a doença.[68]

Para a terapia com heparina não fracionada é necessário monitoramento cuidadoso e ajustes de dose para garantir os níveis terapêuticos apropriados e evitar os efeitos da dosagem inapropriada. Não há estudos disponíveis nos quais a dose mais apropriada de heparina para gatos foi determinada para o grupo de risco ou para gatos acometidos por doença tromboembólica. Em um estudo retrospectivo com gatos com TEA com manifestação aguda, foram utilizadas doses únicas de HNF, IV, variando de 75 a 500 UI/kg.[26] Após a dosagem IV, a maioria dos gatos do estudo continuou com HNF, SC, em doses entre 10 a 300 UI/kg a cada 6 a 12 horas. A maioria dos gatos recebeu HNF usando um protocolo de baixa ou alta dosagem, 50 a 100 UI/kg ou 200 a 250 UI/kg a cada 6 a 8 horas, respectivamente. Uma revisão de 2004 sobre a terapia para TEA felino recomendou um protocolo de tratamento com HNF, SC, inicial em dosagens de 250 a 300 UI/kg, a cada 8 horas, para gatos hospitalizados.[69]

O sangramento é o efeito adverso mais comum com a terapia de heparina. No entanto, no estudo retrospectivo dos gatos acometidos por TEA, o sangramento não foi observado em qualquer gato que recebeu heparina.[26] A trombocitopenia induzida por heparina é reconhecida como um efeito adverso grave nas pessoas tratadas com HNF, mas não foi relatada em animais domésticos. A heparina não fracionada está amplamente disponível e com baixo custo para clientes, porém a variabilidade na relação dose-resposta e o potencial para níveis inapropriados de anticoagulação a tornam pouco atraente se comparada a outras terapias anticoagulantes.

Heparinas de Baixo Peso Molecular

As heparinas de baixo peso molecular variam na potência, na biodisponibilidade e nos efeitos cumulativos em espécies veterinárias. Essas heparinas inibem seletivamente o FXa e afetam minimamente os tempos de coagulação. As heparinas de baixo peso molecular também apresentam ligação baixa às plaquetas, farmacocinética mais previsível e maior biodisponibilidade, se comparadas à HNF.[70] Em humanos, as HBPMs têm meia-vida maior que a da HNF, resultando em menor frequência de administração, embora isso possa não ser válido para gatos, devido à excreção mais rápida dos compostos. A heparina de baixo peso molecular é moderadamente dispendiosa, mas como um todo pode se tornar dispendiosa para os clientes, dependendo da frequência de administração do medicamento para alcançar a eficácia clínica, bem como a duração do tratamento.

Em estudos farmacocinéticos preliminares em um pequeno número de gatos que receberam duas doses diferentes de HBPM (dalteparina [Fragmin®; Pfizer, Nova York, NY]) observou-se o alcance de concentrações terapêuticas de atividade anti-FXa em uma dose de 100 UI/kg, SC, uma vez ao dia, usando a faixa terapêutica desejada de atividade anti-FXa de 0,35 UI/mL a 0,70 UI/mL, extrapolada da medicina humana.[71] Em outro estudo avaliando o efeito da dalteparina sobre os parâmetros de coagulação em um pequeno número de gatos saudáveis indicou-se que uma dosagem de 100 UI/kg, SC, a cada 12 horas, não alcançou a terapêutica (segundo padrões humanos) de atividade anti-FXa em 50% dos gatos e não manteve a atividade de anti-FXa desejada além de 4 horas em outros 50% dos gatos.[72] Em uma avaliação mais recente do perfil farmacocinético da dalteparina em gatos saudáveis revelou-se que o medicamento (administrado por via SC) apresentou uma alta biodisponibilidade e a atividade foi previsível, necessitando de pouco monitoramento de rotina, semelhante a outras espécies.[67] A meia-vida da dalteparina após a administração SC foi curta (aproximadamente 2 horas) se comparada à observada em humanos e não foi dose dependente, sugerindo que várias injeções diárias seriam necessárias em gatos para alcançar a farmacocinética observada em humanos.[63,67] Nesse estudo não foram avaliados os efeitos farmacodinâmicos de HBPMs em gatos, em relação aos níveis de anti-FXa obtidos; portanto, nenhuma conclusão pode ser obtida em relação à dose e à frequência de administração necessárias para alcançar o efeito antitrombótico em uma população clínica de gatos. Pesquisas adicionais são necessárias para avaliar a farmacodinâmica e a eficácia clínica de vários esquemas de dose para HBPMs usadas na tromboprofilaxia.

A enoxaparina (Lovenox®; Sanofi, Bridgewater, NJ) é outra preparação de HBPM que foi avaliada em um estudo com gatos saudáveis para determinar a farmacocinética do medicamento[63] e em gatos saudáveis usando um modelo de estase.[73] Na avaliação farmacocinética da enoxaparina em gatos saudáveis, uma dosagem de 1 mg/kg SC, a cada 12 horas, não induziu a atividade anti-FXa sustentada que foi mensuravelmente diferente do patamar de referência, do placebo ou da HNF.[63] Por meio dos resultados de outro estudo, demonstrou-se que um efeito antitrombótico poderia ser obtido nesse cenário experimental, no qual a enoxaparina foi administrada em uma dosagem de 1 mg/kg SC, a cada 12 horas.[73] No entanto, a atividade plasmática anti-FXa não foi significativamente correlacionada com a formação de trombo e corroborou o fato de que a atividade anti-FXa possa ser um indicador insuficiente do efeito antitrombótico.[73] Em um estudo mais recente descreveu-se a farmacocinética da enoxaparina em gatos saudáveis e foi indicada uma dose de 0,75 mg/kg, SC, a cada 6 horas, para obter e manter os valores de anti-FXa entre 0,5 a 1,0 UI/mL.[74] Esses estudos foram conduzidos com uma amostragem pequena, mas suficiente para evidenciar que testes clínicos adicionais são necessários para determinar a eficácia da tromboprofilaxia e do efeito antitrombótico das HBPMs, bem como os métodos convencionais de monitoramento podem não ser apropriados para avaliar a eficácia clínica real em gatos com doença tromboembólica.

Hemorragias foram relatadas como complicações em gatos que receberam HBPMs, incluindo hematoma, sangramento ao redor do cateter IV e epistaxe.[63]

Fondaparinux (Derivado Sintético da Heparina)

O fondaparinux sódico (Arixtra®; GlaxoSmithKline, Research Triangle Park, NC) é uma molécula de pentassacarídeo sintético que é inibidora altamente específica de FXa sem efeito na função da protrombina ou da plaqueta.[75] Em humanos, o fondaparinux tem 100% de biodisponibilidade e é recomendado para administração uma vez ao dia.[75] Em um estudo para a determinação de dose do fondaparinux em gatos saudáveis revelou-se que a dosagem de 0,06 ou 0,2 mg/kg, SC, a cada 12 horas manteve a atividade plasmática anti-FXa na faixa profilática e terapêutica humana, respectivamente.[76] Estudos de eficácia clínica são necessários antes de recomendações poderem ser feitas para pacientes veterinários. Esse medicamento relativamente novo é caro, se comparado a outras opções de anticoagulante disponíveis, portanto pode ser inviável para uso em longo prazo.

INIBIDOR ORAL DO FATOR XA

Rivaroxaban (Xarelto®; Janssen Pharmaceuticals, Titusville, NJ) e apixaban (Eliquis®; Bristol-Myers Squibb, New York, NY) são inibidores orais de FXa avaliados em modelos animais experimentais.[77-81] Esses inibidores novos de FXa são alternativas atrativas à terapia com heparina para anticoagulantes em gatos, pois podem ser administrados oralmente e não necessitam que os clientes apliquem injeções em casa. A avaliação *in vitro* do efeito do rivaroxaban em índices de coagulação felina (TEG®, TP, TP diluída, TTPa e atividade anti-FXa) mostrou prolongados de forma dependente de dose em todos os parâmetros de coagulação,[80] tendo efeitos de coagulação semelhantes observados em outras espécies.[78] A TEG® ativada por caulim não foi sensível em concentrações baixas de rivaroxaban.[80] Ao avaliar a farmacodinâmica em uma pequena população de gatos adultos saudáveis usando atividade anti-FXa, o TP diluído e o TTPa para monitoramento de coagulação, uma única dose de 2,5 mg de rivaroxaban resultou em inibição persistente de FXa em 24 horas[79] e um pico de concentração plasmática do medicamento dentro da faixa terapêutica humana.[82] Uma dose de 1 mg/kg não resultou em um pico anti-FXa alto, mas não apresentou atividade sustentada, fazendo com que seja mais provável a frequência de duas vezes ao dia para gatos nessa dosagem. Há necessidade de mais avaliações dos inibidores orais anti-FXa em populações clínicas felinas para determinar os esquemas de dosagem apropriados e identificar se esses medicamentos podem ser usados com segurança e eficiência para a prevenção de doença tromboembólica. Além disso, os valores de referência da atividade anti-FXa são extrapolados dos intervalos de referência usados em humanos, por isso mais estudos para identificar os parâmetros de referência precisos e baseados em desfechos para a atividade anti-FXa em gatos também são necessários. Finalmente, a investigação inicial da administração de apixaban em gatos foi apresentada em forma de resumo e é promissora para estudos futuros em gatos.[83]

MEDICAMENTOS ANTI-INFLAMATÓRIOS NÃO ESTEROIDAIS

A aspirina, ou o ácido acetilsalicílico, inibe a ciclo-oxigenase, reduzindo a síntese de tromboxano A_2 (TXA_2) nas plaquetas, diminuindo o nível da ativação. A terapia com baixa dosagem de aspirina tem sido o método preferido de terapia antiplaquetária e para a tromboprofilaxia em humanos, devido ao baixo risco de efeitos colaterais no GI e à inibição seletiva da produção de TXA$_2$. A tromboprofilaxia com aspirina em gatos foi sugerida em doses de 81 mg/gato, por via oral, a cada 72 horas, mas essa dose pode resultar em efeitos colaterais indesejados e pode não ser eficaz para a prevenção do tromboembolismo.[69] Por meio da avaliação retrospectiva de um grande número de gatos com TEA observou-se que nenhuma diferença significativa foi encontrada na sobrevida ou recorrência de TEA entre gatos que receberam alta dose ($\geq$ 40 mg/gato, por via oral, a cada 72 horas) ou baixa dose (5 mg/gato, por via oral, a cada 72 horas) de terapia com aspirina, embora os gatos com alta dose de aspirina apresentaram maior probabilidade de sofrer de efeitos colaterais GI.[26] Em um estudo prospectivo os efeitos da aspirina (5 mg/kg, por via oral, a cada 48 horas) e do meloxicam (0,05 mg/kg por via oral a cada 24 horas) foram avaliados em relação à agregação plaquetária em gatos saudáveis e observou-se que, nessas dosagens, o meloxicam e a aspirina não apresentaram agregação plaquetária no sangue total.[84] As concentrações de tromboxano (mensuradas como metabólito estável TXB$_2$) diminuíram significativamente no grupo de tratamento com aspirina, mas isso não foi relacionado ao efeito antiplaquetário.[84] Atualmente não há estudos que corroborem o uso da terapia com baixa dosagem de aspirina, como tromboprofilaxia eficaz para gatos com risco de tromboembolismo.

ANTAGONISTAS DO RECEPTOR DE DIFOSFATO DE ADENOSINA

O clopidogrel e a ticlopidina são medicamentos tienopiridínicos que são antagonistas específicos do receptor plaquetário P2Y$_{12}$ de ADP. Os próprios medicamentos não apresentam atividade antiplaquetária, mas seus metabólicos se ligam irreversivelmente ao receptor P2Y$_{12}$ e inibem a agregação plaquetária.[85] Esses medicamentos são amplamente usados em humanos para evitar a formação de trombo em pacientes com risco potencial, como os que apresentam doença da artéria coronariana.[85]

O clopidogrel (Plavix®; Bristol-Myers Squibb, Nova York, NY) é rapidamente absorvido após administração oral em humanos e tem boa biodisponibilidade. O clopidogrel é um pró-medicamento e deve passar por biotransformação hepática para o metabólico ativo, por meio do sistema enzimático do citocromo P450. Se esse sistema enzimático for prejudicado pela administração concomitante de medicamentos (como o omeprazol), a ativação do clopidogrel em metabólito ativo pode ser diminuída e ocorrerem falhas no tratamento. A investigação da possibilidade de interações medicamentosas deve ser avaliada ao usar o clopidogrel em gatos e as substituições apropriadas devem ser realizadas quando indicado. Quando o clopidogrel foi administrado a gatos saudáveis em uma dosagem de 18,75 mg, por via oral, a cada 24 horas, a função das plaquetas foi significativamente reduzida, portanto sugeriu-se que essa dose pode ser útil em gatos, como uma medida tromboprofilática.[86] Esse efeito foi observado após 3 dias de administração diária do medicamento, sendo que os efeitos desaparecem em 1 semana após a interrupção do medicamento.[86] Uma dose menor também pode ser eficaz, mas estudos adicionais são necessários para identificar a dose

eficaz mínima para gatos com risco de doença tromboembólica. Nenhum efeito adverso foi observado nessa população de gatos normais.[86] No entanto, os efeitos colaterais observados em humanos incluem problemas gastrintestinais, hemorragias, anemia aplásica e púrpura trombocitopênica trombótica.[85] Os efeitos inibitórios do clopidogrel na função plaquetária em humanos têm alta variabilidade interindividual e intraindividual,[85,87] que provavelmente acontecem devido à variação na conversão ao metabólito ativo. A eficácia da terapia com clopidogrel pode ser monitorada usando os métodos mencionados anteriormente de análise da função da plaqueta. O uso de um ensaio de triagem humana, Plateletworks®, foi avaliado em gatos saudáveis que receberam o clopidogrel.[88] A agregação plaquetária após a terapia com clopidogrel foi significativamente menor que as mensurações de referência.[88] Essa ferramenta de monitoramento é prática e acessível, precisando somente de uma pequena amostra de sangue, e pode ser um método promissor para monitorar a terapia com clopidogrel em gatos, embora não tenha sido validado em casos clínicos. O clopidogrel é amplamente usado para prevenção de TEA em gatos com risco de tromboembolismo, mas continua sem evidências em relação à eficácia clínica nesta população. Mais estudos são necessários para sustentar esse uso de rotina e identificar a dose ideal e a frequência de administração.

A ticlopidina (Ticlid®; Riche Pharmaceuticals, Nutley, NJ) tem boa biodisponibilidade, a qual é aumentada pela administração com alimentos e diminuída pelos antiácidos.[89] A ticlopidina foi avaliada em gatos saudáveis a 100 mg/gato/dia, por via oral, falhando em consistentemente alterar a função da plaqueta, e a 500 mg/gato/dia, por via oral, resultando na redução consistente da agregação plaquetária induzida pela ADP.[90] Mesmo com os efeitos antiplaquetários consistentes em mais alta dosagem, ocorreram anorexia e vômitos dependente da dose, alertando quanto ao uso clínico deste medicamento.[90]

Os novos inibidores de P2Y$_{12}$, como o prasugrel (Effient®; Eli Lilly, Indianapolis, IN) e ticagrelor (Brilinta®; AstraZeneca, London, UK), estão sendo usados mais frequentemente em humanos que o clopidogrel e a ticlopidina, por apresentarem uma ação mais rápida e alcançarem a inibição de plaquetas de forma mais consistente com menos variabilidade entre os indivíduos.[85,91] Apesar da ação mais previsível e eficaz, o uso mais amplo continua a ser limitado pelo custo desses medicamentos antiplaquetários novos e, também, por não terem sido avaliados em gatos por enquanto.

ANTAGONISTAS DO RECEPTOR DA GLICOPROTEINA IIB/IIIA

O receptor da glicoproteína de plaquetas IIb/IIIa (GPIIb/IIIa) tem uma função importante na ligação de plaqueta-fibrinogênio e é o alvo terapêutico dessa classe de medicamentos, incluindo o abciximabe, eptifibatida e tirofibano. Esses medicamentos são aprovados em humanos para o tratamento de síndromes coronarianas agudas e para tromboprofilaxia durante intervenções coronarianas percutâneas.[92] Esses medicamentos possuem apenas apresentação injetável por via IV somente e têm meias-vidas relativamente curtas, então devem ser fornecidos por infusão de taxa constante (ITC). No entanto, antagonistas de GPIIb/IIIa orais atualmente estão em fase de estudos clínicos em humanos, e podem ser disponibilizados no futuro.[92] O abciximabe (ReoPro®; Eli Lilly, Indianápolis, IN) foi avaliado em um modelo de lesão arterial em gatos que receberam a aspirina isoladamente e a aspirina mais abciximabe.[93] Os gatos que foram tratados com aspirina (25 mg/kg, por via oral) mais abciximabe (0,25 mg/kg, IV, em bólus, em seguida ITC de 0,125 μg/kg/min) apresentaram significativamente menos formação de trombo e maior inibição da função plaquetária que o grupo de controle (aspirina mais placebo).[93] A eptifibatida (Integrilin®; COR Therapeutics, São Francisco, CA) demonstrou inibir a agregação plaquetária felina *in vitro*, mas foi associada à insuficiência circulatória imprevisível e morte súbita em alguns gatos, quando administrada em doses necessárias para manter a inibição plaquetária em gatos saudáveis.[94-95] A tirofibana (Aggrastat®; Medicure Pharma, Somerset, NJ) também foi avaliada em um modelo de isquemia cardíaca em gatos adultos saudáveis.[96] Neste estudo foi observado que os gatos que receberam uma dose de ataque IV de 100 μg/kg seguida por 5 μg/kg/min via ITC, tiveram uma redução na ativação das plaquetas felinas induzida por isquemia.[96] Esses medicamentos não foram avaliados em pacientes veterinários clínicos e o seu uso não pode ser recomendado neste momento sem estudos adicionais que corroborem sua eficácia e segurança em gatos.

RESUMO

A compreensão da hipercoagulabilidade e das complicações tromboembólicas em pacientes veterinários continua a evoluir, à medida que novos métodos de teste diagnósticos são desenvolvidos. Infelizmente, neste momento, nenhuma terapia surgiu como padrão-ouro, em relação a gatos com TEA ou com tendência de hipercoagulabilidade e formação de coágulo. Estudos prospectivos e clínicos são necessários para avaliar a segurança e a eficácia de terapias novas, bem como a avaliação contínua dos protocolos de dosagem e monitoramento apropriados em pacientes veterinários com risco de doença tromboembólica ou já acometido por essa doença.

Referências

1. Cotter S, Brenner R, Dodds WJ: Hemophilia A in three unrelated cats. *J Am Vet Med Assoc* 172:166-168, 1978.
2. Maggio-Price L, Dodds WJ: Factor IX deficiency (haemophilia B) in a family of British shorthair cats. *J Am Vet Med Assoc* 203:1702-1704, 1993.
3. Gookin J, Brooks MB, Catalfamo JL, et al: Factor X deficiency in a cat. *J Am Vet Med Assoc* 211:576-579, 1997.
4. Dillon A, Boudreaux MK: Combined factors IX and XII deficiencies in a family of British shorthair cats. *J Am Vet Med Assoc* 193:833-834, 1988.
5. Green R, White F: Feline factor XII (Hageman) deficiency. *Am J Vet Res* 38(6):893-895, 1977.
6. French T, Fox L, Randolph JF, et al: A bleeding disorder (von Willebrand's disease) in a Himalayan cat. *J Am Vet Med Assoc* 190:437-439, 1987.
7. Maddison J, Watson A, Eade IG, et al: Vitamin K-dependent multifactor coagulopathy in Devon rex cats. *J Am Vet Med Assoc* 197:1495-1497, 1990.
8. Meyers K, Seachord C, Holmsen H, et al: Evaluation of the platelet storage pool deficiency in the feline counterpart of the Chediak-Higashi syndrome. *Am J Hematol* 11:241, 1981.
9. Callan MB, Griot-Wenk M, Hackner SG, et al: Persistent thrombopathy causing bleeding in 2 domestic shorthaired cats. *J Vet Intern Med* 14:217-220, 2000.
10. Center S, Crawford M, Guida L, et al: A retrospective study of 77 cats with severe hepatic lipidosis: 1975-1990. *J Vet Int Med* 7:349-359, 1993.
11. Center S, Warner K, Corbett J, et al: Proteins invoked by vitamin K absence and clotting times in clinically ill cats. *J Vet Int Med* 14:292-297, 2000.
12. Perry L, Williams D, Pidgeon G, et al: Exocrine pancreatic insufficiency with associated coagulopathy in a cat. *J Am Anim Hosp Assoc* 27:109-114, 1991.
13. Rogers KS: Coagulation disorders associated with neoplasia in the dog. *Vet Med* 87:55-61, 1992.
14. Kumar D, Hanlin E, Glurich I, et al: Virchow's contribution to the understanding of thrombosis and cellular biology. *Clin Med Res* 8(3–4):168-172, 2010.
15. Lippi G, Franchini M, Targher G: Arterial thrombus formation in cardiovascular disease. *Nat Rev Cardiol* 8(9):502-512, 2011.
16. Furie B, Furie B: Mechanisms of thrombus formation. *N Engl J Med* 359(9):938-949, 2008.
17. Wakefield T, Myers D, Henke PK, et al: Mechanisms of venous thrombosis and resolution. *Arterioscler Thromb Vasc Biol* 28(3):387-391, 2008.
18. Konecny F: Thromboembolic conditions, aetiology, diagnosis, and treatment in dogs and cats. *Acta Vet Brno* 79(3):497-508, 2010.
19. Payne J, Luis Fuentes V, Boswood A, et al: Population characteristics and survival in 127 referred cats with hypertrophic cardiomyopathy (1997 to 2005). *J Small Anim Pract* 51(10):540-547, 2010.
20. Baty C, Malarkey D, Atkins CE, et al: Natural history of hypertrophic cardiomyopathy and aortic thromboembolism in a family of domestic shorthair cats. *J Vet Intern Med* 15:595-599, 2001.
21. Kittleson M, Meurs K, Munro MJ, et al: Familial hypertrophic cardiomyopathy in Maine Coon cats: an animal model of human disease. *Circulation* 99:3172-3180, 1999.
22. Langston C, Cowgill L, Spano J: Applications and outcome of hemodialysis in cats: a review of 29 cases. *J Vet Intern Med* 11:348-355, 1997.
23. Norris C, Griffey S, Samii VF: Pulmonary thromboembolism in cats: 29 cases (1987-1997). *J Am Vet Med Assoc* 215(11):1650-1654, 1999.
24. Kricheff I, Zucker M, Tschopp TB, et al: Inhibition of thrombosis on vascular catheters in cats. *Radiology* 106(1):49-51, 1973.
25. Laste NJ, Harpster NK: A retrospective study of 100 cases of feline distal aortic thromboembolism: 1977-1993. *J Am Anim Hosp Assoc* 31:492-500, 1995.
26. Smith S, Tobias A, Jacob KA, et al: Arterial thromboembolism in cats: acute crisis in 127 cases (1992-2001) and long-term management with low-dose aspirin in 24 cases. *J Vet Intern Med* 17:73-83, 2003.
27. Welles E, Boudreaux M, Crager CS, et al: Platelet function and antithrombin, plasminogen, and fibrinolytic activities in cats with heart disease. *Am J Vet Res* 55(5):619-627, 1994.
28. Helenski C, Ross J Jr: Platelet aggregation in feline cardiomyopathy. *J Vet Intern Med* 1:24-28, 1987.
29. Farid N, Griffiths B, Collins JR, et al: Blood coagulation and fibrinolysis in thyroid disease. *Thromb Haemost* 35(2):415-422, 1976.
30. Meijers J, Tekelenburg W, Bouma BN, et al: High levels of coagulation factor XI as a risk factor for venous thrombosis. *N Engl J Med* 342(10):696-701, 2000.
31. Rogers J, Shane S, Jencks FS, et al: Factor VIII activity and thyroid function. *Ann Intern Med* 97(5):713-716, 1982.
32. Hwang JU, Kwon KY, Hur JW, et al: The role of hyperthyroidism as the predisposing factor for superior sagittal sinus thrombosis. *J Cerebrovasc Endovasc Neurosurg* 14(3):251-254, 2012.

33. Bond BR, Fox PR, Peterson ME, et al: Echocardiographic findings in 103 cats with hyperthyroidism. *J Am Vet Med Assoc* 192(11):1546-1549, 1988.

34. Bille A, deLaforcade A, et al: Pregnancy is a hypercoagulable state in queens. *J Vet Intern Med* 27(3):710, 2013 (Abstract).

35. Schermerhorn T, Pembleton-Corbett JR, Kornreich B, et al: Pulmonary thromboembolism in cats. *J Vet Int Med* 18(4):533-535, 2004.

36. Davidson BL, Rozanski EA, Tidwell AS, et al: Pulmonary thromboembolism in a heartworm-positive cat. *J Vet Intern Med* 20:1037-1041, 2006.

37. Caine GJ, Stonelake PS, Lip GY, et al: The hypercoagulable state of malignancy: pathogenesis and current debate. *Neoplasia* 4(6):465-473, 2002.

38. Park H, Ranganathan P: Neoplastic and paraneoplastic vasculitis, vasculopathy, and hypercoagulability. *Rheum Dis Clin North Am* 37(4):593-606, 2011.

39. Kristensen AT, Wiinberg B, Jessen LR, et al: Evaluation of human recombinant tissue factor activated thromboelastography in 49 dogs with neoplasia. *J Vet Intern Med* 22:140-147, 2008.

40. McNiel EA, Ogilvie GK, Fettman MJ, et al: Platelet hyperfunction in dogs with malignancies. *J Vet Intern Med* 11(3):178-182, 1997.

41. Hogan DF, Dhaliwal RS, Sisson DD, et al: Paraneoplastic thrombocytosis-induced systemic thromboembolism in a cat. *J Am Anim Hosp Assoc* 35:483, 1999.

42. Bick R, Strauss J, Frenkel EP, et al: Thrombosis and hemorrhage in oncology patients. *Heme Onc Clin N Am* 10(4):875-907, 1996.

43. Lubas G, Caldin M, Wiinberg B, et al: Laboratory testing of coagulation disorders. In Weiss DJ, Wardrop KJ, editors: *Schalm's veterinary hematology*, ed 6, Ames, IA, 2010, Wiley-Blackwell, pp 1082-1089.

44. Jandrey KE: Assessment of platelet function. *J Vet Emerg Crit Care* 22(1):81-98, 2012.

45. Moore KE, Morris N, Dhupa N, et al: Retrospective study of streptokinase administration in 46 cats with arterial thromboembolism. *J Vet Emerg Crit Care* 10:245-257, 2000.

46. Bedard C, Lanevschi-Pietersma A, Dunn M, et al: Evaluation of coagulation markers in the plasma of healthy cats and cats with asymptomatic hypertrophic cardiomyopathy. *Vet Clin Pathol* 36(2):167-172, 2007.

47. Stokol T, Brooks M, Rush JE, et al: Hypercoagulability in cats with cardiomyopathy. *J Vet Int Med* 22(3):546-552, 2008.

48. Dircks B, Nolte I, Mischke R: Haemostatic abnormalities in cats with naturally occurring liver diseases. *Vet J* 193(1):103-108, 2012.

49. Tholen I, Weingart C, Kohn B: Concentration of D-dimers in healthy cats and sick cats with and without disseminated intravascular coagulation (DIC). *J Feline Med Surg* 11(10):842-846, 2009.

50. Brazzell JL, Borjesson DL: Evaluation of plasma antithrombin activity and D-dimer concentration in populations of healthy cats, clinically ill cats, and cats with cardiomyopathy. *Vet Clin Pathol* 36(1):79-84, 2007.

51. Smith SA, Kraft SL, Lewis DC, et al: Pharmacodynamics of warfarin in cats. *J Vet Pharmacol Therap* 23:339-344, 2000.

52. Smith CE, Rozanski EA, Freeman LM, et al: Use of low molecular weight heparin in cats: 57 cases (1999-2003). *J Am Vet Med Assoc* 225(8):1237-1241, 2004.

53. Smith SA, Kraft SL, Lewis DC, et al: Plasma pharmacokinetics of warfarin enantiomers in cats. *J Vet Pharmacol Ther* 23(6):329-337, 2000.

54. Ansell J, Hirsh J, Hylek E, et al: Pharmacology and management of the vitamin K antagonists: American College of Chest Physicians evidence-based clinical practice guidelines (8th edition). *Chest* 133(6 Suppl):160S-198S, 2008.

55. Dunn M, Brooks MB: Antiplatelet and anticoagulant therapy. In Bonagura JD, editor: *Kirk's current veterinary therapy XIV*, Philadelphia, 2009, Saunders, pp 24-28.

56. Harpster NK, Baty CJ: Warfarin therapy of the cat at risk of thromboembolism. In Bonagura JD, editor: *Kirk's current veterinary therapy XII*, Philadelphia, 1995, Saunders, pp 868-873.

57. Abildgaard U: Heparin/low molecular weight heparin and tissue factor pathway inhibitor. *Haemostasis* 23(Suppl 1):103-106, 1993.

58. Hirsh J, Anand SS, Halperin JL, et al: Mechanism of action and pharmacology of unfractionated heparin. *Arter Thromb Vasc Biol* 21:1094-1096, 2001.

59. Hirsh J, Warkentin TE, Raschke R, et al: Heparin and low-molecular-weight heparin: mechanisms of action, pharmacokinetics, dosing considerations, monitoring, efficacy, and safety. *Chest* 114(5 Suppl):489S-510S, 1998.

60. Basu D, Gallus A, Hirsh J, et al: A prospective study of the value of monitoring heparin treatment with the activated partial thromboplastin time. *N Eng J Med* 287:324-327, 1972.

61. Eikelboom J, Hirsh J: Monitoring unfractionated heparin with the aPTT. *Thromb Haemost* 96:547-552, 2006.

62. Mischke R: Heparin *in vitro* sensitivity of the activated partial thromboplastin time in canine plasma depends on reagent. *J Vet Diag Invest* 15:588-591, 2003.

63. Alwood AJ, Downend AB, Brooks MB, et al: Anticoagulant effects of low-molecular weight heparins in healthy cats. *J Vet Intern Med* 21:378-387, 2007.

64. Brooks M: Evaluation of a chromogenic assay to measure the factor Xa inhibitory activity of unfractionated heparin in canine plasma. *Vet Clin Path* 33(4):208-214, 2004.

65. Levine M, Hirsh J, Gent M, et al: A randomized trial comparing activated thromboplastin time with heparin assay in patients with acute venous thromboembolism requiring large daily doses of heparin. *Arch Intern Med* 154:49-56, 1994.

66. Hirsh J, Raschke R: Heparin and low molecular weight heparin: The Seventh ACCP Conference on Antithrombotic and Thrombolytic Therapy. *Chest* 126(3 Suppl):188S-203S, 2004.

67. Mischke R, Schmitt J, Wolken S, et al: Pharmacokinetics of the low molecular weight heparin dalteparin in cats. *Vet J* 192:299-303, 2012.

68. Young E, Podor TJ, Venner T, et al: Induction of the acute-phase reaction increases heparin binding proteins in plasma. *Arter Thromb Vasc Biol* 17:1568-1574, 1997.

69. Smith S, Tobias A: Feline arterial thromboembolism: an update. *Vet Clin North Am Small Anim Pract* 34(5):1245-1271, 2004.

70. Weitz JI: Low-molecular-weight heparins. *N Engl J Med* 337:688-698, 1997.

71. Goodman JS, Rozanski EA, Brown D, et al: The effects of low-molecular weight heparin on hematologic and coagulation parameters in normal cats (abstract). *J Vet Intern Med* 13:268, 1999.

72. Vargo CL, Taylor SM, Carr A, et al: The effect of a low molecular weight heparin on coagulation parameters in healthy cats. *Can J Vet Res* 73:132-136, 2009.

73. Van De Wiele CM, Hogan DF, Green HW 3rd, et al: Antithrombotic effect of enoxaparin in clinically healthy cats: a venous stasis model. *J Vet Int Med* 24(1):185-191, 2010.

74. Mischke R, Schönig J, Döderlein E, et al: Enoxaparin: pharmacokinetics and treatment schedule for cats. *Vet J* 200(3):375-381, 2014.

75. Bauer KA, Hawkins DW, Peters PC, et al: Fondaparinux, a synthetic pentasaccharide: the first in a new class of antithrombotic agents—the selective factor Xa inhibitors. *Cardiovasc Drug Rev* 20(1):37-52, 2002.

76. Fiakpui NN, Hogan DF, Whittem T, et al: Dose determination of fondaparinux in healthy cats. *Am J Vet Res* 73(4):556-561, 2012.

77. Weinz C, Schwarz T, Kubitza D, et al: Metabolism and excretion of rivaroxaban, an oral, direct factor Xa inhibitor, in rats, dogs, and humans. *Drug Metab Dispos* 37:1056-1064, 2009.

78. Conversy B, Blais MC, Dunn M, et al: Rivaroxaban is an efficient anticoagulant in healthy dogs: time course of haemostatic parameters. *J Vet Intern Med* 27(3):709, 2013 (Abstract).

79. Dixon-Jimenez A, Rapoport G, Brainard B, et al: Pharmacodynamic evaluation of single oral dose rivaroxaban in healthy adult cats. In International Veterinary Emergency and Critical Care Symposium, San Diego, California, 2013.(Abstract).

80. Brainard B, Cathcart C, Dixon AC, et al: In vitro effects of rivaroxaban on feline coagulation indices. *J Vet Intern Med* 25(3):697, 2011 (Abstract).

81. He K, Luettgen J, Zhang D, et al: Preclinical pharmacokinetics and pharmacodynamics of apixaban, a potent and selective factor Xa inhibitor. *Eur J Drug Metab Pharmacokinet* 36(3):129-139, 2011.

82. Dixon-Jimenez AC, Brainard BM, Brooks MB, et al: Pharmacokinetic and pharmacodynamic evaluation of oral rivaroxaban in healthy adult cats. *J Vet Emerg Crit Care*, 2015, in press.

83. Myers JA, Wittenburg LA, Olver CS, et al: Pharmacokinetics and pharmacodynamics of the factor Xa inhibitor apixaban in cats: a pilot study. *J Vet Intern Med* 28(3):1006, 2014 (Abstract).

84. Cathcart CJ, Brainard BM, Reynolds LR, et al: Lack of inhibitory effect of acetylsalicylic acid and meloxicam on whole blood platelet aggregation in cats. *J Vet Emerg Crit Care* 22(1):99-106, 2012.

85. Wijeyeratne YD, Heptinstall S: Anti-platelet therapy: ADP receptor antagonists. *Brit J Clin Pharmacol* 72(4):647-657, 2011.

86. Hogan D, Andrews D, Green HW, et al: Antiplatelet effects and pharmacodynamics of clopidogrel in cats. *J Am Vet Med Assoc* 225:1406-1411, 2004.

87. Armero S, Camoin J, Omar Aït Mokhtar O, et al: Intra-individual variability in clopidogrel responsiveness in coronary artery disease patients under long term therapy. *Platelets* 21:503-507, 2010.

88. Hamel-Jolette A, Dunn M, Bedard C: Plateletworks: a screening assay for clopidogrel therapy monitoring in healthy cats. *Can J Vet Res* 73:73-76, 2009.

89. Farid NA, Kurihara A, Wrighton SA, et al: Metabolism and disposition of the thienopyridine antiplatelet drugs Ticlopidine, Clopidogrel, and Prasugrel in humans. *J Clin Pharmacol* 50(2):126-142, 2010.

90. Hogan D, Andrews D, Talbott KK, et al: Evaluation of antiplatelet effects of ticlopidine in cats. *Am J Vet Res* 65:327-332, 2004.

91. Ferri N, Corsini A, Bellosta S, et al: Pharmacology of the new P2Y12 receptor inhibitors: insights on pharmacokinetic and pharmacodynamics properties. *Drugs* 73(15):1681-1709, 2013.

92. Huang F, Hong E: Platelet glycoprotein IIb/IIIa inhibition and its clinical use. *Curr Med Chem Cardiovasc Hematol Agents* 2:187-196, 2004.

93. Bright J, Dowers K, Powers B: Effects of the glycoprotein IIb/IIIa antagonist abciximab on thrombus formation and platelet function in cats with arterial injury. *Vet Ther* 4(1):35-46, 2003.

94. Bright J: *In vitro* anti-aggregatory effects of the GPIIb/IIIa antagonist eptifibatide on feline platelets (correspondence). *J Vet Intern Med* 16(6):v, 2002.

95. Dowers K, Bright J: Anti-aggregatory effects of a GPIIb/IIIa antagonist on feline platelet function. *J Vet Intern Med* 14(3):335, 2000 (Abstract).

96. Fu L, Longhurst J: Activated platelets contribute to stimulation of cardiac afferents during ischaemia in cats: role of 5-HT$_3$ receptors. *J Physiol* 544(3):897-912, 2001.

Seleção e Uso de Hemoderivados no Paciente Felino

Elizabeth Thomovsky

Os gatos podem necessitar de transfusão de sangue e/ou plasma como parte do tratamento na unidade de terapia intensiva. Em caso de transfusão de sangue, os gatos precisam com maior frequência de eritrócitos para repor aqueles perdidos por hemorragia ou destruição imunomediada.[1,2] A administração de sangue para tratar anemia por perda sanguínea é a situação mais comum em gatos do uso de transfusão na medicina felina (40 de 91 gatos [44%] em um estudo,[1] e 66 de 126 gatos [52%] em outro estudo[2]). Isso contrasta com os 10% a 14%[1,2] de gatos que necessitaram de transfusões para substituir a perda de sangue como resultado de hemólise e com os 38% a 39%[1,2] dos gatos que necessitaram de eritrócito devido à falta de produção de eritrócitos pela medula óssea. Nas situações relativamente incomuns em que gatos precisam de transfusões de plasma, este é mais comumente administrado para repor os fatores de coagulação ou outras proteínas, como a albumina encontrada naturalmente no plasma (2% do número total de transfusões felinas[1]).

Na maioria das situações, os gatos que precisam de transfusão sanguínea recebem sangue total fresco de felinos. O primeiro motivo para isso é que os gatos somente podem doar um máximo de 55 a 60 mL de sangue total. Esses volumes iniciais tão pequenos são difíceis de separar em componentes, como plasma e eritrócitos concentrados.[1] Segundo, o sangue felino é concentrado via "técnica aberta" na maioria das situações.[1,3] Isso significa que o sangue é coletado da veia por uma seringa, antes de ser colocado em uma bolsa de coleta, em vez de ser coletado diretamente na bolsa. Isso é considerado uma coleta de sangue "aberta" porque cada componente do sistema de coleta é embalado separadamente e precisa ser montado no momento da coleta. Diferentemente, no "sistema fechado" a agulha, tubos e bolsa de coleta de sangue são conectados e embalados juntos de forma estéril. O perigo de uma "técnica aberta" é que esta introduz uma etapa extra aumentando o risco de contaminação bacteriana do sangue. Portanto, não é seguro separar e armazenar componentes sanguíneos por meio da "técnica aberta". Terceiro, se o sangue for coletado por meio de "técnica aberta" é seguro coletar e, em seguida, administrar o sangue imediatamente — antes que ocorra a proliferação bacteriana — tornando o sangue total o produto mais comumente administrado.

COLETA DE SANGUE FELINO

Como a maioria do sangue felino é coletada e administrada imediatamente ao paciente, esta seção detalha um método de coleta de sangue para gatos doadores. Esses doadores devem ser selecionados em uma população limitada que passou por triagem (nos Quadros 78-1 a 78-3 são listadas as características preferidas de gatos doadores). No entanto, em um ambiente de emergência, às vezes, a expressão "qualquer gato serve" pode ser seguida para salvar a vida de um paciente com anemia grave ou que esteja com hemorragia e não possa ser estabilizado sem a administração de sangue. Mesmo nos ambientes de emergência, o autor sugere que os gatos doadores sejam minimamente avaliados (Quadros 78-1 e 78-2, itens em negrito) e a tipagem sanguínea realizada antes da doação.

Os gatos doadores de sangue necessitam de sedação (em casos raros, anestesia geral), pois até mesmo os gatos mais dóceis raramente ficarão quietos durante toda a coleta, usando somente a contenção manual. A autora normalmente usa uma combinação de tartarato de butorfanol (0,2 mg/kg, por via intravenosa [IV]) e cetamina (máxima de 5 a 10 mg/kg, IV, até fazer o efeito) em uma proporção 1:1 com diazepam (máximo de 0,25 a 0,5 mg/kg IV, até fazer o efeito).[3] Quando o gato estiver suficientemente sedado para permitir a manipulação fácil, a região cervical deve ser tricotomizada ao redor da veia jugular e preparada de forma antisséptica com solução de clorexidina a 0,05% ou uma mistura de betadina e água. Após a pele ser preparada de forma asséptica, qualquer pessoa que for coletar o sangue, tocar na região e manipular os materiais de coleta de sangue deve usar luvas estéreis.

Técnica Aberta de Coleta de Sangue

Duas das três seringas de 20 mL devem ser, cada uma, preenchidas com 3 mL de anticoagulante citrato ácido dextrose ou citrato fosfato dextrose. Uma agulha é introduzida na veia jugular; os escalpes são comumente usados, mas as agulhas hipodérmicas com tubo acoplado também podem ser usadas. O calibre da agulha não deve ser menor que 22 para garantir que os eritrócitos não sejam lisados. O sangue deve ser lentamente aspirado na seringa, girando-a para permitir a mistura do sangue e do anticoagulante. Normalmente de 40 a 50 mL de sangue devem ser coletados de cada gato (no máximo de 10 a 12 mL/kg).

Se o único coagulante disponível for a heparina, esta pode ser combinada com o sangue em uma proporção de 5 a 10 Unidades Internacionais de heparina/mL de sangue coletado.[3] No entanto, o sangue heparinizado não pode ser armazenado e deve ser fornecido imediatamente para o paciente. Portanto, a autora recomenda que a heparina seja usada somente em

QUADRO 78-1 Características dos Doadores de Sangue Felinos*

- **Clinicamente saudável**
- Vive somente em ambiente interno
- Fácil de manipular sem sedação
- **Peso corporal de, no mínimo, 5 kg**
- Totalmente e rotineiramente vacinado e tratado contra endoparasitas
- Negativo para doenças infecciosas específicas (Quadro 78-2)
- Contagem sanguínea completa e painéis bioquímicos séricos normais (realizados pelo menos uma vez ao ano)
- **Exame físico normal (incluindo ausculta cardíaca e pulmonar normais)**
- **Hematócrito de, no mínimo, 30% a 35%**

*Os itens em negrito são recomendados para TODOS os doadores, mesmo se o gato estiver em uma verdadeira situação de emergência com risco de morte.

QUADRO 78-2 Teste de Diagnóstico de Doenças Infecciosas Recomendados para TODOS os Gatos Doadores[3]*

Doenças Não Transmitidas por Vetores
- **Vírus da leucemia felina**
- **Vírus da imunodeficiência felina**

Doenças Transmitidas por Vetores
- *Mycoplasma haemofelis/Candidatus mycoplasma haemominutum* (duas espécies de micoplasmas hemotrópicos antes denominados de "*Hemobartonella*")
- *Bartonella henselae*

*Os itens em negrito são recomendados para TODOS os doadores, mesmo se o gato estiver em uma verdadeira situação de emergência com risco de morte.

QUADRO 78-3 Teste de Diagnóstico de Doenças Infecciosas Eventualmente Recomendados de Acordo com a Localização Geográfica[3]

- *Cytauxzoon felis*
- Erliquiose
- Anaplasmose
- Neorickettsiose

casos de emergência em que o sangue está sendo coletado de um doador com a intenção de administrá-los imediatamente ao paciente.

Técnica Fechada para Coleta de Sangue

Para técnicas de coleta de sangue fechada, um sistema preparado comercialmente deve ser utilizado, o qual foi pré-embalado, consistindo em uma bolsa de coleta (normalmente uma bolsa de 100 mL para gatos) preenchida com anticoagulante e acoplada a um tubo com agulha. Essa bolsa é aberta de maneira estéril e

usada para coletar o sangue. Conforme detalhado anteriormente, a bolsa de coleta é agitada cuidadosamente enquanto o sangue é introduzido para permitir a mistura com o anticoagulante. No entanto, até o momento no qual este capítulo estava sendo escrito, não havia sistema de coleta preparado comercialmente pequeno o suficiente para gatos. Os únicos sistemas comercialmente disponíveis contêm bolsas sem anticoagulante. Portanto, 3 mL de anticoagulante para cada 20 mL de capacidade da bolsa de coleta precisam ser adicionados à bolsa antes da coleta de sangue; isso *abre* o sistema.

TIPOS SANGUÍNEOS EM FELINOS

Antes da administração do sangue ou do plasma para um gato, tanto o gato doador quanto o receptor devem, no mínimo, ser submetidos à *tipagem sanguínea*. Isso é importante pois os gatos têm aloanticorpos naturais; resumindo, os gatos nascem com anticorpos contra tipos sanguíneos diferentes dos seus. Portanto, um gato pode ter reação no momento da primeira transfusão de um sangue de tipo diferente do dele (mais informações em Reações Transfusionais).

O sangue dos gatos foi originalmente dividido em três tipos sanguíneos: A, B e AB. O tipo A em gatos tem anticorpos contra o tipo B e vice-versa. O tipo AB em gatos é considerado receptor universal, pois não tem aloanticorpos. Infelizmente, os gatos AB são extremamente raros. O tipo A é dominante em relação ao tipo B e os alelos codificadores desses tipos de sangue são herdados de modo mendeliano. O padrão de herança e mutação genética para o tipo AB sanguíneo em gatos ainda não foi determinado.

Os gatos do tipo A têm baixa titulação de anticorpos naturais contra o sangue tipo B. No entanto, os gatos com sangue tipo B têm alta titulação de anticorpos contra o tipo A, tornando as reações de transfusão mais dramáticas. Os anticorpos contra o tipo A são, na maioria, a imunoglobulina (Ig)M e causam aglutinação e lise.[4] Os anticorpos contra o tipo B são IgM (provocam aglutinação e lise) e IgG (provocam principalmente a lise).[4] Para complicar ainda mais, um gato individual varia sazonalmente na exata titulação de anticorpos para o outro tipo sanguíneo, dificultando ainda mais a previsão das reações de transfusão.[5]

Esses tipos sanguíneos A, B e AB tradicionais estão distribuídos em toda a população de gatos. Em geral, o tipo A é predominante; a grande maioria (94,5%[1]) de gatos sem pedigree nos Estados Unidos é do tipo A. Embora o tipo A seja sempre predominante em gatos sem raça definida, as porcentagens exatas variam de acordo com a região no mundo todo. Por exemplo, na Irlanda, somente 84,7% dos gatos sem pedigree são do tipo A, com 14,6% sendo do tipo B e 0,7% do tipo AB.[4] Em um estudo com gatos sem pedigree na Turquia, 72,7% eram do tipo A, 25% eram do tipo B e 2,2% eram do tipo AB.[6] No Reino Unido, 68% dos gatos sem pedigree eram do tipo A, 30% eram do tipo B e 2% eram do tipo AB.[7]

Além disso, em determinadas raças de gatos, há uma porcentagem mais alta de tipos de sangue B ou AB. Por exemplo, em um grupo de 61 gatos da raça Ragdoll no norte da Itália, 77% eram do tipo A, 4,9% do tipo B e 18% do tipo AB.[5] Por outro lado, 100% dos gatos Siameses são do tipo A; na raça Devon Rex, há mais gatos do tipo B do que do tipo A.[1]

Como regra geral nos Estados Unidos, um gato Pelo Curto doméstico é tipo A, até que se prove ao contrário. Um gato Siamês é do tipo A. Gatos das raças mais exóticas (Persas, British Fold, Devon Rex etc.) têm uma chance maior de serem do tipo B.

Também é importante saber que há outros tipos de sangue em gatos que podem estar descritos ou incompletamente descritos. Um exemplo é o antígeno eritrócito *Mik*, denominado devido às reações de incompatibilidade observadas entre um doador de sangue denominado "Mike" e gatos com o mesmo tipo de sangue.[8] Parece que os gatos têm anticorpos naturais contra o *Mik* similares aos antígenos eritrócito contra A-B; ou seja, um gato *Mik*-negativo tem anticorpos anti-Mik presentes no soro.[8]

Tipagem Sanguínea em Gatos

Há vários kits de tipagem sanguínea comercialmente disponíveis nos Estados Unidos que podem diferenciar os subtipos. Esses testes são normalmente realizados no atendimento e levam somente alguns minutos. Baseiam-se na reação de aglutinação visível entre o sangue a ser testado e os anticorpos antitipo conhecidos. Por exemplo, um gato do tipo A reagirá a anticorpos anti-A no sistema de teste, provocando a aglutinação (um teste positivo). Mesmo em uma situação de emergência, no mínimo, os gatos doadores e receptores devem ser submetidos ao teste de tipagem sanguínea e desta forma, receberão o sangue correto, evitando as reações de transfusão mais problemáticas.

Infelizmente, esses kits comercialmente disponíveis não oferecem um modo de detectar "outros" tipos sanguíneos em gatos, como o tipo *Mik*.[8] Portanto, muitos clínicos acreditam que fazer uma prova cruzada entre os gatos receptores e doadores é a única maneira de garantir a não administração de sangue incompatível a um paciente. (Certifique-se sempre antes da prova cruzada de que os gatos tenham tipos de sangue A-B compatíveis!). Devido à complexidade da realização das provas cruzadas, a maioria das clínicas enviará o sangue a ser testado para laboratórios comerciais, a fim de receber os resultados mais confiáveis. A compatibilidade geralmente envolve separar os eritrócitos do plasma do doador e do receptor e, em seguida, misturar o plasma do doador com os eritrócitos do receptor (prova cruzada menor) e os eritrócitos do doador com o plasma do receptor (prova cruzada maior). Um resultado positivo com aglutinação ou lise de eritrócitos significa que as amostras não são compatíveis.

A prova cruzada depende muito da interpretação apropriada dos resultados, quando os componentes do sangue do doador e do receptor forem misturados. Os kits de prova cruzada para serem utilizados no momento do atendimento estão comercialmente disponíveis, mas não há dados na literatura que corroborem com a facilidade de interpretação de resultados, nem como a acurácia dos seus resultados quando comparados a um padrão-ouro (teste realizado em laboratório de patologia clínica). A prova cruzada pode ser realizada em um ambiente clínico, desde que haja uma centrífuga disponível para permitir a separação dos componentes do sangue (Quadro 78-4). Entretanto, o autor recomenda a realização de provas cruzadas em um laboratório de patologia clínica, se possível, por vários motivos. Primeiro, porque algumas amostras têm interações microscópicas, em vez de macroscópicas, que

---

QUADRO 78-4 Técnica da Prova Cruzada

Coletar 1 mL de sangue do doador e receptor em um tubo de tampa vermelha.

1. Permitir que sangue do tubo com tampa vermelha coagule para que o soro se separe dos eritrócitos.
2. Colocar os tubos com tampa vermelha na centrífuga (3.000 rpm) por 5 a 10 minutos.
3. Separar o soro dos eritrócitos por decantação. Colocar o soro em um novo tubo de tampa vermelha.
4. Acrescentar 2 a 3 mL de solução salina 0,9% aos eritrócitos e misturar cuidadosamente para suspender os eritrócitos.
5. Centrifugar os eritrócitos suspensos em solução salina a 3.400 rpm por 1 minuto.
6. Remover o sobrenadante e acrescentar mais 2 a 3 mL de solução salina a 0,9% aos eritrócitos.
7. Repetir as etapas de 4 a 6, por três vezes, para lavar completamente os eritrócitos.
8. Suspender os eritrócitos lavados em solução salina a 0,9% em uma proporção de 0,2 mL de eritrócitos para 4,8 mL de solução salina (solução a 4%).
9. Misturar as amostras do doador e do receptor em novos tubos de tampa vermelha (certificar de identificá-los com etiquetas) nas seguintes combinações:
   - Uma gota da suspensão de eritrócitos do DOADOR + uma gota do soro do RECEPTOR (prova cruzada maior)
   - Uma gota do soro do DOADOR + uma gota da SUSPENSÃO de eritrócitos do RECEPTOR (prova cruzada menor)
   - Uma gota da suspensão de eritrócitos do DOADOR + uma gota do soro do DOADOR (controle do doador)
   - Uma gota da suspensão de eritrócitos do RECEPTOR + uma gota do soro do RECEPTOR (controle do receptor)
10. Incubar todos os tubos por 15 minutos em temperatura ambiente. Em seguida centrifugar os tubos a 3.400 rpm por 15 segundos.
11. Interpretar os resultados:
    - Observar o agrupamento ou a aglutinação macroscópica nos tubos (visível a olho nu). Os eritrócitos devem flutuar afastados do sedimento formado pela centrifugação rápida e isoladamente quando o tubo é movido. O sobrenadante NÃO deve estar hemolizado.
    - Colocar uma gota do conteúdo do tubo em uma lâmina de vidro e cobrir com uma lamínula. Os eritrócitos NÃO devem apresentar agrupamentos ou estarem grudados em outras células. A formação de Rouleaux (eritrócitos alinhados em pilhas, como moedas) não é uma indicação de reação de incompatibilidade.

Adaptado da International Society of Feline Medicine.[14]

---

para serem identificadas são necessários treinamentos adicionais, e para garantir os resultados mais confiáveis, é mais seguro usar um laboratório de patologia clínica para interpretar os resultados. Além disso, a preparação inadequada das amostras que resulta na separação incompleta dos eritrócitos do plasma e/ou na lavagem inadequada dos eritrócitos separados antes do teste pode levar a confusão ou resultados incorretos; isso é minimizado pelo uso de um laboratório especializado.

HEMODERIVADOS FELINOS DISPONÍVEIS

Os hemoderivados felinos podem ser mais difíceis de adquirir do que os caninos. Há vários bancos de sangue comerciais disponíveis nos Estados Unidos que podem enviar os hemoderivados regionalmente ou para outros locais do país. Esses bancos de sangue normalmente têm sangue total, concentrados de eritrócitos e plasma (fresco congelado ou congelado) disponíveis para venda. No entanto, em muitos casos, os clínicos usarão um doador de sangue local para fornecer o sangue ao paciente. Essas transfusões são normalmente de sangue total.

O sangue total é simplesmente o sangue coletado diretamente de um paciente e misturado com anticoagulante, conforme detalhado anteriormente (seção Coleta de Sangue Felino). Geralmente, uma unidade de sangue total é 50 mL de sangue misturado com 9 mL de anticoagulante (um total de aproximadamente 60 mL). Se esse sangue total anticoagulado for centrifugado em até 6 horas após ter sido coletado, o resultado será o concentrado de eritrócitos e o plasma fresco. Se não foi administrado imediatamente, esse plasma deve ser congelado a −18° C em até 1 hora após a coleta. Desde que o plasma seja congelado com segurança em até 6 horas após a coleta, será denominado de fresco congelado. Se o plasma for congelado mais de 6 horas após a coleta <u>OU</u> permanecer congelado por mais de 1 ano, este se torna plasma congelado. Na Tabela 78-1 há mais indicações e usos de cada hemoderivado.

Outros Hemoderivados Usados em Gatos

Albumina Sérica Humana (5%)

Há um relato sobre a administração de albumina sérica humana em gatos.[9] O objetivo foi de aumentar o suporte oncótico em pacientes hipoalbuminêmicos. Nesse estudo, os gatos receberam 2 mL/kg por hora de albumina no soro, até que os níveis séricos de albumina chegassem a mais de 2,0 g/dL.[9] Um total de 170 gatos com baixa albumina sérica secundária à peritonite (produção diminuída de albumina), à doença hepática (produção diminuída de albumina) ou à nefropatia (perda de albumina) receberam albumina sérica humana.[9] Os principais efeitos colaterais foram diarreia, tremores, hipertermia ou inflamação perivascular no local do cateter, mas nenhuma reação anafilática ou fatal foi registrada.[9] A autora é cautelosa em relação à administração de albumina sérica humana na maioria dos casos, pois é uma xenoproteína que compartilha somente uma homologia parcial com a albumina felina, colocando o paciente em alto risco de reações imunes a este produto.

Sangue Total Canino

Em um relato de 2008 resumindo um total de 62 gatos descritos na literatura veterinária (de 1962 a 2008) foi evidenciado o uso de sangue total canino em gatos, quando nenhum hemoderivado felino compatível estava disponível.[10] Neste estudo, os gatos não pareciam ter aloanticorpos naturais contra os antígenos de eritrócitos caninos; no máximo, parecia haver pequenas incompatibilidades na prova cruzada entre o soro do doador canino e os eritrócitos felinos.[10] Portanto, o uso de eritrócitos

Tabela 78-1	**Indicações, Componentes e Dosagens de Hemoderivados Comumente Usados em Gatos**			
	Sangue Total	**Concentrado de Eritrócitos**	**Plasma Fresco Congelado**	**Plasma Congelado**
Componentes	Eritrócitos, plasma	Eritrócitos	Proteína (albumina), fatores de coagulação, imunoglobulina, proteínas pró-coagulantes e anticoagulantes	Proteína (albumina), fatores de coagulação I, II, VII, IX e X
Indicações de uso	Anemia (perda de sangue, hemólise, produção diminuída de eritrócito)	Anemia (perda de sangue, hemólise, produção de eritrócito diminuída)	Qualquer coagulopatia secundária à disfunção ou depleção de fatores de coagulação, insuficiência hepática	Coagulopatia dependente de vitamina K (rodenticidas), distúrbio de coagulação herdado acometendo os fatores II, VII, IX ou X, insuficiência hepática
Armazenamento e prazo de validade	28 dias em temperaturas de refrigeração (4°C)	28 dias em temperaturas de refrigeração (4°C)	1 ano a −25°C ou menos	5 anos adicionais[13] a −25°C ou menos (após o primeiro ano como plasma fresco congelado)
Dosagem	2 mL/kg aumentará o Ht em 1%	1 mL/kg aumentará o Ht em 1%	5-20 mL/kg	5-20 mL/kg
Cálculo de dosagem alternativa	mL de sangue = 60 mL/kg × peso corporal do paciente (kg) × (Ht desejado − Ht do paciente)/(Ht do doador)		Nenhum	Nenhum

Ht, hematócrito.

caninos concentrados em gatos pode eliminar amplamente essas incompatibilidades menores de prova cruzada relatadas.[10]

Nenhuma reação de transfusão maior e aguda foi observada entre os 62 gatos que receberam sangue total canino.[10] As únicas complicações descritas foram pirexia, taquipneia e icterícia na semana após a transfusão.[10] Devido à produção de anticorpos antieritrócitos caninos nos gatos 4 a 7 dias após a transfusão, a duração da transfusão canina foi de aproximadamente 4 dias em todos os gatos; qualquer transfusão subsequente de eritrócitos caninos levou a reações anafiláticas, frequentemente fatais em gatos.[10] Caso o sangue felino de tipo correto não esteja disponível e uma transfusão for urgentemente necessária para salvar a vida de um gato, esta autora acredita que o uso de sangue canino (idealmente com prova cruzada compatível ao gato) seja um substituto aceitável.

Oxiglobina®

A Oxiglobina® é uma solução de hemoglobina bovina preparada comercialmente, atualmente não disponível para uso. Quando estava disponível, foi usada como um suplemento de hemoglobina para pacientes anêmicos e para fornecer suporte oncótico e vasopressor. Devido à falta de eritrócitos no produto, não necessita de prova cruzada ou tipagem sanguínea antes da sua administração e pode ser armazenada em temperatura ambiente por até 3 anos. As doses utilizadas em gatos variaram de 2,5 a 10 mL/kg, e a dosagem calculada era normalmente administrada lentamente durante 6 a 24 horas. Como essa solução tem uma pressão oncótica muito alta, a Oxiglobina® pode causar sobrecarga de fluidos; portanto, as taxas de administração mais lentas devem ser normalmente usadas em gatos.

Em um relato, 53 gatos receberam a Oxiglobina® com segurança para anemia (devido à perda sanguínea, hemólise e produção de eritrócitos diminuída).[11] Um total de sete gatos desse relato manifestou edema pulmonar ou efusão pleural, mas suspeitava-se que estes apresentavam doença cardíaca preexistente.[11] Seis dos sete gatos morreram após a administração da Oxiglobina® devido a causas atribuídas ao produto. Os 46 gatos restantes apresentaram soro e urina descoloridos, sendo secundário ao uso deste produto, mas sem outras complicações significativas atribuídas à transfusão.[11] Os gatos no estudo receberam 6,7 a 19,8 mL/kg de Oxiglobina® durante 24 horas.

REAÇÕES À TRANSFUSÃO

As reações à transfusão em gatos variam em gravidade e dependem de o gato ter alta ou baixa titulação de anticorpos contra o outro tipo sanguíneo. Em geral, os gatos tipo B têm uma titulação alta de anticorpos anti-A. Portanto, se esses gatos receberem transfusão de um gato tipo A, isso causará uma lise intensa de eritrócitos, geralmente fatal. Essa reação ocorrerá mesmo com uma pequena quantidade de sangue tipo A (mesmo quantidades de até 1 mL) fornecida a esses gatos. Os gatos do tipo A sempre terão menor titulação de anticorpo anti-B que os gatos do tipo B têm contra o tipo A. Portanto, as reações transfusionais são muito menos graves; fornecer o sangue tipo B a um gato do tipo A normalmente leva à diminuição da duração do eritrócito, em vez da lise completa de todas as células

transfundidas. Esses gatos frequentemente apresentarão uma febre secundária à destruição dos eritrócitos e, possivelmente, icterícia temporária e/ou hemoglobinúria e hemoglobinemia secundárias à hemólise dos eritrócitos doados. Como os gatos do tipo A têm uma grande variação sazonal na concentração de eritrócitos anti-B, a intensidade das reações é variável.[5]

As reações contra *Mik* são menos bem caracterizadas. Na primeira descrição desse grupo sanguíneo, os autores relataram hemólise por hemoglobinemia e hiperbilirrubinemia em 1 a 2 dias pós-transfusão, sem um aumento considerável no hematócrito do gato receptor imediatamente após a transfusão, sugerindo a hemólise das células transfundidas.[8] Os autores também encontraram a aglutinação visível nas reações de prova cruzada envolvendo os gatos *Mik* positivos.[8] Muitos clínicos suspeitam que há vários outros grupos sanguíneos que, como *Mik*, são separados do sistema A-B e, portanto, podem levar a provas cruzadas incompatíveis nos gatos que receberam sangue com compatibilidade para os tipos A ou B.

No caso de reações de transfusão hemolítica imunomediada (p. ex., reações antitipo), o tratamento envolve interromper a transfusão e administrar a difenidramina (2 a 4 mg/kg, por via intramuscular [IM], um máximo de duas doses no período de 1 hora) para interromper a reação. A difenidramina para a degranulação dos mastócitos, os mediadores primários da reação alérgica imunológica. É importante sempre fornecer a difenidramina para interromper a reação imunológica em andamento. Em alguns casos, nos quais também há inflamação significativa observada no paciente, uma única dose anti-inflamatória de fosfato sódico de dexametasona (0,07 a 0,14 mg/kg, IM ou IV) também pode ser administrada.

Os gatos também podem exibir reações de transfusão não hemolíticas induzidas pela transfusão de sangue incompatível. Essas reações (7,9%) são mais comuns que as reações de transfusão hemolítica (0,8%).[2] As reações não hemolíticas são frequentemente autolimitantes e normalmente envolvem aumentos temporários na temperatura retal (maiores que 1°C), prurido facial, angioedema, vômitos e salivação.[2] O tratamento para reações de transfusão não hemolíticas envolve a interrupção da transfusão e a administração de doses anti-inflamatórias do fosfato sódico de dexametasona (0,07 a 0,14 mg/kg, IM; uma a duas doses totais por 24 horas) para reduzir a liberação de citocinas pró-inflamatórias e a gravidade dos sinais clínicos.

Também foi relatado que gatos podem ter crepitações pulmonares secundárias ao edema pulmonar.[2] O edema pulmonar pode ser cardiogênico ou não cardiogênico. O edema pulmonar não cardiogênico é causado por vazamento de fluido dos vasos pulmonares provocado pela permeabilidade vascular aumentada. Por contraste, o edema pulmonar cardiogênico é provocado pelo volume sanguíneo administrado. Na experiência da autora, os gatos com anemia crônica que compensaram a anemia têm mais risco de indução ao edema pulmonar cardiogênico. Isso está provavelmente relacionado aos aumentos na viscosidade sanguínea secundária à administração do sangue; o aumento na viscosidade pode aumentar a pressão hidrostática no sistema vascular e levar ao extravasamento de fluido no parênquima pulmonar. Os gatos com doenças cardíacas diagnosticadas ou não, com aumentos preexistentes na pressão hidrostática do seu sistema vascular, também parecem ter risco de formação de edema pulmonar cardiogênico durante a transfusão.

Os sinais clínicos associados ao edema pulmonar incluem taquipneia, dispneia e/ou hipóxia. O tratamento envolve a interrupção da transfusão e a administração de 2 mg/kg de furosemida IV ou IM a cada 30 minutos, conforme necessário até que os sinais clínicos do paciente desapareçam. Muitos gatos também se beneficiam da oxigenoterapia enquanto aguardam melhora dos seus sinais clínicos. Há várias opções para sedação, mas normalmente um opioide como o butorfanol (0,2 mg/kg, IV ou IM) ou oximorfona (0,1 mg/kg, IV ou IM) é a escolha mais segura para o gato dispneico e reduzirá a ansiedade sem suprimir a ventilação. Se o edema pulmonar for oriundo da sobrecarga de fluido, deve haver, no mínimo, alguma melhora nos sinais clínicos do gato até a administração de 4 mg/kg de furosemida. Entretanto, por também ser possível que o edema pulmonar tenha sido induzido pela permeabilidade vascular aumentada, a furosemida pode ter pouco ou nenhum efeito e os clínicos devem oferecer cuidados de suporte (p. ex., oxigenoterapia) enquanto esperam a resolução do edema pulmonar em um período de 12 a 48 horas.

Muito parecido com os humanos, as gatas que geram filhotes com um tipo sanguíneo diferente têm risco de desenvolver a isoeritrólise neonatal. Especificamente, os filhotes do tipo A ou AB com mães do tipo B podem ter isoeritrólise neonatal.[6] As mães do tipo B têm aloanticorpos naturais contra os eritrócitos do tipo A e AB no colostro, quando ingeridos pelo neonato do tipo A ou AB, levando à destruição aguda dos eritrócitos dos filhotes.[6] Os filhotes nascem saudáveis, mas os sinais clínicos aparecem nas primeiras horas ou dias de vida e podem ter gravidade variável, desde morte súbita a filhotes que desenvolvem necrose na ponta da cauda devido à obstrução de vasos, pela aglutinação de eritrócitos. Alguns filhotes desenvolvem urina de cor escura. Esses filhotes também podem parar de mamar, apresentar subdesenvolvimento ou perder peso, desenvolver anemia e icterícia e, normalmente, morrem na primeira semana após o nascimento. O diagnóstico é confirmado pela tipagem sanguínea da mãe e dos filhotes acometidos.

Não há tratamento eficiente para a isoeritrólise neonatal, embora possa ser feita uma tentativa de oferecer suporte aos filhotes administrando o sangue tipo B.[12] Especificamente, o sangue tipo B deve ser coletado de um doador e lavado com solução salina. Os eritrócitos podem ser suspensos em solução salina e fornecidos como transfusão aos filhotes. A teoria é que os anticorpos anti-A derivados do colostro materno não reagirão aos eritrócitos tipo B e o filhote ainda não possui anticorpos anti-B para reagir com as células transfundidas.[12]

Esses filhotes que sofrem de isoeritrólise neonatal são normalmente considerados "*fading kittens*" (esvanecimento de filhotes), mas nem sempre há o diagnóstico de isoeritrólise pelos criadores, pois há vários casos de "*fading kittens*" no gatil. Isso pode ser prejudicial em longo prazo, pois a melhor recomendação para evitar a isoeritrólise neonatal é não cruzar fêmeas do tipo B com machos do tipo A ou AB (p. ex., tal casal não deve reproduzir novamente). No entanto, alguns criadores que estão cientes do alto risco da isoeritrólise neonatal planejarão os cruzamentos entre as fêmeas do tipo B e machos do tipo A e (1) imediatamente removerão os filhotes da mãe antes da ingestão de colostro ou (2) farão a tipagem sanguínea de todos os neonatos na hora do nascimento (usando o sangue do cordão umbilical) para determinar quais precisam ser removidos da mãe e quais podem ser amamentados com segurança.

DICAS DE ADMINISTRAÇÃO

Os hemoderivados podem ser fornecidos na velocidade necessária para a condição do paciente. Portanto, nos casos em que um gato está enfrentando hemorragia fatal ou tem sinais clínicos graves atribuídos à anemia (p. ex., fraqueza, letargia extrema, taquicardia, hipotensão), o sangue ou o plasma pode ser fornecido em bólus por 1 a 2 horas. Por outro lado, quando os gatos têm uma anemia de caráter mais crônico e não exacerbam os sinais clínicos, apesar do hematócrito baixo, o sangue pode ser fornecido por 4 a 6 horas.[3]

É importante não deixar os hemoderivados em temperatura ambiente por mais de 6 horas devido ao risco de colonização bacteriana.[3] Se refrigerado (a 4° C), uma unidade de eritrócitos (sangue total ou concentrado de eritrócitos) deve ser descartada em 24 horas após ser aberta. Se uma bolsa não aberta de plasma fresco congelado for descongelada, a mesma pode ser mantida em temperatura de refrigeração por 1 hora, antes de ser fornecida por 4 a 6 horas, descartada ou recongelada.[13]

Caso o gato receba uma parte da bolsa de concentrado de eritrócitos, plasma ou sangue total no ponto de tempo A (com o restante da unidade de sangue refrigerado a 4°C), uma segunda transfusão pode ser fornecida por um período de 4 a 6 horas com o restante da bolsa que estava em refrigeração. Entretanto, o hemoderivado *deve ser* descartado ou administrado em até 24 horas após a bolsa ser aberta pela primeira vez. Resumindo, uma unidade de sangue ou plasma refrigerado deve ser descartada 24 horas após ser aberta.

A autora recomenda calcular uma taxa de administração de sangue por 4 horas (em vez de 6 horas) se o sangue não estiver sendo administrado como bólus (Tabela 78-2 para obter um cálculo da amostra). A justificativa é que devido a problemas de cateter, testes diagnósticos e outras complicações mecânicas no hospital, é raro que o sangue seja completamente administrado em até 4 horas. As 2 horas restantes da janela de 6 horas podem ser consideradas uma folga, para garantir que a transfusão seja concluída sem riscos.

Em todas as transfusões sanguíneas que não estão sendo administradas para hemorragia com risco de morte, é melhor começar a fornecer a transfusão lentamente nos primeiros 15 a 30 minutos (p. ex., de 25% a 50% da taxa máxima calculada) e, em seguida, aumentar gradualmente a taxa até a taxa calculada, para oferecer a dose total por 4 horas (Quadro 78-5). Durante o período lento inicial de administração, o paciente deve ser monitorado atentamente para obter qualquer indicação de reação à transfusão. Clinicamente, os aumentos da frequência cardíaca ou respiratória do paciente, ou da temperatura corpórea; os sinais de edema facial, prurido, vômitos, salivação; ou — em casos raros — morte, indicam uma reação à transfusão.

Se qualquer um desses sinais forem observados, a transfusão deve ser interrompida e o paciente deve ser tratado para uma reação de transfusão, conforme descrito anteriormente.

Tabela 78-2	**Administração de Hemoderivados**
Dicas/lembretes	Todos os hemoderivados devem ser passados por um filtro de sangue para remover fibrina, coágulos ou outras partículas grandes antes fornecer ao paciente.
	Descartar o sangue e o plasma após 6 horas em temperatura ambiente.
	Uma unidade de sangue total ou de concentrado de eritrócitos pode ser refrigerada por um total de 24 horas após a primeira abertura até o momento de descarte.
	Monitorar todos os pacientes atentamente pelos primeiros 30 minutos para verificar se há reação à transfusão.
	Verificar novamente o Ht a cada 1 a 2 horas após a conclusão da transfusão.
Exemplo de cálculo de transfusão de sangue total	Gato de 8 kg recebendo sangue total para anemia com curso de 1 semana de duração (Ht = 15%). Ht desejado é de 25% após a transfusão.
	Peso (kg) × 2 mL de sangue total/kg/1% de aumento no Ht × (Ht desejado − Ht do paciente) = mL de sangue total.
	8 kg × 2 mL/kg/1% de aumento de Ht × 10% = 160 mL de sangue total.
	Como a maioria das unidades de sangue total nos felinos tem um volume de 60 mL, seria normalmente administrada uma unidade e, em seguida, verificaria novamente o status clínico do gato e o Ht antes de determinar se mais sangue é necessário.
	Fornecer 60 mL por 4 horas → taxa = 15 mL/h.
	Iniciar a 5 mL/h pelos primeiros 15 minutos, em seguida, a 10 mL/h pelos segundos 15 minutos. Trinta minutos após o início da transfusão, aumentar para 15 mL/h.
	Registrar a temperatura, o pulso e a frequência respiratória a cada 5 a 15 minutos durante os primeiros 30 a 60 minutos.
	Avaliar o paciente a cada 5 a 15 minutos durante os primeiros 30 a 60 minutos para obter outros sinais clínicos de uma reação à transfusão (vômitos, salivação, colapso etc.).
	Verificar novamente o Ht aproximadamente 1-2 horas após a conclusão da transfusão.
Tratamento de uma reação à transfusão	Reação imunomediada à transfusão: • Difenidramina 2-4 mg/kg, IM • ± Dexametasona 0,07-0,14 mg/kg, IM ou IV Reação não imunomediada à transfusão: • Dexametasona 0,07-0,14 mg/kg IM ou IV • Furosemina 2 mg/kg, IM ou IV, a cada 30 minutos, conforme necessário para tratar a sobrecarga de fluido induzida por edema pulmonar (edema pulmonar cardiogênico) • Oxigenoterapia para qualquer edema pulmonar

Ht, hematócrito; *IM,* via intramuscular; *IV,* via intravenosa.

QUADRO 78-5 Técnica de Prova Cruzada Resumida para Situações de Emergência

1. Coletar 0,5 a 1 mL de sangue dos gatos doador e receptor em dois tubos de tampa vermelha. Identificar os tubos apropriadamente.
2. Aguardar a formação do coágulo sanguíneo.
3. Centrifugar os tubos (3.000 rpm) por 5 a 10 minutos.
4. Coletar o soro (sobrenadante) e transferir para novos tubos de tampa vermelha.
5. Aplicar duas gotas de soro do receptor e uma gota de eritrócitos do doador em uma lâmina (prova cruzada maior).
6. Aplicar duas gotas do soro do receptor e uma gota dos eritrócitos do receptor em uma lâmina (controle do paciente).
7. Aplicar duas gotas do soro do doador e uma gota dos eritrócitos do doador em uma lâmina (controle do doador).
8. Aguardar de 1 a 5 minutos.
9. Examinar as lâminas em relação a agrupamento microscópico de eritrócitos (exceto a formação de Rouleaux em que os eritrócitos parecem empilhados, como moedas).

Adaptado da International Society of Feline Medicine.[14]

Portanto, é prerrogativa do clínico determinar se o hemoderivado causador deve ser descartado e se o gato não receberá mais transfusões, se o paciente deverá receber uma unidade diferente de sangue ou plasma, ou se o gato poderá continuar a receber o hemoderivado original.

Os gatos podem se beneficiar bastante da administração de produtos sanguíneos. Embora a medicina de transfusão felina tenha seus desafios, com a seleção cuidadosa de hemoderivados, os veterinários podem oferecer com segurança aos gatos uma intervenção que salva vidas.

Referências

1. Weingart C, Giger U, Kohn B: Whole blood transfusions in 91 cats: a clinical evaluation. *J Feline Med Surg* 6:139-148, 2004.

2. Klaser DA, Reine NJ, Hohenhaus AE: Red blood cell transfusions in cats: 126 cats (1999). *J Am Vet Med Assoc* 226:920-923, 2005.

3. Barfield D, Adamantos S: Feline blood transfusion: a pinker shade of pale. *J Feline Med Surg* 13:11-23, 2011.

4. Juvet F, Brennan S, Mooney CT: Assessment of feline blood for transfusion purposes in the Dublin area of Ireland. *Vet Rec* 168:24-26, 2011.

5. Forcada Y, Guitian J, Gibson G: Frequencies of feline blood types at a referral hospital in the south east of England. *J Small Anim Pract* 48:570-573, 2007.

6. Proverbio D, Spada E, Perego R, et al: Assessment of blood types of Ragdoll cats for transfusion purposes. *Vet Clin Path* 42:157-162, 2013.

7. Gurkan M, Arikan S, Ozaytekin E, et al: Titres of alloantibodies against A and B blood types in non-pedigree domestic cats in Turkey: assessing the transfusion reaction risk. *J Feline Med Surg* 7:301-305, 2005.

8. Weinstein N, Blais M, Harris K, et al: A newly recognized blood group in domestic short hair cats: the *Mik* red cell antigen. *J Vet Intern Med* 21:287-292, 2007.

9. Bovens C, Gruffydd-Jones T: Xenotransfusion with canine blood in the feline species: review of the literature. *J Feline Med Surg* 15:62-67, 2012.

10. Weingart C, Kohn B: Clinical use of a hemoglobin-based oxygen carrying solution (Oxyglobin®) in 48 cats (2002-2006). *J Feline Med Surg* 10:431-438, 2008.

11. Yaxley P, Beal M, Jutkowitz A, et al: Comparative study of canine and feline hemostatic proteins in freeze-thaw-cycled fresh frozen plasma. *J Vet Emerg Crit Care* 20:472-478, 2010.

12. Macintire DK: Pediatric fluid therapy. *Vet Clin North Am Small Anim Pract* 38:621-627, 2008.

13. Hackner SJ: Plasma and albumin transfusions: indications and controversies. <www.cuvs.org/pdf/article-plasma-and-albumin-transfusions.pdf>, (Accessed October 8, 2013.).

14. International Society of Feline Medicine: Feline blood transfusions: practical guidelines for vets. <http://www.icatcare.org/sites/default/files/PDF/vet_0.pdf>, (Accessed October 16, 2014.).

Toxinas para Felinos: Reconhecimento, Diagnóstico e Tratamento

Tina Wismer

Muitos fatores são importantes na avaliação das exposições dos gatos a diversas toxinas. Os gatos têm hábitos alimentares mais seletivos do que os cães; no entanto, seus hábitos incansáveis de autolimpeza por lambedura logo transformam quase todas as exposições dérmicas em exposições orais. Os gatos são mastigadores (em vez de engolir grandes quantidades), o que ajuda a diminuir sua exposição às toxinas ingeridas, mas são atraídos por plantas.

Os processos metabólicos evoluíram com o passar do tempo para permitir que cada espécie lide com os diversos componentes de suas dietas. Os animais que são carnívoros verdadeiros (p. ex., gatos) têm dieta mais restrita e evoluíram com menos vias de biotransformação do que aqueles com dietas mais diversas (p. ex., herbívoros, onívoros).[1] Isto pode ser trazer problemas quando os gatos encontram um xenobiótico (substância química estranha) que requer detoxificação por uma via de biotransformação que não possuem. Os gatos apresentam defeitos de glucoronidação. Eles não têm o pseudogene funcional que codifica a uridina 5′-difosfoglucoronosiltransferase, uma enzima de detoxificação de fenol, e, assim, são incapazes de fazer glucoronidação.[1] Isto faz com que os gatos sejam altamente suscetíveis a xenobióticos cujo metabolismo requer glucoronidação (p. ex., acetaminofeno, ácido acetilsalicílico, fármacos anti-inflamatórios não esteroidais [AINEs], fenol ou serotonina).[1] Em outros casos, se o metabólito é uma toxina, essa ausência de metabolismo é protetora.

Os gatos são mais sensíveis ao dano oxidativo de hemácias do que os seres humanos ou os cães. A hemoglobina dos gatos possui oito grupos sulfidrila (em comparação a quatro em cães e dois em humanos).[2] Isto os torna mais suscetíveis ao desenvolvimento de corpúsculos de Heinz e metahemoglobinemia quando expostos a agentes oxidativos, como acetaminofeno, anilinas, cebola, alho e benzocaína (anestésico local). Por fim, os gatos têm urina ácida, o que pode influenciar a taxa de eliminação dos xenobióticos.[1] As toxinas que são excretadas em urina alcalina podem ficar aprisionadas no corpo.

ALGUMAS TOXINAS

Lírios

Os membros da família dos lírios verdadeiros (*Lilium* e *Hemerocallis*) provocam doença renal aguda no gato. Os lírios (*Lilium longiflorum*), lírios-tigre (*Lilium tigrinum*), lírios orientais (*Lilium speciosum*) e lírios de um dia (*Hemerocallis fulva*) são exemplos de lírios verdadeiros.[3] Todas as partes da planta, inclusive o pólen, podem causar doença renal aguda se ingeridas. Até mesmo exposições pequenas podem causar intoxicação com risco de morte. O princípio tóxico é desconhecido, mas sabe-se que é hidrossolúvel.[4]

Após a ingestão, os gatos acometidos geralmente começam a vomitar em algumas horas. Os vômitos geralmente se resolvem e, então, os gatos podem parecer normais ou apresentar depressão branda e anorexia. Os níveis de ureia, creatinina, fósforo e potássio começam a aumentar já 12 horas pós-ingestão. Por volta de 24 horas pós-ingestão, cilindros, proteinúria, glicosúria e isostenúria são geralmente detectáveis à urinálise. Isto se deve ao dano às células dos túbulos proximais renais. Entre 24 e 72 horas após a ingestão, há o desenvolvimento de insuficiência renal oligúrica a anúrica, acompanhado por depressão, anorexia, desidratação e hipotermia.[3] Desorientação, ataxia, edema em face e membros, dispneia e convulsões são menos comumente relatados.[3] A morte ou eutanásia devido à doença renal anúrica aguda geralmente ocorre em 3 a 6 dias após a ingestão.

Todas as exposições felinas a lírios verdadeiros devem ser consideradas possivelmente fatais e a instituição do tratamento deve ser imediata. Se a ingestão for recente, a descontaminação com êmese e administração oral de carvão ativado e catártico devem ser realizadas. A descontaminação precoce é mais benéfica, mas a indução de êmese em gatos geralmente é ineficaz. A apomorfina é um mau indutor de êmese no gato, já que age em receptores de dopamina. O centro do vômito felino, a zona de desencadeamento de quimiorreceptores, é regulado por receptores alfa. A indução de êmese pode ser tentada com xilazina (0,44 mg/kg, por via intramuscular [IM])[5] ou dexmedetomidina (40 µg/kg, IM) (Étienne Cote, comunicação pessoal). Esses dois agentes causam sedação e podem ser revertidos com ioimbina (0,11 mg/kg, por via intravenosa [IV] lenta)[5] ou atipamezol (0,2 mg/kg, IV ou IM).[5] Há mais informações sobre antídotos na Tabela 79-1.

A diurese por fluidos, com administração de fluido equilibrado de reposição no dobro da taxa de manutenção por 48 horas, é eficaz na prevenção da lesão renal aguda induzida pelo lírio. Quando iniciada nas primeiras 18 horas após a ingestão, o prognóstico é bom e a maioria dos gatos se recupera sem problemas renais residuais.[3] Por outro lado, o retardo do tratamento além de 18 horas pós-ingestão frequentemente resulta em morte ou eutanásia devido à doença renal aguda grave. Os valores renais basais devem ser aferidos à apresentação e novamente às 24 e 48 horas. Na maioria dos casos, a lesão tubular decorrente da

Tabela 79-1	Uso de Alguns Antídotos em Gatos	
Fármaco	**Dose**	**Comentários**
Acepromazina	0,05–0,1 mg/kg, IV, IM, SC	Sedação para a agitação causada por medicamentos serotoninérgicos (p. ex., anfetaminas, ISRSs)
Atipamezol	0,05–0,2 mg/kg, IM, IV	Reversão da bradicardia, hipotensão e sedação causada por alfa agonistas (p. ex., amitraz, xilazina)
Ciproeptadina	2–4 mg/gato, VO ou via retal a cada 12-24 horas (triturado em água)	Sedação para a agitação causada por medicamentos serotoninérgicos (p. ex., anfetaminas, ISRSs)
Etanol	Bólus: solução a 20%, 5,5 mL/kg, IV, a cada 6 horas por 5 tratamentos; então, a cada 8 horas por 4 tratamentos ITC: solução a 7%, 8,6 mL/kg (600 mg/kg) em bólus, então manter a 1,43 mL/kg por hora (100 mg/kg por hora) como infusão em taxa constante	Tratamento da intoxicação por etilenoglicol
Fomepizol (4-metilpirazol)	125 mg/kg, em IV lenta, então 31,25 mg/kg, IV, às 12, 24 e 36 horas	Tratamento da intoxicação por etilenoglicol
Soluções lipídicas intravenosas a 20%	1,5 mL/kg, IV, por 10-20 minutos, seguido por 0,25 mL/kg por minuto IV por 1 hora; repetir como ITC a cada 4 horas se não mais lipêmico	Tratamento das intoxicações por substâncias tóxicas altamente lipossolúveis (p. ex., avermectinas, baclofen, bloqueadores dos canais de cálcio)
Metocarbamol	50–150 mg/kg em IV lenta, aumentar a dose conforme necessário	Tratamento dos tremores musculares secundários à permetrina
N-acetilcisteína	140 mg/kg, diluídos a 5%, dose de ataque (IV lenta ou VO), então 70 mg/kg, a cada 6 horas, por 7 ou mais tratamentos (continuar na presença de metahemoglobinemia ou em caso de continuidade da elevação da atividade sérica das enzimas hepáticas) Uma dose de ataque de 280 mg/kg pode ser usada se a metahemoglobinemia já for aparente	Tratamento da intoxicação por acetaminofeno
Naloxona	0,05–0,1 mg/kg, IV	Reversão da intoxicação por opioides
Vitamina K$_1$ (fitonadiona)	3–5 mg/kg por dia, VO, em doses divididas, continuar por 21–30 dias, dependendo do rodenticida ingerido	Tratamento da coagulopatia por rodenticida anticoagulante
Ioimbina	0,1 mg/kg, IV	Reversão da bradicardia, hipotensão e sedação causada por alfa agonistas (p. ex., amitraz, xilazina)

IM, intramuscular; *ISRS,* inibidor seletivo da recaptação de serotonina; *ITC,* infusão em taxa constante; *IV,* intravenoso; *SC,* subcutâneo; *VO,* via oral.

ingestão de lírio poupa a membrana basal tubular renal; assim, a regeneração dos túbulos lesionados é possível, mas demora 10 a 14 dias ou mais. O tratamento deve ser mantido desde que haja produção de urina e pode precisar de ajuste, com base na hidratação e no débito urinário. Nos casos graves, a diálise peritoneal pode auxiliar o tratamento da doença renal aguda.[3]

Plantas com Oxalato de Cálcio Insolúvel

As plantas que contêm cristais insolúveis de oxalato de cálcio são comuns nas residências. Esses cristais são encontrados em plantas de folhas espessas e brilhantes. Muitas dessas plantas são membros da família Araceae, incluindo *Aglaonema modestum* (café-de-salão), *Alocasia antiquorum* (orelha-de-elefante), *Anthurium* spp. (antúrio), *Caladium* spp. (coração-de-jesus), *Dieffenbachia* spp. (comigo-ninguém-pode), *Monstera* spp. (costela-de-adão, sete facadas, dragão-fedorento), *Philodendron*

spp. e *Spathiphyllum* spp. (lírio da paz). Todas essas plantas causam uma síndrome clínica semelhante e contêm quantidades variáveis de oxalatos.[6]

Os cristais de oxalato de cálcio têm formato de agulha e se agrupam em feixes chamados ráfides. As ráfides são encapsuladas em uma substância gelatinosa em uma estrutura de paredes espessas (idioblasto).[6] Quando a planta é danificada, esses cristais são liberados sob pressão e ficam presos na cavidade oral.[6] Hipersalivação, dor oral, vômitos e aumento de volume da faringe podem ocorrer, embora obstruções sejam raras.[6] Os produtos com cálcio podem precipitar oxalatos solúveis na cavidade oral, reduzindo a dor. A boca deve ser enxaguada com leite ou água. Pastas de sucralfato podem ser usadas para a redução da irritação oral. Em raros casos, a traqueostomia pode salvar vidas.[6] Na maioria dos casos, o prognóstico é bom e os sinais clínicos geralmente se resolvem em 24 horas, sem efeitos prolongados.

Acetaminofeno

O acetaminofeno (paracetamol) é um derivado não opioide sintético do *N*-acetil-*p*-aminofenol (APAP) que tem mecanismo exclusivo de ação. O acetaminofeno inibe a produção de prostaglandina H2 por redução indireta do heme na porção peroxidase da prostaglandina H2 sintase e, indiretamente, inibe a ativação de cicloxigenase.[7]

O acetaminofeno é rapidamente absorvido pelo trato gastrintestinal (GI). Em humanos, os picos de níveis plasmáticos são observados em 30 a 45 minutos (60 a 120 minutos no caso das formulações de liberação prolongada).[7] Duas importantes vias de conjugação, a glucoronidação e a sulfonação, são usadas pela maioria das espécies no metabolismo do acetaminofeno. Os gatos são deficientes em glucoronil transferase e não podem transformar o acetaminofeno em seus metabólitos não tóxicos. Os gatos usam o sistema enzimático do citocromo P450 para processar o acetaminofeno, gerando o metabólito *N*-acetil-*p*-benzoquinoneimina (NAPQI). O *N*-acetil-*p*-benzoquinoneimina provoca lesão hepática ao se ligar a grupos sulfidrila na membrana dos hepatócitos e danifica a bicamada lipídica. A glutationa normalmente conjuga e neutraliza o NAPQI, mas, quando os depósitos de glutationa são depletados, o NAPQI é capaz de causar dano hepático. Outro metabólito, o para-aminofenol, parece ser responsável pela metahemoglobinemia e formação de corpúsculos de Heinz.[2] Os gatos também apresentam uma deficiência relativa de metahemoglobina redutase em suas hemácias, o que dificulta a reversão do dano à hemoglobina.[2]

Os sinais clínicos de intoxicação por acetaminofeno incluem depressão, dispneia, taquicardia e descoloração amarronzada das membranas mucosas e do sangue devido à metahemoglobinemia. O aumento de volume da face e das patas pode ser observado, mas o mecanismo é desconhecido. A necrose hepática é menos comum em gatos do que em cães.[8]

Uma vez que a absorção pelo trato GI é rápida, a êmese é raramente realizada. O carvão ativado adsorve o APAP e pode ser usado antes do desenvolvimento de metahemoglobinemia. Um catártico, como o sorbitol, deve também ser administrado, a não ser que o animal apresente desidratação ou diarreia. Se o gato já tiver metahemoglobinemia, não o estresse dando carvão.

Os gatos são muito sensíveis ao acetaminofeno e a margem de segurança é muito estreita. Praticamente qualquer exposição pode causar problemas, e os gatos desenvolvem sinais clínicos com doses de cerca de 10 mg/kg.[8] Os gatos acometidos devem ser monitorados quanto à formação de metahemoglobinemia por um período de 6 a 8 horas. Os valores de metahemoglobina aumentam em 2 a 4 horas e devem ser bastante aparentes em 6 a 8 horas. A seguir, há formação de corpúsculos de Heinz.[9] As concentrações de alanina transferase, aspartato transferase e bilirrubina podem aumentar em 24 horas após a ingestão e são máximas em 48 a 72 horas.

Na presença de meta-hemoglobinemia e dispneia, o gato deve ser colocado em oxigênio e a terapia com N-acetilcisteína (NAC; Mucomyst®) deve ser instituída.[10] A N-acetilcisteína fornece o precursor para a síntese de glutationa, pode ser oxidada em um sulfato orgânico pela via de sulfonação e é um substrato alternativo para a conjugação. A solução de N-acetilcisteína deve ser diluída a uma concentração de 5% com dextrose a 5% ou água estéril, já que concentrações mais altas podem causar erosões orais e esofágicas. Uma dose oral inicial ou de ataque IV de 140 mg/kg deve ser administrada, seguida por 70 mg/kg a cada 6 horas por sete tratamentos ou mais caso o paciente ainda manifeste os sinais clínicos.[8] Se o gato já tiver metahemoglobinemia, a dose de ataque de 280 mg/kg deve ser administrada. Ao usar a via IV, a administração deve ser lenta, por um período de 15 a 20 minutos. Se possível, a N-acetilcisteína deve ser dada antes do carvão ativado. Caso contrário, aguardar 2 a 3 horas após a administração do carvão ativado para administrar o NAC, porque o carvão ativado o adsorverá. Os efeitos adversos da via oral incluem náusea e vômitos. Algumas marcas de NAC não são aprovadas para uso IV. A fluidoterapia deve ser usada para a correção da desidratação e para as necessidades de manutenção.

Acredita-se que o ácido ascórbico auxilie a redução da metahemoglobina em hemoglobina. A eficácia é questionável e os vômitos são comuns após a administração oral. A cimetidina foi historicamente recomendada porque inibe o citocromo P450. Hoje, acredita-se que seja contraindicada para gatos, já que foi demonstrado que a cimetidina bloqueia uma das únicas vias que os gatos possuem para converter a metahemoglobina em hemoglobina. A administração de *S*-adenosilmetionina (SAMe, Denosyl-SD4®) em dose de 20 mg/kg por dia teve efeito positivo no tratamento da doença hepática secundária à intoxicação por APAP.[11] Em animais com dispneia grave, a transfusão de sangue pode ser feita para aumentar a capacidade de carreamento de oxigênio. O gato deve ser monitorado quanto ao desenvolvimento de sobrecarga volumétrica. Essa hemoglobina recém-formada pode também ser danificada novamente caso ainda haja acetaminofeno livre circulante.

O prognóstico pode ser bom caso o gato seja tratado imediatamente. Os gatos com metahemoglobinemia grave ou lesão hepática têm prognóstico ruim. A metahemoglobinemia pode persistir por 3 a 4 dias e a lesão hepática pode ser permanente.

Fármacos Anti-inflamatórios Não Esteroidais

Algumas vezes, de forma inadvertida, os gatos recebem doses inadequadas de AINEs administradas por seus tutores ou são atraídos por formulações mastigáveis. As formulações mastigáveis são de fácil administração, mas têm o risco de superdosagem. Os gatos também podem desenvolver problemas ao receber doses terapêuticas de AINEs, principalmente durante cirurgias (secundários à hipotensão induzida pela anestesia).[12]

Os fármacos anti-inflamatórios não esteroidais inibem a síntese de prostaglandina (PG), o que reduz a dor, mas também diminui os efeitos benéficos das PGs (p. ex., diminuição da secreção de ácido gástrico, aumento da secreção gástrica de muco, vasodilatação renal). Doses terapêuticas de AINEs podem causar vômitos e diarreia em alguns animais. As doses excessivas podem causar desconforto GI e úlcera gástrica. A diminuição da secreção da camada protetora de muco do estômago aumenta o risco de desenvolvimento de úlceras GI.[12] Em doses mais altas, pode haver lesão renal aguda. Os efeitos renais dos AINEs são decorrentes da menor síntese de PGs renais e são associados à constrição arteriolar aferente, que diminui o fluxo sanguíneo renal e provoca lesão renal aguda.[13] Alguns AINEs, como o ibuprofeno, foram associados a sinais

Tabela 79-2	Doses Tóxicas Agudas de Fármacos Anti-inflamatórios Não Esteroidais em Gatos (As Doses São Diretrizes Apenas para Gatos Saudáveis)
Fármaco	**Dose para Lesão Renal Aguda (mg/kg)**
Carprofeno	8
Diclofenaco	9,9
Etodolaco	32,4
Ibuprofeno	20
Indometacina	5,2
Cetorolaco	0,7

Fonte: ASPCA Animal Poison Control Center. Dados não publicados 2001-2013.

do sistema nervoso central (SNC), como convulsões ou coma, em doses muito altas. Esse mecanismo é desconhecido.

Os gatos, devido à sua deficiência de glucoronidação, têm baixa tolerância ao uso inapropriado de AINEs. Os vômitos geralmente começam nas primeiras 2 a 6 horas após a ingestão e as úlceras GI se formam após 12 horas.[12] A lesão renal aguda geralmente aparece em 12 horas, mas pode ocorrer em 3 a 5 dias, dependendo do AINE. Devido ao seu tamanho relativamente pequeno, a maioria dos gatos com exposições tóxicas a AINEs precisa ser tratada.

Se a ingestão for recente (menos de 1 hora) e o animal for assintomático, a descontaminação pode ser tentada. Os AINEs são rapidamente absorvidos e, de modo geral, a êmese não é justificada. O carvão ativado deve ser administrado caso a dose seja tóxica para os rins (Tabela 79-2). Uma vez que muitos AINEs sofrem recirculação êntero-hepática, a repetição da dose de carvão ativado em 6 horas pode ser considerada.

A administração de fármacos para prevenção ou diminuição das úlceras GI deve ser iniciada. Esses medicamentos podem incluir um redutor de ácido, como um bloqueador H[2], ou inibidor de bomba de prótons, como omeprazol, sucralfato ou misoprostol.[12] Esses fármacos devem ser administrados por 7 a 10 dias. Os pacientes devem ser monitorados quanto a sinais de hemorragia GI (p. ex., melena ou redução do hematócrito). Se a dose for alta o suficiente para causar lesão renal aguda (ou se o gato tiver doença renal preexistente), a diurese pela administração de fluidos no dobro da taxa de manutenção por pelo menos 48 horas deve ser iniciada e o perfil renal, monitorado.[12] O tratamento pode precisar ser ajustado para que a hidratação e o débito urinário sejam ideais. A fluidoterapia é necessária à manutenção adequada do fluxo sanguíneo renal e da taxa de filtração glomerular.[12] O prognóstico da ingestão de AINEs é bom com o tratamento precoce e agressivo.

Venlafaxina

De modo geral, gatos não ingerem comprimidos de forma inadvertida, mas, por algum motivo desconhecido, tendem a comer cápsulas de venlafaxina. A venlafaxina (Effexor®, Pfizer) é um antidepressivo bicíclico. É um potente inibidor da recaptação de serotonina e noradrenalina, assim como um fraco inibidor da recaptação de dopamina. A venlafaxina é comercializada em formulações de liberação imediata e prolongada. Os gatos podem desenvolver sinais em doses baixas, de 2 a 3 mg/kg. Midríase, vômitos, taquipneia, taquicardia, ataxia e agitação são os sinais mais comuns. Muitos gatos vocalizam e olham para o nada.[14]

Em animais assintomáticos, a êmese pode ser considerada e o carvão ativado pode ser administrado. A frequência cardíaca e a pressão arterial devem ser monitoradas. Em caso de agitação, a acepromazina (0,05-0,1 mg/kg, IV, IM ou por via subcutânea [SC], aumentar a dose conforme necessário) pode ser usada. A ciproeptadina (2 a 4 mg por gato, VO ou via retal [triturada em água] a cada 12 a 24 horas) pode auxiliar a antagonizar os efeitos da serotonina. O prognóstico é bom, mas os gatos acometidos podem permanecer sintomáticos por 24 a 72 horas (com a medicação de liberação prolongada). Além disso, a venlafaxina provoca reação falso-positiva a fenciclidina (PCP) em testes de urina de venda livre.[15]

A venlafaxina é lipossolúvel e, em medicina humana, emulsões lipídicas intravenosas foram usadas para diminuir os sinais clínicos e o tempo de tratamento.[16] As emulsões lipídicas foram recentemente usadas no tratamento de intoxicações em medicina humana e veterinária. O mecanismo exato de ação é desconhecido, mas a principal teoria é que os lipídios agem como "depósitos lipídicos". Acredita-se que os fármacos lipofílicos são redistribuídos (ligados) no volume lipídico plasmático expandido, reduzindo os níveis livres (ativos) de fármaco.[16] As orientações para dosagens veterinárias são retiradas da literatura humana e consideradas extrabula. Uma solução lipídica a 20% pode ser administrada por meio de um cateter periférico. Um bólus de 1,5 mL/kg é administrado, seguido por 0,25 mL/kg por minuto por 30 a 60 minutos. Este procedimento é repetido em 4 horas caso o soro esteja límpido.

Em teoria, os lipídios funcionam melhor com toxinas mais lipossolúveis, mas o seu uso infelizmente não foi eficaz em todos os casos de intoxicação por fármacos lipofílicos.[17] Os efeitos adversos dos lipídios são raros, mas foram relatados.[18] A contaminação bacteriana do produto pode ocorrer, já que a emulsão é rica em nutrientes. A técnica estéril deve ser seguida. A bolsa deve apenas ser usada por 24 horas e, então, descartada. A parte não usada entre as doses deve ser armazenada em refrigerador e descartada após 24 horas. Os efeitos adversos relatados em outras espécies incluem reações alérgicas aos componentes do ovo ou do óleo de soja, lipemia, hipertrigliceridemia, imunossupressão (disfunção de células imunes), hemólise (dano oxidativo), flebite, trombose e lipidose hepática.[18] A síndrome de sobrecarga de gordura é uma reação tardia causada pelos volumes excessivos ou altas taxas de administração que sobrepujam os mecanismos endógenos de depuração de lipídios. Essa síndrome é associada à hiperlipidemia, embolia gordurosa, hepatomegalia, esplenomegalia, trombocitopenia, icterícia, aumento dos tempos de coagulação e hemólise.[18] Os lipídios também podem se ligar a antídotos ou outras terapias que estão sendo usadas no tratamento do paciente e, assim, piorar a condição clínica. O uso de lipídios no tratamento das intoxicações pode ser considerado caso outras terapias tradicionais não estejam disponíveis ou sejam eficazes e todos os efeitos adversos sejam analisados.

Ácido Alfa Lipoico

Ácido alfa lipoico (ácido lipoico, ácido tióctico, fator de reposição de acetato, Biletan®, lipoicina, Thioctacid®, Thioctan®) é um antioxidante semelhante à vitamina e lipossolúvel que contém enxofre.[19] O ácido alfa lipoico aumenta a glutationa intracelular e regenera o ácido ascórbico, a vitamina E, a coenzima Q10 e a nicotinamida adenina dinucleotídeo fosfato. Sua ação é sinérgica à da insulina, causando redução da glicemia, aumento da glicogênese hepática e facilitação da incorporação de glicose pelas células.[19] O ácido alfa lipoico é principalmente usado no tratamento do diabetes tipo II em seres humanos.

O ácido alfa lipoico é comercializado em cápsulas de venda livre de 100 ou 300 mg. É facilmente absorvido e os picos dos níveis plasmáticos ocorrem em 2 a 4 horas. A dose terapêutica em gatos é de 1 a 5 mg/kg, com dose máxima de 25 mg/dia.[20] É usado em medicina veterinária no tratamento da polineuropatia diabética, da catarata, do glaucoma e da lesão de isquemia-reperfusão.[20] Há relatos de que o ácido alfa lipoico é 10 vezes mais tóxico em gatos do que em humanos, cães ou ratos.[21] Em gatos, a dose tóxica mínima foi calculada em 13 mg/kg. Com 30 mg/kg, sinais neurológicos e lesão hepatocelular branda podem ser observados.[21] Doses mais altas, de 60 mg/kg, foram associadas a ataxia, vômitos e elevação de enzimas hepáticas.[21]

Hipoglicemia e convulsões podem ocorrer e os gatos que apresentam sinais devem também ser monitorados quanto ao desenvolvimento de lesão renal aguda. Os sinais podem surgir 30 minutos a várias horas após a ingestão. Para que a descontaminação seja eficaz, deve ser realizada imediatamente após a ingestão. O estímulo da êmese e a administração de carvão ativado com catártico podem ser usados conforme necessário. Os valores laboratoriais basais de glicemia, enzimas hepáticas, ureia, creatinina e eletrólitos devem ser determinados. O tratamento é sintomático e de suporte. Hiperglicemia, tremores e convulsões devem ser controlados e a desidratação deve ser corrigida caso presente. Os gatos sem acometimento de fígado e rins têm melhor prognóstico.

Etilenoglicol

O etilenoglicol é mais comumente encontrado como anticongelante de radiador de automóveis, mas também está presente em condensadores, aparelhos que fazem troca de calor, unidades solares domésticas e degeladores de aeronaves. Além disso, o etilenoglicol geralmente é usado no preparo de piscinas para o inverno, banheiros em veículos recreativos e casas de veraneio em latitudes mais frias, além de bases portáteis de cestas de basquete. O etilenoglicol é também encontrado em tintas para pinturas de casas e para escrita, almofadas de carimbo e cartuchos de impressoras, mas em volumes e/ou concentrações baixas.

Gatos, coelhos e humanos são as espécies mais sensíveis ao etilenoglicol. Em gatos, a dose letal é de 1,65 g/kg,[22] mas esse dado é baseado em doses que provocaram mortes precoces por acidose e intoxicação e não consideram o fato de que muitos animais podem sobreviver aos primeiros estágios de intoxicação e sucumbir à lesão renal aguda dias depois. Qualquer suspeita de exposição oral de um gato ao etilenoglicol deve ser considerada como risco de morte.

O etilenoglicol é um álcool muito potente e os primeiros sinais são relacionados à grave intoxicação por álcool. Com a degradação do etilenoglicol em seus metabólitos (p. ex., ácido oxálico), pode haver o desenvolvimento de acidose e doença renal aguda. Devido a este metabolismo, os sinais clínicos frequentemente mudam durante a intoxicação.[23] Os primeiros sinais neurológicos começam em 30 minutos após a exposição e podem durar até 12 horas. Em caso de ingestões extensas, os gatos podem morrer nesse estágio. Em outros casos, esses sinais podem passar rapidamente ou não serem observados pelo tutor do gato. Durante esse período, os gatos podem, a princípio, apresentar ataxia, desorientação e estupor, parecendo "bêbados". Os animais podem apresentar hipotermia, poliúria e polidipsia. Coma e morte podem ocorrer durante esse estágio.[23]

Com a progressão do metabolismo do etilenoglicol, começam os sinais cardiopulmonares, geralmente 6 a 24 horas após a exposição. Há taquipneia, taquicardia e depressão. Convulsões, edema pulmonar e morte podem ocorrer. Na patologia clínica, as alterações incluem alto intervalo aniônico (ânion *gap*), aumento do intervalo osmolar (osmol *gap*) e acidose metabólica grave.[23]

A lesão renal aguda oligúrica pode ser observada já às 12 horas em gatos, mas geralmente ocorre em 24 a 72 horas após a exposição. O ácido oxálico se liga ao cálcio, formando cristais de oxalato de cálcio nos túbulos renais. Os gatos apresentam depressão, anorexia e vômitos e podem ter oligúria que progride à anúria. Convulsões podem ocorrer. À urinálise, as alterações incluem baixa densidade específica da urina, glicosúria e cristalúria por oxalato de cálcio. É importante notar que a ausência de cristalúria NÃO descarta a possibilidade de intoxicação por etilenoglicol.[23] As alterações à patologia clínica incluem hiperglicemia, hipercalemia e hipocalcemia. Os níveis de ureia e creatinina se elevam, mas, de modo geral, não antes de 12 horas após a exposição.

O diagnóstico do envenenamento por etilenoglicol é baseado na anamnese, nos sinais clínicos e em exames laboratoriais de confirmação. A forma mais confiável de diagnosticar a exposição é a determinação dos níveis sanguíneos de etilenoglicol em um hospital humano de forma emergencial. Em gatos, qualquer concentração de etilenoglicol acima de 20 mg/dL deve ser considerada significativa. Há dois exames rápidos para detecção de etilenoglicol: o teste de etilenoglicol VetSpec Catachem® (Catachem Inc., Oxford, Connecticut, Estados Unidos) e o teste de etilenoglicol Kacey® (Kacey Inc, Asheville, Carolina do Norte, Estados Unidos). O exame Catachem® é um exame qualitativo colorimétrico realizado em soro ou plasma. É positivo para qualquer álcool *cis*-1-diol (etilenoglicol, propilenoglicol, glicerol, sorbitol etc.). Possui valores de referência para cães e gatos. O exame com fita Kacey® usa plasma e é positivo para qualquer álcool, incluindo etanol e metanol. Os testes para cães e gatos são realizados na mesma fita. É importante ressaltar que o carvão ativado e o diazepam injetável fazem com que o exame seja positivo, já que contêm propilenoglicol e/ou glicerol em suas formulações. Um aumento no intervalo aniônico (ânion *gap* superior a 25 mEq/L) ou no intervalo osmolar do soro (osmoal *gap* superior a 20 mOsm/kg) podem auxiliar o diagnóstico da intoxicação por etilenoglicol. A lâmpada de Wood pode ser usada para fluorescência da urina, do conteúdo estomacal, das patas e do focinho para pesquisa da exposição, já que o corante fluoresceína é adicionado ao anticoagulante automotivo para ajudar a detecção de vazamentos do radiador. A ureia e a creatinina têm pouca utilidade no diagnóstico de exposições precoces, já que seus níveis não aumentam até 12 horas após a ingestão.[23]

A descontaminação por meio da indução da êmese e a administração de carvão ativado é um pouco controversa. Acredita-se que os álcoois alifáticos não sejam bem adsorvidos pelo carvão e maioria dos gatos não chega ao veterinário.[24] A descontaminação deve apenas ser tentada em um paciente assintomático. A estabilização dos gatos sintomáticos é muito importante. O controle da convulsão pode ser tentado com diazepam ou barbitúricos. A fluidoterapia intravenosa com altas taxas de infusão de cristaloides é necessária para correção da desidratação e da hipoperfusão. A ingestão e eliminação de fluido devem ser monitoradas com cuidado para evitar a sobrecarga de fluido e, talvez, a ocorrência de edema pulmonar. O bicarbonato de sódio pode ser usado na correção da acidose. A diálise peritoneal, a hemodiálise ou a hemoperfusão de carvão pode ser tentada em gatos oligúricos ou anúricos.[24]

O tratamento da intoxicação por etilenoglicol deve ser rápido e agressivo. A não instituição da terapia adequada nas primeiras horas pode causar dano renal irreversível ou morte. A administração intravenosa de etanol e fomepizol (4-MP, 4-metilpirazol) foi usada no tratamento da intoxicação por etilenoglicol em gatos. Com esses dois compostos, o objetivo é retardar a degradação do etilenoglicol a seus metabólitos mais tóxicos e permitir a excreção do composto-mãe inalterado na urina. O etanol compete com o etilenoglicol pela enzima álcool desidrogenase.[25] O fomepizol inibe a enzima álcool desidrogenase, que não fica disponível para a degradação do etilenoglicol.[25] O etanol é barato e facilmente encontrado, mas pode piorar a acidose metabólica e a depressão do SNC. O etanol pode ser administrado em bólus ou infusão em taxa constante (ITC). Qualquer bebida alcóolica transparente pode ser usada, mas a vodca ou o álcool de cereais (Everclear®) são preferidos. Um filtro em linha é recomendado nas infusões de etanol de grau não farmacêutico. O método de ITC é preferido, porque provoca menor depressão do SNC. Um bólus de 8,6 mL/kg (600 mg/kg) de uma solução de etanol a 7% (70 mg/mL) (Quadro 79-1) é administrado e, então, mantido a 1,43 mL/kg por hora (100 mg/kg por hora) como ITC. Para o tratamento com bólus, deve-se preparar uma solução de etanol a 20%, que é administrada em dose de 5,0 mL/kg a cada 6 horas por cinco tratamentos e, então, a cada 8 horas por mais quatro tratamentos. O fomepizol foi aprovado apenas para uso em

cães, mas foi usado de forma extrabula em gatos.[25] Diferentemente do etanol, o fomepizol não provoca hiperosmolalidade ou acidose metabólica. Os gatos precisam de doses muito mais altas de fomepizol em comparação a cães para tratamento da intoxicação por etilenoglicol (125 mg/kg, então 31,24 mg/kg em 12, 24 e 36 horas). Os gatos apresentam depressão e ataxia com essas doses, mas isto não afeta sua eficácia.

Em caso de ingestão de uma dose letal de etilenoglicol, o tratamento deve ser iniciado em até 3 horas. Quatro horas após a exposição, o fomepizol e o etanol foram ineficazes na prevenção da morte.[25] O tratamento deve ser continuado até que os gatos estejam clinicamente normais e apresentem função renal e parâmetros ácido-básicos normais por pelo menos 24 horas. O prognóstico de recuperação depende do grau de exposição, do tempo entre a exposição e o tratamento e da agressividade do tratamento. Os gatos sobreviventes podem se recuperar completamente ou ter doença renal crônica residual. A presença de oligúria, anúria ou convulsões indicam um mau prognóstico.

Aromatizantes Líquidos

Os aromatizantes líquidos podem conter óleos essenciais e detergentes catiônicos. As exposições mais significativas a aromatizantes líquidos em gatos ocorrem quando o produto é espirrado e os animais o lambem para retirá-lo do pelame.[26] Os óleos essenciais dos aromatizantes líquidos podem causar irritação de membranas mucosas e GI, hipersensibilidade e irritação dérmica, e depressão do SNC.[26] Os detergentes catiônicos provocam corrosão local e podem provocar lesões dérmicas e orais, com hipersalivação, anorexia, inflamação ou úlcera oral, disfagia, vômitos (com ou sem sangue), dor e melena. A hipertermia significativa, de até 40°C, pode acompanhar a inflamação oral.[26]

O desenvolvimento dos sinais clínicos pode não ser imediato e em até 12 horas podem transcorrer até que a extensão completa do dano tecidual seja aparente. Úlceras esofágicas e/ou gástricas podem ocorrer.[26] A êmese não deve ser induzida em caso de exposições a substâncias corrosivas; da mesma maneira, o carvão ativado não deve ser administrado. O tratamento de queimaduras mucosas deve incluir analgésicos (p. ex., opioides) conforme necessário, protetores GI (p. ex., pastas de sucralfato) e medidas gerais de suporte.[26] A colocação de uma sonda de gastrostomia pode ser necessária em casos de graves queimaduras orais ou esofágicas.

Objetos Fosforescentes

Os gatos são atraídos por bijuterias fosforescentes (*glo-jewelry*). Esses itens que brilham no escuro são novidades populares vendidas em feiras, parques de diversões e *shows*. Existem bastões (*glo-sticks*) e bijuterias fosforescentes (p. ex., colares e pulseiras). O agente luminescente primário é o dibutil ftalato (*n-butil ftalato*).[26] O dibutil ftalato é um composto de baixa toxicidade (dose letal mediana superior a 8.000 mg/kg em ratos).[27] Os gatos gostam de morder esses bastões ou bijuterias. O gosto extremamente amargo do dibutil ftalato provoca salivação profusa e, às vezes, ânsia ou vômitos.[26] Os sinais ocorrem segundos após o gato morder o objeto. Felizmente, sinais tendem a ser autolimitantes e devem se resolver depois que o gosto amargo do

---

QUADRO 79-1 Preparo da Solução de Etanol a 7%

O "grau alcóolico" é o dobro da % de álcool (p. ex., a vodca de grau alcóolico 80 tem 40% de etanol)

$$\frac{\text{\% ETOH desejada (7\%)}}{\text{\% ETOH da solução estoque}} = \frac{\text{mL necessários da solução disponível de ETOH}}{\text{1L de fluidos}}$$

Exemplo:

$$\frac{\text{7\% solução desejada}}{\text{Vodca a 40\% (grau alcóolico 80)}} = \frac{\text{? mL de solução estoque disponível}}{\text{1L de fluidos}}$$

Assim, 175 mL de vodca a 40% são necessários.
Remover 175 mL de 1 L de fluidos e substituir por 175 mL de vodca a 40% para obter a solução de ETOH a 7%.

ETOH, etanol.

produto passar. Leite ou um alimento altamente palatável (p. ex., atum em lata) pode interromper a reação ao gosto.[26] O gato deve ser colocado em um quarto escuro para visualização e remoção de qualquer substância química que tenha contaminado o seu pelame, prevenindo uma nova exposição por lambedura. Todos os gatos se recuperam com tratamento mínimo.

Permetrina

A permetrina é uma piretrina sintética. As piretrinas e os piretroides se ligam aos canais de sódio nos nervos, fazendo com que continuem abertos e disparem de forma repetitiva.[28] Em insetos, isto provoca paralisia e morte. A exposição à permetrina é comum em gatos. Essa substância é usada em baixas concentrações em muitos xampus, fumigadores e sprays contra pulgas e carrapatos, assim como em muitas formulações de inseticidas domésticos e agrícolas. Os produtos *spot ons* (aprovados apenas para cães) contêm a formulação mais concentrada (45% a 65% de permetrina). A concentração é o fator mais importante na determinação da intoxicação. Os gatos toleram baixas concentrações de piretroides, mas não altas concentrações.[28]

Os gatos que lambem produtos com baixa concentração de permetrina geralmente apresentam reações ao gosto amargo, caracterizadas por hipersalivação, engasgos e, ocasionalmente, vômitos. O enxágue da boca ou o oferecimento de leite, alimento úmidos ou líquidos de uma lata de atum ao gato geralmente ajuda na resolução rápida dos sinais. A intoxicação mais grave é observada quando os produtos concentrados para cães são aplicados topicamente em gatos. Os gatos também podem ser expostos ao lamber ativamente ou ter contato físico próximo com cães recentemente tratados (nas últimas 48 horas).[28]

Os sinais clínicos de intoxicação por permetrina incluem hipersalivação, depressão, contração dos músculos do pavilhão auricular e da face, tremores musculares generalizados, hipertermia, convulsões e, talvez, morte. O aparecimento de sinais clínicos pode ocorrer em algumas horas a até 24 horas após a exposição. A gravidade dos sinais clínicos varia entre cada gato.

A permetrina e seus metabólitos não são armazenados no corpo nem excretados no leite. A permetrina é também rapidamente metabolizada pelo organismo, de modo que não há necessidade de administração de carvão ativado. O tratamento da intoxicação por permetrina é centrado no controle do tremor. O metocarbamol (50 a 150 mg/kg, em IV lenta; ajustando-se a dose conforme necessário) é o medicamento preferido para controlar os tremores. A dose máxima em 24 horas de 330 mg/kg por dia é extrapolada da literatura humana. Os gatos não parecem desenvolver a depressão respiratória e do SNC observada em seres humanos tratados com altas doses de metocarbamol. Na ausência de metocarbamol injetável, a formulação oral pode ser triturada em água e administrada por via retal. Caso o gato apresente convulsões ativas, a administração de diazepam, barbitúricos ou anestésicos inalatórios pode ser necessária. Após o controle dos tremores, os gatos devem ser banhados. Detergentes líquidos para lavagem de louças (p. ex., Dawn®) devem ser usados para banhar todo o gato. Nesses casos, a termorregulação é muito importante. Os gatos com tremores geralmente apresentam hipertermia, com desenvolvimento de hipotermia apenas após o controle dos tremores e o banho. Os gatos hipotérmicos apresentam aumento dos tremores, assim como menor metabolismo da permetrina devido à redução da taxa metabólica.[29] As permetrinas não têm ação tóxica direta sobre o fígado ou os rins, mas a administração IV de fluidos deve ser realizada para proteger os rins da mioglobinúria secundária à rabdomiólise. O prognóstico de gatos com tremores brandos geralmente é bom, mas o tratamento pode ser necessário por até a 24 a 48 horas. Alguns veterinários usam infusões intravenosas de emulsão lipídica com bons resultados.[30]

Referências

1. Toutain PL, Ferran A, Bousquet-Mélou A: Species differences in pharmacokinetics and pharmacodynamics. *Handb Exp Pharmacol* 199:19-48, 2010.

2. McConkey SE, Grant DM, Cribb AE: The role of para-aminophenol in acetaminophen-induced methemoglobinemia in dogs and cats. *J Vet Pharmacol Ther* 32:585-595, 2009.

3. Hall JO: Lilies. In Petersen ME, Talcott PA, editors: *Small animal toxicology*, St Louis, 2006, Elsevier/Saunders, pp 806-811.

4. Rumbeiha WK, Francis JA, Fitzgerald SD, et al: A comprehensive study of Easter lily poisoning in cats. *J Vet Diagn Invest* 16:527-541, 2004.

5. Plumb DC: *Plumb's veterinary drug handbook.* ed 7, Ames, 2011, Wiley-Blackwell.

6. Means C: Insoluble calcium oxalates. In Plumlee KH, editor: *Clinical veterinary toxicology*, St Louis, 2004, Mosby, pp 340-341.

7. Hendrickson RG: Acetaminophen. In Nelson LS, Howland MA, Lewin NA, et al, editors: *Goldfrank's toxicologic emergencies*, ed 9, New York, 2011, McGraw-Hill, pp 483-499.

8. Aaronson LR, Drobatz K: Acetaminophen toxicosis in 17 cats. *J Vet Emerg Crit Care* 6:65-69, 1996.

9. Fisher DJ: Disorders of red blood cells. In Morgan RV, editor: *Handbook of small animal practice*, ed 3, Philadelphia, 1997, Saunders, pp 656-673.

10. Avizeh R, Najafzadeh H, Razijalali M, et al: Evaluation of prophylactic and therapeutic effects of silymarin and N-acetylcysteine in acetaminophen-induced hepatotoxicity in cats. *J Vet Pharmacol Ther* 33:95-99, 2010.

11. Wallace KP, Center SA, Hickford FH, et al: S-adenosyl-L-methionine (SAMe) for the treatment of acetaminophen toxicity in a dog. *J Am Hosp Assoc* 38:246-254, 2002.

12. Kore AM: Toxicology of nonsteroidal anti-inflammatory drugs. *Vet Clin North Am Sm Anim Pract* 20:419-428, 1990.

13. Clive DM, Stoff JS: Renal syndromes associated with non-steroidal anti-inflammatory drugs. *N Engl J Med* 310:563-572, 1984.

14. Merola V, Dunayer E: The 10 most common toxicoses in cats. *Vet Med* 101:339-342, 2006.

15. Sena SF, Kazimi S, Wu AHB: False-positive phencyclidine immunoassay results caused by venlafaxine and O-desmethylvenlafaxine. *Clin Chem* 48:676-677, 2002.

16. Hillyard SG, Barrera-Groba C, Tighe R: Intralipid reverses coma associated with zopiclone and venlafaxine overdose. *Eur J Anaesth* 27:582-583, 2010.

17. Wright HM, Chen AV, Talcott PA, et al: Intravenous fat emulsion as treatment for ivermectin toxicosis in three dogs homozygous for the ABCB1-1Δ gene mutation. *J Vet Emerg Crit Care* 21:666-672, 2011.

18. Fernandez AL, Lee JA, Rahilly L, et al: The use of intravenous lipid emulsion as an antidote in veterinary toxicology. *J Vet Emerg Crit Care* 21:309-320, 2011.

19. Moini H, Packer L, Saris NL: Antioxidant and prooxidant activities of α-lipoic acid and dihydrolipoic acid. *Toxicol Appl Pharmacol* 182:84-90, 2002.

20. Wynn SG, Marsden S: *Manual of natural veterinary medicine: science and tradition.* St Louis, 2002, Mosby, p 236.

21. Hill AS, Werner JA, Rogers QR, et al: Lipoic acid is 10 times more toxic in cats than reported in humans, dogs, or rats. *J Anim Physiol A Anim Nutr* 88:150-156, 2004.

22. Ethylene glycol (HAZARD TEXT® Hazard Management). In Klasco RK, editor: TOMES System, Greenwood Village, Colorado, Thomson Micromedex.

23. Thrall MA, Grauer GF, Mero KN: Clinicopathologic finding in dogs and cats with ethylene glycol intoxication. *J Am Vet Med Assoc* 184:37-41, 1984.

24. Thrall MA, Connally HE, Grauer GF, et al: Ethylene glycol. In Petersen ME, Talcott PA, editors: *Small animal toxicology*, ed 3, St Louis, 2013, Elsevier Saunders, pp 551-567.

25. Connally HE, Thrall MA, Hamar DW: Safety and efficacy of high-dose fomepizole compared with ethanol as therapy for ethylene glycol intoxication in cats. *J Vet Emerg Crit Care* 20:191-206, 2010.

26. Gwaltney-Brant SM: Miscellaneous indoor toxicants. In Petersen ME, Talcott PA, editors: *Small animal toxicology*, ed 3, St Louis, 2013, Elsevier Saunders, pp 291-308.

27. Rosendale ME: Glow jewelry (dibutyl phthalate) ingestion in cats. *Vet Med* 94:703, 1999.

28. Richardson JA: Permethrin spot on toxicoses in cats. *J Vet Emerg Crit Care* 10:103-106, 2000.

29. Meyer EK: Toxicosis in cats erroneously treated with 45 to 65% permethrin products. *J Am Vet Med Assoc* 215:198-203, 1999.

30. Haworth MD, Smart L: Use of intravenous lipid therapy in three cases of feline permethrin toxicosis. *J Vet Emerg Crit Care* 22:697-702, 2012.

Lesão Cerebral Traumática

Adesola Odunayo

DEFINIÇÃO E ETIOLOGIA

A lesão cerebral traumática (LCT) ocorre quando uma força externa provoca danos ao cérebro. Há poucos estudos caso-controlados de avaliação da LCT em pacientes veterinários e a maioria das recomendações para o manejo da LCT é extrapolada da medicina humana. Acredita-se que, em gatos, a LCT seja secundária às lesões de esmagamento, mas outros tipos de trauma, incluindo acidentes veiculares, quedas de grandes alturas e projéteis, podem provocar a LCT.

FISIOPATOLOGIA

As lesões decorrentes da LCT podem ser separadas em lesões primárias e secundárias.[1] A lesão primária ocorre imediatamente devido ao dano mecânico direto. Exemplos de lesões primárias incluem contusões, lacerações, hematomas e lesões axonais difusas. A lesão primária está além do controle do clínico, mas podem ser feitas intervenções para prevenir e tratar a lesão secundária. A lesão secundária ocorre após a lesão primária devido ao aumento da atividade de citocinas inflamatórias, espécies reativas de oxigênio e neurotransmissores excitatórios. Isto pode provocar lesão celular e morte de neurônios. As consequências da lesão secundária incluem aumento da pressão intracraniana (PIC) e alterações da barreira hematoencefálica.[1] Dentre os distúrbios sistêmicos que podem propagar e potencializar a lesão secundária estão a hipotensão, a hipóxia, a hiperglicemia, a hipoglicemia, a hipercapnia, a hipocapnia e a hipertermia.

Pressão de Perfusão Cerebral

A pressão de perfusão cerebral (PPC) é a força que leva o sangue ao cérebro, fornecendo oxigênio e nutrientes. A pressão de perfusão cerebral é o determinante primário do fluxo sanguíneo cerebral (FSC). A pressão de perfusão cerebral é definida como a diferença entre a pressão arterial média (PAM) e a PIC (PPC = PAM − PIC). A PIC elevada é uma complicação comum e foi associada ao risco de morte pela LCT. Segundo a doutrina de Monro-Kellie, o crânio é um compartimento rígido e contém três componentes: cérebro, sangue e líquido cefalorraquidiano. Se o volume de um componente aumentar, o volume de um ou mais dos outros componentes deve diminuir ou haverá elevação de PIC. Caso a PIC aumente além do limite dos mecanismos compensatórios, a perfusão cerebral pode ser comprometida e pode haver isquemia do tecido cerebral.[1] O aumento

grave da PIC desencadeia a resposta isquêmica cerebral, também conhecida como *reflexo de Cushing*. A elevação da PIC reduz a PPC e, consequentemente o FSC, o que, por fim, aumenta os níveis de dióxido de carbono (CO_2). Isto provoca uma resposta do sistema nervoso simpático, que aumenta a elevação da PAM com consequente aumento da PPC. A bradicardia reflexa ocorre de forma independente, em decorrência da PAM elevada. O reflexo de Cushing é caracterizado por uma elevação significativa da pressão arterial e bradicardia concomitante. Isto indica a possível elevação da PIC com risco de morte; desta maneira, uma terapia agressiva torna-se necessária.[1] A pressão intracraniana pode ser mensurada usando sistemas de monitoramento com fibra óptica, embora isto raramente seja realizado em pacientes veterinários.

AVALIAÇÃO INICIAL

Qualquer paciente com LCT deve ser submetido a uma avaliação inicial das alterações que levam à morte. Isto envolve a avaliação dos "ABCs" (vias aéreas, respiração e circulação [do inglês *airway, breathing and circulation*]), conhecida como *pesquisa primária*. A obstrução das vias aéreas pode estar presente em casos de trauma em que há desenvolvimento de hematomas ou hemorragias orais ou laríngeas. A intubação deve ser realizada caso haja dúvida acerca da integridade das vias aéreas. A traqueostomia deve ser considerada em pacientes em que não é possível manter as vias aéreas desobstruídas com uma sonda orotraqueal. As alterações respiratórias não são incomuns em gatos com LCT. Essas alterações são geralmente associadas a lesões concomitantes, como pneumotórax, fratura de costela, contusões pulmonares ou anemia. O animal deve ser colocado no oxigênio e a causa primária da dificuldade respiratória deve ser, se possível, resolvida (p. ex., com toracocentese, analgesia e/ou transfusão de sangue). A ventilação mecânica pode ser indicada em gatos com hipóxia progressiva apesar da suplementação com oxigênio.[2] Os gatos com instabilidade cardiovascular podem apresentar bradicardia, hipotermia, hipotensão, pulsos periféricos fracos e obnubilação. Um cateter periférico deve ser colocado e a terapia com fluidos ou hemoderivados deve ser iniciada para correção do choque hipovolêmico após seu reconhecimento.

Exame Neurológico

O exame neurológico deve ser realizado assim que o animal for considerado estável. O exame inclui a avaliação do nível de consciência, o padrão respiratório, o tamanho e a capacidade de resposta das pupilas, a posição e os movimentos oculares e a presença de resposta motora.[1] O uso da escala modificada de coma de Glasgow (MGCS) foi proposto em cães com LCT e é realizado em gatos, mas sem validação científica (Tabela 80-1).[3] Acredita-se que a MGCS seja mais bem empregada como uma avaliação objetiva da progressão da doença neurológica, em vez de um indicador prognóstico inicial.[3] A MGCS geralmente é avaliada com frequência (a cada 4 a 8 horas) no gato hospitalizado para monitorar a progressão ou a resolução da doença.

Os gatos podem apresentar diversos níveis de consciência. Os gatos comatosos provavelmente têm lesão cerebral global e prognóstico reservado com base no que é observado em pacientes humanos.[1] O tamanho da pupila deve ser avaliado, assim como a resposta à luz. É importante avaliar os olhos quanto à presença concomitante de lesão ocular (p. ex., úlceras de córnea), que pode interferir na interpretação do reflexo pupilar à luz. A miose indica lesão difusa no prosencéfalo, enquanto a midríase pode indicar hérniação cerebral. As pupilas fixas, não responsivas e de tamanho médio são geralmente observadas em casos de herniação cerebelar e são associadas a mau prognóstico em pacientes humanos.

DIAGNÓSTICO

O diagnóstico é baseado nas alterações à anamnese e ao exame físico. As radiografias de crânio podem revelar fraturas, embora forneçam poucas informações acerca da gravidade da lesão cerebral. A tomografia computadorizada (TC) é considerada o padrão de atendimento em pacientes humanos e pode ser usada em gatos para detecção de fraturas e hemorragia aguda.[1] A ressonância magnética (RM) é mais cara e demorada, mas pode trazer mais informações relevantes ao prognóstico.[1] Os gatos que precisam de TC ou RM devem estar hemodinamicamente estáveis antes da anestesia geral. Em alguns casos, os gatos que apresentam obnubilação ou coma podem ser submetidos à TC de crânio (um procedimento rápido), gerando informações importantes.

RECOMENDAÇÕES TERAPÊUTICAS

As recomendações terapêuticas são geralmente divididas em terapia extracraniana e intracraniana. A terapia extracraniana inicial é realizada para assegurar a estabilidade do paciente e a terapia intracraniana é feita logo a seguir (ou concomitantemente em alguns casos).[1]

Terapia Extracraniana

As recomendações extracranianas incluem a manutenção do volume intravascular, da oxigenação e da ventilação adequada e a analgesia.

A maximização da PAM maximiza a PPC em gatos, reduzindo o risco de isquemia cerebral (PPC = PAM − PIC). A pressão arterial do paciente deve ser aferida assim que possível e monitorada com cuidado para identificação da hipotensão. A hipotensão foi identificada como causa primária de mortalidade em pacientes humanos com LCT.[4] Após sua detecção, a hipotensão deve ser corrigida com fluidoterapia (p. ex., cristaloides,

Tabela 80-1	Pontuação na Escala Modificada de Coma de Glasgow e Prognóstico Sugerido
Descrição	**Pontuação na MGCS**
Atividade Motora	
Marcha normal, reflexos medulares normais	6
Hemiparesia, tetraparesia ou atividade de descerebração	5
Em decúbito, rigidez extensora intermitente	4
Em decúbito, rigidez extensora constante	3
Em decúbito, rigidez extensora constante com opistótono	2
Em decúbito, hipotonia de músculos, reflexos espinhais deprimidos ou ausentes	1
Reflexos do Tronco Cerebral	
Reflexos pupilares à luz e reflexos oculocefálicos normais	6
Reflexos pupilares à luz lentos e reflexos oculocefálicos normais a reduzidos	5
Miose bilateral não responsiva com reflexos oculocefálicos normais a reduzidos	4
Pupilas puntiformes com reflexos oculocefálicos reduzidos a ausentes	3
Midríase unilateral e não responsiva com reflexos oculocefálicos reduzidos a ausentes	2
Midríase bilateral e não responsiva com reflexos oculocefálicos reduzidos a ausentes	1
Nível de Consciência	
Períodos ocasionais alerta e responsivo ao ambiente	6
Depressão ou delírio, capaz de responder, mas a resposta pode ser inapropriada	5
Semicomatoso, responsivo a estímulos visuais	4
Semicomatoso, responsivo a estímulos auditivos	3
Semicomatoso, responsivo apenas a estímulos nocivos repetidos	2
Comatoso, não responsivo a estímulos nocivos repetidos	1
Prognóstico Sugerido	
Grave	3 a 8
Reservado	9 a 14
Bom	15 a 18

MGCS, Escala modificada de coma de Glasgow.

coloides naturais e artificiais ou hemoderivados). Os cristaloides isotônicos devem ser rapidamente administrados em dose de 10 a 15 mL/kg por 10 a 15 minutos com um cateter periférico calibroso (calibre de 18 a 20 Gauge). Essa dose pode ser repetida até a dose de choque (45 a 60 mL/kg) na ausência de evidências de melhora da perfusão tecidual (p. ex., normalização da frequência cardíaca, da qualidade do pulso, da coloração das membranas mucosas e da pressão arterial) após a administração em bólus. A administração de hemoderivados (p. ex., concentrado de hemácias e sangue total) pode ser considerada em gatos com sinais clínicos significativos associados à hemorragia. A salina hipertônica, um cristaloide que promove a movimentação de fluido do espaço intersticial e intracelular para o espaço intravascular, geralmente é recomendada para a ressuscitação de pacientes com LCT.[5] A ação da salina hipertônica é rápida e seus efeitos são imediatos, mas transientes (com duração de apenas 30 a 60 minutos). Também provoca a saída de fluido do tecido cerebral, além de ajudar na redução da PIC. Em pacientes humanos, acredita-se que a salina hipertônica seja tão eficaz quanto o manitol no tratamento da PIC elevada.[6] A salina hipertônica (4 a 6 mL/kg de cloreto de sódio a 7,5% por 10 minutos) deve ser administrada concomitantemente a um cristaloide isotônico quando usada na ressuscitação.

Como já mencionado, a hipóxia contribui para o desenvolvimento da lesão secundária na LCT. A hipóxia pode ser avaliada por gasometria arterial (a pressão arterial parcial de oxigênio [PaO_2] deve ser superior a 80 mmHg) ou, de forma mais conveniente, por oximetria de pulso. As leituras da oximetria de pulso (saturação de oxigênio periférico [SpO_2]) superiores a 95% são consideradas normais e correlacionadas à PaO_2 de 80 mmHg. A terapia com oxigênio deve ser indicada caso o valor de SpO_2 seja inferior a 95% (ou PaO_2 inferior a 80 mmHg). O oxigênio pode ser administrado por máscara facial, tenda ou câmara de oxigênio. Recomenda-se evitar o uso de tubos ou cânulas nasais, ou cateteres transtraqueais de oxigênio, já que podem causar espirros ou tosse e, assim, elevar a PIC.

A ventilação deve também ser monitorada com cuidado em gatos com LCT. A pressão arterial parcial de dióxido de carbono ($PaCO_2$) é o principal determinante do FSC, pois regula o diâmetro dos vasos sanguíneos cerebrais. A hipercapnia provoca vasodilatação dos vasos cerebrais, o que aumenta o fluxo sanguíneo. Isto pode levar, por fim, ao aumento da PIC. A hipocapnia (causada pela hiperventilação) provoca vasoconstrição, o que reduz a PIC. No entanto, a vasoconstrição excessiva pode causar isquemia cerebral. A gasometria arterial é a forma mais eficaz de monitoramento dos níveis de $PaCO_2$, mas a gasometria venosa também pode ser usada. A mensuração de dióxido de carbono expirado ($EtCO_2$) pode ser usada em pacientes intubados e, geralmente, é 5 mmHg inferior à $PaCO_2$. Nos pacientes com LCT, o ideal é manter os níveis de CO_2 entre 35 e 45 mmHg. A hiperventilação agressiva pode ser considerada em pacientes com descompensação aguda da condição neurológica.

Os gatos com LCT devem receber analgésicos, já que a dor não tratada pode ter consequências significativas.[7] Os opioides são o pilar da analgesia na LCT devido à sua ausência de efeitos cardiovasculares adversos e capacidade de reversão. O fentanil pode ser administrado como taxa de infusão contínua em 3 a

5 µg/kg/hora após a administração de um bólus inicial (3 a 5 µg/kg). Outros agonistas mi puros também podem ser administrados (p. ex., morfina, hidromorfona, oximorfona e metadona). O agonista mi parcial buprenorfina pode ser administrado (0,01 a 0,03 mg/kg, a cada 8 horas, por via intravenosa [IV]), embora seja mais difícil de reverter com naloxona em caso de alterações rápidas da condição neurológica ou parada cardíaca.[1] A temperatura corpórea deve ser monitorada com frequência (desde que não estresse o gato) para prevenção ou tratamento da hipertermia que pode se desenvolver, principalmente em animais colocados em incubadoras ou gaiolas de oxigênio.

Terapia Intracraniana

Os objetivos da terapia intracraniana incluem a redução do aumento da PIC e a maximização da PPC. O aumento da PIC pode ser reduzido pela minimização da obstrução à drenagem venosa. Isto é realizado colocando a cabeça e o tórax do paciente em um ângulo elevado em relação à horizontal (15° a 30°), geralmente em uma prancha. Todo o tórax deve ser incluído na prancha, impedindo o dobramento do pescoço e a oclusão venosa. A colocação de cateteres jugular e a punção venosa jugular devem ser evitadas pelo mesmo motivo.

Em caso de suspeita de elevação da PIC com base na presença do reflexo de Cushing ou deterioração aguda do estado geral do paciente, a terapia hiperosmolar deve ser iniciada. As opções para a terapia hiperosmolar incluem o manitol e a salina hipertônica. O manitol reduz imediatamente a viscosidade do sangue e provoca efeitos osmóticos cerca de 15 a 30 minutos após a administração.[1] O manitol deve ser administrado em dose de 0,5 a 1,5 g/kg, IV, por 15 a 20 minutos. O uso de rotina de furosemida após a administração de manitol não é mais recomendado em pacientes humanos com LCT.[8] A furosemida pode provocar ou piorar a hipovolemia devido a seus efeitos diuréticos, o que pode diminuir a PPC. A salina hipertônica (4 a 6 mL/kg de cloreto de sódio a 7,5% por 10 minutos) também pode ser usada em vez do manitol como agente hiperosmolar em pacientes com suspeita de PIC elevada.

Outras Terapias de Suporte

A terapia anticonvulsivante deve ser iniciada assim que o paciente com LCT tiver uma convulsão. Isto porque a atividade convulsiva provoca hipertermia, hipóxia e edema cerebral, que exacerbam a elevação da PIC.[1] O diazepam ou o midazolam deve ser usado para interromper quaisquer convulsões em andamento. O fenobarbital deve ser administrado para prevenção de futuras convulsões em dose de ataque de 16 a 20 mg/kg dividida por 1 a 24 horas, IV ou por via oral (VO). A dose de manutenção de 2 mg/kg a cada 12 horas, IV ou VO deve ser continuada. O levetiracetam também pode ser usado em gatos em dose de 16 mg/kg a cada 8 horas IV ou VO.

O suporte nutricional deve ser logo considerado para promoção da cicatrização, manutenção da integridade da mucosa gastrintestinal (GI) e redução dos riscos de translocação bacteriana GI. A colocação de tubos de esofagostomia sob anestesia geral após a estabilização do animal pode ser realizada com compressão mínima da região cervical. O uso de sondas nasoe-sofágicas ou nasogástricas deve ser evitado até que o paciente esteja estável, porque a estimulação nasal pode provocar espirros, que podem aumentar a PIC. A nutrição parenteral parcial ou total também pode ser iniciada caso haja dificuldade de fornecimento da nutrição enteral.

Os níveis de eletrólitos devem ser monitorados com frequência e suplementados conforme necessário. Atenção especial deve ser dada à glicemia, já que a hiperglicemia foi associada à má progressão da lesão em pacientes humanos.[9] A hiperglice-mia também foi associada à gravidade do trauma cefálico em gatos.[10] A hiperglicemia pode potencializar a lesão neurológica, e a hiperglicemia iatrogênica (secundária à administração de glicocorticoide ou soluções de dextrose) deve ser evitada em gatos com LCT.[10] A hipoglicemia deve ser tratada por meio da suplementação com dextrose nos fluidos IV e a glicemia deve ser monitorada com cuidado para prevenção do desenvolvi-mento de hiperglicemia.

O uso de rotina de corticosteroides não é recomendado em gatos com LCT. Os corticosteroides aumentam a mortalida-de de pacientes humanos com LCT porque são associados à hiperglicemia, à imunossupressão, ao retardo da cicatrização de feridas e às úlceras gástricas.[4,11]

O tratamento do paciente também deve incluir o estímulo à micção ou a colocação de uma sonda vesical permanente. A mudança de posição do paciente deve ser realizada com frequência para prevenção do desenvolvimento de queimaduras por urina, atelectasia e úlceras por pressão. Os sítios de punção intravenosa devem ser diariamente monitorados e os cateteres devem ser removidos quando não estiverem em uso para eli-minação de focos de infecção.

INTERVENÇÃO CIRÚRGICA

A cirurgia raramente é realizada em gatos com LCT, já que muitos respondem à terapia de suporte. As indicações para intervenção cirúrgica incluem a presença de fratura craniana aberta ou deprimida, hemorragia contínua, presença de corpo estranho ou declínio da condição neurológica apesar da terapia medicamentosa adequada.[1]

PROGNÓSTICO

Não há dados acerca do prognóstico de gatos com LCT na literatura veterinária. No entanto, muitos gatos têm uma tre-menda capacidade de compensação da perda de tecido funcional cerebral. O estabelecimento preciso do prognóstico é impor-tante para evitar as interpretações excessivamente negativas da aparência inicial do gato, já muitos se recuperam e apresentam função neurológica aceitável.[1]

Referências

1. Sande A, West C: Traumatic brain injury: a review of pathophysiology and management. *J Vet Emerg Crit Care* 20(2):177-190, 2010.
2. Vassilev E, McMichael ML: An overview of positive pressure ventilation. *J Vet Emerg Crit Care* 14(1):15-21, 2004.
3. Platt SR, Radaelli ST, McDonnell JJ: The prognostic value of the modified Glasgow coma scale in head trauma in dogs. *J Vet Intern Med* 15(6):581-584, 2001.
4. Ghajar J: Traumatic brain injury. *Lancet* 356(9233):923-929, 2000.
5. Rickard AC, Smith JE, Newell P, et al: Salt or sugar for your injured brain? A meta-analysis of randomised controlled trials of mannitol versus hypertonic sodium solutions to manage raised intracranial pressure in traumatic brain injury. *Emerg Med J* 8:679-683, 2014.
6. Junger WG, Rhind SG, Rizoli SB, et al: Pre-hospital hypertonic saline resuscitation attenuates the activation and promotes apop-tosis of neutrophils in patients with severe traumatic brain injury. *Shock* 40:366-374, 2013.
7. Vainionpää MH, Raekallio MR, Junnila JJ, et al: A comparison of thermographic imaging, phy-sical examination and modified questionnaire as an instrument to assess painful conditions in cats. *J Feline Med Surg* 15(2):124-131, 2013.
8. Bratton SL, Chestnut RM, Ghajar J, et al: Gui-delines for the management of severe traumatic brain injury. II. Hyperosmolar therapy. *J Neuro-trauma* 24(Suppl 1):S14-S20, 2007.
9. Salim A, Hadjizacharia P, Dubose J, et al: Persistent hyperglycemia in severe traumatic brain injury: an independent predictor of out-come. *Am Surg* 75(1):25-29, 2009.
10. Syring RS, Otto CM, Drobatz KJ: Hyper-glycemia in dogs and cats with head trauma: 122 cases 1997-1999. *J Am Vet Med Assoc* 218(7):1124-1129, 2001.
11. Alderson P, Roberts I: Corticosteroids for acute traumatic brain injury. *Cochrane Database Syst Rev*(1):CD000196, 2005.

Piotórax

Adesola Odunayo

DEFINIÇÃO E ETIOLOGIA

O *piotórax* é definido como o acúmulo de uma efusão séptica e purulenta no espaço pleural. O espaço pleural é um espaço potencial entre os pulmões, o mediastino, o diafragma e a parede torácica. Os fatores de risco associados ao desenvolvimento de piotórax em gatos incluem a presença de múltiplos gatos no ambiente e a idade (p. ex., o risco é maior em gatos mais jovens).[1] A idade média dos gatos com piotórax é de 4 a 6 anos, embora gatos de qualquer idade possam ser acometidos. Predisposições raciais ou sexuais não foram identificadas, na espécie.[2]

A identificação da etiologia do piotórax geralmente é difícil devido ao caráter crônico da doença. No momento em que a maioria dos gatos desenvolve sinais clínicos, a detecção da causa primária da doença geralmente é difícil. Fontes bacterianas propostas incluem feridas por mordedura no tórax; migração de corpos estranhos (p. ex., espinhos de gramíneas); perfuração de esôfago, traqueia ou brônquios; pneumonia bacteriana; migração aberrante de larvas de *Cuterebra*; ou iatrogênicas, após a toracocentese ou toracotomia. Foi sugerido que a fonte mais provável de bactérias associadas ao piotórax felino é a aspiração da microbiota orofaríngea até os pulmões.[3] O desenvolvimento de pneumonia e a extensão da infecção ao espaço pleural subsequentemente levam ao piotórax.[3]

A infecção nos casos de piotórax felino é geralmente polimicrobiana e similares à microbiota orofaríngea felina normal. Exemplos de isolados comuns incluem *Bacteroides* spp., *Clostridium* spp., *Streptococcus* spp., *Mycoplasma* spp. e *Pasteurella* spp. Menos de 20% dos gatos apresentam infecções causadas por bactérias não associadas à orofaringe (incluindo *Escherichia coli*, *Salmonella* spp., *Klebsiella* spp., *Pseudomonas* spp. e *Nocardia* spp.). As causas fúngicas de piotórax são raras.[3]

SINAIS CLÍNICOS

A progressão do piotórax em gatos pode ser muito sutil e o reconhecimento dos sinais clínicos pelos tutores pode levar semanas a meses.[2] Esse dado é sustentado pela presença de tecido de granulação e aderências na pleura. Muitos gatos compensam o desenvolvimento gradual da doença respiratória por meio da redução da atividade e tais sinais podem não ser percebidos pelos tutores. Em um estudo foi observado que menos de 40% dos tutores notaram sinais de comprometimento respiratório

em seus gatos.[3] Quando os sinais clínicos de doença respiratória são observados pelos tutores, acredita-se que as reservas respiratórias sejam mínimas.[2]

Os gatos com piotórax podem ter histórico recente de ferida por mordedura ou um ferimento externo, embora apenas 14,5% dos gatos de um estudo apresentassem feridas ou histórico de lesões.[1] Os sinais clínicos mais comuns associados ao piotórax em gatos em ordem de frequência incluem anorexia ou hiporexia, letargia e desconforto respiratório.[1,3] Os gatos com efusão pleural geralmente apresentam padrão respiratório restritivo caracterizado por aumento da frequência e do esforço respiratório, assim como excursões torácicas rápidas e superficiais.[2] Sons pulmonares baixos no aspecto ventral do tórax são observados por meio da ausculta. Os sons cardíacos também podem ser abafados. Os gatos podem apresentar febre, embora aqueles que foram tratados com antibióticos antes da apresentação possam ser afebris.[4] A hipotermia foi relatada em gatos com piotórax e associada a mau prognóstico devido à possibilidade de sepse grave e choque séptico.[1,2] Outros sinais clínicos incluem hipersalivação, desidratação, perda de peso, sinais de dor e corrimento ocular e nasal.[1,3,4]

DIAGNÓSTICO

O diagnóstico definitivo do piotórax felino geralmente envolve a combinação de técnicas de diagnóstico por imagem do tórax, toracocentese, citologia e cultura e antibiograma de micro-organismos aeróbicos e anaeróbicos.

Toracocentese

A toracocentese com agulha deve ser realizada em qualquer gato com suspeita de efusão pleural com base no exame físico (padrão respiratório curto e superficial, ausência de sons pulmonares no tórax ventral) ou na presença de derrame pleural em radiografias ou ultrassonografias torácicas. A realização da toracocentese antes da radiografia reduz a probabilidade de o paciente descompensar durante o exame. A remoção do líquido também permite a melhor visualização radiográfica dos campos pulmonares para identificação de pneumonia, abscessos ou nódulos fúngicos/neoplásicos. A toracocentese também facilita o diagnóstico do piotórax por meio da avaliação microscópica do líquido e da realização de cultura e antibiograma.

A toracocentese deve ser realizada com orientação ultrassonográfica, embora possa ser realizada às cegas com sucesso em caso de indisponibilidade da ultrassonografia. Um cateter intravenoso (IV) deve ser colocado se o gato estiver estável. Isto permitirá o acesso venoso imediato em caso de complicações durante o procedimento ou se houver necessidade de sedação. Muitos gatos toleram a toracocentese sem sedação, embora o butorfanol (0,2 a 0,4 mg/kg, IV, por via intramuscular [IM] ou subcutânea [SC]) possa ser administrado a gatos ansiosos ou agressivos. O midazolam (0,1 a 0,3 mg/kg, IV, IM ou SC) também pode ser usado junto com o butorfanol, embora possa causar excitação em alguns gatos. O creme de mistura eutética de anestésico local (EMLA) (lidocaína/prilocaína) também pode ser aplicado ao sítio de toracocentese para realização de anestesia tópica. A toracocentese geralmente é realizada em decúbito esternal, embora possa ser feita com sucesso em decúbito lateral caso a colocação do animal em decúbito esternal não seja possível. O terço médio (dorsoventral) da cavidade torácica deve ser tricotomizado e preparado de forma asséptica entre o sexto e o nono espaço intercostal. Um cateter tipo borboleta (calibre 19 ou 21), uma torneira de três vias e uma seringa são usados para facilitar a drenagem. Devido à natureza exsudativa da maioria das efusões do piotórax, as agulhas de calibre maior tendem a ser mais eficazes. A agulha deve ser inserida cranial à costela ou no espaço intercostal. A laceração de vasos e nervos intercostais localizados nas margens caudais da costela deve ser evitada.

O líquido associado à maioria dos casos de piotórax geralmente é localizado em pequenas cavidades no espaço pleural e pode não fluir livremente. Além disso, tampões de fibrina podem obstruir a agulha e dificultar a drenagem da cavidade pleural. O uso da ultrassonografia facilita a identificação das bolsas de líquido e, consequentemente, a drenagem da cavidade torácica.[4] No entanto, o tórax pode não ser completamente drenado por meio da toracocentese com agulha. Em muitos casos, a remoção de apenas uma pequena quantidade do líquido existente pode melhorar muito a respiração do paciente. Amostras do líquido coletado devem ser enviadas para análise por citologia e cultura de aeróbios e anaeróbios. O uso da mensuração de glicose e lactato foi descrito em gatos com efusão abdominal séptica, embora atualmente sua utilização na efusão torácica seja desconhecida.[5] Em animais com efusão abdominal séptica, a concentração de glicose de 20 mg/dL (1,1 mmol/L), com menor concentração de glicose na efusão abdominal do que no sangue periférico, é muito sugestiva de efusão séptica. A concentração de lactato nas efusões sépticas abdominais geralmente é maior do que no sangue periférico.[5]

Análise do Líquido, Citologia e Cultura

O líquido obtido geralmente é turvo e tem odor desagradável (que tende a indicar uma infecção anaeróbia). O líquido associado ao piotórax felino geralmente é um exsudato (com concentração de proteína superior a 3 g/dL e contagem de células nucleadas totais superior a 7.000/µL). Os neutrófilos (geralmente degenerados) são os tipos celulares mais observados. A citologia e a coloração de Gram (se disponível) devem ser realizadas em todas as amostras de líquido pleural para identificação da presença e da morfologia de bactérias ou outros agentes infecciosos. A infecção geralmente é polimicrobiana e evidências de agentes infecciosos fagocitados por células inflamatórias podem ser observadas. É importante lembrar que os agentes

infecciosos podem não ser observados em casos nos quais a antibioticoterapia foi instituída antes da avaliação do líquido. As bactérias que não incorporam colorações (p. ex., *Mycoplasma* spp.) também podem dificultar a identificação microscópica.[2]

A coloração ácido-álcool resistente pode ser usada na diferenciação de *Nocardia* spp. de *Actinomyces* spp. e *Filifactor* spp., já que *Nocardia* spp. é parcialmente ácido-álcool resistente.[2] As colorações modificadas de Wright-Giemsa (p. ex., Diff-Quik®) são comumente utilizadas na prática clínica e têm a vantagem de serem rápidas. Qualquer combinação de bactérias filamentosas, cocos e bastonetes pode ser observada.[2]

As amostras também devem ser enviadas em recipiente estéril a um laboratório de referência para realização de cultura e antibiograma para aeróbios e anaeróbios. Recipientes especiais para micro-organismos anaeróbios devem ser usados para eliminação do oxigênio da amostra, já que, caso contrário, o resultado da cultura anaeróbia pode ser falso-negativo.[2,6] Deve-se ter cuidado especial para assegurar a manipulação adequada da amostra de líquido para cultura anaeróbia, porque esses micro-organismos compreendem uma grande porcentagem das bactérias identificadas nos casos de piotórax felino.[6,7]

Técnicas de Diagnóstico por Imagem do Tórax

As radiografias torácicas auxiliam na confirmação da presença de efusão pleural; no entanto, as radiografias devem ser realizadas (ou repetidas) após a toracocentese para detecção de doenças primárias (ou secundárias) no espaço pleural e no parênquima pulmonar. Dentre essas doenças, incluem-se abscessos, granulomas, pneumonias ou nódulos pulmonares. A ultrassonografia torácica é usada na identificação da presença de efusão pleural e também pode ser utilizada na detecção de abscessos pulmonares. Imagens transversais do tórax, como as obtidas por tomografia computadorizada, também podem ser usadas (de preferência após a toracocentese) na identificação de abscessos e massas.

Exames de Patologia Clínica

O hemograma completo, a bioquímica sérica, os exames para detecção da infecção pelo vírus da leucemia felina e vírus da imunodeficiência felina e a urinálise devem ser realizados em todos os gatos com piotórax. Esses exames diagnósticos auxiliam o tratamento do piotórax. O hemograma completo geralmente revela leucocitose com desvio à esquerda regenerativo.[1] Nos casos mais graves, pode haver desvio à esquerda degenerativo ou leucopenia. Os gatos também podem apresentar anemia, geralmente associada à doença inflamatória.[8] Pode-se observar pela bioquímica sérica, hipoalbuminemia, hipocalcemia, hiponatremia, hipocloremia ou hiperbilirrubinemia.[1] Proteinúria (pré-renal) e baixa densidade específica da urina podem ser observadas na análise de urina, presumivelmente pelo diabetes insípidus nefrogênico.

TRATAMENTO

O tratamento de gatos com piotórax geralmente é composto por drenagem torácica com drenos de toracostomia, antibióticos, fluidoterapia, analgesia e suplementação com oxigênio. Em algumas circunstâncias, a exploração cirúrgica do tórax com lavado pode ser realizada.

Estabilização Cardiovascular e Respiratória

Os gatos com piotórax podem apresentar sinais de comprometimento hemodinâmico devido ao choque séptico ou à hipovolemia. Em um estudo, 32 de 80 gatos com piotórax foram classificados com sepse ou síndrome de resposta inflamatória sistêmica.[1] Os sinais associados à instabilidade cardiovascular em gatos podem incluir bradicardia, hipotermia, hipotensão, redução dos pulsos periféricos, extremidades frias e/ou obnubilação. A concentração sérica de lactato também pode estar elevada. Os gatos com suspeita de hipovolemia devem ser ativamente ressuscitados. A ressuscitação deve incluir o aquecimento ativo concomitante em gatos hipotérmicos. Um cateter periférico calibroso deve ser colocado para ressuscitação com fluido. Os gatos devem ser ressuscitados com cristaloides isotônicos, como cloreto de sódio a 0,9%, Ringer lactato ou Normosol-R® (10 a 15 mL/kg, IV). Esse volume deve ser administrado por 10 a 15 minutos. O gato deve ser reavaliado quanto à resposta à fluidoterapia e o bólus de fluido pode ser repetido até o máximo de 45 a 60 mL/kg, IV, nos casos em que a resposta ao tratamento foi ruim ou insuficiente.

Os gatos com desconforto respiratório notório devem ser submetidos imediatamente à toracocentese, que é terapêutica e diagnóstica. A toracocentese geralmente é recomendada antes da obtenção de radiografias torácicas.

Antibioticoterapia

A antibioticoterapia deve ser iniciada assim que o piotórax é suspeito (com base na anamnese e nos sinais clínicos, assim como na obtenção de material purulento à toracocentese) ou diagnosticado. Em estudos conduzidos com seres humanos, sugeriu-se que a intervenção precoce com antibióticos diminui a morbidade e mortalidade e recomendou-se a instituição da antibioticoterapia de amplo espectro na primeira hora após o diagnóstico de sepse.[9] A terapia inicial geralmente é empírica e deve ser baseada na citologia do líquido. Os primeiros antimicrobianos empiricamente escolhidos devem ser eficazes contra anaeróbios obrigatórios e facultativos e bactérias geralmente associadas à microbiota orofaríngea. O tratamento deve, então, ser ajustado após a liberação dos resultados de cultura e antibiograma. No início do tratamento, os antibióticos devem ser administrados por via IV para assegurar a obtenção de concentrações séricas terapêuticas. A administração oral de antibióticos pode ser iniciada quando o paciente estiver estável, começar a mostrar sinais de resposta à terapia e, de preferência, comendo e bebendo bem. Na Tabela 81-1 está apresentada a antibioticoterapia parenteral recomendada a gatos com piotórax.[10] O uso de antibióticos intrapleurais é controverso e acredita-se que não ofereça mais benefícios do que a administração IV.[11] A administração oral deve ser iniciada quando adequada e a antibioticoterapia deve ser mantida por pelo menos 4 a 6 semanas.[10]

Drenagem Torácica

A colocação de drenos de toracostomia de permanência é considerada a terapia padrão do piotórax em gatos. Esses drenos são, geralmente, fáceis de colocar, bem tolerados e permitem a drenagem superior do espaço pleural em comparação à toracocentese intermitente com agulha.[10] Drenos torácicos bilaterais são recomendados na presença de efusão bilateral. Gatos com piotórax apresentam mais comumente efusão bilateral.[3,4] A toracocentese com agulha deve ser realizada antes da colocação

Tabela 81-1	**Antibióticos Parenterais Recomendados ao Tratamento do Piotórax em Gatos**	
Fármaco	**Dosagem**	**Observações**
Ampicilina/sulbactam	15 a 30 mg/kg, IV, a cada 6 a 8 horas	Pode ser usada como monoterapia
Clindamicina	10 a 15 mg/kg, IV, a cada 12 horas	Ineficaz contra *Pasteurella* spp. Pode ser combinada à penicilina G ou a uma aminopenicilina, embora possa haver antagonismo
Ampicilina	20 a 40 mg/kg, IV, a cada 6 a 8 horas	Pode ser usada como monoterapia Também pode ser usada combinada ao metronidazol
Metronidazol	10 a 15 mg/kg, IV, a cada 12 horas	Geralmente combinado a outros antibióticos
Amicacina	10 a 15 mg/kg, IV, a cada 24 horas	Uso com cautela, pode causar toxicidade renal Má penetração do espaço pleural Pouco usada como monoterapia
Enrofloxacina	5 mg/kg, IM, a cada 24 horas	Pode ser combinada a uma aminopenicilina Pode causar toxicidade retiniana em gatos, principalmente se usada IV em doses superiores a 5 mg/kg/dia
Penicilina G potássica/sódica	20.000 a 40.000 Unidades Internacionais/kg, IV, a cada 6 horas	Pode ser usada como monoterapia Também pode ser combinada ao metronidazol

IM, Via intramuscular; *IV*, via intravenosa.

QUADRO 81-1 Colocação de Dreno de Toracostomia em Gatos

1. A maioria dos drenos de toracostomia é colocada sob anestesia geral. No entanto, drenos de diâmetro pequeno podem ser colocados com a técnica de Seldinger, sem necessidade de anestesia geral em gatos calmos.
2. Toda a parede torácica lateral deve ser tricotomizada e preparada de forma asséptica.
3. Deve-se pedir para o assistente tracionar a pele da parede torácica lateral em direção cranial e ventral. Isto ajuda a criar um túnel subcutâneo para o dreno torácico. O túnel subcutâneo auxilia a prevenção do desenvolvimento de pneumotórax iatrogênico em caso de remoção acidental do dreno.
4. Considerar a utilização de um bloqueio local no local de inserção do dreno ou a realização de bloqueio paravertebral.
5. Escolher um dreno torácico, que pode ser de silicone, um dreno com trocater ou um cateter de borracha vermelha.
6. Mensurar o dreno do sítio de entrada ao quinto espaço intercostal.

Em caso de utilização de trocater, deve-se seguir para as etapas 7 a 11. Ao usar um cateter de borracha vermelha ou dreno de silicone, deve-se iniciar pela etapa 12.

7. Puxar a pele no aspecto dorsal do décimo espaço intercostal e realizar uma pequena incisão com o bisturi para passagem do dreno.
8. Inserir o trocater pela incisão cutânea e passá-lo pelo subcutâneo em direção cranial.
9. Quando a ponta do trocater estiver no sétimo espaço intercostal, direcionar o trocater perpendicularmente à parede torácica e empurrar firmemente até que ocorra a penetração do dreno no espaço pleural. Usar a mão não dominante para segurar o dreno à altura da pele, para que possa controlar a entrada do dreno no espaço pleural.
10. Quando o trocater estiver no tórax, empurrar o dreno em direção cranial e ventral, enquanto o assistente solta a pele.
11. Após o assistente soltar a pele, fechar imediatamente a ponta do dreno e iniciar a drenagem do tórax ao mesmo tempo que prende o dreno.

Em caso de uso de um cateter de borracha vermelha ou dreno de silicone, realizar as etapas 12 a 15.

12. Fazer uma incisão na pele entre o sétimo e o nono espaço intercostal.
13. Fazer uma dissecção romba da fáscia subcutânea e dos músculos intercostais com uma pinça hemostática até entrar no espaço pleural.
14. Inserir o cateter de borracha vermelha pelas extremidades abertas da pinça hemostática até a cavidade pleural e direcioná-lo cranioventralmente, de modo que a ponta fique no quinto espaço intercostal.
15. O assistente deve soltar a pele, fechar imediatamente a ponta do dreno e continuar a drenagem do tórax ao mesmo tempo que fixa o dreno.

Adaptado de Hackett TB, Mazzaferro EM: *Veterinary emergency and critical care procedures*, ed 2, Oxford, 2012, Wiley-Blackwell.

do dreno de toracostomia para redução dos riscos de complicações associadas à oxigenação e à ventilação. O gato deve ser submetido à anestesia geral, intubado e as técnicas padrões devem ser seguidas para colocação do dreno (Quadro 81-1).[10] Após a colocação, radiografias devem ser obtidas para avaliação da posição do dreno e detecção de possíveis complicações. As complicações associadas à colocação do dreno de toracostomia incluem pneumotórax, posicionamento incorreto impossibilitando a drenagem, dobramento do dreno e formação de abscesso no local de inserção do dreno.[10] Os drenos de toracostomia de permanência podem ter sucção contínua com selo d'água ou sucção intermitente. Os dois métodos são eficazes para a drenagem torácica. Os drenos de toracostomia podem ser lavados para facilitar a drenagem, prevenir sua obstrução e retirar fragmentos da pleura. A lavagem também pode ajudar a identificação de falhas de drenagem do tórax em caso de recuperação de menos de 75% do volume instilado.[10] A lavagem pode ser realizada com cloreto de sódio a 0,9% em temperatura corpórea a cada 4 horas pelas primeiras 24 a 48 horas e, a seguir, a cada 8 a 12 horas. Recomenda-se o uso de 10 a 25 mL/kg por lavado.[3,10] É importante registrar o volume instilado e aspirado de líquido e o procedimento deve ser repetido no outro dreno em caso de colocação de dois drenos de toracostomia. A hipocalemia foi descrita como possível complicação do procedimento de lavagem da cavidade torácica.[3] O(s) dreno(s) de toracostomia deve(m) ser removido(s) em caso de diminuição do volume da efusão para 2 mL/kg/dia ou menos, resolução citológica da infecção e aparência mais serossanguinolenta do que purulenta do líquido. A duração mediana da drenagem torácica é de 5 a 6 dias.[10]

O uso de fibrinolíticos intrapleurais foi descrito em pacientes veterinários, mas sua eficácia é atualmente desconhecida.[10]

A toracocentese intermitente com agulha pode ser usada em gatos com piotórax quando os tutores não concordam com a colocação do dreno de toracostomia. Isto deve, no entanto, ser reservado como última opção, já que é desconfortável para o paciente e não é o tratamento ideal, pois a drenagem do espaço pleural é adequada desta forma.

Tratamento de Suporte

Os gatos com piotórax precisam ser submetidos ao monitoramento e ao tratamento de suporte agressivo tendo por base a natureza sistêmica de sua doença. A fluidoterapia deve ser iniciada assim que possível para correção dos deficit intravasculares, prevenção da desidratação e fornecimento das necessidades hídricas de manutenção. A concentração sérica de eletrólitos deve ser avaliada com frequência e a suplementação deve ser realizada assim que as anormalidades forem detectadas.

A terapia com oxigênio deve ser instituída em gatos com aumento da frequência ou do esforço respiratório ou que apresentem evidências de hipóxia contínua após a toracocentese. Essa hipóxia pode ser determinada pela oximetria de pulso inferior a 95% em ar ambiente. Cânulas nasais podem ser colocadas para fornecimento de oxigênio umidificado; se houver disponibilidade, uma câmara ou gaiola de oxigênio pode ser usada. O gato pode ser retirado do oxigênio quando a frequência ou o esforço respiratório for confortável ou houver evidências de aumento da oxigenação arterial.

Os drenos de toracostomia podem causar dor e é importante ter um plano proativo de analgesia. A analgesia regional pode ser realizada com a infiltração de bupivacaína (1 mg/kg, a cada 6 a 8 horas) antes da colocação do dreno; alternativamente, a analgesia intrapleural pode ser realizada após a colocação do dreno. A analgesia intrapleural deve ser administrada após a drenagem (e/ou lavagem) do(s) dreno(s) de toracostomia para assegurar a absorção máxima. Deve-se ter muito cuidado ao administrar a bupivacaína a gatos devido à possibilidade de toxicidade cardíaca e neurológica. A analgesia sistêmica também deve ser realizada com opioides. A buprenorfina (0,01 a 0,03 mg/kg, a cada 8 horas, IV) e o fentanil (3 a 5 µg/kg/hora, IV) geralmente são bem tolerados por gatos. Outros opioides mi puros (p. ex., hidromorfona ou oximorfona) também podem ser usados em gatos. O butorfanol não confere analgesia suficiente para ter utilidade clínica nessa condição.

O suporte nutricional deve ser logo considerado e uma sonda de alimentação deve ser colocada nos gatos que continuam anoréxicos após 24 a 48 horas de terapia adequada. Sondas nasoesofágicas ou nasogástricas podem ser facilmente colocadas sem anestesia geral, permitindo o fornecimento da necessidade energética em repouso para o paciente. O suporte nutricional pode começar imediatamente após a internação do paciente, por meio de uma sonda nasoesofágica ou nasogástrica. As sondas de esofagostomia podem ser consideradas em gatos que continuam anoréxicos por períodos prolongados ou serem colocadas durante o implante do dreno torácico se o gato estiver bem durante a anestesia.

Exploração Cirúrgica, Debridamento e Lavagem

Diferentemente dos cães, a intervenção cirúrgica raramente é necessária ao tratamento do piotórax em gatos, já que a maioria dos casos responde bem à terapia medicamentosa.[10] Os objetivos da cirurgia são a identificação e remoção de qualquer causa incitante (p. ex., corpo estranho), remoção de áreas de tecido necrótico e de aderências e assegurar a colocação adequada dos drenos bilaterais de toracostomia. As indicações para cirurgia em gatos podem incluir a detecção de abscessos pulmonares ou mediastinais e a ineficácia da drenagem por toracostomia ou do tratamento medicamentoso por uma semana ou mais.[10]

PROGNÓSTICO E PROFILAXIA

O prognóstico de gatos com piotórax varia dependendo do estudo realizado, mas as taxas de sobrevida variam entre 49% e 78%, em quase todos os casos submetidos à terapia medicamentosa.[1,3,4] As taxas de recidiva foram relatadas como baixas, sendo observadas em 4,5% dos gatos que foram acompanhados.[1] Uma vez que há participação da microbiota orofaríngea na maioria dos casos, a antibioticoterapia profilática de rotina deve ser considerada quando os gatos são considerados suscetíveis (p. ex., gatos com doença dentária significativa submetidos a procedimentos odontológicos sob anestesia geral).[10]

Referências

1. Waddell LS, Brady CA, Drobatz KJ: Risk factors, prognostic indicators, and outcome of pyothorax in cats: 80 cases (1986-1999). *J Am Vet Med Assoc* 221(6):819-824, 2002.

2. Barrs VR, Beatty JA: Feline pyothorax—new insights into an old problem: Part 1. Aetiopathogenesis and diagnostic investigation. *Vet J* 179(2):163-170, 2009.

3. Barrs VR, Allan GS, Martin P, et al: Feline pyothorax: a retrospective study of 27 cases in Australia. *J Feline Med Surg* 7(4):211-222, 2005.

4. Demetriou JL, Foale RD, Ladlow J, et al: Canine and feline pyothorax: a retrospective study of 50 cases in the UK and Ireland. *J Small Anim Pract* 43(9):388-394, 2002.

5. Bonczynski JJ, Ludwig LL, Barton LJ, et al: Comparison of peritoneal fluid and peripheral blood pH, bicarbonate, glucose, and lactate concentration as a diagnostic tool for septic peritonitis in dogs and cats. *Vet Surg* 32(2):161-166, 2003.

6. Love DN, Jones RF, Bailey M, et al: Isolation and characterisation of bacteria from pyothorax (empyaemia) in cats. *Vet Microbiol* 7(5):455-461, 1982.

7. Walker AL, Jang SS, Hirsh DC: Bacteria associated with pyothorax of dogs and cats: 98 cases (1989-1998). *J Am Vet Med Assoc* 216(3):359-363, 2000.

8. Ottenjann M, Weingart C, Arndt G, et al: Characterization of the anemia of inflammatory disease in cats with abscesses, pyothorax, or fat necrosis. *J Vet Intern Med* 20(5):1143-1150, 2006.

9. Dellinger RP, Levy M, Rhodes A, et al: Surviving sepsis campaign: international guidelines for management of severe sepsis and septic shock. *2012. Intensive Care Med* 39(2):165-228, 2013.

10. Barrs VR, Beatty JA: Feline pyothorax—new insights into an old problem: Part 2. Treatment recommendations and prophylaxis. *Vet J* 179(2):171-178, 2009.

11. Falagas ME, Vergidis PI: Irrigation with antibiotic-containing solutions for the prevention and treatment of infections. *Clin Microbiol Infect* 11(11):862-867, 2005.

Ressuscitação Cardiopulmonar Felina: Orientações Atuais Baseadas em Evidências

April E. Blong, Daniel J. Fletcher e Manuel Boller

A ressuscitação cardiopulmonar (RCP) é, sem dúvida, um dos procedimentos terapêuticos urgentes mais importantes que o veterinário pode realizar em um paciente; se ineficaz, o paciente morrerá. Embora o objetivo imediato da RCP seja o retorno da circulação espontânea (RCE), geralmente há mais variáveis que acabam por determinar se o paciente sobreviverá ou não à alta após um evento de parada cardiopulmonar (PCP), como a rapidez de possível correção da causa subjacente à parada e a capacidade de prestar o atendimento adequado pós-parada cardíaca (PPC).

ETIOLOGIA E DESFECHO DA PARADA CARDIOPULMONAR

Os humanos que sofrem PCP no hospital apresentam taxa de sobrevida de aproximadamente 20%, enquanto gatos e cães apresentam taxa de sobrevida inferior a 6%.[1] Embora existam muitas possíveis etiologias para a PCP, para fins de discussão do desfecho, duas categorias são descritas neste capítulo: as paradas relacionadas à anestesia e às que ocorrem na unidade de terapia intensiva (UTI). Em um estudo observacional Hofmeister et al.[2] mostraram uma taxa de RCE de 44%, mas taxa de sobrevida até a alta foi de apenas 7% em todos os gatos submetidos à RCP, independentemente da etiologia. Entre os gatos que estavam anestesiados durante a PCP, 71% apresentaram RCE e 43% sobreviveram à alta. Os gatos com parada na UTI apresentaram taxa de RCE muito menor (38%) e nenhum sobreviveu à alta. Isto não apenas demonstra que a probabilidade de sobrevida até a alta é maior em gatos com PCP relacionada à anestesia (43%) do que naqueles com PCP na UTI (0%), mas também que muitos gatos morreram no período da PPC. Esse fenômeno, também observado em medicina humana, destaca a importância do tratamento PPC. Entre os gatos que apresentaram RCE, mas não sobreviveram à alta, o motivo mais comum foi a eutanásia, seguida pela recidiva da PCP. Nos animais com um segundo evento de PCP, o tempo mediano até a recidiva foi de 15 minutos após o RCE. Outros estudos relataram números relativamente

similares, com sobrevida até a alta de 35% a 45% dos gatos com PCP relacionadas à anestesia e nenhum gato sobrevivente até a alta dentre os que apresentaram PCP na UTI.[3,4] Apesar das baixíssimas chances publicadas de sobrevida dos pacientes na UTI que sofrem PCP, os autores possuem casos que sobreviveram até a alta. Por fim, é provável que a gravidade e capacidade de reversão da doença subjacente que provoca a PCP determinem a chance de sobrevida e grandes conjuntos de dados veterinários são necessários para a melhor compreensão da epidemiologia da PCP em gatos.

A INICIATIVA RECOVER — CAMPANHA DE REAVALIAÇÃO EM RESSUSCITAÇÃO VETERINÁRIA

A iniciativa RECOVER — Campanha de Reavaliação em Ressuscitação Veterinária (do inglês, *Reassessment Campaign on Veterinary Resuscitation*, RECOVER) destina-se a fornecer orientações baseadas em evidências para o atendimento de gatos e cães com PCP e identificar informações ausentes na literatura para fundamentar futuras pesquisas para o fortalecimento e a melhoria de tais orientações.[1] Nos Estados Unidos, as orientações baseadas em evidências para a RCP humana começaram a ser publicadas pela American Heart Association (AHA) em 1966 e, desde 1992, essas orientações são baseadas no processo de avaliação em grande escala de evidências pelo International Liaison Committee on Resuscitation (ILCOR).[5] Seguindo procedimentos baseados naqueles empregados pelo ILCOR e pela AHA para a geração das orientações relativas à RCP humana, a iniciativa RECOVER desenvolveu uma lista de 101 orientações — cada uma com um nível e grau associados conforme o peso das evidências existentes. A maioria das recomendações discutidas neste capítulo é derivada das orientações RECOVER. As orientações RECOVER estão disponíveis, sem custos, em http://www.acvecc-recover.org/ e no suplemento do *Journal of Veterinary Emergency and Critical Care* publicado em junho de 2012.

QUADRO 82-1 Os Cinco Hs e os Cinco Ts que Podem Ser Úteis na Identificação de Pacientes com Risco de Parada Cardiopulmonar

Cinco Hs

Hipovolemia ou hemorragia
Hipóxia ou hipoventilação
Íons de hidrogênio (acidose)
Hipercalemia ou hipocalemia
Hipoglicemia

Cinco Ts

Toxinas
Pneumotórax por tensão
Tromboembolia ou trombose
Tamponamento (cardíaco)
Trauma

Adaptado de Boller M, Boller EM, Oodegard S, et al: Small animal cardiopulmonary resuscitation requires a continuum of care: proposal for a chain of survival for veterinary patients. *J Am Vet Med Assoc* 240:540-554, 2012.

RECONHECIMENTO PRECOCE E PREVENÇÃO

O adágio "uma onça (unidade de peso) de prevenção vale uma libra (unidade de peso) de cura" é especialmente verdadeiro em relação à PCP. A primeira etapa na cadeia de sobrevida envolve o reconhecimento precoce dos pacientes com risco de PCP, a intervenção para redução desse risco e o reconhecimento precoce da PCP após sua ocorrência.[6] Devido às baixas taxas de sobrevida de pacientes com PCP, principalmente daqueles em UTI,[1-4,6,7] deve-se fazer todo o possível para prevenção da PCP. Embora não exista um critério único para identificação dos pacientes em risco, o uso de um mnemônico, como os "cinco Hs" e os "cinco Ts" (Quadro 82-1), pode ajudar na identificação de alguns desses pacientes. Após a identificação do paciente em risco, deve-se tentar corrigir imediatamente as alterações detectadas e instituir o monitoramento adequado para que um declínio posterior seja rapidamente reconhecido. A educação adequada da equipe, incluindo técnicos e assistentes, melhora a probabilidade de identificação dos pacientes em risco e acelera a intervenção. A comunicação entre todos os componentes da equipe, principalmente nas mudanças de turno (p. ex., rondas de paciente ou transferências por escrito de casos), também é importante para manutenção da continuidade do atendimento e auxilia a identificação dos pacientes em risco.

Identificação da Parada Cardiopulmonar

A rápida identificação da PCP é essencial, já que o atraso no início do suporte básico à vida (SBV) reduz a sobrevida e piora o desfecho neurológico.[7-11] Infelizmente, há poucas evidências para formar orientações específicas para a detecção confiável da PCP em humanos ou animais. A ocorrência de parada cardiopulmonar é provável em qualquer paciente que não seja responsivo, apneico (com o cuidado de não confundir os suspiros em agonia com a respiração) e não apresentam circulação óbvia. Os socorristas geralmente não são capazes de avaliar, de forma rápida e precisa, a presença de pulso palpável e a ausência de pulso e, isoladamente, não garante a PCP; assim, não se deve perder tempo à procura de um pulso palpável antes do início da RCP. De modo geral, não mais do que 10 a 15 segundos devem ser gastos no diagnóstico de um paciente não responsivo com PCP. Com base em estudos realizados em humanos, menos de 2% dos pacientes submetidos ao SBV sofrem lesões significativas decorrentes das compressões torácicas.[12,13] Devido ao profundo possível benefício e à provável ausência de dano, o início imediato do SBV é recomendado em qualquer paciente com suspeita de PCP ou no qual a PCP não pode ser rapidamente descartada. Em outras palavras, em vez de comprovar que o paciente está em PCP antes do início do SBV, deve-se *assumir* que um paciente não responsivo e apneico está em PCP e o SBV deve ser iniciado imediatamente.

O uso de equipamentos para diagnóstico da PCP, inclusive o estetoscópio, não é recomendado, exceto durante o monitoramento de pacientes anestesiados. A avaliação do pulso por Doppler tem os mesmos problemas que a palpação digital do pulso. A eletrocardiografia (ECG) detecta apenas a atividade elétrica do coração e, assim, não auxilia a determinação da presença de PCP. No entanto, a ECG é muito importante durante a RCP para orientação do suporte avançado à vida (SAV), que será discutido posteriormente. A capnografia pode ser útil à identificação da PCP em um paciente anestesiado. Em um paciente com ventilação-minuto constante, sabe-se que o débito cardíaco está correlacionado aos níveis de dióxido de carbono expirado ($EtCO_2$).[14] A parada cardiopulmonar deve ser suspeita em pacientes anestesiados, intubados e submetidos à ventilação constante que apresentam uma redução súbita nos níveis de $EtCO_2$ a valores próximos a zero.

Fatores Ambientais

O sucesso da tentativa de RCP requer o acesso fácil aos equipamentos adequados.[8,15] Equipamentos quebrados ou difíceis de serem encontrados, falta de materiais em estoque e a ausência de treinamento da equipe retardam, de forma significativa, o início da RCP. Um carrinho ou uma estação de emergência deve ser mantida, inspecionada com regularidade e estar sempre à disposição. Todos os carrinhos de emergência devem ser padronizados para assegurar que a equipe de todo o hospital saiba utilizá-los. Os carrinhos devem ser regularmente inspecionados, assegurando a presença de todos os materiais necessários, o funcionamento de equipamentos e a data de validade dos fármacos e, de preferência, devem ser lacrados após a auditoria, para que estejam prontos para uso em uma situação de emergência. Auxílios cognitivos, como gráficos que listam as doses de fármacos de emergência por peso corpóreo (Tabela 82-1), listas de verificação e algoritmos para RCP (Fig. 82-1), podem melhorar a adesão aos protocolos de RCP e devem estar facilmente visíveis nas áreas onde a PCP pode ocorrer. Dentre essas áreas, estão a UTI, as áreas de anestesia e cirurgia e as salas de procedimento. A equipe deve ser treinada no uso desse material auxiliar.

Fatores Relacionados à Equipe

Embora o tamanho ideal da equipe de realização da RCP não tenha sido estabelecido, foi documentado em um estudo que os gatos ressuscitados com sucesso foram tratados por equipes maiores (para cada membro adicional da equipe, a razão de probabilidade da sobrevida foi de 1,68).[2] A fadiga do socorrista geralmente ocorre após a realização de 1 a 3 minutos de compressões torácicas contínuas.[7] Não apenas é provável

Tabela 82-1	**Fármacos de Emergência e Doses para Ressuscitação Cardiopulmonar Conforme a Publicação da Iniciativa RECOVER**											
	Peso (kg)	**2,5**	**5**	**10**	**15**	**20**	**25**	**30**	**35**	**40**	**45**	**50**
Fármaco	**Dose***	**mL**	**mL**	**mL**	**mL**	**mL**	**mL**	**mL**	**mL**	**mL**	**mL**	**mL**
Parada												
Adrenalina, Baixa dose (1:1.000; 1 mg/mL) em ciclos alternados de SBV × 3	0,01 mg/kg	0,03	0,05	0,1	0,15	0,2	0,25	0,3	0,35	0,4	0,45	0,5
Adrenalina, Alta dose (1:1.000; 1 mg/mL) para RCP prolongada	0,1 mg/kg	0,25	0,5	1	1,5	2	2,5	3	3,5	4	4,5	5
Vasopressina (20 UI/mL)	0,8 UI/kg	0,1	0,2	0,4	0,6	0,8	1	1,2	1,4	1,6	1,8	2
Atropina (0,54 mg/mL)	0,04 mg/kg	0,2	0,4	0,8	1,1	1,5	1,9	2,2	2,6	3	3,3	3,7
Antiarrítmicos												
Amiodarona (50 mg/mL)	5 mg/kg	0,25	0,5	1	1,5	2	2,5	3	3,5	4	4,5	5
Lidocaína (20 mg/mL)	2 mg/kg	0,25	0,5	1	1,5	2	2,5	3	3,5	4	4,5	5
Reversão												
Naloxona (0,4 mg/mL)	0,04 mg/kg	0,25	0,5	1	1,5	2	2,5	3	3,5	4	4,5	5
Flumazenil (0,1 mg/mL)	0,01 mg/kg	0,25	0,5	1	1,5	2	2,5	3	3,5	4	4,5	5
Atipamezol (5 mg/mL)	100 µg/kg	0,06	0,1	0,2	0,3	0,4	0,5	0,6	0,7	0,8	0,9	1
Desfibrilação (Monofásica)												
Desfibrilação externa (J)	4-6 J/kg	10	20	40	60	80	100	120	140	160	180	200
Desfibrilação interna (J)	0,5-1 J/kg	2	3	5	8	10	15	15	20	20	20	25

Reimpresso com permissão de Fletcher DJ, Boller M, Brainard BM, et al: RECOVER evidence and knowledge gap analysis on veterinary CPR. Part 7: clinical guidelines. *J Vet Emerg Crit Care* 22:S102-S131, 2012.
RCP, Ressuscitação cardiopulmonar; *RECOVER,* Reassessment Campaign on Veterinary Resuscitation; *SBV,* suporte básico à vida.
*Todas as doses são dadas em mL, de modo que nenhum cálculo é necessário durante a RCP.

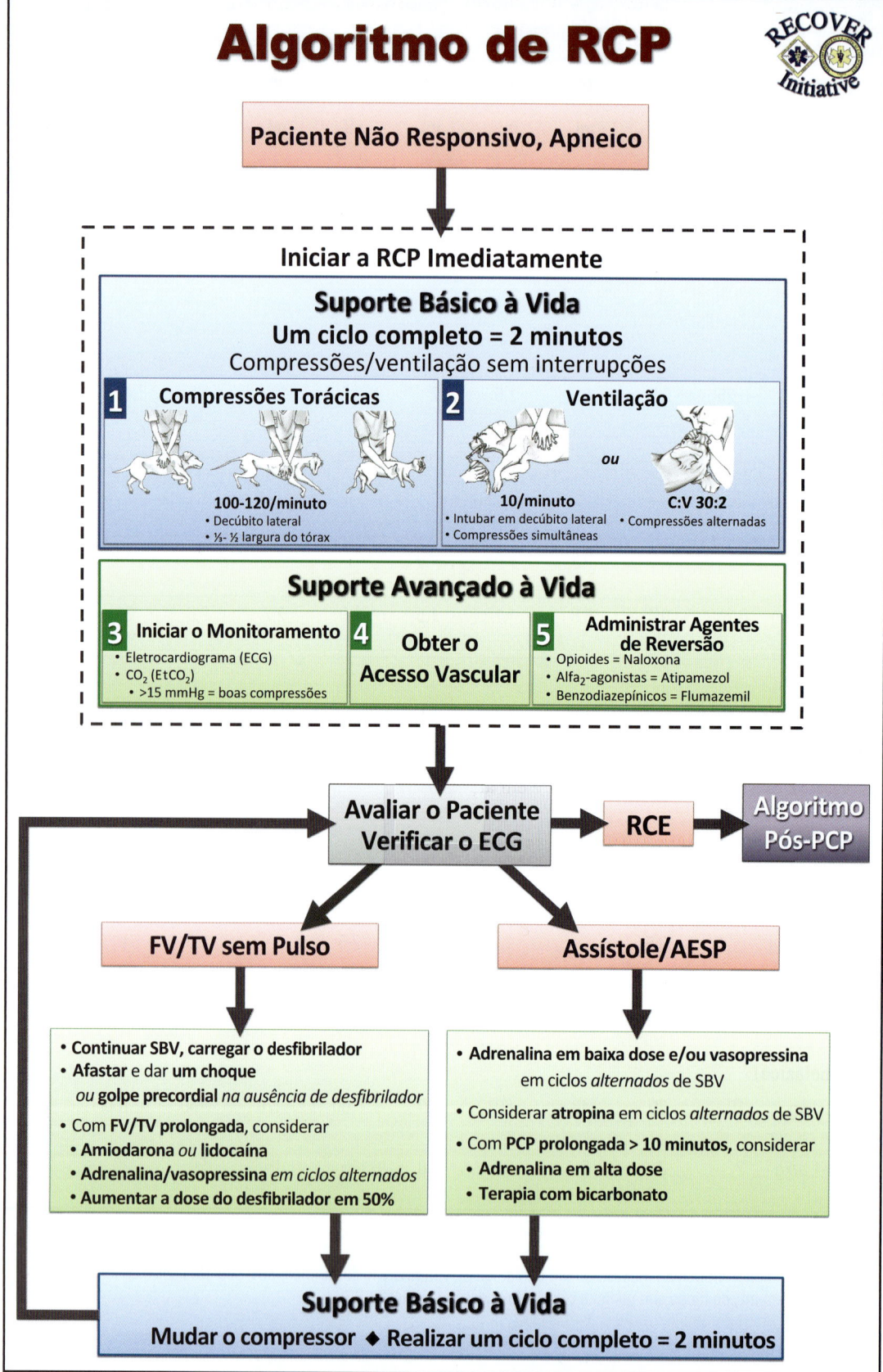

Figura 82-1: O algoritmo geral de ressuscitação cardiopulmonar *(RCP)* e de suporte básico à vida *(SBV)* e de suporte avançado à vida publicado pela iniciativa Reassessment Campaign on Veterinary Resuscitation (RECOVER). *AESP*, Atividade elétrica sem pulso; *RCE*, retorno da circulação espontânea; *C:V*, razão compressão:ventilação; *FV*, fibrilação ventricular; *PCP*, parada cardiopulmonar; *TV*, taquicardia ventricular. (Reimpresso com permissão de Fletcher DJ, Boller M, Brainard BM, et al: RECOVER evidence and knowledge gap analysis on veterinary CPR. Part 7: clinical guidelines. *J Vet Emerg Crit Care* 22:S102-S131, 2012.)

que um único socorrista se canse rapidamente, como também uma só pessoa não é capaz de realizar o SBV. Assim, deve-se pedir ajuda imediatamente. É importante que o SBV de alta qualidade seja iniciado imediatamente; foram evidenciados em diversos estudos que, quanto mais cedo o SBV de alta qualidade é iniciado, maior a taxa de sobrevida — independentemente de outros fatores. Ao começar a RCP, segundos são importantes.

O SBV e/ou SAV de má qualidade devido à ausência de adesão às orientações são associados à redução da sobrevida. O treinamento da equipe é um elemento essencial para a realização da RCP de alta qualidade e obtenção de resultados melhores. O treinamento padronizado, incorporando elementos didáticos e práticos, de todos os membros da equipe que podem participar da RCP é recomendado. Infelizmente, independentemente dos métodos de treinamento usados, as habilidades de RCP começam a se deteriorar em algumas semanas, com necessidade de atualização do treinamento no mínimo a cada 6 meses. Uma sessão estruturada de discussão após um procedimento real ou simulado de RCP é um método barato, seguro e fácil de melhorar o desempenho. Durante essas sessões, os participantes compartilham informações sobre o evento, discutem seu desempenho e identificam quaisquer problemas práticos que precisam ser resolvidos.

A comunicação eficaz entre os membros da equipe durante a RCP é determinante para assegurar que as ordens serão obedecidas com rapidez e da maneira correta. O treinamento em liderança de indivíduos que encabeçam os esforços de RCP é recomendado; em estudos humanos, demonstrou-se que tal treinamento melhora o desempenho da RCP. A utilização de ferramentas, como a comunicação em alça fechada, também pode melhorar o desempenho. Na comunicação em alça fechada, uma ordem é dada diretamente de um membro da equipe para outro, que a repete para o primeiro membro para assegurar a precisão.

SUPORTE BÁSICO À VIDA

No restante deste capítulo há uma revisão do algoritmo de RCP RECOVER (Fig. 82-1). O algoritmo começa com o segundo elo da cadeia de sobrevida, a prestação do SBV.[6] O SBV precoce e de alta qualidade é um fator preditivo independente da sobrevida após a PCP.[15] O SBV deve ser realizado conforme o modelo CAB — primeiramente, a **C**irculação, então, as vias **A**éreas e, por fim, a respiração (***B**reathing*). Essa mudança na abordagem de vias aéreas-respiração-circulação para CAB reflete as evidências recentes de que os atrasos e as interrupções das compressões torácicas são associados a desfechos piores da RCP.[7,8] Além disso, as compressões torácicas geram certa ventilação devido à compressão pulmonar, enquanto o contrário não é verdadeiro; é improvável que a ventilação seja benéfica na ausência de circulação. Apesar dessa ênfase na importância do início precoce de compressões torácicas de alta qualidade, ainda se recomenda começar a ventilação o mais cedo possível. Assim, a recomendação clínica CAB precisa ser interpretada como o início imediato das compressões torácicas e o início da ventilação assim que possível.

Compressões Torácicas

Duas teorias explicam a geração do fluxo sanguíneo durante a RCP: a teoria da bomba cardíaca e a teoria da bomba torácica.[6,16,17] Segundo a *teoria da bomba cardíaca*, o fluxo sanguíneo é criado pela compressão direta dos ventrículos cardíacos pelas costelas quando a pressão é exercida na parede torácica à altura do coração. A *teoria da bomba torácica* diz que o fluxo sanguíneo é gerado pela compressão do tórax, que aumenta a pressão intratorácica, provoca o colapso da veia cava, impedindo o refluxo do sangue, e comprime os pulmões e a aorta, fazendo com que o sangue entre no lado esquerdo do coração e saia do tórax. A seguir, há uma retração da parede torácica, o que cria uma pressão subatmosférica no tórax e promove o retorno venoso do sangue para o lado direito do coração e para os pulmões. Na maioria dos pacientes, os dois métodos contribuem, em algum grau, para a geração do fluxo sanguíneo.

No máximo, as compressões torácicas externas durante a RCP geram 25% a 30% do débito cardíaco normal. Em diversos estudos foi enfatizada a importância das compressões torácicas contínuas para melhorar as chances de obtenção do RCE.[7,8] Uma vez que o mesmo não foi demonstrado para a ventilação, a abordagem CAB ao SBV deve ser seguida. As compressões torácicas devem começar imediatamente após a identificação da PCP conhecida ou suspeita, e a frequência e a duração das interrupções devem ser minimizadas.

As compressões torácicas devem ser realizadas com o paciente em decúbito lateral. Em um estudo observacional realizado em gatos e em cães demonstrou-se que há maior probabilidade de obtenção do RCE quando os pacientes estão em decúbito lateral, em vez de dorsal.[2]

Os gatos geralmente apresentam tórax estreito e muito complacente e acredita-se que a teoria da bomba cardíaca seja predominante. Para maximizar a eficiência da bomba cardíaca, as compressões em gatos devem ser centradas no coração, que está localizado entre o quarto e o sexto espaço intercostal. Essa posição pode ser rapidamente localizada ao tracionar o cotovelo em direção caudal até repousar aproximadamente à altura da junção costocondral, que é um terço da distância entre o esterno e a coluna (Fig. 82-2A). Na maioria dos gatos, as compressões torácicas podem ser realizadas com a técnica de uma mão. A mão não dominante é colocada atrás da coluna para estabilizar o gato e a mão dominante envolve o esterno à altura do coração, com o polegar em um lado e os dedos, do outro (Fig. 82-2B). As compressões são realizadas pela movimentação da base do polegar em direção aos dedos para maximizar a compressão dos ventrículos do ápice à base, facilitando o fluxo sanguíneo para fora dos ventrículos. Se a ponta do polegar for pressionada contra o tórax, o coração é comprimido apenas na base, resultando em má ejeção do sangue dos ventrículos. Em gatos obesos ou quando o socorrista está cansado por usar a abordagem com uma mão, a técnica bimanual pode ser empregada. As mãos são colocadas uma sobre a outra e a parte da mão em contato com o tórax é colocada diretamente sobre o coração (Fig. 82-2C). Deve-se ter cuidado para manter a postura correta, com os cotovelos travados e os ombros centrados sobre as mãos, usando os músculos principais para fazer as compressões e reduzir a fadiga.

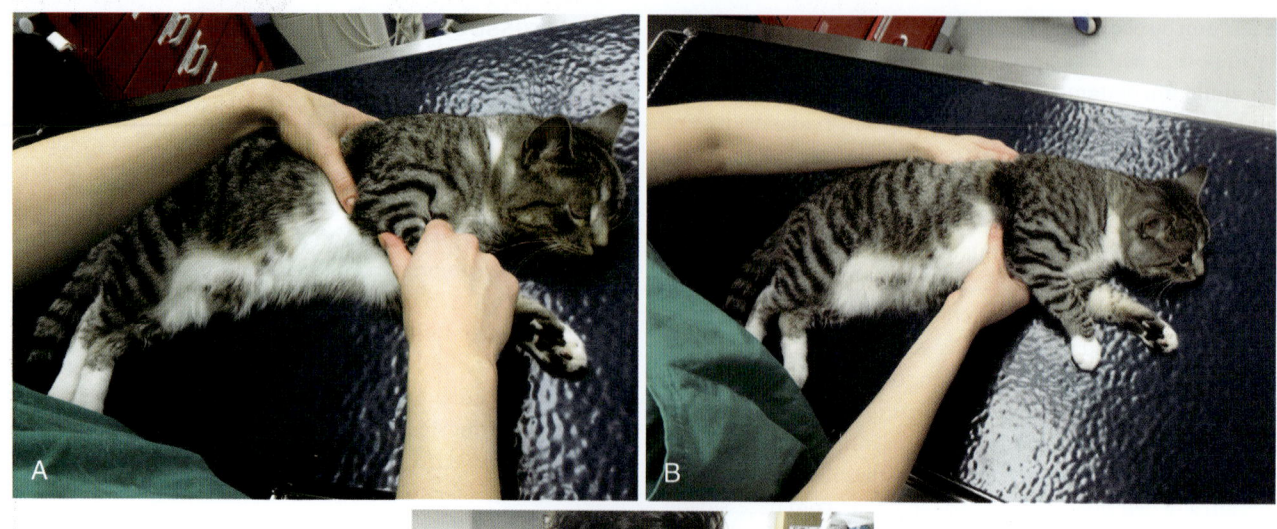

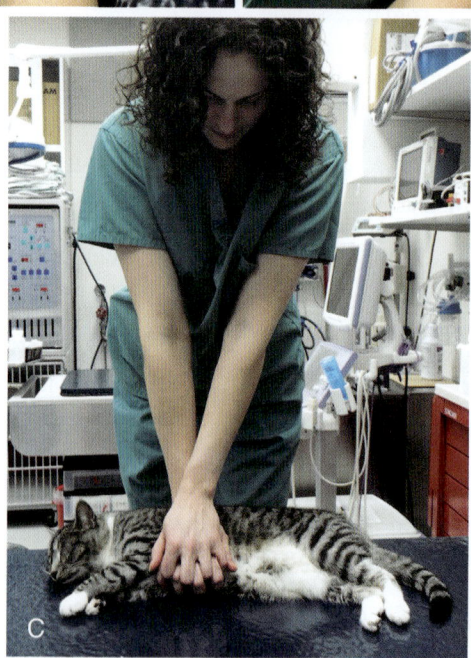

Figura 82-2: **A,** Para encontrar a localização ideal para realização das compressões torácicas no gato, o cotovelo do gato deve ser trazido em direção caudal até repousar na junção costocondral, a aproximadamente um terço da distância ventral-dorsal entre o esterno e a coluna, ficando entre o quarto e o sexto espaço intercostal, aproximadamente à altura dos ventrículos cardíacos. **B,** Colocar a mão dominante ao redor do esterno com o polegar sobre o coração para realização da técnica de compressão com uma mão. As compressões são realizadas pressionando todo o polegar, e não apenas sua ponta, contra o resto da mão, atingindo o coração do ápice à base. A mão não dominante deve ser colocada contra a coluna para segurar o gato. O compressor deve passar à técnica bimanual caso fatigado. **C,** As compressões bimanuais são realizadas colocando uma mão sobre a outra com as palmas alinhadas e os dedos, entrelaçados. A palma da mão em contato com o tórax é colocada sobre o coração, os cotovelos são travados, os ombros são postos diretamente acima das mãos e as compressões são feitas dobrando a cintura, utilizando os músculos principais.

Com base em estudos conduzidos em neonatos humanos e animais, taxas de compressão de 100 a 120 por minuto são recomendadas, em vez de taxas mais altas, próximas à frequência cardíaca felina normal em repouso. As compressões mais rápidas geram o menor débito cardíaco devido à inadequação dos tempos de enchimento. A profundidade de compressão, entre um terço e metade da largura do tórax, provavelmente é ideal e deve-se ter cuidado para evitar a compressão excessiva do tórax felino, que é muito complacente. Foi demonstrado que permitir a retração total da parede torácica entre as compressões melhora o desempenho hemodinâmico durante a RCP. A "inclinação" sobre o paciente (que impossibilita a retração total da parede torácica) é comum durante a RCP humana e pode aumentar com a fadiga do socorrista.

Ventilação

A presença de hipóxia ou hipercapnia reduz a taxa de RCE; assim, a ventilação deve ser fornecida assim que possível após o início das compressões torácicas. Há um único relato de caso veterinário no qual se documentou a ventilação boca a focinho bem-sucedida em um cão.[18] Ao usar essa técnica, a ventilação deve ser feita em razão de 30:2 de compressão:ventilação, com 30 compressões torácicas, uma breve pausa, durante a qual duas rápidas respirações boca a focinho são realizadas, e em seguida, o retorno imediato às compressões torácicas deve ser realizado.

A ventilação com pressão positiva do tubo endotraqueal (TE) com balonete inflado é mais eficaz do que a ventilação boca a focinho e resulta em menos pausas nas compressões torácicas. Uma vez que a intubação de gatos é relativamente fácil, a ventilação boca a focinho é recomendada apenas em casos em que um único socorrista faz a RCP ou na ausência de materiais para intubação. O TE permite a administração de oxigênio a 100%, permite o melhor controle da ventilação, reduz a probabilidade de aspiração e previne a distensão gástrica durante as respirações forçadas.[19] A colocação do TE deve ocorrer em decúbito lateral para não interromper as compressões torácicas. Após a colocação, o balonete do tubo deve ser inflado e o tubo deve ser preso para evitar seu deslocamento. A confirmação da colocação do TE deve ser realizada por visualização direta do tubo entre as cartilagens aritenoides, ausculta da movimentação de ar em ambos os lados do tórax, observação da movimentação da parede torácica e/ou presença de condensação no tubo. A capnografia sozinha *não pode* ser usada para confirmar a colocação do TE. Em pacientes com PCP, os níveis de $EtCO_2$ podem ser extremamente baixos devido ao fluxo sanguíneo ruim ou ausente, e não pela colocação incorreta do TE.

Com base nas evidências avaliadas pela iniciativa RECOVER, a atual recomendação é a administração de 10 respirações por minuto, com volume corrente de 10 mL/kg e tempo inspiratório de 1 segundo. Foi sugerido em estudos que os aumentos das taxas, dos volumes correntes e dos tempos inspiratórios diminuem o retorno venoso devido ao aumento da pressão intratorácica média e provocam hipocapnia arterial por redução do aporte de CO_2 aos pulmões durante a RCP. A hipocapnia provoca vasoconstrição, reduzindo a perfusão coronária e cerebral, que pode piorar os desfechos.

Ciclos de Ressuscitação Cardiopulmonar

Interrupções ocasionais das compressões torácicas são necessárias para avaliação do ritmo por ECG para orientação do SAV e alternância dos socorristas, para evitar a fadiga. Ciclos de compressões de 2 minutos são recomendados, já que interrupções mais frequentes pioram os desfechos. O socorrista, em média, apresenta fadiga, que deteriora a qualidade das compressões, em 1 a 3 minutos e esse cansaço pode ser mais pronunciado com as compressões com uma mão. Não é possível interpretar o ritmo do ECG durante as compressões torácicas, devido à ocorrência de artefato. No entanto, durante a mudança do socorrista que realiza as compressões, o ECG pode ser avaliado e os pulsos palpados para determinar a presença de um ritmo passível de choque ou de RCE. Esse atraso na continuidade da RCP deve ser limitado a não mais que alguns segundos.

SUPORTE AVANÇADO À VIDA

O suporte avançado à vida — incluindo a terapia farmacológica, a desfibrilação e a correção de deficit do volume intravascular, das alterações eletrolíticas e dos distúrbios ácido-básicos — é o terceiro elo na cadeia de sobrevida e a próxima etapa do algoritmo de RCP RECOVER (Fig. 82-1).[6,8,20] É importante não comprometer o SBV às custas do SAV, mas sim o SAV deve ser instituído após o início do SBV. Com o SBV e o SAV imediatos e de alta qualidade, as taxas de RCE podem chegar a 50% em algumas subpopulações de pacientes com PCP, como aqueles com PCP perianestésica.

Vias de Administração de Fármacos

Via Intravenosa

O acesso venoso deve ser obtido assim que possível durante o SAV e, de preferência, sem interrupções das compressões torácicas. O uso de um cateter intravenoso (IV) desobstruído é o ideal. Na ausência de um cateter já colocado, pode-se tentar obter o acesso venoso periférico ou central. Embora ambas as vias sejam aceitáveis, a administração de fármacos por uma veia periférica retarda a ação do medicamento. A veia cefálica é preferida, já que é superior à veia safena quanto à velocidade de ação. Com a administração de fármacos pelo acesso venoso central ou jugular, a ação é mais rápida. Após a administração do fármaco por uma veia periférica, a injeção de pelo menos 0,5 mL/kg de cristaloide isotônico pode acelerar a ação do medicamento.[21] As técnicas de incisão devem ser logo empregadas caso a veia não seja facilmente visível, minimizando a demora na obtenção do acesso vascular.

Via Intraóssea

Os cateteres intraósseos (IO) devem ser considerados em gatos e podem ser rapidamente colocados. O uso de uma agulha com madril para medula óssea é recomendado para prevenir o entupimento com osso cortical. Os possíveis locais de acesso incluem o fêmur proximal e o úmero proximal, com colocação do cateter perpendicular ao eixo longo do osso. Existem equipamentos especializados para rápida colocação de cateteres IO na tíbia ou no úmero. Esses dispositivos comerciais (EZ-IO catheter®; Vidacare, Shavano Park, Texas, Estados Unidos) utilizam cateteres descartáveis com agulha em um mandril reutilizável, permitindo a colocação dos cateteres IO em poucos segundos.

Via Endotraqueal

Muitos fármacos também podem ser administrados por via endotraqueal, mas a absorção e a ação são altamente variáveis e as taxas de sobrevida são inferiores às observadas com a administração IV ou IO. A administração endotraqueal de fármacos deve apenas ser usada como último recurso, quando o acesso IV ou IO não pode ser obtido. A dose da maioria dos fármacos precisa ser aumentada em pelo menos duas a três vezes para a administração endotraqueal. Ao administrar a adrenalina por via endotraqueal, a dose de 0,1 mg/kg (equivalente a uma dose alta, ou 10 vezes a dose padrão) deve ser usada. Todos os medicamentos devem ser diluídos em água estéril ou soro fisiológico a 0,9% e dados com um cateter maior do que o TE. Nem todos os fármacos podem ser dados por essa via e alguns (como o bicarbonato de sódio) podem ser perigosos. O mnemônico NAVEL (Quadro 82-2) pode ser usado como lembrete dos fármacos que podem ser administrados por via endotraqueal durante a RCP.

Monitoramento Durante a Ressuscitação Cardiopulmonar

Interpretação do Eletrocardiograma

O diagnóstico preciso do ritmo é essencial para determinação de quais intervenções do SAV provavelmente serão mais benéficas. As compressões torácicas causam interferência significativa e impedem o diagnóstico do ritmo. No entanto, durante a breve pausa que ocorre durante a troca do socorrista que realiza as compressões, ao final de cada ciclo de 2 minutos de SBV, a rápida interpretação do ritmo (por apenas alguns segundos) deve ser realizada e, a seguir, as compressões torácicas devem ser imediatamente retomadas. Durante a verificação do ritmo, o pulso femoral ou o batimento apical deve ser palpado para determinar o reinício da circulação espontânea. Em gatos, o batimento apical provavelmente é o sinal mais confiável. O objetivo da análise do ritmo é o diagnóstico de um de três tipos: (1) ritmos passíveis de choque com necessidade de desfibrilação, (2) ritmos não passíveis de choque e (3) ritmos de perfusão associados ao batimento apical palpável.

Os ritmos de parada passíveis de choque são a fibrilação ventricular (FV) e a taquicardia ventricular (TV) sem pulso. A fibrilação ventricular é causada pela despolarização descoordenada de muitos grupos individuais de células miocárdicas ventriculares, gerando contrações ineficazes. A TV sem pulso é um ritmo ventricular rápido, geralmente com mais 200 batimentos por minuto, muito veloz para permitir o enchimento ventricular. Embora haja atividade mecânica e elétrica, não há geração significativa de fluxo sanguíneo e os pacientes apresentam PCP. A fibrilação ventricular pode ser diagnóstica com base na atividade aleatória de pequena amplitude do ECG que não gera complexos repetidos. A TV sem pulso pode ser diagnóstica com base no ritmo repetido do ECG, que geralmente é composto por complexos QRS amplos em frequência superior a 200 por minuto e não associados a pulso ou batimento apical palpável ou batimento cardíaco passível de ausculta.

Os ritmos de parada não passíveis de choque são a assístole e a atividade elétrica sem pulso (AESP). Nos dois ritmos, não há atividade mecânica do coração, mas, na AESP, o sistema de condução elétrica envia impulsos elétricos e o ECG mostra a atividade em ondas. A assístole é facilmente diagnóstica pelo traçado reto do ECG, enquanto a AESP pode ter diversas aparências, mas geralmente é composta por complexos QRS repetidos que são mais estreitos do que na TV sem pulso e ocorrem em frequência inferior a 200 por minuto. Tais complexos podem parecer complexos sinusais normais e podem ou não ser associados a ondas P, mas sem batimento apical ou pulso palpável.

Se o pulso for palpável durante a pausa entre os ciclos das compressões torácicas, é provável que o RCE tenha ocorrido e que o ritmo de perfusão tenha sido restaurado. A ressuscitação cardiopulmonar pode ser interrompida e o atendimento PPC deve ser iniciado.

Monitoramento do Dióxido de Carbono Expirado

O monitoramento do CO_2 expirado pode ajudar a RCP de diversas formas. Em primeiro lugar, o $EtCO_2$ é fortemente correlacionado ao débito cardíaco quando a ventilação minuto é constante e, assim, pode refletir a qualidade do SBV prestado durante a RCP. Foi demonstrado em diversos estudos conduzidos em animais e seres humanos que os pacientes com níveis mais altos de $EtCO_2$ durante a RCP apresentam uma maior probabilidade de RCE. Na disponibilidade de capnografia, os socorristas devem ajustar a técnica de compressão torácica para manter os níveis de $EtCO_2$ em 15 mmHg ou mais. Em segundo lugar, já que o RCE é associado a um maior aumento no débito cardíaco em comparação àqueles conseguidos durante a RCP, o $EtCO_2$ geralmente aumenta dramaticamente quando há RCE. O monitoramento do $EtCO_2$ pode permitir a identificação precoce do RCE sem necessidade de interrupção dos ciclos de RCP. Por fim, os níveis persistentemente baixos de $EtCO_2$ podem ser indicativos da necessidade de intubação esofágica. Embora não deva ser usado como único critério, o $EtCO_2$ persistentemente baixo deve levar à verificação imediata da colocação correta do TE por visualização direta.

Outros Monitoramentos

A oximetria de pulso, o monitoramento indireto da pressão arterial e a gasometria têm utilidade limitada no início da RCP. As tecnologias de oximetria de pulso e monitoramento indireto da pressão arterial necessitam de pulso regular e mensurável e são altamente suscetíveis a artefatos de movimentação, fazendo com que não sejam confiáveis durante a RCP. O monitoramento da gasometria arterial tem pouco valor durante a RCP, mas o monitoramento com a gasometria venosa pode fornecer informações sobre a qualidade da RCP. No começo da PCP, os valores da gasometria são normais, mas, com o passar do tempo, a baixa concentração venosa central de CO_2, o baixo pH e os níveis elevados de lactato são associados ao mau débito cardíaco e, assim, podem refletir a má técnica de RCP. A obtenção de amostras para gasometria venosa também pode permitir a identificação e o possível tratamento de graves distúrbios eletrolíticos, como a hipercalemia.

Agentes de Reversão

Alguns analgésicos e sedativos têm agentes específicos de reversão. Em caso de superdosagem acidental ou toxicidade, um agente específico de reversão deve ser usado se disponível. A naloxona (0,04 mg/kg, IV ou IO) pode ser usada na reversão de opioides, o flumazenil (0,01 mg/kg, IV ou IO) pode ser administrado para reverter benzodiazepínicos e o atipamezol (0,1 mg/kg, IV ou IO) pode ser usado para reverter alfa-2 agonistas. Na ausência de superdosagem, não há evidências documentando a melhora do resultado com o uso de agentes de reversão, mas é improvável que provoquem danos e podem ter certo benefício muito tempo após a administração, já que reduzem o metabolismo hepático de fármacos em gatos com PCP.

Tratamento de Ritmos Não Passíveis de Choque

Os vasopressores devem ser administrados, assim que possível, em pacientes com ritmos não passíveis de choque, geralmente após o primeiro ciclo de SBV e assim que o ritmo do ECG for diagnosticado. Nos ritmos passíveis de choque, os vasopressores são geralmente reservados aos pacientes que continuam com FV ou TV sem pulso por mais de 10 minutos e não respondem à desfibrilação.

A adrenalina é um agonista adrenérgico não específico tradicionalmente usado na RCP. Os benefícios da adrenalina durante a RCP se devem à sua atividade vasopressora (alfa-1 mediada). A atividade beta-1 da adrenalina e o aumento associado de inotropia e cronotropia podem, na verdade, ser prejudiciais durante a RCP, elevando a demanda miocárdica por oxigênio em um paciente que já apresenta hipóxia. As orientações atuais recomendam a administração de adrenalina na dose padrão de 0,01 mg/kg IV ou IO a cada 3 a 5 minutos ou em ciclos alternados de 2 minutos no SBV na presença de um ritmo não passível de choque até a interrupção da RCP. O uso de adrenalina em dose alta (0,1 mg/kg) foi associado a maiores taxas de RCE em estudos experimentais, mas em ensaios experimentais e clínicos mostrou-se a ausência de melhora ou mesmo diminuição da sobrevida até a alta. À luz desses resultados, a adrenalina em dose alta deve apenas ser usada durante a RCP prolongada caso a dose padrão tenha sido ineficaz e sabendo que pode reduzir a sobrevida em longo prazo. As orientações RECOVER sugerem que a administração de adrenalina em dose alta pode

ser considerada após 10 minutos de RCP, mas devido aos resultados de sobrevida até a alta, pode ser aconselhável continuar com a dose padrão por mais tempo em pacientes com melhores chances de sobrevida, como aqueles com PCP perianestésica.

A vasopressina é um vasopressor não catecolamina. Sua ação se dá pelos receptores V1 periféricos presentes nas células musculares lisas vasculares. Diferentemente dos receptores de catecolamina, o receptor V1 continua ativo na presença de acidose, que é comum em pacientes com PCP. A vasopressina também não causa efeitos beta-1, que podem ser prejudiciais. Embora sua superioridade em relação à adrenalina não tenha sido demonstrada, a eficácia de ambas parece igual. A vasopressina pode ser substituída ou ser combinada à adrenalina em dose de 0,8 UI/kg, IV, a cada 3 a 5 minutos ou em ciclos alternados de 2 minutos de SBV na presença de um ritmo não passível de choque até a interrupção de RCP.

A atropina, um agente parassimpatolítico, foi extensamente usada na RCP. Na dose padrão de 0,04 mg/kg, IV, não há evidências de benefício ou prejuízo do uso de atropina, de modo que o fármaco pode ser considerado durante a RCP. Embora não existam evidências diretas, os gatos com paradas bradicárdicas decorrentes do alto tônus vagal secundário à doença respiratória grave, asfixia, doença gastrintestinal ou doença ocular podem ser beneficiados pela administração precoce de atropina. Doses mais altas de atropina são claramente associadas a desfecho ruim e não são recomendadas. A atropina também não é recomendada em gatos com ritmos de parada passíveis de choque.

Tratamento de Ritmos Passíveis de Choque

Os ritmos passíveis de choque são menos comuns em gatos com PCP do que em humanos,[22] mas a FV e a TV sem pulso podem ocorrer em gatos e devem ser imediatamente tratadas com a desfibrilação elétrica. O objetivo da desfibrilação elétrica é a depolarização do maior número possível de cardiomiócitos, para que entrem no período refratário, interrompendo a atividade ventricular descoordenada ou rápida. O marca-passo normal das células do nó sinoatrial podem, então, reassumir o controle do ritmo e restaurar a contração ventricular coordenada e eficaz. Há dois tipos de desfibriladores elétricos: o monofásico e o bifásico. Os desfibriladores monofásicos enviam a corrente em uma direção entre as pás, enquanto os desfibriladores bifásicos enviam a corrente em uma direção e, então, na direção oposta. Os desfibriladores bifásicos podem interromper a FV usando menos energia do que os desfibriladores monofásicos, causando, assim, menos lesões aos cardiomiócitos. Por este motivo, os desfibriladores bifásicos são preferidos em relação aos desfibriladores monofásicos. A dose inicial recomendada é 2 a 4 J/kg ao usar o desfibrilador bifásico ou 4 a 6 J/kg com o desfibrilador monofásico. Em gatos, o uso de pás pediátricas é recomendado, já que as pás manuais adultas comuns tendem a ser muito grandes, fazendo com que a corrente passe por uma área muito extensa do gato. Em caso de indisponibilidade das pás pediátricas, as pás de desfibrilação interna podem ser empregadas externamente em gatos.

Para a desfibrilação, o gato deve estar em decúbito dorsal e as pás são colocadas nos lados opostos do tórax, à altura do

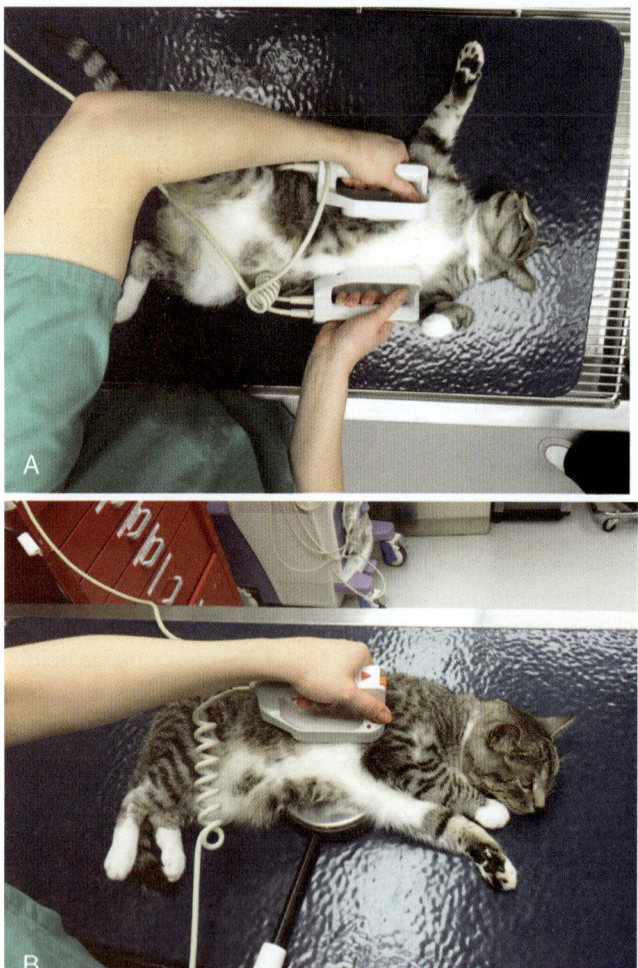

Figura 82-3: **A,** À desfibrilação, o gato é colocado em decúbito dorsal e as pás pediátricas ou internas são colocadas firmemente contra os lados opostos do tórax. Um gel condutor não inflamável é usado para melhorar o contato com a pele. Para prevenção da ocorrência de lesões graves, deve-se ter cuidado para assegurar que ninguém, incluindo a pessoa responsável pela desfibrilação, esteja em contato com o gato ou a mesa antes de aplicar o choque. **B,** Um conjunto de pá posterior pode ser usado como alternativa às pás bimanuais. A pá posterior é colocada abaixo do gato em decúbito lateral. À desfibrilação, a pá manual é colocada sobre a parede torácica superior. O gato pode ser desfibrilado em decúbito lateral usando esse dispositivo, fazendo com que o procedimento seja mais seguro para os socorristas e reduzindo as pausas nas compressões torácicas necessárias para colocação do gato em decúbito dorsal para desfibrilação.

coração (Fig. 82-3A). Grandes quantidades de um gel de condução elétrica devem ser usadas para permitir o bom contato com o paciente e evitar queimaduras. Deve-se ter cuidado para assegurar que a pessoa que realiza a desfibrilação no gato e todos os outros membros da equipe não toquem o animal durante o procedimento, devido ao risco de lesão grave. O aviso verbal, alto, de "afastar" deve ser feito antes da desfibrilação e a pessoa realizando o procedimento deve confirmar visualmente que ninguém esteja tocando o gato ou a mesa. Alguns desfibriladores possuem uma pá posterior que pode ser colocada sob o paciente, permitindo a realização da desfibrilação com uma única pá manual na porção superior da parede torácica; deste modo, o procedimento pode ser feito com o paciente em

decúbito lateral (Fig. 82-3B). A pá posterior pode ser mantida durante as compressões torácicas. Após uma única tentativa de desfibrilação, o SBV deve ser imediatamente reiniciado por um ciclo completo de 2 minutos antes da próxima avaliação de ritmo e desfibrilação, se necessária. Em caso de necessidade de mais de uma tentativa de desfibrilação, a dose de energia pode ser aumentada em 50% a cada ciclo até a dose máxima de 10 J/kg com desfibrilador monofásico ou a dose máxima do equipamento do desfibrilador bifásico. Os ciclos de 2 minutos de SBV, seguidos por uma única desfibrilação, devem ser repetidos até o desenvolvimento de um ritmo não passível de choque ou de perfusão.

A administração de vasopressor também pode ser considerada na presença de ritmo passível de choque e RCP prolongada (ou seja, por mais de 10 minutos), já que o aumento associado no fluxo sanguíneo e oxigenação miocárdica podem facilitar a desfibrilação elétrica.

Na indisponibilidade de um desfibrilador elétrico, a desfibrilação mecânica pode ser tentada com golpe precordial na presença de FV ou TV sem pulso. Isto é feito golpeando o paciente com a base da palma da mão, diretamente no coração. Em gatos, isto deve ser feito com cuidado, para não causar trauma ao miocárdio. A eficácia da desfibrilação mecânica é mínima e nunca deve substituir o desfibrilador elétrico.

Fluidoterapia Intravenosa

A pressão de perfusão coronária é determinada pela diferença entre as pressões da aorta e do átrio direito durante a diástole. A administração de altas taxas de fluidos IV durante a RCP a animais euvolêmicos (que não após a administração de fármacos) aumenta a pressão do átrio direito, reduzindo a perfusão coronária. Assim, o uso rotineiro da fluidoterapia de ressuscitação e o bólus em grande volume em pacientes euvolêmicos durante a RCP *não* são recomendados. A exceção é o paciente com hipovolemia preexistente. Nesses pacientes, a administração de fluidos durante a RCP pode melhorar o volume circulante e a perfusão.

Outras Terapias Medicamentosas

Os corticosteroides são historicamente usados para o tratamento de muitas doenças, incluindo o choque, e como parte de rotina da RCP. Uma vez que em nenhum estudo foi apresentado um benefício claro associado ao uso de corticosteroides durante a RCP e seus possíveis efeitos colaterais deletérios, o uso de rotina desses fármacos durante a RCP *não* é recomendado.

O tratamento mais eficaz da VF e da TV sem pulso é a desfibrilação elétrica. Por este motivo, o uso de rotina de fármacos antiarrítmicos durante a RCP *não* é recomendado. No entanto, nos casos que são resistentes à desfibrilação elétrica, a terapia medicamentosa pode ser um adjunto importante. A amiodarona (5 mg/kg, IV) é o único antiarrítmico que demonstrou benefícios consistentes no tratamento da FV ou TV sem pulso resistente; no entanto, hipotensão e anafilaxia foram descritas em cães e não há dados acerca da utilização desse fármaco em gatos em PCP. A lidocaína (0,25-0,5 mg/kg, IV lenta, até a observação de efeitos) também pode ser usada nas arritmias

Algoritmo para Atendimento Pós-Parada Cardíaca

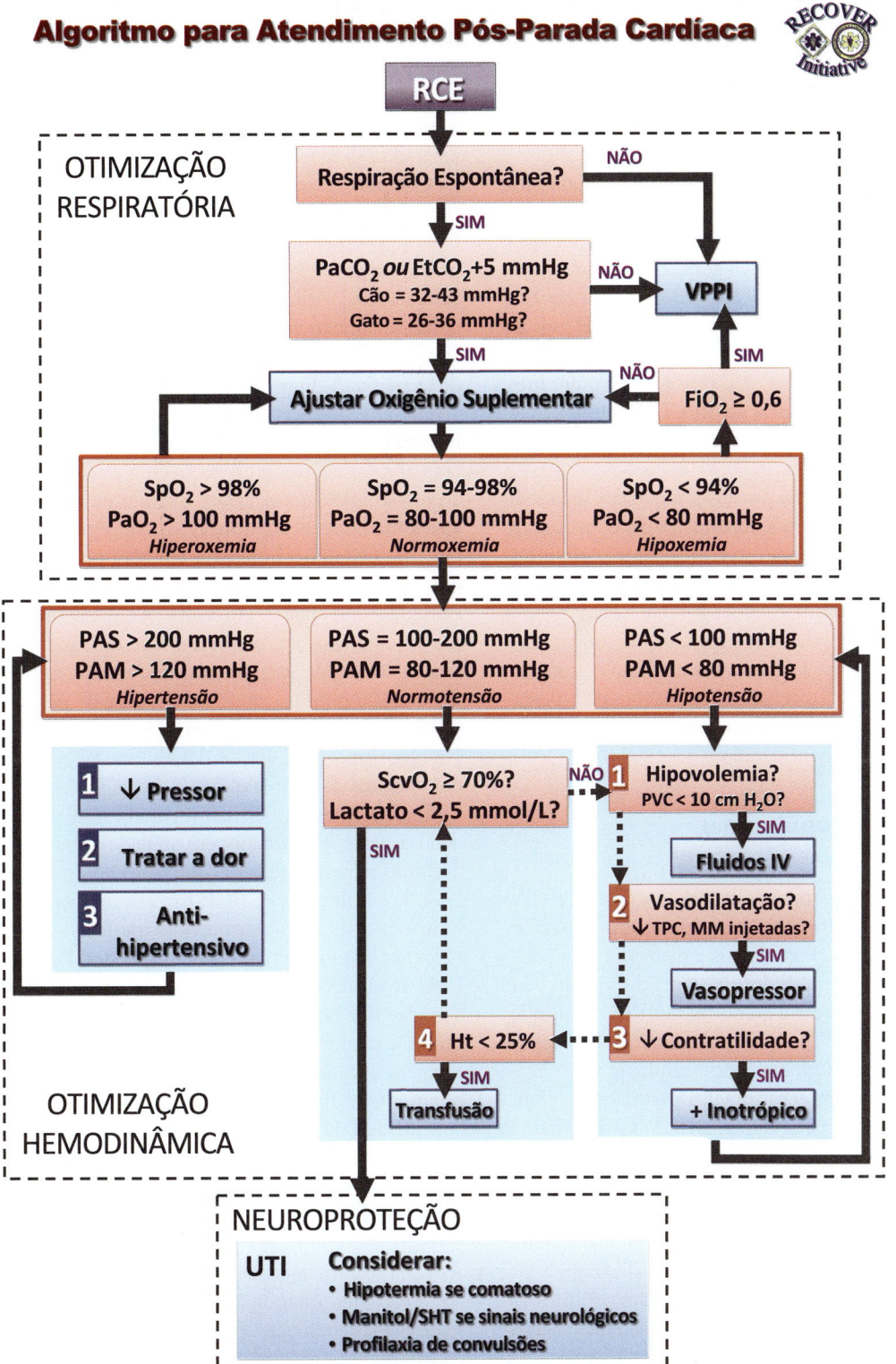

Figura 82-4: O algoritmo pós-parada cardíaca (PPC) publicado pela iniciativa Reassessment Campaign on Veterinary Resuscitation (RECOVER). *AESP,* Atividade elétrica sem pulso; *C:V,* razão compressão:ventilação; *FV,* fibrilação ventricular; *PCP,* parada cardiopulmonar; *RCE,* retorno da circulação espontânea; *RCP,* ressuscitação cardiopulmonar; *SBV,* suporte básico à vida; *TV,* taquicardia ventricular. *FiO₂,* fração de oxigênio inspirado; *Ht,* hematócrito; *MM,* membranas mucosas; *PAM,* pressão arterial média; *PAS,* pressão arterial sistólica; *PaO₂,* pressão arterial parcial de oxigênio; *PVC,* pressão venosa central; *ScvO₂,* saturação venosa central de oxigênio; *SHT,* salina hipertônica; *SpO₂,* saturação capilar periférica de oxigênio; *TPC,* tempo de preenchimento capilar; *UTI,* unidade de terapia intensiva; *VPPI,* ventilação com pressão positiva intermitente. (Reimpresso com permissão de Fletcher DJ, Boller M, Brainard BM, et al: RECOVER evidence and knowledge gap analysis on veterinary CPR. Part 7: clinical guidelines. *J Vet Emerg Crit Care* 22:S102-S131, 2012.)

resistentes, mas, conforme estudos experimentais realizados em cães e outros animais, uma dose mais alta de energia dos desfibriladores monofásicos pode ser necessária para a resolução de ritmos passíveis de choque após sua administração; os motivos disso não são conhecidos.[23] Especificamente nos *torsades de pointes*, o sulfato de magnésio pode útil.

A ocorrência de acidose metabólica grave é comum durante a PCP. O uso de bicarbonato de sódio durante a RCP é um pouco controverso e, assim, sua administração de rotina *não* é recomendada. O bicarbonato de sódio aumenta a osmolaridade sérica, pode causar alcalose e, paradoxalmente, acidose cerebral e metabólica. Ao ser administrado no início da RCP (nos 10 primeiros minutos), o bicarbonato de sódio pode, na verdade, piorar os distúrbios metabólicos e o desfecho. No entanto, após a PCP prolongada (por mais de 10 a 15 minutos), pode melhorar o resultado, e a administração da dose de 1 mEq/kg, IV ou IO, pode ser considerada.

O cálcio é necessário a muitos processos orgânicos, incluindo a contração muscular. Embora a administração de rotina do cálcio *não* seja recomendada, seu uso em pacientes com hipocalcemia ionizada grave documentada pode, teoricamente, ser benéfica. O tratamento da hipocalemia durante a RCP não foi avaliado, mas pode ter utilidade. A hipercalemia moderada a grave acomete diretamente a função dos cardiomiócitos e, se presente, deve ser tratada. Os tratamentos padrões da hipercalemia (como a administração de gluconato de cálcio, dextrose e bicarbonato) podem ser considerados.

Ressuscitação Cardiopulmonar de Tórax Aberto

Para a ressuscitação cardiopulmonar de tórax aberto (RCP-TA) são necessários equipamentos e treinamento mínimo, mas, em caso de presença de RCE, profissionais e materiais para realização de toracotomia não estéril devem estar à disposição, bem como a capacidade de prestar o atendimento PPC avançado. Em modelos caninos de FV, a RCP-TA aumenta as taxas de RCE e sobrevida, assim como melhora o resultado neurológico. Nos casos em que há doença torácica preexistente, como pneumotórax ou derrame pericárdico, a RCP-TA imediata é razoável. A lesão grave à parede torácica, a hérnia diafragmática e a doença do espaço pleural (como efusão e pneumotórax) são outras indicações para a RCP-TA. Em caso de desenvolvimento de PCP no período intraoperatório quando o tórax ou o abdome já está aberto, o fácil acesso ao coração (pelo diafragma, no caso de cirurgia abdominal) está disponível para compressão cardíaca direta e, assim, a RCP-TA deve ser considerada nessas situações. No entanto, devido à alta complacência torácica e à conformação em quilha do tórax felino, que fazem com que as compressões torácicas sejam altamente eficazes, a RCP-TA raramente é indicada na maioria dos gatos com PCP.

ATENDIMENTO PÓS-PARADA CARDÍACA

O quarto e último elo na cadeia de sobrevida é o atendimento PPC.[24] A síndrome pós-parada cardíaca é uma combinação de lesão cerebral anóxica, isquemia sistêmica e lesão de reperfusão,

o que leva a falência múltipla de órgãos, choque cardiogênico devido à disfunção miocárdica pós-isquêmicas e doenças preexistentes ou precipitantes. Devido ao grande número de pacientes que morrem durante esse período, atenção, monitoramento e cuidado significativos devem ser devotados ao paciente após a parada cardíaca.

O suporte hemodinâmico e ventilatório são aspectos essenciais do atendimento PPC. Embora não especificamente validada nessa população de pacientes, o uso da terapia objetiva provavelmente é benéfico no paciente que sofreu uma parada cardíaca. Isto inclui a otimização das variáveis hemodinâmicas, como saturação venosa central de oxigênio, lactato, pressão arterial, pressão venosa central, hematócrito e saturação arterial de oxigênio. A hipocapnia significativa provoca vasoconstrição arteriolar e pode levar à hipóxia cerebral; alternativamente, a hipercapnia causa vasodilatação e aumento da pressão intracraniana.[25] Para evitar esses quadros, é prudente tentar manter a pressão arterial parcial de dióxido de carbono normal, em aproximadamente 32 mmHg. Embora obviamente a hipóxia deva ser evitada, a hiperóxia também pode ser prejudicial, já que pode aumentar os níveis de espécies reativas de oxigênio, causando ainda mais lesão celular. A suplementação com oxigênio deve ser realizada conforme necessário para manutenção da tensão normal de oxigênio (pressão arterial parcial de oxigênio de 80 a 100 mmHg, saturação de oxigênio periférico de 94% a 98%). Alguns pacientes podem precisar de ventilação assistida. No algoritmo PPC RECOVER (Fig. 82-4) estão resumidos os conceitos da terapia objetiva nesses pacientes.

Os pacientes que sofreram parada cardíaca devem ser cuidadosamente monitorados em unidade de terapia intensiva por 24 horas para detecção de alterações no estado geral e outros episódios iminentes de PCP. Em estudos conduzidos em seres humanos demonstrou-se melhores desfechos em pacientes tratados em instituições com maior experiência no atendimento de PPC. Instituições de referência e centros especializados tendem a apresentar maior disponibilidade de técnicas avançadas de monitoramento e tratamento, atendimento durante 24 horas e experiência nos cuidados PPC. Por estes motivos, o encaminhamento a uma instituição desse tipo deve ser fortemente considerado quando o paciente estiver estável para transporte.

RESUMO

A AHA recomenda que socorristas leigos "ajam de forma bastante enérgica" quando alguém sofre um colapso ou é encontrado nessas condições. As orientações baseadas em evidências recentemente publicadas pela iniciativa RECOVER também apoiam essa declaração em relação à RCP veterinária, mas sugerem que, em gatos, a ação deve ser enérgica, mas não "bastante enérgica".

As compressões torácicas devem ser imediatamente iniciadas em todos os gatos com suspeita de PCP, em vez de atrasar o procedimento na tentativa de confirmar ou descartar a presença de PCP. O suporte básico à vida é, sem dúvida, o elo mais importante na cadeia de sobrevida e, assim, todo o possível deve ser feito para assegurar o treinamento adequado da equipe, de modo que o SBV de alta qualidade possa ser conseguido com a maior rapidez. Após a instituição do SBV de qualidade, as intervenções do SAV (como a terapia medicamentosa e a desfibrilação) devem ser realizadas. Infelizmente, apesar dos melhores esforços, sugere-se na literatura veterinária que as taxas de sobrevida felina sejam muito baixas. No entanto, em gatos com doenças agudas reversíveis (como reações a anestésicos, asfixia testemunhada, parada vagal, alguns tipos de trauma ou hipovolemia aguda), é provável que as chances de sobrevida sejam muito superiores caso a RCP de alta qualidade seja imediatamente iniciada. Assegurar que todos os membros da equipe veterinária estejam treinados nas novas orientações baseadas em evidências de RCP e preparados para uma crise aguda pode aumentar, de maneira dramática, as chances de sobrevida desses pacientes.

Referências

1. Boller M, Fletcher DJ: RECOVER evidence and knowledge gap analysis on veterinary CPR. Part 1: evidence analysis and consensus process: collaborative path toward small animal CPR guidelines. *J Vet Emerg Crit Care* 22:S4-S12, 2012.

2. Hofmeister EH, Brainard BM, Egger CM, et al: Prognostic indicators for dogs and cats with cardiopulmonary arrest treated by cardiopulmonary cerebral resuscitation at a university teaching hospital. *J Am Vet Med Assoc* 235:50-57, 2009.

3. Kass PH, Haskins SC: Survival following cardiopulmonary resuscitation in dogs and cats. *J Vet Emerg Crit Care* 2:57-65, 1992.

4. Waldrop JE, Rozanski EA, Swanke ED, et al: Causes of cardiopulmonary arrest, resuscitation management, and functional outcome in dogs and cats surviving cardiopulmonary arrest. *J Vet Emerg Crit Care* 14:22-29, 2004.

5. Field JM, Hazinski MF, Sayre MR, et al: Part 1: executive summary: 2010 American Heart Association Guidelines for Cardiopulmonary Resuscitation and Emergency Cardiovascular Care. *Circulation* 122:S640-S656, 2010.

6. Boller M, Boller EM, Oodegard S, et al: Small animal cardiopulmonary resuscitation requires a continuum of care: proposal for a chain of survival for veterinary patients. *J Am Vet Med Assoc* 240:540-554, 2012.

7. Hopper K, Epstein SE, Fletcher DJ, et al: RECOVER evidence and knowledge gap analysis on veterinary CPR. Part 3: basic life support. *J Vet Emerg Crit Care* 22:S26-S43, 2012.

8. Fletcher DJ, Boller M, Brainard BM, et al: RECOVER evidence and knowledge gap analysis on veterinary CPR. Part 7: clinical guidelines. *J Vet Emerg Crit Care* 22:S102-S131, 2012.

9. Brainard BM, Boller M, Fletcher DJ: RECOVER evidence and knowledge gap analysis on veterinary CPR. Part 5: monitoring. *J Vet Emerg Crit Care* 22:S65-S84, 2012.

10. Deasy C, Bray JE, Smith K, et al: Cardiac arrest outcomes before and after the 2005 resuscitation guidelines implementation: Evidence of improvement? *Resuscitation* 82:984-988, 2011.

11. Hinchey PR, Myers JB, Lewis R, et al: Improved out-of-hospital cardiac arrest survival after the sequential implementation of 2005 AHA guidelines for compressions, ventilations, and induced hypothermia: the Wake County experience. *Ann Emerg Med* 56:348-357, 2010.

12. White L, Rogers J, Bloomingdale M, et al: Dispatcher-assisted cardiopulmonary resuscitation: risks for patients not in cardiac arrest. *Circulation* 121:91-97, 2010.

13. Haley KB, Lerner EB, Pirrallo RG, et al: The frequency and consequences of cardiopulmonary resuscitation performed by bystanders on patients who are not in cardiac arrest. *Prehosp Emerg Care* 15:282-287, 2010.

14. Ornato JP, Garnett AR, Glauser FL: Relationship between cardiac output and the end-tidal carbon dioxide tension. *Ann Emerg Med* 19:1104-1106, 1990.

15. McMichael M, Herring J, Fletcher DJ, et al: RECOVER evidence and knowledge gap analysis on veterinary CPR. Part 2: preparedness and prevention. *J Vet Emerg Crit Care* 22:S13-S25, 2012.

16. Tucker KJ, Savitt MA, Idris A, et al: Cardiopulmonary resuscitation: historical perspectives, physiology, and future directions. *Arch Intern Med* 154:2141-2150, 1994.

17. Cole SG, Otto CM, Hughes D: Cardiopulmonary cerebral resuscitation in small animals—a clinical practice review. Part I. *J Vet Emerg Crit Care* 12:261-267, 2002.

18. Smarick SD, Rylander H, Burkitt JM, et al: Treatment of traumatic cervical myelopathy with surgery, prolonged positive-pressure ventilation, and physical therapy in a dog. *J Am Vet Med Assoc* 230:370-374, 2007.

19. Neumar RW, Otto CW, Link MS, et al: Part 8: adult advanced cardiovascular life support: 2010 American Heart Association Guidelines for Cardiopulmonary Resuscitation and Emergency Cardiovascular Care. *Circulation* 122:S729-S767, 2010.

20. Rozanski EA, Rush JE, Buckley GJ, et al: RECOVER evidence and knowledge gap analysis on veterinary CPR. Part 4: advanced life support. *J Vet Emerg Crit Care* 22:S44-S64, 2012.

21. Gaddis GM, Dolister M, Gaddis ML: Mock drug delivery to the proximal aorta during cardiopulmonary resuscitation: central vs peripheral intravenous infusion with varying flush volumes. *Acad Emerg Med* 2:1027-1033, 1995.

22. Cole SG, Otto CM, Hughes D: Cardiopulmonary cerebral resuscitation in small animals—a clinical practice review. Part II. *J Vet Emerg Crit Care* 12:13-23, 2002.

23. Ujhelyi M, Schur M, Frede T, et al: Differential effects of lidocaine on defibrillation threshold with monophasic versus biphasic shock waveforms. *Circulation* 92:1644-1650, 1995.

24. Smarick SD, Haskins SC, Boller M, et al: RECOVER evidence and knowledge gap analysis on veterinary CPR. Part 6: post-cardiac arrest care. *J Vet Emerg Crit Care* 22:S85-S101, 2012.

25. Peberdy MA, Callaway CW, Neumar RW, et al: Part 9: post-cardiac arrest care: 2010 American Heart Association Guidelines for Cardiopulmonary Resuscitation and Emergency Cardiovascular Care. *Circulation* 122:S768-S786, 2010.

Doenças Hemolíticas Agudas em Gatos

Christopher G. Byers

O organismo felino tem um mecanismo de resposta à perda súbita de hemácias decorrente de hemólise e/ou hemorragia. A regeneração eritroide começa na medula óssea e culmina na formação de reticulócitos após a expressão de núcleos pelos eritroblastos. Os reticulócitos continuam na medula óssea por 1 a 2 dias e, por fim, são liberados como agregados que apresentam grupamentos de retículo endoplasmático quando corados com o novo azul de metileno.[1] Com a continuidade da maturação, os reticulócitos agregados passam a puntiformes, onde o retículo endoplasmático forma grupamentos menores. Os reticulócitos puntiformes amadurecem em eritrócitos normais em algumas semanas.[2] A análise do esfregaço de sangue periférico é sempre recomendada em pacientes com doenças hemolíticas, já que a maioria dos indivíduos com anemia hemolítica regenerativa apresenta policromasia, anisocitose, macrocitose e aumento dos números de hemácias nucleadas.[1,2] Os esferócitos são eritrócitos de aparência esférica e a esferocitose moderada é diagnóstica de doença imune mediada. A identificação dos esferócitos felinos pode ser difícil, já que normalmente os eritrócitos apresentam diâmetro menor e pouca palidez central.

Há diversas causas de anemia hemolítica, que podem ser classificadas como hereditárias, imune mediadas, infecciosas e tóxicas. Embora cada doença possa ter manifestações únicas, a abordagem a cada paciente pode ser similar, com realização de anamnese cuidadosa e exame físico completo. As manifestações clínicas da anemia dependem da gravidade e da duração da hipóxia tecidual. Os gatos com hemólise aguda podem apresentar diversos estágios de choque:[3] *compensado* (sinais vitais normais ou taquicardia branda, membranas mucosas injetadas, tempo de preenchimento capilar [TPC] rápido e pressão normal), *descompensado precoce* (com ou sem taquicardia, membranas mucosas pálidas, TPC prolongado, redução da consciência, hipotermia e hipotensão) ou *descompensado tardio* (bradicardia, hipotensão grave, TPC ausente, pulsos periféricos fracos ou ausentes, hipotermia, obnubilação e oligúria). Além dos sinais clínicos gerais da anemia, as evidências de hemólise também devem ser observadas, já que, de modo geral, a icterícia se manifesta no palato mole, na gengiva e na esclera quando a concentração sérica de bilirrubina é superior a 34,2 mmol/L (2 mg/dL).[4] A pigmentúria não parece ser uma característica consistente da crise hemolítica em gatos. Os pacientes também podem apresentar esplenomegalia e/ou hepatomegalia devido à eritrofagocitose. A avaliação da concentração sérica de proteína pode auxiliar a diferenciação da crise hemolítica de um processo hemorrágico como causa de anemia regenerativa; a concentração sérica de proteína geralmente é normal a normal alta

nos processos hemolíticos, mas é comumente normal baixa a baixa na hemorragia.

CAUSAS HEREDITÁRIAS

Deficiência de Piruvato Quinase

A piruvato quinase (PK) facilita a produção de adenosina trifosfato (ATP) através da conversão do fosfoenolpiruvato a piruvato na via de Embden-Meyerhof. Dois genes codificam a PK: *piruvato quinase, fígado e hemácias (PKLR)* e *piruvato quinase, músculo (PKM).*[5] A deficiência eritrocitária de PK se deve à mutação em PKLR, especificamente um polimorfismo de único nucleotídeo no íntron 5 na posição 304.[6] Os sinais clínicos podem incluir letargia, diarreia, má qualidade do pelame, icterícia, pica, fraqueza, hiporexia, perda de peso, palidez de membranas mucosas e, ocasionalmente, esplenomegalia.[7] Alguns gatos podem não manifestar quaisquer sinais clínicos de doença. Os sinais clínicos podem ser observados já aos 6 meses de vida e, tardiamente, aos 5 anos de idade. Ao hemograma completo geralmente observa-se anemia regenerativa com reticulocitose agregada. A bioquímica sérica pode revelar hiperbilirrubinemia, hiperglobulinemia e distúrbios em enzimas hepáticas.[8,9] A deficiência de piruvato quinase é herdada de forma autossômica recessiva.[10] A mutação PKLR foi encontrada em frequência significativa em gatos das raças Abissínio, Bengal, Mau Egípcio, La Perm, Maine Coon, Gatos das Florestas Norueguesas, Savannah, Siberiano, Singapura e Somali, assim como em gatos Pelo Curto e Pelo Longo domésticos. A triagem genética é recomendada nessas raças suscetíveis, já que o polimorfismo de um único nucleotídeo foi documentado em 6,31% a 9,35% desses animais.[6] Os gatos com deficiência de PK podem não apresentar sinais clínicos e, assim, a detecção do distúrbio antes do acasalamento é fortemente recomendada. Gatos das raças Exótico Pelo Curto, Oriental Pelo Curto e Persa apresentam frequência muito baixa de mutação. O tratamento dos pacientes acometidos é simplesmente direcionado à manutenção da estabilidade da capacidade de carreamento de oxigênio, por meio de transfusões de concentrado de hemácias compatíveis para alívio dos sinais clínicos de anemia, principalmente taquicardia, taquipneia e letargia.

Aumento da Fragilidade Osmótica

O aumento da fragilidade osmótica (FO) foi descrito, embora com baixa frequência, em Somalis, Abissínios, Siameses e gatos Pelo Curto domésticos entre 6 meses e 5 anos de idade.[11,12] Acredita-se que o aumento da FO se deva a um defeito hereditário na membrana da hemácia e a doença é herdada de forma autossômica recessiva.[11] As possíveis alterações clínicas incluem letargia, palidez de membranas mucosas, febre, linfoadenomegalia, tremores, icterícia e esplenomegalia. Com o hemograma completo pode-se identificar a anemia regenerativa com macrocitose e ocasional estomatocitose.[12] No entanto, a macrocitose pode persistir sem regeneração, aglutinação ou reticulocitose. Por meio da bioquímica sérica observa-se hiperbilirrubinemia, mas esta não é uma alteração consistente, já que se acredita que alguns pacientes apresentam baixo grau de hemólise com depuração adequada de metabólitos do heme.

O aumento da FO é confirmado pela exposição dos eritrócitos a soluções salinas hipotônicas de 0% a 0,85%.[13] O tratamento definitivo não foi bem estabelecido, mas recomenda-se evitar o estresse, que pode induzir eventos hemolíticos. A terapia com prednisolona e a esplenectomia na tentativa de redução da eritrofagocitose foram benéficas em alguns pacientes acometidos.[11]

Porfirias

As porfirias ocorrem devido a erros inatos do metabolismo decorrentes da menor atividade de uma enzima específica na via biossintética do heme. As porfirias são comumente classificadas como *hepáticas* ou *eritroides*, dependendo do sítio predominante de acúmulo de porfirinas ou seus precursores. Em seres humanos, as porfirias eritropoiéticas incluem a porfiria eritropoiética congênita (PEC) e a protoporfiria eritropoiética (PPE), enquanto as porfirias hepáticas são a porfiria intermitente aguda (PIA), a coproporfiria hereditária (CPH) e a porfiria variegata (PV). As porfirias PEC e PIA foram relatadas raramente em gatos Pelo Curto domésticos e Siameses.[14-19] De conhecimento do autor, a PPE, a CPH e a PV não foram documentadas em gatos.

A porfiria eritropoiética congênita se manifesta devido à grave deficiência de uroporfirinogênio III sintase (URO sintase) e parece ser herdada de forma autossômica dominante.[16,20,21] Na deficiência da atividade da URO sintase, há acúmulo de hidroximetilbilano, que é convertido a uroporfirinogênio I e, subsequentemente, coproporfirinogênio I. Esses dois isômeros são, por fim, oxidados, formando uroporfirina I (URO I) e coproporfirina I (COPRO I), respectivamente. Nos animais afetados, há acúmulo de URO I e COPRO I em precursores eritroides e eritrócitos, o que acaba causando ruptura celular. Essas porfirinas circulam pela pele, tecidos e ossos e são também excretadas na urina e nas fezes. Os níveis urinários do ácido 5-aminolevulínico (ALA) e porfobilinogênio (PBG), assim como de hidroximetilbilano sintase (HMB sintase), são normais (Tabela 83-1). Os sinais clínicos incluem coloração amarronzada dos dentes (Fig. 83-1), fluorescência rósea da pele à luz ultravioleta, urina amarronzada e hepatoesplenomegalia.[22] Secreção nasal e ocular foram relatadas durante os meses de verão, presumivelmente devido à fotossensibilidade. Por meio do hemograma completo pode-se observar anemia regenerativa macrocítica hipocrômica com

Tabela 83-1	Semelhanças e Diferenças Entre Porfiria Eritropoiética Congênita e Porfiria Intermitente Aguda	
Característica	**Porfiria Eritropoiética Congênita**	**Porfiria Intermitente Aguda**
HMB sintase	Normal	Metade do normal
URO sintase	Diminuída	Normal
Eritrodontia	Presente	Presente
Urina amarronzada	Presente	Presente
Fluorescência óssea	Presente	Presente
ALA urinário	Normal	Elevado
PBG urinário	Normal	Elevado
URO I	Elevada	Elevada
COPRO I	Elevada	Elevada

ALA, ácido 5-aminolevulínico; *COPRO I*, coproporfirina I; *HMB sintase*, hidroximetilbilano sintase; *PBG*, porfobilinogênio; *URO sintase*, uroporfirinogênio III sintase; *URO I*, uroporfirina I.

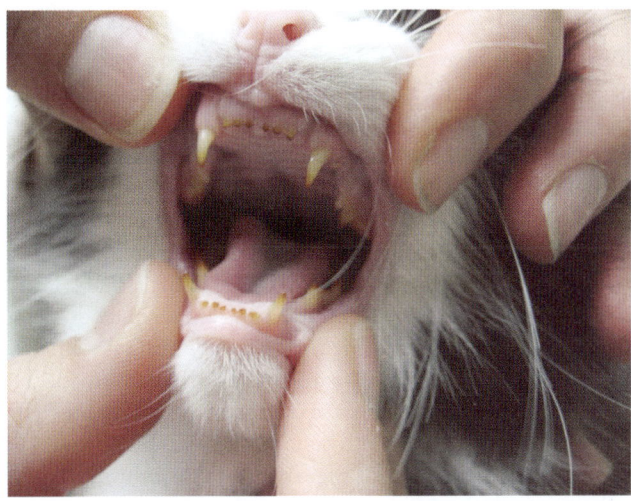

Figura 83-1: **Descoloração amarronzada dos dentes devido à deposição de porfirina (eritrodontia) em um filhote com porfiria congênita.** (Cortesia da Dra. Emma Thom.)

anisocitose, poiquilocitose, células em alvo e corpúsculos de Howell-Jolly.[14,16,22]

A porfiria intermitente aguda foi recentemente documentada em gatos como um erro inato da biossíntese do heme devido ao nível de HMB sintase, que é metade do normal.[18] Por causa desse erro inato, níveis urinários elevados de ALA e PBG foram documentados. Dentre esses gatos, todos apresentam sinais clínicos consistentes com a PEC, incluindo eritrodontia, urina amarronzada e fluorescência óssea à exposição à luz ultravioleta. No entanto, esses gatos apresentaram a atividade de URO sintase normal a ligeiramente maior, e os níveis urinários de URO I e COPRO I foram muito elevados.

ANEMIA HEMOLÍTICA IMUNE MEDIADA

A anemia hemolítica imune mediada (IMHA) é a destruição citotóxica dos eritrócitos circulantes mediada por anticorpos. A doença é denominada de *primária* ou *autoimune* quando a causa da produção de anticorpo não é identificada, e denominada *secundária* quando desencadeada por doenças infecciosas, doenças inflamatórias, fármacos e/ou neoplasias. Em gatos, a IMHA secundária também foi atribuída a amiloidose, isoeritrólise neonatal, mielodisplasia e lúpus eritematoso sistêmico.[23–30]

A imunoglobulina G (IgG) é mais comumente implicada na IMHA primária, mas a IgM, a IgA e o sistema complemento também podem estar envolvidos. Quando o anticorpo e/ou um componente do sistema complemento se liga à membrana de uma hemácia, a destruição celular pode ser desencadeada por diversos mecanismos. A extensa ligação de componentes do sistema complemento e anticorpos lesiona a membrana da hemácia, o que provoca entrada de água extracelular, consequente aumento de volume da hemácia e, por fim, sua ruptura no espaço intravascular; esse processo é raro em gatos em comparação a cães.[24,31,32] A ligação do anticorpo sem lise direta marca os eritrócitos para a remoção da circulação e sua destruição final pelo sistema reticuloendotelial. Um único anticorpo pode se ligar a dois eritrócitos, causando aglutinação. Os anticorpos também podem ter como alvos os precursores eritroides da medula óssea. Se os anticorpos forem direcionados a componentes da membrana compartilhados por hemácias e seus precursores, o paciente apresentará anemia hemolítica pouco regenerativa. Se os anticorpos tiverem como alvo os componentes da membrana encontrados apenas em precursores eritroides na medula óssea, o paciente terá anemia não hemolítica não regenerativa. A aplasia pura de hemácias é decorrente da grave redução imune mediada de todos os estágios de precursores eritroides.[33]

A investigação diagnóstica para confirmação da IMHA deve proceder de maneira a satisfazer todos os componentes do nome da doença: anemia, imune mediada e hemolítica. Obviamente, a anemia geralmente é a parte mais fácil de ser confirmada. Há diversas formas de determinar se uma anemia é imune mediada. A autoaglutinação é definitiva, mas deve ser diferenciada da formação em *rouleaux* por meio do teste de aglutinação em salina; em caso de não observação de aglutinação macroscópica, a avaliação microscópica para detecção da aglutinação microscópica é recomendada. Se o teste de aglutinação em salina for negativo, o teste de Coombs pode ser realizado. O teste positivo de Coombs identifica imunoglobulinas ou componentes do sistema complementar ligados aos eritrócitos.[34] A esferocitose é um forte indicador da presença do mecanismo imune mediado, mas sua identificação em pacientes felinos é difícil, já que as hemácias normais têm tamanho pequeno e não apresentam palidez central. A hemólise também pode ajudar a confirmar a IMHA. A icterícia pode indicar hemólise, mas parece ser menos comum em gatos em comparação a cães com hemólise.[23] A hemoglobinúria é um forte indicador de hemólise na ausência de doença urinária. A mensuração da FO em um laboratório veterinário de referência é recomendada em gatos com IMHA e foi descrita como aumentada em todos os gatos com IMHA primária.[23,35] Infelizmente, nem sempre todas as

peças do quebra-cabeças vão se encaixar e o diagnóstico pode ser meramente presuntivo. Em caso de impossibilidade de estabelecimento definitivo do diagnóstico, a reavaliação frequente e a realização de outros exames diagnósticos (p. ex., radiografia de tórax ou ultrassonografia abdominal) são indicadas para certificar que outra doença não tenha sido subestimada.

Os sinais geralmente associados à IMHA refletem a presença de anemia (p. ex., letargia, fraqueza, membranas mucosas pálidas e sopro cardíaco sistólico) e respostas compensatórias causadas pela hipóxia tecidual e estimulação do sistema nervoso simpático (p. ex., taquipneia, taquicardia e pulsos periféricos hipercinéticos).[31,32] Alguns pacientes também podem apresentar sinais clínicos de um processo imunológico ou inflamatório em andamento, incluindo febre, anorexia, esplenomegalia e, raramente, linfoadenomegalia.[22,32,36,37] Os pacientes com IMHA de aparecimento agudo tendem a apresentar a doença grave, com depressão, fraqueza e/ou colapso. Hiperbilirrubinemia, bilirrubinúria e icterícia são geralmente observadas durante os episódios agudos graves de IMHA.[23,31] A hemólise intravascular é incomum e a hemoglobinemia e a hemoglobinúria são observadas com pouca frequência. Os pacientes com hemólise extravascular devido à IMHA subaguda ou crônica podem compensar, em certo grau, a ausência de eritrócitos e podem ser bastante ativos e alertas apesar da presença de anemia grave.

O pilar do tratamento da IMHA é a administração de corticosteroides em doses imunossupressoras. Muitos clínicos tratam a IMHA apenas com corticosteroides e reservam outros agentes imunomoduladores para casos graves e pacientes que não respondem à terapia inicial com corticosteroides. No entanto, a eficácia dos agentes imunossupressores pode levar semanas, de modo que, se a administração de tais medicamentos for iniciada apenas após o insucesso dos corticosteroides, pode haver um retardo perigoso, de até 1 mês. A terapia prolongada parece ser a melhor forma de minimizar a ocorrência de recidivas. Uma vez que a administração de corticosteroides por longos períodos geralmente provoca efeitos colaterais inaceitáveis, a terapia combinada com fármacos que associados aos corticoides possibilitam que a dose destes seja reduzida é necessária. Atualmente, não há estudos significativos que documentem a terapia combinada mais eficaz. O autor prefere a administração de prednisolona (2 a 4 mg/kg, a cada 24 horas, por via oral [VO]) com um imunossupressor adjuvante, como a ciclosporina (5 a 10 mg/kg, a cada 12 horas, VO), a leflunomida (10 mg, a cada 24 horas, VO), a ciclofosfamida (6,25 a 12,5 mg/gato, a cada 24 horas, 4 dias por semana, VO), o micofenolato mofetil (10 mg/kg, a cada 12 horas, VO) ou o clorambucil (0,1 a 0,2 mg/kg, a cada 24 a 48 horas, VO).[31,38,39] A azatioprina não é recomendada devido à propensão de causar supressão rápida e letal da medula óssea.

A administração intravenosa de imunoglobulina G (IgG IV) foi usada com sucesso em cães, embora sem comprovação científica, mas em um recente ensaio cego randomizado que comparou a adição de IgG IV *versus* placebo no tratamento com corticosteroides, não se observou impacto sobre a resposta inicial ou o tempo de hospitalização.[40] Até o momento, há apenas relatos baseados em observações pessoais do uso de IgG IV em gatos não responsivos a outros medicamentos imunossupressores. Por ser um produto para uso humano, a ocorrência de reações após a administração de doses repetidas é provável. A esplenectomia geralmente é realizada em seres humanos com IMHA que não respondem a terapia com corticosteroides.[41] A eficácia da esplenectomia em cães foi documentada e há relatos sem comprovações científicas, mas com resultados positivos acerca do uso da esplenectomia em gatos com IMHA.[42] Acredita-se que a esplenectomia somente seja útil em casos com predominância de hemólise extravascular e insucesso de terapias convencionais.

Os eventos tromboembólicos são a causa mais comum de mortalidade em cães com IMHA, mas são incomuns em gatos. A medicação antitrombótica, o ácido acetilsalicílico (81 mg, a cada 72 horas, VO), reduz a produção de tromboxano A e seu uso foi recomendado em gatos com tromboembolia aórtica. No entanto, o uso de ácido acetilsalicílico em doses padrões é relativamente contraindicado devido à administração concomitante de doses imunomoduladoras de corticosteroides.[43] Novos medicamentos antiplaquetários, incluindo o clopidogrel e o abciximab, podem ser eficazes, porém mais pesquisas são necessárias antes que o uso rotineiro de anticoagulantes e/ou antitrombóticos possa ser recomendado em gatos. Uma vez que uma possível causa de IMHA secundária é a doença transmitida por vetores, a terapia antimicrobiana adequada deve ser considerada no protocolo inicial terapêutico inicial em áreas com prevalência dessas enfermidades.

Os pacientes devem ser submetidos à transfusão compatível de concentrado de hemácias (10 a 15 mL/kg, por 2 a 4 horas, por via intravenosa [IV]) para manutenção do suprimento adequado de oxigênio aos tecidos em caso de presença de sinais clínicos de anemia (letargia, taquipneia e/ou taquicardia). O objetivo da transfusão não é normalizar a contagem de hemácias ou o hematócrito, mas sim melhorar ou normalizar os desfechos da terapia de ressuscitação, principalmente a frequência cardíaca, a frequência respiratória, o nível de consciência e os indicadores de perfusão tecidual (p. ex., lactato). Um carreador de oxigênio derivado da hemoglobina bovina (p. ex., Oxyglobin®) pode ser uma alternativa ao concentrado de hemácias, mas sua disponibilidade atual é limitada devido à descontinuação de sua produção; tais soluções devem ser administradas com cautela devido à possibilidade de desenvolvimento de edema pulmonar. Mais informações acerca do uso de hemoderivados em gatos são encontradas no Capítulo 78. Um cristaloide isotônico balanceado deve ser administrado por via IV, se indicado, para correção da desidratação e fornecimento dos requerimentos fluidos diários. A nutrição enteral é essencial e a colocação temporária de uma sonda suplementar para alimentação deve ser fortemente considerada caso o paciente não seja capaz de se alimentar por mais de 24 horas; a alimentação forçada não é recomendada devido à possibilidade de desenvolvimento de aversão alimentar.

A IMHA secundária é mais comum em gatos do que a IMHA primária e, assim, a investigação diagnóstica meticulosa para detecção de uma causa subjacente é fortemente recomendada. O prognóstico da IMHA primária é mais favorável em gatos do que em cães; a taxa descrita de mortalidade foi de 24% e os gatos são mais resistentes às complicações graves e com risco de morte, como os eventos tromboembólicos e coagulopatia intravascular disseminada.[24,31] Na IMHA primária, taxas de recidiva de 31% foram relatadas.[23] Alguns gatos com IMHA primária podem precisar de tratamento prolongado, talvez por toda a vida.

CAUSAS INFECCIOSAS

Micoplasmose Hemotrópica

As espécies hemotrópicas de *Mycoplasma* são bactérias que parasitam eritrócitos (Fig. 83-2) e são a causa mais comum de anemia imune mediada infecciosa em gatos de todo o mundo.[44] Três espécies foram documentadas: *Mycoplasma haemofelis, Candidatus Mycoplasma haemominutum* e *Candidatus Mycoplasma turicensis*.[45–49] O primeiro é o maior e mais patogênico dos três e pode rapidamente desaparecer e reaparecer, de forma cíclica, nos eritrócitos *in vivo*.[50–52] Os gatos não precisam ser imunocomprometidos ou esplenectomizados para apresentarem manifestações da doença.[53] No entanto, foi observado na maioria dos estudos uma associação entre a infecção por retrovírus e a hemoplasmose. Outros fatores de risco para a infecção incluem o sexo masculino, o acesso a ambientes externos e a raça não definida.[54] A via natural de infecção não foi determinada. A pulga do gato, *Ctenocephalides felis (C. felis)*, é um possível vetor com base em infecções experimentais. A transmissão direta de gato a gato pode ocorrer através de interações agressivas (p. ex., feridas por mordedura, arranhaduras).[55] A transmissão também pode ocorrer pela transfusão IV de sangue infectado; os micro-organismos podem sobreviver por até 1 semana em hemoderivados armazenados.[56] *M. haemofelis* é caracterizado por extensa parasitemia de hemácias que induz anemia hemolítica; a gravidade de anemia depende do estágio de infecção. Os sinais clínicos comumente incluem palidez de membranas mucosas, perda de peso, febre cíclica, letargia, anorexia, icterícia, esplenomegalia, taquicardia e taquipneia.[57] Por meio do hemograma completo geralmente observa-se anemia regenerativa com anisocitose e policromasia. A autoaglutinação pode ser observada e o teste de Coombs pode ser positivo, indicando a presença de anticorpos ligados às hemácias.[57] A realização de exames para detecção de retrovírus (vírus da leucemia felina [FeLV] e vírus da imunodeficiência felina [FIV]) é fortemente recomendada, já que muitos pacientes clinicamente acometidos apresentam infecções concomitantes.

Candidatus M. haemominutum pode ser encontrado em alguns gatos anêmicos, mas não parece produzir doença significativa sem infecção retroviral concomitante.[51,52,58] *Candidatus M. turicensis* foi

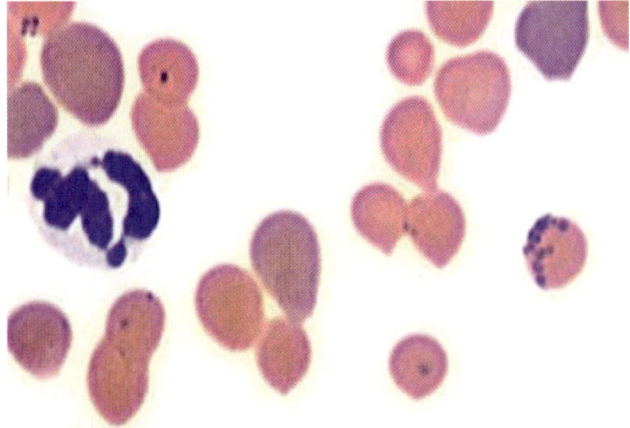

Figura 83-2: *Mycoplasma haemofelis* em um esfregaço de sangue de um gato infectado com anemia regenerativa. Formas anelares, em bastonete e cocoides podem ser observadas.

associado à hemólise intravascular durante a infecção experimental, mas sugeriu-se, em estudos de prevalência, que essa infecção isoladamente, provavelmente, tenha importância clínica mínima. Os fatores de risco para o desenvolvimento de doença clínica incluem imunossupressão concomitante, infecção retroviral e/ ou infecção com outras espécies hemotrópicas de *Mycoplasma*.[49]

O exame diagnóstico preferido é a detecção por reação em cadeia pela polimerase (PCR) com base na análise do gene 16S do RNA ribossomal. A sorologia pode ser usada para ajudar na diferenciação da infecção aguda ou crônica por *M. haemofelis*.[59,60] Além disso, uma técnica de citometria de fluxo foi descrita e é rápida e capaz de quantificar o nível de parasitemia.[61] A avaliação do esfregaço de sangue periférico não é um exame diagnóstico sensível, já que *M. haemofelis* pode desaparecer e reaparecer de forma rápida, sincronizada e cíclica das hemácias felinas *in vivo*. O tratamento de escolha é com a administração de doxiciclina (5 mg/kg, a cada 12 horas, VO; apenas na forma líquida, para evitar estenose esofágica), enrofloxacina (5 mg/kg, a cada 24 horas, VO) ou pradofloxacina (5 a 10 mg/kg, a cada 24 horas, VO) por 14 a 21 dias.[57,62-65] A pradofloxacina parece ser mais eficaz na eliminação do micro-organismo do que a doxiciclina.[63] A terapia imunossupressora concomitante com prednisolona (2 a 4 mg/kg, a cada 24 horas, VO) pode ser adequada, já que a doença possui natureza imune mediada.[57] No entanto, muitos gatos positivos ao teste de Coombs respondem à terapia antimicrobiana e ao tratamento de suporte sem corticosteroide, de modo que seu uso rotineiro não é hoje recomendado. A confirmação da eliminação completa da infecção é difícil, já que os micro-organismos podem ser sequestrados no fígado, no baço ou no pulmão em pacientes com resultados negativos à PCR de sangue. Os pacientes com infecções crônicas podem apresentar recidivas dos sinais clínicos e atuar como reservatórios da doença. A repetição da PCR pode não ter utilidade clínica, já que os pacientes uma vez acometidos podem apresentar resultados persistentemente positivos. Obviamente, o resultado negativo à PCR é ideal, mas os gatos que continuam positivos sem sinais clínicos não necessariamente precisam de tratamento contínuo.

Infecções Virais

A anemia induzida por FeLV ou FIV pode ser secundária à destruição imune mediada, à supressão da eritropoiese, à inflamação crônica e/ou à neoplasia infiltrativa na medula óssea.[66] A infecção pode ser confirmada por ensaios imunoadsorventes ligado à enzima (ELISA), PCR, imunofluorescência para detecção de anticorpos (IFA) e/ou *Western blot*. A terapia imunossupressora deve ser utilizada na IMHA associada às infecções virais.

Bartonelose

Os eritrócitos felinos são os principais reservatórios de *Bartonella henselae* e *Bartonella clarridgeiae;* os gatos também são os prováveis reservatórios de *Bartonella koehlerae*. *B. henselae* é a causadora da doença da arranhadura do gato em humanos, assim como de outras doenças com risco de morte em pessoas imunocomprometidas. *C. felis* e suas fezes são vetores conhecidos da transmissão, de modo que a prevenção da infecção é centrada no controle de pulgas.[67] A infecção também pode ser transmitida por transfusão de sangue infectado; todos os gatos doadores de sangue devem, assim, ser submetidos à triagem. A maioria dos gatos com infecção natural por *B. henselae* é clinicamente normal. As manifestações da doença são mais comumente associadas às outras espécies de *Bartonella*, em que o gato é um hospedeiro acidental; a coinfecção com um retrovírus pode potencializar a infecção.[68]

Os sinais clínicos comuns incluem letargia, febre intermitente, linfoadenomegalia, tremores, gengivite e uveíte.[64] Endocardite, miocardite e incapacidade reprodutiva também foram descritas.[69-72] Por meio do hemograma completo observa-se anemia regenerativa e a bioquímica sérica comumente identifica hiperbilirrubinemia e elevação dos níveis de alanina aminotransferase (ALT).[67] Hemocultura, PCR e exames sorológicos podem ser usados no diagnóstico da bartonelose, mas a documentação de infecção nem sempre é correlacionada à doença devido à alta prevalência de infecção em gatos saudáveis em áreas endêmicas.[67] A sorologia (IFA ou ELISA) é mais útil para descartar a infecção devido a seu baixo valor preditivo positivo e alto valor preditivo negativo.[68] Resultados falso-negativos à cultura e à PCR, assim como resultados falso-positivos à PCR, foram observados. Os exames devem ser reservados aos pacientes com sinais clínicos consistentes com a bartonelose. O diagnóstico deve ser baseado em uma combinação da presença de sinais clínicos conhecidos como associados à infecção por espécies de *Bartonella*, no exame positivo para detecção desses micro-organismos, na exclusão de outras causas dos sinais clínicos e distúrbios hematológicos/ bioquímicos e na resposta positiva à medicação anti-*Bartonella* prescrita.[68] Nos raros casos em que há manifestações clínicas, o tratamento pode ser realizado com doxiciclina (10 mg/kg, a cada 24 horas, VO; apenas em forma líquida) por 2 a 4 semanas.[68] Outras escolhas de fármacos incluem a marbofloxacina e a azitromicina. A terapia anti-inflamatória é adequada em caso de uveíte anterior.[73] No entanto, nenhum estudo controlado sobre a eficácia foi publicado e a eliminação da bacteremia não pode ser garantida. O tratamento de portadores saudáveis não é recomendado como forma de eliminação do risco zoonótico.[68]

Cytauxzoonose

O protozoário *Cytauxzoon felis* é transmitido por *Dermacentor variabilis*, mas outras espécies de carrapato, inclusive *Amblyomma americanum*, podem estar envolvidas.[74] A doença é geograficamente limitada ao centro sul, sudeste e meio Atlântico dos Estados Unidos. A infecção por *Cytauxzoon* spp. associada à doença clínica também foi documentada em gatos na Itália.[75] *Cytauxzoon* spp. foram isoladas, com infecções confirmadas, em linces pardos (*Lynx rufus*), panteras da flórida (*Puma concolor coryi*) e leões da montanha (*Puma concolor*); os gatos domésticos são hospedeiros terminais.[75,76] Não há evidências de que o parasita possa infectar humanos. Não há predisposições etárias ou sexuais, embora gatos mais jovens pareçam super-representados. A maioria dos casos é identificada no início da primavera e no início do outono, quando os carrapatos são mais ativos. A prevenção da infecção é baseada na prevenção da infestação por carrapatos. Há duas formas distintas de *Cytauxzoon* spp.: o esporozoíto e a forma eritrocitária ou piroplasma.[77] Os carrapatos transmitem o esporozoíto ao hospedeiro que, então, invade as células reticuloendoteliais de todo o corpo. Os esporozoítos se reproduzem de forma assexuada

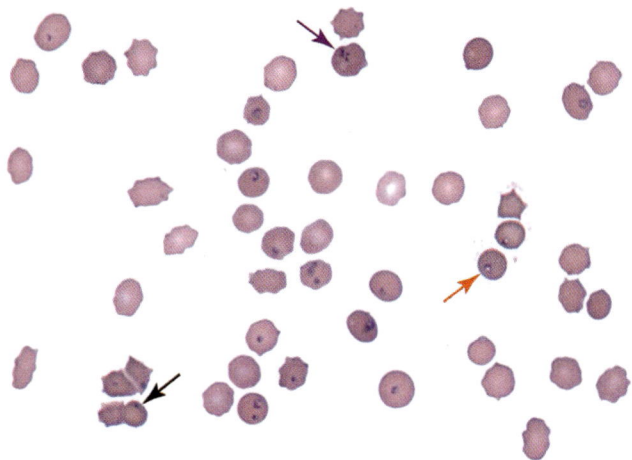

Figura 83-3: Piroplasmas de *Cytauxzoon felis* em eritrócitos no esfregaço de sangue periférico de um gato infectado e com doença aguda. *Mycoplasma haemofelis*, precipitados de corante e corpúsculos de Howell-Jolly *(seta preta)* podem ser confundidos com *C. felis*. Formas arredondadas, em "anel de sinete", são comumente encontradas *(seta laranja),* mas outras formas, como tétrades *(seta roxa),* são possíveis.

no interior dos macrófagos, fazendo com que as células sofram aumento de volume suficiente para causar oclusão venosa em múltiplos órgãos, contribuindo para a ocorrência de congestão, síndrome de disfunção de múltiplos órgãos e morte. Os merozoítos formados por reprodução assexuada subsequentemente infectam outras células mononucleares e eritrócitos. A forma eritrocitária, chamada *piroplasma,* pode ser visualizada já aos 10 dias após a infecção experimental e tem aparência redonda a oval, em anel de sinete (Fig. 83-3). Os piroplasmas podem se reproduzir de forma assexuada e, por fim, induzir a destruição de hemácias e anemia hemolítica. A forma eritrocitária se desenvolve em fases posteriores da doença e pode não ser observada em alguns pacientes; assim, a forma piroplasmática de replicação é bem menos patogênica do que os esporozoítos.[77]

Os sinais clínicos incluem anorexia, alteração do nível de consciência, convulsões, letargia, icterícia, palidez de membranas mucosas, febre, dispneia, esplenomegalia e hepatomegalia.[74] A progressão é rápida e os pacientes podem sucumbir em 1 semana de doença clínica. Por meio do hemograma completo observa-se anemia aguda não regenerativa normocítica normocrômica.[78,79] A trombocitopenia foi documentada e acredita-se que seja secundária ao processo de definhamento.[79] A neutropenia é uma alteração inconsistente, mas pode ser causada pela infiltração da medula óssea por macrófagos infectados; alternativamente, a neutrofilia pode ser documentada secundária à extensa resposta inflamatória à infecção.[74,78,80] Por meio da bioquímica sérica comumente se observam distúrbios eletrolíticos, hiperglicemia, hiperbilirrubinemia, elevação da atividade séria das enzimas hepáticas e, ocasionalmente, azotemia.[74] A bilirrubinúria é uma alteração comum à urinálise. O diagnóstico definitivo é baseado na visualização de piroplasmas em hemácias, mas macrófagos infectados podem ser aspirados de linfonodos, baço e/ou fígado.[78] A detecção da infecção por PCR está disponível e sua realização é recomendada.[81]

O tratamento padrão ainda não foi determinado. Um recente estudo prospectivo comparou a eficácia do dipropionato de imidocarb (3,5 mg/kg, por via intramuscular [IM]; repetido 7 dias após a primeira injeção) com atovaquona (15 mg/kg, a cada 8

horas, VO, por 10 dias) e azitromicina (10 mg/kg, a cada 24 horas, VO, por 10 dias) em gatos com infecção natural confirmada por PCR. Todos os gatos receberam heparina (200 UI/kg, a cada 8 horas, por via subcutânea [SC] durante toda a internação), fluidoterapia e tratamento de suporte; e todos os gatos que receberam dipropionato de imidocarb foram pré-tratados com atropina (0,05 mg/kg, IM, 15 minutos antes do tratamento).[82] Embora a mortalidade tenha continuado alta, os gatos que receberam atovaquona e azitromicina apresentaram melhor sobrevida até a alta hospitalar em comparação àqueles tratados com dipropionato de imidocarb (60% em comparação a 26%).[77] Sem tratamento, a taxa de sobrevida observada foi de 3%.

ANEMIA HEMOLÍTICA INDUZIDA POR SUBSTÂNCIAS QUÍMICAS E TOXINAS

Diversos fármacos e alimentos induzem dano oxidativo suficiente às hemácias para causar anemia hemolítica. O agente pode prejudicar o fornecimento de oxigênio aos tecidos por meio da formação de corpúsculos de Heinz, produção de metahemoglobina e/ou danos às membranas das hemácias. Os eritrócitos felinos são especialmente suscetíveis ao dano oxidativo, já que possuem oito grupos sulfidrila por molécula de hemoglobina, enquanto cães apresentam quatro e humanos, dois.[83,84] Os corpúsculos de Heinz se formam devido à oxidação de grupos sulfidrila expostos na hemoglobina. Esses corpúsculos são rígidos e interferem na flexibilidade da hemácia. Quando eritrócitos com corpúsculos de Heinz passam pelos sinusoides, pode haver hemólise intravascular devido ao aprisionamento da parte da célula que os contêm. Alternativamente, a hemólise extravascular ocorre quando macrófagos sinusoidais fagocitam eritrócitos contendo corpúsculos de Heinz. O diagnóstico da anemia hemolítica por formação de corpúsculos de Heinz é baseado na documentação de uma anemia fortemente regenerativa e a presença dessas estruturas. Após a confirmação da anemia hemolítica induzida por corpúsculos de Heinz, deve-se tentar identificar a causa subjacente. Diversos agentes oxidantes foram implicados como causas da anemia hemolítica com corpúsculos de Heinz em gatos, incluindo o ácido acetilsalicílico, *Allium* spp. (cebola), acetaminofeno e acidificantes da urina, como D-L metionina.

Agentes Específicos

Acetaminofeno
O acetaminofeno é bastante relatado a centros veterinários de controle de envenenamento como intoxicante em gatos, primariamente associado à meta-hemoglobinemia e à anemia hemolítica.[85] Na maioria das espécies, o acetaminofeno é predominantemente metabolizado por sulfato e glucoronil transferases no fígado, com subsequente excreção dos conjugados pelos rins.[86,87] Uma pequena porcentagem de acetaminofeno é oxidada por enzimas do citocromo P450 a *N*-acetil-*p*-benzoquinoneimina (NAPQI), que se liga à glutationa e é excretada pelos rins como metabólitos de cisteína e ácido mercaptúrico.[88] Em doses tóxicas, as vias de sulfonação e glucoronidação são saturadas e a produção de NAPQI aumenta.[89] Quando há depleção de glutationa a menos de 20% de sua concentração

normal, a NAPQI se liga a grupos de cisteína de outras proteínas hepatocelulares, o que induz morte celular.[90]

Em gatos, também há formação de para-aminofenol (PAP) após a intoxicação por acetaminofeno. Pesquisas *in vitro* sugerem que este metabólito é o agente causador mais provável da formação de metahemoglobina na intoxicação por acetaminofeno em gatos.[91] O PAP é removido por excreção biliar de glutationa e N-acetilação por N-acetiltransferases (NATs). A maioria das espécies apresenta duas ou três NATs, mas os gatos têm apenas uma: a N-acetiltransferase 1.[92,93] A seguir, os gatos são expostos a mais PAP devido à sua limitada capacidade de removê-lo. O PAP é co-oxidado e participa do ciclo de oxidação e redução com a oxiemoglobina, culminando na formação prolongada de metahemoglobina.[91]

Os sinais clínicos comuns incluem alteração do nível de consciência, cianose, fraqueza generalizada, taquipneia, taquicardia, vômitos, hipotermia, membranas mucosas de coloração marrom-chocolate e edema de face e/ou membros.[94] Dor abdominal e icterícia também podem ser observadas. A necrose hepatocelular fulminante é menos comum em gatos em comparação aos cães e a resolução da lesão hepática após a intervenção medicamentosa adequada pode levar várias semanas.[85,94] Os sinais clínicos de metahemoglobinemia podem persistir por 3 a 4 dias. Não há dose segura conhecida de acetaminofeno para gatos. Os sinais clínicos de toxicidade são comumente observados com doses de 50 a 100 mg/kg, mas mortes foram documentadas com doses baixas, de 10 mg/kg.[94-96]

O hemograma completo, a bioquímica sérica e a urinálise devem ser realizados em qualquer paciente com suspeita de intoxicação por acetaminofeno. O sangue pode ter aparência amarronzada devido à metahemoglobinemia ou estar hemolisado devido à lesão oxidativa. As alterações comuns incluem anemia, hemoglobinemia e hemoglobinúria.[97] A metahemoglobinemia pode ser detectada por co-oximetria em 2 a 4 horas após a ingestão de acetaminofeno e, a seguir, há formação de corpúsculos de Heinz.[98] A elevação da concentração de ALT é comum devido à lesão hepatocelular hipóxica e à hepatotoxicidade direta. Os níveis de enzimas hepáticas geralmente aumentam 3 a 6 dias após a intoxicação. A hiperbilirrubinemia secundária à hemólise ocorre em 48 horas.[94] A diminuição progressiva das concentrações de ureia, colesterol e albumina, com aumento dos níveis de bilirrubina total, é uma evidência indireta de disfunção hepática.[94,97,98] Por meio da urinálise se pode identificar a hemoglobinúria ou a hematúria.[94] A concentração de acetaminofeno na urina pode ser mensurada para confirmar a intoxicação, mas a disponibilidade desse ensaio ainda não é ampla. O diagnóstico é mais comumente baseado em correlação de sinais clínicos e anomalias bioquímicas com documentação da exposição ao fármaco.

Os pacientes devem imediatamente receber oxigênio suplementar pelo método menos estressante. A indução de êmese geralmente é ineficaz, mas a administração de carvão ativado (2 g/kg, VO) é recomendada nas primeiras 4 a 6 horas; a repetição da dose pode ser necessária devido à recirculação êntero-hepática do fármaco. Um catártico (como o sorbitol) também é recomendado, a não ser que o paciente apresente desidratação e/ou diarreia. A fluidoterapia IV com cristaloide isotônico, com suplementação adequada de vitaminas e eletrólitos, deve ser feita para correção da desidratação e fornecimento dos requerimentos

diários. A diurese não é indicada e os pacientes devem ser cuidadosamente monitorados quanto a sinais de sobrecarga de fluido. O cristaloide ideal a ser usado não foi estabelecido, mas, em um modelo murino, há relato de melhor recuperação hepática com a administração de Ringer lactato em comparação à de cloreto de sódio a 0,9%.[99] Os pacientes podem precisar de transfusão compatível com concentrado de hemácias; a transfusão de sangue total, de modo geral, não é indicada, já que o acetaminofeno não induz hipoproteinemia. A administração de carreadores de oxigênio derivados da hemoglobina bovina também pode ser considerada, mas deve ser feita com cautela, devido à possibilidade de formação de edema pulmonar.

A administração de medicamentos para suprir os estoques de glutationa e promover a conversão de metahemoglobina em hemoglobina é essencial.[100-108] A N-acetilcisteína (NAC) é um precursor de glutationa que repõe os estoques da molécula. A dose inicial oral de ataque (140 mg/kg, VO ou IV) deve ser seguida por doses menores (70 mg/kg, a cada 6 horas, VO ou IV, por cinco a sete tratamentos).[102,104] Se o gato já apresentar sinais clínicos de intoxicação, a dose de ataque deve ser aumentada para 280 mg/kg. Efeitos adversos comuns da administração oral são náusea e vômitos. A N-acetilcisteína pode ser administrada IV com filtro Micropore®, pura ou diluída em solução de dextrose a 5%. A *S*-adenosilmetionina deve ser administrada para proteção dos eritrócitos contra os danos oxidativos, limitando a formação de corpúsculos de Heinz e a destruição de hemácias. As doses ideais para gatos não foram estabelecidas, mas os benefícios protetores foram confirmados em um modelo experimental (180 mg, a cada 12 horas, VO, por 3 dias; então, 90 mg, a cada 12 horas, VO, por 14 dias).[109] A silimarina também pode ser benéfica como agente hepatoprotetor em pacientes estáveis e capazes de tolerar medicamentos orais.[102,104,105]

O ácido ascórbico (vitamina C; 30 mg/kg, a cada 6 horas, VO, por seis tratamentos) e o novo azul de metileno (1 mg/kg, a cada 2 a 3 horas, IV, por dois a três tratamentos) podem ajudar na redução da metahemoglobina em hemoglobina. O ácido ascórbico tem eficácia questionável e pode induzir náusea e irritação gástrica. Em um modelo de intoxicação experimental de gatos com acetaminofeno, o novo azul de metileno com NAC não apresentou benefício significativo em comparação à terapia apenas com NAC.[106] O novo azul de metileno não é tóxico para gatos quando usado em doses terapêuticas por um número limitado de tratamentos e pode ser superior ao ácido ascórbico, devido à sua ação mais rápida.[106] O prognóstico parece ser dependente da dose recebida e do tempo transcorrido antes do início das tentativas de descontaminação e do tratamento de suporte. Em um estudo com gatos intoxicados com acetaminofeno, os sobreviventes geralmente foram tratados em 14 horas, enquanto os não sobreviventes não foram tratados por até 17 horas ou mais após a intoxicação.[94]

Zinco

A intoxicação por zinco é menos comum em gatos em comparação a cães por causa de sua natureza alimentar seletiva. As possíveis fontes de zinco incluem porcas, pregos ou grampos galvanizados, assim como bijuterias e zíperes.[110-112] Gatis construídos com metais contendo zinco e/ou pintados com tintas à base de zinco também são possíveis fontes. Pomadas de óxido de zinco, loções de calamina e diversos fertilizantes, fungicidas, antissépticos e xampus podem ser fontes tóxicas, já que os gatos podem lamber essas substâncias da pele de uma pessoa da família e/ou de seu próprio pelame. As moedas de um centavo de dólar cunhadas nos Estados Unidos após 1982 são compostas por 97,5% de zinco.[113,114]

Após a ingestão, há formação de sais solúveis de zinco no estômago, que são absorvidos pelo duodeno. Após a absorção, esses sais se distribuem sistemicamente e provocam lesão irritante direta e corrosiva aos tecidos e inibem a produção e a função das hemácias. O mecanismo de toxicidade eritrocitária ainda é desconhecido, mas pode estar associado à deficiência de cobre induzida pelo zinco. Os sinais clínicos são variáveis e dependem da dose ingerida.[115-120] Os sinais comumente descritos são vômitos agudos e anorexia com subsequente letargia, icterícia, disritmias, diarreia e possível atividade convulsiva generalizada. O hemograma completo geralmente documenta anemia regenerativa, hemoglobinemia e leucocitose neutrofílica.[115,120] A avaliação do esfregaço de sangue periférico identifica esferócitos e corpúsculos de Heinz. O perfil bioquímico frequentemente apresenta elevações das concentrações de transaminases hepáticas, fosfatase alcalina e bilirrubina total.[119] O acúmulo pancreático de zinco pode causar hiperamilasemia e hiperlipasemia, e a lesão glomerular e tubular renal pode ser associada à azotemia.[121] A urinálise pode mostrar hemoglobinúria, bilirrubinúria, cilindrúria e proteinúria.[119] Os níveis de zinco devem ser mensurados no sangue ou tecidos para confirmação do diagnóstico.

O tratamento deve incluir a remoção da possível fonte de zinco por meio de cirurgia ou endoscopia. A indução de êmese geralmente é ineficaz, já que os objetos que contêm zinco tendem a aderir à mucosa gástrica.[122] Os pacientes devem ser submetidos à fluidoterapia IV com cristaloide isotônico para correção da desidratação; também é importante fornecer as necessidades diárias de fluidos e ajudar a redução do possível desenvolvimento de nefrose hemoglobinúrica. Os pacientes podem precisar de transfusões com concentrado de hemácias e/ou carreador de oxigênio derivado da hemoglobina bovina para melhora e manutenção do suprimento tecidual de oxigênio, com monitoramento cuidadoso quanto à sobrecarga hídrica. A maioria dos animais com intoxicação por zinco se recupera com o tratamento agressivo de suporte após a remoção da fonte tóxica. A terapia de quelação pode ser adequada em intoxicações graves que não respondem apenas à remoção da fonte de zinco. O etilenodiamina tetracetato dissódico de cálcio é o quelante mais comum (27,5 mg/kg em 15 mL de dextrose a 5%, a cada 6 horas, SC, por 5 dias). A D-penicilamina (10 a 15 mg/kg, a cada 12 horas, VO, por 7 a 14 dias) e o dimercaprol (3 a 6 mg/kg, a cada 4 horas, IM, por 3 a 5 dias) são quelantes alternativos.[123] Os níveis de zinco devem ser monitorados com cuidado durante a terapia de quelação para ajudar a determinar a duração da terapia. O prognóstico geralmente é bom quando a intoxicação por zinco é diagnosticada de forma precoce e adequadamente tratada.

Espécies de *Allium* (Cebola, Alho, Alho-poró e Cebolinha)

Allium cepa (cebola), *Allium porrum* (alho-poró), *Allium sativum* (alho) e *Allium schoenoprasum* (cebolinha) contêm compostos sulfurosos orgânicos que são absorvidos pelo trato gastrintestinal (GI) e convertidos a oxidantes altamente reativos.[124,125] A cocção não reduz a possível toxicidade e o pó de cebola em 1% a 3% da ingestão de matéria seca pode induzir sinais clínicos.[124] O dano oxidativo direto à membrana celular da hemácia provoca lise das células. A oxidação dos resíduos de cisteína beta-93 expostos presentes na hemoglobina leva à formação de sulfemoglobina, que é menos solúvel do que a hemoglobina.[126] A sulfemoglobina, por fim, se liga às membranas das hemácias, formando corpúsculos de Heinz e interage com a hemoglobina, formando excentrócitos.[127] A formação de corpos de Heinz e a excentrocitose aumentam a fragilidade das hemácias, causando hemólise extravascular, que prejudica o suprimento de oxigênio aos tecidos.

Os sinais clínicos podem ser observados no primeiro dia após a ingestão, mas, mais comumente, há um atraso de vários dias entre a ingestão e o aparecimento de sinais clínicos. Os sinais clínicos comumente incluem alteração do nível de consciência, taquipneia, taquicardia, hiporexia, fraqueza, letargia, diarreia e desconforto abdominal.[124] Por meio do hemograma completo geralmente observa-se anemia e hemoglobinemia e corpúsculos de Heinz, além disso os excentrócitos são observados à avaliação do esfregaço de sangue periférico.[124] A co-oximetria pode identificar a presença de metahemoglobinemia. A bioquímica sérica pode documentar hiperbilirrubinemia e a urinálise pode identificar bilirrubinúria e cilindrúria.[124]

A intoxicação é comumente diagnosticada por meio da combinação de anamnese, sinais clínicos e confirmação da presença de anemia hemolítica com corpúsculos de Heinz. Não há antídoto específico para a intoxicação. A descontaminação GI precoce por meio da indução de êmese (nas 2 primeiras horas após a ingestão) e a administração de carvão ativado são recomendadas. A administração de oxigênio suplementar deve ser feita pelo método menos estressante, e a capacidade de suprimento de oxigênio deve ser auxiliada por meio da transfusão de concentrado de hemácias ou carreador de oxigênio derivado da hemoglobina bovina para restaurar e manter o fornecimento adequado de oxigênio aos tecidos. Cristaloides isotônicos devem ser administrados para correção da desidratação e fornecimento dos requerimentos fluidos diários; a diurese não é indicada e os pacientes devem ser cuidadosamente monitorados quanto ao desenvolvimento de sobrecarga volumétrica. O prognóstico depende da espécie de planta envolvida, da gravidade da anemia e do tempo até a administração da terapia medicamentosa adequada.

CAUSAS DIVERSAS

A fragmentação ou anemia hemolítica microangiopática (MHA) ocorre quando os eritrócitos são lisados durante a circulação pela vasculatura anormal. Diversas neoplasias, em especial o hemangiossarcoma, e a coagulopatia intravascular disseminada são frequentemente acompanhadas por MHA.[128,129] A doença valvular cardíaca e a doença renal podem induzir lesões por cisalhamento devido ao fluxo sanguíneo turbulento.[130,131] O exame do esfregaço de sangue periférico dos pacientes acometidos mostra esquizócitos, poiquilócitos de formato irregular que são resquícios de eritrócitos submetidos à ruptura traumática. A imersão em água doce induz a lise de hemácias secundária à hipervolemia hipotônica.[132] A lesão térmica e a hipertermia grave podem rapidamente danificar as membranas das hemácias.[133] A síndrome hemolítica-urêmica associada à imunossupressão e à rejeição de aloenxertos foi documentada em cães e humanos e pode ocorrer em gatos.[134,135]

O fosfato é essencial à produção de ATP, síntese de DNA e RNA e também à produção de 2,3-difosfoglicerato pelas hemácias. A hipofosfatemia provoca depleção do fósforo e do ATP das hemácias. A depleção de ATP causa anomalias nas membranas das hemácias, reduzindo sua capacidade de deformação e aumento da FO. A reologia da hemácia é alterada, formando esferócitos ou equinócitos rígidos que são destruídos na microvasculatura. A hipofosfatomia foi documentada em diversas doenças, principalmente diabetes melito, lipidose hepática, síndrome de realimentação e devido ao tratamento com insulina.[136,137] As evidências clínicas de anemia hemolítica aguda podem ser observadas quando os níveis séricos de fósforo caem a menos de 25,65 mmol/L (1,5 mg/dL).[138] O tratamento deve ser centrado na suplementação oral ou parenteral com fosfato. A suplementação oral com a dieta balanceada normal, leite desnatado ou produtos comerciais à base de fosfato é preferida em casos de hipofosfatemia branda, mas a terapia IV é necessária na hipofosfatemia grave, principalmente naqueles pacientes que não podem tolerar a nutrição enteral.

Uma dose inicial IV de 0,01 a 0,03 mmol/kg/hora de sódio ou fosfato de potássio é eficaz e as concentrações séricas de fósforo e cálcio devem ser medidas pelo menos a cada 6 horas. Possíveis complicações da suplementação IV são hipocalcemia, lesão renal aguda e mineralização distrófica de tecidos moles.

RESUMO

A anemia hemolítica aguda em gatos pode ser desencadeada por diversas causas, incluindo micro-organismos infecciosos, doenças genéticas e hereditárias, toxinas e disfunção imunológica. Informações valiosas devem ser obtidas à anamnese meticulosa e o exame físico completo auxilia o bom clínico no desenvolvimento de um plano diagnóstico adequado. O(s) tratamento(s) e prognóstico do paciente dependem do estabelecimento do diagnóstico definitivo, da instituição da terapia adequada e da adesão da família aos tratamentos recomendados.

Referências

1. Alsaker RD, Laber J, Stevens JB, et al: A comparison of polychromasia and reticulocyte counts in assessing erythrocyte regenerative response in the cat. *J Am Vet Med Assoc* 170:39-41, 1977.

2. Fan LC, Dorner JL, Hoffman WE: Reticulocyte response and maturation in experimental acute blood loss anemia in the cat. *J Am Anim Hosp Assoc* 14:219-224, 1978.

3. Rudloff E, Kirby R: Hypovolemic shock and resuscitation. *Vet Clin North Am Small Anim Pract* 24:1015-1039, 1994.

4. Anderson JG, Washabau RJ: *Icterus. Compend Contin Educ Pract Vet* 14:1045-1059, 1992.

5. Saheki S, Saheki K, Tanaka T: Peptide structures of pyruvate kinase enzymes. I. Comparison of the four pyruvate kinase isoenzymes of the rate. *Biochim Biophys Acta* 704:484-493, 1982.

6. Grahn RA, Grahn JC, Penedo MC, et al: Erythrocyte pyruvate kinase deficiency mutation identified in multiple breeds of domestic cats. *BMC Vet Res* 30:207-217, 2012.

7. Kohn B, Fumi C: Clinical course of pyruvate kinase deficiency in Abyssinian and Somali cats. *J Feline Med Surg* 10:145-153, 2008.

8. Harvey JW, Pathogenesis: laboratory diagnosis, and clinical implications of erythrocyte enzyme deficiencies in dogs, cats, and horses. *Vet Clin Pathol* 35:144-156, 2006.

9. Owen JL, Harvey JW: Hemolytic anemia in dogs and cats due to erythrocyte enzyme deficiencies. *Vet Clin North Am Small Anim Pract* 42:73-84, 2012.

10. Giger U: Hereditary erythrocyte disorders. In August JR, editor: *Consultations in feline medicine*, ed 4, Philadelphia, 2001, Saunders/Elsevier, pp 484-489.

11. Giger U. Hemolytic anemias: is it autoimmune? In *Proceedings. American Association of Feline Practitioners Fall Meeting*, Philadelphia, PA, 2001.

12. Kohn B, Goldschmidt MH, Hohenhaus AE, et al: Anemia, splenomegaly, and increased osmotic fragility of erythrocytes in Abyssinian and Somali cat. *J Am Vet Med Assoc* 217:1483-1491, 2000.

13. Merten N, Lotz F, Kohn B: *Red blood cell osmotic fragility in cats with anemia. In Proceedings 21st European College of Veterinary Internal Medicine-Companion Animal Congress*. Spain, 2011, Sevilla.

14. Giddens WE, Labbe RE, Swango LJ, et al: Feline congenital erythropoietic porphyria associated with severe anemia and renal disease. *Am J Pathol* 80:367-386, 1975.

15. Tobias G: Congenital porphyria in a cat. *J Am Vet Med Assoc* 145:462-463, 1964.

16. Clavero S, Bishop DF, Giger U, et al: Feline congenital erythropoietic porphyria: two homozygous UROS missense mutations cause the enzyme deficiency and porphyrin accumulation. *Mol Med* 16:381-388, 2010.

17. Clavero S, Bishop DF, Haskins ME, et al: Feline acute intermittent porphyria: a phenocopy masquerading as an erythropoietic porphyria due to dominant and recessive hydroxymethylbilane synthase mutations. *Hum Mol Genet* 19:584-596, 2010.

18. Schnier JJ, Hanna P: Feline porphyria associated with anemia, severe hepatic disease, and renal calculi. *Can Vet J* 51:1146-1151, 2010.

19. Aeffner F, O'Brien M, Birkhold A, et al: Pathology in practice [congenital porphyria in a kitten]. *J Am Vet Med Assoc* 243:217-219, 2013.

20. Lyons LA: Genetic testing in domestic cats. *Mol Cell Probes* 26:224-230, 2012.

21. Glenn BL, Gleen HG, Omtvedt IT: Congenital porphyria in a domestic cat (*Felis catus*): preliminary investigations on inheritance pattern. *Am J Vet Res* 29:1653-1657, 1968.

22. Giger U, Clavero S, Bishop DF, et al: *Clinical, biochemical, and molecular genetic characterization of porphyria in cats. In Proceedings 28th American College of Veterinary Internal Medicine Forum.* CA, 2010, Anaheim.

23. Kohn B. *Erythrozytenstudien bei gesunden und anamischen katzen.* PhD thesis, FU Berlin, 2001.

24. Kohn B, Weingart C, Eckmänn V, et al: Primary immune-mediated hemolytic anemia in 19 cats: diagnosis, therapy and outcome (1998-2004). *J Vet Intern Med* 20:159-166, 2006.

25. Maede Y, Hata R: Studies of feline haemobartonellosis. II. The mechanism of anemia produced by infection with Haemobartonella felis. *Jap J Vet Sci* 37:49-54, 1975.

26. Peterson ME, Hutwitz AI, Leib MS, et al: Propylthiouracil-associated hemolytic anemia, thrombocytopenia, and antinuclear antibodies in cats with hyperthyroidism. *J Am Vet Med Assoc* 184:806-808, 1984.

27. Piek CJ, Dekker A, Junius G, et al: *Idiopathic immune-mediated haemolytic anaemia (IMHA) in cats: differentiation from secondary IMHA and outcome of treatment. In Proceedings 13th European College of Veterinary Internal Medicine-Companion Animal.* Sweden, 2003, Uppsala, p 162.

28. Scott DW, Schultz RD, Post JE, et al: Autoimmune hemolytic anemia in the cat. *J Am Anim Hosp Assoc* 9:530-539, 1973.

29. Weiss DJ, McClay CB: Studies on the pathogenesis of erythrocyte destruction associated with the anemia of inflammatory diseases. *Vet Clin Pathol* 17:90-93, 1988.

30. Werner LL, Gorman NT: Immune-mediated disorders of cats. *Vet Clin North Am Small Anim Pract* 14:1039-1064, 1984.

31. Husbands BD, Smith SA, Weiss DJ: Idiopathic immune-mediated hemolytic anemia (IMHA) in 25 cats. *J Vet Intern Med* 10:350, 2002 (Abstract).

32. Person JM, Sicard M, Pellerin JL: Les anemies hemolytiques auto-immunes chez le chat: etude Clinique et immunopathologique de cinq cas. *Revue Med Vet* 148:107-144, 1997.

33. Stokol T, Blue JT: Pure red cell aplasia in cats: 9 cases (1989-1997). *J Am Vet Med Assoc* 214:75-79, 1999.

34. Dunn JK, Searcy GP, Hirsch VM: The diagnostic significance of a positive direct antiglobulin test in anemic cats. *Can J Comp Med* 48:349-353, 1984.

35. Jain NC: Osmotic fragility of erythrocytes in dogs and cats in health and in certain hematologic disorders. *Cornell Vet* 63:411-423, 1973.

36. Engelbrecht R, Kohn B, Leibold W, et al: Klinische befunde, diagnostic und behandlungserfolge bei der primaren und sekundaren immunhamolytischen anamie beim hund. *Kleintierpraxis* 47:265-278, 2002.

37. Cuoto CG: A diagnostic approach to splenomegaly in cats and dogs. *Vet Med* 3:220-238, 1990.

38. Bacek LM, Macintire DK: Treatment of primary immune-mediated hemolytic anemia with mycophenolate mofetil in two cats. *J Vet Emerg Crit Care* 21:45-49, 2011.

39. Hanna FY: Disease modifying treatment for feline rheumatoid arthritis. *Vet Comp Orthop Traumatol* 18:94-99, 2005.

40. Whelan MF, O'Toole TE, Chan DL, et al: Use of human immunoglobulin in addition to glucocorticoids for the initial treatment of dogs with immune-mediated hemolytic anemia. *J Vet Emerg Crit Care* 19:158-164, 2009.

41. Coon WW: Splenectomy in the treatment of hemolytic anemia. *Arch Surg* 120:625-628, 1985.

42. Horgan JE, Roberts BK, Schermerhorn T: Splenectomy as an adjunctive treatment for dogs with immune-mediated hemolytic anemia: 10 cases (2003-2006). *J Vet Emerg Crit Care* 19:254-261, 2009.

43. Smith SA, Tobias AH, Jacob KA, et al: Arterial thromboembolism in cats: acute crisis in 127 cases (1992-2001) and long-term management with low-dose aspirin in 24 cases. *J Vet Intern Med* 17:73-83, 2003.

44. Maede Y, Hata R: Studies on feline haemobartonellosis. II. The mechanism of anemia produced by infection with Haemobartonellosis felis. *Jpn J Vet Sci* 37:49-54, 1975.

45. Foley JE, Pedersen NC: *Candidatus* Mycoplasma haemoninutum, a low-virulence epierythrocytic parasite of cats. *Int J Syst Evol Microbiol* 51:815-817, 2001.

46. Neimark H, Johansson KE, Rikihisa Y, et al: Proposal to transfer some members of the genera *Haemobartonella* and *Eperythrozoon* to the genus *Mycoplasma* with descriptions of *Candidatus Mycoplasma haemofelis, Candidatus Mycoplasma haemomuris,* Candidatus Mycoplasma haemosuis and Candidatus Mycoplasma wenyonii. *Int J Syst Evol Microbiol* 51:891-899, 2001.

47. Neimark H, Johansson KE, Rikihisa Y, et al: Revision of haemotrophic *Mycoplasma* species names. *Int J Syst Evol Microbiol* 52:683, 2002.

48. Willi B, Boretti FS, Baumgartner C, et al: Prevalence, risk factor analysis, and follow-up infections caused by three feline hemoplasma species in cats in Switzerland. *J Clin Microbiol* 44:961-969, 2006.

49. Willi B, Boretti FS, Cattori V, et al: Identification, molecular characterization and experimental transmission of a new hemoplasma isolate from a cat with hemolytic anemia in Switzerland. *J Clin Microbiol* 43:2581-2585, 2005.

50. Berent LM, Messick JB, Cooper SK: Detection of *Haemobartonella felis* in cats with experimentally induced acute and chronic infections, using a polymerase chain reaction assay. *Am J Vet Res* 59:1215-1220, 1998.

51. Foley JE, Harrus S, Poland A, et al: Molecular, clinical and pathologic comparison of two distinct strains of *Haemobartonella felis* in domestic cats. *Am J Vet Res* 59:1581-1588, 1998.

52. Westfall DS, Jensen WA, Reagan WJ, et al: Inoculation of two genotypes of *Haemobartonella felis* (California and Ohio variants) to induce infection in cats and the response to treatment with azithromycin. *Am J Vet Res* 62:687-691, 2001.

53. George JW, Rideout BA, Griffey SM, et al: Effect of preexisting FeLV infection or FeLV and feline immunodeficiency virus coinfection on pathogenicity of the small variant of *Haemobartonella felis* in cats. *Am J Vet Res* 63:1172-1178, 2002.

54. Sykes JE: Feline Hemotropic Mycoplasmas. *Vet Clin North Am Small Anim Pract* 40:1157-1170, 2010.

55. Woods JE, Brewer MM, Hawley JR, et al: Evaluation of experimental transmission of *Candidatus Mycoplasma haemominutum* and *Mycoplasma haemofelis* by *Ctenocephalides felis*. *Am J Vet Res* 66:1008-1012, 2005.

56. Gary AT, Richmond HL, Tasker S, et al: Survival of *Mycoplasma haemofelis* and *"Candidatus Mycoplasma haemominutum"* in blood of cats for transfusions. *J Feline Med Surg* 8:321-326, 2006.

57. Sykes JA: Feline hemotropic mycoplasmas. *J Vet Emerg Crit Care* 20:62-69, 2010.

58. Tasker S: Haemotropic mycoplasmas. *J Feline Med Surg* 12:369-381, 2010.

59. Jensen WA, Lappin MR, Kamkar S, et al: Use of a polymerase chain reaction to detect and differentiate two strains of *Haemobartonella felis* in naturally infected cats. *Am J Vet Res* 62:604-608, 2001.

60. Barker EN, Helps CR, Heesom KJ, et al: Detection of humoral response using a recombinant heat shock protein 70, DnaK, of *Mycoplasma haemofelis* in experimentally and naturally hemoplasma-infected cats. *Clin Vaccine Immunol* 17:1926-1932, 2010.

61. Sanchez-Perez A, Brown G, Malik R, et al: Rapid detection of haemotropic mycoplasma infection of feline erythrocytes using a novel cytometric approach. *Parasit Vectors* 6:158, 2013.

62. Nibblett BMD, Snead EC, Waldner C, et al: Anemia in cats with hemotropic mycoplasma infection: retrospective evaluation of 23 cases (1996-2005). *Can Vet J* 50:1181-1185, 2009.

63. Dowers KL, Tasker S, Radecki SV, et al: Use of pradofloxacin to treat experimentally induced *Mycoplasma haemofelis* infection in cats. *Am J Vet Res* 70:105-111, 2009.

64. Dowers KL, Olver C, Radecki SV, et al: Use of enrofloxacin for treatment of large-form Haemobartonella felis in experimentally infected cats. *J Am Vet Med Assoc* 221:250-253, 2002.

65. Tasker S, Caney SM, Day MJ, et al: Effect of chronic FIV infection, and efficacy of marbofloxacin treatment on *Mycoplasma haemofelis* infection. *Vet Microbiol* 117:169-179, 2006.

66. Katrin H: Clinical aspects of feline immunodeficiency and feline leukemia virus infection. *Vet Immunol Immunopathol* 143:190-201, 2001.

67. Guptill L: Bartonellosis. *Vet Microbiol* 140:347-359, 2010.

68. Pennisi MG, Marsilio F, Hartmann K, et al: Bartonella species infection in cats: ABCD guidelines on prevention and management. *J Feline Med Surg* 15:563-569, 2013.

69. Guptill L: Feline bartonellosis. *Vet Clin North Am Small Anim Pract* 40:1073-1090, 2010.

70. Chomel BB, Wey AC, Kasten RW, et al: Fatal case of endocarditis associated with *Bartonella henselae* type I infection in a domestic cat. *J Clin Microbiol* 41:5337-5339, 2003.

71. Varanat M, Broadhurst J, Linder KE, et al: Identification of *Bartonella henselae* in 2 cats with pyogranulomatous myocarditis and diaphragmatic myositis. *Vet Pathol* 49:608-611, 2012.

72. Guptill L, Slater LN, Wu CC, et al: Evidence of reproductive failure and lack of perinatal transmission of *Bartonella henselae* in experimentally infected cats. *Vet Immunol Immunopathol* 23:177-189, 1998.

73. Lappin MR, Black JC, Bartonella spp: associated with uveitis in a cat. *J Am Vet Med Assoc* 214:1205-1207, 1999.

74. Cohn LA, Birkenheuer AJ: Cytauxzoonosis. In Green CE, editor: *Infectious diseases of the dog and cat*, ed 4, Philadelphia, 2012, Elsevier, pp 764-771.

75. Meier HT, Moore LE: Feline cytauxzoonosis: a case report and literature review. *J Am Vet Med Assoc* 36:493-496, 2000.

76. Rotstein DS, Taylor SK, Harvey JW, et al: Hematologic effects of cytauxzoonosis in Florida panthers and Texas Cougars in Florida. *J Wildlife Dis* 35:613-617, 1999.

77. Meinkoth J, Kocan AA, Whitworth L, et al: Cats surviving natural infection with Cytauxzoon felis: 18 cases (1997-1998). *J Vet Intern Med* 14:521-525, 2000.

78. Cowell RL, Panciera RJ, Fox JC, et al: Feline cytauxzoonosis. *Comp Cont Edu Pract Vet* 10:731-736, 1988.

79. Franks PT, Harvey JW, Shields RP, et al: Hematological findings in experimental feline cytauxzoonosis. *J Am Vet Med Assoc* 24:395-401, 1987.

80. Hoover JP, Walker DB, Hedges JD: Cytauxzoonosis in cats: eight cases (1985-1992). *J Am Vet Med Assoc* 205:455-460, 1994.

81. Birkenheuer AJ, Marr H, Alleman AR, et al: Development and evaluation of a PCR assay for the detection of *Cytauxzoon felis* DNA in feline blood samples. *Vet Parasitol* 137:144-149, 2006.

82. Cohn LA, Birkenheuer AJ, Brunker JD, et al: Efficacy of atovaquone and azithromycin or imidocarb dipropionate in cats with acute cytauxzoonosis. *J Vet Intern Med* 25:55-60, 2011.

83. Snow NS: Some observations on the reactive sulphydryl groups in haemoglobin. *Biochem J* 84:360-364, 1962.

84. Riggs AF, Wolbach RA: Sulfhydryl groups and the structure of hemoglobin. *J Gen Physiol* 39:585-605, 1956.

85. Allen AJ: The diagnosis of acetaminophen toxicosis in a cat. *Can Vet J* 44:509-510, 2003.

86. Prescott LF, Roscoe P, Wright N, et al: Plasma-paracetamol half-life and hepatic necrosis in patients with paracetamol overdosage. *Lancet* 1:519-522, 1971.

87. Savides MC, Oehme FW, Nash SL, et al: The toxicity and biotransformation of single doses of acetaminophen in dogs and cats. *Toxicol Appl Pharmacol* 74:26-34, 1984.

88. Davis M, Simmons CJ, Harrison NG, et al: Paracetamol overdose in man: relationship between pattern of urinary metabolites and severity of liver damage. *Q J Med* 45:181-191, 1976.

89. Davis DC, Potter WZ, Jollow DJ, et al: Species differences in hepatic glutathione depletion, covalent binding and hepatic necrosis after acetaminophen. *Life Sci* 14:2099-2109, 1974.

90. Pumford NR, Roberts DW, Benson RW, et al: Immunochemical quantification of 3-(cysteine-S-yl) acetaminophen protein adducts in subcellular liver fractions following a hepatotoxic dose of acetaminophen. *Biochem Pharmacol* 40:573-579, 1990.

91. McConkey SE, Grant DM, Cribb AE: The role of para-aminophenol in acetaminophen-induced methemoglobinemia in dogs and cats. *J Vet Pharmacol Ther* 32:585-595, 2009.

92. Trepanier LA, Cribb AE, Spielberg SP, et al: Deficiency of cytosolic arylamine N-acetylation in the domestic cat and wild felids caused by the presence of a single NAT1-like gene. *Pharmacogenetics* 8:169-179, 1998.

93. Trepanier LA, Ray K, Winand NJ, et al: Cytosolic arylamine N-acetyltransferase (NAT) deficiency in the dog and other canids due to an absence of NAT genes. *Biochem Pharmacol* 54:73-80, 1997.

94. Aronson LR, Drobatz KJ: Acetaminophen toxicosis in 17 cats. *J Vet Emerg Crit Care* 6:65-69, 1996.

95. Sellon RK. Acetaminophen. In Peterson ME, Talcott PA, editors: *Small animal toxicology*, ed 1, Toronto, 2001, Saunders/Elsevier, 388-395.

96. Jones RD, Baynes RE, Nimitz CT: Nonsteroidal anti-inflammatory drug toxicosis in dogs and cats: 240 cases (1989-1990). *J Am Vet Emerg Crit Care* 201:475-477, 1992.

97. Finco DC, Duncan JR, Schall WD, et al: Acetaminophen toxicosis in the cat. *J Am Vet Med Assoc* 166:469-472, 1975.

98. Richardson JA: Management of acetaminophen and ibuprofen toxicosis in dogs and cats. *J Vet Emerg Crit Care* 10:285-291, 2000.

99. Yang R, Zhang S, Kajander H, et al: Ringer's lactate improves liver recovery in a murine model of acetaminophen toxicity. *BMC Gastroenterol* 11:125-135, 2011.

100. Oliveira CP, Lopassa FP, Laurindo FR, et al: Protection against liver ischemia-reperfusion injury in rats by silymarin or verapamil. *Transplant Proc* 33:3010-3014, 2001.

101. Gaunt SD, Baker DC, Green RA: Clinicopathologic evaluation of N-acetylcysteine therapy in acetaminophen toxicosis in the cat. *Am J Vet Res* 42:1982-1984, 1981.

102. Paulova J, Dvorak M, Kolouch F, et al: Evaluation of the hepatoprotective and therapeutic effects of silymarin in an experimental carbon tetrachloride intoxication of liver in dogs. *Vet Med* 35:629-635, 1990.

103. St. Omer VV, McKnight ED. Acetylcysteine for treatment of acetaminophen toxicosis in the cat. *J Am Vet Med Assoc* 176:911-913, 1980.

104. Valenzuela A, Garrido A: Biochemical basis of the pharmacological action of the flavonoid silymarin and of its structural isomer silibinin. *Biological Res* 27:105-112, 1994.

105. Mira L, Silva M, Manso CF, et al: Scavenging of reactive oxygen species by silibinin dihemisuccinate. *Biochem Pharmacol* 48:753-759, 1994.

106. Rumbeiha WK, Lin YS, Oehme FW: Comparison of N-acetylcysteine and methylene blue, alone or in combination, for treatment of acetaminophen toxicosis in cats. *Am J Vet Res* 56:1529-1533, 1995.

107. Olaleye MT, Rocha BT: Acetaminophen-induced liver damage in mice: effects of some medicinal plants on the oxidative defense system. *Exp Tox Pathol* 59:319-327, 2008.

108. Avizeh R, Najafzadeh H, Razijalali M, et al: Evaluation of prophylactic and therapeutic effects of silymarin and N-acetylcysteine in acetaminophen-induced hepatotoxicity in cats. *J Vet Pharmaco Ther* 33:95-99, 2010.

109. Webb CB, Twedt DC, Fettman MJ, et al: S-adenosylmethionine (SAMe) in a feline acetaminophen model of oxidative injury. *J Feline Med Surg* 5:69-75, 2003.

110. Richardson JA, Gwaltney-Brant SM, Villar D, et al: Zinc toxicosis from penny ingestion in dogs. *Vet Med* 97:96-99, 2002.

111. Adam F, Elliot J, Dandrieux J, et al: Zinc toxicity in two dogs associated with the ingestion of identification tags. *Vet Rec* 168:84-85, 2011.

112. Bexfield N, Archer J, Herrtage M: Heinz body haemolytic anaemia in a dog secondary to ingestion of a zinc toy: a case report. *Vet J* 174:414-417, 2007.

113. Meerdink GL, Reed RE, Perry D, et al: Poisoning from the ingestion of pennies. *Proc Am Assoc Vet Lab Diagn* 29:141-150, 1986.

114. Latimer KS, Jain AV, Inglesby HB, et al: Zinc-induced hemolytic anemia caused by ingestion of pennies by a pup. *J Am Vet Med Assoc* 195:77-80, 1989.

115. Gandini G, Bettini G, Pietra M, et al: Clinical and pathological findings of acute zinc intoxication in a puppy. *J Small Anim Pract* 43:549-554, 2002.

116. Mikszewski JS, Saunders HM, Hess RS: Zinc-associated acute pancreatitis in a dog. *J Small Anim Pract* 44:177-180, 2003.

117. Torrance AG, Fulton RB: Zinc-induced hemolytic anemia in a dog. *J Am Vet Med Assoc* 191:443-444, 1987.

118. Luttgen PH, Whitnet MS, Wolf AM, et al: Heinz body hemolytic anemia associated with high plasma zinc concentration in a dog. *J Am Vet Med Assoc* 197:1347-1350, 1990.

119. Gurnee CM, Drobatz KJ: Zinc intoxication in dogs: 19 cases (1991-2003). *J Am Vet Med Assoc* 230:1174-1179, 2007.

120. Breitschwerdt ER, Armstrong PJ, Robinette CL, et al: Three cases of acute zinc toxicosis in dogs. *Vet Hum Toxicol* 28:109-117, 1986.

121. Volmer PA, Roberts J, Meerdink GL: Anuric renal failure associated with zinc toxicosis by dogs. *Vet Hum Toxicol* 46:276-278, 2004.

122. Sellon RK. Acetaminophen. In Peterson ME, Talcott PA, editors: *Small animal toxicology*, ed 1, Toronto, 2001, Saunders/Elsevier, pp 388-395.

123. Domingo JL, Llobet JM, Patenan JL, et al: Acute zinc intoxication: comparison of the antidotal efficacy of several chelating agents. *Vet Hum Toxicol* 30:224-228, 1988.

124. Burrows GE, Tyrl RJ: Liliaceae Juss. In Burrows GE, Tyrl RJ, editors: *Toxic plants of North America*, ed 2, Ames, IA, 2001, Iowa State Press, pp 751-805.

125. Amagase H, Petesch BL, Matsuura H, et al: Intake of garlic and its bioactive components. *J Nutr* 131:955S-962S, 2001.

126. Bloom JC, Brandt JT: Toxic responses of the blood. In Klaassen CD, editor: *Casarett & Doull's toxicology. the basic science of poisons*, ed 1, New York, NY, 2001, McGraw-Hill, pp 389-411.

127. Lee KW, Yamato O, Tajima M, et al: Hematologic changes associated with the appearance of eccentrocytes after intragastric administration of garlic extract to dogs. *Am J Vet Res* 61:1446-1450, 2000.

128. Rebar AH, Hahn FF, Halliwell WH, et al: Microangiopathic hemolytic anemia associated with radiation-induced hemangiosarcoma. *Vet Pathol* 17:443-454, 1980.

129. Bull BS, Brain MC: Disseminated intravascular coagulation. Experimental models of microangiopathic haemolytic anemia. *Proc R Soc Med* 61:1134-1137, 1968.

130. Forshaw J, Harwood L: Red cell abnormalities in cardiac valvular disease. *J Clin Pathol* 20:848-853, 1967.

131. Levine H: Microangiopathic hemolytic anemia: the pathogenesis of red blood cell fragmentation, a review of the literature. *Aerospace Med* 41:331-336, 1970.

132. Powell LL. Near drowning. In *Proceedings International Veterinary Emergency and Critical Care Symposium, San Antonio*, TX, 2010.

133. Frantz K, Byers CG. Thermal injury. *Compend Contin Educ Vet* 33:2011.

134. Neild GH: Hemolytic-uraemic syndrome in practice. *Lancet* 343:398-401, 1994.

135. Holloway S, Senior D, Roth L, et al: Hemolytic uremic syndrome in dogs. *J Vet Intern Med* 7:220-227, 1993.

136. Adams LG, Hardy RM, Weiss DJ, et al: Hypophosphatemia and hemolytic anemia associated with diabetes mellitus and hepatic lipidosis in cats. *J Vet Intern Med* 7:266-271, 1993.

137. Armitage-Chan EA, O'Toole T, Chan D, et al: Management of prolonged food deprivation, hypothermia, and refeeding syndrome in a cat. *J Vet Emerg Crit Care* 16:S34-S41, 2006.

138. eClinpath. Bilirubin, Cornell University College of Veterinary Medicine: eClinpath. <http://www.eclinpath.com/chemistry/liver/cholestasis/bilirubin/>,.(Accessed June 8, 2015).

Pleurite Fibrosante

Tony Johnson

> *Saí da escola por um tempo com pleurisia. Quando voltei, você me perguntou o que havia acontecido. Disse que eu tinha pleurisia e você achou que havia dito Rosas Azuis[1]. E é assim que você me chama desde então!*
>
> Tennessee Williams, "The Glass Menagerie"[2]

A pleurite fibrosante (PF) é uma complicação desastrosa do acúmulo prolongado de fluido pleural e inflamação da pleura, com alto grau de mortalidade. Devido à natureza relativamente pouco conhecida da PF e seu mau prognóstico, o objetivo deste capítulo é divulgar a doença e ajudar os clínicos a reconhecê-la, assim como as condições que a provocam. Até o momento, existem poucos relatos de caso na literatura veterinária e não há estudos científicos. Em humanos, a PF reduz a capacidade pulmonar total (CPT) e o volume residual (VR) e é um contribuinte significativo à morbidade e mortalidade respiratória e à incapacidade de interrupção da ventilação mecânica.[1]

A pleurite fibrosante também é conhecida como fibrose pleural, pleurite restritiva e pleurisia fibrótica. Os pontos principais são resumidos no Quadro 84-1.

FISIOPATOLOGIA E ANATOMIA RELEVANTE

O espaço pleural é um espaço potencial formado pela distância entre as superfícies pleurais parietais (i.e., aderentes à parede corpórea) e viscerais (i.e., aderentes ao pulmão). Em indivíduos saudáveis, esse espaço contém apenas uma quantidade baixa de fluido, secretado pelas membranas serosas da pleura. Esse fluido auxilia a lubrificação da superfície pulmonar à medida que desliza pela parede corpórea durante a respiração. Nas doenças, esse espaço pode se expandir de forma dramática para acomodar volumes maiores de fluido.[1] Em cães e gatos, a pleura mediastinal é delgada, mas completamente isolada em cada hemitórax. Apesar disto, em algumas doenças, a enfermidade pleural pode levar a uma comunicação entre os lados direito e esquerdo da cavidade torácica.[2] Normalmente, o fluido pleural é absorvido pelos vasos linfáticos sob a pleura parietal. A pleurite fibrosante diminui a capacidade de absorção, o que aumenta o acúmulo de fluido.[3]

A pleurite fibrosante é secundária à efusão pleural e à inflamação da pleura. O acúmulo de fluido pleural pode ter diversas causas em gatos e cães; as causas mais comuns são listadas no Quadro 84-2. O quilo é bastante irritante para a pleura e os pacientes com essa condição de forma crônica são muito suscetíveis ao desenvolvimento de PF.[4] Devido à sua natureza, em muitos casos, é difícil determinar se a efusão pleural em pacientes felinos é crônica ou aguda. Efusões sem manifestações clínicas por muitas semanas podem, subitamente, levar à descompensação do paciente, que desenvolve sinais clínicos, mimetizando o acometimento agudo. Caso a efusão seja crônica, o risco de PF aumenta. Na experiência do autor, a PF é mais frequente em gatos do que em cães.

A irritação causada pela efusão pleural induz a uma resposta inflamatória pelas células mesoteliais e a formação de uma matriz fibrinosa. Essa matriz é o resultado da produção desregulada e degradação de fibrina, em que a formação de fibrina é maior e sua degradação, prejudicada. As citocinas inflamatórias, como o fator de necrose tumoral α, facilitam a formação de fibrina. Não se sabe por que alguns pacientes com efusão pleural prolongada desenvolvem PF e outros, não.[5]

Com o amadurecimento da matriz de fibrina, há contração,[1] o que diminui o volume dos lobos pulmonares acometidos e provoca a aparência arredondada característica dos lobos pulmonares à radiografia torácica, cirurgia ou necrópsia. A formação de uma camada rígida de tecido cicatricial contribui para a ausência de melhora após a toracocentese e o risco de pneumotórax, podendo ser espontâneo ou observado após a toracocentese. A ausência de expansão dos lobos pulmonares após a remoção de pleural fluido (devido à presença de uma "camada" espessa de tecido cicatricial) foi denominada "aprisionamento pulmonar".[5]

SINAIS CLÍNICOS

O reconhecimento da PF como entidade clínica e o conhecimento do prognóstico, das doenças subjacentes e dos sinais radiográficos são pontos importantes ao estabelecimento do diagnóstico e aconselhamento dos tutores dos animais acometidos.

---

[1]**Nota da Tradução:** Em inglês, *pleurosis* (pleurisia) e *blue roses* (rosas azuis) têm sons similares.

[2]**Nota da Tradução:** No Brasil, esta peça de teatro é também chamada "Algemas de Cristal" ou "À Margem da Vida".

QUADRO 84-1 Pontos Principais

- Qualquer doença que provoque efusão pleural prolongada pode levar ao desenvolvimento de pleurite fibrosante, mas o quilotórax foi mais comumente descrito.
- O arredondamento dos lobos pulmonares em radiografias ou tomografia computadorizada deve levar à suspeita de pleurite fibrosante.
- A dispneia que persiste após a toracocentese pode indicar ausência de reexpansão dos pulmões ou pneumotórax.
- O prognóstico de sobrevida é ruim: a mortalidade em um estudo publicado foi de 86% em 72 horas.[4]

QUADRO 84-2 Causas de Efusão Pleural

- Quilotórax
- Piotórax
- Diminuição da pressão oncótica, hipoalbuminemia
- Insuficiência cardíaca congestiva
- Neoplasia
- Hemorragia

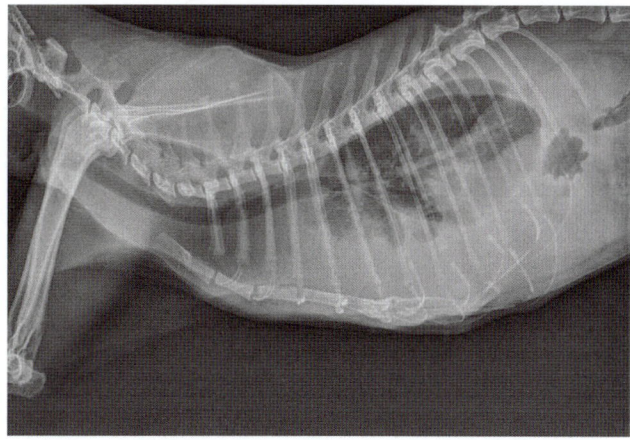

Figura 84-1: Efusão pleural grave crônica (quilotórax) provocou pleurite fibrosante neste gato. Observam-se as margens arredondadas dos lobos pulmonares, uma característica de pleurite fibrosante.

Em um estudo de caso com cinco pacientes com PF (três gatos, dois cães), a dispneia à apresentação que persistiu após a toracocentese foi identificada como sinal clínico.[3] A pleurite fibrosante deve também ser suspeita em qualquer paciente com alterações radiográficas sugestivas (mais informações na seção Exames Diagnósticos). A taquipneia e o aumento do esforço respiratório após a toracocentese devem levar imediatamente à suspeita de "aprisionamento pulmonar" ou pneumotórax. Em caso de suspeita de pneumotórax pelas alterações radiográficas ou pela ausculta torácica, a repetição da toracocentese deve ser considerada; no entanto, se houve formação de um extravasamento extenso, a obtenção de pressão negativa é difícil de ser alcançada. A colocação de um tubo de toracostomia ou uma toracotomia pode ser necessária, mas o mau prognóstico associado à PF (se presente) deve ser comunicado aos tutores do animal. Além da PF e do pneumotórax, o edema por reexpansão pulmonar é um diagnóstico diferencial do desconforto respiratório que persiste após a toracocentese.

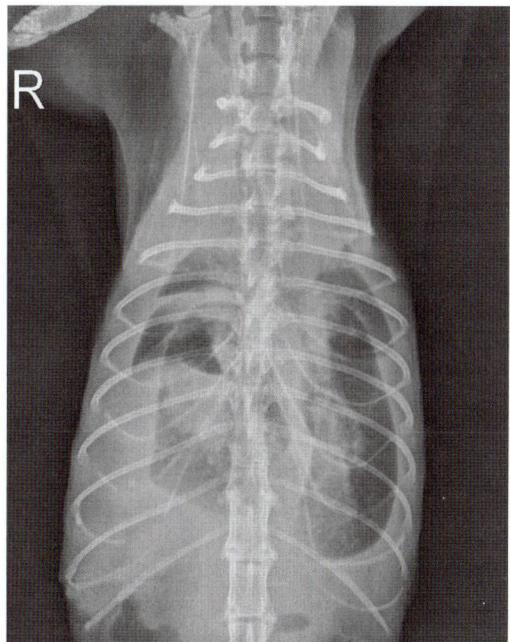

Figura 84-2: Projeção Ventrodorsal do Gato na Figura 84-1.

EXAMES DIAGNÓSTICOS

As radiografias e a tomografia computadorizada podem mostrar o arredondamento dos lobos pulmonares em pacientes com PF, em vez da usual aparência foliar observada nas efusões agudas (Figs. 84-1 e 84-2). A análise e a citopatologia da efusão pleural podem ajudar na diferenciação da causa da efusão; o leitor interessado deve consultar outras fontes para discussão da análise do fluido.

TERAPIA E PROGNÓSTICO

O tratamento mais importante da PF é a prevenção. O reconhecimento e o tratamento da doença subjacente à efusão pleural são necessários para a prevenção da progressão da PF.

Isto pode significar a combinação de terapias medicamentosas ou cirúrgicas e é de particular importância em pacientes com quilotórax. Após a progressão da PF ao ponto em que a toracocentese não alivia os sinais respiratórios (ou provoca complicações, como o pneumotórax), o prognóstico para a qualidade satisfatória de vida é, na opinião do autor, ruim. A taxa de mortalidade relatada na literatura (em um estudo com cinco gatos e dois cães com PF) foi de 86% nas primeiras 72 horas após o diagnóstico.[4] A descorticação (remoção cirúrgica da camada pleural de tecido cicatricial fibrinoso) foi descrita como opção para o tratamento cirúrgico da PF,[3] mas um extenso relato de caso de edema por reexpansão pulmonar, levou à morte do paciente horas após a realização do procedimento.[4]

Referências

1. Tortora GJ, Grabowski SR: *Principles of anatomy and physiology.* ed 13, Menlo Park, 1996, Biological Sciences Textbooks.
2. Orton EC: Pleura and pleural space. In Slatter D, editor: *Textbook of small animal surgery*, ed 2, Philadelphia, 1993, Saunders, pp 381-399.
3. Fossum TW: Surgery of the lower respiratory system: pleural cavity and diaphragm. In Fossum TW, editor: *Small animal surgery*, St Louis, 1997, Mosby, pp 675-681.
4. Fossum TW, Evering WN, Miller MW, et al: Severe bilateral fibrosing pleuritis associated with chronic chylothorax in five cats and two dogs. *J Am Vet Med Assoc* 201:317-324, 1992.
5. Huggins JT, Sahn SA: Causes and management of pleural fibrosis. *Respirology* 9:441-447, 2004.

Cetoacidose Diabética Felina

Gretchen Statz

A diabetes melito (DM) se desenvolve devido à diminuição relativa ou absoluta dos níveis de insulina, gerando hiperglicemia em jejum e glicosúria.[1] Em animais normais, a insulina é necessária ao transporte de glicose, aminoácidos, ácidos graxos livres e eletrólitos para a célula, que os transforma em energia.[1] A insulina também reduz a liberação de ácidos graxos livres pelas células adiposas na circulação (i.e., inibe a lipólise). No estado diabético, a ausência de insulina ou a resistência à insulina leva ao acúmulo dessas substâncias (glicose, ácidos graxos livres e eletrólitos) na corrente sanguínea, enquanto as células em si estão em um estado de inanição.[1] A inanição percebida desencadeia a elevação dos níveis dos hormônios de estresse (p. ex., adrenalina, hormônio do crescimento e cortisol) e de glucagon.[1] O glucagon estimula a gliconeogênese (produção de glicose) e a glicogenólise no fígado (metabolismo de glicogênio em glicose), aumentando mais a hiperglicemia. O glucagon também promove a produção hepática de cetonas a partir de ácidos graxos livres para promover uma fonte alternativa de energia às células. O excesso de glicose, eletrólitos e substratos gliconeogênicos sobrepuja a capacidade de reabsorção tubular proximal renal e essas substâncias são excretadas no filtrado glomerular, o que provoca perda de água livre por diurese osmótica. Dentre os cetoácidos formados no fígado, incluem-se o acetoacetato e o beta hidroxibutirato. Parte do acetoacetato é convertida em acetona, que é, então, excretada pelos pulmões, levando ao "hálito cetônico".[1] Se a produção de cetona for superior à capacidade de uso dos tecidos, há o desenvolvimento de acidose metabólica. O resultado é denominado de *cetoacidose diabética (CAD)*. Se não tratada, a DM pode progredir ao estado cetótico, mas outras doenças podem predispor um animal com diabetes anteriormente controlada à condição cetótica ao causarem resistência à insulina e uma relativa deficiência de insulina. A reintrodução da insulina e a volta ao metabolismo de carboidratos são necessárias para que o metabolismo interrompa a produção de cetona.

Os gatos com CAD geralmente são de meia-idade a idosos e podem apresentar os sinais típicos de DM (p. ex., poliúria e polidipsia, polifagia e perda de peso) ou sinais de doença generalizada (p. ex., vômitos, diarreia, anorexia ou letargia). Os gatos gravemente acometidos podem apresentar obnubilação ou coma.

Ao exame físico, os gatos com CAD podem apresentar má condição corpórea devido à DM não regulada ou a uma doença subjacente distinta. Esses pacientes geralmente estão desidratados e podem apresentar graus variáveis de choque, dependendo da gravidade da desidratação e da hipovolemia. Alguns gatos podem apresentar hálito cetônico.[1]

ALTERAÇÕES LABORATORIAIS

As principais alterações laboratoriais incluem acentuada hiperglicemia, glicosúria, acidose metabólica (baixo pH sérico, baixa concentração sérica de bicarbonato — inferior a 12 mmol/L [inferior a 12 mEq/L]) e cetonas na urina ou soro. Outras alterações comuns à apresentação podem incluir azotemia, dependendo do nível de desidratação, elevação da atividade sérica das enzimas hepáticas e de bilirrubina total devido à doença hepática primária, diminuição da perfusão hepatocelular e/ou lipidose hepática e anomalias eletrolíticas. A hiperglicemia é, de modo geral, decorrente do declínio dos níveis de sódio na tentativa de manutenção da estabilidade da osmolalidade sérica.[2] Os níveis de potássio e fósforo podem, a princípio, ser normais, já que a acidose metabólica movimenta o potássio do espaço intracelular para o espaço extracelular. Com a correção da acidose metabólica e a presença de insulina para levar o potássio para as células, os níveis séricos de potássio e fósforo tendem a cair de forma significativa.

A produção de beta hidroxibutirato é predominante em pacientes com CAD e a molécula é geralmente encontrada em uma razão de 3:1 em relação ao acetoacetato.[3] Nos estados com redução da perfusão e hipóxia, a razão entre beta hidroxibutirato e acetoacetato pode chegar a 15:1.[3] O beta hidroxibutirato é, por fim, metabolizado a acetoacetato no fígado antes de ser eliminado.[3] É importante entender esse conceito, já que as tiras reativas de urina medem acetoacetato e acetona, mas não beta hidroxibutirato. Assim, os gatos com predominância de beta hidroxibutirato podem apresentar resultados negativos de cetona na urina apesar da cetoacidose. Ainda assim, as tiras reativas de urina compõem o método padrão para detecção de corpos cetônicos. Soro ou plasma podem ser utilizados nessas tiras reativas de urina para mensurar as cetonas, ainda com maior sensibilidade para a detecção de cetose.[3] A coleta de sangue também pode ser mais fácil em pacientes desidratados ou na repetição do monitoramento. Existem equipamentos e dispositivos manuais para medida de beta hidroxibutirato no soro (Precision Xtra®; Abbott Diabetes Care Inc., Alameda, Califórnia, Estados Unidos). Níveis séricos de beta hidroxibutirato superiores a 0,6 mmol/L são considerados anormais.[4] O beta hidroxibutirato não é específico ao diabetes ou à CAD e sua concentração pode estar elevada em outras doenças, em especial na lipidose hepática.[5]

O intervalo aniônico (ânion *gap*) pode ser calculado e normalmente é alto em pacientes com CAD. O intervalo aniônico representa os ânions no sangue que não são rotineiramente mensurados. Na CAD, os ânions são decorrentes da cetoacidose e, em alguns casos, da acidose láctica provocada pela menor perfusão tecidual.[6]

$$Intervalo\,aniônico = \left(Sódio\left[mEq/L\right] + Potássio\left[mEq/L\right]\right.$$
$$\left. - Cloreto\left[mEq/L\right] + HCO_3^-\left[mEq/L\right]\right)$$

O intervalo aniônico normal é entre 12 e 20, enquanto o intervalo observado na CAD geralmente é entre 20 e 35.

A osmolalidade sérica tende a ser maior em gatos com CAD e pode ser calculada através da seguinte equação:

$$Osmolalidade\,calculada = 2\left(Sódio\left[mEq/L\right]\right.$$
$$\left. + Potássio\left[mEq/L\right] + Ureia\left[mg/dL\right]\right)$$
$$\div 2,8 + Glicemia\left[mg/dL\right] \div 18$$

A osmolalidade normal é entre 290 e 310 mOsm/kg.

Com o aumento da glicemia e da osmolalidade, os níveis de sódio diminuem para manter a osmolalidade estável. O nível corrigido de sódio pode ser calculado através da seguinte equação:

$$Sódio\,Corrigido = Sódio + \left(1,6 \times \left(Glicemia\left[mg/dL\right] - 100\right)\right.$$
$$\left. \div 100\right)$$

A mensuração normal do nível de sódio na presença de hiperglicemia significativa é inapropriada e representa algum grau de perda de água livre.[1]

Além dos exames diagnósticos básicos (p. ex., hemograma completo, bioquímica sérica e urinálise), a realização de outros exames geralmente é necessária para detecção de outras doenças. Estes exames podem incluir cultura de urina, técnicas de diagnóstico por imagem (radiografias e/ou ultrassonografia abdominal) e imunorreatividade da lipase pancreática felina.

TRATAMENTO E MONITORAMENTO

Os principais objetivos do tratamento são os seguintes:
- Manejo das necessidades de fluido
- Administração de insulina para interrupção da formação de cetonas
- Reposição de eletrólitos
- Tratamento da doença subjacente

Os pacientes com CAD precisam de tratamento agressivo e monitoramento e, de preferência, devem ser atendidos em instituições com assistência durante 24 horas e com capacidade de colocação de acessos intravenosos centrais (IV), realização de exames laboratoriais e uso de múltiplas bombas de fluido para as diferentes infusões em taxa constante (ITCs) que podem ser necessárias. O monitoramento da glicemia e dos eletrólitos precisa ser frequente para ajuste da dose de insulina e das soluções de eletrólitos.

Os pacientes com CAD devem, de preferência, ser submetidos à colocação de um acesso IV central para facilitar a coleta de sangue para o monitoramento frequente. Um segundo cateter periférico pode ser colocado para administração da fluidoterapia. A suplementação com dextrose, se necessária, pode ser feita pelo cateter periférico, evitando efeitos sobre as leituras de glicemia. O monitoramento da glicemia e a ITC de insulina devem ser feitos pelo acesso central.

Fluidoterapia

A escolha do tipo de fluido para pacientes com CAD depende do indivíduo, mas, de modo geral, uma solução cristaloide, como cloreto de sódio a 0,9% (NaCl), Normosol-R® (Abbott Laboratories, Chicago, Illinois, Estados Unidos), Plasma-Lyte 148® (Baxter Healthcare Corporation, Deerfield, IL, Estados Unidos) ou Ringer lactato, deve ser usada. Em teoria, o Ringer lactato pode ser uma má escolha, já que o lactato é metabolizado no fígado por mecanismo similar ao empregado pelas cetonas. O metabolismo das cetonas pode reduzir o metabolismo do lactato, que se acumula. Conforme os rins removem o lactato de carga excessivamente negativa, pode haver perda de sódio e potássio na tentativa de manutenção da eletroneutralidade,[6,7] piorando a hiponatremia e a hipocalemia. Embora isto possa ser verdadeiro em teoria, provavelmente não é relevante na prática,[6] e qualquer solução balanceada de eletrólitos é suficiente na ampla maioria dos casos. O cloreto de sódio geralmente é o fluido de escolha recomendado devido à depleção corpórea total de sódio, mas há controvérsias.[6,7] As taxas iniciais de administração de fluido devem ser baseadas na hidratação do paciente, seu grau de hipovolemia, necessidades hídricas de manutenção e perdas hídricas contínuas. As necessidades hídricas geralmente são subestimadas em gatos com CAD e as taxas de administração devem ser baseadas nas necessidades calculadas em vez de estimativas aproximadas ou múltiplos arbitrários das taxas de fluido de *manutenção*. A hipovolemia e pelo menos a correção parcial da desidratação, devem ser manejadas durante diversas horas de fluidoterapia antes da administração de insulina. A rápida expansão do volume pode causar hipervolemia e até mesmo edema pulmonar e deve ser abordada com cuidado[7], principalmente em caso de suspeita de doença cardíaca subjacente. A reidratação e a reperfusão, isoladas, geralmente diminuem a glicemia em 100 mg/dL ou mais, mesmo sem administração de insulina. A fluidoterapia também inicia a correção da acidose láctica causada pela menor perfusão. O Quadro 85-1 traz informações sobre o cálculo das taxas de fluido.

Terapia com Insulina

Após a instituição da fluidoterapia por diversas horas e a correção parcial da desidratação, a terapia com insulina deve ser iniciada. Há diversos protocolos de insulina projetados para redução gradual da glicemia. A glicemia não deve cair mais do que 50 a

---

QUADRO 85-1 Cálculo das Taxas de Administração Intravenosa de Fluido

Correção da hipovolemia — dose total para choque de 45 mL/kg, dividida em incrementos de $1/4$ da dose administrados em bólus lentamente até a resolução da hipovolemia

Correção da desidratação por 12 a 24 horas — % de desidratação × peso corpóreo (kg) × 1.000 = mL de fluidos necessários

Requerimentos de manutenção — 50 mL/Kg/dia

Estimar as perdas contínuas (p. ex., vômito, ascites, poliúria) e adicionar às necessidades diárias de fluido.

70 mg/dL/hora (3,9 mmol/L/hora) e deve continuar acima de 250 mg/dL (13,9 mmol/L) pelas primeiras 4 a 6 horas de tratamento para evitar rápidos desvios osmolares, que podem causar edema cerebral.[6,7] Os protocolos comuns usam insulina regular (Humulin R®; Eli Lilly and Co., Indianápolis, Indiana, Estados Unidos), que tem início de ação rápida, mas duração curta, e, assim, deve ser administrada com maior frequência. A maioria dos protocolos envolve injeções intramusculares (IM) intermitentes ou ITC de insulina. O autor acredita que o controle da glicemia é mais fácil com o protocolo ITC; no entanto, para esse protocolo é necessário atendimento hospitalar em 24 horas. O protocolo com insulina de ação curta deve ser continuado até a resolução da cetoacidose e o gato começar a se alimentar sozinho (mais detalhes na seção Transição para o Tratamento em Longo Prazo).

Protocolo com Infusão em Taxa Constante

A dose inicial comumente recomendada em gatos é de 1,1 UI/kg/dia em ITC, que é inferior à dose recomendada em cães, de 2,2 UI/kg/dia.[6,7] Na experiência do autor, a dose inicial de 1,5 UI/kg/dia é bem tolerada por cães e gatos. Doses iniciais mais altas (2,2 UI/kg/dia) não foram associadas a quaisquer efeitos deletérios clinicamente aparentes em um estudo com pacientes felinos; no entanto, a maioria dos gatos do estudo teve a taxa de insulina em ITC diminuída com o tempo em relação à inicial.[8] Para realizar a ITC, a insulina (1,1 a 1,5 UI/kg) pode ser adicionada a 250 mL de solução fisiológica a 0,9%, começando com uma taxa de 10 mL/**gato**/hora. (Observação: *Não é* 10 mL/kg/hora.) Em gatos muito pequenos, pode ser mais fácil de ser realizada, a princípio, em uma taxa de 5 mL/**gato**/hora. As menores taxas iniciais aumentam a concentração de insulina por mililitro de fluidos e os ajustes geram um impacto mais significativo sobre a glicemia (i.e., as alterações na taxa devem ser menores). Os eletrólitos e a dextrose devem ser administrados em uma bolsa separada de fluidos. Os fluidos de ambas as bolsas devem ser contabilizados na taxa total de fluido por hora. Ao iniciar a ITC de insulina, 50 mL da solução devem ser descartados pelo acesso IV após a adição da insulina para saturar o tubo plástico, já que a insulina adere a esse material. Devido à possível degradação da insulina, é comumente recomendado que a solução seja substituída a cada 24 horas. A ITC de insulina pode ser ajustada em 1 a 3 mL/hora, conforme necessário, para diminuição da glicemia na taxa desejada. A redução da glicemia não deve ser mais rápida do que 50 mg/dL/hora (2,8 mmol/L/hora) com o objetivo inicial de obtenção de glicemia entre 200 e 250 mg/dL (i.e., entre 11 e 14 mmol/L).[6,7] A suplementação com dextrose (2,5% a 5%) deve ser realizada quando a glicemia estiver abaixo de 250 mg/dL (14 mmol/L). A dextrose é adicionada para evitar o desenvolvimento de hipoglicemia em vez de interromper a administração de insulina, permitindo o tratamento contínuo, já que a insulina é necessária à prevenção da cetogênese. No Quadro 85-2 apresenta-se um exemplo de realização dos cálculos para a ITC de insulina. As taxas normais de ITC de insulina e dextrose são apresentadas na Tabela 85-1.

Técnica de Injeção Intramuscular Intermitente de Insulina

Se a ITC de insulina não for uma opção, uma técnica alternativa é a realização de injeções IM de insulina regular a cada 1 a 2 horas. A dose inicial de insulina é de 0,2 UI/kg, seguida por 0,1 UI/kg

---

QUADRO 85-2 Exemplo de Cálculo para Infusão em Taxa Constante de Insulina

Paciente felino de 5 kg usando a taxa de fluido de 10 mL/hora:

1,1 UI insulina/kg/dia × 5kg =
5,5 UI insulina/dia ou 0,23 UI insulina/hora

Em uma taxa de fluido IV de 10 mL/hora, serão realizadas 25 horas de terapia com insulina em 250 mL NaCl

25 horas/250 mL × 0,23 UI insulina/hora =
5,75 UI insulina/250 mL NaCl
(o arredondamento para 5,5 UI é aceitável)

Remover 50 mL pelo acesso IV para saturar o tubo plástico após o preparo da mistura.

IV, intravenosa; NaCl, Cloreto de sódio.

Tabela 85-1 | Infusões em Taxa Constante Comuns de Insulina e Dextrose*

Glicemia	Suplementação com Dextrose	Infusão em Taxa Constante de Insulina
> 250 mg/dL (> 13,8 mmol/L)	0	10 mL/hora
201-250 mg/dL (11,1-13,8 mmol/L)	2,5%	7 mL/hora
151-200 mg/dL (8,4-11,1 mmol/L)	5%	5 mL/hora
101-150 mg/dL (5,6-8,3 mmol/L)	5%	5 mL/hora
≤100 mg/dL (≤5,5 mmol/L)	5%	Interromper a infusão

*Esta tabela traz orientações gerais para a suplementação com dextrose e a infusão em taxa constante (ITC) de insulina. A taxa de insulina pode ser ajustada em 1 a 3 mL/hora para obtenção da alteração desejada da glicemia. Se a insulina for ajustada com cuidado, geralmente não é necessário adicionar mais do que 2,5% de dextrose aos fluidos. Em gatos menores, nos quais a ITC de insulina é calculada para começar em 5 mL/hora, a taxa deve ser ajustada em 1 mL/hora para evitar grandes alterações da glicemia.

a cada 1 a 2 horas. A glicemia deve ser monitorada a cada hora e a dose de insulina deve ser ajustada com base na glicemia. Como com o método de ITC, o objetivo é reduzir a velocidade da queda da glicemia para menos de 50 mg/dL/hora (2,8 mmol/L/hora) a um nível entre 200 e 250 mg/dL (11 a 14 mmol/L). Depois que a glicemia cair abaixo de 250 mg/dL (14 mmol/L), a insulina pode ser dada por via IM a cada 4 a 6 horas ou, por via subcutânea (SC), a cada 6 a 8 horas. As injeções SC devem apenas ser usadas em gatos que estão bem hidratados, para que a absorção seja adequada. A dose SC de insulina é de 0,1 a 0,3 UI/kg e pode ser ajustada com base na glicemia. Assim como no protocolo de ITC, a dextrose deve ser adicionada (2,5% a 5%) quando a glicemia estiver abaixo de 250 mg/dL (14 mmol/L) para manter a glicemia alta o suficiente para continuar a administração de insulina. O objetivo geral é manter a glicemia entre 150 e 300 mg/dL (8,3 a 16,7 mmol/L), ajustando a dose de insulina conforme necessário.

Abordagens Alternativas à Terapia com Insulina

Em alguns estudos foram avaliadas abordagens alternativas ao tratamento de pacientes com CAD. Em um estudo observou-se o sucesso do uso da insulina lispro (Humalog®, Eli Lilly and Co.; um análogo de insulina de ação rápida) em cães com CAD.[9] Neste estudo, o tempo mediano até a resolução da hiperglicemia grave, da cetose e da acidose foi significativamente menor no grupo tratado com insulina lispro (26 horas, com variação de 26 a 50 horas) em comparação ao grupo que recebeu insulina regular (61 horas, com variação de 38 a 80 horas).[9] O tempo até a administração SC de insulina e o tempo até a alta não foram diferentes entre os grupos. Os autores concluíram que a insulina lispro é segura e parece ser tão eficaz quanto a insulina regular em ITC no tratamento de cães com CAD.

Em um estudo recente conduzido em gatos, o uso IM de insulina glargina (Lantus®, 100 UI/mL glargina; Aventis Pharmaceuticals, Alemanha) foi avaliado com ou sem a administração SC concomitante em gatos com CAD.[4] Os gatos foram tratados com uma dose inicial IM de 1 a 2 UI, seguida por insulina glargina em dose de 0,5 a 1 UI, IM, a cada 2 a 22 horas, conforme necessário, para a redução lenta da glicemia (36 a 54 mg/dL/hora [2 a 3 mmol/L/hora]) até ficar abaixo de 252 mg/dL (14 mmol/L). As injeções SC de insulina glargina (1 a 3 UI/gato) foram dadas a cada 12 horas. O objetivo foi a manutenção da glicemia entre 180 e 252 mg/dL (10 a 14 mmol/L). Os protocolos variaram em cada caso e dependeram, em parte, da possibilidade de realização de monitoramento durante a noite. Se a glicemia reduzisse abaixo de 180 mg/dL (10 mmol/L), a administração de dextrose era iniciada. Apenas dois de 15 gatos desenvolveram hipoglicemia (glicemia inferior a 54 mg/dL [3 mmol/L]); no entanto, nenhum animal apresentou sinais clínicos associados. Todos os gatos sobreviveram até a alta, com um período mediano de hospitalização de 4 dias (variação de 2 a 5 dias). Um terço (cinco de 15) dos gatos do estudo apresentou remissão diabética. O tempo mediano até a remissão foi de 20 dias (variação de 15 a 29 dias). Dois dos gatos com remissão receberam corticosteroides antes do desenvolvimento de diabetes. Nenhum dos gatos em remissão apresentou recidiva durante o período do estudo.

O autor do estudo recomendou o seguinte na maioria dos gatos: administração de insulina glargina SC (1 a 2 UI/gato, a cada 12 horas), começando imediatamente e administração IM concomitante de glargina (0,5 a 1 UI/gato), iniciando várias horas após a ressuscitação hídrica. As injeções IM de glargina (0,5 a 1 UI/gato) devem ser repetidas, de modo geral, a cada 4 horas para obtenção de glicemia de 180 a 252 mg/dL (10 a 14 mmol/L). O tratamento é alterado para as injeções apenas SC quando o gato estiver com apetite e hidratado.

Esse protocolo pode ter melhor relação custo-benefício do que a insulina em ITC (embora o custo da insulina glargina seja variável) e pode ser mais fácil em casos nos quais não há atendimento noturno. No estudo, na ausência de atendimento durante toda a noite, a dose noturna de insulina foi conservativa ou não administrada e os fluidos IV foram alterados para a solução com 2,5% de glicose.

Terapia Eletrolítica

Após a correção da hidratação e a instituição da insulina, os eletrólitos séricos precisam ser cuidadosamente monitorados. A insulina leva à entrada de potássio e fósforo nas células, com queda significativa dos níveis séricos. A correção da acidose também provoca um desvio dos eletrólitos, o que contribui para sua diminuição.

Potássio

As concentrações séricas de potássio devem ser monitoradas a cada 6 a 8 horas e suplementadas caso necessário. As taxas normais de suplementação com potássio são observadas na Tabela 85-2. Essa tabela é apenas uma orientação, e a suplementação mais agressiva geralmente é necessária em animais com CAD para obtenção de níveis normais de potássio. Na Tabela 85-3 há orientações para a abordagem mais precisa à suplementação com potássio, levando em consideração as taxas de fluido.[10] A suplementação com potássio é geralmente realizada na forma de cloreto de potássio, mas o fosfato de potássio também pode ser usado na suplementação de parte do potássio em caso de necessidade de suplementação de fósforo (mas informações serão acrescentadas posteriormente).

Em caso de redução grave da concentração de potássio (inferior a 2,9 mEq/L), a administração em ITC deve ser considerada. A ITC de potássio pode ser realizada com a administração da dose máxima segura por 4 a 6 horas (ou seja, 0,5 mEq/kg/hora

Tabela 85-2	Orientação Geral para a Suplementação com Potássio com Fluidoterapia Intravenosa
Concentração Sérica de Potássio (mEq/L)	**Suplementação com Potássio (mEq/L)**
<2,0	80
2,1-2,5	60
2,6-3,0	40
3,1-3,5	28
3,6-5,0	20

Tabela 85-3	Abordagem Precisa para Suplementação com Potássio com Fluidoterapia Intravenosa
Concentração Sérica de Potássio (mEq/L)	**Dose de Cloreto de Potássio**
>3,5 (manutenção)	0,05-0,1 mEq/kg/hora
3-3,5	0,1-0,2 mEq/kg/hora
2,5-3	0,2-0,3 mEq/kg/hora
2-2,5	0,3-0,4 mEq/kg/hora
<2	0,4-0,5 mEq/kg/hora (dose máxima: 0,5 mEq/kg/hora)

por 4 a 6 horas). Qualquer potássio contido no fluido IV deve também ser considerado no cálculo da taxa da ITC. O volume do cloreto na ITC pode ser diluído com um volume igual de soro fisiológico para facilitar a administração. A ITC de potássio deve ser realizada por meio de bomba com seringa por uma equipe qualificada e os acessos da ITC não devem ser lavados de forma inadequada; da mesma maneira, a infusão de potássio não deve ser realizada em bólus. A rápida administração de potássio pode ser fatal, já que interrompe a capacidade de repolarização dos cardiomiócitos, provocando bradicardia e, por fim, assístole. Isto pode ser detectado ao eletrocardiograma como picos de ondas T, prolongamento do intervalo PR, ampliação dos complexos QRS e, por fim, eventual assístole. O nível sérico de potássio deve ser reanalisado após a ITC para determinar as necessidades contínuas de suplementação com potássio. O potássio também pode ser suplementado na fluidoterapia IV contínua em vez de administrado por ITC ou mesmo após essa administração.

Fósforo

A concentração sérica de fósforo deve ser monitorada a cada 8 a 12 horas. O nível de fósforo pode ficar criticamente baixo nesses pacientes e deve ser suplementado caso reduza abaixo de 1,5 mg/dL (0,48 mmol/L). O fósforo é necessário à produção de energia e para a estabilização das membranas das hemácias. Devido aos efeitos de estabilização das membranas, a baixa concentração sérica de fósforo pode causar anemia hemolítica caso o deficit de fósforo não seja corrigido. O fósforo pode ser suplementado com fosfato de potássio como um terço para a metade da suplementação com potássio ou administrado de forma mais precisa em uma taxa de 0,03 a 0,06 mmol de fosfato/kg/hora; alguns pacientes precisam de doses mais altas, de 0,2 mmol/kg/hora. Na Tabela 85-4 há orientações para a suplementação de fósforo.[10] Na experiência do autor, a administração de 0,1 mmol/kg/hora aumenta a concentração de fósforo de forma confiável, mas os níveis séricos devem ser cuidadosamente monitorados (4 horas após o início da suplementação) para evitar a correção excessiva. A dose de cloreto de potássio deve ser ajustada considerando o potássio no fosfato de potássio. O fosfato de potássio é incompatível com fluidos que contêm cálcio, de modo que o Ringer lactato não deve ser usado na administração de fosfato.

Magnésio

Os pacientes com CAD podem desenvolver deficiência de magnésio devido à menor ingestão, perda renal ou alterações de distribuição.[1] O magnésio ionizado é a forma ideal de mensuração do magnésio total corpóreo. Em um estudo com gatos com CAD, a concentração de magnésio ionizado foi baixa em 80% dos gatos com CAD à apresentação, enquanto os níveis totais de magnésio foram diminuídos em apenas 20% dos indivíduos.[11] A hipomagnesemia pode causar fraqueza, convulsões, arritmias cardíacas e hipertensão e pode exacerbar a hipocalemia e a hipocalcemia.[11] O tratamento não é administrado de forma rotineira, mas pode ser considerado se a concentração total de magnésio estiver abaixo de 1 mg/dL (0,4 mml/L) ou se o nível de magnésio ionizado for inferior a 0,5 mg/dL (0,2 mmol/L), principalmente em casos de hipocalemia ou hipocalcemia que são refratários ao tratamento.[6] O magnésio pode ser suplementado com sulfato de magnésio em taxa de 0,75 a 1 mEq/kg/dia IV nas primeiras 24 horas, com diminuição à metade da dose em caso de necessidade de tratamento contínuo.[6]

Tratamento da Acidose Metabólica

A administração de bicarbonato (HCO_3^-) raramente é necessária e é um pouco controversa no tratamento de CAD. Nestes casos, a acidose metabólica geralmente se corrige de forma relativamente rápida após a instituição da fluidoterapia e da administração de insulina. A terapia com bicarbonato geralmente é reservada aos casos com acidose metabólica grave e persistente (pH inferior a 7, HCO_3^- inferior a 8 mmol/L) após 24 horas de fluidoterapia. A administração de bicarbonato foi associada ao risco de desenvolvimento de edema cerebral em crianças com CAD[12] e pode causar alcalose de rebote e acidose paradoxal intracelular ou do sistema nervoso central.[6] Um exemplo do cálculo do deficit de bicarbonato é apresentado no Quadro 85-3.

Suporte Nutricional

É importante fornecer suporte nutricional aos gatos com anorexia ou hiporexia. Uma sonda de alimentação é ideal caso o paciente apresente anorexia por mais de 48 horas ou hiporexia por mais de 3 a 5 dias. A sonda nasoesofágica é fácil de ser colocada sem anestesia na maioria dos pacientes para suporte

Tabela 85-4	Orientações para Suplementação com Fósforo
Concentração Sérica de Fósforo	**Dose de Fosfato de Potássio**
2-2,5 mg/dL (0,64-0,81 mmol/L)	0,03 mmol/kg/hora
1,5-2 mg/dL (0,48-0,64 mmol/L)	0,06 mmol/kg/hora
1-1,5 mg/dL (0,32-0,48 mmol/L)	0,09 mmol/kg/hora
<1 mg/dL	0,12 mmol/kg/hora

QUADRO 85-3 Cálculo do Deficit de Bicarbonato

mEq bicarbonato = 0,4 × peso corpóreo(kg)

× 12 − (concentração sérica de bicarbonato do paciente)

Administrar ¼ a ½ do deficit usando bicarbonato de sódio por 4 a 6 horas e, então, reavaliar por gasometria.

Exemplo:

Para um gato de 5 kg com concentração sérica de bicarbonato de 8 mmol/L:

0,4 × 5 kg × (12 − 8) = 8 mEq de bicarbonato

Administrar 1/3 a ½ do deficit (2,7 a 4 mEq bicarbonato) por 4 a 6 horas e reavaliar.

QUADRO 85-4 Cálculo das Necessidades Energéticas em Repouso

$$NER\ em\ kcal/dia = Peso\ corpóreo(kg) \times 30 + 70$$

Exemplo:

Para um gato de 5 kg:

$$NER = 5 \times 30 + 70 = 220\ kcal/dia$$

Dependendo da duração da anorexia, iniciar em ⅓ ou ½ do requerimento calculado (73 kcal/dia a 110 kcal/dia) e aumentar de forma gradual.

NER, Necessidade energética em repouso.

QUADRO 85-5 Doenças Concomitantes e Medicamentos que Podem Complicar a Recuperação da Cetoacidose Diabética

Hipertireoidismo
Doença intestinal inflamatória
Complexo do granuloma eosinofílico
Lipidose hepática
Colangiohepatite
Doença renal crônica
Pancreatite
Uso de corticosteroide

---

nutricional temporário. Nos casos em que há expectativa de anorexia prolongada ou suspeita ou confirmação de lipidose hepática, uma sonda de esofagostomia pode ser colocada com o paciente sob anestesia geral, após o gato apresentar estabilidade cardiovascular e metabólica. Em caso de colocação de sonda nasoesofágica, a dieta líquida adequada para pacientes veterinários deve ser usada. Na presença de uma sonda de esofagostomia, qualquer dieta pode ser administrada, devido ao diâmetro maior do tubo, incluindo dietas para gatos convalescentes. O suporte nutricional deve ser iniciado após a estabilização cardiovascular e normotermia do gato. Dependendo do tempo sem alimento, o suporte nutricional pode ser iniciado em um terço até a metade das necessidades calóricas diárias de manutenção e gradualmente aumentando por 2 a 3 dias. Os cálculos da necessidade energética diária de manutenção podem ser consultados no Quadro 85-4.

Outros Tratamentos

Antibióticos devem ser administrados em caso de suspeita ou confirmação (de preferência) da presença de infecção bacteriana. As infecções do trato urinário são comuns em animais diabéticos e podem contribuir para a resistência à insulina. As infecções do trato urinário inferior podem levar ao desenvolvimento de pielonefrite em alguns casos. A pancreatite em gatos pode ter origem bacteriana em alguns casos, devido à ascensão da infecção do trato gastrintestinal.[13] A escolha do antibiótico deve ser preferencialmente baseada nos resultados da cultura e do antibiograma. Na ausência de cultura, um antibiótico eficaz contra isolados comuns do trato urinário (*Escherichia coli*, *Proteus* spp., *Pseudomonas* spp., *Staphylococcus* spp. etc.) deve ser escolhido. Uma boa opção parenteral pode ser a penicilina potencializada, como ampicilina/sulbactam ou enrofloxacina.

Transição para o Tratamento em Longo Prazo

Depois que o gato estiver se alimentando bem ou tolerando a sonda de alimentação com as necessidades energéticas de manutenção e a concentração sérica de cetonas for negativa (ou significativamente diminuída), a administração de uma insulina de ação mais longa pode ser iniciada. Hoje, a insulina de ação prolongada mais amplamente usada em gatos é a glargina. Ao preparar a mudança para a insulina de ação longa, a primeira injeção deve ser administrada pela manhã ou à noite, na tentativa de mimetizar o esquema de insulina que será usado em longo prazo pelo proprietário. A ITC de insulina deve ser interrompida 1 ou 2 horas antes da administração da primeira dose de insulina de ação prolongada. A glicemia deve continuar a ser monitorada enquanto o gato estiver no hospital, mas a dose de insulina não deve ser ajustada com base nas primeiras leituras, a não ser que haja hipoglicemia. A alta hospitalar pode ocorrer quando o gato estiver estável, sem necessidade de suplementação de fluido e eletrólitos, se alimentando bem sozinho ou tolerando bem a sonda de alimentação e estiver estável com a insulina de ação prolongada. O objetivo da terapia inicial com insulina não é a obtenção da regulação diabética perfeita, já que dias ou semanas podem ser necessários para que o paciente se ajuste à nova dose de insulina. A curva glicêmica deve ser avaliada 1 semana após a alta hospitalar.

PROGNÓSTICO

O prognóstico de gatos com CAD pode ser considerado reservado. As taxas de sobrevida variam entre os estudos: 76% de sobrevida foi observado em um estudo[14] e 100% no outro.[4] As taxas de remissão em gatos com CAD foram altas: de 30% em um estudo[4] e 58% em outro.[15] A morte geralmente decorre da gravidade da doença concomitante (Quadro 85-5), acidose metabólica grave ou desenvolvimento de complicações.[6]

Referências

1. Kerl M: Diabetic ketoacidosis: pathophysiology and clinical and laboratory presentation. *Compendium* 23:220-227, 2001.
2. Schermerhorn T, Barr SC: Relationships between glucose, sodium and effective osmolality in diabetic dogs and cats. *J Vet Emerg Crit Care* 16:19-24, 2006.
3. Brady MA, Dennis JS, Wagner-Mann C: Evaluating the use of plasma hematocrit samples to detect ketones utilizing urine dipstick colorimetric methodology in diabetic dogs and cats. *J Vet Emerg Crit Care* 13:1-6, 2003.
4. Marshall RD, Rand JS, Gunew MN, et al: Intramuscular glargine with or without concurrent subcutaneous administration for treatment of

feline diabetic ketoacidosis. *J Vet Emerg Crit Care* 23:286-290, 2013.

5. Aroch I, Shechter-Polak M, Segev G: A retrospective study of serum β-hydroxybutyric acid in 215 ill cats: clinical signs, laboratory findings and diagnoses. *Vet J* 191:240-245, 2012.

6. Feldman EC, Nelson RW: Diabetic ketoacidosis. In Feldman ED, Nelson RW, editors: *Canine and feline endocrinology and reproduction*, ed 3, Philadelphia, 2004, Saunders, pp 580-615.

7. Kerl ME: Diabetic ketoacidosis: treatment recommendations. *Compendium* 23:330-339, 2001.

8. Claus MA, Silverstein DC, Shofer FS, et al: Comparison of regular insulin infusion doses in critically ill diabetic cats: 29 cases. *J Vet Emerg Crit Care* 20:509-517, 2010.

9. Sears KW, Drobatz KJ, Hess RS: Use of lispro insulin for treatment of diabetic ketoacidosis in dogs. *J Vet Emerg Crit Care* 22:211-218, 2012.

10. Huang A, Scott-Moncrieff JC: Canine diabetic ketoacidosis. *NAVC Clinician's Brief* 9:68-70, 2011.

11. Norris CR, Nelson RW, Christopher MM: Serum total and ionized magnesium concentrations and urinary fractional excretion of magnesium in cats with diabetes mellitus and diabetic ketoacidosis. *J Am Vet Med Assoc* 215:1455-1459, 1999.

12. Dunger DB, Sperling MA, Acerin CL, et al: European Society for Paediatric Endocrinology/ Lawson Wilkins Pediatric Endocrine Society consensus statement on diabetic ketoacidosis in children and adolescents. *Pediatrics* 113:e133-e140, 2004.

13. Widdison AL, Alvarez C, Chang YB, et al: Sources of pancreatic pathogens in acute pancreatitis in cats. *Pancreas* 9:536-541, 1994.

14. Bruskiewicz DA, Nelson RW, Feldman EC, et al: Diabetic ketosis and ketoacidosis in cats: 42 cases (1980-1995). *J Am Vet Med Assoc* 211:188-192, 1997.

15. Sieber-Ruckstuhl NS, Kley S, Tschuor F, et al: Remission of diabetes mellitus in cats with diabetic ketoacidosis. *J Vet Intern Med* 22:1326-1332, 2008.

Choque Circulatório Felino

Elke Rudloff e Rebecca Kirby

O gato não é simplesmente um cão pequeno. O folclore de que gatos têm sete vidas ilustra sua durabilidade e reconhece sua capacidade de sobreviver a eventos que seriam fatais em outras espécies. As distintas respostas cardiovasculares felinas ao choque podem ter papel importante em sua capacidade de sobrevida. O choque circulatório representa uma condição crítica em que o tratamento rápido e eficaz pode fazer a diferença entre a vida e a morte. Os autores reconhecem uma tríade de sinais clínicos específicos ao gato em choque circulatório (Fig. 86-1): hipotensão, hipotermia e bradicardia (i.e., frequência cardíaca inesperadamente baixa em relação ao estado hemodinâmico). Diferenças na causa incitante, no grau de resposta fisiológica e na doença subjacente fazem com que cada gato seja único, justificando a concepção de um plano objetivo de ressuscitação individualizado para o paciente. A compreensão da fisiopatologia do choque circulatório felino e suas possíveis causas é essencial à otimização do resultado.

FISIOPATOLOGIA

O *choque circulatório* pode ser definido como uma condição em que a oxigenação dos tecidos não é suficiente ao atendimento das demandas metabólicas das células. Todas as funções metabólicas das células necessitam de energia, que é armazenada nas ligações de alta energia da adenosina trifosfato (ATP). Na presença de oxigênio e glicose, a produção aeróbia de energia pelas mitocôndrias leva à síntese de 38 moléculas de ATP por molécula de glicose. Os tecidos não conseguem armazenar oxigênio, fazendo com que a produção ideal de ATP dependa do fornecimento de oxigênio aos tecidos e da utilização do oxigênio pelas mitocôndrias. Com a redução do fornecimento de oxigênio, a produção anaeróbia de energia gera apenas dois ATPs por molécula de substrato e ácido láctico, que são adequados apenas por um curto período de baixo fornecimento de oxigênio.

O oxigênio é transportado ligado à hemoglobina e, em menor extensão, dissolvido no plasma do sangue. O fornecimento de oxigênio aos tecidos depende da capacidade do pulmão de suprir oxigênio aos capilares (sistema respiratório), da bomba funcional (coração), do volume intravascular suficiente e da capacidade de transporte de oxigênio (sangue) e da condução dinâmica e sem obstruções (vasos sanguíneos). O volume de sangue ejetado do coração por minuto (débito cardíaco) é o produto do volume sistólico (pré-carga, pós-carga e contratilidade) e da frequência cardíaca. Em caso de inadequação funcional de quaisquer desses parâmetros, mecanismos compensatórios cardiovasculares e neuroendócrinos modificam um ou mais componentes com o objetivo final de melhora da perfusão tecidual.

O coração e alguns vasos sanguíneos são equipados com mecanorreceptores que identificam a pressão em suas paredes. Os ajustes fisiológicos são mediados por barorreceptores detectores de distensão que repousam no arco aórtico e nos seios carotídeos. Os sinais aferentes passam desses barorreceptores para o nervo vago (nervo craniano X) e glossofaríngeo (nervo craniano IX) e, então, para o centro vasomotor no tronco cerebral. Quando a pressão adequada é detectada, os nervos eferentes simpáticos excitatórios centrais são suprimidos e os nervos eferentes parassimpáticos inibidores são estimulados, resultando em frequência cardíaca e tônus vascular normal.

Os receptores simpáticos e parassimpáticos são estimulados por neurotransmissores, noradrenalina e acetilcolina, respectivamente. Outros receptores localizados nos átrios e ventrículos do coração são sensíveis a alterações químicas e de pressão. Esses receptores parecem participar da tríade distinta de sinais clínicos observados no choque circulatório felino.

A resposta cardiovascular ao choque é iniciada quando uma queda significativa no débito cardíaco diminui a distensão dos barorreceptores vasculares e dos mecanorreceptores cardíacos. Os neurônios aferentes estimulam o centro vasomotor do tronco cerebral, gerando uma resposta excitatória simpática e inibição do tônus parassimpático. Isto provoca taquicardia, aumento da inotropia e vasoconstrição branda que podem ser, em alguns pacientes, suficientes para a perfusão tecidual até a correção da causa do choque. Essa fase é clinicamente reconhecida por taquicardia, pulsos periféricos fortes, baixo tempo de preenchimento capilar (TPC) e membranas mucosas (MM) de coloração rosa brilhante ou vermelha e é denominada de *estágio de choque compensado* (Tabela 86-1). Essa compensação é transiente e necessita de grandes quantidades de energia. Embora esse estágio seja comumente reconhecido em cães e humanos, pode ser muito breve (minutos) no gato[1] e raramente é observado clinicamente.

Após o breve estágio compensado, o gato em choque circulatório apresenta pelo menos bradicardia e hipotensão nos estágios iniciais, e o desenvolvimento de hipotermia ocorre com a progressão do choque. A ordem de ocorrência e o mecanismo preciso das respostas distintas em gatos com choque circulatório necessita de maior definição e investigação. Embora nenhum estudo explique a combinação de eventos, há informações demonstrando suas inter-relações.

Na parede do ventrículo, o gato possui receptores de volume mecânico e químico que respondem à distensão.[2]

Tabela 86-1	Comparação de Sinais Clínicos Associados aos Diferentes Estágios de Choque Hipovolêmico no Gato e no Cão	
Estágio do Choque Hipovolêmico	**Gato**	**Cão**
Compensado		
Frequência cardíaca	Raramente reconhecida, com segundos a minutos de duração.	Aumentada
TPC	Raramente reconhecido, com segundos a minutos de duração.	Inferior a 2 segundos
Coloração das MM	Raramente reconhecida, com segundos a minutos de duração.	Vermelha
Pulsos periféricos	Raramente reconhecidos, com segundos a minutos de duração.	Forte
Pressão arterial periférica	Raramente reconhecida, com segundos a minutos de duração.	Aumentada, normal ou diminuída
Descompensado Precoce		
Frequência cardíaca	Normal ou diminuída	Aumentada
TPC	Superior a 2 segundos	Superior a 2 segundos
Coloração das MM	Pálida	Pálida
Pulsos periféricos	Fracos	Fracos
Pressão arterial periférica	Diminuída	Normal ou diminuída
Descompensado Tardio		
Frequência cardíaca	Diminuída	Normal ou diminuída
TPC	Superior a 2 segundos ou ausente	Superior a 2 segundos ou ausente
Coloração das MM	Branca	Branca
Pulsos periféricos	Ausentes	Ausentes
Pressão arterial periférica	Baixa ou não registrável	Baixa ou não registrável

MM, membranas mucosas; *TPC*, Tempo de preenchimento capilar.

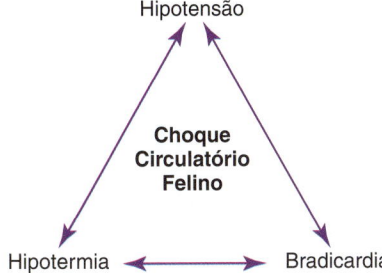

Figura 86-1: Tríade do Choque Circulatório em Gatos. De modo geral, os gatos que apresentam choque circulatório devido à hipovolemia, insuficiência cardíaca ou sepse grave são hipotensos, bradicárdicos e hipotérmicos.

Pequenas alterações no volume sanguíneo parecem ser primariamente detectadas por receptores de volume atrial do tipo B felino-específicos antes da estimulação dos barorreceptores aórticos e do seio carotídeo.[3] O aumento resultante da atividade simpática pode não ter o mesmo efeito na estimulação e manutenção do aumento da frequência cardíaca em gatos em comparação a outras espécies.[1] Foi proposto que a ativação de mecanorreceptores do ventrículo esquerdo e a inibição das respostas vasculares podem aumentar a bradicardia e a vasodilatação observadas em gatos com choque circulatório.[4] A bradicardia pronunciada pode ser induzida após a rápida hemorragia aguda em gatos.[5] A rápida perda de volume intravascular, enchimento

diastólico extremamente precário do coração e forte excitação simpática do miocárdio estimulam o reflexo inibidor protetor cardiocardíaco. Esse reflexo ajusta a dinâmica cardíaca e a eficiência da bomba para compensar a extensão do enchimento diastólico, reduzindo a frequência cardíaca para permitir o aumento do tempo de enchimento dos ventrículos. Diversas substâncias humorais (p. ex., vasopressina, renina e catecolaminas) que são importantes reguladores da homeostasia cardiovascular e de volume fluido também podem alterar a estimulação do receptor ventricular.[6] As catecolaminas também atuam na indução da hipotermia, como será discutido posteriormente.

A liberação de noradrenalina pelas terminações nervosas simpáticas durante o início da resposta dos barorreceptores à redução da distensão pode desencadear a hipotermia. Receptores simpáticos noradrenérgicos alfa 1 e alfa 2 parecem participar da mediação hipotalâmica do sistema de perda de calor para controle da temperatura corpórea.[7] Os processos de perda de calor também podem incluir vasodilatação, inibição da vasoconstrição e atenuação da produção metabólica de calor e dos tremores. No gato, a hipotermia moderada pode, então, reduzir a liberação de noradrenalina, tanto central[8] quanto localmente, no coração,[9] o que pode suprimir ainda mais as respostas adrenérgicas. A perda da termorregulação gera uma cascata de eventos que perpetua a tríade de sinais clínicos associados ao choque circulatório felino (Fig. 86-2). Por fim, um aumento no fluxo parassimpático pelo reflexo de Bezold-Jarisch (RBJ) em gatos hipotérmicos pode perpetuar a bradicardia relativa ou verdadeira. O RBJ é um processo evocado pela estimulação de receptores cardiopulmonares por estímulos químicos e mecânicos específicos que aumentam os efeitos parassimpáticos e provocam inibição simpática.[10,11]

Em resumo, parece que a redução do débito cardíaco em gatos provoca hipotensão e menor distensão dos mecanorreceptores. Há uma resposta simpática, semelhante à observada no estágio de choque compensado em outras espécies, mas sua duração é muito curta (segundos a minutos). A noradrenalina liberada durante essa fase pode, então, contribuir para o desenvolvimento da hipotermia de mediação central. A bradicardia pode ser uma consequência da resposta vasovagal induzida pelos mecanorreceptores no coração e/ou da menor liberação de noradrenalina na presença de hipotermia. A redução da liberação de noradrenalina pelas terminações nervosas simpáticas e a resposta de tipo vasovagal podem contribuir para a vasodilatação nos tecidos periféricos, potencializando a hipotensão. Esse estágio de choque é denominado *descompensado*. Em gatos, a diferenciação entre os estágios iniciais e tardios do choque descompensado é difícil. No entanto, o gato em choque em descompensação tardia geralmente apresenta obnubilação, ausência de pulsos periféricos palpáveis e hipotermia significativa.

Com a progressão do choque, a hipóxia tecidual prolongada provoca uma cascata de eventos (Fig. 86-3) culminando em morte celular, falência de órgãos e, por fim, o óbito do animal. A ressuscitação rápida e eficaz é necessária para interrupção dos estágios descompensados. No entanto, a dinâmica cardiovascular do choque felino dificulta muito o sucesso da ressuscitação fluida sem sobrecarga de volume vascular. As causas, altamente divergentes, do choque circulatório felino são resumidas na Tabela 86-2. A identificação da causa subjacente pode não ser feita até a estabilização das respostas cardiovasculares.

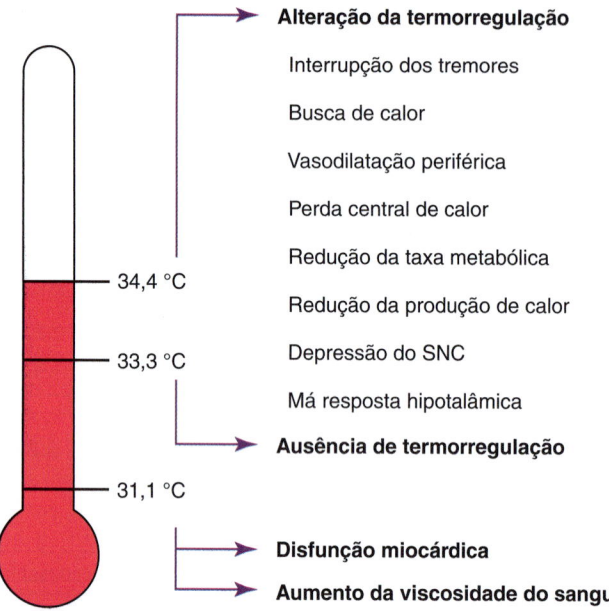

Figura 86-2: Consequências da alteração da termorregulação e da hipotermia. *SNC,* Sistema nervoso central.

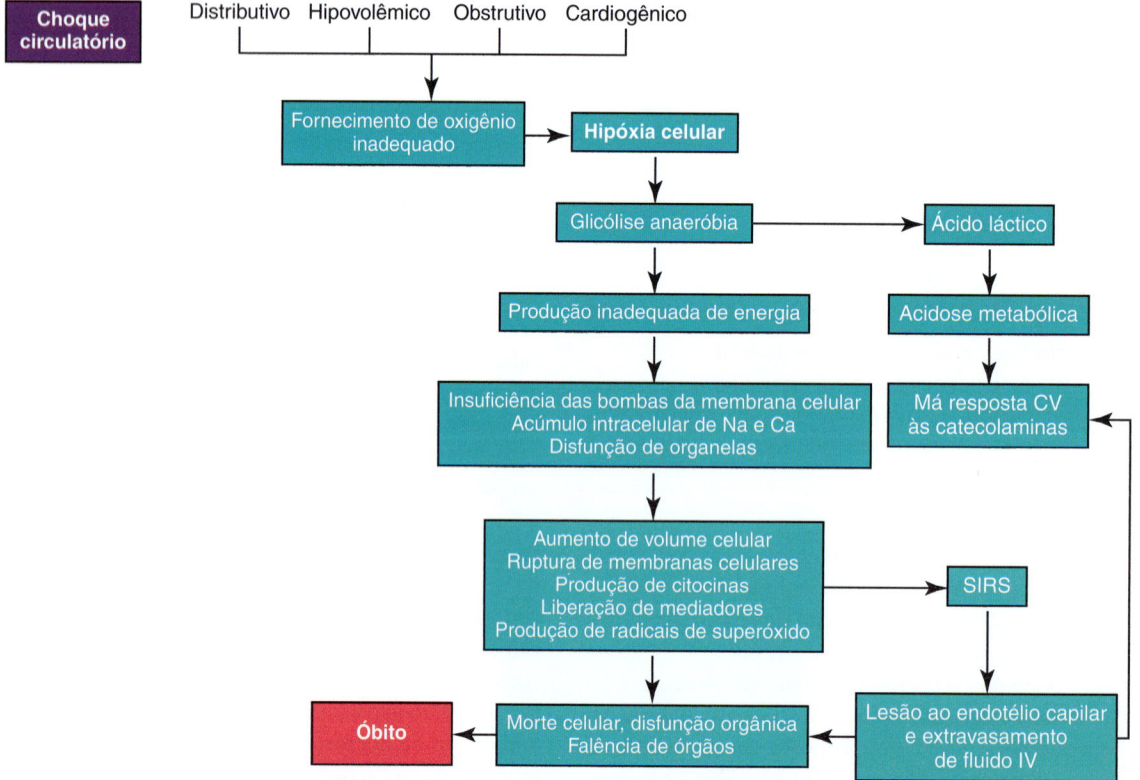

Figura 86-3: **Consequências do Choque Circulatório que Culminam em Morte.** Independentemente da causa e do tipo de choque circulatório, as consequências do fornecimento inadequado de oxigênio e da hipóxia celular culminam na síndrome de resposta inflamatória sistêmica *(SIRS),* disfunção e morte celular e, por fim, óbito do animal em caso de inadequação dos mecanismos de compensação ou da terapia. *Ca,* Cálcio; *CV,* cardiovascular; *IV,* intravenoso; *Na,* sódio.

Tabela 86-2	Características, Exames Diagnósticos, Objetivos de Ressuscitação, Tratamento e Monitoramento dos Diferentes Tipos de Choque Circulatório Felino				
Hipovolêmico	**Cardiogênico**	**Distributivo**	**Obstrutivo**	**Comuns a Todas as Formas**
Fisiopatologia				
Redução do volume intravascular, redução do débito cardíaco, aumento da RVS periférica	Redução da atividade da bomba, aumento da RVS periférica, aumento da resistência vascular pulmonar, redução do débito cardíaco, volume intravascular variável	Redução da RVS periférica, aumento da permeabilidade capilar, redução do volume circulante eficaz, alteração do débito cardíaco (alto na fase inicial, baixo na fase tardia)	Obstrução mecânica ao retorno venoso, redução da pré-carga, redução do débito cardíaco, aumento da RVS	Redução do fornecimento de oxigênio Hipóxia tecidual Hipotensão
Causas Comuns				
Perdas GI, fluidos corpóreos no terceiro espaço, ausência de ingestão oral, hemorragia, trauma, inflamação sistêmica	Cardiomiopatia Disritmia Isquemia miocárdica Intoxicações Insuficiência mitral	SIRS, lesão medular, anafilaxia, doença hepática grave Causas de hipóxia	Pneumotórax por tensão, trombose venosa, ventilação mecânica, timpanismo gástrico grave Tamponamento cardíaco Neoplasias que provocam obstrução ou compressão, síndrome da veia cava, dirofilariose	
Sinais Clínicos (Específicos a Cada Tipo)				
Dependentes da causa: Diminuição da capacidade de distensão da veia jugular, presença ou não de desidratação, evidências de doença sistêmica ou trauma	MM: Pálidas TPC: Prolongado FC: Variável Qualidade do pulso: Fraca a ausente Presença ou não de sopro cardíaco e/ou disritmia Presença ou não de aumento ou diminuição dos sons pulmonares Presença ou não de sons pulmonares úmidos	Dependentes da causa: Presença ou não de febre, possíveis evidências de doença sistêmica ou lesão medular, respiração rápida ou dispneia em caso de hipóxia	Dependentes da causa: Possível ascite ou distensão abdominal; distensão da veia jugular ou do pulso, com/sem abafamento dos sons cardíacos	MM: Pálidas TPC: Superior a 2 segundos FC: Bradicardia relativa ou verdadeira Qualidade do pulso: Fraca a ausente Temperatura: Com/sem hipotermia Depressão mental
Exames Diagnósticos (Específicos a Cada Tipo)				
Radiografias de tórax/abdome, ultrassonografia Técnicas avançadas de diagnóstico por imagem conforme necessário	Radiografias de tórax ECG Ecocardiograma Oximetria de pulso Gasometria arterial em caso de desconforto respiratório	Técnicas de diagnóstico por imagem Painel de doenças infecciosas específicas a felinos Gasometria arterial Contagem de reticulócitos, painel imune, hemograma completo com revisão do patologista clínico em caso de anemia Radiografias de tórax em caso de hipóxia	Técnicas de diagnóstico por imagem Ecocardiograma em caso de suspeita de tamponamento TC em caso de suspeita de trombose ou tromboembolia Exame para dirofilariose	Imediatamente: Ht/número de hemácias, glicemia, eletrólitos, gasometria venosa, lactato sérico Solicitar: hemograma completo, bioquímica sérica, urinálise Perfil de coagulação

(Continua)

Tabela 86-2	Características, Exames Diagnósticos, Objetivos de Ressuscitação, Tratamento e Monitoramento dos Diferentes Tipos de Choque Circulatório Felino *(Cont.)*				
Hipovolêmico	**Cardiogênico**	**Distributivo**	**Obstrutivo**	**Comuns a Todas as Formas**

Objetivos Específicos de Ressuscitação (desfechos de ressuscitação no espectro superior ou inferior)

Hipovolêmico	Cardiogênico	Distributivo	Obstrutivo	Comuns a Todas as Formas
Espectro inferior se: Hemorragia, histórico de trauma, doença renal aguda oligúrica, edema cerebral ou pulmonar Normal alto: Outras causas	Espectro inferior	Espectro superior a não ser na presença de doença renal aguda oligúrica, edema cerebral ou pulmonar ou hemorragia interna	Espectro inferior	Normalizar FC, PA, T e lactato

Tratamento (Específico a Cada Tipo)

Hipovolêmico	Cardiogênico	Distributivo	Obstrutivo	Comuns a Todas as Formas
Transfusão de hemácias se necessário Tratamento da doença subjacente	Suporte inotrópico se necessário Redução de pós-carga e pré-carga se necessário Tratamento específico da disritmia	Antimicrobianos como indicado Inotrópico positivo em caso de componente cardiogênico Ventilação mecânica em caso de hipóxia grave Transfusão de hemácias em caso de anemia grave	Aliviar a obstrução quando possível: Pericardiocentese, descompressão gástrica, toracocentese, remoção de larvas adultas de *Dirofilaria* que causem obstrução Suporte ao fluxo sanguíneo colateral Anticoagulantes se necessário	Suporte com oxigênio Infusão de fluido IV Aquecimento

Monitoramento (Específico a Cada Tipo)

Hipovolêmico	Cardiogênico	Distributivo	Obstrutivo	Comuns a Todas as Formas
Ht e número de hemácias Regra dos 20	ECG Oximetria de pulso	Regra dos 20	Regra dos 20	Parâmetros de perfusão física, pressão arterial, Ht, débito urinário, lactato sérico, T, peso corpóreo

ECG, eletrocardiograma; *FC*, frequência cardíaca; *GI*, gastrintestinal *Ht*, hematócrito; *IV*, intravenosa; *MM*, membrana mucosa; *PA*, Pressão arterial; *PVC*, pressão venosa central; *RVS*, resistência vascular sistêmica; *SIRS*, síndrome de resposta inflamatória sistêmica; *T*, temperatura; *TC*, tomografia computadorizada; *TPC*, tempo de preenchimento capilar.

RESSUSCITAÇÃO

O objetivo da ressuscitação é o restauro e suporte da circulação suficientes ao fornecimento de oxigênio e substrato para reparo e retorno da função celular normal. A maioria das formas de choque circulatório necessita de suplementação com oxigênio, analgesia, medicação ansiolítica e ressuscitação volumétrica. O oxigênio suplementar pode aumentar a concentração arterial de oxigênio. A administração de oxigênio com máscara ou tenda deve ser realizada durante o início da ressuscitação e permite o monitoramento e tratamento contínuos sem interrupção da terapia com oxigênio.

A resposta cardiovascular à dor estimula a liberação dos mesmos neurotransmissores secretados durante o choque circulatório. O controle da dor não apenas traz conforto ao gato, mas também pode reduzir os efeitos negativos da estimulação simpática induzida pela dor. É importante ajustar a dose de analgésicos e sedativos após a primeira infusão de fluidos e considerar as necessidades de cada paciente, ao mesmo tempo que a possibilidade de ocorrência de efeitos colaterais é reduzida. As reações aos medicamentos podem ser variáveis e seu metabolismo é afetado pela disfunção renal e hepática subjacente. Para o controle da dor branda e/ou sedação, o butorfanol (0,4 mg/kg, por via intravenosa [IV]) pode ser administrado. Os agonistas opioides totais conferem analgesia excelente; no entanto, podem induzir respostas disfóricas. Os gatos têm boa resposta analgésica ao agonista parcial buprenorfina (0,01 a 0,03 mg/kg, IV ou transmucosa) ou a um agonista total, como a morfina (0,2 a 0,5 mg/kg, IV ou por via intramuscular [IM];[12] doses menores podem não ser eficazes em gatos devido à ausência de metabólitos ativos). No entanto, a obtenção dos efeitos analgésicos totais

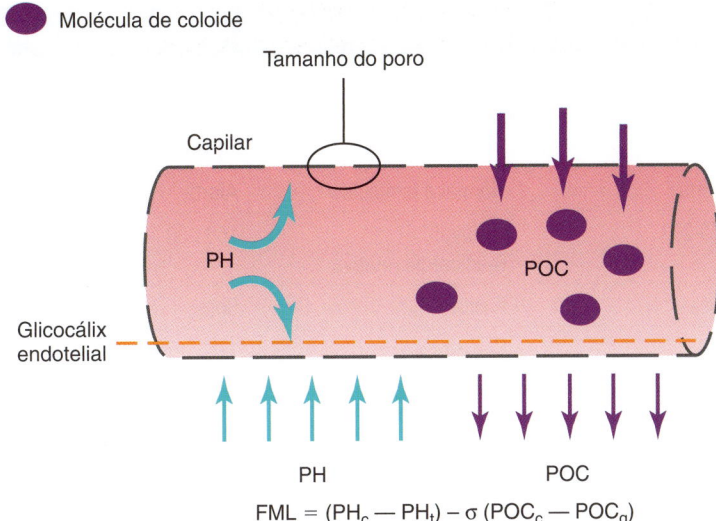

Figura 86-4: Equação modificada de Starling-Landis que define as forças motrizes da movimentação de fluido pela membrana capilar contínua normal. A pressão hidrostática *(PH)* no interior do capilar e a pressão osmótica coloidal *(POC)* no glicocálix subendotelial *(g)* favorecem a saída de fluido do capilar. A PH no tecido intersticial *(t)* e a POC no interior do capilar se opõem à saída de fluido do capilar. A diferença entre essas forças é a força motriz líquida *(FML)* do fluido pela membrana endotelial. A letra σ indica o coeficiente de reflexão que representa a permeabilidade do capilar.

da buprenorfina pode levar 45 minutos. A metadona (0,1 a 0,2 mg/kg, IV) é um analgésico opioide eficaz e de ação rápida e os gatos apresentam menos efeitos dissociativos com esse fármaco em comparação a outros agonistas puros (p. ex., fentanil, hidromorfona, morfina e oximorfona). A metadona também antagoniza os receptores de *N*-metil-D-aspartato, modulando a resposta final. O fentanil (1 a 5 mcg/kg/hora após a infusão em bólus de 3 mcg/kg) pode ser administrado como infusão contínua e titulado para maximizar a analgesia e minimizar a disforia.

Em condições hipovolêmicas, a cuidadosa manipulação das forças de Starling (mais detalhes posteriormente) por meio da administração de fluidos é necessária para otimização do débito cardíaco, ao mesmo tempo que se evita o extravasamento perigoso de fluido em órgãos vitais (i.e., pulmões, cérebro e coração). Os gatos com choque circulatório podem apresentar redução da resposta adrenérgica, que provoca vasodilatação. Em caso de administração de grandes volumes de fluidos antes da normalização do tônus vasomotor, há um alto risco de sobrecarga fluida. O leito vascular pulmonar foi considerado o principal conduto-alvo em gatos endotóxicos.[13-15] Na experiência dos autores, a administração agressiva de volume sem aquecimento ativo do gato hipotérmico pode causar edema pulmonar e/ou efusão pleural devido aos desequilíbrios das forças de Starling, independentemente da hipotensão em andamento.

A quantidade de fluido que se movimenta pela membrana capilar para o interstício depende das *forças de Starling*: o equilíbrio entre a pressão hidrostática (PH) do plasma e do interstício, a pressão osmótica coloidal (POC) do plasma e do glicocálix subendotelial e a permeabilidade do capilar (Fig. 86-4). As partículas naturais que criam a POC no sangue

são proteínas (p. ex., globulinas, fibrinogênio e albumina). A albumina apresenta baixo peso molecular e é a proteína plasmática mais abundante, de modo que tem a maior influência sobre a POC do plasma. A PH no capilar é gerada pela resistência vascular sistêmica e pelo débito cardíaco. O fluido se movimenta para o espaço intersticial quando a PH intravascular é maior do que a POC do plasma e a PH intersticial, em caso de aumento do tamanho dos poros da membrana endotelial ou aumento da POC do glicocálix subendotelial.

O estabelecimento do plano eficaz de ressuscitação fluida requer quatro etapas importantes que incorporam o reaquecimento ativo do gato hipotérmico no tempo adequado. O objetivo primário é o restabelecimento rápido do fornecimento de oxigênio aos leitos teciduais principais sem causar as complicações associadas ao extravasamento de fluido no interstício e nos compartimentos do terceiro espaço corpóreo.

Plano de Ressuscitação Fluida em Quatro Etapas

Etapa 1: Avaliação do Paciente — Há Problemas de Perfusão e/ou Hidratação?

A primeira etapa é a rápida avaliação da anamnese e dos parâmetros físicos do paciente que indicam sua condição cardiovascular e possíveis mecanismos de choque circulatório. A preocupação imediata é a determinação da condição da perfusão. O choque circulatório, por definição, se manifesta com deficit de perfusão. Na Tabela 86-3 há orientações para avaliação dos parâmetros de perfusão. A análise por meio de equipamentos e exames pode ser necessária à avaliação definitiva, mas pode não ser possível até a melhora da perfusão.

| Tabela 86-3 | Parâmetros Clínicos e Desfechos da Ressuscitação no Choque Circulatório |

Parâmetro	Normal	Má Perfusão	Espectro Superior do Objetivo de Ressuscitação	Espectro Inferior do Objetivo de Ressuscitação
Consciência	Alerta	Normal a diminuída	Alerta	Quieto, mas consciente
Frequência cardíaca (batimentos por minuto)	160-200	Variável Bradicardia relativa	160-200	160-200
Coloração das MM	Rosa	Pálida	Rosa	Rosa pálida/rosa
TPC	1-2	Superior a 2	1-2	1-2
Intensidade de pulsos	Forte	Fraca a ausente	Forte	Palpável
PAS (mmHg)	120-140	Baixa	90-120	80-90
PAM (mmHg)	80-100	Baixa	80-100	60-80
PVC (cm H_2O)	0-2	< 5	8-10	3-5
Débito urinário (mL/kg/hora)	1,67	< 0,27	> 1	> 1
SpO_2	> 97%	Variáveis	> 97%	> 97%
$ScvO_2$	> 70%	< 70%	> 70%	> 70%
Ht (%)	30%-45%	Variável	25%-30%	25%-30%
Hemoglobina (g/dL)	13,8-21,4	Variável	7-10	7-10
Lactato (mmol/L)	< 2	Normal a aumentado	< 2	< 2
Temperatura retal	37,8-39,2°C	Variável	> 36,7°C	> 36,7°C

Ht, Hematócrito; *MM*, membrana mucosa; *PAM*, pressão arterial média; *PAS*, pressão arterial sistólica; *PVC*, pressão venosa central; *Sc*vO_2, saturação venosa jugular de oxigênio; *SpO_2*, saturação de oxigênio periférico; *TPC*, tempo de preenchimento capilar.

O exame físico direcionado pode identificar deficit de perfusão em leitos teciduais periféricos (p. ex., pele, MMs). Os parâmetros físicos que refletem a perfusão periférica incluem a frequência cardíaca, a coloração das MM, o TPC, a intensidade do pulso e a temperatura corpórea (Tabela 86-3). As temperaturas retais representam as temperaturas corpóreas periféricas e são uma indicação indireta da condição do fluxo sanguíneo periférico. A redistribuição do fluxo sanguíneo da periferia para o centro, por meio da vasoconstrição, pode dar a temperatura diferencial central à periférica.

O volume venoso também pode ser refletido pela capacidade de distensão da veia jugular, avaliação radiográfica ou ultrassonográfica de vasos pulmonares centrais e enchimento da veia cava, e determinação da pressão venosa central (PVC). Para a identificação definitiva de uma obstrução ao retorno venoso podem ser necessárias técnicas avançadas de diagnóstico por imagem, usando ultrassonografia ou tomografia computadorizada para avaliação do pericárdio, das câmaras cardíacas e dos principais vasos sanguíneos. As tendências de mudanças identificadas pelos resultados da pressão arterial (PA) indireta ou direta, débito urinário, eletrocardiografia, ecocardiografia, lactato sérico e PVC podem refletir, de forma indireta, a perfusão e o sucesso ou não dos esforços centrais de ressuscitação. A saturação venosa mista de oxigênio (SvO_2) pode fornecer dados mais específicos acerca do fornecimento e utilização de oxigênio global, mas para a obtenção de amostras é necessária a colocação de um cateter na artéria pulmonar. A saturação venosa jugular de oxigênio (ScvO_2) não é um indicador tão confiável quanto a SvO_2 em seres humanos,[16] e nenhum desses dois indicadores foi avaliado no choque circulatório felino. O débito cardíaco e a pressão de oclusão do capilar pulmonar fornecem dados mais específicos e precisos em relação à quantidade de sangue ejetado pelo coração, mas é necessário conhecimento especializado e equipamentos dispendiosos e/ou invasivos.

Os deficit de perfusão decorrentes da hipovolemia geralmente resultam dos deficit concomitantes de hidratação. A hidratação é um reflexo do teor hídrico intersticial e sua avaliação clínica é feita principalmente pelos seguintes parâmetros físicos: umidade das MM e da córnea, turgor cutâneo e posição dos olhos no crânio (Tabela 86-4). A desidratação também provoca extravasamento de fluido da vasculatura no interstício, que se manifesta como a elevação do hematócrito (Ht) e das células totais (hemoconcentração), assim como alterações no turgor cutâneo e na umidade das MM. No entanto, a movimentação aguda de fluidos para dentro e para fora do interstício pode não alterar o turgor cutâneo e a umidade das MM no momento de realização do primeiro exame físico. Além disso, os gatos com perda ou ganho significativo de gordura ou muito jovens ou muito idosos podem apresentar redução ou aumento da elasticidade cutânea e alteração da posição dos olhos que podem não refletir a hidratação de forma precisa.

A avaliação cuidadosa do paciente também pode fornecer indicações acerca do mecanismo subjacente ao choque circulatório, que influenciarão na escolha de fluidos, nos desfechos da ressuscitação e nas técnicas de infusão durante a ressuscitação fluida. Os sinais de possível disfunção cardíaca (p. ex., sopro cardíaco, ritmo de galope ou outras disritmias) devem conduzir à avaliação imediata da função cardíaca (i.e., eletrocardiograma, ecocardiograma) no início do plano terapêutico. Evidências históricas e visuais de trauma podem sugerir a presença de hipovolemia associada ao choque traumático, distributivo ou hemorrágico. A hipovolemia verdadeira ou relativa deve ser suspeitada na presença de evidências de perda de fluido (p. ex., vômitos, diarreia e/ou efusão cavitária), ausência de ingestão de fluido e/ou evidências de hemoconcentração.

A hemorragia pode ser óbvia (p. ex., feridas na superfície corpórea externa ou presença de sangue em vômito, urina ou fezes) ou suspeita com histórico de trauma, evidências de líquido cavitário ou diminuição aguda do Ht e células sanguíneas totais. A transfusão de hemácias é necessária quando há a presença de anemia significativa. O ideal é que haja compatibilidade entre doador e receptor antes da administração da transfusão, que deve ser realizada durante 4 a 6 horas. No entanto, em casos de descompensação aguda do paciente, pode ser necessária a transfusão rapidamente, administrada com pouca ou nenhuma preparação. Mais informações sobre o uso de hemoderivados estão disponíveis no Capítulo 78.

O histórico sugestivo de doença sistêmica com sinais compatíveis de inflamação sistêmica pode indicar a síndrome de resposta inflamatória sistêmica (SIRS). Os sinais de choque circulatório relacionado à sepse ou à SIRS podem se manifestar devido à combinação de choque hipovolêmico, distributivo e cardiogênico (Fig. 86-5). As características diagnósticas da SIRS e da sepse são listadas na Tabela 86-5. Uma vez que os critérios para SIRS podem ser observados em gatos saudáveis, o diagnóstico da síndrome é realizado quando os critérios são encontrados em gatos com doença grave ou lesão. O gato com choque relacionado à sepse pode não ter febre significativa até a resolução do choque. Na presença de sepse e SIRS, o uso de coloides sintéticos durante a ressuscitação volumétrica e a manutenção com fluidos é geralmente necessário, muitas vezes em volumes maiores em comparação às doenças hipovolêmicas não associadas à SIRS.

Tabela 86-4	Alterações ao Exame Físico Utilizadas na Avaliação da Desidratação Intersticial
Porcentagem Estimada de Desidratação	**Alterações ao Exame Físico**
4%-6%	MMs pegajosas
6%-8%	Perda de turgor cutâneo MMs secas Hemoconcentração discreta
8%-10%	Perda de turgor cutâneo MMs secas Retração dos globos oculares nas órbitas Hemoconcentração moderada
10%-12%	Após a tração da pele, ausência de retorno à posição inicial devido à perda completa de elasticidade cutânea MMs secas Retração dos globos oculares Córneas embotadas Hemoconcentração grave
>12%	Após a tração da pele, ausência de retorno à posição inicial MMs secas Retração dos globos oculares Córneas embotadas Sinais de deficits de perfusão Hemoconcentração extrema

MM, Membranas mucosas.

Etapa 2: Escolha do Fluido — Cristaloide e/ou Coloide?

A escolha do(s) fluido(s) que será utilizado depende do modo de administração, do compartimento que apresenta deficit, da duração desejada da ação e do mecanismo iniciador do choque circulatório. A administração intravenosa ou intraóssea de fluido é recomendada durante o tratamento do choque circulatório. A colocação de um cateter curto e calibroso em uma veia periférica durante os estágios iniciais da ressuscitação otimiza o fluxo laminar e as taxas de infusão. Os fluidos a serem administrados são aqueles que expandirão e permanecerão no compartimento de fluido corpóreo que apresenta deficit volumétrico.

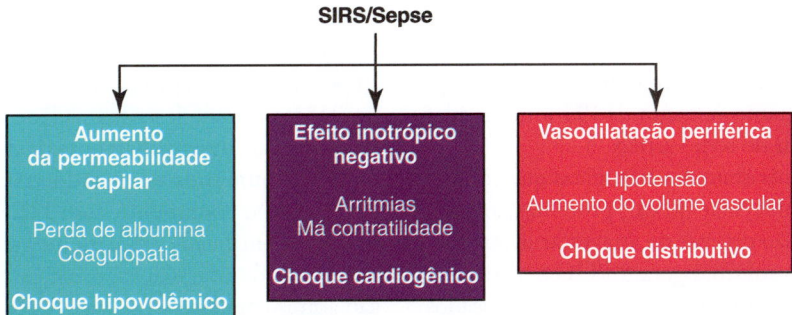

Figura 86-5: Mecanismos possíveis de choque na presença de síndrome de resposta inflamatória sistêmica *(SIRS)* e sepse.

Tabela 86-5	Critérios para Diagnóstico de Síndrome de Resposta Inflamatória Sistêmica, Sepse Grave e Choque Séptico em Gatos	
Termo	**Definição**	
SIRS*	Resposta hiperinflamatória generalizada à causa incitante	
Duas ou mais das seguintes alterações metabólicas	**Parâmetro Clínico**	**Gato**
	Frequência cardíaca (batimentos por minuto)	< 140 ou > 225
	Frequência respiratória (respirações por minuto)	> 40
	Temperatura retal	< 37,8°C ou > 39,7°C
	Leucograma (células/mm³)	> 19.000 ou < 5.000 ou fração de neutrófilos bastonetes > 5%
Sepse	SIRS causada por infecção documentada ou suspeita	
Choque séptico	Sepse associada à hipotensão arterial[†]	
Sepse grave	Sepse com disfunção orgânica induzida por sepse Hipotensão devido à sepse Lactato acima do valor de referência Débito urinário < 0,5 mL/kg/hora por mais de 2 horas com suporte adequado de fluido Lesão pulmonar aguda, razão PaO_2:FiO_2 < 250 sem doença pulmonar primária ou < 200 com doença pulmonar Creatinina > 2,0 mg/dL (176,8 mmol/L) Bilirrubina > 2 mg/dL (34,2 mmol/L) Contagem de plaquetas < 100.000/μL Coagulopatia INR > 1,5	

FiO_2, Fração de oxigênio inspirado; *INR*, razão normalizada internacional; PaO_2, pressão arterial parcial de oxigênio; *SIRS*, síndrome de resposta inflamatória sistêmica.
*Em gatos doentes ou com lesões
[†]Pressão arterial sistólica < 90 mmHg, pressão arterial média < 70 mmHg ou redução da pressão arterial sistólica > 40 mmHg em adultos ou inferior a dois desvios-padrão abaixo do normal para a idade do paciente.
Modificado de Dellinger RP, Levy MM, Rhodes A, et al: Surviving sepsis campaign: international guidelines for management of severe sepsis and septic shock: 2012. *Crit Care Med* 41:580-637, 2013; Brady CA, Otto CM, Van Winkle TJ, et al: Severe sepsis in cats: 29 cases (1986-1998), *J Am Vet Med Assoc* 217:531, 2000.

Os *cristaloides* são soluções aquosas com partículas de pequeno peso molecular (p. ex., eletrólitos, tampões), que são livremente permeáveis em relação à membrana capilar. Os cristaloides isotônicos de reposição contêm concentrações de sódio e cloreto similares às encontradas no fluido extracelular e, assim, não geram pressão osmótica. Cerca de 75% dos cristaloides isotônicos administrados por via IV extravasam no espaço extravascular em 1 hora, como determinado pela distribuição normal das soluções isotônicas de reposição no compartimento extracelular. O extravasamento é maior na presença de aumento da permeabilidade capilar. A salina hipertônica é um cristaloide que apresenta osmolalidade mais alta do que o fluido extracelular e, quando infundida por via IV, provoca movimentação da água do interstício para o compartimento intravascular e do compartimento intracelular para o intersticial. No entanto, esse fluido rapidamente se redistribui no espaço intersticial durante o resultante aumento da PH intravascular e redistribuição extracelular do sódio sérico.

Os *coloides* são soluções cristaloides isotônicas que contêm moléculas de alto peso molecular (p. ex., proteínas, amido) que, em sua maioria, não são capazes de atravessar livremente a membrana capilar. Essas soluções geram POC e mantêm a água no compartimento intravascular. Os coloides são usados principalmente na reposição do volume intravascular e os cristaloides isotônicos são utilizados principalmente como soluções

de reposição intersticial. A retenção intravascular de cristaloides depende das alterações da POC e da PH intravascular.

Os componentes dos cristaloides isotônicos e coloides sintéticos de reposição comercializados comumente usados durante a ressuscitação do choque hipovolêmico são listados na Tabela 86-6. A administração de um coloide sintético, como os hidroxietilamidos (HESs), associado aos cristaloides, pode corrigir a falta de volume intravascular e intersticial de forma simultânea. O uso de HESs e cristaloides isotônicos de reposição pode reduzir o volume total de fluido necessário para atingir os desfechos desejados de ressuscitação em comparação à ressuscitação apenas com cristaloides. Assim, é possível obter tempos menores de ressuscitação e menor sobrecarga de fluidos.

Embora a administração de HES possa ter benefícios importantes e duradouros, é bom reconhecer suas possíveis limitações. Foram descritas evidências na literatura do aumento do risco de desenvolvimento de doença renal aguda (DRA) em seres humanos em estado crítico e pessoas com sepse grave após o tratamento com HESs.[17-19] Essa complicação não foi identificada em cães ou gatos. Os HESs aumentam os tempos de coagulação, principalmente quando doses altas são administradas.

Os autores usaram HESs em gatos em estado crítico por cerca de 30 anos e não observaram alterações deletérias nos

Tabela 86-6 Características dos Cristaloides Isotônicos e Coloides Sintéticos de Reposição Usados na Ressuscitação de Gatos com Choque Hipovolêmico

Nome	Compartimento Fluido	Osmolaridade (mOsm/L)	pH	Na$^+$ (mEq/L)	Cl$^-$ (mEq/L)	K$^+$ (mEq/L)	Mg^{++} (mEq/L)	Ca^{++} (mEq/L)	Dextrose (g/L)	Tampão	POC (mmHg)
Cristaloides											
Solução fisiológica a 0,9%	Extracelular	308 (isotônico)	5,0	154	154	0	0	0	0	Nenhum	0
Ringer Lactato	Extracelular	275 (isotônico)	6,5	130	109	4	0	3	0	Lactato	0
Plasmalyte-A® pH 7,4	Extracelular	294 (isotônico)	7,4	140	98	5	3	0	0	Acetato, gluconato	0
Normosol-R®	Extracelular	295 (isotônico)	5,5-7	140	98	5	3	0	0	Acetato, gluconato	0
Sterofundin-ISO®	Extracelular	309 (isotônico)		145	127	4	1	2,5	0	Acetato, malato	0
Solução salina a 7,0%	Extracelular	2.396 (hipertônico)		1.197	1.197	0	0	0	0	Nenhum	0
Coloides											
Sintéticos											
HES 6% 450/0,7 (hetastarch) Hespan®	Extracelular	310 (isotônico)	5,5	154	154	0	0	0	0	Nenhum	36
HES 6% 670/0,75 (hetastarch) Hextend®	Extracelular	307 (isotônico)	5,9	143	124	3	0,9	5	0,99	Lactato (28 mEq/L)	36
HES 6% 130/0,4 (tetrastarch) VetStarch®, Voluven®	Extracelular	308 (isotônico)	4-5,5	154	154	0	0	0	0	Ausente	
HES 6% 130/0,42 (tetrastarch) Tetraspan®	Extracelular	296 (isotônico)		140	118	4	1	2,5	0	Acetato, malato	
HES 10% 260/0,45 (pentastarch) Pentaspan®	Extracelular	326 (isotônico)	5,0	154	154	0	0	0	0	Ausente	25

POC, Pressão osmótica coloidal; *HES*, hidroxietilamido.

parâmetros renais monitorados ou evidências clínicas de hemorragia nas doses recomendadas neste capítulo. Até a realização de outros estudos, a escolha e a determinação da dose de HESs em gatos com disfunção renal ou coagulopatia preexistente devem ser conservativas. Quando o choque cardiogênico é a causa mais provável de hipotensão, bradicardia e hipotermia, pode ser necessário limitar a infusão de qualquer fluido até a resolução da disfunção cardíaca. Nesses pacientes, a fluidoterapia é primariamente composta pela titulação cuidadosa de cristaloides.

Etapa 3: Determinação dos Desfechos da Ressuscitação — Normais Altos ou Normais Baixos

A taxa e o volume de fluido de infusão são usados para a obtenção de um conjunto específico de desfechos de ressuscitação (Tabela 86-3). Em gatos, a hipotensão e a hipotermia são associadas à menor sobrevida e ao fator preditivo de mortalidade.[20,21] Deve-se instituir esforços para normalizar a PA e a temperatura corpórea, além de outros parâmetros de perfusão, incluindo a frequência cardíaca, a coloração das MM, o TPC e a intensidade do pulso. Com a colocação de um cateter venoso jugular central, a PVC também é maximizada. Devido às variáveis (p. ex., função renal, presença de um terceiro espaço de compartimento de fluido corpóreo, lesão cerebral, lesão pulmonar aguda, doença ou insuficiência cardíaca e/ou hemorragia em cavidade fechada) há a necessidade de que a taxa e os volumes da ressuscitação fluida sejam individualizados para cada paciente.

Em caso de suspeita de doença relacionada à SIRS (associada à vasodilatação, aumento da permeabilidade capilar e depressão do débito cardíaco), os desfechos de ressuscitação escolhidos devem estar no espectro superior da pressão arterial normal (ou seja, pressão arterial sistólica de 90 a 120 mmHg) e do débito cardíaco (Tabela 86 3). O objetivo é fornecer oxigênio e glicose para as células em concentrações que promovam a produção suficiente de energia para reparo e manutenção de células lesionadas.

No entanto, o edema pulmonar e a hemorragia podem piorar com o aumento agressivo e súbito da PH. A escolha de desfechos no espectro inferior da faixa normal de pressão arterial (i.e., pressão arterial sistólica de 70 a 90 mmHg) e débito cardíaco, também chamada *hipotensão permissiva*,[22] gera valores inferiores às médias normais (Tabela 86-3) e permite o aumento mais gradual da PH intravascular. Os desfechos normais baixos devem ser escolhidos quando há possibilidade de hemorragia em cavidade fechada (p. ex. trauma, coagulopatia), contusão ou edema pulmonar, choque cardiogênico ou insuficiência renal oligúrica.

Em seres humanos com sepse grave ou choque séptico, a terapia objetiva com desfechos específicos nas 6 primeiras horas após a internação em unidade de terapia intensiva reduz a mortalidade.[23,24] Neste estudo, os objetivos de ressuscitação foram a obtenção de PVC de 8 a 12 mmHg, pressão arterial média de 65 mmHg, débito urinário superior a 0,5 mL/kg/hora e $ScvO_2$ superior ou igual a 70% por meio da ressuscitação fluida. Essa ressuscitação fluida inclui a transfusão de sangue na presença de anemia e a administração de vasopressores em caso de ausência de resposta à fluidoterapia. Desfechos similares foram usados pelos autores, com sucesso, em gatos com sepse grave e SIRS.

Etapa 4: Início da Infusão de Pequeno Volume e Técnicas de Reaquecimento

As técnicas de ressuscitação com pequenos volumes por meio da infusão de fluidos (Tabela 86-7; Fig. 86-6) são usadas em gatos com choque circulatório para atingir os objetivos de ressuscitação no espectro superior ou inferior. O objetivo imediato é a administração apenas dos volumes de fluidos necessários à ressuscitação do compartimento intravascular (Quadro 86-1 e Quadro 86-2). Essa técnica é utilizada para minimizar o extravasamento de fluidos no interstício, dosar da quantidade de distensão da pré-carga em um coração com provável lesão e reduzir a probabilidade de distúrbio de um coágulo preexistente ou mesmo a formação de um coágulo. A administração de bólus de fluidos é repetida conforme necessário e as técnicas de reaquecimento são utilizadas para atingir os desfechos desejados de ressuscitação (Tabela 86-3).

Tabela 86-7	Tipos e Doses de Fluidos para Ressuscitação e Manutenção		
Tipo de Fluido	**Dose de Fluido durante a Ressuscitação**	**Dose Final de Fluido para Ressuscitação***	**Dose de Fluido para Manutenção**
Cristaloide isotônico	10-15 mL/kg em bólus crescentes	60 mL/kg	(30 × peso corpóreo em kg) + 70 por 24 horas
HES[†]	3-5 mL/kg em bólus crescentes	20-30 mL/kg	0,8-2 mL/kg/hora
Salina hipertônica 7%	4-6 mL/kg em bólus único	4-6 mL/kg	Não aplicável
Oxyglobin®	1-3 mL/kg em bólus crescentes	15 mL/kg	0,8 mL/kg/hora
Transfusão de sangue	20 mL/kg em bólus único	Com base no Ht	Não aplicável

HES, Hidroxietilamido; *Ht,* hematócrito.

*Quando a dose final de um tipo de fluido for atingida sem sucesso da ressuscitação, as causas do choque não responsivo devem ser investigadas.

†Em geral, o espectro menor da faixa de dose se aplica aos HES de peso molecular alto (p. ex., HES 6% 450/0,7; hetastarch) e o espectro superior da faixa de dose se aplica aos HES de peso molecular menor (p. ex., HES 6% 130/0,4; Vetstarch®). Cabe ressaltar que as doses publicadas de HES não têm comprovação científica; as doses aqui listadas são baseadas na experiência dos autores.

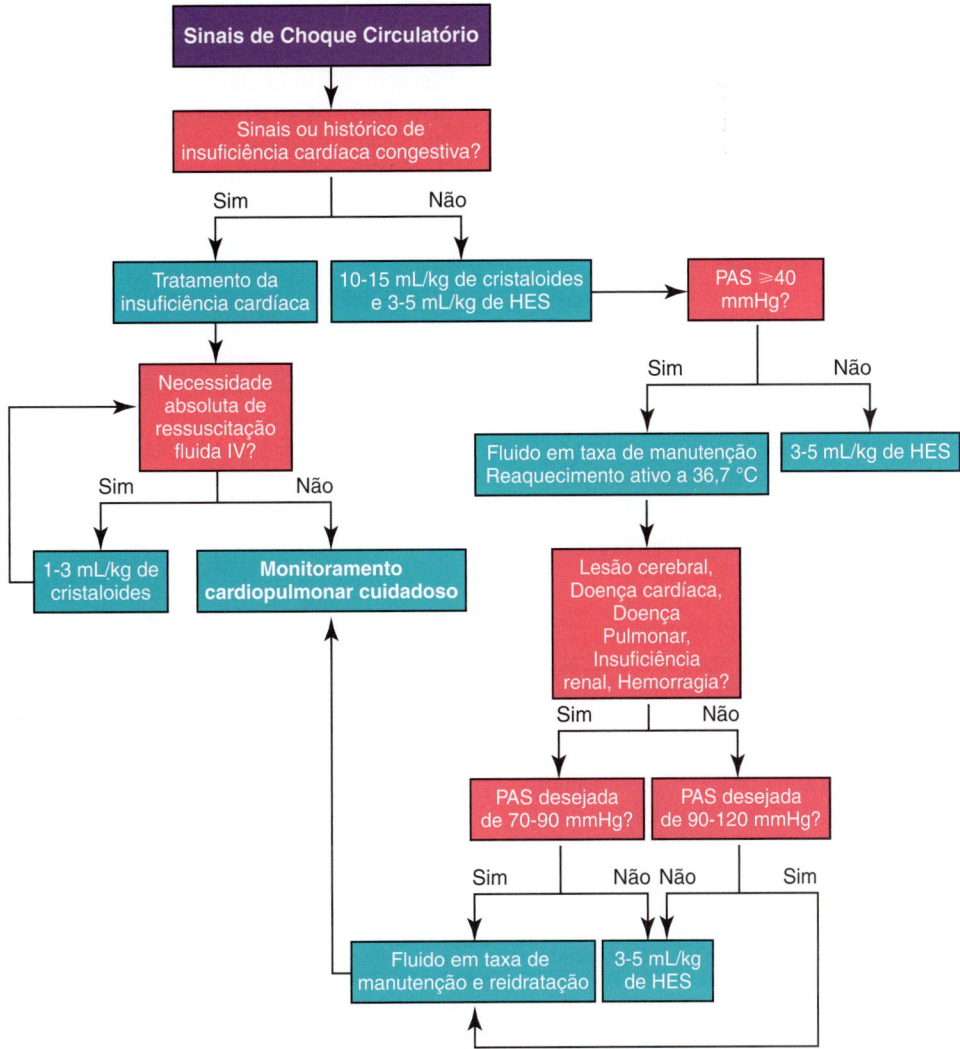

Figura 86-6: Algoritmo para Ressuscitação Fluida em Gatos com Choque Circulatório. Após a identificação da presença de choque circulatório, deve-se primeiramente determinar se há histórico ou sinais clínicos de insuficiência cardíaca. Se sim, a avaliação e o tratamento da insuficiência cardíaca devem ser iniciados. Caso haja necessidade de ressuscitação fluida, cristaloides isotônicos de reposição são empregados para correção da hipovolemia. Se aparentemente não houver doença cardíaca, os cristaloides são infundidos com hidroxietilamido *(HES)* até a detecção de pressão arterial sistólica *(PAS)*. O reaquecimento ativo deve ser instituído quando a PAS chegar a 40 mmHg ou mais e o gato estiver recebendo fluidos em taxa de manutenção. Quando a temperatura retal chegar a 36,7°C, a PAS deve ser reavaliada. Em caso de possibilidade de lesão cerebral, doença cardíaca, doença pulmonar, insuficiência renal oligúrica ou hemorragia, então a PAS desejada é de 80 a 90 mmHg. Se não, a PAS desejada é de 90 a 120 mmHg. Caso a PAS desejada não seja atingida, as infusões em bólus de HES devem ser continuadas. Após a obtenção da PAS desejada, o gato deve ser cuidadosamente monitorado quanto a alterações, e o plano de manutenção e reidratação deve ser instituído. *IV,* Intravenoso.

A presença de DRA e de coagulopatias significativas justifica a cuidadosa escolha do fluido e o uso de técnicas mais conservativas de administração. Os cristaloides podem ser usados como único fluido de ressuscitação durante o tratamento desses pacientes, evitando a ocorrência de complicações decorrentes da administração de coloides. No entanto, quando esse subgrupo de pacientes apresenta SIRS ou sepse, a administração de HES pode prover benefícios substanciais. Nesses pacientes, os cristaloides podem ser infundidos em dose de 10 a 15 mL/kg e o HES administrado em incrementos de 3 a 5 mL, com repetição da administração até a obtenção do efeito desejado.

Essas orientações podem resultar no menor volume possível de HES para atingir o desfecho desejado, ao mesmo tempo que a retenção do fluido intravascular é sustentada.

Reaquecimento

A hipotermia pode limitar a resposta cardiovascular à ressuscitação fluida de maneira significativa. Isto pode levar à administração de grandes volumes cumulativos de fluido e o extravasamento no interstício e no terceiro espaço do compartimento fluido corpóreo. O aquecimento externo ativo do gato hipotérmico

Um gato de 4 kg apresentou sinais clínicos compatíveis com o choque em estágio de descompensação tardia (i.e., hipotermia, bradicardia e hipotensão). A desidratação foi estimada em 10%. À ausculta torácica, os sons cardíacos e pulmonares estavam normais. Suspeitou-se que o gato apresentasse pancreatite aguda.

Etapa 1: Observação de deficit de perfusão e hidratação.

Etapa 2: Uma combinação de cristaloides isotônicos balanceados (p. ex., Normosol-R®, Plasmalyte-A®) e HES (p. ex., Vetstarch®) foi escolhida. Era esperado o desenvolvimento de SIRS.

Etapa 3: Os desfechos normais altos de ressuscitação foram escolhidos devido à expectativa de desenvolvimento de SIRS e à condição cardiopulmonar normal.

Etapa 4: As técnicas de ressuscitação com volume pequeno foram usadas. A PA indireta basal não foi detectada. A princípio, 15 mL/kg de cristaloide e 5 mL/kg de HES foram administrados IV por 3 a 5 minutos. A PA sistólica foi de 30 mmHg. Uma dose IV de 5 mL/kg de HES por 3 a 5 minutos foi repetida até a PA sistólica chegar a 40 mmHg ou mais. O reaquecimento ativo foi iniciado junto com a administração de manutenção de fluidos ([4 kg × 30 mL/kg] + 70 = 190 mL de fluidos de manutenção por 24 horas), enquanto o gato foi aquecido a uma temperatura superior a 36,7°C por 30 minutos. Quando a temperatura atingiu acima de 36,7°C, a PA sistólica foi de 60 mmHg. Um bólus de 10 mL/kg de cristaloide e 5 mL/kg de HES foi administrado IV por 3 a 5 minutos. A PA sistólica foi de 90 mmHg, de modo que as necessidades de reidratação e manutenção com cristaloides e HES foram administradas.

HES, hidroxietilamido; *IV,* via intravenosa; *PA,* pressão arterial; *SIRS,* síndrome de resposta inflamatória sistêmica.

Um gato de 5 kg foi apresentado por vômitos persistentes e hiporexia. Os sinais clínicos eram compatíveis com o choque em estágio de descompensação tardia (i.e., hipotermia, bradicardia e hipotensão) com grave depressão mental. Estimou-se que a desidratação fosse de 8% e o gato apresentava um corpo estranho linear sob a língua, com pregueamento do intestino delgado. À ausculta torácica, havia ritmo cardíaco intermitente em galope e sons normais nos pulmões e nas vias aéreas. Não havia aumento na frequência ou no esforço respiratório.

Etapa 1: Os deficit de perfusão e hidratação foram identificados. Os sons pulmonares claros indicavam a probabilidade de que a insuficiência cardíaca não fosse um contribuinte significativo para o choque circulatório neste momento.

Etapa 2: A combinação de cristaloides isotônicos balanceados de reposição (p. ex., Normosol-R®, Plasmalyte-A®) e HES (p. ex., Vetstarch®) foi escolhida, já que o gato provavelmente apresentava SIRS e um terceiro espaço fluido.

Etapa 3: Devido ao ritmo de galope, desfechos normais baixos de ressuscitação foram escolhidos.

Etapa 4: As técnicas de infusão de volume pequeno foram usadas para dosagem da menor quantidade de fluido necessária à obtenção dos desfechos desejados. A PA indireta basal foi de 30 mmHg. A princípio, 10 mL/kg de cristaloides e 3 mL/kg de HES foram administrados IV por 3 a 5 minutos. A PA sistólica foi de 45 mmHg. A dose IV de 3 mL/kg de HES foi repetida por 3 a 5 minutos e mais duas doses foram necessárias antes que a PA sistólica fosse de 40 mmHg. A infusão de cristaloide foi reduzida ao nível de manutenção ([5 kg × 30 mL/kg] + 70 = 220 mL de fluidos de manutenção por 24 horas), enquanto o gato foi aquecido a uma temperatura superior a 36,7°C por 30 minutos. O coração e os pulmões foram novamente auscultados e a frequência respiratória foi monitorada após cada infusão de fluido para detecção precoce de edema pulmonar. Se caso os pulmões começassem a soar congestos ou houvesse um aumento significativo da frequência respiratória, a infusão de fluido seria interrompida até que a função cardíaca pudesse ser avaliada. Quando a temperatura retal atingiu valores superiores a 36,7°C, a PA sistólica foi novamente verificada e foi de 80 mmHg. A hidratação foi reavaliada e os requerimentos de reidratação e manutenção de cristaloides e HES foram administrados.

HES, hidroxietilamido; *IV,* via intravenosa; *PA,* pressão arterial; *SIRS,* síndrome de resposta inflamatória sistêmica.

com ar quente circulante ou bolsas de água quente é uma parte essencial do plano de ressuscitação fluida. É muito importante iniciar os procedimentos de reaquecimento no momento adequado da ressuscitação fluida, começando *depois* da obtenção de pressão arterial mensurável e do pulso periférico palpável com a infusão de fluido (Fig. 86-6). A temperatura retal deve voltar para 36,7°C ou mais nos primeiros 30 minutos da administração de fluidos durante o reaquecimento em taxa e volume diário de manutenção (30 × peso corpóreo [kg] + 70 = volume em mL de fluidos de manutenção por 24 horas). De modo geral, a hipotensão presente no início do período de reaquecimento se resolve quando a temperatura corpórea do gato é superior a 36,7°C com pouco ou nenhum fluido adicional. Após a normalização da temperatura corpórea, outros incrementos de fluidos podem ser ajustados, se necessário, para atingir os desfechos desejados, com continuação das técnicas de aquecimento para manutenção da temperatura central.

MONITORAMENTO

Alterações visíveis na perfusão ocorrem imediatamente após cada administração IV de fluidos. Assim, a avaliação da perfusão do paciente é necessária após cada infusão de fluido. A primeira linha de monitoramento incorpora a avaliação da tendência de mudança dos parâmetros físicos de perfusão periférica (frequência cardíaca, intensidade do pulso, coloração das MM e TPC) e da pressão arterial indireta antes, durante e após a ressuscitação. O método indireto de aferição da pressão arterial é o mais eficiente e barato. No entanto, os resultados obtidos em estudos que correlacionaram os métodos indiretos e diretos de aferição da PA em gatos normais foram inconsistentes.[25-28] A PA indireta não reflete, de maneira precisa, o retorno venoso ou o fluxo sanguíneo regional,[29] de modo que a tendência de mudança na PA indireta, associada à melhora na perfusão física, implica resposta positiva à terapia.

A avaliação das alterações no peso corpóreo, no débito urinário, na PVC e na pletismografia pode indicar mudanças no volume intravascular e no fornecimento de oxigênio. De modo geral, o aumento ou a diminuição aguda do peso corpóreo de 1 kg representa um aumento ou diminuição no volume total de fluido corpóreo de 1 L. Quando os sinais clínicos do choque circulatório são acompanhados por uma redução aguda do peso corpóreo, a hipovolemia pode ser um componente do choque.

As técnicas para monitoramento do débito urinário podem incluir as seguintes:

1. Coleta e mensuração da urina eliminada de forma espontânea
2. Colocação de sonda vesical e sistema fechado de coleta
3. Coleta de urina da caixa sanitária sem granulado
4. Medida do peso dos tapetes absorventes de urina antes e após a micção (os tapetes podem ser colocados dentro da caixa sanitária)

O aumento do peso do tapete higiênico de 1 grama é aproximadamente equivalente a 1 mL de urina. A redução do débito urinário (inferior a 1 mL/kg/hora) indica a necessidade de avaliação imediata para detecção de obstrução do trato urinário, hipotensão e/ou desidratação. Quando essas complicações forem descartadas, a presença de DRA oligúrica é provável. O gato com débito urinário acima do volume infundido ou voluntariamente ingerido de fluidos pode ser suscetível ao desenvolvimento de hipovolemia ou desidratação e, portanto, o clínico deve avaliar e, talvez, ajustar a taxa de infusão de fluido.

A pressão venosa central pode fornecer uma avaliação indireta do volume venoso jugular. Na ausência de aumento da pressão intratorácica, insuficiência cardíaca direita e obstrução ao fluxo sanguíneo pulmonar, um aumento da PVC durante a ressuscitação volumétrica indica doença responsiva ao volume. No entanto, a PVC pode ser uma má representação do volume venoso na presença de doenças coexistentes que resultam em alterações concomitantes na frequência cardíaca, na função ventricular e na capacitância venosa.[30,31] Para uma melhor avaliação do retorno venoso pode ser necessário monitoramento adicional.

As alterações dinâmicas do diâmetro da veia cava caudal torácica durante a respiração, identificadas pela ultrassonografia em modo M, podem indicar a presença de hipovolemia. Em seres humanos, a redução significativa do diâmetro durante a inspiração é característica da hipovolemia. Da mesma maneira, o índice de variabilidade pletismográfica (IVP) é uma variável de monitoramento que identifica a variabilidade do pulso e mede as alterações dinâmicas do índice de perfusão nos ciclos respiratórios. Em animais de pequeno porte com hipotensão e submetidos à ventilação mecânica, as alterações no IVP superiores a 20 sugerem que a hipovolemia seja um fator participante da hipotensão.[32] A utilização dessas ferramentas de monitoramento não foi validada em gatos.

CHOQUE CIRCULATÓRIO PERSISTENTE

A não obtenção de desfechos razoáveis de ressuscitação (Tabela 86-3) com a fluidoterapia justifica a rápida avaliação do paciente para detecção de complicações. As etiologias mais

QUADRO 86-3 Causas de Choque Circulatório Persistente

Volume intravascular inadequado
Perdas contínuas de fluido (sangue ou plasma)
Dor grave
Arritmias cardíacas
Tamponamento cardíaco
Depressão ou insuficiência miocárdica
Desequilíbrios eletrolíticos
Acidose ou alcalose
Hipoglicemia
Hipocortisolemia
Insuficiência neurológica
Isquemia de órgãos
Hipóxia
Capacidade inadequada de transporte de oxigênio
Pressão osmótica inadequada do coloide
Vasoconstrição periférica excessiva
Vasodilatação periférica excessiva
Diminuição do retorno venoso

comuns da persistência do choque circulatório (Quadro 86-3) devem ser investigadas e o tratamento específico deve ser rapidamente iniciado da maneira indicada. A presença de doença cardíaca deve ser logo descartada, já que o tratamento da doença cardíaca subjacente é provavelmente necessário ao restabelecimento da perfusão. No entanto, a hipovolemia persistente é a causa mais comum de persistência ou recidiva da hipotensão. Com o cateter jugular venoso colocado, a PVC deve ser mensurada para determinar se o desfecho foi atingido (Tabela 86-3). Alternativamente, um desafio com fluido pode ser realizado. Esse desafio geralmente é composto por bólus de cristaloides em dose de 10 a 15 mL/kg e uma ou duas infusões de 3 a 5 mL/kg de HES (Tabela 86-7). Em caso de melhora dos parâmetros de perfusão e da pressão arterial com esse desafio, a provável causa do choque não responsivo é a inadequação do volume intravascular e, assim, o restauro do volume deve ser continuado. Na ausência de resposta ao desafio com fluido ou valor de PVC dentro ou acima da faixa desejada, os vasopressores podem ser administrados para manutenção da pressão arterial. Se disponíveis, carreadores de oxigênio à base de hemoglobina (HBOCs; incrementos de 1 a 3 mL/kg até o volume total de 15 mL/kg) podem ser usados para aumentar a PA de gatos em caso de insucesso dos desafios de fluido.[33] Embora os HBOCs sejam potentes fluidos coloides, acredita-se que seu efeito no aumento da pressão arterial se deve à capacidade de ligação da hemoglobina ao óxido nítrico e a elevação do tônus vasomotor. Se o HBOC não aumentar a pressão arterial ou não estiver à disposição, a dopamina (5 a 15 μg/kg/minuto) ou a noradrenalina (1 a 20 μg/kg/minuto) pode ser administrada como infusão em taxa constante (ITC). A dose deve ser lentamente reduzida depois que o gato for capaz de manter a PA sistólica acima de 70 mmHg por 2 a 4 horas e haja evidências de melhora da oxigenação tecidual (p. ex., redução da concentração plasmática de lactato, melhora da acidose, produção adequada de urina etc.).

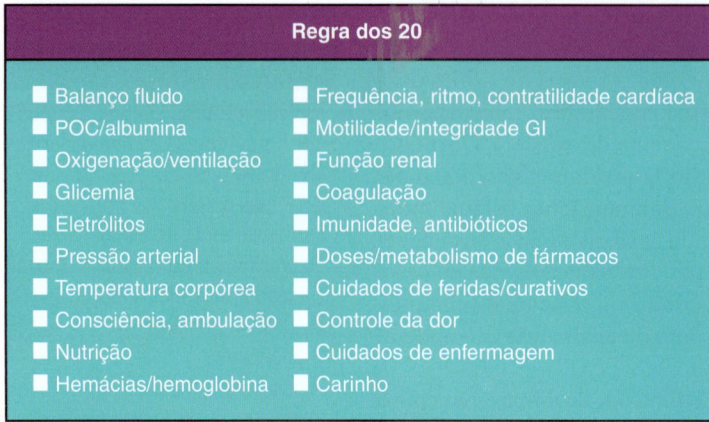

Figura 86-7: A Regra dos 20. Esta é uma lista de parâmetros clínicos que devem ser monitorados pelo menos duas vezes ao dia em gatos em estado crítico ou com lesão. *GI*, Gastrintestinal; *POC*, pressão osmótica coloidal.

CONTINUAÇÃO DO TRATAMENTO

A manutenção do volume intravascular de fluido após a ressuscitação de pacientes com aumento da permeabilidade capilar (p. ex., SIRS) é um desafio. O hidroxietilamido pode ser administrado como ITC de 20 a 30 mL/kg/dia (Tabela 86-7) no gato para manutenção da POC e do fluido intravascular. A dose deve ser ajustada para manutenção da pressão arterial sistólica e da PVC. Os cristaloides de manutenção devem ser administrados em ITC de coloides, com redução da dose em 40% a 60% em relação à que seria administrada em caso de utilização apenas de cristaloides.

As complicações associadas ao choque circulatório dependem da duração e da extensão da hipóxia tecidual, da magnitude do dano celular e da eficácia do tratamento. Disfunção ou falência de órgãos, alterações eletrolíticas, dor, coagulopatias e várias outras complicações podem ocorrer após o choque circulatório. A avaliação dos parâmetros descritos na "Regra dos 20" (Fig. 86-7) pelo menos uma vez ao dia permite a identificação precoce da disfunção orgânica e pode prevenir o desenvolvimento de complicações por meio da rápida detecção e resolução dos problemas. O prognóstico geral depende do sucesso da ressuscitação do choque e da identificação e tratamento precoce da causa subjacente.

Referências

1. Halinen MO, Hakumaki OK, Sarajas HSS: Circulatory reflex responses during the initial stage of feline endotoxin shock. *Acta Physiol Scand* 101:264-269, 1977.
2. Thoren PN: Characteristics of left ventricular receptors with non-medullated vagal afferents in cats. *Cir Res* 40:415-421, 1977.
3. Tomomatsu E, Gilmore JP: Blood volume changes and high and low pressoreceptor activity in cats. *Am J Phsyiol* 247:R833-R837, 1984.
4. Thoren PN: Evidence for a depressor reflex elicited from left ventricular receptors during occlusion of one coronary artery in the cat. *Acta Physiol Scand* 88:23-34, 1972.
5. Oberg B, White S: Circulatory effects of interruption and stimulation of cardiac vagal afferents. *Acta Physiol Scand* 80:395-403, 1970.
6. Zucker IH: Left ventricular receptors: physiological controllers or pathological curiosities? *Basic Res Cardiol* 81:539-557, 1986.
7. Myers RD, Beleslin DB, Rezvani AH: Hypothermia: role of alpha 1- and alpha 2-noradrenergic receptors in the hypothalamus of the cat. *Pharmacol Biochem Behav* 26:373-379, 1987.

8. Kitagawa H, Akiyama T, Yamakazi T: Effects of moderate hypothermia on *in situ* cardia sympathetic nerve endings. *Neurochem Int* 40:235-242, 2002.
9. Kawada T, Kitagawa H, Yamazaki T, et al: Hypothermia reduces ischemia- and stimulation-induced myocardial interstitial norepinephrine and acetylcholine releases. *J Appl Physiol* 102:622-627, 2007.
10. von Bezold A, Hirt L: Uber die physiologischen Wirkungen des essigsauren veratrins. Untersuchungen aus dem physiologischen laboratorium. *Wurzburg* 1:75-156, 1867.
11. Mark AL: The Bezold-Jarisch reflex revisited: clinical implications of inhibitory reflexes originating in the heart. *J Am Coll Cardiol* 1:90-102, 1983.
12. Robertson SA: Assessment and management of acute pain in cats. *J Vet Emerg Crit Care* 15:261-272, 2005.
13. Gilbert RP: Mechanisms of the hemodynamic effects of endotoxin. *Physiol Rev* 40:245-279, 1960.
14. Kuida AH, Gilbert RP, Hinshaw B, et al: Species differences in effect of gram-negative endotoxin on circulation. *Amer J Physiol* 200:1197-1202, 1961.

15. Lillehei RC, Longerbea MH, Bloch WG, et al: The nature of irreversible shock: experimental and clinical observations. *Ann Surg* 160:682-710, 1964.
16. Rivers AP, Ander DS, Powell D: Central venous oxygen saturation monitoring in the critically ill patient. *Curr Opin Crit Care* 7:204-211, 2001.
17. Myburgh JA, Finfer S, Bellomo R, et al: Hydroxyethyl starch or saline for fluid resuscitation in intensive care. *N Engl J Med* 367:1901-1911, 2012.
18. Perner A, Haase N, Guttormsen AB, et al: Hydroxyethyl starch 130/0. *42 versus Ringer's acetate in severe sepsis. N Engl J Med* 367:124-134, 2012.
19. Haase N, Perner A, Hennings LI, et al: Hydroxyethyl starch 130/0. *38-0. 45 versus crystalloid or albumin in patients with sepsis: systematic review with meta-analysis and trial sequential analysis. BMJ* 346:f839, 2013.
20. Simpson KE, McCann TM, Commer NX, et al: Retrospective analysis of selected predictors of mortality within a veterinary intensive care unit. *J Fel Med Surg* 9:364-368, 2007.
21. Silverstein DC, Wininger FA, Shofer FS, et al: Relationship between Doppler blood pressure

and survival or response to treatment in critically ill cats: 83 cases (2003-2004). *J Am Vet Med Assoc* 232:893-897, 2008.

22. Duenser MW, Takala J, Brunauer A, et al: Re-thinking resuscitations: leaving blood pressure cosmetics behind and moving forward to permissive hypotension and a tissue perfusion-based approach. *Crit Care* 17:326-333, 2013.

23. Rivers E, Nguyen B, Havistad S, et al: Early goal directed therapy in the treatment of severe sepsis and septic shock. *N Engl J Med* 345:1368-1377, 2001.

24. Rhodes A, Bennett ED: Early goal-directed therapy: An evidence-based review. *Crit Care Med* 32:S448-S450, 2004.

25. Grandy JL, Dunlop CI, Hodgson DS, et al: Evaluation of the Doppler ultrasonic method of measuring systolic arterial blood pressure in cats. *Am J Vet Res* 53:1166-1169, 1992.

26. Branson KR, Wagner-Mann CC, Mann FA: Evaluation of an oscillometric blood pressure monitor on anesthetized cats and the effect of cuff placement and fur on accuracy. *Vet Surg* 26:347-353, 1997.

27. Pedersen KM, Butler MA, Ersbøll AK, et al: Evaluation of an oscillometric blood pressure monitor for use in anesthetized cats. *J Am Vet Med Assoc* 221:646-650, 2002.

28. Haberman CE, Morgan JD, Kang CW, et al: Evaluation of Doppler ultrasonic and oscillometric methods of indirect blood pressure measurement in cats. *Intern J Appl Res Vet Med* 2:279-289, 2004.

29. Greenway CV, Lawson AS: The effect of haemorrhage on venous return and regional blood flow in the anaesthetized cat. *J Physiol* 184:856-871, 1966.

30. Marik PE, Baram M, Vahid B: Does central venous pressure predict fluid responsiveness? A systematic review of the literature and the Tale of the Seven Mares. *Chest* 134:172-178, 2008.

31. Gelman S: Venous function and central venous pressure: a physiologic story. *Anesthesiology* 108:735-748, 2008.

32. Muir WW: A new way to monitor and individualize your fluid therapy plan. *Vet Med* 2:76-82, 2013.

33. Wehausen C, Kirby R, Rudloff E: Evaluation of the effects of bovine hemoglobin glutamer-200 on systolic arterial blood pressure in hypotensive cats: 44 cases (1997-2008). *J Am Vet Med Assoc* 238:909-914, 2011.

Reconhecimento e Tratamento das Crises Hipertensivas

Nancy A. Sanders

O conhecimento veterinário da hipertensão sistêmica (HS) evoluiu consideravelmente para melhor nas últimas décadas, por vários motivos. O crescimento exponencial da população humana e de animais de estimação,[1] associado aos benefícios da coleta de dados em registros computadorizados, levou à abundância de informações acerca da hipertensão felina. A melhor precisão e disponibilidade dos dispositivos para aferição da pressão arterial (PA) em animais de companhia aumentaram a capacidade de diagnóstico da HS felina. Por fim, os avanços na compreensão da hipertensão e dos medicamentos anti-hipertensivos em medicina humana auxiliaram o progresso do tratamento eficaz da HS felina.

Apesar dos muitos avanços no reconhecimento e tratamento da hipertensão felina, os gatos ainda apresentam crises hipertensivas sem o alerta de doenças preexistentes. Isto, em parte, se deve à dificuldade geral de diagnóstico da HS, sem contar com as características de comportamento dos pacientes felinos.

INCIDÊNCIA DA HIPERTENSÃO FELINA

A incidência estimada de HS na população felina geral é de 2,5% com base em estatísticas populacionais usadas para a determinação dos valores de referência.[2-4] A incidência de HS aumenta dramaticamente quando gatos com doenças ou sinais clínicos específicos são considerados. Por exemplo, a doença renal crônica (DRC) e o hipertireoidismo estão entre as doenças felinas mais comuns e também são significativamente correlacionadas à HS. Em estudos retrospectivos observou-se que a incidência de hipertensão variou de 19% a 100% em gatos com DRC e de 5% a 87% em gatos com hipertireoidismo.[5-22] Outras doenças menos comuns também são associadas à alta incidência de hipertensão concomitante em comparação à população felina geral. Em estudos retrospectivos com gatos com hiperaldosteronismo observaram-se incidências elevadas de hipertensão, de até 100%.[23-29] A frequência do hiperadrenocorticismo está aumentando em gatos e a grave hipertensão concomitante foi documentada em um relato de caso recente.[30] O feocromocitoma, embora raro em gatos, também é altamente associado à hipertensão.[31] A diabetes melito (DM) e a obesidade são comuns em pacientes felinos, mas não são correlacionadas à hipertensão como em seres humanos e cães. Em um estudo prospectivo com 14 gatos diabéticos, nenhum gato apresentou hipertensão,[32] enquanto em outros estudos com gatos hipertensos observou-se

apenas um pequeno número de gatos diabéticos.[15,18,19,24] A hipertensão sistêmica foi positivamente correlacionada ao aumento da idade na maioria, mas não em todos estudos retrospectivos de casos; a prevalência de hipertensão é mais alta em gatos com 11 anos de idade.[*] No Quadro 87-1, uma lista de doenças e condições felinas associadas à hipertensão é apresentada.

Os gatos com HS apresentam maior incidência de alterações específicas ao exame físico e diagnóstico. Por exemplo, a retinopatia hipertensiva foi descrita em até 100% dos gatos hipertensos em alguns estudos e até 88,4% dos gatos com HS apresentaram cegueira aguda.[†] As alterações neurológicas são também bastante comuns; em estudos retrospectivos foram observadas em 27,5% a 46% dos gatos hipertensos.[9,14,18,19,37,38] Por fim, alterações cardíacas foram relatadas em 54% a 85% dos casos de hipertensão dependendo do modo de detecção (p. ex., exame físico, radiografias de tórax e/ou ecocardiografia).[‡]

A forma de criação e outras condições também podem influenciar a incidência de hipertensão felina. As dietas ricas em sal talvez sejam associadas à hipertensão; em estudos com gatos normais alimentados com dietas ricas em sal não se observou diferença significativa na PA em relação aos gatos alimentados com dietas normais.[40] No entanto, em um relato de caso, foi descrito um gato com hipertensão e retinopatia hipertensiva que recebia dieta rica em sal; nenhum problema médico subjacente foi observado e a hipertensão foi resolvida com a modificação da dieta.[35] Na espécie felina, a incidência de hipertensão em fêmeas é maior do que em machos.[12]

DEFINIÇÕES

Hipertensão Sistêmica

A *hipertensão sistêmica* é definida como o aumento permanente da pressão arterial. Embora a definição possa ser simples, a determinação de PA felina normal não é. A definição da hipertensão é ainda mais difícil. A individualidade do paciente, as doenças concomitantes, a variabilidade de respostas ao estresse e a síndrome do avental branco podem estar entre os muitos motivos para essa ambiguidade.[9,10,19,41,42] Além disso, os estudos

---

[*]2-4, 6, 12, 14, 15, 17, 19.
[†]4, 7-9, 12, 14, 16, 18-20, 25, 27, 33-36.
[‡]5, 6, 8, 9, 13-15, 18, 19, 21, 39.

QUADRO 87-1 Doenças e Condições Associadas à Hipertensão Felina

Endocrinopatias
Acromegalia
Diabetes melito
Hiperaldosteronismo
Hiperestrogenismo
Hiperadrenocorticismo
Hiperparatireoidismo
Hipertireoidismo
Feocromocitoma

Síndrome da Hiperviscosidade
Policitemia
Hiperglobulinemia

Sistema Nervoso Central
Aumento da pressão intracraniana
Eventos vasculares

Fármacos
Corticosteroides
Mineralocorticoides
Fenilpropanolamina
Estrógenos
Metilxantinas
Eritropoietina

Hematológicas
Anemia crônica
Policitemia

Primária/Essencial/Idiopática
Renal
    Doença renal aguda ou crônica
    Transplante renal
Cardiovascular (causa *versus* efeito)
Obesidade
Síndrome paraneoplásica

Tabela 87-1 Classificação da American College of Veterinary Internal Medicine de Risco de Lesão em Órgão-alvo Baseado na Pressão Arterial Sistêmica

Categoria de Risco	Pressão Arterial Sistólica	Pressão Arterial Diastólica	Risco de Lesão em Órgão-Alvo
I	< 150	< 95	Mínimo
II	150-159	95-99	Leve
III	160-179	100-119	Moderado
IV	≥180	≥120	Grave

Brown S, Atkins R, Bagley A, et al: Guidelines for the identification, evaluation, and management of systemic hypertension in dogs and cats. *J Vet Intern Med* 21:542-58, 2007.

Crise Hipertensiva

A crise hipertensiva é uma complicação grave da HS que justifica a intervenção de emergência. Quando a HS e a LOA não são tratadas, pode haver o desenvolvimento de uma crise hipertensiva. As crises hipertensivas são geralmente confinadas a três de quatro órgãos-alvo. As emergências neurológicas e cardiovasculares podem provocar morte súbita e as emergências oftálmicas podem causar lesão ocular permanente. A hipertensão sistêmica raramente provoca doença renal aguda.

DOENÇAS E CONDIÇÕES RELACIONADAS À HIPERTENSÃO SISTÊMICA

As doenças e condições associadas à HS podem ser categorizadas de diversas formas. A classificação sistemática gera as seguintes categorias amplas: renal, endócrina, síndrome de hiperviscosidade, hematológica, sistema nervoso central (SNC), cardiovascular, paraneoplásica, iatrogênica e idiopática (a hipertensão idiopática é também denominada de *hipertensão primária* ou *essencial*). É importante ressaltar que há algumas áreas de sobreposição nessa classificação (p. ex., a hipertensão renal também pode ser classificada como uma endocrinopatia e a policitemia pode ser incluída na categoria de hiperviscosidade ou hematológica). Além disso, as categorias derivadas desse método de classificação podem ser a causa ou o efeito da HS. Uma lista abrangente de doenças associadas à HS em gatos é apresentada no Quadro 87-1.

FISIOPATOLOGIA

A causa da HS não pode ser compreendida por nenhum mecanismo fisiopatológico. A causa também depende da doença subjacente. Por exemplo, é provável que o aumento da produção de hormônio adrenérgico e/ou da sensibilidade do receptor seja, em parte, responsável pela hipertensão associada ao hipertireoidismo e ao feocromocitoma. O sistema

usados para a determinação da PA felina normal não são uniformes. As diferenças entre os estudos incluem o uso de gatos criados em laboratório ou de estimação, a utilização ou não de anestésicos e diferentes instrumentos para aferição da PA. Por fim, a variabilidade intra e interoperador e as diferenças entre dispositivos interferem nas aferições da PA.

Os valores normais publicados variam de 105 a 181 mmHg para a pressão arterial sistólica (PAS), 63 a 102 mmHg para a pressão arterial diastólica (PAD) e 72 a 126 mmHg para a pressão arterial média (PAM).[2-4,9,10,43] A hipertensão em gatos é geralmente definida como uma PAS superior a 170 a 180 mmHg. Esse valor é baseado em diversos estudos com pequenas populações de gatos aparentemente normais em ambientes experimentais e clínicos, assim como nas PAs de gatos com sinais consistentes de HS. As referências para a definição de hipertensão conforme a PAD e a PAS são ainda mais obscuras e, de modo geral, não são utilizadas.

Lesão em Órgão-Alvo

Os órgãos-alvos da HS são os olhos, os rins, o sistema cardiovascular e o sistema nervoso central. Não tratada, a hipertensão permanente provoca lesão em órgão-alvo (LOA). A LOA depende da variabilidade individual, grau e duração da hipertensão e, provavelmente, muitos outros fatores. Uma estimativa do risco de LOA com base na PAS foi realizada por Brown et al.[9] em uma declaração consensual do American College of Veterinary Internal Medicine (ACVIM) acerca da hipertensão em cães e gatos (Tabela 87-1).

renina-angiotensina-aldosterona (SRAA) atua na patogênese da hipertensão associada à doença renal e cardíaca e a algumas endocrinopatias. A elevação das concentrações de renina e aldosterona e a desregulação do SRAA em diversas doenças foram evidenciadas em vários estudos.[5,6,17,43-45]

De modo geral, o coração, os olhos, os rins e o cérebro são alvos da HS, devido às lesões decorrentes da HS (rins, olhos e cérebro) ou às adaptações necessárias para compensar a HS (coração). Os requerimentos estritos de oxigênio, a configuração vascular exclusiva e a suscetibilidade à alta pressão vascular estão entre os principais motivos que levam os órgãos-alvos a sucumbir aos insultos decorrentes da HS. O músculo cardíaco deve sofrer hipertrofia para manter o débito cardíaco contra a alta resistência vascular sistêmica. Embora a hipertrofia do músculo cardíaco melhore a função sistólica, isto ocorre às custas da função diastólica. É durante a diástole que o fluxo sanguíneo arterial coronário fornece oxigênio diretamente para o coração. A redução da função diastólica diminui o fluxo sanguíneo coronário e provoca uma lesão isquêmica no coração. As respostas cardíacas à isquemia, à ativação do SRAA e ao aumento dos hormônios alfa e beta-adrenérgicos incluem taquicardia, arritmias e maior hipertrofia muscular. Esse quadro gera um complexo ciclo vicioso (Fig. 87-1). Há desenvolvimento de lesões oculares e cerebrais devido ao comprometimento das propriedades autorreguladoras que surgem quando a PAS se mantém acima de 160 mmHg. Nos olhos, a falha de um sistema autorregulador provoca constrição e ruptura dos vasos da retina e do coroide, hemorragia e extravasamento de fluido e proteínas no interstício, com subsequente dano ao coroide, à retina e ao nervo óptico. No cérebro, as consequências da desregulação da PA incluem edema cerebral, hipóxia, isquemia e hemorragia. O último órgão-alvo, o rim, sofre hipertensão capilar glomerular devido ao aumento contínuo da pressão hidrostática. A hipertensão glomerular provoca hiperperfusão renal, proteinúria, arteriosclerose, glomerulosclerose e redução da função tubular.[10]

QUADRO CLÍNICO EM EMERGÊNCIAS

Os pacientes com crises hipertensivas apresentam diversos sinais clínicos. Os sinais variam conforme a causa subjacente e a LOA existente. No entanto, os sinais não são específicos à hipertensão; assim, é necessário suspeitar da hipertensão a fim de identificá-la e tratá-la.

Anamnese e Queixas Principais

As manifestações mais comuns das crises hipertensivas são o aparecimento agudo de sinais oculares, cardiovasculares ou neurológicos. Os sinais oculares incluem hifema, midríase e perda aguda de visão. Os sinais neurológicos incluem convulsões, anomalias vestibulares, desorientação, fraqueza e eventos isquêmicos (acidentes vasculares e ataques isquêmicos transientes). As manifestações relacionadas ao sistema cardiovascular incluem desconforto respiratório, intolerância ao exercício, fraqueza generalizada e síncope. Os tutores podem notar sinais vagos que são mais insidiosos ao aparecimento, como inquietação, alterações de marcha, vocalização, inapetência ou polifagia, perda de peso, poliúria e polidipsia. Os sinais clínicos variam dependendo da doença subjacente. Uma lista mais abrangente de manifestações clínicas à anamnese categorizadas conforme a causa subjacente são apresentadas no Quadro 87-1.

Exame Físico

Assim como as queixas à anamnese, as alterações ao exame físico são confinadas aos órgãos-alvos. As manifestações oculares incluem cegueira, descolamento bolhoso da retina (Figs. 87-2 e 87-3), tortuosidade dos vasos da retina e hemorragia (Fig. 87-4) e presença de exsudatos serosos intrarretinianos. O exame neurológico pode revelar fraqueza generalizada, claudicação com alternância de membros (evento tromboembólico ou SNC), desorientação, os movimentos do animal são lentos e sua resposta a estímulos externos é de indiferença ou alteração de consciência e cegueira central. Os sinais neurológicos são comuns no período pós-operatório imediato do transplante renal, provavelmente devido a picos agudos da PA.[46-48] As alterações observadas ao

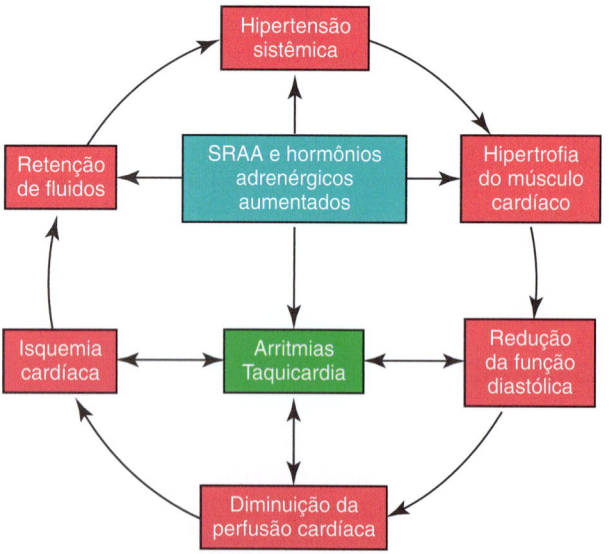

Figura 87-1: Ciclo vicioso das alterações cardíacas no paciente felino hipertenso. *SRAA*, Sistema renina-angiotensina-aldosterona.

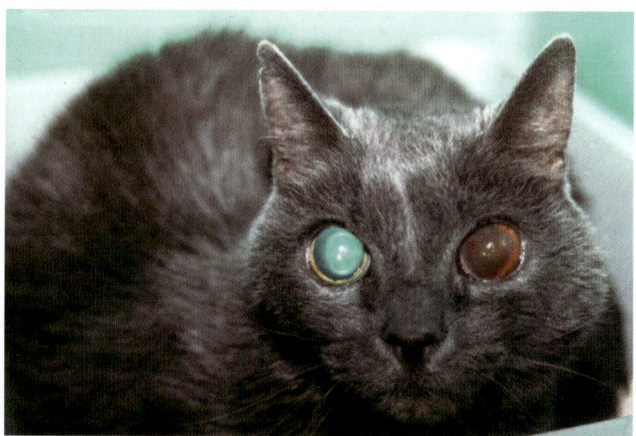

Figura 87-2: Gato com descolamento de retina. Observam-se as pupilas dilatadas e o hifema no olho esquerdo.

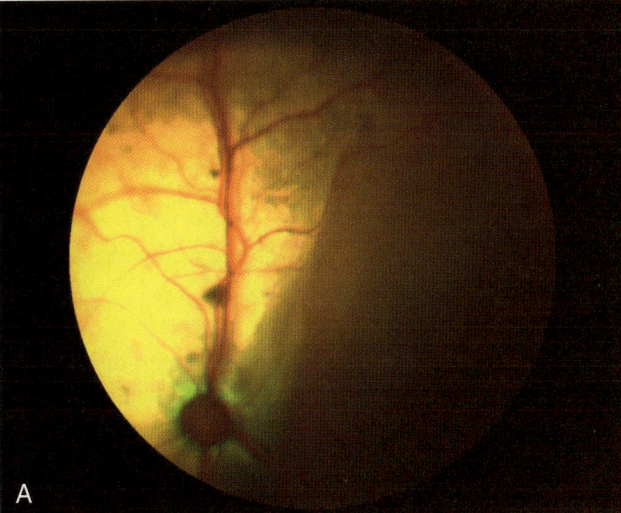

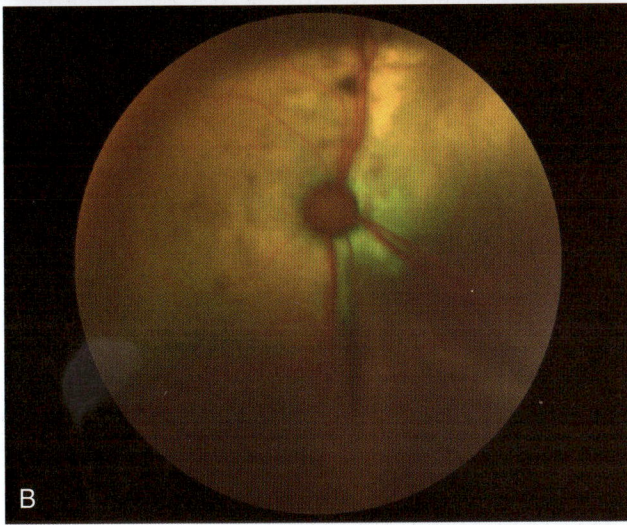

Figura 87-3: A, Imagem da retina de um gato com descolamento parcial da retina. **B,** Imagem da retina de um gato com descolamento quase completo da retina. (**A,** Cortesia da Dra. Catherine Nunnery.)

> **QUADRO 87-2 Sinais Clínicos e Alterações ao Exame Físico Associados à Lesão Hipertensiva em Órgão-Alvo**
>
> **Ocular**
> Cegueira aguda
> Hifema
> Midríase
> Descolamento de retina
> Hemorragias de retina
> Tortuosidade dos vasos
>   da retina
>
> **Cardiovascular**
> Síncope, colapso
> Intolerância ao exercício
> Sopro cardíaco
> Ritmo de galope
> Sons cardíacos fortes
> Pulsos fortes ou fracos
> Desconforto respiratório
> Eventos isquêmicos
>   (acidentes vasculares
>   e ataques isquêmicos
>   transientes)
>
> **Sistema Nervoso Central**
> Depressão, letargia
> Alterações comportamentais
>   (vocalização, alterações
>   de marcha, desorientação,
>   mudanças de personalidade,
>   alterações de consciência)
> Síncope
> Convulsões
> Sinais vestibulares
> Pressionamento da cabeça
>   contra superfícies rígidas
> Cegueira central
> Eventos isquêmicos
>   (acidentes vasculares
>   e ataques isquêmicos
>   transientes)
>
> **Renal**
> Poliúria, polidipsia
> Diluição da urina
> Proteinúria
> Hematúria
> Rins pequenos, irregulares
>   e/ou assimétricos

exame físico consistentes com insultos cardiovasculares incluem ritmo de galope, sopro cardíaco, taquicardia e pulsos fracos ou fortes. Em caso de insuficiência cardíaca congestiva, sons pulmonares com estalidos agudos e dissonante e taquipneia podem ser observados. As anomalias ao exame físico que indicam doença renal incluem rins pequenos, irregulares e/ou assimétricos. Uma lista mais completa de sinais clínicos e alterações ao exame físico associadas a doenças específicas é apresentada no Quadro 87-2.

DIAGNÓSTICO

O diagnóstico da hipertensão depende da suspeita. Na ausência de diagnóstico, perde-se a oportunidade de prevenção de LOA irreversível ou mesmo da morte. A hipertensão pode deixar de ser diagnosticada por diversos motivos, principalmente em situações de emergência. Os motivos para a ausência de diagnóstico de hipertensão incluem os sinais clínicos e as alterações ao exame físico que não são específicas à HS, a elevação da PA que é considerada decorrente do estresse ou da síndrome do avental branco e a crise hipertensiva que não é reconhecida e, assim, a PA não é aferida. Em resumo, a PA deve ser mensurada para diagnóstico da hipertensão.

Aferição da Pressão Arterial

Existem diversos dispositivos para aferição da PA que podem ser utilizados em medicina veterinária. O instrumento ideal é fácil

Figura 87-4: Imagem da retina de um gato com hemorragias de retina. (Cortesia da Dra. Catherine Nunnery.)

de operar, validado para uso em gatos, eficiente, preciso e produz resultados que podem ser reproduzidos. Tal dispositivo também deve ter preço acessível e ser portátil, para poder ser utilizado em gaiolas. A mensuração direta da pressão arterial (MDPA) é considerada o padrão-ouro da aferição da PA. No entanto, a MDPA não é prática ou não está disponível na maioria das clínicas, além disso são necessárias medidas invasivas, equipamentos caros, treinamento avançado e imobilização do paciente. Os dispositivos para mensuração indireta da PA atendem a muitos dos critérios desejáveis anteriormente mencionados. Esses dispositivos utilizam Doppler, oscilometria, oscilometria de alta definição ou pletismografia de pressão. Os dispositivos oscilométricos são bastante atrativos, já que, em teoria, podem ser usados na obtenção de medidas repetidas sem a presença do operador e também determinam a pressão diastólica e a pressão arterial média, diferentemente do Doppler. O maior (e mais importante) problema com os dispositivos indiretos, no entanto, é a precisão. As mensurações da PA foram inconsistentes nos repetidos estudos realizados e, de modo geral, imprecisas em pacientes felinos. A comparação desses muitos estudos está além do escopo deste capítulo e o leitor é encorajado a revisá-los. Em resumo, há um consenso na maioria dos estudos de que os dispositivos de Doppler são melhores para gatos, embora tendam a subestimar a PA e não possam ser usados de maneira confiável para obtenção da PAD ou da PAM. Há poucos estudos nos quais se demonstrou que os dispositivos oscilométricos são os melhores equipamentos para medida indireta da PA em gatos.[3,10,49-55] Embora a hipertensão possa apenas ser reconhecida por meio da elevação da PAM ou da pressão diastólica em alguns casos, a maioria dos casos é identificada pela elevação consistente das pressões sistólicas.[9,21]

O protocolo para aferição da PA deve ser projetado pela clínica e ser seguido de forma consistente para prevenção de erros. Orientações com exemplos de protocolos podem ser encontradas na declaração consensual do ACVIM de 2007 acerca da hipertensão em cães e gatos,[9] assim como no livro-texto *Kirk's Current Veterinary Therapy XIII*.[56] Os protocolos podem e devem ser individualizados em cada clínica. As recomendações são conflitantes no que se refere à aclimatização dos pacientes para obtenção de resultados mais ou menos precisos.[3,44]

Na situação ideal, a PA deve ser mensurada diversas vezes em dias diferentes antes do diagnóstico da hipertensão. Na presença de uma crise hipertensiva, o diagnóstico deve ser realizado em um curto período de tempo e não em vários dias. O autor recomenda pelo menos três sessões de uma série de três aferições da PA em algumas poucas horas. Uma vez que a precisão de uma única medida elevada da PA pode ser questionável, o diagnóstico de HS deve, de preferência, ser baseado na demonstração do aumento persistente da PA e de evidências de LOA ou comprovação de pelo menos uma doença associada.

Exames Diagnósticos Auxiliares

Após o diagnóstico da HS, a triagem de causas subjacentes, doenças associadas e complicações da HS deve ser realizada. O equilíbrio entre o tratamento da crise do paciente, as respostas às dúvidas do tutor e a determinação da causa subjacente pode ser um processo delicado e frustrante. A hipertensão raramente é uma doença isolada; é mais comumente uma manifestação

QUADRO 87-3 Banco de Dados Mínimo Inicial para Pacientes Felinos Hipertensos
Temperatura, pulso e respiração
Peso
Hemograma completo, bioquímica sérica e urinálise
Tiroxina sérica total
Exame de retina
Radiografias de tórax em três projeções
Aferições seriadas da pressão arterial

clínica de outro problema. A melhor maneira de tratar um sinal clínico sempre inclui o tratamento da doença primária. Em emergências, no entanto, a doença subjacente (se presente) pode não ser determinada logo e deve-se priorizar o tratamento da hipertensão e a prevenção de adicional LOA.

O banco de dados inicial de triagem deve incluir hemograma completo, bioquímica sérica, tiroxina total (TT4) e urinálise. As alterações laboratoriais são comumente associadas, mas não específicas à hipertensão, incluem a diluição da urina, a azotemia, a proteinúria e a elevação de TT4. Uma vez que os problemas oculares e neurológicos são comumente associados à HS, exames de fundo de olho e neurológicos completos devem ser realizados. As radiografias de tórax devem ser obtidas, já que anomalias cardíacas são comuns. Uma lista de exames iniciais para formação do banco de dados mínimos está apresentada no Quadro 87-3.

Outros exames diagnósticos devem ser baseados nos resultados obtidos com os exames prévios, em combinação ao quadro clínico geral. Esses exames podem incluir radiografia e/ou ultrassonografia abdominal e maior avaliação cardíaca (p. ex., eletrocardiograma, mensuração de biomarcadores cardíacos e ecocardiografia). As alterações radiográficas e ecocardiográficas associadas à hipertensão incluem ondulação aórtica (aorta "redundante" ou "lenta"), aumento do contato esternal cardíaco, cardiomegalia e hipertrofia do septo ventricular e interventricular.[7,13-15,21,32,57] As alterações de hormônios adrenérgicos são mais comumente reconhecidas em gatos. Em caso de hipocalemia refratária, a determinação da concentração de aldosterona deve ser realizada. Na presença de sinais consistentes com o hiperadrenocorticismo (p. ex., pele delgada e frágil, DM não controlada), o exame da função adrenal deve ser incluído nos exames diagnósticos.

TRATAMENTO DE EMERGÊNCIA

O tratamento da hipertensão nunca deve ser instituído com base em uma única medida da PA. A decisão de instituição da administração de medicamentos anti-hipertensivos de emergência deve depender de diversos fatores, incluindo a PA atual do paciente, o risco de LOA, as evidências atuais de LOA e qualquer histórico de diagnóstico prévio de hipertensão ou doenças associadas à hipertensão. O conhecimento, a anamnese detalhada do caso, o exame físico meticuloso, a experiência clínica e o bom senso devem ser integrados durante a interpretação dos resultados da PA. Se os resultados da PA não se encaixarem no caso, a repetição das aferições é necessária. Os gatos que apresentam evidências de LOA à anamnese ou ao exame físico muito provavelmente são mesmo hipertensos.

Às vezes, os gatos com crises hipertensivas podem apresentar aumento apenas moderado da PA. Isto pode ocorrer por diversos motivos. Por exemplo, os pacientes com aumento agudo da PA podem apresentar mais sintomas do que pacientes com elevação lenta e crônica.[9,37] As PAs sistólicas baixas, de 168 mmHg, foram observadas em gatos com cegueira aguda e descolamento de retina decorrentes da hipertensão. Da mesma maneira, um gato com hemorragia aguda, suficiente para causar hipovolemia, pode apresentar PA significativamente menor do que a esperada. Os dois exemplos mostram a importância da reavaliação constante da PA caso o exame físico ou a anamnese sugira o diagnóstico de doença hipertensiva. Um esquema acerca das decisões para o tratamento de emergência da HS está apresentado na Figura 87-5.

O tratamento de emergência ideal da HS deve ter ação rápida e ser eficaz, seguro, livre de efeitos colaterais e passível de ajustes das doses. A disponibilidade e o custo razoável também são importantes. Por fim, a resposta da PA à medicação deve ser mensurável. Nenhuma medicação existente atende a todos os critérios, de modo que os riscos e benefícios de cada uma devem ser cuidadosamente considerados. Os medicamentos intravenosos (IV) são ideais, mas não práticos ou adequados em todas as situações. Cada caso deve ser individualmente avaliado à luz das circunstâncias clínicas. O tratamento deve ser escolhido com base nas doenças subjacentes ou preexistentes, na medicação atual, na gravidade da hipertensão e dos sinais clínicos, na hospitalização ou não do paciente e na disponibilidade de atendimento durante 24 horas e de equipamentos.

Tratamento

Os medicamentos intravenosos que podem ser administrados como infusões em taxa contínua (ITCs) devem ser considerados em casos urgentes. Tais medicamentos têm ação rápida e curta, podendo ser logo ajustados. No caso de elevação crítica da PA por qualquer causa (PAS acima de 220 a 250 mmHg), o nitroprussiato de sódio e os beta-bloqueadores são dois desses medicamentos ideais para a maioria das crises hipertensivas

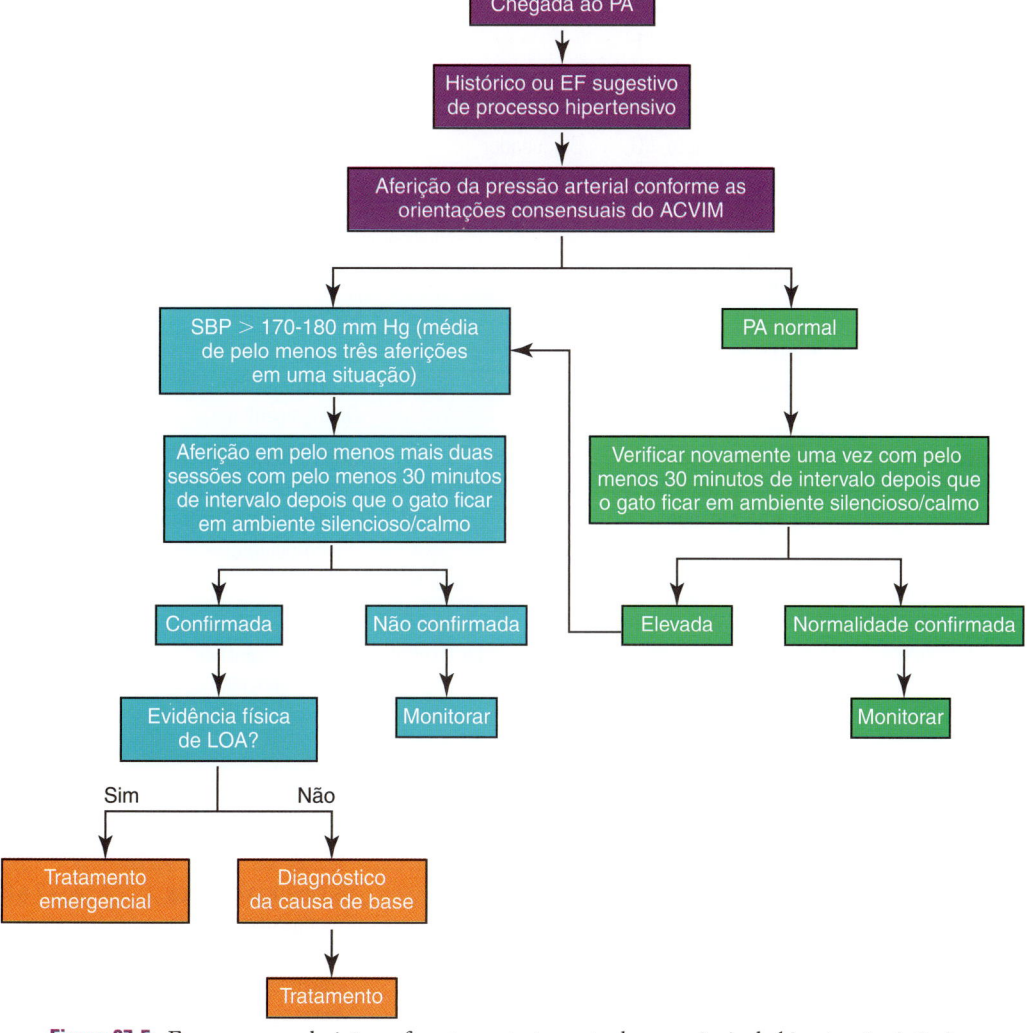

Figura 87-5: Esquema para decisões referentes ao tratamento de emergência da hipertensão sistêmica. *ACVIM,* American College of Veterinary Internal Medicine; *EF,* exame físico; *LOA,* lesão em órgão alvo; *PA,* pressão arterial; *PA,* pronto-atendimento; *SBP,* pressão arterial sistólica.

em gatos. Se o acesso IV não puder ser obtido, a administração de medicamentos de ação rápida por outras vias deve ser considerada. A hidralazina é eficaz por via subcutânea; no entanto, sua ação é mais longa e sua margem de segurança é menor, de modo que deve ser usada com cautela e monitoramento cuidadoso. A amlodipina é uma medicação oral com ação relativamente rápida (várias horas) e, assim, geralmente é usada em situações de emergência, em especial na presença de azotemia renal e/ou quando a causa da hipertensão não é evidente. Na experiência da autora, uma dose oral de ataque de amlodipina é eficaz se a rápida redução da PA for indicada (Tabela 87-2). A amlodipina pode ser administrada por via transdérmica ou retal caso o acesso venoso ou a administração oral não seja possível; no entanto, a velocidade de absorção não foi determinada.[58-59] Outros medicamentos tópicos, como a pomada de nitroglicerina, também podem ser usados até que o

Tabela 87-2	**Medicamentos, Modo de Ação, Uso Sugerido e Doses para Crises Hipertensivas em Gatos**				
Medicamento Genérico	**Nomes Comerciais**	**Dose**	**Modo de Ação/ Efeito**	**Uso**	**Frequência de Monitoramento em Emergências**
Amlodipina	Norvasc®	0,1 a 0,5 mg/kg, VO, a cada 24 horas; dose de ataque de 0,1 a 0,2 mg/kg, VO, a cada 2 horas até PAS <170 mmHg *ou* até a dose cumulativa de 1 mg/kg (máximo de cinco a 10 doses)	Bloqueador dos canais de cálcio Dilatador arterial	Crise hipertensiva emergencial Doença renal Hipertensão de causa indeterminada	Pelo menos três a quatro vezes ao dia a cada 1 a 2 horas em caso de uso do protocolo de dose de ataque, incluindo algumas vezes após a última dose
Atenolol	Tenormin®	6,25 a 12,5 mg/gato, VO, a cada 12 horas	Bloqueador beta-adrenérgico	Hipertireoidismo Doença cardíaca Taquicardia	Medicamento não usado em emergências
Benazepril	Lotensin®, Fortekor®	0,25 a 0,5 mg/kg, VO, a cada 12 a 24 horas	IECA	Doença renal proteinúrica Doença cardíaca	Medicamento não usado em emergências
Enalapril	Vasotec®, Enacard®	0,25 a 0,5 mg/kg, VO, a cada 12 a 24 horas	IECA	Doença renal proteinúrica Doença cardíaca	Medicamento não usado em emergências
Esmolol	Brevibloc®	Dose de ataque de 250 a 500 µg/kg, então 25 a 200 µg/kg/minuto	Bloqueador beta-adrenérgico	Crise hipertensiva emergencial, taquicardia, arritmias ventriculares	A cada 5 a 10 minutos até a determinação da dose efetiva e, então, a cada hora; a interrupção da administração deve ser lenta e gradual
Hidralazina	Apresoline®	2,5 mg/gato, VO, a cada 12 a 24 horas *ou* 0,25 a 2 mg/kg, SC ou IM, a cada 8 a 12 horas	Vasodilatador arterial direto	Crise hipertensiva emergencial	A cada hora até a interrupção da administração
Nicardipina	Cardene®	Não determinada (dose para cães: 0,5 a 5 mcg/kg/minuto ITC)	Bloqueador de canais de cálcio	Crise hipertensiva emergencial	Sugere-se a administração a cada hora em caso de emergência
Pomada de nitroglicerina	Nitrobid®, Minitran®	3 a 6 mm aplicado em uma área tricotomizada (p. ex., área inguinal ou axila) a cada 4 a 8 horas, como indicado, até, no máximo, 24 a 48 horas	Dilatador venoso	Insuficiência cardíaca congestiva do lado esquerdo emergencial quando o acesso venoso não pode ser obtido	A cada 2 a 3 horas

Tabela 87-2	Medicamentos, Modo de Ação, Uso Sugerido e Doses para Crises Hipertensivas em Gatos *(Cont.)*				
Medicamento Genérico	**Nomes Comerciais**	**Dose**	**Modo de Ação/ Efeito**	**Uso**	**Frequência de Monitoramento em Emergências**
Nitroprussiato	Nitropress®	1 a 3 mcg/kg/minuto ITC; começar em dose baixa e aumentá-la conforme necessário	Não específico vasodilator	Crise hipertensiva emergencial	A cada 5 a 10 minutos até a determinação da dose eficaz e, então, a cada hora; a interrupção da administração deve ser lenta e gradual
Fenoxibenzamina	Dibenzyline®	0,25 a 1,5 mg/kg, VO, a cada 8 a 12 horas *ou* 2,5 mg/gato, a cada 8 a 12 horas *ou* 0,5 mg/gato a cada 24 horas	Bloqueador alfa-1	Feocromocitoma	Medicamento não usado em emergências
Propranolol	Inderal®	2,5 a 5 mg/gato, a cada 8 horas *ou* 0,02 a 0,06 mg/kg, IV, a cada 8 a 12 horas	Beta-bloqueador	Crise hipertensiva emergencial Doença cardíaca Hipertireoidismo	Aferição da PA a cada hora até a obtenção de valores razoáveis e, então, a cada 4 a 6 horas até a interrupção do tratamento
Espironolactona	Aldactone®	1 a 2 mg/kg, a cada 12 horas	Antagonista da aldosterona	Doença renal Doença renal proteinúrica	Medicamento não usado em emergências

IECA, Inibidor de enzima conversora de angiotensina; *IM,* via intramuscular; *ITC,* infusão em taxa constante; *IV,* via intravenosa; *PA,* pressão arterial; *PAS,* pressão arterial sistólica; *SC,* via subcutânea; *VO,* via oral.

paciente esteja estável o suficiente para a colocação do cateter IV. Os fármacos e suas doses são apresentados na Tabela 87-2.

Além dos medicamentos anti-hipertensivos, outras necessidades de emergência devem ser atendidas.

Objetivos do Tratamento

Os objetivos específicos, conforme as alterações identificadas, devem ser determinados durante o início do tratamento anti-hipertensivo. De modo geral, a PAS deve ser reduzida a 110 a 150 mmHg em algumas horas.[59] Os objetivos devem ser ajustados de acordo com cada situação individual. Por exemplo, a diminuição da PA para acima de 150 mmHg pode ser, a princípio, adequada a gatos com azotemia ou hipertensão grave (p. ex., PAS superior a 220 mmHg), já que a redução muito rápida da PA pode causar maior dano renal. Outras condições de emergência não devem ser ignoradas. As anomalias de frequência cardíaca, consciência e frequência respiratória, as alterações em exames hematológicos e bioquímicos (principalmente os distúrbios eletrolíticos e ácido-básicos), as manifestações oftalmológicas, a hidratação e as alterações neurológicas devem ser resolvidas.

Monitoramento

A pressão arterial, os sinais vitais (frequência cardíaca, frequência respiratória e temperatura), a consciência e o estado geral do paciente devem ser monitorados com frequência, em intervalos de alguns minutos a uma hora em algumas situações, dependendo do fármaco usado e dos parâmetros iniciais. As

ITCs necessitam da reavaliação em intervalos de minutos a uma hora; qualquer alteração da dose requer a reavaliação adequada. Na Tabela 87-2 há sugestões de monitoramento associado aos medicamentos específicos. O monitoramento deve ser individualizado para cada paciente.

PROGNÓSTICO

O prognóstico depende da causa subjacente, do grau de LOA, da possibilidade de reversão da lesão ou do risco de morte, entre outros fatores. A proteinúria,[7,11] a idade e a azotemia podem ser negativamente relacionadas ao prognóstico. Há relatos conflitantes acerca do impacto do tratamento da HS na sobrevida ou outras estatísticas de resultados. Foi demonstrado em um estudo clínico que o prognóstico de gatos com DRC e hipertensão corrigida foi tão bom quanto o de gatos não hipertensos.[11] Resultados conflitantes de outro estudo evidenciaram que o controle da PAS em gatos hipertensos não melhora a sobrevida.[8]

PREVENÇÃO

A prevenção das crises hipertensivas depende da detecção precoce e do controle eficaz da HS. As observações dos tutores, o conhecimento do veterinário e presença de alterações ao exame físico e exames laboratoriais comumente associados à hipertensão evidenciam a necessidade do monitoramento da PA.

A triagem regular de pacientes geriátricos e o monitoramento dos pacientes submetidos ao tratamento da hipertensão são importantes na prevenção das crises hipertensivas.

RESUMO

É provável que a incidência de HS em gatos seja maior do que se imagina. Os sinais clínicos da HS podem ser vagos e ter aparecimento insidioso; assim, geralmente não são detectados ou mesmo são ignorados. A HS não diagnosticada pode levar ao desenvolvimento de crises hipertensivas e consequências graves com risco de morte. As alterações laboratoriais comuns em gatos hipertensos incluem a proteinúria, a diluição da urina, a azotemia e a elevação dos parâmetros tireoidianos. As doenças mais comumente associadas à hipertensão são a DRC, o hipertireoidismo, o hiperaldosteronismo primário e o hiperadrenocorticismo. Há também uma correlação positiva entre a hipertensão e a idade. Os órgãos-alvos da HS são os olhos, os sistemas nervoso central, cardiovascular e o renal. Os

sinais das crises hipertensivas são mais comumente oculares, cardiovasculares e neurológicos.

A pressão arterial deve ser regularmente monitorada em gatos com mais de 11 anos de idade, que apresentam doenças e/ou alterações laboratoriais associadas à hipertensão ou evidências de LOA e/ou que já foram diagnosticados como hipertensos. O exame de fundo de olho também deve ser parte do exame do estado geral desses pacientes. A pressão arterial deve ser interpretada em conjunto à avaliação de todo o caso, já que os aparelhos de mensuração indireta da PA, assim como o comportamento felino geral, podem gerar aferições imprecisas. Os gatos com crises hipertensivas devem ser imediatamente tratados, de preferência com uma medicação de ação rápida, administração IV e passível de ajustes da dose. O objetivo geral é reduzir a PA a um valor entre 110 e 150 mmHg em algumas horas para maior prevenção de LOA e complicações com risco de morte. Os objetivos do tratamento devem ser individualizados a cada paciente. Para mais informações acerca do diagnóstico e tratamento da hipertensão felina, o Capítulo 38 deve ser consultado.

Referências

1. American Veterinary Medical Association: *U.S. pet ownership statistics* (2012 & 2007 statistics). <https://www.avma.org/KB/Resources/Statistics/Pages/Market-research-statistics-US-pet-ownership.aspx>.(Accessed July 24, 2015).
2. Lin C, Yan C, Lien Y, et al: Systemic blood pressure of clinically normal and conscious cats determined by an indirect Doppler method in clinical setting. *J Vet Med Sci* 68:827-832, 2006.
3. Sparkes AH, Caney SM, King MC, et al: Inter- and intraindividual variation in Doppler ultrasonic indirect blood pressure measurements in healthy cats. *J Vet Intern Med* 13:314-318, 1999.
4. Bodey AR, Sansom J: Epidemiological study of blood pressure in domestic cats. *J Small Anim Pract* 39:567-573, 1998.
5. Williams TL, Elliot J, Syme HM: Renin-angiotensin-aldosterone system activity in hyperthyroid cats with and without concurrent hypertension. *J Vet Intern Med* 27:522-529, 2013.
6. Syme H: Hypertension in small animal kidney disease. *Vet Clin North Am Small Anim Prac* 41:63-89, 2011.
7. Jepson RE, Brodbelt D, Vallance C, et al: Evaluation of predictors of the development of azotemia in cats. *J Vet Intern Med* 23:806-813, 2009.
8. Jepson RE, Elliot JE, Brodbelt D, et al: Effect of control of systolic blood pressure on survival in cats with systemic hypertension. *J Vet Intern Med* 21:402-409, 2007.
9. Brown S, Atkins R, Bagley A, et al: Guidelines for the identification, evaluation, and management of systemic hypertension in dogs and cats. *J Vet Intern Med* 21:542-558, 2007.
10. Egner B, Carr A, Brown S: *Essential facts of blood pressure in dogs and cats*. ed 4, Germany Babenhausen, 2007, Beate Egner Vet Verlag.
11. Syme HM, Markwell PJ, Pfeiffer D, et al: Survival of cats with naturally occurring chronic renal failure is related to severity of proteinuria. *J Vet Intern Med* 20:528-535, 2006.
12. Sansom J, Rogers K, Wood JL: Blood pressure assessment in healthy cats and cats with hypertensive retinopathy. *Am J Vet Res* 65:245-252, 2004.
13. Henik RA, Stepien RL, Bortnowski HB: Spectrum of M-mode echocardiographic abnormalities in 75 cats with systemic hypertension. *J Am Anim Hosp Assoc* 40:359-363, 2004.
14. Chetboul V, Lefebvre HP, Pinhas C, et al: Spontaneous feline hypertension: clinical and echocardiographic abnormalities, and survival rate. *J Vet Intern Med* 17:89-95, 2003.
15. Nelson OL, Reidesel E, Ware W, et al: Echocardiographic and radiographic changes associated with systemic hypertension in cats. *J Vet Intern Med* 16:418-425, 2002.
16. Elliot J, Barber PJ, Syme HM, et al: Feline hypertension: clinical findings and response to antihypertensive treatment in 30 cases. *J Small Anim Pract* 19:1981-1989, 2001.
17. Mishina M, Watanabe T, Fujii K, et al: Non-invasive blood pressure measurements in cats: clinical significance of hypertension associated with chronic renal failure. *J Vet Med Sci* 60:805-808, 1998.
18. Maggio F, DeFrancesco TC, Atkins CE, et al: Ocular lesions associated with systemic hypertension in cats: 69 cases (1985-1998). *J Am Vet Med Assoc* 217:695-702, 2000.
19. Littman MP: Spontaneous hypertension in 24 cats. *J Vet Intern Med* 8:79-86, 1994.
20. Stiles J, Polzin D, Bistner S: The prevalence of retinopathy in cats with systemic hypertension and chronic renal failure or hyperthyroidism. *J Am Anim Hosp Assoc* 26:647-651, 1994.
21. Lesser M, Fox PR, Bond BR: Assessment of hypertension in 40 cats with left ventricular hypertrophy by Doppler-shift sphygmomanometry. *J Small Anim Pract* 33:55-58, 1992.
22. Kobayashi DL, Peterson ME, Graves TK, et al: Hypertension in cats with chronic renal failure or hyperthyroidism. *J Vet Intern Med* 4:58-62, 1990.
23. Schulman RL: Feline primary hyperaldosteronism. *Vet Clin North Am Small Anim Prac* 40:353-359, 2010.
24. Reusch CE, Schellenberg S, Wenger M: Endocrine hypertension in small animals. *Vet Clin North Am Small Anim Prac* 40:335-352, 2010.
25. Ash RA, Harvey AM, Tasker S: Primary hyperaldosteronism in the cat: a series of 13 cases. *J Feline Med Surg* 7:173-182, 2005.
26. DeClue AE, Breshars LA, Pardo ID, et al: Hyperaldosteronism and hyperestrogenism in a cat with an adrenal cortical carcinoma. *J Vet Intern Med* 9:355-358, 2005.
27. Javadi S, Djajadiningrat-Laanen SC, Koistra HS, et al: Primary hyperaldosteronism, a mediator of progressive renal disease in cats. *Domest Anim Endocrinol* 28:85-104, 2005.
28. Flood SM, Randolph JF, Gelzer AR, et al: Primary hyperaldosteronism in two cats. *J Am Anim Hosp Assoc* 35:411-416, 1999.
29. Haldane S, Graves TK, Bateman S, et al: Profound hypokalemia causing respiratory failure in a cat with hyperaldosteronism. *J Vet Emerg Crit Care* 17:202-207, 2007.
30. Brown AL, Beatty JA, Lindsay SA, et al: Severe systemic hypertension in a cat with pituitary-dependent hyperadrenocorticism. *J Small Anim Pract* 53:132-135, 2012.
31. Henry CJ, Brewer WG, Montgomery RD, et al: Adrenal pheochromocytoma in a cat. *J Vet Intern Med* 7:199-203, 1993.
32. Sennello KA, Schulman RL, Prosek R, et al: Systolic blood pressure in cats with diabetes mellitus. *J Am Vet Med Assoc* 223:198-201, 2003.
33. Norsworthy GD, de Faria VP: Retrobulbar thrombus in a cat with systemic hypertension. *J Feline Med Surg* 13:144-148, 2011.

34. Komáromy AM, Andrew SE, Dennis HM, et al: Hypertensive retinopathy and choroidopathy in a cat. *Vet Ophthalmol* 7:3-9, 2004.

35. Turner JL, Brogdon JD, Lees GE, et al: Idiopathic hypertension in a cat with secondary hypertensive retinopathy associated with high salt diet. *J Am Anim Hosp Assoc* 26:647-651, 1990.

36. Morgan RV: Systemic hypertension in four cats: ocular and medical findings. *J Am Anim Hosp Assoc* 22:615-621, 1986.

37. Brown CA, Munday JS, Mathur S, et al: Hypertensive encephalopathy in cats with reduced renal function. *Vet Pathol* 42:642-649, 2005.

38. Kent M: The cat with neurological manifestations of systemic disease. Key conditions impacting the CNS. *J Feline Med Surg* 11:395-407, 2009.

39. Sampedrano CC, Chetboul V, Gouni V, et al: Systolic and diastolic myocardial dysfunction in cats with hypertrophic cardiomyopathy or systemic hypertension. *J Vet Intern Med* 20:1106-1115, 2006.

40. Reynolds BS, Chetboul V, Nguyen P: Effects of dietary sodium salt intake on renal function: a 2-year study in healthy aged cats. *J Vet Intern Med* 27:507-515, 2013.

41. Belew AM, Barlett T, Brown SA: Evaluation of the white-coat effect in cats. *J Vet Intern Med* 13:134-142, 1999.

42. Brown SA, Langford K, Tarver S: Effects of certain vasoactive agents on the long-term pattern of blood pressure, heart rate, and motor activity in cats. *Am J Vet Res* 58:647-652, 1997.

43. Klevans LR, Hirkaler G, Kovacs JL: Indirect blood pressure determination by Doppler technique in renal hypertensive cats. *Am J Physiol* 237:H720-H723, 1979.

44. Jensen J, Henik RA, Brownfield M, et al: Plasma renin activity and angiotensin I and aldosterone concentrations in cats with hypertension associated with chronic renal disease. *Am J Vet Res* 58:535-540, 1997.

45. Taugner F, Baatz G, Nobiling R: The renin-angiotensin system in cats with chronic renal failure. *J Comp Path* 115:239-252, 1996.

46. Kyles AE, Gregory CR, Wooldridge JD, et al: Management of hypertension controls postoperative neurological disorders after renal transplantation in cats. *Vet Surg* 28:436-441, 1999.

47. Mathews KG, Gregory CR: Renal transplants in cats: 66 cases (1987-1996). *J Am Vet Med Assoc* 211:1432-1436, 1997.

48. Gregory CR, Mathews KG, Aronson LR, et al: Central nervous system disorders after renal transplantation in cats. *Vet Surg* 26:386-392, 1997.

49. Ancierno MJ, Seaton D, Mitchell MA, et al: Agreement between directly measured blood pressure and pressures obtained with three veterinary-specific oscillometric units in cats. *J Am Vet Med Assoc* 237:402-406, 2010.

50. Jepson RE, Hartley V, Mendl M, et al: A comparison of CAT Doppler and oscillometric Memoprint machines for non-invasive blood pressure measurement in conscious cats. *J Feline Med Surg* 7:147-152, 2005.

51. Pederson KM, Butler MA, Esboll AK, et al: Evaluation of an oscillometric blood pressure monitor for use in anesthetized cats. *J Am Vet Med Assoc* 221:646-650, 2002.

52. Caulkett NA, Cantwell SL, Houston DM: A comparison of indirect blood pressure monitoring techniques in the anesthetized cat. *Vet Surg* 27:370-377, 1998.

53. Branson KR, Wagner-Mann CC, Mann FA: Evaluation of an oscillometric blood pressure monitor on anesthetized cats and the effect of cuff placement and fur on accuracy. *Vet Surg* 26:347-353, 1997.

54. Binns SH, Sisson DD, Buoscio DA, et al: Doppler ultrasonographic, oscillometric sphygmomanometric, and photoplethysmographic techniques for noninvasive blood pressure measurement in anesthetized cats. *J Vet Intern Med* 9:405-414, 1995.

55. Grandy JL, Dunlop CI, Hodson DS, et al: Evaluation of the Doppler ultrasonic method of measuring systolic arterial blood pressure in cats. *Am J Vet Res* 53:1166-1169, 1992.

56. Brown SA, Henik RA, Finco DR: Diagnosis of systemic hypertension in dogs and cats. In Bonagura JD, editor: *Kirk's current veterinary therapy XIII*, Philadelphia, 2000, Saunders, pp 835-838.

57. Moon MO, Keene BW, Lessard P, et al: age related changes in feline cardiac silhouette. *Vet Radiol Ultrasound* 34:315-320, 1993.

58. Helms SR: Treatment of feline hypertension with transdermal amlodipine: a pilot study. *J Am Anim Hosp Assoc* 43:149-156, 2007.

59. Labato MA: Antihypertensives. In Silverstein DC, Hopper K, editors: *Small animal critical care medicine*, St Louis, 2009, Saunders/Elsevier, pp 763-767.

Endourologia no Paciente Felino: Técnicas de Derivação Urinária

Allyson Berent

Novas técnicas guiadas por imagem em medicina felina são agora usadas, principalmente em obstruções do trato urinário superior e inferior. A incidência relativamente comum de obstruções urinárias, combinada à invasividade e à morbidade associadas aos procedimentos cirúrgicos tradicionais, fez com que o uso de procedimentos minimamente invasivos com radiologia intervencionista (RI) e técnicas de endoscopia sejam atraentes. Esta modalidade é denominada *endourologia*. Tais métodos intervencionistas são considerados o padrão de atendimento em medicina humana há décadas e a mesma tendência se dá na subespecialidade da medicina felina.

As obstruções do trato de saída urinária geralmente ocorrem em pacientes felinos na presença de bloqueio no ureter, na uretra ou no trígono da bexiga. Diversas cirurgias de derivação urinária, assim como numerosos tipos de cateteres e/ou stents, podem ser utilizados na resolução da descompressão. A drenagem temporária da pelve renal, do ureter ou da bexiga pode ser realizada com drenos externalizados (p. ex., cateteres de nefrostomia, cistostomia ou uretrais), mas esses tratamentos subsequentemente necessitam de uma abordagem mais definitiva para resolução completa da obstrução por meio de uma alternativa permanente. Os "stents" urinários geralmente são permanentes e podem ser usados para desvio interno do fluxo de urina. Esses tipos de técnicas de derivação são bastante úteis quando as opções tradicionais são consideradas inapropriadas, difíceis ou contraindicadas. As indicações mais comuns para os dispositivos de *bypass* urinário permanente são o tratamento de obstrução(ões) maligna(s) uretral(is) ou ureteral(is) não passível(is) de ressecção, a estenose ureteral ou uretral ou os cálculos ureterais obstrutivos (i.e., ureterolitíase). Os stents para uso veterinário são confeccionados com diferentes materiais (p. ex., metal, silicone, poliuretano), formatos (p. ex., reto, *pigtail*, Malecot) e tamanhos (0,8 mm a mais de 14 mm). Neste capítulo objetivou-se a descrição do uso de diversos tipos de procedimentos endourológicos para tratamento de obstruções do trato urinário em pacientes felinos, com ênfase em cateteres, stents e implantes. Os dados atuais, publicados nos últimos 8 a 10 anos foram resumidos neste capítulo, além de a experiência do autor em endourologia também ser apresentada. Os procedimentos cirúrgicos tradicionais para o tratamento das obstruções do trato urinário não serão discutidos de forma detalhada neste capítulo.

INTERVENÇÕES EM UROLOGIA HUMANA

Em urologia humana, o desenvolvimento e o aperfeiçoamento da ureteroscopia, colocação de stent ureteral, litotripsia, laparoscopia e nefroureterolitotomia percutânea (PCNUL) praticamente erradicaram a necessidade de realização de cirurgias urinárias abertas para tratamento de cálculos, estenoses, traumas ou neoplasias. A ureteroscopia geralmente é a avaliação de primeira linha para os casos de neoplasia ureteral, hematúria essencial do trato superior e tratamento de cálculos ureterais com mais de 5 mm de diâmetro. Além disso, a cistoscopia é considerada a ferramenta padrão para o diagnóstico de disúria, sendo uma modalidade diagnóstica e terapêutica. Em humanos, a ureterolitíase é rotineiramente tratada com medicamentos (cálculos com menos de 5 mm) ou por uma intervenção (cálculos com mais de 5 mm).[1-8] A litotripsia com ondas de choque é eficaz em 50% a 81% dos casos,[1,2] enquanto a ureteroscopia e a litotripsia a laser têm taxa de sucesso de quase 100%.[3-7] Uma vez que o ureter humano tem mais de 4 mm de diâmetro, a ureteroscopia é uma opção mais viável em pacientes humanos do que pequenos animais (o diâmetro ureteral é de 1 a 2 mm em cães e 0,3 a 0,5 mm em gatos).[9,10] Os stents ureterais começaram a ser usados em 1967 para a avaliação de pacientes humanos com obstruções ureterais malignas[11] e são amplamente utilizados no tratamento de doenças obstrutivas benignas e malignas.[11-17] Em crianças, a colocação de stent ureteral é realizada de forma rotineira para encorajar a dilatação ureteral passiva antes de uma futura ureteroscopia. Além disso, o uso de stents ureterais permite a descompressão ureteral imediata, possibilita a passagem espontânea de cálculos e melhora o resultado da passagem de cálculos extensos ou numerosos durante a litotripsia extracorpórea com ondas de choque.[11-17]

Em crianças com cálculos vesicais extensos ou numerosos, a litotripsia transuretral pode ser traumática e demorada. Um procedimento denominado cistolitotomia percutânea (PCCL) geralmente é o tratamento de escolha nesses pacientes, para evitar traumas uretrais repetitivos, como observado na terapia transuretral, como a litotripsia a laser.[18] A cistolitotomia percutânea foi muito eficaz em pacientes felinos pequenos, bem como na experiência clínica do autor.[19]

EQUIPAMENTOS PARA PACIENTES FELINOS

Diversos endoscópios flexíveis e rígidos são usados nos procedimentos endourológicos tradicionais. A cistoscopia rígida é comumente realizada em gatas por meio de acesso uretral, vesical e ureteral. O equipamento recomendado é o endoscópio rígido de 1,9 mm ângulo de 30°.[a] Em gatos machos, são usados os cistoscópios semirrígidos[b] de 3,0 a 4,5 Fr de diâmetro. Infelizmente, esses endoscópios são apenas úteis na cistoscopia retrógrada diagnóstica. Os ureteroscópios flexíveis (2,7 mm, lente de 0°)[c] também podem ser usados na cistoscopia retrógrada em fêmeas. Em gatos machos, a cistouretroscopia anterógrada percutânea permite a excelente visibilidade da bexiga, da junção ureterovesicular (JUV) e da uretra intrapélvica. Os nefroscópios rígidos (1,9 a 7,3 mm de diâmetro) podem ser usados na nefroureteroscopia percutânea para remoção de cálculos renais ou cálculos ureterais proximais. Existem diferentes tipos de litotritores intracorpóreos e laser para a realização de diversos procedimentos, incluindo ultrassônicos, pneumáticos, eletrohidráulicos e os laser de hólmio:YAG.[d] O laser de diodo é geralmente usado na coagulação ou ressecção de tecido (ou seja, ectopia ureteral intramural ou coagulação de lesões hemorrágicas a laser).

Em muitos dos procedimentos mais comuns de RI, uma unidade de fluoroscopia tradicional é suficiente (Fig. 88-1). O braço em C da unidade de fluoroscopia tem a vantagem de mobilidade do intensificador de imagem, permitindo a obtenção de diversas projeções tangenciais sem mover o paciente. A ultrassonografia auxilia o acesso percutâneo com agulha na pelve renal ou na bexiga quando necessário. Fios guias de diversos tamanhos, formatos e graus de rigidez são usados na maioria dos procedimentos (Fig. 88-2). Sondas e stents vesicais podem ser usados para desviar o fluxo de urina por todo o sistema coletor (Figs. 88-2 e 88-3). No sistema urinário, a maioria dos cateteres é utilizada para a drenagem temporária da pelve renal (drenos de nefrostomia), do ureter ou da bexiga (drenos de cistostomia). As sondas vesicais classicamente são flexíveis, confortáveis, feitas em poliuretano e apresentam lúmen aberto, permitindo a drenagem temporária, e um mecanismo de trava que previne seu deslocamento. Os stents são pequenos dispositivos inseridos em um lúmen bloqueado para recuperação do diâmetro. Os stents urinários são geralmente usados na derivação permanente ou em longo prazo em rim, ureter, bexiga ou uretra e tendem a ser permanentes. Os stents são mais comumente usados para contornar uma obstrução secundária a um tumor, estenose ou cálculo(s) incrustado(s) (i.e., ureterolitíase).[e,f] Os stents são fabricados com diferentes materiais (p. ex., metal, poliuretano, plástico,

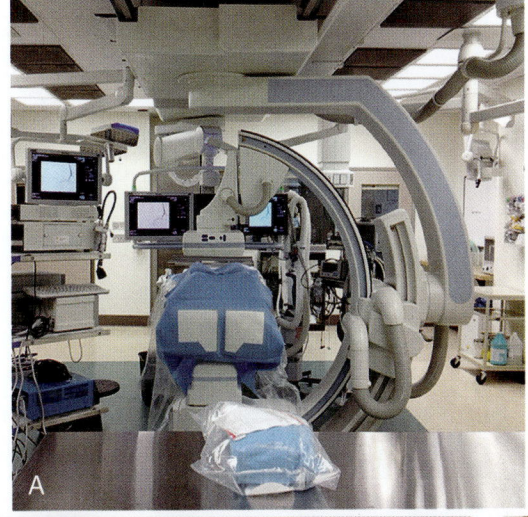
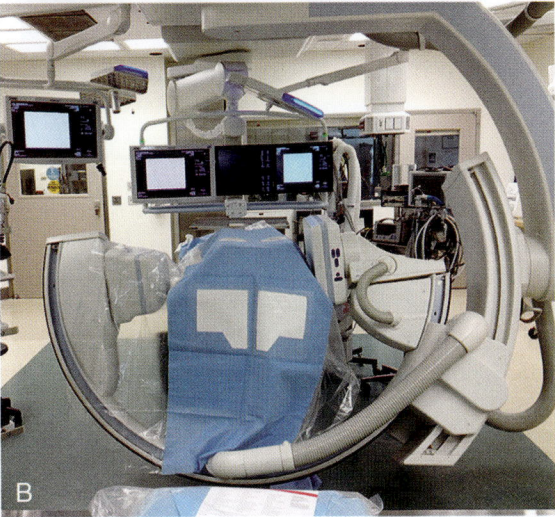

Figura 88-1: **Unidade de Fluoroscopia em um Centro Cirúrgico Minimamente Invasivo.** Observam-se as múltiplas projeções tangenciais mostradas pela rotação do braço em C ao redor da mesa.

borracha) em diversos formatos e tamanhos (Figs. 88-2 e 88-3). O dispositivo de *bypass* ureteral subcutâneo (SUB, do inglês *Subcutaneous Ureteral Bypass*) (Fig. 88-4)[g] é um ureter artificial composto por um tubo de nefrostomia e cistostomia conectado por via subcutânea a um portal de *shunt*, permitindo a derivação urinária da pelve renal para a bexiga.

Doenças do Sistema Urinário Coletor Superior: Rim e Ureter

A doença ureteral cria um dilema significativo em pacientes felinos. É a doença mais comum no sistema coletor do trato urinário superior. A incidência relativamente comum de obstruções ureterais felinas, combinada à invasividade e à morbidade associadas aos procedimentos cirúrgicos tradicionais,[20-22] faz com que o uso de alternativas endourológicas seja atraente (Tabelas 88-1 e 88-2).

---

[a]Endoscópio rígido, 1,9 mm e lente de 30°, Karl Storz Endoscopy®, Culver City, CA, Estados Unidos.

[b]Endoscópio semirrígido para gatos machos, Karl Storz Endoscopy®, Culver City, CA, Estados Unidos.

[c]Ureteroscópio flexível Flex X2®, Karl Storz Endoscopy, Culver City, CA, Estados Unidos.

[d]Fibra laser de hólmio:YAG de 200 ou 400 μm e Litotritor 30-W Hol:YAG, Odyssey®, Convergent Inc, Alameda, CA, Estados Unidos.

[e]Stent ureteral pigtail duplo VetStent Ureter® 2.5 Fr, Infiniti Medical LLC, Menlo Park, CA, Estados Unidos.

[f]VetStent Urethra®, Infiniti Medical LLC, Menlo Park, CA, Estados Unidos.

[g]Dispositivo de bypass ureteral subcutâneo (*subcutaneous ureteral bypass device*, SUB), Norfolk Vet, Skokie, IL, Estados Unidos.

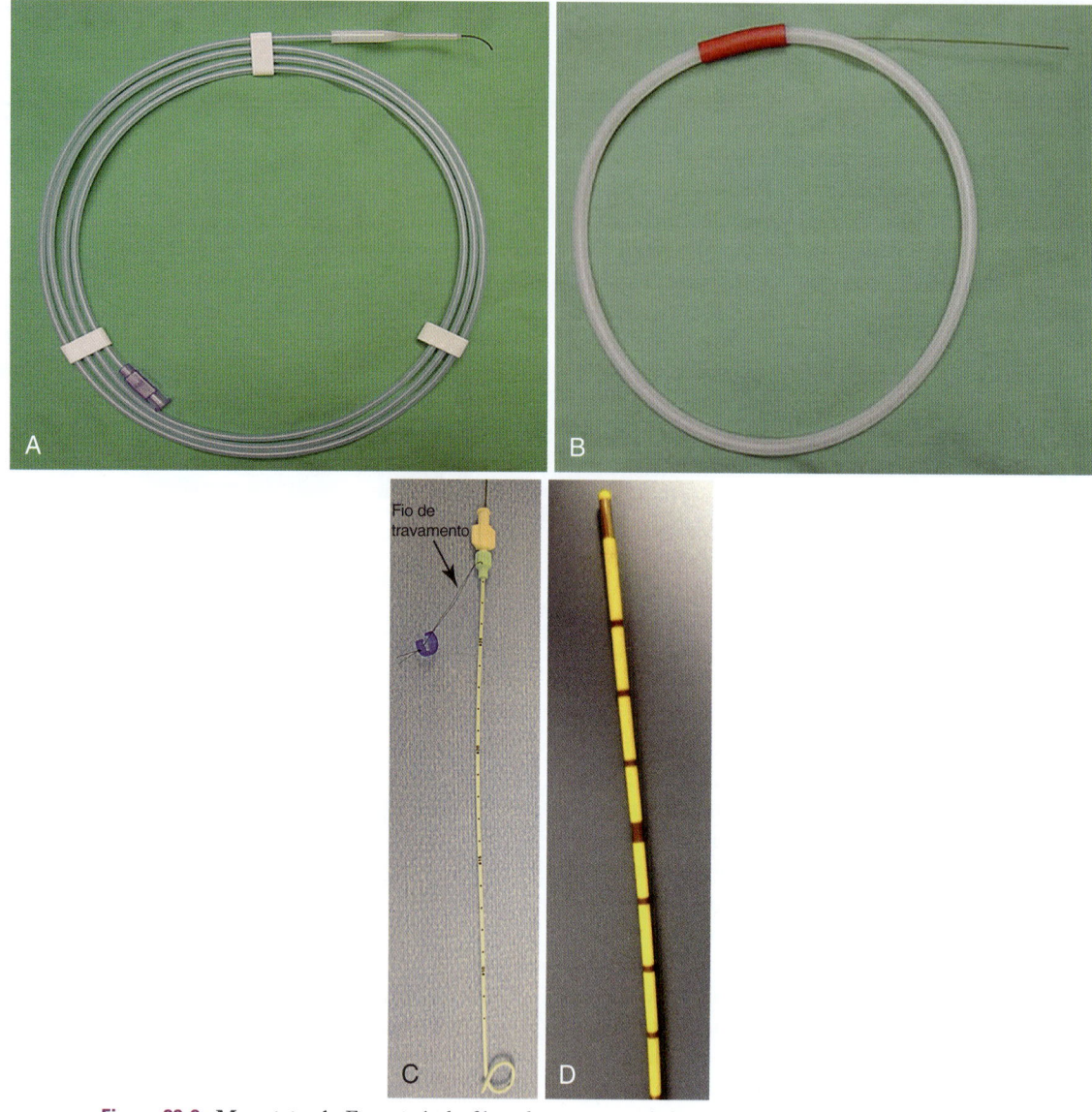

Figura 88-2: **Materiais. A,** Fio guia hidrofílico de ponta angulada usado para canulação do lúmen de um órgão. Este é o fio geralmente usado na colocação de stent uretral e ureteral. **B,** Fio guia de Teflon®, necessário devido à sua rigidez, para colocação do stent ureteral apenas sob orientação fluoroscópica. **C,** Cateter *pigtail* com alça de travamento geralmente usado com tubos de nefrostomia ou cistostomia; observa-se o fio de travamento. **D,** Cateter ureteral de extremidade aberta; este cateter é usado na colocação do stent ureteral por endoscopia, para medida do comprimento do lúmen ureteral, que auxilia a escolha do comprimento do stent.

Tabela 88-1	Opções Terapêuticas para Pacientes Felinos Usando Técnicas Endourológicas Conforme o Sexo							
	Colocação de SUB	**PCNL/SENL**	**Cistoscopia**	**Stent Uretral**	**Litotripsia a *Laser***	**PCCL**	**CLA-EU**	**Polipectomia**
Gato macho	Sim	Sim - raramente necessária	Via PCCU ou cistoscopia semirrígida (1,9 mm)	Via acesso uretral anterógrado	Não	Sim	Não	Sim (via PCCU)
Gato fêmea	Sim	Sim - raramente necessária	Cistoscopia rígida retrógrada (1,9 mm)	Via acesso uretral retrógrado	Sim	Sim	Sim	Sim (via cistoscopia retrógrada ou PCCU)

CLA-EU, Ablação a laser com orientação cistoscópica de ureteres ectópicos; *PCNL,* nefroureterolitotomia percutânea; *PCCU,* cistouretroscopia anterógrada percutânea; *PCCL,* cistolitotomia percutânea; *SENL,* nefroureterolitotomia endoscópica com auxílio cirúrgico; *SUB, bypass* ureteral subcutâneo.

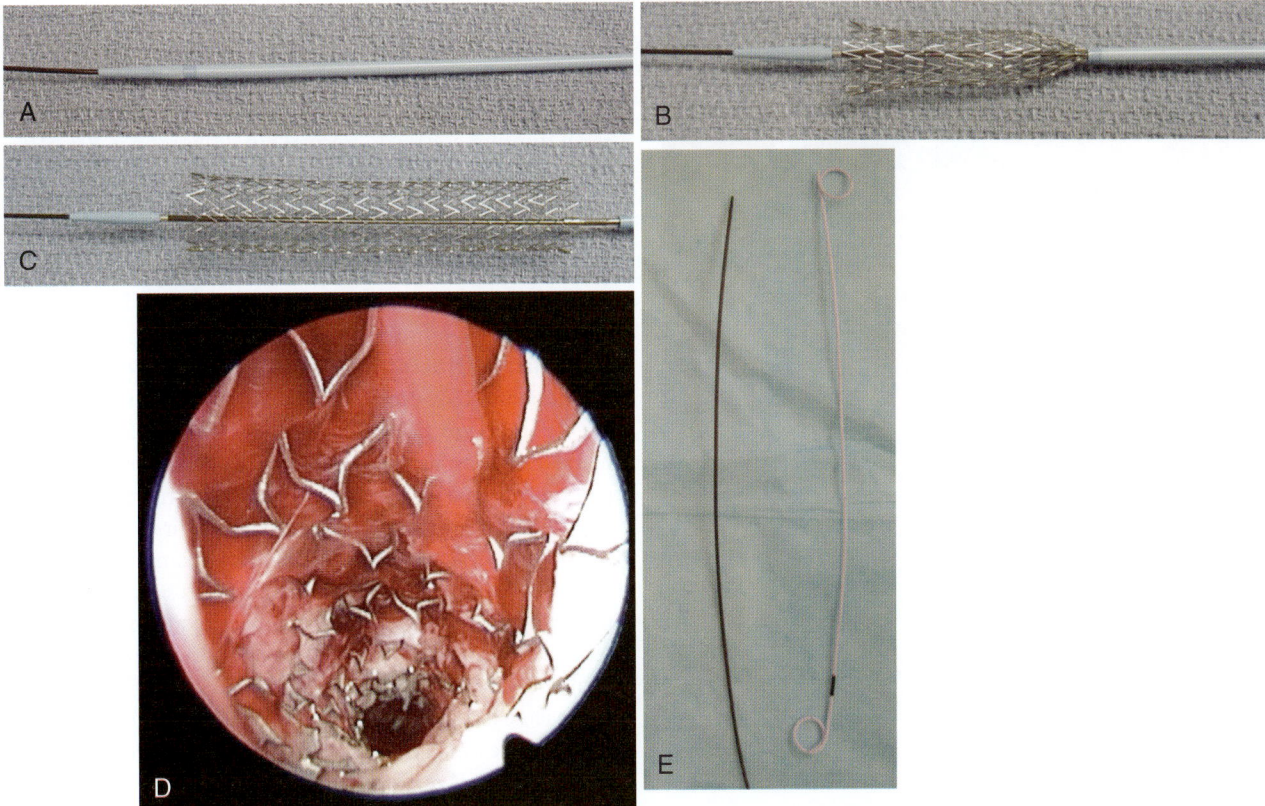

Figura 88-3: **Diversos Tipos de Stents Usados no Trato Urinário. A-C,** Stent metálico autoexpansível geralmente usado como stent uretral. **D,** Imagem endoscópica após a colocação do stent uretral, mostrando o deslocamento do tumor em direção à parede da uretra causado pelo dispositivo, que cria um lúmen desobstruído para o fluxo de urina. **E,** Um stent ureteral *pigtail* duplo usado em pacientes felinos; observa-se o cateter reto de dilatação ureteral à esquerda do stent, necessário à pré-dilatação do ureter. O stent possui uma marca preta em sua extremidade distal que é usado durante a colocação do stent por endoscopia, prevenindo a entrada da alça distal no ureter.

Tabela 88-2	Tratamento Medicamentoso das Obstruções Ureterais
Medicamentos	**Dose**
Fluidoterapia intravenosa	90-120 mL/kg por dia Monitoramento do peso corpóreo e da hidratação com/sem monitoramento da pressão venosa central O autor geralmente usa NaCl a 0,45% em dose de 60 mL/kg por dia e fluidos de reposição (ou seja, Plasma-Lyte®) em dose 30-60 mL/kg por dia para prevenção sobrecarga de fluido
Bloqueadores alfa-adrenérgicos	Prazosina em dose de 0,25 mg/gato, a cada 12 h, ou tansulosina em dose de 0,01 mg/kg, a cada 24 h Monitoramento da pressão arterial
Terapia diurética	Manitol em bólus de 0,25 g/kg por 30 a 60 minutos, então 60 mg/kg por hora em infusão em taxa constante por 24 horas Monitoramento do tamanho da pelve renal, dos parâmetros bioquímicos renais e da hidratação O autor é cauteloso caso haja evidências de doença cardíaca
Amitriptilina	1 mg/kg, a cada 24 h Há evidências mínimas que sustentam seu uso e o efeito máximo pode levar algumas semanas

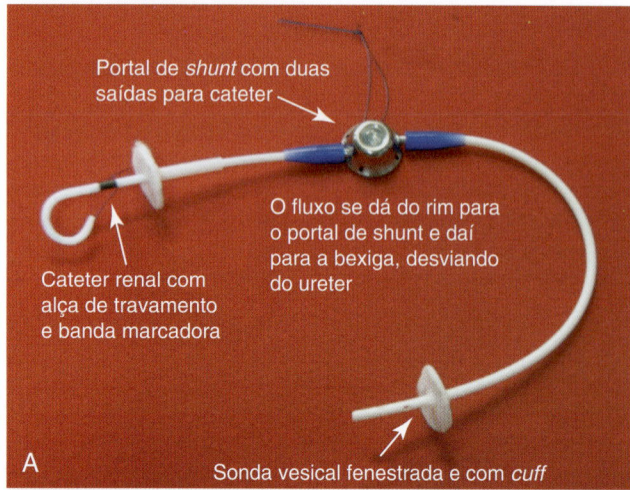

Portal de *shunt* com duas saídas para cateter

O fluxo se dá do rim para o portal de shunt e daí para a bexiga, desviando do ureter

Cateter renal com alça de travamento e banda marcadora

Sonda vesical fenestrada e com *cuff*

A

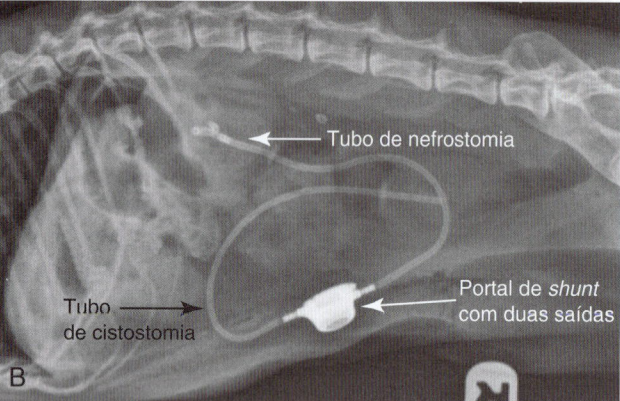

Tubo de nefrostomia

Tubo de cistostomia

Portal de *shunt* com duas saídas

B

Figura 88-4: **Dispositivo de Bypass Ureteral Subcutâneo (SUB). A,** O dispositivo com cateter *pigtail* com alça de travamento e marcador radiopaco após o orifício distal para prevenção do extravasamento fora da pelve renal; um balonete (cuff) de Dacron® é, então, preso à cápsula renal para prevenção do extravasamento. Este é, então, preso ao portal de *shunt* que pode ser lavado e usado na coleta de amostras. Por fim, o portal de *shunt* é preso ao tubo de cistostomia, que entra no ápice da bexiga para drenagem da urina da pelve renal até chegar diretamente à bexiga. **B,** Radiografia lateral de um dispositivo de SUB implantado em um gato.

As obstruções ureterais felinas são mais comumente secundárias à ureterolitíase (aproximadamente 80% dos casos), à estenose ureteral (aproximadamente 20% dos casos) e à neoplasia de trígono (menos de 3% dos casos).[23,24] Outras causas incluem a ligadura acidental do ureter durante a cirurgia, o trauma ureteral, o edema ureteral após a cirurgia ureteral e as obstruções secundárias à presença de material purulento, que é associada à pielonefrite ou pionefrose. A obstrução pode causar azotemia com risco de morte, principalmente quando é bilateral (aproximadamente 15% dos casos)[24] ou em gatos com doença renal crônica preexistente concomitante (mais de 75% a 90% dos casos).[21,23,24] Mais de 98% dos cálculos ureterais felinos são compostos por oxalato de cálcio,[21] impossibilitando a dissolução medicamentosa. Esses cálculos precisam ser eliminados de forma espontânea, continuar no mesmo local, serem contornados com uma intervenção ou ser removidos. Em caso de insucesso do tratamento medicamentoso (Tabela 88-2), a intervenção mais agressiva deve ser considerada (Tabela 88-3). A resposta fisiológica do corpo à obstrução ureteral é muito

complexa. Na presença de obstrução ureteral completa, a descompressão da pelve renal passa a ser imperativa para preservar a função do rim ipsilateral. Em estudos em cães demonstrou-se que, após a obstrução ureteral completa, o fluxo sanguíneo renal diminui a 40% do normal em 24 horas e a 20% do normal em 2 semanas.[29,30] Este aumento de pressão gerado pela obstrução ureteral é transmitido a todo o néfron, levando à diminuição súbita da taxa de filtração glomerular (TFG).[29,31-34] Após 7, 14 e 40 dias, observou-se queda permanente da TFG de 35%, 54% e 100%, respectivamente.[29,31-34] Esses números foram obtidos em um modelo com cães sem evidências de azotemia, nefrite intersticial crônica, obstrução crônica ou nefroureterolitíase preexistente e, assim, um resultado pior pode ser esperado em pacientes felinos. É interessante notar que, diferentemente da irreversibilidade de uma obstrução completa, as obstruções parciais provocam destruição menos grave ou dramática, assim como permitem o retorno mais frequente à função após a resolução da obstrução. Em um modelo com cães, a TFG voltou ao normal após a presença de uma obstrução parcial por 4 semanas.[35] Sabendo que muitos pacientes felinos apresentam obstruções parciais por semanas a meses com doença renal crônica (DRC) concomitante, o tratamento agressivo e a resolução da obstrução são recomendados. A não resolução de uma obstrução ureteral devido à cronicidade não é recomendada, já que a melhora da função renal é documentada de forma rotineira após o tratamento, independentemente do caráter crônico.

Nos casos de obstrução ureteral secundária a cálculos ureterais, alguns pacientes podem ser submetidos ao tratamento medicamentoso de suporte até a eliminação do cálculo (Tabela 88-1). No entanto, é importante lembrar que mais de 20% das obstruções ureterais felinas são associadas a estenoses (e/ou cálculos),[24,36,26] em que o tratamento medicamentoso e a cirurgia tradicional tendem a não ser muito eficazes. O tratamento medicamentoso (24 a 48 horas de fluidoterapia intravenosa [IV], prazosina e infusão IV de manitol em taxa constante) teve sucesso em aproximadamente 10% a 15% dos casos com obstruções induzidas por cálculos ureterais.[20,21,23] Em caso de insucesso do tratamento medicamentoso, uma intervenção de emergência deve ser considerada para evitar a ocorrência de lesão permanente. Em gatos com oligúria, anúria, hipercalemia ou hidratação excessiva, a intervenção imediata ou a hemodiálise intermitente deve ser considerada para estabilização. A primeira opção intervencionista considerada na clínica do autor é a colocação de um dispositivo de SUB. Outras opções incluem a colocação de um tubo de nefrostomia ou stent ureteral *pigtail* duplo. A descompressão da pelve renal diminui a pressão hidrostática, permitindo a recuperação renal imediata e prevenindo a ocorrência de dano permanente ao parênquima renal.

Colocação do Tubo de Nefrostomia

O(s) tubo(s) de nefrostomia pode(m) ser colocado(s) por via percutânea ou com auxílio cirúrgico para rápida resolução da pressão hidrostática excessiva e melhora da função renal. Os tubos de nefrostomia também podem ser uma ponte temporária para determinar se a manutenção da função renal permanece adequada antes da anestesia prolongada para realização da

Tabela 88-3 Possíveis Complicações das Diversas Intervenções Ureterais

Procedimento	Operatórias	Após a Cirurgia (Menos de 1 Semana)	Em Curto Prazo (1 Semana a 1 Mês)	Em Longo Prazo (Mais de 1 Mês)	Período de Acompanhamento
Cirurgia ureteral felina tradicional (n = 153,[20,21] 47[22]): Ureterotomia, reimplante, ureteronefrectomia, transplante renal;[20,21] ureterotomia, reimplante.[22] Dados apenas de cálculos.	• Uroabdome (6%[22] a 15%[21]) • Presença de efusão abdominal após a cirurgia (34%)[22]	• Obstrução ureteral persistente (7%) devido a estenose, edema, cálculos persistentes[21] • Ausência de melhora da função renal (17%)[21] • Necessidade de realização de segunda cirurgia durante a hospitalização (13%)[21,22] • Outras[21]: ICC (3%), peritonite séptica (2%), pancreatite (1%), pielonefrite (1%) • **Mortalidade (até a alta) de 21%**[21,22] (25% com ureterotomia/ reimplante; 18% se transplante e ureteronefrectomia forem incluídos)[21]	• Ausência de melhora da função renal (17%)[21] • **Mortalidade (em 1 mês) de 25%**[21]	• Ocorrência de reobstrução (40%)[21] cerca de 1 ano depois, 50% de mortalidade	De 1 a > 2.000 dias. Os maiores problemas são as complicações pós-operatórias: extravasamento, reobstrução, formação de estenose, recidivas da obstrução em longo prazo. Alguns casos foram acompanhados em longo prazo (aproximadamente 50%).[21] **21% de mortalidade perioperatória**

(Continua)

Tabela 88-3 Possíveis Complicações das Diversas Intervenções Ureterais *(Cont.)*

Procedimento	Operatórias	Após a Cirurgia (Menos de 1 Semana)	Em Curto Prazo (1 Semana a 1 Mês)	Em Longo Prazo (Mais de 1 Mês)	Período de Acompanhamento
Stent ureteral felino[25-27,23] (n = 79,[25] 92[27]; 71% a 79% dos animais com cálculos, 21% a 28% com estenoses e 1% com pielonefrite obstrutiva.	• Penetração ureteral com fio guia (17%; de pouca consequência clínica; ausência de uroabdome) • Extravasamento em caso de necessidade de ureterotomia concomitante (6,7%) • Eversão da mucosa ureteral durante a passagem do stent. Laceração ureteral durante a passagem do stent (3,8%)	• Sobrecarga de flu do durante a diurese pós-obstrutiva (17%) • Pancreatite concomitante (6%) • Ausência de melhora da creatinina (5%) • **Mortalidade (até a alta) de 7,5%**[25] devido a causas não urinárias (pancreatite ou ICC)	• Inapetência (temporária; 25%) • Disúria (autolimitante, 7 a 14 dias, < 10%)[25] • Migração do stent (3%)[27]	• Disúria (38%);[25] praticamente todos os casos respondem à prednisolona e/ou à prazosina (persistência de 1,6% após o tratamento com corticosteroide) • ITU (30%, contra 34% antes da cirurgia)[25] • Reobstrução (19%, por 3,5 anos)[25,27] devido à estenose (58% das estenoses ocluíram o stent), aderências ao redor do ureter por ureterotomia, pielonefrite obstrutiva ou ureterite proliferativa • Hematúria crônica (18%)[25] • Migração do stent (6%)[25] • Refluxo ureteral (< 2%)[25]	De 2 a 1.278 dias. MTS: 498 dias. MTS por causa renal de morte: > 1.250 dias; 21% dos gatos morreram devido a causas relacionadas aos rins; o único fator preditivo da sobrevida em longo prazo foi a concentração de creatinina em 3 meses.[26] O maior problema é a necessidade de troca do stent em 27% dos casos, devido à migração ou oclusão do ureter e à disúria causada pela localização do stent ureteral na bexiga. **7,5% de perioperatória mortalidade (nenhum caso relacionado a complicações cirúrgicas)**
Dispositivo de SUB felino[26,27,28,23] (n = 61[28], 71[27]; 20% dos gatos com estenoses (com/sem cálculos), 76% com cálculos e 4% com ureterite obstrutiva.	• Dobramento dos cateteres (< 5%) • Incapacidade de colocação de SUB (< 1%)	• Extravasamento (5%);[28] resolução com novo dispositivo • Sobrecarga de fluido (< 5%)[27,28] • Bloqueio do sistema (5%)[27,28] devido a coágulo de sangue, material purulento ou falência do dispositivo • Ausência de melhora da creatinina (4%)[27,28] • **Mortalidade (até a alta) de 5,6%**[27]	• Disúria (< 2%)[27,28] • Inapetência (temporária, aproximadamente 25%) • Seroma (1%)[28]	• ITU (15% contra 35% antes da cirurgia)[28] • Reobstrução (9,8% no total; 0% em casos de estenoses, 12% em casos de cálculo)[27] • Disúria (< 2%)[27,28]	De 2 dias a 4,5 anos. Mediano: 571 dias. Principais problemas: • Oclusão do dispositivo (10%) que necessita de lavagem seriada ou troca, geralmente devido ao acúmulo de cálculos • Dobramento • Extravasamento, menos comum com o treinamento adequado **5,6% de mortalidade perioperatória (nenhum caso relacionado a complicações cirúrgicas)**

ICC, Insuficiência cardíaca congestiva; *ITU*, infecção do trato urinário; *SUB*, bypass ureteral subcutâneo; *TMS*, tempo mediano de sobrevida.

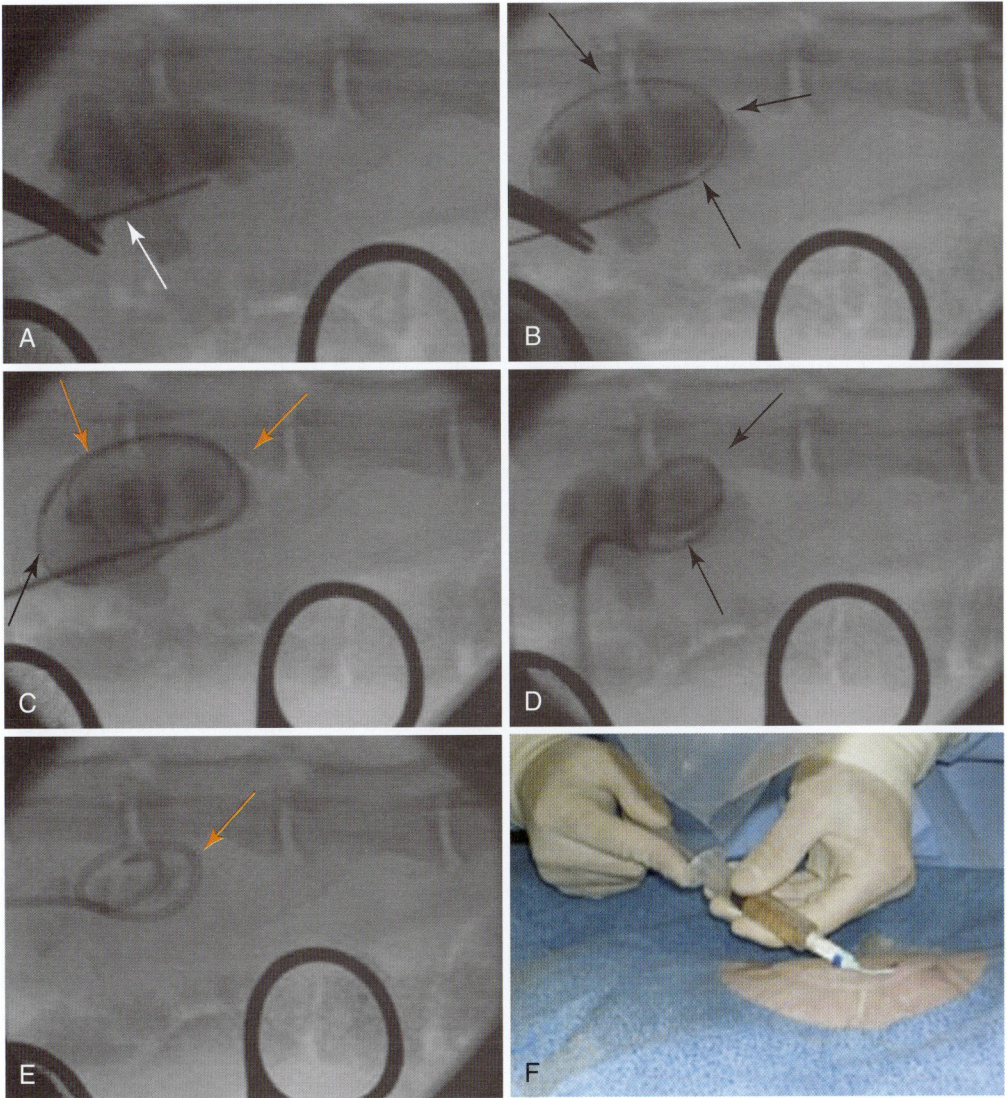

Figura 88-5: Colocação do Tubo de Nefrostomia. A, Agulha de acesso renal (*seta branca*) durante a pielocentese e o pielograma anterógrado. **B,** Fio guia avançado pela agulha (*setas pretas*) e alojado na pelve renal. **C,** Cateter *pigtail* com alça de travamento (*setas laranjas*) avançado pelo fio guia (*seta preta*) até a pelve renal. **D,** Cateter com alça de travamento alojado na pelve renal (*setas pretas*). **E,** Pelve renal após a drenagem de contraste pelo cateter (*seta laranja*). **F,** O tubo de nefrostomia saindo da parede corpórea e drenagem da urina.

intervenção ureteral imediata mais definitiva. Além disso, os tubos de nefrostomia podem ser um mecanismo de estabilização para que o paciente seja transportado à instituição de realização da intervenção ureteral permanente.[37] Na experiência clínica do autor, os tubos de nefrostomia externalizada são pouco usados, já que as intervenções que são mais permanentes (principalmente a colocação do dispositivo de SUB) são quase tão rápidas e são mais eficazes em longo prazo.

O uso do cateter *pigtail* com alça de travamento (5 ou 6 Fr)[h,i] é recomendado para diminuir o risco de remoção inadvertida do tubo ou extravasamento de urina. Historicamente, os tubos de nefrostomia foram recebidos com muita resistência devido ao alto risco de complicações após a colocação (acima de 50%),[21,38] que são associadas a remoção prematura, deslocamento, extravasamento de urina, infecção ou má drenagem. Com o advento de tubos resistentes e multifenestrados que formam uma alça que trava o cateter na pelve renal, a ocorrência dessas complicações caiu de forma dramática (Figs. 88-2 e 88-5).[23]

Tal procedimento, se percutâneo, é geralmente realizado sob orientação ultrassonográfica e fluoroscópica (quando a pelve renal tem mais de 15 mm de diâmetro à medida transversa) ou com assistência cirúrgica e orientação fluoroscópica (quando a pelve renal tem menos de 15 mm em diâmetro), usando a técnica modificada de Seldinger (Fig. 88-5). O autor prefere fazer esse procedimento com assistência cirúrgica em pacientes felinos devido à natureza móvel do rim e à segurança de realização da nefropexia durante a colocação, que previne

[h]Cateter com alça de travamento 5 Fr Dawson Mueller®, Cook Medical, Bloomington, IN, Estados Unidos.
[i]Cateter com alça de travamento 6 Fr, Infiniti Medical®, LLC, Menlo Park, CA, Estados Unidos.

a ocorrência de extravasamento de urina. Por via *percutânea*, uma agulha de acesso renal (calibre 18 G) sob orientação ultrassonográfica é usada para realização de pielocentese e ureteropielograma. Então, sob orientação fluoroscópica, um fio guia[j] (0,018 polegadas para cateter 5 Fr e 0,035 polegadas para cateter 6 Fr[h,i]) é passado pela agulha e inserido na pelve renal dilatada e contrastada. O cateter *pigtail* com alça de travamento de tamanho ideal é, então, avançado pelo fio guia até a pelve renal e o anel é formado (Fig. 88-5). Após a formação do anel na pelve renal, o *pigtail* é travado e é preso à parede corpórea para formação do trato. O cateter é bem suturado à pele com pontos chineses. O cateter deve ficar no local por 2 a 4 semanas para formação do trato, ou o orifício pode ser cirurgicamente fechado após a resolução da obstrução. A colocação *com assistência cirúrgica* do tubo de nefrostomia é realizada de maneira similar, mas apenas uma porção menor da pelve renal pode ser canulada com segurança; além disso, a nefropexia pode ser simultaneamente realizada, de modo que há diminuição do risco de extravasamento. Durante a colocação cirúrgica do tubo de nefrostomia, é possível avançar o fio guia até o ureter, e em caso de contornar a obstrução, o uso do stent ureteral pode ser tentado, permitindo o tratamento mais definitivo.

Nefroureterolitotomia Percutânea ou Endoscópica com Auxílio Cirúrgico

A nefroureteroscopia pode ser realizada de maneira anterógrada através do acesso renal em casos com cálculos ureterais proximais ou cálculos renais que provocam problemas ou obstrução. Diferentemente dos cálculos ureterais, os cálculos renais em gatos raramente são um problema clinicamente significativo. Se os cálculos renais estiverem causando infecções crônicas, obstruções ou piora da azotemia, a remoção é recomendada. Tal abordagem é considerada a menos agressiva ao rim em humanos adultos e crianças.[39-41]

A nefroureterolitotomia endoscópica percutânea ou com auxílio cirúrgico (PCNUL/SENL) é mais comumente realizada em cães, mas pode ser feita em gatos em caso de possibilidade de dilatação significativa do ureter e da pelve para acomodação do endoscópio rígido e flexível. A agulha de acesso renal é avançada na pelve renal pelo parênquima renal para realização de pielocentese e pieloureterograma, como anteriormente descrito. O fio guia é avançado pela agulha, até o ureter, a bexiga e a uretra. Um dilatador com balão (ou dilatadores vasculares seriados) é avançado pelo fio e, então, a bainha de acesso (10 a 14 Fr) é colocada na pelve renal. Esse procedimento distende o parênquima renal, em vez de criar uma incisão pelos néfrons, protegendo-os. O endoscópio é, então, avançado pela bainha em direção ao cálculo. Após a identificação do cálculo, a pinça tipo *basket* é usada para sua remoção (Fig. 88-6). Se o cálculo for maior do que a bainha, pode ser fragmentado com um litotritor. Se o cálculo for facilmente visualizado à fluoroscopia, pode ser removido pela bainha sem necessidade de endoscopia (Fig. 88-6).

Stents Ureterais

Os stents ureterais são usados em pacientes humanos para desviar a urina da pelve renal para a bexiga na presença de obstruções secundárias a ureterolitíase, estenose ureteral, neoplasia maligna ou trauma.[11,13-17] O principal tipo de stent ureteral usado em pacientes humanos e veterinários é o stent ureteral *pigtail* duplo permanente[e] (Fig. 88-3). O stent *pigtail* duplo é completamente intracorpóreo e tem diâmetro de 2,5 Fr para pacientes felinos. Em medicina humana, recomenda-se a remoção ou troca dos stents após 3 a 6 meses,[12,13,16] mas isto não parece ser necessário em pacientes felinos, já que os dispositivos continuaram desobstruídos e no local correto por mais de 6 anos em alguns indivíduos. A colocação do stent pode ser considerada uma opção terapêutica em longo prazo para diversas causas de obstruções ureterais; no entanto, possíveis efeitos colaterais e complicações em longo prazo foram documentadas[23,24,36,26,42-44] (Tabela 88-3).

Os stents ureterais foram implantados para tratamento de obstruções ureterais em mais de 100 pacientes felinos na clínica do autor.[23,24,36,26,42-44] Os benefícios da colocação de stent ureteral em pacientes felinos são: (1) a melhora da azotemia e descompressão ureteral, (2) a criação de dilatação ureteral passiva[17] e (3) a diminuição da tensão cirúrgica sobre o ureter após ou durante a cirurgia (i.e., ressecção e anastomose) e prevenção da ocorrência de extravasamento e reobstrução após o procedimento. Na experiência do autor, as taxas de sucesso da colocação de stents ureterais em felinos são superiores a 95% (97% à colocação cirúrgica e apenas 20% à endoscopia).[24]

Com a *técnica anterógrada*, o acesso renal é obtido com exposição cirúrgica do rim. Com um cateter sobre agulha de calibre 22 G a partir do aspecto lateral da curvatura superior do rim, a pelve renal é canulada. Então, sob orientação fluoroscópica, um ureteropielograma anterógrado é realizado e a localização da obstrução é documentada. Um fio guia hidrofílico de ponta angulada de 0,018 polegada é passado sob o ureter, ao redor dos cálculos, saindo da JUV, até a bexiga (Fig. 88-7). Uma pequena incisão de cistostomia é, então, realizada para externalização do fio, para obtenção do acesso de ponta a ponta (transfixado). Um cateter de dilatação ureteral de 0,034 polegada[k] é, então, avançado em direção anterógrada pelo fio guia do rim à bexiga, dilatando o lúmen para implante do stent ureteral. Por fim, o stent é avançado pelo fio guia e, em direção anterógrada, do rim à bexiga. Depois que o stent atravessa o ureter e entra na bexiga, o *pigtail* é formado na pelve renal. O fio guia é, então, removido e a extremidade distal do stent é espiralada e inserida na bexiga.

A taxa de complicação associada ao procedimento de colocação de stent é menor[24,36] do que a relatada com a cirurgia tradicional,[21,22] e o uroabdome é o problema mais comum (30% com ureterotomia e reimplante e 6,7% com a colocação de stent). O uroabdome pode ocorrer em caso de realização concomitante de ureterotomia durante a colocação do stent e

---

[j]Fios guias hidrofílicos de ponta angulada 0,018-0,035 polegada, fio Weasel®, Infiniti Medical, LLC, Menlo Park, CA, Estados Unidos.

[k]Dilatador ureteral 0,034 polegada, Infiniti Medical LLC, Menlo Park, CA, Estados Unidos.

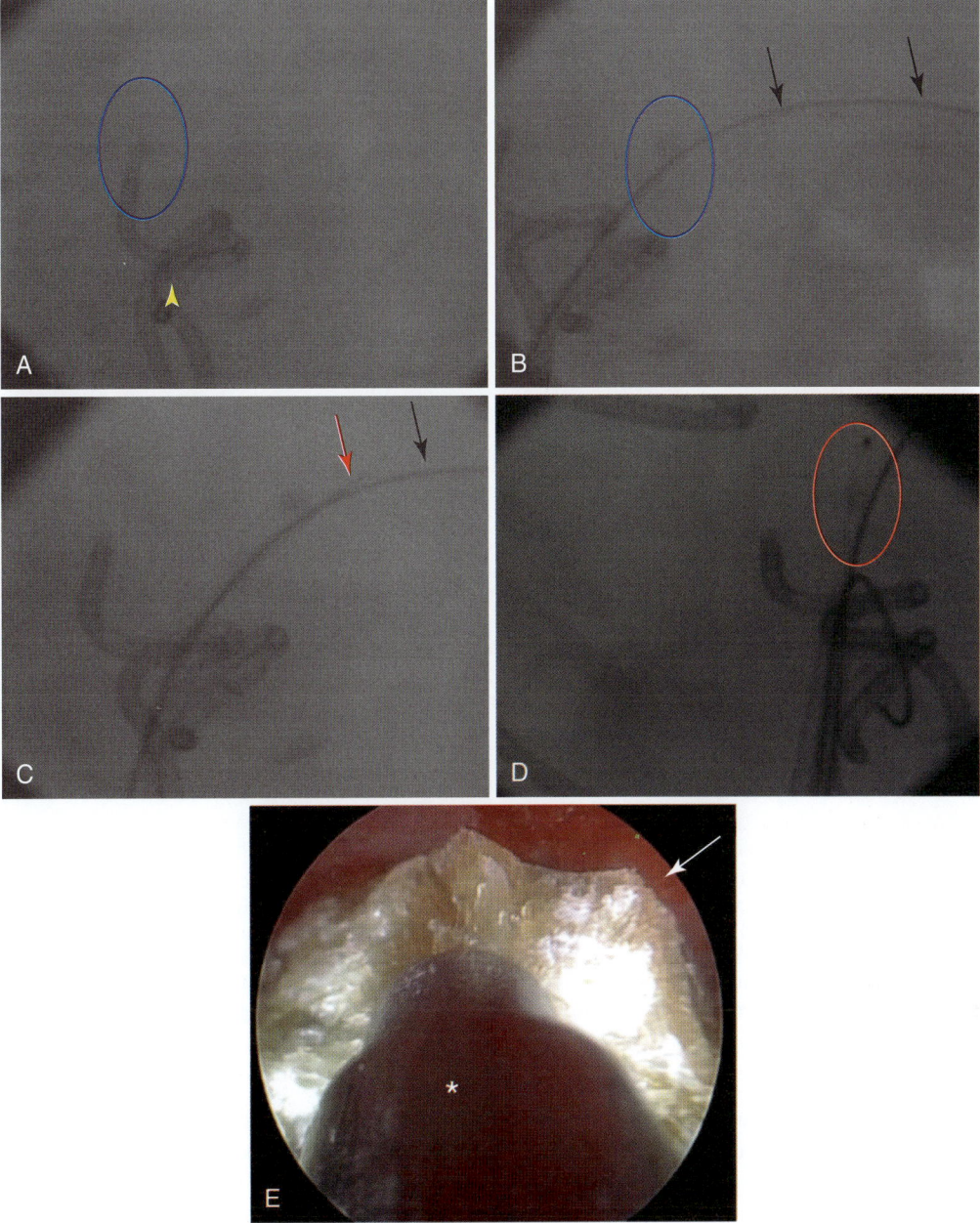

Figura 88-6: **Procedimento de Nefrolitotomia: Imagens de um Gato com um Cálculo Ureteral Proximal durante a Retirada por Nefrolitotomia sob Orientação Fluoroscópica. A,** Este gato apresenta um tubo de nefrostomia com alça de travamento (*cabeça de seta amarela*) na pelve renal. O cálculo ureteral proximal (*oval azul*) é identificado. **B,** Um fio guia (*seta preta*) é avançado pelo ureter além do cálculo. **C,** Uma pinça do tipo *basket* (*seta vermelha*) é avançada pela bainha de acesso renal, além do cálculo. **D,** A pinça do tipo *basket* é aberta (*oval vermelha*) e o cálculo é apreendido para remoção. **E,** Imagem endoscópica durante a nefrolitotripsia (*asterisco branco*) de um cálculo renal (*seta branca*) que era muito grande para apreensão apenas com a pinça do tipo *basket*.

geralmente é autolimitante, com duração de 24 a 48 horas, com o uso de dreno de sucção fechada (Tabela 88-3).

O cuidado detalhado após a cirurgia é necessário no tratamento de pacientes felinos após a remoção da obstrução. Os pacientes felinos são bastante suscetíveis ao desenvolvimento de diurese pós-obstrutiva e possível sobrecarga de fluido. Deve-se ter cuidado para manter o equilíbrio fluido adequado com hidratação enteral, quando possível (sondas de alimentação), e o monitoramento meticuloso do peso corpóreo, da produção

de urina e dos parâmetros bioquímicos são necessários. Ultrassonografias seriadas do trato urinário, com atenção especial ao diâmetro da pelve renal, à localização do stent e ao diâmetro ureteral, são realizadas para assegurar a ausência de evidências de migração oclusão ou incrustação do stent. O autor recomenda a realização de cultura de urina a cada 3 a 6 meses para o tratamento adequado em longo prazo. Tradicionalmente, em medicina humana, os stents ureterais são temporários e removidos, mas, em medicina veterinária, isto não é rotineiramente

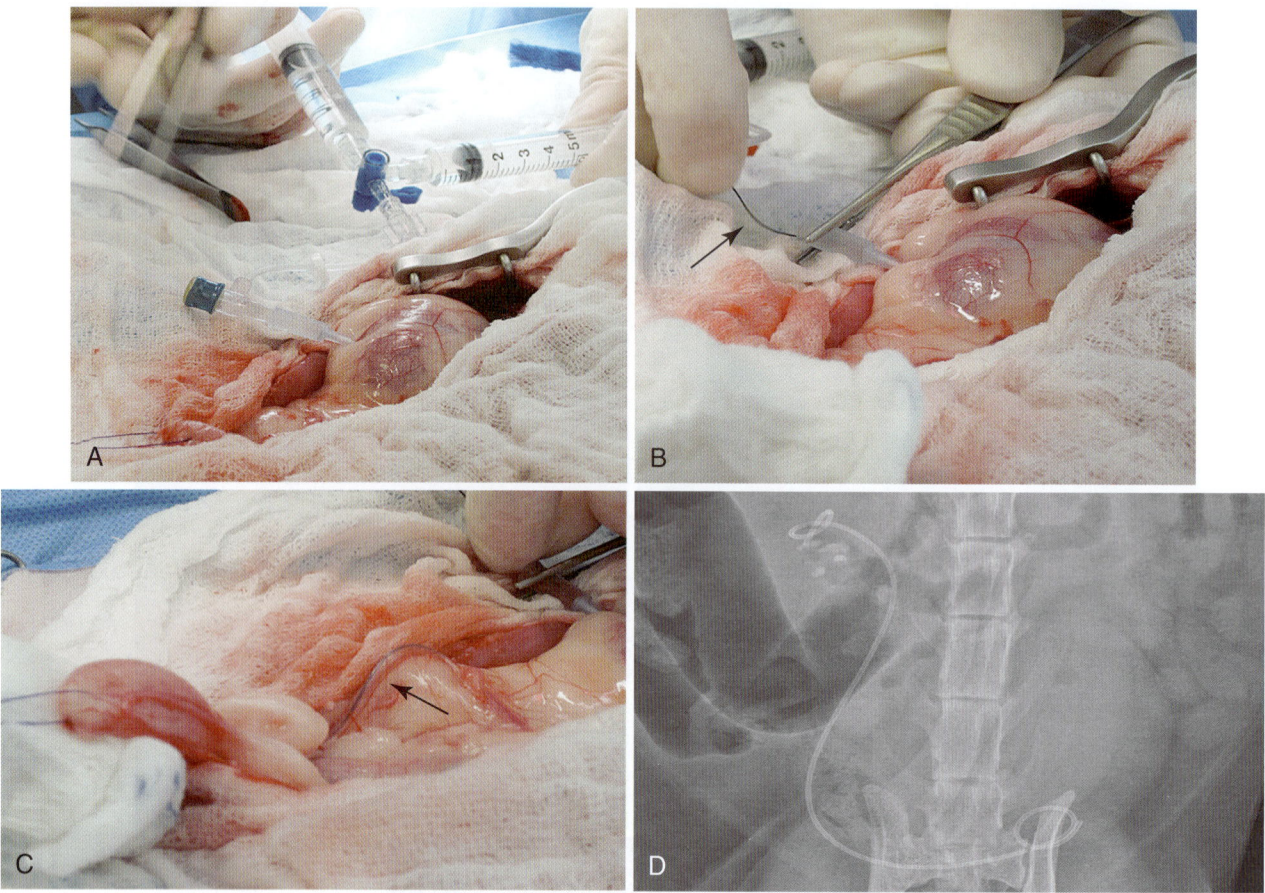

Figura 88-7: **Colocação Cirúrgica de um Stent Ureteral Felino.** O topo de cada imagem é cranial. **A,** Ureteropielograma anterógrado sendo realizado usando um cateter sobre agulha de calibre 22 G. **B,** Um fio guia de 0,018 polegada (*seta preta*) está sendo avançado pelo cateter até o ureter sob orientação fluoroscópica. **C,** O fio guia (*seta preta*) está no lúmen ureteral ao atravessar a pelve renal até a bexiga. **D,** Radiografia ventrodorsal após a colocação do stent, mostrando o *pigtail* na pelve renal ao lado de uma grande quantidade de cálculos renais e a haste do stent seguindo pelo ureter, com o *pigtail* distal na bexiga.

necessário. A maioria dos stents apresenta suspeita de oclusão por *debris* em 3 meses, mas, com a dilatação ureteral passiva adequada, o ureter não é reobstruído, a não ser que haja uma estenose ureteral concomitante. O tecido estenosado não é dilatado de forma passiva e isto pode causar reoclusão ureteral (58% dos casos de estenose).[24,36]

Deve-se enfatizar que os stents devem ser colocados por profissionais com experiência na técnica e nos equipamentos, já que esses casos são tecnicamente desafiadores e podem ficar muito complicados. As taxas de sucesso são altas, principalmente com o uso do stent ureteral felino específico, 2,5 Fr, mas o procedimento pode ser muito complexo e não é recomendado de forma rotineira a não ser que o cirurgião seja bem treinado. Em um estudo com a avaliação de 69 pacientes felinos (79 ureteres) com obstruções ureterais tratados com um stent ureteral, foi observado um sucesso de 96% no procedimento.[24] Nesse estudo, 14% dos gatos apresentavam obstrução bilateral, 28% estenoses (alguns com cálculos ureterais concomitantes) e 85% dos casos apresentavam cálculos renais concomitantes. O número mediano de cálculos no ureter obstruído foi quatro. Aproximadamente um terço dos gatos apresentava infecção documentada do trato urinário antes da colocação do stent e, em 30%, havia pelo menos uma cultura positiva de urina em sua vida após a colocação do stent. O nível mediano de creatinina foi de 5,3 mg/dL (468,5 μmol/L) antes da cirurgia e de 2,1 mg/dL (185,6 μmol/L) após a colocação do stent. A taxa de mortalidade perioperatória após a cirurgia foi de 7,5%, sem mortes associadas à obstrução ureteral ou ao procedimento. Por outro lado, a taxa de mortalidade com a cirurgia tradicional é de 18% a 38%.[20-22] As complicações mais comuns em longo prazo (mais de 1 mês) após a colocação de stent ureteral foram a disúria (38%, mas apenas persistente em 2%), a hematúria crônica (18%), a oclusão do stent (19%), a migração do stent (6%) e a ureterite ou proliferação mucosa (4%). A disúria geralmente se resolveu com a terapia com corticosteroide por curto período. A troca do stent ureteral, por um stent maior ou dispositivo de SUB, foi necessária em 27% dos gatos em decorrência de oclusão ou migração. Tal complicação foi mais comumente associada às estenoses ureterais (mais de 50% de reoclusão de estenoses),[24,36] ou à oclusão em um sítio prévio de ureterotomia. Os ureteres continuaram desobstruídos em longo prazo na maioria dos gatos; um stent continuou no local correto e funcional por 5 anos. O tempo mediano de sobrevida foi de 498 dias. O tempo mediano de sobrevida apenas para a causa renal de morte foi superior a 1.250 dias e somente 21% dos gatos faleceram com suspeita de DRC. Em outro estudo no qual foram avaliados os fatores prognósticos das sobrevidas em curto e longo prazos e recuperação renal antes da cirurgia não foram identificados quaisquer alterações clínicas, bioquímicas ou em técnicas de diagnóstico por imagem que interferissem na sobrevida geral dos pacientes[26] (Tabela 88-3).

Dispositivo de *Bypass* Ureteral Subcutâneo

O dispositivo de SUB[g] foi inicialmente criado para pacientes felinos como uma alternativa aos stents ureterais na presença de estenose (maior taxa de oclusão do stent [superior a 50%]) ou incapacidade de colocação do stent devido à existência de muitos cálculos, lúmen muito estreito ou instabilidade do paciente. Documentou-se em longo prazo que os pacientes com dispositivo de SUB apresentavam conforto e as taxas de reobstrução foram superiores às observadas com os stents ureterais (Tabela 88-3).[45,28] Devido a esses resultados, os dispositivos de SUB passaram a ser a opção primária para tratamento das obstruções ureterais felinas na clínica do autor. É muito importante entender os riscos e benefícios da cirurgia tradicional, da colocação de stent ureteral e do implante do dispositivo de SUB para determinar a melhor opção terapêutica para cada paciente. Em medicina humana, um dispositivo semelhante ao SUB foi usado em pacientes com tumores malignos extensos do trato urinário, estenoses ureterais secundárias ao transplante renal ou em caso de insucesso ou contraindicação à colocação de stent ureteral ou realização de cirurgia reconstrutiva.[46-48]

A colocação de cateteres de nefrostomia em medicina veterinária (anteriormente descrita) teve grande sucesso quando o dispositivo adequado foi usado.[37] A maior limitação é a drenagem externalizada, que requer tratamento cuidadoso e hospitalização para prevenção da ocorrência de infecção e deslocamento. O desenvolvimento de um dispositivo permanente de SUB[g] (Figs. 88-4 e 88-8), usando uma combinação de cateter de nefrostomia com alça de travamento e cateter de cistostomia conectado ao portal subcutâneo de *shunt*, apresentou enorme sucesso no tratamento de todas as causas de obstruções ureterais felinas (p. ex., cálculos, estenose, tumores e pielonefrite obstrutiva). Em pacientes humanos, o uso de um dispositivo similar reduziu as complicações associadas aos tubos externalizados de nefrostomia e aos stents ureterais e melhorou a qualidade de vida.[47,48]

O dispositivo de SUB é colocado com assistência cirúrgica e orientação fluoroscópica. O cateter de nefrostomia tem diâmetro de 6,5 Fr e é colocado com um fio guia em formato de J de 0,035 polegada pela técnica modificada de Seldinger, como anteriormente descrito (Fig. 88-8). Então, um cateter multifenestrado[g] é colocado no ápice da bexiga. Cada cateter é preso à cápsula renal e à superfície serosa da bexiga, respectivamente, com *cuff* de Dacron® para prevenção de extravasamento e migração (Fig. 88-8). Após a colocação, os cateteres são passados pela parede corpórea ventral, imediatamente lateral à incisão abdominal, e firmemente conectados ao portal de *shunt* (Fig. 88-9). O contraste é infundido pelo

portal de *shunt* antes do fechamento abdominal, para assegurar a ausência de obstrução e de qualquer extravasamento (Figs. 88-8 e 88-9).

O manejo após a cirurgia do dispositivo de SUB é semelhante ao descrito anteriormente para o stent ureteral. Deve-se ter cuidado com fluidoterapia, já que o desenvolvimento de diurese pós-obstrutiva é comum e pode levar à fluidoterapia excessiva, resultando em sobrecarga de fluido. A palpação abdominal é desencorajada nas primeiras 2 semanas para prevenção da manipulação do dispositivo. Após a alta, os pacientes são monitorados da mesma maneira que todos os felinos com obstrução ureteral, incluindo a realização seriada de ultrassonografias e culturas de urina. A coleta da amostra de urina geralmente é realizada pelo portal de acesso do dispositivo de SUB usando uma agulha especial de Huber sem corte;[l] neste momento, o dispositivo pode ser lavado com solução fisiológica estéril sob orientação ultrassonográfica. Esse procedimento é recomendado a cada 3 a 6 meses para auxiliar a verificação e a manutenção do lúmen desobstruído. A cistocentese deve ser desencorajada nesses pacientes.

O uso do dispositivo de SUB felino foi descrito.[23,36,26,44,45,28] Até o momento, mais de 180 desses dispositivos foram colocados em um período de 6 anos, com boa taxa de sucesso em curto e longo prazo (Tabela 88-3). A concentração mediana de creatinina antes da cirurgia foi de 6,8 mg/dL (601 μmol/L) e de 2,4 mg/dL (212,2 μmol/L) após a colocação do dispositivo de SUB. A taxa de mortalidade perioperatória após a cirurgia foi de 5,6%, sem mortes associadas a complicações relacionadas ao procedimento,[36,26,28] em comparação à cirurgia tradicional (18% a 38% de mortalidade) e à colocação de stent ureteral (7,5% de mortalidade) (Tabela 88-3). Além disso, o período mediano de acompanhamento desses pacientes foi superior a 19 meses. As complicações perioperatórias geralmente são raras e incluem extravasamento (no portal ou no sítio de inserção do tubo de nefrostomia em menos de 5% dos pacientes), dobramento dos cateteres (ou ausência de recuperação da função renal, inferior a 5%) e bloqueio do sistema com coágulos de sangue, *debris* ou material purulento (inferior a 5%). A disúria é raramente observada em gatos com dispositivos de SUB (menos de 2% dos pacientes) em comparação àqueles submetidos à colocação do stent (38% dos pacientes) e, em longo prazo, a oclusão do dispositivo com *debris* de cálculos foi observada em aproximadamente 15% dos casos (18% com litíase e 0% com estenoses), com necessidade de lavagem seriada ou troca de dispositivo.

O dispositivo de SUB é considerado uma opção funcional. É o atual tratamento de escolha do autor para gatos com obstruções ureterais.

Doenças do Sistema Urinário Coletor Inferior: Bexiga e Uretra

Colocação Percutânea do Tubo de Cistostomia

Os tubos de cistostomia são geralmente colocados para desvio do fluxo de uma obstrução uretral ou durante a cicatrização de uma lesão na uretra, no trígono ou na bexiga. Essa lesão

---

[l]Agulha de Huber de calibre 22 G, Norfolk Vet, Skokie, IL, Estados Unidos.

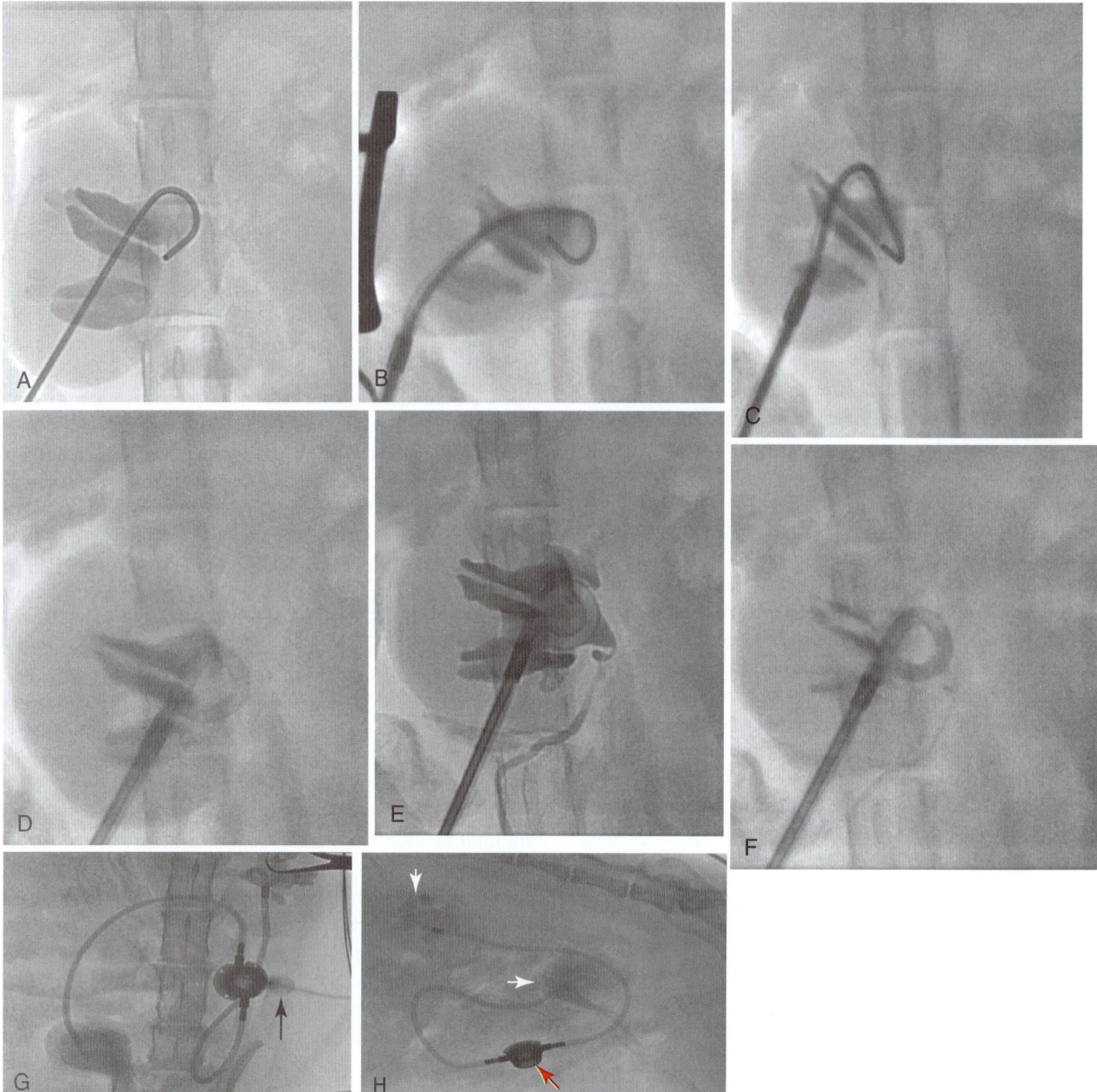

Figura 88-8: Imagens Fluoroscópicas durante a Colocação de um Dispositivo de *Bypass* Ureteral Subcutâneo (SUB) do Lado Direito. O topo de cada imagem (**A-G**) é cranial, e a esquerda da imagem (**H**) é cranial. **A,** O fio guia com ponta em J é avançado na pelve renal após a realização do pielograma. Isto é feito pelo polo caudal do rim. **B,** O cateter de nefrostomia é avançado pelo fio até a pelve renal. **C,** O cateter de nefrostomia é enrolado na pelve renal pelo fio. **D,** O fio é removido e o cateter *pigtail* com alça de travamento é travado. **E,** Ureteropielograma através do cateter *pigtail* com alça de travamento, confirmando a localização adequada; essa obstrução estava no ureter distal, de modo que o ureterograma proximal é visível. **F,** Drenagem da pelve renal pelo cateter para remoção de todo o contraste. **G,** Imagem de todo o dispositivo de SUB após a colocação, mostrando o pielograma e o cistograma com injeção de contraste pela agulha de Huber (*seta preta*) através do portal. **H,** Imagem lateral confirmando a colocação adequada do SUB, onde a seta branca indica os cateteres de nefrostomia e cistostomia e a seta vermelha é o portal de *shunt*.

pode ser secundária a neoplasias malignas, cirurgias vesicais agressivas, uretrite grave, estenoses uretrais, lacerações uretrais ou cálculos uretrais de difícil remoção cirúrgica. Com o advento dos stents uretrais, o uso dos tubos de cistostomia na clínica do autor foi reduzido, mas a facilidade e o sucesso de sua colocação fazem com que esta seja uma opção viável quando necessária. Os tubos de cistostomia podem ser colocados por via percutânea ou cirúrgica. Com o cateter *pigtail* com alça de travamento (Fig. 88-2), a colocação percutânea do tubo de cistostomia passou a ser uma técnica rápida, segura

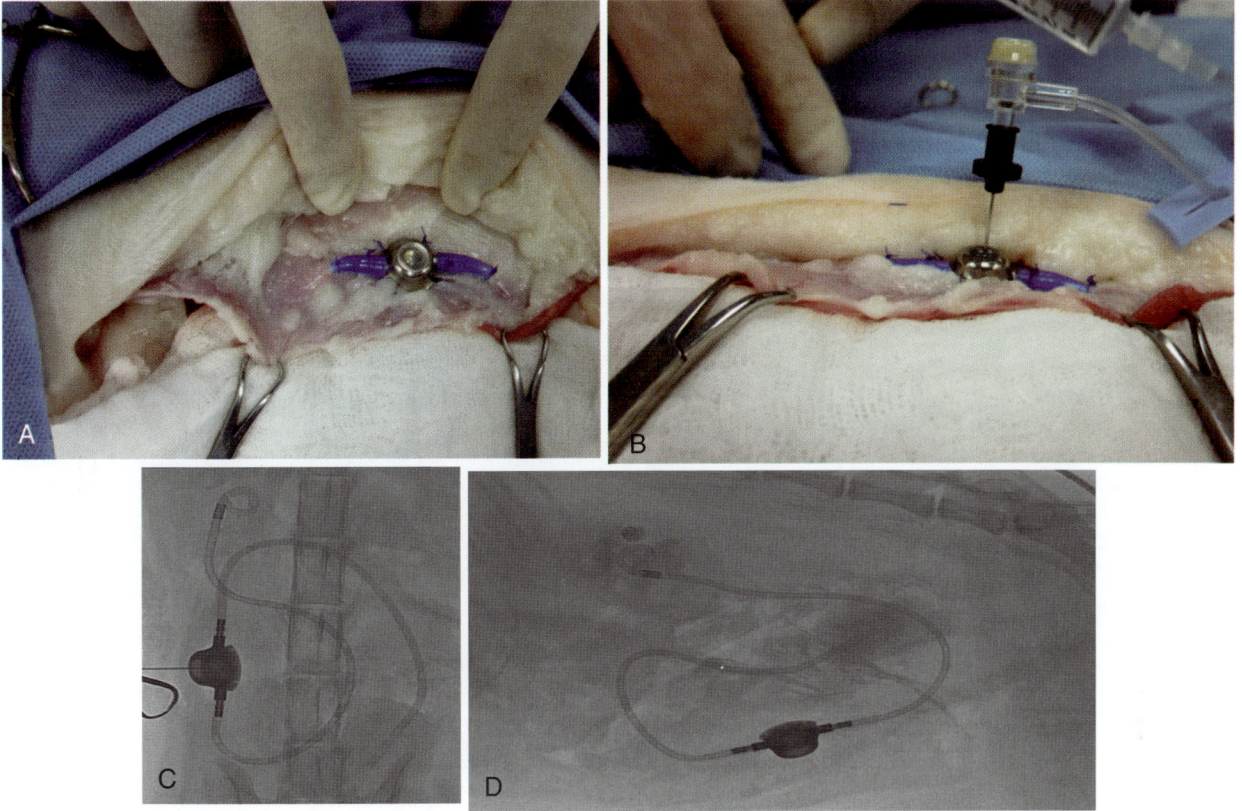

Figura 88-9: **Colocação do Dispositivo de Bypass Ureteral Subcutâneo (SUB). A** e **B** são imagens cirúrgicas mostrando o portal de shunt no espaço subcutâneo após a colocação. A agulha de Huber é inserida no portal para assegurar a ausência de obstruções no dispositivo e de extravasamentos antes do fechamento abdominal. **C,** Imagem fluoroscópica ventrodorsal de um dispositivo de SUB do lado direito após a colocação, confirmando o posicionamento adequado. **D,** Imagem fluoroscópica lateral do dispositivo de SUB.

e altamente eficaz. A colocação pode ser feita com orientação ultrassonográfica e/ou fluoroscópica. O autor prefere a orientação fluoroscópica e a técnica modificada de Seldinger. Como anteriormente descrito para os tubos de nefrostomia, uma incisão é feita na pele e na musculatura abdominal da área da punção. Então, um cateter sobre agulha de calibre 18 G é avançado até a bexiga via cistocentese (abordagem paramediana no corpo da bexiga), até a drenagem de urina. A lanceta é removida e uma amostra estéril de urina é coletada para cultura e análise. A seguir, um cistograma é realizado com uma mistura de 50% de contraste e soro fisiológico estéril para enchimento da bexiga (o volume total aproximado da bexiga é de 5 a 15 mL/kg). Então, um fio guia hidrofílico de ponta angulada de 0,035 polegada[j] é avançado pelo cateter e alojado na bexiga. O fio guia pode ser avançado pela uretra por meio de orientação fluoroscópica em caso de realização de cateterismo anterógrado (mais informações na próxima seção), usando essa mesma técnica.

Para a colocação do tubo de cistostomia (Fig. 88-10), o cateter com alça de travamento é canulado com trocater de lúmen rígido e avançado pelo fio. Esse cateter é, então, puncionado pelo corpo e pela parede da bexiga. Após a entrada na bexiga, o trocater oco é retirado enquanto o cateter é avançado pelo fio guia para assegurar a presença de toda a extremidade distal do cateter no lúmen vesical. Logo, o fio de travamento

é acionado enquanto o trocater e o fio guia são removidos, criando a alça *pigtail* do cateter. A bexiga é, então, drenada e enchida, para assegurar que todo o *pigtail* esteja bem posicionado no lúmen vesical e funcionando bem. A alça do cateter deve estar no lúmen da bexiga, se estendendo aproximadamente 1 a 2 cm a partir da parede, de modo a não ficar muito apertado contra a parede do órgão. Isto permite a movimentação quando a bexiga está repleta e vazia, prevenindo a ocorrência de deslocamentos. O cateter é, portanto, cuidadosamente preso à parede corpórea usando pontos em bolsa de tabaco ou pontos chineses. Uma vez que não há cistopexia cirúrgica, esse tubo deve continuar no local por pelo menos 2 a 4 semanas antes da remoção. Outros tubos, como cateteres de látex em ponta de cogumelo, de Foley ou de perfil baixo podem ser colocados cirurgicamente ou com auxílio laparoscópico.[49-51] Esses tubos são colocados com cistopexia cirúrgica. O cuidado e a limpeza do cateter devem ser enfatizados, já que os tubos de cistostomia são comumente associados a infecções secundárias (86% em um estudo) devido à natureza externa do tubo. Outras complicações devido ao uso dos tubos de cistostomia foram descritas e apresentaram incidência alta, de 49% dos pacientes, e envolveram a remoção inadvertida do tubo, a ingestão do tubo pelo paciente, a formação de fístulas e a fratura da ponta em cogumelo durante a remoção.[51] A colocação do tubo de cistostomia não é ideal durante a administração de quimioterapia

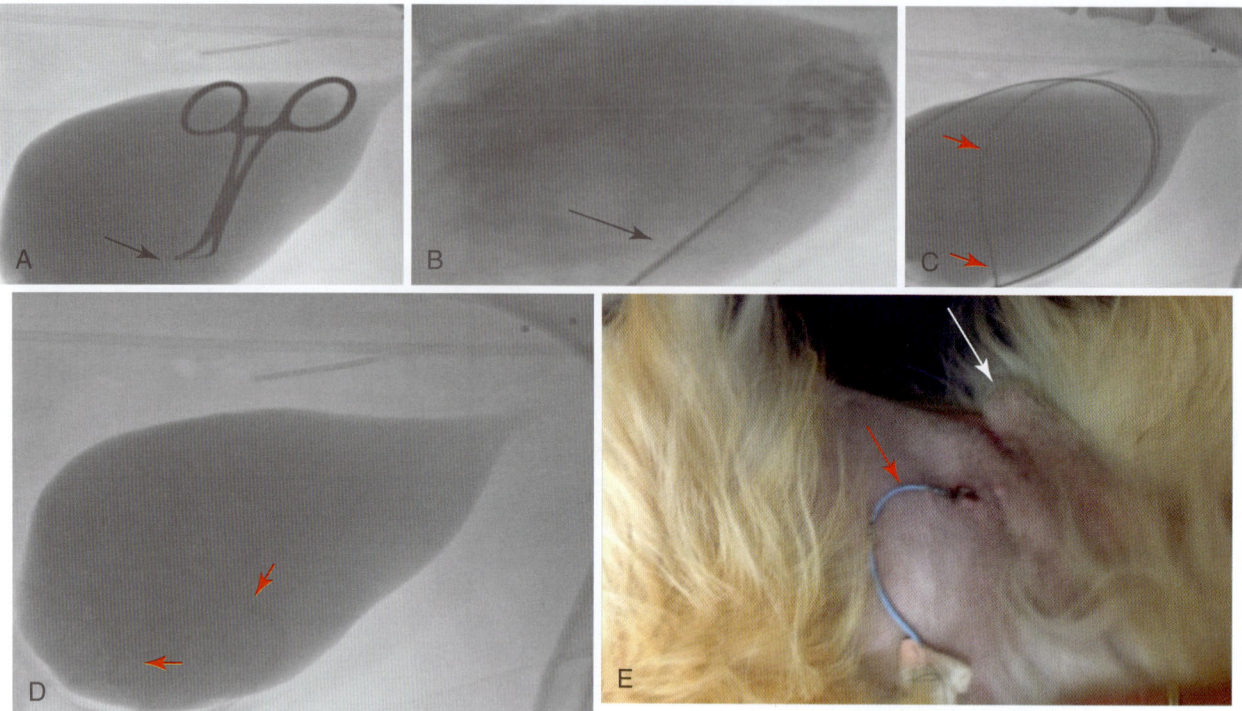

Figura 88-10: **Colocação Percutânea do Tubo de Cistostomia. A,** Cateter sobre agulha de calibre 18 G (*seta preta*) colocado na bexiga por cistocentese. **B,** Cistograma realizado pelo cateter. **C,** Fio guia (*seta vermelha*) avançado até a bexiga pelo cateter. Sobre o fio, há um cateter *pigtail* com alça de travamento. **D,** Cateter *pigtail* com alça de travamento (*setas vermelhas*) na bexiga. **E,** Imagem de um cão macho, mostrando um tubo de cistostomia paramediana (*seta vermelha*) saindo da parede corpórea; observa-se sua localização ao lado do prepúcio (*seta branca*).

(nos casos de obstruções malignas) ou terapia imunossupressora (nos casos de uretrite proliferativa imune mediada), já que pode haver desenvolvimento de infecções secundárias e prejudicar a cicatrização da ferida. Além disso, em caso de remoção prematura do tubo e ausência de cistopexia, há risco de uroabdome.

Cateterismo Uretral

As obstruções da uretra podem causar desconforto grave, disúria e azotemia com risco de morte, necessitando de resolução rápida e eficaz. A derivação urinária é comumente realizada por meio de técnicas padrões de cateterismo uretral. Esse procedimento é simples e realizado de forma rotineira em pacientes veterinários, em especial para monitoramento do débito urinário e estabelecimento da drenagem de urina em pacientes que estão em decúbito, apresentam obstruções uretrais mecânicas ou funcionais, estão no período de cicatrização após uma laceração uretral ou para manutenção do lúmen uretral após a cirurgia uretral ou vesical. Os cateteres uretrais mais comuns usados em gatos machos são os cateteres de borracha vermelha de 3,5 Fr ou 5 Fr, que são relativamente atraumáticos. Na opinião do autor, os cateteres rígidos não devem ser usados para a resolução de obstruções uretrais. Esses cateteres podem ser a principal causa de trauma e laceração uretral, já que não são flexíveis. Além disso, a obstrução uretral nunca deve ser removida de forma física e forçosa com o cateter em si, já que é isso que provoca as lacerações uretrais. Em vez disso, a lavagem retrógrada deve ser usada no deslocamento do objeto causador da oclusão (p. ex., cálculo, tampão mucoso). Para esse procedimento, o paciente deve ser anestesiado ou bem sedado, para minimização da ocorrência de espasmo ou reação uretral durante a manipulação. Caso um cateter flexível atraumático não possa ser facilmente avançado de forma retrógrada e a bexiga esteja túrgida, o órgão deve ser esvaziado por cistocentese para descompressão com agulha de calibre 22 G ou cateter sobre agulha ligado a um conjunto de extensão (ou portal T) e válvula tripla. A bexiga deve, então, ser drenada até ficar com consistência macia, permitindo a infusão de solução fisiológica estéril (hidropropulsão retrógrada) durante a colocação retrógrada do cateter. Todos os cateteres no sistema urinário devem ser colocados com técnica estéril. Em fêmeas, isto pode ser mais difícil, já que é preciso realizar o cateterismo às cegas do meato uretral. Se isto não for possível, o uso de um espéculo, cistoscópio ou vaginoscópio para auxiliar a canalização da papila pode ser necessário. Após o cateterismo da extremidade distal da uretra, 10 mL de solução fisiológica estéril são instilados pela uretra durante o cuidadoso avanço do cateter. A extremidade da uretra peniana ou da vulva deve ser comprimida com os dedos para acúmulo de pressão na uretra, o que, por fim, distende o lúmen uretral ao redor da lesão obstrutiva. Durante a infusão de solução fisiológica, um assistente deve avançar o cateter, assegurando a ausência de resistência. Mais uma vez, não é aconselhável usar a ponta do cateter para remover a obstrução, já que isto pode causar uma laceração uretral; em vez disso, a lavagem estéril deve ser usada para deslocamento da obstrução. Outro assistente pode ajudar, palpando a bexiga

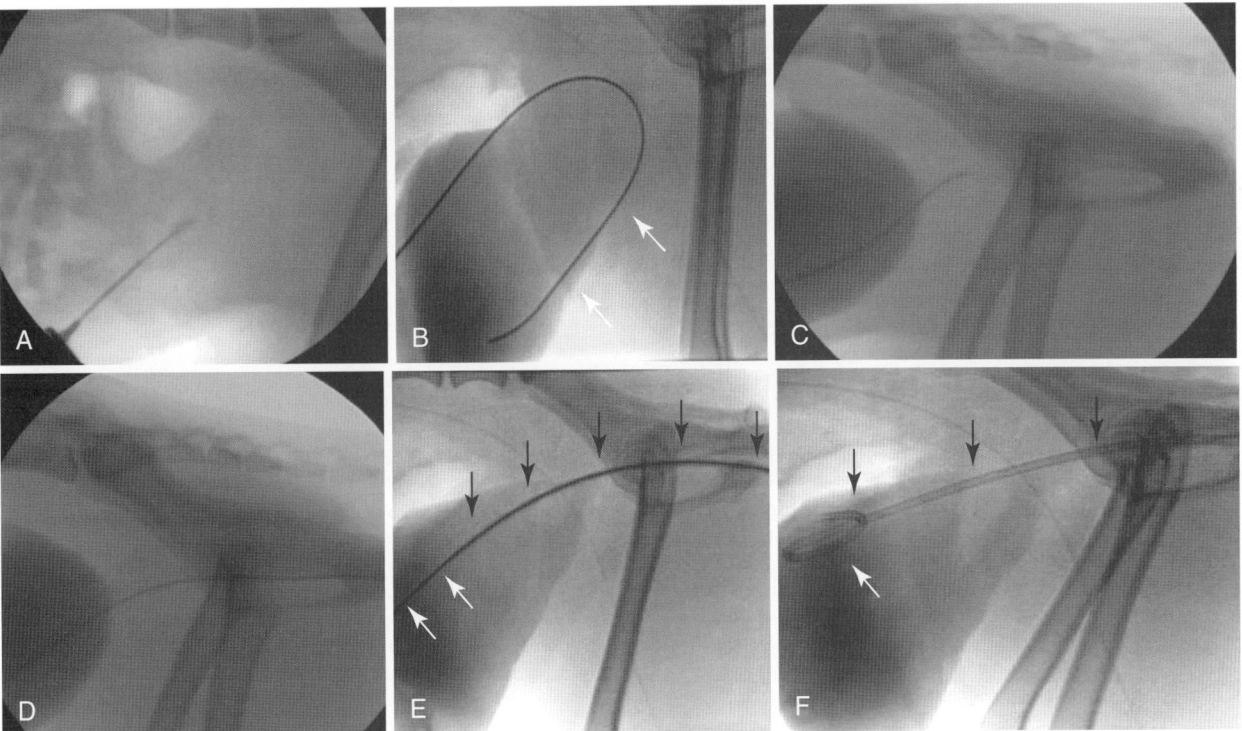

Figura 88-11: **Cateterismo Uretral Anterógrado Percutâneo em Gato Macho com Laceração Uretral.**
Imagens fluoroscópicas do gato em decúbito lateral. A porção cranial está à esquerda de cada imagem.
A, Cistocentese com um cateter sobre agulha de calibre 18 G; o cistograma é realizado. **B,** O fio guia de
0,035 polegada (*setas brancas*) é avançado sobre o cateter. **C,** O fio guia é avançado pela uretra a partir
da bexiga. **D,** O fio guia é avançado pela uretra para acesso de ponta a ponta. **E,** Pelo fio (*setas brancas*),
um cateter de extremidade aberta (*setas pretas*) é avançado até a bexiga. **F,** O fio é removido e o cateter
(*pigtail* [*seta branca*]) é fixado.

durante a lavagem para avaliar seu tamanho e prevenindo a
distensão excessiva ou ruptura do órgão e o extravasamento de
urina na cavidade abdominal. Após a colocação, o cateter uretral
deve ser cuidadosamente preso ao prepúcio ou à vulva com
material de sutura e, então, preso com fita adesiva à cauda para
impedir o deslocamento. Um sistema fechado de coleta estéril
de urina deve ser utilizado para permitir a drenagem constante de urina; o cateter deve permanecer limpo. Caso essa técnica
não seja eficaz, um fio guia hidrofílico de ponta angulada de
0,018 polegada[j] pode ser passado ao redor da obstrução, em
direção retrógrada, até a bexiga. Esse procedimento é mais bem
realizado sob orientação fluoroscópica, se possível. Em caso de
sucesso do procedimento, a ponta de um cateter de borracha
vermelha 3,5 Fr pode ser cortada, para que possa ser avançado
sobre o fio até a bexiga.

As lacerações uretrais são mais comuns em gato machos
durante procedimentos para resolução da obstrução uretral
com cateter muito rígido, ou por traumas veiculares ou durante
a manipulação de cálculos. O tratamento de trauma uretral
somente com cateterismo uretral foi relatado[52] e a cicatrização
do paciente geralmente se dá em 5 a 14 dias. Quando o cateterismo retrógrado não é possível, a abordagem uretral por
cateterismo anterógrado percutânea pode ser tentada.[53]

Cateterismo Uretral Anterógrado Percutâneo

Nos animais que são muito pequenos ou em que o cateterismo é
difícil ou que apresentam laceração uretral ou obstrução uretral

distal, o cateterismo uretral anterógrado pode ser realizado
(Fig. 88-11). Essa técnica pode ser cirúrgica ou intervencionista
e deve ser realizada sob anestesia geral ou sedação profunda.[53]
Quando realizada cirurgicamente, a abordagem abdominal ventral é usada. Além do preparo normal do paciente, a vulva ou
o prepúcio devem ser tricotomizados e submetidos à assepsia.
Ao realizar a técnica pela via percutânea, o paciente é colocado
em decúbito lateral e uma área do abdome lateral caudal, sobre
a bexiga, é tricotomizada e, assim como a vulva ou o prepúcio,
é assepticamente preparada. A cistocentese é realizada com
cateter sobre agulha de calibre 18 G direcionado ao trígono da
bexiga, como discutido na seção sobre a colocação percutânea
do tubo de cistostomia. A urina (5 a 15 mL) é drenada da bexiga
e repleta com uma quantidade igual de contraste diluído a 50%
com solução fisiológica estéril até a identificação da uretra
proximal. Um fio guia hidrofílico (0,018 polegada em gatos
machos e 0,035 polegada em fêmeas) é avançado até a bexiga e
direcionado ao trígono e à uretra sob orientação fluoroscópica.
Após a canulação da uretra com o fio guia, o avanço é anterógrado até a uretra, ao redor da lesão obstrutiva ou laceração
e sai pela uretra distal, prepúcio ou vulva. Quando realizada
cirurgicamente, o contraste e a fluoroscopia não são necessários.
Isto permite o acesso "de ponta a ponta" do fio guia. Com o fio
guia fora da uretra, uma sonda vesical (de extremidade aberta;
borracha vermelha [3,5 a 5,0 Fr em gatos machos e 5,0 a 8 Fr
em fêmeas], um cateter *pigtail* com alça de travamento [5 Fr
em gatos machos; 6 a 8 Fr em fêmeas] ou um cateter *pigtail*

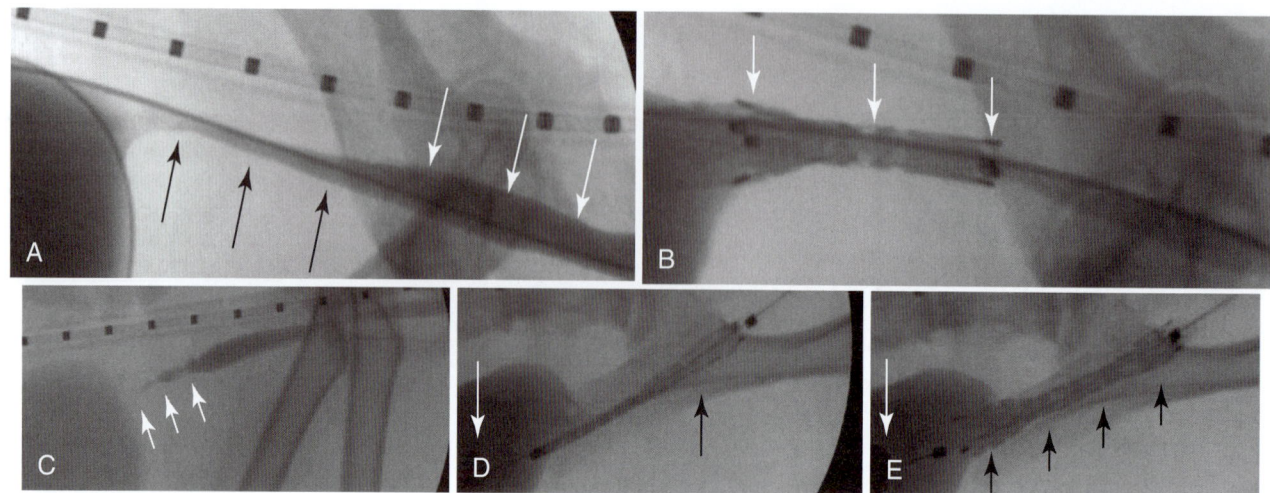

Figura 88-12: **Imagens Fluoroscópicas de Dois Gatos durante a Colocação de Stent Uretral. A e B,** O gato está em decúbito lateral. Esta é uma fêmea; assim, o stent é colocado de maneira retrógrada pela uretra. **A,** A lesão obstrutiva (*setas pretas*) e a uretra normal (*setas brancas*) são documentadas durante o cistouretrograma. **B,** O stent uretral (*setas brancas*) é liberado pelo fio guia. **C,** Este é um cistouretrograma de um gato macho, realizado com o animal em decúbito lateral, documentando a obstrução uretral (*setas brancas*). **D e E,** O stent uretral (*seta preta*) está sendo colocado de maneira anterógrada pela bainha de cistostomia (*seta branca*) através da obstrução. **E,** O stent (*setas pretas*) após a liberação, mostrando a ausência de obstrução no lúmen uretral.

sem travamento) é avançada pelo fio de maneira retrógrada, passando pelo lúmen uretral até a bexiga. Isto é altamente eficaz em gatos machos com lacerações uretrais, já que a laceração geralmente está em direção retrógrada longitudinal, facilitando a passagem anterógrada. As lacerações uretrais longitudinais geralmente cicatrizam em 5 a 10 dias sem intervenção cirúrgica e o cateter deve ser mantido por esse período, usando técnica limpa ou estéril.[52]

Colocação de Stent Metálico para Resolução de Obstruções Uretrais Benignas ou Malignas

Os stents uretrais são mais comumente usados para resolução de obstruções benignas ou malignas no trígono ou na uretra de gatos.[54] A causa mais comum das obstruções benignas em gatos são as estenoses decorrentes de lacerações uretrais, traumas veiculares ou urolitíase obstrutiva crônica. O carcinoma de células de transição (CCT) é menos comum em gatos do que em cães, mas é o principal motivo de colocação de stents uretrais em gatos atualmente.[55-57] A quimioterapia e a administração de anti-inflamatórios não esteroidais foram eficazes ao reduzir o crescimento do tumor, mas a cura completa é incomum.[56,57] Na presença de sinais de obstrução, a terapia mais agressiva é indicada e a eutanásia é um procedimento comum, devido à ausência de boas opções alternativas. A colocação de tubos de cistostomia,[49-51] as ressecções[58] e os procedimentos de derivação cirúrgica[59,60] foram descritos em cães, mas tais tratamentos são invasivos e geralmente associados a desfechos indesejáveis. As estenoses uretrais são outras lesões obstrutivas raras em gatos, com opções terapêuticas similares às da obstrução maligna. A colocação de stents metálicos autoexpansíveis sob orientação fluoroscópica por abordagem transuretral pode ser uma alternativa rápida, confiável e segura para estabelecimento de

lúmen uretral desobstruído independentemente da natureza benigna ou maligna da doença subjacente.[54] Essa técnica foi realizada em mais de 100 pacientes caninos na clínica do autor, mas apenas em um pequeno número de pacientes felinos (Fig. 88-12). As estenoses uretrais benignas podem ser tratadas com stents uretrais ou somente dilatação com balão. Até hoje, a dilatação com balão foi realizada apenas em um pequeno número de gatos.

Para o implante do stent uretral, o paciente é colocado em decúbito lateral e um cateter marcador é posto dentro do cólon para permitir a medida da uretra e a determinação do tamanho do stent. A bexiga é distendida ao máximo com contraste e um uretrograma miccional é realizado por meio da injeção de contraste no cateter durante a tração caudal, maximizando a distensão da uretra. As medidas do diâmetro uretral normal e o comprimento da obstrução associada são obtidas e um stent uretral metálico autoexpansível de tamanho adequado[f] é escolhido (aproximadamente 10% a 15% superior ao diâmetro uretral normal e 3 a 5 mm maior do que a obstrução nas extremidades cranial e caudal). Em gatos, de modo geral, o stent tem 5 a 6 mm de diâmetro e 20 a 30 mm de comprimento. O stent é liberado sob orientação fluoroscópica e o cistouretrograma com contraste é repetido para documentar o restauro do lúmen uretral (Fig. 88-12). Em fêmeas, todo o procedimento é feito pela uretra de maneira retrógrada, como anteriormente descrito em cães,[61] mas, em gatos machos, o sistema de liberação do stent (6 a 7 Fr) geralmente é muito grande para caber na uretra peniana, a não ser na presença de uretrostomia perineal. Por isso, a abordagem PCCL, que permite a cistoscopia anterógrada, é usada para implante do stent e o sistema de liberação passa do ápice da bexiga até a uretra doente pelo fio guia (Fig. 88-12). Após a liberação do stent e a confirmação da desobstrução, o sistema de liberação e o fio são removidos e o ápice da bexiga é reparado

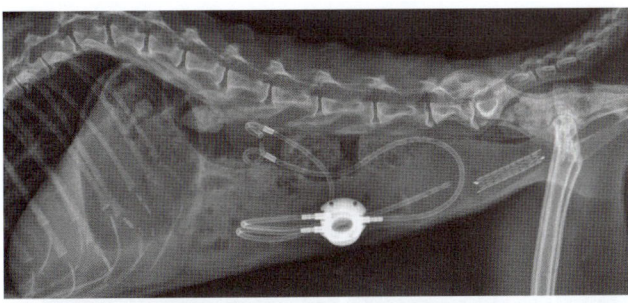

Figura 88-13: Radiografia Lateral de um Gato com Obstrução Ureteral e Uretral Bilateral por Carcinoma de Células de Transição. Este gato foi submetido à colocação bilateral de dispositivos de *bypass* ureteral subcutâneo (ligados a uma válvula tripla) e um stent uretral para assegurar o lúmen de ambos os ureteres e da uretra.

com alguns pontos simples separados. Independentemente da abordagem, este é considerado um procedimento ambulatorial e os pacientes geralmente têm alta no mesmo dia. Em alguns casos de CCT no trígono, o gato pode apresentar obstruções ureterais bilaterais concomitantes. Nesses casos, geralmente se recomendada a colocação bilateral de dispositivos de SUB além do stent uretral (Fig.88-13). Esse procedimento pode ser altamente eficaz quando necessário.

Nas estenoses uretrais, apenas a dilatação com balão pode ser realizada sob orientação fluoroscópica. Após o término da dilatação com balão (usando um balão de tamanho similar ao medido para a colocação do stent), a administração tópica de mitomicina C (MMC) pode ser realizada para redução do risco de recidiva da estenose. A mitomicina C é um antibiótico produzido por *Streptomyces caespitosus*. Além de ser antibiótico, é um agente alquilante antineoplásico, provocando a quebra de bandas únicas e a ligação cruzada com as moléculas de DNA nos sítios da adenosina e da guanina. A mitomicina C inibe a síntese de RNA e proteínas.[62,63] Como um agente antiproliferativo, a MMC inibe a proliferação de fibroblastos e diminui a formação de tecido cicatricial. Suas propriedades antiproliferativas sobre os fibroblastos foram demonstradas em ratos, cães e humanos, com eficácia sobre a redução de recidivas de estenose nos tratos urinário, respiratório e gastrintestinal.[62,63]

Um estudo avaliou nove gatos após a colocação do stent uretral.[54] No estudo, a obstrução foi resolvida de forma eficaz em todos os pacientes, mas 25% dos gatos foram considerados portadores de incontinência significativa após o implante do stent. O resultado em longo prazo foi de bom a excelente em 75% dos gatos e de razoável a ruim em 25%; alguns gatos sobreviveram por 2,5 anos após a colocação do stent independentemente da causa de obstrução (benigna ou maligna).[54] O implante paliativo de stent para resolução de obstruções uretrais em gatos pode ser uma alternativa rápida, eficaz e segura às opções mais tradicionais e invasivas e os tempos de sobrevida em longo prazo de gatos com CCT parecem ser maiores do que os observados em cães.[55]

Litotripsia a Laser

A litotripsia a laser é uma técnica de fragmentação intracorpórea de cálculos urinários durante a cistouretroscopia rígida ou flexível. O primeiro relato de litotripsia a laser de hólmio foi em 1995, em medicina humana.[7] O laser de hólmio:YAG (ítrio, alumínio e *garnet*) é um laser pulsado que emite luz no espectro infravermelho, de 2.100 nm.[5] A energia é absorvida em menos de 0,5 mm de fluido, fazendo com que a fragmentação dos cálculos urinários seja segura em locais pequenos, como a uretra ou a bexiga, com risco limitado ao tecido urotelial.[5] O laser combina propriedades de secção e coagulação do tecido, assim como a capacidade de fragmentação de cálculos ao contato.[5] Essa tecnologia foi usada na fragmentação de cálculos e ablação de tecido em cães, suínos, humanos, equinos, caprinos e novilhos.[63-69] O procedimento passou a ser amplamente utilizado em cães e gatos em muitas instituições veterinárias de todo o mundo para tratamento de cálculos vesicais e uretrais.

As fibras de pequeno diâmetro (200, 365 e 550 μm) são orientadas pelo canal de trabalho dos cistoscópios ou ureteroscópios flexíveis ou rígidos de pequeno diâmetro. Embora os diversos modelos comerciais de litotritores apresentem ligeiras variações, a duração do pulso do laser de hólmio é de 250 a 750 microssegundos, a energia do pulso é de 0,2 a 4,0 J/pulso e a frequência, de 5 a 45 Hz, com potência média de 3,0 a 100 W. A potência escolhida é baseada na aplicação desejada. Este procedimento geralmente é realizado apenas em gatas, devido à necessidade de cistouretroscopia e uso de canal de trabalho para liberação da fibra de laser e irrigação fluida.

Para a fragmentação do cálculo, a energia do laser é direcionada à superfície do cálculo urinário por cistoscopia. A energia pulsada do laser é absorvida pela água no interior do cálculo urinário, gerando um efeito fototérmico, que provoca sua fragmentação. O efeito do laser de hólmio sobre o cálculo é mediado por bolhas de vapor. As bolhas de vapor são criadas quando a energia de pulso do laser que trafega pela água na ponta da fibra fica aprisionada em uma bolha (efeito Moises). Se a ponta da fibra estiver a 0,5 mm ou mais do alvo (p. ex., cálculo ou tecido), a bolha de vapor colapsa, a água absorve a energia e não há impacto sobre o alvo. Se a ponta da fibra estiver a menos de 0,5 mm do alvo, há impacto. Quanto maior a proximidade entre a ponta da fibra e o alvo, maior o efeito.[6] A fibra de laser geralmente toca o cálculo, que é fragmentado em pedaços pequenos o suficiente para a remoção normógrada pelo orifício uretral, seja pela micção ou urohidropropulsão (fragmentos com 2 a 3 mm de diâmetro) ou auxílio de uma pinça para retirada de cálculo do tipo *basket* (fragmentos com 3 a 4 mm de diâmetro). Esse processo é utilizado em cálculos císticos e uretrais em gatos. Todos os tipos de cálculo podem ser fragmentados com a litotripsia a laser. Devido à necessidade de repetição da passagem endoscópica uretral, esse procedimento pode ser irritante para a uretra na presença de muitos cálculos; neste caso, a abordagem por PCCL (descrito na próxima seção) é preferida por alguns cirurgiões.

Outras aplicações urológicas da litotripsia a laser (principalmente do laser de diodo de 980 nm) incluem a incisão de estenoses uretrais e ureterais, a ablação de CCT superficial no lúmen uretral e a ablação a laser de pólipos urinários ou ureteres ectópicos intramurais.

---

[d]200 or 400- μ m Holmium:YAG laser fiber and 30-W Hol:YAG Lithotrite, Odyssey, Convergent Inc, Alameda, CA.

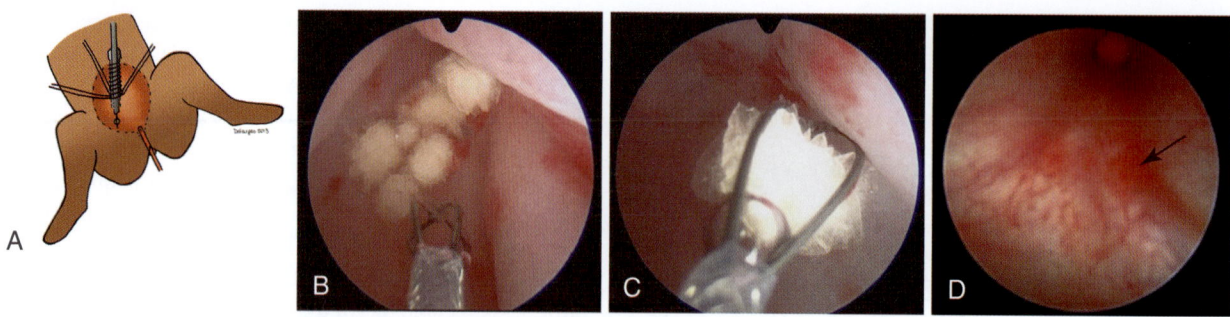

Figura 88-14: **Cistouretroscopia Percutânea. A,** Esquema mostrando como o trocater é avançado até a bexiga através de uma abordagem cirúrgica pequena, permitindo a colocação do endoscópio no órgão e a boa visualização da bexiga e da uretra. **B,** Imagem endoscópica durante a cistolitotomia percutânea para remoção de um cálculo vesical de oxalato de cálcio. **C,** A pinça do tipo *basket* apreende o cálculo para remoção. **D,** Cistoscopia anterógrada em gato para avaliação de hematúria grave; observa-se a hematúria saindo pela abertura ureteral direita (*seta preta*). Um cateter de borracha vermelha está no lúmen uretral. Este provavelmente é um caso de hematúria renal essencial idiopática.

Cistolitotomia Percutânea e Cistouretroscopia Percutânea

A cistotomia cirúrgica é, atualmente, o procedimento mais comumente usado na remoção de cálculos císticos e uretrais em pequenos animais. Nos cálculos uretrais, em caso de impossibilidade de realização da urohidropropulsão retrógrada, a uretrotomia ou perineal uretrostomia pode ser considerada. Novos procedimentos minimamente invasivos, incluindo a cistotomia com auxílio laparoscópico[68] e a litotripsia a laser, apresentaram sucesso na remoção de cálculos.[64-67] O uso da litotripsia é limitado pelo tamanho, sexo e espécie do paciente e pelo tamanho e número de cálculos. A cistotomia com auxílio laparoscópico requer duas incisões, pneumoperitônio e outros equipamentos caros. Em caso de necessidade de remoção de cálculos, a visualização da uretra é ruim, devido a diâmetro extenso, ausência de flexibilidade e comprimento curto do laparoscópio. A nova técnica minimamente invasiva, PCCL, combina a remoção de cálculos císticos e uretrais por orientação cistoscópica e uretroscópica em pacientes de qualquer tamanho, sexo ou espécie; é fácil e altamente eficaz em gatos (Fig. 88-14).[19] A cistouretroscopia anterógrada percutânea é uma técnica endoscópica bastante útil na avaliação da JUV (em caso de hematúria essencial do trato urinário superior) (Fig. 88-14), na colocação do stent uretral em gatos machos (Fig. 88-12) e remoção de cálculos uretrais incrustados na uretra de gatos machos.

Em crianças, o tratamento de escolha na presença de altos números de cálculos vesicais é um procedimento similar também chamado PCCL.[18] Após o procedimento, um cateter de cistostomia suprapúbica é mantido por 24 horas e um cateter uretral é mantido por 48 horas para a formação de um lacre na bexiga sem fechamento primário. Esse foi o modelo usado para essa técnica em animais.

Esse procedimento é realizado sob anestesia geral com o paciente em decúbito dorsal, com o abdome caudal e o prepúcio ou vulva tricotomizados e preparados antissepticamente. O ápice da bexiga é acessado com um trocater rígido atraumático,[m] mantendo o lacre na bexiga para a distensão fluida durante a cistouretroscopia anterógrada rígida (Fig. 88-14). Um cistoscópio rígido (1,9 mm, lente de 30°) é avançado pelo trocater até a bexiga (Fig. 88-14). Toda a superfície mucosa da bexiga e a uretra proximal são visualizadas e a localização e o número dos cálculos urinários são identificados. Essa técnica pode ser usada na avaliação de pólipos vesicais, sangramento ureteral ou remoção de cálculos. A irrigação lenta com solução fisiológica é usada para manutenção da distensão e visibilidade da bexiga. Uma pinça de remoção de cálculos do tipo *basket* é avançada pelo canal de trabalho do cistoscópio e orientada para remoção dos cálculos urinários. Quaisquer fragmentos pequenos remanescentes que não são removidos pela pinça do tipo *basket* são removidos por sucção aplicada pelo trocater durante a irrigação com solução fisiológica pelo cateter uretral. A uretra proximal é, então, visualizada com um cistoscópio rígido ou semirrígido de maneira anterógrada. Mais cálculos, se identificados, podem ser removidos com a pinça de tipo *basket* ou lavagem com solução fisiológica até que toda a uretra seja considerada desobstruída e a passagem do cateter seja fácil. Esses pacientes geralmente recebem alta no dia do procedimento, após a observação da micção adequada.

RESUMO

A endourologia passou a ser uma das áreas de maior progresso na medicina felina, seguindo a tendência observada na medicina humana. As técnicas de derivação urinária, principalmente aquelas usadas nas obstruções ureterais felinas, estão se transformando no padrão de atendimento na medicina felina e há mais oportunidades de treinamento em todo o mundo. As taxas de morbidade e mortalidade da maioria das técnicas intervencionistas discutidas neste capítulo foram melhores àquelas anteriormente relatadas como técnicas cirúrgicas tradicionais (Tabela 88-3). Para a obtenção dos melhores desfechos possíveis, o treinamento adequado é importante e a experiência do cirurgião, necessária.

---

[m]Trocater Endotip®, Karl Storz Endoscopy, Culver City, CA, Estados Unidos.

Referências

1. Al-Awadi KA: Steinstrasse: a comparison of incidence with and without J stenting and the effect of J stenting on subsequent management. *BJU Int* 84:618, 1999.

2. Coe FL, Evan A, Worcester E: Kidney stone disease. *J Clin Invest* 115:2598, 2005.

3. Matsuoka K, Iida S, Nakanami M, et al: Holmium:yttrium-aluminum-garnet laser for endoscopic lithotripsy. *Urology* 45:947, 1995.

4. Bagley DH: Expanding role of ureteroscopy and laser lithotripsy for treatment of proximal ureteral and intrarenal calculi. *Curr Opin Urol* 12:277, 2002.

5. Wollin TA, Denstedt JD: The holmium laser in urology. *J Clin Laser Med Surg* 16:13, 1998.

6. Bagley DH, Das A: *Endourologic use of the holmium laser.* Jackson, 2001, Teton NewMedia.

7. Denstedt JD, Razvi HA, Sales JL, et al: Preliminary experience with holmium:YAG laser lithotripsy. *J Endourol* 9:255, 1995.

8. Al-Shammari AM, Al-Otaibi K, Leonard MP, et al: Percutaneous nephrolithotomy in the pediatric population. *J Urol* 162:1721, 1999.

9. Kochin EJ, Gregory CR, Wisner E, et al: Evaluation of a method of ureteroneocystostomy in cats. *J Am Vet Med Assoc* 202:257-260, 1993.

10. Rozear L, Tidwell AS: Evaluation of the ureter and ureterovesicular junction using helical computed tomographic excretory urography in healthy dogs. *Vet Radiol Ultrasound* 44:155-164, 2003.

11. Zimskind PD: Clinical use of long-term indwelling silicone rubber ureteral splints inserted cystoscopically. *J Urol* 97:840, 1967.

12. Yossepowitch O: Predicting the success of retrograde stenting for managing ureteral obstruction. *J Urol* 166:1746, 2001.

13. Uthappa MC: Retrograde or antegrade double-pigtail stent placement for malignant ureteric obstruction? *Clin Radiol* 60:608, 2005.

14. Goldin AR: Percutaneous ureteral splinting. *Urology* 10:165, 1977.

15. Lennon GM: Double pigtail ureteric stent versus percutaneous nephrostomy: effects on stone transit and ureteric motility. *Eur Urol* 31:24, 1997.

16. Mustafa M: The role of stenting in relieving loin pain following ureteroscopic stone therapy for persisting renal colic with hydronephrosis. *Int Urol Nephrol* 39:91, 2007.

17. Hubert KC: Passive dilation by ureteral stenting before ureteroscopy: eliminating the need for active dilation. *J Urol* 174:1079, 2005.

18. Salah MA, Holman E, Munim Khan A, et al: Percutaneous cystolithotomy for pediatric endemic bladder stone: experience with 155 cases from 2 developing countries. *J Pediatr Surg* 40:1628, 2005.

19. Runge J, Berent A, Weisse C, et al: Transvesicular percutaneous cystolithotomy for the retrieval of cystic and urethral calculi in dogs and cats: 27 cases (2006-2008). *J Am Vet Med Assoc* 239:344-349, 2011.

20. Kyles A, Hardie EM, Wooden BG, et al: Clinical, clinicopathologic, radiographic, and ultrasonographic abnormalities in cats with ureteral calculi: 163 cases (1984-2002). *J Am Vet Med Assoc* 226:932-936, 2005.

21. Kyles A, Hardie E, Wooden E, et al: Management and outcome of cats with ureteral calculi: 153 cases (1984-2002). *J Am Vet Med Assoc* 226:937-944, 2005.

22. Roberts S, Aronson L, Brown D: Postoperative mortality in cats after ureterolithotomy. *Vet Surg* 40:438-443, 2011.

23. Berent A: Ureteral obstructions in dogs and cats: a review of traditional and new interventional diagnostic and therapeutic options. *J Vet Emerg Crit Care (San Antonio)* 21:86-103, 2011.

24. Berent AC, Weisse CW, Todd K, et al: Technical and clinical outcomes of ureteral stenting in cats with benign ureteral obstruction: 69 cases (2006-2010). *J Am Vet Med Assoc* 244:559-576, 2014.

25. Berent A, Weisse C, Bagley D, et al: Ureteral stenting for benign feline ureteral obstructions in 79 ureters. *J Am Vet Med Assoc* 244:559-576, 2014.

26. Horowitz C, Berent A, Weisse C, et al: Predictors of outcome for cats with ureteral obstructions after interventional management using ureteral stents or a subcutaneous ureteral bypass device. *J Feline Med Surg* 15:1052-1062, 2013.

27. Steinhaus J, Berent A, Weisse C, et al: Circumcaval ureters in cats with and without ureteral obstructions. A comparative study. *J Vet Intern Med* 27:731-732, 2013 [Abstract].

28. Berent A, Weisse C, Bade H, et al: The use of a subcutaneous ureteral bypass device for ureteral obstructions in cats. *J Vet Intern Med* 25:1506, 2011 [Abstract].

29. Coroneos E, Assouad M, Krishnan B, et al: Urinary obstruction causes irreversible renal failure by inducing chronic tubulointerstitial nephritis. *Clin Nephrol* 48:125, 1997.

30. Wilson DR: Renal function during and following obstruction. *Annu Rev Med* 28:329, 1977.

31. Fink RW, Caradis DT, Chmiel R, et al: Renal impairment and its reversibility following variable periods of complete ureteric obstruction. *Aust N Z J Surg* 50:77, 1980.

32. Kerr WS: Effect of complete ureteral obstruction for one week on kidney function. *J Appl Physiol* 6:762, 1954.

33. Vaughan DE, Sweet RE, Gillenwater JY: Unilateral ureteral occlusion: pattern of nephron repair and compensatory response. *J Urol* 109:979, 1973.

34. Coroneos E, Assouad M, Krishnan B, et al: Urinary obstruction causes irreversible renal failure by inducing chronic tubulointerstitial nephritis. *Clin Nephrol* 48:125, 1997.

35. Wen JG, Frokiaer J, Jorgensen TM, et al: Obstructive nephropathy: an update of the experimental research. *Urol Res* 27:29, 1999.

36. Steinhaus J, Berent A, Weisse C, et al: Clinical presentation and outcome of cats with circumcaval ureters associated with a ureteral obstruction. *J Vet Intern Med* 29:63-70, 2015 [Abstract].

37. Berent A, Weisse C, Todd K, et al: The use of locking-loop nephrostomy tubes in dogs and cats: 20 cases (2004-2009). *J Am Vet Med Assoc* 241:348-357, 2012.

38. Hardie EM, Kyles AE: Management of ureteral obstruction. *Vet Clin North Am Small Anim Pract* 34:989, 2004.

39. Gupta R, Kumar A, Kapoor R, et al: Prospective evaluation of the safety and efficacy of the supracostal approach for percutaneous nephrolithotomy. *BJU Int* 90:809-813, 2002.

40. Elbahnasy AM, Clayman RV, Shalhav AL, et al: Lower-pole caliceal stone clearance after shockwave lithotripsy. Percutaneous nephrolithotomy, and flexible ureteroscopy: impact of radiographic spatial anatomy. *J Endourol* 12:113-119, 1998.

41. Meretyk S, Gofrit ON, Gafni O, et al: Complete staghorn calculi: random prospective comparison between extracorporeal shock wave lithotripsy monotherapy and combined with percutaneous nephrostolithotomy. *J Urol* 157:780-786, 1997.

42. Berent A, Weisse C, Bagley D, et al: Ureteral stenting for benign and malignant disease in dogs and cats. Abstract presented at American College of Veterinary Surgery, 18-21 October, Chicago. *Vet Surg* 36:E1-E29, 2007.

43. Berent A, Weisse C, Bagley D, et al: Ureteral stenting for obstructive ureterolithiasis. American College of Veterinary Internal Medicine. *J Vet Intern Med* 23:673-786, 2009 [Abstract].

44. Zaid M: Feline ureteral strictures: 10 cases (2007-2009). *J Vet Intern Med* 25:222-229, 2011.

45. Berent A, Weisse C, Wright M, et al: The use of a subcutaneous ureteral bypass (SUB) device for ureteral obstructions in cats. *J Vet Intern Med* 25:754, 2011 [Abstract].

46. Azhar RA: Successful salvage of kidney allografts threatened by ureteral stricture using pyelovesical bypass. *Am J Transplant* 10:1414-1419, 2010.

47. Schmidbauer J: Nephrovesical subcutaneous ureteral bypass: long-term results in patient with advanced metastatic disease-improvement in renal function and quality of life. *Eur Urol* 50:1073-1078, 2006.

48. Jurczok A, Loertzer H, Wagner S, et al: Subcutaneous nephrovesical and nephrocutaneous bypass. *Gynecol Obstet Invest* 59:144-148, 2005.

49. Smith JD, Stone EA, Gilson SD: Placement of a permanent cystostomy catheter to relieve urine outflow obstruction in dogs with transitional cell carcinoma. *J Am Vet Med Assoc* 206:496, 1995.

50. Stiffler KS, McCrackin Stevenson MA, Cornell KK, et al: Clinical use of low-profile cystostomy tubes in four dogs and a cat. *J Am Vet Med Assoc* 223:325, 2003.

51. Beck AL, Grierson JM, Ogden DM, et al: Outcome of and complications associated with tube cystostomy in dogs and cats: 76 cases (1995-2006). *J Am Vet Med Assoc* 230:1184, 2007.

52. Meige F, Sarrau S, Autefage A: Management of traumatic urethral rupture in 11 cats using primary alignment with a urethral catheter. *Vet Comp Orthop Traumatol* 21:76-84, 2008.

53. Holmes ES, Weisse C, Berent A: Use of fluoroscopically guided percutaneous antegrade urethral catheterization for the treatment of urethral obstruction in male cats: 9 cases (2000-2009). *J Am Vet Med Assoc* 241:603-607, 2012.

54. Brace M, Weisse C, Berent A, et al: Evaluation of palliative stenting for management of urethral obstruction in cats. *Vet Surg* 3:199-208, 2014.

55. Wilson HM, Chun R, Larson VS, et al: Clinical signs, treatments, and outcome in cats with transitional cell carcinoma of the urinary bladder: 20 cases. *J Am Vet Med Assoc* 231:101, 2007.

56. Knapp DW, Glickman NW, Widmer WR, et al: Cisplatin versus cisplatin with piroxicam in a canine model of human invasive urinary bladder cancer. *Cancer Chemother Pharmacol* 46:221, 2000.

57. Norris AM, Laing EJ, Valli VEO, et al: Canine bladder and urethral tumors: a retrospective study of 115 cases (1980-1985). *J Vet Intern Med* 16:145, 1992.

58. Liptak JM, Brutscher SP, Monnet E, et al: Transurethral resection in the management of urethral and prostatic neoplasia in 6 dogs. *Vet Surg* 33:505, 2004.

59. Fries CL, Binnington AG, Valli VE, et al: Enterocystoplasty with cystectomy and subtotal intracapsular prostatectomy in the male dogs. *Vet Surg* 20:104, 1991.

60. Stone EA, Withrow SJ, Page RL, et al: Ureterocolonic anastomosis in ten dogs with transitional cell carcinoma. *Vet Surg* 17:147, 1988.

61. Blackburn A, Berent A, Weisse C, et al: Urethral stenting for malignant urethral obstructions: 42 cases. *J Am Vet Med Assoc* 242:59-68, 2013.

62. Ayyildiz A, Nuhoglu B, Gulerkaya B, et al: Effect of intraurethral mitomycin-C on healing and fibrosis in rats with experimentally induced urethral stricture. *J Urol* 11:1122, 2004.

63. Mazdak H, Meshki I, Ghassami F: Effect of mitomycin C on anterior urethral stricture recurrence after internal urethrotomy. *Eur Urol* 51:1089, 2006.

64. Streeter RN, Washburn KE, Higbee RG, et al: Laser lithotripsy of a urethral calculus via ischial urethrotomy in a steer. *J Am Vet Med Assoc* 219:640, 2001.

65. Davidson EB, Ritchey JW, Higbee RD, et al: Laser lithotripsy for treatment of canine uroliths. *Vet Surg* 33:56, 2004.

66. Halland SK, House JK, George LW: Urethroscopy and laser lithotripsy for the diagnosis and treatment of obstructive urolithiasis in goats and pot-bellied pigs. *J Am Vet Med Assoc* 220:1831, 2002.

67. Adams LG, Berent AC, Moore GE, et al: Use of laser lithotripsy for fragmentation of uroliths in dogs: 73 cases (2005-2006). *J Am Vet Med Assoc* 323:1680, 2008.

68. Rawlings CA, Mahaffey MB, Barsanti JA, et al: Use of laparoscopic-assisted cystoscopy for removal of urinary calculi in dogs. *J Am Vet Med Assoc* 222:759, 2003.

69. Grant DC, Were SR, Gevedon ML: Holmium:YAG lithotripsy for urolithiasis in dogs. *J Vet Intern Med* 22:534, 2008.

Material Complementar em inglês disponível em

www.evolution.com.br

Nas páginas inicais do livro você tem o código de acesso on-line e gratuito ao conteúdo abaixo.

Margie Scherk, DVM

Sarcopenia e Perda de Peso no Gato Geriátrico

D.P. Laflamme

A perda de peso é um problema comumente observado em gatos geriátricos. A maior parte dos gatos geriátricos está abaixo do peso em comparação a gatos em qualquer outro estágio de vida.[1,2] Este capítulo descreve o que se conhece sobre as causas e consequências da perda de peso e condições de baixo peso em gatos idosos, e resume as opções de manejo importantes.

PERDA DE PESO EM GATOS IDOSOS

O excesso de peso corporal é amplamente conhecido como um fator de risco para o aumento de morbidades, especialmente de diabetes melito, artrite e mortalidade precoce. Contudo, a baixa condição corpórea também é um fator de risco significativo para doenças e morte em gatos, assim como nos seres humanos.[3-6] Apesar de a obesidade ser comum em gatos de meia-idade, a prevalência de gatos abaixo do peso aumenta com os anos. Baixos escores de condição corporal (ECC) são encontrados em aproximadamente 15% dos gatos com mais de 12 anos de idade, mas aumenta drasticamente após essa idade[1,2]. Gatos com idade acima de 14 anos tem quinze vezes mais chances de estarem abaixo do peso ou caquéticos quando comparados a jovens adultos.[2] Estudos epidemiológicos transversais não podem determinar se essa grande proporção de gatos geriátricos está abaixo do peso por causa da perda de peso associada à idade, porque gatos com sobrepeso não atingem idade avançada devido à mortalidade precoce, ou ambos. Entretanto, estudos longitudinais confirmam que ambos os fatores contribuem para essa porcentagem.[3,7,8] Um estudo que acompanhou 90 gatos idosos, saudáveis e não obesos até sua morte por causas naturais, demonstrou que quase todos os felinos perderam peso em seus últimos anos, com uma perda média de aproximadamente 50% do peso corporal adulto.[8,9] O estudo também mostrou que gatos que perderam menos peso corporal tiveram mais tempo de vida.

A perda de peso, que é comumente vista em gatos geriátricos, pode ser associada a perda de gordura, perda de massa corporal magra (MCM) ou ambos. Perda de peso não planejada pode ser um sinal inicial de doença e é um preditor de mortalidade em gatos idosos. Quando o peso corporal foi avaliado retrospectivamente em gatos que morreram por causas variadas, incluindo câncer, doença renal e hipertireoidismo, descobriu-se que a perda de peso começou cerca de 2 a 2 anos e meio antes de sua morte (Fig. 95-1).[7] No estudo prospectivo longitudinal dos 90 gatos idosos, mencionado anteriormente, a perda de peso corporal, gordura corporal e MCM foram todos significativamente associados ao aumento de risco de morte.[8] O uso do modelo de risco proporcional de Cox, nesses dados, indicou que a cada 100 gramas de peso perdido o risco de morte aumentou 6,4%, a perda de 100 gramas de MCM aumentou o risco de morte em 20%, e a cada 100 gramas de gordura corporal o risco de morte aumentou 40%.[8]

Essas observações levantam a questão: se a perda de peso pudesse ser reduzida ou evitada em gatos idosos ou doentes, reduziria a morbidade ou prolongaria a sobrevida? Os estudos citados anteriormente, bem como relatos de pacientes clínicos sugerem que a resposta é "sim". Pesquisas clínicas e estudos de caso publicados sugerem que isso é verdade, mas a evidência permanece circunstancial. Pacientes felinos com câncer com peso maior ou que tiveram escore de condição corporal maior sobreviveram até seis vezes mais que os gatos abaixo do peso.[10] Outro estudo com pacientes com linfoma avaliou mudanças de peso e as correlacionou com a sobrevida. Gatos com linfoma de células grandes que perderam mais de 5% de seu peso corporal durante o tratamento tiveram sobrevida significativamente menor quando comparados àqueles que mantiveram ou ganharam peso.[11] Em gatos com insuficiência cardíaca, gatos abaixo do peso ou obesos apresentaram menor sobrevida quando comparados a gatos com peso normal.[12] Embora mais pesquisas sejam necessárias para confirmar o benefício do suporte nutricional para prevenir a perda de peso em gatos doentes ou idosos, parece razoável despender esforços para limitar a perda de peso em gatos geriátricos não obesos e gatos com doenças crônicas.

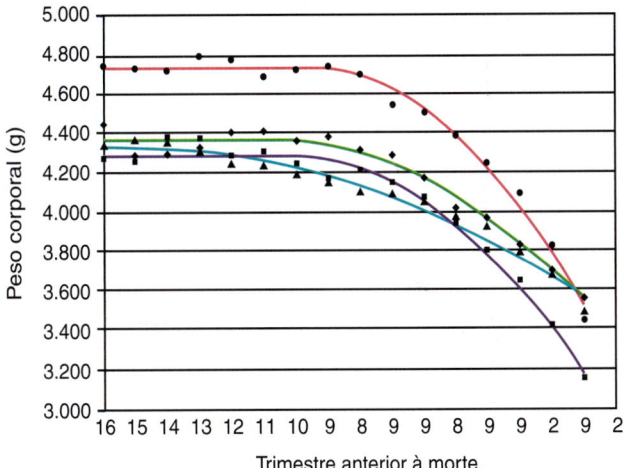

Figura 95-1: Média do peso corporal (PC) (em gramas) durante os últimos 4 anos anteriores à morte por trimestre (3 meses) em gatos (n = 258) de um centro de nutrição de animais de estimação. A perda de peso começou cerca de 2 a 2,5 anos anteriores à morte. Símbolos/linhas coloridas indicam a causa de morte primária. *Diamante/linha verde*, Câncer; *quadrado/linha roxa*, renal; *círculo/linha vermelha*, tireoide; *triângulo/linha azul*, outros. (Figura usada com permissão da Nestlé Purina PetCare Research, ST Louis, MO.)

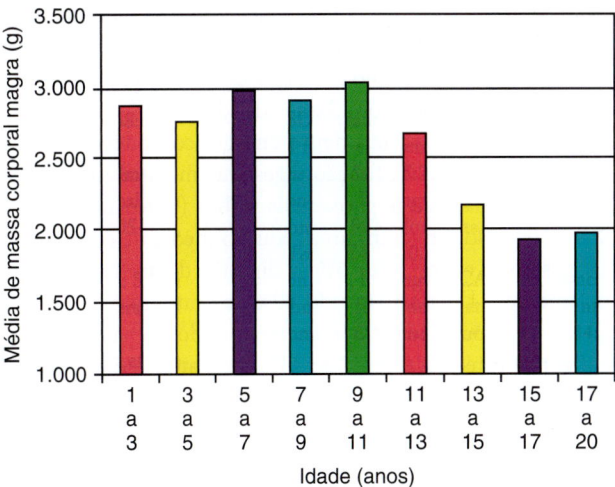

Figura 95-2: Dados mostrando a média de massa corporal magra (MCM) (em gramas) pela idade em gatos (*n = 256*). A média de MCM cai drasticamente após 12 anos. Aos 15 anos, gatos idosos tem um terço menos de MCM comparado a gatos adultos jovens. (Figura usada com permissão da Nestlé Purina PetCare Research, St Louis, MO.)

Sarcopenia

Sarcopenia é a perda de MCM relacionada à idade. É um processo ao longo da vida que se torna evidente no final da vida e tem etiologia complexa e multifatorial.[13] A sarcopenia não é causada por doença, porque ocorre em indivíduos idosos aparentemente saudáveis. Na maioria dos casos, a perda de MCM é compensada por um aumento de gordura corporal, resultando em pouca ou nenhuma mudança no peso corporal. A perda de MCM relacionada à idade ocorre em todas as espécies avaliadas até o presente momento, incluindo humanos, cães e gatos.[7,8,14,15]

Sarcopenia, relacionada com perda de força muscular e função, é associada ao aumento da morbidade e mortalidade em humanos. Um "índice de massa magra" definido como MCM (em kg) dividido pelo quadrado da altura em metros, demonstrou ser um preditor de mortalidade melhor que o índice de massa corporal tradicional (peso [em kg] dividido pela altura em m²).[16] Medidas funcionais de força muscular não são realizadas em gatos; no entanto, demonstrou-se significativa perda de massa magra em gatos idosos, com uma média de 25% a 30% (Fig. 95-2).[7] Em um estudo longitudinal que acompanhou gatos adultos e idosos por um período de 8 anos, a média de MCM diminuiu 34%.[8] Assim como acontece em seres humanos, a perda de MCM em gatos está associada a um aumento da mortalidade.[8]

Além do envelhecimento, a ingestão insuficiente de proteínas pode contribuir para a perda de MCM.[17-19] A proteína da dieta suporta o *turnover* proteico endógeno e a gliconeogênese. Quando a ingestão de proteína dietética é inadequada, gatos e outras espécies esgotarão gradualmente as proteínas de sua MCM, em particular do músculo esquelético, para suprir tais funções metabólicas.[18,19] Estudos tradicionais do balanço nitrogenado indicam que gatos precisam apenas de cerca de 1,5 grama de proteína por quilo de peso corporal para manter o equilíbrio de nitrogênio (proteína).[18] Entretanto, quando a manutenção de MCM é o critério de definição, gatos adultos saudáveis exigem um pouco mais de 5 gramas de proteína por quilo de peso corporal ou aproximadamente 34% de calorias de proteína.[17,18] Para gatos com baixa ingestão de energia, uma porcentagem maior de calorias provenientes da proteína pode ser necessária para fornecer suficiente ingestão proteica O requerimento pode aumentar mais em gatos geriátricos devido à redução da função digestiva e alteração do metabolismo.[7,20]

A perda gradual de MCM pode não ser notada rapidamente, especialmente se o peso corporal permanecer estável devido ao aumento da gordura corporal. No entanto, à medida que progride, a perda de massa muscular pode ser detectada usando uma simples escala de massa muscular ou escore de condição muscular (EMM) (Fig. 39-1).[21,22] Ambas as escalas EMM e ECC devem ser usadas em todos os gatos para avaliar a massa de gordura corporal e a massa corporal magra de forma independente.

Causas de Perda de Peso e Sarcopenia em Gatos Aparentemente Saudáveis

Há muitas razões para a perda de peso em gatos geriátricos. Perda de peso mesmo com apetite normal a aumentado pode indicar hipertireoidismo, diabetes melito, doença inflamatória intestinal, neoplasias ou insuficiência pancreática exócrina. A perda de peso pode ser associada à inapetência; e em gatos mais velhos, pode ser resultado da diminuição da acuidade dos sentidos de olfato e gustação, da dor associada à doença periodontal ou artrite, ou de doenças como doença renal crônica. Doença dentária, embora comum em gatos mais velhos, é apenas uma das muitas causas de pouco apetite e perda de peso.

Além da doença, a ingestão calórica reduzida ou redução da ingestão e eficiência metabólica podem contribuir para a perda de peso e MCM. Embora os requerimentos de energia diminuam com a idade em gatos, assim como em cães e seres humanos, isto parece ser verdadeiro apenas para gatos de 10 aos 12 anos de idade.[23] Na realidade, com o avanço da idade, o requerimento energético do felino geriátrico aumenta apesar da diminuição do tamanho do corpo; esse efeito parece acelerar aproximadamente após os 13 anos de idade.[7,20,24]

O aumento do requerimento energético pode ser devido, em parte, à redução da função digestiva em gatos idosos.[7,20,25] Um estudo relatou que gatos mais velhos (aproximadamente 10 anos de idade) tiveram uma redução média de cerca de 8% na digestão de energia e de 6% na digestão de proteína, aproximadamente.[25] Em outro estudo, 20% dos gatos geriátricos com mais de 12 anos de idade apresentaram redução na capacidade de digerir proteínas, e cerca de 33% dos gatos geriátricos com mais de 14 anos de idade, tiveram uma redução significativa em sua capacidade de digerir gordura dietética.[7] Em alguns gatos geriátricos sem problemas de saúde aparentes, mas produzindo grande volume fecal, a digestibilidade da gordura apresentou o nível baixo de 30%. Juntamente com a redução da digestão da gordura, há uma redução na absorção de inúmeros micronutrientes incluindo vitamina E, vitaminas do complexo B, colina, sódio, fósforo e potássio.[26] Deficiência de cobalamina ocorre mais comumente em gatos mais velhos, embora seja frequentemente associada à doença gastrointestinal. É provável que o início da redução da função intestinal seja gradual, mas a longo prazo contribui para o balanço negativo de proteína e energia, perda de peso e para uma possível desnutrição em um grande número de gatos geriátricos.

Outros fatores que contribuem para a perda de peso em gatos de estimação incluem ingestão deficiente devido ao estresse secundário às mudanças ambientais ou devido à reduzida capacidade de acessar os alimentos confortavelmente. A perda de peso pode ocorrer secundariamente à baixa ingestão calórica se um alimento pouco calórico estiver sendo fornecido ao animal. Alguns tutores podem estar fornecendo um alimento "sênior" para gatos – muitas dessas dietas são formuladas para serem menos calóricas para corresponder às necessidades de gatos adultos com excesso de peso. Essas dietas seniores de baixa caloria geralmente não são adequadas para gatos geriátricos magros. Um histórico dietético completo deve identificar fatores que incluem o alimento fornecido, ingestão real e qualquer alteração recente em ambos (exemplo de formulário de histórico de dieta e outras ferramentas úteis de avaliação nutricional: World Small Animal Veterinary Association Nutrition Toolkit em http://www.wsava.org/nutrition-toolkit). A partir do histórico da dieta, é possível determinar se a perda de peso está associada ao aumento ou à diminuição da ingestão de calorias.

Manejo da Sarcopenia e Perda de Peso em Gatos Idosos Aparentemente Saudáveis

Sempre que possível, deve-se identificar e corrigir eventuais doenças de base ou outros fatores que contribuam para a diminuição da ingestão de alimentos. A ingestão reduzida de alimentos em gatos idosos pode ser causada por doenças metabólicas, neurológicas e da cavidade oral. Dor decorrente de artrite, ou associada à incapacidade de alcançar locais elevados de alimentação também podem contribuir. Gatos sob estresse físico ou emocional podem responder com aumento ou diminuição do consumo. Por exemplo, a recusa de alimentos é uma resposta comum a ameaças ambientais.

Alguns gatos podem não demonstrar sinais de estarem doentes, além da perda de peso. Uma vez que a perda de peso pode ser o primeiro sinal de uma doença subclínica, pode não ser possível um diagnóstico específico. Nesses gatos, a perda de peso ou perda de MCM deve ser resolvida através do manejo nutricional.

Gatos com eficiência digestiva reduzida podem se beneficiar de uma dieta altamente digestiva e altamente energética (superior a 4 kcal de energia metabolizável por grama de matéria seca). Devido a associação entre baixa absorção de vitaminas e minerais com baixa digestão de gordura, pode ser razoável fornecer uma dieta suplementada com altos níveis desses nutrientes essenciais. Pela tendência de perda de MCM, especialmente quando a ingestão proteica não é suficiente, as dietas devem proporcionar um maior teor de proteína para que os gatos consumam pelo menos 5 a 6 gramas de proteína por quilograma de peso corporal por dia. Dietas que fornecem aproximadamente 10 a 13 gramas de proteína por 100 kcal de energia metabolizável fornecerão proteína suficiente para a maioria dos gatos geriátricos. Poucas dietas específicas para gatos "idosos" são formuladas para gatos idosos "magros", porque a maioria é destinada ao grande número de gatos com excesso de peso. Se um alimento de alta energia e digestibilidade formulado para gatos idosos não estiver disponível, uma excelente opção é usar alimento de gatos filhotes. Essas dietas tendem a ser altamente digestivas, são enriquecidas com traços de micronutrientes e apresentam maior proporção de proteínas em comparação aos produtos de manutenção para adultos.

Alguns veterinários recomendam alimento úmido para gatos doentes ou idosos para incentivar a ingestao de água e comida. Quando isto é aceito tanto pelo gato quanto pelo tutor, especialmente se for necessária a hidratação adicional, essa é uma abordagem razoável. Entretanto, alguns gatos e alguns donos preferem o alimento seco, o que é totalmente aceitável. Devido a diferenças na densidade calórica por volume de alimento, gatos que trocaram alimento seco por alimento úmido podem apresentar perda de peso ou dificuldade de consumir volumes adequados de ração. A maioria dos gatos irá se ajustar à diferença de densidade de calorias em um mês ou dois, mas mesmo esse período pode ser problemático para gatos idosos abaixo do peso.

O manejo alimentar deve ser modificado para atender às necessidades de gatos geriátricos. Gatos, especialmente idosos, devem ser alimentados em horários determinados. Alguns gatos podem ficar estressados com horários de alimentação inesperados. Quando o tutor não puder estabelecer um cronograma definido, comedouros automáticos e brinquedos alimentadores podem ser úteis. É importante que os gatos tenham pronto acesso à sua comida. As vasilhas de comida devem ser colocadas em áreas tranquilas para evitar que eles sejam perturbados enquanto comem. Locais elevados são desejáveis, contanto que o gato idoso possa alcançá-los facilmente. Para gatos com artrite, elevar a vasilha de comida alguns centímetros acima do solo ou plataforma (Fig. 95-3) pode proporcionar uma alimentação mais confortável.

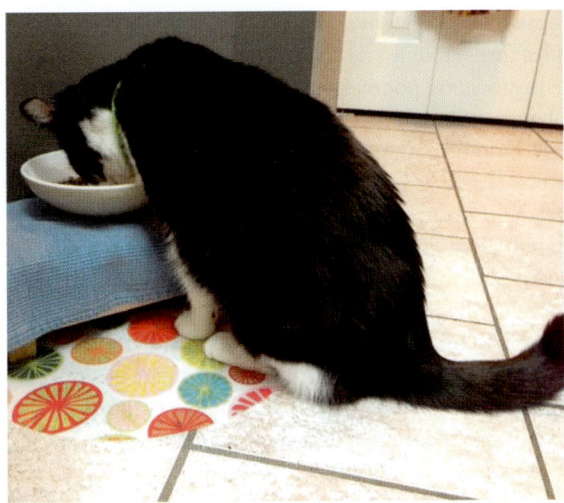

Figura 95-3: Elevar em alguns centímetros as vasilhas de alimento e água pode tornar o acesso às vasilhas mais confortável para gatos com artrite. (Cortesia da Dr. Margie Scherk.)

Se uma mudança na dieta se tornar necessária, o melhor é realizá-la lentamente. Tanto o alimento velho como o novo devem ser fornecidos ao mesmo tempo. Uma sugestão é colocar o alimento novo na vasilha em que o animal está familiarizado e colocar o alimento que o animal conhece em uma vasilha separada. Uma vez que o gato estiver acostumado com o novo alimento, o alimento antigo deve ser diminuído gradativamente. A transição pode ser realizada em menos de uma semana, mas para gatos com inapetência ou exigentes com o alimento, podem ser necessárias várias semanas. Mais informações sobre a alimentação de gatos idosos podem ser obtidas no Capítulo 61.

CAQUEXIA DECORRENTE DE DOENÇA

Caquexia se refere à perda de massa corporal e MCM, especialmente musculatura esquelética, ocorrendo secundariamente a doenças e inflamação.[13] Condições comumente associadas à caquexia incluem insuficiência cardíaca, doença renal, câncer, entre outras. Diferentemente da sarcopenia, a caquexia resulta em depleção mais rápida da MCM e é frequentemente associada à diminuição da gordura corporal. Especificamente, a caquexia é uma incapacidade para regular a degradação da proteína, resultando no catabolismo da MCM, fraqueza e função muscular reduzida, que contribui para morbidade e mortalidade. Embora os mecanismos específicos não sejam conhecidos ainda, pesquisas em andamento sugerem que a perda de MCM induzida pela caquexia está associada à regulação positiva da degradação da proteína pela via proteolítica ubiquitina-proteassoma (UPP), atingindo especificamente a miosina, actomiosina e actina, bem como as alterações em citocinas inflamatórias e hormônios anabólicos.[13,28]

Atualmente, uma pesquisa em andamento está estudando a inibição de mediadores inflamatórios e fatores de transcrição nuclear como forma de abordar a caquexia. O estresse oxidativo e mediadores inflamatórios (p. ex., fator de necrose tumoral alfa) desempenha um importante papel na caquexia pela estimulação positiva do fator de transcrição nuclear kappa B (NF-κB) e ativando a via UPP.[28] NF-κB desempenha um papel importante na degradação da proteína; estudos demonstraram que sua inibição reduz efetivamente a degradação da proteína muscular, melhora a força e aumenta a regeneração muscular em vários modelos e espécies.[13,29]

Além dos mediadores inflamatórios e a via da UPP, a ativação neuro-hormonal pode contribuir para a perda muscular. Catecolaminas e neurohormônios (p. ex., sistema renina-angiotensina-aldosterona, epinefrina e cortisol) podem aumentar o catabolismo.[30] Beta-bloqueadores e inibidores da enzima conversora de angiotensina podem reduzir a caquexia cardíaca por seus efeitos diretos, bem como pela diminuição da inflamação.[30]

A caquexia pode ser confundida com inapetência e agravada pela desnutrição. Entretanto, a perda de MCM na caquexia difere daquela que ocorre na inanição, em que as adaptações metabólicas apropriadas não ocorrem e os efeitos não podem ser revertidos através de suplementação nutricional simples. Em humanos com caquexia associada ao vírus da imunodeficiência humana, câncer ou sepse, a suplementação nutricional resultou em aumento do peso e gordura corporal, mas não aumentou a MCM.[28] Portanto, embora o suporte nutricional seja importante, terapias adicionais são necessárias para o manejo da caquexia.

Manejo da Caquexia

Atualmente não há métodos eficazes para reverter a caquexia, portanto seu manejo é voltado para o reconhecimento precoce, abordando a doença de base, e tentando retardar a perda de peso. O reconhecimento precoce é alcançado mais efetivamente através do uso consistente das escalas ECC e ECM. O ECC fornece uma indicação de gordura corporal, enquanto o ECM fornece indicação da musculatura e MCM. Perda de musculatura pode ocorrer sem perda de gordura ou de ECC, devendo, portanto, ser avaliados separadamente.

A caquexia pode ser prevista em gatos com câncer, doença renal e insuficiência cardíaca. Como essas doenças tendem a ocorrer em gatos mais velhos, a perda de MCM e condição corporal relacionadas à idade podem piorar a caquexia relacionada à doença. Embora a condição corporal magra seja conhecida por contribuir para uma sobrevida mais longa e saudável, um ECC um pouco mais elevado (p. ex., ECC de 6 a 7 de 9) parece ser benéfico diante de doenças associadas à caquexia.[30] Muitos estudos sugerem que a prevenção da perda de peso em gatos idosos não obesos reduz o risco de mortalidade.[8,10-12]

Para o tratamento da caquexia ser eficaz é necessário que ele tenha efeito anticatabólico para diminuir a perda muscular, efeito anabólico para promover a síntese de proteína e suporte nutricional adequado.[30] Isso requer a combinação de cuidado alimentar e médico. Infelizmente, atualmente não há tratamentos farmacológicos específicos aprovados para caquexia felina, mas há pesquisas sendo realizadas para desenvolver tais medicamentos para pacientes humanos, o que pode levar à aplicação veterinária. Por enquanto, agentes farmacológicos devem ser usados para controlar a doença de base, controlar a dor e náusea e para ajudar no apetite, conforme a necessidade.

A manutenção da ingestão adequada de calorias e proteínas é essencial para reduzir a caquexia. Mudanças na dieta, suporte alimentar por meio de sondas entéricas, uso de estimulantes de apetite ou outras estratégias que previnam ou corrijam a anorexia podem ser importantes. Estimulantes do apetite, como cipro-heptadina (1 a 2 mg por gato por via oral, a cada 12 horas) ou mirtazapina (1,88 a 3,75 mg por gato, via oral, a cada 24 a 72 horas), podem ajudar gatos com apetite diminuído.[31,32] A frequência de dosagem da mirtazapina deve ser diminuída para gatos com doença hepática ou renal, embora gatos com doença crônica renal tratados com 1,88 mg de mirtazapina por via oral, a cada 2 dias durante 3 semanas, tenham respondido bem ao tratamento com redução de vômitos, melhora do apetite e peso corporal e aumento da atividade.[33] Quando depender de estimulantes de apetite, é importante monitorar a real ingestão de comida e peso corporal para confirmar que a ingestão é adequada em quantidade e qualidade. Se a ingestão não for suficiente com o uso dos estimulantes de apetite, deve-se considerar o uso de sondas enterais para auxiliar na alimentação (Cap. 66).

Atenção ao manejo alimentar pode identificar algumas oportunidades para melhorar o consumo de alimentos. Se a mobilidade for um problema, podem ser necessários ajustes no ambiente, como providenciar rampas para plataformas de alimentação elevadas ou elevar as vasilhas de comida alguns centímetros. Estresse devido a dor, doença ou mudanças no ambiente doméstico podem diminuir o consumo de alimento em gatos. Em lares com muitos gatos, pode ser bom alimentar o gato em áreas diferentes, longe da vista dos demais gatos.

Como foi observado anteriormente, qualquer alteração necessária na dieta deve ser introduzida lentamente para reduzir o estresse e aumentar a aceitação pelo gato. Além disso, é melhor evitar usar o mesmo alimento para esconder medicamentos, como o alimento dado como refeição principal, porque isso pode causar potencial aversão alimentar. Se as medicações precisarem ser dadas na comida, uma sugestão é colocá-las em uma pequena quantidade de alimento diferente, mas muito palatável, separado da refeição principal e dado como petisco, antes de o animal estar satisfeito.

Adequar o consumo de proteína na dieta é importante para ajudar a reduzir a perda de MCM. Como visto anteriormente, gatos necessitam de cerca de três vezes mais proteína para manter a MCM (cerca de 5 g/kg de peso corporal) em relação à quantidade necessária para manter o balanço de nitrogênio, e gatos idosos podem exigir mais.[17,18] É provável que gatos com doenças metabólicas necessitem ainda de mais proteína para compensar as perdas, embora isto não tenha sido avaliado. Alguns alimentos comerciais para gatos idosos e alguns alimentos terapêuticos podem não prover proteína suficiente.

Embora não seja possível prevenir ou reverter a caquexia pelo simples fornecimento de mais proteína, fornecê-la em quantidade insuficiente pode piorar a caquexia.

O aumento do consumo de ácidos graxos de cadeia longa ômega-3 do óleo de peixe, especificamente o ácido eicosapentaenoico (EPA) e ácido docosa-hexaenoico (DHA), pode ser benéfico por reduzir mediadores inflamatórios e o sistema UPP, ajudando a reduzir a perda de MCM.[34,35] Esses ácidos graxos também podem fornecer vários benefícios para pacientes com doenças cardíacas, neoplásicas e renais. A dose ideal de óleo de peixe não foi determinada, mas recomenda-se a dose diária de 40 mg/kg de EPA e 25 mg/kg de DHA para qualquer animal com caquexia.[30] Isto é aproximadamente 1 grama de óleo de peixe por 5 quilogramas de peso corporal por dia, alguns dos quais podem ser fornecidos na dieta.

Por ser o estresse oxidativo comum na caquexia, pode ser valioso fornecer antioxidantes além do necessário para uma nutrição completa.[35,36] Em gatos idosos saudáveis, uma dieta suplementada com vitamina E, prebióticos e ácidos graxos essenciais contribuiu para uma sobrevida de cerca de 1 ano.[9] Essa dieta também foi associada a melhor preservação do peso corporal e da MCM nesses gatos. Entretanto, não há evidências que demonstrem um benefício dos antioxidantes em gatos caquéticos.

RESUMO

Perda de peso com perda de musculatura e MCM é comum entre gatos idosos. Sarcopenia, a perda de MCM associada à idade, ocorre lentamente durante vários anos. Consumo insuficiente de proteína na dieta pode exacerbar a perda de MCM. Perda de peso corporal também tende a ocorrer lentamente em gatos idosos a menos que esteja associada a alguma doença. Perda de gordura corporal tende a ocorrer muito mais tardiamente na vida e é um preditor de mortalidade. A manutenção do peso corporal e MCM parece reduzir o risco de morbidade e mortalidade em gatos idosos.

Caquexia é a perda de MCM e massa corporal que ocorre secundariamente a doenças, especialmente neoplasia, insuficiência cardíaca e insuficiência renal. Embora o manejo alimentar por si só não possa prevenir ou reverter a caquexia, a ingestão inapropriada de calorias ou de proteína pode piorá-la. Antioxidantes, óleo de peixe e dietas altamente proteicas podem ser benéficos no manejo da caquexia. Não há medicamentos eficazes para tratar a caquexia, mas estudos estão em andamento para compreender e enfrentar melhor os mecanismos de base tanto da sarcopenia quanto da caquexia.

Referências

1. Armstrong PJ, Lund EM: Changes in body composition and energy balance with aging. In Proceedings of Health and Nutrition of Geriatric Cats and Dogs, Topeka, KS, 1996, Hill's Pet Nutrition, Inc., pp 11-15.
2. Courcier EA, Mellor DJ, Pendlebury E, et al: An investigation into the epidemiology of feline obesity in Great Britain: results of a cross-sectional study of 47 companion animal practices. *Vet Rec* 171:560, 2012.
3. Scarlett JM, Donoghue S: Associations between body condition and disease in cats. *J Am Vet Med Assoc* 212:1725-1731, 1998.
4. Dora-Rose VP, Scarlett JM: Mortality rates and causes of death among emaciated cats. *J Am Vet Med Assoc* 216:347-351, 2000.
5. Gulsvik AK, Thelle DS, Mowe M, et al: Increased mortality in the slim elderly: a 42 years follow-up study in a general population. *Eur J Epidemiol* 24:683-690, 2009.
6. Genton L, Graf CE, Karsegard VL, et al: Low fat-free mass as a marker of mortality in community-dwelling healthy elderly subjects. *Age Ageing* 42:33-39, 2013.

7. Perez-Camargo G: Cat nutrition: what is new in the old? *Compendium* 26(2A):5-10, 1996.

8. Cupp CJ, Kerr WW: Effect of diet and body composition on life span in aging cats. In *Proceedings of Nestlé Purina Companion Animal Nutrition Summit, Focus on Gerontology*, Clearwater Beach, 2010, pp 36-42.

9. Cupp CJ, Kerr WW, Jean-Philippe C, et al: The role of nutritional interventions in the longevity and maintenance of long-term health in aging cats. *Intern J Appl Res Vet Med* 6:69-81, 2008.

10. Baez JL, Michel KE, Sorenmo K, et al: A prospective investigation of the prevalence and prognostic significance of weight loss and changes in body condition in feline cancer patients. *J Feline Med Surg* 9:411-417, 2007.

11. Krick EL, Moore RH, Cohen RB, et al: Prognostic significance of weight changes during treatment for feline lymphoma. *J Feline Med Surg* 13:976-983, 2011.

12. Finn E, Freeman LM, Rush JE, et al: The relationship between body weight, body condition, and survival in cats with heart failure. *J Vet Intern Med* 24:1369-1374, 2010.

13. Evans WJ: Skeletal muscle loss: cachexia, sarcopenia and inactivity. *Am J Clin Nutr* 91:1123S-1127S, 2010.

14. Wolfe RR: Sarcopenia of aging: implications of the age-related loss of lean body mass. *In Proceedings of Nestlé Purina Companion Animal Nutrition Summit: Focus on Gerontology 2010, Clearwater Beach*:12-17, 2010.

15. Kealy RD: Factors influencing lean body mass in aging dogs. *Comp Cont Edu Small Anim Pract* 21(11K):34-37, 1999.

16. Han SS, Kim KW, Kim LI, et al: Lean mass index: a better predictor of mortality than body mass index in elderly Asians. *J Am Geriatrics Soc* 58:312-317, 2010.

17. Laflamme DP: Loss of lean body mass in aging cats is affected by age and diet. In *Eur Society Vet Comp Nutr Annual Conference*, Ghent, Belgium, 2013 (Abstract).

18. Laflamme DP, Hannah SS: Discrepancy between use of lean body mass or nitrogen balance to determine protein requirements for adult cats. *J Feline Med Surg* 15:691-697, 2013.

19. Wolfe RR: The underappreciated role of muscle in health and disease. *Am J Clin Nutr* 84:475-482, 2006.

20. Sparkes AH: Feeding old cats—an update on new nutritional therapies. *Topics Comp Anim Med* 26:37-42, 2011.

21. Freeman L, Becvarova I, Cave N, et al: WSAVA nutritional assessment guidelines. *J Feline Med Surg* 13:516-525, 2011.

22. Michel KE, Anderson W, Cupp C, et al: Correlation of a feline muscle mass score with body composition determined by DEXA. *Brit J Nutr* 106:S57-S59, 2011.

23. Laflamme DP, Ballam JM: Effect of age on maintenance energy requirements of adult cats. *Compendium* 24(9A):82, 2002 (Abstract).

24. Cupp C, Perez-Camargo G, Patil A, et al: Long-term food consumption and body weight changes in a controlled population of geriatric cats. *Compendium* 26(2A):60, 2004 (Abstract).

25. Bermingham EN, Weidgraaf K, Hekman M, et al: Seasonal and age effects on energy requirements in domestic short-hair cats (*Felis catus*) in a temperate environment. *J Anim Physiol Anim Nutr* 97:522-530, 2012.

26. Perez-Camargo G, Young L: Nutrient digestibility in old versus young cats. *Compendium* 27(3A):84, 2005.

27. Herron M, Buffington CAT: Environmental enrichment for indoor cats. *Compend Contin Educ Vet* 32:E1-E4, 2010.

28. Tisdale MJ: Protein metabolism in cachexia. In Mantovani G, editor: *Cachexia and wasting: a modern approach*, Verlag Italia, Italy, 2006, Springer, pp 185-190.

29. Wysong A, Asher SA, Yin X, et al: Selective inhibition of NF-kappa-B with NBD peptide reduces tumor-induced wasting in a murine model of cancer cachexia in vivo. *J Cancer Sci Ther* 3:22-29, 2011.

30. Freeman LM: Cachexia and sarcopenia: emerging syndromes of importance in dogs and cats. *J Vet Intern Med* 26:3-17, 2012.

31. Caney S: Weight loss in the elderly cat. Appetite is fine, and everything looks normal. *J Feline Med Surg* 11:738-746, 2009.

32. Quimby JM, Gustafson DL, Lunn KF: The pharmacokinetics of mirtazapine in cats with chronic kidney disease and in age-matched control cats. *J Vet Intern Med* 25:985-989, 2011.

33. Quimby JM, Lunn KF: Mirtazapine as an appetite stimulant and anti-emetic in cats with chronic kidney disease: a masked placebo-controlled crossover clinical trial. *Vet J* 197:651-655, 2013.

34. Murphy RA, Yeung E, Mazurak VC, et al: Influence of eicosapentaenoic acid supplementation on lean body mass in cancer cachexia. *Brit J Cancer* 105:1469-1473, 2011.

35. Vaughan VC, Martin P, Lewandowski PA: Cancer cachexia: impact, mechanisms and emerging treatments. *J Cachexia Sarcopenia Muscle* 4:95-109, 2013.

36. Mantovani G, Madeddu C, Maccio A, et al: Cancer-related anorexia/cachexia syndrome and oxidative stress: an innovative approach beyond current treatment. *Cancer Epidemiol Biomarkers Prev* 13:1651-1659, 2004.

Osteoartrite em Gatos Idosos

David Bennett

A osteoartrite (OA) é uma doença muito comum no gato idoso; a prevalência da doença identificada por radiografia varia entre 6,5% e 91%,[1-5] a variação refletindo a população estudada e os critérios usados. A *osteoartrite* pode ser definida como uma doença degenerativa das articulações diartrodiais (sinoviais) caracterizadas pela deterioração da cartilagem articular e pela formação de novo osso nas superfícies e margens articulares.[6] Apesar das muitas publicações recentes destacando a importância da OA felina, ainda é uma doença bastante subdiagnosticada na prática veterinária. A maioria dos gatos apresenta a doença de forma simétrica e bilateral em múltiplas articulações, principalmente do cotovelo, do joelho e do quadril. O termo *doença articular degenerativa (DAD)* geralmente é intercambiável à OA, mas DAD é uma denominação mais geral que abarca outras doenças degenerativas além da OA, como espondilose e artrite traumática.[6] Em gatos idosos, a coexistência de espondilose e OA é muito comum.

FATORES DE RISCO

O principal fator de risco para o desenvolvimento de OA é a idade, e sua prevalência aumenta de forma considerável na população idosa.[7,8] A obesidade geralmente é considerada um fator de risco, mas as evidências são ambíguas. Muitos gatos perdem peso e massa muscular com o avanço da idade,[9,10] embora possam ter apresentado sobrepeso quando mais jovens. Lund et al. relataram que a prevalência do sobrepeso aumenta em gatos de até 8 a 10 anos de idade e, depois, diminui.[10] A obesidade é certamente reconhecida como fator de risco em outras espécies, por provocar uma carga mecânica excessiva sobre as articulações e também aumentar os níveis circulantes de adipocinas, que podem causar a degradação da cartilagem articular.[11,12] Lascelles identificou outros possíveis fatores de risco, mas concluiu que estes eram mais provavelmente relacionados à idade do que associados de forma direta à OA.[8]

ETIOPATOGÊNESE

A maioria dos casos (60% a 75%) parece ser do tipo primário ou idiopático e o acometimento de múltiplas articulações é comum em um único gato.[1,7,13,14] A natureza sistêmica da OA em gatos indica a possibilidade de participação de fatores genéticos, embora os poucos estudos realizados até o momento não tenham sido conclusivos.[15] Outras doenças articulares podem causar a chamada *OA secundária*. Trauma articular prévio, displasia coxofemoral, osteocondrodisplasia, mucopolissacaridoses, luxação da patela, ruptura do ligamento cruzado cranial, luxação do cotovelo no desenvolvimento, artrite séptica e artrite imunomediada foram sugeridos como causas de OA secundária.[1,8,13,14,16-18] Um estudo recente identificou a entesopatia flexora da articulação do cotovelo felino ("epicondilite" medial) e é possível que essa lesão possa alterar a carga articular e, subsequentemente, provocar OA.[19] A pronação e a supinação ativa são importantes na locomoção felina, principalmente durante o pulo e a captura de presas. Em um gato muito ativo, a repetição desses movimentos pode, teoricamente, provocar trauma articular e OA. A acromegalia também foi relatada como causa de OA secundária.[20] Em um recente estudo cadavérico com 58 gatos idosos, realizado pelo autor deste capítulo e seus colegas, um adenoma hipofisário foi encontrado ao exame histológico em apenas um gato e não era funcional, sugerindo que a acromegalia não é uma causa subjacente importante.[21] No mesmo estudo, a incongruência do cotovelo foi diagnosticada em seis gatos (nove articulações) como uma possível causa de OA no cotovelo. A mineralizaçao do menisco medial foi identificada como um possível fator subjacente (menor resiliência do menisco, aumentando a carga sobre a articulação femorotibial) na OA secundária da articulação do joelho, embora essa lesão provavelmente seja uma consequência, e não a causa da OA. As alterações degenerativas macroscópicas do ligamento cruzado cranial foram observadas em dois gatos, embora nenhuma ruptura completa tenha sido registrada; essas alterações podem ser uma consequência da OA, e não sua causa.[21]

CARACTERÍSTICAS CLÍNICAS

A maioria dos gatos com OA dolorosa não apresenta claudicação franca que seja perceptível por seus tutores; pode ser por isso que os gatos com OA não cheguem comumente à avaliação veterinária. É claro que a avaliação da marcha do gato pelo tutor (ou veterinário) não é fácil, já que gatos raramente se exercitam sob comando e, devido à sua natureza curiosa, tendem a não andar em linhas retas. Na clínica veterinária, os gatos geralmente relutam a andar e tendem a se agachar ou deitar. Portanto, são as alterações no comportamento normal ou padrão de estilo de vida dos gatos que devem alertar o tutor e o veterinário sobre a possibilidade de OA dolorosa. Em particular, os gatos com OA se tornam menos relutantes ao pulo e/ou podem apenas saltar curtas distâncias, interagem e brincam menos com seus tutores, caçam menos e tendem a ser menos ativos.[5,7,22-24] Os tutores acham que esses são somente sinais de envelhecimento do gato e não percebem sua verdadeira importância — o gato sofre por dor artrítica crônica. Os gatos acometidos podem também apresentar alterações de micção ou defecação, como frequência maior ou menor, recusa em urinar em ambientes externos, dificuldade em adotar uma postura confortável ao urinar e defecar ou não utilizar a caixa de areia ao urinar e defecar. Seu temperamento e conduta também podem mudar, com redução à tolerância a seu tutor e outros animais da casa e alteração na atitude geral, com respostas comportamentais mais agressivas. Os hábitos de higiene também podem ser afetados. O pelame pode se deteriorar, já que o gato não consegue se flexionar e estender as articulações dos membros (ou mover a coluna em caso de presença de espondilose) o suficiente para permitir a autolimpeza eficaz. Assim, o pelame pode ficar opaco, embaraçado e malcuidado. Ocasionalmente, o gato pode lamber uma área de forma excessiva em caso de dor; por exemplo, uma determinada articulação ou a área lombar na presença de espondilose dolorosa. O crescimento excessivo das garras pode ser decorrente da inatividade e piorar caso o gato reduza seu comportamento normal de afiá-las. Em um gato idoso, as garras muito longas podem indicar a presença de OA dolorosa subjacente. Embora essas mudanças no estilo de vida possam ser causadas por outros problemas, o tutor e o clínico devem, a princípio, concluir que são o resultado da doença musculoesquelética dolorosa e avaliar o gato a partir dessa perspectiva.

Por ser o tutor de fundamental importância para o diagnóstico da OA felina, o clínico pode solicitar o preenchimento de questionários de avaliação, similares aos relatados por Bennett e Morton,[22] Lascelles et al.,[23] e Sul et al.[24] O questionário usado pelo autor deste capítulo é mostrado na Tabela 96-1. O clínico (ou um enfermeiro/técnico veterinário adequadamente treinado) faz ao tutor uma série de perguntas acerca do grau de mobilidade e atividade do gato, hábitos de higiene e temperamento. Pede-se que o tutor compare o comportamento atual do gato ao que era observado quando adulto jovem, com cerca de 2 anos de idade, e pontue qualquer alteração em uma escala de 0 a 10. Essa avaliação não apenas identifica a possível presença de OA dolorosa, mas fornece elementos para a análise da gravidade da doença, contra as quais qualquer resposta à terapia pode ser comparada. Lascelles et al. relataram o uso de "medidas de evolução específicas do cliente", em que determinadas atividades preferidas por um gato em especial podem ser avaliadas.[23] Por exemplo, o gato ainda pula na mesa da cozinha?

A disponibilidade de dispositivos digitais pessoais providos de vídeo torna muito fácil ao veterinário ter acesso aos vídeos gravados dos seus animais pelo tutor no ambiente doméstico para revelar alguns dos aspectos de um gato com OA dolorosa, que são difíceis de ser avaliados no ambiente de prática clínica. Aqui se incluem dor e claudicação, hesitação em pular, dificuldades na micção e defecação e dificuldades na limpeza do pelo.

O exame físico do gato geralmente é muito difícil, principalmente na tentativa de localizar a dor. É óbvio que o gato deve estar relaxado antes do exame e isto é, às vezes, difícil, se o animal tiver enfrentado uma viagem de carro até a clínica veterinária e, então, um período de espera em um ambiente não familiar. O exame deve ser delicado, porém abrangente. A rápida palpação inicial do animal, incluindo todos os quatro membros, mas sem qualquer manipulação, auxilia a detecção de qualquer espessamento ou aumento de temperatura associado a determinadas articulações e qualquer sensibilidade maior que a usual à pressão. A manipulação das articulações deve ser metódica e, em caso de suspeita de dor em uma determinada articulação, esta deve ser examinada por último. Os cotovelos e os quadris tendem a ser dolorosos à manipulação. A detecção de uma articulação dolorosa é difícil, já que muitos gatos não gostam de ter suas articulações manipuladas por toda a amplitude de movimento e podem resistir a tais manobras, mesmo se a articulação estiver normal. Qualquer espessamento de uma articulação com OA geralmente é sutil e as reduções na faixa de movimentação tendem a não ser dramáticas. A observação do derrame sinovial, se presente, é difícil e a crepitação é rara. A palpação e a manipulação da coluna vertebral são também relevantes para a detecção de espondilose, mas devem sempre ser deixadas para o final do exame.

O exame físico, juntamente com as informações obtidas com o questionário de avaliação do tutor, pode ser suficiente para o estabelecimento do diagnóstico de OA felina sem quaisquer radiografias de confirmação. Essas radiografias exigem sedação ou anestesia geral e, por serem gatos idosos, podem existir doenças concomitantes que criam riscos inaceitáveis. Mesmo se o diagnóstico não for completamente estabelecido, pode haver evidências suficientes para justificar o tratamento analgésico. O meloxicam é o fármaco de escolha em muitos países. Uma grande melhora no estilo de vida e no comportamento do gato é altamente indicativa do diagnóstico correto de OA dolorosa (ou DAD).

RADIOGRAFIA

A principal característica de uma articulação com OA é a presença de crescimentos ósseos ou osteófitos, embora a observação dessas estruturas possa ser difícil na fase inicial da doença. A mineralização do tecido mole é uma característica comum da OA felina e pode ser difícil de ser diferenciada dos osteófitos. A maior opacidade óssea é uma característica importante, mas muito subjetiva, e pode ser decorrente do espessamento do osso subcondral, da presença de osteófitos na superfície da margem articular ou da existência de áreas de mineralização do tecido mole sobreposto aos ossos articulares. O espessamento do tecido mole e o derrame sinovial são características menos óbvias. A presença de sinais radiográficos de doença não necessariamente significa que haja dor articular e, da mesma maneira, na ausência de sinais radiográficos, ainda pode haver dor articular devido à inflamação sinovial. A radiografia mostra as alterações ósseas de OA, mas não traz informações diretas sobre a condição da cartilagem articular ou da membrana sinovial. A prevalência de alterações patológicas no estudo conduzido pelo autor com 58 cadáveres felinos (idade média de 6,8 anos, desvio-padrão de 4,4 anos), expressa como

Tabela 96-1	Exemplos de Comportamento a Considerar na Avaliação na Tentativa de Identificar Gatos com Dor Artrítica Crônica	

Comportamento	Alteração
Mobilidade	
Pular para cima ou para baixo	Recusa ou hesitação ao pular para cima ou para baixo Menor agilidade em escadas Não há mais tentativas de alcançar locais altos
Tamanho/altura do pulo, para cima ou para baixo	Faz pulos menores (p. ex., alcance de locais altos por meio de diversas etapas)
Graciosidade	Movimentos menos graciosos do que antes Apresenta rigidez e "estalos" articulares
Alterações de micção/defecação	Alterações na localização (p. ex., relutância/recusa a sair de casa ou relutância/recusa a usar a caixa de areia) Dificuldades no uso da caixa de areia (p. ex., não utilizar a caixa de areia às vezes/com frequência)
Níveis de Atividade	
Sono	Aumento dos períodos de sono ou descanso Permanência no mesmo local por muito tempo, geralmente sem mudança Mudança dos locais de descanso
Brincadeira	Brinca menos Não pede mais para brincar Maior dificuldade em convencer a brincar
Caça	Caça menos do que antes
Hábitos de Higiene	
Alterações do pelame	Pelame opaco ou embaraçado, de forma generalizada ou em um local em particular A autolimpeza é realizada com menor frequência ou por menos tempo Excesso de lambeduras em determinadas áreas
Afiação das garras	Afia as garras com menos frequência Alteração da localização/altura onde as garras são afiadas Crescimento excessivo das garras, que se engancham em tapetes ou fazem barulho em pisos duros
Temperamento (Conduta)	
Tolerância ao tutor ou outros animais	Menor disposição à interação Irritável ao contato com outros gatos Irritável ao contato com outros animais, inclusive o tutor
Atitude geral	Mais quieto Passa mais tempo sozinho Não busca ou evita o contato com outros gatos ou outros animais Não busca ou evita o contato com o tutor

porcentagem de gatos acometidos, foi de 89,7% no cotovelo, 87,9% no joelho, 82,8% no quadril, 82,8% no ombro, 74,1% no jarrete e 50% no carpo.[21]

Articulação do Cotovelo

Os osteófitos são geralmente observados no aspecto caudal do úmero e no aspecto cranial da cabeça do rádio à radiografia mediolateral (Figs. 96-1 e 96-2). Na projeção craniocaudal, os osteófitos são observados no aspecto medial do úmero distal e no processo coronoide medial da ulna. Uma reação óssea difusa é às vezes vista no epicôndilo medial do úmero e foi descrita como uma doença específica, chamada "epicondilite" medial umeral. É uma entesopatia flexora que acomete principalmente a origem da cabeça umeral dos músculos flexores ulnares do carpo. Na experiência do autor, muitos desses casos também apresentam OA típica do cotovelo. A lesão pode ser um fator no desenvolvimento da OA do cotovelo ou seu resultado; nos dois casos, se deve à alteração da carga suportada pela articulação. A "epicondilite" medial pode causar deslocamento e compressão do nervo ulnar, que pode ser uma fonte de dor.[19] A maior radiopacidade abaixo da incisura semilunar ulnar à projeção mediolateral é uma característica importante, embora subjetiva. A anatomia mais consistente do cotovelo felino faz com que

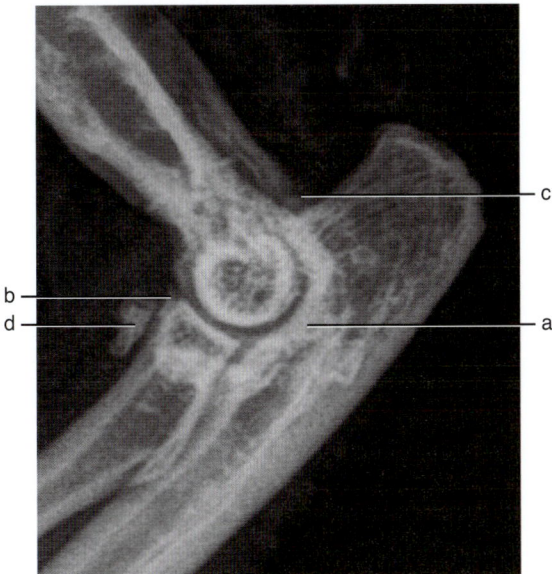

Figura 96-1: Radiografia mediolateral de uma articulação osteoartrítica do cotovelo direito. Há maior opacidade óssea abaixo da incisura semilunar ulnar *(a)*. Há formação de osteófito no aspecto cranial da cabeça do rádio *(b)* e no aspecto caudal do úmero distal *(c)*. O osso sesamoide supinador é visto no aspecto cranial da cabeça do rádio e há novo tecido ósseo em sua superfície *(d)*.

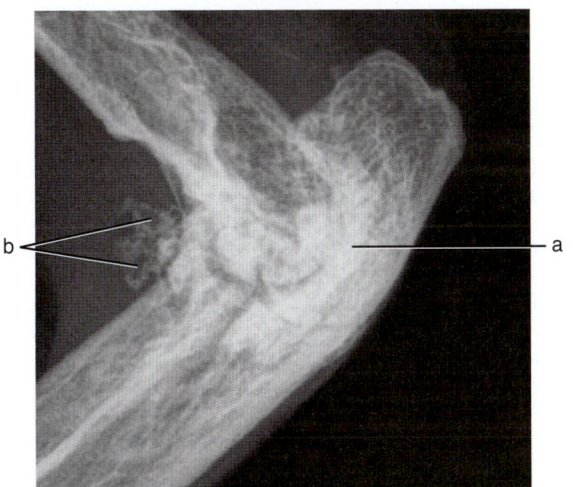

Figura 96-2: Radiografia mediolateral de uma articulação do cotovelo direito com grave osteoartrite. Maior opacidade óssea é observada na ulna proximal *(a)*. Há perda do espaço articular umeroulnar. Há duas áreas irregulares de mineralização no aspecto cranial da cabeça do rádio *(b)*. Estas áreas podem representar ossos sesamoides supinadores, embora possam ser decorrentes da mineralização do tecido mole causada pela alteração degenerativa.

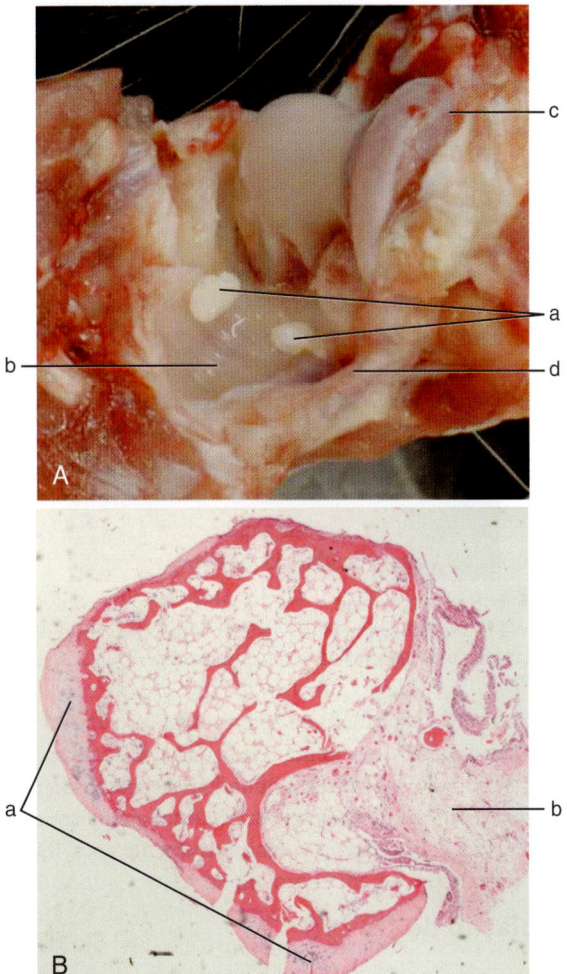

Figura 96-3: **A,** Fotografia de uma articulação osteoartrítica do cotovelo, mostrando a presença de dois osteocondromas ("*joint mice*", pedaços soltos de ossos e cartilagens nas articulações) livres na cavidade articular *(a)*. Há alterações cartilaginosas graves na superfície articular ulnar, onde a extensa formação de sulcos é evidente *(b)*. Osteófitos são vistos na margem articular do côndilo umeral *(c)* e há uma grande área de calcificação no interior da cápsula articular, em sua união à incisura semilunar ulnar *(d)*. **B,** Fotomicrografia de um osteocondroma de uma articulação osteoartrítica do cotovelo, mostrando sua típica estrutura óssea trabecular. A cartilagem recobre grande parte de sua superfície onde faz a "articulação" com o úmero distal *(a)*. Esse osteocondroma estava bem aderido à membrana sinovial, cujos resquícios podem ser observados *(b)*.

a análise dessa característica seja um pouco mais fácil do que em outras espécies.

O osso sesamoide supinador (OSS) é relatado como visível em cerca de 40% das articulações normais dos cotovelos,[25] embora, no estudo do autor, todas as articulações do cotovelo com OSS radiograficamente evidentes tivessem alterações degenerativas da cartilagem articular indicativas de OA.[21] No entanto, nem todas as articulações artríticas dos cotovelos apresentavam OSS evidente à radiografia. É provável que o OSS se torne o foco de nova formação óssea na articulação artrítica.

A mineralização do tecido mole é frequentemente observada na articulação do cotovelo e pode representar a calcificação na cápsula articular ou a presença de discretos corpos osteofibrocartilaginosos (osteocondromas ou ossículos) livres no espaço articular ou aderidos à superfície sinovial (Fig. 96-3).

Em um estudo de 102 articulações do cotovelo com OA, a incongruência foi diagnosticada em nove articulações (8,8%), o encurtamento relativo do rádio em sete articulações e o aumento relativo do comprimento do rádio, em duas.[21] Embora relatada na literatura,[26] a fragmentação da parte medial do processo coronoide da ulna não foi observado em quaisquer

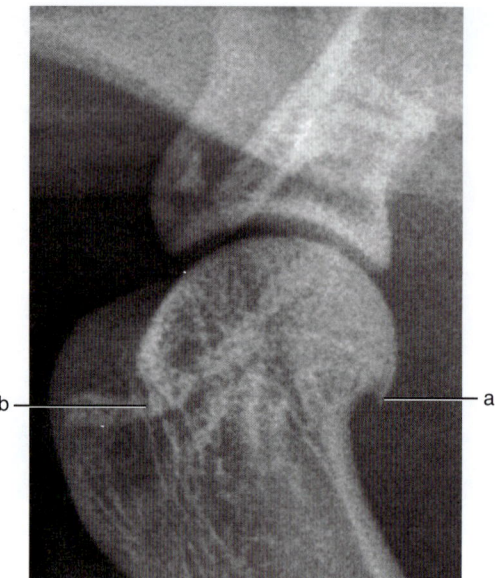

Figura 96-4: Radiografia mediolateral de uma articulação osteoartrítica do ombro. Há um grande osteófito no aspecto caudal da cabeça do úmero *(a)*. A clavícula está sobreposta ao úmero proximal *(b)*.

desses cadáveres. No estudo do autor também foi demonstrado uma boa correlação entre a gravidade das alterações radiográficas e a gravidade das alterações patológicas macroscópicas da cartilagem, com valores de *R* de 0,77 e 0,76 para a articulação esquerda e direita do cotovelo, respectivamente (*p* < 0,0001).

Articulação do Ombro

A formação de osteófito é geralmente observada nos aspectos caudais do glenoide e da cabeça do úmero em radiografias mediolaterais (Fig. 96-4). Um aparente corpo discretamente mineralizado é geralmente visto adjacente ao glenoide caudal e pode representar um ossículo ou o desenvolvimento de um osteófito (Fig. 96-5). A maior radiopacidade abaixo da superfície glenoide é detectada, às vezes, e a redução do espaço articular glenoumeral caudal pode ser evidente. A Figura 96-6 mostra a OA avançada da articulação do ombro, com perda total de cartilagem e formação avançada de osteófito.

Articulação do Quadril

A displasia coxofemoral (DCF) é bem documentada em gatos, mas, com base no diagnóstico radiográfico convencional, é responsável apenas por aproximadamente 20% dos casos de OA no quadril.[7,21] A DCF felina foi associada à maior lassidão da articulação,[27] mas são necessárias mais pesquisas antes que essa alteração possa se tornar indicativa de diagnóstico de DCF em gatos. Clark e Bennett relataram o ângulo Norberg médio do quadril displásico de 87,5 graus, em comparação a 100,1 graus no quadril normal.[7] Keller et al. relataram uma prevalência de 6,6% de DCF em uma população hospitalar de gatos.[28] A raça Maine Coon é considerada como aquela com maior prevalência de DCF (18%) certamente com o envolvimento de fatores genéticos.[29] A subluxação da cabeça do fêmur a partir do acetábulo e a cobertura de menos de 50% da cabeça do fêmur pela borda

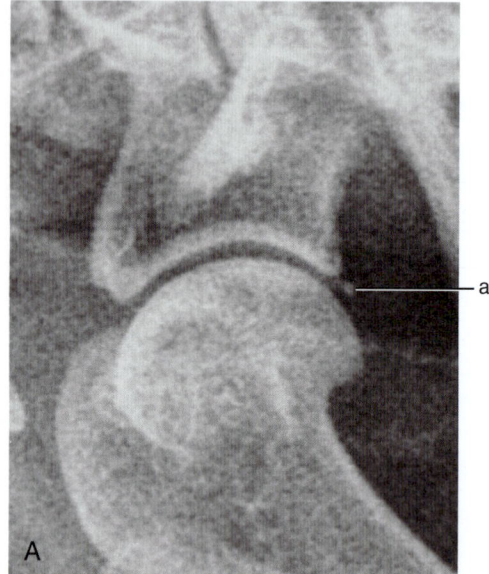

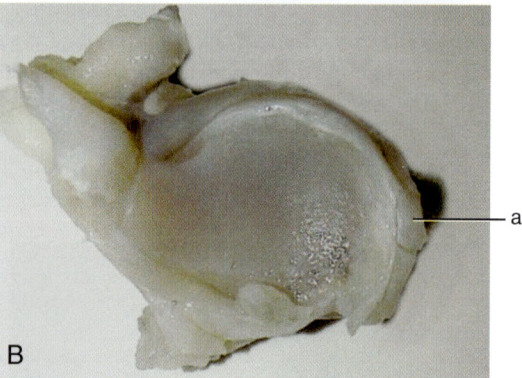

Figura 96-5: **A,** Radiografia mediolateral de uma articulação osteoartrítica do ombro. Há uma área de mineralização no aspecto caudal do glenoide *(a)*. Esta área pode representar um osteófito em desenvolvimento ou a mineralização no interior da cápsula articular. **B,** Fotografia da superfície articular do glenoide, mostrando uma discreta área de mineralização no aspecto caudal *(a)*. Esta amostra é da articulação do ombro, cuja radiografia é mostrada em **A.** A superfície cartilaginosa do glenoide está descorada e apresenta fibrilação.

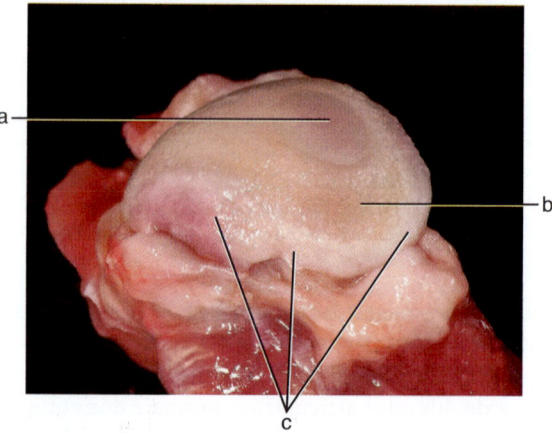

Figura 96-6: Fotografia da cabeça do úmero a partir de uma articulação osteoartrítica do ombro. Há uma grande área de perda total da cartilagem articular, com exposição do osso subcondral subjacente *(a)*. A cartilagem restante apresenta grave fibrilação *(b)*. A margem da superfície articular apresenta extensa formação de osteófito *(c)*.

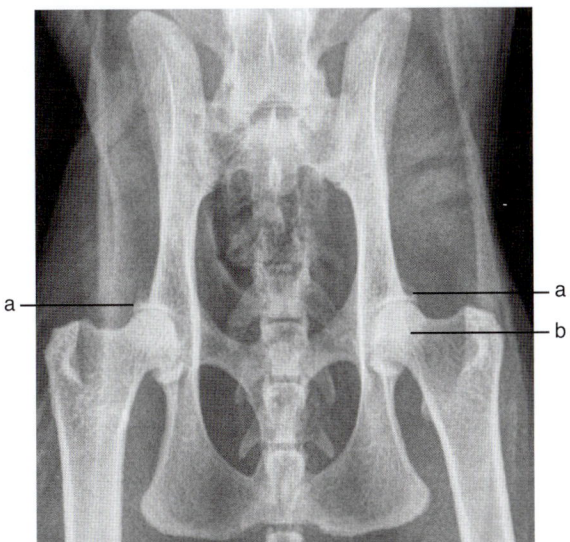

Figura 96-7: Radiografia ventrodorsal da pelve de um gato com osteoartrite (OA) do quadril. Há formação de osteófito na borda acetabular efetiva cranial de ambas as articulações do quadril *(a)* e formação de osteófito ao redor dos colos do fêmur (mais evidente à *esquerda*), como mostrado pela área linear de maior opacidade óssea *(b)*. Há boa cobertura da cabeça do fêmur pela borda acetabular dorsal e o ângulo de Norberg está dentro da faixa normal. Portanto, não há evidências de displasia coxofemoral. A maioria dos casos de OA do quadril em gatos não é associada à displasia coxofemoral como atualmente definida.

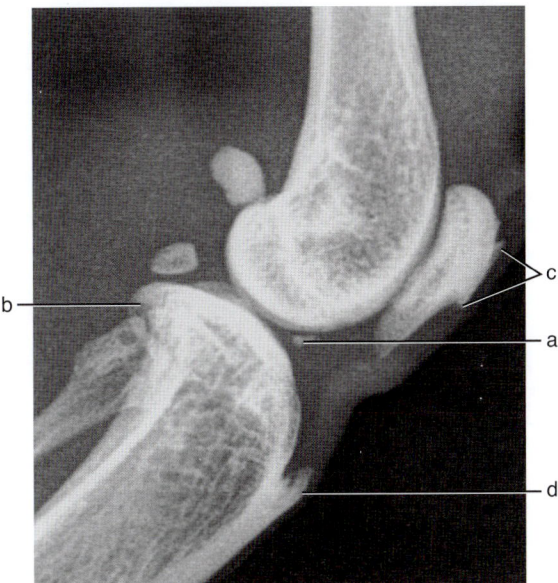

Figura 96-8: Radiografia mediolateral da articulação do joelho esquerdo. Uma área de mineralização é observada no espaço articular, presente no menisco medial *(a)*. Há um grande osteófito na borda caudal da tíbia proximal *(b)*. Há formação de entesófito na superfície cranial da patela *(c)* e da tuberosidade tibial *(d)*. Apenas uma fabela é radiograficamente visível, o que não é incomum na articulação do joelho felino. A cartilagem articular do fêmur e da tíbia dessa articulação apresentava fibrilação e erosão, que são consistentes com a osteoartrite moderadamente grave.

acetabular dorsal são características típicas de DCF. Em alguns casos de DCF, a cabeça do fêmur apresenta formato anormal. A formação de osteófito é observada na borda acetabular efetiva cranial e no colo do fêmur, onde geralmente tem a aparência de uma linha radiopaca (Fig. 96-7). O estreitamento do espaço articular também pode ser aparente.

Articulação do Joelho

Esta articulação pode apresentar degeneração e perda cartilaginosa bastante avançada, sem evidências de formação de osteófito.[21] Uma característica radiográfica comum é a mineralização no polo cranial do menisco medial[13] (Figs. 96-8 e 96-9) e há uma associação entre a presença dessa mineralização e a patologia macroscópica da cartilagem.[30] Em um recente estudo de 49 articulações do joelho com mineralização radiográfica do menisco, 47 apresentavam alterações patológicas macroscópicas da cartilagem articular, confirmando que a presença dessa característica radiográfica, mesmo isolada, é bastante indicativa de OA. No entanto, 52 articulações sem mineralização do menisco também apresentavam dano cartilaginoso.[21] O exame histopatológico dos meniscos mostra que, em alguns casos, essa mineralização representa calcificação da fibrocartilagem degenerada, mas em outros (53,1%), representa osso trabecular (Fig. 96-10). Em alguns desses últimos casos (6,1%), o osso não lamelar apresenta superfície cartilaginosa, que se articula com o fêmur e/ou a tíbia. Tal estrutura pode representar a lúnula, um osso sesamoide, que está presente ao nascimento e foi descrita no menisco de muitas espécies diferentes, incluindo o gato. A patogênese exata dessa mineralização do menisco ainda não é conhecida. Freire et al. não conseguiram mostrar quaisquer

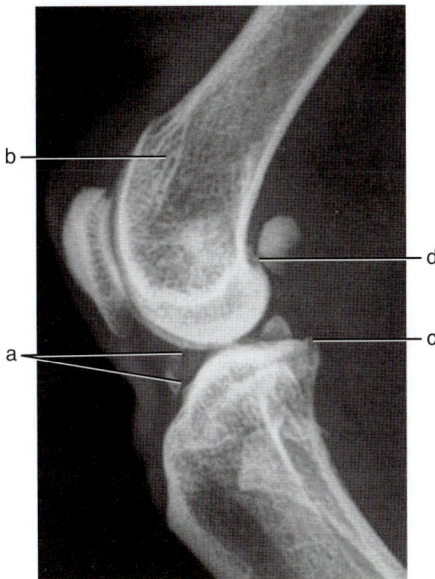

Figura 96-9: Radiografia mediolateral da articulação do joelho direito. Há duas áreas de mineralização no menisco medial *(a)*. Maior opacidade óssea é vista no fêmur distal, consistente com a formação de osteófito na margem troclear *(b)*. Também há formação de osteófito na borda caudal da tíbia proximal *(c)* e no fêmur distal adjacente à fabela *(d)*.

diferenças clínicas em gatos com ou sem mineralização do menisco.[30]

Os osteófitos, quando ocorrem, aparecem nos polos da patela, na área supratroclear, na margem troclear (onde são observados como "linhas" radiopacas) e na parte caudal da tíbia (Figs. 96-8 e 96-9). A maior radiopacidade da tíbia proximal é outra característica, mas sua avaliação é difícil. A entesofitose da

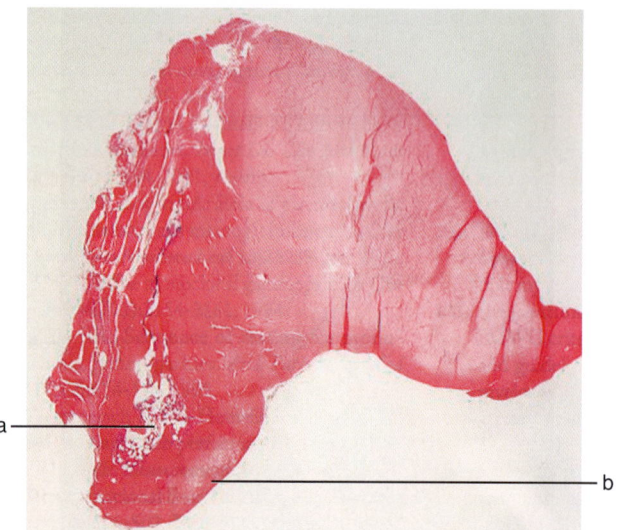

Figura 96-10: Fotomicrografia de um corte do menisco medial. Há formação de osso trabecular no corno cranial *(a)*. Parte da estrutura óssea é revestida por cartilagem, formando uma superfície articular com a tíbia proximal *(b)*. Esta estrutura pode representar uma lúnula ou alteração degenerativa avançada.

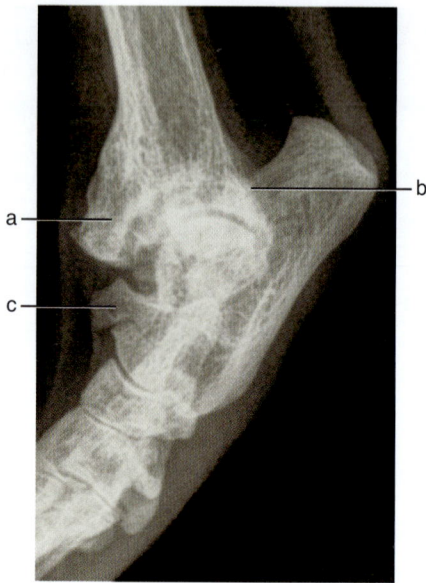

Figura 96-11: Radiografia mediolateral de uma articulação osteoartrítica do jarrete. Há extensa formação de osteófito nos aspectos cranial *(a)* e caudal *(b)* da tíbia distal. Isto levou ao grande remodelamento da articulação (alteração no formato da superfície articular). Um grande osteófito é também observado no aspecto cranial do osso tarsal tibial *(c)*.

tuberosidade tibial na junção do ligamento patelar (Fig. 96-8) pode ser uma característica da OA do joelho, embora também seja relatada como uma lesão solitária, talvez de origem traumática, que tende a não ser associada à dor. A patologia macroscópica dos ligamentos cruzados é raramente observada na articulação do joelho felino (dois casos foram observados no estudo com cadáveres realizado pelo autor[21]); a mineralização do ligamento cruzado cranial é, às vezes, radiograficamente visível.

É comum não ver a fabela lateral à radiografia do joelho felino; essa estrutura pode estar presente, mas não ser suficientemente mineralizada para ser visível. A ausência ou presença da fabela lateral não parece ser correlacionada à doença cartilaginosa.[21]

Articulações do Carpo e do Tarso

As articulações do carpo e do tarso são as menos afetadas. Os osteófitos ocorrem no aspecto cranial do rádio distal e os ossos do carpo e do metacarpo. Nas articulações do tarso, os osteófitos ocorrem nos aspectos craniais e caudais da tíbia distal e nos aspectos craniais de ossos individuais do tarso e do metatarso (Fig. 96-11). A mineralização do tecido mole também pode ser observada. A patologia cartilaginosa muito grave da articulação do jarrete é vista no compartimento lateral da articulação tibiotarsal.

TRATAMENTO

O tratamento de um gato com OA dolorosa requer uma abordagem multimodal. Obviamente, o controle da dor é importante, mas a adaptação do ambiente também é.[14] O gato é um predador, com comportamento instintivo de caça, que goza de liberdade de movimentação e alto grau de independência. A dor articular crônica pode prejudicar a capacidade de manter esses comportamentos normais, se transformando em um fator significativo de "estresse" para o animal, com possível exacerbação de outros problemas médicos. Acredita-se que a atenção a esses fatores, por meio de modificações do ambiente doméstico, ajude a melhorar a qualidade de vida.

Fármacos Anti-inflamatórios Não Esteroidais

Há muitas evidências que apoiam a eficácia dos anti-inflamatórios não esteroidais (AINEs) no tratamento da OA felina,[7,22-24,31-34] mas a possível toxicidade desses compostos faz com que muitos clínicos deixem de administrá-los ao gato idoso. Há diversos AINEs aprovados para uso em gatos (Tabela 96-2), mas apenas o meloxicam é aprovado para uso prolongado em certas partes do mundo. A formulação líquida do meloxicam torna a dosificação precisa relativamente simples, com a dosificação mais precisa ainda com o uso da seringa fornecida em vez da contagem de gotas do frasco. Tal formulação é altamente palatável e geralmente é administrada misturada ao alimento. O meloxicam é conhecido por ser metabolizado por vias oxidativas e apenas 21% são eliminados pelos rins, na urina.[35] A dose recomendada é de 0,1 mg/kg por via oral (VO) no dia 1 e, então, 0,05 mg/kg VO, a cada 24 horas. É sempre aconselhável titular a menor dose eficaz, com base na resposta clínica do animal, que é determinada pelo exame físico e revisão regular do questionário do tutor. Em um estudo no qual isto foi realizado, a dose oral mediana de manutenção foi de 0,03 mg/kg.[34] Em gatos com doença hepática ou renal preexistente, o autor começa com uma dose oral mais baixa, geralmente de 0,02 a 0,03 mg/kg/dia, com aumento gradual em caso de ausência de resposta inicial. Se o animal apresentar sobrepeso ou obesidade, a dose deve ser baseada em seu peso corpóreo ideal, e não em seu peso real. Os anti-inflamatórios não esteroidais possuem alta afinidade a proteínas e são facilmente ligados a proteínas no sangue e,

Tabela 96-2	Fármacos Anti-inflamatórios Não Esteroidais Usados em Gatos	
Fármaco	**Dose***	**Comentários**
Meloxicam (Metacam®; Boehringer Ingelheim)	0,1 mg/kg VO no dia 1, então 0,05 mg/kg VO a cada 24 horas	Fácil administração com alimento Formulações específicas para gatos devem ser usadas e administradas de acordo com as recomendações do fabricante (p. ex., seringas de dosagem devem ser utilizadas caso fornecidas) Titular à menor dose eficaz Evitar a dose de ataque inicial na presença de DRC COX-2 preferencial
Robenacoxib (Onsior®; Novartis Animal Health)	1 a 2 mg/kg VO a cada 24 horas por até 6 dias	Para uso em dor aguda e inflamação Os níveis plasmáticos caem de forma relativamente rápida, mas as concentrações em tecidos inflamados continuam altas Comprimidos flavorizados — geralmente bem aceitos COX-2 específico
Cetoprofeno (Ketofen®; Merial)	1 mg/kg VO a cada 24 horas por até 5 dias	Dor aguda de doenças musculoesqueléticas
Ácido tolfenâmico (Tolfedine®; Vétoquinol)	4 mg/kg VO a cada 24 horas por 3 dias	Aprovado apenas no tratamento da febre e das doenças do trato respiratório superior

DRC, Doença renal crônica; *COX,* cicloxigenase; *VO, via oral* (via oral).
*As doses são dadas como aprovadas para uso em gatos no Reino Unido; as doses aprovadas variam em outros países.

sugere-se a redução da dose em 50%, se qualquer outro fármaco estiver sendo usado ou vá ser administrado.[36] Uma vez que os gatos idosos são os mais acometidos pela OA, aconselha-se a realização de exames de sangue e de urina rotineiros antes do início do tratamento com AINE, cujos resultados os resultados devem ser usados na determinação da dose inicial a ser administrada. O monitoramento da pressão arterial também é recomendado e os gatos submetidos a tratamentos prolongados com AINEs devem ser alimentados com rações úmidas. Isto é importante para se assegurar de que o gato esteja bem hidratado, principalmente porque muitos têm doença renal crônica (DRC; veja a seguir) e, embora os gatos alimentados com rações secas bebam mais água do que aqueles que recebem alimentos úmidos, a ingestão de fluidos é, em geral, menor. Os gatos submetidos a tratamentos prolongados com AINEs devem ser regularmente monitorados (a cada 3 a 6 meses, dependendo de sua condição clínicas) pelo exame físico detalhado e hematologia, bioquímica sérica e urinálise de rotina. Os tutores devem ser informados acerca dos possíveis efeitos colaterais e instruídos a relatá-los imediatamente ao veterinário, caso ocorram. A administração dos fármacos deve ser sempre interrompida, se o gato parar de se alimentar. Vômito e diarreia são efeitos colaterais comuns e ocorrem em aproximadamente 4% dos gatos tratados com meloxicam.[7,33] Se persistirem por mais de alguns dias, a administração do fármaco deve ser interrompida. O AINE pode ser reintroduzido após 3 a 5 dias em dose mais baixa ou um fármaco alternativo pode ser escolhido. A administração de protetores gastrointestinais (GI), como omeprazol ou misoprostol, pode ser considerada, se os efeitos colaterais GI forem um problema persistente, mas raramente são necessários.[14]

Muitos gatos com OA também têm algum grau de DRC.[34] No estudo com cadáveres realizado pelo autor, 36,5% dos gatos com OA também apresentava evidência histológica de DRC.[21] Gowan et al. relataram um grupo de gatos com DRC que receberam meloxicam e apresentaram, com o passar do tempo, menor aumento nos níveis séricos de creatinina do que gatos com DRC que não foram tratados com meloxicam.[34] Este aparente efeito benéfico sobre a função renal pode ser explicado pela maior mobilidade e qualidade de vida subsequentes ao alívio da dor, que podem melhorar o apetite, aumentar a ingestão de água e reduzir o catabolismo tecidual. O alívio da dor também poderia reduzir os "níveis de estresse" dos animais, o que sabidamente afeta outras doenças[37] e também pode piorar a DRC. O meloxicam também pode exercer um efeito anti-inflamatório direto sobre o rim. A inflamação e a fibrose são características da DRC e sua redução pode reduzir a velocidade de deterioração da função renal. Em outro estudo de Gowan et al., a administração oral prolongada de meloxicam não diminuiu a expectativa de vida dos gatos com DRC preexistente, mesmo em estágios II e III, conforme classificação da International Renal Interest Society.[38] A longevidade mediana após o diagnóstico de DRC foi de 1.608 dias e a causa de morte mais comum nesses gatos foi a neoplasia, com apenas 11% sendo diretamente atribuídas à DRC.

Outras Terapias Analgésicas

Houve um recente interesse no uso de outros fármacos além dos AINEs no tratamento da OA sintomática, incluindo combinações de diversos medicamentos, que agem em níveis diferentes da via de dor e, juntos, têm efeito sinérgico. Isto pode melhorar o controle da dor e permitir o uso de doses mais baixas de cada fármaco.[39-41] Os medicamentos mais frequentemente usados são mostrados na Tabela 96-3. Alguns especialistas também defendem o uso de opioides (p. ex., butorfanol, buprenorfina e fentanil), mas isto é menos comum, principalmente por causa das restrições de prescrição, dificuldade de administração e segurança do tutor.[14]

Tabela 96-3	Outros Fármacos Ocasionalmente Usados com Anti-inflamatórios Não Esteroidais na Terapia Multimodal da Osteoartrite	
Fármaco*	**Dose**	**Comentários**
Amantidina	3 a 5 mg/kg VO a cada 24 horas	Não há cápsulas de tamanho conveniente para gatos. Há formulação em xarope. Não foi avaliado em gatos
Amitriptilina	0,5 a 1,0 mg/kg VO a cada 24 horas	Letargia, ganho de peso, redução do comportamento de autolimpeza e cálculos císticos transientes foram relatados
Gabapentina	5 a 10 mg/kg VO a cada 12 a 24 horas	A dose deve ser gradualmente reduzida para interrupção do tratamento. Parece eficaz, principalmente nos casos em que parece haver sensibilização. Sabor desagradável
Tramadol	1 a 2 mg/kg VO a cada 12 a 24 horas	Sabor muito desagradável. Efeitos colaterais neurológicos podem ocorrem. Pode produzir efeitos colaterais similares aos observados com opioides

VO, via oral.
*Observação: Não há experiência com esses fármacos em gatos. Para mais informações, veja: Lascelles BD, Robertson S: DAD-associated pain in cats. What can we do to promote patient comfort? J Feline Med Surg 12:200-212, 2010.

Glicosamina e Sulfato de Condroitina

Há diversas preparações orais contendo glicosamina e condroitina, geralmente com outros aditivos (p. ex., minerais e antioxidantes), e são categorizadas como nutracêuticos.[6,14] Seu uso é justificado pela participação da glicosamina e da condroitina na síntese da cartilagem articular; assim, o aumento das concentrações dessas substâncias no paciente pode auxiliar no reparo ou reduzir a velocidade da degradação da cartilagem. Há algumas evidências experimentais sobre esse fato.[42,43] No entanto, há evidências casuísticas e alguns estudos em cultura de tecido que indicam a existência de um efeito anti-inflamatório e analgésico. Um recente estudo prospectivo, duplo-cego, randomizado e controlado com placebo realizado pelo autor comparou a eficácia do meloxicam e do suplemento de glicosamina/condroitina no tratamento de gatos com OA dolorosa.[24] Os gatos com OA foram divididos em dois grupos, um (17 gatos) tratado com meloxicam e o outro (13 gatos), com suplemento de glicosamina/condroitina por 70 dias; os dois grupos, então, receberam placebo até o dia 98. A mobilidade avaliada pelo tutor melhorou significativamente no grupo tratado com meloxicam ($P < 0,01$). O grupo que recebeu glicosamina/condroitina apresentou melhora (aumento das pontuações de mobilidade em 58% dos gatos no dia 42),

mas sem significado estatístico. Quando o tratamento com meloxicam ou glicosamina/condroitina foi interrompido e foi iniciada a administração de placebo, um número significativo de gatos do grupo meloxicam (64,3%) apresentou piora das pontuações de mobilidade, atividade, temperamento e estilo de vida em comparação ao grupo glicosamina/condroitina (27,3%). Portanto, parece que a possível melhora decorrente da administração de glicosamina/condroitina foi mais duradoura do que a produzida pelo meloxicam.

Esses suplementos orais são geralmente combinados aos AINEs, embora muitos clínicos prefiram usá-los como uma alternativa, já que são considerados seguros. Há problemas com a regulamentação e o controle de qualidades desses produtos e a dose ideal não é conhecida. O autor acredita que apenas os produtos de fabricantes de boa reputação devem ser usados. Alguns produtos contêm outros ingredientes, principalmente antioxidantes, que podem trazer outros benefícios, como curcumina (Seraquin®, Boehringer Ingelheim) e lipídios não saponificáveis de abacate/soja e polifenóis de chá (Dasuquin®, Novartis Animal Health). O estresse oxidativo é um importante aspecto da inflamação articular e, assim, a inclusão de antioxidantes é relevante.

Os efeitos colaterais são raros, embora o desconforto GI de menor gravidade tenha sido relatado. As preocupações de que a glicosamina possa precipitar o desenvolvimento de diabetes melito não foram substanciadas. Os produtos polissulfatados são usados por alguns especialistas e geralmente são administrados por via parenteral (p. ex., polissulfato de pentosan, Cartrophen Vet®, Arthropharm [Europe] Limited), embora não sejam aprovados para uso em gatos. Os compostos polissulfatados devem ser usados com cuidado em combinação com os AINEs, já que têm efeito anticoagulante e podem potencializar qualquer sangramento GI causado por um AINE.

Ácidos Graxos Essenciais Ômega 3

Há dois tipos principais de ácidos graxos essenciais (EFAs), o ômega 3 e o ômega 6, que competem pela incorporação em fosfolipídios e podem agir como substratos para a cicloxigenase e a lipoxigenase. A alta proporção de ácidos graxos ômega 6 nas membranas celulares promove a produção de prostaglandinas, leucotrienos e tromboxanos inflamatórios. Os altos níveis de ácidos graxos ômega 3 nas membranas celulares protegem contra a produção dessas prostaglandinas e leucotrienos pró-inflamatórios durante a inflamação e o dano tecidual.

Embora existam preparações específicas de ácidos graxos essenciais ômega 3 para uso oral, a forma mais comum de fornecer esses nutrientes é a alimentação com dietas completas especiais contendo maiores níveis dessas substâncias. Há um estudo publicado mostrando que gatos com DAD apresentaram melhora dos níveis de atividade avaliados pelo tutor após a alimentação com uma dieta rica em ômega 3, embora não tenha havido melhora nos níveis de atividade medidos por coleiras com monitores.[44] Os principais ácidos graxos ômega 3 que parecem ser importantes para o gato são o ácido docosaexaenoico e o ácido alfa-linoleico. Essas dietas terapêuticas contêm outros ingredientes, que podem ser benéficos na redução da inflamação articular (p. ex., antioxidantes, glicosamina e condroitina). Os anti-inflamatórios não esteroidais podem ser usados concomitantemente a dietas ricas em ômega 3 (ou outras preparações de ômega 3), mas, nesses casos, a forma úmida do alimento deve sempre ser usada para aumentar a ingestão dietética de água.

Contrariamente à crença comum, não há maior risco de ganho de peso em gatos alimentados com dietas ricas em ômega 3. Essas dietas podem ser usadas em gatos com OA que também têm DRC. Em gatos com OA e diabetes melito, é preferível usar uma dieta metabólica específica para o tratamento da diabetes do que a dieta com ômega 3 para a OA.

O extrato de *Perna canaliculus* (mexilhão de lábios verdes, *green lipped mussel*) é popular com alguns clínicos para o tratamento da OA. Seu modo de ação é desconhecido, mas o extrato contém glicosamina, condroitina, antioxidantes e ácidos graxos ômega 3.

Redução de Peso

Embora não se saiba se a obesidade é um fator de risco para o desenvolvimento de OA felina, é um fator importante por dois motivos: primeiro, devido à maior carga sobre as articulações, principalmente durante o pulo e a aterrissagem; e, segundo, porque os depósitos excessivos de gordura sabidamente produzem maiores quantidades de adipocinas, das quais algumas provocam degradação de cartilagem.[11,12] Apenas cerca de 14% dos gatos idosos com OA são obesos.[7] Portanto, os regimes para redução de peso geralmente não são necessários nessa população, embora, obviamente, se o gato apresenta sobrepeso, o emagrecimento por meio da redução da dieta[45] pode ser muito benéfico e deve ser realizado antes do uso de qualquer dieta terapêutica específica, como o alimento rico em ômega 3. No entanto, a obesidade em gatos mais jovens pode ser um fator de risco para o desenvolvimento posterior de OA e esses animais devem ser submetidos à dieta para redução de peso. A perda de peso em gatos idosos é discutida em profundidade no Capítulo 95.

Modificação Ambiental

Como a dor artrítica crônica provoca muitas diferentes alterações comportamentais em gatos, a modificação do ambiente do animal pode ajudar a superar algumas dessas dificuldades e melhorar o bem-estar físico e psicológico do animal.[14,38,41] Boas revisões sobre o enriquecimento ambiental foram publicadas.[14,46,47] Os Capítulos 73 e 93 discutem estes importantes tópicos em profundidade. As modificações do ambiente de pacientes com OA não precisam ser complexas (mais informações a seguir).

Aumento da Segurança

Os gatos são altamente territoriais e devem se sentir seguros em seu território principal, tanto a casa do tutor quanto a área externa imediata. Eles precisam de lugares para se esconder e, de preferência, mais de uma via de acesso para entrada e saída de seu território principal. Transtornos graves (p. ex., introdução de outros animais) podem causar ansiedade e estresse e dificultar ainda mais a convivência com a dor crônica.

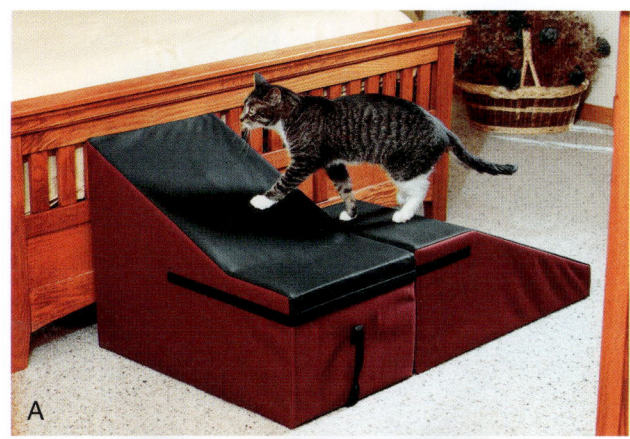

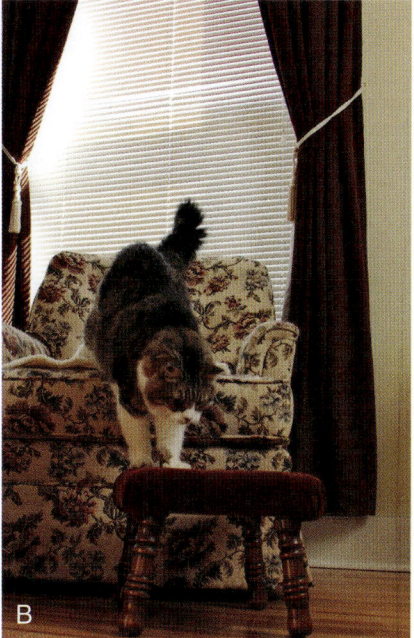

Figura 96-12: Os gatos com artrite têm dificuldade em atingir seus pontos altos favoritos de vantagem. A colocação de degraus/rampas **(A)** ou o posicionamento estratégico da mobília **(B)** pode ajudá-los. (Figura 96-12A, Cortesia de http://wwwDrsFosterSmith.com. B, Cortesia de Deb Given.)

Degraus e Rampas

A dimensão vertical é muito importante para os gatos, que gostam de observar e ficar em locais altos. Portanto, colocar degraus ou rampas ou mudar a disposição da mobília (Fig. 96-12) para facilitar o acesso a camas, sofás, beirais de janela e outros lugares favoritos de descanso é importante. A modificação das portinholas para gatos em portas também pode ser necessária (p. ex., reduzir a altura da portinhola em relação ao chão, aumentar seu tamanho e assegurar que o mecanismo de fechamento não seja muito rápido).

Acesso a Outros Recursos

O gato deve ter fácil acesso ao alimento, à água e às caixas de areia. Deve haver pelo menos uma caixa de areia por gato na casa e a bandeja deve ter profundidade suficiente. As caixas de areia devem ter tamanho generoso, ser acessíveis e permitir a fácil entrada de gatos com problemas de mobilidade (Fig. 96-13). Diversas vasilhas de alimento podem ser distribuídas pela casa,

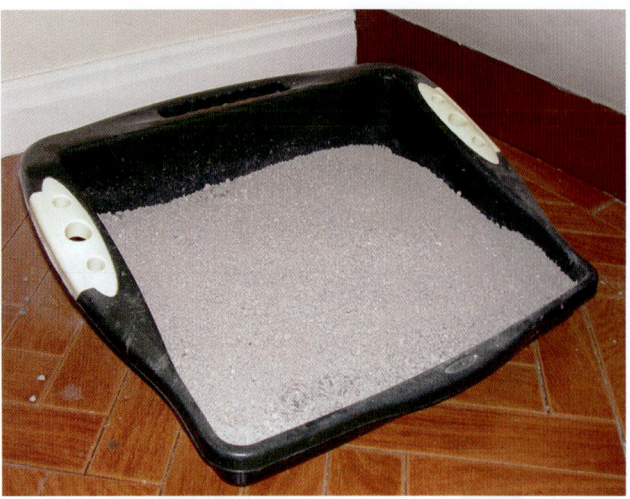

Figura 96-13: Os gatos com artrite devem ter fácil acesso a caixas de areia. Esta caixa de areia foi feita com uma bandeja para mudas, usada em horticultura. (Cortesia de Sarah Heath.)

para encorajar a atividade e dar estímulo mental. Mais de uma vasilha de água deve estar à disposição; esses recipientes não devem ser colocados ao lado do alimento. A elevação das vasilhas de alimento e água pode ajudar em caso de rigidez de cotovelos, ombros e coluna. Superfícies e objetos estáveis devem ser providenciados para a afiação das garras. O fornecimento de uma cama acolchoada e confortável é uma medida simples, mas importante.

Interação e Exercício

O tutor deve ser encorajado a interagir de forma ativa com o gato e brincar com ele por vários minutos pelo menos três vezes ao dia (ou de acordo com os desejos do gato) para realização de exercícios e estimulação mental. Encorajar o gato a brincar com diferentes brinquedos também é importante e ajuda a fortalecer os músculos e melhorar a condição física geral (Fig. 96-14). Alguns gatos podem aceitar fazer exercícios em áreas externas, em coleiras ou guias. Acarinhar o gato, principalmente na região da cabeça, é também encorajado, já que libera neurotransmissores que podem melhorar o humor do gato e sua capacidade de lidar com a dor. Pentear o gato em diversas ocasiões durante o dia por vários minutos tem efeito similar; luvas específicas podem ajudar esta tarefa.

Terapia com Feromônio

Há produtos que contêm feromônios faciais felinos (fração F3, Feliway®). Esses produtos são comercializados em *sprays* que podem ser liberados no ambiente ou como difusores elétricos. Essas substâncias podem reduzir o estresse.[48]

Fisioterapia

Esse tipo de terapia é projetada e supervisionada mais eficientemente por um fisioterapeuta veterinário treinado. A amplitude simples de movimento e as técnicas de massagem podem ser ensinadas aos tutores e ajudar a aliviar a dor muscular geralmente associada à OA e também a melhorar a mobilidade articular. Além disso, promove a interação entre o

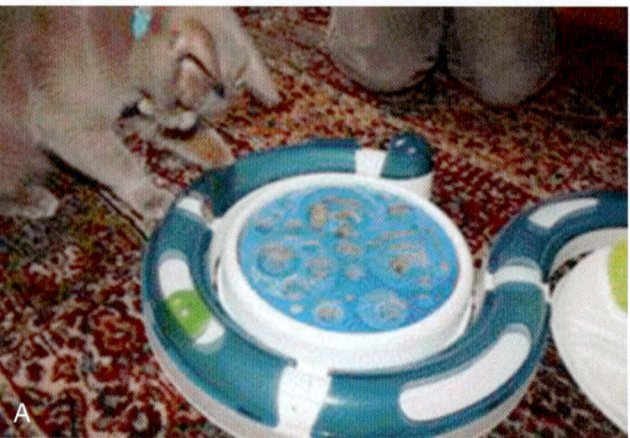

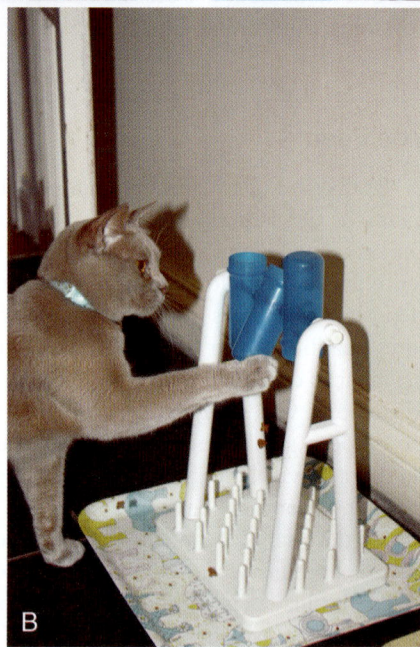

Figura 96-14: A e B, Brincar com determinados brinquedos dá estímulo mental e encoraja a realização de exercícios, o que ajuda a fortalecer os músculos e melhorar a condição física geral. (Cortesia de Sarah Ellis.)

tutor e o gato. Outras modalidades (p. ex., terapia com ondas de choque, terapia com *laser*, terapia com calor e frio e até mesmo a hidroterapia) foram usadas em gatos, mas não são bem avaliadas.[49-51]

Tratamento Cirúrgico

Os tratamentos cirúrgicos têm sido defendidos, mas possuem aplicação limitada. A artroplastia total do quadril é possível em gatos, bem como a artrodese na articulação artrítica dolorosa. Como o acometimento de múltiplas articulações é comum no gato artrítico, a cirurgia em articulações individuais tem benefício limitado. A idade do paciente e as doenças concomitantes também levam ao questionamento do valor da cirurgia de grande porte. O debridamento da articulação e a remoção dos corpos osteocondrais podem auxiliar no alívio da dor,[26,52] embora esses osteocondromas tendam a ser extensos e não necessariamente móveis no interior da articulação, dificultando, quando não impossibilitando, sua retirada.

Terapia com Células-Tronco e Outros Tratamentos

A terapia com células-tronco mesenquimais derivadas do tecido adiposo e autólogas é realizada nos Estados Unidos, na Austrália e em alguns países europeus. A técnica requer a coleta de tecido adiposo sob anestesia geral que, então, é processado em laboratório ou mesmo na própria clínica veterinária quando há a existência dos equipamentos necessários. Após o processamento, as células são injetadas na articulação acometida. Embora provavelmente haja células-tronco, há muitas outras populações celulares, incluindo grande número de adipócitos. Uma preocupação é a possibilidade de produção de adipocinas prejudiciais (p. ex., leptina e adiponectina) por essas células do tecido adiposo, que podem provocar a degeneração da cartilagem.[11,12] Embora a melhora clínica tenha sido relatada em outras espécies, os motivos não foram esclarecidos e tais melhoras são muito provavelmente devidas a um efeito anti-inflamatório, cuja duração pode ser limitada e não justificar os custos do procedimento. É muito improvável que haja qualquer efeito regenerativo na articulação. Embora essa modalidade seja geralmente chamada "terapia de células-tronco" é mais precisa e menos confuso descrevê-la como uma "terapia celular". Outras terapias biológicas estão sendo desenvolvidas e/ou usadas na OA felina (p. ex., injeção intra-articular de plasma rico em plaquetas ou concentrados de plaquetas e o uso de anticorpo monoclonal antifator de crescimento nervoso), mas ainda não há evidências claras de sua eficácia.

Muitos outros tratamentos foram descritos para a OA, incluindo acupuntura;[53] no entanto, não há, hoje, estudos baseados em evidências que indiquem sua eficácia em gatos.

RESUMO

A osteoartrite é uma doença muito comum em gatos idosos, mas ainda é subdiagnosticada na prática clínica. Muitos gatos que sofrem de dor artrítica crônica não estão sendo tratados, o que cria importantes preocupações relacionadas ao bem-estar. As mudanças no comportamento de um gato são uma característica importante da doença e são mais bem avaliadas usando-se questionários para os tutores. O tratamento inclui o uso de AINEs e nutracêuticos, geralmente em combinação. Evidências recentes sugerem que os AINEs, se usados com cuidado e avaliação veterinária adequada do paciente, são razoavelmente seguros e eficazes em gatos. As modificações do ambiente do gato são também importantes, ajudando a aumentar a qualidade de vida do animal.

Referências

1. Clarke SP, Mellor D, Clements DN, et al: Radiographic prevalence of degenerative joint disease in a hospital population of cats. *Vet Rec* 157:793-799, 2005.

2. Hardie EM, Roe SC, Martin FR: Radiographic evidence of degenerative joint disease in geriatric cats: 100 cases (1994-1997). *J Am Vet Med Assoc* 220:628-632, 2000.

3. Godfrey DR: Osteoarthritis in cats: a retrospective radiological study. *J Small Anim Pract* 46:425-429, 2005.

4. Lascelles BDX, Henry JB, Brown J, et al: Cross-sectional study of the prevalence of radiographic degenerative joint disease in domesticated cats. *Vet Surg* 39:535-544, 2010.

5. Slingerland LT, Hazewinkel HAW, Meij BP, et al: Cross-sectional study of the prevalence and clinical features of osteoarthritis in 100 cats. *Vet J* 187:304-309, 2011.

6. Bennett D: Canine and feline osteoarthritis. In Ettinger SJ, Feldman EC, editors: *Textbook of veterinary internal medicine: diseases of the dog and cat*, ed 7, St Louis, 2010, Saunders Elsevier, pp 750-761.

7. Clarke SP, Bennett D: Feline osteoarthritis: a prospective study. *J Small Anim Pract* 47:439-445, 2006.

8. Lascelles BDX: Feline degenerative joint disease. *Vet Surg* 39:2-13, 2010.

9. Laflamme DP: Nutrition for ageing cats and dogs and the importance of body condition. *Vet Clin North Am Small Anim Pract* 35:713-742, 2005.

10. Lund GM, Armstrong PJ, Kirk CA, et al: Prevalence and risk factors for obesity in adult cats from private US veterinary practices. *Int J Appl Res Vet Med* 3:85-96, 2005.

11. Dumond H, Presle N, Terlain B, et al: Evidence for a key role of leptin in osteoarthritis. *Arthritis Rheum* 48:3118-3129, 2003.

12. German AJ, Ryan VH, German AC, et al: Obesity, its associated disorders and the role of inflammatory adipokines in companion animals. *Vet J* 195:6-9, 2010.

13. Bennett D, Zainal Ariffin SM, Johnston P: Osteoarthritis in the cat. 1. How common is it and how easy to recognize? *J Feline Med Surg* 14:65-75, 2012.

14. Bennett D, Zainal Ariffin SM, Johnston P: Osteoarthritis in the cat. 2. How should it be managed and treated? *J Feline Med Surg* 14:76-84, 2012.

15. Ryan JM, Lascelles BDX, Benito J, et al: Histological and molecular characteristics of feline humeral condylar osteoarthritis. *BMC Vet Res* 9:110, 2013.

16. Malik R, Allan GS, Howlett CR, et al: Osteochondrodysplasia in Scottish Fold cats. *Aust Vet J* 77:85-92, 1999.

17. Konde LJ, Thrall MA, Gasper P, et al: Radiographically visualized skeletal changes associated with mucopolysaccharidosis VI in cats. *Vet Radiol Ultrasound* 28:223-228, 1987.

18. Loughin CA, Kerwin SC, Hosgood G, et al: Clinical signs and results of treatment in cats with patellar luxation, 42 cases (1992-2002). *J Am Vet Med Assoc* 228:1370-1375, 2006.

19. Streubel R, Geyer H, Montavon PM: Medial humeral epicondylitis in cats. *Vet Surg* 41:795-802, 2012.

20. Petersen ME, Taylor S, Greco DS, et al: Acromegaly in 14 cats. *J Vet Intern Med* 4:192-201, 1990.

21. Zainal Ariffin SM: Radiographic and pathologic studies of feline appendicular osteoarthritis. PhD thesis, School of Veterinary Medicine, University of Glasgow, 2014.

22. Bennett D, Morton CA: A study of owner observed behavioral and lifestyle changes in cats with musculoskeletal disease before and after analgesic therapy. *J Feline Med Surg* 11:997-1004, 2009.

23. Lascelles BDX, Bernie HD, Roe S, et al: Evaluation of client-specific outcome measures and activity monitoring to measure pain relief in cats with osteoarthritis. *J Vet Intern Med* 21:410-416, 2007.

24. Sul RM, Chase D, Parkin T, et al: Comparison of meloxicam and a glucosamine-chondroitin supplement in management of feline osteoarthritis. *Vet Comp Orthop Traumatol* 27:20-26, 2014.

25. Wood AKW, McCarthy PH, Martin ICA: Anatomic and radiographic appearance of a sesamoid bone in the tendon of origin of the supinator muscle of the cat. *Am J Vet Res* 56:736-738, 1995.

26. Staiger BA, Beale BS: Use of arthroscopy for debridement of the elbow joint in cats. *J Am Vet Med Assoc* 226:401-403, 2005.

27. Langenbach A, Giger U, Green P, et al: Relationship between degenerative joint disease and hip joint laxity by use of distraction index and Norberg angle measurement in a group of cats. *J Am Vet Med Assoc* 213:1439-1443, 1998.

28. Keller GG, Reed AL, Lattimer JC, et al: Hip dysplasia: a feline population study. *Vet Radiol Ultrasound* 40:460-464, 1999.

29. Hayes HM, Wilson GP, Burt JK: Feline hip dysplasia. *J Am Anim Hosp Assoc* 15:447-448, 1979.

30. Freire M, Brown J, Robertson ID, et al: Meniscal mineralization in domestic cats. *Vet Surg* 39:545-552, 2010.

31. Lascelles BD, Henderson AJ, Hackett IJ: Evaluation of the clinical efficacy of meloxicam in cats with painful locomotor disorders. *J Small Anim Pract* 42:587-593, 2001.

32. Lascelles BD, Hardie EM, Robertson SA: Non-steroidal anti-inflammatory drugs in cats: a review. *Vet Anaesth Analg* 34:228-250, 2007.

33. Gunew MN, Menrath VH, Marshall RD: Long-term safety, efficacy and palatability of oral meloxicam at 0.01-0. 03 mg/kg for treatment of osteoarthritic pain in cats. *J Feline Med Surg* 10:235-241, 2010.

34. Gowan RA, Lingard AE, Johnston L, et al: Retrospective case-control study of the effect of long-term dosing with meloxicam on renal function in aged cats with degenerative joint disease. *J Feline Med Surg* 13:752-761, 2011.

35. Thoulon F, Narbe R, Johnston L, et al: Metabolism and excretion of oral meloxicam in the cat. *J Vet Intern Med* 23:695, 2009 (Abstract).

36. Sparkes AH, Helene R, Lascelles BD, et al: ISFM and AAFP consensus guidelines: long-term use of NSAIDs in cats. *J Feline Med Surg* 13:519-538, 2010.

37. Westropp JL, Kass PH, Buffington CAT: Evaluation of the effects of stress in cats with idiopathic cystitis. *Am J Vet Res* 67:731-736, 2006.

38. Gowan RA, Baral RM, Lingard AE, et al: A retrospective analysis of the effects of meloxicam on the longevity of aged cats with and without overt chronic kidney disease. *J Feline Med Surg* 14:876-881, 2012.

39. Scherk M: Experiences in feline practice: incorporating NSAIDs in analgesic therapy. In Proceedings of the International Society of Feline Medicine, Amsterdam, 2010, pp 12–19.

40. Robertson S, Lascelles BD: Long term pain in cats. How much do we know about this important welfare issue. *J Feline Med Surg* 12:188-199, 2010.

41. Lascelles BD, Robertson S: DJD-associated pain in cats. What can we do to promote patient comfort. *J Feline Med Surg* 12:200-212, 2010.

42. Tiraloche G, Girard C, Chouinard L, et al: Effect of oral glucosamine on cartilage degradation in a rabbit model of osteoarthritis. *Arthritis Rheum* 52:1118-1128, 2005.

43. Naito K, Watari R, Furuhata A, et al: Evaluation of the effect of glucosamine on an experimental cat osteoarthritis model. *Life Sci* 86:538-543, 2010.

44. Lascelles BDX, De Puys V, Thomson A, et al: Evaluation of a therapeutic diet for feline degenerative joint disease. *J Vet Intern Med* 24:487-495, 2010.

45. Bissot T, Servet E, Vidal S, et al: Novel dietary strategies can improve the outcome of weight loss programs in obese client-owned cats. *J Feline Med Surg* 12:104-112, 2010.

46. Ellis S: Environmental enrichment. Practical strategies for improving feline welfare. *J Feline Med Surg* 11:901-912, 2009.

47. Ellis SLH, Rodan I, Carney HC, et al: AAFP and ISFM feline environmental needs guidelines. *J Feline Med Surg* 15:219-230, 2013.

48. Griffith CA, Steigerwald ES, Buffington T: Effects of a synthetic facial hormone on behavior of cats. *J Am Vet Med Assoc* 217:1154-1156, 2000.

49. Lindley S: Introduction to physical therapies. In Watson P, Lindley S, editors: *BSAVA manual of canine and feline rehabilitation, supportive and palliative care*, Gloucester, 2010, BSAVA, pp 85-89.

50. Sharp B: Physiotherapy and physical rehabilitation. In Watson P, Lindley S, editors: *BSAVA manual of canine and feline rehabilitation, supportive and palliative care*, Gloucester, 2010, BSAVA, pp 90-113.

51. Lindley S, Smith H: Hydrotherapy. In Watson P, Lindley S, editors: *BSAVA manual of canine and feline rehabilitation, supportive and palliative care*, Gloucester, 2010, BSAVA, pp 114-123.

52. Tan C, Allan G, Barfield D, et al: Synovial osteochondroma involving the elbow of a cat. *J Feline Med Surg* 12:412-417, 2010.

53. Lindley S: Acupuncture in palliative and rehabilitative medicine. In Watson P, Lindley S, editors: *BSAVA manual of canine and feline rehabilitation, supportive and palliative care*, Gloucester, 2010, BSAVA, pp 123-130.

Manutenção Proativa do Sistema Imunológico Felino em Envelhecimento

Shila Nordone

De acordo com dados demográficos veterinários publicados em 2013, a sobrevida média dos gatos nos Estados Unidos é de 12,1 anos.[1] Com base em uma analogia extrapolada da idade de humanos para gatos,[2] o gato mediano hoje passa 3 anos como um paciente sênior (idade de 8-11 anos) e pelo menos 1 ano como paciente geriátrico. Esses gatos compõem, em envelhecimento, um contingente substancial de pacientes; estima-se que os pacientes geriátricos representem 30 a 40% da clientela da clínica veterinária em geral. E da mesma forma, os programas de cuidados geriátricos têm evoluído nas últimas décadas com os veterinários criando plataformas para avaliações e protocolos com enfoque no atendimento de pacientes geriátricos. Apesar da evidente importância desse grupo demográfico tanto para os clínicos veterinários como para os tutores de animais de estimação, existe uma escassez de dados específicos de felinos no que se refere às alterações relacionadas ao envelhecimento nas funções imunológicas. A função imunológica é crítica para a proteção contra patógenos, para reconhecer as células próprias transformadas que evoluem para o câncer e para o controle de células autorreativas que levam à doença autoimune. Assim, a importância da função imunológica para a saúde e bem-estar do paciente em envelhecimento é indiscutível. Este capítulo pretende resumir o que se sabe sobre o sistema imunológico felino em envelhecimento e, quando possível, extrapolar os dados disponíveis em modelos roedores, equinos, caninos e humanos para o gato a fim de permitir que os clínicos criem programas de cuidados geriátricos que incluam a manutenção do sistema imunológico felino.

O SISTEMA IMUNOLÓGICO FELINO

O sistema imunológico dos gatos evoluiu de forma a manter a homeostase em um ambiente no qual o hospedeiro é continuamente exposto a organismos estranhos, às vezes nocivos, que são inalados, ingeridos ou que habitam a pele e mucosas. Se esses organismos causarão ou não doenças é uma questão que se baseia na integridade do sistema imune, se ele responde adequadamente ignorando ou aumentando a atividade e se o organismo possui mecanismos patogênicos para burlar os mecanismos de defesa. Portanto, a defesa do hospedeiro é um ato de equilíbrio delicado entre a coexistência com o ambiente e a retirada efetiva e imediata de organismos perigosos.

O sistema imune pode ser categorizado em responsivos precoces e tardios, compostos pelos sistemas inato e adaptativo, respectivamente. As células de ambos os sistemas são derivadas de células-tronco hematopoiéticas (HSCs) multipotentes que se diferenciam tanto em células progenitoras mieloides como linfoides. As progenitoras mieloides originam células do sistema imune inato, incluindo basófilos, neutrófilos, eosinófilos, células dendríticas e monócitos. As células do sistema imune inato são programadas para responder a organismos patogênicos através de receptores codificados pela linhagem germinativa que reconhecem os padrões moleculares compartilhados por micróbios e toxinas e que não estão presentes no hospedeiro mamífero. Dentre os exemplos estão os receptores Toll-like (TLR, do inglês *Toll-like receptor*) que reconhecem padrões moleculares associados a patógenos (PAMPs, do inglês *pathogen-associated molecular patterns*) altamente conservados, tais como lipopolissacarídeos, lipopeptídeos, RNA viral de cadeia simples e moléculas de DNA bacteriano que contêm um desoxinucleotídeo citosina trifosfato ("C") seguido por um desoxinucleotídeo guanina trifosfato ("G") (motivos CpG) não normalmente encontrados em abundância no DNA de mamíferos.[3] A expressão ampla e constitutiva desses receptores de reconhecimento de patógenos nas células do sistema imune inato permite a responsividade imediata para facilitar a primeira onda de defesa do hospedeiro. Uma vez desencadeado, os TLRs induzem a produção de citocinas pró-inflamatórias e o feedback positivo das moléculas de superfície celular necessárias para iniciar uma resposta imune.[3] Depois que a inflamação foi desencadeada, as células dendríticas e os macrófagos agem como células apresentadoras de antígenos profissionais (APCs, do inglês *antigen presenting cells*) para as células do sistema imune adaptativo.[4] As APCs profissionais processam o antígeno e apresentam os epítopos antigênicos no contexto das proteínas do complexo principal de histocompatibilidade (MHC, do inglês *major histocompatibility complex*) para as células T, iniciando a resposta imune adaptativa. É no contexto da produção de citocinas e apresentação de antígenos que a resposta inata facilita a ativação da resposta adaptativa.

As células progenitoras linfoides dão origem as células B e T do sistema imune adaptativo. As células do sistema adaptativo possuem um alto grau de plasticidade em sua capacidade de reconhecimento de patógenos, pois seus receptores de reconhecimento de antígenos são codificados por elementos gênicos que sofrem um rearranjo somático para formar variações infinitas de moléculas ligadoras de antígenos para aumentar a probabilidade de alta especificidade para estruturas antigênicas. A molécula ligadora de antígenos das células B é a imunoglobulina (Ig) ligada à superfície, e a das células T é o receptor de células T

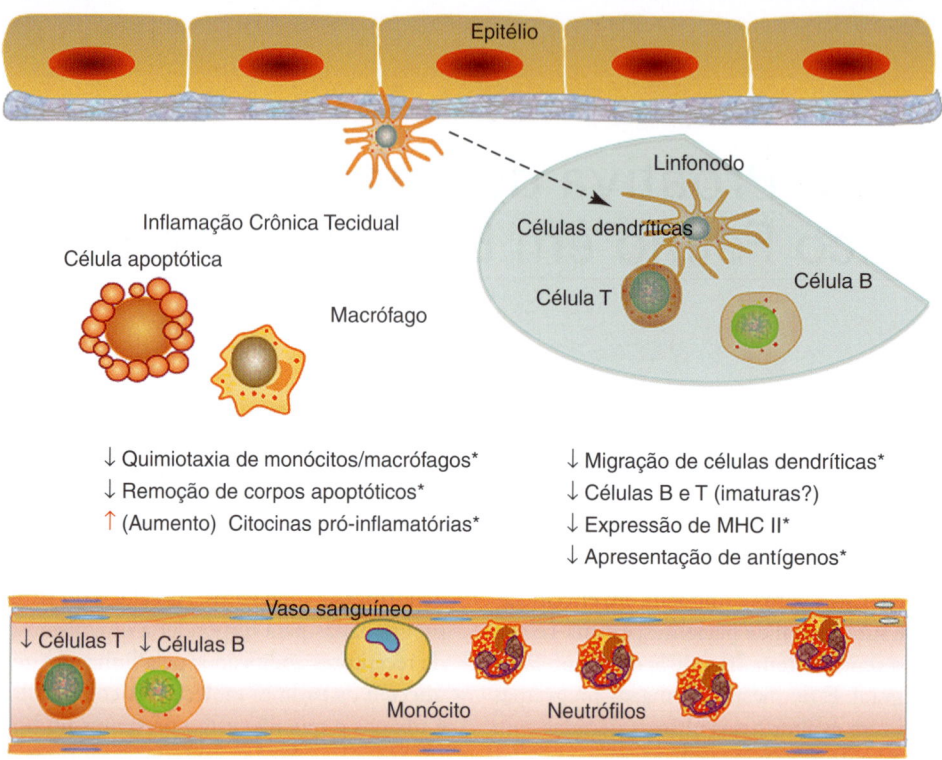

Figura 97-1: Vista esquemática do declínio na função imune associado à idade. O asterisco (*) indica que a evidência experimental deriva de outras espécies que não o gato. *Lado esquerdo*: A diminuição da migração de monócitos e o comprometimento da fagocitose por macrófagos teciduais associados à idade levam a um atraso na remoção de debris apoptóticos, causando a liberação de padrões moleculares associados ao dano e à inflamação tecidual crônica de baixo-grau conhecida como "*inflammaging*". *Lado direito*: A diminuição da migração de células dendríticas, a diminuição da apresentação de antígenos e a diminuição dos números de células B e T imaturas associados à idade levam ao declínio na habilidade dos animais geriátricos de responder a antígenos novos. *MHC*, Complexo principal de histocompatibilidade.

(TcR, do inglês *T cell Receptor*). A ação dos TcR se limita a reconhecer os antígenos no contexto das proteínas MHC nas APCs, ao passo que a Ig não é restringida pela autoapresentação e pode reconhecer epítopos antigênicos nos espaços extracelulares. Uma vez envolvidos, as Ig de superfície celular e os TcRs induzem a proliferação e a diferenciação celular, permitindo a expansão clonal de células antígeno-específicas e a diferenciação em células com função tanto efetora como de memória. A resposta subsequente é altamente direcionada ao antígeno e capaz de ser mantida por longo tempo em virtude da persistência das células de memória. As respostas antigênicas por recrutamento de células de memória B e T, embora mais rápidas, ainda contam com a proliferação de células antígeno-específicas para que haja uma resposta efetiva. O tempo estimado para respostas imunes inatas é de minutos a horas, para respostas imunes adaptativas de memória é de dias e para as respostas imunes *de novo* adaptativas é de até uma semana.

IMUNOSENESCÊNCIA

Geralmente se aceita que o declínio na função imunológica relacionado à idade, denominado de imunosenescência, ocorre em todas as espécies como um resultado do processo normal de envelhecimento.[5-9] A opinião consensual é de que o envelhecimento não é uma doença, mas sim o efeito cumulativo do tempo e do ambiente nas funções orgânicas e celulares. A dependência do sistema imune nos esforços altamente coordenados de múltiplos tipos celulares descrita anteriormente, bem como no tecido linfoide primário e secundário, o torna especialmente suscetível à senescência tecidual generalizada relacionada à idade. As vulnerabilidades infligidas ao sistema imune à medida que os mecanismos homeostáticos e regenerativos falham resultam em um declínio cumulativo da função imune e, subsequentemente, na redução da proteção do hospedeiro. Em termos simples, a imunosenescência pode ser descrita como uma capacidade reduzida do hospedeiro para (1) produzir e maturar as células imunológicas, (2) reconhecer e controlar organismos patogênicos pelo sistema imune inato, (3) construir uma resposta imune adaptativa que resulte em memória contra determinado patógeno e (4) controlar a inflamação não específica para manter a homeostase tecidual (Fig. 97-1). As ramificações da perda da função imune se estendem além dos patógenos, para o câncer[10] e doenças autoimunes.[11] Embora os alvos da resposta imune variem, o resultado permanece o mesmo — aumento da vulnerabilidade do indivíduo em virtude de uma função imune comprometida pela idade.

GERAÇÃO E MANUTENÇÃO DE CÉLULAS IMUNOLÓGICAS

Hematopoiese

Não há uma análise detalhada das alterações nas populações de HSCs relacionadas à idade dos gatos. Da mesma forma que ocorre em humanos, a medula óssea do felino idoso se caracteriza por uma diminuição na celularidade e aumento da deposição de gordura.[12] Em humanos idosos, a fenotipagem detalhada das células da medula óssea sugere que a alteração na frequência de subconjuntos de células progenitoras HSC e na função de tais subconjuntos contribui fortemente para as alterações relacionadas à idade nas populações de células circulantes.[13,14] As células progenitoras HSC CD34+ aumentam em frequência e são mais prontamente induzidas a se proliferar em pacientes idosos. A medula óssea idosa consiste em uma alta frequência de células progenitoras mieloides e uma frequência reduzida de células progenitoras linfoides, e se caracteriza pela expressão aumentada de genes associados ao ciclo celular, à especificação da linhagem mieloide e a malignidades mieloides. Essas alterações nas HSCs se refletem em alterações relacionadas à idade em populações circulantes — um número estável de células mieloides e um número reduzido de linfócitos. As alterações relacionadas à idade nas HSCs são similares em modelos roedores,[15] sugerindo que o envelhecimento hematopoiético seja comum entre espécies.

Circulação Periférica

Até o momento, a documentação de alterações relacionadas à idade sobre o número de células do sistema imune em felinos se restringe à análise de sangue periférico.[16] A análise diferencial de células brancas de gatos adultos (2 a 4 anos de idade) e geriátricos (10 a 14 anos de idade) revelou um declínio significativo relacionado à idade no número total de células brancas e no número absoluto de linfócitos e eosinófilos em gatos geriátricos. Os números de neutrófilos, monócitos e basófilos não diferiu entre os grupos de diferentes faixas etárias. O estudo do perfil fenotípico de populações de leucócitos encontrou contagens absolutas menores de células B CD21+, células T CD5+ (CD5 não é expresso em células B no gato), células T CD4+, células T CD8+ e células *natural killer* CD56+ na circulação de gatos geriátricos quando comparados aos gatos adultos. A mais evidente foi a redução nas células T CD4+ nos gatos geriátricos até aproximadamente a metade do valor encontrado em gatos adultos. O declínio nos números absolutos de células T CD4+ resulta em uma inversão da relação de células T CD4:CD8 de aproximadamente 2:1 para próximo de 1:1. Essas alterações relacionadas à idade nos números absolutos de células espelham fortemente as alterações observadas em outras espécies e sugerem que, embora a proporção entre os tipos celulares permaneça relativamente inalterada com a idade, o número de células do sistema imunológico diminui.

FUNÇÃO DA CÉLULA IMUNOLÓGICA

Células Imunes Inatas

As células do sistema imune inato, incluindo neutrófilos, monócitos/macrófagos e células dendríticas, fornecem a primeira linha de defesa contra a infecção. Estrategicamente localizadas no tecido periférico ou prontas para o rápido recrutamento a partir da corrente sanguínea, essas células reconhecem PAMPs altamente conservados (conforme descrito anteriormente) através de TLRs intracelulares e da superfície celular.[3] A ativação de TLRs resulta no início da inflamação e direciona a cascata de resposta imune adaptativa envolvendo células B e T. As células do sistema imune inato também são fundamentais para remover debris celulares à medida que as células sofrem o processo normal de morte celular denominado *apoptose*.[17,18] A pronta remoção de debris apoptóticos por meio da fagocitose é crítica para prevenir a liberação de padrões moleculares internos associados ao dano que podem, como um patógeno, desencadear e exacerbar a inflamação.[19]

Em gatos, assim como em humanos, os números de neutrófilos e monócitos na circulação permanece relativamente inalterado ao longo da vida.[8,16] Em contraste, a função das células do sistema imune inato em humanos e em modelos roedores é significativamente alterada com a idade (conforme revisado por Rymkiewicz et al.[8]). A depuração de patógenos estranhos e debris apoptóticos autólogos originados da fagocitose dos neutrófilos, macrófagos e células dendríticas é reduzida tanto *in vivo* quanto *in vitro*.[20] Os macrófagos também apresentam redução na quimiotaxia e na expressão de moléculas MHC classe II, e diminuição da capacidade de apresentação de antígenos.[5,21-25] Coletivamente, o comprometimento da função das células do sistema imunológico contribui para uma resposta imune diminuída contra patógenos e uma falha na manutenção de um ambiente não inflamatório, quiescente.[5] Como resultado, a inflamação crônica leve é uma característica comum no tecido envelhecido. Em um quadro descrito como inflamação crônica do idoso ("*inflammaging*"),[5,26,27] pacientes humanos idosos têm níveis aumentados de citocinas pró-inflamatórias na circulação e nos macrófagos teciduais. De maneira similar, cães e equinos geriátricos têm um estado pró-inflamatório exacerbado, como demonstrado pela produção aumentada de citocinas pró-inflamatórias pós-infecção, quando comparados a adultos saudáveis.[6,7] Os níveis de citocinas aumentam exponencialmente em indivíduos obesos e isso tem sido atribuído aos reservatórios de citocinas abrigados por macrófagos no tecido adiposo.[28]

Células T

Dentre todos os linfócitos, as células T parecem ser as mais dramaticamente afetadas pelo envelhecimento. Em indivíduos jovens, os precursores linfoides derivados da medula óssea colonizam o timo e usam a rede de células tímicas estromais epiteliais e de células dendríticas para sua seleção e maturação. O resultado final é a emigração de células T CD8 e CD4 imaturas a partir do timo, que são capazes de responder a antígenos estranhos no contexto das moléculas MHC classes I e II, respectivamente, com mínimo risco de autorreconhecimento. O paradigma atual da imunosenescência é que as células T não marcadas são mais profundamente afetadas pelo envelhecimento em virtude dos efeitos aditivos da produção reduzida de progenitores linfoides a partir da medula óssea e da atrofia do timo com a idade.[29-31] Um dos problemas é que a dependência das células T CD4 imaturas da programação e maturação tímicas não é consistente entre as espécies. Em camundongos, a função tímica é um pré-requisito para a manutenção de um compartimento de células T CD4 imaturas, ao passo que, em humanos, a proliferação homeostática periférica de células T CD4 imaturas permite a manutenção das células T CD4 imaturas,[32] ainda que em um nível baixo, mesmo na presença de atrofia do timo. O nível de dependência da função tímica no gato ainda não é conhecido. Embora se saiba que o timo felino atrofie com a idade, não está claro se o gato se assemelha mais ao camundongo ou ao humano no que diz respeito ao mecanismo de manutenção de células T CD4 imaturas.

Estudos iniciais em murinos sugeriram que a redução nas células T em ratos era exacerbada pela redução na capacidade de produzir interleucina 2 (IL-2),[33] uma citocina crítica para a sobrevivência de células T. Hoje, após uma extensa fenotipagem celular, é possível compreender que a redução da IL-2 está relacionada mais a uma mudança global na polifuncionalidade das células T[34] do que a uma perda de função. Em pacientes humanos idosos, as células T de memória predominam[5] e, assim, elas produzem e utilizam menos IL-2 para sua sobrevivência. No lugar da IL-2, as células de memória produzem níveis maiores de citocinas efetoras, tais como interferon-gama. Por fim, em humanos, as células T CD8 imaturas são mais rapidamente perdidas com a idade do que as células T CD4 imaturas, e hoje se sabe que a perda de células T CD8 imaturas é independente de infecções virais crônicas como a citomegalovirose.[35] Ainda não se sabe, porém, se esta é uma perda generalizada na produção de progenitores de células T na medula óssea, se é uma perda tímica na seleção e maturação ou se é uma redução na proliferação homeostática das células T CD8 imaturas.

Células B

Em gatos, há uma redução generalizada de células B CD21+ com a idade.[16] Devido a restrições de fenotipagem em gatos, falta conhecimento mais aprofundado sobre o declínio geral nas células B; se este reside na memória, na memória com comutação isotípica ou nas células B imaturas. Os níveis séricos de IgG não se alteram com a idade em gatos; entretanto, gatos geriátricos têm níveis séricos elevados de IgA e IgM.[16] A relação entre a mudança nas células B circulantes e os níveis de anticorpos ainda não estão definidas em gatos. Dados de humanos sugerem que a mudança nas células B em pacientes idosos é tanto quantitativa quanto qualitativa.[36-40] Os precursores de células B na medula óssea permanecem estáveis ao longo da vida, fornecendo assim, de maneira consistente, as células B imaturas de memória e IgM+ para a circulação. A redução nas células B periféricas é atribuída a um declínio no reservatório de células B de memória com comutação isotípica ("switch") e nas células B capazes de responder a antígenos independentemente do suporte das células T.

A flexibilidade das células B para responderem ao antígeno na presença ou na ausência do auxílio das células T é fundamental, e a habilidade diferencial das células B em desempenhar tal função é altamente conservada entre as espécies. As respostas das células B são denominadas *T-dependentes* ou *T-independentes*, respectivamente, e são definidas pelo próprio antígeno. Os antígenos T-independentes são aqueles que apresentam epítopos de estruturas bioquímicas repetitivas, tais como polissacarídeos de cápsula bacteriana, lipopolissacarídeos ou antígenos proteicos poliméricos. Esses antígenos fazem reação cruzada com a Ig de superfície da célula B para estimular a expansão clonal e a produção de anticorpos mas não determinam a diferenciação das células em células de memória. Assim, os antígenos T-independentes não resultam em memória imunológica. As células B capazes de responder a antígenos T-independentes residem na cavidade peritoneal e nas mucosas, são mantidas por células autorrenováveis e usam um repertório limitado de genes de região variável na linhagem germinativa. Em contraste, os antígenos T-dependentes geralmente são proteínas processadas e apresentadas por APCs. As respostas de células B contra antígenos T-dependentes ocorrem em tecidos linfoides secundários, tais como linfonodos, onde as células B e T podem se misturar. Para que as células B possam responder a antígenos T-dependentes, são necessárias células T CD4+ ativadas para garantir a proliferação ideal de linfócitos, a produção de IgG, a comutação de classe das imunoglobulinas (de IgD/IgM para IgG e IgA), o resgate de linfócitos B da apoptose, a formação de centro germinal e a geração de linfócitos B de memória.

Em humanos, a habilidade das células B de responder a antígenos T-independentes *versus* T-dependentes varia com a idade.[41,42] As respostas das células B a antígenos T-independentes se desenvolvem após a idade de 2 anos e são reduzidas em pacientes geriátricos. Em contraste, as respostas a antígenos T-dependentes parecem estar intactas em pacientes humanos idosos. A conjugação de antígenos T-independentes a antígenos T-dependentes aumenta a eficácia da resposta imune humoral em humanos neonatos e idosos, sugerindo que a formulação de antígenos possa auxiliar nas limitações relacionadas à idade nas respostas de anticorpos a antígenos T-independentes.[30]

CUIDADOS NA IMUNOSENESCÊNCIA NO GATO

Os gatos têm se beneficiado extensivamente das melhorias nos cuidados veterinários de rotina, dieta, cuidados dentários e protocolos de imunização, como pode ser percebido pelo aumento de sua sobrevida. Apesar dessas melhorias, as doenças primárias de gatos idosos são de natureza imunomediada, incluindo diabetes melito, doença renal, câncer, doenças infecciosas e, talvez, um grupo menor de gatos com hipertireoidismo. A manutenção de um sistema imune robusto e balanceado é, portanto, a chave para aumentar não apenas a quantidade de anos de vida para os gatos, mas também a qualidade desses anos.

Vacinação

A vacinação modificou profundamente o panorama das doenças infecciosas em felinos e é indiscutivelmente uma das intervenções de melhor custo-benefício que os veterinários podem fazer pela saúde dos gatos. As vacinas e os protocolos de imunização protegem os gatos da maioria dos patógenos que causam morbidade e mortalidade.[43] Apesar desses ganhos, a vacinação de gatos geriátricos é ainda um trabalho em andamento. Em virtude de haver a falta de um entendimento muito básico a respeito do envelhecimento imunológico no gato, há simultaneamente uma falta de entendimento sobre se os protocolos e produtos disponíveis são adequados para pacientes geriátricos. Embora haja poucos dados sobre isso, eles sugerem que gatos, assim como humanos, retenham memória antigênica específica até uma idade avançada e, assim, a imunidade celular e os anticorpos contra os vírus vacinais essenciais devem permanecer intactos se os animais forem rotineiramente imunizados quando adultos. Já é bem estabelecido que gatos adultos (entre 4 meses e 8 anos de idade) respondem adequadamente às vacinações contra parvovírus felino, calicivírus felino e herpesvírus felino.[43] Como, em média, a duração da imunidade é de 3 a 7 anos, é provável que a proteção seja conquistada e mantida ao longo de toda vida do gato se a imunização ocorrer regularmente durante a vida adulta. O que ainda está menos claro é a proteção promovida por vacinas não essenciais em gatos geriátricos, incluindo aquelas contra o vírus da imunodeficiência felina e contra o vírus da leucemia felina ou a administração de vacinas para gatos geriátricos não imunizados (com mais de 8 anos). Em um experimento de imunização feito em animais geriátricos, os gatos com mais de 8 anos tiveram uma maior chance de não alcançar títulos de proteção contra a raiva de 0,5 UI/mL quando comparados com gatos adultos.[44] Incorporada nesses dados estava a observação de que os dois fatores mais importantes na obtenção bem-sucedida de títulos de anticorpos são o número de doses de vacina e o intervalo entre a vacinação e a colheita de sangue para titulação. Assim, na ausência de estudos com desafio que poderiam definir os protocolos ideais de vacinação para gatos geriátricos, recomenda-se vacinar os gatos idosos não imunizados pelo menos duas vezes, em um período de 3 a 4 semanas. Os protocolos de imunização devem, então, ser continuados ao longo da vida do gato, de acordo com as recomendações da bula para a duração da imunidade e reimunização.

A escolha ideal do tipo de vacina (p. ex., viva modificada, inativada ou vetorizada) para gatos idosos ainda não está determinada. Além do que se sabe em humanos no que diz respeito à responsividade reduzida a antígenos T-independentes em pacientes geriátricos, os estudos em cavalos mostraram que animais idosos têm respostas de anticorpos limitadas a vacinas inativadas padrão.[45,46] No cavalo, a vacina vetorizada contra o vírus da influenza *canarypox* protegeu cavalos jovens não imunizados e diminuiu significativamente a manifestação clínica da doença em cavalos idosos, sugerindo que as vacinas vetorizadas permanecem efetivas em animais idosos.[47-49] Assim como ocorre em humanos, os cavalos mais idosos mostram evidências de inflamação crônica, ou "*inflammaging*".[7] Além de reduzir os sinais clínicos, a imunização de cavalos mais idosos com a vacina vetorizada *canarypox* também minimizou a severidade das citocinas pró-inflamatórias associadas à infecção.[49] Assim, na ausência de dados específicos para felinos, pode ser prudente escolher entre vacinas com vírus vivo atenuado ou vetorizadas para gatos geriátricos, até que estudos com gatos determinem se há de fato diferença na eficácia das vacinas em gatos idosos.

Imunonutrição

Mais de 65% das células imunológicas e 90% das células produtoras de anticorpos residem no trato gastrointestinal (TGI), fazendo do TGI o maior órgão do sistema imune em gatos. A compreensão do papel do TGI na saúde geral e da complexa interação entre micróbios comensais e o hospedeiro mudou muito a visão da nutrição e, ainda mais importante, mostrou como o TGI pode ser manipulado de forma a melhorar a saúde do gato idoso.[6,8,26,50-52] A colonização do TGI felino por micróbios inicia-se durante a passagem pelo canal vaginal e depois aumenta com a amamentação, com o contato materno, com o ambiente e com a dieta.[52,53] O resultado final é um arranjo diverso de micróbios, coletivamente conhecido como *microbioma*, com o qual os gatos possuem uma relação simbiótica. Os micróbios auxiliam na digestão e formam uma barreira que protege o TGI contra bactérias e vírus patogênicos. Esse microbioma também mantém ativamente a homeostase do TGI por meio da supressão direta da inflamação gastrointestinal. A relação simbiótica entre os micróbios e seu hospedeiro é evidenciada pela regulação ativa do crescimento microbiano exercida pelo sistema imune, utilizando tanto o sistema inato como o adaptativo para prevenir a superpopulação bacteriana na mucosa. Conforme discutido anteriormente, o declínio tanto do sistema imune inato quanto do adaptativo com a idade apresenta um amplo impacto, sendo o TGI colateralmente afetado. Em modelos animais, o tecido linfoide associado aos intestinos possui uma capacidade reduzida de sintetizar e secretar IgA e apresenta uma produção comprometida de alfa-defensinas, peptídeos antimicrobianos e muco pelas células do sistema imune inato (revisado por Rymkiewicz et al.[8]). Coletivamente, o resultado final é o sobre crescimento de microbiota residente. Esses micróbios desencadeiam o "*inflammaging*" no TGI e contribuem para a inflamação crônica e de baixo grau do TGI. Há uma corrente crescente de pesquisadores que são da opinião de que esta alça pró-inflamatória autossustentada cria um ambiente que conduz tanto à autorreatividade na forma de Doença Inflamatória Intestinal (DII) como a doenças endócrinas e metabólicas complexas (p. ex., diabetes melito e obesidade) e ao aumento da suscetibilidade a infecção.[8]

Esse microbioma constitui-se em uma intensa área de estudos pois as espécies-específicas que compõem o microbioma parecem influenciar a homeostase do TGI, a responsividade imunológica e a saúde de uma forma geral. Os poucos estudos em felinos que foram feitos utilizando a tecnologia de sequenciamento de DNA mais poderosa disponível identificaram a taxa microbial predominante em TGI de felinos saudáveis. Nestes animais, o microbioma é composto por 97% a 99% de bactérias, 0,02% a 0,4% de fungos, 0,09 a 1% de archaea e 0,09 a 0,25% de vírus.[54,55] Os filos bacterianos predominantemente presentes são Bacterioidetes (36 a 68% das sequências), Firmicutes (13 a 36% das sequências), Proteobactérias (6 a 12% das sequências) e Actinobactéria (1 a 8% das sequências).[54,55] Existem relatos de alterações no microbioma de gatos com a idade, mas são inconsistentes. Em dois estudos observou-se que a proporção de Bifidobactérias, geralmente consideradas "bactérias boas" por sua habilidade em contribuir para a homeostase intestinal, estava diminuída em animais idosos, embora um terceiro estudo não tenha observado essa diferença (revisado em Kerr et al.[56]). Os autores destacaram que isto provavelmente se dá pelo fato de que a composição de macronutrientes (fibras dietéticas, prebióticos e relação proteína-carboidratos) e o formato da dieta (úmida *versus* seca) em alimentos comerciais para gatos altera o microbioma. Assim, a administração direta de prebióticos e probióticos para gatos continua sendo uma vasta área para pesquisas. Os prebióticos são fibras vegetais especializadas que nutrem as bactérias benéficas, enquanto os probióticos são as próprias bactérias vivas. Tanto os prebióticos como os probióticos alteram a microbiota, sugerindo que a manipulação do panorama do TGI é possível e pode ser usado para estimular a saúde dos gatos como um todo, dando suporte à função do sistema imune com a idade e potencialmente mitigando a gravidade de doenças crônicas, tais como a DII.[57,58] Apesar desses estudos que permitem a compreensão básica, não se sabe se há uma relação causal entre uma população específica de micróbios e a decadência do sistema imune que contribua para a doença. Pesquisas que definam quais são as bactérias diretamente associadas a doenças específicas e/ou à saúde do TGI são de suprema importância para que se possa fazer progressos na regulação dietética da imunosenescência.

Por fim, há um crescente reconhecimento de que a otimização de macro e micronutrientes na dieta de felinos pode ter um efeito direto na função imune além de sua influência sobre o microbioma (revisado em Satyaraj[52]). A nutrição adequada pode não ser a mesma coisa que a nutrição ideal quando se considera o aumento da necessidade para se lidar com o estresse oxidativo tecidual, a doença cardiovascular, a degeneração articular, a dor, a função cognitiva e as doenças neurológicas em pacientes felinos geriátricos. A inflamação se tornou uma peça central no desenrolar de todas essas condições, e há um reconhecimento crescente de que a "nutrição personalizada", que molda dietas às necessidades de cada paciente, faz parte da mudança de paradigma nos cuidados com gatos geriátricos.

RESUMO

Em resumo, não há dúvida de que os pacientes felinos geriátricos sejam uma parte substancial e crescente da clientela veterinária e eles requerem um nível de cuidados diferente dos pacientes adultos. Infelizmente, pesquisas relativas nos aspectos mais básicos do envelhecimento imunológico em gatos ainda estão para serem realizadas. Devido à falta de boas práticas baseadas em evidências até o presente momento, os clínicos precisam extrapolar de outras espécies no momento de tomar decisões sobre a melhor forma de propiciar o suporte ideal para a função imune no gato geriátrico. Obviamente, os cuidados contínuos de saúde desde filhote e ao longo da vida adulta propiciam um tratamento preventivo que é mais fácil de ser mantido à medida que os gatos de tornam senis. Uma vez que eles sofrem essa transição, a continuidade dos protocolos de imunização que minimizam as vacinações desnecessárias (p. ex., o acompanhamento da duração de esquemas vacinais baseados em imunidade) e o uso criterioso de qualquer medicamento potencialmente indutor de inflamação deveriam ser a base dos cuidados geriátricos. O uso de modificações dietéticas, suplementações, prebióticos e probióticos também são opções atrativas para o manejo das inflamações crônicas deletérias em pacientes geriátricos. Embora haja importantes lacunas no conhecimento sobre alimentação ideal e protocolos de suplementação, espera-se que haja avanços nas pesquisas que preencham essas lacunas nos próximos anos para fornecer aos veterinários as evidências de que necessitam para otimizar a saúde imunológica nos pacientes felinos em envelhecimento.

Referências

1. Banfield Pet Hospital: 2013 Banfield State of Pet Health. <http://www.stateofpethealth.com/Content/pdf/Banfield-State-of-Pet-Health-Report_2013.pdf>,.(Accessed July 29, 2015).
2. Fortney WD: Implementing a successful senior/geriatric health care program for veterinarians, veterinary technicians, and office managers. *Vet Clin North Am Small Anim Pract* 42:823-834, 2012, viii.
3. Kawai T, Akira S: Toll-like receptors and their crosstalk with other innate receptors in infection and immunity. *Immunity* 34:637-650, 2011.
4. Medzhitov R, Janeway CA Jr:: Innate immune induction of the adaptive immune response. *Cold Spring Harb Symp Quant Biol* 64:429-435, 1999.
5. Aw D, Silva AB, Palmer DB: Immunosenescence: emerging challenges for an ageing population. *Immunology* 120:435-446, 2007.
6. Day MJ: Ageing, immunosenescence and inflammageing in the dog and cat. *J Comp Pathol* 142:S60-S69, 2010.
7. Horohov DW, Adams AA, Chambers TM: Immunosenescence of the equine immune system. *J Comp Pathol* 142:S78-S84, 2010.
8. Rymkiewicz PD, Heng YX, Vasudev A, et al: The immune system in the aging human. *Immunol Res* 53:235-250, 2012.
9. Schultz RD, Thiel B, Mukhtar E, et al: Age and long-term protective immunity in dogs and cats. *J Comp Pathol* 142:S102-S108, 2010.
10. Sidler C, Woycicki R, Ilnytskyy Y, et al: Immunosenescence is associated with altered gene expression and epigenetic regulation in primary and secondary immune organs. *Front Genet* 4:211, 2013.
11. Goronzy JJ, Weyand CM: Immune aging and autoimmunity. *Cell Mol Life Sci* 69:1615-1623, 2012.
12. Schalm OW: Interpretations in feline bone marrow cytology. *J Am Vet Med Assoc* 161:1418-1425, 1972.
13. Pang WW, Price EA, Sahoo D, et al: Human bone marrow hematopoietic stem cells are increased in frequency and myeloid-biased with age. *Proc Natl Acad Sci U S A* 108:20012-20017, 2011.
14. Wang J, Sun Q, Morita Y, et al: A differentiation checkpoint limits hematopoietic stem cell self-renewal in response to DNA damage. *Cell* 148:1001-1014, 2012.
15. Chambers SM, Shaw CA, Gatza C, et al: Aging hematopoietic stem cells decline in function and exhibit epigenetic dysregulation. *PLoS Biol* 5:e201, 2007.
16. Campbell DJ, Rawlings JM, Koelsch S, et al: Age-related differences in parameters of feline immune status. *Vet Immunol Immunopathol* 100:73-80, 2004.

17. Erwig LP, Henson PM: Immunological consequences of apoptotic cell phagocytosis. *Am J Pathol* 171:2-8, 2007.

18. Napoli I, Neumann H: Microglial clearance function in health and disease. *Neuroscience* 158:1030-1038, 2009.

19. Said-Sadier N, Ojcius DM: Alarmins, inflammasomes and immunity. *Biomed J* 35:437-449, 2012.

20. Li W: Phagocyte dysfunction, tissue aging and degeneration. *Ageing Res Rev* 12:1005-1012, 2013.

21. Butcher SK, Chahal H, Nayak L, et al: Senescence in innate immune responses: reduced neutrophil phagocytic capacity and CD16 expression in elderly humans. *J Leukoc Biol* 70:881-886, 2001.

22. Hearps AC, Martin GE, Angelovich TA, et al: Aging is associated with chronic innate immune activation and dysregulation of monocyte phenotype and function. *Aging Cell* 11:867-875, 2012.

23. Plowden J, Renshaw-Hoelscher M, Engleman C, et al: Innate immunity in aging: impact on macrophage function. *Aging Cell* 3:161-167, 2004.

24. Simell B, Vuorela A, Ekstrom N, et al: Aging reduces the functionality of anti-pneumococcal antibodies and the killing of *Streptococcus pneumoniae* by neutrophil phagocytosis. *Vaccine* 29:1929-1934, 2011.

25. Wenisch C, Patruta S, Daxbock F, et al: Effect of age on human neutrophil function. *J Leukoc Biol* 67:40-45, 2000.

26. Franceschi C: Inflammaging as a major characteristic of old people: can it be prevented or cured? *Nutr Rev* 65:S173-S176, 2007.

27. Franceschi C, Capri M, Monti D, et al: Inflammaging and anti-inflammaging: a systemic perspective on aging and longevity emerged from studies in humans. *Mech Ageing Dev* 128:92-105, 2007.

28. Han JM, Levings MK: Immune regulation in obesity-associated adipose inflammation. *J Immunol* 191:527-532, 2013.

29. Czesnikiewicz-Guzik M, Lee WW, Cui D, et al: T cell subset-specific susceptibility to aging. *Clin Immunol* 127:107-118, 2008.

30. Duraisingham SS, Rouphael N, Cavanagh MM, et al: Systems biology of vaccination in the elderly. *Curr Top Microbiol Immunol* 363:117-142, 2013.

31. Pawelec G, Larbi A, Derhovanessian E: Senescence of the human immune system. *J Comp Pathol* 142:S39-S44, 2010.

32. den Braber I, Mugwagwa T, Vrisekoop N, et al: Maintenance of peripheral naive T cells is sustained by thymus output in mice but not humans. *Immunity* 36:288-297, 2012.

33. Gillis S, Kozak R, Durante M, et al: Immunological studies of aging. Decreased production of and response to T cell growth factor by lymphocytes from aged humans. *J Clin Invest* 67:937-942, 1981.

34. Gupta S, Bi R, Su K, et al: Characterization of naive, memory and effector CD8+ T cells: effect of age. *Exp Gerontol* 39:545-550, 2004.

35. Nikolich-Zugich J, Li G, Uhrlaub JL, et al: Age-related changes in CD8 T cell homeostasis and immunity to infection. *Semin Immunol* 24:356-364, 2012.

36. Ademokun A, Wu YC, Dunn-Walters D: The ageing B cell population: composition and function. *Biogerontology* 11:125-137, 2010.

37. Dunn-Walters DK, Ademokun AA: B cell repertoire and ageing. *Curr Opin Immunol* 22:514-520, 2010.

38. Rossi MI, Yokota T, Medina KL, et al: B lymphopoiesis is active throughout human life, but there are developmental age-related changes. *Blood* 101:576-584, 2003.

39. Sanz I, Wei C, Lee FE, et al: Phenotypic and functional heterogeneity of human memory B cells. *Semin Immunol* 20:67-82, 2008.

40. Tangye SG, Tarlinton DM: Memory B cells: effectors of long-lived immune responses. *Eur J Immunol* 39:2065-2075, 2009.

41. Avci FY, Li X, Tsuji M, et al: A mechanism for glycoconjugate vaccine activation of the adaptive immune system and its implications for vaccine design. *Nat Med* 17:1602-1609, 2011.

42. Clutterbuck EA, Lazarus R, Yu LM, et al: Pneumococcal conjugate and plain polysaccharide vaccines have divergent effects on antigen-specific B cells. *J Infect Dis* 205:1408-1416, 2012.

43. Scherk MA, Ford RB, Gaskell RM, et al: 2013 AAFP Feline Vaccination Advisory Panel Report. *J Feline Med Surg* 15:785-808, 2013.

44. Mansfield KL, Burr PD, Snodgrass DR, et al: Factors affecting the serological response of dogs and cats to rabies vaccination. *Vet Rec* 154:423-426, 2004.

45. Goto H, Yamamoto Y, Ohta C, et al: Antibody responses of Japanese horses to influenza viruses in the past few years. *J Vet Med Sci* 55:33-37, 1993.

46. Horohov DW, Dimock A, Guirnalda P, et al: Effect of exercise on the immune response of young and old horses. *Am J Vet Res* 60:643-647, 1999.

47. Paillot R, Kydd JH, MacRae S, et al: New assays to measure equine influenza virus-specific type 1 immunity in horses. *Vaccine* 25:7385-7398, 2007.

48. Paillot R, Kydd JH, Sindle T, et al: Antibody and IFN-gamma responses induced by a recombinant canarypox vaccine and challenge infection with equine influenza virus. *Vet Immunol Immunopathol* 112:225-233, 2006.

49. Adams AA, Sturgill TL, Breathnach CC, et al: Humoral and cell-mediated immune responses of old horses following recombinant canarypox virus vaccination and subsequent challenge infection. *Vet Immunol Immunopathol* 139:128-140, 2011.

50. Jia J, Frantz N, Khoo C, et al: Investigation of the faecal microbiota of geriatric cats. *Lett Appl Microbiol* 53:288-293, 2011.

51. Jirillo E, Jirillo F, Magrone T: Healthy effects exerted by prebiotics, probiotics, and symbiotics with special reference to their impact on the immune system. *Int J Vitam Nutr Res* 82:200-208, 2012.

52. Satyaraj E: Emerging paradigms in immunonutrition. *Top Companion Anim Med* 26:25-32, 2011.

53. Jia J, Frantz N, Khoo C, et al: Investigation of the faecal microbiota of kittens: monitoring bacterial succession and effect of diet. *FEMS Microbiol Ecol* 78:395-404, 2011.

54. Barry KA, Middelbos IS, Vester Boler BM, et al: Effects of dietary fiber on the feline gastrointestinal metagenome. *J Proteome Res* 11:5924-5933, 2012.

55. Tun HM, Brar MS, Khin N, et al: Gene-centric metagenomics analysis of feline intestinal microbiome using 454 junior pyrosequencing. *J Microbiol Methods* 88:369-376, 2012.

56. Kerr KR, Beloshapka AN, Swanson KS: 2011 and 2012 Early Careers Achievement Awards: use of genomic biology to study companion animal intestinal microbiota. *J Anim Sci* 91:2504-2511, 2013.

57. Inness VL, McCartney AL, Khoo C, et al: Molecular characterisation of the gut microflora of healthy and inflammatory bowel disease cats using fluorescence in situ hybridisation with special reference to Desulfovibrio spp. *J Anim Physiol Anim Nutr (Berl)* 91:48-53, 2007.

58. Janeczko S, Atwater D, Bogel E, et al: The relationship of mucosal bacteria to duodenal histopathology, cytokine mRNA, and clinical disease activity in cats with inflammatory bowel disease. *Vet Microbiol* 128:178-193, 2008.

Disfunção Cognitiva no Gato

Danièlle Gunn-Moore

Com as melhorias na nutrição e na medicina veterinária, a expectativa de vida dos gatos de estimação está aumentando. Nos Estados Unidos, nas últimas duas décadas, a porcentagem de gatos de estimação com mais de 7 anos de idade aumentou para mais de 40%,[1] houve um aumento de 15% de gatos com mais de 10 anos de idade,[2] e mais de 10% dos gatos de estimação têm mais de 12 anos de idade.[1] No Canadá, estima-se que 35% dos gatos de estimação tenham mais de 8 anos de idade, incluindo 24% com mais de 10 anos de idade.[3] No Reino Unido, estima-se que existam atualmente mais de 2,5 milhões de gatos idosos,[4] e, devido a este número perfazer cerca de 30% da população dos gatos de estimação, o manejo adequado desses indivíduos está se tornando um fato cada vez mais importante para os médicos veterinários de pequenos animais.

Infelizmente, o aumento do número de animais com sinais de comportamento alterado e senilidade aparente está acompanhando essa crescente população geriátrica.[5] Essas mudanças de comportamento podem resultar de muitas doenças diferentes (Quadro 98-1), incluindo doença sistêmica (p. ex., hipertireoidismo), doença encefálica orgânica (p. ex., tumor encefálico), problemas comportamentais verdadeiros (p. ex., ansiedade de separação) ou disfunção cognitiva (Fig. 98-1). O diagnóstico envolve uma investigação completa para se identificar doenças subjacentes (Quadro 98-2 e Quadro 98-3) e busca por problemas comportamentais. Uma vez que estes tenham sido excluídos, a síndrome de disfunção cognitiva (SDC) deve ser considerada, embora seja, *ante mortem*, um diagnóstico de exclusão. Alterações na interação com a família ocorrem com frequência (Tabela 98-1). Em geral, as mudanças mais comumente observadas incluem desorientação espacial ou temporal, alteração na interação com a família, mudanças no ciclo de sono-vigília, perda de treinamento dos hábitos higiênicos, com micção/defecação inadequadas (mais tipicamente micção), mudanças na atividade e/ou vocalização inadequada (frequentemente exibida por choro alto à noite)[9] (Quadro 98-4).

PREVALÊNCIA DA SÍNDROME DE DISFUNÇÃO COGNITIVA

Síndrome de disfunção cognitiva refere-se a uma deterioração das habilidades cognitivas, relacionada com a idade e caracterizada por mudanças comportamentais (como descrito anteriormente e na Tabela 98-1 e Quadro 98-4) nas quais

nenhuma causa médica pode ser encontrada.[10-13] Uma pesquisa em gatos com idade entre 7 a 11 anos revelou que 36% dos proprietários relataram problemas comportamentais,[14] e isso aumentou com a idade para 88% em gatos entre 16 e 19 anos. Um estudo posterior sugere que 28% dos gatos de estimação com idade entre 11 a 14 anos desenvolvem pelo menos um problema de comportamento de início geriátrico, o que parece estar relacionado com a SDC, e isso aumenta para mais de 50% em gatos com idade de 15 anos ou mais. Vocalização excessiva e atividade sem propósito são os problemas mais comuns nessa faixa etária.[13,15]

FISIOPATOLOGIA DA SÍNDROME DA DISFUNÇÃO COGNITIVA

A causa da SDC é ainda desconhecida, mas acredita-se que o fluxo sanguíneo encefálico comprometido e o dano crônico causado por radicais livres sejam fatores importantes.[13,16] Numerosas alterações vasculares podem ocorrer no encéfalo de gatos idosos, incluindo diminuição do fluxo sanguíneo encefálico, presença de pequenas hemorragias em torno dos vasos sanguíneos e uma forma de arteriosclerose.[12,13] Além disso, o encéfalo de gatos idosos também pode estar sujeito a do o comprometimento fluxo sanguíneo e hipóxia devido a doença cardíaca, anemia, deficiências de coagulação sanguínea e/ou hipertensão subjacente. Uma pequena quantidade de oxigênio que é utilizado pelas células na produção de energia é normalmente convertida em radicais livres. Com o envelhecimento das células, elas tornam-se menos eficientes, produzindo menos energia e mais radicais livres. Normalmente, esses radicais livres são removidos pelas defesas antioxidantes naturais do corpo, incluindo inúmeras enzimas especiais e varredores de radicais livres, tais como as vitaminas A, C, e E. O equilíbrio entre a produção e remoção de radicais livres pode ser alterado por doença, idade e estresse. Um excesso de radicais livres pode levar a lesões, e o encéfalo é particularmente suscetível devido ao seu elevado teor de gordura, sua alta demanda por oxigênio e capacidade limitada de autorreparo.[12,17,18] Finalmente, as lesões crônicas podem eventualmente levar a processos patológicos semelhantes aos observados em humanos que sofrem da doença de Alzheimer, com alteração de proteínas dentro das células nervosas (p. ex., a hiperfosforilação de tau) e a deposição de placas de proteína fora das células nervosas (a partir de proteínas beta-amiloides).[16] Nos

QUADRO 98-1 Causas Potenciais de Mudanças Comportamentais em Gatos Idosos

Síndrome de disfunção cognitiva
Dor em qualquer sistema do corpo
Artrose *
A hipertensão arterial sistêmica (primária ou secundária a hipertireoidismo, doença renal crônica, diabetes melito, acromegalia, hiperadrenocorticismo, hiperaldosteronismo, anemia crônica)
Hipertireoidismo
Doença renal crônica
Diabetes melito
Infecção do trato urinário (especialmente por algumas variedades de *Escherichia coli* produtoras de toxina e resistentes a quinolonas — como podem ser encontradas em seres humanos idosos[6])
Doença gastrointestinal
Doença hepática (encefalopatia hepática)
Distúrbios neurológicos (deficit sensoriais ou motores)
Visão ou audição reduzidas
Tumores encefálicos (p. ex., meningioma, linfoma)
Doenças infecciosas (p. ex., vírus da imunodeficiência felina, vírus da leucemia felina, toxoplasmose, peritonite infecciosa felina etc.)
Doença dental ou periodontal
Doença inflamatória em qualquer sistema do corpo
Problemas comportamentais primários

*A importância da artrose é muitas vezes subestimada em gatos idosos e não deve ser menosprezada. Em 70% a 90% dos gatos com mais de 10 anos de idade há evidência radiográfica de doença articular degenerativa.[7] Dor associada e disfunção podem resultar em atividade e mobilidade reduzidas, agressão, interação familiar alterada, perda de treinamento para uso da caixa de areia e choro em voz alta. Os tutores podem ajudar seus gatos com artrose fazendo modificações mínimas em sua casa; por exemplo, suspensão das tigelas de alimento e água alguns centímetros acima do chão para reduzir o estresse nos cotovelos com artrose, acrescentando rampas para permitir o acesso mais fácil às áreas favoritas de dormir, proporcionando cama confortável que irá suportar e proteger as articulações do gato (camas aquecidas podem ser particularmente calmantes), e fornecendo caixa de areia, bebedouro e comedouros de bordas baixas para facilitar o acesso do gato (Cap. 96).

QUADRO 98-2 Investigação de Mudanças Comportamentais em Gatos Idosos

Investigação Inicial

História completa, incluindo a possibilidade de trauma anterior (que pode ter levado à artrose), qualquer possível exposição a toxinas ou medicamentos, e quaisquer alterações ambientais recentes (no domicílio, membros da família, dieta etc.). Fazer perguntas específicas sobre alterações no comportamento do gato pode auxiliar na determinação de como o gato mudou (Quadro 98-3).
Exame físico completo, incluindo a avaliação do peso corporal, cálculo da mudança percentual do peso, escore da condição corporal, escore da condição muscular e exame da retina.
Avaliação da pressão sanguínea sistêmica é particularmente importante, pois a hipertensão acomete geralmente gatos mais velhos e pode causar muitos dos mesmos sinais da SDC.
Avaliação da mobilidade, além de exames neurológico e ortopédico, embora estes possam ser desafiadores em alguns gatos.
Avaliação da hematologia e bioquímica sérica, incluindo concentração total de tiroxina.
Análise de urina, incluindo relação proteína-creatinina urinária e cultura bacteriana (mesmo se o sedimento urinário parecer não reativo) para detectar infecção oculta. [8]

Investigações Adicionais

Se for o caso, teste sorológico para a infecção pelo vírus da leucemia felina, infecção por vírus da imunodeficiência felina, toxoplasmose e outras doenças infecciosas; teste diagnóstico para peritonite infecciosa felina.
Radiografia torácica, abdominal ou esquelética, exame de ultrassom abdominal, eletrocardiograma, ecocardiograma, endoscopia intestinal ou laparotomia exploratória e coleta de biópsia, quando indicado a partir de achados iniciais.
Tomografia computadorizada e ressonância magnética da cabeça.

SDC, Síndrome da disfunção cognitiva.

Tabela 98-1	Alterações na Interação com a Família segundo Estudos com Questionário*	
Interação	**1995 Dados de 1.134 proprietários de gatos**	**2010 Dados de 1.016 proprietários de gatos**
Aumento da afeição pelo proprietário	81%	30%
Menos tolerante a outros animais na casa	26%	21%
Mais tolerante com outros animais na casa	24%	12%
Mais vocalizador[†]	66%	54%
Mais vocalizador à noite[†]	30%	37%

*Estudos com questionário de gatos com 12 anos de idade e mais velhos (média de 15 anos), como observado em dois estudos do Reino Unido realizados com intervalo de 15 anos; V. Halls, dados não publicados, 2002; e dados não publicados do autor.
†Grita alto, sem motivo aparente e/ou para tentar ganhar a atenção.

QUADRO 98-3 Questionário de Mobilidade e Disfunção Cognitiva*

Meu gato	Sim	Talvez	Não
Está menos disposto a pular para cima ou para baixo	☐	☐	☐
Só irá pular para cima ou para baixo de alturas mais baixas	☐	☐	☐
Mostra sinais de rigidez, por vezes	☐	☐	☐
Está menos ágil do que anteriormente	☐	☐	☐
Mostra sinais de claudicação ou manqueira	☐	☐	☐
Tem dificuldade para entrar ou sair da caixa de areia	☐	☐	☐
Tem dificuldade para subir ou descer escadas	☐	☐	☐
Chora ao ser apanhado	☐	☐	☐
Tem evacuado fora da caixa de areia	☐	☐	☐
Gasta menos tempo se limpando	☐	☐	☐
Está mais relutante em interagir comigo	☐	☐	☐
Brinca menos com outros animais ou brinquedos	☐	☐	☐
Dorme mais e/ou está menos ativo	☐	☐	☐
Chora em voz alta, sem motivo aparente/para tentar obter a minha atenção	☐	☐	☐
Parece esquecido	☐	☐	☐

Pode ser difícil diferenciar entre muitas das mudanças causadas pela síndrome de disfunção cognitiva e as causadas pela artrose. Além disso, as duas condições ocorrem frequentemente de maneira concomitante em gatos idosos e muitos dos tratamentos para uma condição também ajudam a outra. Para mais informações sobre a artrose, consulte o Capítulo 96.

*Certifique-se de que não houve razões ambientais para a(s) mudança(s).

QUADRO 98-4 Mudanças de Comportamento que Podem ser Vistas em Gatos Geriátricos e Podem Estar Associadas à Síndrome da Disfunção Cognitiva

Desorientação espacial ou confusão, como ficar preso em cantos ou esquecer a localização da caixa de areia; perda de treinamento dos hábitos higiênicos é a razão mais comum para o encaminhamento de gatos idosos para especialistas em comportamento[11]

Relações sociais alteradas, seja com seu tutor ou outros animais de estimação na casa; por exemplo, o aumento da busca por atenção ou agressão

Vocalização inadequada, tais como choro alto durante a noite; isso pode ocorrer sem razão aparente e/ou para tentar ganhar a atenção do tutor

Respostas comportamentais alteradas, tais como aumento da irritabilidade e ansiedade, ou diminuição da resposta a estímulos

Mudanças nos padrões de sono/vigília

Alteração de aprendizagem e memória, como esquecer comandos ou quebrar as regras de treinamento da casa

Mudanças na atividade, como vagar sem rumo e ritmo, ou atividade reduzida

Interesse alterado por alimentos, tanto aumentado quanto, mais tipicamente, diminuído

Diminuição da autolimpeza

Desorientação temporal, como esquecer que acabou de ser alimentado

seres humanos e em cães, tem sido demonstrado que genética, dieta e estilo de vida, todos podem influenciar a prevalência e o padrão de alterações neuropatológicas (particularmente placas de beta-amiloide) e da natureza da disfunção cognitiva. Embora essas relações ainda tenham que ser determinadas em gatos, é provável que elas sejam semelhantes.

MANEJO DA SÍNDROME DA DISFUNÇÃO COGNITIVA

Embora a SDC não possa ser curada, seus sinais clínicos podem ser reduzidos com intervenção apropriada; opções de tratamento geralmente são extrapoladas a partir de estudos em seres humanos com a doença de Alzheimer e/ou cães com SDC. Em geral, as intervenções potenciais incluem manejo e modificação ambiental, modificação dietética e tratamento médico.[9,19] Até o momento, há um pequeno número de estudos dietéticos que têm demonstrado aumento na atividade e/ou redução dos sinais de SDC em gatos (Hill's Pet Nutrition, arquivo de dados, 2008),[20,21] além de um estudo único controlado com placebo, investigando a utilização de um suplemento dietético. [22]

Manejo Ambiental e Modificação da Dieta

Os fatores ambientais podem ter influências positivas ou negativas sobre os sinais da SDC (Tabela 98-2). O enriquecimento ambiental pode levar à estimulação mental, aumento da atividade, aumento dos fatores de crescimento dos nervos, cres-

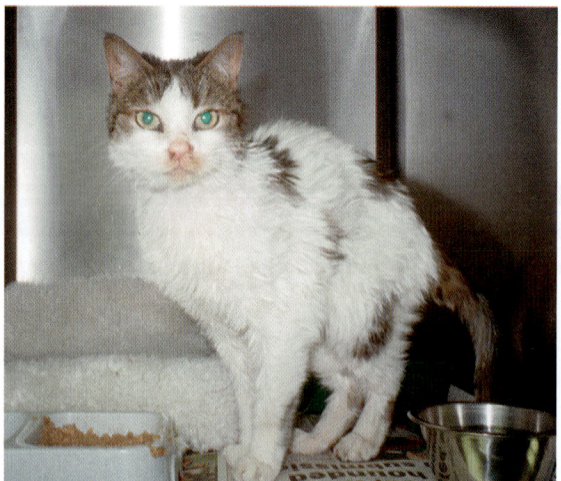

Figura 98-1: Gato Pelo Curto doméstico idoso (14 anos de idade) que vem apresentando sinais de síndrome da disfunção cognitiva (choro noturno e eliminação inadequada). A imagem mostra que o gato parou de se limpar, e a postura estranha sugere osteoartrose significativa, particularmente acometendo região lombar e joelhos.

Tabela 98-2	Ajustes Ambientais para Gatos durante o Envelhecimento
Categoria	**Ajustes Ambientais**
Recursos (p. ex., alimentos, água, áreas de repouso, caixa de areia, um lugar para se esconder, ou uma rota de fuga)	Todos os recursos devem estar facilmente acessíveis. Deve haver pelo menos um conjunto de recursos para cada "grupo" de gatos em casa. Um "grupo" de gatos é formado por aqueles que irão dormir confortavelmente juntos e limpar uns aos outros. Se um gato idoso tiver que andar muito até sua comida ou água, pode deixar de procurá-los, arriscando-se a perder peso e desidratar-se. Se ele tiver que andar longa distância até sua caixa de areia, pode desenvolver eliminação inadequada. Recursos não devem ser movidos de seu lugar habitual, porque isso pode causar confusão significativa e ansiedade em um gato com SDC.
Alimento	Elevar a tigela de comida em alguns centímetros permite que gatos com artrose (especialmente aqueles com artrose em seus cotovelos) comam mais confortavelmente (Fig. 98-2). Para os gatos idosos que preferem não comer no nível do chão, coloque as tigelas de comida em uma superfície baixa e de fácil acesso ou forneça rampas para facilitar o acesso. Tigelas de comida devem ser colocadas longe de tigelas de água e caixas de areia. Alimentar os gatos idosos separadamente para que eles não se sintam estressados pela presença de seus companheiros e possam comer em seu próprio ritmo. Monitorar a ingestão de alimentos de gatos idosos para garantir que eles não percam peso; eles também devem ser regularmente pesados. Gatos idosos geralmente têm uma capacidade reduzida de digerir e absorver o alimento; para evitar isso e reduzir o risco de perda de peso, alimente-os *ad libitum* ou com várias pequenas refeições ao longo do dia. Se uma dieta de prescrição for necessária, ela deve ser introduzida lentamente ao longo de 1 a 2 semanas; coloque uma pequena quantidade do novo alimento em uma tigela favorita ao lado do alimento antigo, em cada refeição. O gato vai sentir o cheiro do alimento novo enquanto ganha a gratificação da dieta antiga; com o tempo, a quantidade do alimento antigo pode ser reduzida e a quantidade do novo alimento aumentada.
Água	Elevar a tigela de água em alguns centímetros permite que gatos com artrose (especialmente aqueles com artrose nos cotovelos) bebam mais confortavelmente. Tigelas de água devem ser colocadas longe de tigelas de comida e caixas de areia. Gatos preferem tipicamente uma tigela grande e larga de água, para que possam beber sem ficar molhando seu bigode. Gatos idosos com baixa visão podem agitar a água com uma pata, o que os ajuda a ver as ondulações da superfície da água — a colocação de alguns flocos de peixe (ou similar) na superfície da água pode ajudá-los a ver ou sentir melhor as ondulações, caso a artrose dificulte a utilização de suas patas para este fim. Fontes de água para animais de estimação podem ser úteis para estimular gatos idosos a beber mais. Se um gato idoso não bebe suficientemente, ele vai ficar desidratado; isso pode agravar a constipação e também levar a eliminação inadequada.
Locais de descanso	De preferência, fornecer plataformas múltiplas e elevadas e lugares para dormir com cama confortável e acolchoada e, quando necessário, rampas para facilitar o acesso (Fig. 98-3). Camas aquecidas podem ser particularmente bem-vindas para todos os gatos idosos, especialmente para gatos com artrose ou com pouca pelagem. Deve haver camas suficientes para que o gato idoso sempre possa obter acesso a uma de sua escolha.
Caixas de areia ou o acesso a locais de excremento ao ar livre	Gatos com SDC frequentemente desenvolvem eliminação inadequada, por isso é essencial que os proprietários façam tudo o que puderem para facilitar que seus gatos utilizem sua caixa de areia e/ou o local de excremento ao ar livre. Em uma família com múltiplos gatos deve haver caixas de areia suficientes, de modo que cada "grupo" de gatos tenha sua própria caixa de areia, além de uma adicional. Use caixas grandes e bordas baixas para facilitar o acesso. Caixas de areia precisam ser de fácil acesso; se o gato tem acesso a mais de um andar da casa, deve haver pelo menos uma caixa de areia em cada andar. O substrato das caixas de areia com textura mais arenosa geralmente é mais confortável para as patas e articulações dos gatos idosos. Revestimentos de caixa de areia não são recomendados porque os gatos idosos podem prender suas garras neles. Gatos idosos que vão para fora de casa para fazer suas necessidades muitas vezes se tornam menos capazes de lidar com a passagem pela portinhola e/ou confrontar outros gatos de fora do grupo familiar. Se quiserem continuar saindo, garanta que haja segurança suficiente para que saiam e cheguem ao local de eliminação; isto pode implicar colocar grandes vasos de plantas perto da portinhola para que eles possam sair de casa sem serem vistos por outros gatos. Alternativamente, o tutor pode preparar um espaço ao ar livre "à prova de gatos" com cerca telada para que outros gatos não possam entrar (Fig. 98-4). Gatos normalmente têm um local de eliminação preferido; se o solo torna-se compactado ou congelado, o proprietário precisa cavar sobre a área para revolver o solo para o gato idoso. Adição de areia no local vai ajudar a mantê-lo descompactado ou descongelado e irá torná-lo mais confortável para as patas dos idosos.

Tabela 98-2	Ajustes Ambientais para Gatos durante o Envelhecimento (*Cont.*)
Categoria	**Ajustes Ambientais**
Esconderijos ou rotas de fuga	É importante fornecer esconderijos de fácil acesso.
	Se o gato prefere um local elevado, uma rampa deve ser providenciada (Fig. 98-5).
	Nos domicílios com múltiplos gatos, é importante que o gato possa ter um tempo sozinho, se ele desejar.
	Se ele estiver em seu esconderijo, não deve ser perturbado (p. ex., para ser medicado). É essencial que o esconderijo continue sendo um lugar de segurança.
	Não presuma que um gato idoso possa passar confortavelmente pela portinhola caso ele precise escapar.
Companhia	Gatos idosos podem ter um desejo diminuído ou aumentado pela companhia humana, e/ou pela companhia de outros animais.
	Os gatos podem lamentar a perda de um companheiro de longa data e podem precisar de muita tranquilidade para superar a perda.
	A introdução de um novo gato ou cão pode ser muito estressante, especialmente para gatos idosos. Não presuma que o gato que está de luto pela perda de um companheiro de longo prazo irá se beneficiar com a introdução de um novo animal como membro da família.
Enriquecimento ambiental	Isto pode ser alcançado, garantindo-se que cada gato tenha recursos mais que suficientes. O uso de bolas de alimentação ou de alimentadores que desafiam a inteligência animal podem tornar o momento da refeição mais estimulante; no entanto, eles podem causar confusão se introduzidos tardiamente na vida do gato e difíceis de usar se o gato tiver artrose significativa.
	Mesmo os gatos idosos devem ter acesso regular aos brinquedos. Estes devem ser trocados regularmente para gerar estímulo e precisam ser apropriados para gatos idosos: gatos cegos necessitam de brinquedos que fazem ruídos (p. ex., com um sino dentro), enquanto gatos com artrose precisam de brinquedos leves e de fácil movimentação (Fig. 98-6).
	Estruturas de escalar precisam ter degraus planos em vez de degraus circulares cobertos de corda, porque este último pode ser difícil para uso dos gatos com artrose.
	Pelo menos um arranhador deve estar disponível. No entanto, muitos gatos mais velhos são incapazes de manter suas garras suficientemente curtas; Devido a isso, eles devem ter suas garras aparadas regularmente para impedi-los de enroscá-las no carpete, levando a dor nas patas com artrose e confusão em gatos com SDC.
	Gatos com SDC se tornam facilmente ansiosos, e isso pode agravar a sua confusão. A aplicação ambiental de feromônio facial sintético felino (Feliway®, Ceva Saúde Animal) ou ansiolítico de ervas (Pet Remedy®, www.petremedy.co.uk) pode ajudar a reduzir a ansiedade, preferencialmente sendo aplicados usando um aparelho difusor.
	Gatos com SDC podem mostrar sinais sugestivos de ansiedade de separação; deixar um rádio ou televisão ligados ao sair de casa pode ajudá-los a lidar com o fato de serem deixados sozinhos.

SDC, Síndrome da disfunção cognitiva.

cimento e sobrevida dos nervos, e aumento da função cognitiva.[13] Em contraste, a falta de estímulo ambiental pode aumentar o risco de SDC à medida que os gatos envelhecem, e fatores dentro do ambiente que causem frustração podem exacerbar os sinais de SDC. Estes poderiam incluir, por exemplo, momentos inconsistentes de alimentação ou bloqueio inconsistente da portinhola que fornece acesso ao ar livre. Muitos gatos idosos apresentam doenças concomitantes, e isso pode levar a novas frustrações. Exemplos incluem mover as tigelas de comida ou caixas de areia para diferentes áreas da casa quando um gato com SDC também é cego, e fornecer uma caixa de areia com bordas altas para um gato com SDC que também tenha artrose grave. Modificações no ambiente devem ser feitas para melhorar a facilidade de acesso para o gato com o SDC, assim como para o indivíduo com deficit visual ou artrose.

Dietas enriquecidas com antioxidantes e outros compostos suplementares (p. ex., vitamina E, betacaroteno e ácidos graxos essenciais) são capazes de reduzir os danos oxidativos, reduzir a produção beta-amiloide e melhorar a função cognitiva.[9,23] Nos seres humanos, estudos têm mostrado que um elevado consumo de frutas, vegetais, vitaminas E e/ou C, ácido fólico e/ou B 12 podem melhorar a cognição. Além disso, o ácido alfa-lipoico e L-carnitina melhoram a função mitocondrial, e ácidos graxos ômega-3 promovem a saúde da membrana celular e, em seres humanos, têm sido demonstrado serem benéficos no tratamento de demência. Em geral, acredita-se que as combinações desses compostos funcionem melhor; no entanto, a ingestão excessiva de alguns deles pode ser prejudicial.

A combinação de estímulo ambiental (p. ex., brinquedos, companheirismo, interação e jogos de caça com alimentos; Tabela 98-2) e uma dieta enriquecida com antioxidantes têm mostrado uma ação sinérgica na melhora da função cognitiva, em cães. Um estudo de 4 anos realizado com cães idosos sobre o uso de uma dieta enriquecida com antioxidantes (Hill's Prescription Diet b/d®, Hill's Pet Nutrition, contendo vitaminas E e C, selênio, extrato de frutas e vegetais [betacaroteno, outros carotenoides, flavonoides]), cofatores mitocondriais (ácido DL-lipóico e L-carnitina), e ácido graxo ômega-3, associado ao enriquecimento ambiental (p. ex., brinquedos, companheiro de canil, caminhadas e testes de experiência cognitiva) revelou melhora rápida (início de 2 a 8 semanas de tratamento) e significativa na aprendizagem e memória que perdurou ao longo

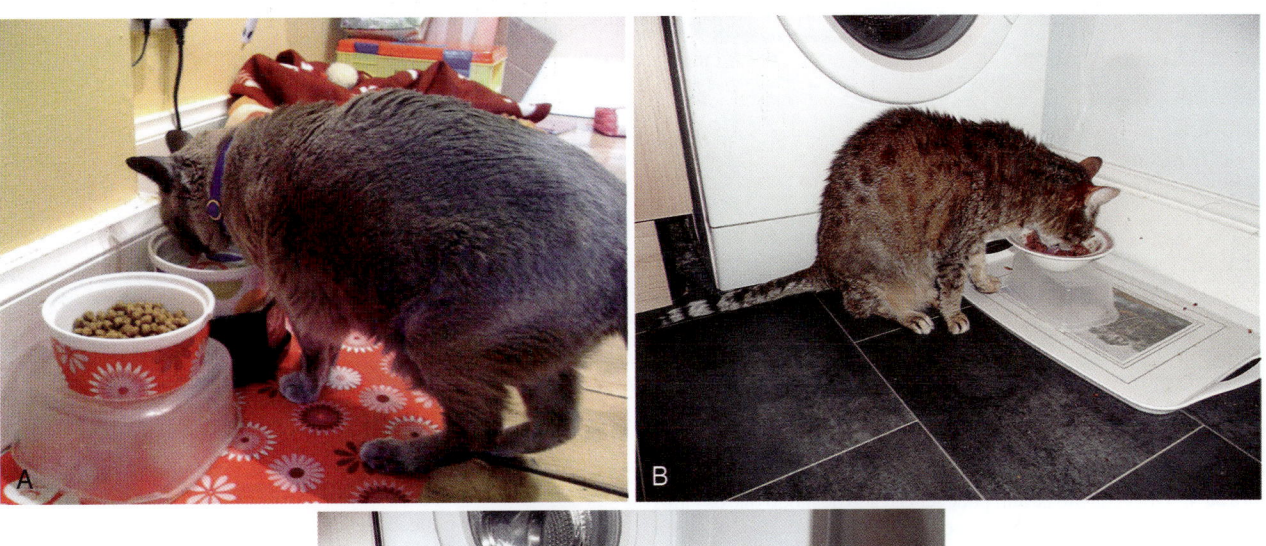

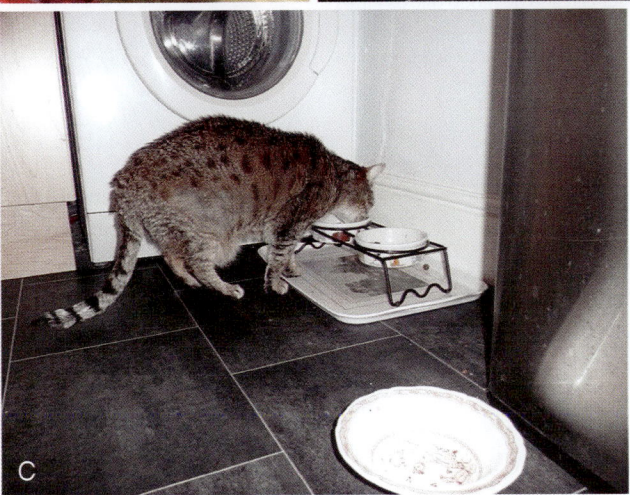

Figura 98-2: A, Elevação das tigelas de comida e água pode deixar um gato idoso mais confortável ao comer e beber. Potes de plástico virados para baixo servem bem a esse propósito **(B)** e, prateleiras para as tigelas, disponíveis comercialmente, também podem ser utilizadas **(C). (A,** cortesia de Stephanie Brinkman.)

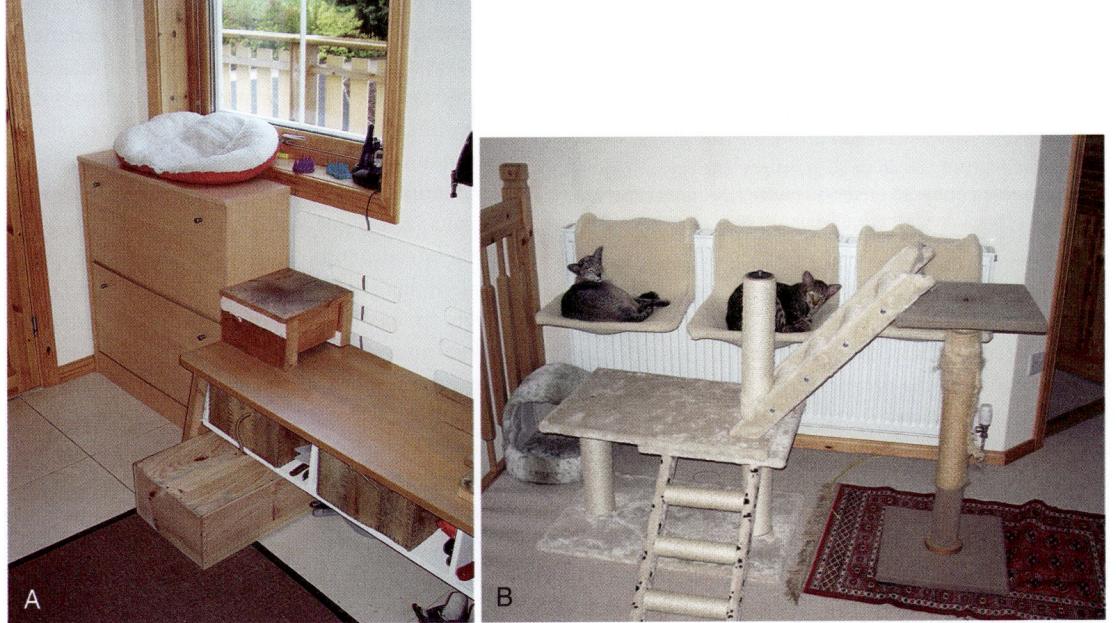

Figura 98-3: A e B, Rampas ou degraus podem ser adicionados para permitir que os gatos tenham acesso aos locais favoritos de repouso. (Cortesia de John Purves.)

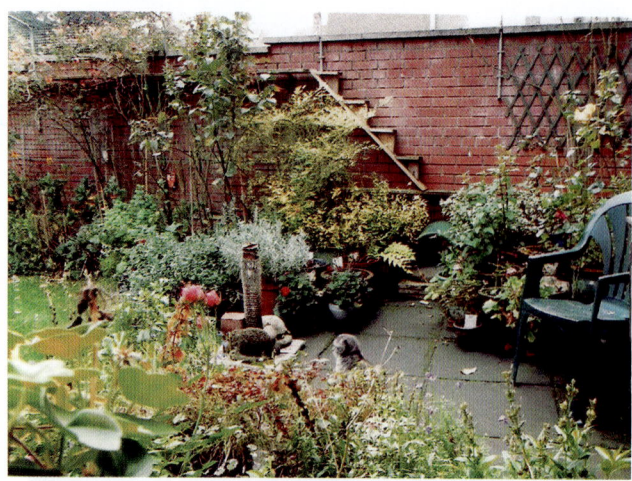

Figura 98-4: Um pequeno jardim pode ser cercado de modo que os gatos idosos tenham acesso a passarelas suspensas, e outros gatos não consigam acessar o jardim. Observe a cerca telada acima da passarela à esquerda da imagem. (Cortesia de Catherine Martin.)

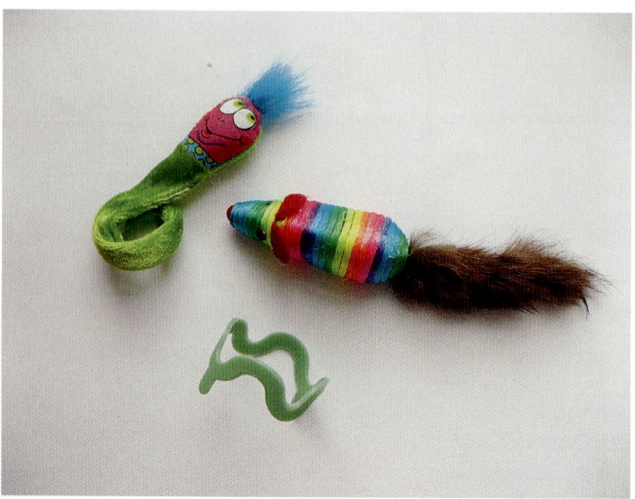

Figura 98-6: Brinquedos leves que são mais fáceis para gatos idosos brincarem estão disponíveis.

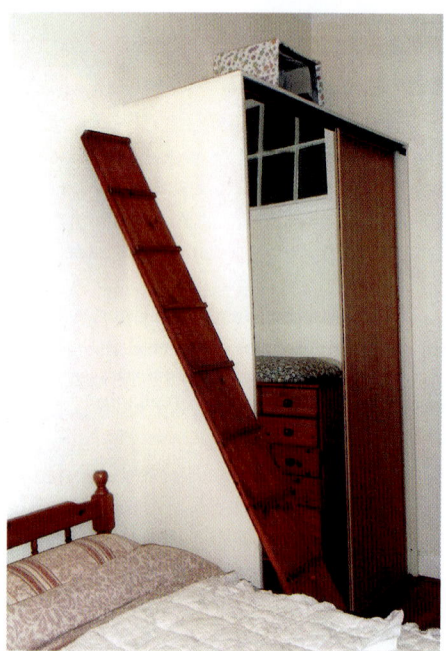

Figura 98-5: Uma rampa com adição de degraus permite que um gato idoso tenha acesso a seu esconderijo preferido (neste caso, uma caixa no topo do armário). (Cortesia de Catherine Martin.)

dos 2 anos do estudo. Curiosamente, embora não tenha havido nenhuma reversão da doença preexistente, os antioxidantes aparentemente atuam no sentido de evitar a deposição de mais beta-amiloide, o que não ocorreu com o enriquecimento ambiental.[24,25]

Os sinais clínicos de SDC em cães também foram reduzidos com a introdução de uma dieta suplementada com triglicerídeos de cadeia média (TCMs) derivados de plantas, que fornecem cetonas como uma fonte de energia mais eficiente para o encéfalo (Purina One Vibrant Maturity 7 +®, Nestlé Purina Pet Care).[26] Infelizmente, os gatos geralmente não aceitam muito bem as dietas enriquecidas com TCMs palatáveis; portanto, não está claro se essa abordagem será útil para gatos com SDC.

Embora um estudo semelhante ao do uso de Hill's b/d® mais enriquecimento ambiental ainda não tenha sido realizado em gatos com o SDC, um estudo de 5 anos alimentando gatos idosos saudáveis (7 a 17 anos de idade) com uma dieta (Nestlé Purina Pro Plan Age 7 +®, Nestlé Purina Pet Care) suplementada com antioxidantes (vitamina E e betacaroteno), ácidos graxos essenciais (ácidos graxos ômega-3 e ômega-6), e raiz de chicória seca (que contém o prebiótico inulina para modificar a flora intestinal) resultou em tempo de sobrevida significativamente mais longo (e mais saudável) nos gatos suplementados do que naqueles não suplementados.[27,28] Os dados mais convincentes vêm de um estudo recente em gatos de meia idade e idosos que foram alimentados com uma dieta suplementada com uma combinação de óleo de peixe, antioxidantes, arginina e vitaminas B essenciais; eles apresentaram melhores funções encefálicas em comparação com aqueles alimentados com uma dieta controle.[21] A deficiência desses nutrientes, especialmente ácidos graxos ômega-3 e vitaminas do complexo B, são comprovadamente fatores de risco para o envelhecimento cerebral, acidente vascular cerebral e demência em humanos. Em outro estudo, a suplementação da dieta de gatos idosos com tocoferóis, vitamina C, betacaroteno, L-carnitina, ácido docosaexaenoico e aminoácidos sulfurados resultou em aumento da atividade em relação aos controles.[20] Outras dietas suplementadas semelhantes estão agora disponíveis (p. ex., Hill's Prescription Diet Feline j/d®, Hill's Pet Nutrition; Royal Canin Mobility Support®, Waltham Pet Nutrition), embora, na verdade, elas tenham sido desenvolvidas para gatos com osteoartrose. Por exemplo, Hill's Prescription Diet Feline j/d® é suplementada com uma mistura de antioxidantes (vitaminas C e E, e betacaroteno), ácidos graxos essenciais, condroprotetores (metionina, glicosaminoglicanos, glucosamina e sulfato de condroitina), L-carnitina, e lisina. Em um estudo de dois meses em 75 gatos com 12 anos ou mais, que não foram selecionados devido a sinais de SDC ou osteoartrose, os questionários respondidos por tutores sugeriram que mais de 70% dos gatos melhoraram em um ou mais sinais de função cognitiva (e mais de 50% melhoraram em um ou mais sinais de mobilidade) (Hill's Pet Nutrition, arquivo de dados, 2008).

Há um pequeno número de estudos que investigaram o potencial benefício de vários suplementos dietéticos em cães com SDC.[9,18,19,23,29] Por exemplo, um estudo realizado em 11 cães com mais de 8 anos de idade, submetidos a um suplemento contendo óleo de peixe com ômega-3, vitaminas E e C, L-carnitina, ácido alfa-lipóico, coenzima Q, fosfatidilserina, e selênio (vendido no Reino Unido como Aktivait®, VetPlus) durante um período de 2 meses apresentaram melhoras significativas nos sinais de desorientação, interação social e hábitos de higiene quando comparado a 11 controles tratados com placebo.[30] Infelizmente, uma fórmula diferente é necessária para gatos porque o ácido alfa-lipoico é tóxico para esta espécie;[31] assim, produtos que contenham esse ácido não devem ser administrados. Embora a nova versão do Aktivait®, segura para felinos, esteja no mercado, ainda são necessários ensaios clínicos em gatos para determinar a sua eficácia.

Um grande número de outros suplementos foram sugeridos para o tratamento de cães e gatos com SDC. Por exemplo, um estudo cruzado controlado por placebo mostrou melhora significativa em nove cães com SDC quando receberam um suplemento contendo ginkgo biloba, vitaminas B6 e E, e resveratrol (Senilife®, Ceva Saúde Animal),[32] e dois estudos com sete e 17 cães idosos com mais de 8 anos (em comparação com sete e 19 controles tratados com placebo, respectivamente), mostraram melhoras significativas na atividade e consciência quando receberam S-adenosilmetionina (SAMe®) como suplemento por até 2 meses.[22,33] Em um estudo recente foi fornecido SAMe® a oito gatos com sinais de SDC (que foram comparados a oito gatos tratados com placebo); aparentemente os gatos tratados demonstraram melhora na função executiva. Esse estudo, assim como os estudos que investigam a utilização de nutracêuticos no tratamento de cães com SDC, tem limitações pelo pequeno número de animais e utilização de avaliações tipicamente subjetivas. O último estudo sugere que o SAMe® pode ter seu valor considerado no manejo de demência felina.[22] Embora atualmente haja uma lista cada vez maior de compostos que foram sugeridos como tendo efeitos benéficos sobre o envelhecimento cerebral felino,[9] existe uma necessidade urgente para mais estudos controlados com placebo, investigando o uso de suplementos dietéticos em gatos, quer como ingredientes isolados ou em combinações potencialmente sinérgicas.

Manejo da Síndrome de Disfunção Cognitiva Grave

Infelizmente, uma vez que gatos tenham desenvolvido sinais clínicos significativos de SDC, instigar o ambiente ou modificar a dieta pode, na verdade, ter um efeito negativo. Isto porque os gatos afetados muitas vezes se tornam estressados e reagem mal a mudanças, seja em seu ambiente, sua rotina diária, sua dieta ou aos membros do meio familiar. A resposta do gato frente a esse estresse se dá pela apresentação de sinais mais óbvios da SDC (p. ex., anorexia, esconder-se, e/ou alteração dos hábitos de higiene).[34] Para esses gatos, sempre

que possível, as modificações devem ser mínimas. Quando a mudança não pode ser evitada, deve ser feita lentamente e com muita confiança. O proprietário deve estar presente para confortar o gato se ele parecer confuso com a mudança. Alguns gatos podem tornar-se tão dementes e lidar tão mal com a mudança que eles podem se beneficiar de ter sua área de acesso reduzida em tamanho. Como exemplo, pode ser um único quarto que contenha os recursos-chave para gatos: comida, água, caixa de areia, locais de repouso, assim como algum lugar para se esconder e/ou escapar, e companheirismo (como ditado pelas necessidades particulares de cada indivíduo felino). Esse território pode então ser mantido de maneira segura e constante. Aplicação ambiental de feromônio facial felino sintético (Feliway®; Ceva Saúde Animal) também pode ajudar na redução da ansiedade felina.[35]

Potenciais Farmacoterapias Médicas

Há um número crescente de possíveis opções farmacológicas para a doença de Alzheimer em humanos e SDC em cães. Estas incluem vários inibidores da colinesterase (para aumentar a disponibilidade de acetilcolina nas sinapses neuronais), selegilina (para manipular o sistema monoaminérgico), antioxidantes (p. ex., vitamina E) e fármacos anti-inflamatórios não esteroides (para reduzir o dano neuronal). No entanto, muito poucas foram realmente aprovadas para o tratamento da demência humana. Selegilina (Selgian®, Ceva Saúde Animal; Anipryl®, Pfizer), propentofilina (Vivitonin®, MSD Saúde Animal) e nicergolina (Fitergol®, Merial Saúde Animal) são os únicos fármacos que foram aprovados para o tratamento da demência canina nos Estados Unidos e no Reino Unido.

Embora não existam medicamentos licenciados para o tratamento da SDC em gatos, diversos fármacos têm sido utilizados "não oficialmente".[9,12,19,36,37] Estes incluem selegilina (dose sugerida: 0,25 a 1,0 mg/kg por via oral [VO] a cada 24 horas), propentofilina (dose sugerida: 12,5 mg/gato VO a cada 24 horas) e, quando disponível, nicergolina (dose sugerida: 0,25 a 0,5 mg/kg, VO, a cada 24 horas), as quais têm sido utilizadas em gatos com variados graus de sucesso. Por exemplo, um pequeno ensaio aberto utilizando selegilina mostrou um efeito positivo.[19] Outros medicamentos que foram utilizados para tratar sinais específicos de SDC em gatos incluem fármacos ansiolíticos, assim como um grande número de produtos nutracêuticos (p. ex., Zylkène®, MSD Saúde Animal), buspirona e benzodiazepínicos (p. ex., diazepam, embora hepatotoxicidade seja um risco particular quando administrado por via oral), ou antidepressivos (que não tenham efeitos anticolinérgicos), tais como fluoxetina.

RESUMO

Um número crescente de gatos está vivendo até idades avançadas, e as mudanças de comportamento são comuns nesses gatos. As mudanças comportamentais relatadas mais frequentemente aos veterinários são a perda de treinamento para utilizar a caixa de areia (em particular micção inadequada) e choro alto durante a noite. As causas mais comuns desses problemas são SDC, osteoartrose, hipertensão arterial sistêmica (geralmente secundária à doença renal crônica ou hipertireoidismo), hipertireoidismo (mesmo sem hipertensão), surdez e tumores encefálicos. Quase um terço dos gatos de estimação com idade entre 11 a 14 anos desenvolve pelo menos um problema comportamental de início geriátrico que parece estar relacionado com SDC. Isso aumenta para mais de 50% para gatos com 15 anos ou mais. Essas condições ocorrem frequentemente em gatos mais idosos, dos quais, muitos sofrem de uma série de condições que interagem simultaneamente. Infelizmente, os tutores e veterinários muitas vezes confundem estas com "mudanças normais ao envelhecimento" e muitas condições tratáveis são negligenciadas, deixando de ser tratadas.

Referências

1. Laflamme DP, Abood SK, Fascetti AJ, et al: Pet feeding practices of dog and cat owners in the United States and Australia. *J Am Vet Med Assoc* 232:687-694, 2008.
2. Broussard JD, Peterson ME, Fox PR: Changes in clinical and laboratory findings in cats with hyperthyroidism from 1983 to 1993. *J Am Vet Med Assoc* 206:302-305, 1995.
3. Perrin T: The business of urban animals survey: the facts and statistics on companion animals in Canada. *Can Vet J* 50:48-52, 2009.
4. Gunn-Moore DA: Considering older cats. *Compend Contin Educ Pract Vet Suppl* 26:1-4, 2003.
5. Gunn-Moore DA: Cognitive dysfunction in cats: clinical assessment and management. *Top Companion Anim Med* 26:17-24, 2011.
6. Colodner R, Kometiani I, Chazan B, et al: Risk factors for community-acquired urinary tract infection due to quinolone-resistant *E. coli. Infection* 36:41-45, 2008.
7. Bennett D: Zainal Ariffin SM. *Johnston P: Osteoarthritis in the cat: how common is it and how easy to recognise? J Feline Med Surg* 14:65-75, 2012.
8. Mayer-Ronne B, Goldstein RE, Erb HN: Urinary tract infections in cats with hyperthyroidism, diabetes mellitus and chronic kidney disease. *J Feline Med Surg* 9:124-132, 2006.
9. Landsberg G, Denenberg S, Araujo J: Cognitive dysfunction in cats: a syndrome we used to dismiss as "old age." *J Feline Med Surg* 12:837-848, 2010.
10. Chapman BL, Voith VL: Behavioral problems in old dogs: 26 cases (1984-1987). *J Am Vet Med Assoc* 196:944-946, 1990.
11. Ruehl WW, Bruyette DS, DePaoli A, et al: Canine cognitive dysfunction as a model for human age-related cognitive decline, dementia, and Alzheimer's disease: clinical presentation, cognitive testing, pathology and response to L-deprenyl therapy. Prog. *Brain Res* 106:217-225, 1995.
12. Landsberg GL, Araujo JA: Behavior problems in geriatric pets. *Vet Clin North Am Small Anim Pract* 35:675-698, 2005.
13. Gunn-Moore DA, Moffat K, Christie LA, et al: Cognitive dysfunction and the neurobiology of aging in cats. *J Small Anim Pract* 48:546-553, 2007.
14. Landsberg G. Behavior problems of older cats. In Schaumburg I, editor: Proceedings of the 135th Annual Meeting of the American Veterinary Medical Association, San Diego, CA, 1998, 317-320.
15. Moffat KS, Landsberg GM: An investigation of the prevalence of clinical signs of cognitive dysfunction syndrome (CDS) in cats. *J Am Anim Hosp Assoc* 39:512, 2003 (Abstract).
16. Gunn-Moore DA, Gunn-Moore FJ: Growing old is not for wimps. *J Feline Med Surg* 12:835-836, 2010.
17. Dimakopoulos AC, Mayer RJ: Aspects of neurodegeneration in the canine brain. *J Nutr* 132(6 Suppl 2):1579S-1582S, 2002.
18. Roudebush P, Zicker SC, Cotman CW, et al: Nutritional management of brain aging in dogs. *J Am Vet Med Assoc* 227:722-728, 2005.
19. Landsberg G: Therapeutic options for cognitive decline in senior pets. *J Am Anim Hosp Assoc* 42:407-413, 2006.
20. Houpt K, Levine E, Landsberg G, et al. Antioxidant fortified food improves owner perceived behaviour in aging the cat. In *Proceedings of the European Society for Feline Medicine Conference,* Prague, Czech Republic, 2007.
21. Pan Y, Araujo JA, Burrows J, et al: Cognitive enhancement in middle-aged and old cats with dietary supplementation with a nutrient blend containing fish oil, B vitamins, antioxidants and arginine. *Br J Nutr* 110:40-49, 2013.
22. Araujo JA, Faubert ML, Brooks ML, et al: NOVIFIT (NoviSAMe) tablets improve executive function in aged dogs and cats: implications for treatment of cognitive dysfunction syndrome. *Intern J Appl Res Vet Med* 10:90-98, 2012.
23. Head E, Zicker SC, Nutraceuticals: aging and cognitive dysfunction. *Vet Clin North Am Small Anim Pract* 34:217-228, 2004.
24. Milgram NW, Head E, Zicker SC, et al: Long-term treatment with antioxidants and a program of behavioral enrichment reduces age-dependent impairment in discrimination and reversal learning in beagle dogs. *Exp Gerontol* 39:753-765, 2004.
25. Milgram NW, Head E, Zicher SC, et al: Learning ability in aged Beagle dogs is preserved by behavioural enrichment and dietary fortification: a two year longitudinal study. *Neurobiol Aging* 26:77-90, 2005.
26. Pan Y, Larson B, Araujo JA, et al: Dietary supplementation with medium-chain TAG has long-lasting cognition-enhancing effects in aged dogs. *Br J Nutr* 103:1746-1754, 2010.
27. Cupp CJ, Jean-Philippe C, Kerr WW, et al: Effect of nutritional interventions on longevity of senior cats. *Int J Appl Res Med* 4:34-50, 2006.
28. Cupp CJ, Kerr WW, Jean-Philippe C, et al: The role of nutritional interventions in the longevity and maintenance of long-term health in aging cats. *Int J Appl Res Vet Med* 6:69-81, 2008.
29. Ikeda-Douglas CJ, Zicker SC, Estrada J, et al: Prior experience, antioxidants, and mitochondrial cofactors improve cognitive function in aged Beagles. *Vet Ther* 5:5-16, 2004.
30. Heath S, Barabas S, Craze P: Nutritional supplementation in cases of canine cognitive dysfunction. *J Appl Anim Behav Sci* 105:284-296, 2007.
31. Hill AS, Werner JA, Rogers QR, et al: Lipoic acid is 10 times more toxic in cats than reported in humans, dogs or rats. *J Anim Physiol Anim Nutr (Berl)* 88:150-156, 2004.
32. Araujo JA, Landsberg GM, Milgram NW, et al: Improvement of short-term memory performance in aged beagles by a nutraceutical supplement containing phosphatidylserine, *Ginkgo biloba,* vitamin E, and pyridoxine. *Can Vet J* 49:379-385, 2008.
33. Rème CA, Dramard V, Kern L, et al: Effect of S-adenosylmethionine tablets on the reduction of age-related mental decline in dogs: a double-blinded, placebo-controlled trial. *Vet Ther* 9:69-82, 2008.
34. Houpt KA, Beaver B: Behavioral problems of geriatric dogs and cats. *Vet Clin North Am Small Anim Pract* 11:643-652, 1981.
35. Griffith CA, Steigerwald ES, Buffington CAT: Effects of a synthetic facial pheromone on behavior of cats. *J Am Vet Med Assoc* 217:1154, 2000.
36. Landsberg GL, Hunthausen W, Ackerman L: *The effects of aging on behavior in senior pets. In Handbook of behavior problems in the dog and cat.* ed 2, London, 2003, Saunders, pp 269–304.
37. Studzinski CM, Araujo JA, Milgram NW: The canine model of human cognitive aging and dementia: pharmacological validity of the model for assessment of human cognitive-enhancing drugs. *Prog Neuropsychopharmacol Biol Psychiatry* 29:489-498, 2005.

Anestesia no Gato Idoso

Tamara Grubb

A frase "gatos não são cães pequenos" é tão verdadeira em anestesia quanto em qualquer outra disciplina. Em comparação a cães adultos jovens e saudáveis (0,5 a 5 anos de idade), gatos adultos jovens estão sob maior risco de óbito por anestesia (0,05% *versus* 0,11%, respectivamente).[1] Embora em um estudo não tenha sido encontrada uma relação entre idade e risco de óbito relacionado à anestesia,[2] em um estudo maior verificou-se que gatos de 12 anos de idade ou mais apresentam uma probabilidade duas vezes maior do que gatos adultos jovens de morrer por causas relativas à anestesia.[3] O risco de óbito de gatos não saudáveis por anestesia (American Society of Anesthesiologists [ASA] status 3 a 5; Quadro 99-1) aumenta para 1,40% (em comparação a 1,33% para cães não saudáveis).[1] Portanto, gatos idosos, especialmente aqueles com uma doença de base, estão sob risco aumentado de óbito relacionado a anestesia.

RISCOS DE SER UM GATO

Há diversos fatores que colocam o gato sob maior risco de efeitos adversos relacionados à anestesia. Seu corpo de tamanho pequeno os torna mais propensos à hipotermia, com maior facilidade de uma superdosagem, o que potencialmente dificulta o monitoramento de seus parâmetros fisiológicos.[4] O seu comportamento pode tornar desafiador o exame físico abrangente, e pode requerer o uso de dosagens mais altas de sedativos e agentes indutores. Eles apresentam maior propensão a problemas nas vias aéreas superiores durante a intubação.[4] Gatos também apresentam diferenças espécie-específicas no metabolismo (p. ex., metabolismo de medicamentos anti-inflamatórios não esteroidais [AINEs]) e respostas a fármacos (p. ex., potencial excitação mediada por opioides), que devem ser consideradas no planejamento do protocolo anestésico. Entretanto, o fator mais significativo ao risco maior de anestésico em comparação aos cães é o fato de que parecem existir diferentes padrões de anestesia para cães e gatos. Em um estudo com 79.178 procedimentos anestésicos em gatos, o fornecimento de fluido intravenoso (IV) e/ou suporte ventilatório foi "não frequente em gatos anestesiados" e o monitoramento do paciente foi "frequentemente superficial."[4] Para mais informações sobre morbidade e mortalidade associadas à anestesia em gatos, acesse o Capítulo 75 em www.evolution.com.br.

RISCOS DE SER UM GATO GERIÁTRICO

O tempo médio de vida de um gato em 2012 era 12,2 anos, um aumento de 10% sobre relatos anteriores da mesma base de dados,[5] com muitos gatos vivendo até um final de uma década ou início de 20 anos. Eles são geralmente classificados como "geriátricos" quando alcançaram 75% do seu tempo de vida.[6] Embora a idade não seja uma doença em nenhuma espécie, quando comparados a pacientes jovens ou de meia-idade, os pacientes geriátricos apresentam maior probabilidade de comorbidades e uma maior, assim chamada "sensibilidade" (ver posteriormente), a fármacos anestésicos, que se manifesta como efeitos exagerados ou prolongados a doses apropriadas a jovens adultos. Também apresentam uma reserva orgânica limitada, diminuindo sua habilidade de responder a um desafio ou alteração fisiológica (Tabela 99-1). Isto os torna mais propensos aos "cinco Hs": hipovolemia, hipotermia, hipotensão, hipóxia e hipoglicemia. Nem todas essas alterações ocorrem na mesma intensidade em todos os pacientes geriátricos, porque o envelhecimento é um processo muito individual e cada paciente deve ser tratado como um indivíduo. A maioria dos dados relativos a alterações relacionadas à idade é extrapolada de idosos humanos,[7,8] mas pode-se esperar que a idade resulte em alterações patológicas similares em outros mamíferos.

Em humanos geriátricos, as comorbidades são os fatores de risco principais para as complicações relacionadas à anestesia,[9] e pode-se presumir que o mesmo seja verdadeiro para os gatos porque, conforme mencionado anteriormente, gatos mais doentes (ASA status 3 a 5), independentemente da idade, apresentam maior probabilidade de morrer durante a anestesia do que os gatos saudáveis.[4] Comorbidades associadas aos gatos idosos incluem hipertireoidismo, doença renal crônica (DRC), diabetes melito (DM), doença cardíaca e neoplasia. Pacientes com doenças concomitantes devem ser o máximo possível estabilizados antes da anestesia.

Ponto-chave. Na realidade, os pacientes geriátricos não são mais "sensíveis" aos efeitos dos fármacos anestésicos *per se*, mas alterações relativas à idade frequentemente ditam que devem ser utilizadas doses baixas para alcançar o mesmo efeito de sedação ou anestesia em comparação a pacientes mais jovens (Tabela 99-1).

Alterações relativas à idade que podem causar impacto na resposta a fármacos anestésicos incluem: (1) concentrações plasmáticas mais baixas de albumina resultando em níveis mais altos de frações livres e metabolicamente ativas de fármacos altamente ligados a proteínas; (2) a menor massa muscular para a redistribuição inicial dos fármacos, resultando em uma atividade mais prolongada do fármaco; (3) massa adiposa aumentada resultando em maior sequestro de fármacos lipossolúveis, diminuindo sua eliminação e prolongando a recuperação; (4) a diminuição da taxa de filtração glomerular (TFG) e da capacidade excretória renal, prolongando a meia-vida e a duração de fármacos com excreção renal; (5) diminuição da massa hepática e do fluxo sanguíneo hepático

QUADRO 99-1 Sistema de Classificação de Estado Físico da American Society of Anesthesiologists

O sistema de classificação da American Society of Anesthesiologists é baseado no estado físico do paciente. Cinco categorias são definidas como se segue:
- Classe 1: Paciente saudável e normal
- Classe 2: Paciente com doença sistêmica discreta
- Classe 3: Paciente com doença sistêmica moderada
- Classe 4: Paciente com doença sistêmica grave que pode ser uma ameaça à vida
- Classe 5: Paciente moribundo que não se espera que sobreviva sem a operação

total resultam em uma capacidade reduzida da depuração hepática e efeito prolongado de fármacos metabolizados no fígado; e (6) perda de 20% a 30% de líquido corporal com subsequente diminuição do volume sanguíneo, permitindo uma maior proporção de fármaco ser levada a tecidos muito perfundidos, incluindo o cérebro (a chamada circulação "centralizada").[10] Todos esses fatores levam a uma conclusão clinicamente importante: a dose de fármacos anestésicos a pacientes idosos deve ser reduzida, ou é provável que ocorra uma dosificação excessiva.

Além disso, há numerosas alterações nos sistemas fisiológicos. No sistema cardiovascular, diminui a contratilidade do miocárdio devido à perda de tecido contrátil. A manutenção do débito cardíaco depende da pré-carga (enchimento cardíaco), porque a frequência cardíaca máxima atingível é menor com a idade em humanos, embora a pré-carga seja diminuída devido à complacência vascular diminuída. Não se sabe se isto ocorre em animais. Aumenta a propensão a arritmias, o que posteriormente pode afetar a frequência cardíaca. Alterações no sistema nervoso simpático levam a uma resposta diminuída dos barorreceptores à hipotensão.[10] Clinicamente, o resultado final é um paciente que pode precisar de uma intervenção com um inotrópico positivo (p. ex., dopamina ou dobutamina) para manter o débito cardíaco e/ou pode precisar de terapia antiarrítmica. Deve ser obtido um suporte cuidadosamente balanceado do volume circulante. A desidratação e hipovolemia podem ter um impacto adverso maior, e o paciente deve ter um volume fornecido até o ponto no qual seja suportada a pré-carga, mas a capacidade de ejeção cardíaca não é ultrapassada. A fluidoterapia apropriada também apresenta impacto em outros sistemas orgânicos, conforme será descrito posteriormente.

Com a idade, o sistema respiratório passa pela perda de função de alvéolos funcionais e da elasticidade pulmonar, o que pode causar um descompasso entre ventilação/perfusão e diminuição da pressão arterial parcial de oxigênio (PaO_2). Há uma diminuição na PaO_2 máxima passível de ser obtida, com diminuição subsequente da reserva de oxigênio. A resposta ventilatória à hipóxia e hipercarbia é reduzida. Diminui a força dos músculos ventilatórios que, em conjunto com o aumento da rigidez da parede torácica, torna a respiração mais difícil.[10] O resultado é o paciente com uma reserva mínima de oxigênio, assim a hipoxemia pode ocorrer muito rapidamente, já que o paciente não será capaz de responder pelo aumento da frequência respiratória.

Clinicamente, o resultado final é o paciente que requer suplementação de oxigênio e pode necessitar de ventilação mecânica ou ventilação manual por pressão positiva. O suporte de oxigênio deve ser iniciado tão precocemente quanto possível, mesmo que o paciente idoso esteja levemente sedado (p. ex., "pré-oxigenação") e deve continuar até a recuperação. A utilização de oxímetro de pulso pode auxiliar a determinar se o paciente geriátrico necessita de suplementação de oxigênio no período pós-operatório.

Alterações no sistema urinário incluem diminuição no fluxo sanguíneo renal, massa renal, TFG e função tubular. Tais alterações levam à diminuição da eliminação de fármacos e metabólitos excretados pela urina[10] e a um aumento da probabilidade de dano por fármacos que apresentem efeitos adversos renais. Gatos idosos são predispostos à DRC, e anestesia, especialmente se acompanhada por hipoxemia e/ou hipotensão, pode exacerbar discreta ou profundamente a doença. Portanto, manter a oxigenação e a perfusão normais é crítico ao gato idoso. Por causa da diminuição do volume sanguíneo, a diminuição do fluxo sanguíneo renal e a dependência da pré-carga ao débito cardíaco, o paciente geriátrico é bem intolerante à hipovolemia. Entretanto, o rim geriátrico não é eficiente em excretar sobrecarga de fluido, e a fluidoterapia excessiva não é bem tolerada. Clinicamente, o resultado final é um paciente que requer um equilíbrio cuidadoso entre a necessidade e a carga de fluido, e o uso criterioso de fluido IV apropriado é importante.[10]

A hipotermia foi considerada um fator contributivo para o óbito relacionado à anestesia.[1] Gatos de alto risco, que podem incluir gatos geriátricos, são os mais propensos a desenvolverem hipotermia.[11] Uma diminuição associada à idade na taxa de metabolismo basal de repouso resulta em menor produção de calor corporal, levando a uma diminuição na habilidade de manter a temperatura corporal interna e de reaquecer uma vez hipotérmico. A hipotermia aumenta a incidência de disfunção cardíaca, aumenta a incidência de infecção na ferida cirúrgica, afeta de modo adverso as respostas imunes mediada por células e antígenos, altera a cinética e a ação de vários anestésicos e fármacos paralisantes, aumenta o desconforto térmico e está associada a recuperação pós-anestésica retardada.[12] Como o tremor durante a recuperação aumenta o consumo de oxigênio em 200% a 300%, a hipotermia perianestésica em si pode aumentar muito a demanda ao sistema cardiopulmonar.

ANESTESIA

Independentemente da espécie ou do estado de saúde do paciente, a anestesia é em geral, planejada mais segura e eficientemente se considerarmos o período anestésico composto por quatro períodos distintos e igualmente importantes: (1) preparação e pré-medicação, (2) indução, (3) manutenção e (4) recuperação. A importância da preparação e pré-medicação e recuperação é frequentemente negligenciada, e, no entanto, essas frases contribuem tanto para uma anestesia bem-sucedida quanto para a indução e manutenção. A queda do status ASA dos pacientes pode diminuir o risco de morte relacionada à anestesia,[1] e frequentemente isso pode ser alcançado com a preparação apropriada do paciente antes da anestesia. A maioria das mortes relacionadas à anestesia ocorre durante a fase de

Tabela 99-1	**Características Fisiopatológicas dos Pacientes Geriátricos que Podem Interferir na Anestesia**
Características Fisiológicas	**Efeitos na Anestesia**
Geral	
Hipoalbuminemia Degeneração neuronal Diminuição de neurônios e neurotransmissores Diminuição do músculo esquelético Aumento da gordura corporal Sistema termorregulatório desregulado	Efeito exagerado da dose padrão de fármacos para pacientes adultos jovens – requer diminuição da dosagem |||Tolerância diminuída à carga de fluido – não hidratar em excesso Gordura pode agir como um reservatório de fármacos e contribuir ao atraso da recuperação Hipotermia contribui ao atraso da recuperação – manter aquecido
Sistema Renal/Urinário	
Diminuição no FSR, TFG e função tubular Taxa de filtração e capacidade excretória diminuídas	Duração prolongada da ação de fármacos depurados no rim – pode prolongar o tempo de recuperação Tolerância diminuída à carga de fluido – não hidratar em excesso
Sistema Hepático	
Massa hepática e fluxo sanguíneo hepático diminuídos	Duração prolongada da ação de fármacos de depuração hepática – pode prolongar o tempo de recuperação
Sistema Respiratório	
Perda da força dos músculos de ventilação Tórax se torna rígido, pulmões perdem elasticidade Volume de fechamento aumentado Redução no oxigênio arterial	Reserva respiratória diminuída, tanto o suporte de oxigênio quanto o respiratório são necessários para a maioria dos pacientes
Sistema Cardiovascular	
Atrofia do miocárdio Fibrose do endocárdio Diminuição da contratilidade miocárdica Perda da distensibilidade vascular Diminuição da frequência cardíaca máxima Débito cardíaco é dependente do VS SNS menos responsivo ao estresse Respostas vasoconstritora e de barorreceptores diminuídas	Reserva cardíaca diminuída, deve ser dado suporte ao sistema cardiovascular com fluido IV e alguns pacientes podem precisar de suporte cronotrópico ou inotrópico Necessidade de dopamina ou dobutamina

Adaptado de Pettifer GR, Grubb T. Neonatal and geriatric patients. In Tranquilli WJ, Thurmon JC, Grimm KA, editores: *Lumb and Jones Veterinary anesthesia and analgesia*, 4th edition, London, 2007, Wiley-Blackwell, pp. 985-992.
TFG, Taxa de filtração glomerular; IV, intravenoso; *FSR*, fluxo sanguíneo renal; *SNS*, sistema nervoso simpático; *VS*, volume sistólico.

recuperação da anestesia e "o maior cuidado do paciente no período pós-operatório poderia reduzir fatalidades."[1]

Ponto-chave. Com todos os fármacos usados na anestesia e analgesia, o uso concomitante ou sequencial de múltiplos fármacos reduz as doses requeridas para cada um deles, reduzindo-se assim sua propensão aos efeitos adversos.

Ponto-chave. As medicações sedativas, analgésicas e anestésicas deveriam ser tituladas para "serem eficientes" em todos os pacientes, e isto é especialmente crítico em pacientes geriátricos, por causa das alterações fisiológicas que resultam na diminuição das dosagens requeridas dos fármacos para se obter o efeito clínico. Entretanto, a diminuição do débito cardíaco, com a diminuição subsequente da distribuição dos fármacos anestésicos ao cérebro, pode causar um atraso no início dos efeitos anestésicos, que pode levar o anestesista a assumir que a dose original não foi efetiva. O segredo é administrar a dose apropriada a um paciente geriátrico e refrear a redosagem por um período de tempo que seja 1,5 a 2 vezes maior do que o esperado para um paciente adulto jovem e saudável.

Fase 1: Preparação e Pré-Medicação

O exame físico completo é essencial para a avaliação pré-anestésica em todos os pacientes. Anormalidades preexistentes que podem ter um impacto no resultado devem ser corrigidas, se for possível, antes da indução. Se deixadas sem tratamento, as anormalidades podem ser exacerbadas pela anestesia. A avaliação pré-anestésica nos gatos geriátricos deve incluir medida da pressão sanguínea arterial, hemograma, perfil bioquímico sérico com eletrólitos e tiroxina sérica total, e análise da urina.[13] A análise eletrocardiográfica é altamente recomendada. Testes específicos devem incluir radiografias torácicas e/ou um ecocardiograma, dependendo da doença subjacente e achados do exame físico. Embora o uso de rotina de testes diagnósticos pré-anestésicos seja ocasionalmente criticado, o teste de rotina em pacientes geriátricos é um passo crítico para a segurança anestésica. Em um estudo, a triagem de rotina em gatos aparentemente saudáveis acima de 10 anos de idade revelou numerosas questões de saúde, muitas das quais poderiam ter um impacto adverso na segurança anestésica (p. ex., aumento da pressão sanguínea, sopro cardíaco, anemia, hipoalbuminemia e alterações nos valores renais), que não estavam presentes, ou presentes em um menor grau, em gatos mais jovens.[14]

Um cateter IV deve ser colocado em todos os gatos geriátricos antes da anestesia. Se o paciente reagir à colocação do cateter antes da administração de opioides e/ou sedativos, pode ser utilizado um creme anestésico local tópico (2,5% lidocaína e 2,5% prilocaína) sob uma bandagem na pele no local do cateter, e o gato ser colocado de volta em sua caixa por 20 a 30 minutos enquanto ocorre a dessensibilização dérmica. O estado de hidratação deve ser avaliado criticamente. Como os pacientes geriátricos se adaptam pouco à hipovolemia e são propensos à desidratação, frequentemente é necessária a fluidoterapia pré-operatória. Entretanto, conforme foi previamente discutido, o fluido deve ser calculado cuidadosamente para evitar a hidratação em excesso. A correção da hipotensão pré-operatória é importante porque é um fator de risco para a hipotensão intraoperatória, especialmente em pacientes geriátricos.[15] A glicemia deve ser avaliada em pacientes com DM. Por causa da baixa reserva de oxigênio, potencial atraso no início da suplementação de oxigênio relacionado à intubação e

a propensão de os agentes indutores causarem apneia, os gatos geriátricos devem ser pré-oxigenados por 2 a 5 minutos antes da indução anestésica.

Ponto-chave. O aquecimento do paciente deve ser iniciado *antes* da indução se a temperatura corporal estiver abaixo do normal, porque verificou-se que manter aquecida a temperatura corporal pré-operatória é um fator protetor significante contra a hipotermia intraoperatória.[11] A temperatura corporal começa a cair imediatamente após a indução, e os gatos podem desenvolver hipotermia moderada (36,5 a 34,0 °C) a grave (menos de 34 °C) em 1 hora de indução.[11]

Fármacos para Pré-Medicação

Embora a sedação geralmente não seja necessária em gatos geriátricos tranquilos ou debilitados, baixas doses de sedativos devem ser fortemente consideradas nesse grupo de pacientes para aliviar o estresse, e diminuir a dosagem de fármacos necessários a indução e manutenção (Tabela 99-2). Os efeitos adversos potenciais de uma dose baixa de sedativos deve ser ponderada com relação aos efeitos adversos da necessidade de doses maiores de indução e fármacos de manutenção (p. ex., hipotensão, hipoventilação). Opioides fornecem analgesia, são reversíveis e, frequentemente, geram sedação adequada quando utilizados isoladamente em cães geriátricos. Em gatos, com a exceção do butorfanol, os opioides geralmente requerem a adição de um tranquilizante. Os opioides

Tabela 99-2	Dosagens de Fármacos Anestésicos para Pacientes Geriátricos*	
Fármacos	**Dosagem, Intervalo e Via**	**Comentários**
Opioides†		
Buprenorfina	0,01 a 0,03 mg/kg; cada 6 a 8 horas; IM, IV, SC ou transmucosa	Escolha excelente para pacientes geriátricos Duração moderada a longa, analgesia moderada, efeitos adversos mínimos, sedação nula a mínima
Butorfanol	0,2 mg/kg (até 0,4 mg/kg); cada 2 a 4 horas; IM, IV, SC	Proporciona analgesia moderada e sedação de duração muito curta
Fentanil	1 a 5 µg/kg (até 20 µg/kg); cada 20 minutos se necessário; IV	Escolha excelente para pacientes geriátricos Opioide potente com efeitos adversos mínimos Considerar a administração em TIC
Hidromorfina	0,1 mg/kg; cada 4 a 6 horas; IM, IV, SC	Escolha excelente para pacientes geriátricos Opioide potente com efeitos adversos mínimos Considerar a administração em TIC Nota importante: Implicado por contribuir com a hipertermia em algumas populações de gatos
Metadona	0,1 a 0,2 (até 0,3) mg/kg; cada 4 a 6 horas; IM, IV, SC	Escolha excelente para gatos Tende a causar menos excitação do que outros agonistas opioides Mu
Morfina	0,1 a 0,2 (até 0,3) mg/kg; cada 1 a 6 horas; IM, SC, IV (*muito lento* se IV)	Considerar administrar também a morfina no espaço epidural (0,1 mg/kg) ou em TIC
Sedativos		
Acepromazina	0,02 a 0,03 mg/kg; usualmente não repetir; IM, IV, SC	Não é comumente utilizada em gatos geriátricos comprometidos porque seus efeitos podem ser prolongados Pode ser utilizada até 0,05 mg/kg em gatos geriátricos saudáveis
Dexmedetomidina	5 a 15 µg/kg; repetir se for maior sedação for necessária; IM, IV, SC	Usada somente em pacientes com o coração saudável; a dose pode ser dobrada se necessário – raramente é necessário em gatos geriátricos

(Continua)

Tabela 99-2	Dosagens de Fármacos Anestésicos para Pacientes Geriátricos* *(Cont.)*

Fármacos	Dosagem, Intervalo e Via	Comentários
Fármacos de Indução: *Titular Todas os Fármacos para o Efeito*		
Alfaxalona	1 a 3 (até 5) mg/kg; uma vez; IV 0,5 a 1,0 mg/kg; uma vez; IM para sedação leve em gatos geriátricos ou doentes	Escolha excelente para gatos geriátricos Efeitos são similares àqueles obtidos com o propofol
Etomidato	0,5 a 1,0 mg/kg; uma vez; IV	Sem depressão cardiovascular Bom para pacientes com doença cardiovascular moderada a profunda
Quetamina	1 a 3 (até 5) mg/kg; uma vez; IV 5 a 7 (até 10) mg/kg; uma vez; IM	Pode não ser apropriado a pacientes com doença renal ou hepática Evitar bólus grandes ou fármacos IM em pacientes geriátricos frágeis
Propofol	2 a 4 (até 6) mg/kg; repetir conforme necessário, IV	Escolha excelente para pacientes geriátricos Início rápido torna o propofol fácil de titular para se obter o efeito; eliminado do organismo por múltiplas vias Causa depressão respiratória e cardiovascular discreta a moderada
Fármacos de Manutenção: *Titular para o Efeito*		
Isoflurano e sevoflurano	Manter a dose tão baixa quanto possível	Os inalantes causam hipotensão dose-dependente, hipoventilação e hipotermia Manter a dose tão baixa quanto possível
Outros Fármacos		
Fármacos anestésicos locais	4 mg/kg de lidocaína; uma vez ou a cada 2 a 4 horas; injetar ao redor dos nervos 1 mg/kg de bupivacaína; uma vez ou a cada 6 a 8 horas; injetar ao redor dos nervos	Escolha excelente para pacientes geriátricos Analgesia profunda, apresentação lenta dos fármacos para o metabolismo, sem efeitos sistêmicos, quando dosados apropriadamente Efeitos adversos incluem eventos no SNC e cardiovasculares
Fármaco Antagonista		
Naloxona	0,002 a 0,04 mg/kg; cada 1 horas, conforme o necessário; IV (0,005 a 0,01 mg/kg é uma boa dose de início) Melhor protocolo: Diluir a naloxona em um volume que seja fácil de titular; administrar ¼ da dose calculada a cada 3 a 4 minutos até que se obtenha a reversão desejada	Fármaco reverso para opioides Reverte todos os efeitos mediados tanto pelos receptores Mu quanto Kappa Ter certeza de que a analgesia seja proporcionada por uma outra classe de fármacos antes da reversão
Butorfanol	0,1 a 0,2 mg/kg; cada 2 a 4 horas, conforme o necessário; IM, IV, SC A via IV deve ser utilizada se for necessária a reversão rápida	Fármaco reversor para opioides, mas somente reverte os efeitos mediados pelos receptores Mu, deixando a analgesia mediada pelos receptores Kappa
Atipamezole	Administrar o mesmo *volume* que o de dexmedetomidina ou medetomidina que foi administrado Há uma escala de doses na bula do produto Se a bula não estiver disponível, a escala média de dose é de aproximadamente 250 µg/kg	Reversor para agonistas alfa-2 Reverte tanto a sedação quanto a analgesia Duração é maior do que a duração dos agonistas alfa-2, então geralmente não é necessária a redosagem
Flumazenil	0,01 a 0,02 mg/kg a cada 1 hora, conforme necessário; somente IV	Reversor para benzodiazepínicos Duração é mais curta do que a dos benzodiazepínicos, então a redosagem pode ser necessária Causa necrose tecidual se administrar por outra via que não seja IV

SNC, Sistema nervoso central; *TIC*, taxa de infusão constante; *IM*, intramuscular; *IV*, intravenosa; *SC*, subcutânea

*Dosagens de fármacos para pacientes geriátricos geralmente são 25% a 50% menores do que para pacientes jovens saudáveis. O valor mais baixo do intervalo de doses deve ser efetivo para a maioria dos pacientes comprometidos, e é mais provável que o valor mais alto seja efetivo em pacientes saudáveis. A administração intravenosa proporciona uma resposta mais profunda e consistente. A via SC proporciona ao menos uma resposta profunda e consistente e o início de ação mais lento. Portanto, deve ser evitada a administração SC se é necessária uma resposta rápida e consistente; por exemplo, quando os opioides são administrados para tratar uma dor existente.

†Frequência de administração deve depender do paciente e ser baseada na resposta de avaliações à dor.

serão discutidos posteriormente em mais detalhes. Os benzodiazepínicos não proveem sedação consistente ou profunda em animais muito ativos ou ansiosos, mas podem produzir sedação discreta a moderada em gatos geriátricos calmos, especialmente quando em combinação com um opioide. Os benzodiazepínicos são reversíveis e produzem pouca ou nenhuma depressão cardiovascular e respiratória, tornando-os uma escolha ideal em pacientes com comprometimento cardiovascular e respiratório preexistente ou com o potencial de desenvolvê-los. O uso criterioso de baixas doses de agonistas alfa-2 adrenérgicos também pode ser considerado em gatos geriátricos saudáveis. Fármacos nessa classe podem produzir efeitos colaterais cardiovasculares profundos e não devem ser utilizados em gatos com doença cardiovascular. Acepromazina também pode ser usada para sedação, mas pode causar sedação prolongada (devido ao metabolismo prejudicado), hipotensão (devido à vasodilatação) e hipotermia (também devido à vasodilatação) em animais geriátricos. Acepromazina não é reversível e não promove analgesia.

Não há limites de idade para o alívio da dor, e *cada* paciente anestesiado para um procedimento doloroso deve receber terapia analgésica apropriada. A analgesia deve ser iniciada com pré-medicação e continuar por todo o período anestésico e também após a anestesia. De fato, analgesia em pacientes geriátricos deve ser ainda mais crítica do que previamente notado,[16] conforme evidenciado pelo fato de que a dor não tratada leva a um declínio mais rápido nas habilidades físicas, função cognitiva e medidas de qualidade de vida em humanos idosos do que em adultos jovens.[17] A analgesia também é necessária se o paciente for portador de uma dor preexistente, mesmo que o procedimento que necessite de sedação ou anestesia não seja doloroso (p. ex., anestesia para radiografias). Condições dolorosas anteriores, como a osteoartrite, são comuns em gatos geriátricos,[18,19] e a manipulação do paciente anestesiado pode agravar a dor preexistente. A dor do procedimento (p. ex., cirurgia ou procedimentos diagnósticos dolorosos) em adição à dor preexistente pode aumentar a probabilidade de sensibilização central. Como ocorre com outros fármacos, pode haver necessidade de diminuir as dosagens dos fármacos analgésicos em gatos geriátricos e os pacientes devem ser cuidadosamente monitorados aos sinais de efeitos adversos, mas o manejo da dor não deve ser suprimido por causa da idade. O fato de os efeitos dos opioides serem reversíveis os torna uma escolha excelente para analgesia em qualquer paciente com capacidade reduzida de metabolismo. Agonistas opioides Mu (p. ex., morfina, hidromorfina, metadona, fentanil e oximorfina) proporcionam analgesia mais profunda, mas apresentam maior probabilidade de causar efeitos adversos, embora a maioria dos efeitos seja clinicamente manejável (ou mesmo insignificante) e são reversíveis. Agonistas parciais (p. ex., buprenorfina) e agonistas-antagonistas (p. ex., butorfanol) proporcionam analgesia somente discreta a moderada, mas também tendem a apresentar efeitos adversos mínimos. Buprenorfina proporciona analgesia de média a longa duração (6 a 8 horas) com efeitos adversos mínimos e é uma escolha excelente para analgesia em gatos geriátricos. Butorfanol proporciona analgesia de curta duração (90 minutos). A seleção de um opioide apropriado é realizada mais eficientemente quando baseada em requisitos analgésicos particulares, o estado de saúde do animal, e a intensidade da dor e a duração esperada do procedimento

pretendido. Outras classes analgésicas que poderiam ser utilizadas como pré-medicamentos incluem agonistas alfa-2 (discutidos anteriormente) e AINEs (discutidos na Fase 4: Recuperação, deste capítulo). Fármacos anestésicos locais estão entre os analgésicos mais utilizados em todas as espécies e pacientes de todas as idades, e são discutidos na Fase 3: Manutenção da Anestesia. Como cada uma dessas substâncias ou classes de fármacos promove analgesia por um mecanismo diferente, o uso de mais de um fármaco ou classe de fármacos (p. ex., analgesia multimodal) promove analgesia que é geralmente mais profunda e de duração mais longa do que o uso de quaisquer analgésicos ou classe de analgésicos utilizado isoladamente.

Ponto-chave. Analgesia multimodal é mais efetiva do que a analgesia promovida por uma classe de fármacos utilizada isoladamente. Essa eficácia aumentada frequentemente permite uma dose diminuída de cada um dos analgésicos, diminuindo, portanto, a probabilidade dos efeitos adversos relativos à dose.

A pré-medicação de rotina com fármacos anticolinérgicos para diminuir as secreções orais e respiratórias geralmente não é recomendada e pode levar a taquicardia não desejada com subsequente aumento da carga cardíaca, o que não é sustentável pelo miocárdio geriátrico. Entretanto, a bradicardia que está contribuindo para a hipotensão deve ser tratada com um anticolinérgico. A administração de anticolinérgicos também deve ser considerada para procedimentos cirúrgicos que provavelmente estimulem um reflexo vagal (p. ex., muitos procedimentos oculares).

Fase 2: Indução à Anestesia

Ponto-chave. Para todos os protocolos de indução, a administração de um fármaco sedativo ou analgésico como uma pré-medicação reduzirá a dose necessária do fármaco para indução e diminui o risco de efeitos adversos relacionados à dose.

Embora o fornecimento de anestésicos inalatórios por máscara fosse aconselhado no passado, o uso isolado de inalante (p. ex., sem fármacos sedativos ou de indução) aumenta o risco de mortalidade relativa à anestesia[1] e não é mais recomendado como técnica de indução de rotina, especialmente em gatos de alto risco. A dose requerida de inalante para anestesiar um gato sem pré-medicação é bastante alta, e os efeitos adversos de anestésicos inalatórios (principalmente hipotensão e hipoventilação) são dose-dependentes. Também, a fase excitatória prolongada que ocorre durante a indução em animais não sedados pode ser mais fisiologicamente prejudicial do que uma dose ponderada de anestésico injetável. Entretanto, se o acesso venoso não for possível, um inalante, se for cuidadosamente titulado, pode ser utilizado em pacientes que receberam sedativos e/ou anestésicos. Deve ser tomada precaução extra pelo fato de que a indução por gases inalados pode ocorrer muito rapidamente nos pacientes geriátricos, ou comprometidos de outra forma, e o aprofundamento anestésico pode ser alcançado muito rapidamente. Portanto, é imperativa a avaliação contínua e repetida da resposta aos fármacos. A poluição ambiental e a exposição pessoal também são preocupações durante as induções com máscara com anestésicos inalatórios.

A anestesia pode ser induzida com uma variedade de fármacos anestésicos injetáveis (Tabela 99-2). Propofol, alfaxalona e etomidato são facilmente titulados para se obter o efeito. Embora o perfil farmacocinético para o propofol em gatos não esteja completamente elucidado, sabe-se que esse fármaco é prontamente eliminado por uma variedade de vias em outras espécies, então o término da atividade não depende da função de um único sistema de órgãos.[20] Propofol produz depressão respiratória e cardiovascular relacionada à dose e deve ser dosado de modo incremental para alcançar a profundidade desejada da anestesia. Não há dados para gatos geriátricos, mas a dose de propofol requerida para induzir a anestesia em cães acima de 8,5 anos de idade foi menor, a incidência de apneia maior e a taxa de depuração mais baixa quando comparada pelos mesmos critérios em cães adultos jovens.[21] Espera-se resultados similares para gatos. O efeito clínico do propofol não é afetado pela lipidose hepática, mesmo em gatos geriátricos (intervalo etário ao estudo foi de 3 a 15 anos, mediana de 8 anos).[22] Embora não haja dados específicos para gatos geriátricos, o preservativo álcool benzílico presente nas versões mais novas do propofol não causa efeitos adversos quando o propofol é administrado em doses clinicamente apropriadas.[23]

Etomidato[24] e alfaxalona[25] dependem do metabolismo hepático, mas a redistribuição e a depuração são rápidas após a administração de ambos os fármacos a gatos adultos jovens. Não há informações disponíveis sobre cada fármaco em relação aos gatos geriátricos. Os efeitos cardiovasculares e respiratórios dependentes de dose da alfaxalona são muito similares àqueles induzidos pelo propofol,[26] e o fármaco deve ser cuidadosamente titulado para se alcançar a profundidade desejada de anestesia. É provável que a alfaxalona cause mais excitação do que o propofol.[27] Embora apoiado de modo empírico, as vias de administração intramuscular (IM) ou subcutânea (SC) não são recomendadas, porque são necessários volumes grandes de fármacos, e pode ocorrer um período prolongado de hiperexcitabilidade após a administração por ambas as rotas em gatos jovens saudáveis.[28] A sedação de gatos hipertireóideos ocorreu 45 minutos após a injeção SC de alfaxalona, mas alguns gatos apresentaram tremores, e gatos reagiram a um volume grande de injeção,[29] que é um problema em potencial no paciente geriátrico com diminuição esperada da massa muscular. Entretanto, na experiência do autor, uma dose baixa de alfaxalona (0,5 a 1,0 mg/kg) combinada com um opioide pode ser administrada IM para uma sedação branda em gatos geriátricos ou de idade avançada.

Não há dados disponíveis para o uso de etomidato nos gatos geriátricos, mas o etomidato causa alterações cardiovasculares mínimas ou nenhuma, quando comparado à alfaxalona[30] ou ao propofol[31] administrado a cães jovens saudáveis. Os efeitos cardiovasculares do etomidato em humanos idosos foram similares àqueles produzidos pelo propofol.[32] Espera-se que os resultados em gatos sejam os mesmos, e o etomidato seja utilizado clinicamente em gatos geriátricos.[33] Etomidato causa supressão adrenal, e não se sabe se essa supressão é ou não clinicamente relevante em gatos idosos.

A indução anestésica com cetamina, em combinação com uma benzodiazepina, causa somente uma depressão respiratória discreta e realmente pode melhorar a função cardiovascular através da estimulação do sistema nervoso simpático.[34] O estímulo da função cardiovascular pode ser prejudicial em gatos com doença hipertrófica ou taquicardia preexistente, mas o uso de baixa dose de cetamina com um opioide e/ou benzodiazepina diminui o impacto clínico dos efeitos cardiovasculares mediados pela cetamina. A cetamina é parcialmente metabolizada pelas enzimas microssomais hepáticas ao metabólito ativo norcetamina.[35] Tanto a cetamina quanto a norcetamina são excretadas de modo inalterado na urina de gatos.[35] Os efeitos da cetamina podem ser prolongados, e, portanto, não é a melhor escolha a pacientes com insuficiência nos sistemas hepático e renal.[34] Dados sobre a depuração de tiletamina/zolazepam para gatos são limitados, mas espera-se que sejam similares à cetamina/benzodiazepina.

Barbitúricos podem ser utilizados em doses baixas, mas a resposta a barbitúricos pode ser tanto pronunciada quanto prolongada em pacientes geriátricos com concentrações reduzidas de proteínas plasmáticas e/ou insuficiência das funções hepática ou renal.

Uma vez induzido, o gato deve ser cuidadosamente intubado. Intubação foi identificada como um fator de risco para morte relacionada à anestesia,[4] mas a explicação para esse resultado não é que a intubação seja um risco inerente, mas que é difícil intubar gatos, e técnicas de intubação inapropriadas podem levar ao aumento da morbidade ou mortalidade.

Fase 3: Manutenção da Anestesia

Anestésicos inalatórios são minimamente metabolizados e prontamente depurados independentemente da saúde hepática ou renal, tornando-os metabolicamente ideais para a manutenção da anestesia. Entretanto, eles causam hipotensão, hipoventilação e hipotermia dose-dependentes. Por causa desses efeitos adversos, anestésicos inalatórios devem ser cuidadosamente titulados, e é necessário o monitoramento intensivo para evitar profundidade anestésica excessiva. Infelizmente, pacientes geriátricos podem entrar mais fácil em superdosagem se o inalante não for titulado para ser efetivo, porque a concentração alveolar mínima (CAM) de um inalante requerida para manter um paciente anestesiado diminui com a idade,[36] resultando em superdosagem se a CAM para pacientes jovens saudáveis for utilizada em pacientes geriátricos. A administração concomitante de fármacos analgésicos e sedativos reduzirá a necessidade anestésica inalada, diminuindo, portanto, a magnitude dos efeitos adversos dependentes da dose.

Anestésicos injetáveis também podem ser utilizados para manutenção, e protocolos geralmente são baseados em cetamina ou tiletamina. Entretanto, protocolos anestésicos injetáveis com essas substâncias devem ser limitados a procedimentos muito curtos, sem dose de repetição, especialmente em gatos geriátricos com insuficiência hepática ou renal porque os fármacos injetáveis, quando comparados a fármacos inalatórios, requerem um grau maior de metabolismo ao término da atividade. Infusões de propofol de curta duração podem ser uma opção para gatos geriátricos quando a manutenção inalatória não for possível; por exemplo, para procedimentos nas vias aéreas, como a lavagem broncoalveolar. Deve ser proporcionada analgesia independentemente da anestesia a ser mantida por fármacos inalatórios ou injetáveis.

Monitoramento e Suporte

Em conjunto com o protocolo anestésico cuidadosamente escolhido e a dosagem conservadora do fármaco, o monitoramento vigilante e o suporte fisiológico agressivo é imperativo para se obter resultado anestésico bem-sucedido. A reserva fisiológica limitada nos pacientes geriátricos aumenta a possibilidade de complicações anestésicas, e estas devem ser prevenidas sempre que possível, ou reconhecidas precocemente assim que ocorrerem. Em estudos descrevendo o risco de morte associado à anestesia, o monitoramento foi o único fator que diminuiu estatisticamente o risco de morte.[1] Um membro da equipe deve se dedicar ao monitoramento cuidadoso do paciente geriátrico durante todo o procedimento. O monitoramento deve incluir parâmetros básicos (p. ex., frequência cardíaca, frequência respiratória, grau de excursões torácicas ou movimento de tecido de reserva [p.ex., profundidade respiratória], cor da membrana mucosa, tempo de preenchimento capilar, qualidade do pulso, temperatura corporal, resposta à cirurgia, tônus mandibular e reflexo palpebral) em conjunto com parâmetros mais avançados, como pressão sanguínea arterial, perfil de ondas eletrocardiográficas, SpO_2 (oximetria de pulso), e dióxido de carbono no final da expiração.

Fluido intravenoso deve ser administrado durante a anestesia, e já foi mencionada a necessidade de cuidados específicos em relação à fluidoterapia em gatos geriátricos. A terapia com fluidos deve ser direcionada para corrigir deficit específicos, enquanto se mantêm perfusão e fornecimento adequados de oxigênio, sem fornecer eletrólitos ou volume de fluido que poderiam resultar em sobrecarga de fluido intracelular e extracelular, e levar a insuficiência cardíaca congestiva e edema periférico. A fluidoterapia foi identificada como um fator de risco para morte anestésica em gatos, mas a conclusão do estudo não foi o de que o fluido apresenta um risco inerente aos gatos, mas que é muito fácil haver sobrecarga de fluidos por causa de seu corpo pequeno e pelo seu volume sanguíneo reduzido quando comparados aos cães.[1]

Analgesia

A analgesia deve ser abordada na fase de manutenção da anestesia e podem ser úteis opioides, na forma de bólus ou em taxas de infusão constantes e/ou cetamina, e o bloqueio anestésico local. A adição de técnicas anestésicas locais a protocolos anestésicos é particularmente apropriada. Em humanos, técnicas de anestesia local resultam em diminuição da morbidade relacionada à anestesia,[7] embora o maior impacto ocorra quando técnicas são usadas no lugar de, mais do que em conjunto, da anestesia geral. Em animais, os anestésicos locais são geralmente usados em adição à anestesia geral, mas as vantagens ainda assim são significativas. Fármacos anestésicos locais proporcionam analgesia profunda, que permite a redução na necessidade de anestésicos gerais, melhorando assim a segurança anestésica. Como os anestésicos locais apresentam uma captação bastante lenta a partir dos tecidos, os fármacos são apresentados ao fígado em pequenas quantidades e é pouco provável que sejam afetados pelo metabolismo comprometido. Entretanto, como os pacientes geriátricos apresentam diminuição da massa muscular e requerem dosagens baixas da maioria dos fármacos, deve ser usada a extremidade mais baixa do intervalo de dosagem, e o fármaco deve ser cuidadosamente injetado no tecido a ser insensibilizado usando uma agulha de calibre pequeno e técnica delicada de injeção. Efeitos adversos de anestésicos locais incluem aqueles relacionados ao sistema nervoso central, que podem variar de tremores musculares ao coma e os efeitos cardiovasculares, que podem variar de diminuição da contratilidade do miocárdio a colapso cardiovascular. Nos gatos

parece ser mais provável haver efeitos adversos dependentes de dose dos anestésicos locais do que em cães, enfatizando-se a necessidade de usar doses mais baixas.

Fase 4: Recuperação

A maioria das mortes anestésicas ocorre na fase de recuperação da anestesia.[1,4] Pacientes jovens e saudáveis se recuperam mais rapidamente, limitando o monitoramento e o tempo de suporte que é necessário no pós-operatório. Pacientes idosos e comprometidos, por outro lado, podem se recuperar muito vagarosamente, requerendo um período de monitoramento e de suporte mais longo. Neste período, o suporte deve incluir fluido IV, aquecimento ativo, fármacos analgésicos e suplementação de oxigênio. Os pacientes que apresentam excitação na fase de recuperação também devem ser monitorados cuidadosamente. Opioides adicionais ou microdoses de agonistas alfa-2 (se apropriado ao paciente) podem ser benéficos a esses pacientes. Delírio pós-operatório é um problema comum em pacientes geriátricos humanos,[7,8] e o controle do delírio pode requerer sedação e modulação ambiental (p. ex., diminuição do som e dos estímulos luminosos). Um fator de risco para o delírio é a disfunção cognitiva e, porque os gatos geriátricos passam pela disfunção cognitiva,[37,38] o delírio pós-anestésico deve ser antecipado nesses pacientes. Tratamento com sedativos (p. ex., midazolam) é apropriado, mas também é importante tratar a dor, que pode estar causando sinais que aparentam ser delírio (p. ex., excitação, vocalização).

Os AINEs estão entre os poucos fármacos disponíveis que realmente tratam a fonte da dor (inflamação), bem como a dor em si. Devido ao impacto que causa na doença, os AINEs devem ser considerados a qualquer momento em que a dor devido à inflamação esteja presente. A maior parte da dor envolve algum grau de inflamação (p. ex., cirurgia, trauma, osteoartrite ou câncer). Entretanto, os efeitos adversos dos AINEs, especialmente o impacto negativo na função renal, podem ser exacerbados em gatos geriátricos. Portanto, os AINEs devem ser utilizados cautelosamente em gatos geriátricos e podem ser inapropriados a alguns gatos. Mas a idade em si, ou mesmo a presença de DRC, não necessariamente exclui a terapia com AINEs, conforme evidenciado pelo fato de que gatos geriátricos com osteoartrite dolorosa com DRC apresentam progressão mais lenta da doença renal se tratados diariamente e a longo prazo com meloxicam, quando comparados a coortes não tratadas.[39] Pacientes devem ser bem hidratados, e as doses devem ser calculadas baseadas na massa corporal magra. Anti-inflamatórios não esteroidais são apropriados em pacientes com funções hepáticas e renais competentes e são comumente administrados a pacientes geriátricos com doença inflamatória, como osteoartrite ou câncer.

RESUMO

Não existe um protocolo anestésico ideal único para todos os pacientes geriátricos felinos. É necessário o conhecimento das alterações fisiopatológicas e as alterações na farmacodinâmica e farmacocinética que surgem em conjunto com a idade, ao escolher um protocolo anestésico para qualquer animal geriátrico. São aconselhados atenção particular à diminuição e à titulação das doses anestésicas e o uso de múltiplos fármacos concomitantemente para alcançar a depressão do sistema nervoso central, necessária a um procedimento cirúrgico específico ou outro procedimento. O manejo anestésico apropriado de animais geriátricos inclui avaliação completa; correção pré-operatória de anormalidades identificadas; monitoramento perianestésico vigilante e agressivo; titulação cuidadosa de fármacos anestésicos; provisão de analgesia; e suporte perianestésico apropriado.

Referências

1. Brodbelt DC, Blissitt KJ, Hammond RA, et al: The risk of death: the confidential enquiry into perioperative small animal fatalities. *Vet Anaesth Analg* 35:365-373, 2008.
2. Hosgood G, Scholl DT: Evaluation of age and American Society of Anesthesiologists (ASA) physical status as risk factors for perianesthetic morbidity and mortality in the cat. *J Vet Emerg Crit Care* 12:9-15, 2002.
3. Brodbelt D: Feline anesthetic deaths in veterinary practice. *Top Comp Anim Med* 25:189-194, 2010.
4. Brodbelt DC, Pfeifer DU, Young L, et al: Risk factors for anaesthetic-related death in cats: results from the confidential enquiry into perioperative small animal fatalities (CEPSAF). *Br J Anaesth* 99:617-623, 2007.
5. Banfield Applied Research & Knowledge (BARK) Team: The state of pet health report, *Banfield Pet Hospital* (website): <http://www.stateofpethealth.com/state-of-pet-health>.(Accessed June 11, 2015.).
6. Hoskins J: *Geriatrics and gerontology of the dog and cat.* ed 2, St Louis, 2004, Saunders.
7. Jin F, Chung F: Minimizing perioperative adverse events in the elderly. *Br J Anaesth* 87(4):608-624, 2001.
8. Yang R, Wolfson M, Lewis MC: Unique aspects of the elderly surgical population: an anesthesiologist's perspective. *Geriatr Orthop Surg Rehabil* 2:56-64, 2011.
9. Pelavski AD, Lacasta A, Rochera MI, et al: Observational study of nonogenarians undergoing emergency, non-trauma surgery. *Br J Anaesth* 106:189-193, 2011.
10. Pettifer GR, Grubb T: Neonatal and geriatric patients. In Tranquilli WJ, Thurmon JC, Grimm KA, editors: *Lumb and Jones veterinary anesthesia and analgesia*, ed 4, London, 2007, Wiley-Blackwell, pp 985-992.
11. Redondo JI, Suesta P, Gil L, et al: Retrospective study of the prevalence of postanaesthetic hypothermia in cats. *Vet Rec* 170:206-209, 2012.
12. Doufas AG: Consequences of inadvertent perioperative hypothermia. *Best Pract Res Clin Anaesthiol* 17:535-549, 2003.
13. Metzger FL: Senior and geriatric care programs for veterinarians. *Vet Clin North Am Small Anim Pract* 35:743-753, 2005.
14. Paepe D, Verjans G, Duchateau L, et al: Routine health screening: findings in apparently healthy middle-aged and old cats. *J Feline Med Surg* 15:8-19, 2013.
15. Reich DL, Hossain S, Krol M, et al: Predictors of hypotension after induction of general anesthesia. *Anesth Analg* 101:622-628, 2005.
16. Halaszynski T: Influences of the aging process on acute perioperative pain management in elderly and cognitively impaired patients. *Ochsner J* 13:228-247, 2013.
17. Caltagirone C, Spoletini I, Gianni W, et al: Inadequate pain relief and consequences in oncological elderly patients. *Surg Oncol* 19:178-183, 2010.
18. Hardie EM, Roe SC, Martin FR: Radiographic evidence of degenerative joint disease in geriatric cats: 100 cases (1994-1997). *J Am Vet Med Assoc* 220:628-632, 2002.
19. Lascelles BD, Henry JB 3rd, Brown J, et al: Cross-sectional study of the prevalence of radiographic degenerative joint disease in domesticated cats. *Vet Surg* 39:535-544, 2010.
20. Simons PJ, Cockshott ID, Glen JB, et al: Disposition and pharmacology of propofol glucuronide administered intravenously to animals. *Xenobiotica* 22:1267-1273, 1992.
21. Reid J, Nolan AM: Pharmacokinetics of propofol as an induction agent in geriatric dogs. *Res Vet Sci* 61:169-171, 1996.
22. Posner LP, Asakawa M, Erb HN: Use of propofol for anesthesia in cats with primary hepatic lipidosis: 44 cases (1995-2004). *J Am Vet Med Assoc* 232:1841-1843, 2008.
23. Taylor PM, Chengelis CP, Miller WR, et al: Evaluation of propofol containing 2% benzyl alcohol preservative in cats. *J Feline Med Surg* 14:516-526, 2012.
24. Wertz EM, Benson GJ, Thurmon JC, et al: Pharmacokinetics of etomidate in cats. *Am J Vet Res* 51:281-285, 1990.
25. Whittem T, Pasloske KS, Heit MC, et al: The pharmacokinetics and pharmacodynamics of alfaxalone in cats after single and multiple intravenous administration of Alfaxan at clinical and supraclinical doses. *J Vet Pharmacol Ther* 31:571-579, 2008.
26. Martinez Taboada F, Murison PJ: Induction of anaesthesia with alfaxalone or propofol before isoflurane maintenance in cats. *Vet Rec* 167:85-89, 2010.
27. Mathis A, Pinelas R, Brodbelt DC, et al: Comparison of quality of recovery from anaesthesia in cats induced with propofol or alfaxalone. *Vet Anaesth Analg* 39:282-290, 2012.
28. Grubb TL, Greene SA, Perez TE: Cardiovascular and respiratory effects, and quality of anesthesia produced by alfaxalone administered intramuscularly to cats sedated with dexmedetomidine and hydromorphone. *J Feline Med Surg* 15:858-865, 2013.
29. Ramoo S, Bradbury LA, Anderson GA, et al: Sedation of hyperthyroid cats with subcutaneous administration of a combination of alfaxalone and butorphanol. *Aust Vet J* 91:131-136, 2013.
30. Rodríguez JM, Muñoz-Rascón P, Navarrete-Calvo R, et al: Comparison of the cardiopulmonary parameters after induction of anaesthesia with alphaxalone or etomidate in dogs. *Vet Anaesth Analg* 39:357-365, 2012.
31. Sams L, Braun C, Allman D, et al: A comparison of the effects of propofol and etomidate on the induction of anesthesia and on cardiopulmonary parameters in dogs. *Vet Anaesth Analg* 35:488-494, 2008.
32. Larsen R, Rathgeber J, Bagdahn A, et al: Effects of propofol on cardiovascular dynamics and coronary blood flow in geriatric patients: a comparison with etomidate. *Anaesthesia* 43:25-31, 1988, Suppl.
33. Shilo Y, Pypendop BH, Barter LS, et al: Thymoma removal in a cat with acquired myasthenia gravis: a case report and literature review of anesthetic techniques. *Vet Anaesth Analg* 38:603-613, 2011.
34. Wright M: Pharmacologic effects of ketamine and its use in veterinary medicine. *J Am Vet Med Assoc* 180:1462-1471, 1982.
35. Heavner J, Bloedow D: Ketamine pharmacokinetics in domestic cats. *Vet Anesth* 6:16-19, 1979.
36. Nickalls RW, Mapleson WW: Age-related iso-MAC charts for isoflurane, sevoflurane and desflurane in man. *Br J Anaesth* 91:170-174, 2003.
37. Gunn-Moore D, Moffat K, Christie LA, et al: Cognitive dysfunction and the neurobiology of ageing in cats. *J Small Anim Pract* 48:546-553, 2007.
38. Gunn-Moore DA: Cognitive dysfunction in cats: clinical assessment and management. *Top Companion Anim Med* 26:17-24, 2011.
39. Gowan RA, Baral RM, Lingard AE, et al: A retrospective analysis of the effects of meloxicam on the longevity of aged cats with and without overt chronic kidney disease. *J Feline Med Surg* 14:876-881, 2012.

Síndrome Cardiorrenal

Marie C. Bélanger

As doenças miocárdicas e renais crônicas (DRCs) são distúrbios comuns do gato geriátrico.[1,2] A coexistência de insuficiência cardíaca (IC) e DRC geralmente está associada a um resultado adverso, porque disfunções cardíacas e renais combinadas aumentam a progressão de falha de cada sistema através de complexos mecanismos de feedback neuro-hormonal.[3]

Em humanos, o termo *síndrome cardiorrenal* (SCR) tem sido tradicionalmente reservado para a descrição do declínio da função renal diante da insuficiência cardíaca congestiva (ICC) avançada. Recentemente, foi publicado um esquema mais específico para SCR.[4] Nessa classificação, a SCR é dividida em cinco subtipos que refletem a fisiopatologia, período de tempo e natureza da disfunção cardíaca e renal concomitante (Tabela 100-1). Os pacientes com os tipos 1 e 2 têm doença cardíaca, aguda ou crônica respectivamente, com o subsequente desenvolvimento de doença renal aguda ou DRC. Nos tipos 3 e 4, a disfunção renal (exacerbação aguda ou DRC) precede a deterioração da função cardíaca. O tipo 5 refere-se à doença sistêmica não relacionada aos sistemas renal ou cardíaco que resulta em doença de ambos os órgãos.

Se essa espiral negativa da DRC primária causadora de disfunção cardíaca ocorre em pequenos animais é desconhecido, embora cardiopatias urêmicas sejam observadas em cães.[5] Exceto pelas consequências da hipertensão, a SCR tipos 3 e 4 provavelmente são incomuns em gatos. Para fins deste capítulo, a SCR irá se referir ao tipo 2 na classificação humana, na qual a função de rins relativamente normais ou suscetíveis declina secundariamente à IC ou disfunção cardíaca crônica. Um enfoque especial nas estratégias terapêuticas da síndrome cardiorrenal felina será apresentado.

PREVALÊNCIA

Há relatos de disfunção comórbida do coração e do rim que chega a 30% a 50% em humanos hospitalizados.[6,7] Uma prevalência similar de 15% a 50% é encontrada em cães com doença da valva mitral.[8,9] A real incidência de SCR em gatos ainda é desconhecida, mas um estudo avaliando 102 gatos com cardiomiopatia hipertrófica (CMH) relatou uma prevalência de 59% de azotemia em comparação com 25% em uma população-controle de mesma idade.[10]

FISIOPATOLOGIA

A fisiopatologia de SCR é complexa e não é completamente compreendida. A síndrome cardiorrenal se torna relevante quando a terapia para aliviar a IC é limitada pela piora progressiva da função renal. A etiologia de SCR é multifatorial e envolve interações bidirecionais entre o coração e os rins. Estas incluem a ativação do sistema renina-angiotensina-aldosterona (SRAA) e do sistema nervoso simpático, potencialização do estresse oxidativo, disfunção endotelial e metabolismo defeituoso de óxido nítrico (Fig. 100-1). Na disfunção miocárdica crônica, a redução da perfusão renal a longo prazo é responsável pela piora da função renal. No entanto, a hipoperfusão somente não pode explicar a disfunção renal progressiva como a causa de DRC. Numerosos mecanismos neuro-hormonais estão implicados e incluem mediadores vasoconstritivos (epinefrina, angiotensina II, endotelina), vasodilatadores (peptídeo natriurético cerebral, óxido nítrico) e inflamatórios (proteína C-reativa).[11] Outros fatores contribuintes incluem anemia, os efeitos deletérios da uremia e acidemia sobre o inotropismo cardíaco, e os efeitos hipotensivos e hipovolêmicos associados à diurese e ao bloqueio SRAA.[12,13] Continua a ser especulação se todos esses mecanismos são responsáveis pela SCR em gatos.

DIAGNÓSTICO

Os clínicos devem monitorar e prever a SCR ao tratar qualquer gato com IC crônica. Sua ocorrência deve ser suspeitada quando forem observados aumentos progressivos no nível de creatinina sérica (eventualmente levando à azotemia) em gatos tratados para IC ou em gatos com DRC que desenvolvem IC. Para fins médicos e prognósticos, a taxa de filtração glomerular (TFG) deve ser estimada e incluída na base de dados inicial. No ambiente clínico, a concentração de creatinina pode ser usada como uma estimativa indireta, embora insensível, da TFG. Porém, numerosos fatores não renais afetam os níveis de creatinina sérica, mais notavelmente o declínio da massa muscular, dando a falsa sensação de melhora na TFG. Uma injeção única para determinar a depuração plasmática do iohexol também pode ser usada para estimar a TFG clinicamente em gatos.

Tabela 100-1	**Classificação da Síndrome Cardiorrenal em Humanos**
Tipo de Síndrome Cardiorrenal	**Definição**
Tipo 1	Piora aguda da função cardíaca (p. ex., choque cardiogênico agudo ou ICC) que leva à lesão renal aguda
Tipo 2	Anormalidades crônicas na função cardíaca (p. ex., ICC) causando doença renal crônica progressiva e permanente
Tipo 3	Piora abrupta da função renal (p. ex., isquemia renal aguda ou glomerulonefrite) causando distúrbio cardíaca aguda (p. ex., insuficiência cardíaca, arritmia, isquemia)
Tipo 4	Estado de doença renal crônica (p. ex., doença glomerular crônica) contribuindo para a diminuição da função cardíaca, hipertrofia cardíaca, e/ou aumento do risco de eventos cardiovasculares adversos
Tipo 5	Condição sistêmica (p. ex., diabetes melito, sepse) causando tanto disfunção cardíaca quanto renal

Adaptada de Ronco F, Ronco C: Cardiorenal syndrome, current understanding. *Recenti Prog Med* 100:202, 2009. ICC, Insuficiência cardíaca congestiva.

O diagnóstico de DRC é difícil em gatos que estão sendo tratados para IC. A característica diagnóstica de urina isostenúrica na presença de azotemia não pode ser usada em pacientes que recebem diuréticos. Além disso, é esperada a elevação prérenal leve ou moderada de nitrogênio ureico sanguíneo (BUN) e da creatinina em animais sob diuréticos.[8,9,14] Contudo, o encontro de aumento progressivo de BUN e especialmente da creatinina, com ou sem diminuição na densidade específica da urina (DEU), em um gato com IC crônica deve alertar o clínico sobre o potencial desenvolvimento da SCR. A avaliação longitudinal da creatinina sérica é importante, porque uma elevação progressiva pode indicar o declínio da função renal, mesmo quando os valores permanecem dentro do intervalo de referência normal, como nos gatos com DRC em estágio 1 e estágio 2 inicial a médio, da International Renal Interest Society (IRIS). Outros índices de DRC incluem hiperfosfatemia, hipocalemia, anemia não regenerativa e proteinúria. A evidência dos sinais clínicos de DRC (p. ex., aumento da poliúria e polidipsia, inapetência e anorexia, vômito, perda de peso) também devem aumentar a suspeita de SCR.

O diagnóstico de doença renal requer um hemograma completo, perfil bioquímico sérico, urinálise e relação proteína urinária:creatinina. O ultrassom abdominal deve ser realizado para reconhecer as alterações arquiteturais típicas da DRC (p. ex., rins irregulares com precária definição corticomedular) e para sugerir as causas de base, como pielonefrite, nefrolitíase, neoplasia, doença renal policística etc., para as quais pode haver

tratamentos específicos. Deve-se suspeitar de tromboembolismo que resulta em infarto renal e declínio agudo da função renal quando um gato com IC apresenta insuficiência renal aguda. A cultura de urina deve ser realizada para identificar e tratar possível infecção do trato urinário.[15] A pressão sanguínea sistêmica deve ser avaliada em todos os gatos com SCR porque a presença de hipotensão agravará a perfusão renal, enquanto a hipertensão afetará negativamente o débito cardíaco e a função renal. Em gatos calmos, conscientes, uma pressão sanguínea sistólica acima de 150 mmHg deve ser considerada suspeita para hipertensão.[16] Um ecocardiograma completo é indicado para permitir um tratamento melhor da cardiomiopatia primária e avaliar o risco de eventos embólicos iminentes ou potenciais. Radiografias torácicas devem ser realizadas para avaliar o grau de controle da IC e ajustar o plano médico em conformidade com a evolução do processo. Finalmente, a identificação de causas reversíveis de descompensação (p. ex., ingestão de guloseimas ricas em sódio, administração de glicocorticoide, taquicardia aguda causadora de estresse recente, como uma visita veterinária ou perseguição a presas) devem ser identificadas e abordadas.

Uma ferramenta promissora para o diagnóstico de SCR é a medição dos biomarcadores, como peptídeo natriurético pró-cerebral N-terminal (NT-proBNP) sérico para doença cardíaca e lipocalina associada à gelatinase neutrofílica urinária ou dimetilarginina simétrica sérica (SDMA) para doença renal, respectivamente.[17-21] Recentemente, demonstrou-se que a lipocalina associada à gelatinase neutrofílica aumenta em cães com lesão renal antes de a TFG declinar e é preditiva de prognóstico.[22-25] Um estudo recente em gatos geriátricos mostrou que a concentração de SDMA sérica estava significativamente correlacionada com a TFG e aumentada antes da creatinina em gatos com DRC.[26]

Estudos prospectivos são necessários para avaliar a utilidade desses biomarcadores no diagnóstico e tratamento da SCR em gatos.

TERAPIA

O tratamento de SCR em gatos é principalmente empírico, porque não foram realizados estudos clínicos com essa espécie. É importante reconhecer que gatos com SCR são frágeis e cada mudança na medicação e no estado de hidratação pode ameaçar o equilíbrio e causar descompensação cardíaca ou renal. Um cuidadoso monitoramento e avaliações de acompanhamento são essenciais. A Tabela 100-2 resume a abordagem geral ao gato apresentado com SCR. Os objetivos são os de reconhecer a síndrome, revertê-la o máximo possível e lidar com as consequências renais da IC crônica.

O principal desafio no tratamento da IC comórbida e da DRC é equilibrar os dois órgãos com necessidades opostas de volume.[27] O objetivo é encontrar um equilíbrio entre a IC de "secagem" e a DRC de "hidratação". É essencial priorizar o distúrbio clínico predominante e o órgão descompensado. O clínico terá de decidir se implementa ou não tratamentos que favoreçam o volume intravascular. Infelizmente, o controle da IC geralmente é favorecido em detrimento de um suporte renal

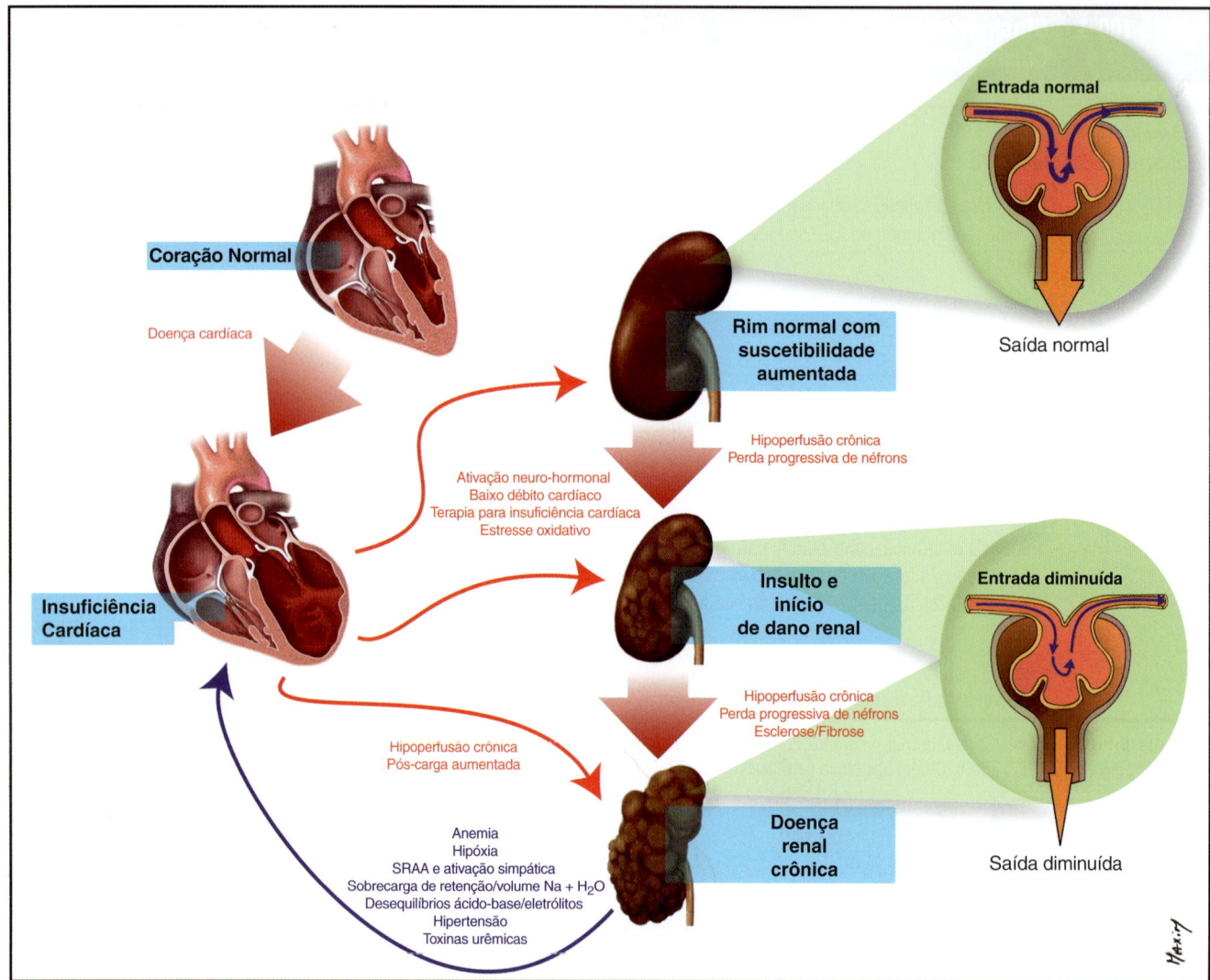

Figura 100-1: Fisopatologia da síndrome cardiorrenal. *SRAA*, Sistema renina-angiotensina-aldosterona.

ótimo, levando a consequências adversas a longo prazo para os rins. Não se deve assumir que o coração seja mais importante do que os rins, devido às interações neuro-hormonais complexas mencionadas anteriormente; o comprometimento renal é prejudicial à função cardíaca. A Tabela 100-3 delineia planos de tratamento específicos para diferentes situações de SCR.

Ajuste das Dosagens de Fármacos

Como os gatos com SCR estão sob o efeito de muitos fármacos, é importante rever e ajustar as doses, se apropriado, em cada visita. Em geral, uma boa estratégia é "iniciar baixa e continuar baixa", titulando os aumentos de dose a fim de encontrar a combinação terapêutica e dosagem ideais que retornarão o paciente ao estado de equilíbrio. Deve-se ter o cuidado especial de verificar se há interações medicamentosas e prolongar o intervalo de dosagem dos fármacos excretados pelos rins, como atenolol, propranolol e enalapril. Os ajustes de dose são apropriados para os fármacos que são administrados até o efeito, como o anlodipino. A insuficiência cardíaca pode afetar

a biotransformação hepática dos fármacos (p. ex., diltiazem) em alguns gatos.

Otimizando a Terapia para Insuficiência Cardíaca

Inibidores da Enzima Conversora de Angiotensina

Devido à ativação de SRAA, os inibidores da enzima conversora de angiotensina (ECA) são a base da terapia para IC e DRC concomitantes, especialmente na presença de hipertensão e/ou proteinúria. Embora a ativação de SRAA seja benéfica nos estágios iniciais da doença renal, a isquemia renal prolongada exacerba a lesão renal, podendo causar fibrose como ocorre em outras espécies.[28] Em pequenos animais com DRC, os inibidores da ECA limitam a hipertensão sistêmica e capilar glomerular, possuem um efeito antiproteinúrico e retardam o desenvolvimento de lesões de glomerulosclerose e tubulointersticiais.[29] Em gatos com DRC não complicada, o benazepril mostrou que combate a proteinúria, melhora o controle da hipertensão, retarda o início ou a progressão da azotemia e potencialmente prolonga a sobrevida.[30–33]

Tabela 100-2	Abordagem ao Gato com Síndrome Cardiorrenal
1. Reconhecer e antecipar a síndrome cardiorrenal	• Registrar BUN/creatinina/DEU/proporção de UPC basal • Monitorar para aumento da creatinina com o tempo
2. Otimizar a terapia para insuficiência cardíaca	• Usar menor dose eficaz de furosemida • Considerar terapia dual com diuréticos • Considerar torsemida, se houver resistência aos diuréticos • Usar inibidores da ECA • Considerar outros fármacos cardíacos direcionados à doença primária • Realizar toracocentese/abdominocentese, se necessário
3. Avaliar e monitorar a função renal	• Hemograma completo/perfil bioquímico sérico/urinálise ± proporção de UPC • A cada 1-3 meses ou ao mudar o plano de tratamento • Cultura de urina • Ultrassom abdominal
4. Controlar a hipertensão	• Avaliar PSS • Tratar quando a PSS estiver >150 mmHg • Usar anlodipina
5. Evitar a hipotensão	• Se a PSS estiver <100 mmHg • Reavaliar o uso de fármacos hipotensivos potenciais • Considerar inotrópicos positivos
6. Melhorar a terapia renal	• Suplementar com PUFAs ômega-3 • Alimentar com uma dieta terapêutica renal • Considerar ligantes de fosfato • Suplementação de potássio • Bloqueadores H_2 se presentes sinais gastrintestinais • Considerar fluidos SC a longo prazo com baixo teor de sódio • Considerar terapia de substituição renal
7. Melhorar o débito cardíaco	• Considerar inotrópicos positivos • Dobutamina não convincente • Pimobendan promissor
8. Corrigir a anemia	• Quando o hematócrito for inferior a 17% a 20% • Administração de eritropoietina ou darbepoietina • Suplementação de ferro
9. Revisar e modificar as dosagens dos fármacos	• Estender o intervalo da dosagem de fármacos excretados pelos rins • Verificar se há interações medicamentosas

ECA, Enzima conversora de angiotensina; *BUN*, nitrogênio ureico sanguíneo; *PUFAs*, ácidos graxos poli-insaturados; *SC*, via subcutânea; *SBP*, pressão sanguínea sistêmica; *UPC*, proporção de proteína/creatinina urinária; *DU*, densidade da urina.

A repleção de volume em gatos com SCR deve ser feita com cuidado antes de ser iniciado o tratamento com os inibidores da ECA em baixa dose (benazepril ou enalapril, 0,25 mg/kg, a cada 24 horas, via oral [VO]). Essa dose pode eventualmente ser aumentada (0,5 a 1 mg/kg, a cada 24 horas, no caso do benazepril e a cada 24 a 48 horas para o enalapril) para um controle melhor da IC. O benazepril é metabolizado somente no fígado, enquanto o enalapril é metabolizado tanto pelo fígado como pelos rins. Consequentemente, os gatos com SCR podem precisar de uma dose mais baixa ou intervalo de dose prolongado de enalapril do que de benazepril ou um intervalo de dose prolongado. O início da terapia com inibidores da ECA está associado à diminuição transitória da TFG e o aumento das concentrações de BUN e creatinina. Os gatos que mostram aumento na creatinina ou aqueles que já estão recebendo um inibidor da ECA ao mesmo tempo que desenvolvem insuficiência renal podem permanecer sob terapia. Os inibidores da enzima conversora de angiotensina não devem ser interrompidos em face da azotemia em gatos com doença renal e IC; geralmente é suficiente diminuir a dose.[34] Na SCR, os inibidores ECA são benéficos a longo prazo e geralmente não são responsáveis pela piora da função renal. Em geral, os vasodilatadores melhoram o débito cardíaco e o fluxo sanguíneo renal por meio da redução da resistência vascular sistêmica.

Diuréticos

A diminuição da dose de furosemida deve ser a primeira providência, se a azotemia progressiva se tornar uma preocupação em gatos com SCR. Por diminuírem o débito cardíaco e o fluxo sanguíneo renal, os diuréticos tendem a causar aumentos pré-renais em BUN e creatinina. Porém, recomenda-se não diminuir a furosemida abaixo de sua dose eficaz mais baixa que controla os sinais da IC. Essa dose precisa ser continuamente reavaliada,

Tabela 100-3	Estratégias Terapêuticas em Diferentes Situações Cardiorrenais	
	DISFUNÇÃO RENAL	
Insuficiência Cardíaca	**Creatinina Normal**	**Creatinina Aumentada**
Resolvida	Encontrar a menor dose eficaz de diurético Otimizar as avaliações de acompanhamento	Reduzir a dose de furosemida Reavaliar a dosagem de ECA-I Considerar inotrópicos positivos Estimular o consumo de água Considerar fluidos SC
Não resolvida, Progressiva ou Grave	Aumentar a dose de furosemida Considerar terapia dual com diuréticos Considerar furosemida TIC Considerar torsemida Controlar arritmias (verificar se há hipocalemia e/ou hipomagnesemia) Aumentar a dosagem/frequência de ECA-I Considerar pimobendan Considerar redução da pós-carga: terapia arteriodilatador/anlodipino	Otimizar o uso de inotrópicos positivos Considerar a terapia dual com diuréticos Controlar sinais de uremia Manter os fluidos SC Aumentar a dose de arteriodilatador Controlar a hipertensão Evitar a hipotensão iatrogênica Considerar a terapia de substituição renal

ECA-I, Inibidor da enzima conversora de angiotensina; *TIC*, taxa de infusão; constante; *SCR*, síndrome cardiorrenal; *IC*, insuficiência cardíaca; *SC*, via subcutânea.

dependendo do tipo e progressão da doença cardíaca, da ingestão de sal na dieta e da adaptação renal ao diurético. Durante qualquer processo de redução gradual, o proprietário pode monitorar a taxa respiratória em repouso (TRR) diária e o esforço respiratório para identificar os sinais de recorrência da ICC (i.e., aumento da TRR e do esforço). Os proprietários devem ser instruídos a relatar qualquer elevação progressiva da TRR ou súbito aumento superior a 30 a 40 respirações por minuto.[35]

Um importante princípio ao se determinar a dosagem ideal de furosemida para um paciente individual com IC é o de que deve ser alcançada a taxa de limiar de excreção do fármaco para uma eficácia ótima.[36] Em outras palavras, a dose única eficaz que resulte em natriurese adequada deve ser encontrada; para um gato não responsivo a 5 mg de furosemida uma vez ao dia serão necessárias 10 mg (uma, duas ou três vezes ao dia) em vez de aumentar para 5 mg duas vezes ao dia. A natriurese adequada pode ser estimada em um ambiente clínico, observando-se aumento do volume urinário e diminuição da densidade urinária. A taxa de infusão constante (TIC) de furosemida também deve ser considerada na IC aguda porque ela produz diurese superior em cães,[37] e provavelmente em gatos.[38] Outro princípio importante a ser lembrado ao tentar a rápida eliminação de fluido em gatos com SCR é o de que a furosemida é mais eficaz para a remoção de fluido intersticial (p. ex., edema pulmonar) do que das efusões da cavidade corporal. A centese periódica de efusão pleural ou ascite significativa é defendida para evitar o uso excessivo de diuréticos.[38]

A resistência aos diuréticos pode estar associada à terapia crônica para IC. Ela é definida como um estado clínico em que a resposta diurética está reduzida ou ausente antes de ser obtido o alívio terapêutico do edema pulmonar. Os gatos que recebem furosemida crônica devem ter uma DU inferior a 1.030.[34] Valores mais altos do que este sugerem não adesão, má absorção, efeito diurético incompleto ou ausente. Múltiplos fatores são responsáveis pela resistência aos diuréticos, incluindo

dose insuficiente do diurético, excessiva ingestão de sódio, absorção intestinal comprometida de fármacos orais, aumento da reabsorção de sódio nos locais insensíveis a diuréticos nos néfrons, diminuição da perfusão renal e excessiva excreção urinária do diurético.[39] Quando ocorre resistência aos diuréticos em gatos, a furosemida TIC (0,25 a 0,6 mg/kg por hora, por via intravenosa [IV]) pode resultar na natriurese pela inibição da reabsorção de sódio de forma mais consistente do que a terapia oral ou com bólus IV. Depois que o estado de sobrecarga de volume se resolver, a maioria dos gatos responderá novamente aos diuréticos orais.

Uma estratégia alternativa para a resistência aos diuréticos é mudar para um diurético de alça oral diferente. Torsemida (0,1 a 0,3 mg/kg a cada 24 horas VO ou em dose dividida a cada 12 horas) é útil em pacientes com SCR devido à excelente biodisponibilidade, ação superior e à vida longa do diurético.[38] Um estudo recente em cães saudáveis mostrou que a resistência aos diuréticos se desenvolveu após 14 dias de furosemida, mas não com a administração de torsemida.[40] Torsemida tem sido avaliada em gatos com hipertrofia ventricular esquerda experimentalmente induzida; o fármaco parece ser 10 vezes mais potente do que a furosemida.[41] Seus efeitos de pico ocorrem em 4 horas e persistem por 12 horas.

A terapia dual com diuréticos é uma opção quando se suspeita de resistência a esses fármacos ou quando uma dose de furosemida precisa ser diminuída. A terapia de combinação potencializa os efeitos dos diuréticos pela ação em múltiplos locais dentro do néfron. A espironolactona (1 a 2 mg/kg VO a cada 12 horas) pode algumas vezes causar uma dermatite facial reversível em gatos.[42] Segundo a experiência do autor, o uso de espironolactona em pacientes com disfunção renal ocasionalmente causa significativa hipercalemia. Um diurético tiazídico (p. ex., hidroclorotiazida, 1 a 2 mg/kg VO a cada 12 horas) também pode ser usado, mas ele é menos eficaz do que os diuréticos de alça.

Normalizando a Pressão Sanguínea: Controlar a Hipertensão e Evitar a Hipotensão

A hipertensão sistêmica é comum na DRC felina.[43] Ela complica o tratamento de IC pelo aumento da pós-carga, consequentemente agravando a hipertrofia ventricular e reduzindo o débito cardíaco e o fluxo sanguíneo renal. A hipertensão não controlada agrava as lesões renais; ela deve ser agressivamente controlada em gatos com SCR. Os inibidores da enzima conversora de angiotensina não são eficazes como monoterapia para a hipertensão em gatos com DRC.[44] Anlodipina (0,625 a 1,25 mg/gato VO, a cada 24 horas) deve ser adicionada ao plano terapêutico e pode ser usada concomitantemente com inibidores da ECA. O monitoramento da pressão sanguínea deve ser realizado regularmente para evitar hipotensão iatrogênica, especialmente em paciente que recebe outros fármacos para IC com efeitos hipotensivos. A pressão sanguínea sistólica deve ser mantida idealmente entre 100 e 150 mmHg em gatos com SCR.

Melhorar o Débito Cardíaco

O papel dos inotrópicos positivos na SCR felina não é claro. A maioria das IC em gatos se deve à CMH, que é principalmente uma doença de disfunção diastólica. No entanto, nos estágios avançados de IC e DRC, um inotrópico positivo pode ser útil em melhorar o fluxo de sangue renal e a azotemia. O uso de pimobendan aumenta o débito cardíaco, melhora o fluxo sanguíneo renal e pode permitir a redução da dosagem de diuréticos. No entanto, seu uso ainda é controverso em gatos com CMH obstrutiva (i.e., têm um movimento anterior sistólico da valva mitral moderado a grave).[45,46] Embora não seja aprovado para essa espécie, o autor tem usado pimobendan (0,25 mg/kg VO a cada 12 horas, ou 1,25 mg/gato a cada 12 horas) em vários gatos com SCR em estágio final, resultando em melhora de azotemia, comportamento e apetite. São necessários mais estudos nessa área, porque um aumento pequeno, mas significativo, na concentração sanguínea de ureia foi relatado em cães com IC tratados com pimobendan.[47] Dobutamina (2 μg/kg por minuto IV) é outro inotrópico positivo que pode ser usado em gatos hospitalizados com SCR, mas seu real benefício ainda não é provado.

Melhore a Terapia Renal

O tratamento de DRC felina é discutido com mais detalhes no Capítulo 47. Siga estratégias específicas para otimizar a função renal na SCR.

Dieta

Uma abordagem nutricional apropriada é essencial no tratamento da SCR, e as necessidades nutricionais devem ser consideradas tanto na disfunção cardíaca como na renal. Na IC, a alta ingestão de sódio pode prevenir a perda líquida de fluidos, mesmo quando a adequada diurese é alcançada. Portanto, os gatos com SCR devem consumir uma dieta com um conteúdo de sódio não superior a 0,25% a 0,33% à base de matéria seca (p. ex., Hill's Prescription Diet k/d Feline Renal Health). Às vezes, é necessária uma restrição de sódio mais rigorosa em gatos com SCR, com IC grave ou progressiva (p. ex., Purina VD

Feline NF-Formula e Royal Canin Renal LP). Água destilada ou mineral com baixo teor de sódio também pode ser oferecida para beber. Os proprietários devem ser aconselhados a evitar a alimentação com guloseimas com alto conteúdo de sódio. São exemplos de guloseimas de baixo teor de sódio para gatos as marcas Purina Whisker Lickin e Stewart Fiber Formula.

Na DRC, a modificação dietética é recomendada em gatos em estágios 2 a 4 da IRIS.[48] Além da redução de proteína e fósforo, as dietas destinadas à DRC felina geralmente diferem das dietas de manutenção em vários aspectos que também são benéficos na IC. Essas modificações incluem reduzido conteúdo de sódio (minimização da necessidade diurética), aumento do conteúdo de vitaminas do complexo B, aumento da densidade calórica, efeito neutro no equilíbrio ácido-base e suplementação de potássio e ácidos graxos poli-insaturados (PUFAs) ômega-3. A restrição de proteína deve ser elaborada em base individual em gatos com SCR. Proteína adequada de alta qualidade, biologicamente disponível é importante na IC para evitar caquexia cardíaca. A proteína deve ser dada até o mais alto nível tolerado pela disfunção renal sem aumentar a azotemia. Uma dieta caseira formulada com a assistência de uma nutricionista veterinária com água destilada ou mineral com baixo teor de sódio e elaborada conforme as necessidades de cada paciente, pode ser considerada para gatos com SCR.

Ácidos Graxos Poli-insaturados Ômega-3

Os PUFAs ômega-3 têm muitos efeitos benéficos tanto para o coração como para os rins. A suplementação dietética com PUFAs ômega-3 pode ser renoprotetora no início da doença renal.[49] Em um estudo sobre doença renal experimentalmente induzida, cães que receberam suplementação com PUFA ômega-3 tiveram menos lesões renais estruturais, menos proteinúria e preservação da TFG, quando comparados a cães alimentados com uma dieta-controle com baixo conteúdo de PUFA.[50] Um estudo retrospectivo sobre os efeitos das dietas renais descobriu que a sobrevida era maior em gatos com DRC alimentados com a dieta cujo conteúdo PUFAs ômega-3 era mais alto.[51]

Ácidos graxos ômega-3 também são benéficos para animais com doença cardíaca. Em um estudo em cães com IC, a suplementação com óleo de peixe diminuiu a produção de citocina e melhorou a caquexia e o apetite.[52] Os efeitos antiarrítmicos do óleo de peixe também foram relatados em humanos e animais.[53,54] Embora esses efeitos não tenham sido estudados em gatos com SCR, os PUFAs ômega-3 podem ser dados na seguinte dosagem sugerida: ácido eicosapentaenoico a 40 mg/kg VO a cada 24 horas e ácido docosahexaenoico a 25 mg/kg VO a cada 24 horas.

Fluidoterapia

Em pacientes com SCR com depleção de volume, a administração de fluidos IV pode ser essencial para reduzir uremia (mediante a melhora do fluxo renal e promoção da diurese), mas pode precipitar a ICC. Portanto, o principal cuidado durante a administração de fluido é determinar quando a euvolemia é alcançada e evitar a sobrecarga de fluidos. Uma boa estratégia é usar fluidos do tipo reposição (p. ex., Plasma-Lyte 148, solução de Ringer lactato) para corrigir lentamente a desidratação e então, mudar para os fluidos cristaloides de manutenção com baixo teor de sódio (p. ex., NaCl a 0,45%-dextrose a 2,5%, Plasma-Lyte

56 com dextrose a 5%) para reduzir mais a azotemia. Fluidos a taxa constante são preferíveis a um bólus IV, e sua taxa e quantidade devem ser determinadas tomando por base caso a caso. O monitoramento do peso do paciente é uma ferramenta fácil de se usar na decisão de como ajustar as taxas de fluidos. A ausculta de um novo som em galope ou o achado de elevação progressiva da frequência respiratória e/ou cardíaca em um gato com doença cardíaca preexistente previne sobre ICC iminente ou existente e sobre a necessidade da imediata redução da taxa de fluidos.

A ecocardiografia ao lado da gaiola do animal também pode ser usada para avaliar o tamanho do átrio esquerdo e guiar as decisões sobre a taxa de fluidos.[55] Um tamanho atrial esquerdo normal em um paciente gravemente azotêmico sugere que uma cuidadosa fluidoterapia IV possa ser bem tolerada. Por outro lado, se o ecocardiograma mostrar acentuado aumento do átrio esquerdo com dilatação da veia pulmonar, os fluidos IV podem precipitar ou agravar o edema pulmonar e a redução da azotemia pode ser efetuada pela manipulação do débito cardíaco com o uso de inotrópicos e vasodilatadores positivos. A ecocardiografia é útil para avaliar o acúmulo de efusões. O padrão-ouro para o monitoramento do risco de ICC em pacientes com SCR continua a ser a cateterização da artéria pulmonar para avaliação da pressão do capilar pulmonar. A limitação clínica dessa ferramenta em gatos é a necessidade de anestesia para a colocação de um cateter de Swan-Ganz (6 a 8 Fr) na artéria pulmonar. Uma alternativa é a aferição da pressão venosa central (PVC) da veia jugular em um gato sedado.[56] Como a PVC reflete a pressão que alcança o ventrículo direito, ela não pode substituir a cateterização arterial que detecta alterações no lado esquerdo onde se localiza a maioria das doenças cardíacas felinas.[38] A PVC normal em gatos é 4,2 ± 1,1 mmHg.[57]

Embora não existam estudos científicos de apoio, muitos cardiologistas consideram menos provável que a administração de fluidos por via subcutânea (SC) agrave os sinais da ICC do que por via IV devido à absorção mais lenta.[55] A administração subcutânea de fluidos pode corrigir a desidratação e a azotemia em gatos com DRC. Essa estratégia também é útil em gatos com SCR, mas os fluidos SC, assim como os fluidos IV, acabam por aumentar o volume sanguíneo e constituem-se em um risco de descompensação cardíaca. Portanto, é essencial educar o proprietário quanto ao risco de IC aguda e sobre como monitorar para detecção de sinais de sobrecarga de fluidos (p. ex., monitorar a TRR). A administração de fluidos e diuréticos, em geral, não deve ser realizada concomitantemente. A diminuição da dose de diuréticos deve ser tentada antes da prescrição de fluidos SC para um gato azotêmico com SCR. Os gatos em estágio 3 da IRIS e DRC em estágio 4 com função cardíaca normal tipicamente recebem 75 a 100 mL/gato de uma solução balanceada de eletrólitos (p. ex., solução de Ringer lactato) a cada 24 a 72 horas ou até 60 mL/kg ao dia.[58] Em pacientes frágeis com SCR, recomenda-se iniciar com um volume muito menor (30 mL/gato a cada 48 horas) e se o efeito sobre a uremia estiver abaixo do ideal, o volume poderá ser cuidadosamente aumentado para 50 mL/gato a cada 48 horas e então a cada 24 horas, se necessário e tolerado. A avaliação serial de hidratação, sinais de uremia e função renal deve ser realizada e a fluidoterapia ajustada em conformidade.

A colocação de um tubo de alimentação para administração de água é outra opção; isto tem a vantagem adicional de proporcionar meios para melhorar o plano nutricional de um paciente inapetente ou anorético.[58] A suplementação oral de fluidos (p. ex., água mineral ou gotejamento lento de torneiras, além de água fresca em recipientes) é outra abordagem fácil e geralmente negligenciada para melhorar a hidratação em gatos com DRC.[38]

Eletrólitos, especialmente o potássio, devem ser cuidadosamente monitorados em animais com SCR. A hipocalemia é comum em gatos com DRC[59] e se agrava com o uso de furosemida no tratamento da SCR. O potássio sérico é medido, idealmente, no sangue retirado em um tubo heparinizado (tampa verde), porque os tubos de tampa vermelha permitem a coagulação do sangue, que libera potássio das plaquetas ativadas e, portanto, potencialmente mascaram a hipocalemia.[60] A hipocalemia causa fraqueza muscular e anorexia, além de desencadear taquiarritmias ventriculares e refratariedade a alguns fármacos antiarrítmicos (p. ex., lidocaína). A hipocalemia pode ser corrigida por meio de suplementação com fluidoterapia (cloreto de potássio, 0,05 a 0,5 mEq/kg por hora) ou via suplementação oral (citrato de potássio, 40 a 75 mg/kg a cada 12 horas ou gliconato de potássio, 1 a 4 mEq a cada 24 horas).

O magnésio, como o potássio, tem importante papel na manutenção do potencial de membrana em repouso e na regulação da troca iônica dentro dos cardiomiócitos. A hipomagnesemia aumenta o risco e a gravidade das arritmias cardíacas. Os diuréticos aumentam o risco de hipomagnesemia, enquanto os inibidores da ECA e a espironolactona podem induzir hipermagnesemia.[61] Toll et al.[2] relataram que gatos em estado crítico com anormalidades de magnésio tiveram um período de hospitalização mais longo e maior probabilidade de morrer ou serem submetidos à eutanásia do que os gatos que permaneceram normomagnesêmicos. A correção da hipomagnesemia em gatos pode ser alcançada por sulfato de magnésio TIC (0,01-0,04 mEq/kg por hora IV).

A terapia de substituição renal, como a hemodiálise ou ultrafiltração, pode melhorar a sobrevida e a qualidade de vida em gatos com SCR em estágio terminal. A disponibilidade, viabilidade e custos da terapia de substituição renal são fatores limitantes para muitos proprietários de gatos.

Trate a Anemia

A correção da anemia quando a doença cardíaca está presente resulta em menos risco de arritmias cardíacas e melhora da liberação tecidual de oxigênio.[38] A anemia é relativamente comum em gatos com DRC. Vários mecanismos podem estar envolvidos: anemia da doença crônica (sequestro de ferro), diminuição da produção de eritropoietina (EPO), ingestão inadequada de proteína na dieta para produção normal de hemoglobina ou destruição de hemácias induzida pela azotemia. Em humanos com IC avançada, a anemia pode ser secundária à eritropoiese defeituosa e representa um risco independentemente de piora do resultado.[63] Cães com IC demonstraram que têm hematócritos mais baixos do que os controles saudáveis.[64]

Tem havido um crescente interesse na ligação patogênica entre deficiência de EPO e progressão da SCR. A ativação do receptor da EPO cardíaca protege os cardiomiócitos da apoptose, inflamação e fibrose; a suplementação de EPO em humanos anêmicos com SCR mostrou que melhora a função cardíaca.[65]

Em gatos com SCR, a anemia significativa (volume globular inferior a 17% a 20%) pode ser corrigida com a administração de EPO ou darbepoietina (Cap. 47). É aconselhável ter cuidado ao administrar transfusões sanguíneas a gatos anêmicos com SCR, porque elas podem precipitar sobrecarga de volume e ICC. A perda sanguínea gastrointestinal crônica também deve ser considerada e tratada em gatos anêmicos com SCR usando inibidores da bomba de prótons (p. ex., omeprazol, antagonistas H_2 (p. ex., famotidina) ou protetores de barreira (p. ex., sucralfato).

PROGNÓSTICO

Os pacientes com IC e DRC apresentam piores resultados do que os pacientes com uma só doença. Em humanos com IC, a disfunção renal é fortemente ligada a maior morbidade.[66] Indicadores preditivos negativos de desenvolvimento de insuficiência renal em pessoas com IC incluem idade avançada, baixo débito cardíaco, elevada concentração basal de creatinina, elevação progressiva da concentração de creatinina, hipertensão, terapias com diuréticos e com bloqueadores de canal de cálcio.[67] Em um estudo em gatos com CMH, a azotemia estava associada à idade avançada, ao peso corporal mais baixo e à pressão sanguínea sistólica mais alta.[10] Embora a função renal possa permanecer estável por meses em gatos com IC, depois que ocorre a SCR, ela leva a frequente hospitalização, dificuldade em manter uma boa qualidade de vida e, eventualmente, eutanásia. As estratégias terapêuticas discutidas são principalmente direcionadas à melhora da qualidade de vida dos gatos com SCR. Se essas estratégias também contribuem para prolongar a sobrevida é desconhecido.

Referências

1. Paige CF, Abbott JA, Elvinger F, et al: Prevalence of cardiomyopathy in apparently healthy cats. *J Am Vet Med Assoc* 234:1398-1403, 2009.
2. Lund EM, Armstrong PJ, Kirk CA, et al: Health status and population characteristics of dogs and cats examined at private veterinary practices in the United States. *J Am Vet Med Assoc* 214:1336-1341, 1999.
3. Ronco C, Haapio M, House AA, et al: Cardiorenal syndrome. *J Am Coll Cardiol* 52:1527-1539, 2008.
4. Ronco C, House AA, Haapio M: Cardiorenal syndrome: refining the definition of a complex symbiosis gone wrong. *Intensive Care Med* 34:957-962, 2008.
5. Chetboul V: Échocardiographie des cardiopathies acquises. In de Madron É, editor: *Échocardiographie clinique du chien et du chat*, Issy-les-Moulineaux, 2012, Elsevier Masson, pp 214-215.
6. Ronco C, Cruz DN, Ronco F: Cardiorenal syndromes. *Curr Opin Crit Care* 15:384-391, 2009.
7. McClellan V, Langston R, Presley R: Medicare patients with cardiovascular disease have a high prevalence of chronic kidney disease and a high rate of progression to end-stage renal disease. *J Am Soc Nephrol* 15:1912-1919, 2004.
8. Nicolle A, Chetboul V, Allerheiligen T, et al: Azotemia and glomerular filtration rate in dogs with chronic valvular disease. *J Vet Intern Med* 21:943-949, 2007.
9. Pouchelon J, King J, Martignoni L, et al: Long-term tolerability of benazepril in dogs with congestive heart failure. *J Vet Cardiol* 6:7-13, 2004.
10. Gouni V, Chetboul V, Pouchelon JL, et al: Azotemia in cats with feline hypertrophic cardiomyopathy: prevalence and relationships with echocardiographic variables. *J Vet Cardiol* 10:117-123, 2008.
11. Arici M, Walls J: End-stage renal disease, atherosclerosis, and cardiovascular mortality: is C-reactive protein the missing link? *Kidney Int* 59:407-414, 2001.

12. Meyer TW, Hostetter TH: *Uremia. N Engl J Med* 357:1316-1325, 2007.
13. Nohria A, Hasselblad V, Stebbins A, et al: Cardiorenal interactions: insights from the ESCAPE trial. *J Am Coll Cardiol* 51:1268-1274, 2008.
14. Boswood A, Murphy A: The effect of heart disease, heart failure and diuresis on selected laboratory and electrocardiographic parameters in dogs. *J Vet Cardiol* 8:1-9, 2006.
15. White JD, Stevenson M, Malik R, et al: Urinary tract infections in cats with chronic kidney disease. *J Feline Med Surg* 15:459-465, 2013.
16. Brown S, Atkins C, Bagley R, et al: Guidelines for the identification, evaluation, and management of systemic hypertension in dogs and cats. *J Vet Intern Med* 21:542-558, 2007.
17. Kuster N, Moréna M, Bargnoux A-S, et al: Biomarkers of cardiorenal syndrome. *Ann Biol Clin (Paris)* 71:409-418, 2013.
18. Ronco C, Kaushik M, Valle R, et al: Diagnosis and management of fluid overload in heart failure and cardio-renal syndrome: the "5B" approach. *Semin Nephrol* 32:129-141, 2012.
19. Cobrin AR, Blois SL, Kruth SA: Biomarkers in the assessment of acute and chronic kidney diseases in the dog and cat. *J Small Anim Pract* 54:647-655, 2013.
20. Hall JA, Yerramilli M, Obare E, et al: Comparison of serum concentrations of symmetric dimethylarginine and creatinine as kidney function biomarkers in healthy geriatric cats fed reduced protein foods enriched with fish oil, L-carnitine, and medium-chain triglycerides. *Vet J* 202:588-596, 2014.
21. Braff J, Obare E, Yerramilli M, et al: Relationship between serum symmetric dimethylarginine concentration and glomerular filtration rate in cats. *J Vet Intern Med* 28(6):1699-1701, 2014.
22. Nabity MB, Lees GE, Cianciolo R, et al: Urinary biomarkers of renal disease in dogs with X-linked hereditary nephropathy. *J Vet Intern Med* 26:282-293, 2012.

23. Segev G, Palm C, LeRoy B, et al: Evaluation of neutrophil gelatinase-associated lipocalin as a marker of kidney injury in dogs. *J Vet Intern Med* 27:1362-1367, 2013.
24. Lee YJ, Hu YY, Lin YS, et al: Urine neutrophil gelatinase-associated lipocalin (NGAL) as a biomarker for acute canine kidney injury. *BMC Vet Res* 8:1-9, 2012.
25. Kai K, Yamaguchi T, Yoshimatsu Y, et al: Neutrophil gelatinase-associated lipocalin, a sensitive urinary biomarker of acute kidney injury in dogs receiving gentamicin. *J Toxicol Sci* 38:269-277, 2013.
26. Hall JA, Yerramilli M, Obare E, et al: Comparison of serum concentrations of symmetric dimethylarginine and creatinine as kidney function biomarkers in cats with chronic kidney disease. *J Vet Intern Med* 28(6):1676-1683, 2014.
27. Côté E. Seeking the perfect balance: management of concurrent cardiac and renal disease. In Proceedings of the American College of Internal Medicine Medicine Forum, Montreal, Quebec, 2009.
28. Brewster UC, Setaro JF, Perazella MA: The renin-angiotensin-aldosterone system: cardiorenal effects and implications for renal and cardiovascular disease states. *Am J Med Sci* 326:15-24, 2003.
29. Lefebvre HP, Toutain PL: Angiotensin-converting enzyme inhibitors in the therapy of renal diseases. *J Vet Pharmacol Ther* 27:265-281, 2004.
30. Watanabe T, Mishina M: Effects of benazepril hydrochloride in cats with experimentally induced or spontaneously occurring chronic renal failure. *J Vet Med Sci* 69:1015-1023, 2007.
31. Mizutani H, Koyama H, Watanabe T: Evaluation of the clinical efficacy of benazepril in the treatment of chronic renal insufficiency in cats. *J Vet Intern Med* 20:1074-1079, 2006.
32. Brown SA, Brown CA, Jacobs G, et al: Effects of the angiotensin-converting enzyme inhibitor benazepril in cats with induced renal insufficiency. *Am J Vet Res* 62:375-383, 2001.

33. King JN, Gunn-Moore DA, Tasker S, et al: Tolerability and efficacy of benazepril in cats with chronic kidney disease. *J Vet Intern Med* 20:1054-1064, 2006.

34. Côté E, MacDonald KA, Meurs KM, et al: *Congestive heart failure. In Feline Cardiology.* West Sussex, 2011, Wiley-Blackwell, pp 257-302.

35. Ljungvall I, Rishniw M, Porciello F, et al: Sleeping and resting respiratory rates in healthy adult cats and cats with subclinical heart disease. *J Feline Med Surg* 16(4):281-290, 2014.

36. Geisberg C, Butler J: Addressing the challenges of cardiorenal syndrome. *Cleve Clin J Med* 73:485-491, 2006.

37. Adin DB, Taylor AW, Hill RC, et al: Intermittent bolus injection versus continuous infusion of furosemide in normal adult greyhound dogs. *J Vet Intern Med* 17:632-636, 2003.

38. Côté E, MacDonald KA, Meurs KM, et al: *Comorbidities: managing cats that have coexistent cardiac disease and extracardiac disorders.In Feline Cardiology.* West Sussex, 2011, Wiley-Blackwell, pp 368–373.

39. Rose BD: Diuretics. *Kidney Int* 39:336-352, 1991.

40. Hori Y, Takusagawa F, Ikadai H, et al: Effects of oral administration of furosemide and torsemide in healthy dogs. *Am J Vet Res* 68:1058-1063, 2007.

41. Uechi M, Matsuoka M, Kuwajima E, et al: The effects of the loop diuretics furosemide and torasemide on diuresis in dogs and cats. *J Vet Med Sci* 65:1057-1061, 2003.

42. MacDonald K, Kass P, Kittleson M: Effect of spironolactone on diastolic function and left ventricular mass in Maine Coon cats with familial hypertrophic cardiomyopathy. *J Vet Intern Med* 21:335-341, 2007.

43. Syme HM, Barber PJ, Markwell PJ, et al: Prevalence of systolic hypertension in cats with chronic renal failure at initial evaluation. *J Am Vet Med Assoc* 220:1799-1804, 2002.

44. Steele JL, Henik RA, Stepien RL: Effects of angiotensin-converting enzyme inhibition on plasma aldosterone concentration, plasma renin activity, and blood pressure in spontaneously hypertensive cats with chronic renal disease. *Vet Ther* 3:157-166, 2002.

45. Gordon SG, Saunders AB, Roland RM, et al: Effect of oral administration of pimobendan in cats in heart failure. *J Am Vet Med Assoc* 241:89-94, 2012.

46. MacGregor JM, Rush JE, Laste NJ, et al: Use of pimobendan in 170 cats (2006-2010). *J Vet Cardiol* 13:251-260, 2011.

47. Gordon SG, Miller MW, Saunders AB: Pimobendan in heart failure therapy—a silver bullet? *J Am Anim Hosp Assoc* 42:90-93, 2006.

48. International Renal Interest Society website. IRIS staging of CKD. Available at: <www.iris-kidney.com>.(Accessed August 24, 2015.).

49. Brown SA, Brown CA, Crowell WA, et al: Effects of dietary polyunsaturated fatty acid supplementation in early renal insufficiency in dogs. *J Lab Clin Med* 135:275-286, 2000.

50. Brown SA, Brown CA, Crowell WA, et al: Beneficial effects of chronic administration of dietary omega-3 polyunsaturated fatty acids in dogs with renal insufficiency. *J Lab Clin Med* 131:447-455, 1998.

51. Plantinga EA, Everts H, Kastelein AM, et al: Retrospective study of the survival of cats with acquired chronic renal insufficiency offered different commercial diets. *Vet Rec* 157:185-187, 2005.

52. Freeman LM, Rush JE, Kehayias JJ, et al: Nutritional alterations and the eff ect of fi sh oil supplementation in dogs with heart failure. *J Vet Intern Med* 12:440 – 448, 1998.

53. Smith CE, Freeman LM, Rush JE, et al: Omega-3 fatty acids in Boxer dogs with arrhythmogenic right ventricular cardiomyopathy. *J Vet Intern Med* 21:265 – 273, 2007.

54. Kang JX, Leaf A: Antiarrhythmic eff ects of polyunsaturated fatty acids. Recent studies. *Circulation* 94:1774 – 1780, 1996.

55. DeFrancesco TC: Maintaining fluid and electrolyte balance in heart failure. *Vet Clin North Am Small Anim Pract* 38:727 – 745, 2008.

56. de Laforcade AM, Rozanski EA: Central venous pressure and arterial blood pressure measurements. *Vet Clin North Am Small Anim Pract* 31:1163 – 1174, 2001.

57. Lamont LA, Bulmer BJ, Grimm KA: Cardiopulmonary evaluation of the use of medetomidine hydrochloride in cats. *Am J Vet Med Assoc* 62:1745 – 1762 , 2001.

58. Polzin DJ. Chronic kidney disease. In Ettinger SJ, Feldman EC, editors: Textbook of veterinary internal medicine, ed 7, St Louis, 2010, Elsevier Saunders, pp 1990-2021.

59. DiBartola SP, Rutgers HC, Zack PM, et al: Clinicopathologic findings associated with chronic renal disease in cats: 74 cases (1973-1984).*J Am Vet Med Assoc* 190:1196-1202, 1987.

60. Sevastos N, Theodossiades G, Archimandritis AJ: Pseudohyperkalemia in serum: a new insight into an old phenomenon. *Clin Med Res* 6:30-32, 2008.

61. Thomason JD, Rockwell JE, Fallaw TK, et al: Influence of combined angiotensin-converting enzyme inhibitors and spironolactone on serum K⁺, Mg²⁺, and Na⁺ concentrations in small dogs with degenerative mitral valve disease. *J Vet Cardiol* 9:103-108, 2007.

62. Toll J, Erb H, Bimbaum N, et al: Prevalence and incidence of serum magnesium abnormalities in hospitalized cats. *J Vet Intern Med* 16:217-221, 2002.

63. Horwich TB, Fonarow GC, Hamilton MA, et al: Anemia is associated with worse symptoms, greater impairment in functional capacity and a significant increase in mortality in patients with advanced heart failure. *J Am Coll Cardiol* 39:1780-1786, 2002.

64. Farabaugh AE, Freeman LM, Rush JE, et al: Lymphocyte subpopulations and hematologic variables in dogs with congestive heart failure. *J Vet Intern Med* 18:505-509, 2004.

65. Palazzuoli A, Silverberg DS, Iovine F, et al: Effects of beta-erythropoietin treatment on left ventricular remodeling, systolic function, and B-type natriuretic peptide levels in patients with the cardiorenal anemia syndrome. *Am Heart J* 154:645, 2007, e9-15.

66. Hillege H, Nitsch D, Pfeffer M, et al: Renal function as a predictor of outcome in a broad spectrum of patients with heart failure. *Circulation* 113:671-678, 2006.

67. Cohen N, Gorelik O, Almoznino-Sarafian D, et al: Renal dysfunction in congestive heart failure, pathophysiological and prognostic significance. *Clin Nephrol* 61:177-184, 2004.

Medicando Gatos Muito Novos e Muito Velhos

Dawn Merton Boothe

A compreensão das diferenças fisiológicas e patológicas entre filhotes e idosos é essencial para o tratamento médico eficaz. Este capítulo enfoca alguns dos parâmetros clinicamente importantes que tendem a alterar a resposta a fármacos nesses extremos de idade. Há poucos dados em animais e, assim, as mudanças no padrão de disposição descritas em seres humanos e, quando apropriado em cães, são discutidas onde há ausência de dados específicos de felinos. Embora algumas dessas extrapolações pareçam relevantes,[1-4] existem limitações. O impacto das doenças relacionadas à idade não é discutido de forma abrangente neste capítulo. Os principais pontos do tratamento médico em gatos filhotes e idosos são resumidos nos Quadros 101-1 e 101-2.

Em gatos, a disposição do fármaco é caracterizada por diferenças singulares na sua movimentação e respostas, incluindo a predisposição a intoxicações; tais diferenças foram meticulosamente revistas em outras publicações.[3-6] Os efeitos dos extremos de idade sobre a disposição do fármaco em gatos são resumidos nas Tabelas 101-1 e 101-2. Uma vez que o impacto depende, em parte, das características fisicoquímicas do fármaco, principalmente de sua solubilidade em água ou lipídio, exemplos de medicamentos comumente usados que pertencem a uma ou outra categoria são listados na Tabela 101-3.

DISPOSIÇÃO DE FÁRMACOS NO GATO PEDIÁTRICO

Para os propósitos deste capítulo, o termo *pediátrico*, de um modo geral, se refere às 12 primeiras semanas de vida.[7] A identificação da idade distinta em que os gatos passam de neonatos a filhotes e pediátricos a adultos jovens é difícil. Embora não ocorram limites fisiológicos claros para cada um desses estágios, as alterações fisiológicas e anatômicas são profundas e influenciam a disposição do fármaco. As alterações associadas a cada um desses estágios afetam a disposição do fármaco, tornando o paciente pediátrico mais suscetível a reações adversas induzidas pelo medicamento. Todos os quatro determinantes da disposição do fármaco (i.e., absorção, distribuição, metabolismo e excreção [ADME]) sofrem alterações dramáticas durante o amadurecimento do neonato (Tabela 101-1),[2,8] e a importância clínica dessas sequelas varia com a idade e o estágio de desenvolvimento.

Absorção

Gatos filhotes apresentam menor capacidade de digerir energia, carboidratos e matéria orgânica em comparação a indivíduos com mais de 19 semanas de idade.[9] Devido à grande área superficial do intestino delgado, mesmo em neonatos, é provável que a *extensão* da absorção dos fármacos administrados por via oral não difira clinicamente entre animais pediátricos e adultos saudáveis. No entanto, a taxa de absorção tende a ser menor em animais pediátricos, provavelmente devido ao menor esvaziamento gástrico e ao peristaltismo intestinal irregular. Assim, o pico das concentrações plasmáticas de fármaco (PDCs) pode ser mais baixo em pacientes pediátricos. A menor taxa de absorção pode, na verdade, proteger o animal de concentrações tóxicas de fármaco.[10,11] No entanto, antes da absorção do colostro, a permeabilidade da mucosa intestinal é maior, aumentando a taxa e a extensão da absorção de fármacos e até mesmo permitindo que medicamentos normalmente não absorvidos pelo trato gastrointestinal (GI) (p. ex., aminoglicosídeos, beta-lactâmicos sensíveis a ácidos e sulfonamidas entéricas) atinjam a circulação sistêmica. A permeabilidade intestinal diminui rapidamente após a ingestão de colostro,[11,12] talvez pela liberação endógena de hidrocortisona ou hormônio adrenocorticotrópico. A suplementação exógena desses hormônios para a gata durante as 24 horas anteriores ao parto impede a maior permeabilidade, mas também a absorção do colostro.

Diversos outros fatores podem alterar a absorção de fármacos pelo intestino delgado de pacientes pediátricos:

- O pH gástrico é neutro no neonato e níveis ácidos adultos não são atingidos até algum tempo após o nascimento, dependendo da espécie.[10,12] O maior pH gástrico do neonato (acloridria) pode reduzir a absorção de muitos fármacos que requerem desintegração e dissolução ou são ionizados em um ambiente menos ácido (p. ex., ácidos fracos, como as penicilinas).
- As dietas lácteas podem reduzir a absorção de fármacos pela redução do esvaziamento gástrico ou interação medicamentosa direta (p. ex., o leite pode prejudicar a absorção de tetraciclinas).
- A "camada imperturbável de água", adjacente à área superficial das células mucosas em animais de todas as idades, é mais espessa no neonato do que em pacientes pediátricos mais velhos; isto pode limitar a taxa de absorção de alguns fármacos, principalmente daqueles que são hidrossolúveis.
- A absorção de fármacos lipossolúveis (p. ex., griseofulvina, vitaminas lipossolúveis) aumenta à medida que ocorre o amadurecimento da função biliar.
- A importância da colonização microbiana do trato GI e o impacto dos fármacos não foram avaliados, mas é possível que sejam profundos no paciente pediátrico. Além do sistema

Tabela 101-1	Alterações Clinicamente Relevantes Projetadas na Disposição de Fármacos no Paciente Pediátrico

Determinante da Disposição do Fármaco	Alterações Projetadas na Disposição do Fármaco
Absorção	Maior absorção oral nas primeiras 24 horas de vida (durante a absorção do colostro) Menor acidez GI, reduzindo a absorção de ácidos fracos A possível ligação do leite ao conteúdo luminal diminui a absorção de alguns fármacos Menor absorção de fármacos lipossolúveis A absorção parenteral não IV pode ficar mais lenta na presença de hipotermia
Distribuição	O maior volume de distribuição e as menores concentrações plasmáticas de muitos fármacos aumentam a meia-vida de eliminação A maior proporção de fluido extracelular reduz mais as concentrações plasmáticas de compostos hidrossolúveis do que dos fármacos lipossolúveis; aumento da meia-vida de eliminação Menor distribuição de compostos que se acumulam na gordura Menor ligação proteica de fármacos com alta ligação a proteínas, talvez aumentando a distribuição do fármaco livre; PDCs menores, aumento da meia-vida Menor distribuição aos órgãos periféricos em pacientes hipotérmicos A maior permeabilidade da barreira hematoencefálica aumenta o risco de toxicidade do SNC
Metabolismo	Menor metabolismo de fase I, que é ausente nas primeiras semanas e atinge os níveis adultos aos 3 a 4 meses; esta informação pode ser desafiada por evidências de que algum metabolismo pode exceder o observado em adultos Maior biodisponibilidade oral de fármacos que normalmente sofrem metabolismo de primeira passagem; menor resposta a compostos que devem ser metabolizados ao estado ativo (pró-drogas); maior eliminação (meia-vida) de fármacos metabolizados pelo fígado Menor metabolismo periférico de compostos
Excreção	A menor depuração renal até 2 a 3 meses de idade geralmente prolonga a meia-vida de fármacos hidrossolúveis

SNC, Sistema nervoso central; *GI,* gastrointestinal; *IV,* intravenoso; *PDC,* concentração plasmática do fármaco.

QUADRO 101-1 Principais Pontos da Tratamento Médico em Pacientes Pediátricos

- De modo geral, maiores doses e intervalos mais longos devem ser esperados para muitos fármacos usados em pacientes pediátricos. As exceções incluem os fármacos ativos no SNC devido à imaturidade da barreira hematoencefálica.
- É difícil prever o metabolismo hepático dos pacientes pediátricos, já que surgiram evidências de que esses indivíduos podem metabolizar fármacos com maior rapidez do que os adultos.
- Diversos antimicrobianos não são recomendados em pacientes pediátricos. Dentre esses, incluem-se o cloranfenicol, as tetraciclinas, a doxiciclina e os fármacos que passam pela circulação êntero-hepática (p. ex., clindamicina e, em certo grau, a doxiciclina), já que tendem a alterar a colonização normal do trato alimentar de pacientes pediátricos.

SNC, Sistema nervoso central.

QUADRO 101-2 Principais Pontos da Terapia Medicamentosa em Pacientes Geriátricos

- De modo geral, as alterações associadas ao envelhecimento predispõem o paciente geriátrico ao desenvolvimento de reações adversas a fármacos, devido à redução da depuração e da proteção de órgãos. O tratamento deve ser iniciado em doses baixas, que são aumentadas de forma lenta.
- Com a redução da função cardíaca, as respostas compensatórias secundárias redistribuem o fluxo sanguíneo para o cérebro e o coração, aumentando o risco de desenvolvimento de reações adversas a fármacos tóxicos para esses tecidos. A doença cardíaca pode exacerbar tais alterações.
- As doses de fármacos hidrossolúveis no gato geriátrico devem ser baseadas na massa magra; a dose de fármacos lipossolúveis deve ser baseada em mg/kg.
- As alterações na concentração plasmática de albumina podem ser clinicamente importantes em pacientes tratados com fármacos com alta afinidade por proteínas, com maior risco de desenvolvimento de reações adversas por aqueles fármacos que podem ser tóxicos, como os anti-inflamatórios não esteroidais.
- O risco de interações medicamentosas é maior em pacientes geriátricos, devido à presença de comorbidades e à necessidade de múltiplos tratamentos.

Tabela 101-2	Alterações Clinicamente Relevantes Projetadas na Disposição de Fármacos no Paciente Geriátrico
Determinante da Disposição do Fármaco	**Alterações Projetadas na Disposição do Fármaco**
Absorção	A menor motilidade esofágica pode aumentar o risco de erosão mucosa induzida pelo fármaco
	A menor motilidade gástrica prolonga o tempo até o pico de efeito
	A acidez gástrica alterada pode aumentar o risco de crescimento excessivo de bactérias ou alterar impacto de antimicrobianos sobre a microbiota GI
	A absorção de fármacos administrados por via oral geralmente é menor
	Menor gastroproteção
Distribuição	Menor índice de gordura e menor massa magra diminuem a distribuição, aumentam as PDCs e reduzem a meia-vida de fármacos hidrossolúveis
	Menor índice de gordura e menor massa magra aumentam as concentrações de fármaco e podem reduzir a meia-vida; em pacientes obesos, menor massa magra também aumenta as concentrações e reduz a meia-vida de fármacos hidrossolúveis, assim como aumenta a distribuição e prolonga a meia-vida de fármacos lipossolúveis
	Menor ligação proteica pode ser compensada pela depuração do composto livre
	Maior distribuição para o coração e o cérebro devido ao declínio da função cardíaca
	Menor distribuição de fármacos hidrossolúveis, aumentando as concentrações dos medicamentos e reduzindo a meia-vida
Metabolismo	Menor massa hepática e menores níveis de enzimas que metabolizam o fármaco (fases I e II) aumentam a meia-vida de muitos medicamentos, reduzem a formação de pró-drogas e aumentam a biodisponibilidade oral dos compostos que sofrem metabolismo de primeira passagem
	Menor fluxo sanguíneo hepático, menor depuração de fármacos limitados pelo fluxo e maior absorção de fármacos que sofrem metabolismo de primeira passagem
	Menor hepatoproteção aumenta o risco de hepatotoxicidade induzida pelo fármaco
Excreção	Menor TFG e menor depuração renal prolonga a meia-vida de eliminação
	Menor proteção renal aumenta o risco de nefrotoxicidade induzida pelo fármaco

TFG, Taxa de filtração glomerular; *GI,* gastrointestinal; *PDC,* concentração plasmática do fármaco.

imunológico, a microflora alterada pode, subsequentemente, modificar a resposta a fármacos antimicrobianos, o metabolismo extra-hepático ou a circulação êntero-hepática.[13,14]

A absorção dos fármacos administrados por via parenteral aos pacientes pediátricos também é diferente da observada em adultos. A taxa de absorção após a administração intramuscular muda com a idade, conforme o aumento da massa muscular e do fluxo sanguíneo que a acompanha e o amadurecimento das respostas vasomotoras.[13] Uma vez que a massa muscular é pequena, a administração subcutânea é frequentemente preferida em pacientes pediátricos. Novamente, a variabilidade das taxas de absorção subcutânea pode ser esperada com a idade. O menor compartimento de gordura, mas maior compartimento de água, pode acelerar a absorção em comparação a adultos.[15] O neonato é mais sujeito ao efeito da temperatura ambiental sobre a absorção subcutânea até o amadurecimento da termorregulação; a absorção subcutânea de fármaco pode exigir a manutenção do aquecimento do neonato e a correção da hipotermia.

No neonato e no paciente pediátrico, vias alternativas de administração devem ser consideradas. A absorção pela mucosa retal é rápida. A administração retal de fármacos ou fluidos pode ser usada em pacientes pediátricos em caso de dificuldade de cateterismo venoso, para redução das complicações associadas à administração intravenosa (p. ex., sedação, anestesia) ou inadequação da administração oral (p. ex., antieméticos). Dados limitados de estudos com bebês humanos indicam que os picos de concentrações plasmáticas após a administração retal podem ser maiores do que aqueles obtidos por outras vias.[13]

A administração intraperitoneal pode ser uma via importantíssima para a administração de sangue e fluidos, principalmente em neonatos com veias centrais inacessíveis. Os fluidos isotônicos são rapidamente absorvidos e até 70% das hemácias são absorvidas em 48 a 72 horas.[16] No entanto, uma vez que esta via de administração é acompanhada pelo risco de peritonite ou trauma, é preferida a administração intraóssea de sangue e fluidos na cavidade medular dos ossos longos (p. ex., fossa trocantérica do fêmur de filhotes grandes de 4 semanas de idade ou mais).[17,18]

A absorção de anestésicos voláteis pelo trato respiratório pediátrico é rápida, já que a ventilação por minuto é maior, tornando os filhotes mais sensíveis aos efeitos dessas substâncias.[7] Embora não seja uma via comum de administração de fármaco, é provável que a absorção transdérmica de fármacos seja maior em pacientes pediátricos por ser diretamente relacionada à hidratação da pele, que é maior em neonatos. A administração tópica de fármacos lipossolúveis que podem ser tóxicos (p. ex., hexaclorofeno, organofosfatos) não é recomendada. Da mesma maneira, a administração transdérmica de opioides (p. ex., adesivos de fentanil) não é recomendada.

Lactação

O animal lactente é um receptor inadvertido dos fármacos administrados à mãe. A maioria das informações pertinentes na

Tabela 101-3	Exemplos de Fármacos Caracterizados como Lipossolúveis (Lipofílicos, Hidrofóbicos) e Hidrossolúveis (Hidrofílicos, Lipofóbicos)

Fármacos Hidrossolúveis	Fármacos Lipossolúveis
Antimicrobianos	**Antimicrobianos**
Beta-lactâmicos (*penicilinas, *cefalosporinas)	Quinolonas fluoradas
Aminoglicosídeos	Sulfonamidas "potencializadas" (*sulfadiazina, *trimetoprima)
	Macrolídeos (p. ex., *azitromicina)
Fármacos Cardíacos	Clindamicina
Atenolol	Cloranfenicol
Lisinopril	Doxiciclina
*Enalapril	Metronidazol
Analgésicos	**Fármacos Cardíacos**
*Morfina	Metoprolol
	Carvedilol
	Benazepril
	*Enalapril
	Anlodipina
	Analgésicos
	Bupivacaína
	*Morfina
	Fentanil
	Buprenorfina
	Fármacos Ativos no Sistema Nervoso Central
	Antidepressivos tricíclicos
	Anticonvulsivantes (muitos)
	Toxinas
	Organofosfatos
	Glicocorticoides

*Estes agentes (marcados com asteriscos) podem ser hidrossolúveis ou lipossolúveis.

literatura veterinária é relacionada à excreção de fármacos no leite de animais de produção; aparentemente, não há informações em pequenos animais. Estudos em seres humanos indicam que os fármacos se difundem para o leite a partir da circulação materna. Os fármacos de baixo peso molecular (< 200 Daltons), não ionizados e altamente lipossolúveis que se ligam pouco a proteínas se difundem até a glândula mamária lactante com rapidez, enquanto fármacos hidrossolúveis se difundem de forma mais lenta.[19] A constante de dissociação ácido-básica (pK_a) de um fármaco determina, em grande parte, sua concentração no leite. O leite do animal tende a ser ácido em comparação ao pH plasmático. Consequentemente, embora o fármaco possa ser não ionizado no plasma e, assim, tenha maior tendência a se difundir no leite, pode se tornar ionizado e não difusível, uma vez no leite. Esse "aprisionamento de íons" pode concentrar os fármacos no leite. A razão entre fármaco no leite e no plasma é previsível, sendo maior para bases fracas e ácidos fracos cujo pK_a difere do pH do leite por 2 unidades de pH (+ 2 para ácidos e − 2 para bases). De modo geral, a quantidade de fármacos excretada no leite é menos

que 2% da dose materna.[19] No entanto, maiores concentrações podem ser esperadas caso o fármaco seja administrado à mãe por via intravenosa como bólus, infusão ou em doses repetidas.

Nem todos os fármacos ingeridos com o leite durante a amamentação serão absorvidos pelo trato GI do lactente. O leite, por exemplo, pode reduzir a absorção de alguns fármacos, enquanto as propriedades farmacocinéticas de outros medicamentos (p. ex., aminoglicosídeos) impedem sua absorção, exceto em animais muito jovens. No entanto, nem todos os fármacos necessitam ser absorvidos para causar efeitos adversos. Os antimicrobianos, por exemplo, podem, às vezes, alterar o desenvolvimento da flora do trato alimentar pediátrico.[14,21] Assim, é prudente não administrar fármacos possivelmente tóxicos à gata em lactação.

Distribuição

Os dois fatores mais importantes que contribuem para distribuição de fármacos em pacientes pediátricos são as diferenças nos compartimentos de fluidos corpóreos e a ligação dos fármacos às proteínas séricas. Os compartimentos de fluidos corpóreos sofrem alterações profundas com o crescimento do neonato. Tanto a porcentagem de água corpórea total quanto a razão de volumes dos compartimentos mudam com o amadurecimento. A porcentagem de água corpórea total diminui com a idade, mas a redução é mais substancial no compartimento extracelular do que intracelular (Tabela 101-1; Fig. 101-1).[22] Os requerimentos diários de fluidos são maiores nos neonatos e pacientes pediátricos, em parte porque uma maior proporção de seu peso corporal é representada pela água. Os efeitos dessas diferenças em compartimentos corpóreos dependem da distribuição normal do fármaco em questão. A maioria dos fármacos hidrossolúveis se distribui pelos fluidos extracelulares. Em pacientes pediátricos, o volume de distribuição desses fármacos é maior do que em adultos. Embora as menores PDCs decorrentes da maior distribuição possam proteger o paciente pediátrico de concentrações de fármaco que podem ser tóxicas,[23] maiores doses em mg/kg (p. ex., 20% a 30%) podem ser necessárias para a obtenção da eficácia terapêutica. Um padrão diferente pode ser esperado para os fármacos lipossolúveis, já que tendem a ser distribuídos na água corpórea total (tanto a distribuição intracelular quanto extracelular). Tais fármacos devem ser administrados em doses de acordo com o peso corpóreo (p. ex., mg/kg). A disposição de diversos antimicrobianos em neonatos foi revista por Baggot[24] e as diferenças de disposição foram geralmente similares àquelas descritas em seres humanos. A ampicilina, um fármaco hidrossolúvel, é caracterizada por volumes que são maiores em filhotes de cão e gato (três a quatro vezes maior) em comparação a adultos, gerando concentrações de fármaco mais baixas clinicamente significativas.[25,26] A distribuição da enrofloxacina, um medicamento lipossolúvel, é um tanto imprevisível e dependente da idade em filhotes de gato, sendo menor com 2 a 4 semanas, mas maior com 4 a 6 semanas.[27] Aqueles fármacos que são distribuídos em volume maior em pacientes pediátricos são caracterizados por maior meia-vida e, assim, pode ser necessário o aumento do intervalo de administração. Em alguns casos, esse efeito pode ser equilibrado pela maior depuração do fármaco, como foi demonstrado para a enrofloxacina em gatinhos de 6 semanas de idade.

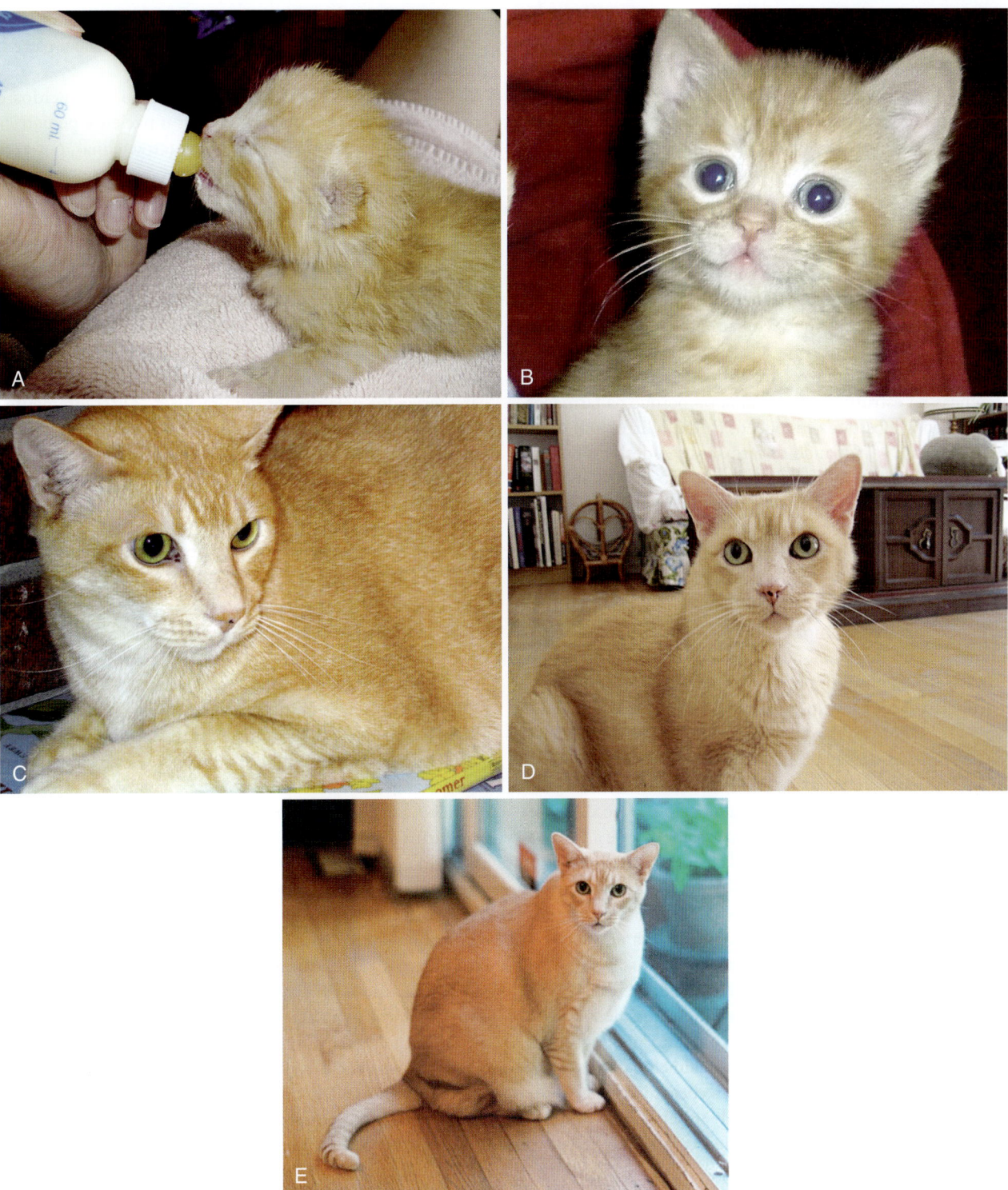

Figura 101-1: Com o envelhecimento, a composição corpórea do gato muda. O compartimento fluido extracelular representa a maior proporção da massa corpórea total no neonato **(A)** e diminui de forma progressiva até a idade adulta (3 semanas **[B],** adulto **[C]**). As doses de todos os fármacos, mas principalmente dos hidrossolúveis, podem precisar ser aumentadas em 25% a 10% (com diminuição da porcentagem conforme o crescimento do filhote) para obtenção da mesma concentração plasmática do fármaco que seria conseguida no gato adulto. **D,** O gato idoso geralmente apresenta grande perda do peso corpóreo total, incluindo a massa magra e a gordura. Nestes pacientes, a administração de doses excessivas é mais comum devido à perda de todas as massas. **E,** Menos comumente, alguns gatos idosos podem ser obesos. Nesses gatos, a administração excessiva de fármacos hidrossolúveis pode ser um problema caso a dose seja baseada em mg/kg, já que tais fármacos não se distribuem em gordura (p. ex., meloxicam). (**A** e **B,** Cortesia de Chantal Bourdon. **C, D** e **E,** Cortesia de Dr. Susan Little.)

Como a proporção de gordura corporal é menor em pacientes pediátricos do que em adultos, a distribuição de fármacos lipossolúveis que se acumulam no tecido adiposo (p. ex., organofosfatos, organoclorados e tiobarbitúricos de ação ultracurta) pode ser proporcionalmente menor. Assim, apesar da redução da meia-vida do fármaco, as PDCs podem passar a ser tóxicas. Muitos fármacos lipossolúveis têm alta afinidade por proteínas plasmáticas e se ligam a essas moléculas, facilitando sua movimentação pelo corpo. Tal ligação, no entanto, limita a distribuição aos tecidos. É difícil prever a distribuição de fármacos com alta ligação a proteínas no paciente pediátrico. As concentrações séricas de albumina, a qual muitos fármacos se ligam, e as glicoproteínas alfa-1 (que se ligam preferencialmente aos fármacos básicos) são menores em pacientes pediátricos.[28] A ligação proteica de fármacos também pode ser menor devido a diferenças na estrutura da albumina ou porque os fármacos competem com substratos endógenos (p. ex., bilirrubina) pelos sítios de ligação.[11,29] Quando os fármacos são deslocados, sua concentração no plasma e a distribuição de formas livres e farmacologicamente ativas nos tecidos aumentam. O risco de reações adversas pode também aumentar.[29] Com o aumento da distribuição, a meia-vida do fármaco pode se elevar, precisando de maiores intervalos de administração caso o medicamento possa ser tóxico. No entanto, a maior depuração do fármaco não ligado pode balancear o impacto da ligação proteica deslocada.

Diferenças no fluxo sanguíneo em órgãos regionais podem causar alterações clinicamente importantes na disposição de fármacos em filhotes devido às diferenças na excreção do medicamento.[30,31] Como o fluxo sanguíneo a tecidos bem vascularizados do corpo (p. ex., coração, cérebro) é maior e mais rápido,[7] o paciente pediátrico é mais suscetível à toxicidade cardíaca e do sistema nervoso central (SNC) induzida pelo fármaco. A possibilidade de toxicidade do SNC é ainda maior porque a barreira hematoencefálica é pouco desenvolvida logo após o nascimento. Da mesma maneira, embora os opioides geralmente sejam os sedativos, pré-medicações ou analgésicos preferidos por alguns clínicos,[7] pode ser necessário estar preparado para revertê-los nesses pacientes. A maior permeabilidade protege o cérebro neonatal da ausência de nutrientes em condições de estresse (p. ex., hipoglicemia, hipóxia e acidose) ao permitir a movimentação de substratos passíveis de oxidação, como o lactato, para as células cerebrais.[32] No entanto, os fármacos normalmente incapazes de atingir o cérebro adulto também podem chegar às células cerebrais suscetíveis, aumentando o risco de toxicidade do SNC.[33]

A fluidoterapia em pacientes pediátricos é influenciada por diversas características da distribuição do fármaco. Os pacientes pediátricos são predispostos à desidratação porque o compartimento fluido extracelular é maior, sua capacidade renal de conservação de água é menor, a razão entre a área de superfície e o peso corpóreo é grande e a perda de fluidos pela pele imatura é maior.[34] Os fluidos podem ser administrados por diversas vias. Os cristaloides administrados por via retal devem ser isotônicos; a rápida absorção retal de soluções hiperosmolares pode provocar hiperosmolaridade com risco de morte. A administração subcutânea pode ser uma via aceitável caso pequenos volumes de fluidos isotônicos aquecidos sejam administrados a pacientes com hidratação normal. A administração intraóssea de fluidos é uma via aceitável se uma veia central não puder ser acessada.[18,35] A reidratação oral é recomendada como terapia preferida para a desidratação causada por diarreia em pacientes pediátricos humanos.[36]

A distribuição diferencial do fármaco nos tecidos em crescimento também pode predispor o paciente pediátrico a intoxicações ou efeitos colaterais. As tetraciclinas, por exemplo, podem se ligar a cátions nos dentes em desenvolvimento antes da deposição do esmalte, provocando uma descoloração amarronzada.

Metabolismo

A eliminação do fármaco, através do metabolismo hepático e da excreção renal, é limitada em neonatos e pacientes pediátricos. Assim, muitos fármacos administrados a animais jovens são caracterizados pela menor depuração.[8,11] Diferentemente de bebês humanos, o metabolismo hepático de fármacos é imaturo em filhotes de cão no período periparto e neonatal.[37-39] Tanto as reações de fase I (i.e., oxidativas) e fase II (i.e., glucoronidação) são reduzidas. As diversas vias metabólicas amadurecem em diferentes taxas. Em filhotes de cão, a atividade de fase I pode não ocorrer ou não ser evidente até 9 dias de idade caso exista. A atividade parece aumentar de forma progressiva após o 25º dia, talvez sem atingir os níveis adultos até 135 dias após o parto.[38] O metabolismo de fármacos em pacientes pediátricos, no entanto, é bastante complexo. Por exemplo, Ecobichon e et al.[40] descobriram que, em filhotes de Beagle, os metabólitos de fase I diminuem com a idade; e no metabolismo de fase II, a glucoronidação é predominante, com a diminuição da sulfonação conforme o filhote cresce. A relevância para gatos não é clara, mas isso sugere que a expectativa tradicional de quando ocorre o amadurecimento das enzimas que metabolizam fármacos deve ser desafiada.

De modo geral, o menor metabolismo hepático de fármacos é refletido na menor depuração plasmática, maior meia-vida plasmática e PDCs possivelmente tóxicas. A redução da dose e/ou o prolongamento dos intervalos de administração podem ser indicados para alguns fármacos. Diversos antimicrobianos não são recomendados para pacientes pediátricos. Dentre estes, estão o cloranfenicol, as tetraciclinas, a doxiciclina e os medicamentos que sofrem circulação êntero-hepática (p. ex., clindamicina e, em certo grau, a doxiciclina), já que tendem a prejudicar a colonização normal do trato alimentar de pacientes pediátricos.

A biodisponibilidade oral de fármacos caracterizada pelo metabolismo de primeira passagem significativo em adultos (p. ex., opioides) é provavelmente maior em filhotes de cão e gato. Por outro lado, a resposta a pró-drogas (p. ex., prednisona) pode ser menor devido a menor formação de fármaco ativo. Isto pode também afetar outros medicamentos cujos metabólitos ativos contribuem de forma significativa para a eficácia do fármaco (p. ex., tramadol). Em filhotes, as enzimas hepáticas que metabolizam fármacos parecem ser induzíveis pelo fenobarbital e outros medicamentos. As concentrações de enzimas não hepáticas que metabolizam fármacos também parecem ser menores em pacientes pediátricos. Por exemplo, o nível plasmático menor de colinesterase em filhotes de cães pode aumentar a sensibilidade a organofosforados, succinilcolina e procaína; é provável que o mesmo ocorra em gatos filhotes.[40]

Excreção

A menor excreção renal diminui a depuração de fármacos eliminados por esta via e produtos do metabolismo de fase II em filhotes de cão. Embora o número de glomérulos continue constante durante o desenvolvimento pediátrico, a filtração glomerular e a função tubular renal aumentam de forma progressiva.[31,41] Os valores adultos podem não ser atingidos até aproximadamente 10 semanas de idade. Diferentemente da filtração e da secreção glomerular, a reabsorção tubular renal em filhotes de cão parece ser similar à observada em adultos desde que o volume e a composição dos fluidos corpóreos e eletrólitos sejam mantidos.[42,43] Os resultados das alterações do desenvolvimento sobre a função renal pediátrica incluem a menor depuração e a maior meia-vida dos fármacos (principalmente hidrossolúveis) excretados pelos rins. Tal padrão foi demonstrado em diversos fármacos. Em comparação às atuais recomendações para adultos, os pacientes pediátricos podem precisar de maiores doses de gentamicina devido ao maior volume de distribuição. No entanto, com a administração de uma dose diária, a necessidade de aumento dos intervalos entre as doses é menos clara, a não ser que haja evidências de disfunção renal em gatinhos não saudáveis com condições que aumentem a possibilidade de desenvolvimento de nefrotoxicidade induzida pela gentamicina (p. ex., desidratação). É interessante notar que, em filhotes de cão, os glomérulos não desenvolvidos podem, na verdade, protegê-los da nefrotoxicidade induzida por aminoglicosídeos.[2] Mais pesquisas são necessárias para o estabelecimento de doses seguras, embora eficazes, de gentamicina em gatos neonatos.

ALTERAÇÕES FISIOLÓGICAS NO PACIENTE GERIÁTRICO

As alterações relacionadas ao envelhecimento influenciam a disposição (farmacocinética) do fármaco (ADME) que, por sua vez, influencia as respostas plasmáticas (e, assim, as concentrações teciduais do medicamento) e corpóreas à substância (farmacodinâmica). Algumas alterações clinicamente importantes são descritas na Tabela 101-2. As alterações farmacocinéticas relacionadas à idade (gerontocinéticas) e farmacodinâmicas foram descritas de modo geral, embora muitos dados sejam extrapolados de seres humanos.[44-46] Em muitas espécies, o envelhecimento prejudica os mecanismos adaptativos e homeostáticos, aumenta a suscetibilidade a fatores externos e internos de estresse.[44] O estresse oxidativo, o envelhecimento mitocondrial e a apoptose contribuem para as alterações na disposição do fármaco em comparação aos adultos mais jovens. Os animais idosos são mais suscetíveis aos insucessos terapêuticos ou a eventos adversos aos fármacos devido às alterações fisiológicas normais relacionadas ao envelhecimento, à maior incidência de doença e à probabilidade de administração de múltiplos medicamentos em resposta à doença. Além disso, a redução dos mecanismos protetores normais dos órgãos podem aumentar o risco de desenvolvimento de eventos adversos. A idade em que as funções corpóreas passam do período de crescimento ao de decaimento (16 a 18 anos em seres humanos) não foi estabelecida em gatos. O envelhecimento é acompanhado pela perda permanente de até 30% das células do corpo, com uma perda paralela no consumo de oxigênio. A composição corpórea e as taxas regionais de fluxo sanguíneo se alteram e as funções fisiológicas geralmente declinam de forma constante com o aumento da idade. Enquanto em seres humanos e cães a diminuição das taxas metabólicas basais (em seres humanos, de 0,4% aos 45 anos) é acompanhada por uma redução correspondente nas necessidades calóricas, não há evidências de declínio relacionado à idade na ingestão calórica em gatos que, na verdade, apresentam aumento dos requerimentos de energia e proteína após os 11 anos de idade.[47] Não existem estatísticas sobre a massa e a função orgânica em gatos, mas, novamente, em seres humanos, a massa dos órgãos diminui em tamanho e função em aproximadamente 25%, gerando alterações correspondentes na disposição de fármacos. O impacto combinado dessas alterações entre os sistemas corpóreos pode influenciar toda a farmacocinética. Como em medicina humana, a abordagem de iniciar o tratamento com doses baixas e aumentá-las de forma gradativa pode se aplicar aos gatos idosos.

As alterações relacionadas à idade nos sistemas nervosos central e periférico são caracterizadas pela redução do peso do cérebro e do número de fibras periféricas e pela infiltração periférica por tecido conjuntivo.[45] O consumo de oxigênio e o fluxo sanguíneo cerebral diminuem, assim como o número de neurotransmissores. Em cães, alterações na barreira hematoencefálica são documentadas.[48]

No sistema cardiovascular geriátrico, há diminuição do débito cardíaco e aumento do tempo de trânsito da circulação. Em seres humanos, o débito cardíaco diminui cerca de 1% ao ano, com um declínio total de 30% a 40% em idosos. Da mesma maneira, o fluxo sanguíneo regional e orgânico cai.[45] O efeito total dessas alterações depende do movimento de cada fármaco. A absorção, o metabolismo e a excreção tendem a diminuir, enquanto a distribuição pode aumentar ou cair, dependendo do estado das respostas vasculares ou da retenção de fluidos.[45,49,50] Com a redução da função cardíaca, as respostas compensatórias secundárias redistribuem o fluxo sanguíneo para o cérebro e o coração, aumentando o risco de reações adversas a fármacos tóxicos para esses tecidos. A doença cardíaca pode exacerbar essas alterações.

No trato respiratório geriátrico humano, o volume pulmonar residual diminui em 50% e é acompanhado por uma redução na capacidade vital, na pressão parcial de oxigênio e na incorporação máxima de oxigênio. Além disso, a resposta central à hipóxia e à hipercapnia, como aquela induzida pelos analgésicos opioides, é menor.[45] Os anestésicos e outros agentes sedativos devem ser usados com maior cautela.

Com o envelhecimento, a deglutição diminui por causa da menor salivação e motilidade faríngea e esofágica. De modo geral, a administração oral de fármacos em gatos é associada a um risco maior devido à redução da motilidade esofágica; além disso, é provável que o risco de desenvolvimento de erosões esofágicas seja maior em gatos idosos.[51,52] A função gástrica é influenciada pela atrofia da mucosa e pela redução da secreção de ácido clorídrico, com subsequente aumento do pH gástrico. A motilidade gastrointestinal geralmente é menor. A atrofia das macrovilosidades e microvilosidades intestinais aumenta o risco de crescimento excessivo de bactérias. Essas sequelas tendem a diminuir a absorção e, assim, a PDC de fármacos administrados por via oral. As alterações na função GI (incluindo a redução dos mecanismos gastroprotetores) também podem predispor o paciente geriátrico a eventos adversos GI do fármaco, incluindo aqueles associados a quimioterápicos e anti-inflamatórios não esteroidais (AINEs). A capacidade de digestão dos principais nutrientes, como gordura e proteína, tende a ser menor em gatos idosos.[53] Como em seres humanos, a microbiota intestinal muda em cães e gatos idosos, com diminuição das proporções de lactobacilos e aumento de clostrídios (em cães)[54] e redução de bifidobactérias em gatos.[55] Além da resposta a antimicrobianos, essas alterações podem influenciar a circulação êntero-hepática de ácidos biliares e, talvez, de alguns fármacos.[56]

Em animais idosos, as alterações da função do fígado são importantes para os fármacos que precisam de metabolismo hepático.[57] Há redução do número e da função de hepatócitos, do fluxo sanguíneo hepático e esplâncnico, da oxidação hepática e dos níveis de citocromo P450 (a principal enzima que metaboliza fármacos). Os medicamentos de fluxo ou capacidade limitada são afetados. A depuração hepática de analgésicos opioides (que são caracterizados pelo metabolismo de primeira passagem, isto é, têm fluxo limitado) e analgésicos não esteroidais (eliminados principalmente pelo metabolismo hepático, isto é, têm capacidade limitada) é menor em pacientes geriátricos. A maior capacidade de resposta de pacientes geriátricos humanos aos analgésicos opioides, que faz com que precisem de 60% a 75% menos fármaco do que indivíduos mais jovens, foi atribuída a alterações na eliminação do fármaco.[58,59] As alterações na função hepática, na oxigenação e na nutrição também podem predispor ao desenvolvimento de hepatotoxicidade induzida por fármacos. Devido à menor função hepática, o gato idoso, ainda mais do que outras espécies, pode apresentar menor capacidade de geração de agentes hepatoprotetores endógenos, aumentando o risco de hepatotoxicidade induzida por fármacos.[4]

Com a redução do fluxo sanguíneo renal, a taxa de filtração glomerular e a capacidade secretória ativa do néfron caem de forma progressiva com a idade. Isso leva a um declínio similar da depuração renal. A excreção renal é a principal via de eliminação de muitos fármacos; portanto, as alterações na depuração renal tendem a prolongar a eliminação e aumentar as PDCs no paciente geriátrico. As alterações da função renal também tornam o paciente geriátrico mais suscetível ao desenvolvimento de reações adversas ao fármaco, como aquelas induzidas por aminoglicosídeos, inibidores da enzima conversora de angiotensina e analgésicos AINEs.

Alterações na Distribuição

A disposição do fármaco é influenciada por diversos fatores que mudam com a idade. Tais mudanças incluem, entre outras, a composição corpórea e as proteínas plasmáticas e teciduais que influenciam o movimento de fármacos do plasma para os tecidos e vice-versa. As alterações na composição corpórea podem estar entre as mais complexas no animal idoso.[60] O impacto do envelhecimento sobre a composição corpórea de gatos é variável. Embora gatos de meia-idade tendam a apresentar sobrepeso, os idosos geralmente emagrecem.[53] Assim, a proporção de água corpórea total, incluindo os fluidos extracelulares e intracelulares, tendem a diminuir. Pode-se esperar que as concentrações plasmáticas de fármacos hidrossolúveis sejam maiores em idosos em comparação a adultos jovens, mesmo em caso de administração por mg/kg de peso corpóreo; por outro lado, para os fármacos lipossolúveis, a administração por mg/kg de peso corpóreo pode compensar as possíveis alterações nas concentrações plasmáticas (Tabela 101-3). O erro em favor da subdosagem (p. ex., redução da dose de 25%) pode ser prudente naqueles fármacos caracterizados por janela terapêutica estreita. É importante notar que a meia-vida de eliminação de tais fármacos pode ser menor (em vez de maior), de modo que a mudança do intervalo de administração pode não ser tão eficaz quanto a alteração da dose.

Proteínas Teciduais

Os fármacos são carreados por proteínas do plasma para os tecidos, onde são inativados pela ligação a proteínas tissulares. Embora o teor plasmático proteico total provavelmente continue o mesmo no animal idoso, há aumento da proporção representada pela albumina e redução daquela representada pelas globulinas. As alterações da albumina plasmática podem ser clinicamente importantes em pacientes tratados com medicamentos com alta ligação proteica, com maior risco de adversidade daqueles fármacos possivelmente tóxicos, como os AINEs. A menor concentração de albumina pode aumentar a proporção de fármaco livre; é importante notar que, em muitos AINEs, a ligação proteica é de quase 99%. Uma redução de apenas 1% (p. ex., de 99% de ligação para 98%) dobra a concentração do medicamento farmacologicamente ativo. As consequências de uma maior PDC podem ser compensadas pela maior depuração, já que, de modo geral, apenas fármacos não ligados são passíveis de depuração hepática ou renal. Esse equilíbrio pode ser comprometido, porém, se os órgãos de depuração forem afetados de forma negativa. Assim, recomenda-se cuidado à administração simultânea de fármacos com alta capacidade de ligação a proteínas caso um deles possa ser tóxico.

Diversas proteínas transportadoras são responsáveis pela ligação dos fármacos aos tecidos. Entre as muitas notáveis, estão as proteínas de influxo e efluxo, que movem os fármacos para dentro e para fora das células.[4] Uma vez que tais proteínas tendem a estar localizadas em portais de entrada (locais onde os fármacos adentram o corpo) e santuários (locais protegidos pelo corpo do influxo indesejado de fármaco), a movimentação alterada de medicamentos pode levar a concentrações maiores ou menores do que as desejadas. Diferenças e, especificamente, deficiências observadas em gatos foram demonstradas nas proteínas responsáveis pelo efluxo de fluoroquinolonas fototóxicas da retina.[61] É provável que o gato idoso seja predisposto às consequências das deficiências por alterações no número ou na função de proteínas de efluxo, assim como às mudanças na eliminação dos fármacos (principalmente da enrofloxacina) com o declínio da função renal.

Sensibilidade de Receptores e Farmacodinâmica

Os pacientes geriátricos respondem de forma diferente a alguns medicamentos, sugerindo que a sensibilidade de receptores teciduais aos fármacos é alterada. As modificações no número ou na capacidade de resposta dos receptores foram implicadas, mas não documentadas.[45,46] Alterações fisiológicas, como da neurotransmissão ou dos constituintes intracelulares, também foram sugeridas. Por exemplo, embora humanos idosos tendam

QUADRO 101-3 Como Ajustar Doses ou Intervalos de Fármacos Possivelmente Tóxicos

O *clearance* de creatinina ou a concentração sérica de creatinina pode ser usada no ajuste de doses ou intervalos de fármacos possivelmente tóxicos:

$$\text{Nova dose} = \text{dose anterior} \times \frac{\text{clearance de creatinina do paciente}}{\text{clearance normal de creatinina}}$$

ou

$$\text{Nova dose} = \text{dose anterior} \times \frac{\text{concentração sérica normal de creatinina}}{\text{creatinina sérica do paciente}}$$

A resposta mais apropriada pode ser a alteração do intervalo:

$$\text{Novo intervalo} = \text{intervalo antigo} \times \frac{\text{clearance normal de creatinina}}{\text{clearance de creatinina do paciente}}$$

ou

$$\text{Novo intervalo} = \text{intervalo antigo} \times \frac{\text{creatinina sérica do paciente}}{\text{concentração sérica normal de creatinina}}$$

Por exemplo, se a concentração sérica de creatinina é o dobro do normal, o fármaco geralmente administrado a cada 12 horas seria dado a cada 24 horas ou a dose seria reduzida em 50%. Se apenas metade do fármaco for eliminada pelos rins, o intervalo precisaria ser prolongado em apenas 50% (i.e., 18 horas). Assim, seria mais prático reduzir a dose em 25%.

---

a sentir mais dor em comparação a adultos jovens, as alterações da função neurológica podem reduzir a percepção da dor.[62] Assim, a necessidade de terapia analgésica geralmente não é detectada e ferramentas alternativas para avaliação da dor foram desenvolvidas para pessoas idosas.[62] Além disso, os pacientes geriátricos apresentam menor capacidade de resposta a muitos medicamentos analgésicos.

Gato Idoso Doente

Os animais idosos tendem a ser acometidos por doenças que afetam não apenas a disposição de fármacos, mas também a receptividade dos tecidos aos medicamentos e a proteção dos órgãos.[59] As alterações recomendadas na disposição do fármaco na presença de doenças podem ser profundas. Essas modificações foram revistas em outras publicações e devem ser consideradas.[4] No entanto, a doença renal é uma das alterações com efeitos mais previsíveis sobre a disposição de fármacos. De modo geral, a depuração de qualquer fármaco (ou quaisquer de suas proporções) muda de acordo com o fluxo sanguíneo renal (Quadro 101-3). Na doença hepática, embora nenhum exame clínico laboratorial preveja, de forma precisa, o impacto da enfermidade sobre a disposição do fármaco, como regra geral, se a concentração de albumina for normal, é provável que o metabolismo do medicamento não seja influenciado de forma substancial. Os fármacos que sofrem alto metabolismo de primeira passagem, no entanto, são proporcionalmente influenciados em caso de *shunt* portossistêmico.

O sistema imune do paciente geriátrico não é tão eficaz quanto o do adulto[63] (Cap. 97). Assim, pode ser prudente administrar antimicrobianos bactericidas e minimizar o uso de medicamentos imunossupressores. Além disso, há maior tendência de administração de diversos fármacos ao paciente geriátrico, o que aumenta a probabilidade de interações medicamentosas. Por fim, as doenças de alguns órgãos podem predispô-los ao desenvolvimento de toxicidade induzida por fármacos.

Referências

1. Dowling P: Geriatric pharmacology. *Vet Clin North Am Small Anim Pract* 35(3):557-569, 2005.
2. Boothe DM, Tannert K: Special considerations for drug and fluid therapy in the pediatric patient. *Compend Contin Educ Pract Vet* 14:313-329, 1991.
3. Jolivette LJ, Ward KW: Extrapolation of human pharmacokinetic parameters from rat, dog, and monkey data: molecular properties associated with extrapolative success or failure. *J Pharm Sci* 94:1467-1483, 2005.
4. Boothe DM: Factors affecting drug disposition. In Boothe DM, editor: *Small animal clinical pharmacology and therapeutics*, ed 2, St Louis, 2012, Elsevier, pp 34-70.
5. Shah SS, Sanda S, Regmi NL, et al: Characterization of cytochrome P450-mediated drug metabolism in cats. *J Vet Pharmacol Ther* 30:422-428, 2007.
6. Boothe DM: Drug therapy in cats. Mechanisms and avoidance of adverse drug reactions. *J Am Vet Med Assoc* 196:1297-1306, 1990.
7. Robinson EP: Anesthesia of pediatric patients. *Compend Contin Educ Pract Vet* 5(12):1004-1011, 1983.
8. Green TP, Mirkin BL: Clinical pharmacokinetics: pediatric considerations. In Benet LZ, Massoud N, Gambertoglio JG, editors: *Pharmacokinetic basis for drug treatment*, New York, 1984, Raven Press, pp 269-282.
9. Harper EJ, Turner CL: Age-related changes in apparent digestibility in growing kittens. *Reprod Nutr Dev* 40:249-260, 2000.
10. Heimann G: Enteral absorption and bioavailability in children in relation to age. *Eur J Clin Pharmacol* 18:43-50, 1980.
11. Rane A, Wilson JT: Clinical pharmacokinetics in infants and children. In Gibaldi M, Prescott L, editors: *Handbook of clinical pharmacokinetics*, New York, 1983, ADIS Health Science Press, pp 142-168.
12. Gillette DD, Filkins M: Factors affecting antibody transfer in the newborn puppy. *Am J Physiol* 210(2):419-422, 1966.
13. Morselli PL, Morselli RF, Bossi L: Clinical pharmacokinetics in newborns and infants: age-related differences and therapeutic implications. In Gibaldi M, Prescott L, editors: *Handbook of clinical pharmacokinetics*, New York, 1983, ADIS Health Science Press, pp 99-141.
14. Jones RL: Special considerations for appropriate antimicrobial therapy in neonates. *Vet Clin North Am Small Anim Pract* 17(3):577-601, 1987.
15. Shifrine M, Munn SL, Rosenblatt LS, et al: Hematologic changes to 60 days of age in clinically normal beagles. *Lab Anim* 23(6):894-898, 1973.

16. Authement JM, Wolfsheimer KJ, Catchings S, et al: Canine blood component therapy: product preparation, storage, and administration. *J Am Anim Hosp Assoc* 23:483-493, 1987.

17. Fiser DH: Intraosseous infusion. *N Engl J Med* 322(22):1579-1581, 1990.

18. Little S: Feline pediatrics: how to treat the small and the sick. *Compendium* 33:E1-E6, 2011.

19. Berlin CM: Pharmacologic considerations of drug use in the lactating mother. *Obstet Gynecol* 58(5):17S-23S, 1981.

20. Rasmussen F: Excretion of drugs by milk. In Brodie BB, Gillette JR, editors: *Handbook of experimental pharmacology, vol 28: concepts in biochemical pharmacology, part I*, New York, 1979, Springer-Verlag, pp 390.

21. Smith HW: The development of the flora of the alimentary tract in young animals. *J Pathol Bacteriol* 90:495-513, 1965.

22. Sheng HP, Huggins RA: Growth of the beagle: changes in the body fluid compartments. *Proc Soc Exp Biol Med* 139:330-335, 1972.

23. Davis LE, Westfall BA, Short CR: Biotransformation and pharmacokinetics of salicylate in newborn animals. *Am J Vet Res* 34(8):1105-1108, 1973.

24. Baggot JD: Principles of antimicrobial bioavailability and disposition. In Prescott JF, Baggot JD, Walker RD, editors: *Antimicrobial therapy in veterinary medicine*, ed 3, Ames, IA, 2000, Blackwell, pp 50-87.

25. Goldstein R, Lavy E, Shem-Tov M, et al: Pharmacokinetics of ampicillin administered intravenously and intraosseously to kittens. *Res Vet Sci* 59:186-187, 1995.

26. Lavy E, Goldstein R, Shem-Tov M, et al: Disposition kinetics of ampicillin administered intravenously and intraosseously to canine puppies. *J Vet Pharmacol Ther* 18:379-381, 1995.

27. Seguin MA, Papich MG, Sigle K: Pharmacokinetics of enrofloxacin in neonatal kittens. *Am J Vet Res* 65:350-356, 2004.

28. Poffenbarger EM, Ralston SL, Chandler ML, et al: Canine neonatology, part I. Physiological differences between puppies and adults. *Compend Contin Educ Pract Vet* 12(11):1601-1609, 1990.

29. Ehrnebo M, Agurell S, Jalling B, et al: Age differences in drug binding by plasma proteins: studies on human fetuses, neonates and adults. *Eur J Clin Pharmacol* 3:189-193, 1973.

30. Horster M, Kemler BJ, Valtin H: Intracortical distribution of number and volume of glomeruli during postnatal maturation in the dog. *J Clin Invest* 50:796-800, 1971.

31. Horster M, Valtin H: Postnatal development of renal function: micropuncture and clearance studies in the dog. *J Clin Invest* 50:779-795, 1971.

32. Hellmann J, Vannucci RC, Nardis EE: Blood-brain barrier permeability to lactic acid in the newborn dog: lactate as a cerebral metabolic fuel. *Pediatr Res* 16:40-44, 1982.

33. Ginsberg G, Hattis D, Russ A, et al: Pharmacokinetic and pharmacodynamic factors that can affect sensitivity to neurotoxic sequelae in elderly individuals. *Environ Health Perspect* 113:1243-1249, 2005.

34. Kerner JA, Sunshine P: Parenteral alimentation. *Semin Perinatol* 3(4):417-434, 1979.

35. Otto CM, Kaufman GM, Crowe DT: Intraosseous infusion of fluids and therapeutics. *Compend Contin Educ Pract Vet* 11(4):421-431, 1989.

36. Hirschhorn N: Oral rehydration therapy for diarrhea in children: a basic primer. *Nutr Rev* 40(4):97-104, 1982.

37. Reiche R: Drug disposition in the newborn. In Ruckesbusch P, Toutain P, Koritz D, editors: *Veterinary pharmacology and toxicology*, Westport, CT, 1983, AVI Publishing, pp 49-55.

38. Peters EL, Farber TM, Heider A, et al: The development of drug-metabolizing enzymes in the young dog. *Fed Proc Am Soc Biol* 30:560, 1971.

39. Inman RC, Yeary RA: Sulfadimethoxine pharmacokinetics in neonatal and young dogs. *Fed Proc Am Soc Biol* 30:560, 1971.

40. Ecobichon DJ, D'Ver AS, Ehrhart W: Drug disposition and biotransformation in the developing beagle dog. *Fundam Appl Toxicol* 11:29-37, 1988.

41. Cowan RH, Jukkola AF, Arant BS: Pathophysiologic evidence of gentamicin nephrotoxicity in neonatal puppies. *Pediatr Res* 14:1204-1211, 1980.

42. Kleinman LI: Renal bicarbonate reabsorption in the newborn dog. *J Physiol* 281:487-498, 1978.

43. Bovee KC, Jezyk PF, Segal SC: Postnatal development of renal tubular amino acid reabsorption in canine pups. *Am J Vet Res* 45(4):830-832, 1984.

44. McLean AJ, Le Couteur DG: Aging biology and geriatric clinical pharmacology. *Pharmacol Rev* 56(2):163-184, 2004.

45. Ritschel WA: *Gerontokinetics: the pharmacokinetics of drugs in the elderly*. Caldwell, NJ, 1988, Telford Press, pp 1–16.

46. Feely J, Coakley D: Altered pharmacodynamics in the elderly. *Clin Pharm* 6:269-283, 1990.

47. Harper EJ: Changing perspectives on aging and energy requirements: aging and digestive function in humans, dogs and cats. *J Nutr* 128(12 Suppl):2632S-2635S, 1998.

48. Morita TY, Mizutani Y, Sawada M, et al: Immunohistochemical and ultrastructural findings related to the blood-brain barrier in the blood vessels of the cerebral white matter in aged dogs. *J Comp Pathol* 133:14-22, 2005.

49. Benowitz NL: Effects of cardiac disease on pharmacokinetics: pathophysiologic considerations. In Benet LZ, Massoud N, Gambertoglio JG, editors: *Pharmacokinetic basis for drug treatment*, New York, 1984, Raven Press, pp 89-104.

50. Aucoin DP: Drug therapy in the geriatric animal: the effect of aging on drug disposition. *Vet Clin North Am Small Anim Pract* 19:41-48, 1989.

51. Westfall DS, Twedt DC, Steyn PF, et al: Evaluation of esophageal transit of tablets and capsules in 30 cats. *J Vet Intern Med* 15(5):467-470, 2008.

52. Carlborg B, Densert O: Esophageal lesions caused by orally administered drugs. An experimental study in the cat. *Eur Surg Res* 12(4):270-282, 1980.

53. Perez-Camargo G, Young L: Nutrient digestibility in old versus young cats. *Compendium* 27(3A):84, 2005.

54. Benno Y, Nakao H, Uchida K, et al: Impact of the advances in age on the gastrointestinal microflora of beagle dogs. *J Vet Med Sci* 54:703-706, 1992.

55. Patil AR, Czarnecki-Maulden GL, Dowling KE: Effect of advances in age on fecal microflora of cats. *FASEB J.* 14(4):A488, 2000.

56. Hickman MA, Bruss ML, Morris JG, et al: Dietary-protein source (soybean vs casein) and taurine status affect kinetics of the enterohepatic circulation of taurocholic acid in cats. *J Nutr* 122:1019-1028, 1992.

57. Sheaker S, Bay M: Drug disposition and hepatotoxicity in the elderly. *J Clin Gastroenterol* 18:232-237, 1994.

58. Enck RE: Pain control in the ambulatory elderly. *Geriatrics* 46:49-60, 1991.

59. Workman BS, Ciccone V, Christophidis N: Pain management for the elderly. *Aust Fam Physician* 18:1515-1527, 1989.

60. Lawler DE, Evans RH, Larson BT, et al: Influence of lifetime food restriction on causes, time, and predictors of death in dogs. *J Am Vet Med Assoc* 226:225-231, 2005.

61. Wiebe V, Hamilton P: Fluoroquinolone-induced retinal degeneration in cats. *J Am Vet Med Assoc* 221:1508-1571, 2002.

62. Schofield PA: The assessment and management of peri-operative pain in older adults. *Anaesthesia* 69(Suppl 1):54-60, 2014.

63. Schultz RD: The effects of aging on the immune system. *Compend Contin Educ Pract Vet* 6(12):1096-1105, 1984.

Terapia de Suporte e Ressuscitação Neonatal em Gatos

Michelle Kutzler

As características anatômicas e fisiológicas únicas dos pacientes felinos neonatais tornam a terapia de emergência e a ressuscitação especialmente desafiadoras. Para esses pacientes, não se pode confiar nos parâmetros de adultos. Para os propósitos deste capítulo, serão considerados neonatos os filhotes com menos de 3 semanas de idade. Para propiciar o cuidado ideal para os gatinhos em uma situação de cuidados intensivos neonatais, o veterinário deve estar familiarizado com os sinais vitais normais, com os cuidados de enfermagem (p. ex., manejo da dor), com as terapias de ressuscitação cardiovascular e de fluidos e com as prováveis doenças (p. ex., isoeritrólise neonatal).

EXAME FÍSICO DE NEONATOS CRÍTICOS

Quando apresentado a um neonato criticamente doente ou que precise de ressuscitação, é importante que o veterinário disponha de alguns minutos para realizar um exame físico completo. Em medicina humana, a avaliação de rotina é feita imediatamente após o nascimento para identificar os recém-nascidos que necessitem de pronta intervenção médica. Em 1952, a Dra. Virginia Apgar[1] desenvolveu um sistema de escore simples e confiável para a avaliação de bebês humanos que também tem sido utilizado para avaliar a eficácia das manobras de ressuscitação neonatal.[2] O sistema de escore de Apgar foi modificado para filhotes de cães e demonstrou boa correlação com as avaliações de viabilidade neonatal e com o prognóstico de sobrevivência a curto prazo (Tabela 102-1).[3] Embora não haja pesquisas similares para filhotes de gatos, esse sistema de escore tem sido utilizado por clínicos em gatos neonatos.

A frequência cardíaca normal para gatos neonatos é maior do que 220 batimentos por minuto. Ao nascimento, a frequência respiratória normal varia de 10 a 18 movimentos por minuto, e aumenta para 16 a 32 respirações por minuto (comparável à de um animal adulto) ao redor de 1 semana de idade.[4] A temperatura retal normal em filhotes felinos é de 35 a 36°C durante a primeira semana de vida e depois aumenta para 37 a 38,2°C durante o restante do período neonatal.[4] A coloração de mucosa e o tempo de preenchimento capilar são bons indicadores de hidratação e perfusão em neonatos.[5] Durante a primeira semana de vida, os neonatos geralmente apresentam as mucosas hiperêmicas.[6] Os métodos típicos para a avaliação da hidratação em animais adultos (p. ex., turgor de pele) não são confiáveis para neonatos pois estes apresentam maior conteúdo de água no corpo e menor conteúdo de gorduras quando comparados aos adultos. Além disso, a urina não é concentrada em neonatos, mesmo nos casos de desidratação severa.

RESSUSCITAÇÃO CARDIOPULMONAR EM NEONATOS

Ao nascimento, a sobrevivência inicial depende da habilidade do neonato de eliminar o líquido amniótico dos pulmões, expandir os pulmões com ar e começar a respirar. A sucção das vias aéreas com bulbo pode ajudar a eliminar o líquido acumulado (Fig. 102-1). Deve-se evitar a sucção exagerada das vias aéreas com equipamentos de sucção pois esta pode causar resposta vagal ou laringoespasmo. Esfregar o neonato de forma gentil, porém enérgica sobre todo o corpo irá estimular a respiração. Especificamente, o estímulo das regiões genital ou umbilical induz a respiração reflexa durante os primeiros 3 dias de vida. Isso pode ser utilizado para estimular a respiração em neonatos que estejam respirando pouco ou de maneira ineficiente.[7]

A recomendação tradicional para gentilmente "balançar" os neonatos (em que o neonato é abraçado pelas mãos em concha e balançado em um movimento para baixo, desde a altura do meio do torso até a altura dos joelhos para remover o líquido amniótico das vias aéreas e pulmão) pode resultar em trauma intracraniano. Embora o pescoço e a cabeça geralmente sejam apoiados durante o "balanço", a rápida desaceleração (linear ou rotacional) é suficiente para induzir uma hemorragia intracraniana significativa (subdural e intracerebral), consistente com a "síndrome do bebê chacoalhado".[8]

Embora não tenham sido feitos estudos clínicos em filhotes de gato, o uso do ponto de acupuntura Renzhong (JenChung, VG26) também pode estimular a respiração.[9]

Tabela 102-1	Escore de Apgar Modificado para Uso durante a Ressuscitação de Neonatos Caninos		
Parâmetro	Escore		
	0	**1**	**2**
Frequência cardíaca	Menos de 180 bpm	180-220 bpm	Mais de 220 bpm
Esforço respiratório	Sem vocalização, com menos de 6 respirações/min	Vocalização leve, com 6-15 respirações/min	Vocalização com mais de 15 respirações/min
Coloração de mucosa	Cianóticas	Pálidas	Rósea
Irritabilidade reflexa	Sem vocalização e sem retração de membro posterior	Vocalização fraca e retração de membro posterior fraca	Vocalização com rápida retração de membro posterior
Movimento espontâneo	Ausência de movimento	Movimento fraco	Movimento forte

Reimpresso com a permissão de Veronesi MC, Panzani S, Faustini M, et al.: An Apgar scoring system for routine assessment of newborn puppy viability and short-term survival prognosis. *Theriogenology* 72:401-407, 2009.
Embora não haja pesquisas similares publicadas sobre felinos, este escore tem sido utilizado para gatos neonatos. Um escore de 7 a 10 é indicativo de ausência de sofrimento fetal; um escore de 4 a 6 é indicativo de sofrimento moderado; um escore de 0 a 3 é indicativo de sofrimento severo. Escores Apgar de 6 ou menos requerem intervenção imediata.

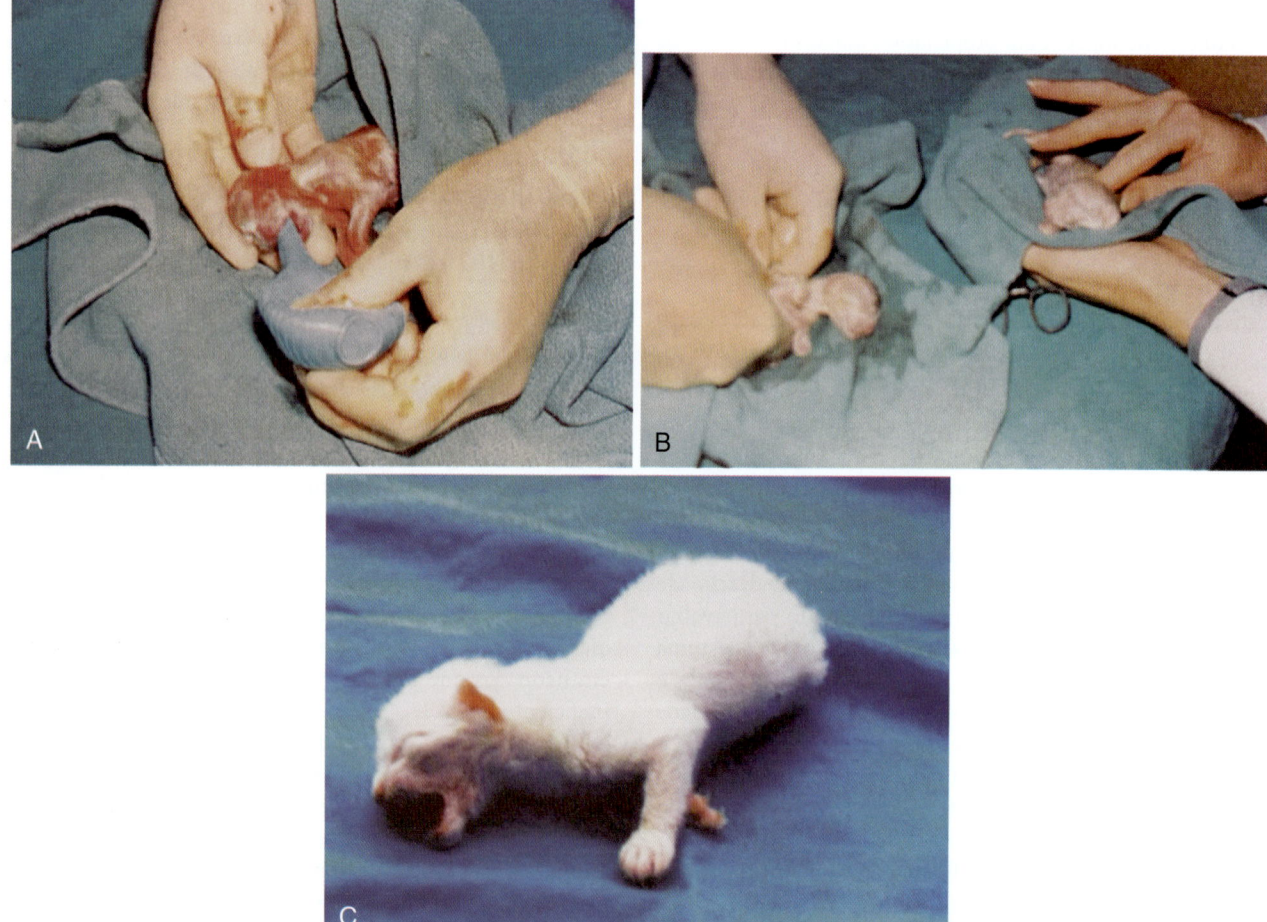

Figura 102-1: A estimulação da respiração é um componente essencial da ressuscitação neonatal. **A,** Ao nascimento, a sucção das vias aéreas com bulbo pode ajudar a remover qualquer fluido acumulado. **B,** A fricção gentil porém firme do neonato sobre todo o seu corpo vai estimular as respirações. Entretanto, se o sofrimento respiratório persistir (**C**), serão necessárias a oxigenoterapia e a ventilação com pressão positiva. (reimpresso com a permissão de McMichael M: Emergency and critical care issues. In Peterson ME, Kutzler MA, editors: *Small animal pediatrics: the first twelve months of life*, St Louis, 2011, Elsevier Saunders, pp 73-81.)

Uma agulha 25 G é inserida no plano nasal, na base das narinas, e rotacionada quando houver contato com o osso. O Doxapram tem sido comumente utilizado para ressuscitação neonatal, mas seu uso na medicina veterinária é controverso.[9] Na medicina humana, o Doxapram raramente é utilizado em neonatos. O Doxapram pode ser administrado sob a língua (sublingual) para estimular a respiração em um neonato sem iniciativa respiratória. Entretanto, a eficácia do Doxapram é muito diminuída se o cérebro estiver em hipóxia, portanto a administração durante a hipoventilação dificilmente resultará em resposta favorável.[10]

Os neonatos apresentam respostas profundamente diferentes dos animais adultos à hipóxia. Por exemplo, os neonatos em hipóxia têm bradicardia que não é mediada pelo vago, apesar da evidência de maturidade parassimpática nesses animais.[7] Na verdade, a administração de agentes parassimpatolíticos (p. ex., atropina) para neonatos apenas exacerba a hipóxia do miocárdio pelo aumento da demanda de oxigênio, sendo assim contraindicada.[9] O tratamento mais efetivo para a bradicardia neonatal é aumentar a pressão parcial de oxigênio arterial por meio da suplementação de oxigênio. De acordo com as recomendações para ressuscitação neonatal em humanos, "a ventilação dos pulmões é a medida individual mais efetiva na ressuscitação cardiopulmonar de bebês comprometidos".[11] O oxigênio deve ser fornecido por meio de máscara facial selada ou por tubo endotraqueal (tamanhos 1 e 2 não inflados). Para pacientes muito pequenos, pode-se substituir o tubo endotraqueal por um cateter intravenoso 12 a 16 G.[9] Se não estiver respirando, o neonato deve ser ventilado a 40 a 60 respirações por minuto. A ressuscitação respiratória deve ser feita por cerca de 30 segundos antes que sejam iniciadas as compressões cardíacas, caso estas sejam necessárias. Se o tórax não estiver se expandindo, deve-se conferir a vedação da máscara ou do tubo endotraqueal. A cabeça e o pescoço devem ficar estendidos para facilitar o movimento de entrada de ar para a traqueia e limitar a quantidade de ar forçada para o interior do estômago pelo esôfago.

Embora a expansão pulmonar seja essencial para que haja a ventilação adequada, a sobre-expansão também causa danos graves, então deve-se usar pressão mínima para a ventilação (pressão de 20 a 30 cm de H_2O aplicada por até 3 segundos).[9] Uma bolsa de ressuscitação criada para pacientes humanos pediátricos (p. ex., Pediatric Bag Valve Mask, Galls Emergency Products, Carlsbad, Califórnia) deve ser usada. A terapia com oxigênio deve ser mantida em 0,4 ou abaixo de uma fração do oxigênio inspirado para evitar a toxicidade do oxigênio, o que seria uma preocupação ainda maior em neonatos do que em adultos. A suplementação excessiva de oxigênio em neonatos causa a fibroplasia retrolental, que pode levar à cegueira permanente.[12]

Após ressuscitação respiratória, nos gatinhos com frequência cardíaca baixa persistente (40 a 60 batimentos por minuto), deve-se iniciar as compressões torácicas laterais com o polegar e o dedo indicador, em uma taxa de 1 a 2 batimentos por segundo, pausando para as respirações.[9] Para neonatos em parada cardíaca, e quando o suporte respiratório e as compressões torácicas tiverem falhado em desencadear

batimentos cardíacos, pode-se administrar epinefrina (0,1 a 0,3mg/kg) por via IV ou intraóssea (IO).[9] Havia uma recomendação para o uso de Naloxona em todos os neonatos apneicos. Esta se baseava nos achados de que havia um pico de endorfinas no momento do parto (especialmente em partos laboriosos), que seria associado à depressão respiratória. Entretanto, as pesquisas mostraram que o uso de Naloxona não é eficiente e pode até ser deletério se administrado a um paciente hipoxêmico, já que ele pode piorar a bradicardia existente. Seu uso ainda pode ser benéfico nos casos em que o neonato mostra sinais de depressão respiratória e que a fêmea tenha recebido injeção de opioide antes ou durante uma cirurgia cesariana.

Quando os acessos IV ou IO estiverem indisponíveis, há recomendações para administração endotraqueal de epinefrina em uma dose duas a três vezes maior do que a dose IV. O fármaco deve ser diluído em um volume apropriado de solução fisiológica (NaCl 0,9%, 0,5mL/2kg de peso) e injetada por meio de um cateter que se estenda até logo além da extremidade do tubo endotraqueal. A administração endotraqueal da dose padrão IV de epinefrina deve ser evitada, pois causa uma diminuição da pressão arterial mediada por receptores beta-adrenérgicos não combatida pela vasoconstrição alfa-adrenérgica. Entretanto, a administração endotraqueal de vasopressina (1IU/kg) deve ser uma opção melhor para o tratamento da parada cardíaca, pois estimula a pressão sanguínea em vez de diminuir a pressão, além de ter um efeito mais rápido, vigoroso e prolongado.[13] O uso de vasopressina foi bem-sucedido como terapia de resgate para crianças após parada cardíaca prolongada.[14]

O uso de bicarbonato de sódio na ressuscitação neonatal é controverso. As recomendações do Manual da American Heart Association sobre Suporte Avançado para a Vida Neonatal em humanos não recomendam o bicarbonato como terapia de linha de frente, pois faltam evidências para sua eficácia.[15] Entretanto, nos casos em que a ventilação adequada é estabelecida mas não houve resposta a outras terapias e não há sucesso após um esforço de ressuscitação prolongado, o bicarbonato de sódio pode ser útil.[9] Se após 15 minutos de ressuscitação não houver retorno à respiração espontânea e circulação adequada, alguns casos sem comprovação responderam à administração IV de 0,5 a 1,0mL/kg de bicarbonato de sódio (8,4%) na veia umbilical, diluído na proporção de 1:2 em água estéril ou solução fisiológica.[9] O bicarbonato não deve ser administrado pela via endotraqueal. A ventilação deve ser continuada durante e após a administração porque o bicarbonato é metabolizado em dióxido de carbono e deve ser eliminado pelos pulmões.[9]

A evolução desfavorável do paciente (p. ex., doença severa ou morte) naqueles que sobreviveram à fase de ressuscitação imediata podem ser atribuídas à síndrome pós-parada cardíaca, à isquemia sistêmica e reperfusão e a alterações patológicas precipitantes.[16] Qualquer doença concomitante pode complicar ainda mais o regime de tratamento, assim como farão as disfunções orgânicas como íleo ou injúria renal. Hofmeister et al. relataram que apenas 16% dos cães e gatos que tiveram retorno à circulação espontânea após uma parada cardíaca hospitalar e ressuscitação cardiopulmonar sobreviveram a ponto de deixarem o hospital. Entretanto, não há dados publicados no que se refere a consequências após a ressuscitação em neonatos.[17]

FLUIDOTERAPIA EM NEONATOS

As necessidades de fluidos em neonatos são maiores do que as de um adulto, e a desidratação pode rapidamente evoluir para hipovolemia se não for rapidamente tratada. Em adultos, a hipovolemia é compensada total ou parcialmente por aumento da frequência cardíaca, concentração da urina e diminuição da produção de urina. Em neonatos, estes mecanismos compensatórios não existem.[18–20] Os neonatos têm uma maior relação superfície-área/volume e permeabilidade cutânea aumentada, o que os torna suscetíveis a rápidas perdas de fluido. Além disso, os neonatos têm um maior teor corpóreo de água (80% do peso vivo, comparado a 60% em adultos) e função renal imatura. Gatos filhotes são incapazes de concentrar urina até as 8 semanas de idade.

Em virtude do rápido *turnover* de água, a desidratação e a hipovolemia acontecem muito mais agudamente em neonatos.[21] A hipovolemia resulta em perfusão diminuída e subsequente diminuição do aporte de oxigênio aos tecidos. A ressuscitação hídrica agressiva é associada à diminuição da mortalidade em crianças com sepse.[22] Neonatos com hipovolemia podem ter turgor de pele normal mesmo quando a coloração das mucosas e o tempo de preenchimento capilar indiquem o choque. Por causa desta dificuldade em avaliar adequadamente a hipovolemia em neonatos, o clínico deve assumir que todos os neonatos com ingestão inadequada ou com vômito e diarreia estão desidratados e potencialmente hipovolêmicos.

O tratamento da hipovolemia em neonatos inclui a reposição de fluido e o suporte nutricional. O paciente deve ser pesado no mínimo a cada 12 horas, preferivelmente a cada 8 horas. Na média, gatos neonatos devem ganhar 10% de seu peso vivo a cada dia nas primeiras semanas de vida. Qualquer dia em que o gatinho ficar sem ganhar peso deve alertar o responsável para o risco de desidratação. O peso normal ao nascimento de um filhote de gato é de 100 g ± 10 g. Pesos menores que 90 g estão associados a um maior risco de mortalidade neonatal. Os métodos para reposição de fluido e suporte nutricional variam de acordo com a fase da vida e com a severidade da condição subjacente.

Fluidoterapia Oral

A fluidoterapia oral pode ser um método eficiente para fornecer a reidratação e nutrição para neonatos que não conseguem mamar na gata e que não estejam hipotérmicos, hipoglicêmicos ou hipotensos. Neonatos podem ser alimentados com uma seringa, um conta-gotas ou com mamadeira (Fig. 102-2). Se forem utilizados seringa ou conta-gotas, deve-se ter cuidado para não administrar o líquido muito rapidamente, pois a aspiração é uma complicação comum. Se for utilizada uma mamadeira, o furo no bico pode precisar ser

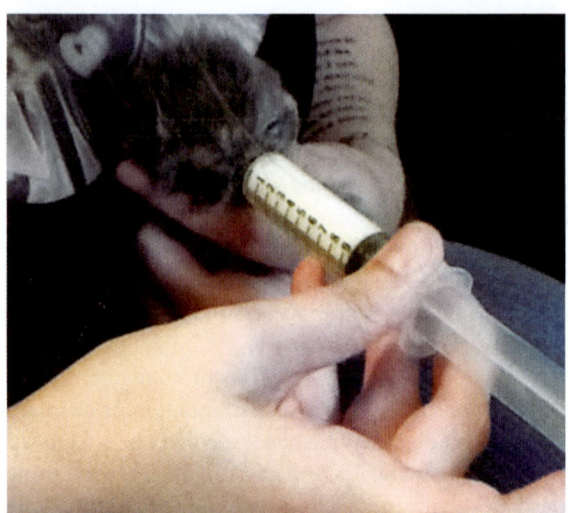

Figura 102-2: A fluidoterapia oral pode ser um método efetivo para fornecer reidratação e nutrição aos neonatos que não podem mamar na gata, se eles não estiverem hipotérmicos, hipoglicêmicos ou hipotensos. Neonatos podem ser alimentados com seringa, conta-gotas ou mamadeira. (Fotografia cortesia de Dodi Reesman.)

aumentado com uma agulha quente, de modo que uma gota de leite se forme facilmente quando a mamadeira for virada de cabeça para baixo. A mamadeira não deve ser apertada durante a alimentação para evitar aspiração. Em uma situação de internação, geralmente a fluidoterapia oral é providenciada por meio de uma sonda de alimentação de 5 a 8 Fr. A sonda é medida desde a ponta do nariz até a última costela, marcada e depois lubrificada. Com o gatinho em decúbito esternal (posição normal de amamentação), a sonda deve ser por baixo, no lado esquerdo da boca. Ela deve passar facilmente pois os neonatos com menos de 10 dias de idade não têm reflexo de regurgitação.[23] Para se certificar de que a sonda esteja localizada corretamente, pode-se primeiro instilar uma pequena quantidade de solução fisiológica e verificar que esta não esteja saindo pelo nariz. Não é recomendável preencher o estômago até a sua capacidade máxima (aproximadamente 50 mL/Kg) pois isto leva a um maior risco de aspiração.[23] Para gatinhos neonatos que estejam sendo alimentados com um sucedâneo comercial de leite felino, deve-se fornecer no máximo 5mL a cada 2 a 4 horas, aumentando até 1mL por dia. Embora a densidade calórica dos sucedâneos comerciais de leite felino varie bastante, a maioria deles fornece aproximadamente 1 kcal de energia metabolizável (EM) por mL. As necessidades nutricionais para um gatinho são de 15 kcal EM/100 g de peso vivo durante os primeiros 3 dias de vida; 20 kcal EM/100 g de peso vivo entre os dias 4 e 6; e 20 a 25 kcal EM/100 g de peso vivo após o dia 6. O leite deve ser previamente aquecido até a temperatura corpórea (aproximadamente 37,7°C) para reduzir o risco de hipotermia e aspiração. No momento da remoção da sonda após a alimentação, é importante tampar a extremidade para evitar que ocorra aspiração do líquido que poderia drenar de dentro da sonda quando esta estiver sendo puxada. O sucedâneo de leite aberto ou o leite em pó reconstituído devem ser utilizados em até 48 h, desde que a porção não utilizada tenha sido refrigerada em recipiente de vidro. Após o uso, a sonda de alimentação e a seringa devem ser desinfetadas e enxaguadas abundantemente em água quente entre as mamadas.

Fluidoterapia Subcutânea

Neonatos com desidratação leve a moderada, porém com perfusão normal, podem ser tratados com fluidoterapia subcutânea (SC). As necessidades para manutenção são de duas a três vezes maiores do que aquelas consideradas para animais adultos (120 a 180 mL/Kg/dia).[21] O melhor fluido para corrigir a desidratação leve é uma solução balanceada de eletrólitos (p. ex., Ringer com lactato ou Normosol-R). Se houver necessidade de suplementação de glicose, uma solução de NaCL 0,45% com 2,5% de glicose pode ser administrada por via SC. Entretanto, a adição de glicose a líquidos isotônicos cria uma solução hipertônica, que pode puxar líquido para o espaço SC. Se houver hipocalemia, pode-se adicionar até 30mEq/L de Kcl aos fluidos para administração SC.

Fluidoterapia Intravenosa ou Intraóssea

Os neonatos com deficit de perfusão não são capazes de absorver os fluidos administrados por via oral ou SC, por causa da vasoconstrição periférica. Nesses pacientes hipovolêmicos, a ressuscitação de fluidos deve ser feita por via IV ou IO. Em alguns pacientes, pode-se colocar um cateter 24 G de 3/4" nas veias cefálica ou femoral. Entretanto, esses cateteres de pequeno calibre podem facilmente dobrar quando inseridos através da pele. Pode-se, então, fazer uma pequena punção na pele com uma agulha 20 G mantendo-se a pele elevada para criar um orifício-guia pelo qual o cateter possa ser inserido para evitar que se dobre. O mais comum é que se use a veia jugular para cateterização IV. Neste caso pode ser utilizado um cateter 20 a 22 G de 1".

Se as tentativas de cateterização IV falharem, deve-se colocar um acesso IO. O cateter IO pode ser inserido na extremidade proximal do fêmur (trocanter maior) ou do úmero, utilizando-se uma agulha espinhal 18 a 22 G (1" ou 2") ou uma agulha hipodérmica 18 a 22 G de 1". Todo fluido que pode ser administrado por via IV (p. ex., sangue, solução balanceada de eletrólitos ou glicose) pode também ser administrado por via IO, na mesma taxa e dosagem.[24] Inicialmente prepara-se assepticamente a área de instalação do cateter e, em seguida, insere-se a agulha no osso, paralelamente ao eixo longo do osso (Fig. 102-3). A porção cortical do osso é dura quando comparada à cavidade medular. Uma vez que a agulha esteja firmemente posicionada, pode-se remover o mandril e aspirar cuidadosamente o sangue para se certificar da patência do acesso. Então, o acesso pode ser fixado com uma bandagem estéril. Entretanto, se o paciente estiver ativo e com mobilidade, o cateter IO pode rapidamente sair do lugar. Uma vez que a hipovolemia tenha sido corrigida, deve-se obter um acesso IV para que o cateter IO possa ser removido. O cateter IO deve raramente ser mantido por mais de 24 horas.

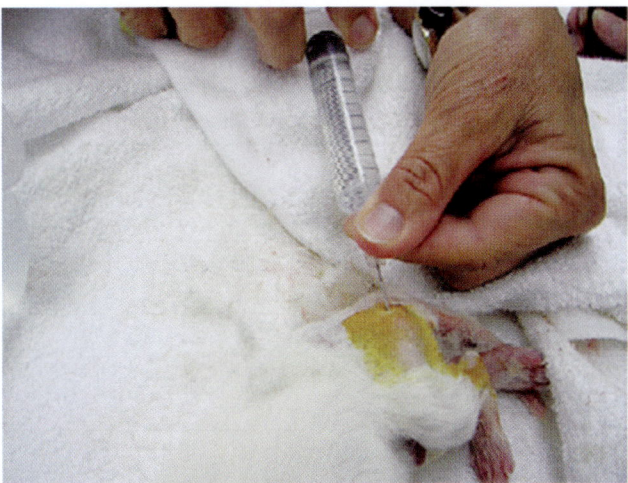

Figura 102-3: A ressuscitação fluida de neonatos criticamente doentes pode ser realizada pela instalação de uma agulha espinhal no eixo do fêmur e administração de fluidos aquecidos pela via intraóssea. (Reimpresso com a permissão de Macintire D: Pediatric fluid therapy. *Vet Clin N Am Small Anim Pract* 38(3): 621-627, 2008.)

O risco de complicações no cateter IO (p. ex., infecções) é diretamente correlacionado à duração de seu uso.[25]

Nos casos de desidratação moderada a severa, pode-se fornecer um bólus inicial de 30 a 45 mL/kg (0,03 a 0,045 mL/g) de fluido com uma solução de cristaloide aquecida por um período de 5 a 10 minutos.[26] A solução de Ringer com lactato pode ser ideal, pois o lactato é o combustível metabólico preferencial em neonatos durante os momentos de hipoglicemia.[27,28] Após esse bólus inicial, a fluidoterapia deve ser continuada com uma taxa de infusão constante de 80 a 120 mL/kg por dia.[26] As medidas de ressuscitação fluida devem ser avaliadas a cada hora por meio de monitoração da frequência cardíaca, frequência respiratória, coloração de mucosas, qualidade de pulso, temperatura das extremidades e estado mental.

É importante administrar sempre fluidos aquecidos para tratar ou evitar a hipotermia. Os neonatos apresentam um maior risco de hipotermia quando comparados a adultos pois têm um sistema de termorregulação ainda imaturo, uma grande relação entre área de superfície e peso vivo (o que acarreta grandes perdas de calor por irradiação e evaporação), uma incapacidade para tremer e sofrer vasoconstrição em resposta a temperaturas decrescentes, uma menor quantidade de gordura SC e um maior teor de água no corpo.[21] O uso de um aquecedor de fluidos ao redor do equipo é uma opção melhor do que aquecer a bolsa de fluido antes de usar, pois um litro de fluido aquecido a 40ºC irá esfriar até a temperatura ambiente em aproximadamente 10 minutos. Neonatos hipotérmicos desenvolvem bradicardia e íleo paralítico. Não se deve, portanto, tentar a reposição de fluidos ou alimentação por via oral se os neonatos estiverem hipotérmicos.

Além de serem propensos à desidratação, os neonatos também apresentam um risco muito maior de desenvolver hipoglicemia do que os animais adultos. Neonatos apresentam gliconeogênese hepática ineficiente, possuem estoques limitados de glicogênio e perdem glicose pela urina.[29] Durante

Tabela 102-2	Valores Hematológicos de Referência para Gatos Neonatos Saudáveis	
Parâmetro Hematológico	**Idade**	
	0-2 semanas	**2-4 semanas**
Hematócrito	35,3% ± 1,7%	26,5% ± 0,8%
Concentração de hemácias	5,29 ± 0,24 $10^6/\mu L$	4,67 ± 0,10 $10^6/\mu L$
Hemoglobina	12,1 ± 0,6 g/dL	8,7 ± 0,2 g/dL
Volume corpuscular médio	67,4 ± 1,9 fL	53,9 ± 1,2 fL
Hemoglobina corpuscular média	23,0 ± 0,6 pg	18,8 ± 0,8 pg
Concentração média de hemoglobina corpuscular	34,5% ± 0,8%	33,0% ± 0,5%

Modificado de Meyers-Wallen VN, Haskins ME, Patterson DF: Hematologic values in healthy neonatal, weanling and juvenile kittens. *Am J Vet Res* 45:1322-1327, 1984.

a reidratação e a ressuscitação de neonatos doentes, deve-se sempre considerar a necessidade de glicose. Pode-se adicionar dextrose (1,25% a 5%) aos fluidos IV na menor quantidade possível que mantenha a normoglicemia. Alguns neonatos podem desenvolver hipoglicemia refratária e responder apenas a bólus de dextrose adicionados a cada hora à solução IV já suplementada com dextrose.[30]

Frequentemente são necessários grandes volumes de fluido para pacientes hipovolêmicos, porém a hidratação em excesso pode ser uma preocupação séria, pois os rins não conseguem diluir a urina para eliminar o excesso de fluido corpóreo.[31] A melhor maneira de monitorar para que não haja hidratação em excesso é pesar frequentemente o paciente, como foi mencionado anteriormente. Radiografias torácicas de controle também podem ser úteis; entretanto, a interpretação das imagens radiográficas de neonatos pode ser um desafio por causa das diferenças anatômicas normais relacionadas à idade. O timo localiza-se na porção cranial esquerda do tórax e pode mimetizar uma massa mediastinal ou uma consolidação pulmonar em imagens radiográficas. Como o coração toma grande parte do tórax em neonatos, ele pode parecer erroneamente aumentado. O parênquima pulmonar neonatal também tem maior teor de água, de modo que o tecido intersticial parece mais radiopaco do que o de adultos, o que pode dificultar o diagnóstico de sobrecarga hídrica quando não há radiografias de controle para comparação.[32]

A resposta à fluidoterapia também pode ser avaliada pelo controle sequencial do hematócrito e dos valores de sólidos totais. Os testes laboratoriais em neonatos geralmente são limitados em virtude do volume sanguíneo estimado de 90 mL/kg.[7] Isso significa meros 9 mililitros para um gatinho recém-nascido de 100 gramas. Os valores de referência para os parâmetros hematológicos em neonatos felinos podem ser encontrados na Tabela 102-2. Ao nascimento, o

hematócrito pode ser tão alto como 60%, fazendo com que as mucosas tenham coloração rosa escuro ou vermelha.[33] Aos 3 dias de idade, o hematócrito já terá diminuído drasticamente e continuará caindo até atingir o ponto mais baixo, de aproximadamente 26% ao redor de 4 semanas.[34] Esta queda inicial provavelmente é causada pela alteração de um ambiente pré-natal relativamente hipóxico para um ambiente pós-natal rico em oxigênio.[35] A queda sustentada por 3 semanas após o nascimento provavelmente se dá pela falta de ferro na dieta, pois o nadir ocorre imediatamente antes do desmame e introdução de alimentos sólidos contendo ferro.

ISOERITRÓLISE NEONATAL

A isoeritrólise neonatal (IN) é uma condição hemolítica com risco à vida de filhotes. Ela ocorre quando gatinhos com tipo sanguíneo A ou AB são nascidos de fêmeas com tipo B.[36] Os gatos com tipo sanguíneo B naturalmente possuem anticorpos anti-A. A maior prevalência de gatos com tipo B (até 60%) é relatada em certas raças (p. ex., Pelo Curto Inglês, Devon Rex, Turkish Van e Angorá).[37-39]

É fundamental fazer a tipagem sanguínea de todas as gatas independentemente da ancestralidade, pois têm-se relatado prevalências do tipo B tão altas como 11,4% e 36% em gatos mestiços, dependendo do país e região estudados.[41]

Filhotes com IN são normais ao nascimento, mas quando começam a mamar, eles ingerem os anticorpos anti-A presentes no colostro, o que resulta em isoeritrólise. Os sinais clínicos se desenvolvem em algumas horas a dias e podem incluir letargia, anemia, icterícia, hemoglobinúria, necrose da ponta da causa e morte. A maioria dos gatinhos morre na primeira semana de vida, com uma porcentagem menor morrendo entre 1 e 8 semanas de idade.[42]

O prognóstico é ruim. Os gatinhos deveriam ser retirados da mãe (se tiverem menos de 18 horas de vida) e tratados agressivamente assim que houver suspeita de um problema.

Se a anemia for severa e houver necessidade de transfusão, o concentrado de hemácias da fêmea ou de outro gato tipo B pode ser administrado por via IO na dose de 5 a 10 mL por filhote ao longo de diversas horas. Esse sangue não é destruído pelos anticorpos colostrais. As células vermelhas devem ser ressuspendidas em salina e não no plasma, de modo que os filhotes não recebam ainda mais anticorpos anti-A. As transfusões subsequentes administradas mais tarde na vida desses filhotes que sobreviverem devem ser do sangue tipo A.

A isoeritrólise neonatal deveria ser evitada pela tipagem sanguínea dos casais evitando-se sempre que possível o acasalamento de gatos com tipo sanguíneo A e gatas com tipo B. Quando um acasalamento como este for necessário, os filhotes nascidos podem ser retirados da fêmea nas primeiras 18 horas para evitar a ingestão do colostro. Para que haja transferência de imunidade passiva, pode-se administrar soro sanguíneo de um doador com tipo sanguíneo compatível com o dos filhotes. A administração de soro por via subcutânea ou intraperitoneal (15 mL por filhote; aproximadamente 150 mL/Kg) irá corrigir a deficiência de imunoglobulina G nos gatinhos privados de colostro.[43]

PATOLOGIA CLÍNICA EM NEONATOS CRÍTICOS

A avaliação laboratorial é restrita em neonatos devido ao seu volume sanguíneo limitado. Dentre os valores hepatobiliares normais para neonatos felinos estão baixos níveis de nitrogênio ureico sanguíneo (BUN), creatinina (Cr), colesterol, albumina e proteínas totais quando comparados aos valores de adultos (Tabela 102-3). Os valores das enzimas hepáticas fosfatase alcalina (FA) e gama-glutamiltransferase (GGT) são marcadamente elevados em neonatos.[44] O aumento na atividade das enzimas FA e GGT foi atribuído a enzimas de origem na placenta, colostro e intestinos.[45] Acredita-se que a Cr mais baixa possa ser causada pela menor massa muscular, enquanto os valores baixos de BUN e colesterol seriam um resultado da função hepática imatura.[44] O conhecimento desses valores é determinante para evitar que se faça um diagnóstico errôneo de doença hepática no neonato.

Embora seja fácil obter urina do neonato com a estimulação genital, a interpretação de uma urinálise neonatal pode ser infrutífera em virtude da imaturidade renal. Como foi mencionado anteriormente, os valores de BUN e Cr são mais baixos nos neonatos do que em animais adultos, tornando a monitoração da azotemia desafiadora. Tanto a proteína quanto a glicose podem ser detectadas na urina por causa da imaturidade dos túbulos proximais.[46] A densidade urinária baixa (1.006 a 1.017) é normal em neonatos,[31] e eles não têm a habilidade de concentrar urina em resposta à hipovolemia.[19] Quando se tem uma densidade urinária de 1.020 é provável que se tenha um diagnóstico de desidratação.[47] Conforme foi discutido anteriormente, o rim neonatal não apenas é incapaz de concentrar a urina como também é menos capaz de diluir a urina,

pois o fluxo sanguíneo renal acompanha a pressão sanguínea e há uma alteração na excreção de sódio pelo túbulo proximal. A habilidade de concentrar e diluir apropriadamente a urina não aparece antes de 10 semanas de idade.[30,48] Uma queda na densidade urinária deve ser monitorada como um indicador de hidratação.

CONTROLE DA DOR EM NEONATOS

A sensação de dor está presente ao nascimento, de modo que a analgesia é essencial para todos os procedimentos que se saiba que serão dolorosos.[49] As experiências dolorosas não controladas, especialmente quando o sistema nervoso está em desenvolvimento, podem ter um efeito negativo permanente no indivíduo. Estudos em neonatos mostraram que quando a anestesia ou analgesia são negadas durante experiências dolorosas ocorrem alterações na sensibilidade dolorosa e aumento da ansiedade diante de experiências dolorosas mais tardiamente na vida.[50-51]

Embora os neonatos sintam dor, o limiar nociceptivo pode ser mais alto do que o de adultos por causa de um possível atraso no desenvolvimento dos mecanismos inibitórios descendentes. O desenvolvimento mais lento de alguns neurotransmissores e receptores significa que alguns fármacos (p. ex., a cetamina) não são efetivas nesse estágio do desenvolvimento. Com base nos estudos em neonatos humanos, a dosagem depende do grau de dor e do estágio de maturação.[51] O metabolismo hepático e o *clearance* renal imaturos contribuem para as diferenças nas concentrações de fármacos e para o alto risco de excessiva dosagem em neonatos.[31,52] Por causa do metabolismo alterado e do potencial para toxicidade renal, os fármacos anti-inflamatórios não esteroidais não devem ser utilizados em neonatos.

Os opioides são uma boa escolha para analgesia em virtude de sua reversibilidade, porém os neonatos devem ser monitorados de perto já que esses fármacos promovem

Tabela 102-3	Valores Hepatobiliares Normais para Gatos Neonatos			
Valor Bioquímico	**Idade**			
	2 dias	**1 semana**	**2 semanas**	**4 semanas**
Bilirrubina total	0-0,7 mg/dL	0-0,6 mg/dL	0-0,2 mg/dL	0-0,3 mg/dL
ALT	12-84 UI/L	11-76 UI/L	10-21 UI/L	14-55 UI/L
FA	275-2.021 UI/L	126-363 UI/L	116-306 UI/L	97-274 UI/L
GGT	0-5 UI/L	0-5 UI/L	0-4 UI/L	0-1 UI/L
Proteína total	3,9-5,8 g/dL	3,5-4,8 g/dL	3,7-5,0 g/dL	4,5-5,6 g/dL
Albumina	1,6-2,6 g/dL	2,0-2,5 g/dL	2,1-2,6 g/dL	2,4-2,9 g/dL
Colesterol	80-175 mg/dL	119-213 mg/dL	137-223 mg/dL	173-253 mg/dL
Glicose	75-154 mg/dL	105-145 mg/dL	107-158 mg/dL	117-152 mg/dL
BUN	24-71 mg/dL	16-36 mg/dL	11-30 mg/dL	10-22 mg/dL
Creatinina	0,5-1,1 mg/dL	0,3-0,7 mg/dL	0,4-0,6 mg/dL	0,4-0,7 mg/dL

Modificado de Levy J, Crawford P, Werner L: Effect of age on reference intervals of serum biochemical values in kittens. *J Am Vet Assoc* 228: 1033-1037, 2006. *FA*, fosfatase alcalina; *ALT*, alanina aminotransferase; *BUN* nitrogênio ureico sanguíneo; *GGT*, gama-glutamiltransferase; *UI*, unidade internacional.

Tabela 102-4	Dosagem de Fármacos Analgésicos para Gatos Neonatos		
Fármaco	**Dose (mg/kg)**	**Via de Administração**	**Intervalo (h)**
Morfina	0,05-0,1	IM, SC	1-4
	0,025 (ou até o efeito)	IV, SC (por hora)	Taxa de infusão contínua
	0,25 (ou até o efeito)	PO, titular até o efeito	4-6
Metadona	0,1-0,5	IV, IM, SC	1-4
Fentanil	0,002-0,01	Infusão IV	0,5-1
	0,001-0,005	IV (em 20-60 minutos)	Taxa de infusão contínua
Meperidina	2-5	IM	0,5-1
Butorfanol	0,1-0,2 (ou até o efeito)	IV, IM, CS	1-4
	0,05-0,1 (ou até o efeito)	IV, SC (por hora)	Taxa de infusão contínua
Buprenorfina	0,005-0,010	SC	Aproximadamente 6

Modificado de Mathews KA: Pain management for the pregnant, lactating and neonatal do pediatric cat and dog. *Vet Clin North Am Small Anim Pract* 38:1291-1308, 2008.
IM, intramuscular; *IV*, intravenosa; *PO*, via oral, *SC*, subcutânea.

depressão respiratória.[9,53-54] Os clínicos devem começar com doses baixas e aumentar até que haja o efeito (Tabela 102-4). As vias intravenosas parecem ser as mais previsíveis e são preferíveis em relação às vias intramuscular ou subcutânea.[31] A barreira hemato encefálica é mais permeável em neonatos, permitindo a passagem de substâncias que normalmente não atingem o sistema nervoso central.[31] A absorção de fármacos por via oral é significativamente mais alta nos primeiros 3 dias de vida por causa da permeabilidade intestinal aumentada. A presença de leite no estômago pode inibir a absorção de alguns fármacos. As vias transdérmica e transmucosa para administração de fentanil não foram estudadas em neonatos caninos e felinos.

A reversão de quaisquer efeitos adversos dos opioides pode ser conseguida com o uso de uma gota de naloxona (0,4 mg/mL) por via sublingual.[53] Pode ser necessário repetir esta dose após 30 minutos, se o neonato se tornar deprimido novamente.[53] Geralmente os opioides têm um efeito profundamente sedativo em neonatos. Se houver necessidade de mais sedação, pode-se administrar uma dose baixa de sedativo depois que tenha havido tempo para que o opioide alcance seu efeito máximo. Em geral, os sedativos devem ser utilizados com cautela em neonatos pois induzem a vasodilatação periférica, resultando em hipotensão e subsequente hipovolemia.[55]

Para procedimentos superficiais menos invasivos (p. ex., instalação de cateter IV), a anestesia local pode ser adequada, sem os riscos associados à administração sistêmica de analgésicos. A mistura eutética de anestésicos locais (EMLA®, AstraZeneca LP, Wilmington, Delaware) é um anestésico tópico frequentemente utilizado. Esse medicamento é uma mistura de lidocaína (2,5%) e prilocaína (2,5%), combinadas com agentes espessantes para formar uma emulsão e vendido sob prescrição médica. A pomada EMLA deveria ser aplicada sobre a pele intacta e coberta com bandagem oclusiva por pelo menos 30 minutos para fornecer a máxima analgesia.[53] Esse produto não é estéril.

Para procedimentos mais invasivos (p. ex., instalação de cateter IO), é necessária a anestesia local. Entretanto, a infiltração de lidocaína é extremamente dolorosa em neonatos, mesmo com agulhas 27 a 30 G.[56] Para diminuir a dor, recomenda-se aquecer a solução (37 a 42°C), administrar lentamente e tamponar. O tamponamento pode ser obtido pela mistura de lidocaína 1% com bicarbonato de sódio em uma proporção de 10:1 antes da aplicação. A dose máxima de lidocaína recomendada para uso em gatinhos neonatos é de 3 mg/kg. Essa dose pode ser diluída em solução fisiológica 0,9% para permitir uma dosagem mais precisa e facilitar a aplicação e distribuição do fármaco em um local maior. Como alternativa para a lidocaína, pode-se utilizar a bupivacaína na dose máxima de 1 mg/kg em gatinhos neonatos.[53] Uma solução de bupivacaína 0,5% 95 mg/mL) também pode ser tamponada para minimizar o desconforto durante a administração, porém é necessária uma proporção maior de bicarbonato (20:1).[53]

RESUMO

A prevenção de problemas com o neonato começa com um bom cuidado pré-natal materno (p. ex., nutrição, vacinação e higiene) e com a pronta identificação de problemas durante o parto. Para as gatas que necessitem de cesariana, o risco de perdas neonatais pode ser minimizado por meio da pré-oxigenação da gata antes da cirurgia e evitando-se a hipotermia neonatal após o nascimento. A hipotermia diminui a responsividade neonatal às manobras de ressuscitação. A bradicardia frequentemente é resultante da hipotermia e hipoventilação e, assim, a ocorrência dessas condições subjacentes deveria ser o objetivo primário antes do uso de medicações para aumentar a frequência cardíaca. Os clínicos devem ser capazes de identificar esses neonatos críticos prontamente pela presença de impregnação por mecônio, tônus corpóreo diminuído, ausência de movimento corporal, choro persistente, temperatura etc., de modo que não haja atraso na implementação do tratamento (Fig. 102-4).

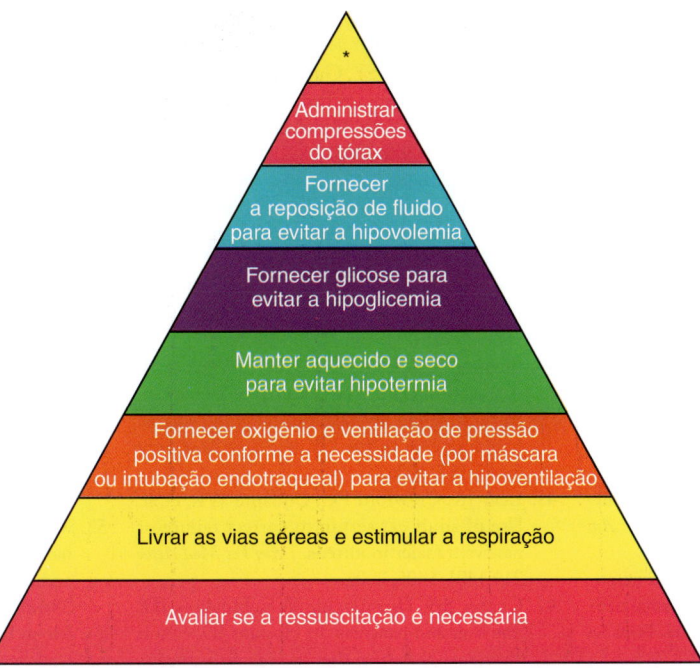

Figura 102-4: Pirâmide de ressuscitação neonatal, em que a base da pirâmide é sempre necessária em neonatos criticamente doentes e o ápice (* = terapia medicamentosa) é raramente indicado. (Modificado de: Kattwinkel J, editor: *Textbook of neonatal resuscitation*, ed 5, Elk Grove, 2006, American Academy of Pediatrics and American Heart Association, pp 1-2.)

Referências

1. Apgar V: A proposal for a new method of evaluation of the newborn infant. *Curr Res Anesth Analg* 32(4):260-267, 1953.

2. Finster M, Wood M: The Apgar score has survived the test of time. *Anesthesiology* 102:855-857, 2005.

3. Veronesi MC, Panzani S, Faustini M, et al: An Apgar scoring system for routine assessment of newborn puppy viability and short-term survival prognosis. *Theriogenology* 72:401-407, 2009.

4. Root Kustritz MV: History and physical examination of the neonate. In Peterson ME, Kutzler MA, editors: *Small animal pediatrics: the first twelve months of life*, St Louis, 2011, Elsevier Saunders, pp 20-27.

5. Poffenbarger EM, Ralston AL, Chandler ML, et al: Canine neonatology: part 2, disorders of the neonate. *Compend Contin Educ Pract Vet* 13:25-37, 1991.

6. Lawler DF: Care and diseases of neonatal puppies and kittens. In Kirk RW, editor: *Current veterinary therapy X: small animal practice*, Philadelphia, 1989, Saunders, pp 1325-1333.

7. Grundy SA: Clinically relevant physiology of the neonate. *Vet Clin North Am Small Anim Pract* 36:443-459, 2006.

8. Grundy SA, Liu S, Davidson A: Intracranial trauma in a dog due to being "swung" at birth. *Top Companion Anim Med* 24(2):100-103, 2009.

9. Traas AM: Resuscitation of canine and feline neonates. *Theriogenology* 70:343-348, 2008.

10. Moon PF, Erb HN, Ludders JW, et al: Perioperative risk factors for puppies delivered by cesarean section in the United States and Canada. *J Am Anim Hosp Assoc* 36:359-368, 2000.

11. Aggarwal R, Paul VK, Deorari AK: Latest guidelines on neonatal resuscitation. *Indian J Pediatr* 70(1):51-55, 2003.

12. Jenkins S: Oxygen toxicity. *J Crit Care Med* 3:137-152, 1988.

13. Efrati O, Barak A, Ben-Abraham R, et al: Should vasopressin replace adrenaline for endotracheal drug administration? *Crit Care Med* 31(2):572-576, 2003.

14. Mann K, Berg RA, Nadkarni V: Beneficial effects of vasopressin in prolonged pediatric cardiac arrest: a case series. *Resuscitation* 52(2):149-156, 2002.

15. Niermeyer S, Kattwinkel J, Van Reempts P, et al: International guidelines for neonatal resuscitation: an excerpt from the guidelines 2000 for cardiopulmonary resuscitation and emergency cardiovascular care: international consensus on science. contributors and reviewers for the neonatal resuscitation guidelines. *Pediatrics* 106(3):E29, 2000 [Abstract].

16. Neumar RW, Nolan JP, Adrie C, et al: Post-cardiac arrest syndrome: epidemiology, pathophysiology, treatment, and prognostication. *Circulation* 118:2452-2483, 2008.

17. Hofmeister EH, Brainard BM, Egger CM, et al: Prognostic indicators for dogs and cats with cardiopulmonary arrest treated by cardiopulmonary cerebral resuscitation at a university teaching hospital. *J Am Vet Med Assoc* 235:50-57, 2009.

18. Mace SE, Levy MN: Neural control of heart rate: a comparison between puppies and adult animals. *Pediatr Res* 17:491-495, 1983.

19. Kleegman LI, Lube RJ: Factors affecting maturation of the glomerular filtration rate and

renal plasma flow in the newborn dog. *J Physiol* 223:395-409, 1972.

20. Margin F: Hemodynamic determinants of the arterial blood pressure rise during growth in conscious puppies. *Cardiovasc Res* 12:422-428, 1978.

21. Poffenbarger EM, Ralston AL, Chandler ML, et al: Canine neonatology: part 1, physiologic differences between puppies and adults. *Compend Contin Educ Pract Vet* 12:601-609, 1990.

22. Thomas NJ, Carcillo JA: Hypovolemic shock in pediatric patients. *New Horiz* 6(2):120-129, 1998.

23. Hoskins JD: Pediatric health care and management. *Vet Clin North Am Small Anim Pract* 29(4):837-852, 1999.

24. Otto C, Kaufman G, Crowe D: Intraosseous infusion of fluids and therapeutics. *Compend Contin Educ Pract Vet* 11(4):421-430, 1989.

25. Fiser DH: Intraosseous infusion. *N Engl J Med* 322(22):1579-1581, 1990.

26. Macintire D: Pediatric fluid therapy. *Vet Clin North Am Small Anim Pract* 38(3):621-627, 2008.

27. Levitsky LL, Fisher DE, Paton JB, et al: Fasting plasma levels of glucose, acetoacetate, D-beta-hydroxybutyrate, glycerol, and lactate in the baboon infant: correlation with cerebral uptake of substrates and oxygen. *Pediatr Res* 11(4):298-302, 1977.

28. Hellmann J, Vannucci RC, Nardis EE: Blood-brain barrier permeability to lactic acid in the newborn dog: lactate as a cerebral metabolic fuel. *Pediatr Res* 16(1):40-44, 1982.

29. Atkins C: Disorders of glucose homeostasis in neonatal and juvenile dogs: hypoglycemia—part

1. *Compend Contin Educ Pract Vet* 6(2):197-204, 1984.

30. Holster M, Keeler BJ: Intracortical distribution of number and volume of glomeruli during postnatal maturation in the dog. *J Clin Invest* 50:796-800, 1971.

31. Boothe DM, Tannert K: Special considerations for drug and fluid therapy in the pediatric patient. *Compend Contin Educ Pract Vet* 14:313-329, 1992.

32. Partington B: Diagnostic imaging techniques. In Hoskins JD, editor: *Veterinary pediatrics: dogs and cats from birth to six months,* Philadelphia, 1995, Saunders, pp 7-21.

33. Windle WF, Sweet M, Whitehead WH: Some aspects of prenatal and postnatal development of the blood in the cat. *Anat Rec* 78:321-332, 1940.

34. Meyers-Wallen V: Hematologic values in healthy neonatal, weanling and juvenile kittens. *Am J Vet Res* 45:1322-1327, 1984.

35. Earl FL, Melveger BE, Wilson RL: The hemogram and bone marrow profile of normal neonatal and weanling beagle dogs. *Lab Anim Sci* 23(5):690-695, 1973.

36. Clinkenbeard KD, Cowell RL, Meinkoth JH, et al: The hematopoietic and lymphoid systems. In Hoskins JD, editor: *Veterinary pediatrics: dogs and cats from birth to six months,* ed 3 Philadelphia, 2001, Saunders, pp 301-343.

37. Knottenbelt CM, Addie DD, Day MJ, et al: Determination of the prevalence of feline blood types in the UK. *J Small Anim Pract* 40(3):115-118, 1999.

38. Giger U, Bucheler J, Patterson DF: Frequency and inheritance of A and B blood types in feline breeds of the United States. *J Hered* 82(1):15-20, 1991.

39. Arikan S, Duru SY, Gurkan M: Blood type A and B frequencies in Turkish Van and Angora cats in Turkey. *J Vet Med A Physiol Pathol Clin Med* 50:303-306, 2003.

40. Zheng L, Zhong Y, Shi Z: Frequencies of blood types A, B, and AB in non-pedigree domestic cats in Beijing. *Vet Clin Pathol* 40(4):513-517, 2011.

41. Malik R, Griffin DL, White JD, et al: The prevalence of feline A/B blood types in the Sydney region. *Aust Vet J* 83(1–2):38-44, 2005.

42. Sparkes AH, Rogers K, Henley WE, et al: A questionnaire-based study of gestation, parturition and neonatal mortality in pedigree breeding cats in the UK. *J Feline Med Surg* 8:145-157, 2006.

43. Levy JK, Crawford PC, Collante WR, et al: Use of adult cat serum to correct failure of passive transfer in kittens. *J Am Vet Med Assoc* 219:1401-1405, 2001.

44. Center SA, Hornbuckle WE, Hoskins JD: The liver and pancreas. In Hoskins JD, editor: *Veterinary pediatrics: dogs and cats from birth to six months,* ed 2, Philadelphia, 1995, Saunders, pp 189-225.

45. Center SA, Randolph JF, ManWarren T, et al: Effect of colostrum ingestion of gamma-glutamylaminotransferase and alkaline phosphatase activity in neonatal pups. *Am J Vet Res* 52:499-504, 1991.

46. Fettman MJ, Aleen TA: Developmental aspects of fluid and electrolyte metabolism and renal function in neonates. *Compend Contin Educ Pract Vet* 13:392-397, 1991.

47. McIntire D: Pediatric intensive care. *Vet Clin North Am Small Anim Pract* 29:837-852, 1999.

48. Fetuin M, Allen T: Development aspects of fluid and electrolyte metabolism and renal function in neonates. *Compend Contin Educ Pract Vet* 13(4):392-402, 1991.

49. Averill DR Jr: The neurologic examination. *Vet Clin North Am Small Anim Pract* 11(3):511-521, 1981.

50. Taddio A, Katz J, Ilersich AL, et al: Effect of neonatal circumcision on pain response during subsequent routine vaccination. *Lancet* 349:599-603, 1997.

51. Lee BH: Managing pain in human neonates-application for animals. *J Am Vet Med Assoc* 221(2):233-237, 2002.

52. Short CR: Drug disposition in neonatal animals. *J Am Vet Med Assoc* 184(9):1161-1162, 1984.

53. Mathews KA: Pain management for the pregnant, lactating, and neonatal to pediatric cat and dog. *Vet Clin North Am Small Anim Pract* 38:1291-1308, 2008.

54. Moon PF, Massat BJ, Pascoe PJ: Neonatal critical care. *Vet Clin North Am Small Anim Pract* 31:343-367, 2001.

55. Hosgood G: Surgical and anesthetic management of puppies and kittens. *Compend Contin Educ Small Anim Pract* 14(5):345-357, 1992.

56. Rodriguez E, Jordan R: Contemporary trends in pediatric sedation and analgesia. Pediatric emergency medicine: current concepts and controversies. *Emerg Med Clin North Am* 1:199-222, 2002.

Distúrbios e Variações Normais da Cavidade Oral de Filhotes e Gatos Geriátricos

Judy Rochette

A maioria dos achados notáveis na cavidade oral de filhotes está relacionada com sua formação e desenvolvimento, bem como com o desenvolvimento e erupção dos dentes, enquanto os problemas encontrados em gatos geriátricos refletem o envelhecimento gradual dos tecidos duros dentários e das estruturas que os suportam.

FENDAS

A cabeça, face e cavidade oral são algumas das primeiras estruturas a se manifestarem no embrião em desenvolvimento. O feto é muito suscetível a influências teratogênicas neste momento e podem ocorrer falhas no desenvolvimento. A etiologia primária das fendas orais e faciais relaciona-se com a predisposição hereditária e efeitos ambientais maternos. Dentre esses efeitos estão os desequilíbrios nutricionais,[1,2] doenças metabólicas/sistêmicas, uso de medicamentos[3,4] e interferências mecânicas com o feto, bem como infecções virais ou vacinações com vacinas vivas e/ou modificadas.[5]

As fendas podem ocorrer em diversas regiões da face, mas aquelas acometendo a região oronasal constituem-se no defeito congênito mais comumente encontrado em gatos.[6] Estudos genéticos mostraram uma hereditariedade variável, dependendo da raça.[6,7] Como muitos neonatos com este distúrbio morrem precocemente ou são submetidos à eutanásia pelos criadores, é difícil de se obter estatísticas precisas a respeito da verdadeira incidência desse problema. Em cães sabe-se que as raças braquicefálicas parecem ter um risco maior, mas isto parece não ser observado nas raças felinas. Há relatos de fendas em gatos Siameses[6,8] e Abissínios, mas há também em gatos das raças Bengal, Manx, Persa, Ragdoll, Ocicat, Savannah, Burmese e Norwegian Forest e adicionalmente em muitas outras raças puras e mestiças.[9,10]

Sinais Clínicos

Os sinais clínicos de fenda palatina variam na dependência de qual processo embriológico não foi completado. Aquelas que envolvem a cavidade oronasal podem ser primárias (anterior ao forame incisivo) ou secundárias (caudal ao forame incisivo),

estas últimas podem potencialmente envolver os palatos duro e/ou mole. A gravidade de cada tipo pode variar desde deformidades menores de tecidos moles e duros[11,12] até formas severas em que a maioria do palato duro e/ou mole está ausente. Por estas razões, os sinais clínicos de uma fenda primária, incompleta, podem ser limitados a problemas estéticos (Fig. 103-1A), enquanto as fendas secundárias severas podem se constituir em uma ameaça à vida (Fig. 103-1B). Qualquer comunicação oronasal permite a entrada de fluidos para a cavidade nasal, sendo vistos saindo pelas narinas e/ou espirrando, fungando, tossindo ou engasgando. Se um filhote não for capaz de ingerir as calorias necessárias por causa de uma amamentação ineficiente, ele não conseguirá ganhar peso e seu crescimento será reduzido. O fluxo de fluidos para os pulmões pode resultar em pneumonia por aspiração, uma das principais causas de morte nos animais com fenda palatina grave.

As fendas geralmente são associadas a deformidades congênitas em outras áreas da cabeça e do corpo, incluindo bulhas timpânicas, turbinados e septo nasal, osso vômer, seios nasais, ossos maxilares e nasofaringe.[7,8,13] Uma condição hereditária em gatos da raça Burmese pode também se manifestar com encefalocele, hidrocefalia, craniosquise e microftalmia.[14] Esses defeitos craniais associados podem afetar seriamente a qualidade de vida do filhote de outras maneiras não relacionadas diretamente com a fenda.

Tratamento

O suporte nutricional do neonato por alimentação manual ou por sonda pode ser necessário para garantir a ingestão adequada de calorias, até que o gatinho tenha pelo menos 3 meses de idade, quando a cirurgia poderia ser realizada. Antes da intervenção cirúrgica deve-se fazer um estudo radiográfico ou, preferencialmente, uma tomografia computadorizada para avaliar a extensão dos defeitos ósseos e outros possíveis defeitos craniais. Deve-se fazer radiografias torácicas para averiguar a existência de pneumonia por aspiração. Se houver rinite severa, deve-se colher amostras para cultivo e antibiograma antes que a cavidade nasal seja lavada para remoção de debris no pré-operatório. Caso haja pneumonia por aspiração, o cultivo de amostras do lavado broncoalveolar otimizaria a terapia antimicrobiana.

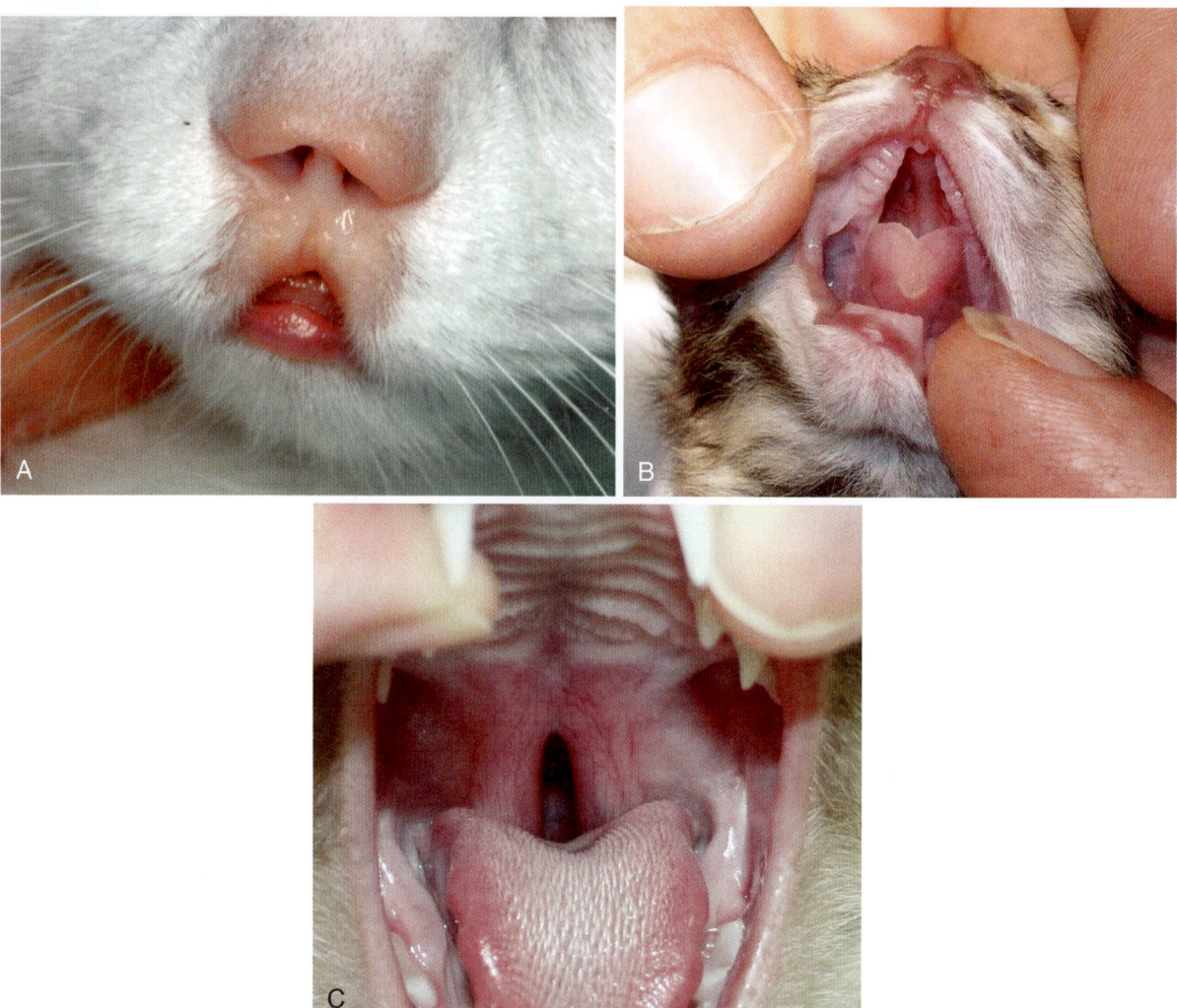

Figura 103-1: Uma fenda primária **(A)** pode ter significância clínica mínima além da questão estética, enquanto uma fenda secundária grande **(B)** pode ter sequelas que tragam risco à vida, tais como pneumonia aspirativa. **C**, Uma fenda de palato mole pode causar disfunção na deglutição com doença respiratória secundária.

Deve ser considerada a possibilidade de instalação de uma sonda esofágica de alimentação para diminuir a irritação inflamatória das vias nasais pela passagem repetida de sonda e o risco de pneumonia. A presença e a localização de dentes decíduos e permanentes devem ser documentadas.

Fechamento dos Defeitos Palatinos Primários

Comumente são encontrados dentes supranumerários nos casos de fenda primária. Radiografias dentárias do palato e das áreas doadoras de enxertos irão localizar os incisivos e caninos decíduos e permanentes, além de quaisquer dentes supranumerários que possam estar presentes. Todos os dentes presentes nessas áreas devem ser extraídos 6 a 8 semanas antes do fechamento da fenda. A formação e/ou rotação de um grande retalho que preencha toda a largura do defeito garante que as linhas de sutura serão apoiadas pela borda mais distante do defeito e não estarão preenchendo um vazio. A sobreposição das bordas dos retalhos (técnica de jaquetão) também dá força à linha de sutura. Pode-se utilizar retalhos transposicionais e/ou rotacionais, por avanço/deslizamento, de acordo com a situação. A reconstrução

da superfície cutânea do lábio requer uma restauração que promova simetria do rinário, um plano nasal reto, um lábio contínuo e, se possível, um alinhamento piloso adequado.

Fechamento das Fendas de Palato Duro e Mole

O objetivo primário do reparo é reconstruir o assoalho nasal de modo que se consiga uma integridade das cavidades oral e nasal separadas. Assim como nos casos de fendas primárias, podem ser necessários procedimentos preparatórios antes que a cirurgia definitiva possa ser feita.

A investigação inicial deveria documentar a extensão do defeito ósseo subjacente às rugas palatinas existentes. Deve-se escolher a técnica empregada no retalho com base no suprimento sanguíneo e na quantidade de tecido disponível, em comparação ao tamanho do defeito. Dentre as técnicas disponíveis estão os retalhos em dobradura, retalhos rotacionais simples e bipediculados e a técnica de von Langenbeck. Entretanto, para os defeitos muito grandes, o retalho pode precisar se estender até a crista alveolar, ou além dela, para incluir os tecidos da mucosa bucal. Na literatura podem ser encontradas descrições detalhadas das técnicas cirúrgicas.[15] Pode haver deiscência como resultado da tensão nas linhas de sutura em virtude de ações normais como movimentação da língua, ingestão de alimentos, mastigação e da lambedura corporal. O uso de um implante cirúrgico pode fornecer um suporte fundamental para reduzir a probabilidade dessa complicação. O uso de membranas de colágeno comerciais pode ser útil. Entretanto, a cartilagem auricular promove uma melhor sustentação[16,17] e as membranas de osso liofilizadas preparadas comercialmente têm maior probabilidade de resultar em uma cirurgia bem-sucedida. O tamanho máximo do enxerto auricular é determinado pelo tamanho da orelha a partir da qual o enxerto será obtido. As membranas ósseas podem ser comparativamente muito grandes, podem ser adquiridas antes da cirurgia, não demandam tempo cirúrgico para obtenção do enxerto e não comprometem esteticamente a orelha do paciente.

Tem havido um pequeno número de relatos de caso descrevendo o uso de um botão silástico para oclusão de defeito oronasal. Eles, geralmente, são difíceis de serem encaixados e mantidos e deveriam ser oferecidos apenas quando todas as demais opções tiverem sido esgotadas.[18,19]

Os defeitos de palato mole (Fig. 103-1C) podem ocorrer com ou sem uma fenda de palato duro. Os movimentos musculares coordenados durante a deglutição produzem períodos de tensão nos tecidos do palato mole. Assim, é fundamental que o fechamento da fenda envolva o tecido adequado para cobrir o defeito com um fechamento livre de tensão.

Fendas pequenas e/ou unilaterais podem ser fechadas com aposição simples e duas camadas de sutura, de modo que são criadas camadas mucosa e nasal e suturadas apenas com sua própria camada. Nos defeitos maiores, quando da obtenção de retalhos da parede faríngea bucal, deve-se evitar as estruturas vitais muito próximas aos sítios doadores, mas ainda assim, fornecer um retalho de tamanho e integridade suficientemente capaz de evitar a falha cirúrgica. Muitas técnicas de retalho e locais doadores têm sido documentados para defeitos grandes;[20,21] entretanto, as fendas de palato mole bilaterais resultam em um palato mole curto. Recriar um palato mole de comprimento razoável pode ser um grande desafio nesses animais. A reconstrução pode não restaurar completamente a função em virtude da falta de inervação normal e de massa muscular;[22] pode ainda ocorrer o refluxo oronasal devido à rinite em curso.

Duas semanas após a cirurgia, deve ser realizada uma reavaliação visual da região cirúrgica, com outra avaliação posterior, sob sedação, 6 semanas após a cirurgia. Se for necessária uma cirurgia revisional, ela tende a ser mais bem-sucedida nessa segunda visita (6 semanas), pois a cicatrização e revascularização dos tecidos estarão bem avançadas.

Os cuidados pós-operatórios devem incluir a antibioticoterapia e o suporte nutricional e de fluidos, quando necessário. Deve-se considerar a possibilidade de instalar uma sonda esofágica para alimentação para garantir a ingestão de calorias, administração de medicamentos, evitar aspiração e para eliminar a necessidade de manipulação da cavidade oral durante a cicatrização inicial. Se não for instalada uma sonda esofágica para alimentação, deve-se alimentar o animal com comida triturada em liquidificador por 2 semanas após a cirurgia, com transição gradual para uma dieta pastosa por mais 4 semanas. Todas as rações sólidas e os brinquedos devem ser retirados por, no mínimo, 6 semanas.[15]

Os pacientes que tiverem passado por cirurgia reconstrutiva e que continuem apresentando refluxo oronasal devem ser alimentados com comidas que mantenham uma forma de bólus, como as rações de pellets grandes. Levantar as vasilhas de água e comida pode ajudar na deglutição.[23]

Nos casos em que houve necessidade de extrações dentárias para o fechamento cirúrgico, os dentes remanescentes na arcada justaposta podem acumular cálculos rapidamente e desenvolver doença periodontal mais rapidamente do que o restante da boca. Podem surgir as áreas com traumas em tecidos moles pelas pontas dos dentes justapostos e estes podem precisar ser extraídos ou ter a coroa removida com imediato tratamento endodôntico, para resolução da dor. Os proprietários desses animais devem providenciar a castração cirúrgica (esterilização) para prevenir a transmissão dos defeitos aos seus descendentes.

MALOCLUSÃO

A oclusão saudável lembra aquela do fenótipo "selvagem", com dentes molares e pré-molares interdigitantes que criam um efeito de "tesoura de picotar", um canino mandibular que oclui entre o terceiro incisivo maxilar e o dente canino e incisivos mandibulares que repousam imediatamente distal aos incisivos maxilares. Esse desenho de oclusão é o mais eficiente e durável para lidar com a dieta de um predador. A arquitetura óssea complementa esse arranjo bucal por ter reforços de escoramento dos ossos faciais nas áreas em que ocorrem as maiores forças. Variações genotípicas e/ou fenotípicas do normal podem ser prejudiciais; aquilo que é considerado aceitável como padrão de uma raça pode não ser o ideal para a qualidade de vida de um animal de estimação.

A prevalência de maloclusão em gatos domésticos tem sido pouco documentada, porém um estudo no Reino Unido relatou a prevalência de 3,9% em todas as raças de gatos, com uma prevalência aumentada (13%) em todos os gatos de pelagem longa.[24] Não se especificou que os gatos de pelagem longa fossem de raças braquicefálicas, mas um estudo de Stockard[25] provou que a maloclusão é um problema primariamente genético e que a maioria dos casos clinicamente relevantes resultam de discrepância no comprimento mandibular devido à seleção para padrões raciais específicos.

Dentre os casos de maloclusão Classe 1, definida pelo American Veterinary Dental College como "relação rostral-caudal normal dos arcos dentários mandibular e maxilar com mal posicionamento de um ou mais dentes individuais", podem estar as rotações, inflexões e deslocamento físico.[26] Um exemplo de maloclusão Classe 1 envolve um dente canino maxilar facialmente inflexionado, que tem sido chamado de *dente canino em lança* (Fig. 103-2). Essa inflexão causa a perda de diastema que o dente canino mandibular normalmente oclui. O canino mandibular é forçado a se inflexionar bucalmente e o contato dente a dente entre os caninos mandibular e maxilar pode resultar em pulpite por concussão, com subsequente morte

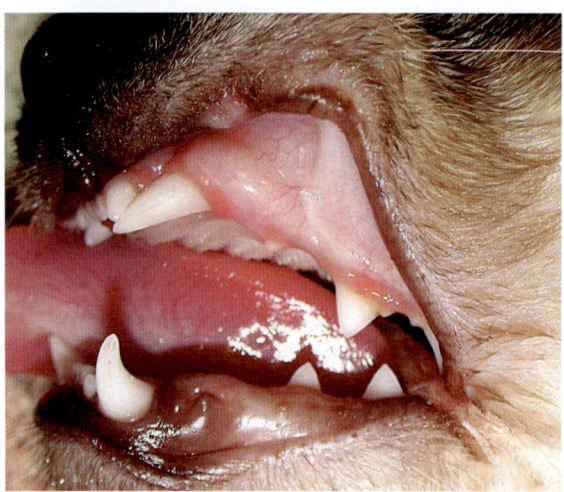

Figura 103-2: Um canino em "lança" é um exemplo de maloclusão Classe 1. O dente canino maxilar impede a oclusão correta do canino mandibular ipsolateral, fazendo com que este inflexione bucalmente. Podem ocorrer doença periodontal, pulpite traumática e trauma aos tecidos moles do lábio maxilar associados a este tipo de maloclusão.

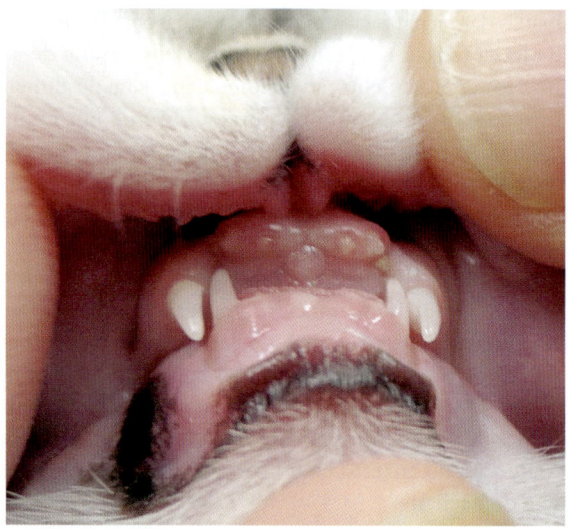

Figura 103-3: Este filhote apresenta uma maloclusão Classe 2 com os dentes mandibulares ocluindo caudalmente à posição esperada em relação aos dentes maxilares. O trauma de tecidos moles é comum nas maloclusões Classe 2.

dentária. O dente canino mandibular também pode causar trauma recorrente em tecidos moles do lábio maxilar, o que provoca dor. Pode também haver desenvolvimento de doença periodontal ao redor dos incisivos maxilares aglomerados e do canino em "lança".

Uma maloclusão Classe 2 (Fig. 103-3) ocorre quando o arco mandibular oclui caudalmente à sua posição normal em relação ao arco maxilar. Essa anormalidade de oclusão não é tão comum no gato quanto no cachorro, mas pode ocorrer em todas as espécies.[2] Em um gato filhote, o intertravamento do dente canino mandibular interferindo na superfície distal do dente canino maxilar pode impedir qualquer crescimento corretivo que poderia ocorrer. O trauma aos tecidos moles do palato e da crista alveolar maxilar é comum neste tipo de maloclusão. É possível que ocorram doença periodontal secundária ao dano à gengiva ligada ao dente canino maxilar, formação de fístula oronasal e dismastigação.

O tipo de problema de oclusão provavelmente mais frequente em gatos é a maloclusão Classe 3; os casos sintomáticos quase sempre acompanham a braquicefalia. O arco mandibular oclui rostralmente à sua posição normal em relação ao arco maxilar, geralmente em decorrência de braquignatia maxilar. A rotação dos molares e pré-molares maxilares para se acomodarem no espaço reduzido resulta em amontoamento dos dentes, que faz com que não se mantenha um anel de gengiva intacto ao redor de cada dente, predispondo à doença periodontal. Os incisivos maxilares podem danificar os aspectos linguais dos dentes caninos mandibulares ou os tecidos moles mandibulares.

O tratamento da maloclusão deveria ser direcionado a remoção da fonte de trauma aos tecidos moles, alívio do amontoamento dentário, término da concussão dente a dente e restauração da oclusão funcional. Dentre os procedimentos corretivos apropriados estão o movimento ortodôntico, amputação da coroa com tratamento endodôntico imediato para selar novamente a câmara pulpar, ou extração do(s) dente(s) causador(es). A escolha por uma ou outra opção dependerá das habilidades do técnico, do temperamento do paciente e da dedicação, paciência e possibilidades financeiras do tutor.

ANORMALIDADES DOS DENTES

A formação, erupção e perda de dentes decíduos e permanentes são uma série milimetricamente coreografada de eventos. A ruptura dessa série em qualquer ponto dessa sequência pode resultar em patologia bucal visível.

Durante a erupção, o dente se move a partir do osso da mandíbula até a sua posição oclusiva funcional; o movimento primário é coronal/axial. Se o dente for anormal ou se qualquer outra estrutura dentária estiver no caminho, a erupção é impedida. Se o impedimento for removido antes do fechamento apical do dente adulto, ainda existe o potencial para erupção normal e o dente pode assumir sua posição adequada na arcada dentária. O ápice do molar mandibular permanente em geral está completamente formado aos 7 meses de idade, porém o dente canino maxilar não está completo até os 11 meses de idade. A interferência estrutural é mais frequentemente secundária à retenção de dentes decíduos; a extração dos precursores decíduos deve ocorrer antes dessas idades para permitir a erupção completa.[27]

Retenção de Dentes Decíduos

A esfoliação de dentes decíduos é o resultado da reabsorção das raízes dentárias e do ligamento periodontal associado. A reabsorção é desencadeada pela pressão sobre os dentes decíduos exercida pelo seu sucessor, a partir de aumento nas forças mastigatórias relacionados ao crescimento, que prevalecem sobre as estruturas de suporte dos dentes decíduos e da morte celular por apoptose.[28]

A falta dos dentes sucessores faltando ou comprometidos provocarão o atraso na queda – assim como também as interferências oclusionais que removam as forças mastigatórias de

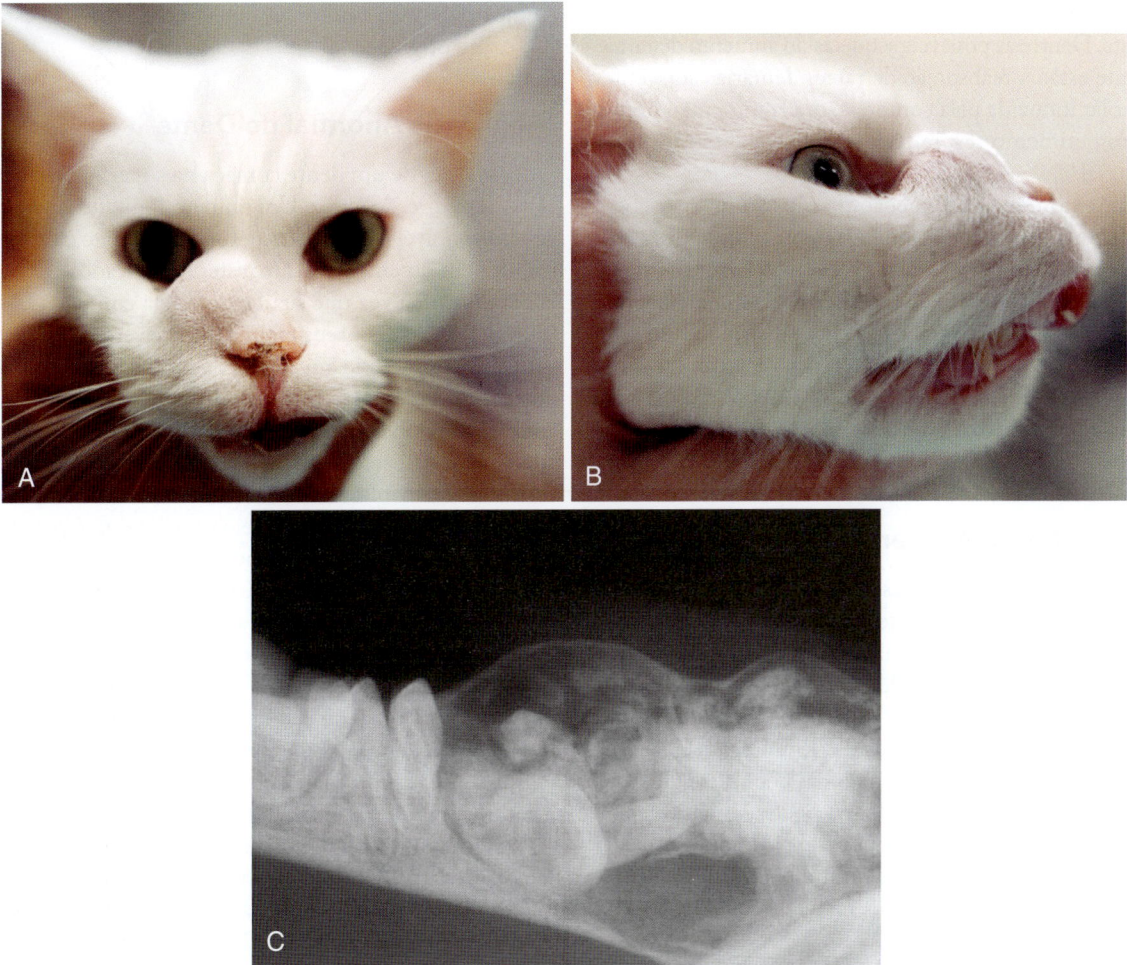

Figura 103-4: Um odontoma pode impedir a erupção do dente. **A** e **B** mostram um odontoma maxilar grande em gato. **C**, As características radiográficas incluem uma área radiolucente contendo o dente faltante e materiais mineralizados dentários e/ou dentículos dentro. (**A** e **B**, cortesia da Dra. Susan Little.)

um dente.[29] A morte celular por apoptose é 80% controlada por fatores genéticos,[30] de modo que foram identificadas tendências familiares à retenção de dentes decíduos. Se houver dentes decíduos presentes quando da erupção do dente adulto, estes devem ser removidos para prevenir o deslocamento do dente adulto, bem como a doença periodontal causada pelo amontoamento de dentes.

Odontomas e Cistos Dentígeros

Quando ocorre um acidente de desenvolvimento, a estrutura dentária resultante pode não ser apta para a erupção. Um odontoma é uma causa incomum, porém dramática, para a falha na erupção. Esses hamartomas podem ser compostos de uma anatomia dentária relativamente organizada (dentículos) ou de um conglomerado de tecidos dentários que pouco se assemelha a um dente. Esta primeira massa é denominada um *odontoma composto* e a última, um *odontoma complexo*. Não é raro que essas massas sejam mistas, fazendo com que a rotulagem definitiva em composto ou complexo seja arbitrária.[31,32]

Odontomas não são neoplásicos e não produzem metástases, mas podem ser desfigurantes (Fig. 103-4A-B). A aparência radiológica (Fig. 103-4C) é característica, exibindo uma massa bem definida de material calcificado rodeada por uma estreita banda radiolucente ou um acúmulo de um número variável de estruturas semelhantes a dentes.[33] A literatura sobre odontomas em gatos é escassa; há relato de um caso maxilar.[34] De uma maneira não oficialmente comprovada, e pela experiência do autor, os odontomas podem ocorrer em qualquer local ao longo da arcada dentária. A remoção cirúrgica é curativa. Caso a massa tenha se formado ao redor de um dente não irrompido, esse dente deve também ser removido.

Todo dente não irrompido que seja removido está sob risco de formar um cisto dentígero. Esse cisto se desenvolve a partir do saco dentário (a partir do qual os dentes se formam) e pode se tornar razoavelmente grande. A expansão lenta causa o adelgaçamento e eventual perda do osso cortical sobrejacente. A massa pode ser firme, se ainda houver osso, ou flutuante, se o osso tiver sido completamente perdido. Os tecidos moles sobrejacentes podem parecer normais ou ter uma coloração azulada. Na aspiração geralmente se obtém um líquido limpo, de pouca celularidade e levemente viscoso, mas essa aparência pode mudar caso o cisto se torne infeccionado. Radiografias dentárias irão mostrar um dente não irrompido com uma área radiolucente ao redor da coroa. A compactação do osso alveolar pela expansão do cisto cria um contorno radiodenso da área radiolucente. Dentre as possíveis sequelas do aumento de tamanho corrente estão a reabsorção de raízes dentárias adjacentes e osso alveolar induzida pela compressão, a fratura mandibular e o comprometimento respiratório caso a expansão invada a cavidade nasal.

O tratamento requer a remoção da cápsula do cisto, bem como do dente incorporado. Caso haja dentes adjacentes fatalmente comprometidos, estes também devem ser cirurgicamente extraídos. A cápsula do cisto deve ser sempre submetida à histopatologia para se certificar de que se trata mesmo de um cisto dentígero e não de um tumor mais agressivo mascarado como cisto benigno. Deve-se fazer o acompanhamento radiográfico para monitorar a cicatrização óssea e para verificar se não há recidiva do cisto.[35-37]

Anormalidades no Número de Dentes

A falha na formação dos dentes resulta na ausência de um único dente ou de múltiplos dentes (oligodontia ou anodontia parcial). A falha global na formação dos dentes resulta em ausência de todos os dentes (anodontia). Relatos de oligodontia ou anodontia em gatos são muito escassos na literatura,[38,39] e a causa deste problema não é conhecida. Em pessoas e cães, há uma forte associação genética. Em algumas populações de gatos geograficamente restritas, a oligodontia pode ser mais comum. Por exemplo, foi observada a ausência do segundo pré-molar maxilar em 3,4% dos gatos do Reino Unido, mas a prevalência foi de 23,6% em um grupo de gatos no México, sugerindo um papel genético também em gatos.[40]

Embora a alopecia, ou hipotricose, tenha sido associada à oligodontia em cães e em pessoas, as raças de felinos com síndromes ectodérmicas conhecidas (p. ex., Sphynx e Devon Rex) não parecem apresentar também a oligodontia, sugerindo uma modificação genética distinta para esses dois fenótipos na espécie felina.[6,41] Para que seja possível diferenciar a ausência de dentes, da falha na erupção, são necessárias radiografias. Como foi mencionado anteriormente, os dentes inclusos apresentam um risco para a formação de cisto dentígero e devem ser removidos.

Dentes Supranumerários

Quando as vias de sinalização moleculares envolvidas no desenvolvimento dentário normal estão hiperativas, podem se desenvolver dentes supranumerários únicos ou múltiplos. Essas vias estão sob controle genético, embora fatores ambientais e/ou distúrbios metabólicos também possam interferir na formação.[42,43]

Dentre os problemas que podem surgir da formação de dentes supranumerários estão o amontoamento com subsequente desenvolvimento de doença periodontal, trauma concussivo da arcada oposta, falha na erupção tanto de dentes extras como de dentes adjacentes, deslocamento dos dentes vizinhos e patologias relacionadas à formação de cistos dentígeros.

O tratamento envolve a extração de quaisquer dentes que estejam comprometidos ou causando patologias em outros locais dentro da cavidade oral. Radiografias dentárias são necessárias para identificar com precisão qual dente deve ser removido e para confirmar que o dente extra não está fundido ao dente original.

Aparência Anormal do Dente

A formação de um dente começa na superfície oclusiva e progride em direção à raiz. Um número limitado de ameloblastos está disponível para produzir esmalte ao longo da superfície dos dentes em desenvolvimento; estes são ativados em sequência e liberados uma vez que sua tarefa esteja completa. As influências deletérias têm seus efeitos mais severos nos ameloblastos ativados, resultando em parada da produção de esmalte na área do dente que está em formação. A remoção do insulto permite que os ameloblastos reassumam sua função.[44] A perturbação da síntese e secreção normal de esmalte leva à hipoplasia de esmalte. Se o volume de esmalte é normal, mas sua mineralização é defeituosa, diz-se que o esmalte está *hipomineralizado*. A hipoplasia se manifesta por erosões, enrugamento ou até ausência total de esmalte, enquanto a hipomineralização aparece como áreas opacas ou com aparência de giz em superfícies esmaltadas de contorno normal. As causas dessa formação anormal de esmalte podem ser genericamente classificadas em sistêmica, local ou genética. As influências sistêmicas mais comuns são deficiências nutricionais,[2] endocrinopatias, febre e algumas intoxicações químicas, tal como a ingestão excessiva de flúor (maior que 1,5 p.p.m.).[45] A "hipoplasia temporal" se manifesta como bandas estreitas de agenesia horizontal, com cobertura normal de esmalte nas áreas apicais e coronárias às áreas afetadas. A hipoplasia temporal é uma lembrança duradoura de um problema sistêmico que provocou a falha na produção de esmalte por apenas um curto período.

Anormalidades generalizadas de esmalte necessitam de uma falha prolongada da amelogênese e geralmente são condições hereditárias.[46] Toda a superfície do esmalte, tanto dos dentes decíduos como dos permanentes, é afetada. A anomalia é transmitida como um defeito autossômico dominante em pessoas. A maneira exata de transmissão não foi identificada em gatos, porém raças com cobertura pilosa reduzida frequentemente apresentam anormalidades de esmalte, sugerindo uma associação com os genes para a falta pilosa.

Distúrbios localizados tendem a afetar um dente único ou uma área focal. As infecções dos tecidos periapicais de um dente decíduo durante a formação do esmalte do sucessor permanente, a manipulação cirúrgica de tecidos na vizinhança de um dente em desenvolvimento ou um trauma podem produzir uma patologia localizada.

Os dentes afetados estão propensos ao acúmulo de placa bacteriana e tártaro, levando à doença periodontal e são suscetíveis à penetração de bactérias através de túbulos expostos de dentina com sensibilidade dentária concomitante e possível pulpite. A higiene dentária diligente, envolvendo a escovação diária e o possível uso de produtos de barreira, é fundamental para reduzir a incidência de complicações. Os dentes afetados devem ser radiograficamente monitorados para averiguação da vitalidade. Produtos à base de resina composta e/ou cimento ionômero de vidro podem ser utilizados para cobrir os defeitos, reduzindo assim a sensibilidade e o risco de entrada bacteriana. A aplicação de flúor pode ser benéfica em condições bem específicas, como

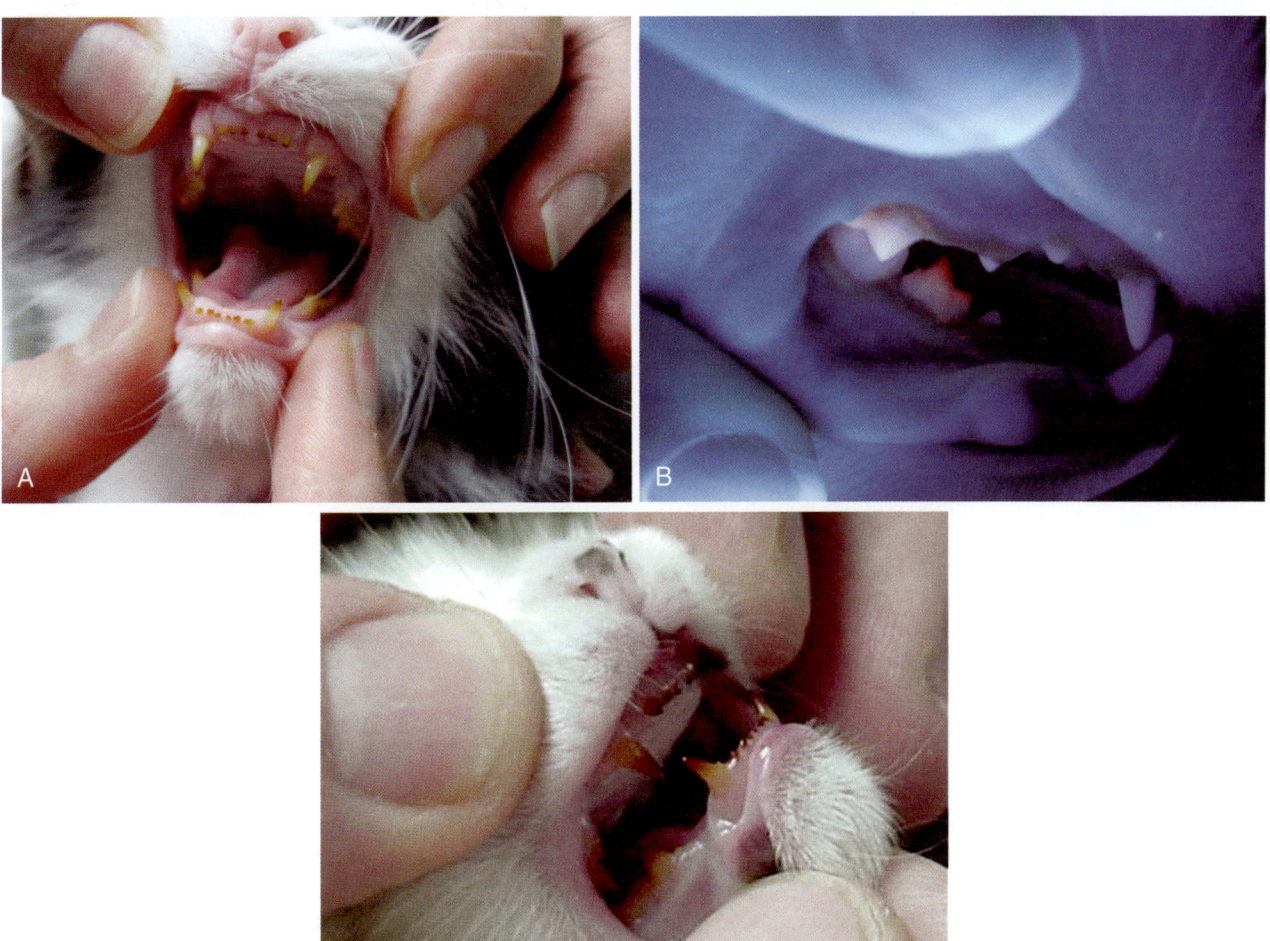

Figura 103-5: A impregnação intrínseca causa a pigmentação dos dentes quando eles estão sendo formados e não pode ser removida por meio de polimento dos dentes. A porfiria causa uma alteração de coloração visível das coroas dentárias (**A**) que mostra fluorescência rosa sob a luz negra (**B**). **C**, A tetraciclina causa uma coloração amarelo-amarronzada (**A** e **B**, cortesia da Dra. Emma Thom.)

quando utilizada em aplicação única para ajudar a fortalecer o esmalte em dentes recentemente irrompidos ou para diminuir sensibilidade secundária à exposição da raiz.

A aparência anormal do dente pode também ser um resultado de ocorrências anormais que afetem as camadas de dentina. Os odontoblastos produzem dentina e são suscetíveis às mesmas condições que danificam os ameloblastos. Ao contrário das células produtoras de esmalte, os odontoblastos podem ser repostos, mesmo durante seu estado ativo; assim, as influências negativas são mitigadas e os danos tendem a ser menos visíveis.

As odontodistrofias e osteodistrofias tendem a ser associadas a doenças genéticas e afetam gravemente a produção tanto de esmalte como de dentina.[2] A dentinogênese imperfeita é uma odontodistrofia associada à falha na produção de dentina. Os dentes são efetivamente conchas de esmalte azuladas com paredes muito finas; eles são extremamente frágeis e se quebram facilmente. O tratamento se limita às extrações quando necessárias.

Outras causas de coloração anormal dos dentes são a impregnação extrínseca e a deposição de pigmentos intrínsecos. A pigmentação intrínseca (Fig. 103-5) tende a ocorrer a partir da deposição de pigmentos dentro da matriz de esmalte e/ou dentina enquanto o dente está sendo formado, ou a partir de pigmentos que entram por via hematógena para alterar a cor das camadas subsequentes de dentina que estão sendo formadas. Como resultado, a pigmentação intrínseca não pode ser removida por polimento. Por exemplo, a pigmentação por tetraciclina (amarelo/marrom) ocorre quando o antibiótico é administrado a uma gata gestante ou diretamente ao filhote enquanto a dentição ainda está se formando. A presença de porfirinas (fluorescência rosa [Fig. 103-5A-B]), de bilirrubina (verde) e de altos teores de ferro (marrom/preto) nas fontes de água são outras fontes de pigmentação intrínseca. Em pacientes humanos, o clareamento interno e externo pode clarear as manchas, e pode-se criar uma camuflagem estética adicional com o uso de vernizes. Essas medidas raramente são adotadas em animais de estimação.

A pigmentação extrínseca tende a ser devida ao contato com uma substância pigmentar encontrada no ambiente do filhote. Um exemplo disso é a coloração marrom relatada em dentes de filhotes Sphynx e que é adquirida pelo contato cumulativo dos dentes com óleos/ceras hidratantes durante a limpeza corporal. Essa pigmentação extrínseca não deveria ser confundida com a hipoplasia de esmalte. O uso prolongado de enxaguantes bucais com clorexidina pode tingir a superfície da placa de marrom. Da mesma forma, os corantes alimentícios e as tintas de objetos/brinquedos de morder também podem transferir cor para a cavidade oral. A remoção do agente causador pode ser suficiente para permitir que a coloração anormal se desfaça. O polimento dos dentes com areia de pedra-pomes média ou pasta de polimento pode resultar na remoção da coloração extrínseca na maioria dos casos.

Supererupção

A supererupção pode ser uma manifestação relacionada à idade do processo normal e fisiológico pós-erupção que mantém a posição do dente dentro do osso alveolar, ou pode estar associada a um processo patológico. A tensão eruptiva normal entre os ligamentos periodontais continua ao longo da vida e geralmente é freada por forças intrusivas de oclusão. Um desequilíbrio entre forças eruptivas e intrusivas, combinado à hipertrofia de cemento (seção Hipercementose) juntamente com uma atrofia senil dos processos alveolares e da recessão gengival, podem aumentar clinicamente a extensão da coroa.[2] Um exame criterioso desses dentes revelará uma junção cemento-esmalte visível, pois esta estará coronal à crista alveolar. A supererupção prolongada faz com que um dente fique tão para fora que sua ancoragem fica comprometida e ele se torna solto, podendo até mesmo ser perdido durante a mastigação normal. Os gatos afetados podem apresentar sensibilidade por causa da exposição da raiz. O tratamento para reduzir esta sensibilidade pode incluir a aplicação profissional de resinas e/ou de produtos fluoretados.

A extrusão patológica pode ocorrer em associação à reabsorção dentária.[47] A avaliação radiográfica e histológica de dentes afetados com reabsorção e/ou extrusão mostrou uma associação estatisticamente significativa entre a extrusão e a reabsorção da raiz. Por esta razão, todo dente extruído deve ser avaliado para reabsorção.

Entretanto, como a perda do espaço do ligamento periodontal na reabsorção de substituição precoce pode ser difícil de diferenciar radiograficamente da hipercementose, deve-se empregar o julgamento clínico para tomar decisões sobre a possibilidade de extrair ou não o dente.

Hipercementose

A hipercementose é um fenômeno normal de preenchimento, relacionado à idade,[48,49] que é secundário ao movimento axial tipicamente observado em gatos mais velhos. As radiografias mostram densidade aumentada e espessamento da área periapical secundária à deposição benigna de camadas de cemento e maior deposição de osso alveolar periapical. Em muitos casos, o espaço ligamentar periodontal não é mais claramente discernível e o dente pode parecer estar fundido ao osso. Tal condição deve ser diferenciada da anquilose associada à reabsorção da raiz, porque essas raízes não estão sofrendo alterações patológicas e jamais deveriam ser amputadas na coroa. Se houver necessidade de extração do dente, a raiz deve ser extraída completamente.

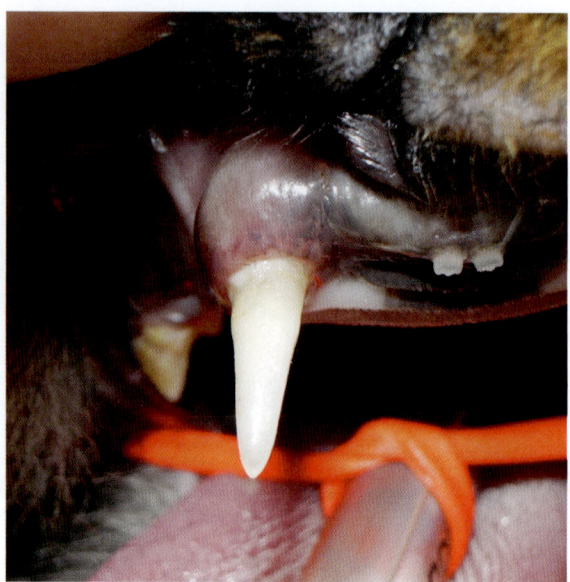

Figura 103-6: A osteíte com expansão óssea ao redor do dente canino e a supererupção, que faz com que a junção cemento-esmalte fique coronal à gengiva, podem ser ambas sinais de doença periodontal no gato.

Alveolite/Osteíte Crônica

A alveolite crônica felina é uma manifestação espécie-específica da doença periodontal crônica. A alveolite/osteíte se caracteriza pela inflamação e expansão excêntrica do osso ao redor de um dente canino (Fig. 103-6) e, em alguns casos, perda de estruturas periodontais de suporte. O tratamento envolve terapia para doença periodontal e alveoloplastia para retornar o osso a um contorno anatomicamente mais correto, o que no caso da extração permitirá o fechamento do soquete sem tensão.[50,51]

PERDA ÓSSEA SINFISEAL E TRAVAMENTO DE MANDÍBULA COM BOCA ABERTA

Na maioria dos mamíferos, a sínfise é uma união fibrosa que liga os dois ramos mandibulares para formar a mandíbula inferior. Com o envelhecimento, essa ligação pode se tornar flácida. O exame radiográfico pode mostrar um alargamento da sínfise que pode ser confundido com separação traumática. Pode-se também observar irregularidades na densidade em gatos mais velhos, frequentemente exacerbadas por doença periodontal severa dos incisivos mandibulares ou dos dentes caninos.[52] O significado de uma sínfise móvel é controverso. Se o gato estiver assintomático, não há necessidade de tratamento. Se a mobilidade estiver afetando a capacidade de comer ou causando dor, pode-se utilizar resina acrílica dentária para estabilizar a união fibrosa. Não se recomenda o uso de cerclagem como uma solução a longo prazo, pois o fio pode causar rotação dos ramos mandibulares para dentro, o que irá estressar as articulações temporomandibulares. Adicionalmente, os fios de cerclagem podem contribuir para o trauma gengival.

Poucos gatos são levados ao veterinário porque não conseguem fechar a boca. O travamento de mandíbula aberta provavelmente ocorre como resultado de uma frouxidão sinfiseal combinada a uma fossa temporomandibular levemente deformada, que podem permitir a rotação bucal do corpo da mandíbula e a interferência do processo coronoide com o processo zigomático. O travamento aberto da mandíbula com deslocamento lateral do processo coronoide foi relatado em diversos tipos de cabeça, incluindo dolicocefálicos e braquicefálicos.[53] Os pacientes são trazidos em um episódio de estresse agudo, incapazes de fechar a boca, com aumento de volume palpável lateral ao arco zigomático do lado afetado. Radiografias da cabeça confirmam o deslocamento. O uso combinado de analgésicos e sedação ou anestesia pode permitir que a mandíbula seja aberta até o máximo para que o deslocamento possa ser reduzido por meio de manipulação do processo coronoide. A recidiva é comum. Alguns gatos aprendem a destravar suas mandíbulas sozinhos. A solução permanente para este problema é remover a porção do arco zigomático e/ou o processo coronoide,[54] mas ele pode ser controlado com a artrodese mandibular.[53]

RESUMO

Na maioria dos gatos com variações bucais, a detecção precoce por meio de um exame oral completo e radiografias dentárias, e o tratamento por clínicos veterinários astutos irá limitar as comorbidades das condições descritas. Até o momento, a literatura veterinária tem informações escassas sobre muitas das condições listadas neste capítulo, mas à medida que os veterinários se tornam mais conscientes sobre a genética e mais consistentes na detecção e documentação desses problemas, eles devem obter dados melhores sobre a frequência e as causas dessas condições.

Referências

1. Wiersig DO, Swenson MJ: Teratogenicity of vitamin A in the canine. *Fed Proc* 26:486, 1967.
2. Barker IK, Van Dreumel AA, Palmer N: The alimentary system. In Jubb KVF, Kennedy PC, Palmer N, editors: *Pathology of domestic animals (vol 2)*, ed 3, San Diego, CA, 1985, Academic Press, pp 2-203.
3. McDevitt JM, Gautieri RF, Mann DE Jr: Comparative teratogenicity of cortisone and phenytoin in mice. *J Pharm Sci* 70(6):631-634, 1981.
4. DeSesso JM: Cell death and free radicals: a mechanism for hydroxyurea teratogenesis. *Med Hypotheses* 5(9):937-951, 1979.
5. Maxwell HS, Nettleton P, Kirkland PD: Overview of congenital and inherited anomalies, *The Merck Veterinary Manual* (website): <www.merckmanuals.com/vet/generalized_conditions/congenital_and_inherited_anomalies/overview_of_congenital_and_inherited_anomalies.html>,.(Accessed June 15, 2015).
6. Shelton L, Helmrich HG: Heritable diseases and abnormalities in cats, *The Cat Fanciers' Association* (PDF online): <www.catdnatest.org/pdf/heritable-diseases.pdf>, (Accessed June 15, 2015).
7. Provet: Cleft palate, *Provet Healthcare Information* (website): <www.provet.co.uk/health/diseases/cleftpalate.htm#c>,.(Accessed June 15, 2015).
8. Ingwersen W: Congenital and inherited anomalies of the mouth: cleft palate or cleft lip (harelip) complex, *The Merck Veterinary Manual* (website): <http://www.merckmanuals.com/vet/digestive_system/congenital_and_inherited_anomalies_of_the_digestive_system/congenital_and_inherited_anomalies_of_the_mouth.html>, (Accessed June 15, 2015).
9. de Souza HJM, et al: Oronasal fistula repair. In Norsworthy B, Fooshee Grace S, Crystal MA, editors: *The feline patient*, ed 4, New Jersey, 2011, John Wiley & Sons.
10. Vella CM, Shelton LM, McGonagle JJ, et al: *Robinson's genetics for cat breeders and veterinarians*. ed 4, Oxford, 1999, Butterworth-Heinemann.
11. Coruh A, Gunay GK: A surgical conundrum: Tessier number 4 cleft. *Cleft Palate Craniofac J* 42(1):102-106, 2005.
12. Onizuka T, Hosaka Y, Aoyama R, et al: Operations for microforms of cleft lip. *Cleft Palate Craniofac J* 28(3):293-300, 1991.
13. Nemec A, Daniaux L, Johnson E, et al. Craniofacial defects in dogs with congenital palatal defects: CT findings in 9 cases. In *Proceedings of European Congress of Veterinary Dentistry*, Prague, Czech Republic, 2013, 98-100.
14. Zook BC, Sostaric BR, Draper DL, et al: Encephalocele and other congenital craniofacial anomalies in Burmese cats. *Vet Med Small Anim Clin* 83:695-701, 1983.
15. Marretta SM: Cleft palate repair techniques. In Verstraete FJM, Lommer MJ, editors: *Oral and maxillofacial surgery in dogs and cats*, Philadelphia, 2012, Saunders, pp 351-361.
16. Cox CL, Hunt GB, Cadier MM: Repair of oronasal fistulae using auricular cartilage grafts in five cats. *Vet Surg* 36(2):164-169, 2007.
17. Lorrain RP, Legendre LF: Oronasal fistula repair using auricular cartilage. *J Vet Dent* 29(3):172-175, 2012.
18. Coles BH, Underwood LC: Repair of the traumatic oronasal fistula in the cat with a prosthetic acrylic implant. *Vet Rec* 122(15):359-360, 1988.
19. de Souza HJ, Amorim FV, Corgozinho KB, et al: Management of the traumatic oronasal fistula in the cat with a conical Silastic prosthetic device. *J Feline Med Surg* 7(2):129-133, 2005.
20. Griffiths LG, Sullivan M: Bilateral overlapping mucosal single-pedicle flaps for correction of soft palate defects. *J Am Anim Hosp Assoc* 37(2):183-186, 2001.
21. Sager M, Nefen S: Use of buccal mucosal flaps for the correction of congenital soft palate defects in three dogs. *Vet Surg* 27(4):358-363, 1998.
22. Shelton GD: Swallowing disorders in the dog. *Compend Contin Educ Pract Vet* 4:607-613, 1982.
23. Sylvestre AM: Management of a congenitally shortened soft palate in a dog. *J Am Vet Med Assoc* 211(7):875-877, 1997.
24. Crossley DA: Survey of feline dental problems encountered in a small animal practice in NW England. *Brit Vet Dent Assoc J* 2:3-6, 1991.
25. Stockard CR: *The genetic and endocrine basis for differences in form and behavior as elucidated by studies of contrasted pure-line dog breeds and hybrids*, Am Anat Memoirs, Philadelphia, 1941, Wistar Institute.
26. American Veterinary Dental College (AVDC): *Classification of dental occlusion in dogs, American Veterinary Dental College* (website): <AVDC.org/nomenclature.html#occlusion>,.(Accessed June 15, 2015).
27. Wilson G: Timing of apical closure of maxillary canine teeth and mandibular first molar teeth of cats. *J Vet Dent* 16(1):19-21, 1999.
28. Ten Cate AR: Tooth eruption. In Bhaskar SN, editor: *Orban's oral histology and embryology*, ed 11, St Louis, 1991, Mosby.
29. Ten Cate AR, Anderson RD: An ultrastructural study of tooth resorption in the kitten. *J Dent Res* 65:1087, 1986.
30. Ten Cate AR: *Oral histology, development, structure and Function*. St Louis, 1989, Mosby.
31. Rawlinson JE, Lewis JR: Oral masses: cystic, benign and malignant. In *Proceedings of American College of Veterinary Internal Medicine Forum*, San Antonio, 2008, 49-51.
32. Kramer IRH, Pindborg JJ, Shear M: *Histological typing of odontogenic tumours*. ed 2, Berlin, 1992, Springer-Verlag, pp 16-21.
33. Verstraete FJM: Odontogenic tumors. In *Proceedings of World Small Animal Veterinary Association Congress*, Jeju, Korea, 2011.
34. Papadimitriou S, Kouki M, Doukas D, et al. Compound maxillary odontoma in a young cat. In *Proceedings of European Congress of Veterinary Dentistry*, Lisbon, Portugal, 2012, pp 187-188.
35. Hoffman S: Abnormal tooth eruption in a cat. *J Vet Dent* 25(2):118-122, 2008.
36. Gioso MA, Gomes Carvalho VG: Maxillary dentigerous cyst in a cat. *J Vet Dent* 20(1):28-30, 2003.

37. D'Astous J: An overview of dentigerous cysts in dogs and cats. *Can Vet J* 52(8):905-907, 2011.

38. Vieira AL, Ocarino NM, Boeloni JN, et al: Congenital oligodontia of the deciduous teeth and anodontia of the permanent teeth in a cat. *J Feline Med Surg* 11(2):156-158, 2009.

39. Elzay RP, Hughes RD: Anodontia in a cat. *J Am Vet Med Assoc* 154(6):667-670, 1969.

40. Verstraete FJM, van Aarde RJ, Nieuwouddt BA, et al: The dental pathology of feral cats on Marion Island, part 1: congenital, developmental and traumatic abnormalities. *J Comp Path* 115(3):265-282, 1996.

41. Moriello KA: Hereditary alopecia and hypotrichosis, *The Merck Veterinary Manual* (website): <www.merckmanuals.com/vet/integumentary_system/congenital_and_inherited_anomalies_of_the_integumentary_system/hereditary_alopecia_and_hypotrichosis.html>,.(Accessed June 15, 2015).

42. Fleming PS, Xavier GM, DiBiase AT, et al: Revisiting the supernumerary: the epidemiological and molecular basis of extra teeth. *Br Dent J* 208(1):25-30, 2010.

43. D'Souza RN, Klein OD: Unraveling the molecular mechanisms that lead to supernumerary teeth in mice and men: current concepts and novel approaches. *Cells Tissues Organs* 186(1):60-69, 2007.

44. Kallenbach E: Fine structure of differentiating ameloblasts in the kitten. *Am J Anat* 145:283, 1976.

45. Weinmann JP: Developmental disturbances of the enamel. *Burns* 43:20, 1943.

46. Weinmann JP, Svoboda JF, Woods RW: Hereditary disturbances of enamel formation and calcification. *J Am Dent Assoc* 32:397, 1945.

47. Harvey CE, Flax BM: Feline oral-dental radiographic examination and interpretation. *Vet Clin North Am Small Anim Pract* 22(6):1279-1295, 1992.

48. Reiter AM: Symphysiotomy, symphysiectomy, and intermandibular arthrodesis in a cat with open-mouth jaw locking—case report and literature review. *J Vet Dent* 21(3):147-158, 2004.

49. Lantz GC: Temporomandibular joint dysplasia. In Verstraete FJM, Lommer MJ, editors: *Oral and maxillofacial surgery in dogs and cats*, Philadelphia, 2012, Saunders, pp 531-537.

50. Lewis JR, Okuda A, Shofer FS, et al: Significant association between tooth extrusion and tooth resorption in domestic cats. *J Vet Dent* 25(2):86-95, 2008.

51. Grue H, Jensen B: Review of the formation of incremental lines in tooth cementum of terrestrial animals. *DRGBAH* 11(3):3-44, 1979.

52. Nakanishi N, Ichinose F, Higa G, et al: Age determination of the Iriomote cat by using cementum annuli. *J Zool* 279:338-348, 2009.

53. Southerden P: Review of feline oral disease: 2.Other common conditions. *In Pract* 32:51-56, 2010.

54. Peak M: Managing mouths in cats. In *Proceedings of North American Veterinary Conference*, Orlando, FL, 2005, 219.

Índice

Pré-impressão, impressão e acabamento

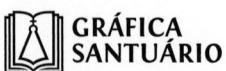

grafica@editorasantuario.com.br
www.editorasantuario.com.br

Aparecida-SP

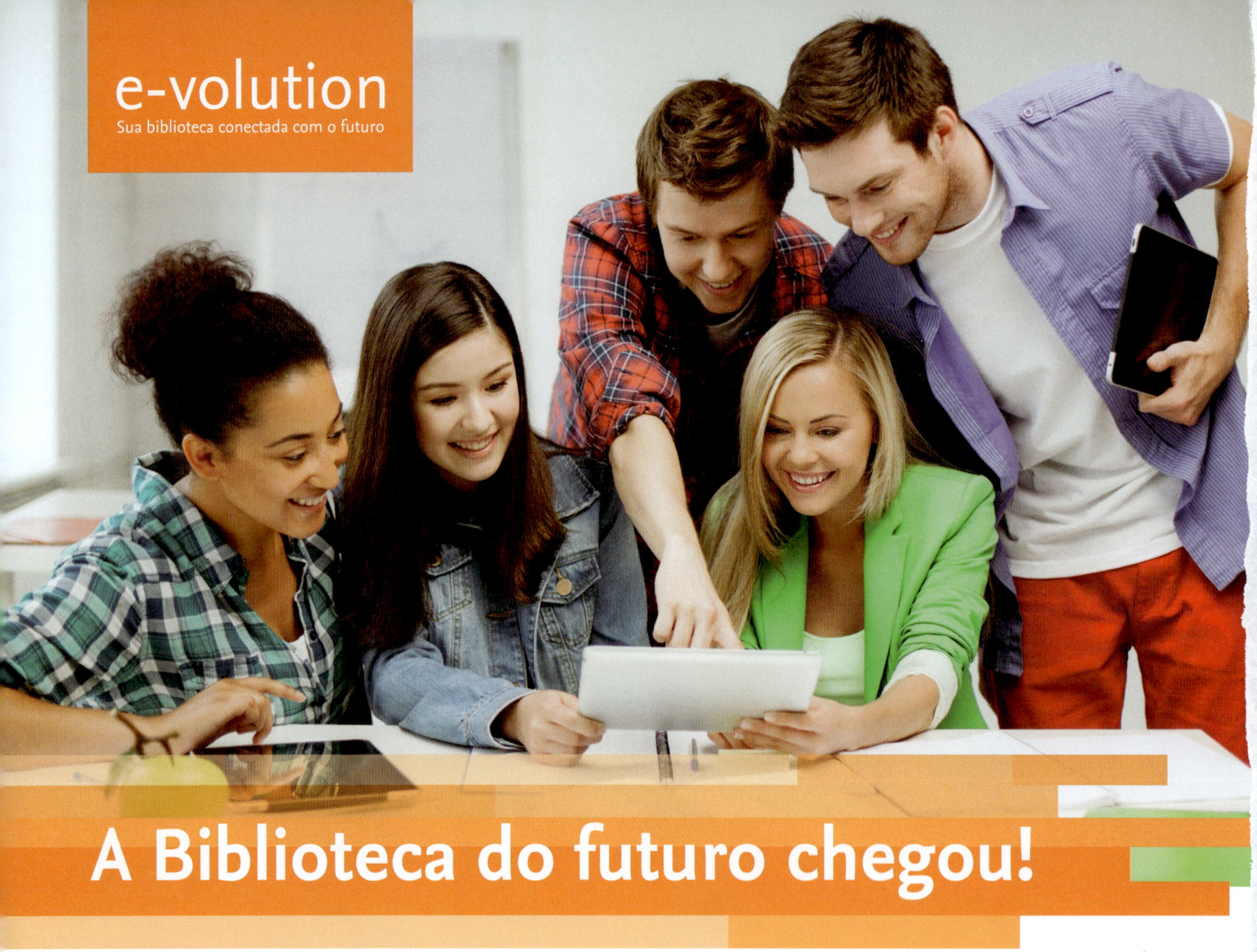